Mitarbeiter dieses Bandes

Dolder, Rolf, Dr. scient. nat., Chefapotheker Stadtspital Triemli, Zürich, Schweiz

Fahrig, Wolfgang, Apotheker, Heinrich Mack Nachf., Chem.-Pharmazeutische Fabrik, Illertissen/Bayern

Frank, Peter, Dr. rer. nat., Oberpharmazierat, Apotheke der Klinischen Universitäts-Anstalten Würzburg

Friebel, Burkhard, Apotheker, Universität Marburg/Lahn, Institut für Pharmazeutische Technologie

Führer, Claus, Dr. phil. nat., apl. Professor, Universität des Saarlandes, Saarbrücken, Institut für Pharmazeutische Chemie, Galenische Abteilung

Gericke, Dietmar, Dr. med., Privat-Dozent, Farbwerke Hoechst AG, Frankfurt a. M.-Höchst

Jörs, Hans Joachim, Dr. phil. nat., Ichthyol-Gesellschaft, Hamburg

Klie, Hans-Emil, Dr. phil., Apotheker, Mikrobiologe, Mitinhaber der Rathaus-Apotheke Dr. Johannes Klie, Hamburg

Linner, Franz, Dr. Dipl.-Ing. Mr. pharm., Direktor i. R. der Landesapotheke Salzburg

List, Paul Heinz, Dr. rer. nat., o. Professor für Pharmazeutische Chemie insbesondere Pharmazeutische Technologie, Universität Marburg/Lahn, Direktor des Instituts für Pharmazeutische Technologie

Margotte, Erwin, Dr. phil., Chemiker, Freier wissenschaftl. Mitarbeiter der Firma B. Braun, Melsungen

Müller, Bernd, Universität Marburg/Lahn, Institut für Pharmazeutische Technologie

Riedel, Erwin, Dr., Leiter der wissenschaftlichen Abteilung der Firma Paul Hartmann AG, Heidenheim a. d. Brenz

Schiff, Wilhelm, Dr. med., Wissenschaftlicher Rat und Professor am Hygiene-Institut der Universität Marburg/Lahn

Schoderer, Karl, Dr. med., Ichthyol-Gesellschaft, Hamburg

Scholz, Erhard, Apotheker, Direktor der Firma Dr. W. Schwabe, Karlsruhe

Schütz, Joachim, Dr. rer. nat., Beiersdorf AG, Hamburg

Sucker, Heinz, Dr. phil. nat., o. Professor für Pharmazeutische Technologie, Direktor der Abteilung für Pharmazeutische Technologie der Universität Hamburg

Terlinden, Klaus, Dr. rer. nat., Temmler-Werke, Marburg/Lahn

Ullmann, Elsa, Dr. rer. nat., a. o. Professorin für Pharmazeutische Technologie, Vorstand der Pharmazeutisch-technologischen Abteilungen Institut für Pharmazie und Lebensmittelchemie der Universität München

Aus dem Vorwort zum Gesamtwerk

Hagers Handbuch der pharmazeutischen Praxis erschien erstmals im Jahre 1876 mit einem ersten und 1878 mit einem zweiten Band und erhielt bereits 1883 einen Ergänzungsband. Seitdem hat sich das Werk als umfassendes und zuverlässiges Nachschlagewerk in nahezu allen Apotheken und pharmazeutischen Laboratorien bewährt. Auch im Ausland wird es hoch geschätzt. Die bisher erschienenen Ausgaben des Werkes sind auf der gegenüberliegenden Seite zusammengefaßt.

Seit dem Erscheinen der letzten Ausgabe sind einerseits unzählige neue Arzneimittel entstanden, andererseits wurden in den zahlreichen mehr oder weniger regelmäßig erscheinenden Arzneibüchern neuartige Untersuchungs- und Bestimmungsmethoden beschrieben, so daß das Handbuch einer weiteren Ergänzung bedurfte. Allein schon die Tatsache, daß nunmehr zwei Deutsche Arzneibücher existieren, erfordert eine solche. Darüberhinaus sind durch die Ausweitung des internationalen Verkehrs in vielen Apotheken und Institutionen Unterlagen über den Arzneischatz anderer Nationen vonnöten.

Mit der Schaffung eines weiteren, mehrteiligen Ergänzungsbandes wäre das Handbuch zu schwerfällig geworden. Andererseits mußte gerade die Galenik auf Grund ihrer wissenschaftlichen Entwicklung in den letzten Jahren ausführlich bearbeitet werden. So bat der Verlag Herrn Prof. Dr. W. KERN, das Handbuch völlig neu herauszugeben. Es sollte ein Werk entstehen, in dem Arzneimittel, die in den derzeit gültigen modernen Pharmakopöen berücksichtigt werden, aber auch die wichtigen nicht offizinellen Arznei- und Hilfsstoffe, ihre Prüf- und Bestimmungsmethoden und ihre Wirkungsweise sowie alle nennenswerten Arzneiformen und Drogen zu finden sind. Dabei sollten obsolete Arzneimittel nicht einfach weggelassen werden, um dem Benutzer die Möglichkeit zu geben, sich gegebenenfalls wenigstens kurz darüber zu orientieren.

Neben der jeweils angegebenen Literatur wurden in erster Linie die nationalen und internationalen Arzneibücher der Bearbeitung der einzelnen Kapitel zugrunde gelegt. Es wurden in der Regel die Pharmakopöen folgender Länder herangezogen: Dänemark, Deutschland (BRD und DDR), England, Frankreich, Holland, Japan, Österreich, Schweiz, Skandinavien, Tschechoslowakei, UdSSR und USA sowie die Internationale Pharmakopöe. In besonderen Fällen wurden auch andere nationale Arzneibücher berücksichtigt.

Als Warenzeichen geschützte Bezeichnungen sind nicht gekennzeichnet, so daß Arzneimittelnamen nicht als frei verwendbar betrachtet werden können; siehe auch Anmerkung auf der Titelrückseite. Es wird angestrebt, in einem Registerband, der als Abschluß des Gesamtwerkes erscheint, alle geschützten Gebrauchsnamen, Handelsnamen, Warenbezeichnungen usw. nach sorgfältiger Prüfung durch ® zu kennzeichnen.

HAGERS HANDBUCH DER
PHARMAZEUTISCHEN PRAXIS

FÜR APOTHEKER · ARZNEIMITTELHERSTELLER ÄRZTE UND MEDIZINALBEAMTE

—— VOLLSTÄNDIGE (VIERTE) NEUAUSGABE ——

BEGONNEN VON W. KERN †

HERAUSGEGEBEN IN GEMEINSCHAFT MIT
H. J. ROTH UND W. SCHMID
VON
P. H. LIST UND L. HÖRHAMMER

SIEBENTER BAND

ARZNEIFORMEN UND HILFSSTOFFE

TEIL A: ARZNEIFORMEN

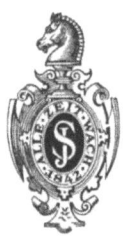

SPRINGER-VERLAG BERLIN HEIDELBERG GMBH
1971

Abgeschlossen im September 1970

ISBN 978-3-642-65038-3   ISBN 978-3-642-65037-6 (eBook)
DOI 10.1007/978-3-642-65037-6

Maß- und Gewichtseinheiten werden möglichst einheitlich gebraucht. Bei gelegentlichen Abweichungen werden die Originalbezeichnungen der herangezogenen Arzneibücher verwendet. Die Schreibweise entspricht im allgemeinen der von JANSEN-MACKENSEN, „Rechtschreibung der technischen und chemischen Fremdwörter". Neben den Zitaten der Arzneibücher wurden solche Literaturstellen angegeben, die allgemein zugänglich sind, nach Möglichkeit Übersichten des betreffenden Kapitels enthalten und von denen aus ein eingehendes Literaturstudium zu betreiben ist. Hinweise auf andere Stellen im Handbuch werden durch Nennung der betreffenden Seitenzahlen gegeben. Eine römische Ziffer vor der Seitenangabe verweist auf den heranzuziehenden Band. Steht die Seitenzahl allein, so findet sich die Stelle in dem jeweils benutzten Band.

Die vorliegende (vierte) Neuausgabe wurde von Herrn Prof. Dr. W. KERN, Sprockhövel, als Herausgeber begonnen. Als Mitherausgeber fungierten für den pharmazeutisch-chemischen Teil Herr Prof. Dr. LIST, Marburg, für den pharmakognostischen Teil Herr Prof. Dr. HÖRHAMMER, München, und für die Pharmakologie Herr Prof. Dr. SCHMID, Marburg, wobei der galenische Teil Prof. Dr. KERN selbst oblag. Nachdem im Februar 1965 Herr Prof. KERN unerwartet starb, übernahmen die Herren Prof. LIST und Prof. HÖRHAMMER die Herausgabe; als Mitherausgeber für den pharmazeutisch-chemischen Teil trat Herr Prof. Dr. ROTH, Bonn, ein; Prof. Dr. LIST übernahm die Galenik. Neben den Herausgebern und Mitherausgebern beteiligten sich zahlreiche Wissenschaftler an der Abfassung der einzelnen Kapitel. Am Anfang eines jeden Bandes findet sich eine Aufstellung der Autoren des betreffenden Bandes. Die von ihnen bearbeiteten Kapitel sind aus dem jeweiligen Inhaltsverzeichnis zu ersehen.

Die Herausgeber

Vorwort zum siebenten Band

Der vorliegende VII. Band, Teil A, der vollständigen (vierten) Neuausgabe von Hagers Handbuch der pharmazeutischen Praxis enthält die Arzneiformen. Er befaßt sich mit den in der pharmazeutischen Technologie gebräuchlichen Grundoperationen, dem Messen und Rechnen, wobei den statistischen Methoden besonderer Wert beigemessen wurde, und schließlich mit den Arzneiformen selbst. Dabei ist der Begriff „Arzneiform" sehr weit ausgelegt, so daß hierunter auch Zubereitungen zu verstehen sind, die nicht schon als solche arzneiliche Verwendung finden, sondern als Zwischenprodukte der Arzneizubereitung dienen. Auch finden sich hier Blutkonserven, Sera und Impfstoffe, Verbandmittel u. a.

Teil B des VII. Bandes wird die für die Arzneibereitung nötigen Hilfsstoffe so weit wie möglich nach chemischen Gesichtspunkten zu Gruppen zusammengefaßt enthalten. Der Beschreibung ihrer stofflichen Eigenschaften, ihrer Gewinnung und Prüfung wird die ihrer Anwendung mit zahlreichen Rezepturbeispielen folgen. Diese sollen dem Benutzer des Handbuches Möglichkeiten zum sinnvollen Einsatz der Hilfsstoffe aufzeigen.

Im Inhaltsverzeichnis sind hinter den Überschriften der einzelnen Kapitel die jeweils verantwortlich zeichnenden Autoren (in Klammern) genannt.

Dem Verlag ist für die gute Ausstattung dieses mit sehr vielen Abbildungen versehenen Bandes ganz besonders zu danken. Den Autoren gebührt Dank für ihre langmütige wertvolle Mitarbeit.

Im Herbst 1970

Die Herausgeber

Inhaltsverzeichnis

ALLGEMEINE PHARMAZEUTISCH-TECHNOLOGISCHE ARBEITSVERFAHREN

Grundoperation (LIST)

A. Trennung „fest von fest" 1

I. Zerkleinern 1
  Backenbrecher 4
  Wälzmühlen 4
    Kollergänge 5
    Reibschalen und Pistill, Mör-
    ser und Stößel 5
  Walzenbrecher, Walzmühlen.. 6
  Walzenstühle 7
  Kugelmühlen 7
    Perl-Mühlen 9
  Prallmühlen 10
    Hammerbrecher und Ham-
    mermühlen 10
    Sieb-Schlägermühlen 11
    Schlagkreuzmühlen 11
    Gebläsemühlen 12
  Sieblose Stiftmühlen 12
  Scheibenmühlen 12
    Zahnscheibenmühlen....... 13
    Korundscheibenmühlen 13
    Lochscheibenmühlen 14
  Strahlmühlen, Jet-mills 14
  Schneidemühlen 15
  Praktische Hinweise für die
  Zerkleinerung 15
  Literatur 17
II. Klassieren 17
  a. Sieben 19
    Angaben der Pharmakopöen 21
  b. Sichten 22
    1. Stromklassierung 22
    2. Windsichten 23
III. Sublimieren 23
  Literatur 25
IV. Feststoffextraktion 25
  Mazeration 26
  Remazeration 26
  Digestion 26
  Bewegungsmazeration 27
  Wirbelextraktion, Turboextrak-
  tion...................... 27
  Perkolation 28
  Reperkolation 30
  Gegenstromextraktion....... 31
  Evakolation und Diakolation.. 31
  Soxhlet-Verfahren 33
  Literatur 33

B. Trennung „fest von flüssig" 34

I. Filtrieren 34
  a. Grundlagen und Definition.. 34
  b. Filtermittel 36
    1. Lochbleche, Lochplatten,
    Siebe 36
    2. Textil- und Metallgewebe 36
    3. Verfilzte Schichten 36
    4. Anschwemmschichten von
    Kieselgur, Asbest, Aktiv-
    kohle u. a. 39
    5. Poröse Massen aus Glas,
    Keramik, Metall u. a. 39
    6. Membranfilter 42
  c. Filtrationshilfsmittel 46
  d. Filterapparate 46
    1. Filtration bei Normal-
    druck................ 46
    2. Saugfiltration.......... 48
    3. Druckfiltration 50
II. Dialysieren 54
III. Dekantieren 55
IV. Zentrifugieren 56
  Vollmantelzentrifugen 57
    Schälrohrzentrifugen 57
    Becherzentrifugen 57
    Röhrenzentrifugen 58
    Kammertrommelzentrifugen 59
    Tellerzentrifugen 60
    Schneckenaustragzentri-
    fugen, Dekanter 60
  Siebzentrifugen 61
    Siebzentrifugen oder Korb-
    zentrifugen 61
  Literatur 62
V. Scheidepressen 62
    HydraulischeTinkturenpresse 63
    Hafico Tinkturenpresse 64
    Willmes-Presser 64
    Schneckenpressen 65
VI. Verdampfen 65
  a. Einfache Verdampfer 67
  b. Andere Verdampfer 69
    1. Rotationsverdampfer 69
    2. Dünnschichtverdampfer . 71
    3. Vakuum-Umlaufverdamp-
    fer 72
  Literatur 72
VII. Trocknen 73
  a. Allgemeines 73

b. Bindung der Flüssigkeit an
  das Trocknungsgut 73
c. Der Trocknungsvorgang ... 73
  Einfluß der äußeren Bedingungen 74
d. Trocknungsverfahren 75
  1α. Trocknung im Trocken-
    schrank 75
  1β. Walzentrocknung 76
  1γ. Zerstäubungstrocknung . 76
    Literatur 79
  1δ. Wirbelschichttrocknung. 79
    Literatur 80
  2α. Vakuumtrockenschrank . 80
  2β. Vakuumwalzentrocknung 81
  3. Gefriertrocknung, Lyo-
    philisation 81
  Literatur zum Abschnitt „Trocknen" 84

C. Trennung „fest von gasförmig" .. 85
Staubabscheidung. „Reine Räume" 85
Literatur 86

D. Trennung „flüssig von flüssig" ... 86
Destillation und Rektifikation 86
Einfache Destillation 86
Dephlegmation 87
Wasserdampfdestillation 87
Rektifikation 87
Literatur 88

E. Vereinigen „fest mit fest" 88
Mischen von Haufwerken 88
Trommelmischer 90
Trogmischer 91
Literatur 92

F. Vereinigen „fest mit flüssig"
I. Suspendieren, s. Suspensionen,
  S. 665
II. Lösen, s. Lösungen, S. 503

G. Vereinigen „flüssig mit flüssig"
I. Mischen von Flüssigkeiten, s.
  Lösungen, S. 503
II. Emulgieren, s. Emulsionen,
  S. 293

Messen und Rechnen

A. Wägen (LIST) 92
I. Wägearten 92
  a. Prinzip der Balkenwaage . 92
  b. Der Empfindlichkeitsfehler 93
  c. Der Hebelfehler 94
  d. Die Kompensationsmethode 95
  e. Die Vertauschungsmethode
    nach GAUSS 95
  f. Die Substitutionsmethode .. 96
  g. Reproduzierbarkeit der Wä-
    gung 96
II. Waagentypen 97

III. Anmerkungen zur Eichordnung   99
  Literatur 100

B. Rheologisches Messen
(LIST, FRIEBEL) 100
I. Grundlagen 100
  a. Plastische Stoffe 101
  b. Pseudoplastische Stoffe 102
  c. Dilatante Stoffe 102
  d. Thixotrope Stoffe 102
II. Meßgeräte 104
III. Messen mit Rotationsviskosi-
  metern 107
IV. Beschreibung von Geräten 108
Literatur 109

C. Messung der Grenzflächenspannung
(LIST) 110
I. Begriffe und Definitionen 110
II. Meßmethoden 111
  a. Steighöhenmethode 111
  b. Stalagmometermethode ... 111
  c. Tensiometer-Methode nach
    LECOMTE DU NOÜY 113
Literatur 114

D. Statistische Qualitätskontrolle
(SUCKER) 114
Beurteilung des Meßwertes 116
I. Der Zufallsfehler 116
II. Bestimmung der Standardab-
  weichung eines Analysenver-
  fahrens 118
III. Streuung von Produkt und Analysenverfahren 120
IV. Das Vertrauensintervall des
  Mittelwertes 122
  a. Bestimmung des Vertrauens-
    intervalls bei bekannter
    Standardabweichung 123
  b. Bestimmung des Vertrauens-
    intervalls bei unbekannter
    Standardabweichung mit
    Hilfe der Standardabwei-
    chung der Stichprobe 123
  c. Bestimmung des Vertrauens-
    intervalls bei unbekannter
    Standardabweichung mit
    Hilfe der Spannweite R 124
  d. Vertrauensintervall und
    Stichprobengröße 125
  e. Toleranz und Vertrauens-
    intervall 125
V. Die Anwendung der Normalverteilung in der Arzneimittelprüfung 127
  a. Vertrauensintervall 129
  b. Signifikanz 129
  c. Grenzwerthypothese 130
  d. Die lineare Darstellung von
    Normalverteilungen 130
    1. Wahrscheinlichkeitsnetz . 130
    2. Probitskala 131
  e. Der Ausreißernachweis 134
  f. Statistik der Kornverteilung 135

Beurteilung des Analysenverfahrens 136
I. Der Vergleich zweier Standardabweichungen (F-Test) 136
II. Der Vergleich zweier Mittelwerte (t-Test) 138
III. Die Chi-Quadrat-Methode 141
a. Die 2×2-Tafel 141
b. Weitere Anwendung der Chi-
Quadrat-Methode 143
IV. Der Vergleich mehrerer Mittelwerte (Varianzanalyse) 143
V. Die Statistik der Geraden (Regression und Korrelation) 145
a. Die Methode der kleinsten
Quadrate (Regression) 146
b. Die Anwendung der Re-
gressionsgeraden 147
1. Prüfung auf Parallelität
zweier Geraden 147
2. Prüfung auf Linearität .. 148
3. Prüfung auf Signifikanz
des Regressionskoeffizienten 148
4. Bewertung eichbedürftiger
Analysenverfahren 148
c. Korrelation und Bestimmtheitsmaß 148
VI. Die Anwendung statistischer
Auswerteverfahren zur Arzneimittelprüfung, insbesondere in
Arzneibüchern 149
a. Die Methode von J. H. GAD-
DUM 149
1. $(3 + 3)$-Dosen-Verfahren . 149
2. $(3 + 3)$-Dosen-Verfahren
(Probitanalyse) 152
3. $(2 + 2)$-Dosen-Verfahren
zur Gehaltsbestimmung
von Antibiotica 153
4. $(2 + 2)$-Dosen-Kreuz-Ver-
fahren zur Insulinbestim-
mung 154
b. Direktanalyse 155
c. Auswerteverfahren mit geringerem Rechenaufwand .. 157

Fertigungskontrolle von Arzneizubereitungen 158
I. Die Kontrolle meßbarer Größen 158
a. Berechnung der Regelgrenzen 159
b. Anlegen einer $\bar{x}$, R-Kon-
trollkarte 162
c. Verfeinerungen der $\bar{x}$, R-
Kontrollkarten 164
1. Warnlinien 164
2. „Folge von 6 Punkten" .. 165
3. Methode der fortschreitenden Spannweiten 165
4. Gruppenkontrollkarten .. 165
II. Die Kontrolle nichtmeßbarer
Größen 165
Anlegen einer Kreuzkarte 166
1. Einfaches Stichproben-
system 166

2. Doppeltes Stichproben-
system 167
3. Kumulatives Stichprobensystem 168
4. Vergleich der attributiven
Stichprobenpläne 169
5. Auswertung von Kreuz-
karten 169

Qualitätsbeurteilung von Arzneizubereitungen 170
I. Die Attributenkontrolle 171
a. Operationscharakteristik ... 171
b. Stichprobenpläne 173
c. A.S.Q.-Stichproben-Tabel-
len zur Attributprüfung.... 174
d. Weitere Möglichkeiten der
Attributenkontrolle 176
1. Reduzierte und ver-
schärfte Prüfung 176
2. Mehrfach-Stichproben-
system 177
3. Kontinuierliches Stichprobensystem 177
4. Attributive Qualitätszahl 177
II. Die Variablenkontrolle 178
a. Qualitätszahl und maximaler
Ausschußprozentsatz 178
b. Military Standard 414 179
c. Andere Stichprobenpläne ... 181
d. Nicht normale Verteilung
und Variablenkontrolle ... 182
e. Graphische Variablenkontrolle 184

Aufbau einer Qualitätskontrolle ... 185
Literatur 188

E. Rechenhilfen (DOLDER) 188
I. Einleitung 188
II. Rechengeräte für die Praxis:
die Rechenscheiben 189
III. Rationelle rechnerische Lösung
von Grundoperationen der pharmazeutischen Technologie ... 190
1. Das Mischungsschema von
COBENZL 191
2. Lösung und Einstellung
der „Misch"-Probleme auf
der Rechenscheibe 195
IV. Kaufmännische Kalkulationen
mit Hilfe der Rechenscheibe .. 197
1. Prozent-Zuschlag auf
Grundwert 197
2. Bruttowerte durch Ein-
rechnen von Rabatten auf
Nettowerten 197
3. Einrechnen von Rabatt
und Gewinnprozenten ... 197
4. Prozentuale Aufteilung .. 198
5. Verteilungsrechnung 198
6. Umrechnung in Fremd-
währung 198
7. Prozentzuschläge auf und
im Hundert 198

ARZNEIFORMEN

Alkoholaturen (LIST) 199

Applikationen (LIST) 199

Aromatische Wässer (LIST) 199

Arzneiliche Öle (LIST) 201

Arzneispiritusse (LIST) 201

Arzneistäbchen (LIST) 203

Aufgüsse und Abkochungen (LIST) ... 204

Augenarzneien (LIST) 211
    I. Allgemeines 211
    II. Augentropfen 213
    III. Augenwässer 242
    IV. Ölige Augentropfen 242
    V. Suspensoide Augentropfen 243
    VI. Augensalben 243
    VII. Lamellae 250
    VIII. Einrichtungen eines Rezeptur-
        platzes für Augenarzneien 250
    IX. Prüfung der Arzneigläser 253

Bäder (JÖRS, SCHODERER) 260

Blutkonserven und Zubereitungen aus
    menschlichem Blut (LINNER) ... 273

Brechampullen (LIST) 292

Elixiere (LIST) 293

Emulsionen (ULLMANN) 293

Essige (LIST) 307

Extrakte (LIST) 308

Flüssigkeiten (LIST) 311

Gele (LIST) 311

Granulate (LIST) 312

Gurgelwässer (LIST) 318

Homöopathische Arzneiformen
    (SCHOLZ) 319

Inhalationen (TERLINDEN) 339

Injektionspräparate und Infusionspräparate 354
    A. Injektions- und Infusionsflüssig-
      keiten (LINNER) 355
      Ausgangsstoffe 356
      Herstellung der Lösungen und
      deren Filtration 358
      Entkeimungsfiltration 369
      Sterilgewinnung fester Substan-
      zen 369
    B. Behälter für Injektionslösungen
      und deren Verschlüsse (LINNER) 370
      Reinigung der Behälter und Ver-
      schlüsse 376
      Vorsterilisation 378
      Abfüllen und Verschließen 378
      Abfüllen von Pulvern 382
      Sterilisation 383
      Prüfungen 383
      Signierung 385
      Aufbewahrung 385
    C. Infusionslösungen (FRANK) 386
      I. Kohlenhydrat- und Aetha-
        nol-Lösungen 387
      II. Elektrolytlösungen 394
      III. Aminosäuren-Lösungen ... 401

    IV. Fettemulsionen 405
    V. Kolloide Plasmaersatz-Lö-
      sungen (Plasmaexpander) .. 407
    VI. Diverse Infusionslösungen . 413
    D. Künstliche Ernährung (FRANK) . 424
    E. Sterilisieren und Konservieren
      (LINNER) 426
      Prüfung auf Sterilität (SCHIFF) .. 455
      Prüfung auf pyrogene Stoffe
      (LINNER) 474

Kapseln (LIST) 482
    Stärkekapseln 483
    Weichgelatine-Kapseln 484
    Hartgelatine-Kapseln.......... 491
    Nachbehandlung von Gelatine-
    kapseln...................... 494
    Angaben der Pharmakopöen ... 495
    Die Mikroverkapselung 499

Klistiere (LIST) 502

Latwergen (LIST).................. 502

Linimente (LIST) 503

Lösungen (FÜHRER) 503
    I. Definitionen................ 503
    II. Konzentrationsangaben 504
    III. Einteilung der Lösungen 506
    IV. Eigenschaften von Lösungen ... 506
    V. Lösungen von Substanzen höhe-
      rer Molmasse 521
    VI. Kolloide Lösungen 523
    VII. Lösungsvermittlung 524

Lotionen (LIST) 526

Magmas s. Gele, S. 311

Mazerate (LIST) 526

Mixturen (LIST).................. 527

Ölzucker (LIST) 527

Pastillen (LIST) 527

Pflaster s. Verbandmittel, S. 989

Pillen (LIST) 528

Preßsäfte (LIST) 530

Pulver (LIST) 531

Puder (LIST) 533

Salben (ULLMANN) 536

Sera und Impfstoffe (GERICKE) 560
    Sera....................... 561
    Vakzinen 581
    Toxoide — Anatoxine 599
    Weitere Vakzinen und mikrobio-
    logische Präparate 607
    Tuberkuline................. 610
    Blutgruppen 614
    Anhang: Biologische (serolo-
    gische) Reagentien und Dia-
    gnostica 634

Sirupe (LIST) 640

Suppositorien (LIST) 644
    Suppositorien 644
    Globuli vaginales 664

Suspensionen (LIST, MÜLLER) 665

Tabletten und Dragees 674
   Tabletten (FAHRIG) 674
   Dragees (KLIE) 732
   Prüfungen der Tabletten, Dra-
   geekerne und Dragees (KLIE) ... 823

Tinkturen (LIST) 869

Tränke (LIST) 869

Verbandmittel 869
  A. Verbandstoffe (RIEDEL)........ 869
   Rohstoffe 870
   Watten.................... 887
   Vliesstoffe, Faserverbandstoffe,
   Nichtgewebte Textilien 906
   Verbandzellstoff, Zellstoffwatten 908
   Verbandgewebe und -gewirke .. 915
   Arzneimittel enthaltende Ver-
   bandstoffe 947
   Wundfreundliche Verbandstoffe. 956
   Starrverbände 959
   Resorbierbare blutstillende Ver-
   bandstoffe 963
   Schaumgummi und Schaumstoffe 964
   Wasserdichte Verbandstoffe ... 965
   Wochenbettpackungen, Wochen-
   hilfepackungen 967

   Verbandstoffe für die ErsteHilfe. 967
   Verbandtaschen — Verband-
   kästen — Verbandschränke ... 971
   Sterilisation von Verbandstoffen
   und Verpackung sterilisierter
   Verbandstoffe 974
   Verbandstoffspezialitäten 980
  B. Pflaster (SCHÜTZ) 989
   Collemplastra 989
   Verbandpflaster 992
   Wundschnellverbände 994
   Pflaster mit medikamentösen
   Inhaltsstoffen 998
   Spezialpflaster ohne medikamen-
   töse Inhaltsstoffe 1000
   Pflasterbinden 1001
   Auf sich selbst haftende Binden. 1002
   Aufbewahrung von Pflastern ... 1002
   Pflaster mit Polyacrylat-Klebe-
   massen 1003
   Normung 1004
  C. Chirurgisches Nahtmaterial
   (MARGOTTE)................. 1004
   Resorbierbares Nahtmaterial ... 1004
   Nichtresorbierbares Nahtmaterial 1010

Zigaretten (LIST) 1015

Abkürzungen

a) Arzneibücher[1], Ergänzungsbücher[1], Nachschlagewerke u. a., die bei der Erarbeitung des Textes herangezogen wurden

Belg. III = Ph. Belg. = Pharmacopoea Belgica ed. III. 1906

Belg. IV = Pharmacopée Belge 4e Edition 1930

Belg. V = Pharmacopée Belge 5e Edition 1962

BP 14 = The British Pharmacopoeia 1914

BP 32 = The British Pharmacopoeia 1932

BP 53 = British Pharmacopoeia 1953

BP 58 = British Pharmacopoeia 1958

BP 58 — Add. 60 = British Pharmacopoeia 1958 — Addendum 1960

BP 63 = British Pharmacopoeia 1963

BP 63 — Add. 64 = British Pharmacopoeia 1963 — Addendum 1964

BP 63 — Add. 66 = British Pharmacopoeia — Addendum 1966

BP 68 = British Pharmacopoeia 1968

BPC 34 = British Pharmaceutical Codex 1934

BPC 49 = British Pharmaceutical Codex 1949

BPC 54 = British Pharmaceutical Codex 1954

BPC 59 = British Pharmaceutical Codex 1959

BPC 63 = British Pharmaceutical Codex 1963

BPC 68 = British Pharmaceutical Codex 1968

Brasil. 1 = Pharmacopeia dos Estados Unidos do Brasil 1926

Brasil. 2 = Farmacopeia dos Estados Unidos do Brasil 1959

B. Vet. C. 53 = British Veterinary Codex 1953

CF 1908 = Ph. Gall. 08 = Code française = Pharmacopée française 1908

CF Vet. 1908 = Médicaments vétérinaires de la Pharmacopée française

CF 37 = Ph. Gall. 37 = Code française = Pharmacopée française 6e Edition 1937

CF 49 = Ph. Gall. 49 = Code Française = Pharmacopoea Gallica 1949

CF 65 = Ph. Gall. 65 = Code Française = Pharmacopoea Gallica 1965

Chil. III = Farmacopea Chilena, Tercera Edición 1941

CsL 2 = Pharmacopoea Bohemoslovenica, Editio secunda

CsL 2 — Add. = Pharmacopoea Bohemoslovenica, Editio secunda Addendum

Croat. II = Pharmacopoea Croatico-Slavonica, ed. II. 1901

DAB 5 = Deutsches Arzneibuch, 5. Ausgabe 1910

DAB 6 = Deutsches Arzneibuch, 6. Ausgabe 1926

DAB 6 — Nachtr. 54 (DDR) = Nachtrag zum DAB 6 aus dem Jahre 1954, DDR

DAB 6 — Nachtr. 59 (DDR) = Nachtrag zum DAB 6 aus dem Jahre 1959, DDR

DAB 6 — 3. Nachtr. (BRD) = 3. Nachtrag zum DAB 6 aus dem Jahre 1957, BRD

DAB 7 — BRD = Deutsches Arzneibuch, 7. Ausgabe, BRD 1968

DAB 7 — DDR = Deutsches Arzneibuch, 7. Ausgabe, DDR

Dan. 1907 = Pharmacopoea Danica 1907

Dan. VIII = Ph. Dan. 33 = Pharmacopoea Danica (Editio VIII) 1933

Disp. Dan. VIII = Dispensatorium Danicum 1938

Dan. IX = Ph. Dan. 48 = Pharmacopoea Danica 1948, Editio IX

Dan. IX — Add. = Ph. Dan. 48 — Add. = Pharmacopoea Danica 1948 Addendum

Disp. Dan. 63 = Dispensatorium Danicum 1963

DGF — Einheitsmethoden = Deutsche Einheitsmethoden zur Untersuchung von Fetten, Fettprodukten und verwandten Stoffen, Deutsche Gesellschaft für Fettwissenschaft, Münster

Egypt. P. 53 = Egyptian Pharmacopoeia 1953

Erg.B. IV = Ergänzungsbuch zum Deutschen Arzneibuch 4. Ausgabe 1916

Erg.B. 6 = Ergänzungsbuch zur 6. Ausgabe des deutschen Arzneibuches

---

[1] Da im internationalen Schrifttum häufig mehrere Abkürzungen für Arzneibuch- und Ergänzungsbuchnamen gebräuchlich sind, tauchen diese auch im vorliegenden Werk auf. Sie sind hier aufgeführt.

Extra P. 58 = The Extra Pharmacopoeia 1958 (Martindale)

Extra P. 67 = The Extra Pharmacopoeia 1967 (Martindale, 25. Ausg.)

FDA = Food and Drug Administration, Department of Health, Education and Welfare, Washington 25, D. C., USA

Fenn. 37 = Suomen Pharmacopoea Editio sexta 1937

HAB 34 = Deutsches Homöopathisches Arzneibuch 1934

Helv. IV = Ph. Helv. IV = Pharmacopoea Helvetica, ed. IV. 1907

Helv. V = Ph. Helv. V = Pharmacopoea Helvetica 1933, Editio Quinta

Helv. V — Suppl. II = Pharmacopoea Helvetica 1933, Editio Quinta Supplementum secundum

Helv. V — Suppl. III = Pharmacopoea Helvetica 1933, Editio Quinta Supplementum tertium

Helv. VI = Entwurf der Pharmacopoea Helvetica Editio sexta

Hisp. VII = Farmacopea Oficial Española VII, 1905

Hisp. VIII = Farmacopea Oficial Española, octava Edición 1936

Hisp. IX = Farmacopea Oficial Española, novena Edición 1954

HPUS 54 = The Homoeopathic Pharmacopoeia of the United States, 6. Edition Revised 1954

HPUS 64 = The Homoeopathic Pharmacopoeia of the United States, 7. Edition Revised 1964

Hung. III = Ph. Hung. 09 = Pharmacopoea Hungarica ed. III. 1909

Hung. IV = Ph. Hung. 34 = Pharmacopoea Hungarica ed. IV. 1934

Hung V. = Ph. Hung. 54 = Pharmacopoea Hungarica Editio V. 1954

Ind. P. 55 = The Indian Pharmacopoeia 1955

Ind. P. 66 = The Indian Pharmacopoeia 1966

Ind. P. C. 53 = The Indian Pharmaceutical Codex 1953

Ital. III = Farmacopea Ufficiale del Regno D'Italia ed. III. 1909

Ital. VI = Farmacopea Ufficiale del Regno D'Italia ed. VI 1940

Ital. VII = Farmacopea Ufficiale della Republica Italiana settima Editione 1965

Jap. III = Pharmacopoea of Japan, ed. III. 1907

Jap. 51 = Pharmacopoea Japonica, Editio sexta 1951

Jap. 61 = Pharmacopoea Japonica, Editio septa 1961

Jap. 62 = Pharmacopoea Japonica, Editio septa 1962

Jug. I = Pharmacopoea Jugoslavica 1933

Jug. II = Pharmacopoea Jugoslavica, Editio secunda 1951

Merck Ind. 60 = The Merck Index 1960

Mex. P. 52 = Farmacopea Nacional de los Estados Unidos Mexicanos II.

Ned. IV = Ph. Ned. 05 = Pharmacopoea Nederlandica, ed. IV. 1905

Ned. 5 = Ph. Ned. 26 = Nederlandse Pharmacopee Vijfde Uitgave 1926

Ned. 6 = Ph. Ned. 58 = Nederlandse Pharmacopee Zesde Uitgave 1958

NF I = The National Formulary First Edition 1888

NF VI = The National Formulary Sixth Edition 1936

NF IX = The National Formulary Ninth Edition 1950

NF X = The National Formulary Tenth Edition 1955

NF XI = The National Formulary Eleventh Edition 1960

NF XII = The National Formulary Twelfth Edition 1965

NFN = Nordisk Farmakopénaevn

NND 64 (65; 66) = New and Nonofficial Drugs 1964 (65; 66) vor 1958 als NNR = New and Nonofficial Remedies bezeichnet

Nord. 63 = Pharmacopoea Nordica 1963

Norv. IV = Pharmacopoea Norvegica, ed. IV. 1913

Norv. V = Pharmacopoea Norvegica, ed. V. 1939

ÖAB 8 = Pharmacopoea Austriaca ed. VIII 1906

ÖAB 9 = Österreichisches Arzneibuch, 9. Ausgabe

Ph. Europ. = Eu. P. I-69 = European Pharmacopoeia I 1969

Ph. Romînà 56 = Pharmacopoea Romania 1956

PI.Ed. I/1 oder I/2 = Internationale Pharmakopöe, I. Ausgabe, 1. oder 2. Teil

PI.Ed. I — Suppl. = Internationale Pharmakopöe I. Ausgabe, Supplement

PI.Ed. II = II. Ausgabe der Internationalen Pharmakopöe 1967

Pol. III = Farmacopea Polska III. 1954

Portug. 1876 = Pharmacopea Portugueza 1876

Portug. 35 = Pharmacopeia Portuguesa 1935

Ross. III = Pharmacopoea Rossica III. 1910

Ross. 34 = Pharmacopoea Rossica 1934

Ross. 8 = Pharmacopoea Rossica 1948, Editio octa

Ross. 8 — Add. 52 = Pharmacopoea Rossica 1948, Addendum 1952

Ross. 9 = Pharmacopoea Rossica 1961, Editio nona

Ross. 10 = Pharmacopoea Rossica 1970

Subs. Pharm. = Subsidia Pharmaceutica, Wissensch. Zentralstelle des Schweizerischen Apothekervereins, Zürich 1957 bis 1967

Svec. IX = Pharmacopoea Svecica Ed. IX. 1908

Svec. 25 = Svenska Farmakopen Ed. X. 1925

Svec. 46 = Svenska Farmakopen Ed. XI. 1946
USD 55 = United States Dispensatory 1955
USD 60 = United States Dispensatory 1960
USP IX = The Pharmacopoeia of the USA
   IX. 1916

USP XI = The Pharmacopoeia of the USA
   XI. 1936
USP XVII (XVI, XV, XIV) = The Phar-
macopoeia of the USA, XVII. (XVI.,
XV., XIV.) Revision.

b) Abkürzungen im Text

A. = Aethylalkohol
Abb. = Abbildung(en)
abs. = absolut(e)
A.E. = Antitoxin-Einheit
Ae. = Diäthyläther
A. G. = Atomgewicht
akt. = aktiv(e)
allg. = allgemein(e)
AMG = Arzneimittelgesetz vom 16. 5. 1961
   für BRD
anorg. = anorganisch(e)
Anw. = Anwendung(en)
A.P. = Anstaltspackung
ASS = Acetylsalicylsäure
AZ = Acetylzahl
BAN = British Approved Name (anerkannte,
   britische Kurzbezeichnung)
bes. = besonders, besondere, insbesondere
Beschr. = Beschreibung(en)
bidest. = doppelt destilliert
Bldg. = Bildung(en)
Brit. = Britisch
Bu-Z = Buchner-Zahl
Bw = Baumwolle
bzgl. = bezüglich
Bzl. = Benzol
Bzn. = Benzin
CAP = Celluloseacetatphthalat
CAS = Celluloseacetatsuccinat
Chlf. = Chloroform
CMC = Carboxymethylcellulose
d = Dichte
d_4^{20} = Dichte bei 20° gemessen und bezogen
   auf W. von 4°
Darst. = Darstellung(en)
D.A.S. = Deutsche Auslegeschrift
DBP = Deutsches Bundespatent
DCF = Dénomination Commune Française
D.Chr. = Dünnschichtchromatographie
d. chr. = dünnschichtchromatographisch
DCI = Dénomination Commune Internatio-
   nale proposée
DCI rec. = Dénomination Commune Inter-
   nationale recommandée
dest. = destillieren, destilliert(e)
DL = dosis letalis
DP = Durchschnittspolymerisationsgrad
DRP = Deutsches Reichspatent
d. Th. = der Theorie
d. th. = des theoretischen (z. B. Wertes)
Durchf. = Durchführung(en)
Eig. = Eigenschaften
Einw. = Einwirkung(en)
EKG = Elektrokardiogramm
entspr. = entspricht
Entw. = Entwicklung(en)

Ep. = Erstarrungspunkt
Erk. = Erkennung
EZ = Esterzahl
Farb-VL = Farb-Vergleichslösung
Fbg. = Färbung
fdg. = fädig
F. I. P. = Fédération International Pharma-
   ceutique
Fl. = Flüssigkeit(en)
fl. = flüssig(e)
Fllg. = Fällung
Fp. = Schmelzpunkt
g.chr. = gaschromatographisch
Geh. = Gehalt(e)
gesätt. = gesättigt(e)
Gew. = Gewicht(e)
ggf. = gegebenenfalls
Ggw. = Gegenwart
GKID = Gewebekulturinfektionsdosis
Gl. = Gleichung
Gln. = Gleichungen
Go. = Gonorrhoe
Hb. = Hämoglobin
Herst. = Herstellung
i.c. = intracardial
I.E. = Internationale Einheit
i.m. = intramusculär
inakt. = inaktiv
INN = International Nonproprietory Name
   (internationaler Freiname)
IP = isoelektrischer Punkt
i.p. = intraperitoneal
IR = Infrarot (Ultrarot)
i.v. = intravenös
JZ = Jodzahl
Komm. = Kommentar
Konst. = Konstante(n)
konst. = konstant(e)
konz. = konzentriert(e)
Kp. = Siedepunkt
$Kp_{.0,2}$ = Siedepunkt bei 0,2 Torr
krist. = kristallisiert(e)
l.c. = loco citato
L.F. = Flockungseinheit
Lit. = Literatur
log. = logarithmisch
lösl. = löslich
Lsg. = Lösung(en)
Lsgm. = Lösungsmittel
m = molar (Konzentrationsangabe)
M. = Methanol
M.G. = Molekulargewicht
Min. = Minute(n)
Mitt. = Mitteilung(en)
mU = Millieinheit = milliunit
n = normal (Konzentrationsangabe)

n- = normal (Isomerieangabe)
Nachw. = Nachweis
NAD = Nicotinsäurcamidadenindinucleotid
NADH = hydriertes NAD
NADPH = hydriertes NAD-phosphat
Nd. = Niederschlag
NIH = National Institute of Health
NM = Nährmedium (ien)
OHZ = Hydroxylzahl
opt. akt. = optisch aktiv(e)
org. = organisch(e)
p.a. = pro analysi
PAe. = Petrolaether
PAeG = Polyacthylenglykol
Pat. = Patent
P.Chr. = Papierchromatographie
p.chr. = papierchromatographisch
p. i. = pro injectionem
p. o. = per os
Po-Z = Polenske-Zahl
prim. = primär(e)
Prod. = Produkt(e)
Prüf. = Prfg. = Prüfung(en)
PVP = Polyvinylpyrrolidon
qual. = qualitativ(e)
quant. = quantitativ(e)
quart. = quartär(e)
rac. = racemisch(e)
RES = reticulo endothcliales System
Rg. = Reagens
RhZ = Rhodanzahl
Rk. = Reaktion(en)
RL = Reagenslösung
R-M-Z = Reichert-Meißl-Zahl
s. = siehe
s.c. = subcutan
s.chr. = säulenchromatographisch
sd. = siedend(e)
Sek. = Sekunde(n)
sek. = sekundär

Spez. Gew. = spezifisches Gewicht
spp. = species
s. S. = siehe Seite
Std. = Stunde(n)
std. = stündig(e)
symm. = symmetrisch(e)
Syn. = Synonym(e)
Synth. = Synthese(n)
synth. = synthetisch(e)
SZ = Säurezahl
T. = Teil(e)
Temp. = Temperatur(en)
tern. = ternär(e)
tert. = tertiär(e)
Tr. = Tropfen
Trbg. = Trübung(en)
U = Umdrehung (z. B. U/Min.), aber auch
   Unit (Einheit) (z. B. Bd. I, 633)
U.E. = USP-Einheit(en)
ungesätt. = ungesättigt(e)
unlösl. = unlöslich(e)
Unters. = Untersuchung(en)
USAN = United States Adopted Name
UV = Ultraviolett
verd. = verdünnt(e)
vgl. = vergleiche
VM = Verbandmull
Vol. = Volumen, volumina
Vol.T. = Volumteil(e)
Vork. = Vorkommen
VZ = Verseifungszahl = Verbandzellstoff
W. = Wasser
Wrkg. = Wirkung(en)
W.S. = Wassersäule
wss. = wässerig(e)
Zerf. = Zerfall, Zerfälle
Zers. = Zersetzung(en)
Zersp. = Zersetzungspunkt
ZNS = Zentralnervensystem
ZW = Zellwolle

Allgemeine pharmazeutisch-technologische Arbeitsverfahren

Grundoperationen

A. Trennung „fest von fest"

I. Zerkleinern

Zerkleinern bedeutet die Teilung eines festen Körpers in kleinere Teile durch mechanische Kräfte. Der feste Körper kann kompakt sein oder sich aus zahlreichen Einzelteilen zusammensetzen. Zweck der Zerkleinerung ist die Überführung grob stückiger Güter in Haufwerke oft möglichst einheitlicher Korngröße, Vergrößerung der Oberfläche, Gewinnung feinster Mahlgüter wegen deren größerer Lösungsgeschwindigkeit und Resorbierbarkeit u. a.

Das in einem Arbeitsgang gewonnene Haufwerk zeigt stets eine statistische Korngrößenverteilung. Soll die Korngröße des Produktes möglichst einheitlich sein, so ist zusätzlich zur Zerkleinerung eine Klassierung vorzunehmen (s. S. 17).

Die zu leistende Zerkleinerungsarbeit setzt sich additiv aus folgenden Teilarbeiten zusammen:

1. Arbeitsleistung, die beim Zerbrechen eines Einzelkörpers entgegen den Kohäsionskräften zur Neubildung von Oberfläche zugeführt werden muß, und die als Zunahme der Oberflächenenergie in Erscheinung tritt. Sie macht größenordnungsmäßig etwa 1% der physikalischen Zerkleinerungsarbeit aus.

2. Physikalische Zerkleinerungsarbeit. Sie besteht aus der stetigen Formänderungs- und Reibungsarbeit an den zu zerkleinernden Einzelkörpern und ist abhängig von der Beanspruchungsart, dem zeitlichen Verlauf und dem Höchstwert der Beanspruchung, von der Temperatur, der äußeren und inneren Körperbeschaffenheit und von chemischen Einflüssen.

SMEKAL hat die Zerkleinerung spröder Körper untersucht. Seine Bruchtheorie gibt Aufschluß über den physikalischen Zerkleinerungsvorgang. Bei einem fehlerfrei aufgebauten Kristall sind alle Bindungen zwischen den Bausteinen gleichwertig. In einem realen Kristall jedoch sind Leerstellen, Ordnungsfehler, Verzerrungen und eingeschlossene Verunreinigungen vorhanden, die als Inhomogenitäts- oder Kerbstellen die Gleichwertigkeit der Bindungen unterbrechen. Ferner sind Kriställchen von mehr als 1 μm Länge bei allen Stoffen aus Mosaikblöckchen aufgebaut, die kristallographisch etwas gegeneinander verwackelt sind. Die Zwischenräume sind mit einer wenig geordneten Masse ausgefüllt, deren sehr unterschiedliche Bindungskräfte geringer als die des Idealkristalls sind. Die an den Berührungsstellen verschiedener Kristallite auftretenden Bindungen sind noch weniger fest. Alle diese Stellen geringerer Bindungskräfte sind für die Zerkleinerung maßgebend. Der Bruch nimmt seinen Ausgang von der wirksamsten Kerbstelle. Da die wirksamste Kerbstelle jeweils durch die Bruchbildung ausgeschaltet wird, nimmt die aufzuwendende Brucharbeit mit fortschreitender Zerkleinerung zu. Durch die Kerbstellendichte ist die Größenordnung des Feinstkornes und damit die Begrenzung der Feinstzerkleinerung bedingt.

3. Die technische Zerkleinerungsarbeit übersteigt die physikalische Zerkleinerungsarbeit um etwa 1 Zehnerpotenz. Sie ergibt sich aus der Verlustarbeit, die zur Energieübertragung auf das Einzelkorn bei kollektiver Bearbeitung eines Haufwerkes nötig ist, der Arbeit, die zur

elastischen Verformung der Mahlkörner führt, der Reibungsarbeit und der Leerlaufarbeit der Maschine. Mit wachsender Feinheit des Mahlgutes nimmt dieser Verlustanteil zu. Er bedingt, daß die Zerkleinerungsmaschinen zu den unwirtschaftlichsten Maschinen der Technik gehören. Ihr Wirkungsgrad liegt im günstigsten Fall noch immer unter 1%.

Der Mahlvorgang kann durch die in einem flüssigen oder gasförmigen Dispersionsmittel auftretenden Scherkräfte unterstützt werden (Naßmahlung, Luftstrahlmahlung).

Den vielfältigen Mahlaufgaben entsprechen die Grundbauarten der Zerkleinerungsmaschinen. Im pharmazeutisch-technologischen Bereich spielen die für die Grobzerkleinerung einzusetzenden Brecher eine untergeordnete Rolle. Dagegen finden sich hier Mühlen für die Grieß-, Fein- und Feinstmahlung, jeweils für die Hart-, Mittelhart- und Weichzerkleinerung. Die Zerkleinerung erfolgt in den verschiedenen Maschinen durch Druck, Reibung, Scherung, Stoß oder Schlag oder durch die im Flüssigkeits- oder Gasstrom auftretenden entsprechenden Wirkungen.

Die folgende Tabelle zeigt eine Übersicht der für die einzelnen Aufgaben einzusetzenden Maschinen, wobei jedoch darauf hingewiesen sei, daß einzelne Bautypen für mehrere Aufgabenbereiche anzuwenden sind. Oft lassen sich Maschinen durch Austausch von Schlagwerkzeugen, Änderungen der Umdrehungszahlen u. a. Maßnahmen mehr oder weniger universell verwenden.

Alle Mühlentypen können mit Klassierungseinrichtungen gekoppelt oder versehen werden.

Ordnet man die Mühlentypen in Hauptgruppen nach ihrer Wirkungsweise an, so erhält man folgende Übersicht:

Mühlentyp	Brecher Wälzmühlen (u. Mörser)	Kugelmühlen	Schlag- und Schleudermühlen	Strahlmühlen
Wirkung	Druck, Reiben	Schlag, Reiben	Schlag, Prall	Prall

Dabei bestehen zwischen den einzelnen Typen fließende Übergänge.

Verwendungsbereich der Zerkleinerungsmaschinen

(Aus Ullmanns Encyklopädie der technischen Chemie, Bd. I, München/Berlin: Urban & Schwarzenberg 1951)
Sämtliche Zerkleinerungsmaschinen können mit oder ohne Klassiervorrichtung arbeiten. Alle verwendeten Bezeichnungen gelten nur ganz überschlägig, da sich in der Praxis bis jetzt keine scharfen Definitionen einführen konnten.
(T) = Trockenmahlung; (N) = Naßmahlung

Stoff	spröde[6]			zäh, faserig[7,8]
Feinheit	hart[1]	mittelhart[2]	weich[3]	weich[3]
Grobbrechen[4] > 50 mm[5] Brocken[6]	Backenbrecher (T) Rundbrecher (T)	Backenbrecher (T) Rundbrecher (T) Walzenbrecher (T) Doppelhammer- brecher (T)	Hammerbrecher (T) Säge (T)	Hackmaschine (T) Säge (T)
Feinbrechen 5–50 mm Schotter, Splitt, Spreißel	Backenbrecher (T) Rundbrecher (T) Walzenbrecher (T) Hammerbrecher (T) Prallmühle (T)	Backenbrecher (T) Walzenbrecher (T) Daumenbrecher (T) Brechschnecke (T) Hammer- brecher (T) Prallmühle (T) Dampf- sprengung (T)	Daumenbrecher (T) Brechschnecke (T)	Hackmaschine (T) Dampf- sprengung (T)

Verwendungsbereich der Zerkleinerungsmaschinen (*Fortsetzung*)

Stoff / Feinheit	spröde[8]			zäh, faserig[7,8]
	hart[1]	mittelhart[2]	weich[3]	weich[3]
Grießmahlen, Schroten 0,5–5 mm Grieß, Schrot, Späne	Wälzmühle (T, N) Kugelmühle (T, N)	Wälzmühle (T, N) Kugelmühle (T, N) Hammermühle (T) Prallmühle (T) Pralltellermühle (T, N) Siebmühle (T) Desintegrator (T) Strahlprallmühle (T) Dampfsprengung (T)	Hammermühle (T) Pralltellermühle (T, N) Siebmühle (T) Zahnscheibenmühle (T, N) Mahlgang (T, N) Walzenstuhl (T) Dampfsprengung (T)	Hammermühle (T) Pralltellermühle (T, N) Siebmühle (T, N) Zahnscheibenmühle (T, N) Hackmaschine (T) Schleifmaschine (N) Dampfsprengung (T)
Feinmahlen 50–500 μm Mehl	Wälzmühle (T, N) Kugelmühle (T, N) Schwingmühle (T. N) Strahlmühle (T)	Wälzmühle (T, N) Kugelmühle (T, N) Schwingmühle (T, N) Hammermühle (T) Siebmühle (T) Stiftmühle (T) Strahlmühle (T) Strahlprallmühle (T)	Hammermühle (T) Siebmühle (T) Stiftmühle (T) Zahnscheibenmühle (T, N) Mahlgang (T, N) Walzenstuhl (T)	Hammermühle (T) Siebmühle (T) Stiftmühle (T) Zahnscheibenmühle (T, N) Holländer (N) Schleifmaschine (N)
Feinstmahlen 5–50 μm Puder	Wälzmühle (T, N) Kugelmühle (T, N) Schwingmühle (T, N) Strahlmühle (T)	Wälzmühle (T, N) Kugelmühle (T, N) Schwingmühle (T, N) Stiftmühle (T) Strahlmühle (T, N)	Schwingmühle (T, N) Stiftmühle (T)	Holländer (N)
Kolloidmahlen < 5 μm „Kolloidale" Feinheit	Kugelmühle (N) Schwingmühle (T, N)	Kugelmühle (N) Schwingmühle (T, N) Stiftmühle (T) Walzenstuhl (N) Kolloidmühle (N)	Stiftmühle (T) Schwingmühle (T, N) Kolloidmühle (N)	

[1] Härter als Stahl (etwa 5–10 nach Mohs), z. B. Schleifmittel, Zement.
[2] Weicher als Stahl (etwa 2–5 nach Mohs), z. B. Kalkstein, Kohle, Pigmente.
[3] Mit dem Messer schneidbar (etwa 1 nach Mohs), z. B. spröde: Getreide, Gewürz, Talkum; zäh: Gummi, Holz.
[4] Zerkleinerungsvorgang.
[5] Größtkorn im Endprodukt.
[6] Endprodukt.
[7] Als zäh werden hier solche Stoffe bezeichnet, welche auf Grund ihres Formänderungsvermögens wesentlich schwieriger zu zerkleinern sind als gleichharte spröde Güter. Dies trifft etwa zu für Stoffe, welche vor dem Bruch eine deutlich sichtbare Verformung erleiden. Die Grenze zwischen zäh und spröde wird z. B. festgelegt durch die Stoffe Hartmetall, Gußeisen, Hartgummi, Trockenbrot.
[8] Für zähe, harte und mittelharte Stoffe (Metalle) werden fast nur das Stampfwerk, die Schwingmühle und die Hametag-Mühle verwendet. Die Erzeugung von Metallpulver erfolgt meist aus dem Schmelzfluß oder chemisch (SKAUPY, F.: Metallkeramik).

Die im folgenden beschriebenen Mühlentypen stellen eine Auswahl dar, die nur der Beschreibung der Funktion dienen, jedoch kein Werturteil abgeben soll.

Backenbrecher

Das Bauprinzip der Backenbrecher geht auf BLAKE (1858) zurück und findet sich praktisch noch in allen modernen Maschinen. Je nach einstellbarem Backenabstand sind Grob- und Feinbrecher zu unterscheiden. Ihr Anwendungsgebiet erstreckt sich über das gesamte Gebiet der Verfahrenstechnik zur Zerkleinerung stückiger, spröder Güter.

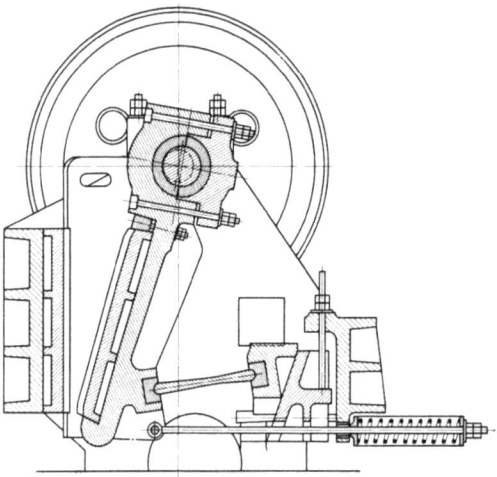

Labor-Backenbrecher „Pulverisette 1" (Hersteller: Alfred Fritsch OHG Laborgerätebau, Idar-Oberstein).

Die Maschine dient zum satzweisen oder kontinuierlichen Vorbrechen von mittelharten bis harten Proben.

Es handelt sich um einen Einschwingen-Backenbrecher mit einer herausnehmbaren, festen Brechbacke und einer über Motor, Schwungrad und Exzenter angetriebenen beweglichen Backe. Der Brechraum ist seitlich durch auswechselbare verschleißfeste Platten abgedeckt. Die bewegliche Brechbacke wird durch eine Druckplatte abgestützt, die mit einem Überlastungsschutz (2 Scherstifte) versehen ist. Die Einstellung der Spaltweite erfolgt von außen über einen Hebel, der das untere Ende der festen Brechbacke bewegt. Es können 10 unterschiedliche Spaltweiten, auch bei laufendem Brecher, zwischen 2 und 11 mm fest eingestellt werden.

Die feste Brechbacke kann nach Entfernen eines einzigen Bolzens zur bequemen Reinigung des Brechraumes herausgenommen werden. Oberhalb des Brechraumes ist ein Einfülltrichter mit Deckel angebracht. Der Deckel verhindert das Herausschleudern zerkleinerter Bruchstücke beim absatzweisen Brechen einzelner Stücke.

Die durch den Einfülltrichter bei laufendem Brecher eingefüllte Probe wird zwischen den Backen im konisch nach unten sich verengenden Spalt zerkleinert. Die maximale Stückgröße des Aufgabegutes ist durch die Maulweite von 65 × 65 mm begrenzt, sie beträgt ca. 60 mm.

Abb. 1. Einschwingenbrecher (aus C. MITTAG: Die Hartzerkleinerung, Berlin/Göttingen/Heidelberg: Springer 1953).

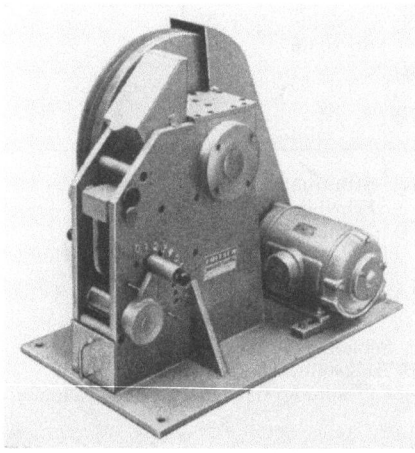

Abb. 2. Pulverisette 1 (A. Fritsch, Idar-Oberstein).

Bei schwierigem Brechgut beginnt man die Zerkleinerung mit der größten Spaltweite (11 mm) und entfernt anschließend durch eine beliebige präparative Trennung (beispielsweise durch Siebung) das bereits auf die gewünschte Feinheit zerkleinerte Feingut. Der grobe Rest wird bei verkleinerter Spaltweite weiter zerkleinert. Die Feinheit des zerkleinerten Materials schwankt, je nach eingestellter Spaltweite, zwischen ca. 1,5 und 10 mm Mittelwert der Durchgangssummenverteilung (s. Bd. VII B).

Wälzmühlen

Wälzmühlen arbeiten mit Wälzkörpern, die auf einer Mahlbahn abrollen. Das längere Zeit auf der Mahlbahn verbleibende Mahlgut wird von den Wälzkörpern mehrmals überrollt und durch Druck und Reibung zerkleinert. Zu den Wälzmühlen zählen die Kollergänge und Rollenwälzmühlen.

Dem Zerkleinerungsprinzip nach gehören auch Reibschalen und Pistill in diese Kategorie der Mahlgeräte.

Kollergänge. Sie gehören zu den ältesten Zerkleinerungsmaschinen. Auf einer ebenen, ringförmigen Mahlbahn rollen zwei bis vier schwere Laufsteine, sog. Läufer, und zerdrücken durch ihr Eigengewicht das Mahlgut. Da die Umfangsgeschwindigkeit der äußeren Läuferkante gegenüber der Mahlbahn größer ist als die der inneren, findet gleichzeitig ein Gleiten und damit Verreiben des Mahlgutes statt. Die Anwendung ist sehr vielseitig und für nasses, feuchtes, klebriges und trockenes Aufgabegut geeignet.

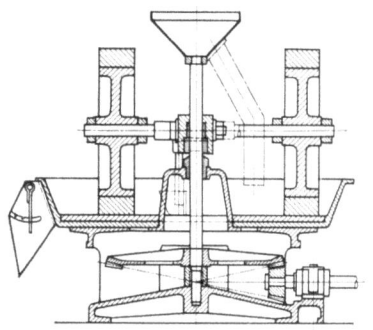

Reibschalen und Pistill, Mörser und Stößel. Reibschalen sind flache, starkwandige Schalen aus Porzellan, für analytische Arbeiten oft aus Achat, in denen man mit Hilfe des Pistills feste, gröbere Substanzen zerkleinert. Pistille sind keulenförmig oder zylindrisch, am unteren Ende verdickt und mit einer gewölbten Reibfläche versehen. Sie bestehen zumeist aus dem gleichen Material wie die zugehörige Reibschale. DIN 12906 vom Oktober 1957 gibt die Normmaße für Reibschalen und Pistille an. Danach sind Reibschalen und Pistille weiß glasiert mit Ausnahme der in Abb. 4 durch — · — · — gekennzeichneten Flächen.

Der kleinste Krümmungsradius der Reibfläche der Reibschale muß größer sein als der größte Krümmungsradius der Reibfläche des zugehörigen Pistills.

Die Zerkleinerung erfolgt bei größeren Stücken durch Stoß mit dem Pistill. Kleinere Partikel werden zwischen den rauhen Flächen von Pistill und Reibschale unter erheblichem Druck zerrieben.

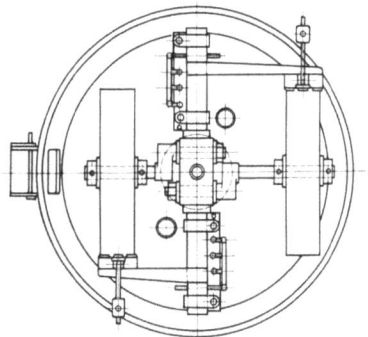

Abb. 3. Kollergang.

Dabei führt die Hand mit dem Pistill eine nach innen gerichtete Kreisbewegung aus (beim Rechtshänder im Gegenuhrzeigersinn), wobei der Stiel des Pistills leicht vom Körper weg geneigt ist. Um das Mahlgut stets in der Mahlzone zu halten, ist häufiges Abkratzen

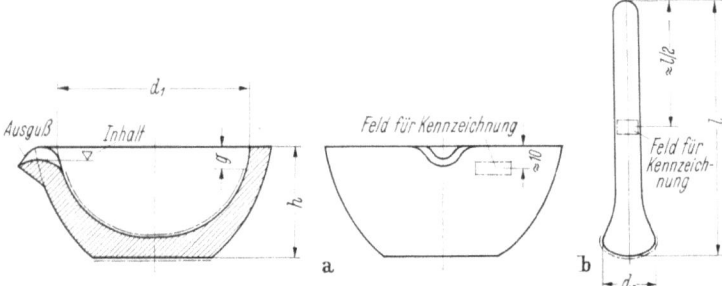

Abb. 4 a u. b. Reibschale A 90 und Pistill B 90/24 nach DIN 12906.
a) Bezeichnung einer Reibschale von Durchmesser $d_1 = 90$ mm; b) Bezeichnung eines Pistills von $d_2 = 24$ mm, passend zur Reibschale $d_1 = 90$ mm.

des an der steileren Wandung der Reibschale haftenden Pulvers mittels eines Spatels oder eines Kartenblattes notwendig (sog. Aufkratzen). Bei Pulvermischungen erhöht dies die Homogenität des Materials (vgl. dazu Homöopathische Arzneiformen, S. 319).

Mörser sind zylindrische oder konisch-zylindrische Gefäße mit gewölbtem inneren Boden und aufgebogenem oberen Rand. Sie bestehen aus Metall (Eisen, Messing, Bronze) oder auch aus Porzellan, Stein oder Hartholz. Da es sich meist um ältere Geräte handelt, sind sie mehr oder weniger reich verziert. Die dazugehörigen Stößel sind schlanke, zylindrische oder mehrkantige Stäbe mit keulen- oder pilzförmigem unteren Ende.

Mörser dienten und dienen gelegentlich noch zum Zerstoßen harten Materials oder zum Quetschen von Frucht- und Samen-Drogen. Die Zerkleinerung erfolgt dabei fast ausschließlich durch Stoß und Druck; Reibung spielt kaum eine Rolle.

Pulverisette 2 (Hersteller: A. Fritsch, Idar-Oberstein).

Die Pulverisette 2 (Abb. 5) ist eine automatische Labor-Mörsermühle zur Trocken- oder Naßzerkleinerung verschiedenster Materialien. In eine rotierende Reibschale (vom Hersteller Mörser genannt) wird mit dem Verschlußdeckel ein drehbares Pistill mit großer Auflagefläche eingesetzt. Gleichzeitig greift ein Schaber mit ein, der das Mahlgut von der Wandung abkratzt

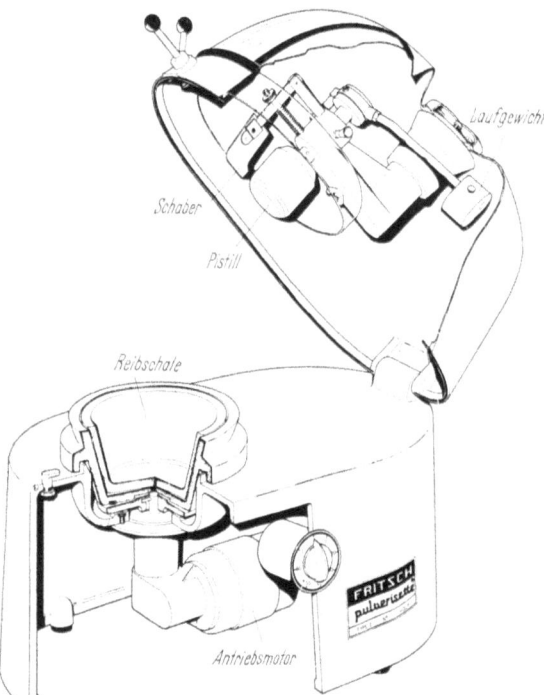

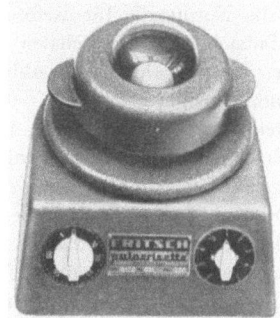

Abb. 5. Pulverisette 2 (A. Fritsch, Idar-Oberstein).

Abb. 6. Pulverisette 0
(A. Fritsch, Idar-Oberstein).

und dem Pistill zuführt. Der Auflagedruck des Pistills ist über ein Laufgewicht regulierbar. Das Gerät ist mit Zeitschalter versehen und kann so z. B. zur Herstellung homöopathischer Verreibungen eingesetzt werden.

Pulverisette 0 (Hersteller: A. Fritsch, Idar-Oberstein).

Die Pulverisette 0 ist eine Labormikromühle, die nach dem Prinzip von Reibschale und Pistill arbeitet. Anstelle des Pistills tritt eine Kugel. Der Mörser wird elektromagnetisch in vertikale Schwingungen versetzt. Diese werden über das Mahlgut auf die Kugel übertragen. Die Schlagenergie der Mahlkugel ist über einen eingebauten Drehregelwiderstand wählbar. Sie kann durch eine spezifisch schwere Kugel noch erhöht werden.

Zuerst werden die groben Kornanteile selektiv zerstoßen. Mit gleichmäßiger werdender Kornverteilung beginnt eine taumelnde Rotation der Kugel im Mörser, wodurch eine Reibwirkung und damit ein gleichmäßiges Feinstzerkleinern und Vermischen des Mahlgutes erreicht wird.

Die Mühle findet vor allem in der Analytik Verwendung.

Walzenbrecher, Walzenmühlen

Walzenbrecher und Walzenmühlen zerkleinern das Aufgabegut zwischen parallel gelagerten Walzen, die gegeneinander rotieren und das Gut von oben in den einstellbaren Spalt einziehen. Den Druck erzeugen starke vorgespannte Federn, die beim Eindringen von harten Fremdkörpern, z. B. von Eisenteilen, ein Ausweichen der schwingend im Gleitrahmen gelagerten Walze gegenüber der fest gelagerten Walze gestatten.

Walzenmühlen mahlen harte bis weiche Stoffe zu Schrot- oder Grobmehlfeinheit. Sie werden eingesetzt, wenn es sich um stufenweises Zerkleinern handelt und ein möglichst feinmehlfreies Erzeugnis verlangt wird.

Hersteller von Walzenbrechern und Walzenmühlen für Labor und Kleinproduktion: Nelles u. Co., Braunschweig.

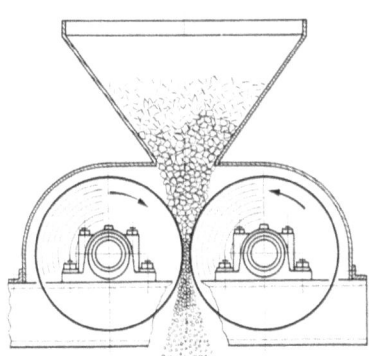

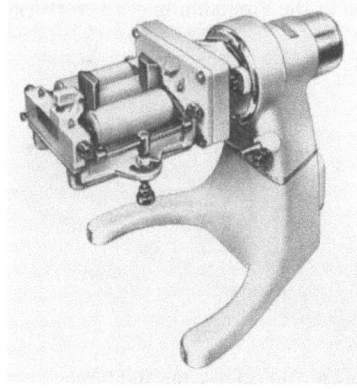

Abb. 7. Walzenbrecher für Hartgut (Nelles u. Co., Braunschweig).

Abb. 8. Erweka-Salbenmühle als Beispiel für einen Dreiwalzenstuhl.

Walzenstühle

Zur Zerkleinerung der dispergierten Teilchen in pastösen bis dickflüssigen Suspensionen dienen sog. Walzenstühle aus zwei oder drei genau geschliffenen Walzen. Die Walzen laufen mit Friktion, d. h. mit unterschiedlicher Ganggeschwindigkeit, so daß die Zerkleinerung der Feststoffpartikel durch Reibung, Druck und Scherkräfte bewirkt wird. Oft führt die dritte Walze noch eine schwingende Bewegung in Richtung ihrer Drehachse aus, wodurch der Mahleffekt noch erhöht wird. Hohe Oberflächengenauigkeit ist für die Erreichung eines hohen Feinheitsgrades Voraussetzung. Die Dispersion des Mahlgutes muß z. B. bei Suspensionsaugensalben öfters den Mehrwalzenstuhl passieren, um die verlangte Feinheit zu erreichen. Abb. 8 zeigt einen Erweka-Dreiwalzenstuhl.

Es ist zweckmäßig, mit hoher Feststoffkonzentration zu beginnen und erst bei den wiederholten Durchgängen nach und nach mit dem Vehikel zu verdünnen.

Zur Schonung der empfindlichen Walzen sind folgende Regeln zu beachten:

1. Pulver und Dispersionsmittel (z. B. Salbengrundlage) sind möglichst homogen vorzumischen. Die Konzentration an Pulver darf hoch, doch muß die Masse noch pastös sein.

2. Vor Ingangsetzen der Mühle müssen die Walzen einen noch sichtbaren Abstand voneinander haben. Der Spalt darf erst verengt werden, wenn alle Walzen bereits mit dem Mahlgut beladen sind.

3. Die Walzen sollen bis auf einen schmalen Randstreifen mit dem Gut beladen sein, da unbedeckte Walzenteile Verschleiß erleiden.

4. Der Schaber soll mit möglichst geringem Druck zur Abnahme des Produkts an die letzte Walze gelegt werden.

Hersteller für Dreiwalzenstühle: Alexanderwerke, Remscheid; Gebr. Bühler, Konstanz; Drays-Werke, Mannheim-Waldhof; Kl. Küpper, Morenhoven.

Kugelmühlen

Kugelmühlen gehören zu den verbreitetsten Mühlen für Schrot-, Fein- und Feinstmahlung harter oder mittelharter Stoffe in trockenem oder nassem Zustand.

In geschlossener Bauart arbeiten sie chargenweise, mit Zulauf und Sieböffnungen versehen kontinuierlich. Sie zeichnen sich aus durch erzielbaren hohen Zerkleinerungsgrad, gute Durchmischung des Mahlgutes und durch geringen Verschleiß. Die kontinuierlich arbeitenden Maschinen haben einen hohen Durchsatz.

Die Zerkleinerung des Mahlgutes erfolgt in einer rotierenden Trommel durch die fallende und rollende Bewegung der Mahlkörper-Mahlgut-Füllung.

Je nach der Umdrehungsgeschwindigkeit überwiegt die Abroll- oder die Fallbewegung der Kugeln. Die Vormahlung wird vorwiegend durch Kugelfall bewirkt, die Feinmahlung vor allem durch Reibung in der „Kugelschleppe". Große Kugeln werden zum Schroten und Grießmahlen, kleinere zum Feinmahlen verwendet. Die Mahlkörperfüllung beträgt 15 bis 35% des Trommelvolumens.

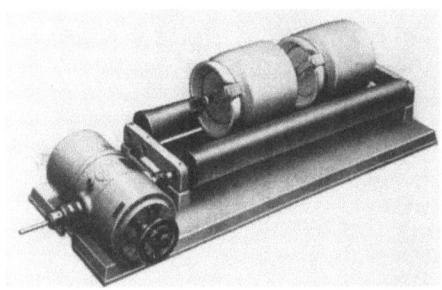

Abb. 9. Rollenbock für Mahltöpfe (Alpine, Augsburg).

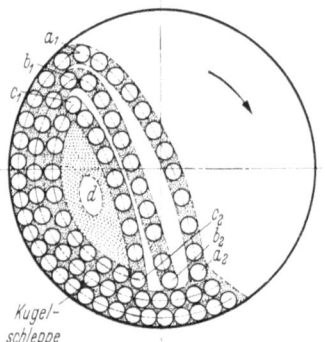

Abb. 10. Kugel- und Mahlgutbewegung in einer Kugel- bzw. Rohrmühle.

$a_1\,a_2,\,b_1\,b_2,\,c_1\,c_2$ Wurfbahn der einzelnen Kugellagen; d Umkehrpunkt der innersten Schicht.

Die um ihre Längsachse rotierende Trommel (s. Abb. 9) nimmt die Mahlkörper an der Trommelwand in Drehrichtung mit. Sie hebt die Mahlkörper, bis sie sich infolge ihres Eigengewichts entgegen der Zentrifugalkraft von der Trommelwand lösen, zurückrollen oder einer Wurfparabel folgend zum Ausgangspunkt zurückfallen. Die Zentrifugalkraft C hängt ab von der Mahlkörpermasse m, der Trommeldrehzahl n und der lichten Trommelweite D_T:

$$C = m\,(2\,\pi\,n)^2\,\frac{D_T}{2}.$$

Sind Zentrifugalkraft C und Mahlkörpergewicht $m \cdot g$ gleich,

$$C = m \cdot g,$$

so löst sich der Mahlkörper nicht von der Trommelwand, und die Wurfbewegung entfällt. Die zugehörige kritische Drehzahl n_{kr} folgt aus obigen Gleichungen:

$$n_{kr} = \frac{1}{2\pi} \cdot \sqrt{\frac{2g}{D_T}} = 0{,}159 \cdot \sqrt{\frac{2g}{D_T}}.$$

Man arbeitet deshalb mit Drehzahlen, die etwa 75% der kritischen Drehzahl entsprechen,

$$n = 0{,}75\,n_{kr},$$

und erreicht Mahlkörperbewegungen, wie sie Abb. 10 entsprechen.

Da die Grobzerkleinerung im wesentlichen durch den Kugelfall, die Feinmahlung jedoch durch die Reibung erfolgt, wird die Drehzahl für das Vormahlen 5 bis 10% höher, für das Feinmahlen 10 bis 30% niedriger gewählt.

Mit fortschreitender Anreicherung von Feinkorn nimmt die Wirksamkeit der Mahlkörperbewegung ab und kommt schließlich zum Stillstand. Deshalb ist der Feinanteil entweder kontinuierlich über Siebe oder durch angeschlossene Windsichter oder im chargenweisen Betrieb durch wiederholtes Absieben zu entfernen.

Neben kugelförmigen Mahlkörpern werden besonders als Feinmahlkörper häufig Würfel, Zylinderstücke, schraubenförmig verdrillte Vierkantstäbe, Kugeln mit Einbuchtungen u. a. Formen verwendet.

Eine besondere Form der Kugelmühlen stellen die Fliehkraftkugelmühlen dar, die v. a. zum satzweisen Feinst- bis Kolloidmahlen von Laboratoriumsproben fester Stoffe in trockener und nasser Form verwendet werden. Das Prinzip sei anhand der Labor-Planeten-Kugelmühle der A. Fritsch OHG, Idar-Oberstein, beschrieben.

Auf der Peripherie einer Tragscheibe sind drei Mahlbecher fliegend gelagert. Sie drehen sich mit der Tragscheibe und rotieren gleichzeitig gegensinnig um ihre eigene Achse. Das Verhältnis der beiden Drehzahlen ist so abgestimmt, daß die Mahlbecher-Füllung eine Bewegung ausführt ähnlich wie die in einer konventionellen, horizontal laufenden Kugelmühle bei Kugelfall. Gegenüber der Schwerkraft-Kugelmühle haben die Mahlkugeln jedoch in der Planetenmühle eine erheblich größere Schlagenergie, weil die wirksame Fliehbeschleunigung etwa das 12fache der Erdbeschleunigung erreichen kann. Man erhält deshalb in der Planetenmühle eine sehr hohe Mahlleistung bzw. eine entsprechend kurze Mahldauer.

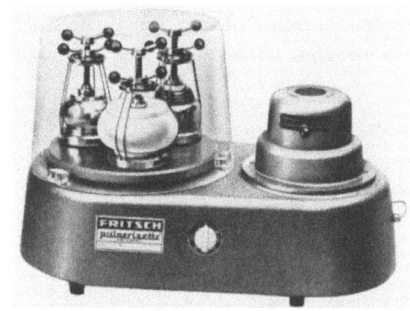

Abb. 11. Labor-Planeten-Kugelmühle (A. Fritsch, Idar-Oberstein).

Perl-Mühlen. Das Perl-Mill-System stellt eine Weiterentwicklung des Kugelmühlenprinzips dar, in dem die Mahlkörper stark verkleinert, ihre Zahl jedoch erheblich vermehrt wurde. In einen mit Sili-Quarzit- oder Chromanit-Perlen gefüllten zylindrischen, schlanken, senkrecht stehenden Mahlbehälter wird das pasteuse, pumpfähige Mahlgut unten eingespeist. Im Mahlbehälter rotieren mit hoher Geschwindigkeit Rührorgane, die das mit Mahlperlen angereicherte Arbeitsgut intensiv bewegen. Eine geeignete Trennvorrichtung — Sieb oder

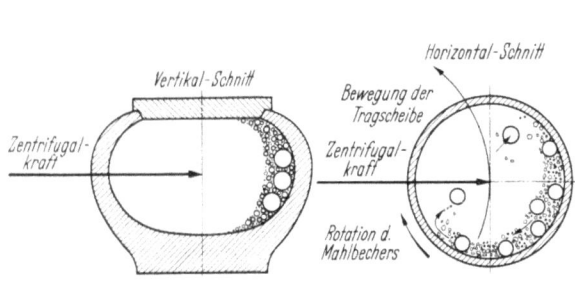

Abb. 12. Mahlkörper-Mahlgut-Bewegung in der Labor-Planeten-Kugelmühle.

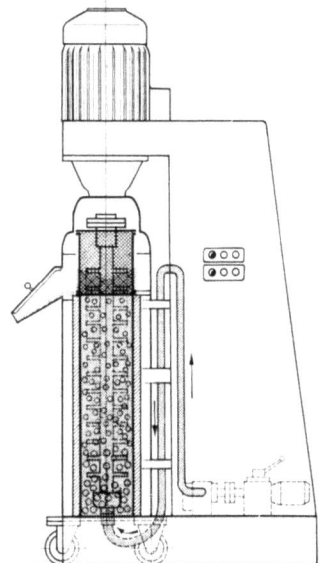

Abb. 13. Schema der kontinuierlich arbeitenden PERL-MILL in Standardausführung mit Sieb-Trennung, direkt gekuppeltem Motor und Mahlgut-Förderpumpe im Maschinengehäuse (Drays-Werke, Mannheim-Waldhof).

Reibspalt — am oberen Ende des Mahlbehälters hält die Perlen zurück und läßt das feingemahlene Arbeitsgut passieren, das schließlich durch eine seitliche Öffnung abfließt. Die gewünschte Feinheit erzielt man erstens durch geeigneten Füllungsgrad mit Perlen und zweitens durch genügende Verweilzeit des Gutes im Mahlraum, die durch die Speisepumpe geregelt werden kann.

Hersteller: Drays-Werke, Mannheim-Waldhof.

Prallmühlen

Die Zerkleinerung in Prallbrechern oder Prallmühlen erfolgt durch Prallwirkung oder Schlag ohne Widerlager („Schlag im freien Raum"). Es sind also Massenkräfte in Form von Beschleunigungskräften oder Verzögerungskräften wirksam. Das Brechgut ist nicht eingespannt, sondern nur einseitig in Berührung mit dem Prallmittel. Dabei trifft entweder das Prallmittel (Schlagbalken) mit hoher Geschwindigkeit gegen das Brechgut oder umgekehrt dieses mit hoher Geschwindigkeit auf das Prallmittel (Prallplatten) (Abb. 14).

Im ersteren Fall wird kinetische Energie auf das Brechgut übertragen und dieses scharf beschleunigt, im letzteren Fall die kinetische Energie des Brechgutes abgestoppt und das Brechgut scharf verzögert. Beide Fälle kommen bei der Prallzerkleinerung abwechselnd vor, wobei kinetische Energie in Zerkleinerungsarbeit umgesetzt wird.

Diese Vorgänge bilden die Hauptzerkleinerung innerhalb des eigentlichen, verhältnismäßig großen Prallraumes. Das Anschlagen erfolgt durch Schlagbalken, die am Umfang von ein oder zwei schnell rotierenden Schlagwalzen starr eingebaut sind.

Zu den Prallmühlen für die Fein- und Feinstzerkleinerung gehören auch die Strahlprallmühlen, bei denen die erforderliche Teilchenbeschleunigung durch Luft-, Dampf- oder Gasstrom erzielt wird. Während in Schlägermühlen die rotierenden Mahlwerkzeuge Umfangsgeschwindigkeiten von 40 bis 120 m/Sek. erreichen, liegt die Strömungsgeschwindigkeit in Strahlmühlen bei 400 bis

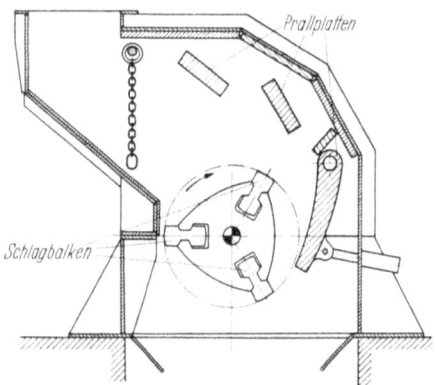

Abb. 14. Einwalzen-Prallbrecher (aus C. MITTAG: Die Hartzerkleinerung, Berlin/Göttingen/Heidelberg: Springer 1953).

500 m/Sek. Somit eignen sich Strahlmühlen gerade für die Feinstzerkleinerung, da mit abnehmender Teilchengröße sowohl die kinetische Energie als auch gleichzeitig die Zahl der Kerbstellen und damit die Bruchwahrscheinlichkeit abnehmen. Um kleine Teilchen weiter zu zerkleinern, sind deshalb größere Aufprallgeschwindigkeiten nötig als bei größeren Teilchen.

Von ihnen verschieden sind die reinen Strahlmühlen (Jetmills), bei denen der Gasstrom nicht gegen feststehende Mühlenteile gelenkt und die Mahlung durch Reibung der Teilchen aneinander erreicht wird.

Sehr viele der im folgenden noch zu beschreibenden Mühlentypen wie Schlagkreuzmühlen, Stiftmühlen u. a. arbeiten im wesentlichen wie Prallmühlen, wenn auch die Prallzerkleinerung zum Teil noch durch andere Effekte überlagert wird. Zu erwähnen sind hier noch die im Laboratoriumsmaßstab einzusetzenden Zerkleinerungsgeräte vom Typ des Kaffeemühlenaufsatzes eines Starmix-Gerätes (Alexanderwerke, Remscheid). Hier werden die groben Teilchen durch den mit ca. 10 000 U/Min. rotierenden Messerkopf zerschlagen, beschleunigt und gegen die Glaswandung geschleudert. Der reinen Prallwirkung überlagert sich die Zerkleinerung durch gegenseitige Reibung der Partikel.

Prallzerkleinerung ist für die meisten Güter geeignet mit Ausnahme stark elastischer, zäher oder besonders harter Materialien. Sie wird vor allem dort eingesetzt, wo bei Zerkleinerung zwischen bewegten Mahlwerkzeugen (Quetschen, Reiben, Scheren) ein Verschmieren und Kleben des Mahlgutes auftritt (z. B. thermoplastische Güter wie Extrakte u. a.).

Hammerbrecher und Hammermühlen. Bei den Hammerbrechern und Hammermühlen wird das Aufgabegut durch schnell aufeinanderfolgende Schläge zerkleinert. Hierzu dienen Schläger, die am Umfang eines Rotors gelenkig, um Zapfen schwenkbar angeordnet sind. Diese Schläger nehmen im Betrieb unter dem Einfluß der Fliehkraft eine radial gestreckte Lage ein. Auf dem verhältnismäßig breiten Rotor sind die Schläger oder Hämmer in Reihen so angeordet, daß sich auf dem Umfang 4, 6 oder 8 Reihen befinden. Infolge der hohen Drehzahl und der Zahl der Schläger am Umfang wird das Material durch vibrationsartige Schläge und durch Aufprall auf die Gehäusewandung zerkleinert. Bei z. B. 6 Schlägerreihen am Umfang und 1500 U/Min. ergeben sich 150 Schläge in der Sekunde. Hammerbrecher und Hammermühlen sind im Prinzip gleich gebaut. Da erstere jedoch der Grobzerkleinerung dienen, ist ihre Bauart robuster und die Umdrehungszahl etwas geringer als die der Hammermühlen.

Sieb-Schlägermühlen

Sie dienen zum Grob- bis Feinmahlen, Zerfasern und Zerspannen trockener, nicht klebender und wenig schleißender Stoffe (Endkörnung im allgemeinen > 0,1 mm). Die Zerkleinerung erfolgt in der Hauptsache durch die Schlagwirkung schnell umlaufender Körper von der Form gebogener Leisten oder Arme, die kreuz- oder sternförmig starr mit der Achse verbunden oder hammer-

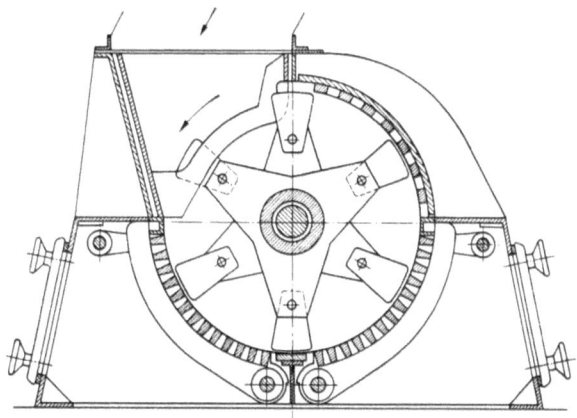

Abb. 15. Hammerbrecher (aus C. MITTAG, wie Abb. 14).

förmig beweglich am Rotor aufgehängt sind. Der Mahlraum wird von einem Rost oder Siebeinsatz bestimmter Spalt- oder Lochweite begrenzt. Durch Aufprall an den Rostleisten oder Kanten der Sieböffnungen erfolgt eine weitere Zerkleinerung des Gutes.

Schlagkreuzmühlen. Der Rotor der Schlagkreuzmühlen trägt starre Leisten oder Arme in Kreuz- oder Sternanordnung. Das Mühlengehäuse trägt profilierte Anwurfringe, gegen die das Mahlgut mit hoher Geschwindigkeit geschleudert wird. Das Sieb kann den Mahlraum in seinem gesamten Umfang (Siebkorb) oder nur zum Teil (Siebblech) begrenzen und ist leicht auswechselbar.

Perplex-Universalmühle. Eine Mühle, die mit wenigen Handgriffen als Schlagscheibenmühle, Schlagkreuzmühle oder Pendelschlägermühle auszubauen ist, ist die Perplex-Universal-

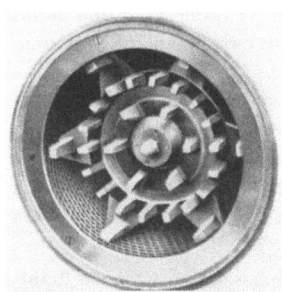

Abb. 16. Schlagscheibe (Alpine, Augsburg).

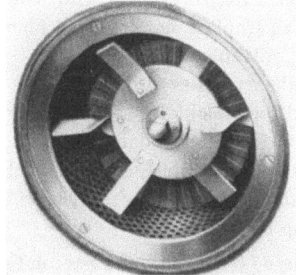

Abb. 17. Schlagkreuz (Alpine, Augsburg).

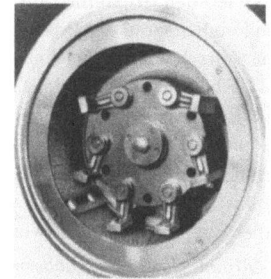

Abb. 18. Pendelschläger (Alpine, Augsburg).

mühle von Alpine, Augsburg. Dabei dient die Schlagscheibe (Abb. 16) zum Feinmahlen grobstückiger Materialien, die zur Schonung der Siebeinlage zwischen den Schlägern der rotierenden Schlagscheibe und den feststehenden Prallmahlringen vorgebrochen werden.

Das Schlagkreuz (Abb. 17) dient für mittlere und gröbere Mahlungen, speziell zum Schroten und Vorzerkleinern. Es eignet sich sehr gut zum Auflockern und Aufschließen faserigen Gutes. Für höhere bis mittlere Feinheiten weicher, spezifisch leichter und faseriger Stoffe eignen sich vor allem die Pendelschläger (Abb. 18).

Gebläsemühlen. Eine besondere Bauart von Sieb-Schlägermühlen sind die Gebläse-mühlen von Condux, Hanau. Hier ist der Rotor so gestaltet, daß mit dem Mahlgut eine große Luftmenge die Mühle passiert. Dadurch eignen sie sich vor allem zur schonenden Fein- und Feinstmahlung weicher bis mittelharter, elastischer bis spröder Güter auch dann, wenn diese temperaturempfindlich sind, bei niedriger Temperatur erweichen oder heiß aufgegeben und während der Mahlung gekühlt werden sollen. Die Mühlen können auf Bunkern mit ausreichen-der Entlüftung oder auf Aufstellungstischen montiert werden.

Durch die Gebläsewirkung fördert die Mühle das Gut in einen Zyklon mit nachgeschalteter Filterfläche oder eine ähnliche Vorrichtung.

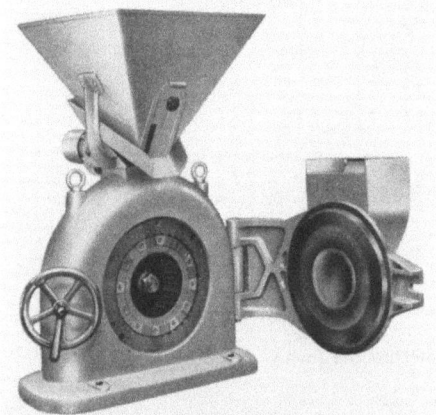

Abb. 19. Gebläsemühle CGM 350
(Condux, Wolfgang b. Hanau).

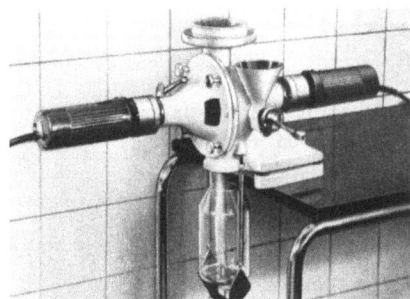

Abb. 20. Contraplex-Labormühle 63 C
(Alpine, Augsburg).

Sieblose Stiftmühlen

In diesen Mühlentypen erfolgt die Zerkleinerung durch Prall- und Schlagwirkung einer ruhenden und einer mit der wirksamsten Umfangsgeschwindigkeit hochtourig laufenden Stiftmahlscheibe. Die Stifte sind in mehr oder weniger großen Abständen in konzentrischen Kreisen so angeordnet, daß die Reihen der Rotorscheibe in die der Statorscheibe eingreifen. Das Gut wird über einen Fülltrichter zentral eingesaugt und durch die Fliehkraft nach außen getrieben, wobei es von der rotierenden Stiftscheibe verteilt und in stufenweisem Durchgang zwischen den Stiftreihen im freien Flug zerkleinert wird. Um den Wirkungsgrad und damit den Feinheitsgrad des Produktes zu erhöhen, hat man Maschinen mit zwei gegenläufig rotieren-den Stiftscheiben entwickelt (s. Contraplex-Mühlen).

Da bei fortschreitendem Zerkleinerungsgrad die durch die wachsende Oberflächenenergie und durch elektrostatische und piezoelektrische Aufladung bedingte Agglomeration des Endproduktes zunimmt, besteht die Gefahr, daß das Mühlengehäuse verstopft wird. Zur Vermeidung dessen wurden Weitkammermühlen entwickelt, die einen durch Brückenbildung begünstigten Feingutansatz verhindern, hohen Luftdurchsatz und damit eine in den meisten Fällen ausreichende Kühlwirkung besitzen.

Alpine Contraplex-Labormühle 63 C ist eine mit zwei entgegengesetzt rotierenden Mahl-scheiben (je ca. 22 000 U/Min.) arbeitende Prallstiftmühle. Sie dient zur Feinmahlung, Auf-lockerung und Intensivmischung aller weichen bis mittelharten Materialien, auch dünn-flüssiger Suspensionen, die sich auf Stiftmühlen verarbeiten lassen. Es können auch kleinste Mengen bis herunter zu 5 g verarbeitet werden (Abb. 20).

Scheibenmühlen

Für die Zerkleinerung sehr elastischer, gegen Druck und Prall widerstandsfähiger Stoffe sowie zur Zerfaserung werden Mühlentypen eingesetzt, die mit einer Stator- und einer Rotor-scheibe ausgestattet sind. Dabei werden durch ineinandergreifende Reihen von Zähnen (Zahnscheiben) oder durch die Rauhigkeit der Scheiben (Korundscheiben) Zugspannungen, scherende und reibende Kräfte auf das Gut übertragen. Scheibenmühlen eignen sich vor allem auch für die Naßmahlung und Homogenisierung von Suspensionen und Emulsion.

Besondere Formen sind die Lochscheibenmühlen. Die Mahlelemente der verschiedenen Scheibenmühlen sind meist auswechselbar, so daß diese Maschinen gleichzeitig Zahnscheiben- und Korundscheibenmühlen darstellen.

Zahnscheibenmühlen. Abb. 21 zeigt das Bauprinzip einer Zahnscheibenmühle mit horizontaler Scheibenanordnung. Das Gut wird durch den Aufgabetrichter zentral zugeführt und in dem verstellbaren Spalt zwischen gekühlter Stator- und rasch umlaufender Rotorscheibe radial nach außen getragen.

Zahnscheibenmühlen der Fa. Condux, Hanau, werden mit vertikal oder horizontal gelagerten Mahlscheiben gebaut. Die in konzentrischen Ringen angeordneten Zähne sind auf den inneren Reihen stark und relativ groß bemessen, während sie in den mittleren und äußeren Reihen im Verhältnis zur fortschreitenden Feinheit des Mahlgutes an Größe ab-, an Zahl jedoch zunehmen. Die Zahnform der auswechselbaren Scheiben ist den verschiedenen Aufgabestellungen angepaßt. Für empfindliche Güter sind die Mühlen mit einer Durchflußkühlung der Statorscheibe versehen.

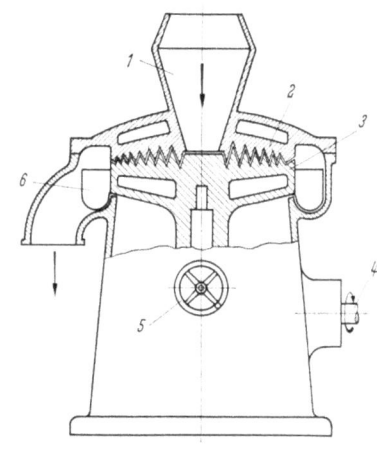

Abb. 21. Zahnscheibenmühle (VEB Maschinenbau- und Schweißbetrieb Halle/Saale).

1 Gutaufgabe; *2* Stator-Zahnscheibe mit Kühlwasserkanälen; *3* axial verstellbare Rotor-Zahnscheibe mit Kühlwasserkanälen; *4* Antriebswelle; *5* Handrad zum Anstellen der Zahnscheibe während des Betriebes; *6* umlaufende Räumer.

Korundscheibenmühlen. Als Reib- und Mahlorgane dienen statt der beschriebenen Zahnscheiben Korundscheiben verschiedener Körnung und gegebenenfalls Profilierung. Bei den Fryma-Korund- und -Profilscheibenmühlen (Fryma, Rheinfelden) rotiert eine Korundscheibe mit ca. 3000 U/Min. horizontal unter einer Statorscheibe. Der Spalt zwischen beiden Scheiben ist variabel. Durch

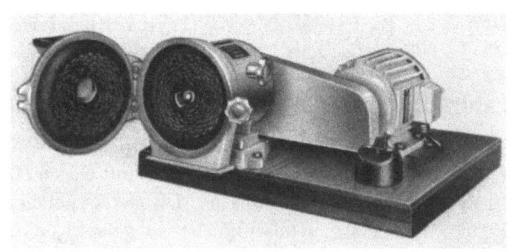

Abb. 22. Labor-Zahnscheibenmühle LV 15 (Condux, Wolfgang b. Hanau).

ihn fließt das Mahlgut. Es wird durch die Zentrifugalkraft in die Mahlzone gedrückt, wo es durch Scherung und Prallung zerkleinert wird.

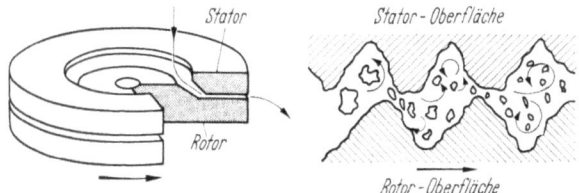

Abb. 23. Arbeitsweise einer Korundscheibenmühle.

Auswahl der Körnung der Mahlscheiben und Spalteinstellung lassen optimale Feinstzerkleinerung und Dispergierung bei Naßvermahlung erzielen.

Lochscheibenmühlen. Zur Vorzerkleinerung und Granulierung eignen sich Loch-scheibenmühlen, bei denen das Mahlgut durch rotierende doppelschneidige Messer über ge-

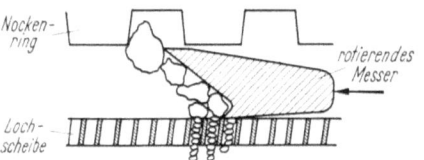

lochten Scheiben bewegt und zerkleinert wird. Durch Einsetzen von Scheiben mit verschiedenen Lochdurchmessern kann die Schneidfeinheit bestimmt werden.

Abb. 24. Aufbau einer Lochscheibenmühle.

Kombinierte Fryma-Lochscheiben-, Zahnkolloid- und Korundscheibenmühle, Fryma, Rheinfelden (Abb. 25). Diese Mühle kann rasch in eine der drei Mühlenarten umgewandelt werden. Als Zahnkolloidmühle besitzt sie einen ge-

zahnten Rotor und einen gezahnten Stator, zwischen denen durch den Umlauf von ca. 3000 U/Min. auf das Produkt starke Vibrationen nahe der Ultraschallfrequenz einwirken.

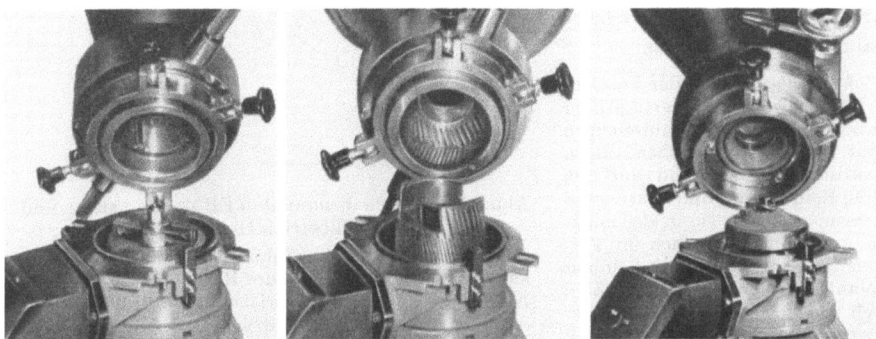

Abb. 25. Kombinierte Fryma-Lochscheiben-, Zahnkolloid- und Korundscheibenmühle (Fryma, Rheinfelden).

Strahlmühlen, Jet-mills

In den Jet-mills, die nach dem Prinzip der reinen Strahlmahlung zerkleinern, wird das bereits pulverförmige Mahlgut zusammen mit Gasen (Dampf oder Luft) unter Drücken bis zu 7 atü in den Mahlraum eingeblasen. Die sich expandierenden Gase erreichen hohe Geschwindigkeiten. Der Treibmittelstrom ist so gelenkt, daß eine Kreisströmung im Innern des Mahlraumes entsteht. Die Pulverpartikel werden durch gegenseitige Reibung und Prallungen, weniger durch Aufprall auf die Gehäusewandung weiter zerkleinert. Dadurch tritt nur geringer Verschleiß und nur geringfügige Verunreinigung des Gutes mit Metallstaub ein.

Die Strahlmühle vereinigt die Arbeitsweise einer Feinstzerkleinerungsmaschine mit der eines Sichters. Das Feingut wird mit dem spiraligen Gasstrom durch die zentrale Austrittsöffnung ausgetragen, während die gröberen Teilchen infolge der Zentrifugalkraft in der Wirbelzone verbleiben und dort weiter zerkleinert werden. Durch die Zahl der Düsen und die Strömungsgeschwindigkeit kann die Feinheit des Gutes bestimmt werden. Sie liegt unter 10 μm und kann bis herab zu 0,1 μm geführt werden.

Da bei Zerkleinerung auf 1 μm und weniger starke Grenzflächenkräfte frei werden, tritt sehr rasch Sekundärkornbildung ein. Man befindet sich also praktisch an der Grenze der mechanischen Zerkleinerung. Auf Strahlmühlen lassen sich praktisch alle kristallinen Stoffe und unter besonderen Kautelen auch amorphe Stoffe zerkleinern. Vor allem bei Metallpulvern, Farbstoffen, Insektiziden, Fungiziden, Antibiotica (z. B. Griseofulvin) u. a. Arzneimitteln (z. B. Spironolacton) wird die Strahlmahlung mit Erfolg eingesetzt.

Abb. 26 zeigt die Schnittzeichnung einer Fryma-Strahlmühle JMRS 80—100 der Fa. Fryma, Rheinfelden.

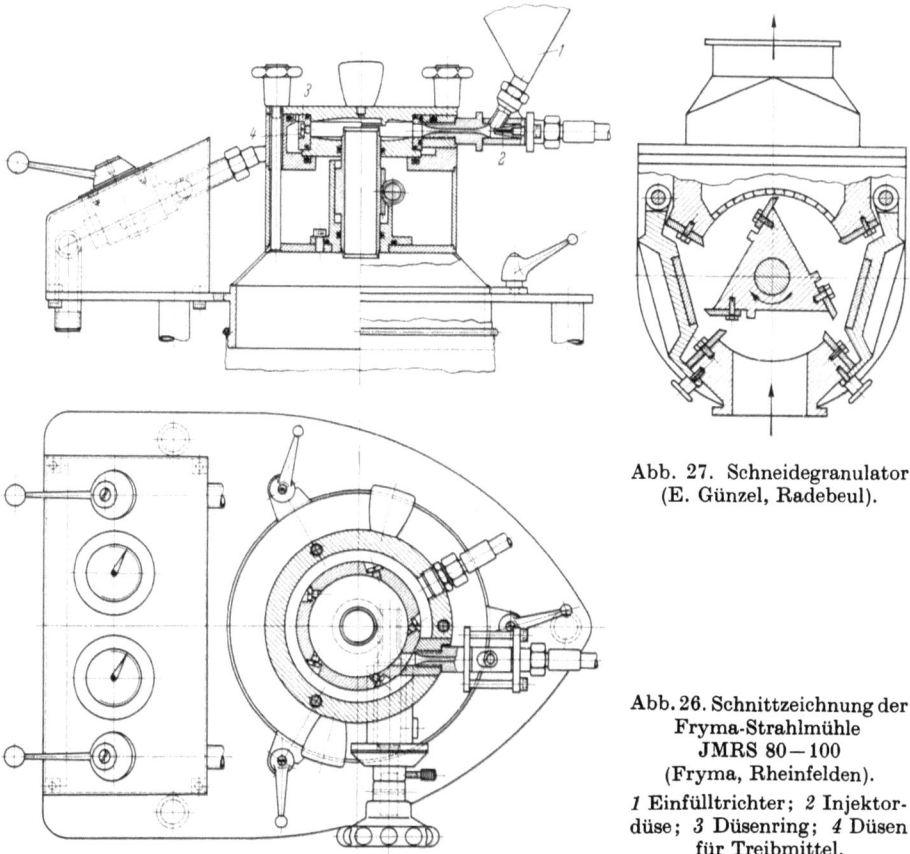

Abb. 27. Schneidegranulator
(E. Günzel, Radebeul).

Abb. 26. Schnittzeichnung der
Fryma-Strahlmühle
JMRS 80—100
(Fryma, Rheinfelden).
1 Einfülltrichter; *2* Injektor-
düse; *3* Düsenring; *4* Düsen
für Treibmittel.

Schneidemühlen

Schneidemühlen eignen sich zum Zerkleinern zäher, faseriger und gummielastischer Stoffe geringer Härte. Das Gut wird zwischen feststehenden und rotierenden Messerbalken zerschnitten. Die Korngröße wird durch Auswahl des Siebeinsatzes nach oben begrenzt. Der Staubanteil ist bei Schneidemühlen gering.

Abb. 27 zeigt das Bauschema einer solchen Mühle.

Praktische Hinweise für die Zerkleinerung

Vor der Durchführung von Mahlversuchen ist es zweckmäßig, das zu zerkleinernde Material einer Vorprüfung nach folgenden Fragen zu unterziehen:

1. Ist das Material a) kristallin, b) faserig, c) amorph?
2. Ist es einheitlich oder ein Gemisch?
3. Wie groß ist seine Härte ungefähr?
4. Läßt es sich rasch oder nur langsam zerkleinern?
5. Wie hoch liegt der Erweichungspunkt oder der Schmelzpunkt?
6. Besitzen im Falle eines Gemisches nur bestimmte Komponenten einen tiefen Erweichungs- oder Schmelzpunkt?
7. Ist es hitzeempfindlich?
8. Kann es naß vermahlen werden?
9. Besitzt das Gut sonstige bemerkenswerte Eigenschaften wie z. B. Toxizität?

Wenn die genannten Fragen wenigstens zum größten Teil beantwortet sind, so kann auch gesagt werden, ob und wie das Gut zu vermahlen ist.

Zu 1. Bringt man wenige Milligramm der Substanz auf einen Objektträger, so kann in vielen Fällen zumindest unter dem Mikroskop und evtl. unter Zuhilfenahme eines flüssigen Dispersionsmittels, in dem die Substanz sich nicht löst, deren kristalliner, faseriger oder amorpher Charakter bestimmt werden. Liegen dabei Substanzen mit sehr unterschiedlicher Partikelgröße vor, so kann daraus ziemlich sicher auf gute Mahlbarkeit geschlossen werden. Bei weitgehend einheitlicher Korngröße zerdrückt man eine Probe mit dem Spatel auf einem Objektträger. Läßt es sich zerdrücken, so wird es mahlbar sein. Härtere oder zähe Substanzen müssen evtl. in einem Mörser zerrieben werden, um ihre Mahlbarkeit festzustellen. In diesem Fall prüft man zweckmäßig gleich den Zusatz verschiedener Flüssigkeiten, um festzustellen, ob Naßvermahlung leichter zum Ziel führt. Häufig, besonders bei wäßrigen Dispersionsmitteln, empfiehlt sich der Zusatz eines Tensids.

Zu 2. Die Proben zu 1. ergeben häufig schon die Antwort auf Frage 2, soweit sie nicht aus der Bezeichnung des Mahlgutes schon hervorgeht. Mischungen kristalliner Stoffe bringen nur dann Schwierigkeiten, wenn der eutektische Punkt des Gemisches tief liegt. Besondere Schwierigkeiten treten auf, wenn eine oder mehrere Komponenten schmierig oder fettig sind. Hier hilft meist nur, die mahlbaren Anteile vor der Mischung oder nach deren Isolierung zu vermahlen, soweit dies angängig ist.

Zu 3. Die Härte eines nicht stückig (s. S. 18) vorliegenden Materials ist schwer zu messen und gibt nicht immer die gewünschte Auskunft über die Mahlbarkeit. Eine Substanz kann sehr hart, aber doch spröde oder im Gegensatz dazu auch zäh sein. Das gleiche gilt für weiche Substanzen. Eine brauchbare Prüfung besteht darin, eine Probe zwischen zwei Objektträgern zu verreiben. Unter dem schiebenden Druck der Finger ist bei relativ harten, kristallinen Substanzen ein kratzendes Geräusch zu vernehmen. Die von der Substanzprobe gesäuberten Objektträger zeigen Kratzspuren von harten Substanzen. Will man die Härte näherungsweise eingrenzen, so verreibt man die Probe zwischen Glas-, Stahl-, Kunststoff-Platten u. a. Materialien bekannter Härte und prüft auf Kratzspuren. Die Feststellung der Härte ist sinnvoll im Hinblick auf den Verschleiß der Maschinenteile beim späteren Vermahlen.

Zu 4. Mit Mörser und Pistill läßt sich unter Verwendung eines Mikroskopes die fortschreitende Zerkleinerung und die Zerkleinerungsgeschwindigkeit ermitteln. Leicht und rasch zu zerkleinernde Substanzen bergen im allgemeinen die Gefahr in sich, zu aggregieren und zu agglomerieren, was zu klumpenden Pulvern führt. Man sollte deshalb nicht von vornherein mit der energiereichsten Mühlenart an jedes Mahlproblem herangehen. Im oben genannten Fall empfiehlt es sich vielmehr, den Mahlvorgang zu verzögern, z. B. dadurch, daß man in der Kugelmühle spezifisch leichtere Kugeln einsetzt oder den Füllungsgrad erhöht. Im Gegensatz dazu sind harte, zähe und damit langsam vermahlbare Substanzen in energiereichen Mühlentypen wie Strahlmühlen oder Vibrationskugelmühlen zu zerkleinern.

Zu 5. Eine der wichtigsten Fragen beim Vermahlen pharmazeutischer Produkte ist die nach dem Schmelz- und Erweichungspunkt der Substanz. Der Großteil der einer Mahlvorrichtung zugeführten Energie wird in Wärme umgewandelt. Andrerseits treten bei der Reibung zweier Substanzpartikel gegeneinander oft hohe, streng lokalisierte Temperatursteigerungen auf. Bei niedrig liegenden Schmelzpunkten, Eutektika oder Erweichungspunkten thermoplastischer Substanzen kommt es dabei zum Verkleben der Partikel untereinander und mit Mühlenteilen.

Frage 5 kann leicht mit Hilfe einer Kofler-Heizbank (s. Bd. I, 75) beantwortet werden.

Wo eine Trennung von Substanzgemischen in höher und niedrig schmelzende Anteile nicht möglich ist, müssen Mühlen mit hohem Luftdurchsatz (Gebläsemühlen) oder gekühlte Mühlen eingesetzt werden.

Zu 6. Diese Frage hängt mit Frage 2 zusammen und ist wie diese zu beantworten.

Zu 7. Wärmeempfindliche Substanzen können aus den unter 5. genannten Gründen nur unter Kühlung gemahlen werden. Als wärmeempfindlich ist eine Substanz dann zu bezeichnen, wenn sie Temperaturen von 25 bis 35° nicht unverändert übersteht. Zahlreiche Stoffe verändern bei Temperaturen von 50 bis 75° ihre chemischen, physikalischen oder auch physiologischen Eigenschaften, während die Veränderungen anderer, die über 100° auftreten, meist vom Wassergehalt abhängig sind.

Um eine genaue Kenntnis der in den verschiedenen Mühlentypen auftretenden Temperaturen zu erlangen, kann man beispielsweise hitzeempfindliche Farbstoffe einsetzen, deren Farbumschlag bei bekannten Temperaturen erfolgt. Die Beständigkeit der zu zerkleinernden Substanz bei der ermittelten Temperatur läßt sich dann meist im Schmelzpunktmikroskop (Bd. I, 66ff.) feststellen.

Zu 8. Von Ausnahmen abgesehen lassen sich Substanzen naß rascher als trocken vermahlen. Der wichtigste Vorteil der Naßmahlung ist jedoch die Verhinderung der Aggregation der Pulverpartikel. Das Dispersionsmittel wird, falls es sorgfältig ausgewählt wurde, an die neu geschaffenen Oberflächen adsorbiert und sättigt dabei die freigewordene Oberflächenenergie ab. Bei Feinheitsgraden von nur wenigen µm ist der Zusatz von Stabilisatoren zu empfehlen, um Flockung zu verhindern (s. Suspensionen, S. 665). Weiterhin tritt bei der Naßmahlung kein Staub auf (s. auch 9.).

Man sollte also überall, wo angängig, die Naßmahlung vorziehen. Substanzen, die später ohnedies in einem flüssigen Medium dispergiert werden, können meist im gleichen Medium vermahlen werden.

Frage 8 ist also stets zu prüfen. Die Substanz darf im Dispersionsmittel nicht löslich sein. Soll sie letztlich als trockenes Pulver vorliegen, muß die Flüssigkeit gut zu entfernen sein, d. h. sie muß flüchtig oder mit einem geeigneten Lösungsmittel extrahierbar sein, ohne daß die Korngröße des Pulvers verändert wird.

Zu 9. Bei toxischen Substanzen ist auf die Staubentwicklung während des Mahlvorganges und der Reinigung der Mühlen zu achten. Naßmahlung bietet auch hier erhebliche Vorteile.

Nach Feststellung der Substanzeigenschaften läßt sich dann der geeignete Mühlentyp auswählen. Als Faustregel gilt, daß alles, was man zum Zerkleinern kleiner Stoffmengen manuell tun würde, sinngemäß in der Produktion auch von der Maschine getan werden muß.

Spröde Stoffe, die sich zerstoßen lassen, werden in Schlagmühlen mit oder ohne Siebeinsatz zerkleinert. Die entstehenden Pulver zeigen einen weiten Korngrößenbereich (niedrige Gleichmäßigkeitszahl n; s. Bd. VII B). Die obere Korngrenze kann durch Auswahl der Siebe festgelegt werden.

Je größer der Aufprall und je höher die Zahl der Prallungen pro Sekunde ist, desto höher ist der Feinheitsgrad des Produktes. Deshalb besitzen Schlagmühlen und Prallmühlen hohe Umfangsgeschwindigkeiten, und Strahlmühlen mit noch höherer Gutbeschleunigung geben die feinsten Pulver.

Mühlen, die Produkte mit engem Korngrößenbereich liefern, sind die Zahnscheibenmühlen, die auch dort gute Anwendung finden, wo weiche, schmierende Güter wie Frucht- und Samendrogen geschrotet werden sollen. Wegen ihrer schonenden Arbeitsweise werden zahlreiche lyophilisierte Extrakte (Kaffee, Tee u. a.) in ihnen „granuliert". Stoffe von faserig-zäher Beschaffenheit, wie viele Drogen, werden in Schneidemühlen zerkleinert. Der Staubanteil der erzielten Pulver ist gering, der Schnitt schont das Gut.

In allen Fällen ist zu bedenken, daß die Einsatzbereiche der verschiedenen Mühlentypen fließend ineinander übergehen.

Literatur: KIESSKALT, S.: Verfahrenstechnik, München: Hanser 1958. — MITTAG, C.: Die Hartzerkleinerung, Berlin/Göttingen/Heidelberg: Springer 1953. — Ullmanns Encyklopädie der technischen Chemie, Bd. I, München/Berlin: Urban & Schwarzenberg 1951. — ULLRICH, H.: Mechanische Verfahrenstechnik, Berlin/Heidelberg/New York: Springer 1967. — VAUCK, W. R. A., u. H. A. MÜLLER: Grundoperationen chemischer Verfahrenstechnik, Dresden/Leipzig: Th. Steinkopf 1966.

II. Klassieren

Das Zerlegen eines Haufwerkes (= Schüttgut) in Einzelfraktionen mit engerem Korngrößenbereich nennt man Klassieren.

Haufwerke entstehen u. a. bei der Zerkleinerung groben Materials. Unabhängig von der Durchschnittsgröße der erzielten Körnung und von der Streuung um den mittleren Korngrößenbereich ist ein in einem Arbeitsgang hergestelltes Haufwerk stetig zusammengesetzt und bildet ein Kollektiv, d. h. die im Kollektiv anzutreffenden Korngrößen sind statistisch verteilt (s. Korngrößenmessung, S. 135 und Bd. VII B).

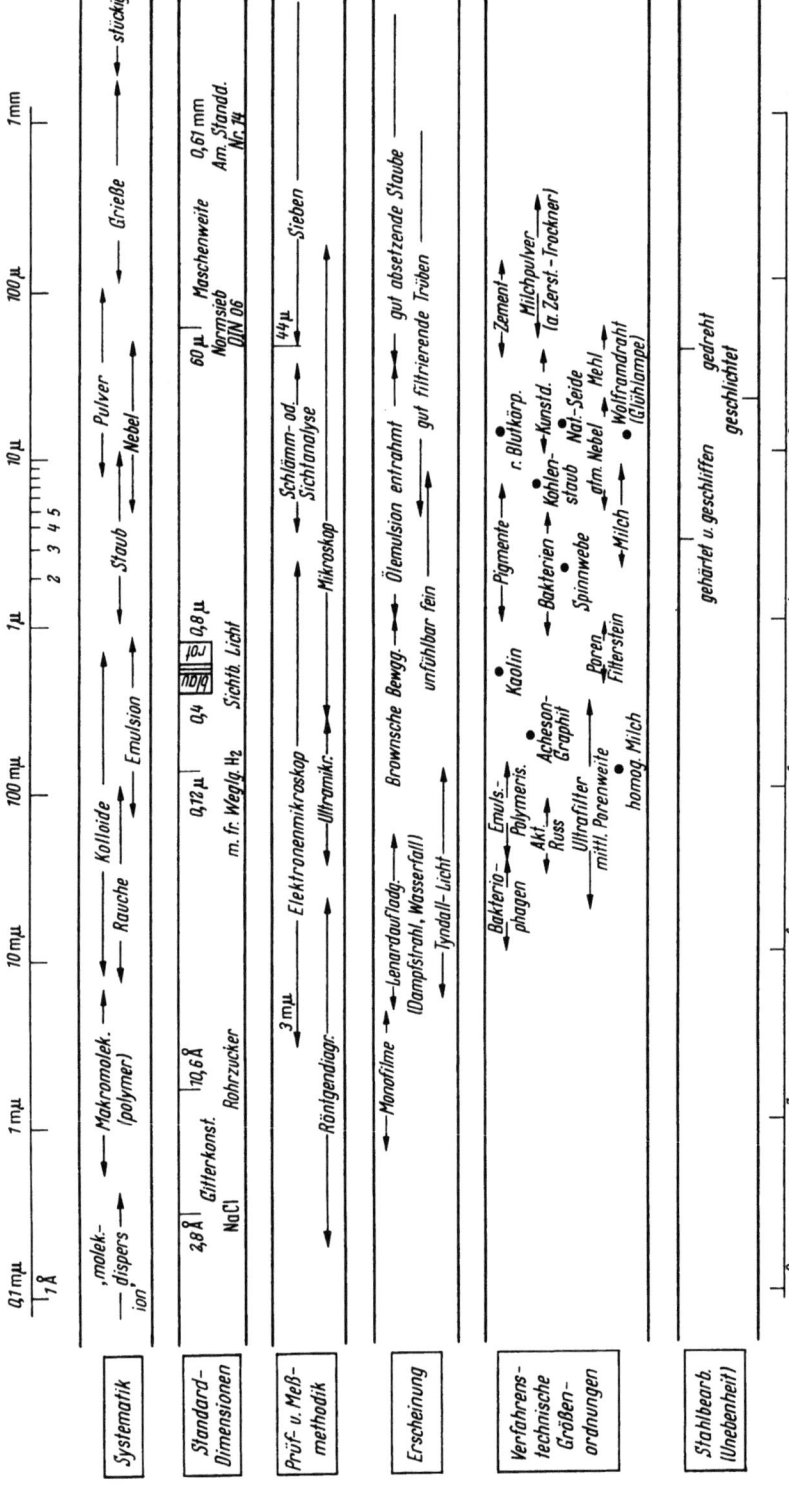

Abb. 28. Die Gebiete des Technisch-Kleinen (aus S. KIESSKALT: Verfahrenstechnik, München: Hanser 1958).

Für die weitere Verarbeitung eines Schüttgutes ist oft ein bestimmter Korngrößenbereich erforderlich. Soweit dieser Bereich nicht durch Auswahl geeigneter Mühlentypen schon bei der Herstellung erhalten werden kann, muß das Haufwerk klassiert werden. Verwendet man dazu Roste, Lochbleche, Gewebe aus Metall oder Textilfasern bestimmter Öffnungsweiten, so spricht man von Sieben. Nutzt man dagegen die unterschiedliche Absetzgeschwindigkeit der einzelnen Korngrößen aus, so spricht man von Sichten. Beide Verfahren können trocken oder naß betrieben werden.

In der Technik werden Schüttgüter, die bestimmten Kornklassen angehören, mit Bezeichnungen wie stückig, grießig, pulverig usw. belegt. Die Abmessungen der Einzelkörner, auf die solche Bezeichnungen zutreffen, sind aus Abb. 28 zu entnehmen. Die Bezeichnungen der Arzneibücher weichen meist davon ab (s. S. 21).

a. Sieben

Beim Sieben zerlegt man das Haufwerk durch Roste, Lochbleche, Draht- oder Textilgewebe oder durch dicht nebeneinander gespannte Drähte in einen grobkörnigen Siebrückstand und einen feinkörnigen Siebdurchgang. Äquivalente Bezeichnungen für Siebrückstand sind Siebüberlauf, Siebgrobes, Grobkorn; solche für Siebdurchgang sind Siebunterlauf, Siebfeines, Feinkorn. Als Grenzkorn bezeichnet man die ein Sieb eben noch passierende größte Korngröße, als Unterkorn das im Siebrückstand verbleibende Feinkorn, und als Überkorn das in den Siebdurchgang gelangende Grobkorn. Unterkorn und Überkorn gemeinsam werden als Fehlkorn bezeichnet.

Nach der Grenzkorngröße k_g unterscheidet man Grobsiebungen ($k_g \geqq 20$ mm), Mittelsiebungen (1 mm $< k_g \leqq 20$ mm) und Feinsiebungen ($0,03$ mm $< k_g \leqq 1$ mm). Trennsiebungen liefern zwei Fraktionen unterschiedlicher Korngrößenbereiche, Klassiersiebungen ergeben mehrere Fraktionen mit entsprechend engeren Bereichen. Sondersiebungen dienen zum Auflösen lockerer Zusammenballungen (z. B. bei Pulvermischungen, Granulaten, vorgefeuchteten Drogenpulvern u. a.) oder zum Entfernen von Abrieb und Staubanteil.

Die Qualität eines technischen Siebvorganges wird durch eine Prüfsiebung überwacht. Die Ergebnisse der Prüfsiebung lassen sich am besten graphisch auswerten. Dies sei an einem Beispiel für gute und schlechte Siebung nach dem Verfahren von PAUL demonstriert[1]. Für die Siebung wurde ein Siebbelag von 2 mm Maschenweite verwendet. Siebrückstand und Siebdurchgang wurden einer Prüfsiebung (s. S. 135 und Bd. VII B) unterzogen und die erhaltenen Werte (s. Tabelle) in den Abb. 29 und 30 graphisch dargestellt. Die prozentualen Anteile an Rückstand (R) und Durchgang (D) der aufgegebenen Menge waren bei guter Absiebung R = 78,5%, D = 21,5%, bei schlechter Absiebung R = 89,5%, D = 10,5%.

1 Korngröße mm	2 Aufgabe %	Gute Siebung				Schlechte Siebung			
		3 Rückstand %	4 0,785	5 Durchgang %	6 0,215	3 Rückstand %	4 0,895	5 Durchgang %	6 0,105
+30	0,5	0,6	0,5	—	—	0,6	0,5	—	—
30 − 20	3,0	3,8	3,0	—	—	3,4	3,0	—	—
20 − 10	17,5	22,3	17,5	—	—	19,6	17,5	—	—
10 − 6	20,3	25,4	20,3	—	—	22,7	20,3	—	—
6 − 3	24,7	31,4	24,6	0,5	0,1	27,6	24,7	—	—
3 − 2	11,6	14,4	11,3	1,4	0,3	12,1	10,8	—	—
2 − 1	10,8	1,0	0,8	46,4	10,0	8,6	7,7	37,1	3,9
1 − 0,5	6,2	0,4	0,3	27,4	5,9	3,4	3,0	30,5	3,2
0,5 − 0,3	2,4	0,1	0,1	10,6	2,3	1,1	1,0	13,3	1,4
0,3 − 0,1	2,0	—	—	9,3	2,0	0,8	0,7	12,4	1,3
− 0,1	1,0	0,1	0,1	4,4	0,9	0,3	0,3	6,7	0,7
Summe	100,0	100,0	78,5	100,0	21,5	100,0	89,5	100,0	10,5

---

[1] Nach „Prüfsiebung u. Darstellung der Siebanalyse", Siebtechnik GmbH, Mülheim/Ruhr 1964.

In den Abb. 29 und 30 sind die Zahlenwerte der Reihen 2, 4 und 6 als Kurven dargestellt. Die Kurven für Siebrückstand und Siebdurchgang gehen einerseits in die Körnungskennlinie, andrerseits in die Trennlinie über, die die Ausbeuten an Grob- und Feinanteil scheidet. Diese Trennlinie wird von der Körnungskennlinie des Aufgabegutes in dem Punkt geschnitten, der gleiche Ordinatenabstände von der Siebrückstands- und der Siebdurchgangskurve hat. Diese einzelne Entfernung ist das Maß für den Gehalt an Fehlkorn, der also im Siebrückstand und

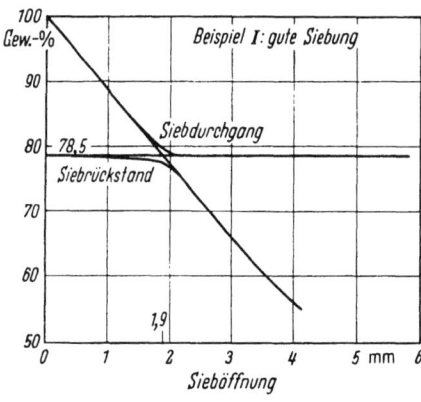

Abb. 29. Beispiel I: Gute Siebung.   Abb. 30. Beispiel II: Schlechte Siebung.

im Siebdurchgang gleich groß ist. Im Beispiel der guten Siebung beträgt der Gehalt an Fehlkorn je 1%. Bei der schlechten Siebung dagegen nehmen die Fehlausträge 8,8% der Aufgabemenge ein. Die tatsächliche Kornscheide (= Ausgleichskorn) ist die Abszisse des Schnittpunktes der Körnungslinie mit der Trennlinie. Im Beispiel der guten Siebung liegt die Kornscheide bei 1,9 mm, also sehr nahe an der Maschenweite des Siebbelages. Bei der schlechten Siebung liegt die Kornscheide bei 0,92 mm, also weit im Feinen: d. h. das Sieb hat so gearbeitet, als ob der Siebbelag nur eine Maschenweite von 0,92 mm gehabt hätte.

Für die Praxis ergibt sich daraus folgendes:

Eine Übereinstimmung des Siebvorganges auf der Siebmaschine und dem der Prüfsiebung ist nicht zu erwarten. Sie ist auch nicht erforderlich, da der für den Verwendungszweck optimale Kornaufbau des gesiebten Gutes durch Siebanalysen festgestellt werden muß und die Betriebsmaschine so einzustellen ist, daß sie diesen optimalen Kornaufbau auf wirtschaftlichem Wege bewirkt.

Ausschlaggebend für den Siebvorgang ist neben der Weite der Sieböffnungen die offene Siebfläche, die ihrerseits bei Lochblechen aus der Lochweite und der Stegbreite, bei Siebgeweben aus der Maschenweite und der Materialstärke (Drahtdurchmesser) resultiert. Um reproduzierbare

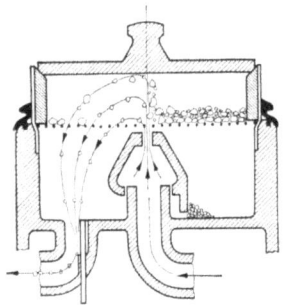

Abb. 31. Querschnitt durch das Laborluftstrahlsieb.

Abstufungen der Siebe zu erhalten, bedient man sich der Normalzahlreihen R 10 und teilweise R 20 (vgl. dazu DIN 323 „Normzahlen"). Die im DAB 7-BRD aufgeführten Siebe entsprechen DIN 4188 vom Februar 1957. Für Prüfsiebe und die in den Arzneibüchern aufgeführten Siebtabellen sind bestimmte zulässige Abweichungen von den geforderten Maßen angegeben.

Damit ein Teilchen das Sieb passieren kann, muß es sich auf eine Sieböffnung zu bewegen und in der Durchtrittsrichtung kleiner sein als die Öffnung. Um allen Körnern die Möglichkeit zum Passieren des Siebes zu bieten, muß das Gut möglichst oft umgeschichtet und relativ zum Sieb bewegt werden. Außerdem müssen die Siebkräfte (Eigengewicht, Massenträgheit) ausreichen, um die Körner aus dem Kornverband herauszulösen und durch die Öffnung zu befördern. Den Siebkräften wirken Haftkräfte im Haufwerk entgegen, die ihre Ursache im mechanischen Verhaken der Teilchen, in elektrostatischen Aufladungen, van der Waalsschen

Kräften oder Zwickel- und Zwischenraumfeuchtigkeit haben und unter ungünstigen Bedingungen den Siebdurchgang völlig verhindern können.

Im technischen Maßstab wird dies mit Siebmaschinen erreicht, deren Siebrahmen lineare,
elliptische oder kreisförmige Schwingungen entweder in der Ebene des Siebbelages (sog. Plan-
sichter) oder senkrecht zur Ebene des Siebbelages durchführen. Im ersten Fall wird das Gut
gleitend über die Sieböffnungen bewegt, im zweiten Fall wird es geworfen und dabei ständig
umgeschichtet. Bei schwierigen Siebungen können Gummiwürfel auf der Siebebene den Vorgang erleichtern. Bei sehr feinkörnigen, trockenen Gütern reichen die durch mechanische
Schwingungen erzeugten Beschleunigungen nicht mehr zum Überwinden der Haftkräfte aus.
In diesen Fällen lassen sich die nötigen Siebkräfte durch Luftstrahlen erzeugen. Abb. 31 zeigt
ein Luftstrahlsieb. Der Gesamtdruck vor der Düse beträgt etwa 400 mm WS, der Luftdurchsatz 0,2 m³/m² s.

Feuchte Güter, deren Partikel durch die Haftkräfte der Kapillarflüssigkeit zusammengehalten werden, müssen naß klassiert werden. Dazu wird das Gut durch Brausen oder Düsen
mit so viel einer indifferenten Flüssigkeit besprüht, daß dieses beim Ablaufen das Feinkorn
durch die Sieböffnungen hindurchspült.

Angaben der Pharmakopöen. DAB 7-BRD. Als Zerkleinerungsgrad gilt die Nummer
des Siebes, das für die Substanz vollständig durchlässig ist.

Sieb-Nr.	Lichte Maschenweite nach DIN 4188, Bl. 1 (Febr. 1957)	Bezeichnung des Zerkleinerungsgrades
0	10,00 mm	sehr grob zerschnitten
1	4,00 mm	grob zerschnitten
2	3,15 mm	mittelfein zerschnitten
3	2,00 mm	fein zerschnitten
4	0,80 mm	grob gepulvert
5	0,315 mm	mittelfein gepulvert
6	0,160 mm	fein gepulvert
7	0,100 mm	sehr fein gepulvert

DAB 7-DDR. Der Zerkleinerungsgrad wird entsprechend der Maschenweite des Siebes
bezeichnet, das für die zerkleinerte Substanz noch vollständig durchlässig ist.

Sieb-Nr.	Maschenweite	Bezeichnung des Zerkleinerungsgrades	
I	4 mm	grob	zerkleinert
II	3,15 mm	mittelgrob	zerkleinert
III	2 mm	mittelfein	zerkleinert
IV	1,6 mm	fein	zerkleinert
V	1 mm	feinst	zerkleinert
VI	0,8 mm	grob	gepulvert
VII	0,5 mm	mittelgrob	gepulvert
VIII	0,32 mm	mittelfein	gepulvert
IX	0,16 mm	fein	gepulvert
X	0,05 mm	feinst	gepulvert

Pl.Ed. II.

Sieb-Nr.	Maschenweite (mm)	Drahtstärke (mm)	Offene Siebfläche (%)	Zulässige Abweichung (%)
5	3,35	1,73	43	3,2
8	2,00	0,998	45	3,3
10	1,68	0,860	44	3,3
22	0,710	0,445	38	3,9
25	0,800	0,416	35	4,2

PI.Ed. II (*Fortsetzung*)

Sieb-Nr.	Maschenweite (mm)	Drahtstärke (mm)	Offene Siebfläche (%)	Zulässige Abweichung (%)
30	0,500	0,347	35	4,4
36	0,420	0,286	35	4,5
44	0,355	0,222	38	4,8
60	0,250	0,173	35	5,2
85	0,180	0,119	36	5,6
100	0,150	0,104	35	6,3
120	0,125	0,087	35	6,5
150	0,105	0,064	39	7,0
170	0,090	0,059	36	7,3
200	0,075	0,052	35	8,1
300	0,053	0,032	39	9,1

Helv. V. Für die Siebe gelten folgende Normen:

Nr.	Maschenweite (mm)	
0	9	für sehr grob zerkleinerte Arzneistoffe
I	5	für grob zerkleinerte Arzneistoffe
II	3	für mittelfein zerkleinerte Arzneistoffe
III	1,5	für fein zerkleinerte Arzneistoffe

	Zahl der Maschen auf 1 cm Länge	Drahtstärke (mm)	
IV	15	0,2	für grobe Pulver
IVa	20	0,18	für gröbliche Pulver
V	27	0,15	für mittelfeine Pulver
VI	37—40	0,08	für feine Pulver
VII	50—51	0,05	für sehr feine, sogenannte alkoholisierte Pulver

Die Siebe 0—V müssen aus verzinntem oder chromiertem Eisendraht oder aus Aluminium- oder Messingdraht, die Siebe VI und VII aus Messingdraht oder Seide verfertigt sein. Außerdem muß ein Haarsieb IV vorrätig gehalten werden.

ÖAB 9.

Sieb-Nr.	Maschenweite	Bezeichnung des Zerkleinerungsgrades
I	4 mm	grob zerschnitten
II	3 mm	mittelfein zerschnitten
III	2 mm	fein zerschnitten
IV	0,75 mm	grob gepulvert
V	0,3 mm	mittelfein gepulvert
VI	0,15 mm	fein gepulvert

b. Sichten

1. Stromklassierung. Auf Grund der unterschiedlichen Sedimentationsgeschwindigkeit von Teilchen verschiedener Größe oder unterschiedlicher Dichte (s. Sedimentationsanalyse, Bd. VII B) lassen sich Haufwerke in strömenden Flüssigkeiten klassieren. Läßt man in einem konischen Gefäß einen Wasserstrom aufsteigen, und trägt z. B. Sand passender Korngrößenverteilung ein, so sammeln sich alle Körner, deren Fallgeschwindigkeit größer ist als die Steiggeschwindigkeit des Wassers, am Boden des Gefäßes, während die anderen über den Rand abgeschwemmt werden.

Da das Dispersionsmittel den zu klassierenden Stoff keinesfalls lösen darf, kommt die Stromklassierung für Pharmazeutica nur relativ selten in Betracht.

2. Windsichten. Häufiger dagegen ist die Trennung von Stäuben aus Korngemischen durch Windsichter. Wie im Abschnitt „Sieben" erwähnt, können sehr feine Güter wegen ihrer Haftkräfte oft nur schwer abgesiebt werden.

Bringt man Haufwerke in einen Luftstrom, so werden die kleinen Teilchen von diesem mitgerissen, während die größeren zu Boden sinken. Die Trenngrenze kann durch Regulierung

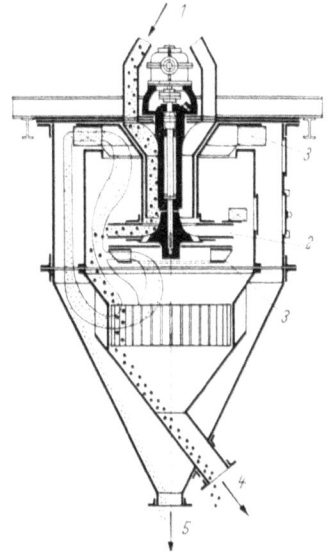

Abb. 32. Kreiselsichter
(VEB Zementanlagenbau, Dessau).

1 Aufgabe; *2* Streuteller; *3* Ventilator; *4* Grobgutaustritt über Ablaufschurre; *5* Feingutaustritt. Gehäusedurchmesser 700—4000 mm; Streuteller-Drehzahl 600—200 U/Min.; Kalkstein-Durchsatzleistung 300—45000 kg/h; Leistungsaufnahme 1—40 kW.

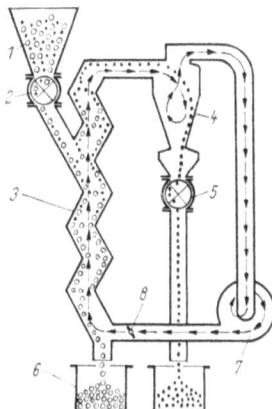

Abb. 33. Zickzacksichter
(Alpine, Augsburg).

1 Aufgabetrichter; *2* Zellenradschleuse; *3* Zickzack-Sichtkanne; *4* Feinstaubabscheider; *5* Zellenradschleuse; *6* Grobgutsammler; *7* Ventilator; *8* Drosselklappe.

des Luftstromes variiert werden und liegt zwischen 0,002 und 1 mm. Von den zahlreichen Sichterbauarten seien nur ein Kreiselsichter und ein Zickzacksichter in Abb. 32 und 33 dargestellt.

III. Sublimieren

Als Sublimation bezeichnet man den unmittelbaren Übergang eines festen Stoffes in die Dampfform und die ebenso unmittelbare Kondensation des Dampfes in die feste Form. Die Sublimation unterscheidet sich demnach von der Destillation durch das Überspringen der flüssigen Phase vor allem bei der Kondensation (in bestimmten einzelnen Fällen wird nämlich das Verdampfen aus der Schmelze und Rückkehr des Dampfes in die feste Form ebenfalls als Sublimation bezeichnet, z. B. beim Schwefel). Durch Sublimation können zahlreiche anorganische und organische Stoffe auf einfache Weise von nicht oder nur schwer flüchtigen Stoffen getrennt und somit gereinigt werden.

Zur Sublimation sind solche Stoffe befähigt, deren Dampfdruck schon bei Temperaturen unterhalb ihres Schmelzpunktes Atmosphärendruck oder, in evakuierten Apparaturen, den dort herrschenden Druck erreicht. In modernen Hochvakuumanlagen lassen sich sogar Metalle wie Magnesium, Silber, Kupfer u. a. bei Temperaturen unterhalb ihres Schmelzpunktes sublimieren (Kupfer: Fp. 1085°, sublimiert bei 0,076 Torr und 900°; Silber: Fp. 960°, sublimiert bei 0,076 Torr und 750°).

Technisch wird entweder die Vakuumsublimation oder die Sublimation in strömenden Trägergasen angewendet. Durch Evakuieren der Anlagen kann die Sublimationstemperatur erheblich gesenkt werden (s. o.). Außerdem ist die Diffusion der Gase i. Vak. beschleunigt.

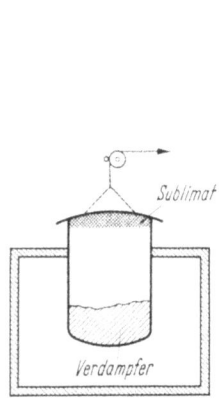
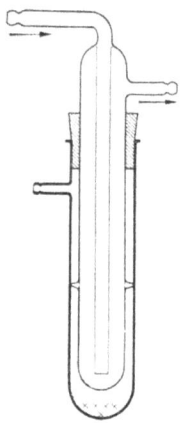
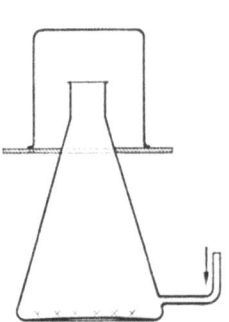

Abb. 34. Einfache Sublimationsanordnung für Normaldruck. Porzellantiegel als Verdampferraum mit Deckel als Kondensationsfläche (aus HOUBEN-WEYL: Methoden der organischen Chemie, Bd. I, Stuttgart: Thieme 1958).

Abb. 35. Einfache Sublimationsanordnung für Unterdruck mit flüssigkeitsgekühlten Kondensator, der durch einen durchbohrten Stopfen in den Verdampferraum hineinragt (aus HOUBEN-WEYL, wie Abb. 34).

Abb. 36. Einfache Trägergas-Sublimation, bestehend aus einem Erlenmeyer-Kolben, über dessen Hals eine durchbohrte Platte gestülpt ist, die wiederum ein umgekehrtes Becherglas als luftgekühlten Kondensator trägt (aus HOUBEN-WEYL, wie Abb. 34).

Der Dampftransport aus der Verdampferblase in die Vorlage wird auch durch strömendes Trägergas gefördert. Als solches dienen Luft, Stickstoff, Kohlendioxid und gelegentlich auch Wasserdampf. Die Kondensation des Feststoffes erfolgt entweder am Deckel des Sublimations-

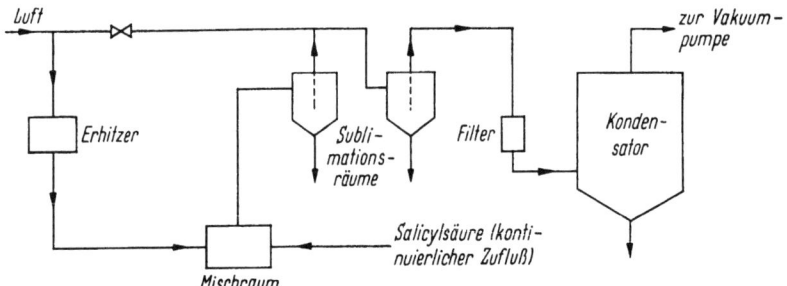

Abb. 37. Schema einer technischen Anordnung zur Trägergas-Sublimation von Salicylsäure (aus HOUBEN-WEYL, wie Abb. 34).

gefäßes oder in Vorlagen, die oftmals als große Kammern ausgebildet sind. Je nach Art der Kühlung erhält man grobes oder feines Sublimat. Bei schroffer Abkühlung der Dämpfe entsteht meist ein sehr feinkörniges Produkt, während bei geringer Temperaturdifferenz zwischen Blase und Vorlage meist große Kristalle entstehen.

Die Sublimation kann wie die Destillation, mehrfach wiederholt, zur besseren Reinigung des Produktes führen oder bei verschiedenen Temperaturen durchgeführt eine fraktionierte Sublimation darstellen.

Neben Schwefel werden in der chemischen Technik u. a. Jod, Ammoniumchlorid, Ammoniumcarbonat, Quecksilberhalogenide, Campher, Benzoesäure, Salicylsäure, Pyrogallol, Alizarin u. a. durch Sublimation gereinigt.

Wegen des schwierigen Wärmeübergangs sind Sublimierblasen meist schalenförmig flach ausgebildet. Die Heizung erfolgt durch Sand-, Metall- oder Ölbäder oder durch in die Blasenwandung eingegossene Heizröhren. Das Sublimationsgut soll möglichst fein zerkleinert sein. Der Kondensation dienen wie gesagt entweder die kalottenförmigen Abdeckungen der Blasen oder je nach Sublimationsgut besonders gestaltete und evtl. gekühlte Vorlagen.

Für kleine Mengen kann man als einfachsten Sublimierapparat zwei aufeinandergeschliffene Uhrgläser benutzen, die durch eine Klammer zusammengehalten werden. Auf das untere Uhrglas bringt man die zu sublimierende Substanz, bedeckt das Uhrglas mit einer Scheibe Filtrierpapier, die mit zahlreichen Nadelstichen durchlöchert ist, deckt das zweite Uhrglas darüber, verschließt mit der Klammer und erhitzt im Sandbad. Das obere Uhrglas kann durch Auflegen von feuchtem Filtrierpapier gekühlt werden. Die Abb. 34 bis 36 zeigen einfache Sublimationsapparaturen. Abb. 37 stellt eine technische Sublimationsapparatur dar.

Über Mikrosublimation zu analytischen Zwecken s. Bd. I, 73.

Literatur: 1. HOUBEN-WEYL: Methoden der organischen Chemie, Bd. I, Stuttgart: G. Thieme 1958. — 2. Ullmanns Encyklopädie der technischen Chemie, Bd. I, München/Berlin: Urban & Schwarzenberg 1951.

IV. Feststoffextraktion

Eine besondere Art der Trennung „fest von fest" ist das Herauslösen einer oder mehrerer Komponenten aus einem Feststoffgemisch mit Hilfe eines geeigneten Lösungsmittels (= Menstruum), das anschließend von den gelösten Komponenten durch Verdampfen und Trocknen (s. S. 65 u. 73) wieder getrennt wird. Sie wird allgemein als Extraktion bezeichnet. Zum Unterschied der Trennung gelöster Stoffe durch Flüssigkeiten, die mit der Lösung nicht mischbar sind, der sog. „flüssig-flüssig"-Extraktion oder Solventextraktion, wird hier von „fest-flüssig"-Extraktion oder Feststoffextraktion gesprochen. Dabei können die im festen Extraktionsgut vorliegenden Extraktivstoffe selbst auch flüssig sein wie beispielsweise Öl in Ölsaat oder ätherische Öle in Blättern oder Früchten.

Die zu extrahierenden Anteile, die Extraktivstoffe, können mit dem Rückstand im ursprünglichen Extraktionsgut nur mechanisch vermischt, von ihm in Zellen und Geweben eingeschlossen oder homogen in ihm gelöst sein. Im ersten Fall besteht die Extraktion in einem reinen Auswaschprozeß, der technisch als Abschwemme bezeichnet wird (z. B. Extraktion von Wollwachs aus Wolle). Dient Wasser als Extraktionsmittel, so wird das Verfahren in der Technik Auslaugen genannt.

Im pharmazeutischen Bereich spielt die Extraktion pflanzlicher Drogen die weitaus größte Rolle, gefolgt von der Extraktion tierischen Materials. Die Extraktion anderer Güter wie Adsorbate an Kohle, Kieselgel, Aluminiumoxid, Cellulose u. a. findet häufig im Laboratorium zu analytischen Zwecken statt und wird dann meist als Elution bezeichnet.

Bei der Drogenextraktion liegen die Extraktivstoffe teils in den durch die vorangegangene Zerkleinerung aufgebrochenen, teils in noch intakten Zellen vor. Während sie aus den zerstörten Zellen durch den bereits erwähnten Auswaschprozeß in die Lösung (technisch Miscella genannt) gelangen, können die fest eingeschlossenen löslichen Anteile nur durch Diffusion die Zellwände passieren. Diese müssen dabei in einem der lebenden Zelle möglichst ähnlichen Zustand, d. h. gequollen sein.

Die Wahl des Extraktionsmittels richtet sich einmal nach der Löslichkeit der zu extrahierenden Stoffe, zum anderen vor allem im pharmazeutischen Bereich danach, wie der Auszug weiter verwendet wird. Führt die Extraktion z. B. zu einer Tinktur (vgl. S. 869) oder zu einem Fluidextrakt (vgl. S. 308), so muß das Menstruum neben guten Lösungseigenschaften den Vorzug physiologischer Unbedenklichkeit besitzen. Deshalb wird hier in den meisten Fällen Äthylalkohol bestimmter Konzentration verwendet. Wird jedoch der Auszug so weiter verarbeitet, daß das gesamte Menstruum entfernt wird, z. B. bei der Bereitung von Trocken-

extrakten, so braucht auf die physiologischen Wirkungen nur im Hinblick auf den Arbeits-
schutz Rücksicht genommen zu werden. Man achtet vielmehr auf Wirtschaftlichkeit und v. a.
auf gute Lösungseigenschaften.

Da der reine Auswasch- und Lösungsvorgang weit rascher verläuft als der Diffusionsprozeß, ist eine möglichst weitgehende Zerkleinerung der Droge anzustreben. Die Grenzen
des Zerkleinerungsgrades sind durch das jeweils verwendete Extraktionsverfahren gegeben.
Auch gibt es Fälle, bei denen die Drogenzerkleinerung mit Wirkstoffverlusten verbunden
ist und deshalb unterbleiben sollte, wie beispielsweise bei ätherisch-Öl-Früchten.

Die Arzneibücher schreiben im allgemeinen den Zerkleinerungsgrad der Drogen für die
Extraktion durch Angabe der zu verwendenden Siebe vor.

Die Extraktionsverfahren bilden zwei große Gruppen:

1. Verfahren, die zur Einstellung eines Konzentrationsgleichgewichtes zwischen Lösung
und Drogenrückstand führen und

2. Verfahren, die bis zur vollständigen Erschöpfung der Droge geführt werden können.

Zur Gruppe 1 gehören: Zur Gruppe 2 zählen:

Mazeration, Remazeration,   Perkolation, Reperkolation,
Digestion,   Gegenstromextraktion,
Bewegungsmazeration,   Evakolation,
Wirbelextraktion.   Diakolation,
                                           Soxhlet-Verfahren.

Mazeration

DAB 7-BRD läßt Tinkturen auch nach dem Mazerationsverfahren bereiten. Dazu
werden die Drogen mit der Gesamtmenge der zum Ausziehen vorgeschriebenen Flüssigkeit
übergossen und in gut verschlossenen Flaschen an einem vor Sonnenlicht geschützten Ort
bei Zimmertemperatur unter wiederholtem Umschütteln etwa 5 Tage lang stehengelassen.
Danach wird die Flüssigkeit durchgeseiht, der Rückstand ausgepreßt und die Gesamtflüssig-
keit nach fünftägigem Aufbewahren unterhalb 15° filtriert, wobei eine Verdunstung der
Flüssigkeit möglichst zu vermeiden ist.

Der Vorteil der Mazeration ist die Einfachheit des Verfahrens. Es stellt keine besonderen
Anforderungen an Geräte, Arbeitsaufwand und Arbeitszeit. Da die Droge stets von einem
Überschuß an Lösungsmittel umgeben ist, entfällt die Vorfeuchtung und Vorquellung (s. Per-
kolation, S. 28). Besonders zu betonen ist der bei der Mazeration erhaltene stets gleiche
Wirkstoffgehalt bei gleichen Ausgangsmaterialien.

Die Nachteile sind folgende: 1. Da sich zwischen Droge und Menstruum nur ein Konzentrationsgleichgewicht einstellen kann, tritt z. T. erheblicher Verlust an Extraktivstoffen
auf. 2. Der Zeitbedarf zur Herstellung der Arzneiform ist sehr groß.

Die Mazeration muß angewendet werden, wenn die zu extrahierende Droge wenig oder
keine unlöslichen Zellbestandteile oder sehr viele stark quellende, im vorgeschriebenen
Menstruum jedoch unlösliche Bestandteile enthält (z. B. bei Aloe, Benzoe, Opium, Styrax,
Tolu oder bei Radix Althaeae u. a.).

Remazeration

Zur Verminderung des bei der Mazeration unvermeidlichen Verlustes an Extraktivstoffen
kann die Remazeration herangezogen werden. Dazu wird die Droge zunächst nur mit der
Hälfte des insgesamt zu verwendenden Menstruums angesetzt. Nach dem Kolieren wird dann
der Drogenrückstand mit der zweiten Flüssigkeitshälfte erneut mazeriert.

Digestion

Unter Digestion ist eine Mazeration bei Temperaturen von 40 bis 50° zu verstehen. Sie
ist von Vorteil — soweit die Wirkstoffe eine solche Temperaturerhöhung vertragen —, da
hierbei das Konzentrationsgleichgewicht zwischen Droge und Auszug rascher erreicht wird.

Durch bessere Löslichkeit vieler Pflanzeninhaltsstoffe in der Wärme erhält man höhere Extraktausbeuten, doch kommt es beim Stehenlassen der so erhaltenen flüssigen Auszüge oft noch sehr lange zu Nachtrübungen.

Bewegungsmazeration

Führt man die Mazeration unter ständiger Bewegung des Ansatzes durch, so erzielt man das gewünschte Konzentrationsgleichgewicht schon nach 6 bis 12 bis 24 Std. (je nach Droge), statt nach den im DAB 7-BRD vorgesehenen 5 Tagen. Dabei ist es gleichgültig, ob die Bewegung durch ein Rührwerk, eine Schüttelmaschine, durch Rollen auf der Antriebswelle einer Kugelmühle oder durch ähnliche Vorrichtungen erzeugt wird.

Wirbelextraktion. Turboextraktion

Durch Einsatz von hochtourig rotierenden Messerköpfen oder von Statoren und Rotoren wird nicht nur die Bewegung der Droge im Ansatz erheblich gesteigert. Es kommen vielmehr noch zwei weitere Faktoren hinzu, die die Gleichgewichtseinstellung wesentlich beschleunigen: eine weitgehende Zerkleinerung der Droge und eine Erhöhung der Arbeitstemperatur.

Bei den mit Messerköpfen ausgestatteten Haushaltsmischgeräten sind die Mischgefäße mit Rippen versehen, die die entstehende Kreiselbewegung stören und den Flüssigkeitsstrom auf die Messer hinlenken.

Bei den mit Stator und Rotor ausgerüsteten Turbomischern (Abb. 38) zieht ein Sog das Gemisch von Droge und Flüssigkeit in den engen Spalt zwischen den mit hoher Tourenzahl laufenden Messern des Rotors und dem Zackenkranz des Stators.

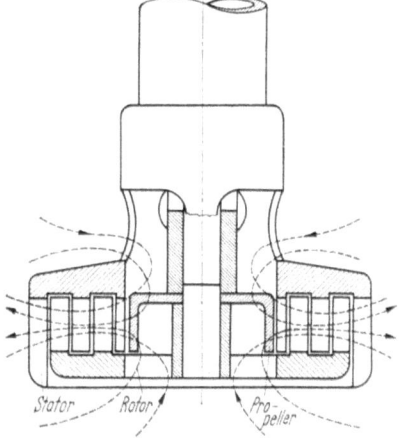

Abb. 38. Mischkopf des Ika-Ultra-Turrax.

Hat ein Rotor beispielsweise einen Durchmesser von 18 mm und eine Geschwindigkeit von 10 000 U/Min., so prallen die Teilchen mit etwa 34 km/h auf den Stator, wobei ihre Geschwindigkeit plötzlich fast auf Null absinkt. Dabei wird der größte Teil der kinetischen Energie in Wärme umgewandelt. Ein anderer Teil dient zur weiteren Zerkleinerung der Drogenteilchen. Je mehr Zacken Rotor und Stator besitzen, desto größer ist die Zahl der Prallungen pro Zeiteinheit, desto größer also auch der Temperaturanstieg im Mischgut. Eine zusätzliche Temperaturerhöhung im Mischgefäß ist auf die Reibungswärme zurückzuführen, die an den Lagern der Achse entsteht und sich über die Achse auf das Mischgut überträgt.

Bei der Herstellung von 500 ml Chinatinktur durch Wirbelextraktion in einem „Starmix" wurden innerhalb 4 Min. Temperaturen von bis zu 60° erreicht. Da hierbei der Dampfdruck des Alkohols bereits 350 Torr beträgt, darf keinesfalls in einem dichtverschlossenen Gefäß (etwa z. B. im Kaffeemühlenaufsatz eines solchen Gerätes) gearbeitet werden, zumal dort durch mangelnde Wärmeabfuhr die Temperatur weiter gesteigert wird und schließlich Explosion eintritt.

So stellt die Wirbelextraktion einen Mazerationsvorgang dar, bei dem

1. die Bewegung extrem gesteigert ist,

2. die Droge während der Extraktion weiter zerkleinert wird, wodurch der langwierige Diffusionsvorgang in den rascheren Auswaschvorgang übergeht, und

3. die Extraktionstemperatur wie bei der Digestion erhöht wird.

Alle drei Faktoren lassen die Gleichgewichtseinstellung innerhalb weniger Minuten erfolgen, so daß z. B. eine Tinktur mit dem vorgeschriebenen Wirkstoffgehalt mit einer Extraktionszeit von 15 Min. erhalten werden kann.

Der Wirbelextraktion sind gewisse Grenzen gesetzt. Erstens gibt es Drogen, deren Inhaltsstoffe die auftretende Temperatursteigerung nicht vertragen, zweitens können sehr große
Ansätze auch mit großen Turbomischern nicht mehr wirtschaftlich extrahiert werden.

Eine weitere Schwierigkeit bringt die feine Vermahlung des Extraktionsgutes während
der Wirbelextraktion mit sich, wodurch sich der Drogenrückstand nur sehr schwierig vom
Extrakt trennen läßt (s. dazu B. Trennung „fest von flüssig", S. 34).

Zu berücksichtigen ist ferner, daß einerseits durch die weitgehende Zerkleinerung der
Droge und andrerseits durch die Temperatursteigerung Stoffe in Lösung gehen, die beim
Abkühlen auf Zimmertemperatur sofort oder oft auch erst nach längerer Standzeit wieder ausfallen. So kommt es in den klaren Filtraten fast stets zu unerwünschten Nachtrübungen, die z. T. dadurch verhindert werden können, daß
man den Auszug erst nach völliger Abkühlung und evtl. unter Zusatz eines
geeigneten Filtrationshilfsmittels klar filtriert (s. dazu S. 46).

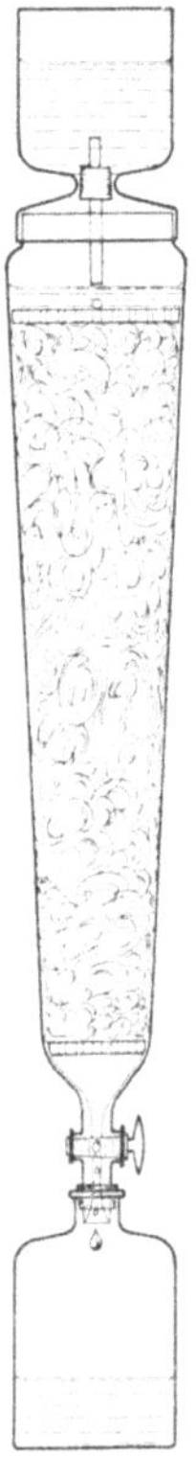

Perkolation

Während sich bei den bisher genannten Extraktionsverfahren stets zwischen
Auszug und Drogenrückstand ein Gleichgewicht der Konzentration an Extraktivstoffen einstellt und somit auch bei wiederholter Extraktion keine völlige
Erschöpfung der Droge erzielt werden kann, wird bei der Perkolation der
Auszug kontinuierlich durch frisches Lösungsmittel ersetzt. Dadurch besteht
stets ein Konzentrationsgefälle von der Droge zur Lösung, bis erstere schließlich
keine löslichen Bestandteile mehr enthält, sie also erschöpft ist.

Die zur Perkolation verwendeten Geräte heißen Perkolatoren und besitzen
meist eine konisch-zylindrische Form (Abb. 39).

Die zur völligen Erschöpfung der Droge nötige Lösungsmittelmenge ist von
zahlreichen Faktoren abhängig. Bei gegebener Löslichkeit, die naturgemäß
die größte Rolle spielt, sind Zerkleinerungsgrad der Droge und Durchlaufgeschwindigkeit von ausschlaggebender Bedeutung. Weniger bedeutsam ist
nach umfangreichen Untersuchungen BÜCHIS und seiner Mitarbeiter die Form
des verwendeten Perkolators. Selbst zwischen extremen Formen wie Trichtern
einerseits und langen zylindrischen Röhren andrerseits bestehen nur geringfügige Unterschiede im Gehalt an Extraktivstoffen bei gleichen Perkolatmengen.

Der der besseren Extrahierbarkeit förderliche Zerkleinerungsgrad darf
gerade bei der Perkolation nicht zu weit getrieben werden, da sonst die Durchlaufgeschwindigkeit erheblich verringert, ja oft sogar der Durchlauf völlig
blockiert wird.

Abb. 39.
Perkolator.

Aus diesen Fakten ergeben sich einige Regeln für eine wirtschaftliche Perkolation:

1. Perkolator. Als Perkolator wähle man ein Gefäß aus inertem Material:
Glas, Emaille (unbeschädigt), Edelstahl, PVC (für alkoholisch-wäßrige Menstrua,
nicht für Halogenkohlenwasserstoffe), aber niemals Plexiglas!, dessen Form zylindrisch oder
schwach konisch ist. Das Verhältnis von ausgenutzter Höhe zu mittlerem Durchmesser muß
nach DAB 7-BRD mindestens 5:1 sein. Der Auslauf des Perkolators muß regulierbar, am
besten mit einem Hahn versehen sein. Für kleinere Perkolatoren eignen sich auch Schlauch-
ansätze mit Quetschhahn. Eingeschliffene Hähne lassen sich oft schwer regulieren. In solchen
Fällen bringt man am Küken von der Bohrung ausgehend eine allmählich verlaufende Schliff-
kerbe an. Dadurch ist die Einstellung der Tropfenzahl/Min. (s. u.) wesentlich erleichtert.

2. Korngröße des Drogenpulvers. Für die Korngröße der Drogen lassen sich keine allgemein-
gültigen Angaben machen, da sie stark von den Inhaltsstoffen und der Art der Droge abhängig ist. DAB 7-BRD schreibt die Verwendung von mittelfeinem und grobem Pulver,
in einem Fall fein zerschnittene Droge vor, d. h. der Zerkleinerungsgrad liegt zwischen 0,8
und 2 mm. Soweit in Arzneibüchern keine Angaben gemacht sind, ist bei kleineren Chargen
eine mittlere Korngröße zu wählen. Bei größeren Chargen prüft man in Vorversuchen, bei
welcher gröbsten Zerkleinerung eine noch ebensogute Wirkstoff- oder Extraktausbeute wie
bei feineren Vermahlungen erzielt wird. Diese setzt man dann ein, da die technische Verarbeitung größerer Drogenpartikel einfacher ist.

3. Vorfeuchten der Drogen. Oben wurde gesagt, daß die Extraktion z. T. einen Diffusionsprozeß darstellt, der nur ablaufen kann, wenn die Zellwände gequollen sind. Demzufolge geht dem eigentlichen Extraktionsprozeß die Aufnahme vor allem von Wasser und Quellung der Zellwände und des in der Droge trocken vorliegenden Protoplasmas voraus. Mit der Quellung wird die beim Trocknen der frischen Arzneipflanzen eingetretene Schrumpfung mindestens zum Teil wieder rückgängig gemacht, was mit einer Volumenzunahme der Droge verbunden ist. Füllt man trockene Droge in den Perkolator ein und übergießt sie mit dem Menstruum, so kann durch die Quellung ein völliges Verstopfen des Perkolators eintreten. Es ist deshalb angebracht, die Droge in einem anderen Gefäß gleichmäßig vorzufeuchten und sie gut verschlossen 12 Std. lang stehen zu lassen. DAB 7-BRD schreibt „mindestens 2 Stunden" vor, was jedoch besonders bei harten Drogen als viel zu kurz anzusehen ist. Dabei wird die Menge an Flüssigkeit so bemessen, daß eine krümelige Masse entsteht (nach DAB 7-BRD 30% des Drogengewichtes). Dadurch erzielt man i. a. noch keine vollständige Quellung, die erst im Perkolator nach Übergießen mit dem Menstruum erreicht wird (s. u.). Es gibt allerdings Drogen, die nur mäßig quellen und deshalb trocken in den Perkolator eingefüllt werden, z. B. Herba Thymi.

4. Einfüllen in den Perkolator und Nachquellen. Die vorgefeuchtete, krümelige Drogenmasse wird durch ein geeignetes Sieb geschlagen (s. Sondersiebungen, S. 19) und in kleinen Anteilen in den am unteren Ende mit einem Wattebausch verschlossenen Perkolator eingefüllt. Die Portionen sind lose einzudrücken, um die Bildung größerer Lufträume zu vermeiden. Man sollte jedoch nicht einpressen, da sonst die Nachquellung behindert und dadurch die Extraktivstoffkonzentration im Perkolat stark verringert wird. Auf die oberste Drogenschicht bringt man eine Lage Filterpapier und gießt nun vorsichtig bei geöffnetem Ablaufhahn so lange Menstruum auf, bis die ersten Tropfen am Ablauf erscheinen. Dabei und während der später folgenden eigentlichen Perkolation darf der Flüssigkeitsspiegel niemals unter das Niveau der Droge sinken, da sonst Luft eingesogen wird, die eine gleichmäßige und vollständige Extraktion ausschließt. Nun wird der Perkolator bei geschlossenem Hahn 24 Std. bedeckt stehengelassen. In dieser Zeit vollzieht sich die Nachquellung.

Gleichzeitig findet eine Extraktion der Droge statt, die als Zwischenmazeration bezeichnet wird. Nach der vorgeschriebenen Zeit hat sich praktisch ein Gleichgewicht an Extraktivstoffkonzentration zwischen Droge und Menstruum eingestellt, so daß die eigentliche Perkolation beginnen kann.

5. Eigentliche Perkolation. Durch Öffnen des Hahnes beginnt der Drogenauszug abzutropfen. Da wie oben gesagt die Durchlaufgeschwindigkeit von ausschlaggebender Bedeutung ist, ist die Tropfenfolge so einzustellen, daß je 100 g Droge 4 bis 6 Tropfen je Minute abfallen (DAB 7-BRD). Dabei ist durch eine geeignete Anordnung dafür Sorge zu tragen, daß frisches Menstruum kontinuierlich nachfließen kann, ohne daß der Flüssigkeitsspiegel unter das Drogenniveau sinkt (s. Abb. 39).

Auf diese Weise wird die während der Zwischenmazeration entstandene gesättigte Lösung durch frisches Menstruum verdrängt, das seinerseits auf dem gleichen Weg durch die Droge Extraktivstoffe aufnimmt. Da erstens die Verweilzeit des nachlaufenden Menstruums im Perkolator kürzer ist als die der ersten Füllung und zweitens der Extraktivstoffgehalt der Droge bereits erheblich abgenommen hat und weiter stetig abnimmt, ist es zweckmäßig, zunächst den gehaltreicheren Extraktionskopf für sich und dann die folgenden Extraktmengen in Teilperkolaten aufzufangen.

Das Diagramm (Abb. 40) einer solchen Perkolation bei Einsatz von 500 g Droge mit einem Gehalt von etwa 44% Extraktivstoffen zeigt einen solchen Extraktionsverlauf durch Perkolation.

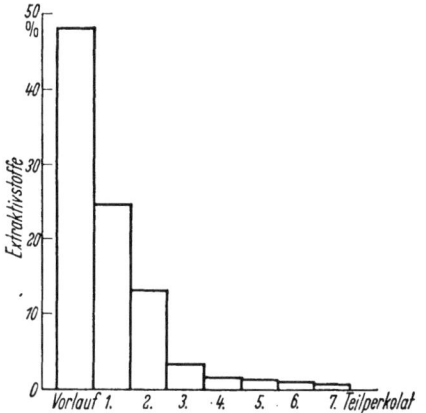

Abb. 40. Blockdiagramm eines Extraktionsverlaufes.

Der Gehalt weiterer Teilperkolate nähert sich allmählich dem Nullwert, so daß durch Perkolation tatsächlich eine erschöpfende Extraktion erreicht werden könnte. Allerdings wird man die Perkolation so rechtzeitig abbrechen, daß zwischen dem Gehalt des zuletzt erhaltenen Teilperkolates und dem Aufwand zur Verdampfung des Menstruums noch eine wirtschaftlich vertretbare Relation besteht. Evtl. lassen sich auch die gehaltärmeren Folgeperkolate als Menstruum für einen neuen Ansatz verwenden (s. Reperkolation). Die Größe des zuerst abgenommenen Extraktionskopfes und die der Teilperkolate richten sich nach der herzustellenden Extraktform.

Für einen Fluidextrakt nach DAB 6 (Verhältnis Extrakt zu Droge gleich 1:1) wird man die Vorlage jeweils dann wechseln, wenn eine Menge, die 85% des Drogengewichtes entspricht, abgetropft ist. Die Teilperkolate werden dann, beim letzten beginnend, eingeengt, bis ihr Gesamtgewicht 15% des Drogengewichts entspricht, und dann mit dem nicht eingeengten Extraktionskopf zum Fluidextrakt vereinigt.

Bei den nach DAB 7-BRD hergestellten Fluidextrakten (in bestimmten Fällen Verhältnis Extrakt zu Droge gleich 2:1) sind die Teilperkolate zweckmäßig gleich dem Drogengewicht zu wählen.

Nach Beendigung der Perkolation befindet sich im Perkolat noch eine erhebliche Menge an Menstruum, das seiner Zusammensetzung entsprechend evtl. zu wertvoll ist, um es zu verwerfen. Durch Auspressen oder Abschleudern läßt sich die Hauptmenge davon zurückgewinnen. Dies bedeutet aber, vor allem bei größeren Ansätzen, einen erheblichen Arbeitsaufwand. Dagegen läßt sich das im Perkolator verbleibende Menstruum einfacher durch Wasser verdrängen, indem man bei mäßig geöffnetem Hahn oben statt frischen Menstruums Wasser zulaufen läßt. Dabei darf die Abtropfgeschwindigkeit weder zu groß noch zu klein sein. Im ersten Fall würde in der Drogenpackung eine ungleichmäßige Strömung entstehen und dadurch eine Vermischung des Menstruums mit Wasser erfolgen. Im zweiten Fall käme es bei zu großer Verweilzeit durch Diffusion zu einer breiten Mischzone zwischen Menstruum und Wasser.

Im technischen Betrieb werden alkoholische Flüssigkeiten im Drogenrückstand häufig durch Einleiten von Dampf ausgetrieben und durch Rektifikation des Kondensates zurückgewonnen.

Reperkolation

In DAB 6 war die Reperkolation aufgeführt, die zur Herstellung von Fluidextrakten aus Drogen mit ätherischen Ölen diente und einen Verlust an ätherischem Öl durch Eindampfen von Extraktlösung vermied. Nach diesem Verfahren wird die Droge in mehrere Teile auf-

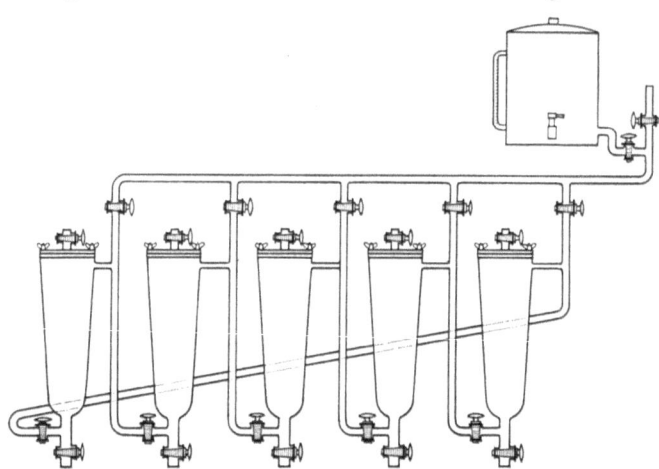

Abb. 41. Perkolatorbatterie für kontinuierlichen Betrieb.

geteilt. Der erste Teil wird durch Perkolation extrahiert, wobei ein Vorlauf (= Extraktionskopf) und ein Nachlauf gewonnen werden. Der Nachlauf dient zur Perkolation eines weiteren Teiles der Droge, von der wieder ein Vorlauf und ein Nachlauf aufgefangen werden. In dieser Weise wird weiter verfahren, bis alle Teile der Droge extrahiert sind und alle Vorläufe zusammen 98% des Drogengewichtes ausmachen. Nur der letzte Nachlauf wird bei niedriger Temperatur auf 2% des Drogengewichtes eingeengt und mit den Vorläufen vereinigt.

Im technischen Betrieb wird nach dem gleichen Prinzip in sog. Perkolatorbatterien verfahren (Abb. 41). Dabei stehen mehrere Perkolatoren mit gleicher Droge gefüllt nebeneinander. Vom ersten Perkolator wird die dem Fluidextrakt entsprechende Menge an Vorlauf (= Extraktionskopf) aufgefangen. Der Nachlauf dient als Menstruum für den zweiten Perkolator, von dem wiederum der Vorlauf als fertiges Produkt abgenommen wird, und so fort. Dadurch wird in der Fluidextraktherstellung das Eindampfen völlig gespart. Bei der Gewinnung von Trockenextrakten brauchen nur die gehaltreichen und damit flüssigkeitsärmsten Extraktionsköpfe weiterverarbeitet zu werden (s. Abb. 40).

Gegenstromextraktion

Die Füllung und Entleerung technischer Perkolatoren erfordert viel Handarbeit, so daß eine Reihe kontinuierlich arbeitender Extraktionsverfahren geschaffen wurde. Dabei wird meist das Extraktionsgut durch Schnecken, Schaufeln oder Förderbecher gegen einen Flüssig-

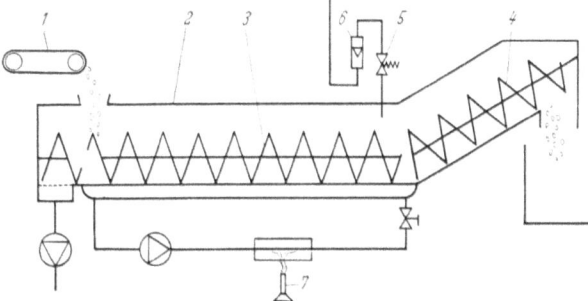

Abb. 42. Kontinuierliche Extraktionsanlage der IWK.
1 Dosierungsvorrichtung; *2* Extraktionstrog; *3* Förderschnecke; *4* Austrag; *5* u. *6* Dosierventil und Durchflußmengenmesser für Menstruum; *7* Heizölaggregat.

keitsstrom bewegt und schließlich weitgehend extrahiert ausgetragen. Als Beispiel sei hier die kontinuierliche Extraktionsanlage der Industriewerke Karlsruhe (IWK) erläutert (Abb. 42). Über eine Dosiervorrichtung wird die Droge einem halbrunden Trog zugeführt, in dem sich eine gelochte Förderschnecke bewegt. Drehgeschwindigkeit und -richtung der Schnecke sind regulierbar und können so eingestellt werden, daß z. B. nach drei Vorwärtsumdrehungen zwei Rückwärtsumdrehungen folgen. Damit wird die langsam vorwärtsgeförderte Droge ständig hin- und herbewegt. Ihr entgegen strömt vom anderen Ende des Troges das Menstruum, das in der Nähe des Drogeneinlasses über ein Sieb als Extrakt (= Miscella) abläuft. Die extrahierte, mit blankem Menstruum vollgesogene Droge wird am Trogende ausgetragen. Bei teuren Lösungsmitteln wird der Austrag abgeschleudert, ausgepreßt oder auf andere Weise vom Lösungsmittel befreit.

Der Extraktionstrog ist ummantelt und kann beheizt oder gekühlt werden. Drogen- und Lösungsmittelzuführungen erfolgen durch elektronische Steuerung.

Evakolation und Diakolation

Diese beiden Verfahren unterscheiden sich von der Perkolation zunächst nur dadurch, daß im ersten Fall das Menstruum durch die Droge hindurchgesaugt, im zweiten Fall durch sie hindurchgedrückt wird.

Während die Diakolation, wie sich bald nach ihrer Einführung zeigte, keine Vorteile brachte, hat sich die Evakolation vor allem nach Arbeiten von E. KESSLER[1] zunächst weit verbreitet. Das wesentliche an der Evakolation sollte die Ersparnis an Menstruum sein, da zur Herstellung von Fluidextrakten nur eben so viel eingesetzt wird, wie Fluidextrakt hergestellt werden soll (Abb. 43).

---

[1] Pharm. Ztg (Frankfurt) *81*, 1308 (1936).

Die vorgeschriebene Menge Droge wird in ein Rohr trocken eingestopft. Die Rohrweite ist so zu wählen, daß die Füllhöhe etwa 1 m beträgt. Am unteren Ende ist das Rohr mit einem durchbohrten Gummistopfen und einem Wattebausch, am oberen Ende wieder mit einem durchbohrten Stopfen verschlossen. Die Rohrenden sind über mit Quetschhähnen versehene Schlauchstücke und Glasröhren einerseits mit dem Lösungsmittelvorratsgefäß, andrerseits mit einer gleichgroßen Saugflasche verbunden. Ob der Lösungsmittelzulauf von oben oder unten erfolgt, ist im Prinzip gleichgültig, nur muß die Zulaufmenge in Tropfen pro Min. zu ermitteln sein. Zunächst wird die Klammer an der Lösungsmittelflasche geschlossen; Saugflasche und Drogenrohr werden evakuiert und die Verbindung zur Wasserstrahlpumpe abgeklemmt und gelöst. Dann wird die Klemme an der Lösungsmittelflasche gelockert, daß das Lösungsmittel hochsteigen kann. Der Zulauf der Droge soll 1 Tropfen je 100 g Droge pro Min. betragen. Nach ca. 36 Std. ist die Flüssigkeit am anderen Ende der Drogensäule angelangt. Nun wird die Verbindung zur Saugflasche abgeklemmt, während der Hahn zum Lösungsmittel unverändert bleibt. Nach 24stündiger Pause wird die Klammer so gelockert, daß 1 Tropfen Extrakt pro Min. je 100 g Droge in die Saugflasche abtropft. Nach Verbrauch des Lösungsmittels bringt man sofort Wasser in die Vorratsflasche, das mit gleichem Tempo nachgesaugt wird und den Extrakt aus der Droge verdrängt. Sobald in der Saugflasche die dem Drogengewicht entsprechende Extraktmenge vorliegt, wird die Prozedur unterbrochen. Man hat nun einen Fluidextrakt ohne jedes Eindampfen und ohne überschüssiges Lösungsmittel erhalten.

Durch die unvermeidliche Mischzone beim Verdrängen des Menstruums durch Wasser kommt eine geringe Menge Wasser in den Extrakt. Dadurch treten häufig Nachtrü-

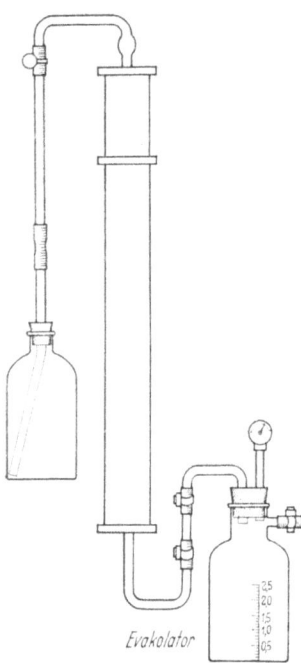

Abb. 43. Evakolator.

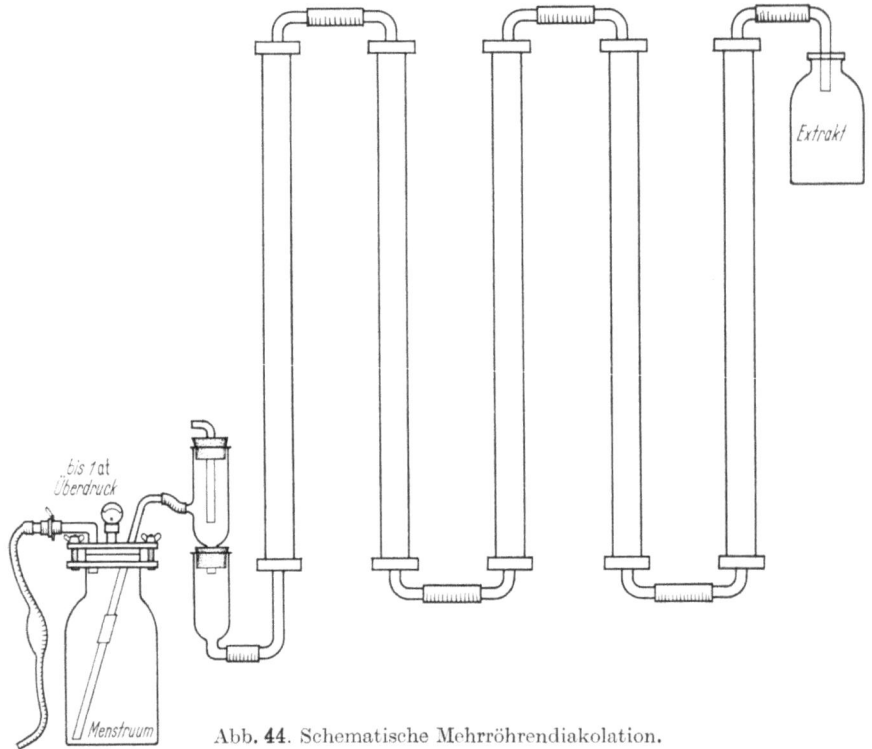

Abb. 44. Schematische Mehrröhrendiakolation.

bungen auf. Dies läßt sich vermeiden, indem man etwa 10% mehr Menstruum einsetzt als theoretisch verbraucht wird. Für größere Extraktmengen ist es zweckmäßig, mehrere solche Rohre hintereinanderzuschalten (Abb. 44). Letztlich hat die Evakolation keine entscheidenden Vorteile gebracht, so daß z. B. der „Stadatrator" nach dem Stada-Vorschriftenbuch nurmehr als reiner Perkolator bei Normaldruck zu verwenden ist.

Die ausgedehnten Untersuchungen BÜCHIS über die Perkolation ergaben, daß für Extraktausbeuten und Wirkstoffgehalt die Extraktionszeit und die Lösungsmittelmenge von ausschlaggebender Bedeutung sind. Extraktionszeit und Extraktionsmittelmenge verhalten sich in gewissen Grenzen umgekehrt proportional, so daß die Extraktionswirkung als Produkt dieser beiden Faktoren angesehen werden kann. Bei Verwendung von viel Extraktionsmittel und kurzer Extraktionszeit (schnelle Extraktion) kann dieselbe Extraktionswirkung wie bei langer Extraktionszeit mit wenig Extraktionsmittel (langsame Extraktion) erreicht werden.

Alle anderen Faktoren wie Quellung, Vorfeuchtung, Perkolatorform, Perkolatorfüllung, Mazerationszeit, Zu- und Ablaufgeschwindigkeit, sind von untergeordneter Bedeutung, da sich ihre Wirkung indirekt auf die Extraktionszeit zurückführen läßt, die verlängert oder verkürzt wird. Alle Vorteile und Nachteile werden durch die Extraktionszeit und die Menge Extraktionsmittel ausgeglichen.

Soxhlet-Verfahren

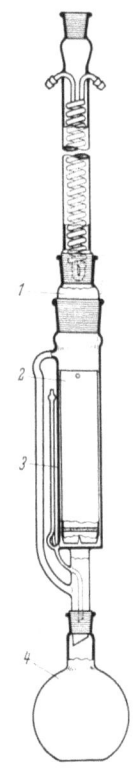

Abb. 45.
Extrakteur nach
v. SOXHLET.

Das nach seinem Erfinder, dem Agrikulturchemiker FRANZ V. SOXHLET (1848—1926) benannte Verfahren stellt eine selbsttätig ablaufende wiederholte Perkolation dar und ist im allgemeinen nur für den Laboratoriumsmaßstab, vor allem für analytische Zwecke, gedacht.

Die Droge befindet sich in einer meist papierenen Extraktionshülse im Innern eines Glasgefäßes, das zwischen einen Kolben und einen Rückflußkühler gesetzt wird und durch ein Heberrohr mit dem Kolben verbunden ist. Der Kolben enthält ein Lösungsmittel; dieses verdampft, der Dampf gelangt durch ein Dampfrohr in den Rückflußkühler, von dem das Kondensat auf die Droge tropft und diese extrahiert. Die Lösung sammelt sich im Extraktionsgefäß und wird nach Erreichen der größten Höhe automatisch in den Kolben gehebert, wo sich somit fortwährend durch Verdampfen des reinen Lösungsmittels die extrahierte Substanz anreichert. Der Lösungsmittelbedarf ist gering, doch kann nur mit flüchtigen reinen Lösungsmitteln oder azeotrop siedenden Lösungsmittelgemischen gearbeitet werden (Abb. 45).

Ähnlich wie das Soxhlet-Prinzip arbeitet das heute häufig angewandte Durchflußextraktionsverfahren in großen Glasapparaturen der Firmen Quickfit oder Schott u. Gen. (Abb. 46a u. b). Das Lösungsmittel befindet sich im ständigen Kreislauf zwischen Verdampfer, Kondensator und Extraktionsbehälter. Je nach Aufgabenstellung lassen sich ein oder mehrere Extraktionsgefäße einbauen. Für das Ausdampfen der Lösungsmittelreste ist ein besonderer Anschluß vorgesehen. Nach Beendigung der Extraktion kann das Lösungsmittel zumindest teilweise vom Extrakt durch Destillation getrennt werden. Das anfallende reine Lösungsmittel fängt der Extraktionsbehälter auf.

Durch Arbeiten unter vermindertem Druck ist eine schonende Behandlung von Droge und Extrakt gewährleistet.

Literatur: MÜNZEL, BÜCHI, SCHULTZ: Galenisches Praktikum, Stuttgart: Wiss. Verlagsges. 1959. — VAUCK, W. R. A., u. H. A. MÜLLER: Grundoperationen chemischer Verfahrenstechnik, Dresden/Leipzig: Th. Steinkopf 1966. — Ullmanns Encyklopädie der technischen Chemie, Bd. I, München/Berlin: Urban & Schwarzenberg 1951. — GSTIRNER, F.: Einführung in die Arzneibereitung, Stuttgart: Wiss. Verlagsges. 1968. — Subsidia Pharmaceutica, Schweizerischer Apotheker-Verein, Zürich 1957—1966. — MÜLLER, F.: Überlegungen und Berechnungen zur Extraktion von pflanzlichen Drogen. Arzneimittel-Forsch. 13, 551 (1963). — BÜCHI, J., u. K. FEINSTEIN: Theoretische und praktische Untersuchungen über das Perkolationsverfahren. Pharm. Acta Helv. *11*, 121, 209, 279, 334 (1936). — MELICHAR, V. M.: Studien über die Gleichgewichtszustände im System Droge-Flüssigkeit. Pharmazie *19*, 715 (1964) u. vorherige Jahrgänge.

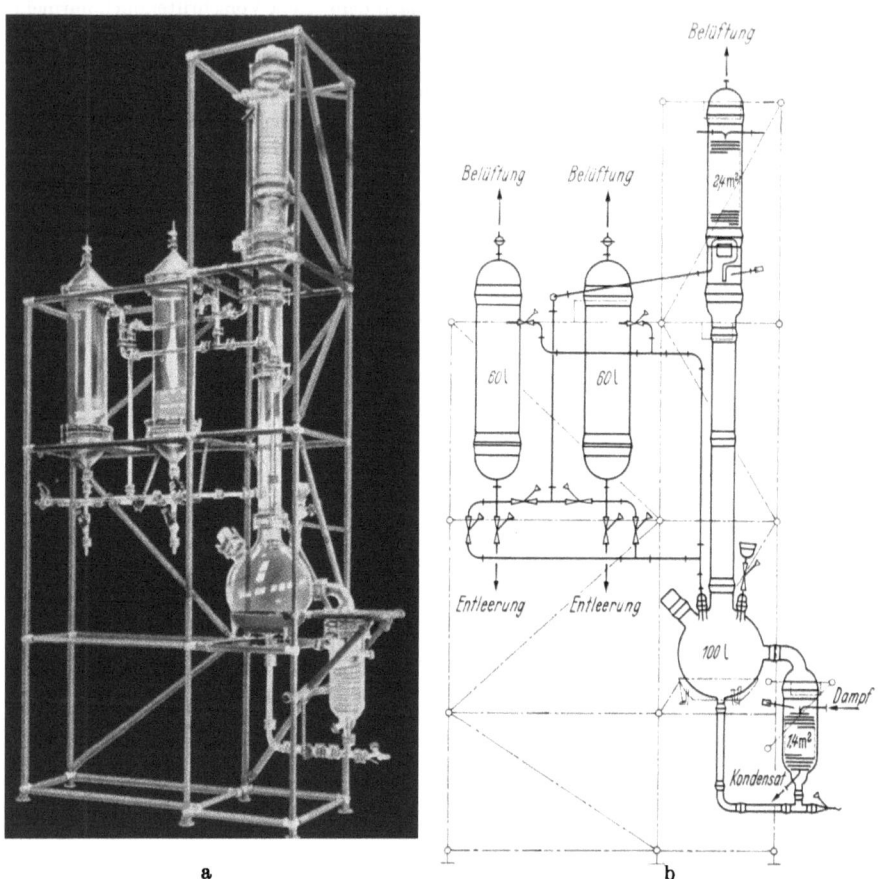

a   b

Abb. 46a u. b. Feststoff-Extrakteur (Quickfit, Wiesbaden-Schierstein).

B. Trennung „fest von flüssig"

Die Trennung fester Stoffe von Flüssigkeiten kann durch Filtrieren, Sedimentieren (Dekantieren) oder Zentrifugieren vorgenommen werden. Auch das Dialysieren gehört in diese Rubrik der Grundoperationen. Die Wahl des Trennverfahrens richtet sich nach chemischen und physikalischen Eigenschaften der Dispersion (in der Verfahrenstechnik Trübe genannt) und nach wirtschaftlichen Überlegungen. Durch die genannten Verfahren erhält man jedoch nie eine trockene Feststofffraktion. Diese wird vielmehr je nach ihrer chemischen und physikalischen Natur und nach den angewandten Trennverfahren mehr oder weniger Flüssigkeit als Aufsog zurückbehalten. Durch Auswaschen, Auspressen und schließlich Trocknen kann eine weitere Trennung „fest von flüssig" erreicht werden.

I. Filtrieren

a. Grundlagen und Definitionen

Unter Filtrieren versteht man die Trennung „fest von flüssig" mit Hilfe poröser Materialien, den Filtermitteln, die wohl für die flüssige, nicht jedoch für die feste Phase der Trübe durchlässig sind.

Will man durch Filtration den Feststoff gewinnen, so spricht man von Trennfiltration. Um Klärfiltration handelt es sich bei der Gewinnung eines klaren Filtrates. Die Filtration zur Gewinnung von Feststoff und Filtrat (z. B. in der Analytik oder bei der Trennung eines Kristallisates von der Mutterlauge) heißt Scheidefiltration.

Werden die Feststoffteilchen nur dadurch zurückgehalten, daß die Öffnungen des Filtermittels kleiner sind als der kleinste Durchmesser der Feststoffpartikel, so spricht man von Oberflächenfiltration. Sie beruht auf reiner Siebwirkung des Filtermittels. Diese Art des Filtrationsvorganges ist am augenfälligsten beim Absehen zu erkennen, liegt aber auch bei der Ultrafiltration durch Membranen bestimmter Porenweite und bei der Dialyse vor (s. S. 54).

Die reine Oberflächenfiltration wird meist von der sogenannten Tiefenfiltration überlagert. Da die Poren des Filtermittels nur bei Siebblechen zylindrische Kanäle darstellen, sonst aber gewinkelt und gewunden sind, können Teilchen der Trübe mit kleinerem Durchmesser an Ecken und Winkeln im Inneren der Poren festgehalten werden (Prallabscheidung) und nach und nach die Poren durch Brückenbildung verengen, ja oft sogar völlig zusetzen. Dadurch werden nunmehr vom Filtermittel Trübstoffteilchen zurückgehalten, deren Durchmesser wesentlich kleiner ist als die Porenweite. Das gleiche geschieht in dem sich allmählich aufbauenden Filterkuchen. Da die Filterwirkung also nicht allein vom Filtermittel erzielt wird, entsteht zu Beginn der Filtration meist ein Trüblauf (d. h. feste Teilchen mit geringerem Durchmesser als der Porenweite entspricht gelangen in das Filtrat). Dieser bei der sogenannten Vorfiltration entstandene Trüblauf wird nach vollzogener Brückenbildung erneut auf das gleiche Filter gegeben und geklärt.

Die Tiefenfiltration wird von der Adsorptionswirkung der Filterschichten noch wesentlich unterstützt. So beruht z. B. die Keimfiltration mit Schichtfiltern (s. S. 360) vorwiegend auf Adsorption der Keime und makromolekularer Stoffe (z. B. Pyrogene) im Filtermittel.

Durch den Aufbau des Filterkuchens wird die Filtrationsleistung allmählich verringert und kann bei bestimmten Trüben bald völlig aufhören. Dies hängt vor allem von der Kornverteilung der Trübe und den physikalischen Eigenschaften der Feststoffpartikel ab. Grobe, nicht komprimierbare Teilchen lassen sich gut filtrieren, da sie einen lockeren, durchgängigen Filterkuchen aufbauen. Dagegen sind Trüben mit feinen, kolloiden oder stark quellenden Bestandteilen schwer filtrierbar. In solchen Fällen lassen sich bei der Klärfiltration, der im pharmazeutischen Bereich das Hauptgewicht zukommt, mit Vorteil inerte Filterungshilfsmittel einsetzen. Sie werden entweder vor der Filtration auf das Filtermittel angeschwemmt oder in die Trübe eingerührt und mit dieser filtriert. In schwierigen Fällen kann auch beides zusammen zweckmäßig sein.

Die Filtrationsleistung ist weiterhin abhängig von der Viskosität η der strömenden Flüssigkeit[1]. Da die Viskosität mit steigender Temperatur stark abnimmt, lassen sich die meisten Trüben heiß leichter filtrieren. Theoretisch bedeutet bei wäßrigen Suspensionen die Steigerung von 10° auf 40° eine Verdoppelung, die Steigerung auf 70° eine Verdreifachung der Filtrationsgeschwindigkeit. Allerdings wirkt dem oft eine bei erhöhter Temperatur verstärkte Quellung der Trübstoffe entgegen.

Ebenso sollte die Filtrationsgeschwindigkeit durch Erhöhung der Druckdifferenz in den Räumen vor und nach dem Filter zunehmen. Sie läßt sich durch die auf dem Filtermittel

---

[1] Wegen der zahlreichen Parameter, die beim Filtrationsvorgang wirksam werden, ist die Theorie der Filtration noch wenig ausgebaut. Allen theoretischen Betrachtungen liegt jedoch das Poiseuillesche Gesetz für die laminare Strömung durch Kapillaren von kreisförmigem Querschnitt zugrunde:

$$V = \frac{\pi \cdot r^4 \cdot t \cdot p}{8 \eta \cdot l}.$$

V = Volumen der strömenden Flüssigkeit von der Viskosität η,
p = Druck,
r = mittlerer, wirksamer Kapillarenradius,
l = Kapillarenlänge,
t = Zeit.

lastende Flüssigkeitssäule, durch zusätzlichen Überdruck (Preßluft oder Inertgasdruck) oder durch Anlegen eines Vakuums (Saugfiltration) erzielen. Bei vielen Suspensionen kommt es dabei jedoch rasch zu einer Verlegung der Kapillaren und damit zur Verringerung der Filtrationsleistung. Dies gilt v. a. für zusammendrückbare Filterkuchen. Es ist deshalb vorteilhaft, die Filtration bei möglichst geringer Druckdifferenz zu beginnen und diese erst nach Aufbau eines guten Filterkuchens zu erhöhen. Extrem hohe Filterdrücke lassen sich in Zentrifugen erreichen (s. S. 56).

Häufig wird der Filtration ein Waschprozeß des Filterkuchens angeschlossen. Er verläuft am günstigsten, wenn die Waschflüssigkeit im Gleichstrom mit dem Filtrat durch den Filterkuchen geleitet wird. Die Waschflüssigkeit ist jeweils dann aufzugeben, wenn die vorher aufgegebene Flüssigkeit soeben in den Kuchen eingezogen ist. Zu frühzeitige Zugabe der Waschflüssigkeit bringt eine Vermischung mit der Trübe mit sich, zu späte Zugabe läßt Luft in den Filterkuchen einziehen. Dadurch entstehen Bereiche, die von Waschflüssigkeit nicht mehr erreicht werden. Vor allem bei der Saugfiltration treten im Kuchen leicht Risse auf, durch die die Waschflüssigkeit mit geringerem Widerstand rasch hindurchläuft, ohne den Filterrückstand zu waschen. Solche Risse sind deshalb mit einem Spatel oder Kartenblatt sorgfältig zu verstreichen.

b. Filtermittel

Für die Auswahl der Filtermittel ist der Zweck der Filtration, vom groben Abseihen bis zur Ultrafiltration, maßgebend.

Folgende Filtermittel stehen zur Verfügung:

1. Lochbleche, Lochplatten, Siebe,
2. Textil- und Metallgewebe,
3. verfilzte Schichten (z. B. Papier, Filz, Leder),
4. lockere Schüttungen (Anschwemmschichten von Kieselgur, Asbest, Aktivkohle u. a.),
5. Poröse Massen aus Glas, Keramik, Metall u. a.,
6. Membranen aus Häuten oder Kunststoffen.

1. Lochbleche, Lochplatten, Siebe. Abgesehen von groben Filtrationen (Abseihen stückiger Güter z. B. nach dem Waschen) dienen Lochbleche, -platten und Siebe meist als Stützmaterialien für feinere Filtermittel. Über ihren Aufbau und ihre Abmessungen wurde im Kapitel „Klassieren" ausführlich berichtet (s. S. 19).

2. Textil- und Metallgewebe. In der Filtrationstechnik werden als Filtermittel Textilgewebe aus Natur- oder Kunstfasern oder Metallgewebe am häufigsten gebraucht. Im Laboratoriumsmaßstab finden Filtertücher vor allem beim Kolieren (s. S. 48) und Zentrifugieren (s. S. 56) Verwendung. Als Textilien kommen Gewebe aus Baumwolle, Jute, Wolle, Kamelhaar, Leinen, Seide, dazu Perlon, Nylon, Orlon, Reyon u. a. in Frage.

Die Vorteile der Filtertücher sind ihre Feinporigkeit, die durch Material und Webart variiert werden kann, sowie ihre Geschmeidigkeit und leichte Verarbeitbarkeit. Von Nachteil dagegen sind ihre geringe mechanische und chemische Festigkeit, ihre z. T. erhebliche Temperaturempfindlichkeit und das Verfilzen bei wiederholtem Gebrauch. Auch die Reinigung der Filtertücher ist oft schwierig.

Metallgewebe können je nach Drahtstärke bis zu einer Maschenweite von 50 µm hergestellt werden. Durch galvanische Verstärkung können die Öffnungen noch verkleinert werden. Durch das Fehlen einer inneren Oberfläche fehlt praktisch eine Adsorptionswirkung. Tiefenfiltration erfolgt demnach nur im Filterkuchen. Metallgewebe setzen also nicht so leicht zu, der Filterkuchen kann gut abgehoben werden (v. a. bei Köperbindung), die Reinigung erfolgt leichter und die Gewebe sind stabiler gegen mechanische Beanspruchung, Temperatur und chemische Einflüsse. Ihre Nachteile sind die geringere Flexibilität und das schwierige Verarbeiten.

3. Verfilzte Schichten. Von den verfilzten Schichten spielen als Filtermittel für den Laboratoriumsmaßstab die Papiere die größte Rolle. Ihre Herstellung, Eigenschaften und Prüfung sind im Abschnitt Papiere (Bd. VII B) ausführlich beschrieben. Im technischen Maßstab besitzen sie jedoch nicht genügend mechanische Festigkeit, so daß auf stärkere Schichten übergegangen werden muß, bei denen außerdem die Tiefenfiltration im Filtermittel stark ausgeprägt ist. Solche Filtermittel wurden erstmalig von den Seitz-Werken, Bad Kreuznach, in Form kartonartiger, dicker Filterschichten entwickelt. Sie bestehen vorwiegend aus verfilzten Zellstoffasern, deren Grobgefüge durch feinst fibrillierten Asbest verdichtet wird, und haben eine Dicke von 2 bis 6 mm. Je nach zugesetzter Menge und nach Aufschlußgrad des Asbestes können in Durchlässigkeit und Wirkung gestufte Filterschichtensorten hergestellt werden.

Die verschiedenen Schichtensorten werden der Struktur nach in vier Klassen eingeteilt, die wiederum nach ihrer Durchlässigkeit abgestuft sind. Dabei nimmt die Porengröße mit steigender Durchlässigkeitsnummer ab. Die Sortenbezeichnung wird mit der Fabrikationsnummer auf der Unterseite (= Filtratseite!) der Filterschichten eingebrannt, also auf der Seite, die mit einer feinen, siebartigen Prägung versehen ist. Diese Seite trägt auch eine Imprägnierschicht zur Faserverfestigung, die ein Abspülen von Fasern bei der Filtration verhindert und der Filterschicht eine gute mechanische Naßfestigkeit verleiht.

Folgende Seitz-Filterschichten sind im Handel:

„Seitz-K", Klär-Schichten und
„Seitz-Ko", Komet-Theorit-Schichten in verschiedenen Durchlässigkeitsgraden (s. Tabelle).

„Seitz-K"-Schichten dienen zur Klärfiltration von vorwiegend niedrig viskosen Flüssigkeiten mit fein dispersen bis kolloiden Trübstoffen. Sie sind dichter als die „Seitz-Ko"-Schichten, die ebenfalls zur Klärfiltration jedoch höher viskoser Flüssigkeiten verwendet werden. Darüberhinaus können letztere voluminöse, schleimige Trübstoffe zurückhalten, ohne rasch zu verstopfen.

Leichte Klärschichten Gruppe 400. Sie sind dünner als die obengenannten Schichten. Ihre Filtrationsleistung liegt zwischen denen von „Seitz-K"- und „Seitz-Ko"-Schichten. Sie werden besonders zu großtechnischen Aufgaben herangezogen.

Spezialschichten „Seitz-US", „Seitz-AW" und *„Seitz-AS"* besitzen trotz hoher Filtrationsleistung eine gute Filterwirkung. Infolge der Einlagerung spezieller großoberflächiger Adsorptionsstoffe zeichnet sich die Gruppe 1250 (s. Tabelle) bei einer Schichtdicke von 6 mm durch besonders großes Aufnahmevermögen für Trübstoffe und damit durch große Standzeit aus.

Entkeimungsschichten „Seitz-EK", „Seitz-EKS", „Seitz-EKS I" und *Seitz-EKS II".*

Die Entkeimungsschichten sind einerseits so feinporig, daß Flüssigkeiten von Mikroorganismen befreit werden können. Andrerseits besitzen sie eine so große innere Oberfläche, daß kleinste Teilchen und auch Makromoleküle adsorbiert und damit zurückgehalten werden. Entkeimungsschichten werden etwa für folgende Aufgaben verwendet:

EK-Schichten zur Herstellung keimfreier Getränke wie Wein, Fruchtsäfte, Bier, Pflanzenauszüge u. dgl.

EKS-Schichten zur Herstellung von keimfreien und pyrogenfreien wäßrigen Injektionslösungen (ohne makromolekulare oder kolloide Komponenten), von keimfreiem Alkohol und pyrogenfreiem Wasser.

EKS I-Schichten für die Entkeimung wäßriger Injektionslösungen mit kolloiden und makromolekularen Inhaltsstoffen, für Lösungen höherer Viskosität wie z. B. zur Entkeimung öliger Injektionslösungen.

EKS II-Schichten insbesondere für Seren, im übrigen wie EKS I-Schichten.

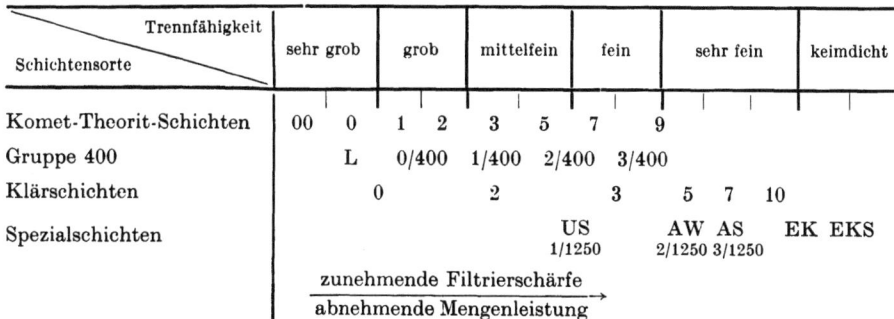

Schichtensorte \ Trennfähigkeit	sehr grob	grob	mittelfein	fein	sehr fein	keimdicht
Komet-Theorit-Schichten	00 0	1 2	3 5	7	9	
Gruppe 400	L	0/400	1/400	2/400	3/400	
Klärschichten	0		2	3	5 7 10	
Spezialschichten			US 1/1250		AW AS 2/1250 3/1250	EK EKS

zunehmende Filtrierschärfe →
abnehmende Mengenleistung →

Da bei der Filtration durch Schichtenfilter neben der Oberflächen- und Tiefenfiltration die Adsorptionswirkung der Filterschicht besonders für das Zurückhalten kolloider und makromolekularer Teilchen eine große Rolle spielt, ist zu bedenken, daß die Zahl der Haftstellen im Filter begrenzt ist. Je nach Schichtdicke und Material ist die Kapazität von 1 m² Filterfläche verschieden. Sind alle Haftstellen besetzt, so können weitere Kolloide nicht mehr adsorbiert werden. Sie erscheinen dann im Filtrat. Man spricht vom Durchbrechen z. B. der Pyrogene. Je stärker eine zu filtrierende Lösung mit solchen Teilchen verunreinigt ist, desto früher erfolgt der Durchbruch, d. h. desto geringer ist die Standzeit des Filters. Enthält die Lösung an sich schon makromolekulare Stoffe (z. B. Plasmaexpander), so werden auch diese z. T. adsorbiert, so daß die Zahl der Haftstellen für makromolekulare Verunreinigungen und damit die Standzeit sinkt. [Vgl. dazu H. WILKE: Filtration von Injektionspräparaten im pharmazeutischen Betrieb. Pharm. Industrie *18*, 428 (1956) und H. WILKE u. H. E. VOSS: Die Entfernung pyrogener Substanzen aus Injektionslösungen durch Filtration. Arzneimittel-Forsch. *4*, 8 (1954)].

Als Vorfilter bei Sterilfiltrationen durch Membranfilter dienen auch *Glasfaserfilter.* Sie bestehen aus sehr feinen, stark verfilzten Glasfasern und werden ohne jeden Zusatz ähnlich wie Papierfilter hergestellt. Sie sind von Sartorius Membranfiltergesellschaft (als SM 13400), Macherey, Nagel u. Co., Schleicher und Schüll oder J. C. Binzer zu beziehen.

Eine neue Art von Filterschichten stellen die *Austausch-Filterkerzen* der PALL-GmbH, Dreieichenhain b. Frankfurt, dar. Es sind dies wie die vorher besprochenen Schichtenfilter Einweg-Filterelemente, die in der Regel nur für einmaligen Einsatz bestimmt sind. Sie werden bei Erreichen des maximalen Verschmutzungsgrades gegen neue ausgetauscht. Nur in Sonderfällen ist eine Reinigung bei mehrmaligem Einsatz möglich.

Alle Standard-Filterkerzen haben die gleichen äußeren Abmessungen mit 70 mm Durchmesser und 250 mm Höhe. Sie bestehen aus dem Filtermittelbelag, einem inneren perforierten Stützrohr zur Aufnahme des bei der Filtration entsprechenden Differenzdruckes und den beiden Endscheiben zur Abdichtung. Filtermittel und feste Materialien sind untereinander durch die entsprechenden Kunstharze voll integriert oder — wie bei Polypropylen — „schmelz''-verbunden.

Das jeweilige Filtermittel legt sich als sternförmig gefalteter Zylinder über das perforierte Stützrohr. Dadurch werden hohe wirksame Filterflächen erzielt.

Epocel-Filterkerzen, PALL. Bei den Epocel-Filterkerzen besteht das Filtermittel aus Cellulosematerial, das mit Epoxidharz imprägniert ist. Dadurch wird eine intensive Bindung der Fasern untereinander erreicht, ohne daß die hohe Durchlässigkeit beeinträchtigt wird.

Epocel-Filterkerzen werden in drei Feinheitsgraden mit nominalen Rückhalteraten von 3, 10 und 30 μm geliefert.

Durch die Verwendung von Epoxidharz als Bindemittel (beständig gegen viele Chemikalien und Lösungsmittel bis zu einer Temperatur von 120°) sowie durch die Ausführung der Stützkonstruktion in Edelstahl oder Polypropylen haben Epocel-Filterkerzen einen breiten Anwendungsbereich.

Melacel-Filterkerzen, PALL, gleichen im Aufbau den Epocel-Filterelementen. Das Cellulosematerial ist jedoch mit einem hochwertigen Melaminharz imprägniert und das Stützrohr mit den Endscheiben besteht aus Polypropylen. Dadurch sind diese Filterkerzen inert und eignen sich besonders überall da, wo Geschmacks- und Geruchsveränderungen des gefilterten Mediums vermieden werden müssen (wie z. B. Nahrungs- und Genußmittelindustrie). Alle Materialien entsprechen den amerikanischen FDA-Empfehlungen.

Der Einsatzbereich reicht von der Filtration von Wasser, alkoholfreien Getränken, Wein, flüssigen Nahrungsmitteln, Pflanzenölen bis zur Filtration von Kosmetika und Pharmazeutika. Melacel-Filterkerzen stehen in drei Feinheitsgraden von 3, 10 und 30 μm nominale Rückhalterate zur Verfügung.

Ultipor-Filterkerzen, PALL, bestehen aus einem mit Epoxidharz imprägnierten Cellulosematerial als Grundlage, über das sich mehrere Lagen eines extrem feinen anorganischen Fasermaterials legen. Alle Lagen werden mit Epoxidharz untereinander verbunden. Die beiden feinsten Ausführungen der Ultipor-Filter bestehen aus extrem feinen anorganischen Fiberschichten und einem inerten organischen Bindemittel.

Das Filtermittel besitzt eine gleichmäßige Porenstruktur und besteht zu 90% aus Hohlräumen. Der äußere Aufbau und die Abmessungen gleichen den Epocel-Filtern.

Auf Grund der hohen Filterfeinheit eignen sich alle Ultipor-Filterkerzen besonders für kritische Anwendungsfälle, die eine nahezu vollständige Abscheidung aller Fremdstoffe verlangen.

Ultipor 2-Filterkerzen erzielen bei Flüssigkeiten und Gasen einen ausgezeichneten Klarfiltrationseffekt, ohne daß dabei ein hoher Druckabfall zu erwarten ist.

Ultipor 9-Filterkerzen erzielen bei Druckluft und anderen komprimierten Gasen unter bestimmten Voraussetzungen einen ausreichenden Sterilisationseffekt und halten aus Flüssigkeiten in einem Filtrationsgang 98%, in zwei Filtrationsstufen 99,98% aller Bakterien zurück. Für besonders kritische Fälle wird eine noch bessere Klärschärfe als mit Ultipor 2 erzielt.

Ultipor 25-Filterkerzen werden zur absoluten Klarfiltration von Wasser (insbesondere von vollentsalztem Wasser), Lösungsmitteln und anderen Flüssigkeiten eingesetzt.

Die Filterkerzen halten 99,999% aller Bakterien aus Flüssigkeiten zurück und erreichen eine Absolutsterilisation von Gasen.

Ultipor 12-Filterkerzen erzielen im Bereich der garantierten Rückhalteraten eine Vollsterilisation von Flüssigkeiten in einem Filtrationsgang und dienen zur Absolutabscheidung aller mechanischen Verunreinigungen. Zusammen mit der Ausführung Ultipor 25 umfaßt der Einsatzbereich weiterhin die Abscheidung von Hefe- und Schimmelpilzen, kolloiden Verunreinigungen, radioaktiven Partikeln und anderen Teilchen im submikroskopischen Bereich.

4. Anschwemmschichten von Kieselgur, Asbest, Aktivkohle u. a. Die als Anschwemmschichten auf Siebunterlagen, Filterpapier oder Textil- und Metallgeweben verwendeten Substanzen sind mit den unter „Filtrationshilfsmitteln" besprochenen Stoffen identisch (s. S. 46).

5. Poröse Massen aus Glas, Keramik, Metall u. a. x. *Glasfilter.* Die zu Filterplatten und -kerzen (s. S. 50) geformten Glasfilter werden durch Sintern von Glasgrieß definierter Korngrößenbereiche in bestimmten Porositäten hergestellt. Während sehr grobporige Sinterplatten der Gasverteilung in Flüssigkeiten (z. B. Gaswaschflaschen) dienen, werden feinerporige Glasfilter zur Filtration verwendet. Voraussetzung für erfolgreiches Arbeiten mit Glasfiltern ist die zweckentsprechende Wahl der Porosität nach der folgenden Tabelle S. 40). Bei Glasfiltern ist es am vorteilhaftesten die Porosität zu wählen, bei der die größte Porenweite etwas kleiner ist als der Durchmesser der kleinsten abzutrennenden Teilchen. Dadurch wird deren Eindringen in die Poren verhindert (reine Siebwirkung), die größte Durchlaufgeschwindigkeit erreicht und die Reinigung nicht unnötig erschwert.

Die Tabelle führt die Porosität, den Nennwert der maximalen Porenweite in μm und die Anwendungsgebiete der von Schott und Gen., Mainz, hergestellten Glasfilter auf.

Die Glasart GERAETEGLAS 20 wird durch den Kennbuchstaben „G", DURAN 50 durch „D" gekennzeichnet. Die Porosität ist aus der Angabe hinter dem Kennbuchstaben ersichtlich, die Angabe vor dem Kennbuchstaben gilt für die Form und Größe des Glasfiltergerätes .

Behandlung und Reinigung von Glasfiltergeräten.

Plötzlicher Temperaturwechsel und ungleiche Erwärmung sollten vermieden werden. Zur Trocknung oder Sterilisation werden Glasfilternutschen und Einbaukegelfilter sowie andere Glasfiltergeräte mit Plattendurchmessern von mehr als 50 mm in den kalten Ofen oder Sterilisator gebracht. Die Aufheizgeschwindigkeit sollte nicht über 20°/Min. liegen. Nur so wird vermieden, daß durch zu große Temperaturdifferenzen zwischen Mantelgefäß und Filterplatte innere Spannungen entstehen, die zum Bruch des Filtergerätes führen können.

Im Trockenschrank oder Sterilisator sollten Filtergeräte nach Möglichkeit auf dem Gefäßrand stehen (Stiel nach oben), wobei eine durchbrochene Aufstellfläche für die Luftkonvektion zwischen den Innenraum des Gefäßes und dem Ofenraum vorteilhaft ist. Ist die Schräglage von Filtergeräten im Ofen unumgänglich (Einbaufilter), so muß der Auflagepunkt im Bereich der Filtereinschmelzung gegen vorzeitige Erwärmung durch Unterlegen eines wärmeisolierenden Stoffes, wie z. B. Asbest, geschützt werden.

Zur Abkühlung verbleiben die Glasfiltergeräte im Trockenschrank oder Sterilisator. Die Abkühlzeit, bedingt durch die Wärmeträgheit dieser Heizeinrichtungen, ist ausreichend.

Vor der ersten Benutzung eines Glasfiltergerätes wird zur Entfernung von Schmutzteilchen und Glasstaub heiße Salzsäure und anschließend destilliertes Wasser in mehreren Portionen bei möglichst gutem Vakuum durch die Filterplatte gesaugt. Es ist wichtig, daß die folgende Portion Wasser immer erst dann aufgegossen wird, wenn die vorhergehende vollständig durchgesaugt ist. Diese als „Durchreißen" bezeichnete Filtrationsweise ist nur für die Reinigung der Filter anzuwenden, keinesfalls für präparative oder analytische Filtrationen.

Glasfilter sollten stets unmittelbar nach Benutzung gereinigt werden.

Wenn kein Niederschlag in die Poren eingedrungen ist, genügt in vielen Fällen ein Abspritzen der Oberfläche an der Wasserleitung oder mit der Spritzflasche. Die Oberfläche der Filterplatte kann dabei mit einem Pinsel oder einem Gummiwischer abgewischt werden.

Sind Teile des Niederschlages in die Poren eingedrungen, so ist eine Rückspülung nötig. Bei Filtergeräten der Porositäten 0 bis 2 kann dies direkt an der Wasserleitung geschehen,

Porosität Por.	Nennwert der max. Porenweite μm	Hauptsächliches Anwendungsgebiet und weitere Verwendungsbeispiele
0	150–200	*Gasverteilung* Gasverteilung in Flüssigkeiten bei geringem Gasdruck Filtration gröbster Niederschläge
1	90–150	*Grobfiltration* Filtration grober Niederschläge Gasverteilung in Flüssigkeiten Flüssigkeitsverteilung Grobe Gasfilter Extraktionsapparate für grobkörniges Material Unterlagen für lose Filterschichten gegen gelatinöse Niederschläge
2	40–90	*Präparative Feinfiltration* Präparatives Arbeiten mit kristallinen Niederschlägen Quecksilberfiltration
3	15–40	*Analytische Filtration* Analytisches Arbeiten mit mittelfeinen Niederschlägen Präparatives Arbeiten mit feinen Niederschlägen Filtration in der Zellstoffchemie Feine Gasfilter Extraktionsapparate für feinkörniges Material
4	9–15	*Analytische Feinfiltration* Analytisches Arbeiten mit sehr feinen Niederschlägen (z. B. $BaSO_4$, Cu_2O) Präparatives Arbeiten mit entsprechend feinen Niederschlägen Rückschlag- und Sperrventile für Quecksilber
4 f[1]	4–9	*Feinstfiltration* Bodenanalytische Arbeiten Abtrennung größerer Mikroorganismen
5	1,0–1,71	*Bakterienfiltration* Sterilfiltration
5 f[1]	unter 1,0	*Bakteriologische Sonderaufgaben*

[1] Sonderanfertigung.

indem z. B. der Stiel der Nutsche über einen Gummischlauch an den Wasserhahn angeschlossen wird und das Wasser von rückwärts durch die Filterplatte strömt. Der eingesetzte Wasserdruck darf dabei 1 atü nicht übersteigen. Bei den Porositäten 3, 4 und 5 spritzt oder wäscht man den Niederschlag von der Platte ab und saugt Wasser entgegengesetzt zur Filtrationsrichtung durch.

Durch Staub und Schmutz bei der Gasfiltration verstopfte Filter lassen sich durch Behandeln mit einer warmen Lösung von Spülmitteln und nachfolgendes Durchblasen reiner Luft von der sauberen Filterseite her regenerieren. Mit dem Schaum treten die Schmutzteile an die Oberfläche und werden durch Spülung mit Wasser entfernt.

Sind auch nach der mechanischen Reinigung noch Poren der Filterplatte verstopft oder will man vor Filtration anderer Substanzen sicher sein, daß kein Rückstand von einem früheren Arbeitsgang in den Poren der Filterplatte verblieben ist, ist eine gründliche chemische Reinigung notwendig. Die Wahl des verwendeten Lösungsmittels richtet sich dabei natürlich nach der Art der Verunreinigung, z. B.:

Bariumsulfat	heiße konz. Schwefelsäure (100°)
Silberchlorid	Ammoniak oder Natriumsulfat
Kupfer(I)-oxid	heiße Salzsäure und Kaliumchlorat
Quecksilberrückstand	heiße konz. Salpetersäure
Quecksilbersulfid	heißes Königswasser
Eiweiß	heißes Ammoniak oder Salzsäure
Fett, Öl	Tetrachlorkohlenstoff, heiße konz. Schwefelsäure mit rauchender Salpetersäure (100°) oder kochende konz. Salzsäure mit Kaliumchlorat

Andere organische Stoffe heiße konz. Schwefelsäure mit Zusatz von Salpetersäure, von Natriumnitrat, von Natriumperchlorat oder von Kaliumdichromat

Tierkohle vorsichtiges Erhitzen mit Mischung von 5 Vol. konz. Schwefelsäure + 1 Vol. konz. Salpetersäure auf ca. 200°.

Ausgiebiges Nachwaschen mit Wasser ist selbstverständlich.

Bei biochemischen Arbeiten ist eine Reinigung mit Dichromatschwefelsäure zu vermeiden, weil die in ihr vorhandenen und durch Reduktion neu entstehenden Chrom(III)-Verbindungen an der Oberfläche der Filterplatte adsorbiert werden. Durch ihre Abgabe bei erneutem Gebrauch können biologische Substanzen erheblich geschädigt werden. Diese Gefahr entfällt bei Verwendung von Schwefelsäure mit Zusatz von Nitrat oder Perchlorat. Es entstehen nur leichtlösliche Reduktionsprodukte, die sich durch Nachwaschen mit Wasser rückstandslos entfernen lassen.

Da heiße konz. Phosphorsäure und heiße Laugen die Glasoberfläche angreifen, sind sie als Reinigungsmittel ungeeignet. Müssen sie filtriert werden, so ist eine Vergrößerung der Porendurchmesser und damit eine Verkürzung der Lebensdauer der Filtergeräte unvermeidlich.

β. *Keramikfilter.* Flußmittelfreie Kaoline und Tone sintern bei der üblichen Garbrandtemperatur des Porzellanofens, wobei der Scherben verkittet, nicht aber geschmolzen wird. Infolge des Fehlens einer Glasbasis sind solche Massen mehr oder weniger porös. Die Porenweite ist je nach der Korngröße des Ausgangsmaterials in weiten Grenzen variierbar und liegt bei den Filtertiegeln zwischen etwa 5 und 10 μm.

Eine exakte und zwischen verschiedenen Fabrikaten übereinstimmende Abstufung der Porenweiten gibt es bei den Porzellanfiltern nicht. So sind die Filtereigenschaften der Rosenthal-Filtertiegel wie folgt gekennzeichnet:

1 = Feinfilter — Porengröße 6 μm
2 = Mittelfilter — Porengröße 8 μm
3 = Grobfilter — Porengröße 10 μm

Filtertiegel von Haldenwanger, Berlin, haben eine Porengröße von 5 bis 6 μm. Ihre Abstufung richtet sich nach der Durchlaufgeschwindigkeit für Wasser:

P 1 Durchlaufgeschwindigkeit 100 cm³ W. ca. 90 Sek.
P 2 Durchlaufgeschwindigkeit 100 cm³ W. ca. 75 Sek.
P 3 Durchlaufgeschwindigkeit 100 cm³ W. ca. 50 Sek.

Die porösen Porzellanplatten sind empfindlich gegen Abrieb. Auskratzen des Tiegels muß unterbleiben. Beim Glühen von Filtertiegeln empfiehlt es sich, diese in einen Tiegelschuh (= Glühschälchen) zu setzen.

Zu den keramischen Massen im weiteren Sinne zählen auch Filterplatten und -kerzen aus Schamotte, Korund und vor allem aus gebrannter Kieselgur. Letztere, als Berkefeld-Filter bekannt, dienen wegen ihrer Porenfeinheit und der großen inneren Oberfläche der Keimfiltration von Wasser.

γ. *Metallfilter.* Ebenso wie Glaspulver lassen sich Pulver verschiedener Metallegierungen ausgewählter Kornklassen zu porösen Materialien zusammensintern. Die Porenweiten liegen dabei etwa zwischen 5 μm und 170 μm. Sie besitzen eine Rückhalterate aus Flüssigkeiten von 98% für Teilchen, deren Durchmesser zwei Drittel oder mehr als die mittlere Porenweite des Filters ist. Bei Gasen ist der Filtrationsgrad noch feiner.

Die nachstehende Tabelle zeigt die Filtrationseigenschaften von Metallfiltern der PALL-GmbH, Dreieichenhain b. Frankfurt.

Bezeichnung	Mittlere Porenweite (μm)	Rückhalteraten in μm			
		bei Flüssigkeiten		bei Gasen	
		nominal (98%)	absolut (100%)	nominal (98%)	absolut (100%)
C	165	55	160	45	110
D	65	22	55	8	20
E	35	12	35	4	11
F	20	7	25	1,3	3
G	10	3	15	0,7	1,8
H	5	2	12	0,4	1,0

Die verwendeten Legierungen sind weitgehend korrosionsbeständig (rostfreier Stahl). Metallfilter haben den Vorteil, daß sie unzerbrechlich, verformbar, bearbeitbar und hoch temperaturbeständig sind.

6. Membranfilter. Membranfilter wurden von R. ZSIGMONDY entwickelt und stellen dünne Schichten von Trockenschäumen dar, deren Schaumlamellen zahlreiche Durchlässe haben. Diese Durchlässe sind die eigentlichen Filterporen, die die Permeabilität und damit den Wirkungsgrad der Membran bestimmen. Die hohe Zahl der Poren (etwa $10^8/cm^2$) und das große Hohlraumvolumen von 65 bis 85% ergeben trotz einer Porenfeinheit, die zwischen 10 μm und 5 nm liegt, eine hohe Filtrationsleistung.

Die Abtrennung der Feststoffpartikel aus der Trübe erfolgt im Gegensatz zu den Schichtenfiltern praktisch durch reine Siebwirkung, d. h. es werden alle Teilchen zurückgehalten, deren kleinster Durchmesser größer ist als die größte Porenweite.

Membranfilter werden aus Celluloseestern, regenerierter Cellulose, Polyvinylchlorid, Nylon, Teflon u. a. Kunststoffen hergestellt. Ihre Beständigkeit gegen Lösungsmittel ist materialabhängig. Die meisten Membranfilter enthalten in der Standardausführung Weich-

Sartorius-Membranfilter

Membran-filter Typ SM	mit Gitternetz Typ SM	als Farbfilter grün Typ SM	als Farbfilter schwarz Typ SM	Porengrößen in μm		Durchlässigkeit	
				nach HAGEN- POISEUILLE	nach dem Quecksilber- Intrusions- Verfahren	Wasser[1]	Luft[2]
11301	—	—	13001	5	8	1 100	7
11302	—	—	—	2	3	440	2,7
11303	—	—	—	1	1,2	300	1,5
11304	—	—	—	0,9	0,8	225	1,25
11305	11405	—	13005	0,8	0,6	150	0,65
11306	11406	12906	13006	0,6	0,45	65	0,4
11307	11407	12907	—	0,3	0,2	25	0,22
11308	—	—	—	0,27	0,15	14	0,13
11309	—	—	—	0,2	0,1	4,5	0,08
11310	—	—	—	0,15	0,05	1,6	0,06
11311	—	—	—	0,1	0,01	0,6	0,03

Spezial-Membranfilter

				Porengrößen		Durchlässigkeit	
SM 12500				10	12	4 500	20
SM 12602				2	3	—	2,7
SM 11106				0,6	0,45	65	0,4
SM 12801 und SM 12804				5/0,9	8/0,8	1 100/225	7/1,25
SM 12806 und SM 12807				0,6/0,3	0,45/0,2	65/25	0,4/0,22
SM 12710				virus- dicht	virus- dicht	1,5	—
SM 13400							

[1] ml · min^{-1} · cm^{-2} bei einer Druckdifferenz von 700 mm Hg.
[2] l · min^{-1} · cm^{-2} bei einer Druckdifferenz von 500 mm WS.

macher. Soll zu analytischen Zwecken Gewichtskonstanz der Filter erreicht werden, so müssen weichmacherfreie Typen verwendet werden.

Die Filtration mit Membranfiltern muß durch Unter- oder Überdruck beschleunigt werden[1]. Die Anwendung von Ultrafiltern (Porengröße zwischen 5 und 100 nm) erfordert jedoch Geräte für Drücke von 15 bis 30 atü, besonders bei Anwesenheit filtrationshemmender Stoffe (z. B. Proteine).

Zur Verbesserung der Leistung bei technischen Filtrationen wurden häufig kombinierte Membran-Schichtenfilter verwendet. Ihre mechanische Festigkeit erlaubt robuste Handhabung im Betrieb. Zur ihrer Herstellung wird auf einen Filterkarton von etwa 0,5 mm Stärke eine etwa 0,2 mm starke Membran aus Cellulosenitrat im direkten Beschichtungsverfahren unlösbar aufgebracht. Die Membran bestimmt den Wirkungsgrad, die Filterleistung und die Chemikalienbeständigkeit der Schicht. Allerdings werden sie in letzter Zeit immer weniger eingesetzt, da sich gezeigt hat, daß es praktisch nicht möglich ist, die Membranschicht bei Erhaltung einer ausreichenden Filtrationsgeschwindigkeit ohne größere Lücken aufzubringen. Es sind nur noch einige Sorten, z. B. von Schleicher und Schüll, im Handel.

---

[1] Bei Sterilfiltration sollte nur Überdruck verwendet werden.

(Übersicht)

Anwendung
Gravimetrische Bestimmung von Industriestäuben, Schmutzbestimmung in Weißzucker Anreicherung radioaktiver Aerosole, Kühltrubbestimmung mit SM 113 02 in Brauereien Abscheidung grobdisperser Schwebstoffe aus entsalztem Wasser, Ölen usw.
Klarfiltration biologischer und pharmazeutischer Lösungen SM 113 04 zur gravimetrischen Bestimmung von Verunreinigungen in Ölen und Treibstoffen SM 114 05 zum Nachweis von E. coli in Milch und Milchprodukten SM 130 05 zur Kontrolle auf Hefen und Schimmelpilze in Getränken
Bakteriologische Wasseruntersuchungen, Sterilitätsprüfungen von Arzneimitteln SM 129 06 und SM 130 06 für Kontrastuntersuchungen, Rückstandsbestimmungen in Ölen und Treibstoffen mit SM 113 06, Eisenoxid-Bestimmung in Kesselspeisewasser
SM 114 07 für Keimzahl-Bestimmungen aus Wasser, Getränken und Lebensmitteln SM 113 07 und SM 113 08 zur Sterilfiltration pharmazeutischer und biologischer Lösungen SM 129 07 für lichtmikroskopische Staubuntersuchungen
SM 113 09 zur Herstellung optisch reiner Reagentien und Flüssigkeiten für Streulichtmessungen Abscheidung analytischer Niederschläge SM 113 10 und SM 113 11 zur Filtration von Phagen und größeren Viren Abtrennung von submikroskopischen Partikeln aus Lösungen
Vorfiltration für den bakteriologischen Keimnachweis Lösliches Sartorius-Membranfilter aus Gelatine für Luftkeimuntersuchungen Rückstandsuntersuchungen in Ölen nach DIN 51 588 Filtration aggressiver Chemikalien, z. B. Säuren und Laugen Verschweißbare Implantationskammer für Gewebezüchtungen Lösliches Filter aus Alginat zur Abtrennung und Anreicherung von Viren
Glasfaser-Vorfilter für Sartorius-Membranfilter zur Gewinnung klarer und steriler Filtrate

MF-Typ	Typische Anwendungen	Durch-schnittl. Porengröße μm	Poren-größen-streuung μm
MF-*Millipore* (gemischte Cellulose-Ester)			
SC	Vorfiltration oder Klärung, spez. für viskose Flüssigkeiten	8,0	± 1,4
SM	Zytologie; gravimetrische Analyse von Hydraulik-Flüssigkeiten	5,0	± 1,2
SS	Mikrofiltration von Flüssigkeiten, spez. Oele und andere viskose Flüssigkeiten	3,0	± 0,9
RA	Stabilisierung von Bier; Hochreinigung von Wasser und Lösungs-mitteln; Vorfiltration von Serum	1,2	± 0,3
AA	Untersuchung von Gasen; gravimetrische Analyse von Treib-stoffen; Stabilisierung von Wein und Fruchtsäften (schwarz) Mikroskopische oder Fluoreszenz-Analyse von Staub-teilchen; Nachweis von Hefen und Schimmelpilzen in Zucker	0,80	± 0,05
DA	Mikrobiologische Analyse von Milch; Stabilisierung von Weinen	0,65	± 0,03
HA	Mikrobiologische Analyse von Flüssigkeiten; FDA Steril-Test; Analyse von Hydraulik-Flüssigkeiten; Hochreinigung von Wasser (schwarz) Fluoreszenz-Analyse von Antikörpern; Nachweis von Hefen und Schimmelpilzen in Getränken; Nachweis von Silicaten in Flüssigkeiten	0,45	± 0,02
PH	Analyse radioaktiver Teilchen; Filtration von Seren; Photo-mikroskopie	0,30	± 0,02
GS	Steril-Filtration; gravimetrische Rückstandsanalyse gebrauchter Schmieröle	0,22	± 0,02
VC	Bereitung optisch reiner Flüssigkeiten (z. B. für Lichtstreueffekte); Filtration von Viren	0,10	± 0,008
VM	Filtration von Viren; Ultrafiltration von Proteinen	0,05	± 0,003
VF	Ultrafiltration zum Abtrennen hochmolekularer Eiweißstoffe; Filtration von Viren	0,01	± 0,002
Duralon (Nylon)			
NC	Vorfiltration und Klärung von Estern und Ketonen, spez. Fotolacke	14,0	± 3
NS	Mikrofiltration von hochmolekularen alkoholischen Lösungen, Reagentien und Fein-Chemikalien	7,0	± 2
NR	Hochreinigung und Analyse von Ketonen, Hydraulik-Flüssigkeiten auf Ester-Basis und Fotolacken	1,0	± 0,3
Solvinert (lösungsmittelbeständig)			
UR	Hochreinigung von Raketen-Treibstoffen u. Oxydationsmitteln; galvanische Lösungen	1,5	± 0,5
UH	Analyse von Raketen-Treibstoffen oder Oxydationsmitteln, Alkoholen und galvanischen Lösungen	0,5	± 0,05
UG	Sterilfiltration alkoholischer Lösungen und anderen Pharmazeutika	0,25	± 0,03
Celotate (Cellulose-Acetat)			
EA	Endfiltration von dest. Getränken; Hochreinigung von Spül-alkoholen	1,0	± 0,1
EH	Stickstofffreie Analyse; Verschmutzungsanalyse besonderer Lö-sungsmittel	0,5	± 0,05
EG	Sterilfiltration alkoholischer Lösungen	0,2	± 0,05
Mitex (Teflon)			
LC	Klärung konzentrierter Laugen, Säuren, Fotolacke und aktiver oder korrodierender Flüssigkeiten	10,0	± 2
LS	Teilchen-Analyse oben genannter Flüssigkeiten; Tief-Temperatur-Technik	5,0	± 1,5
Polyvic (Polyvinylchlorid)			
BS	Hochreinigung von mittelstarken Laugen und Säuren, Anfertigung von Filter-Beuteln, -Taschen	2,0	± 0,5
BD	Teilchenanalyse in Alkoholen und mittelstarken Laugen und Säuren; Anfertigung von Diffusionskammern	0,6	± 0,05
Microweb (Nylonverstärktes MF-Millipore Filter)			
WS	Allgemeine Klärungsfiltration	3,0	± 0,9
WH	Mikrofiltration von Hydraulik-Flüssigkeiten zur Untersuchung	0,45	± 0,02

(Millipore Filter GmbH, Neu-Isenburg)

Farbe	Oberfläche	Durchflußmenge		Filterdicke	Porosität %	Auto-klavier-bar[3]	Bre-chungs-index	Auswaschbares max. %	Tara-Gewicht mg/cm²	bubble point[4] kg/cm²	Max. Druck kg/cm²
		Wasser[1]	Luft[2]	μm							
weiß	glatt	850	55	130 ± 10	74	ja	1,515	6,0	5,2	0,28	12,3
weiß	glatt	540	35	130 ± 10	84	ja	1,495	6,0	2,8	0,42	11,3
weiß	glatt	400	20	150 ± 10	83	ja	1,495	6,0	3,0	0,70	10,5
weiß	glatt od. Netz	300	15	150 ± 10	82	ja	1,512	5,0	4,2	0,84	21,0
weiß	glatt od. Netz	212	11	150 ± 10	82	ja	1,510	4,0	4,7	1,12	24,5
schwarz	glatt od. Netz	212	11	150 ± 10	82	nein[3]	—	—	4,9	1,12	12,6
weiß	glatt od. Netz	150	10	150 ± 10	81	ja	1,510	3,0	4,8	1,47	28,0
weiß	glatt od. Netz	64	4,5	150 ± 10	79	ja	1,510	2,5	4,9	2,25	31,6
schwarz	glatt od. Netz	64	4,5	150 ± 10	79	nein[3]	—	—	6,1	2,25	30,2
weiß	glatt	40	3,7	150 ± 10	77	ja	1,510	2,0	5,3	2,81	35,1
weiß	glatt	21	2,5	135 ± 10	75	ja	1,510	2,0	5,5	3,86	49,2
weiß	glatt	2	0,49	130 ± 10	74	ja	1,500	1,5	5,6	7,0	56,2
weiß	glatt	1	0,31	130 ± 10	72	ja	1,500	1,5	5,7	10,5	70,0
weiß	glatt	0,2	0,22	130 ± 10	70	ja	1,500	1,5	5,8	14,0	105,5
weiß	glatt od. Netz	1 020	130	150 ± 10	68	nein	s. Bem. 5	1,5	5,4	0,17	22,1
weiß	glatt od. Netz	610	50	150 ± 10	65	nein	s. Bem. 5	2,5	5,3	0,28	24,5
weiß	glatt od. Netz	270	13	150 ± 10	63	nein	s. Bem. 5	2,5	5,8	0,84	47,8
braun	glatt od. Netz	260	9	135 ± 10	79	ja	—	3,0	4,8	0,35[4]	22,8
braun	glatt od. Netz	42	3,5	135 ± 10	73	ja	—	3,0	5,5	0,7[4]	28,6
braun	glatt od. Netz	8	1,5	135 ± 10	67	ja	—	3,0	5,2	1,26[4]	28,0
weiß	glatt od. Netz	240	11	130 ± 10	74	nein	1,47	4,0	5,2	1,0	49,2
weiß	glatt od. Netz	67	5	130 ± 10	73	nein	1,47	2,5	5,4	2,0	56,2
weiß	glatt od. Netz	21	2,5	130 ± 10	71	nein	1,47	2,0	5,7	3,86	63,3
weiß	glatt od. Netz	170	9	125 ± 15	68	ja	—	0,15	8,0	0,035[4]	17,5
weiß	glatt od. Netz	70	6	125 ± 15	60	ja	—	0,1	8,0	0,063[4]	10,5
weiß	glatt od. Netz	312	10	135 ± 10	79	nein	1,528	3,2	4,7	0,28[4]	30,2
weiß	glatt od. Netz	45	4	135 ± 10	73	nein	1,528	3,2	5,7	0,70[4]	52,0
weiß	glatt	155	7,1	130 ± 10	45	nein	—	6,0	4,9	0,84	10,5
weiß	glatt	55	4,5	130 ± 10	43	nein	—	2,0	5,7	2,81	31,6

Bemerkungen zur vorstehenden Tabelle:

[1] Die Durchflußmengen für Wasser sind Durchschnittswerte in Millilitern pro Minute pro Quadratzentimeter Filterfläche bei einer Temperatur von 25° und einer Druckdifferenz von 70 cm Hg.

[2] Die Durchflußmengen für Luft sind Durchschnittswerte in Litern pro Minute pro Quadratzentimeter Filterfläche bei einer Temperatur von 25° und einer Druckdifferenz von 70 cm Hg.

[3] Filter, die nicht autoklaviert werden dürfen, sind durch Behandlung mit Äthylenoxid, UV-Licht, durch hochenergetische Strahlen oder mit gleichwertigen „Kalt"-Sterilisationsverfahren zu sterilisieren.

[4] Der bubble point ist derjenige Druck (kg/cm^2), bei welchem Luft die Poren eines mit Wasser gesättigten Millipore Filters durchdringt. (Ausnahme: für Solvinert, Mitex und Polyvic Filter wird Alkohol als Grenzflüssigkeit verwendet.)

[5] Duralon Filter können bei Behandlung mit Immersionsöl nicht vollkommen durchsichtig gemacht werden. Öl mit dem Brechungsindex 1,515 ist ausreichend, um die Filter bei durchfallendem Licht mikroskopieren zu können.

c. Filtrationshilfsmittel

Schleimige, stark lyophile, quellfähige Trübstoffe bilden leicht komprimierbare, zusammenhängende Filterkuchen, die die Poren des Filtermittels verlegen und die Filtrationsleistung oft bis gegen Null verringern. Der Zusatz von körnigen, oberflächenreichen oder faserigen Stoffen zur Trübe erhält den Filterkuchen porös und durchlässig. Weiterhin findet an der Oberfläche solcher Filtrationshilfsmittel eine starke Adsorption v. a. kolloider Trübstoffe statt. Gelegentlich kommt es obendrein zu Ausflockungen. All diese Einzelerscheinungen sorgen dafür, daß das Filter nicht verstopft, das Klärvermögen gesteigert wird und die volle Filtrationsleistung lange erhalten bleibt.

Im analytischen Bereich dienen als Filtrationshilfsmittel vorwiegend Filterflocken aus reinen Cellulosefasern (Linters, Baumwolle, Sulfitzellstoff) in besonders fein zerteilter Form und für quantitative Bestimmungen aschefrei gewaschen, z. B. MN-Filterflocken normal und MN-Filterflocken säuregewaschen von Macherey, Nagel u. Co., Düren.

Man setzt sie am besten kurz vor dem Filtrieren der Trübe zu. Die Zusatzmenge ist auszuprobieren. Sie richtet sich vor allem nach der Menge des Niederschlages. Im allgemeinen dürften 0,5 g für ein Volumen von 300 cm³ ausreichend sein. Besonders vorteilhaft hat sich der Zusatz von Filterflocken bei Sulfiden und allen Hydroxiden erwiesen. Die Filterflocken sind auch als leicht zerschlagbare Filtertabletten aus aschefreiem Material von etwa 1 g Gewicht zu haben.

In der technischen Filtration dienen Kieselgur (s. Bd. II, 1032), Asbest, Aktivkohle u. a. unlösliche, oberflächenreiche, auf dem Filter nicht komprimierbare Materialien, die wie oben genannt wirksam sind. Sie werden entweder der Trübe zugesetzt oder als Anschlämmschicht auf das Filtermaterial aufgebracht.

[Vgl. dazu H. Asche, J. Büchi u. K. Steiger-Trippi: Über die Eigenschaften einiger Filtermaterialien. Pharm. Acta Helv. *37*, 205 (1962)].

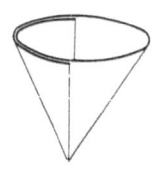

Abb. 47.
„Glattes Filter".

d. Filterapparate

Zur Verwendung der unter b. und c. genannten Filtermittel und Filterungshilfsmittel benötigt man Geräte, die einerseits eine das Filtermittel stützende Unterlage besitzen und andrerseits die Zugabe der Trübe und Abnahme des Filtrates gestatten.

1. Filtration bei Normaldruck. Das einfachste Filtergerät ist der Trichter. Sein Öffnungswinkel muß 60° betragen. Die Filtergröße ist so zu wählen, daß der obere Rand des Filterpapieres etwa 0,5 bis 2 cm (je nach Größe des Trichters) unter dem Trichterrand liegt. Glatte Filter werden durch zweimaliges Falten eines Rundfilters erhalten (Abb. 47). Nach Anfeuchten muß der obere Rand dicht an der Trichterwand anliegen, damit beim Filtrieren ein die Filtration beschleunigender Sog entsteht, der durch einen möglichst langen Trichterhals noch verstärkt wird. Zur weiteren Verbesserung der Sogwirkung legt man das Trichterrohr an die Wand des Auffanggefäßes an, so daß das Filtrat ohne Unterbrechung als Flüssigkeitsfilm abzieht (Abb. 48 u. 49). In der Analytik wird gern der schnell filtrierende Analysentrichter nach PRAUSNITZ verwendet (Abb. 50). Er besitzt im unteren Teil 3 keilförmige Verdünnungen der

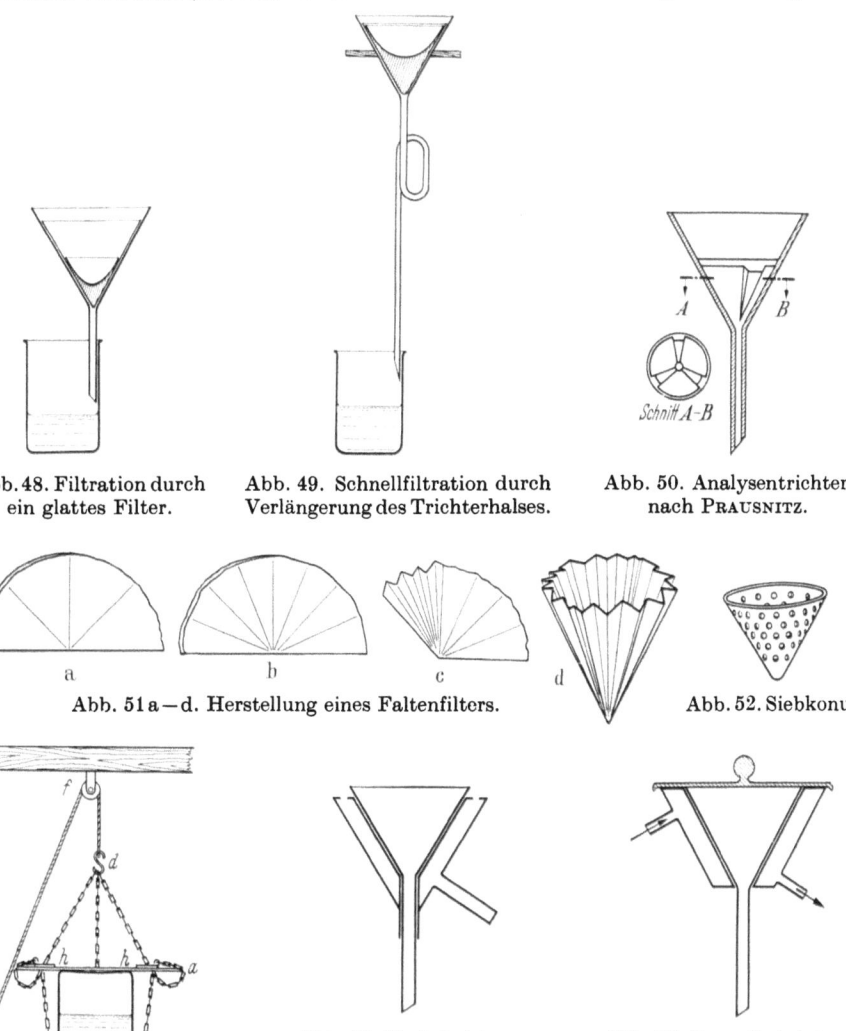

Abb. 48. Filtration durch ein glattes Filter.

Abb. 49. Schnellfiltration durch Verlängerung des Trichterhalses.

Abb. 50. Analysentrichter nach PRAUSNITZ.

Abb. 51 a—d. Herstellung eines Faltenfilters.

Abb. 52. Siebkonus

Abb. 54. Gasbeheizter Warmwassertrichter mit Sporn.

Abb. 55. Dampfbeheizter Trichter.

Abb. 53. Selbsttätige Filtrationsvorrichtung. *a, b* Halterung; *c* Stopfen mit Rohr; *d* Aufhängung; *e* Arretierung; *f* Rolle; *h* Verschluß.

Trichterwand, durch die das Filtrat frei in das relativ englumige Trichterrohr abfließen kann. Durch Verwendung von Faltenfiltern wird die Filterfläche gegenüber dem glatten Filter verdoppelt. Faltenfilter können in allen Größen im Handel bezogen oder selbst aus Rundfiltern hergestellt werden (Abb. 51). Beim Selbstfalten ist darauf zu achten, daß die Spitze des Filters nicht beschädigt wird.

Da bei großen Trichtern mit weitem Rohr die Spitze des Filters einer zu großen Belastung ausgesetzt ist, setzt man zu ihrer Unterstützung einen Siebkonus aus Porzellan (Abb. 52), evtl. auch nur einen dicken Wattebausch ein. Größere Mengen von Flüssigkeiten oder langsam filtrierende Trüben lassen mit der in Abb. 53 gezeigten Anordnung selbsttätig filtrieren.

Müssen Trüben heiß filtriert werden, bedient man sich eines Heißwassertrichters oder Dampftrichters nach Abb. 54 oder Abb. 55.

Der Filtration von Drogenansätzen oder der Filtration von Niederschlägen wie Eisen(III)-hydroxid o. ä. dienen Koliertücher, die auf einen Kolierrahmen (Tenakel) gespannt werden.

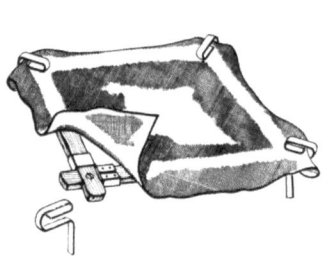

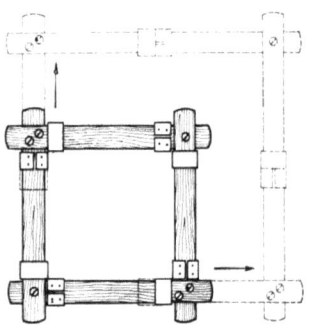

Abb. 56a. Tenakel mit Koliertuch.   Abb. 56b. Tenakel für verschiedene Größen.

Die Rahmen sind entweder mit Nägeln versehen oder das Tuch wird mit Klammern festgehalten (Abb. 56). Häufig werden die Filtertücher zu Spitzbeuteln genäht, die dann an einem Ring befestigt in das Auffanggefäß hineinhängen.

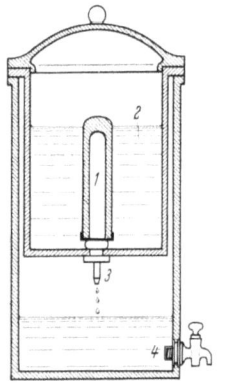

Zur Filtration und Aufbewahrung von destilliertem Wasser dienen häufig *Berkefeld-Filter*, deren Filterkerzen aus gesinterter Kieselgur (s. S. 41) bestehen. Das Wasser tropft unter seinem Eigendruck durch die Filterkerze in das mit Hahn versehene Vorratsgefäß (Abb. 57). Pilz- und Algensporen, die sonst destilliertes Wasser rasch verderben lassen, werden vom Filter zurückgehalten.

Die von Zeit zu Zeit nötige Reinigung der Filterkerzen erfolgt durch Abbürsten mit weicher Bürste und gründliches Rückspülen von innen nach außen. Der letzte Spülgang muß mit destilliertem Wasser vorgenommen werden.

Abb. 57. Berkefeld-Filter (Pohl, Celle).
1 Filterkörper; *2* unfiltriertes Wasser; *3* filtriertes Wasser; *4* Hahn zur Entnahme filtrierten Wassers.

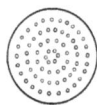

Abb. 58. Wittsche Platte.

2. Saugfiltration. Durch Evakuieren des mit dem Filter dicht verbundenen Auffanggefäßes kann zwischen Trübenraum und Filtratraum eine Druckdifferenz von maximal 1 Atm. erzeugt werden. Zwar ist die damit erzielbare Filtrationsbeschleunigung nicht allzu groß, doch ist sie im Laboratoriumsmaßstab meist ausreichend. Außerdem ist die Saugfiltration apparativ leichter zu bewerkstelligen als die unter 3. zu besprechende Druckfiltration. Einfache Saugfilter erhält man durch Aufsetzen eines Trichters auf eine Saugflasche und Einlegen einer sog. Wittschen Filterplatte (Abb. 58) in den Trichter[1].

Die Filterplatte dient als Träger für die Filterpapierscheibe, deren Durchmesser einige mm größer sein muß als der der Filterplatte. Das angefeuchtete Filter wird unter gleichzeitigem Saugen mit einem Spatel fest an die Trichterwandung angelegt. Bei Klärfiltrationen

---

[1] Porzellantrichter und Filterplatte nach Hirsch (Abb. 59) sind ebenso zu verwenden, allerdings muß die Filtergröße wie bei Büchner-Trichtern (s. S. 49) ausgewählt werden.

kann das Filter noch mit einer Anschlämmung eines Filterungshilfsmittels ebenfalls unter Saugen beschichtet werden. Bei Trenn- und Scheidefiltrationen (s. S. 35) muß die Beschichtung meist unterbleiben.

Für analytische Filtrationen verwendet man meist Filtertiegel aus Glas oder Porzellan entsprechender Porenweite (s. S. 39). Der Tiegel wird mittels einer sog. Tulpe, die in einem durchbohrten Gummistopfen steckt, mit der Saugflasche verbunden (s. Abb. 60).

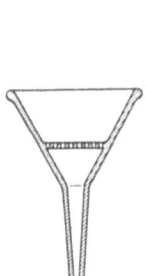
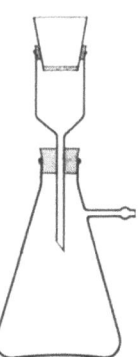
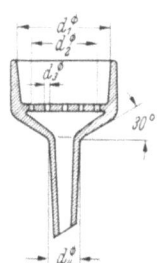

Abb. 59. Porzellantrichter mit Siebplatte nach HIRSCH. Abb. 60. Filtertiegel mit Tulpe und Saugflasche. Abb. 61. Siehe folgende Tabelle.

Büchner-Trichter mit den für die verschiedenen Norm-Maße passenden Filtergrößen.

Nenngr. ∅	Filterpapier	18	27	40	45	55	70	90	110	125	150	185	240	270	320
Filter-nutschen-platte	d_1 ∅	21	30	43	48	60	75	95	115	130	156	192	248	279	330
	d_2 ∅ (Größtm.)	15	21	28	34	47	61	80	100	114	137	172	206	253	302
	d_3 ∅		1			1			1,5				2		

Größere Mengen von Niederschlägen werden auf Nutschen aus Porzellan, sog. Büchner-Trichtern, gesammelt. Die Lochung der Siebplatten in den Nutschen reicht nicht ganz bis an die senkrechte Wandung heran. Der Durchmesser der einzulegenden Filterscheiben muß

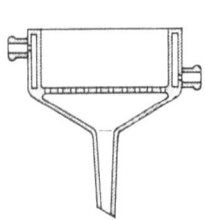
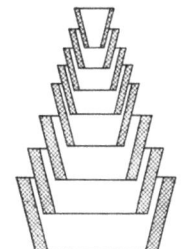

Abb. 62. Büchner-Trichter mit heiz- oder kühlbarer Wandung. Abb. 63. Satz Guko.

kleiner als der innere Durchmesser d_1 der Nutsche, jedoch größer als der des äußeren Lochkranzes der Siebplatte d_2 sein. Abb. 61 mit Tabelle gibt die Normmaße der Porzellannutschen und die dazu passenden Filtergrößen an. Büchner-Trichter sind auch doppelwandig mit Schlaucholiven zur Beheizung oder Kühlung zu haben (Abb. 62). Die Verbindung zwischen Nutsche und Saugflasche läßt sich vorteilhaft mit einer konischen Gummidichtung, Guko genannt, herstellen. Abb. 63 zeigt einen Satz solcher Dichtungen.

Büchner-Trichter gibt es auch in Glas (z. B. Schott u. Gen., Mainz) mit eingeschmolzenem, plangeschliffenem Schlitzsieb.

Bei den Glasfilternutschen dient der poröse Boden mit definierter Porenweite direkt der Filtration (s. S. 40) (Abb. 64).

Große Mengen Trübe (100 l und mehr) werden gelegentlich in sog. Saugtöpfen filtriert. Sie bestehen aus Steinzeug und werden z. B. mit Filtertuch beschickt. Die Nutsche sitzt mit einem Schliff abgedichtet auf dem Topfrand.

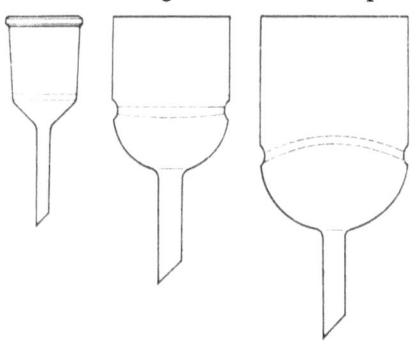

<table>
<tr><td>Abb. 64. Glasfilternutschen
(Schott u. Gen., Mainz) verschiedener Größe.</td><td>Abb. 65. Filtration mittels Saugrohr.</td></tr>
</table>

Hat man Trüben, die das Filter rasch zusetzen, so bewährt sich oft die Filtration mittels Saugrohr, im analytischen Bereich Filterstäbchen genannt. Das Filtermittel ist meist eine

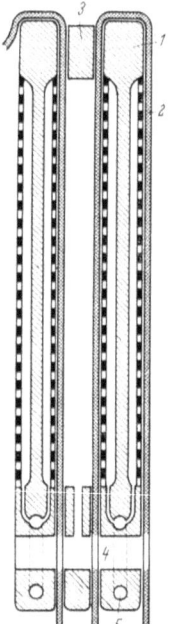

Glassinterplatte bestimmter Porosität. Abb. 65 zeigt eine entsprechende Versuchsanordnung. Das Auswaschen des Niederschlages erfolgt dann durch Dekantieren (s. S. 55).

3. Druckfiltration. Flüssigkeiten mit sehr feinkörnigen oder kolloiden Trüben, Flüssigkeiten mit relativ hoher Viskosität oder große Flüssigkeitsmengen auch mit hohem Feststoffanteil werden meist unter erheblichen Drücken filtriert. Die in der Technik ver-

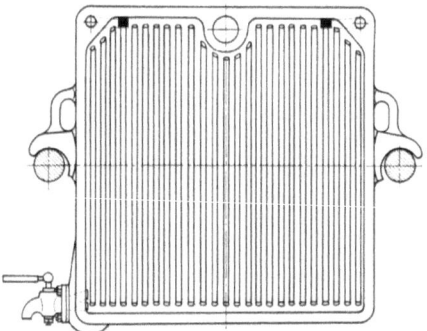

Abb. 66. Filterrahmen der Rahmenfilterpresse mit Trübezulauf unten.
1 Filterplatte; *2* Filtertuch; *3* Rahmen; *4* Trübezulauf; *5* Filtratablauf.

Abb. 67. Platte der Rahmenfilterpresse mit Trübezulauf oben.

wendeten Apparate heißen Filterpressen. Nach ihrer Bauart unterscheidet man Rahmen- und Kammerfilterpressen (Abb. 66 bis 69).

Rahmenfilterpressen zur Filtration leicht filtrierender Suspensionen mittlerer bis hoher Feststoffkonzentration bilden den Filterkuchen in Hohlrahmen von 20 bis 150 mm Dicke, die zwischen zwei mit Filtertüchern belegten Filterplatten eingesetzt sind. Je zwei benachbarte, vertikal aufgehängte Platten mit zwischengeschaltetem Rahmen ergeben eine selbständige Filtereinheit. Die Flüssigkeit passiert jeweils nur eine Filterschicht. Die Vielzahl der „parallelgeschalteten" Platten dient lediglich der Vergrößerung der Filterfläche. In der durch zwei Platten und Rahmen gebildeten Kammer wachsen die zwei einander gegenüberliegenden Filterkuchen am Ende des Filtrationsprozesses zu einem einzigen Kuchen zusammen

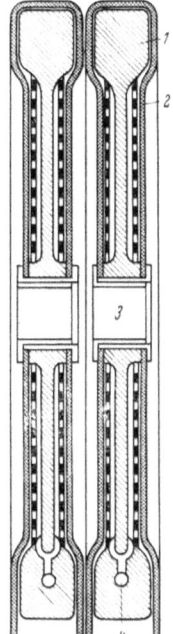

und füllen den Rahmen vollständig aus. Alle Platten und Rahmen mit den dazwischenliegenden Filtertüchern werden zwischen einer feststehenden, mit den Rohranschlüssen und Armaturen versehenen Kopfplatte und einer beweglichen Fußplatte hydraulisch oder durch Friktion zusammengepreßt. Je nach erwünschter Durchsatzleistung werden 4 bis 100 Kammern zusammengestellt.

Kammerfilterpressen zur Klärfiltration schwer filtrierender Suspensionen mit geringem Feststoffgehalt setzen sich aus quadratischen oder runden Filterplatten mit erhabenen Rändern zusammen. Je zwei Filterplatten, mit Filtertüchern in Beutelform überzogen, bilden

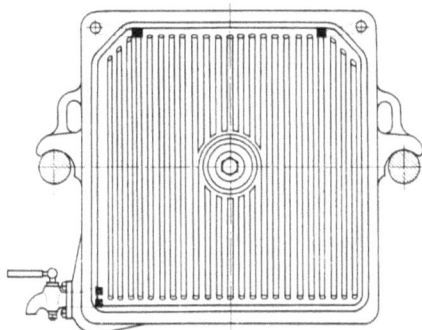

Abb. 68. Filterrahmen der Kammerfilterpresse.

1 Filterplatte; 2 Filtertuch; 3 Trübezulauf; 4 Filtratablauf.

Abb. 69. Platte der Kammerfilterpresse.

nach dem Zusammenpressen die den Filterkuchen aufnehmende Kammer. Im allgemeinen ist die Aufnahmefähigkeit dieser Kammern geringer (bis 60 mm Kuchendicke) als bei den Hohlrahmen der Rahmenfilterpressen. Das Abdichten erfolgt durch Pressen von Filtertuch

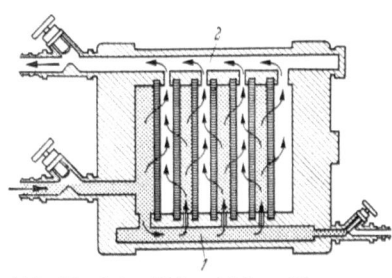

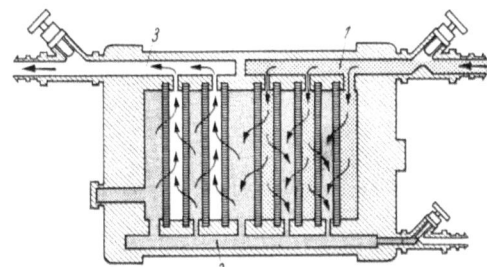

Abb. 70. Seitz-Mehrschichtenfilter zur Klär- oder Entkeimungsfiltration.

1 Trübe; 2 Filtrat.

Abb. 71. Klär- und Entkeimungsfiltration (Doppelfiltration).

1 Trübe; 2 Vorfiltrat; 3 Filtrat.

gegen Filtertuch. Die Trübe wird über einen meist in Plattenmitte verlaufenden Kanal den Kammern zugeführt.

Die sog. *Seitz-Schichtenfilter* sind nach Art der Rahmenfilterpressen aufgebaut, die allerdings auch ohne Zwischenschaltung der Hohlrahmen zu verwenden sind. Als Klärfilter dienen sie vorwiegend der Feinfiltration, d. h. zur Entfernung geringer Mengen fein dispergierter

Trübstoffe aus größeren Flüssigkeitsmengen (Abb. 70). Als Filtermedien werden Seitz-Filter-schichten (s. S. 37) verwendet, die im Filtereffekt und in der Leistung auf die zu filtrierenden Produkte abgestimmt werden können. Für die Abscheidung größerer Mengen Feststoffe, die während des Filtrationsverlaufes stärkere Filterkuchen bilden, können die Filter mit Hohlrahmen ausgestattet werden. Das Auswaschen der Filterkuchen im Filter ist möglich. Hohlrahmen werden auch dann eingesetzt, wenn Filterungshilfsmittel (s. S. 46) verwendet werden.

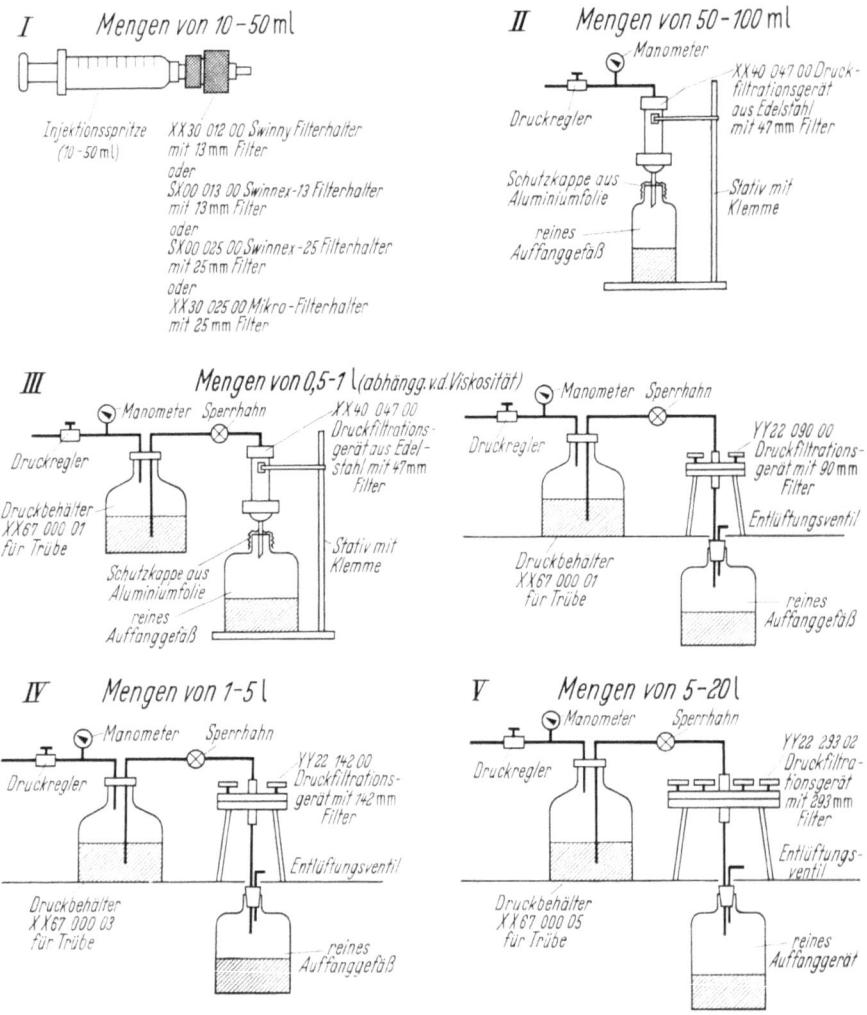

Abb. 72. Schematische Darstellung der Fein- oder Sterilfiltration durch Membranfilter
(Millipore).

Durch Verwendung einer Umleitkammer können Vor- und Nachfiltration in einem Zuge mit einem Filtergerät durchgeführt werden (Abb. 71). Dabei kann wahlweise der Vorfilterteil zur Vorklärung mit Filterschichten ausgestattet oder aber unter Verwendung von Hohlrahmen als Kieselgur-Anschwemmfilter benutzt werden. Im Nachfilterteil werden dann entsprechend schärfer filtrierende oder entkeimende Schichten eingesetzt.

Seitz-Schichtenfilter lassen sich auch zur Sterilfiltration einsetzen (s. S. 360).

Abb. 70 und 71 zeigen den Filtrationsverlauf in Seitz-Schichtenfiltern.

Für die Filtration im Laboratoriumsmaßstab finden Einschichtenfilter aus Hartporzellan, versilbertem Messing oder Edelstahl Anwendung. Kleinere Geräte lassen sich sowohl im Unterdruck- als auch im Überdruckverfahren verwenden. Vgl. auch Abb. 272 bis 278 (S. 364 f.).

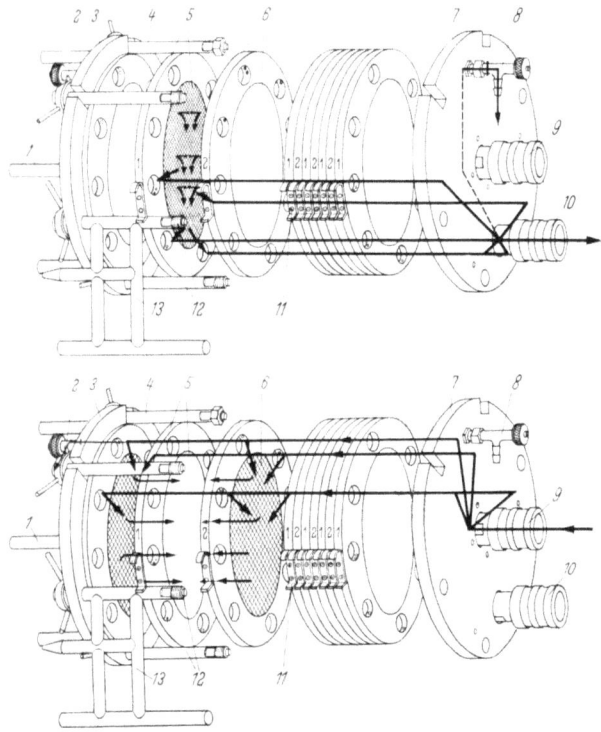

Abb. 73. Prinzipdarstellung des Mehrschichten-Filtrationsgerätes.

1 Füße; *2* Entlüftungsventil (dient auch zur Entnahme nichtfiltrierter Flüssigkeit); *'3* Deckel; *4* abnehmbarer Spannbolzen; *5* Auslaufplatte (mit „1" gekennzeichnet) mit engmaschiger Lochblech-Filterunterstützung; *6* Zulaufplatte (mit „2" gekennzeichnet) mit grobmaschiger Streckmetall-Filterunterstützung; *7* Bodenplatte; *8* Probeentnahmeventil für die gefilterte Flüssigkeit; *9* Zulaufstutzen; *10* Ablaufstutzen; *11* Griff; *12* Spannbolzen; *13* Gestell.

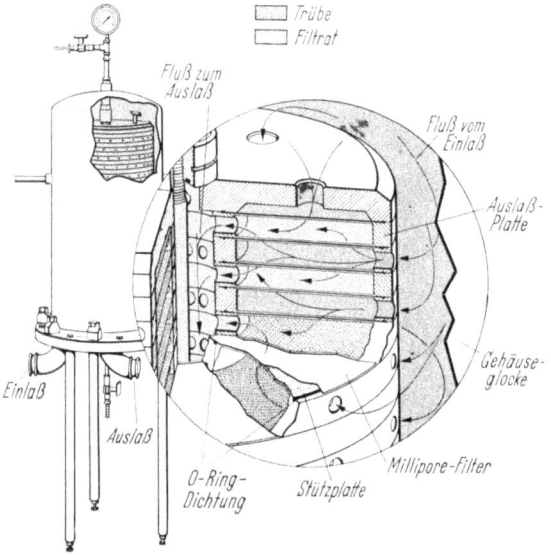

Abb. 74. Schematische Darstellung der Fließrichtung durch ein Multiplate Filter.

In gleicher Weise lassen sich Membranfilter verwenden. Abb. 72 zeigt Versuchsanordnungen zur Fein- oder Sterilfiltration durch Membranfilter für verschiedene Mengen (Schema der Millipore Filter GmbH, Neu-Isenburg). Für hohe Durchflußleistungen dienen Mehrschichten-Filtrationsgeräte. Abb. 73 zeigt den Aufbau eines SM 16230 mit 0,5 m² wirksamer Filterfläche der Sartorius-Membranfilter GmbH, Göttingen. Ein ähnliches Gerät der Millipore Filter GmbH, Neu-Isenburg, ist in Abb. 74 dargestellt.

II. Dialysieren

Zur Trennung kolloider Stoffe von mikromolekulardispersen Stoffen oder Elektrolyten wird häufig die Dialyse verwendet. Sie wurde 1862 von GRAHAM entdeckt und beruht darauf, daß aus einer durch ein Diaphragma bestimmter Porengröße begrenzten Kammer nur solche Teilchen einer Lösung in die angrenzende Kammer mit reinem Lösungsmittel diffundieren können, deren größter Durchmesser kleiner ist als die Porengröße des Diaphragmas.

Als Diaphragma benutzt man Membranen aus Kollodium, Cellophan, entfetteten Tierblasen und -därmen und all die Materialien, die auch als Membranfilter der Ultrafiltration dienen können (s. S. 42).

Meist werden Cellophan-Dialysierschläuche von Kalle AG, Wiesbaden-Biebrich, verwendet. Es sind dies nahtlose Schläuche aus reinstem Cellulosehydrat. Ihre mittlere Porenweite liegt zwischen 20 und 80 Å, die Durchlässigkeitsgrenze bei einem M.G. von 5000. Die Durchlässigkeit ist jedoch im Einzelfall abhängig von der verwendeten Lösung, insbesondere von der Gestalt, dem Aufbau und der Anordnung der Moleküle sowie den Druck- und Temperaturbedingungen.

Die folgende Tabelle gibt einen Überblick über die Kaliber und Wandstärken der im Handel befindlichen Cellophan-Dialysierschläuche.

Kaliber (mm)	Wanddicke (µm)	Kaliber (mm)	Wanddicke (µm)
18	32	42	45
20	32	45	48
22	34	50	48
24	34	60	65
26	36	70	69
28	38	80	72
30	38	90	76
32	42	100	83
34	42	110	86
38	44	120	93
40	44	140	97

Cellophan-Flachfolien z. B. für die Elektrodialyse (s. u.) werden hergestellt als

PT 300/1 mit einer Dicke von 22 µm

PT 400/2 mit einer Dicke von 27 µm

PT 600　mit einer Dicke von 41 µm

PT 650　mit einer Dicke von 45 µm

Als Geräte verwendet man sog. Dialysitoren, im einfachsten Fall Gefäße, in die ein einseitig verschlossener Dialysierschlauch mit der Kolloidlösung eingehängt wird. Der Dialysierschlauch wird von Spülflüssigkeit, meist destilliertem Wasser, so lange umspült, bis alle niedrigmolekularen Teile der Lösung aus der Dialysierblase herausdiffundiert sind. Dabei ist darauf zu achten, daß besonders zu Beginn der Dialyse wegen des herrschenden osmotischen Druckes die Flüssigkeitssäule im Dialysierschlauch ansteigt, bis der hydrostatische Druck gleich dem osmotischen Druck ist. Es muß also genügend Leerraum im Dialysierschlauch vorhanden und ein Druckausgleich möglich sein.

Cellophan-Dialysier-Schläuche quellen infolge ihrer hygroskopischen Eigenschaft bei der Wasseraufnahme und schrumpfen beim Trocknen wieder ein. Es ist deshalb zweckmäßig, die Cellophan-Schläuche vor dem Aufziehen auf eine Dialysier-Vorrichtung einige Minuten zu wässern, damit der Schlauch durchquillt. Wenn die Dialyse beendet ist, muß der Schlauch jedoch von der Vorrichtung abgenommen werden, damit er die Apparatur durch den Schrumpf-druck nicht beschädigt. Außerdem wird ein gewässerter Cellophan-Schlauch nach dem Trock-nen spröde und bricht leicht.

Zur Erzielung einer dichten Abbindung kann der Schlauch in gequollenem Zustande an dem zu verschließenden Ende in sich selbst, am besten doppelt, verknotet werden, oder aber man bindet den trockenen Schlauchabschnitt mit Hilfe eines breiten Bindfadens ab, wobei

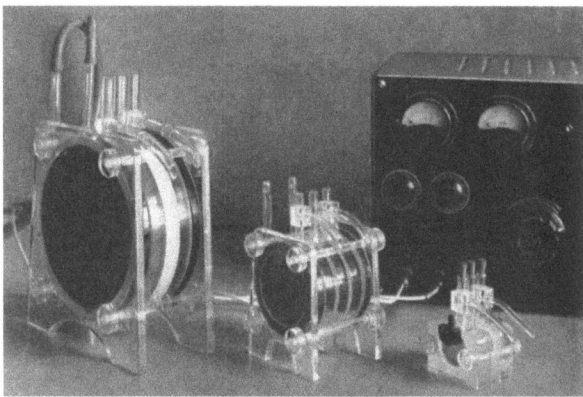

Abb. 75. Drei Elektrodialysatoren verschiedener Größe mit Netzanschlußgerät (Fa. Sartorius Membranfiltergesellschaft, Göttingen).

man zweckmäßig so verfährt, daß man das flachliegende Schlauchstück an dem abzubindenden Ende ca. 1 cm breit umlegt, dann in der ganzen Breite fältelt (plissiert) und auf dem zu-sammengefalteten Zipfel die Bindung aufbringt. Dadurch ist jede Möglichkeit der Beschädi-gung des Schlauchstückes durch die Abbindeschnur ausgeschaltet.

Sollen größere Mengen Flüssigkeit dialysiert werden, so ist es empfehlenswert, das Schlauch-stück nicht zu lang zu wählen, sondern die Flüssigkeit in mehreren kürzeren Stücken aus-zudialysieren. Die Dialyse dieser Schläuche kann nebeneinander erfolgen.

Soll der Dialysier-Prozeß unterbrochen werden, dann ist es zweckmäßig, den benutzten Cellophan-Schlauch in Wasser zu legen. Bei längerer Unterbrechung empfiehlt es sich, dem Wasser etwas Formaldehyd zuzusetzen.

Zur Beschleunigung der Entsalzung kolloider Lösungen kann ein elektrisches Gleich-spannungsfeld angelegt werden.

Der Aufbau einer Apparatur zu Elektrodialyse ist in Abb. 75 dargestellt.

III. Dekantieren

Eine wenn auch unvollständige Trennung fest von flüssig kann durch Absetzenlassen der Trübstoffe oder Niederschläge in einer Flüssigkeit und Abgießen des klaren Überstandes erreicht werden. Dieses Verfahren nennt man Dekantieren. Die Absetzgeschwindigkeit v folgt dem Stokesschen Gesetz (vgl. auch Bd. I, 100f.)

$$v = \frac{2r^2(\varrho_1 - \varrho_2)g}{9\eta},$$

worin bedeuten:

r = der Radius der Teilchen in cm,
ϱ_1 = die Dichte der Feststoffteilchen in $g \cdot cm^{-3}$,
ϱ_2 = die Dichte der Flüssigkeit in $g \cdot cm^{-3}$,
g = die Erdbeschleunigung in $cm \cdot sec^{-2}$,
η = die dynamische Viskosität in $g \cdot cm^{-1} \cdot sec^{-1}$.

Daraus folgt, daß das Absetzen um so schneller erfolgt, je größer der Dichteunterschied zwischen Trübe und Flüssigkeit, je größer die Teilchen und je geringer die Viskosität der Flüssigkeit sind. Kolloide Teilchen bleiben sehr lange in Schwebe, spezifisch leichtere Teilchen schwimmen auf (vgl. dazu „Suspensionen", S. 665).

Da durch Dekantieren oft nur eine ungenügende Klärung der überstehenden Flüssigkeit zu erzielen ist, wird das Verfahren meist mit der Filtration gekoppelt, indem man den Überstand ohne das Sediment aufzuwirbeln durch ein Filter gießt. Zuletzt wird dann der Bodensatz durch das gleiche Filter filtriert und evtl. gewaschen. Bei schlecht filtrierenden Trüben bedeutet dies eine erhebliche Zeitersparnis.

Zum Dekantieren bedient man sich schlanker, hoher Gefäße, aus denen der Überstand entweder durch vorsichtiges Ankippen abgegossen oder besser noch mittels eines Hebers abgezogen wird.

IV. Zentrifugieren

Rasches und weitgehendes Abtrennen von Feststoffen aus Flüssigkeiten, aber auch die Zerlegung von Emulsionen, erreicht man durch Ausnutzung der Zentrifugalkraft, sofern die disperse Phase eine andere Dichte hat als das Dispersionsmittel. Sind die Dichten von Feststoff und Flüssigkeit (oder die der beiden emulgierten Flüssigkeiten) gleich, kann durch Zentrifugieren keine Trennung erfolgen.

Führt ein Teilchen der Masse m auf einer Kreisbahn mit dem Radius r eine Umlaufbewegung der Geschwindigkeit v aus, so wirkt auf das Teilchen eine Zentrifugalbeschleunigung v^2/r und damit eine Zentrifugalkraft

$$P_z = m \cdot \frac{v^2}{r}.$$

Setzt man statt v die Winkelgeschwindigkeit

$$\omega = \frac{v}{r} = 2\pi \cdot \frac{n}{60}$$

ein, worin n die Drehzahl pro Min. bedeutet, so gilt

$$P_z = m \cdot r \cdot \omega^2.$$

Das Verhältnis der Zentrifugalbeschleunigung v^2/r zur Erdbeschleunigung g wird als Beschleunigungsverhältnis z, als Trennfaktor z oder auch als Zentrifugenzahl z bezeichnet und stellt eine dimensionslose Zahl dar. Sie gilt als Maß für die Wirksamkeit der Zentrifugalkraft. Die Zahl z sagt also aus, daß die auf ein Teilchen der Masse m wirkende Zentrifugalkraft das z-fache seines Gewichtes im Schwerefeld, $G = m \cdot g$, beträgt. Die Zentrifugenzahl industrieller Zentrifugen liegen zwischen 500 und 4000 bei Normalzentrifugen und reichen bei Ultrazentrifugen bis 50000. Ultrazentrifugen für Laboratoriumsversuche haben Trommeldurchmesser von nur wenigen mm bis zu einigen cm und Drehzahlen n von 1200000 U/Min. Die maximale Zentrifugenzahl liegt dann bei $z \approx 10^6$.

Da die Zentrifugenzahl vom Quadrat der Drehzahl und linear vom Durchmesser der Zentrifugentrommel abhängt, ist man bestrebt, hochtourige Zentrifugen notfalls mit kleinem Durchmesser zu konstruieren. Zum Vergleich der Wirksamkeit verschiedener Bauarten setzt man deren Zentrifugenzahl z, bezogen auf den Trommelmantelradius, zueinander in Beziehung. Der Vergleich ist allerdings nur grob, da noch andere Faktoren für den Trennvorgang maßgebend sind.

Abb. 76 veranschaulicht die Einwirkung von Zentrifugalkraft P_z und Schwerkraft g auf die in einer Zentrifugentrommel befindliche Flüssigkeit. Die Wirkung beider Kräfte erteilt der Flüssigkeitsoberfläche die Form eines Rotationsparaboloids (Abb. 76a). Die Resultante R steht senkrecht auf der Flüssigkeitsoberfläche. Die Höhe der Flüssigkeit an der Trommelwand nimmt mit der Zentrifugalkraft, also mit dem Quadrat der Drehzahl zu. Die Tiefe h des Flüssigkeitstrichters bestimmt der innere Trommelradius r_0 und die Zentrifugenzahl z

$$h = \frac{1}{2} r_0 z.$$

Ein am oberen Trommelrand angebrachter Kranz verhindert das Auswerfen der Flüssigkeit. Bei starkem Überwiegen der Zentrifugalkraft über die Schwerkraft geht das Rotationsparaboloid in eine Zylinderfläche über und belastet die Trommelwand gleichmäßig (Abb. 76b).

Für den Innenradius r_i des Flüssigkeitsringes wird in der Praxis

$$r_i = 0,7 \cdot r_0$$

gesetzt. Das entspricht einem Nutzvolumen von etwa 50% des Gesamtvolumens der Trommel. Bei einem Abstand $r < r_0$ von der Trommelachse ist die Zentrifugenzahl kleiner als oben berechnet und erreicht an der Achse $(r = 0)$ den Wert Null. Für das Berechnen von Absetzvorgängen in Zentrifugen wird deshalb, ausgehend von einer 50%igen Füllung der Trommel, anstelle r_0 ein mittlerer Radius

$$r_m = 0,85 \cdot r_0$$

eingesetzt und eine mittlere Zentrifugenzahl

$$z_m = \frac{r_m \omega^2}{g}.$$

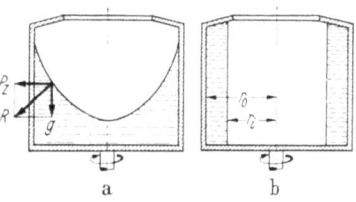

Abb. 76 a u. b. Rotationsparaboloid der Flüssigkeit bei geringer Trommeldrehzahl (a) und Flüssigkeitsverteilung bei voller Trommeldrehzahl (b) in vertikalen Zentrifugen.

g Schwerkraft; P_z Zentrifugalkraft; R Resultierende; r_0 Trommelinnenradius; r_i Innenradius des Flüssigkeitszylinders.

Da nicht nur die Zentrifugalbeschleunigung mit dem Quadrat der Umfangsgeschwindigkeit v wächst, sondern u. a. auch die durch die Fliehkraft hervorgerufene Zugbeanspruchung im Baumaterial der Zentrifugentrommel, sollte man grundsätzlich Zentrifugen mit der niedrigsten Drehzahl betreiben, die zur Erreichung des Zweckes gerade erforderlich ist.

Im folgenden sollen die wesentlichsten Zentrifugenbauarten besprochen werden.

Vollmantelzentrifugen

In Vollmantelzentrifugen mit geschlossener Trommelwand (im Gegensatz zu den Siebzentrifugen) wird die Zentrifugalkraft zur Beschleunigung des natürlichen Absetzvorganges dispergierter Feststoffe oder Flüssigkeiten ausgenutzt. Setzt man in die Stokessche Gleichung

$$v = \frac{2 r^2 \cdot \varDelta \varrho \cdot g}{9 \eta} \qquad \text{(s. Bd. I, 101)}$$

anstelle der Erdbeschleunigung den z-fachen Wert ein, so wird auch die Sedimentationsgeschwindigkeit um den Faktor z vergrößert.

Vollmantelzentrifugen bestehen aus einer stehenden, fest oder pendelnd gelagerten Trommel. In manchen Ausführungen ist die Trommel hängend gelagert. Der Antrieb erfolgt entweder direkt durch die Achse eines schnellaufenden Motors oder über Keilriemen.

Schälrohrzentrifugen. Zum Klären trübstoffarmer Flüssigkeiten finden häufig sogenannte Schälrohrzentrifugen Verwendung. Hierbei taucht ein in seinem Abstand von der Trommelwand verstellbares Rohr mit Schneide in den Ring der über dem Trübstoff stehenden klaren Flüssigkeit ein und leitet diese nach außen ab. Mit Anwachsen des Rückstandes wird das Schälrohr gegen die Trommelmitte bewegt. Ist die Zentrifuge mit Rückstand aufgefüllt, muß angehalten und entleert werden.

Andere Bauarten besitzen noch ein sog. Schälmesser, das nach Auffüllen der Trommel mit Rückstand diesen von der Wandung abschabt. Der Feststoff wird dabei durch eine Ringöffnung nach unten ausgetragen. Abb. 77 zeigt die Anordnung des Schälrohres, Abb. 78 die Wirkungsweise des Schälmessers.

Becherzentrifugen. Zu den Vollmantelzentrifugen gehören auch die Becherzentrifugen, bei denen in einem rotierenden Gehänge 2, 4, 6, 8 oder 12 Becher bis zu 2 l Fassungsvermögen pendelnd gelagert sind. Häufig sind die Gehänge in einem geschlossenen Rotor untergebracht, so daß der Luftwiderstand möglichst klein gehalten wird. Abb. 79 zeigt eine Stock-Zentrifuge (Wilhelm Stock, Marburg/L.), deren Zentrifugenrotor, Gehäuse und Motor aufgeschnitten dargestellt sind.

Moderne Becherzentrifugen besitzen meist eine elektrische Wirbelstrombremse, um die Auslaufzeit zu verkürzen. Es ist jedoch darauf zu achten, daß bei rascher Bremsung nach

Einschwingen der Becher in die Vertikale auf Grund der verschiedenen Umfangsgeschwindigkeiten der außen und innen liegenden Flüssigkeitsschichten Wirbel entstehen, die den Bodensatz wieder hochziehen können. Es ist also zweckmäßig, die Bremsung kurz vor dem Einschwingen der Becher abzuschalten und die Zentrifuge allmählich auslaufen zu lassen.

Analytische Zentrifugen sind häufig mit einem kegelstumpfförmigen, gelegentlich massiven
Rotor (sog. Winkelaufsatz, s. Abb. 80) ausgestattet, der schräg liegende Bohrungen zur Auf-

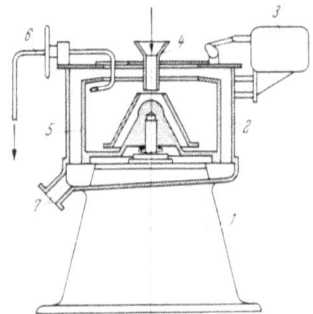

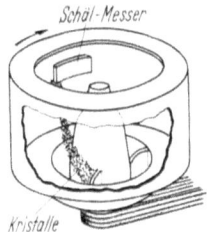

Abb. 77. Stehende, starrgelagerte Schälrohrzentrifuge.
1 Ständer mit Antrieb; *2* feststehendes Gehäuse; *3* Ver-
schlußvorrichtung; *4* Deckel mit Einfüllrohr; *5* Trommel; *6* Schälrohr mit Spindel; *7* Abflußstutzen.

Abb. 78. Wirkung des Schälmessers
beim Auswerfen des Rückstandes.

nahme der Zentrifugengläser besitzt. Diese Rotoren besitzen den Vorteil geringen Luftwider-
standes und hoher mechanischer Festigkeit. Außerdem besteht hier nicht die Gefahr des Auf-
wirbelns von Sediment beim Abbremsen, da die Gläser in ihrer Schräglage fixiert sind.

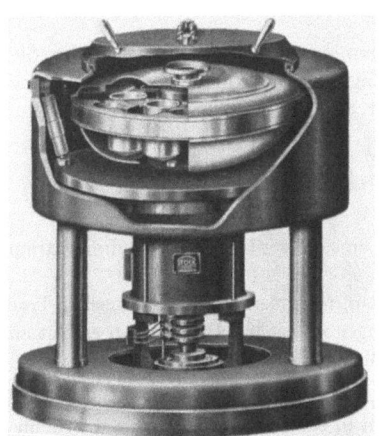

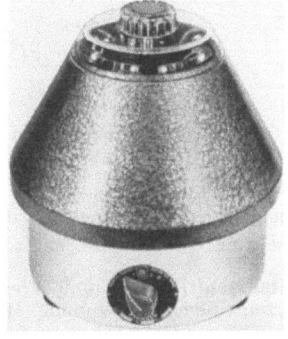

Abb. 79. Becherzentrifuge
(W. Stock, Marburg/L.).

Abb. 80. Becherzentrifuge „Piccolo"
(Heraeus-Christ GmbH, Osterode/Harz).

Röhrenzentrifugen dienen zur Trennung von sehr schwer absetzbaren Suspensionen
geringen Feststoffgehaltes oder auch zum Trennen von Emulsionen. Sie besitzen vertikale,
zylinderförmige, auswechselbare Trommeln. Drehzahlen von 10000 bis 50000 U/Min. ergeben
bei Trommeldurchmessern von 150 mm bis herunter zu 50 mm Zentrifugenzahlen von 12000
bis 50000. Abb. 81 zeigt das Schema einer Röhrenzentrifuge mit unten liegendem Zulauf.

Die röhrenförmige Trommel hat nur eine einzige Separierungskammer. Der Strömungsvorgang ist in Abb. 82 schematisch dargestellt. Die Schleuderflüssigkeit tritt normalerweise
in freiem Strahl von unten in die Trommel ein. Ein Prallblech bricht den Flüssigkeitsstrahl,
und radial stehende Bleche bringen das Schleudergut auf die Winkelgeschwindigkeit der
Trommel. Die den freien Raum ausfüllende Flüssigkeit steht relativ zur Trommel still, und
nur eine dünne zylindrische Schicht strömt von unten nach oben und verläßt über das Über-
laufwehr die Trommel. Der maximale Außendurchmesser dieser Schicht ist der Durchmesser

des Überlaufwehres. Die Schichtstärke beträgt je nach Größe der Trommel und des Durchsatzes ca. 1 bis 2 mm. Die maximale Absetzfläche ist also ein Zylindermantel mit dem Durchmesser des Überlaufwehres. Die Flüssigkeit, die sich außerhalb dieses Durchmessers befindet, nimmt am Separierungsvorgang nicht mehr teil.

Je mehr Flüssigkeit zufließt, um so größer ist die Schichtstärke, um so länger der effektive Absetzweg, um so kürzer die Verweilzeit und um so geringer der Separierungseffekt.

Die Vorteile dieser Konstruktion sind: ziemlich gleichbleibender Kläreffekt, bis die Sedimente den Überlaufdurchmesser erreicht haben, einfache Demontage der Trommel, bequeme und einfache Reinigung.

Die Nachteile sind: trotz hoher Drehzahl und hohem Beschleunigungsfeld an der Peripherie der Trommel kann für die Trennung und Klärung nur das Beschleunigungsfeld ausgenutzt werden, das dem Durchmesser des Überlaufwehres entspricht. Dieses ist trotz hoher Drehzahl verhältnismäßig klein.

Die Trommel besitzt nur ein geringes Schlammvolumen und kann deshalb nur für Flüssigkeiten mit sehr geringem Feststoffanteil eingesetzt werden.

Für die Trennung flüssig von flüssig bei Emulsionen sind die Röhren so konstruiert, daß die spezifisch schwerere Flüssigkeit ebenso kontinuierlich ablaufen kann, wie die leichtere (Abb. 81).

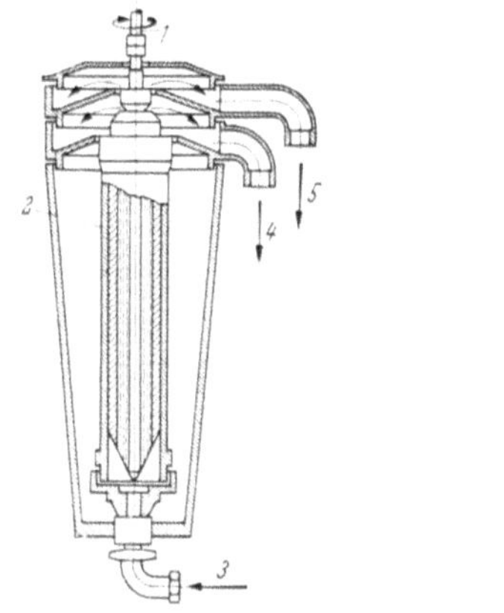

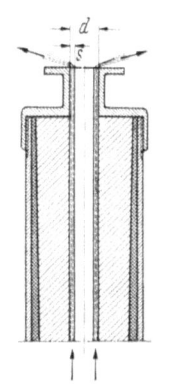

Abb. 81. Röhrenzentrifuge zum Trennen von Emulsionen und Klären von Flüssigkeiten.

1 Antriebswelle der Trommel; *2* Trommel; *3* Emulsionszulauf; *4* schwerere Flüssigkeitskomponente; *5* leichtere Flüssigkeitskomponente.

Kammertrommelzentrifugen. Eine besondere Form der Vollmantelzentrifugen ist mit Kammern ausgestattet, die sozusagen der Vergrößerung der Absetzfläche dienen.

Die Kammertrommel hat mehrere hintereinander geschaltete Separierungskammern. Jede Kammer für sich (s. Abb. 83) arbeitet im Prinzip wie die Kammer einer Röhrentrommel. Die Klärung findet nur in der dünnen, axial strömenden zylindrischen Schicht statt. Die Schichtdicke läßt von Kammer zu Kammer nach, je weiter die Kammern vom Zentrum entfernt sind. In der zentralen Kammer ist sie am größten, in der peripheren am geringsten. Damit verringert sich auch der effektive Absetzweg von der zentralen Kammer zur äußeren. Da außerdem das wirkende Zentrifugalfeld von Kammer zu Kammer ansteigt, schleudern sich bei vorgegebenem Dichteunterschied und vorgegebener Viskosität des Schleudergutes in den zentral gelegenen Kammern die gröberen, in den äußeren Kammern die feineren Feststoffteilchen aus.

Eine solche Kammertrommel übt deshalb auf den ausgeschleuderten Feststoff eine gewisse Klassierwirkung aus (s. Abb. 84).

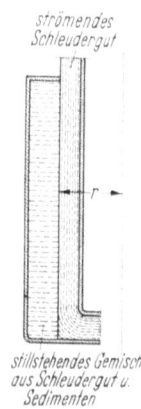

Abb. 82. Schematischer Strömungsvorgang in einer Röhrentrommel.

Abb. 83. Strömung in einer Kammertrommel.

Die Vorteile dieser Separatortrommel sind: gleichbleibend guter Kläreffekt bis zur Ausfüllung der Schlammräume der einzelnen Kammern mit Feststoff, großes Schlammvolumen. Es können deshalb Flüssigkeiten mit verhältnismäßig hohem Feststoffanteil verarbeitet werden.

Die Nachteile dieser Separatortrommel sind: der Separator kann nur als Klärer zur Abtrennung von Feststoffen aus einer Flüssigkeit eingesetzt werden. Er kann prinzipiell nicht als Trenner zur Aufteilung eines Flüssigkeitsgemisches in seine zwei verschiedenen flüssigen Komponenten eingesetzt werden. Zur Reinigung braucht man naturgemäß eine längere Zeit als bei einem Röhrenseparator, weil die Kammern einzeln demontiert und gereinigt werden müssen.

Abb. 85 zeigt die Konstruktion einer Sechskammertrommel (Westfalia Separator AG, Oelde/Westf.) mit einem Schlammraum von 60 Litern. Das Trommelunterteil nimmt die konzentrisch hintereinandergeschalteten Kammern auf. Der Trommeldeckel gibt die axiale und radiale Führung. Er wird mit dem Trommelverschlußring gegen das Trommelunterteil verschraubt.

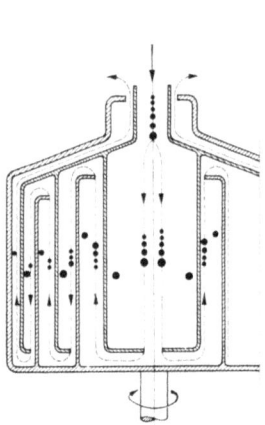

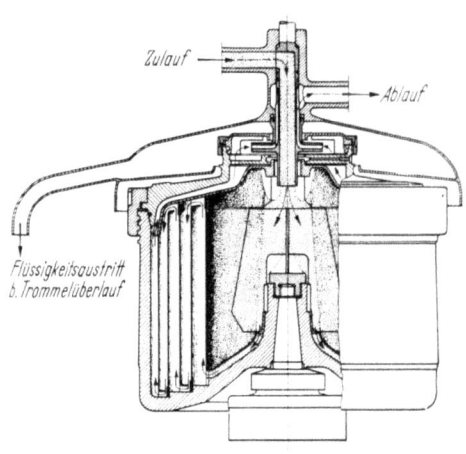

Abb. 84. Klassierwirkung einer   Abb. 85. Sechskammertrommel.
Kammertrommel.

Tellerzentrifugen. Tellerzentrifugen, auch Separatoren genannt, dienen zur Trennung feindisperser Trüben (Klarifikation) oder auch der Trennung von Emulsionen (Purifikation). Sie arbeiten mit hohen Drehzahlen; ihre Zentrifugenzahlen liegen zwischen 6000 und 12000. Sie können für diskontinuierlichen oder kontinuierlichen Betrieb ausgelegt sein.

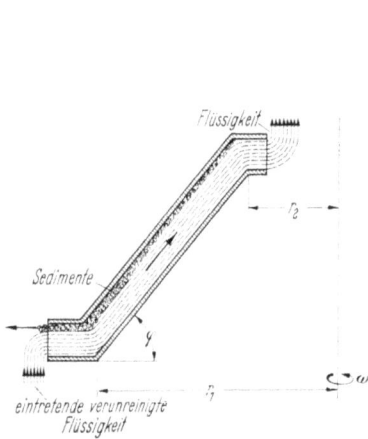

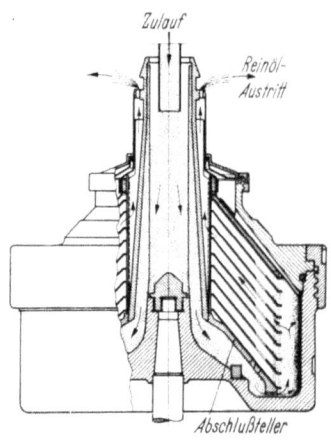

Abb. 86. Strömung in einem Einzel-   Abb. 87. Klärtrommel einer Tellerzentrifuge
separierungsraum zwischen zwei Tellern.   (Westfalia Separator AG, Oelde/Westf.).

Die im Gegensatz zur Röhrenzentrifuge niedrige Trommel enthält eine Vielzahl (40—100) kegelförmiger Teller mit einem Neigungswinkel von 30 bis 40°. Sie zerlegen das Schleudergut in dünne, oft nur Zehntelmillimeter starke Lamellen, wodurch der Absetzweg der horizontal geschleuderten Teilchen sehr gering wird. Abb. 86 zeigt den Einzelseparierungsraum einer Tellerzentrifuge. Ein Feststoffteilchen wird als aus der Flüssigkeit abgeschieden betrachtet, wenn es die obere konische Fläche dieses Einzelseparierungsraumes erreicht hat. In zusammenhängender Schicht gleiten an dieser Fläche die abgesetzten Feststoffteilchen kontinuierlich in den Schlammraum der Trommel ab. Abb. 87 zeigt den Strömungsverlauf in der Klärtrommel einer Tellerzentrifuge.

Schneckenaustragzentrifugen, Dekanter, sind kontinuierlich arbeitende Vollmantelzentrifugen zum Absetzen von Feststoffen mit horizontaler Trommelachse. Sie dienen der

Trennung von Trüben mit sehr hohem Feststoffanteil von stark unterschiedlicher Korngröße. Der Dekanter kann eine gut geklärte Flüssigkeit und einen Feststoff mit geringer Restfeuchte erzielen. Abb. 88 zeigt die schematische Darstellung eines Dekanters. Trommel und Schnecke laufen mit hoher Drehzahl gleichsinnig, allerdings mit etwas verschiedener Geschwindigkeit

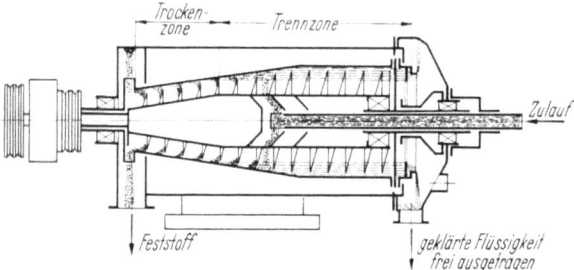

Abb. 88. Prinzipbild des Dekanters (offener Austrag der geklärten Flüssigkeit).

($\Delta n \sim 40$). Dadurch wirkt die Schnecke als Förderelement für den an der Trommelwand abgesetzten Feststoff. Während der Feststoff am engeren Konusende ausgetragen wird, verläßt die klare Flüssigkeit die Trommel am weiten Ende.

Siebzentrifugen

Siebzentrifugen oder Korbzentrifugen. Sie dienen zum Filtrieren von Trüben oder Trockenschleudern von Feststoffteilchen mit Korngrößen von etwa 0,1 mm bis 5 mm und finden z. B. in der Zuckerfabrikation oder bei der Gewinnung kristalliner Arzneistoffe aus-

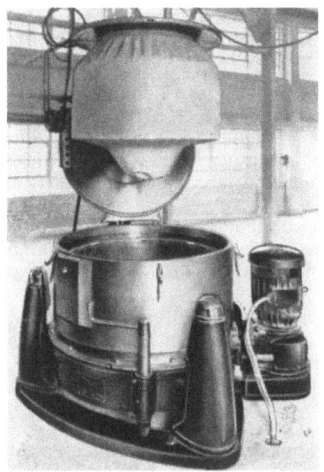

Abb. 89. Sharples Pendelzentrifuge Tempest S (Deutsche Sharples GmbH, Duisburg-Meiderich).

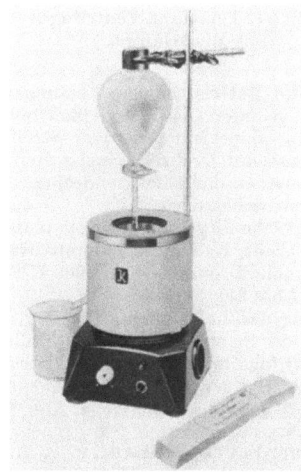

Abb. 90. Schnellfiltriergerät IKA-Filtrax (Janke & Kunkel KG, Staufen i. Br.).

gedehnte Anwendung. Die Trommeln sind siebartig gelocht und werden mit einem Filtermantel (Textilgewebe, Faservlies) belegt. Um die Festigkeit der Trommel nicht zu sehr zu schwächen, ist nur eine relativ geringe Zahl von Löchern mit kleinem Durchmesser angebracht.

Das Zentrifugengehäuse besitzt einen Auslaufstutzen für das Filtrat, der möglichst tangential angebracht sein sollte, um den Flüssigkeitsabfluß nicht zu stören.

Die übrige Bauart der Siebzentrifugen unterscheidet sich nicht grundsätzlich von den Vollmantelzentrifugen.

Die Siebzentrifuge wird bei rotierender Trommel mit der Suspension beschickt. Das Filtrat tritt durch die Filterschicht in das Zentrifugengehäuse und wird von dort abgeleitet. Dabei entsteht auf der Filterschicht ein Filterkuchen. Der Filtrationsdruck ist in Abhängigkeit vom Beschleunigungsverhältnis sehr viel höher als bei der Saugfiltration und auch bei der üblichen Druckfiltration (s. S. 56).

Im weiteren Verlauf erfährt der Filterkuchen eine Verdichtung und wird nach Beendigung des Zulaufes „trockengeschleudert". Durch Aufsprühen von Waschflüssigkeit mittels Düsen können anhaftende Reste der Suspensionsflüssigkeit verdrängt werden. Abb. 89 zeigt eine Sharples Pendelzentrifuge mit herausgenommenem Filtereinsatz. Die Trommel ist pendelnd gelagert.

Für kontinuierliches Arbeiten gibt es sogenannte Schälzentrifugen und Siebschnecken-zentrifugen, die sich von den entsprechenden Vollmantelzentrifugen im wesentlichen nur durch die Perforation der Trommel unterscheiden.

Eine für das Apothekenlaboratorium gut geeignete kleine Siebzentrifuge ist das Schnell-filtriergerät IKA-Filtrax (Abb. 90) von Janke & Kunkel, Staufen i. Br. Die Siebtrommel aus

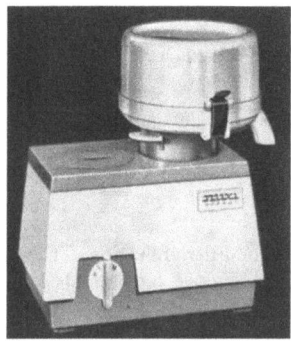

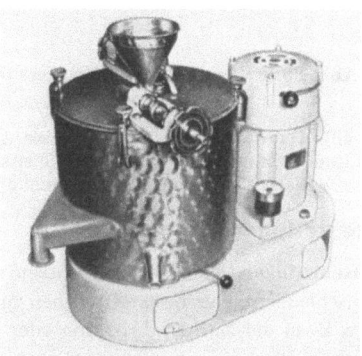

Abb. 91. Tinkturen-Zentrifuge   Abb. 92. Universal-Labor-Schleuder Centri-
des Mixi-Garant.   flux (Siebtechnik GmbH, Mülheim/Ruhr).

keramischem Material hat ein Fassungsvermögen von 100 ml Feststoff. Sie rotiert mit einer stufenlos regelbaren Geschwindigkeit bis zu 5 000 U/Min. Vor Beschicken der Zentrifuge wird in die Siebtrommel ein passender Streifen Filtrierpapier[1] eingelegt und die Flüssigkeit von oben bei mittlerer Drehzahl eingegossen. Erst vor Beendigung der Filtration, also nach dem evtl. Auswaschen des Rückstandes, wird die Drehzahl bis zum Maximum gesteigert, um das Gut trockenzuschleudern.

Etwa gleiche Ergebnisse erzielt man mit den handelsüblichen Saftzentrifugen, wie z. B. des Mixi-Garant, K. Küpper, Morenhoven, die einen inneren Trommelradius von 80 mm und eine maximale Drehzahl von 2 900 U/Min. hat. Die Siebtrommel faßt dabei etwa 200 ml Feststoff (Abb. 91).

Eine für das Laboratorium sehr geeignete Zentrifuge ist die Universal-Laborschleuder Centriflux der Siebtechnik GmbH, Mülheim/Ruhr. Sie ist mit wenigen Handgriffen von der Becherzentrifuge bis zur Schälrohrzentrifuge und Siebschleuder in die verschiedensten Typen umzubauen. Der Nutzinhalt der Schleudertrommel beträgt 2 l, die Drehzahl ist von 0 bis 4 000 U/Min. stufenlos regelbar (s. Abb. 92).

Literatur: VAUCK, W. R. A., u. H. A. MÜLLER: Grundoperationen chemischer Verfahrens-technik, Dresden/Leipzig: Th. Steinkopf 1966. — Ullmanns Encyklopädie der technischen Chemie, Bd. I, München/Berlin: Urban & Schwarzenberg 1951. — Firmenschriften der West-falia Separator AG, Oelde/Westf., der Deutsche Sharples GmbH, Duisburg-Meiderich, der Siebtechnik GmbH, Mülheim/Ruhr u. a.

V. Scheidepressen

Flüssigkeits-Feststoff-Gemische mit nur geringem Flüssigkeitsanteil kann man in sog. Scheidepressen mechanisch in eine feststoffarme Trübe und einen flüssigkeitsarmen Preß-kuchen zerlegen. Gasfreie Flüssigkeits-Feststoff-Gemische sind ebenso wie homogene Flüssig-

---

[1] Als Filtermittel hat sich das Faservlies MN 100/80 von Machercy u. Nagel, Düren, als rasch filtrierendes, aber äußerst reißfestes Papier sehr gut bewährt. In passenden Abmessungen eignet es sich auch zur Einlage als Filtermittel in größere Zentrifugen.

keiten annähernd volumenbeständig. In einem geschlossenen, produktgefüllten Behälter pflanzt sich jede Kraft unabhängig von ihrer Wirkungsrichtung als in allen Raumrichtungen gleicher Druck fort. Kann die Flüssigkeit jedoch durch Öffnungen in der Gefäßwand abströmen, so leitet nur der Feststoffanteil die Kraft von Korn zu Korn weiter. Dabei verformen sich die Teilchen, die Porosität des Haufwerkes sinkt, und die in den Poren vorhandene Flüssigkeit wird verdrängt. Verringert man das Behältervolumen sehr langsam, so muß die Preßkraft nur der elastischen Gegenkraft des Feststoffanteils das Gleichgewicht halten. Mit wachsender Preßgeschwindigkeit und damit zunehmendem Flüssigkeitsanfall steigt auch der dem Preßvorgang entgegenwirkende hydrostatische Druck und mit ihm die erforderliche Preßkraft, da Preßkuchen und poröse Begrenzungswände den Flüssigkeitsabfluß hemmen. Der Preßstempelbewegung wirken somit ein wegabhängiger, elastischer, vom Feststoff verursachter und ein zeitabhängiger, von der Flüssigkeit verursachter Widerstand entgegen (ULLRICH, H.: Mechanische Verfahrenstechnik, Berlin/Heidelberg/New York: Springer 1967).

Es ist also vorteilhaft, den Preßvorgang nicht unnötig zu beschleunigen, um der Flüssigkeit Zeit zum Abfließen zu lassen. Außerdem sollte der Preßkuchen nicht zu dick sein, da der komprimierte Feststoff das Abfließen stark behindert.

Im pharmazeutischen Bereich werden in der Hauptsache Korb- oder Kelterpressen, Seiherpressen, Willmes-Presser, kontinuierlich arbeitende Schneckenpressen u. a. verwendet. Das Wirkungsprinzip einiger dieser Pressen sei hier dargestellt.

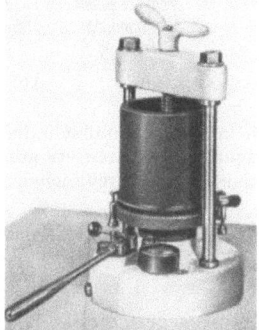

Abb. 93. Hydraulische Tinkturenpresse (L. Mohr KG, Karlsruhe-Durlach).

Hydraulische Tinkturenpresse, Leonhard Mohr KG, Karlsruhe-Durlach (s. Abb. 93). Die Presse stellt die Kombination einer Spindelpresse und einer hydraulischen Presse dar. Das Preßgut wird in einem Filterpreßsack in den Preßkorb mit gelochter Wandung, der von einem zylindrischen Mantel umgeben ist, eingelegt und zunächst mit Hilfe der Spindel so weit wie möglich ausgepreßt. Anstelle des Preßsackes kann auch eine Bahn aus Faservlies MN 100/80 von Macherey und Nagel, Düren, deren Breite mit der Höhe des Preßkorbes übereinstimmt und deren Länge etwa 2 cm größer ist als der innere Preßkorb-Umfang, verwendet werden. Das sehr reißfeste Papier hält den Preßvorgang ohne weiteres aus, wenn die Druckplatte im Papier-

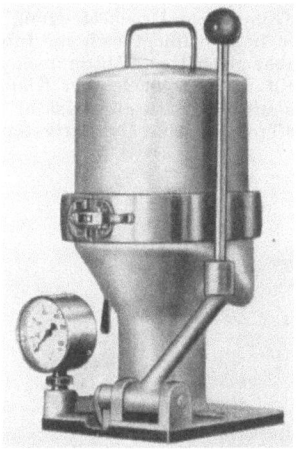

Abb. 94. Hafico-Tinkturenpresse (H. Fischer & Co., Norf üb. Neuss).

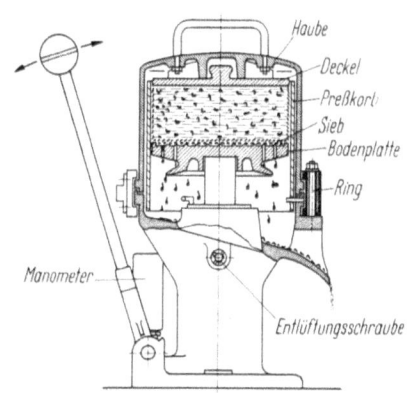

Abb. 95. Wirkungsweise der Hafico-Tinkturenpresse.

zylinder gleiten kann. Somit entfällt die Reinigung des Textilbeutels. Anschließend wird durch Betätigung des Hebels der Pressenboden gegen die feststehende Spindel hydraulisch angehoben. Der dabei auftretende Druck (bis 200 atü, entsprechend einem Gesamtdruck von

6 600 kg) wird durch ein Manometer angezeigt. Bei Erreichen des maximal zulässigen Druckes verhindert ein Sicherheitsventil den weiteren Anstieg.

Die Grundgeräte sind mit einem Fassungsvermögen von 2,25 l oder 5 l ausgestattet. Zum kleinen Grundgerät gibt es Preßkörbe mit 250 cm³ und 60 cm³ Inhalt, zum größeren solche von 250 cm³ und 2,25 l.

Hafico Tinkturenpresse, H. Fischer & Co., Norf üb. Neuss (s. Abb. 94). Die Hafico-Presse ist eine hydraulische Presse, deren Wirkungsweise in Abb. 95 dargestellt ist. Das Gut befindet

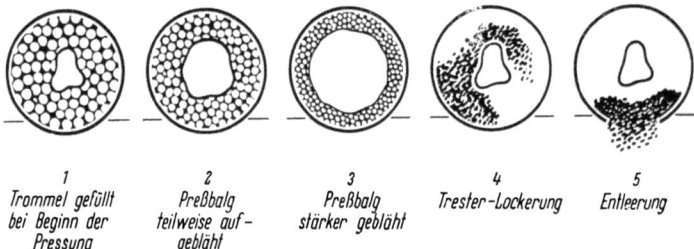

1	2	3	4	5
Trommel gefüllt bei Beginn der Pressung	Preßbalg teilweise auf- gebläht	Preßbalg stärker gebläht	Trester-Lockerung	Entleerung

Abb. 96. Arbeitsstufen beim Willmes-Presser.

sich in einem Metallzylinder (ohne Bohrungen) auf einer durch Filtrierpapier abgedeckten Siebplatte, die ihrerseits auf der gelochten Bodenplatte liegt, und wird durch einen Deckel abgedeckt. Der Preßkuchen wird durch hydraulisches Anheben der Bodenplatte erzeugt und erreicht bei einem maximalen Manometer- stand von 450 atü etwa 8 000 kg Gesamt- druck. Das Heben des Stempels erfolgt ent- weder durch Handbetrieb oder bei den größeren Ausführungen auch durch einen Getriebemotor. Die Hafico-Pressen sind mit Füllgutinhalten von 2, 5 und 25 l im Han- del. Abb. 95 zeigt eine 2-l-Tinkturenpresse.

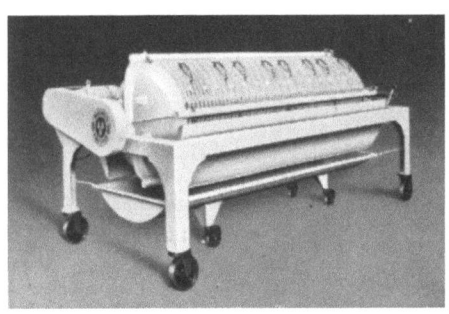

Abb. 97. Willmes-Presser.

Willmes-Presser, J. Willmes KG, Bens- heim. Eine im Weinbau, aber auch in der pharmazeutischen Industrie häufig ver- wendete Pressenform stellt der Willmes- Presser dar. Anstelle eines Kolbens wird hier ein mit Preßluft aufgeblasener Preß- balg aus Gummi zur Druckerzeugung be- nutzt. Der Balg befindet sich im Innern einer drehbar gelagerten Siebtrommel. Das Preßgut wird durch Klappen in der Trommelwand eingefüllt. Nach Schließen der Klappen wird unter langsamer Drehung der Trommel der Balg bis auf nur 6 atü aufgeblasen. Das Füllgut lagert sich mit großer Fläche zwischen Preßbalg und Trommelwand als relativ dünner

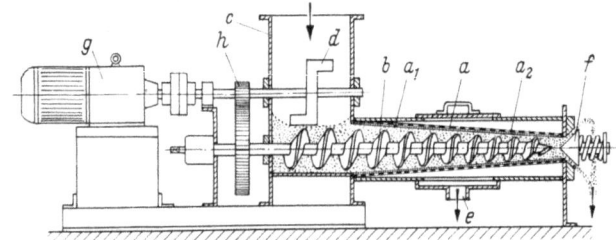

Abb. 98. Schneckenpresse (Fa. Krauss-Maffei-Imperial, München).

a Gehäuse (*a₁* Feinlochsieb, *a₂* grobgelochter Stützmantel); *b* Schnecke; *c* Einfallschacht; *d* Materialverteiler; *e* Flüssigkeitsablauf; *f* Mundstück; *g* Getriebemotor; *h* Zahnradvorgelege.

Zylindermantel an, wobei die abzupressende Flüssigkeit in Druckrichtung auf kürzestem Weg abfließt und in einer Wanne gesammelt wird. Abb. 96 zeigt schematisch den Arbeits- ablauf, wobei zur besseren Flüssigkeitsausbeute von Stufe 4 nochmals auf Stufe 2 geschaltet werden kann. Feinkörniges Gut wird in Textilsäcken eingelegt (z. B. Hefe), während z. B.

grobkörnige Drogenansätze direkt in die Trommel eingefüllt werden können. Abb. 97 zeigt ein Labor-Modell. Die trotz des geringen Arbeitsdruckes erzielte gute Wirkung beruht auf der großen, durch das Preßgut belegten Fläche und dessen relativ geringe Schichtdicke.

Schneckenpressen. Zum kontinuierlichen Auspressen feststoffreicher Systeme werden häufig Schneckenpressen verwendet, deren Wirkungsprinzip in Abb. 98 dargestellt ist. Solche Schneckenpressen sind in Form der bekannten Beerenpressen auch für den Laboratoriums-maßstab im Handel.

VI. Verdampfen

Die Trennung eines gelösten Stoffes vom Lösungsmittel (also fest von flüssig) erfolgt durch Verdampfen des Lösungsmittels. Ist in dem an die Flüssigkeit angrenzenden Raum der entstehende Dampf mit einem anderen Gas (meist Luft) gemischt, so daß der meßbare Gesamt-druck größer ist als der Teildruck des entstehenden Dampfes, so spricht man von Verdunstung. Ist dagegen im Brüdenraum nur der entstehende Dampf vorhanden, d. h. ist der Gesamtdruck gleich dem Teildruck des Dampfes, so spricht man von Verdampfung.

Flüssigkeiten besitzen einen bestimmten Dampfdruck, der unterhalb ihres Siedepunktes niedriger ist als der auf der Flüssigkeit lastende Luftdruck. In Abhängigkeit vom Dampfdruck einer Flüssigkeit, von ihrer Oberflächenspannung und von ihrem Energiegehalt (Temperatur) treten aus der Flüssigkeitsoberfläche Moleküle in den Dampfraum über. In einem geschlos-senen Gefäß stellt sich rasch ein dynamisches Gleichgewicht zwischen der flüssigen Phase und der Gasphase ein, d. h. es treten in der Zeiteinheit ebenso viele Moleküle aus der Flüssigkeit aus, wie aus dem Gasraum in die Flüssigkeit zurückkehren. Die Lage des Gleichgewichts ist abhängig von der Temperatur. Stört man das Gleichgewicht dadurch, daß die Moleküle im Dampfraum über der Flüssigkeit (im sog. Brüdenraum) abgezogen oder durch einen trockenen Luftstrom fortgetragen werden, so nimmt die Flüssigkeit ab, sie verdunstet. Da die energie-reichsten Moleküle die Flüssigkeitsoberfläche am ersten durchbrechen und somit bei der Verdunstung die energieärmeren in der Flüssigkeit angereichert werden, kühlt sich die Flüssig-keit ab (Verdunstungskälte). Damit sinkt auch die Verdunstungsgeschwindigkeit. Sie kann gesteigert werden 1. durch Energiezufuhr und 2. durch Verringerung des auf der Flüssigkeit herrschenden Luftdruckes.

Die Energiezufuhr, beim Verdampfen stets Übertragung von Wärme, kann erfolgen durch Wärmeleitung, durch Konvektion oder durch Wärmestrahlung. In praxi liegen diese Arten der Wärmeübertragung fast stets nebeneinander vor, wobei meist einer Art ein Übergewicht zukommt. Unter Wärmeleitung versteht man das Fortpflanzen von Wärme innerhalb eines Stoffes durch Stöße schwingender Moleküle, wobei die Moleküle ihre Lage zueinander nicht verändern. Ein energiereicheres Molekül überträgt jeweils einen Teil seiner kinetischen Energie auf ein energieärmeres, kälteres Molekül. Daraus geht hervor, daß die Wärmeleitung nur in Feststoffen stattfindet, wogegen bei Flüssigkeiten und Gasen mit ihren frei beweglichen Molekülen die Konvektion der Hauptträger des Wärmeaustausches ist. Nur in sehr dünnen Flüssigkeitsfilmen und Gasschichten (< 1 mm), z. B. an Grenzflächen fest/flüssig oder fest/gasförmig, tritt Wärmeleitung allein auf.

Die Konvektion überträgt Wärme in Flüssigkeiten und Gasen infolge sich gegeneinander bewegender und mischender Schichten unterschiedlicher Temperatur.

Geht Wärme von einer festen Wand auf eine Flüssigkeit über und umgekehrt, so spricht man von Wärmeübergang. Hierbei spielt die an der Wand haftende Flüssigkeitsgrenzschicht eine Rolle, da hier der Wärmeaustausch wie gesagt durch Wärmeleitung erfolgen muß und ein hoher thermischer Widerstand herrscht.

Fließt Wärme von einem flüssigen Medium zu einem anderen flüssigen Medium durch eine Wand, z. B. vom Wasserbad durch die Kolbenwandung auf eine Flüssigkeit, so spricht man von Wärmedurchgang. Daran sind Wärmeleitung, Wärmeübergang und manchmal auch Wärmestrahlung gleichzeitig beteiligt.

Heiße Körper strahlen Wärme aus, die durch den leeren oder gaserfüllten Raum geht, von anderen Körpern teilweise absorbiert und in Wärme rückverwandelt wird. Diese sogenannte Wärmestrahlung ist nicht an stoffliche Wärmeüberträger gebunden. Sie stellt elektromagnetische Wellen von 0,8 bis 15 μm Wellenlänge dar und wird als Infrarot- oder Ultrarotstrahlung bezeichnet.

Sie tritt zwar bei allen Wärmeaustauschvorgängen auf, doch ist der Strahlungsanteil heißer Flüssigkeiten[1] beim Verdampfen verschwindend klein, da die erreichbaren Temperaturen relativ niedrig sind. Dagegen ist die Wärmestrahlung heißer Gase und heißer Festkörper bedeutend.

Die Verdunstung einer Flüssigkeit, in den meisten Fällen Wasser, aus einer Lösung zur Gewinnung der gelösten Feststoffe wird heute nur noch in Ausnahmefällen auf offenem Feuer vorgenommen (z. B. Gewinnung von Aloe aus dem Pflanzensaft in Afrika). Zur Schonung der Stoffe wird meist auf dem Wasserbad abgedunstet. Abb. 99 zeigt eine Versuchsanordnung, die für rasches Abführen des Dampfes einerseits zur Beschleunigung des Vorganges, andrerseits zur Beseitigung lästiger Dämpfe geeignet ist.

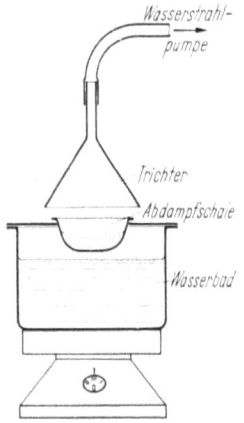

Abb. 99. Einfache Anordnung zur Verdunstung von Flüssigkeiten.

Wird die Energiezufuhr so gesteigert, daß der Dampfdruck der Flüssigkeit gleich auf dem ihr lastenden Atmosphärendruck wird, so beginnt die Flüssigkeit zu sieden, erkenntlich an den kontinuierlich aufsteigenden Dampfblasen. Nun kann eine Flüssigkeit nur an der Grenzfläche flüssig/gasförmig verdampfen, so daß im Innern einer Flüssigkeit eine Dampfblase nur dort entstehen kann, wo ein winzig kleiner Gaseinschluß bereits vorhanden ist. Solche Gaseinschlüsse dienen als „Keime" für die Bildung von Dampfblasen und finden sich an der Oberfläche der Verdampferwandung oder auch an Schwebeteilchen in der Flüssigkeit. So entstehen Blasen an festen Oberflächen nur an ganz bestimmten Stellen, die sich bei genauer Untersuchung als Haarrisse oder mikroskopisch feine Vertiefungen erweisen. Darin ist eine kleine Menge Luft eingeschlossen, die als Keim wirkt.

Mit steigender Temperatur der Wand nimmt die Anzahl der Stellen, wo sich Blasen bilden, zu. Dies erklärt sich dadurch, daß bei höherer Wandtemperatur Unebenheiten aktiv werden, die bei tieferer noch nicht wirksam waren. Auf einer rauhen Oberfläche sind die Blasenbildungsstellen viel dichter als auf einer glatten.

An einer sehr sauber polierten und sorgfältig entgasten Oberfläche können in einer gasfreien Flüssigkeit keine Dampfblasen entstehen, auch wenn die Flüssigkeit weit über ihren Siedepunkt hinaus (oft bis zu 100°) erhitzt wird (Siedeverzug). Bildet sich dann durch eine Störung aber doch eine Blase, so wird die in der überhitzten Flüssigkeit gespeicherte Energie schlagartig zur Dampfbildung verbraucht, was zur Zerstörung der Apparatur führen kann. Um solche Siedeverzüge zu vermeiden, legt man in die Flüssigkeit vor[2] dem Erhitzen poröse Körperchen (Siedesteinchen) ein, deren Gaseinschlüsse als Blasenbildungskeime dienen. Auch das Einlegen von einseitig zugeschmolzenen Kapillarröhrchen (z. B. Schmelzpunktröhrchen) erfüllt diesen Zweck. Dagegen sind Glaskugeln wegen ihrer glatten Oberfläche wenig geeignet. Siedesteinchen sind nur einmal zu verwenden, da sie nach einiger Siedezeit entgast sind und sich beim Erkaltenlassen der Flüssigkeit mit dieser vollsaugen. Vor dem Wiederanheizen sind also neue Siedesteinchen zuzufügen.

Am besten leitet man durch eine Kapillare einen feinen Gasstrom in die Flüssigkeit ein.

Da, wie gesagt, eine Flüssigkeit dann siedet, wenn ihr Dampfdruck gleich dem auf ihr lastenden Luftdruck ist, kann die Siedetemperatur durch Verringerung des Luftdruckes erheblich gesenkt werden, bei manchen Flüssigkeiten um mehr als 100° (z. B. Nitrobenzol: $\text{Kp.}_{760} = 205°$, $\text{Kp.}_{12} = 88°$) (s. auch Abb. 102). Davon macht man zur Schonung der gelösten Stoffe in Vakuumverdampferanlagen Gebrauch.

---

[1] Hiermit sind Flüssigkeiten gemeint, deren Kp. unter etwa 300° liegt, nicht z. B. glühende Metall- oder Glasschmelzen.

[2] Man hüte sich davor, Siedesteinchen in eine bereits erhitzte Flüssigkeit einzubringen!

a. Einfache Verdampfer

Für kleinere Mengen einzudampfender Lösung kommen einfache Vakuumdestillations-
apparaturen in Frage, die im Falle der Gewinnung der Feststoffe (z. B. Trockenextrakte) so
beschaffen sein müssen, daß diese aus der Destillierblase gut entfernt werden können. Im
technischen Maßstab wird die Verdampfung meist nur bis zu einem gewissen Grad betrieben
und die weitere Trennung fest von flüssig in Trockenapparaturen (s. S. 73) vorgenommen.

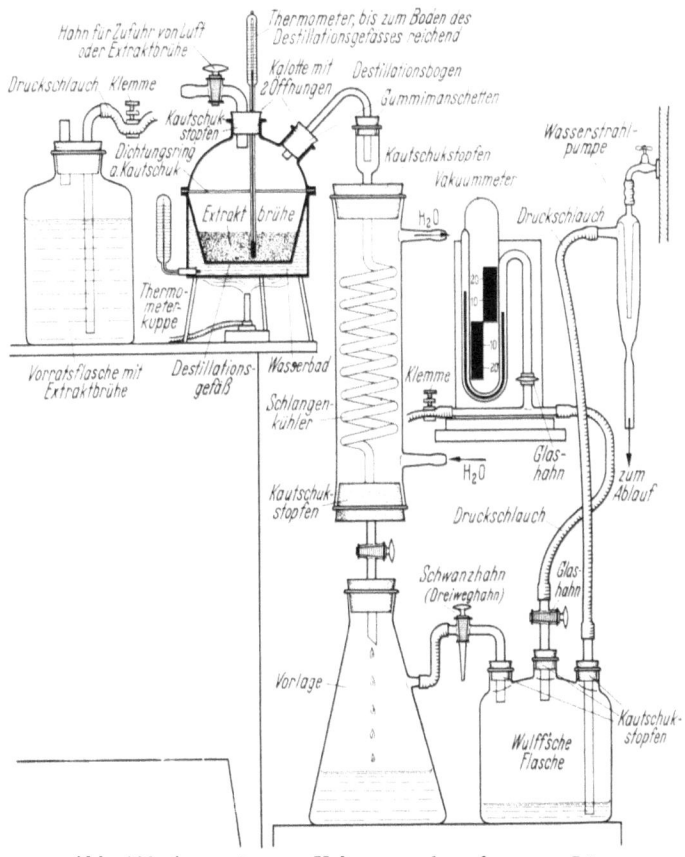

Abb. 100. Apparatur zur Vakuumverdampfung von Lösungen.

Für das Apothekenlaboratorium sollte eine geeignete Apparatur zum Eindampfen von
Lösungen unter vermindertem Druck aus folgenden Bauteilen bestehen:

1. Wasserbad (gegebenenfalls Ölbad) mit Thermometer zur Kontrolle der Badtemperatur.

2. Destillationsgefäß, das, falls zur Gewinnung der Feststoffe verwendet, aus einem weit-
halsigen Kolben (z. B. Reaktionskolben der Firmen Schott u. Gen. oder Quickfit, beide Mainz)
mit Deckel oder einer flachen Schale mit aufgesetzter Kalotte bestehen sollte. Der Deckel
oder die Kalotte müssen Bohrungen oder besser Schliffhülsen tragen, die zur Aufnahme eines
Belüftungshahnes, eines bis zum Boden der Blase reichenden Thermometers, einer Siedekapillare und des Destillierbogens dienen.

3. Kondensator mit möglichst großer Kühlfläche. Geeignet sind Schlangenkühler, Dim-
roth-Kühler oder Doppelspiralkühler, sog. Intensivkühler. Gegen die Vorlage sollte der Kühler
durch einen Hahn absperrbar sein, damit während des Eindampfens die Vorlage entleert
werden kann, ohne den Betrieb unterbrechen zu müssen.

4. Vorlage, z. B. in Form einer großen Saugflasche.

5. Dreihalsige Woulfsche Flasche zur Aufnahme des Verbindungsrohres zur Vorlage
möglichst mit Dreiwegehahn, zum Anschluß des Manometers und zum Anschluß der Vakuumpumpe.

6. Manometer, dessen Hahn jeweils nur zum Ablesen des herrschenden Druckes geöffnet wird, sonst jedoch geschlossen zu halten ist.

7. Vakuumpumpe, z. B. Wasserstrahlpumpe.

Die Abb. 100 und 101 zeigen solche Apparaturen.

Der Unterdruck, der durch eine Pumpe erreicht wird, hängt ab von der Art der Pumpe, der Temperatur des Kondensates und vom Dampfdruck des Destillates bei der herrschenden Temperatur. Wie Abb. 102 zeigt, kann mit einer Wasserstrahlpumpe aus diesem Grund ein Unterdruck von allenfalls 12 Torr erreicht werden.

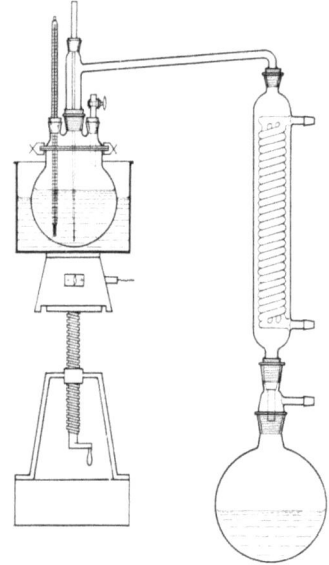

Abb. 101. Apparatur zur Vakuumverdampfung von Lösungen in Weithals-Flansch-Kolben.

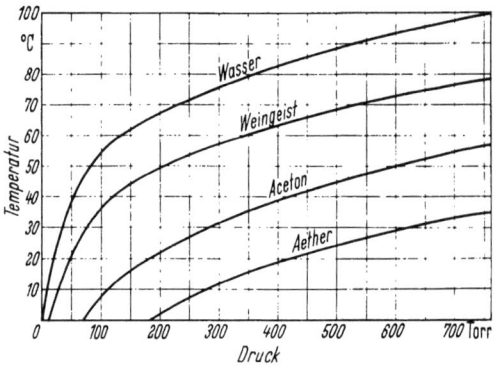

Abb. 102. Dampfdruckkurven verschiedener Flüssigkeiten.

Der in der Woulfschen Flasche ermittelte Druck entspricht nicht dem in der gesamten Apparatur. Im Brüdenraum, d. h. in dem über der verdampfenden Flüssigkeit liegenden Raum, herrscht je nach Lösungsmittel ein sehr viel höherer Druck. Büchi hat bei der Vakuumdestillation einer wäßrigen Flüssigkeit von 40° folgende Drücke an verschiedenen Stellen der Apparatur gemessen:

Im Brüdenraum	54 Torr
zwischen Kühler und Vorlage	16 Torr
zwischen Vorlage und Woulfscher Flasche	15 Torr
zwischen Woulfscher Flasche und Wasserstrahlpumpe	13 Torr.

Daraus geht hervor, daß auch die Leistungsfähigkeit des Kühlers für den Druck in der Verdampferblase und damit für die Siedetemperatur maßgebend ist.

Beim Eindampfen einer Lösung kommt es mit zunehmender Konzentration zu einer Siedepunktserhöhung, was bei empfindlichen Inhaltsstoffen zu berücksichtigen ist. DAB 7-BRD schreibt deshalb für die Herstellung von Trockenextrakten eine Wasserbadtemperatur von höchstens 70° und eine Temperatur der Extraktlösung von höchstens 50° vor.

Das bisher Gesagte gilt für die Siedetemperatur an der Oberfläche der Flüssigkeit, d. h. für den Brüdenraum. An der Heizfläche des Verdampfers herrscht jedoch ein Druck, der entsprechend der über der Heizfläche ruhenden Flüssigkeitssäule höher liegt als der im Brüdenraum herrschende Dampfdruck. Diesem höheren Druck entspricht auch eine höhere Siedetemperatur. In kleinen Apparaturen spielt dies keine wesentliche Rolle. Dagegen ist bei großen Vakuumverdampfern eine größere statische Flüssigkeitssäule über der Heizfläche von erheblichem Nachteil. Für Wasser bedeutet z. B. bei einem Dampfdruck im Brüdenraum von etwa 40 Torr eine Flüssigkeitssäule von 1 m einen Anstieg der Siedetemperatur um etwa 21°.

Es ist deshalb besser, die einzudampfende Lösung kontinuierlich in dem Maß zulaufen zu lassen, wie andrerseits Destillat abgezogen wird.

b. Andere Verdampfer

Im folgenden seien einige Verdampfertypen beschrieben, die im Laboratorium und in der Industrie gebräuchlich sind.

1. Rotationsverdampfer. Durch die Rotation eines Kolbens in einem Heizbad vergrößert sich die Verdampfungsoberfläche, wodurch ein schonendes Eindampfen von Lösungen bei nur geringem Temperaturgefälle möglich wird. Das Schäumen der zu verdampfenden Flüssigkeit wird durch die Rotation zudem weitgehend vermieden. Siedekapillare oder Siedesteinchen sind bei Rotationsverdampfern deshalb nicht nötig, weil durch die ständige Bewegung Siedeverzüge nicht auftreten können. Durch die Regulierung der Eintauchtiefe in das Wasserbad, der Badtemperatur, des Vakuums und der Kühlwassertemperatur kann die Destillation mit dem Rotationsverdampfer den verschiedensten Anforderungen gerecht werden. In Abb. 103 ist ein Büchi-Rotationsverdampfer Rotovapor (W. Büchi, Flawil, Schweiz) schematisch dargestellt.

An einem Dreifußstativ *2* ist, in seiner Höhe und Neigung leicht verstellbar, das Antriebsaggregat *1* montiert. Dieses besteht aus einem Gehäuse, welches den Kurzschlußankermotor (ohne Funkenbildung), das Getriebe und einen Drehwiderstand für die Tourenzahlregulierung enthält. Angetrieben wird eine mit Normalschliff versehene Metallhülse, in welche das ebenfalls mit Normalschliff versehene Dampfdurchführungsrohr *3* aus Glas

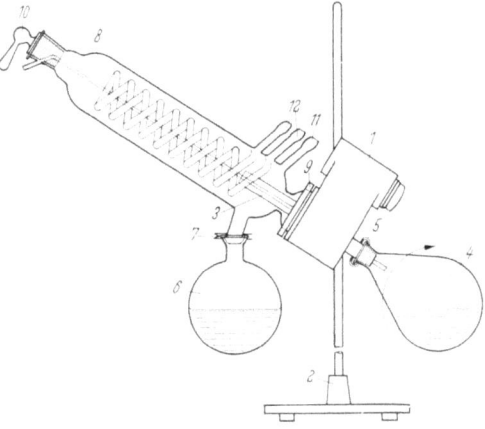

Abb.103. Büchi-Rotationsverdampfer „Rotovapor".

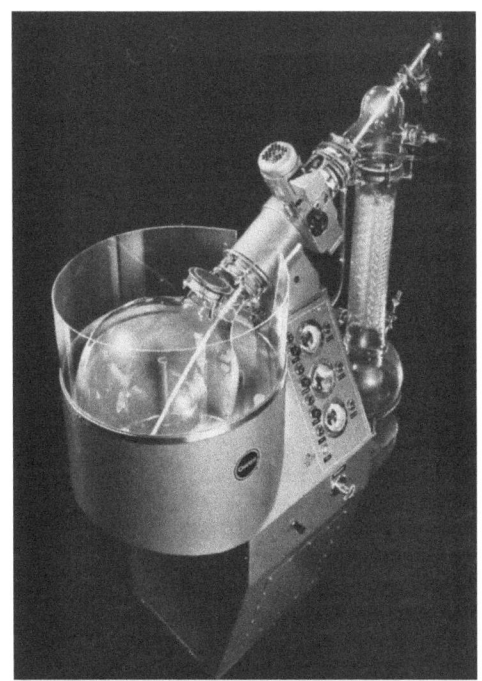

Abb. 104. Quickfit-Rotationsverdampfer (QVF Glastechnik, Wiesbaden-Schierstein).

paßt und an dessen einem Ende der Verdampferkolben *4* mit NS 29/32 befestigt wird und dessen anderes Ende etwa 120 mm in den Kühler *8* hineinreicht. Der Kühler, der mit einer Verschraubung *9* mit dem Antriebsaggregat verbunden ist, trägt als Abdichtung gegen außen eine leicht auswechselbare Wellendichtung aus GACO, einem elastischen Werkstoff aus synthetischem Kautschuk, der in seinem Innendurchmesser dem Außendurchmesser des Dampfdurchführungsrohres entspricht. An seinem oberen Ende ist der Kühler mit einer NS-Hülse 19/38 versehen, die als

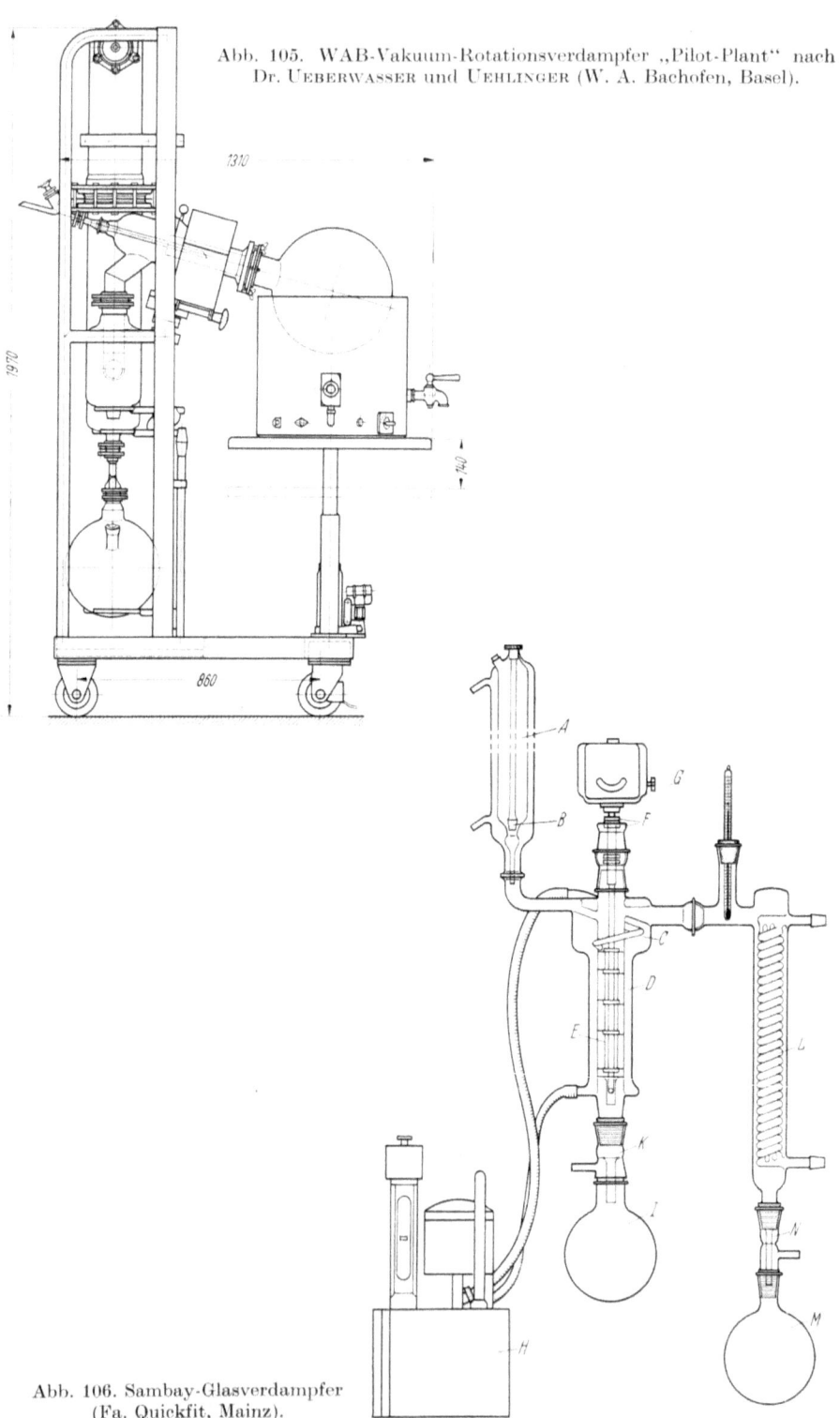

Abb. 105. WAB-Vakuum-Rotationsverdampfer „Pilot-Plant" nach
Dr. UEBERWASSER und UEHLINGER (W. A. Bachofen, Basel).

Abb. 106. Sambay-Glasverdampfer
(Fa. Quickfit, Mainz).

Hahn so ausgebildet ist, daß ein Einleitrohr *10*, das durch den Kühler und das Dampfdurchführungsrohr bis in den rotierenden Verdampferkolben reicht, an einem Griff so gedreht werden kann, daß er zur Belüftung des Apparates oder für kontinuierliche Zufuhr von Flüssigkeiten dient. Am Kühler sind ferner ein Kugelschliff für die Aufnahme des Auffangkolbens *6*, ein Vakuumstutzen *11* und die Zu- und Ableitungsoliven für das Kühlwasser *12* angebracht.

Die in den Abb. 104 und 105 dargestellten Rotationsverdampfer von Quickfit und W. Bachofen funktionieren im Prinzip gleich. Sie sind für größere Verdampfungsleistungen ausgelegt. Ihre Destillierblasen fassen 50 und 20 Liter.

Rotationsverdampfer können betrieben werden, indem man die Blase etwa zur Hälfte mit der einzudampfenden Lösung füllt. Besser jedoch ist es, nur wenig Lösung in die Blase zu bringen und weitere Lösung durch das Einleitrohr *10* in dem Maße zutropfen zu lassen, wie Destillat übergeht. Dadurch wird die Oberfläche der zu verdampfenden Flüssigkeit größer und der hydrostatische Druck auf der Verdampferwandung geringer (s. o.).

2. Dünnschichtverdampfer. Die in der Industrie häufig verwendeten Dünnschichtverdampfer (z. B. von Samesreuther, Butzbach) sind auch in Glasausführung für den Laboratoriums- und Technikumsmaßstab zu beziehen.

Am Sambay-Glasverdampfer der Fa. Quickfit sei das Prinzip erläutert (Abb. 106).

Der Extrakt läuft aus einem Tropftrichter *A* mit Temperiermantel dem Verdampfer zu. Eine genaue Dosierung ist durch ein Nadelventil *B* und den Tropftrichter selbst gewährleistet, der als Mariottische Flasche ausgebildet ist. Vor Eintritt in die Verdampfungszone wird der Extrakt durch eine beheizte Schlange *C* geführt und etwa auf Siedetemperatur vorgeheizt, so daß die Verdampfungszone für die reine Verdampfung voll ausgenutzt werden kann. Gleichzeitig entgast der Extrakt schon in der Schlange, so daß das Spritzen im Verdampferrohr vermieden wird. Der Film wird auf dem inneren kalibrierten Glasrohr *D* durch ein rotierendes Wischersystem mit beweglichen Blättern *E* erzeugt (aus Korrosionsgründen sind diese Metallteile aus Tantal angefertigt). Die Einwirkung des Heizmediums auf das Produkt an der Heizfläche ist durch den mit Wischern zwangsweise erzeugten sehr dünnen Film zeitlich auf das äußerste abgekürzt. Die Verweilzeit beträgt nur wenige Sekunden, also nur einen Bruchteil im Vergleich zu den gebräuchlichsten Umlaufverdampfern. Der Antrieb der Wischerwelle erfolgt bei der Laborapparatur über eine Magnetkupplung *F*, mit einem stufenlos regelbaren Antrieb, *G* wodurch die Nachteile einer Stopfbuchsdurchführung vermieden werden. Die untere Lagerung ist als Pendellager ausgeführt, und zwar läuft eine Teflonkugel in einem Glaslager. Die Schmierung erfolgt durch das ablaufende Sumpfprodukt. Als Heizquelle dient ein Umlaufthermostat *H* mit elektrischer Heizung, Umwälzpumpe, Kontaktthermometer mit Leistungsregler und Kontrollthermometer. Als Heizmittel kann bis zu 200° Paraffin-Öl verwendet werden. Bei Temperaturen über 200° ist Silicon-Öl einzusetzen. Beide Ölarten sind vollkommen durchsichtig.

Zur kompletten Apparatur gehören weiterhin eine Sumpfvorlage *I* zur Aufnahme des Spissum-Extraktes und ein Zwischenstück *K* mit Anschluß für das Vakuummeter.

Das Lösungsmittel wird in einem reichlich bemessenen Kondensator *L* niedergeschlagen und in einer Vorlage *M* aufgefangen. Der Vakuumanschluß kann an einem Zwischenstück *N* erfolgen. Abb. 107 zeigt die schematische Darstellung des Verdampferteils eines Sambay-Dünnschichtverdampfers.

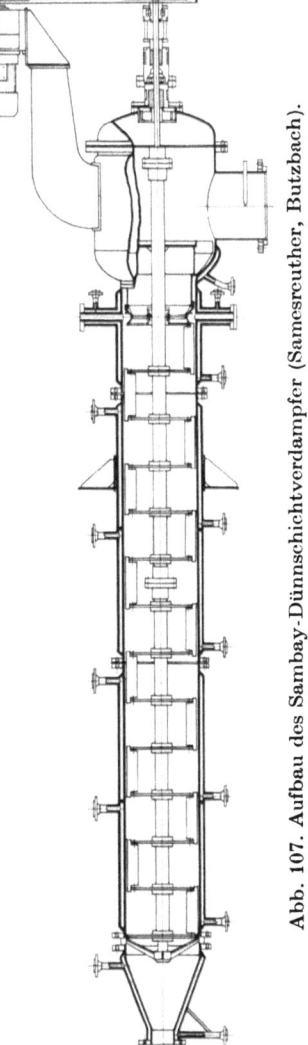

Abb. 107. Aufbau des Sambay-Dünnschichtverdampfer (Samesreuther, Butzbach).

3. Vakuum-Umlaufverdampfer. Zum raschen und schonenden Konzentrieren von Flüssigkeiten werden häufig Umlaufverdampfer verwendet. Dabei wird die zu verdampfende Flüssigkeit entweder durch Pumpen (Verdampfer mit Zwangsumlauf) oder durch die Konvektionsströmung (Verdampfer mit freiwilligem Umlauf) in kreisende Bewegung versetzt. Der freiwillige Umlauf kommt dadurch zustande, daß in zwei miteinander verbundenen Gefäßen die Flüssigkeit nur in einem Gefäß beheizt wird. Durch die aufsteigende warme und absinkende kältere Flüssigkeit kommt es zu einer Zirkulation, die durch die Dampfblasenbildung auf der Heizseite noch erheblich beschleunigt wird. Der Umlauf bewirkt eine ständige Oberflächenerneuerung und damit rasches Verdampfen. Da Siedeverzüge im allgemeinen nicht auftreten, kann im vollkommen geschlossenen System gefahren werden, so daß keine Oxydationen auftreten.

Als Beispiel sei der Aufbau eines Vakuum-Umlaufverdampfers (VUV) der Fa. Schott u. Gen., Mainz, beschrieben.

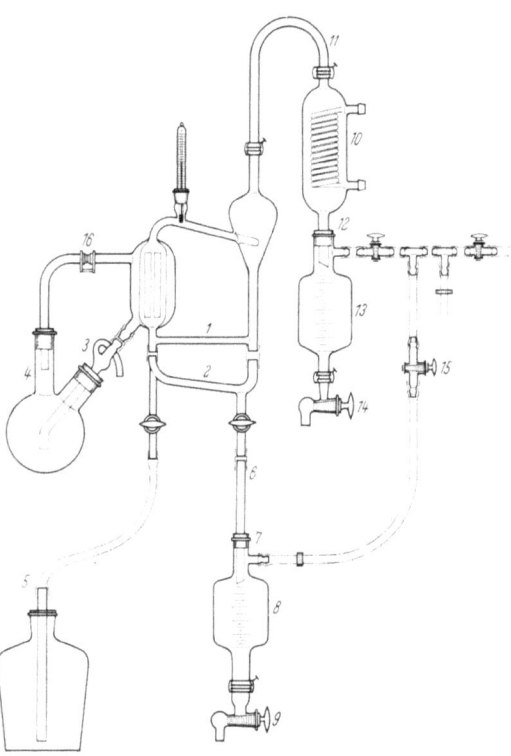

Abb. 108. Vakuum-Umlaufverdampfer (VUV) der Fa. Schott u. Gen., Mainz.

Der Aufbau erfolgt gemäß Abbildung 108. Das Verdampfersystem *1* wird unten durch Schlauchabschnitte mit dem Gabelrohr *2* und links über den 90°-Bogen und das Abdampfrohr *3* mit dem Dampferzeugerkolben *4* verbunden. An die beiden Hähne des Gabelrohres wird links das Ansaugrohr *5*, rechts das Auslaufrohr *6* angeschlossen. Das Auslaufrohr wird über den Gummistopfen *7* mit der graduierten Auffangflasche *8* und diese mit dem Auslaufhahn *9* verbunden. Der Hochleistungskühler *10* wird oben über den U-Bogen *11* mit dem Verdampfersystem, unten über dem Gummistopfen *12* mit der zweiten Auffang-

flasche *13* und diese mit dem zweiten Auslaufhahn *14* verbunden. Die seitlichen Stutzen der Auffangflaschen werden über das Hahnsystem an die Vakuumleitung angeschlossen.

Nach Einführung des Saugrohres *5* in den mit der zu behandelnden Flüssigkeit gefüllten Behälter wird evakuiert (Wasserstrahlvakuum ausreichend). Zunächst sind die Hähne *2* (rechts) und *9* und *14* geschlossen, die drei Hähne *15* und der Hahn *2* (links) offen. Letzterer wird geschlossen, sobald die Flüssigkeit im VUV die Höhe der Schellenverbindung *16* erreicht hat. Erst nach Siedebeginn öffnet man ihn so weit, daß die nachfließende Flüssigkeit den verdampfenden Anteil ersetzt (Feineinstellung). Ist gutes Vakuum erreicht, wird der mit Wasser halbgefüllte Dampferzeugerkolben *4* so beheizt, daß beim Sieden aus dem Abdampfrohr *3* kaum Dampf entweicht. Bei Gasbeheizung verwendet man einen großen Bunsen- oder Teclubrenner und belegt die untere Seite des Dampferzeugerkolbens zweckmäßig mit nassem Asbestpapier. Nachfüllen von Wasser ist höchstens einmal täglich nötig.

Literatur: HERRMANN, G.: Pharmazeutisch-technologische Untersuchungen über das Eindampfen thermolabiler Stoffe. Dissertation Kiel 1968. — GRASSMANN, P.: Einführung in die thermische Verfahrenstechnik, Berlin: Walter de Gruyter 1967. — VAUCK, W. R. A., u. H. A. MÜLLER: Grundoperationen chemischer Verfahrenstechnik, Dresden/Leipzig: Th. Steinkopf 1966. — Ullmanns Encyklopädie der technischen Chemie, Bd. I, München/Berlin: Urban & Schwarzenberg 1951. — MÜNZEL, K., J. BÜCHI u. O.-E. SCHULTZ: Galenisches Praktikum, Stuttgart: Wissenschaftl. Verlagsgesellschaft 1959.

VII. Trocknen

a. Allgemeines

Unter Trocknen wird allgemein der Entzug irgendeiner Flüssigkeit aus irgendeinem Gut verstanden, wobei das Ziel die Herstellung des trockenen Gutes ist. Während die mechanische Trocknung durch Schleudern, Pressen usw., die nie zu einem völlig trockenen Gut führt, bereits in den Abschnitten I bis V. besprochen wurde, sei hier nur die thermische Trocknung behandelt. Das Entfernen des Wassers[1] erfolgt durch Verdunsten (s. S. 65), durch Verdampfen (s. S. 65) oder, wenn das Wasser vorher in den festen Aggregatzustand, in Eis, überführt wurde, durch Sublimation. Der Energieaufwand für die thermische Trocknung ist sehr groß. Theoretisch müssen dem Gut Verdampfungswärme + Bindungswärme zugeführt werden, also bei 20° etwa 585 kcal/kg Wasser. Praktisch jedoch sind bei guten Trocknern 800 bis 900 kcal/kg Wasser erforderlich, da ein großer Teil der Wärme an die Umgebung verlorengeht. Man wird also bestrebt sein, die mechanische Trocknung so weit wie möglich zu treiben, um thermisch nur noch die Feuchtigkeit entfernen zu müssen, deren Bindungskräfte nicht durch mechanische Kräfte überwunden werden können.

b. Bindung der Flüssigkeit an das Trocknungsgut

Wasser wird vom Trocknungsgut sehr unterschiedlich stark festgehalten, gebunden. An der äußeren Oberfläche von Feststoffen, in groben Hohlräumen von porösen Stoffen und Schüttungen findet sich das Haftwasser. Die Bindungskräfte sind so klein, daß sie die Verdampfung nicht beeinträchtigen. Der Dampfdruck ist gleich dem des ungebundenen Wassers. Ist allein dieses Wasser vorhanden, so kann das Gut vollständig austrocknen; es ist nicht hygroskopisch. In engen Kapillaren wird durch die kapillaren Zugkräfte der Dampfdruck des Wassers unter den Dampfdruck in der umgebenden Luft abgesenkt. Allerdings macht sich die Dampfdruckerniedrigung für Kapillarwasser erst bei sehr engen Kapillaren ($r < 10^{-9}$ cm) bemerkbar.

Weiter wird Wasser durch Adsorption über van der Waalssche Kräfte an der äußeren und inneren Oberfläche von Feststoffen gebunden. Die Adsorption ist stoffabhängig. Sie bedingt zusammen mit der Kapillarkondensation, die bei Poren mit einem Radius $r < 10^{-11}$ cm auftritt, das hygroskopische Verhalten einer Substanz.

In kolloider Form wird Wasser in Gelen festgehalten. Die dabei auftretenden Bindungskräfte sind gering. Stark gebunden ist Wasser durch den Einbau in Kristallgitter als sogenanntes Kristallwasser.

c. Der Trocknungsvorgang

Der Trocknungsvorgang gliedert sich in zwei Abschnitte:
die Überführung der Flüssigkeit in den dampfförmigen Zustand und
die Abführung des Dampfes.

Zum Entfernen des Wassers muß an die Feuchte im Gut die Verdampfungswärme + Bindungswärme herangebracht werden. Die Wärme muß zunächst von einem Wärmeträger an die Gutoberfläche selbst durch einen Wärmeübergang, durch Wärmestrahlung oder Wärmeleitung vermittelt werden. Im Gut muß diese Wärme durch Leitung im Feststoff, in Flüssigkeit, in den Poren und durch einen mit der Diffusion gekoppelten Transport an die zu verdampfende Feuchte weitergegeben werden (vgl. dazu „Verdampfen", S. 65).

Liegt die Temperatur des Trocknungsgutes unterhalb der Siedetemperatur und ist wie bei der Verdunstungstrocknung ein Trägergas anwesend, so handelt es sich um Dampfteildruckunterschiede. Zur Aufnahme und Fortbewegung dient ein Trocknungsmittel, das meist gleichzeitig die erforderliche Wärme heranführt (trockener Heißluftstrom).

---

[1] Wenn hier meist von Entfernen des Wassers die Rede ist, so deshalb, weil dies der weitaus häufigste Zweck der Trocknung ist. Das Gesagte gilt jedoch grundsätzlich für jede andere flüchtige Flüssigkeit auch.

Durch Absenken des Luftdrucks in einem geschlossenen Trocknergehäuse oder durch andere Art der Wärmezufuhr (z. B. elektrische Trocknung, Infrarot-Trocknung) kann erreicht werden, daß sich der Trocknungsvorgang in der Nähe des Siedepunktes abspielt. Bei diesem mit Verdampfungstrocknung bezeichneten Verfahren strömt der Dampf auf Grund absoluter Druckunterschiede ab.

Bei konzentrierten wäßrigen Lösungen (z. B. Extrakten) ist der Wasserdampfdruck auf Grund der Dampfdruckerniedrigung in Lösungen stets niedriger als der Sättigungsdruck reinen Wassers gleicher Temperatur. Der Unterschied nimmt mit fortschreitendem Wasserentzug zu und erreicht im Sättigungszustand der Lösung seinen Höchstwert. Da die Löslichkeit i. a. bei höherer Temperatur größer ist, wird dieser Zustand später erreicht, wenn bei höheren Temperaturen getrocknet wird.

Nach Erreichen der Sättigungskonzentration erstarrt ehemals flüssiges Trocknungsgut zu einer immer fester werdenden Masse, aus der die eingeschlossene Feuchtigkeit durch Diffusion und Kapillarwasserbewegung an die Gutoberfläche gelangt. Dadurch wird die Trocknung, abhängig von der Geschwindigkeit der beiden Vorgänge, weiter verlangsamt. Das getrocknete Gut stellt ein porenreiches Material dar.

Einfluß der äußeren Bedingungen. *Guttemperatur.* Je höher die Temperatur ist, bei der die Trocknung vor sich geht, desto größer sind die kapillare Zähigkeit, der Diffusionskoeffizient und der Dampfdruck und damit die Trocknungsgeschwindigkeit. Für viele Stoffe bestehen jedoch Beschränkungen in der Höhe der anwendbaren Temperatur.

Luftgeschwindigkeit. Bei steigender Luftgeschwindigkeit nimmt die Stoffübergangszahl im gleichen Verhältnis zu. Während des ersten Trocknungsabschnittes (s. S. 75) läßt sich daher die Trocknungsgeschwindigkeit durch Erhöhen der Luftgeschwindigkeit vergrößern. Im zweiten Trocknungsabschnitt und bei der Trocknung hygroskopischer Stoffe tritt der Einfluß der Luftgeschwindigkeit immer mehr zurück, da die inneren Diffusionswiderstände zunehmen. Am Ende der Trocknung ist er praktisch zu vernachlässigen.

Luftfeuchtigkeit. Der Feuchtigkeitsgehalt (Wasserdampfteildruck) des Trocknungsmittels beeinflußt ständig und unmittelbar die Trocknungsgeschwindigkeit. Je geringer der Wasserdampfteildruck im Trocknungsmittel ist, desto größer ist zu jedem Zeitpunkt die Trocknungsgeschwindigkeit.

Wärmezufuhr. In allen Fällen, bei denen die Verdampfungswärme durch Wärmeübergang von dem Trocknungsmittel oder durch Wärmestrahlung an die Verdunstungsoberfläche des Gutes übertragen wird, wird die Wärme entgegen der Richtung der Feuchtigkeitsabführung zugeführt. Sobald die Verdunstung nicht mehr an der Oberfläche stattfindet, ist damit notwendig ein Abfall der Guttemperatur von außen nach innen verbunden. Dies kann bei temperaturempfindlichen Stoffen zur Schädigung der Randschicht führen (Koagulation, Bildung undurchlässiger Oberflächen, Verhornung). Im hygroskopischen Bereich werden dadurch außerdem die Feuchtigkeitsunterschiede im Gut verstärkt.

Wird die Wärme durch geheizte Flächen an das an ihnen haftende Gut geleitet, während das Trocknungsmittel lediglich die verdunstende Feuchtigkeit abführt, so fallen die Guttemperaturen zur Oberfläche hin ab. Die Feuchtigkeitsunterschiede im Gut werden geringer und die Trocknungsgeschwindigkeit größer, als wenn die Feuchtigkeit entgegen der Wärmezufuhr abgeführt wird. Bei direkter Wärmeerzeugung im Gut durch Joulesche Wärme (Leitungsstrom), durch Hochfrequenzheizung oder chemische Reaktion ist es möglich, ein von innen nach außen abfallendes Temperaturgefälle im Gut einzustellen und so den Diffusionsvorgang entgegen dem Feuchtigkeitsgefälle zu bewirken, doch kommt dies für die Trocknung von pharmazeutischen Produkten praktisch nicht in Frage.

Absenken des Luftdruckes. Die rasche Trocknung temperaturempfindlicher Güter ist durch Verringerung des Gesamtdruckes möglich, denn je kleiner der Unterschied zwischen Gesamtdruck und Dampfdruck im Gut ist, desto größer ist die Trocknungsgeschwindigkeit. Bei entsprechender Höhe des Vakuums und ausreichender Wärmezufuhr kann Verdampfungstrocknung unter weitgehendem Ausschluß von Luft erreicht werden. Durch stärkere Verringerung des Gesamtdruckes im Abschnitt verlangsamter Trocknungsgeschwindigkeit kann bei sehr temperaturempfindlichen Gütern ein unzulässiger Anstieg der Guttemperatur vermieden und die Endtrocknung beschleunigt werden. Die im Gut vorhandene Speicherwärme trägt dabei wesentlich zur Verdampfung bei. In manchen Fällen ist Vakuumpulsation, d. h. wiederholter Wechsel zwischen Normal- und Hochvakuum erforderlich.

Je nach der Feuchte des Gutes werden verschiedene Trocknungsabschnitte durchlaufen.

1. Abschnitt. Die Oberfläche des Gutes ist naß. Das verdunstende Wasser wird durch Kapillarkräfte aus dem porösen Gut nachgesaugt, so daß die in der Zeiteinheit pro Flächeneinheit verdunstende Wassermenge (= Trocknungsgeschwindigkeit) konstant ist.

2. Abschnitt. Gegen Ende des ersten Abschnittes beginnen die größeren Poren auszutrocknen, so daß die flüssigkeitsbenetzte Oberfläche allmählich kleiner wird. Die Oberflächenverdunstung hört schließlich ganz auf. Die Verdunstungsstellen, deren Gesamtheit den sog. Trocknungsspiegel darstellt, ziehen sich mehr und mehr in das Gutinnere zurück. Die verdunstende Flüssigkeit muß also erst durch die gasgefüllten Poren hindurchdiffun-

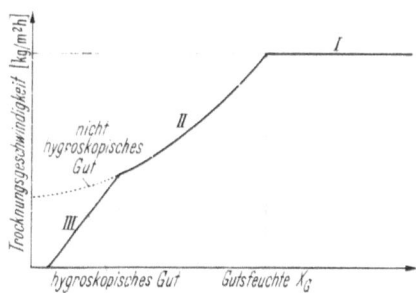

Abb. 109. Diagramm der Trocknungsabschnitte I, II und III.

dieren, bevor sie von dem über die Oberfläche streichenden Trocknungsmedium abgeführt werden kann. Die Trocknungsgeschwindigkeit nimmt mehr und mehr ab.

Bei nicht hygroskopischen Gütern führt dieser Abschnitt zu wirklich trockener Substanz. Hygroskopische Güter dagegen durchlaufen noch einen 3. Abschnitt.

3. Abschnitt. In einem zweiten Knickpunkt sinkt die Trocknungsgeschwindigkeit meist linear weiter ab bis auf Null. Dieser Abschnitt beginnt dann, wenn die Kapillaren mit $r > 10^{-9}$ m ausgetrocknet sind und sich Kapillarkondensation bemerkbar macht.

Trägt man die Trocknungsgeschwindigkeit kg/m² h über der Gutfeuchte X_G kg Flüssigkeit/kg Trockensubstanz auf, so erhält man das in Abb. 109 dargestellte Trocknungsdiagramm, das die drei Abschnitte und die Knickpunkte zeigt.

d. Trocknungsverfahren

Die für die Trocknung pharmazeutischer Produkte zur Verfügung stehenden Verfahren lassen sich nach der Arbeitstemperatur wie folgt einteilen:

1. Trocknung bei hoher Arbeitstemperatur und Normaldruck:
   α. im Trockenschrank,
   β. auf Walzen,
   γ. durch Zerstäuben,
   δ. Wirbelschichttrocknung.

2. Trocknung bei mittlerer Arbeitstemperatur und Unterdruck:
   α. im Vakuumtrockenschrank,
   β. auf Vakuumwalzen.

3. Trocknung bei tiefer Arbeitstemperatur und Vakuum.
   Gefriertrocknung.

1α. Trocknung im Trockenschrank kommt nur für Güter in Frage, die relativ hohe Trocknungstemperatur vertragen. Wichtig ist dabei, daß neben der Energiezufuhr für ausreichende Abführung des Dampfes gesorgt wird. Die im Laboratorium üblichen Trockenschränke besitzen meist zwei Belüftungsstutzen im Boden und einen regulierbaren Entlüfter (Kamin) in der Decke, die bei geöffnetem Kamin für gleichmäßigen Luftdurchsatz sorgen. Daneben existieren Geräte mit Luftumwälzung. Labortrockenschränke werden heute ausschließlich elektrisch betrieben.

Abb. 110 zeigt einen Universaltrockenschrank von Heraeus, Hanau, der im Temperaturbereich 40 bis 220° für Sterilisier- und Trocknungsprozesse geeignet ist, und im Bereich von 5° über Raumtemperatur bis 60° als Brutschrank eingesetzt werden kann.

Abb. 111 stellt einen sog. Glastrockenschrank dar (Heraeus, Hanau), der auf Grund des wahlweise einstellbaren Frisch- und Umluftbetriebes eine rasche Trocknung von Geräten ermöglicht. Die Heizung erfolgt durch einen horizontalen Warmluftstrom. Die Frischluft wird durch ein staubdichtes Filter angesaugt. Die Trocknungstemperatur beträgt 115° und kann über eine Zeitschaltuhr bis zu 2 Std. eingestellt werden.

Im technischen Maßstab werden Trockenschränke durch heiße Flammengase, indirekten Dampf, Wärmeöl oder elektrische Widerstände beheizt. Sie sind meist mit Umlaufventilatoren ausgestattet. Die Abluft wird gewöhnlich durch Pumpen oder Exhaustoren abgezogen.

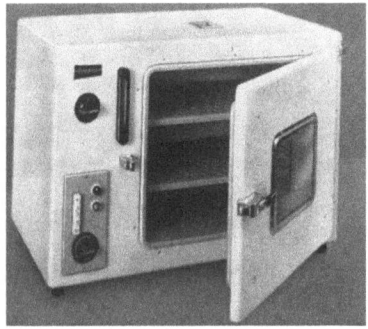

Abb. 110. Kombinierter Wärme- und
Brutschrank FTB 420
(Werkfoto Heraeus, Hanau).

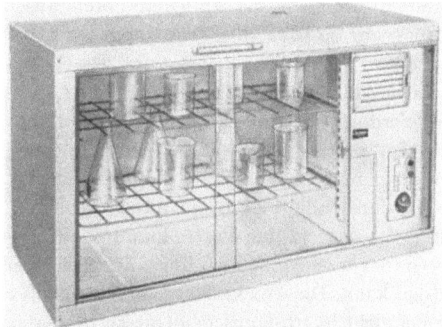

Abb. 111. Glastrockenschrank
(Werkfoto Heraeus, Hanau).

Die Vorteile der Schranktrocknung sind der geringe technische Aufwand und der relativ geringe Energiebedarf. Als Nachteile gelten der große manuelle Aufwand (diskontinuierliche Arbeitsweise), die zeitraubende Reinigung und die langen Trocknungszeiten bei hoher Temperatur.

1β. Walzentrocknung. Die Trocknung auf beheizten Walzen verläuft weitgehend selbsttätig, kontinuierlich und wirtschaftlich. Die stündliche Wasserverdampfung beträgt je nach Gutart und Feuchtigkeitsgehalt 20 bis 60 kg je m² Walzenfläche bei einem Wärmeverbrauch von 700 bis 800 kcal je kg verdampften Wassers. Das Verfahren wird hauptsächlich bei flüssigen aber auch bei sirupösen, brei- und pastenförmigen Naßstoffen angewendet (die Trocknung von Feststoffen ist damit naturgemäß nicht möglich). Das getrocknete Gut wird von den Walzen durch Schabeisen abgenommen, wobei es meist Schuppen- oder Flockenform annimmt. Die Abnahmestelle wird möglichst entfernt von der Aufgabestelle angeordnet, damit fast der gesamte Walzenumfang zur Trocknung ausgenutzt werden kann und die Wärmeabgabe der freien Walzenoberfläche, die den Hauptteil der Wärmeverluste ausmacht, gering ist. Bei den mit einer oder zwei Walzen ausgestatteten Trocknern kann die Auftragung des Trocknungsgutes durch Aufsprühen, durch Auftragewalzen oder, bei Zweiwalzentrocknern, aus dem Sumpf erfolgen. Die Abb. 112 bis 114 zeigen schematisch verschiedene Möglichkeiten (Escher Wyss, Ravensburg).

1γ. Zerstäubungstrocknung. Durch optimale Vergrößerung der Gutoberfläche läßt sich die Trocknungszeit eines Produktes erheblich verkürzen. Davon wird in den sog. Zerstäubungstrocknern Gebrauch gemacht. Durch Überführung von Lösungen, Suspensionen oder Emulsionen verschiedener Konzentration in feine Nebel kann bei geeigneter Energiezufuhr die Trocknung in Sekundenschnelle erfolgen. Zerstäubungstrockner bestehen aus turmartigen Trockenkammern, in die zusammen mit dem versprühten Trocknungsgut heiße Luft (gelegentlich auch Flammengase oder erhitzte Inertgase) im Gleichstrom eingeblasen wird.

Durch tangentiale Anordnung des Lufteinlaßstutzens werden die Nebeltröpfchen in spiraliger Bahn bewegt, trocknen dabei und sinken als schaumige, trockene Kügelchen, sofern ihr Gewicht groß genug ist, zu Boden. Kleinere Teilchen werden mit dem Luftstrom fortgetragen und in Abscheidern, sog. Zyklonen, gesammelt. Kleinste Teilchen gehen entweder mit der Abluft verloren oder werden durch Filterschläuche zurückgehalten. Durch geeignete Vorrichtungen können sie auch dem Prozeß erneut zugeführt werden, wobei sie durch Belegung mit zerstäubtem Trocknungsgut vergrößert werden.

Die Bauarten der Zerstäubungstrockner unterscheiden sich in der Art der Zerstäubungsvorrichtung, der Ausbildung des Trockenraumes, der Art der Luftführung und im Verfahren der Abluftreinigung. Bei dem Zerstäubungsvorgang müssen die Oberflächenspannungen, die Zähigkeit und die durch die Trägheitskräfte bedingten Widerstände überwunden werden, wozu ein erheblicher Energieaufwand erforderlich ist. Das Widerspiel dieser Kräfte führt zu unterschiedlichen Tropfengrößen. Die Trocknungszeit wächst annähernd linear mit dem Tropfendurchmesser. Die Korngröße des Trockenpulvers wird durch den Grad der Voreindickung der Flüssigkeit beeinflußt.

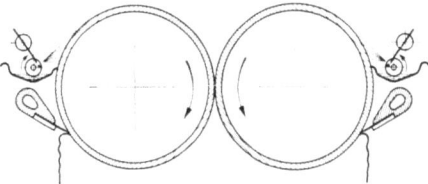

Abb. 112. Zweiwalzen-Sprühtrockner.

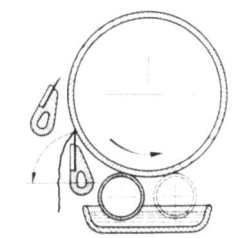

Abb. 113. Einwalzentrockner mit untenliegenden Auftragwalzen mit 2 Schabern.

Durch die Oberflächenspannung einer Flüssigkeit formt sich eine kleine Flüssigkeitsmenge im Idealfall zu einer Kugel, dem Körper mit der jeweils kleinsten Oberfläche. Die konvexe Oberfläche ist für die Verdampfung an sich schon günstiger als eine ebene Fläche. Der allseitige Oberflächendruck erzeugt im Inneren der Kugel einen nach außen gerichteten Gegendruck, den sog. Innendruck, der die Verdampfung wesentlich unterstützt (für Wasser beträgt dieser Innendruck bei einem Kugeldurchmesser von 0,2 µm 15 Atmosphären). Durch stroboskopische Kurzzeitaufnahmen konnten diese Vorgänge

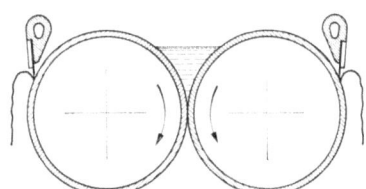

Abb. 114. Zweiwalzen-Sumpftrockner.

im einzelnen dargestellt werden. Nach der Verdampfung des Wassers verbleibt die Trockensubstanz in Form von kleinen Hohlkugeln, den sog. „beads". Sie sind typisch für Sprühprodukte.

Sprühprodukte können in verschiedenen Korngrößen von wenigen µm bis fast 1 000 µm hergestellt werden. Hierfür spielen u. a. folgende Faktoren eine Rolle:

1. Die Relativgeschwindigkeit der Flüssigkeit gegenüber der Heizluft.

Eine größere Geschwindigkeit der zerstäubten Tröpfchen bedeutet eine Erhöhung des Staudruckes und damit eine weitere Zerteilung des ursprünglich größeren Tropfens. Es entstehen somit kleinere „beads". Bei Verminderung der Tourenzahl oder des Düsendruckes (s. u.) hingegen bleiben die „beads" wegen des geringeren Staudruckes größer. Allerdings existiert hier eine Grenze. Die Trocknungsgeschwindigkeit ist bei gegebener Temperatur eine Funktion der Tropfengröße. Zu große Flüssigkeitstropfen können nicht schnell genug durchgetrocknet werden und fliegen wegen ihrer höheren kinetischen Energie weiter als kleinere Teilchen. Es besteht dann die Gefahr, daß noch feuchte Teilchen an die Wände oder den Boden des Zerstäubungstrockners gelangen und dort klebrige Krusten ergeben.

2. Die Konzentration der Sprühlösung.

Konzentrierte Lösungen ergeben größere Teilchen, auch hier gilt im übrigen das unter 1. Gesagte.

3. Die Oberflächenspannung.

Lösungen mit geringer Oberflächenspannung ergeben kleinere Teilchen.

Trotz hoher Arbeitstemperatur (150—300°) wird das Trocknungsgut wegen der bei der vorliegenden feinen Zerteilung augenblicklich eintretenden Verdunstung kaum erwärmt, die zugefügte Energie wird weitgehend für die Verdunstung verbraucht. Versuche mit stark temperaturempfindlichen Stoffen haben gezeigt, daß die Nebeltröpfchen sich nicht über 30° erwärmen.

Man unterscheidet mechanische Zerstäubung durch schnell umlaufende Scheiben und hydrodynamische Zerstäubung in Düsen durch Flüssigkeitsdruck oder Luftdruck.

Zentrifugalzerstäubung. Die zu trocknende Flüssigkeit wird einer waagerecht angeordneten, schnell rotierenden Scheibe von oben zugeführt und tritt aus dieser durch Öffnungen radial aus.

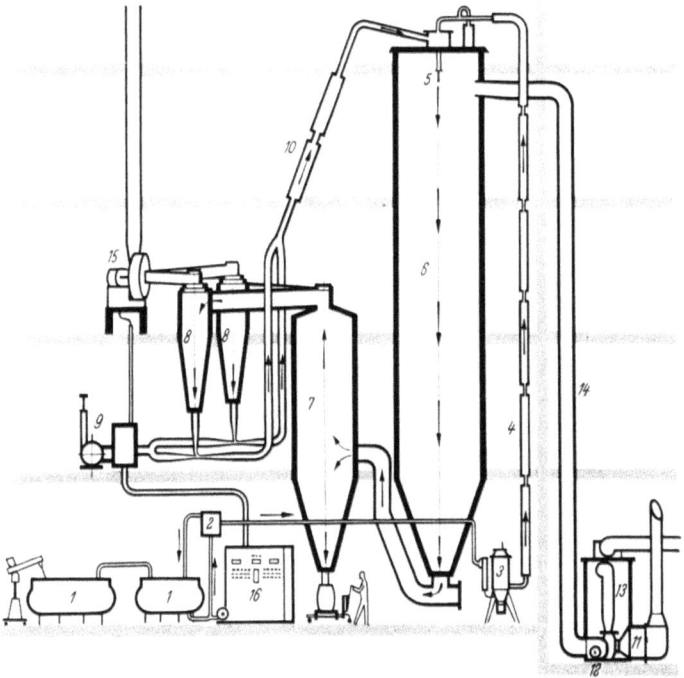

Abb. 115. Große Düsenzerstäubungsanlage.

1 Konzentratkessel; *2* Filteranlage; *3* Rührwerk; *4* Hochdruckleitung; *5* Zerstäuberdüse; *6* Sprühturm; *7* Absetzkammer; *8* Zyklone; *9* Fördergebläse; *10* Feinpulverrückführung; *11* Luftfilter; *12* Heißluftgebläse; *13* Lufterhitzer; *14* Heißluft; *15* Abluftgebläse; *16* Kontroll-
stand.

Es sind hierbei je nach Größe der Zerstäuberscheibe Tourenzahlen bis zu 40000 U/Min. möglich. Die Austrittsgeschwindigkeit der Flüssigkeitsteilchen beträgt bis zu 140 m/Sek., das entspricht ca. 500 km/Std. Die Haupttrocknung der Tröpfchen geschieht in der Ebene der Zerstäuberscheibe, wenige cm von der Austrittsöffnung entfernt. Auf dem weiteren, dann in die Senkrechte übergehenden Fallweg des Teilchens tritt lediglich noch eine geringe Nach-trocknung und Wandverfestigung ein. Durch Zellenradschleusen oder entsprechende Klappen kann das getrocknete Pulver kontinuierlich ausgetragen werden. Die mit dem Wasserdampf angereicherte Luft wird getrennt abgesaugt und zur restlosen Reinigung über Zyklone oder Filter geleitet.

Die Trockentürme für Zentrifugalzerstäuber sind relativ niedrig und haben wegen des erst waagerechten Flugweges der zentrifugierten Teilchen einen entsprechend großen Durch-messer.

Düsenzerstäubung. Hierbei ist zwischen zwei Arten der Zerstäuberdüse zu unterscheiden:

Die Einstoff- oder Hochdruckdüse, durch die die zu zerstäubende Flüssigkeit mittels Pumpen unter hohem Druck (bis zu 70 atü) gepreßt wird. Beim Austritt aus der feinen Düsen-öffnung expandiert die Lösung zu kleinsten Tröpfchen. Der Zweistoffdüse hingegen fließt die Flüssigkeit selbst drucklos zu und wird erst bei Austritt aus der Düse durch komprimierte Gase, wie Preßluft, Kohlensäure oder Stickstoff zerstäubt.

Die Trockentürme für die Düsenzerstäubung sind hoch, bei geringem Durchmesser, da die versprühten Teilchen je nach Öffnungswinkel der Düse schon nach kurzer Zeit in den senkrechten Fall übergehen. Abb. 115 zeigt schematisch eine große Sprühtrocknungsanlage (bei L. Heumann u. Co., Nürnberg).

Die Zerstäubungstrocknung dient zur Trocknung von pflanzlichen und tierischen Extrakten, Arzneimitteln, Waschpulvern, Gerbstoffen, Eisensalzen, Kunststoffen, Lebensmitteln, Tonaufschlämmungen (z. B. für die Keramikkörper von Zündkerzen) und anderen Substanzen.

Ihre Vorteile sind Trocknung der Teilchen bei niedriger Temperatur in kürzester Zeit und größtmöglicher Schonung thermolabiler Substanzen, kontinuierliches Arbeiten, einfaches Reinigen, mögliche weitgehende Automation.

Als Nachteile gelten der erhebliche technische Aufwand, die nötige große Erfahrung in der Bedienung. Außerdem ist sie bei Kleinchargen unrentabel.

Herstellung für Sprühtrocknungsanlagen: Industriewerke, Karlsruhe. Nubilosa, Konstanz. Niro Atomizer, Kopenhagen.

Literatur: EDELING, C.: Untersuchung zur Zerstäubungstrocknung, Weinheim/Bergstr.: Verlag Chemie 1950. — STEIGER-TRIPPI, K.: Mitt. dtsch. pharm. Ges. *29*, 193 (1959).

16. Wirbelschichttrocknung. Bringt man ein feuchtes, körniges Gut in einen Schacht oder Trog, dessen unteres Ende durch eine poröse Unterlage abgeschlossen ist (Siebboden) und der von einem kräftigen Warmluftstrom durchströmt wird, so wird das Haufwerk bei

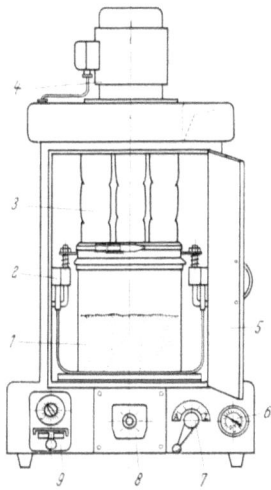

Abb. 116. Glatt Granulat-Trockner Type TR 2-3
(W. Glatt, Haltingen).

1 Materialbehälter; *2* Anpreßvorrichtung; *3* Filtergarnitur; *4* Motor; *5* Plexiglastür; *6* Trockentemperatur; *7* Luftmengenregulierhebel; *8* Duostat (Thermostat); *9* Timer mit Kontrolllampe und Druckknöpfe *Ein — Aus.*

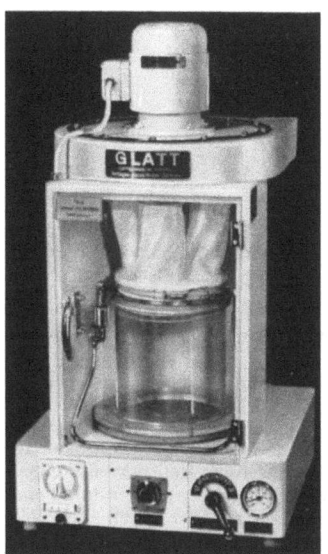

Abb. 117. Glatt Granulat-Trockner
TR 2-3
(W. Glatt, Haltingen).

genügender Strömungsgeschwindigkeit angehoben, aufgelockert und stetig durchmischt. Es entsteht eine sogenannte Wirbelschicht, deren Ausdehnung und Bewegung um so größer sind, je höher die Strömungsgeschwindigkeit liegt. Dabei wird der aus dem feuchten Gut austretende Dampf mit dem Abluftstrom fortgetragen. Die Energiezufuhr erfolgt durch die Heißluft.

Die Wahl der Strömungsgeschwindigkeit ist abhängig von der Größe, der Form, der Dichte und der Lagerung der Teilchen. Die Korngröße kann im Bereich von etwa 0,01 mm bis 10 mm variieren.

Der hohe Luftdurchsatz (gegebenenfalls Inertgasdurchsatz) läßt feuchte Güter sehr rasch trocknen. Der bessere Wärme- und Stoffübergang spielt allerdings nur im 1. Trocknungs-abschnitt (s. S. 75) eine Rolle. Im 2. Trocknungsabschnitt kann die Trocknungsgeschwindig-keit nicht mehr beeinflußt werden. Dagegen ist die gleichmäßigere Temperaturverteilung im Gut und die genaue Einstellbarkeit der Temperatur ein Vorteil gegenüber der Trocknung bei ruhendem Gut.

Abb. 116 zeigt den schematischen Aufbau eines Wirbelschichttrockners von W. Glatt, Haltingen. Abb. 117 gibt die Gesamtansicht eines 5-Liter-Gerätes wieder.

Literatur: SCHYTIL, F.: Wirbelschichttechnik, Berlin/Göttingen/Heidelberg: Springer 1961.

2α. Vakuumtrockenschrank. Durch Verminderung des Luftdruckes kann bei gegebener Temperatur die Trocknungsgeschwindigkeit wesentlich erhöht werden. Andererseits können empfindliche Güter bei niedrigerer Temperatur getrocknet werden, wobei sich die Trocknungs-zeiten jedoch wieder verlängern.

Die dazu häufig verwendeten Vakuumtrockenschränke unterscheiden sich von den gewöhn-lichen Trockenschränken durch verstärkte Wandungen, die einem Außendruck von 1 atü

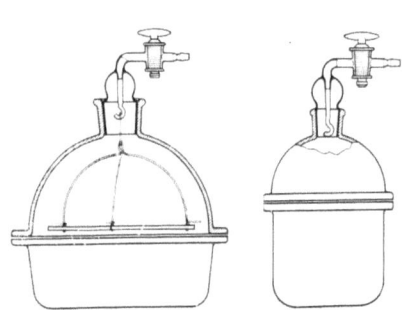
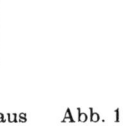

Abb. 118. Heizbare Vakuumexsikkatoren aus   Abb. 119. Vakuumtrockenapparat nach AB-
Duran 50 (Schott u. Gen., Mainz).   DERHALDEN, modifiziert (Erläuterung s. Text).

standhalten, und durch eine vakuumdicht verschließbare Tür, die meist ein Schauglas trägt. Zum Absaugen der Luft dient ein mit Hahn versehener, möglichst weitlumiger Ansatz. Außerdem trägt der Schrank ein Belüftungsventil. Nicht alle Bauarten sind mit einem Manometer ausgerüstet.

Um eine erfolgreiche und wirtschaftliche Vakuumtrocknung durchzuführen, genügt es nicht, den Trockenschrank nach Beschickung zu evakuieren und zu beheizen. Es muß dafür gesorgt werden, daß der entstehende Wasserdampf über dem Trocknungsgut stetig entfernt wird. Dies kann entweder durch ein in den Trockenschrank gestelltes Trocknungsmittel (CaCl$_2$, Silicagel o. a.) oder durch einen leichten Luftstrom erreicht werden. Die erste Möglichkeit ist nur bei Trocknung kleinerer Mengen durchführbar und wird praktisch von den Arzneibüchern bei der Bestimmung des Trocknungsverlustes vorgeschrieben. Die zweite Art der Wasser-dampfbeseitigung gelingt, indem man das Belüftungsventil des Trockenschrankes unter Beobachtung des Manometers so weit öffnet, daß der Druck bei laufender Vakuumpumpe um etwa 10 Torr ansteigt.

Die Trocknungsgeschwindigkeit bei gegebener Temperatur kann gesteigert werden, wenn man die Zuluft zuvor in einem Trockenturm über Blaugel trocknet. Sie ist um so größer, je weiter das Lumen des Absaugstutzens ist.

In diese Kategorie der Trocknungsgeräte gehören auch der Vakuumexsikkator und die Trockenpistole.

Vakuumexsikkatoren sind auf Druckfestigkeit meist mit 2 bis 3 atü Außendruck geprüfte Exsikkatoren mit einem seitlich oder im Deckel angebrachten Tubus. Für manche Arbeiten ist ein heizbarer Exsikkator erforderlich, wie er in Abb. 118 dargestellt ist.

Man beschickt die Geräte mit einem geeigneten Trocknungsmittel, z. B. Calciumchlorid, Silicagel (meist als Blaugel, s. Bd. I, 1041), Phosphor(V)-oxid u. a., bringt die zu trocknende

Substanz in einem möglichst weiten Gefäß ein und evakuiert. Das Aufheben des Vakuums nach beendeter Trocknung muß vorsichtig geschehen, da die einströmende Luft leicht das Trockengut durcheinanderwirbelt. Es ist zweckmäßig, vor dem Öffnen ein Scheibchen Filterpapier an den Hahn zu drücken, das durch die einströmende Luft angesaugt wird und erst abfällt, wenn der Druckausgleich erfolgt ist.

Achtung! Unter Vakuum stehende Exsikkatoren sind einem erheblichen Außendruck ausgesetzt. Bei gutem Endvakuum beträgt dieser etwa 1 kg/cm²; das entspricht bei einem Innendurchmesser von 300 mm etwa 3 to Gewicht, die auf dem Exsikkator lasten. Man hüte sich deshalb vor mechanischer Beschädigung durch Schlag oder Stoß. Schutzbrille tragen!

Der *Vakuumtrockenapparat* nach ABDERHALDEN, auch Trockenpistole genannt (Abb. 119), dient zur Trocknung von Analysenproben im Vakuum bei verschiedenen Temperaturen. Diese können durch die Wahl einer geeigneten Heizflüssigkeit beliebig gewählt werden. Die im Kolben *a* befindliche Flüssigkeit wird zum Sieden erhitzt; ihr Dampf umspült und heizt den evakuierten Trockenraum *b*; das im Kühler *c* gebildete Kondensat wird seitlich am Trockenraum vorbei dem Kolben *a* wieder zugeführt. In der mit Hahn versehenen Pistole *d* befindet sich ein geeignetes Trocknungsmittel (s. o.).

2β. Vakuumwalzentrocknung. Die Konstruktionsmerkmale der Vakuumwalzentrockner entsprechen denen der Walzentrockner, nur daß sie vakuumdicht eingekapselt sind. Da hier jedoch durch den kontinuierlichen Betrieb große Wasserdampfmengen entstehen, die auch von leistungsfähigen Pumpen kaum wirtschaftlich ausgetragen werden können, schaltet man hier zwischen Pumpe und die vakuumdicht umkapselte Trockenwalze einen Kondensator. Dadurch wird gleichzeitig der Druck verringert (besseres Vakuum). Die entsprechenden Apparaturen sind kostspielig und bedürfen guter Wartung. Allerdings sind die Trockenprodukte von ausgezeichneter Qualität.

3. Gefriertrocknung, Lyophilisation. Abb. 120 zeigt, daß auch bei sehr tiefen Temperaturen über Eis ein nennenswerter Dampfdruck herrscht, d. h. aus dem festen Eis treten ständig Wassermoleküle in den Dampfraum über und umgekehrt. Werden nun die im Dampfraum befindlichen Moleküle ständig abgeführt (z. B. durch einen trockenen Luftstrom, durch ein Adsorbens oder durch Kondensation an einer stark gekühlten Fläche), so wird das Eis nach und nach durch Sublimation weniger werden und schließlich verschwinden. Die Sublimationsgeschwindigkeit kann erheblich gesteigert werden, wenn einmal der auf dem Eis lastende Luftdruck vermindert wird und zum anderen so viel Energie zugeführt wird, wie zum Übergang des Wassers vom festen in den gasförmigen Aggregatzustand (1. Stufe der Sublimation) nötig ist.

Diese Erscheinung liegt der Gefriertrocknung zugrunde, einer Methode, die heute in großem

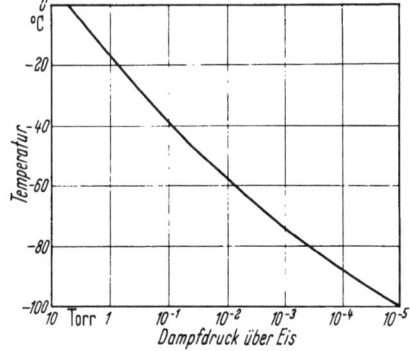

Abb. 120. Dampfdruck über Eis.

technischen Ausmaß zur Trocknung und damit meist Konservierung zahlreicher Güter angewendet wird.

Alle bisher genannten Trocknungsverfahren bringen z. T. erhebliche Nachteile mit sich. Hitzetrocknung und auch die schonendere Vakuumtrocknung verändern leicht das Trocknungsgut. Ja selbst allmählicher Wasserentzug durch Adsorbentien wie Calciumchlorid, Phosphorpentoxid oder Schwefelsäure kann sich bei Eiweißstoffen wie Fermenten u. ä. schädlich auswirken, da diese durch die gleichzeitig erfolgende Konzentrationserhöhung der Mineralsalze in dem sie umgebenden Medium denaturiert werden.

Führt man jedoch die Trocknung im gefrorenen Zustand durch, so entfallen wegen der tiefen Temperatur und der damit verbundenen dauernden Fixierung der Moleküle alle genannten Möglichkeiten der Veränderung. Selbst flüchtige Verbindungen wie z. B. Aromastoffe bleiben durch Adsorption am lockeren Gerüst der Trockensubstanz weitgehend erhalten. Das trockene Material zeigt außerdem eine besondere Affinität zum ursprünglichen Lösungsmittel; es ist „lyophil", woraus sich die Bezeichnung Lyophilisation für Gefriertrocknung ableitet. Betrachtet man die Gefriertrocknung von der Vorbereitung der Probe bis zum fertigen Produkt, so sind 5 Stufen des Vorganges festzustellen.

Vorbereitung des Materials. Frisches biologisches Material muß ohne Verzögerung tief gekühlt werden, um fermentative Veränderungen der genuinen Inhaltsstoffe auszuschließen. Festes Trocknungsgut muß durch Schneiden oder Mahlen eine möglichst große Oberfläche erhalten. Flüssigkeiten werden gegebenenfalls filtriert oder homogenisiert. Bei Produkten, die letztlich steril sein sollen, ist hier eine Keimfiltration einzuschalten und die Weiterverarbeitung in keimfreien Apparaturen vorzunehmen. Extraktbrühen bringt man durch Voreinengung auf die gewünschte Konzentration. In geeigneten Vakuumverdampferanlagen (Umlauf-, Dünnschichtverdampfer oder andere) sowie durch Ausfrieren eines Teiles des Wassers (s. u.) kann dies ohne Gefahr für die Inhaltsstoffe bis zu einem gewissen Grad geschehen. Die Wahl der Konzentration einer Lösung, die dann der Gefriertrocknung zugeführt wird, hängt erstens von deren eutektischem Punkt ab — er darf nicht tiefer liegen als die durch die Apparatur zu erzielende Kälte — und zweitens vom gewünschten Schüttgewicht des getrockneten Produktes. Da das Volumen des Endproduktes durch Schrumpfen nur wenig geringer als das Volumen der gefrorenen Ausgangslösung ist, wird aus verdünnter Lösung ein sehr voluminöses, aus konzentrierter Lösung ein dichteres Lyophilisat erhalten.

Einfrieren. Dem Einfrieren des Trocknungsgutes muß besondere Sorgfalt gewidmet werden. Zu langsames Einfrieren ergibt unregelmäßige und große Eiskristalle, die bei Geweben die Zellen sprengen. Will man dann dem lyophilisierten Produkt durch Wasserzugabe wieder seine ursprüngliche Form geben (z. B. lyophilisierte Erdbeeren), so wird es unansehnlich sein, da die Zellruptur einer Mazeration gleichkommt. Bei Flüssigkeiten ist zu beachten, daß bei langsamem Einfrieren zunächst reines Lösungsmittel ausfriert und eine konzentrierte Lösung mit tieferliegendem Erstarrungspunkt zurückbleibt (Eutektikum)[1].

Das zu trocknende Gut muß letztlich vollständig durchgefroren sein, da sonst beim Trocknungsvorgang von den Flüssigkeitsnestern ausgehend Schaumbildung und Verspritzen auftreten. Das ist auch der Fall, wenn das Material nach vollständigem Durchfrieren örtlich wieder auftaut. Deshalb ist bis zum Beginn der Trocknung für ausreichende Kühlung zu sorgen.

Zum Einfrieren eignen sich je nach Material verschiedene Verfahren:

a) Manche Trocknungsgüter frieren im Vakuum durch die auftretende Verdunstungskälte spontan. Dies gilt vor allem für Material mit poröser und damit großer Oberfläche (z. B. wasserreiches Frischgemüse).

b) In vielen Fällen legt man das Gut auf tiefgekühlte Platten, wobei natürlich die Kontaktfläche möglichst groß sein soll. Flüssigkeiten oder zerkleinertes festes Material werden in flachen, ebenen Schalen, die den Kühlplatten plan aufliegen, eingefroren.

c) Vor allem in großen Anlagen und bei kontinuierlicher Arbeitsweise eignet sich ein Kaltluftstrom zum raschen Einfrieren.

d) Soll die Gefriertrocknung in Flaschen oder Ampullen vorgenommen werden, so wird meist in einem Kältebad eingefroren. Um die Oberfläche des Eises dabei möglichst zu vergrößern, werden die Flaschen wahlweise in horizontaler Lage um ihre Längsachse gedreht, wobei die Unterseite der Flasche in das Kältebad taucht; es entsteht eine an der Innenwandung der Flasche liegende Eiskruste, weshalb man den Vorgang als shell-freezing bezeichnet; oder man läßt die Flasche oder Ampulle in nur wenig geneigter Lage um ihre Längsachse in einem Kältebad sehr schnell rotieren (etwa 3000 U/Min.), so daß die Flüssigkeit durch die Zentrifugalkraft der Wandung in dünner Schicht aufliegt und dort einfriert (spin-freezing).

Haupttrocknung. Während der Haupttrocknung sublimiert das Eis aus dem gefrorenen Gut und schlägt sich auf Kondensatoren (Kühlflächen oder Kühlschlangen) nieder oder der Wasserdampf wird durch Adsorbentien gebunden. Damit sind die wesentlichen Konstruktionsmerkmale von Gefriertrocknungsanlagen bereits festgelegt.

a) Das Gut befindet sich in einem vakuumdichten Rezipienten.

b) Durch eine leistungsfähige Pumpe wird ein Vakuum von 10^{-2} Torr oder darunter angelegt.

c) Der endotherme Sublimationsvorgang muß durch Energiezufuhr gefördert, d. h. dem Gut muß durch eine geeignete Vorrichtung die entzogene Verdampfungswärme ständig nachgeliefert werden.

---

[1] Diese Methode dient zur Konzentrierung wäßriger Lösungen, die beim Einengen im Vakuum stark schäumen oder deren Inhaltsstoffe dabei verändert werden. Man kühlt stark ab und trennt die Eiskristalle durch Ausschleudern vom Konzentrat. Auch Lösungen in nichtwäßrigem Milieu lassen sich so konzentrieren, z. B. in Benzol, Eisessig, Ölen usw.

d) Der über dem Eis liegende Wasserdampf muß abgeführt, d. h. entweder an einem Kondensator niedergeschlagen oder durch Trocknungsmittel adsorbiert werden.

Im Laboratoriumsmaßstab eignet sich als Rezipient ein gewöhnlicher Exsikkator, der an eine Ölpumpe angeschlossen wird und mit konz. Schwefelsäure, Calciumchlorid oder Phosphorpentoxid als Trocknungsmittel beschickt ist. Bei kleinen Mengen zu verdampfenden Eises genügt die Strahlungsenergie des umgebenden Raumes, bei größeren Mengen empfiehlt

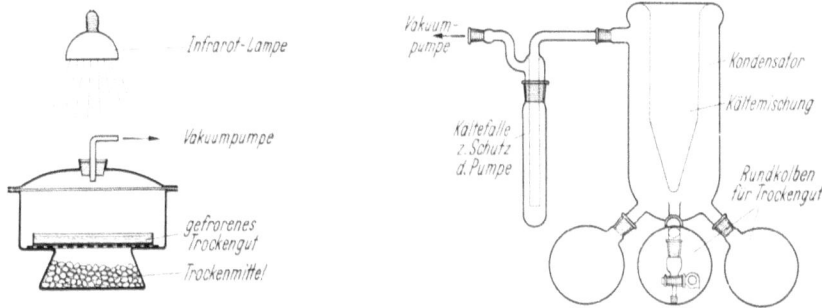

Abb. 121. Gefriertrocknung im Labormaßstab   Abb. 122. Gefriertrocknung im Labormaßstab
        (im Exsikkator).   (Fa. Quickfit, Mainz).

sich die Verwendung eines Infrarotstrahlers, um den Trocknungsvorgang zu beschleunigen. Abb. 121 zeigt eine solche Versuchsanordnung. Abb. 122 zeigt ein Laborgerät, das an Stelle von Adsorbentien einen Kondensator zum Auffangen des Wasserdampfes hat. Man beschickt ihn mit Aceton-Trockeneis-Mischung ($-77°$) oder mit flüssiger Luft (ca. $-190°$).

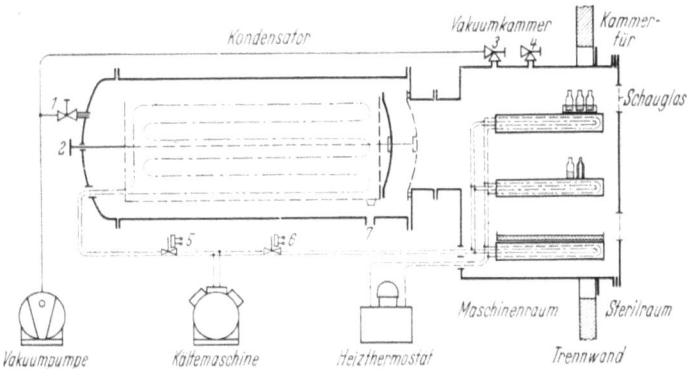

Abb. 123. Schema einer Gefriertrocknungsanlage (F. Kniese, Marbach b. Marburg).
1 Vakuumventil; *2* Zwischenventil; *3* Vakuumventil; *4* Belüftungsventil; *5* Kälteventil-Kondensator; *6* Kälteventil-Kammer; *7* Kondensatablauf.

Technische Apparaturen arbeiten fast ausschließlich mit Kondensatoren, die mit Kältemitteln aus der Reihe der gemischten Halogenkohlenwasserstoffe (Frigene, Freone u. a.; s. Bd. II, 1207) betrieben werden. Sie können für verschiedene Temperaturen ausgelegt werden.

Die Energiezufuhr erfolgt entweder in Form von Strahlungsenergie oder durch direkten Kontakt mit geheizten Platten, wobei diese zwei Röhrensysteme für Kältemittel und Heizflüssigkeiten enthalten, die getrennt voneinander geschaltet werden. Abb. 123 zeigt schematisch eine technische Gefriertrocknungsanlage.

Während der Haupttrocknung sublimiert Wasser von der Oberfläche der Eisschicht. Dadurch sinkt der Eisspiegel und bewegt sich nach innen, d. h. bei Festkörpern zum Kern des Materials, bei Flüssigkeiten von der Oberfläche zum Boden oder zur Wandung des Gefäßes. Es bleibt ein poröses Feststoffgerüst zurück. Da später verdampfende Wassermoleküle die Poren der bereits trockenen Schicht passieren müssen und der Weg mit der Zeit länger wird, verläuft der Trocknungsprozeß zunehmend langsamer.

Die Energiezufuhr muß beim Sublimationsvorgang möglichst groß sein, um die Geschwindigkeit zu erhöhen, sie darf aber nicht zum örtlichen oder vollständigen Auftauen des Gutes führen. Zur Kontrolle kann die Temperatur im Innern des Gutes oder der Dampfdruck im Rezipienten, der bei plötzlichem, auch nur lokalem Auftauen spontan ansteigt, gemessen werden.

Die Hauptschwierigkeit der Gefriertrocknung liegt in der Einstellung der optimalen Heizung, da die Sublimationszone eingebettet ist zwischen porösem, trockenem, also gut isolierendem Material und Eis mit einer geringen Wärmeleitfähigkeit, und da die Energieübertragung außerdem im Vakuum erfolgen muß.

Die zweite Schwierigkeit ist die Aufrechterhaltung des Wasserdampftransportes durch die immer länger werdenden Porenkanäle, was nur durch ein genügend großes Dampfdruckgefälle von der Sublimationszone zu der trocknenden Oberfläche des Gutes bewirkt werden kann. Aus diesem Grunde darf die Schichtdicke nicht zu groß sein. Konstruktiv vorteilhaft sind:

1. Möglichst große Temperaturdifferenz und möglichst kurze Entfernung zwischen Gut und Kondensatoroberfläche und damit große Dampfdruckdifferenz.

2. Möglichst große Kondensatoroberfläche,

3. Möglichst gutes Vakuum.

Nachtrocknung. Sobald das feste Eis aus dem Trocknungsgut verschwunden ist, wird die zugeführte Energie nicht mehr zur Sublimation verbraucht. Das trockene Material erwärmt sich. Nunmehr liegt nur noch das von der großen Oberfläche des porösen Materials adsorptiv gebundene Wasser vor, dessen Menge oft noch so groß ist, daß das Trockengut nicht haltbar wäre. Im nun folgenden Nachtrocknungsprozeß muß dieses weit schwieriger zu verdampfende Wasser bis auf eine Restfeuchtigkeit (von unter 3% bei Extrakten nach DAB 7-BRD) entfernt werden. Gelegentlich geschieht dies in separaten Trocknungsanlagen in der Wärme und über Adsorbentien. Meist jedoch wird in der gleichen Apparatur nachgetrocknet, indem man ein Ventil zwischen Kondensatorraum und Rezipienten schließt und letzteren über eine zweite Leitung mit der Vakuumpumpe verbindet. Bei eingeschalteter Heizung kommt es so zur Desorption des Restwassers. Der Dampf wird entweder direkt über die Pumpe geführt oder durch Vorschalten eines Trockenturmes abgefangen.

Entnahme und Verpackung. Das getrocknete Produkt hat, wie schon erwähnt, eine sehr große Oberfläche; es ist schaumig porös und lyophil, d. h. meist stark hygroskopisch. Vor Öffnen des Rezipienten ist deshalb langsam trockene Luft, in vielen Fällen auch ein Inertgas, gegebenenfalls steril filtriert, einströmen zu lassen. Anschließend muß das Produkt sofort feuchtigkeitsdicht, evtl. auch luftdicht verpackt, meist in Folien eingeschweißt werden. Für das Verschließen steriler Trockenampullen gibt es Stopfen mit seitlichen Öffnungen, die nach dem Einfrieren lose aufgesetzt und nach der Trocknung im geschlossenen Rezipienten mechanisch angedrückt werden. Der Luftdruck besorgt dann bei Aufhebung des Vakuums den dichten Verschluß.

Anwendung der Gefriertrocknung. Das ursprünglich sehr aufwendige Verfahren wurde vor allem in den USA im 2. Weltkrieg technisch vervollkommnet, als es galt, die überseeischen Streitkräfte mit haltbaren und doch „frischen" Nahrungsmitteln zu versorgen, die darüber hinaus infolge des durchschnittlich 90% betragenden Gewichtsverlustes leichter zu transportieren waren. Entscheidend für die Wirtschaftlichkeit sind die Energiepreise und genügend große Durchsätze. In Europa dient heute die Gefriertrocknung in erster Linie der schonenden Trocknung hochwertiger Materialien. Blut- und Gewebebanken halten Vollblut, Plasma, Plasmafraktionen, Haut, Arterien, Cornea, Knochen u. a. in lyophilisiertem Zustand vorrätig. Auch Extrakte aus tierischem Material werden so konserviert. Wertvolle Therapeutica wie manche Antibiotica und fast alle Trockenampullen-Präparate werden so behandelt.

Durch den Ausbau der Apparaturen sind heute jedoch auch billige Konsumgüter wirtschaftlich zu lyophilisieren. Vom Grundnahrungsmittel wie Milch über fertige Gerichte bis zu Extrakten aus Kaffee und Tee werden Nahrungsmittel durch Gefriertrocknung konserviert.

Hersteller von Gefriertrocknungsanlagen: Leybold-Heraeus, Köln-Bayenthal; Fritz Kniese, Marbach b. Marburg; Dott. Bonapace u. Co., Mailand.

Literatur zum Abschnitt „Trocknen": GRASSMANN, P.: Einführung in die thermische Verfahrenstechnik, Berlin: Walter de Gruyter 1967. — KNEULE, F.: Das Trocknen, Aarau u. Frankfurt: Verlag H. Sauerländer 1959. — KRISCHER, O.: Die wissenschaftlichen Grundlagen der Trocknungstechnik, Berlin/Göttingen/Heidelberg: Springer 1963. — VAUCK, W. R. A., u. H. A. MÜLLER: Grundoperationen chemischer Verfahrenstechnik, Dresden/Leipzig: Th. Steinkopf 1966. — Ullmanns Encyklopädie der technischen Chemie, Bd. I, München/Berlin: Urban & Schwarzenberg 1951. — APV-Lehrgangsskriptum „Trocknen von festen Stoffen", Mainz 1968. — APV-Lehrgangsskriptum „Pflanzliche Arzneizubereitung", Marburg 1968. — LIST, P. H.: Lyophilisation, Gefriertrocknung. Mitt. dtsch. pharm. Ges. *37*, 21 (1967).

C. Trennung „fest von gasförmig"

Staubabscheidung. „Reine Räume"

Im pharmazeutischen Bereich spielt bei dieser Art der Grundoperationen praktisch nur das Entfernen von Feststoffteilchen aus Gasen, d. h. also die Reinigung von Gasen, v. a. das Entstauben von Luft eine Rolle. Dies jedoch hat in letzter Zeit erhebliche Bedeutung erlangt, nachdem erkannt worden war, daß es sinnvoller ist, Kontaminationen von Injektionslösungen fernzuhalten, als sie daraus zu entfernen. Die Schaffung „reiner Räume" bildet dazu die Voraussetzung.

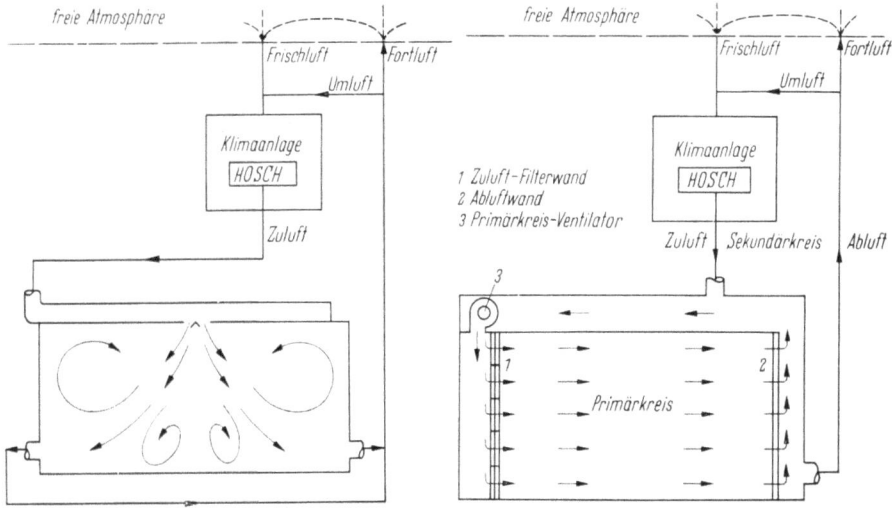

Abb. 124. Schema eines reinen Raumes in konventioneller Bauweise mit turbulenzreicher Strahllüftung (HOSCH = Hochleistungsschwebstoffilter).

Abb. 125. Reiner Raum mit turbulenzarmer Verdrängungsströmung — Querstrom.

Durch Klimaanlagen mit 20- bis 40fachem Luftwechsel pro Stunde wurde bislang in den sog. „staubfreien" oder „keimfreien" Räumen die Anzahl der Schwebstoffteilchen mit einer Größe von $\geqq 0{,}5$ µm von etwa 20 bis 50 Mio/m³ in der normalen Außenluft auf etwa 3 bis 5 Mio/m³ herabgedrückt. Der Nachteil dieser älteren Anlagen liegt in der auftretenden Turbulenz der Luftströmung (s. Abb. 124), so daß sich der durch den Arbeitsvorgang und die Personalbewegung entstandene Staub unkontrolliert im Raum verteilt.

Von WHITFIELD wurde daher zur Kontrolle der Staubemission durch den Arbeitsvorgang und durch das Personal sowie des Vagabundierens von Staub im Arbeitsbereich die Kombination von hochgradiger Zuluftreinigung und kontrollierter Luftströmung im Raum als sog. „Laminar-Flow-System" eingeführt (s. Abb. 125). Bei diesem System bewegt sich ein durch Hochleistungs-Schwebstoff-Filter gereinigter, ausgerichteter Luftstrom mit gleichförmiger Geschwindigkeit durch den gesamten Querschnitt eines Raumes oder eines begrenzten Arbeitsplatzes. Da sich an Hindernissen jedoch immer zumindest geringförmige Turbulenzen ausbilden müssen, ist das System besser mit „turbulenzarmer Verdrängungsströmung" zu bezeichnen.

Die Filtereinrichtungen bestehen aus einem Vorfilter aus elastischem Faservlies in Zickzack-Form, das auf der Reinluftseite mit einem feinen Maschengewebe versehen ist, und dem Hochleistungs-Schwebstoff-Filter. Letzteres besteht aus einem ebenfalls zick-zack-förmig angeordneten Glasfaser-Vlies, das lückenlos in Holzrahmen sitzt.

Die Leistungsfähigkeit solcher Filter wird durch Bestimmung der Rückhalterate für Dioctylphthalat-Nebel von 0,3 μm Teilchengröße in einer Meßkammer nach dem Lichtstreuverfahren ermittelt (DOP-Test). Sie muß über 99,97% liegen. Die Luftgeschwindigkeiten liegen zwischen 0,3 und 0,6 m/Sek.

Für das pharmazeutische Laboratorium hat sich die Einrichtung „reiner Werkbänke" als zweckmäßig erwiesen. Die Abb. 126a bis e zeigen den Aufbau verschiedener Modelle davon. Die Firma Schirp-Farr, Bork/Krs. Lüdinghausen, gibt für die von ihr hergestellten „Clean

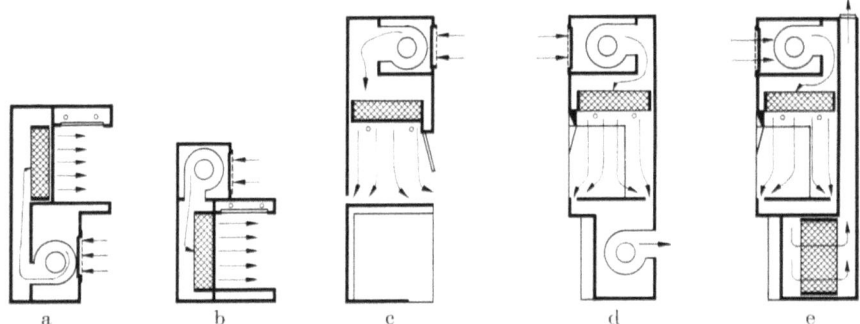

a   b   c   d   e

Abb. 126a—e. Reine Werkbank (Schilde AG, Bad Hersfeld).

a) Querstrom-Standmodell; b) Querstrom-Tischmodell; c) Fallstrom; d) Fallstrom — mit zusätzlicher Absaugung; e) Fallstrom — mit zusätzlicher Absaugung und Abluftreinigung durch HOSCH-Filter.

Bench"-Einrichtungen folgende Daten an: Reinheitsgrad des Arbeitsplatzes: Mittlere Partikelzahl $\geq 0,5$ μm/dm³ weniger als 35;

Luftmenge: Regulierbar $\sim$ 1400 bis 2000 m³/Std. Das entspr. einer mittleren Luftgeschwindigkeit von etwa 0,45 bis 0,6 m/Sek. im „reinen Raum".

Hersteller: Schilde AG, Bad Hersfeld, Postfach 266; Schirp u. Farr, Bork/Krs. Lüdinghausen.

Literatur: EINSPORN, O.: Reine Räume für Industrie und Medizin. APV Inf.-Dienst *15*, 1 (1969). — US-Federal Standard 209a vom 10. 8. 1966 „Anforderung an reine Räume und Arbeitsplätze, Überwachung der Umweltbedingungen". — FRAUCH, P.: Neuartige Sterilkasten für Apotheken. Subsidia Pharm., Wissensch. Zentralstelle d. Schweiz. Apoth.-Vereins, Zürich 1968. — FRAUCH, P.: Die Prüfung der antimikrobiellen Wirksamkeit eines Sterilkastens. Pharm. Acta Helv. *44*, 717 (1969).

D. Trennung „flüssig von flüssig"

Destillation und Rektifikation

Einfache Destillation. Destillation ist die Verdampfung einer Flüssigkeit und die Kondensation des Dampfes zum Destillat. Da bei gewöhnlichen Destillationsapparaturen der Dampf fast unverändert, so wie er sich aus der Flüssigkeit bildet, als Destillat gewonnen wird, eignet sich die einfache Destillation nur dann zur Trennung von Flüssigkeitsgemischen, wenn die Komponenten sehr verschiedene Dampfdrücke haben. Sie findet deshalb Anwendung zur Reinigung von Flüssigkeiten von schwerflüchtigen Anteilen oder zum Vortrennen von Mehrkomponentengemischen in Gemische begrenzter Siedebereiche (fraktionierte Destillation).

Destillationsapparate bestehen aus einer Destillierblase, einem Kondensator und einer Vorlage. Die Energiezufuhr erfolgt in den meisten Fällen durch indirektes Beheizen des Einsatzgemisches mittels Flammengasen, Heizbädern (z. B. Wasser- oder Ölbad) oder Dampf.

Bei der Vakuumdestillation (s. dazu „Verdampfen", S. 65) ist zusätzlich eine Pumpe (Wasserstrahlpumpe, Kapselpumpe, Ölpumpe, Diffusionspumpe) zum Evakuieren der Anlage mit den dazugehörigen Absperrhähnen oder -ventilen erforderlich.

Dephlegmation. Zur Verbesserung der Trennung von Flüssigkeitsgemischen wird über der Destillierblase ein Kühler (Dephlegmator) angeordnet, dessen Kühlflüssigkeitstemperatur nur wenige Grade unter der Siedetemperatur des hochsiedenden Anteils der Mischung liegt. Somit wird aus dem aufsteigenden Dampf vorwiegend die hochsiedende Komponente abgeschieden und als „Phlegma" in die Destillierblase zurückgeführt. Der mit niedrig siedender Komponente angereicherte Dampf wird im eigentlichen Kondensator mit tiefer Kühlflüssigkeitstemperatur zum Destillat kondensiert.

Wasserdampfdestillation. Mit den üblichen Mitteln der einfachen Destillation kann unter Einsatz eines Hilfsstoffes, meist Wasserdampf, ein temperaturempfindliches Gemisch mit stark differierenden Siedepunkten der Komponenten unter milderen Bedingungen getrennt werden. Der Wasserdampfdestillation liegen folgende Gesetzmäßigkeiten zugrunde: Nach dem ihm eigenen Dampfdruck entwickelt jeder Stoff in Abhängigkeit vom äußeren Luftdruck und von der Temperatur eine bestimmte Menge Dampf. Wird diese durch einen Gasstrom fortgetragen, so bildet sich neuer Dampf, bis die Substanz vollständig verdunstet ist (s. S. 65). Verdampft man nun eine mit Wasser nicht mischbare Flüssigkeit zusammen mit Wasser, so addieren sich ihre Dampfdrücke und erreichen bei der Siedetemperatur des Gemisches den auf der Flüssigkeit lastenden Atmosphärendruck. Die Addition erfolgt ohne Rücksicht auf das vorliegende Mengenverhältnis, weil Dampfdruckerniedrigungen infolge der Unlöslichkeit der Stoffe ineinander nicht auftreten können. Die molare Zusammensetzung des Dampfes

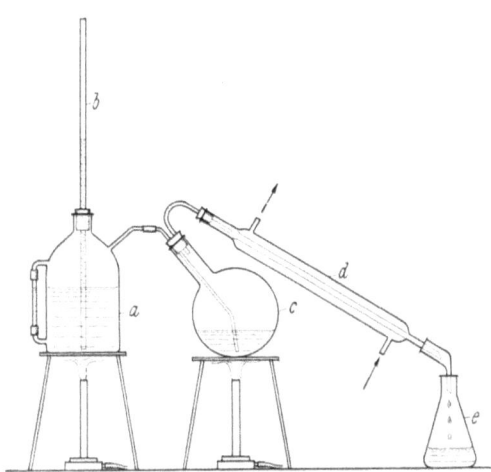

Abb. 127. Glasapparatur
zur Wasserdampfdestillation.

a Dampftopf; b Steigrohr; c Destillierblase; d Kühler; e Vorlage.

entspricht dem Verhältnis der Partialdrücke. Somit läßt sich der mit dem Wasserdampf übergehende Anteil der Komponenten bei bekanntem Dampfdruck errechnen.

Beispiel (nach MÜNZEL, K., J. BÜCHI u. O.-E. SCHULTZ: Galenisches Praktikum, Stuttgart: Wissenschaftl. Verlagsgesellschaft 1959): Bei einer Mischung von Nitrobenzol und Wasser beträgt der Druckanteil des Nitrobenzols am Gesamtdruck von 760 Torr bei der Siedetemperatur des Gemisches 20 Torr gegenüber 760 Torr des Wasserdampfes; das entspr. 2,64% des Gesamtdruckes. Der Quotient 2,64/97,36 stellt die Menge an Molen von Nitrobenzol dar, die mit jedem Mol destillierten Wassers übergeht. Es sind 0,027 Mole. Das entspr. (bei einem M.G. des Nitrobenzols von 123) 3,3 g Nitrobenzol je 18 g Wasser oder 16% des Destillates.

Die Wasserdampfdestillation, die auch unter vermindertem Druck ausgeführt werden kann, dient vorwiegend der schonenden Reinigung und Abscheidung hydrophober Stoffe, wie z. B. der ätherischen Öle. Abb. 127 zeigt den Aufbau einer einfachen Glasapparatur zur Wasserdampfdestillation.

Rektifikation. Unter Beibehaltung der Grundvorgänge der Destillation, Verdampfen und Kondensieren, stellt die Rektifikation ein Verfahren zur Trennung von Flüssigkeitsgemischen dar, soweit die physikalisch-chemischen Eigenschaften der Komponenten dies zulassen (Bildung von Gemischen mit konstantem Siedepunkt = Azeotrope). Das Rektifikationsprinzip besteht darin, daß das aus der Flüssigkeit entwickelte Dampfgemisch in einer sog. Kolonne aufsteigt und dabei dem eigenen Kondensat entgegenströmt (Gegenstromdestillation). Dabei stellt sich in verschiedenen Abschnitten der Kolonne (Böden) jeweils ein Gleichgewicht der Zusammensetzung von Dampf und Kondensat ein. Mit steigender Bodenzahl nimmt die Anreicherung an niedriger siedender Komponente zu und führt im günstigsten Fall zu deren vollkommener Abtrennung. Der Grad der Trennung hängt von der Anzahl der „theoretischen Böden" der Kolonne (vgl. dazu die einschlägige Literatur) sowie dem Rücklaufverhältnis, mit dem die Kolonne gefahren wird, ab. Wird in der Kolonne der gesamte aufsteigende Dampf kondensiert, so spricht man von „totalem Rücklauf" (R). Wird dagegen ein Teil des Dampfes als „Erzeugnis" oder „Destillat" (D) entnommen, so fährt man die Kolonne mit dem Rücklaufverhältnis R/D.

Zur Orientierung über die zahlreichen Kolonnenformen und ihren Einsatz ist die Spezial-Literatur heranzuziehen.

Literatur: HOUBEN-WEYL: Methode der organischen Chemie, Bd. I/1 „Allgemeine Laboratoriumspraxis", Stuttgart: G. Thieme 1958. — KIRSCHBAUM, E.: Destillier- und Rektifiziertechnik, Berlin/Heidelberg/New York: Springer 1969. — VAUCK, W. R. A., u. H. A. MUELLER: Grundoperationen chemischer Verfahrenstechnik, Dresden/Leipzig: Th. Steinkopf 1966. — GRASSMANN, P.: Einführung in die thermische Verfahrenstechnik, Berlin: Walter de Gruyter 1967. — Ullmanns Encyklopädie der technischen Chemie, Bd. I, München/Berlin: Urban & Schwarzenberg 1951.

E. Vereinigen „fest mit fest"

Mischen von Haufwerken

Mischvorgänge bewirken ganz allgemein eine möglichst gleichmäßige Verteilung aller Gemischkomponenten, ohne sie stofflich oder physikalisch zu verändern. Während das Mischen von Gasen oder von ineinander löslichen Flüssigkeiten durch Diffusionsvorgänge beschleunigt und erleichtert wird, treten beim Mischen von festen Haufwerken Entmischungsvorgänge als Störfaktoren auf. Diese sind um so größer, je unterschiedlicher die Komponenten in ihrer Korngröße, ihrer Dichte, ihrer Gestalt und ihren mengenmäßigen Anteilen sind. Ideale Homogenität eines Zweikomponenten-Gemisches mit gleichen Anteilen läge dann vor, wenn jedes Partikelchen einer Komponente ausschließlich von Teilchen der anderen Komponente umgeben wäre. Praktisch ist eine solche Mischung niemals zu erreichen, da das System ein Höchstmaß an Ordnung besitzt, die schon durch kleinste Einflüsse gestört wird.

Durch Mischen zweier Komponenten (die sich z. B. nur durch ihre Farbe unterscheiden, sonst aber gleiche physikalische Eigenschaften haben sollen) läßt sich eine statistische Verteilung erreichen. Der Anteil der ersten Komponente sei p, der der zweiten q. Zur Prüfung des Mischungsergebnisses werden Proben zu je n Teilchen entnommen. Die Durchschnittszahl der einen Teilchen je Probe ist demnach np. Für die einzelnen Proben jedoch variiert die Zahl um diesen Wert. Die Streuung um den Mittelwert np entspricht der Standardabweichung

$$s = \sqrt{npq}.$$

Die relative Standardabweichung ist

$$s_{rel} = \frac{\sqrt{npq}}{np} \cdot 100 = \sqrt{\frac{q}{np}} \cdot 100 \, [\%].$$

LAVES führte nach E. MANEGOLD zur Herstellung einer 50%igen statistischen Verteilung folgenden Versuch aus: Eine quadratische Fläche wurde schachbrettartig in 100 mal 100 Quadrate aufgeteilt und diese mit den Zahlen 1 bis 10000 fortlaufend beziffert. Die gleichen Zahlen wurden auf Zettel geschrieben und diese gut durchgemischt. Dann wurden aus der Mischung nacheinander 5000 Zettel gezogen und die den gefundenen Zettel-Ziffern entsprechenden Quadrate mit einem schwarzen quadratischen Scheibchen besetzt. Die restlichen Felder wurden mit einem weißen Scheibchen besetzt. Das Aussehen einer 50%igen statistischen Verteilung zeigt Abb. 128b. Erhöht sich die Durchmischung um 5%, so erhält man die Verteilung der Abb. 128a, verringert sie sich um 5%, so ergibt sich die der Abb. 128c. Die um 5% erhöhte Durchmischung wurde dadurch erreicht, daß 250 schwarze Scheiben (das sind 5% der Gesamtzahl) willkürlich derart ihre Plätze mit weißen Scheiben vertauschen, daß eine bessere Verteilung entstand. Bei der verringerten Durchmischung wurde der Austausch in Richtung auf eine Häufung gleichfarbiger Scheibchen vorgenommen.

Der Grad der Abweichung von der statistisch erzielbaren Mischung stellt die jeweilige Mischgüte einer Realmischung dar. Bei den meisten Mischvorgängen wächst die Mischgüte bis zu einem Optimalwert und vermindert sich dann durch Entmischungsvorgänge wieder, bis zu einem Grenzwert, der abhängig ist von den Komponenten, der Mischungsvorrichtung und der Mischzeit.

Die Mischgüte wird durch Ermittlung der Zusammensetzung von Proben bestimmt. Jede Gewichtseinheit des gemischten Haufwerkes soll mit möglichst geringen Streuungen die Bestandteile im gleichen Gewichtsverhältnis wie das Gesamthaufwerk enthalten. Zahlen-

a   b   c

Abb. 128 a—c. Erläuterung s. Text.

mäßig läßt sich die Mischgüte durch Berechnung der relativen Standardabweichung s_{rel} wie oben gezeigt (s. auch S. 114ff.) ermitteln.

Für die Auswahl der geeigneten Mischvorrichtung sind folgende Gesichtspunkte ausschlaggebend:

1. Gesamtmenge des Mischgutes (chargenweises oder kontinuierliches Mischen).

2. Gewichtsverhältnis der einzelnen Komponenten.

3. Beanspruchbarkeit des Mischgutes. (Muß die Korngröße der Komponenten erhalten bleiben, z. B. bei Granulaten? Soll möglichst wenig Abrieb entstehen, z. B. bei Teemischungen?)

4. Feuchtigkeitsgehalt, elektrostatische Aufladung oder andere, die Fließfähigkeit beeinflussende Eigenschaften des Haufwerkes.

5. Physikalische Eigenschaften der Komponenten, die die Entmischung fördern (z. B. unterschiedliche Dichte, Korngröße, Kornverteilung u. a.).

6. Verträglichkeit der Komponenten untereinander (z. B. druck- und schlagexplosive Pulvermischungen).

Für rezepturmäßig gemischte Pulver ist es zweckmäßig, von möglichst fein zerteilten Pulverkomponenten möglichst einheitlicher Kornverteilung auszugehen. Die Komponenten sind gegebenenfalls vorzuzerkleinern und zu sieben. Das Mischen kann dann leicht in der Reibschale mit dem Pistill oder in einer Pulvermischdose aus Aluminium mit drei blanken Stahlkugeln erfolgen. Das Mischen von Pulvern auf einem Papierbogen durch umlaufendes Anheben der Ecken führt nur zu unbefriedigenden Ergebnissen. Rezepturmischungen stark wirkender Substanzen mit Milchzucker, sog. Verreibungen, im Verhältnis 1:10 oder 1:100 sind so herzustellen, daß der Wirkstoff zunächst mit der gleichen Menge Milchzucker innig verrieben wird, bevor man eine der Menge der Mischung entsprechende neue Menge an Milchzucker zugibt. Man verfährt so, bis die gewünschte Konzentration des Wirkstoffes erreicht ist. Bei Mehrkomponentenmischungen werden stets die in geringster Menge enthaltenen Anteile gemischt, und die Mischung dann nach und nach mit den übrigen Anteilen versetzt. Spezifisch leichte Pulver werden der schwereren Komponente in kleinen Anteilen zugesetzt.

Zum Mischen größerer Chargen eignen sich die meisten Mühlentypen, wie sie auf S. 2ff. beschrieben sind, soweit nicht eine Erhaltung der Korngröße (z. B. bei Granulaten) nötig ist. Vor allem die Trommel der Kugelmühle ohne oder mit Einsatz von nur wenigen Mahlkörpern eignet sich zum Mischen von Pulvern.

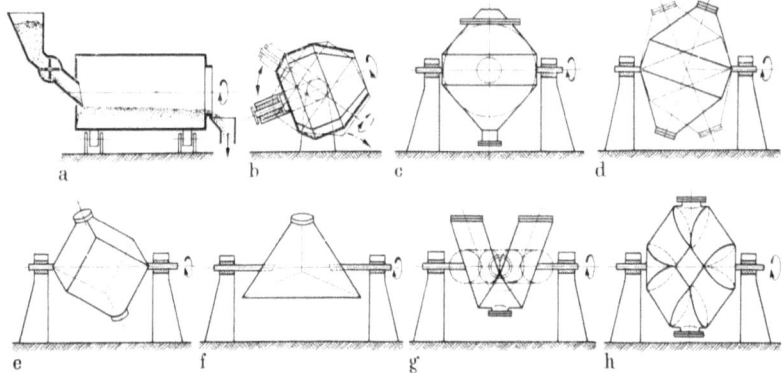

Abb. 129 a—h. Trommelmischer.

a) Zylindrische Mischtrommel; b) Mischbirne; c) Doppelkonusmischer; d) geneigter Doppelkonusmischer; e) Kubus- oder Würfelmischer; f) Tetraedermischer; g) V-Mischer; h) Doppel-V- oder Karohr-Mischer.

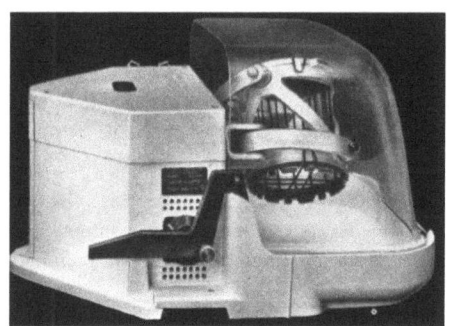

Abb. 130. Turbula-Schüttelmaschine
(W. A. Bachofen, Basel).

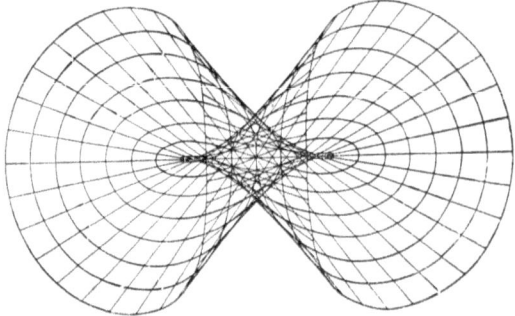

Abb. 131. Bewegungsablauf der
Turbula-Schüttelmaschine.

In der Technik unterscheidet man im wesentlichen zwei Mischertypen: 1. die Trommelmischer mit bewegtem Behälter und 2. die Trogmischer mit ruhendem Behälter und bewegten Mischwerkzeugen.

Trommelmischer bestehen aus einem Mischbehälter, der mit dem Gut eine rotierende oder taumelnde Bewegung ausführt. Die Füllmenge beträgt etwa 25 bis 35% des Trommelinhaltes. Bei rotierender Trommel ist die kritische Drehzahl zu beachten, bei deren Überschreiten das Gut infolge der Zentrifugalkraft die Trommeldrehung relativ zur Trommelwand unbewegt mitmacht (s. S. 8). Für stark rutschende Güter kann die Trommel Mitnehmerleisten enthalten ähnlich der Trommel einer Betonmischmaschine. Eingebaute Prallbleche, Schaufeln, Pflugscharen u. a. fördern den Mischvorgang. Häufig genügt es, einen dicht verschließbaren, zylindrischen Behälter mit dem Mischgut auf den Rollenbock einer Kugelmühle zu legen.

Trommelmischer eignen sich zum schonenden Mischen gut fließender, abriebempfindlicher Schüttgüter. Sie erfordern eine relativ lange Mischzeit.

Abb. 129a bis h stellt eine Reihe der üblichen Trommelmischer-Bauarten dar. Eine für praktisch alle Chargengrößen geeignete Bauart ist der Turbula-Mischer, der in Abb. 130 dargestellt ist. Abb. 131 zeigt ein Schema des Bewegungsablaufes dieses Mischers.

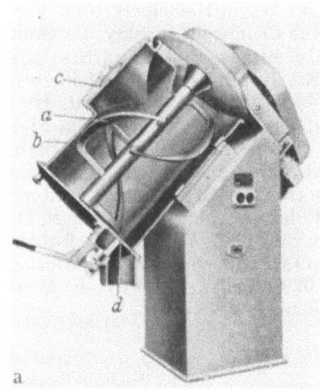

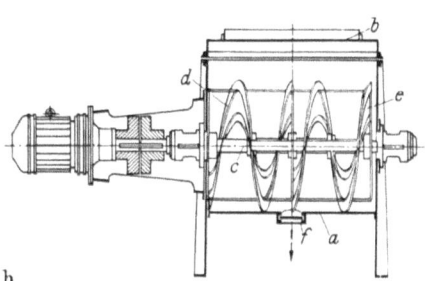

b

Abb. 132a. Trogmischer; AMK-Mischmachine (Fa. AMK, Aachen).

a Mischschnecke; b Mischtrog; c Einfüll-öffnung; d Entnahmeöffnung.

Abb. 132b. Trogmischer; Muldenmisch-maschine (Fa. JEL, Ludwigshafen).

a Trog; b Klappdeckel; c Welle; d rechts-gängige Mischschnecke; e linksgängige Misch-schnecke; f Entnahmeöffnung.

Trogmischer. Bei Trogmischern wird das Gut in feststehenden, horizontal, vertikal oder schräg gelagerten Behältern von verschieden gestalteten Rührwerkzeugen bewegt. Die Rührer sind dabei wie Schnecken, Spiralbänder, Pflugscharen o. a. gestaltet und rotieren einzeln oder

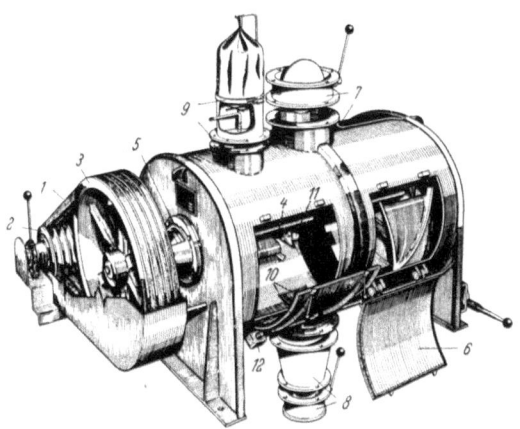

Abb. 133. Lödige-Mischer.

1 Motor; 2 Kupplung; 3 Keilriementrieb; 4 Schleuderwerkswelle; 5 Abdichtung; 6 Reinigungs-klappe; 7 Beschickungsstutzen mit Drosselklappe; 8 Abfülltrichter mit Drosselklappe im Auslauf; 9 Flüssigkeitszugabe bzw. Düs- und Entlüftungsstutzen mit Innenschutzrost und Filterbeutel; 10 Entleerungsklappe im Trommelboden (Handhebelbetätigung) mit Ent-leerungsstutzen; 11 eingebauter Messerkopf; 12 Endschalter für elektrische Deckelsicherung (Unfallschutzvorrichtung).

paarweise, dann meist gegenläufig, im Schüttgut. Trogmischer sind oft für den kontinuierlichen Mischprozeß ausgelegt. Sie eignen sich zum Mischen auch schlecht fließender, feuchter Hauf-werke. Das Gut wird dabei mechanisch mehr beansprucht als in Trommelmischern. Die Mischzeiten sind kurz. Die Abb. 132a, b und 133 zeigen eine Reihe der üblichen Bauarten.

Achtung! Gemischte Schüttgüter neigen während der Lagerung, beim Transport und bei der Weiterverarbeitung zur Entmischung. Unnötige Erschütterungen und Bewegungen sollten tunlichst vermieden werden.

Literatur: ULLRICH, H.: Mechanische Verfahrenstechnik, Berlin/Heidelberg/New York: Springer 1967. — ŠTĚRBÁČEK, Z., u. P. TAUSK: Mixing in the Chemical Industry, Pergamon Press 1965. — MÜNZEL, K., J. BÜCHI u. O.-E. SCHULTZ: Galenisches Praktikum, Stuttgart: Wissenschaftl. Verlagsgesellschaft 1959. — MANEGOLD, E.: Kapillarsysteme, Heidelberg: Straßenbau, Chemie u. Technik Verlagsgesellschaft 1955. — VAUCK, W. R. A., u. H. A. MÜLLER: Grundoperationen chemischer Verfahrenstechnik, Dresden u. Leipzig: Th. Steinkopff 1966. — Ullmanns Encyklopädie der technischen Chemie, Bd. I, München/Berlin: Urban & Schwarzenberg 1951. — SANDELL, E.: Grundrisse der galenischen Pharmazie, Frankfurt/M.: Govi-Verlag 1962. — FÜHRER, C., u. J. GHADIALLY: Über einige Faktoren, die die Dosierungsgenauigkeit niedrig dosierter Arzneistoffe beherrschen. Čs. Farm. *18*, 119 (1969). — TAWASHI, R., u. P. SPEISER: Einfluß der Teilchengröße beim Mischen von Pulvern. Pharm. Acta Helv. *38*, 310 (1963). — SPEISER, P., u. R. TAWASHI: Mischwirkung pharmazeutisch verwendeter Pulvermischer. Pharm. Acta Helv. *37*, 529 (1962). — LACEY, P. M. C.: Developments in the Theory of Particle Mixing. J. appl. Chem. *4*, 257 (1954).

F. Vereinigen „fest mit flüssig"

I. Suspendieren

(s. Suspensionen, S. 665)

II. Lösen

(s. Lösungen, S. 503)

G. Vereinigen „flüssig mit flüssig"

I. Mischen von Flüssigkeiten

(s. Lösungen, S. 503)

II. Emulgieren

(s. Emulsionen, S. 293)

Messen und Rechnen

A. Wägen

I. Wägearten

a. Prinzip der Balkenwaage. Die Masse eines Körpers wird durch Vergleich der von ihr auf eine Unterlage ausgeübten Kraft mit der von einer bekannten Masse ausgeübten Kraft ermittelt. Zu diesem Kräftevergleich benötigt man entweder eine Federwaage oder eine Balkenwaage, die die zu vergleichenden Kräfte in zwei äquivalente Drehmomente umformt. Die so gemessene Kraft wird als das Gewicht eines Körpers bezeichnet (Gewicht = Kraft = Masse × Beschleunigung). Da dieses Gewicht von der Beschleunigung, die die Masse erfährt, abhängig und diese beim Wägen durch die Erdbeschleunigung g (= 981 cm/sec^2) gegeben ist, wird die gleiche Masse mit der Federwaage gemessen z. B. auf dem Mond ein anderes Gewicht besitzen als auf der Erde. An keinem Punkt der Erde jedoch weicht die Erdbeschleunigung um mehr als $\pm 0{,}3\%$ von der an-gegebenen Größe ab, so daß in letzter Zeit die Federwaage mehr und mehr an Bedeutung gewinnt.

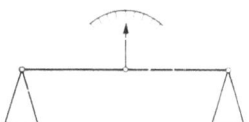

Abb. 134. Prinzip einer Balkenwaage.

Dennoch wird noch immer der Balkenwaage der Vorzug gegeben, da bei ihr die Erdbeschleunigung auf beide Hebel-arme gleichzeitig einwirkt und sich damit aufhebt, so daß man zu einem direkten Massevergleich gelangt.

Das Prinzip der Balkenwaage besteht in einem in der Mitte drehbar gelagerten Waagbalken, der an seinen Enden ebenfalls drehbar gelagerte Waagschalen trägt (Abb. 134). Eine solche Waage, z. B. die Handwaage, ist ein labiles System und geht schon bei geringer Belastung der einen Seite in die in Abb. 135 gezeigte Lage über. Um dies zu verhindern, ist eine Handwaage entsprechend zu halten (s. Abb. 136), oder es werden Waagen benutzt, deren Schwerpunkt P_S unterhalb des mittleren Schneidenlagers liegt. Bei diesen sog. Pendelwaagen wird sich der Balken bei Belastung einer Schale so lange neigen, bis ein neuer Gleichgewichtszustand erreicht ist und der System-Schwerpunkt wieder senkrecht unter der Mittelschneide liegt (Abb. 137). Eine solche Waage besitzt eine definierte Empfind-lichkeit, denn einem bestimmten Übergewicht auf einer Schale entspricht ein bestimmter Balkenausschlag:

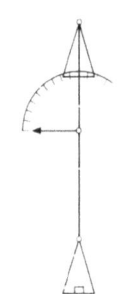

Abb. 135. Mittengelagerte Balkenwaage bei Belastung.

$$\text{Empfindlichkeit} = \frac{\text{Ausschlag des Anzeigeorgans in mm}}{\text{Übergewicht in Gewichtseinheiten (g, kg, T)}}.$$

Durch Verlängerung des Anzeigeorgans, des Zeigers, wird der Ausschlag in mm vergrößert und damit die Empfindlichkeit der Waage scheinbar erhöht. Es ist deshalb korrekter die Empfindlichkeit wie folgt zu definieren:

$$\text{Empfindlichkeit} = \frac{\text{Ausschlag des Balkens in Winkelgraden}}{\text{Übergewicht in Gewichtseinheiten}}.$$

Die in Abb. 137 dargestellte Waage weist zwei systematische, d. h. im System begründete Fehler auf

1. den Empfindlichkeitsfehler,
2. den Hebelfehler.

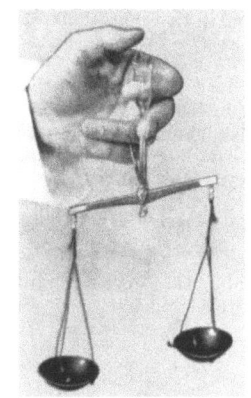

Abb. 136. Halten einer Handwaage.

b. Der Empfindlichkeitsfehler. Die Empfindlichkeit der Waage ist abhängig von der Masse und der Lage des System-schwerpunktes. Vergrößert man in Abb. 137 den Abstand a des Pendelgewichtes oder seine Masse, so verringert sich die Empfind-lichkeit, und umgekehrt. Soll die Empfindlichkeit einer Waage konstant sein, so darf sich der Systemschwerpunkt durch Belastung der Schalen nicht verändern. Dies ist nur dann der Fall, wenn die drei Lagerstellen stets auf einer Geraden liegen.

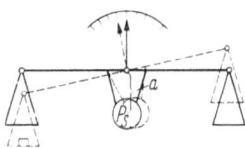

Abb. 137. Pendelwaage.

Jede Belastung der Schalen wirkt sich auf den Hebel so aus, als ob sie im Zentrum des Lagers, d. h. im Schneidenscheitel angreifen würde. Für diesen Fall gilt das Ersatzbild Abb. 138. Man kann sich die auf die Waagschalen gelegten Massen in den Drehpunkten der Außenlager liegend denken.

Vereinigt man die Schwerpunkte S_x und S_b dieser zwei Massen zu einem einzigen ($S_x + S_b$), so kommt dieser, immer unter der Voraussetzung, daß die drei Drehpunkte auf einer Geraden liegen, in das Zentrum des Mittellagers zu liegen. Dort kann somit kein Drehmoment entstehen (Drehmoment M = Kraft × Hebelarm). Für die Stabilität des Systems ist dann nur das Gewicht des Pendels P_S maßgebend. Die Empfindlichkeit der Waage ist in diesem Falle völlig unabhängig von der Belastung.

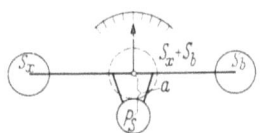

Abb. 138. Ersatzbild der Pendelwaage.

Wesentlich anders sind die Verhältnisse, wenn die drei Drehpunkte nicht auf einer Geraden liegen (Abb. 139). Auch hier kann man sich das auf die Schalen gelegte Gewicht in die Drehpunkte verlagert denken. Vereinigt man in diesem Falle die beiden äußeren Schwerpunkte zu einem einzigen, so kommt der kombinierte Schwerpunkt diesmal unterhalb der Mittelschneide zu liegen. Er erzeugt im Gegensatz zum ersten Fall ein Drehmoment und unterstützt die Wirkung des Pendelgewichtes. Je nach der Belastung der Waage ändert sich die Größe dieses störenden Drehmomentes; die Empfindlichkeit der Waage wird abhängig von ihrer Belastung.

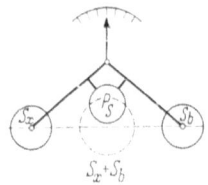

Abb. 139. Pendelwaage mit geknickter Schneidenlinie.

Für den Waagenbau ist es deshalb ein Hauptgebot, die drei Lagerstellen, die sog. Schneidenlinie, auf eine absolute Gerade auszurichten und den Waagbalken so zu konstruieren, daß er sich bei Belastung nicht durchbiegen kann. Man kommt dabei zu relativ kurzen Balken mit großer Schulterhöhe (s. Abb. 140).

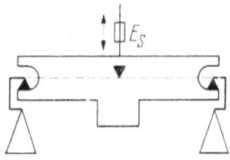

Abb. 140. Praktische Verwirklichung eines Waagbalkens: kurzer Balken mit großer Schulterhöhe.

Trotz dieser konstruktiven Vorkehrung ist es nicht möglich, den Empfindlichkeitsfehler vollkommen auszuschalten. Das liegt daran, daß die auf eine absolute Gerade ausgerichtete Schneidenlinie einer neu justierten Waage nach kurzem Gebrauch durch Deformation oder Abnutzung der Schneiden und ihrer Lager eine wenn auch nur geringfügige Knickung erfährt (s. Abb. 141). Versucht man nun, mittels der Empfindlichkeitsschraube E_S (in Abb. 140) den Systemschwerpunkt wieder zu heben, so würde sich für einen ganz bestimmten Belastungsfall die ursprüngliche Empfindlichkeit wieder herstellen lassen, doch würde diese Korrektur nur für den betreffenden Belastungsfall gelten. Für andere Belastungen müßte die Korrektur jeweils erneut vorgenommen werden.

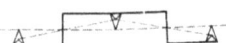

Abb. 141. Schneidenlinie: Verbindungslinie der drei Lagerstellen.

Der Empfindlichkeitsfehler kann bei einer Dreischneidenwaage nicht behoben werden, es sei denn, man würde nach dem Substitutionsprinzip wiegen (s. S. 96). Seine Größe läßt sich auf folgende Weise praktisch ermitteln:

1. Einstellung des Nullpunktes bei unbelasteter Waage.
2. Einseitige Belastung der Waage, so daß der Ausschlag des Zeigers oder der optischen Skala in das obere Viertel der Skala fällt. Notieren der Ablesung.
3. Entfernen des Prüfgewichtes.
4. Beidseitige Vorbelastung der Waage mit je z. B. 100 g. Wenn nötig, Nachjustieren des Nullpunktes, um Hebel- oder Gewichtsunterschiede auszugleichen.

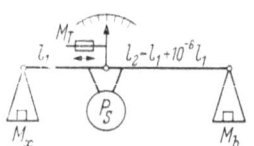

Abb. 142. Korrektur des Hebelfehlers mit Hilfe einer Tarierschraube.

5. Wiederauflage des Prüfgewichtes auf dieselbe Schale (Punkt 2) der so vorbelasteten Waage.

6. Der etwaige Minderausschlag entspricht nun der Abnahme der Empfindlichkeit, d. h. dem Empfindlichkeitsfehler.

c. Der Hebelfehler. Die in Abb. 142 dargestellte Waage kann nur dann im Gleichgewicht sein, wenn die Masse M_x größer ist als die Masse M_b, da die beiden Hebelarme verschieden lang sind. Die Wägung hat aber zum Ziel, zwei Massen auf ihre gleiche Wirkung zu prüfen, indem man die unbekannte Masse M_x mit der bekannten Masse M_b des geeichten Gewichtssatzes vergleicht. Dieser Vergleich ist nur bei genau gleich langen Armen des Waagbalkens möglich[1]. Wie groß die Genauigkeit der Armlängen sein muß, sei an einem Beispiel verdeutlicht:

Angenommen, der Hebel l_1 sei ein Millionstel kürzer als der Hebel l_2, dann muß das Gewicht am Hebel l_1 ebenfalls um ein Millionstel größer sein als das am Hebel l_2, damit die Waage im Gleichgewicht bleibt. Bei z. B. 100 g Belastung entsteht ein Fehler von

$$l/1\,000\,000 \cdot 100 \text{ g} = l/10\,000 \text{ g} = 0,1 \text{ mg}.$$

Bei einer normalen Analysenwaage, die eine Ablesegenauigkeit von $\pm 0,05$ mg besitzt, ist dies ein unzulässig großer Fehler.

Da es nicht möglich ist, den Waagbalken einer Dreischneidenwaage so zu bearbeiten, daß der Hebelfehler vollständig entfällt, und da außerdem noch andere Störfaktoren wie einseitige Erwärmung der Waage und damit einseitige Ausdehnung des Balkens oder der Auflagepunkt der Schneidenscheitel einwirken, bringt man auf der Seite des kürzeren Hebels l_1 eine Feintarierschraube M_T (s. Abb. 142) an und kann so die Waage künstlich ins Gleichgewicht bringen. Allerdings gilt auch diese Korrektur nur für einen ganz bestimmten Belastungsfall, meist für die nicht belastete Waage.

Die Bestimmung des Hebelfehlers erfordert folgende Operationen:

1. Einstellung des Nullpunktes bei unbelasteter Waage.
2. Beidseitige Belastung der Waage mit je z. B. 100 g. Erste Ablesung.
3. Vertauschen der beiden Gewichte. Zweite Ablesung.
4. Berechnung des Hebelfehlers (Vorzeichen beachten!): Hebelfehler = $^1/_2 \times$ (erste Ablesung + zweite Ablesung).

d. Die Kompensationsmethode. Der direkte Vergleich der unbekannten Masse M_x mit der bekannten Masse M_b auf einer gleicharmigen Hebelwaage ist die einfachste und älteste Form der Wägung. Sie wird als Kompensationsmethode bezeichnet und ist mit dem Empfindlichkeitsfehler und dem Hebelfehler der jeweiligen Waage behaftet.

e. Die Vertauschungsmethode nach Gauß. Um den Hebelfehler auszugleichen, verfährt man wie bei der Bestimmung des Hebelfehlers, indem man zwei Wägungen unter Vertauschen der Massen M_x und M_b durchführt. Bei der ersten Wägung wird M_x auf die linke Waagschale gesetzt und die entsprechenden Ausgleichsgewichte M_{b1} auf die rechte Seite. Bei der zweiten Wägung kommt die Last auf die rechte Seite und die Ausgleichsgewichte M_{b2} auf die linke Seite. Da die beiden Balkenarme nicht genau gleich lang sind, können M_{b1} und M_{b2} nicht gleich groß sein. Es werden somit verschiedene Vergleichsmassen M_{b1} und M_{b2} für die Last M_x angezeigt. Sind die beiden Balkenarme l_1 und l_2, so ergibt sich nach dem Hebelgesetz für die erste Wägung:

$$M_x \cdot l_1 = M_{b1} \cdot l_2$$

und für die zweite Wägung

$$M_x \cdot l_2 = M_{b2} \cdot l_1.$$

Werden die beiden Gleichungen miteinander multipliziert, erhält man

$$M_x \cdot l_1 \cdot M_x \cdot l_2 = M_{b1} \cdot l_2 \cdot M_{b2} \cdot l_1$$

und daraus

$$M_x = \sqrt{M_{b1} \cdot M_{b2}}.$$

Die Masse M_x ist also das geometrische Mittel aus den Massen M_{b1} und M_{b2}.

---

[1] Eine Ausnahme davon machen ungleicharmige Hebelwaagen, bei denen der längere Arm mit Marken für die Auflage eines oder mehrerer Gewichte versehen ist (Laufgewichtswaage).

Die Erfahrung hat gezeigt, daß bei guten Waagen das arithmetische Mittel

$$M_x = \frac{M_{b1} + M_{b2}}{2}$$

als Näherungswert ausreichend genau ist.

Mit der Vertauschungsmethode kann zwar der Hebelfehler ausgeglichen werden, doch bleibt der Empfindlichkeitsfehler bestehen.

f. Die Substitutionsmethode. Empfindlichkeitsfehler und Hebelfehler lassen sich aufheben, wenn man ein Wägesystem anwendet, das mit einem festen Belastungswert arbeitet. Bleibt die Belastung der Waage gleich, so ändert sich die Größe des auftretenden Pendelmomentes nicht. Dieses ist daher mit einer einmaligen Einstellung der Empfindlichkeitsschraube E_S (Abb. 143) korrigierbar. Auch der Hebelfehler läßt sich mit der Feintarierschraube M_T (Abb. 143) ausgleichen, wenn über den gesamten Wägebereich die Belastung einen festgelegten Wert hat.

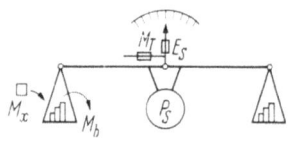

Abb. 143. Das Prinzip der Substitutionswägung.

Bei der Substitutionsmethode geht man deshalb wie folgt vor: Beide Schalen der Waage werden mit dem höchstzulässigen, der Tragfähigkeit der Waage entsprechenden Gewicht belastet (Abb. 143). Mit der Feintarierschraube M_T stellt man das Gleichgewicht her. Ferner stellt man mittels der Empfindlichkeitsschraube E_S den Sollwert der Empfindlichkeit ein. Die beiden Einstellungen gelten somit für die vollbelastete Waage.

Zur Bestimmung der Masse M_x legt man diese nun z. B. auf die linke Schale und hebt von dieser Schale zur Einstellung des Gleichgewichtes den entsprechenden Teil des Gewichtssatzes, nämlich M_b ab. Die Gesamtbelastung der Waage bleibt dabei gleich. Die Masse M_x entspricht der abgehobenen Masse M_b.

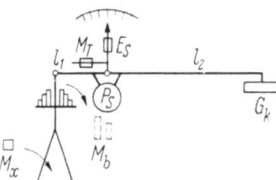

Abb. 144. „Einarmige" Waage für die Substitutionswägung.

Wegen der Schwierigkeit, auf einer Waagschale die Last M_x und den gesamten Gewichtssatz unterzubringen, sind heute Waagen gebräuchlich, die speziell für die Substitutionsmethode gebaut sind. Die „einarmige" Waage (Abb. 144), wie diese Ausführung auch genannt wird, besteht aus einem ungleicharmigen Balken, der an seinem langen Hebel das feste Gegengewicht G_k trägt. Am kürzeren Hebelarm ist das Gehänge mittels eines Schneidenlagers eingehängt. Es besteht aus zwei Ebenen. In der oberen ist der Gewichtssatz untergebracht, die untere wird durch die Waagschale gebildet. Bei leerer Waagschale hängen alle Gewichte am Gehänge. Wird die Schale belastet, so hebt man mittels einer mechanischen Vorrichtung die der Belastung entsprechenden Gewichte ab.

Damit bieten sich bei einer für die Substitutionsvorgänge gebaute Waage folgende Vorteile:

1. Empfindlichkeitsfehler und Hebelfehler sind beseitigt;

2. die Mittelschneide ist bei Vollast geringer belastet als die einer zweiarmigen Balkenwaage;

3. die Zahl der reibungserzeugenden Lagerstellen ist von drei auf zwei vermindert.

Die geringere Belastung der Mittelschneide erklärt sich aus dem Vergleich der Abb. 143 und 144. Das Gewicht, das in Abb. 143 auf dem Mittellager ruht, beträgt — abgesehen vom Eigengewicht des Waagbalkens — das Doppelte einer Schale. Nach Abb. 144 hat man bei der Substitutionswaage die Möglichkeit, das Verhältnis der beiden Hebelarme z. B. 1:3 zu wählen. In diesem Fall beträgt der Druck auf die Mittelschneide $1^1/_3$ der Gesamtbelastung.

g. Reproduzierbarkeit der Wägung. Die Reproduzierbarkeit der Wägung hängt von der Reibung der Schneiden im Schneidenlager einer Waage ab. Eine reibungsfreie Waage würde beim geringsten Übergewicht auf einer Seite einen Ausschlag des Anzeigeorgans geben. Ist jedoch Reibung vorhanden, so muß zunächst ein bestimmtes Drehmoment aufgebracht werden, um diese Reibung zu überwinden.

Das gleiche gilt für eine Waage, die aus dem schwingenden Zustand zur Ruhe kommt. Hier hängt es teilweise vom Zufall ab, welche endgültige Ruhelage der Balken einnimmt. Dadurch treten bei jeder Wägung geringfügige Fehlanzeigen auf.

Zur Feststellung des Maßes der Fehlanzeigen legt man das gleiche Gewicht mehrmals auf die Waage auf und stellt jedesmal die Größe der Abweichung vom Sollwert fest. Führt man diesen Versuch genügend oft durch, so kann man aus den ermittelten Abweichungen die Standardabweichung S — im Waagenbau als Streuung bezeichnet — errechnen (vgl. dazu S. 114 ff.). Im Gegensatz zur festgelegten Empfindlichkeit sagt die Reproduzierbarkeit der Wägung tatsächlich etwas über die Qualität einer Waage aus.

Bei gegebener Reibung ist es sinnlos, die Empfindlichkeit einer Waage beliebig zu steigern, da mit steigender Empfindlichkeit die Reproduzierbarkeit unweigerlich verschlechtert wird.

Da bei einer Substitutionswaage der Schneidendruck konstant gehalten wird, ändert sich die Reibung bei der Wägung verschiedener Lasten nicht und wird so zur definierten Größe, die zu definierter Reproduzierbarkeit der Wägung führt.

[Vgl. für die Abschnitte a, b, c, f und g L. BIÉTRY: Das Substitutionsprinzip im Waagenbau. Techn. Rundschau Nr. 19 (1963)].

II. Waagentypen

Die heute in Rezeptur und Defektur verbreiteten oberschaligen Präzisionswaagen sind entweder reine Neigungswaagen, wie z. B. die Mettler P 1000 und P 1000N oder P 10 (s. Abb. 147), oder sie stellen kombinierte Neigungsschaltgewichtswaagen dar. Letztere arbeiten nach dem Prinzip der Substitutionswägung, d. h. die Schneiden der Waage sind durch die

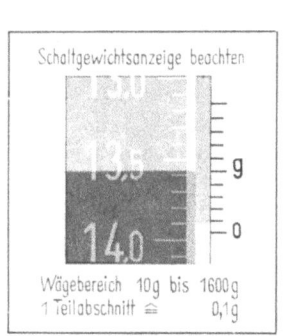

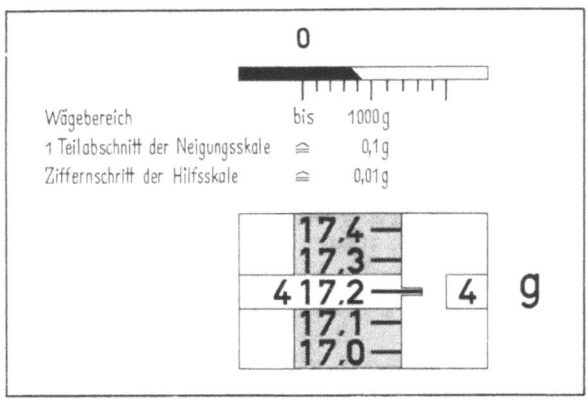

Abb. 145.
Analoganzeige bei einer Sauter Toppan S 1600/0,1 EG. Skala in halber Größe, angezeigtes Gewicht = 13,58 g (+ Zuschaltung).

Abb. 146. Digitalanzeige bei einer Sauter Toppan MD 160/0,001. Skala in halber Größe, angezeigtes Gewicht 417,24 g.

aufliegenden Gewichte stets mit Höchstlast belastet. Bei der Wägung erscheinen die zum Gewichtsausgleich durch Schaltung abgenommenen Gewichtseinheiten in 1-g-, 10-g- oder höheren g-Angaben als Ziffern auf der Skala. Die zwischen den Schaltstufen, also im Neigungsbereich der Waage liegenden Werte werden als Analog- oder Digitalanzeige auf die gleiche oder eine zweite Skala gespiegelt, Schaltgewichtsanzeige plus Analog- oder Digitalanzeige ergibt dann das ermittelte Gewicht.

Unter Analoganzeige versteht man eine Skala, die ähnlich einem Lineal mit ganzen Zahlen oder auch Bruchteilen davon versehen ist, zwischen denen eine weitere Teilung durch Teilstriche erfolgt. Der Gewichtswert eines Teilstriches ergibt dann die letzte abzulesende Stelle. Bei genügendem Teilstrichabstand können 0,5 oder 0,2 Einheiten der letzten abgelesenen Stelle noch geschätzt werden. Gelegentlich sind Schaltgewichtsanzeige und Neigungsgewichtsanzeige räumlich voneinander getrennt, was für die Ermittlung des Gesamtgewichts zu be-

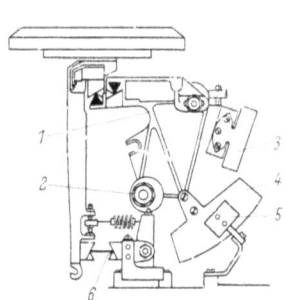

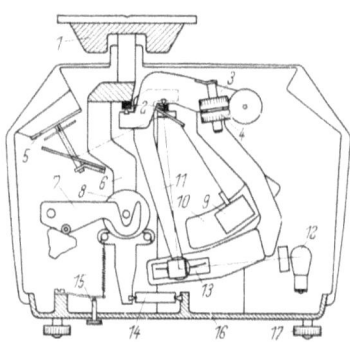

Abb. 147. Aufbau einer Neigungswaage (Mettler, Gießen).

1 Waagbalken; 2 Gegengewicht; 3 Strichplatte; 4 Dämpferfahne; 5 Magnetpole; 6 Gehängeparallelführung.

Abb. 148. Aufbau einer Neigungsschaltgewichtswaage (Sauter, Ebingen).

1 Waagschale; 2 Lager; 3 Waagbalken; 4 Balkenjustiergewicht; 5 Gewichtsanzeige; 6 Schalenträger; 7 Schaltmechanismus; 8 Schaltgewicht; 9 Dämpfungsmagnet; 10 Dämpfungsflügel; 11 Ausgleichspendel; 12 Projektionslampe; 13 Projektionsskale; 14 Lenker; 15 Nullregulierung; 16 Grundplatte; 17 Stellfuß.

achten ist. Abb. 145 stellt die Analoganzeige im Neigungsbereich einer Sauter-Präzisionswaage Toppan S 1 600/0,1 EG dar.

Bei der Digitalanzeige ist die Skala in einzelne Ziffernschritte geteilt. Die exakte Einstellung der letzten Stelle erfolgt durch Drehen eines Handrades, bis ein Skalenstrich genau

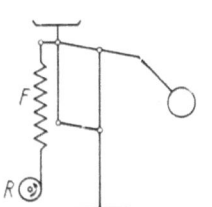

Abb. 149. Schema einer Schnelltariereinrichtung (Mettler, Gießen).

zwischen zwei Fingern steht (Digitalanzeige). Abb. 146 zeigt die Ablesung an einer Präzisionswaage von Sauter (Toppan MD 160/0,001). Die Ziffer 4 ist die Schaltgewichtsanzeige, die Ziffern 17,2 sind die Neigungsgewichtsanzeige und die Ziffer 4 entspricht der Noniuseinstellung durch das Handrad.

Reine Neigungsgewichtswaagen haben den Vorteil, eine sehr schnelle Wägung zu gestatten, da das Gewicht sofort an der Skala abgelesen werden kann. Kombinierte Neigungsschaltgewichtswaagen haben in der Regel eine höhere Genauigkeit, weil der Neigungsbereich in kleinere Gewichtseinheiten aufgeteilt wird.

Die optimale Einschwingzeit in die Ruhelage wird heute zumeist durch eine Magnetdämpfung erreicht. Abb. 147 stellt den Aufbau einer Neigungswaage dar, während Abb. 148 den einer Neigungsschaltgewichtswaage zeigt.

Von besonderem praktischen Wert sind bei den modernen Präzisions- und Feinwaagen die Schnelltariereinrichtungen. Sie bestehen, wie Abb. 149 zeigt, aus einer Feder F, die am vorderen Hebelarm angreift. Im entlasteten Zustand der Waage ist die Feder mittels der Spannvorrichtung R gespannt. Wird ein Gefäß auf die Waagschale gelegt, so senkt sich der vordere Hebelarm. Durch Drehen des Tarierknopfes wird die Feder so lange entspannt, bis der Balken die ursprüngliche Nullage wieder einnimmt.

Feinwaagen sind im Prinzip den Präzisionswaagen mit Neigungsschaltgewichtseinrichtung gleich gebaut.

Um dem Problem der absolut horizontalen und erschütterungsfreien Aufstellung von Präzisionswaagen zu entgehen, können diese heute mit einer automatisch funktionierenden

Niveaukompensation ausgestattet werden. Diese entspricht in etwa einer kardanischen Aufhängung, die bis zu einer gewissen Verkantung den Nullpunkt konstant hält. Wird der kompensierbare Neigungswinkel überschritten, so verschwindet die Skala aus dem Ablesefenster. Damit werden Fehlablesungen ausgeschlossen.

III. Anmerkungen zur Eichordnung

Nach § 9 des Maß- und Gewichtsgesetzes (M u. GG) vom 13. 12. 1935 (RGBl. I, S. 1499) müssen alle in Apotheken und pharmazeutischen Betrieben gebrauchten Waagen und Gewichte geeicht sein. Eine Nacheichung hat alle zwei Jahre zu erfolgen. Der Eichung liegt die Eichordnung [herausgegeben von der Physikalisch-technischen Bundesanstalt (PTB) in Braunschweig] in ihrer jeweils letzten Fassung zugrunde. Die 9. Verordnung zur Änderung der Eichordnung vom 3. 1. 1964 (Bundesanzeiger Nr. 6 vom 10. 1. 1964) hat u. a. für die im pharmazeutischen Bereich verwendeten Präzisionswaagen (Rezepturwaagen) und Feinwaagen (Analysenwaagen) zu der bereits früher festgelegten oberen Grenze des Wägebereichs (Höchstlast) nunmehr auch eine untere Grenze des Wägebereichs (Mindestlast) vorgeschrieben. Es handelt sich dabei v. a. um folgende Vorschriften der Eichordnung: §§ 538, Nr. 1, Abs. 1 u. 539 III (Präzisionswaagen mit einer Einspielungslage); §§ 698 Nr. 1 u. 699 IV (Feinwaagen).

Sinn dieser Festlegung der Mindestlast ist, die erforderliche Genauigkeit einer Wägung zu garantieren, d. h. den zulässigen, relativen Wägefehler unter $\pm 1\%$ zu halten. Es dürfen also nur noch solche Brutto- oder Nettolasten gewogen werden, die größer sind als die Mindestlast.

Da jedoch für eine Rezepturwaage mit einer Höchstlast von 1 000 g die Mindestlast bei 10 g liegt, ergeben sich für die praktische Arbeit unüberwindliche Schwierigkeiten. So könnte beispielsweise auf keiner der heute im Handel befindlichen Präzisionswaagen mit der genannten Höchstlast die Rezeptur einer Mixtura Ipecacuanhae R.F. vorgenommen werden:

(Tinctura Ipecacuanhae R. F.		5,0 g
Liquor Ammonii anisatus		5,0 g
Sirupus simplex		20,0 g
Aqua destillata	ad	200,0 g).

Auch ein Ausweichen auf die Analysenwaage (Feinwaage) ist wegen Überschreitung der Höchstlast (= 200 g Bruttogewicht!) nicht möglich.

Auch für die Feinwaagen ergaben sich entsprechende Probleme, die jedoch mit der 11. Verordnung zur Änderung der Eichordnung vom 1. 6. 1967 (Beilage zum Bundesanzeiger Nr. 103 vom 7. 6. 1967) mit folgendem Wortlaut des § 529 Ziff. IV, Nr. 1 der Eichordnung behoben wurden:

"Der Bereich, innerhalb dessen die Fehlergrenzen der Waagen gegenüber der Belastung vernachlässigbar klein sind (Wägebereich), erstreckt sich von der Mindestlast bis zur Höchstlast."

Das bedeutet nach Auskunft der Eichdirektion Berlin, daß bei Feinwaagen die Benutzung bei Belastung unterhalb der Mindestlast gestattet ist. Die Mindestlast stellt bei Feinwaagen nur eine Warngrenze dar, bei deren Unterschreitung mit größeren relativen Fehlern gerechnet werden muß.

Damit ist jedoch noch nicht das Problem der Benutzbarkeit der Präzisionswaagen für bestimmte Rezepturzwecke gelöst. A. STRECKER (l.c.) weist darauf hin, daß bei Wägungen von Massen, die kleiner sind als die Mindestlast, der Verwender der Waage ein ungeeichtes Meßgerät benützt und sich damit gemäß § 60 Abs. 1 Nr. 1 des M u. GG strafbar macht.

Vor allem von Seiten der Waagenhersteller sind z. Z. Bestrebungen im Gange, diese nicht praktikable Verordnung der Eichordnung zu revidieren.

Bis zur Drucklegung des vorliegenden Bandes waren jedoch noch keine konkreten Angaben zu erhalten.

Als einzige Ausweichmöglichkeit für Rezepturen bietet sich die Verwendung von Präzisionswaagen mit geringerer Höchstlast (400 g oder 160 g) und damit geringerer Mindestlast (4 g oder 1,6 g) an. Natürlich müssen dann die Ansatzgefäße möglichst leicht sein. Die Rezeptur im Abgabegefäß wäre kaum noch möglich.

Literatur: Eichordnung, Deutscher Eichverlag Berlin. — Pfeil-Vevera-Pieck: Apothekenbetriebsordnung, Kommentar mit Textsammlung, Frankfurt: Govi-Verlag 1968. — Strecker, A.: Auswirkungen der Mindestlastvorschriften der Eichordnung. PTB-Mitteilungen 77, 42 (1967). — Merkblatt für Apotheken und industrielle pharmazeutische Betriebe der Eichdirektion Berlin vom 1. 6. 1965. — Böhme, H., u. K. Hartke: DAB 7 — Kommentar, Stuttgart: Wissenschaftl. Verlagsgesellschaft 1969.

B. Rheologisches Messen[1]

I. Grundlagen

Die Rheologie[2] befaßt sich mit dem Fließverhalten von Materie unter mechanischer Beanspruchung, die je nach Verwendungszweck und Natur der betreffenden Substanz verschiedener Art sein kann, wie Pressen einer Flüssigkeit durch eine Düse, Schütteln einer Suspension, Verreiben einer Salbe auf der Haut, Zerteilen einer Dragierflüssigkeit auf rotierenden Kernen usw. In jedem Falle handelt es sich um die Frage, welche Fließeigenschaften die Substanz vor, während und nach der Scherbeanspruchung hat. Scheren ist das Gegeneinanderverschieben mehrerer Substanzschichten, wobei es sich bei diesen Schichten um grobe Körner eines Granulates, feine Partikel eines Puders, um Teile einer kolloiden oder molekulardispersen Lösung o. ä. handeln kann. Nicht nur Gase und Flüssigkeiten, sondern auch mehr oder weniger feste Materialien, wie Fette, Wachse, Eis, Glas, Sand, Stahl, Thermoplaste usw. zeigen Fließeigenschaften. Für die pharmazeutische Technologie sind hiervon die flüssigen und halbfesten Stoffe von besonderer Bedeutung.

Damit ein Körper fließt, muß auf ihn eine in der Rheologie als Schubspannung τ bezeichnete Kraft ausgeübt werden. Zu ihr stellt sich dann ein von der inneren Reibung des Stoffes, der Viskosität η abhängiges Geschwindigkeitsgefälle D ein. Flüssigkeiten von geringer Viskosität, wie Wasser, Benzin, Äther, Glycerin, fließen bereits unter geringer Schubspannung, während beispielsweise auf einen Schleim oder eine Paste mit höherer Viskosität eine größere Kraft ausgeübt werden muß, bevor sie sich verformen, sie also fließen. So ist die Viskosität eine wichtige rheologische Kenngröße. Mit ihrer Hilfe lassen sich zwei Stoffgruppen unterscheiden. Zu der einen gehören die idealviskosen, sog. Newtonschen Flüssigkeiten, deren Viskosität von der Schubspannung bzw. dem Geschwindigkeitsgefälle, auch Schergefälle, Deformationsgeschwindigkeit oder Geschwindigkeitsgradient genannt, unabhängig ist, also eine Materialkonstante darstellt. Zur rheologischen Charakterisierung solcher Flüssigkeiten genügt eine einzige Messung bei beliebigem Geschwindigkeitsgefälle, solange die Strömung laminar ist (bei turbulenter Strömung werden die Verhältnisse unübersichtlich).

Ist die idealviskose Eigenschaft vor der Messung nicht bekannt, muß allerdings eine Vergleichsmessung unter geänderten Scherbedingungen vorgenommen werden, um den Nachweis der konstanten Viskosität zu erbringen.

Hiervon verschieden ist die Gruppe der strukturviskosen Stoffe — ein Begriff, der von W. Ostwald eingeführt wurde und heute auf alle nicht idealviskosen Stoffe angewandt wird —, zu deren rheologischer Deutung eine Serie von Messungen bei verschiedener Schubspannung, bzw. unterschiedlichem Geschwindigkeitsgefälle notwendig ist, da ihre Viskosität eine von diesen Faktoren abhängige Größe darstellt. Diese Tatsache ist durch die chemischphysikalischen Eigenschaften der betreffenden Substanzen bedingt. Art und Stärke intermolekularer Bindungen, wie die Ausbildung von Wasserstoffbrücken und Betätigung polarer Gruppen, die sterische Beschaffenheit und Form der Moleküle (verzweigt oder unverzweigt, gestreckt oder geknäuelt) haben ebenso wie ihre Konzentration und die Eigenschaften des Dispersionsmittels und der Solvatisierungsgrad einen wesentlichen Einfluß auf die Viskosität.

---

[1] In Bd. I, 103 ff. wurde die Rheologie zwar bereits erwähnt, doch hat das Gebiet für die pharmazeutische Praxis eine solche Bedeutung bekommen, daß es angebracht erscheint, Grundlagen und Technik rheologischer Messungen eingehender zu erläutern, zumal die in Bd. I beschriebene Viskowaage inzwischen nicht mehr im Handel ist.

[2] Griechisch $\varrho\acute{\varepsilon}\omega$ = ich fließe.

Zur Darstellung des daraus resultierenden Fließverhaltens eines Stoffes bedient man sich sogenannter Rheogramme; das sind meist Diagramme, bei denen in der Ordinate entweder das Geschwindigkeitsgefälle D oder die Viskosität η und in der Abszisse die Schubspannung τ eingetragen werden. Gelegentlich wird die Viskosität auch gegen das Geschwindigkeitsgefälle D aufgetragen (Abb. 150).

Das Geschwindigkeitsgefälle, das senkrecht zur Schubspannung verläuft, ist nicht linear und kann nur in kleinen Abschnitten betrachtet werden. Die Gleichung muß daher exakt lauten $D = dv/dh$.

Der Quotient τ/D ist bei idealviskosen Flüssigkeiten konstant. Es ergibt sich daher eine Gerade, die durch den Nullpunkt des Koordinatensystems führt und mit der Abszisse den

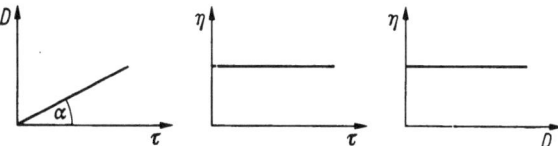

Abb. 150. Darstellungsmöglichkeiten des Fließverhaltens einer idealviskosen Flüssigkeit.

($\tau = K/F$ [dyn · cm^{-2}] bzw. [g · cm^{-1} · sec^{-2}] und $D = v/h$ [sec^{-1}]). K = Kraft; F = Fläche; v = Geschwindigkeit; h = Höhe.

Winkel α bildet, dessen Cotangens die Steigung der Geraden und damit die absolute Viskosität angibt (vgl. Abb. 150). Bei strukturviskosen Stoffen wird durch diesen Quotienten ein von der Steigung der Kurve abweichender Viskositätswert, auch als Quasiviskosität η_Q bezeichnet, erhalten. Da diese Viskosität eine Funktion der Schubspannung ist, muß formuliert werden:

$$\eta_Q(\tau) = \tau/D.$$

Für das Geschwindigkeitsgefälle gilt entsprechend $D = f(\tau)$. Die absolute Viskosität eines strukturviskosen Körpers wird erhalten, wenn man die Tangente an den betreffenden Kurvenpunkt anlegt, sie zur Abszisse hin verlängert und den Cotangens des Neigungswinkels α berechnet (Abb. 151).

Ein wichtiger Parameter der Viskosität ist die Temperatur. Nahezu bei allen fließfähigen Systemen nimmt die innere Reibung mit steigender Temperatur ab, was sich durch den höheren Energieinhalt der Teilchen erklärt. Nur wenige Ausnahmen von dieser Regel sind bekannt. So nimmt z. B. die Viskosität einer Schwefelschmelze bis ca. 200° zu. Daher muß bei rheologischen Messungen die Temperatur berücksichtigt werden. Viskositätsangaben beziehen sich im allgemeinen auf 20°.

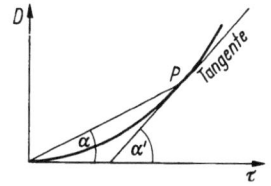

Abb. 151. Fließverhalten einer pseudoplastischen Substanz im Zustand P.

$\cot \alpha$ = Quasiviskosität η_Q;
$\cot \alpha'$ = absolute Viskosität η.

Weiterhin muß darauf geachtet werden, daß die Strömung laminar bleibt, denn bei Turbulenz wird der Fließwiderstand von Faktoren abhängig, die nicht zu reproduzieren sind. So ist den Messungen bei hohen Schergeschwindigkeiten durch den Übergang von laminarer zu turbulenter Strömung eine Grenze gesetzt. Der Umschlagpunkt wird nicht nur durch die Struktur der Meßflüssigkeit, sondern auch wesentlich von der Art des Meßgerätes bestimmt.

Strukturviskose Stoffe können nach ihrem rheologischen Verhalten eingeteilt werden (vgl. Bd. I, 103, Abb. 62).

a. Plastische Stoffe. Die Schubspannung, die zunächst aufgebracht werden muß, bevor ein plastischer Körper, etwa eine Paste, fließen kann, wird gebraucht, um die dispergierten Partikel an den Scherstellen zu lockern und in einen weniger dicht gepackten Zustand zu überführen. Hierdurch wird die Reibung zwischen den Teilchen und ihre gegenseitige Hinderung beim Fließen vermindert. Es ergibt sich eine Fließgrenze, deren Schubspannungswert τ_f ein Maß für die Haftfähigkeit der Teilchen und für die Elastizität der Substanz ist, denn bei Schubspannungen $< \tau_f$ verhalten sich die Stoffe wie feste Körper und sind elastisch verformbar, d. h. ihre Bausteine nehmen nach Aussetzen der Schubspannung ihren alten Platz im Gefüge wieder ein.

Für Stoffe mit einer Fließgrenze kann die plastische Viskosität U berechnet werden nach $U = (\tau - \tau_f)/D$. Bei *Bingham-Körpern* nimmt bei dieser Berechnungsgrundlage U einen konstanten Wert an, wodurch diese Körper als idealviskos mit verschobenem Nullpunkt bezeichnet werden können, wenn man unberücksichtigt läßt, daß Bingham-Körper meist unterhalb der theoretischen Fließgrenze zu fließen beginnen und sich erst mit steigender Schubspannung allmählich einem konstanten Viskositätswert nähern. Bingham-Körper sind allerdings nicht sehr häufig (Abb. 152).

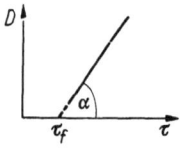

Abb. 152. Rheogramm eines Bingham-Körpers.

b. Pseudoplastische Stoffe. Das Verhalten pseudoplastischer Stoffe erklärt sich aus dem räumlichen Bau der Kolloide. Sie können beispielsweise stäbchenförmige Moleküle enthalten, die sich im Zustand einer idealen Unordnung befinden. Greift nun eine Kraft an, so resultiert eine Strömung, zu der sich die Stäbchen durch Rotation mehr oder weniger ausrichten und damit ihren Fließwiderstand verringern.

Ähnlich verhält es sich, wenn geknäuelte Fadenmoleküle, wie sie bei Schleimen vorliegen, sich in Strömungsrichtung strecken. In jedem Falle orientieren sich die Teilchen strömungsgünstig, wodurch eine Senkung der Viskosität bewirkt wird. Ein zusätzlicher viskositätsmindernder Effekt entsteht dann, wenn Lösungsmittel, das in den verzahnten Kolloiden eingeschlossen war, durch die Umordnung frei wird und die Substanz verflüssigt. Dem ordnenden Strömungsvorgang wirkt die Brownsche Molekularbewegung entgegen, wodurch sich bei jedem Geschwindigkeitsgefälle ein Gleichgewichtszustand zwischen den orientierenden und desorientierenden Kräften einstellt, das dann den Grad der Viskosität bestimmt.

c. Dilatante[1] Stoffe. Ein umgekehrtes Verhalten liegt bei dilatanten Stoffen vor, deren Viskosität mit ansteigendem Geschwindigkeitsgefälle unverhältnismäßig stark zunimmt. Es handelt sich wie bei plastischen Körpern um Suspensionen, jedoch mit sehr hohem Feststoffanteil. Die feindispergierten Pulverpartikel sind von einem dünnen Flüssigkeitsfilm umgeben, der auch die Zwischenräume füllt. Bei mechanischer Beanspruchung verschieben sich die Partikel gegeneinander derart, daß kapillare Hohlräume entstehen, in die das Dispersionsmittel einströmt und auf diese Weise der dispergierten Phase entzogen wird. Die Teilchen berühren sich unmittelbar, was zu einer erhöhten Reibung zwischen ihnen führt. Bei großen Schubspannungen kann die Viskosität sehr große Werte annehmen, die Substanz wird dann so hart, daß sie spröde zerbricht.

Beispiele für dilatante Stoffe sind konzentrierte Stärkelösung, Kuchenteig, nasser Sand, gewisse Siliconpasten (sog. Springkitt). Dilatantes Fließverhalten ist abhängig von der Konzentration der Feststoffanteile, der Form der Partikel, von der Art des Dispergierungsmittels und dem Alter der Substanz.

d. Thixotrope[2] Stoffe. Wie bei pseudoplastischen nimmt auch bei thixotropen Körpern die Viskosität mit steigender Schubspannung ab. Im Gegensatz zu allen anderen strukturviskosen Substanzen ist aber die Reihenfolge der einzelnen Messungen nicht gleichgültig, da die Viskosität mit abnehmender Schubspannung nicht wieder im gleichen Maße wächst, d. h. die sog. Aufwärts- und Abwärtskurven decken sich nicht (Abb. 153a u. b). Sie bilden bei bestimmter Meßmethode zusammen eine Hysteresisschleife[3] im Rheogramm. Bei besonders

---

[1] dilatare = ausdehnen, ausbreiten.
[2] ἡ θίξις = die Berührung, ἡ τροπή = die Änderung.
[3] ὕστερος = hinterherkommend, später kommend.

scherempfindlichen Stoffen, wie sie manche Gallerten darstellen, kann die Schubspannung anfangs bei niedrigen Geschwindigkeitsgefällen unter den Wert der Fließgrenze abfallen, so daß sich eine Hysteresisschleife ergibt, wie sie Abb. 153 b zeigt (vgl. dazu auch Abb. 160). In der Regel haben thixotrope Substanzen wie plastische Stoffe eine Fließgrenze; ihre Abwärts-kurve gleicht im Idealfall der eines Bingham-Körpers, also einer Geraden, die nicht durch den Nullpunkt des Rheogramms verläuft.

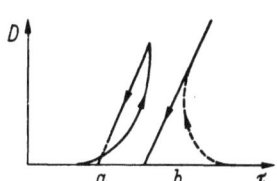

Abb. 153. Hysteresekurven thixo-troper Substanzen.

Die geringere Viskosität, die eine thixotrope Substanz nach ihrer mechanischen Beanspruchung aufweist (Schütteln, Rühren, Gießen, Versprühen), folgt aus der Zerstörung ihrer Gelstruktur, die sich wieder aufbauen kann, wenn sie in Ruhe gelassen wird (Regeneration). Die Erscheinung ließe sich daher als reversible Gel-Sol-Umwandlung auffassen. Es handelt sich um Nebenvalenzgele, deren Bindungen bei Scherung zunächst an den schwächsten Stellen zerstört werden. Je stärker die Schubspannung ist und je länger sie dauert, desto kleiner und zahlreicher werden die Bruchstücke und desto mehr gleicht das System einem durch Erwärmen erhaltenen Sol. Die Kolloide, aus denen sich die Gele aufbauen, haben verschiedene Formen. Die anorganischen Bentonite — Tonmineralien unterschiedlicher Zusammensetzung (s. Bd. I, 1262) — sind plättchenförmig und bilden des-wegen kartenhausähnliche Gelgerüste, die so empfind-lich sind, daß sie bereits durch Schütteln zerstört werden. Kolloide mit Faserstruktur bauen ein Leistenge-

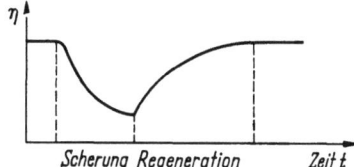

Abb. 154. Ab- und Aufbau eines Gels; dargestellt durch die Viskositäts-werte vor und während der Scherung und während und nach der Regene-ration.

rüst auf und kugelförmige bzw. annähernd kugelförmige Teilchen bilden ein Gel, das einer locke-ren Kugelpackung gleicht. Die Festigkeit eines Gels richtet sich nach der Zahl der Haftpunkte, die durch van der Waalssche Kräfte gebildet werden. Es können sich durch Parallellagerung gestreckter Moleküle kristalline Bezirke bilden, die noch einer stärkeren Scherkraft stand-halten.

Gelstrukturen haben z. B. verschiedene Paraffine, höhere aliphatische Alkohole, Fette, Wachse, Polysaccharide, Gelatine u. a. in verschiedenen galenischen Zubereitungen. Die Frage, ob einige dieser Substanzen, die auch als Salbengrundlagen verwendet werden, Gel-struktur besitzen oder nicht, wird augenblicklich heftig diskutiert. Wir schließen uns auf Grund der jüngsten Publikationen[1] den Verfechtern der Gelstruktur an.

Es gibt Stoffe, die in reinem Zustand keine thixotropen Eigenschaften haben, in Lö-sungen aber Strukturen bilden, die zu solchem Fließverhalten neigen. Beispielsweise besitzt reines Polyäthylenglykolsorbitanoleat bei 20° idealviskose Eigenschaften, während Gemische mit Wasser thixotrop zu sein scheinen[2].

Das Maß der Zerstörung eines Gels steht mit seinem Aufbau, der Stärke und Dauer der Scherung in ursächlichem Zusammenhang. Es drückt sich im Rheogramm durch die Fläche der Hysteresisschleife aus. Wird die Substanz in Ruhe gelassen, baut sich wieder ein Gelgerüst auf. Die Zeit, die dafür benötigt wird, ist verschieden und kann bis zu Tagen und Wochen betragen, je nach der Temperatur, Art und Konzentration des gelösten Stoffes und des Dis-persionsmittels (Abb. 154). Häufig ist die Kenntnis der Regenerationszeit eines Gels wichtig;

[1] LIETZ, G.: Sind Salben Gele? APV Inf.-Dienst *15*, 77 (1969). — FÜHRER, C.: Zur Fein-struktur von Salben. APV Inf.-Dienst *15*, 87 (1969). — GSTIRNER, F., D. KOTTENBERG u. A. MAAS: Die Gelstruktur der wasserhaltigen emulgierenden Salben. Arch. Pharm. (Wein-heim) *302*, 340 (1969).
[2] VOGT, H.: Fließverhalten und rheologische Charakterisierung galenischer Hilfsstoffe im 3. Nachtrag zum DAB 6. APV Inf.-Dienst *8* (4), 104 (1962).

so sollen Suspensionen bei Gebrauch zwar dünnflüssig sein, durch Zusatz des richtigen Gel-
bildners muß aber verhindert werden, daß bei einer Lagerung Sedimentation auftritt, indem
nach der Scherung möglichst schnell ein höherviskoses Gel aufgebaut wird.

Durch leichtes Bewegen des Sols kann in manchen Fällen der Aufbau des Gelgerüstes
beschleunigt werden, ein Vorgang, der als *Rheopexie*[1] bezeichnet wird. Möglicherweise werden
die Moleküle dabei in günstigere Positionen gebracht. Eine schnellere Verfestigung kann
manchmal auch durch höhere Temperaturen erreicht werden. Stäbchenförmige Kolloide
thixotroper Substanzen verhalten sich beim Scheren ähnlich wie die anisometrischen Moleküle
pseudoplastischer Substanzen, sie ordnen sich parallel zur Strömungsrichtung an, was durch
Doppelbrechungseffekt nachgewiesen werden kann. Um wieder das Leistengerüst aufzubauen,
müssen sie rotierende Bewegungen durchführen. Die Geschwindigkeit der Rotation hängt
dabei von der Rotationsdiffusionskonstante und schließlich von der Temperatur ab.

Ein Sonderfall der Thixotropie, die *Rheodestruktion*, liegt vor, wenn die Struktur des Gelgerüstes bei der Scherung irreversibel zerstört wird. Diese Eigenschaft zeigt beispielsweise
Joghurt, dessen Gel biologisch gewachsen ist und durch Rühren in den beständigen Solzustand überführt wird.

Thixotrope Eigenschaften können bei bestimmten Bedingungen von den Meßsubstanzen
auch vorgetäuscht werden. Wenn im Meßbehälter Suspensionen sedimentieren, ist damit zu
rechnen, daß die Viskosität während des Meßvorganges sinkt. Das ist auf die höhere Viskosität
des dichter gepackten Sediments zurückzuführen, das beim Scheren wieder suspendiert wird
und so an Zähigkeit verliert. Auch *synäretische*[2] Vorgänge führen zu thixotropen Rheogram-
men, da die Substanz zu gleiten beginnt.

II. Meßgeräte

Die Messung strukturviskoser Substanzen ist zwar grundsätzlich auch mit Kapillar- oder
Kugelfallviskosimetern möglich, jedoch sehr umständlich und einer exakten mathematischen
Darstellung schwer zugänglich. So ändert sich das Geschwindigkeitsgefälle innerhalb einer
Kapillare nicht parabolisch, sondern es nimmt von der Kapillarwand zur Mitte hin sprunghaft ab. Weiter neigen plastische und andere Körper mit einer Fließgrenze zum sog. Pfropfen-
fließen, das das rheologische Bild verfälscht. Außerdem sind die Möglichkeiten zur Variation
der Schubspannung begrenzt und machen mehrere zeitraubende Messungen erforderlich.

Eine Meßvorrichtung zur rheologischen Klärung strukturviskoser Substanzen sollte eine
große Anwendungsbreite haben und zu physikalisch einwandfreien Meßergebnissen führen,
d. h. die beim Meßvorgang auftretenden Strömungsverhältnisse müssen übersichtlich und
mathematisch faßbar sein. Diese Bedingungen werden von Rotationsviskosimetern und auch
Konsistometern erfüllt. Sie gestatten es, bei geringem Zeitaufwand ein Rheogramm mit einer
ausreichenden Zahl verschiedener Meßpunkte darzustellen. Sie sind handlich, leicht bedienbar
und daher auch für kleine Laboratorien geeignet. Außerdem lassen sich damit auch idealviskose Flüssigkeiten messen.

Zur Messung mit Rotationsviskosimetern wird die Couette-Einrichtung benutzt, die aus
zwei konzentrischen Zylindern mit verschiedenen Radien besteht. Der größere Zylinder
dient als Behälter für die Meßsubstanz, während der kleinere in diese eintaucht. Das Drehmoment, das bei der Rotation eines Zylinders auftritt und der Schubspannung äquivalent
ist, wird gemessen. Man verwendet verschiedene Konstruktionstypen.

Das *Couette-Prinzip*, die erste Möglichkeit, besteht darin, den äußeren Zylinder um seine
Längsachse drehbar zu lagern, während der innere Zylinder an einem Torsionsfaden aufgehängt ist. Beim Meßvorgang rotiert der äußere Zylinder mit bestimmter Winkelgeschwindig-

---

[1] ἡ πῆξις = das Festwerden, Rheopexie = Fließverfestigung.
[2] Synärese συναιρέω = ich ziehe zusammen. Synärese kann auftreten, wenn die Gel-
bildung eines Systems noch nicht abgeschlossen ist, sich das Gelgerüst durch Anlagerung
weiterer Moleküle verdichtet. Bei diesem Vorgang, zu dem es vornehmlich während längerer
Lagerung kommt, wird vorher eingeschlossene Flüssigkeit nach außen abgegeben, wobei sich
das Gel zusammenzieht, weil es weniger Raum beansprucht.

keit, die Meßsubstanz dreht sich dabei mit und verdreht ihrerseits den inneren Zylinder um einen bestimmten Winkel, bis die angreifende Kraft durch den Torsionsfaden kompensiert wird. Der Winkelausschlag wird gemessen.

Eine andere Möglichkeit bietet die Konstruktion nach dem *Searle-Typ*; hierbei ist nur der innere Zylinder beweglich.

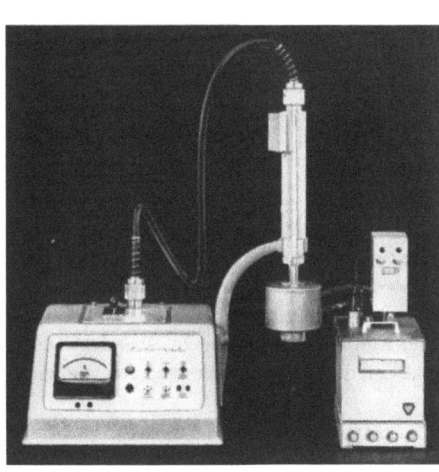

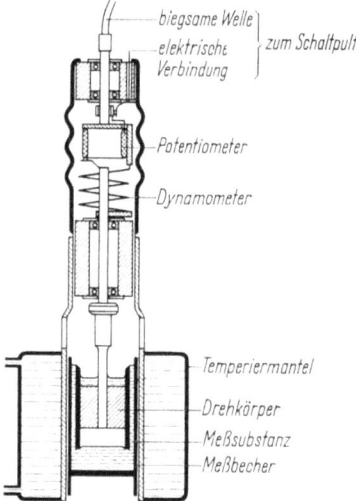

Abb. 155. Rotovisko der Fa. Gebr. Haake, Berlin.

Abb. 156. Meßkopf, vereinfachte Darstellung.

Nach diesem Prinzip arbeitet z. B. das Rotationsviskosimeter der Fa. Gebr. Haake KG, Berlin (Abb. 155). Der Meßkörper (Innenzylinder) ist über eine Torsionsfeder und biegsame Welle mit dem Antriebsaggregat verbunden. Das auf die Torsionsfeder übertragene Drehmoment wird mit Hilfe des elektrischen Fühlerprinzips gemessen (Abb. 156). Rotations-

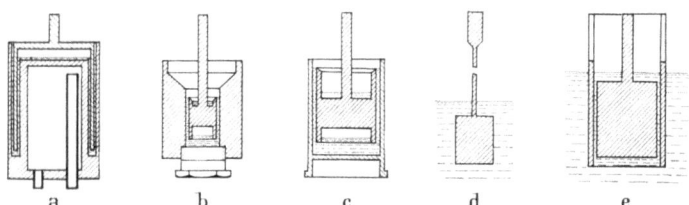

Abb. 157a—e. Verschiede Systeme zur Viskositätsmessung.

a), b) und c): Temperierbare Couette-Einrichtungen für niedrig-, mittel- und hochviskose Substanzen; bei b) können in dem Meßbecher Zylinder mit verschiedenem Radius eingesetzt werden. d) und e): Taucheinrichtungen für häufig wiederkehrende Kontrollmessungen in offenen Gefäßen.

viskosimeter haben auf Grund der Vielfalt der Couette-Einrichtungen, erreichbar durch Änderung der Radien und Höhen der Zylinder (Abb. 157a—e), und anderer Meßeinrichtungen sowie durch den großen Drehzahlbereich ein weites Anwendungsgebiet. Es lassen sich Substanzen mit Viskositäten von 0,5 bis 10^{10} cP bei Ausnutzung aller Möglichkeiten messen. Die Außenzylinder werden mit Temperiermänteln versehen, die es unter Anwendung verschiedener Badflüssigkeiten gestatten, Rotationsviskosimeter in einem großen Temperaturbereich einzusetzen. Neben der Couette-Einrichtung gibt es Eintauchvorrichtungen, die im Betrieb während des Produktionsablaufs schnelle Viskositätsmessungen ermöglichen. Hierzu brauchen die Meßkörper lediglich in die Substanz getaucht zu werden. Dabei wird entweder ganz auf den äußeren Zylinder verzichtet oder die Meßsubstanz fließt durch eine Öffnung in den Ringspalt ein.

An Stelle eines rotierenden Zylinders kann bei grobdispersen oder stark thixotropen Substanzen ein geflügelter Rotor benutzt werden. So geformte Meßkörper verletzen die Struktur empfindlich viskoser Stoffe, wie es bei manchen thixotropen Gelen der Fall ist, beim bloßen Eintauchen oder Einstechen noch nicht so sehr wie Zylinder. Außerdem kann ein Gleiteffekt, wie er zuweilen an den glatten Zylinderflächen auftritt und der eine niedrigere Viskosität vortäuscht, durch die profilierten Meßkörper vermieden werden.

Für hohe Viskositätsbereiche ist eine *Platte-Kegel-Kombination* entwickelt worden. Auf eine horizontale, ebene Platte wird eine geringe Menge der Substanz aufgetragen. Eine Feder

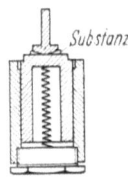

Abb. 158.
Platte-Kegel-Einrichtung.

drückt die Platte gegen die Spitze eines nach unten gerichteten Kegels, so daß die Substanz den ringförmigen Keilspalt zwischen Platte und Kegel vollständig ausfüllt (Abb. 158). Der Kegel muß einen Öffnungswinkel von nahezu 180° haben; dadurch ist es möglich, das Geschwindigkeitsgefälle über den gesamten Radius des Kegels konstant zu halten, mit sehr geringen Substanzproben auszukommen und auftretende Reibungswärme schnell abzuführen. Die Anlage, die ebenfalls temperiert werden kann, ist schnell zur Messung vorzubereiten und leicht wieder zu reinigen.

Sowohl die Couette- als auch die Platte-Kegel-Einrichtung führen zu übersichtlichen Strömungsformen, sofern gewisse Bedingungen erfüllt sind. Am Innenzylinder errechnet sich die Schubspannung nach

$$\tau = \frac{M}{2\pi h r^2} \text{ [dyn} \cdot \text{cm}^{-2}\text{]}.$$

M = Drehmoment [dyn $\cdot$ cm]; h = Höhe; r = Radius des Zylinders.

Das Geschwindigkeitsgefälle ergibt sich aus der Winkelgeschwindigkeit ω und den Zylinderradien.

$$D = 2\omega \frac{r_a^2}{r_a^2 - r_i^2} \text{ [sec}^{-1}\text{]}.$$

r_a = Innenradius des äußeren Zylinders; r_i = Außenradius des inneren Zylinders.

Aus den Formeln ist zweierlei ersichtlich. Einmal nimmt die Schubspannung in der Meßsubstanz mit wachsendem Radius stark ab und ist nur bei engen Meßspalten über den ganzen Radius ungefähr konstant; zum anderen läßt sich der Viskositätsbereich, der gemessen werden kann, durch Anwendung verschieden großer Zylinder stark erweitern. Allerdings kann das Geschwindigkeitsgefälle für strukturviskose Stoffe nur hinreichend genau nach der angegebenen Gleichung berechnet werden, wenn

$$\frac{r_i}{r_a} > 0{,}85$$

ist.

Bei ungünstigerem Verhältnis, das betrifft besonders die Meßvorrichtungen ohne Außenzylinder, werden keine echten D-Werte gefunden. Die ermittelten „scheinbaren" Viskositäten lassen sich jedoch unter konstanten Versuchsbedingungen als Vergleichswerte verwenden. Für die Platte-Kegel-Einrichtung gilt

$$\tau = \frac{3M}{2\pi r^3}; \qquad D = \frac{\omega}{\alpha}.$$

r = Kegelradius; α = Winkel des Keilspalts zwischen Platte und Kegel.

Bei Rotationsviskosimetern sind die Winkelgeschwindigkeiten fest einzustellen, und die elektrisch gemessenen Drehmomente können als Skalenwerte abgelesen oder auf einen Schreiber übertragen werden. Durch Multiplikation mit entsprechenden Gerätefaktoren werden die rheologischen Größen erhalten.

Neben dem Rotationsviskosimeter kann zu rheologischen Messungen als weiteres Gerät u. a. das Haake-*Konsistometer* verwendet werden. Es lassen sich damit neben Viskositätsmessungen in etwas höheren Bereichen (10^4 bis 10^{13} cP) als beim Rotationsviskosimeter auch die Elastizität, Plastizität, Druck- und Biegefestigkeit, Wärmeformbeständigkeit u. a. bestimmen. Die Einrichtung für rheologische Messungen besteht aus einem zylindrischen Gefäß zur Aufnahme der Substanz. Auf die Oberfläche der Probe wird durch Meßkörper ein Druck ausgeübt, der durch Gewichte, die an einem Hebelarm angebracht sind, erzeugt wird (Abb. 159). Die Meßkörper sind durchbohrt. Die unter Druck stehende Meßsubstanz entweicht durch die Bohrungen und der Körper sinkt. Es wird die Zeit gemessen, die für eine bestimmte Sinkhöhe benötigt wird.

Für die Viskosität gilt dann

$$\eta = \frac{G \cdot t \cdot K}{S}.$$

G = Belastung in g; t = Zeit in Sek.; K = Apparatekonstante; S = Meßstrecke in mm.

Durch Variation von Zahl, Weite und Länge der Bohrungen, des Radius und des Stirnprofils der Meßkörper und schließlich durch Änderung der Belastung wird dem Konsistometer der große Viskositätsbereich erschlossen.

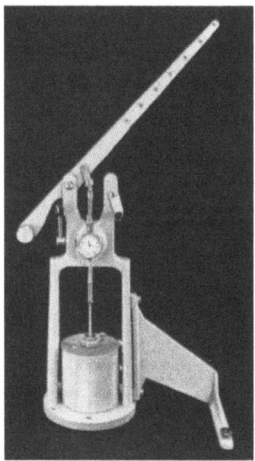

Abb. 159. Konsistometer der Fa. Gebr. Haake, Berlin.

III. Messen mit Rotationsviskosimetern

Zu Beginn der Messung muß Klarheit über den ungefähren Viskositätsbereich der Probe bestehen, da sich danach die Wahl der Meßeinrichtung richtet. Ist die Viskosität der Substanz zu hoch, wird der Apparat überlastet, ist sie zu niedrig, werden die Anzeigen ungenau oder die Strömungsverhältnisse ungünstig. Um reproduzierbare Ergebnisse zu erhalten, muß die Temperatur mit geeigneten Thermostaten konstant gehalten werden. Geringe Abweichungen können die Viskosität erheblich beeinflussen, insbesondere dann, wenn der Schmelzpunkt der Substanz in der Nähe der Meßtemperatur liegt. Es ist beim Füllen der Einrichtung darauf zu achten, daß das gesamte Meßvolumen gleichmäßig und blasenfrei gefüllt wird, auch zu große Mengen machen sich störend bemerkbar. Man kann die Probe als Schmelze einfüllen und erstarren lassen oder kaltrühren. Nachteilig ist dabei eine Volumenkontraktion. Außerdem ist zu berücksichtigen, daß erstarrte Schmelzen andere Strukturen und Viskositäten haben können als beispielsweise aus Produktion und Verarbeitung entnommene Proben. So kommt es häufig auf ihre Vorgeschichte — Herstellungsmethode, Lagerzeit, Lagertemperatur usw. — an. Besonders thixotrope Stoffe sind davon betroffen. Um vergleichbare Ergebnisse zu erhalten, kann die Substanz vor der Messung einer einheitlichen Scherbeanspruchung und Lagerung unterworfen werden. Man füllt die Couette-Einrichtung, schert eine bestimmte Zeitspanne mit festgelegter Rotationsgeschwindigkeit und läßt dann bis zur Messung ebenfalls eine bestimmte Zeit vergehen.

Thixotrope Substanzen können nach verschiedenen Methoden gemessen werden. Beim Hysterese-Verfahren, das am einfachsten ist, werden in bestimmter Zeitfolge sukzessive steigende Rotationsgeschwindigkeiten eingestellt und die maximalen Drehmomente bestimmt. Nach der größtmöglichen Geschwindigkeit stellt man Stufe für Stufe zurück. Aus Auf- und Abwärtskurve ergibt sich die Hysteresisschleife (vgl. Abb. 153).

Zeitraubender, aber genauer, ist die folgende Methode. Zunächst wird die Fließgrenze bestimmt. Hierzu befinden sich Meßsubstanz und Drehkörper in einem frei beweglichen Gefäß (Becherglas), das man vorsichtig dreht, wobei der Rotor so lange mit gleicher Winkelgeschwindigkeit mitgenommen wird, bis durch die Spannung der Torsionsfeder die Schubspannung kompensiert wird und die Substanz zu fließen beginnt. Der Übergangswert entspricht der Fließgrenze. Anschließend werden die verschiedenen Geschwindigkeitsstufen eingestellt und die jeweiligen maximalen und minimalen Drehmomente bzw. Schubspannungen ermittelt, indem immer der größte und der sich nach einiger Zeit nicht mehr ändernde geringste Skalenwert festgestellt werden. Zwischen den einzelnen Stufen muß die Substanz regeneriert oder es muß jedesmal eine neue Probe eingerichtet werden. Auf diese Weise erhält man im Rheogramm eine Maximum- und Minimumkurve (Abb. 160).

Um die Fließgrenze plastischer Stoffe zu bestimmen, wird derjenige Skalenwert zur Berechnung herangezogen, an dem der Zeiger nach Abschalten der Rotation beharrt, denn unterhalb der Fließgrenze verhält sich die Substanz wie ein fester Körper, in dem sich der über die Torsionsfeder gespannte Rotor nicht mehr drehen kann.

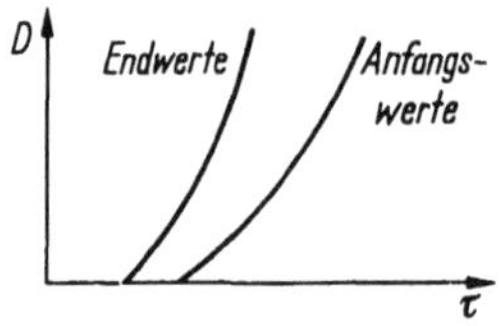

Bei idealviskosen Flüssigkeiten werden zwei Messungen mit möglichst unterschiedlichen Winkelgeschwindigkeiten vorgenommen, wenn der Nachweis der Idealviskosität erbracht werden soll. Ist der rheologische Charakter bekannt, genügt eine Einzelmessung.

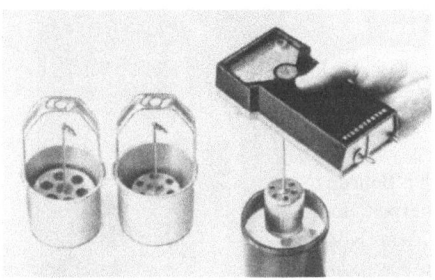

Abb. 160. Maximum- und Minimumkurve einer thixotropen Substanz.

IV. Beschreibung von Geräten

Als Beispiel sei das Rotationsviskosimeter der Fa. Haake, Berlin, beschrieben. Es besteht im wesentlichen aus Schaltpult, Metallkabel, Meßkopf und Meßeinrichtungen (vgl. Abb. 155).

Im Schaltpult sind Antriebs-, Anzeige- und Bedienungselemente vereinigt. Ein Getriebe mit zehn sinnvoll abgestuften Rotationsgeschwindigkeiten gestattet es, bei unterschiedlichen Meßbedingungen das rheologische Verhalten einer Substanz zu ermitteln.

Der Meßkopf enthält ein Torsionsdynamometer. Der Verdrillungswinkel einer Torsionsfeder als Maß des in der Meßeinrichtung auftretenden Drehmoments wird

Abb. 161. Viscotester VT 01/02
(Gebr. Haake, Berlin).

hier über ein Potentiometer in einen elektrischen Widerstandswert umgewandelt, der am Schaltpult durch ein Drehspulinstrument mit Zeiger über einer Skala angezeigt wird.

Schaltpult und Meßkopf sind durch ein Metallkabel verbunden, das eine biegsame Welle zur Übertragung der eingestellten Drehzahl am Meßkopf enthält und das außerdem der Rückleitung des Meßwertes dient. Je nach auftretendem Drehmoment können verschieden dimensionierte Meßköpfe verwendet werden. Auch kann der Drehzahlbereich durch schnell montierbare Zwischenstücke am Meßkopf auf $^1/_{10}$ oder $^1/_{100}$ gesenkt werden.

Unter dem Meßkopf werden die Meßeinrichtungen befestigt, die leicht auswechselbar sind. Die Couette-Einrichtungen und die Platte des Platte-Kegelsystems können in weiten Temperaturbereichen mit geeigneten Thermostaten, wie sie u. a. von der gleichen Firma hergestellt werden, temperiert werden.

Zu Zwecken der Dokumentation, Überwachung für länger dauernde Messungen usw. kann an das Schaltpult ein automatischer Schreiber angeschlossen werden.

Neben diesem Gerät, das sowohl zu Forschungszwecken wie für den Laborbetrieb geeignet ist, wurden von der gleichen Fa. handliche Rotationsviskosimeter für Reihen- und Kontrollmessungen entwickelt. Es sind sog. Viscotester, Rotationsviskosimeter, die mit der Hand geführt oder aber auch stationär betrieben werden und mit verschiedenen Drehkörpern ausgerüstet sind. Besonders handlich und in der Bedienung einfach ist ein batteriebetriebenes Gerät, das für zwei verschiedene Viskositätsbereiche lieferbar ist. Zur Messung mit den Viscotestern wird eine konstante Drehzahl vorgegeben, und der Drehwiderstand, den die Flüssigkeit auf den rotierenden Tauchkörper ausübt, als Maß der Viskosität abgelesen (Abb. 161).

Ein Rotationsviskosimeter von etwas anderer Bauart ist der Epprecht-Rheomat 15 der Fa. Contraves AG, Zürich und Stuttgart-Vaihingen. Das Gerät besteht aus zwei Teilen, dem Rheometer und dem Frequenzgenerator, die vom Hersteller aufeinander abgestimmt sind. An das Rheometer werden starr oder flexibel Meßsysteme gekuppelt, die durch einen Synchronmotor angetrieben werden. Das auftretende Drehmoment wird im Rheometer gemessen und auch angezeigt. Es besteht die Möglichkeit, ein Registriergerät anzuschließen. Die Wahl des Meßsystems richtet sich nach der Viskosität. Der Anwendungsbereich reicht von 0,5 bis 130 000 cP. Um während des Meßvorganges eine konstante Temperatur zu erhalten, kann das Meßsystem in ein Bad eingetaucht werden. Ein Kegel-Platte-System ist für die Messungen von geringen Substanzmengen gedacht.

Der Frequenzgenerator enthält den Schalt- und Steuerteil für das Rheometer, das durch ein Kabel elektrisch angeschlossen ist. Mit einem Stufenschalter wird die gewünschte Drehzahl eingestellt. Es sind 15 verschiedene Rotationsgeschwindigkeiten einstellbar. 20 Sek. nach Einschalten des Gerätes ist es betriebsbereit. Man stellt die gewünschte Drehzahl ein und liest am Rheometer den Drehmomentwert ab (Abb. 162).

In der industriellen Praxis werden je nach den Anforderungen spezielle Rotationsviskosimeter verwendet. So stellt die Fa. Brabender OHG, Duisburg, ein Rotationsviskosimeter, den Viskograph, mit dem es möglich ist, während der Messung die Temperatur im Meßbecher kontinuierlich zu steigern oder zu senken, her. Bei diesem Gerät rotiert der Meßbecher mit konstanter Geschwindigkeit. Die Konstruktion ist also an das Couette-Prinzip angelehnt. Die Messung wird über eine feststehende Fühlerwelle, die in den Becher hineinragt, vor-

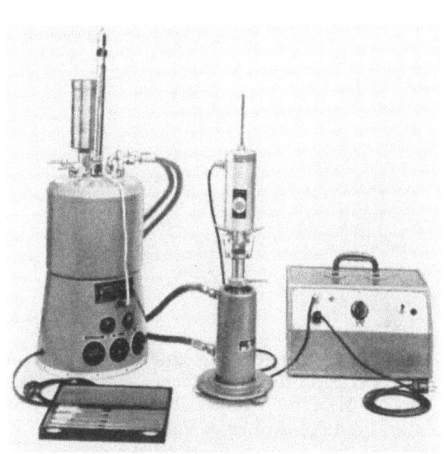

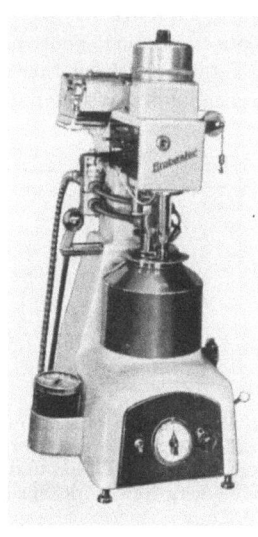

Abb. 162. Epprecht-Rheomat RM-15 mit Hochtemperatur-Meßsystem MS-VT und Thermo-Ultrastat. (Contraves AG, Zürich u. Stuttgart-Vaihingen).

Abb. 163. Viskograph (Brabender OHG, Duisburg).

genommen und auf eine mit einem Schreiber fest verbundene Feder übertragen. Die Federn sind auswechselbar, wodurch dem Gerät ein größerer Meßbereich erschlossen wird (Abb. 163). Nachteilig ist das Fehlen mehrerer Geschwindigkeitsstufen, wodurch die rheologische Aufklärung einer Substanz erschwert wird. Für diesen Zweck hat die Firma den sog. Visco-Corder entwickelt, der ein stufenloses Reibradgetriebe für Tourenzahlen von 26 bis 260 Upm hat und für Reihenmessungen und Laboratoriumsversuche gedacht ist.

Literatur: JIRGENSENS, B., u. M. STRAUMANIS: Kurzes Lehrbuch der Kolloidchemie, Berlin/Göttingen/Heidelberg: Springer 1949. — MESKAT, W.: Strukturviskoses Fließen, Ullmanns Encyklopädie der technischen Chemie, München/Berlin: Urban & Schwarzenberg 1951. — HEINZ, W.: Ein neues Konsistometer und ein neues Elektro-Rotationsviskosimeter. Kolloidzeitschrift *145* (1956). — HEINZ, W.: Rheologie und Rheometrie mit Rotationsviskosimetern, Berlin. — HEIDIGER, M.: Messung rheologischer Eigenschaften, Bulletin der Contraves-Industrieprodukte GmbH, Stuttgart. — MÜNZEL, K., J. BÜCHI u. O. E. SCHULTZ: Galenisches Praktikum, Stuttgart: Wissenschaftl. Verlagsgesellschaft 1959. — STAUFF, J.: Kolloidchemie, Berlin/Göttingen/Heidelberg: Springer 1960. — MANEGOLD, E.: Allgemeine und angewandte Kolloidkunde, Heidelberg: Straßenbau, Chemie und Technik Verlagsgesellschaft 1958. — BLAIR, G. W. S.: Elementary Rheology, London/New York: Academic Press 1969. — EIRICH, F. R.: Rheology, New York/London: Academic Press 1956, 1958, 1960 and 1967.

C. Messung der Grenzflächenspannung

I. Begriffe und Definitionen

Die Berührungsfläche zweier miteinander nicht mischbarer Phasen bezeichnet man ohne Rücksicht auf die Aggregatzustände der beiden Phasen allgemein als Grenzfläche. Ist eine der beiden Phasen jedoch gasförmig, so wird die Berührungsfläche als Oberfläche bezeichnet.

Der Zusammenhalt zwischen den Molekülen eines jeden Stoffes erfolgt über zwischenmolekulare Kräfte (Kohäsionskräfte), die der zerstreuenden Wirkung der Temperatur entgegenwirken. Im festen Kristall sind sie so groß, daß die einzelnen Moleküle oder Ionen an ihrem Platz fixiert sind. Führt man Wärmeenergie zu, so wird der Punkt erreicht, wo die Bindungskräfte im Kristallgitter aufgehoben und die Teilchen bis zu einem gewissen Grade frei beweglich werden; die Substanz schmilzt; sie geht in den flüssigen Aggregatzustand über.

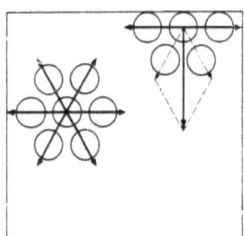

Abb. 164. Wirkung der zwischenmolekularen Kräfte im Innern und in der Oberfläche (aus K. L. WOLF: Tropfen, Blasen und Lamellen, Berlin/Heidelberg/New York: Springer 1968.)

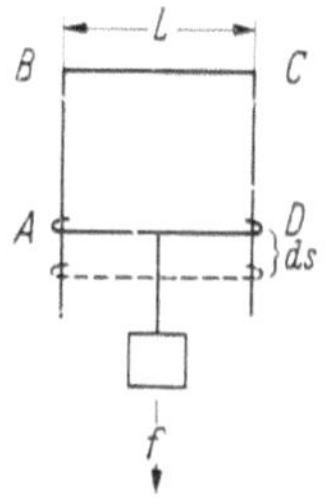

Abb. 165. Vorrichtung zur Demonstration des Prinzips der Oberflächenspannung (aus A. N. MARTIN: Physical Pharmacy, Philadelphia: Lea & Fabiger 1969).

Aber auch in der Flüssigkeit herrschen noch Kohäsionskräfte, die bewirken, daß eine endliche Flüssigkeitsmenge dann den kleinsten Raum, also Kugelgestalt einnimmt, wenn sie in Ruhe dem Einfluß der Schwerkraft entzogen wird (z. B. im schwerelosen Raum oder durch Einbringen in eine mit ihr nicht mischbare Flüssigkeit gleicher Dichte). Diese Erscheinung kommt dadurch zustande, daß Teilchen im Innern des Flüssigkeitstropfens von den sie umgebenden Molekülen in allen Richtungen des Raumes gleich stark angezogen werden, wohingegen die in der Grenzfläche liegenden Moleküle einen verstärkten Zug nach Innen erfahren (Abb. 164). Dieser Zug wird als Grenzflächenspannung bezeichnet. Sie muß bei der Zerteilung eines Tropfens überwunden werden. Daraus geht hervor, daß die zu leistende Arbeit bei der Zerteilung einer Flüssigkeit in einer anderen (Emulgierung) umso größer ist, je stärker ihre Grenzflächenspannung ist. Andrerseits wächst mit fortschreitender Zerteilung die der dispersen Phase innewohnende Grenzflächenenergie (Grenzflächenenergie = Grenzflächenspannung × Grenzfläche), wodurch das System nach dem zweiten Hauptsatz der Thermodynamik instabiler wird.

Die mit σ bezeichnete Grenzflächenspannung läßt sich auch an folgendem Versuch demonstrieren:
Legt man über einen U-förmig gebogenen Drahtbügel einen leicht verschiebbaren Querstab von der Länge L und gibt einen Tropfen Seifenlösung auf den entstandenen Rahmen, so läßt sich ein Seifenfilm ABCD ausspannen (s. Abb. 165). Dieser Film kann durch Anbringen eines Gewichtes von der Kraft f um die Strecke ds gedehnt werden. Entfernt man die Kraft, so schrumpft der Film entsprechend seiner Oberflächenspannung zusammen.
Die Oberflächenspannung σ ist die Kraft [dyn] je Längeneinheit des Querstabes [cm]

$$\sigma = \frac{\text{dyn}}{\text{cm}}.$$

Da der Seifenfilm eine obere und eine untere Schicht besitzt, ist die Gesamtberührungs-strecke am Querstab $2L$. Die Oberflächenspannung ist dann

$$\sigma = \frac{f_b}{2L},$$

worin f_b die Kraft ist, die gerade zum Brechen des Filmes benötigt wird.

In vielen Fällen ist es wünschenswert, die Oberflächen- oder Grenzflächenspannung einer Flüssigkeit zu kennen, so z. B. bei der Herstellung und Stabilisierung von Emulsionen, bei der Dosierung von Tropfen mittels einer Pipette u. a. Leider lassen sich Grenzflächenspan-nungen bisher nur an makroskopischen Grenzflächen messen. Die erhaltenen Werte dürfen nicht quantitativ auf Partikel von fein- bis kolloiddispersen Systemen übertragen werden. Dennoch erlauben sie v. a. die Abschätzung des Zuwachses an freier Energie bei der Disper-gierung, die Feststellung der Anreicherung gelöster Stoffe in der Oberfläche einer Flüssigkeit und anderes.

II. Meßmethoden[1]

Für die in der pharmazeutischen Praxis durchzuführen-den Meßmethoden werden feste Hilfsgrenzflächen gebraucht, von denen vollständige Benetzbarkeit durch die zu messende Flüssigkeit verlangt wird. Die Hilfsgrenzfläche muß also sehr sauber sein und darf auch während der Messung nicht verschmutzen.

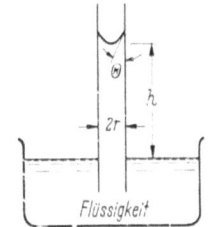

Abb. 166. Messung der Ober-flächenspannung nach der Steighöhenmethode (aus A. N. MARTIN, s. Abb. 165).

a. Steighöhenmethode. Die von gleichen Molekülen auf-einander ausgeübte anziehende Kraft wird mit Kohäsionskraft bezeichnet (s. o.), die Anziehungskraft verschiedener Moleküle aufeinander mit Adhäsionskraft. Ist die Adhäsionskraft zwischen den Molekülen einer Flüssig-keit und den Molekülen einer Kapillarwandung größer als die Kohäsionskraft, so wird die Kapillarwandung benetzt. Der Flüssigkeitsfilm versucht, sich mit einer der Oberflächen-spannung entsprechenden Kraft auszubreiten und zieht eine Flüssigkeitssäule an einer Kreis-linie von der Länge L nach oben (s. Abb. 166).

Das Gewicht der Säule entspricht der nach oben ziehenden Kraft:

$$2\pi r \cdot \sigma = r^2 \pi h \varrho g,$$

worin $2\pi r$ den Kreisumfang der Flüssigkeitssäule vom Radius r, h die Höhe der Säule, ϱ die Dichte der Flüssigkeit und g die Erdanziehung bedeuten.

Der Randwinkel θ des Meniskus der Flüssigkeitssäule ist in den meisten Fällen zu ver-nachlässigen (Näheres s. K. L. WOLF, l. c.).

Die Oberflächenspannung ist dann gleich

$$\sigma = \frac{1}{2} r h \varrho g.$$

b. Stalagmometermethode. Wird an einer horizontalen, kreisrunden Abtropffläche, z. B. am glatt abgeschnittenen Ende eines Kapillarrohres, ein hängender Tropfen kontinuier-lich vergrößert, so reißt er schließlich ab. Das Maximalgewicht des gesamten noch hängenden Tropfens beträgt bei einem Radius r der Abtropffläche

$$w' = \frac{2\pi r \cdot \sigma}{g}.$$

---

[1] Von den zahlreichen Methoden seien hier nur die in der pharmazeutischen Praxis üblichen beschrieben.

Das Gewicht des abfallenden Tropfens ist jedoch kleiner als w', da ein Teil des Gesamt-tropfens an der Abtropffläche hängenbleibt:

$$w = F \cdot w'; \quad \text{wobei} \quad F < 1.$$

Der Faktor F ist nach HARKINS und BROWN eine Funktion von $r/v^{1/3}$, worin v das Volumen des abfallenden Tropfens ist. Die Werte für F sind ausführlichen Tabellen bei W. D. HARKINS und F. E. BROWN [J. Amer. chem. Soc. *41*, 499 (1919)] zu entnehmen. Die nachstehende Tabelle gibt einige solcher Werte wieder.

Werte von F (Korrekturfaktor) für verschiedene Werte von $r/v^{1/3}$

$r/v^{1/3}$	F	$r/v^{1/3}$	F
0,30	0,7256	1,00	0,6098
0,35	0,7011	1,05	0,6179
0,40	0,6828	1,10	0,6280
0,45	0,6669	1,15	0,6407
0,50	0,6515	1,20	0,6535
0,55	0,6362	1,225	0,6555
0,60	0,6250	1,25	0,6521
0,65	0,6171	1,30	0,6401
0,70	0,6093	1,35	0,6230
0,75	0,6032	1,40	0,6033
0,80	0,6000	1,45	0,5847
0,85	0,5992	1,50	0,5673
0,90	0,5998	1,55	0,5511
0,95	0,6034	1,60	0,5352

Anstelle des Gewichts eines oder mehrerer Tropfen wird zumeist die Tropfenzahl N eines bestimmten Volumens V und damit das Tropfenvolumen

$$v = \frac{V}{N}$$

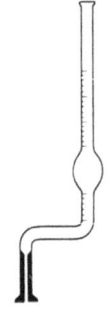

ermittelt, das dann mit der Dichte ϱ der Flüssigkeit multipli-ziert in obige Gleichung eingeht:

$$w' = v \cdot \varrho,$$

$$\sigma = \frac{v \cdot \varrho \cdot g}{2 r \pi \cdot F}.$$

In der Praxis verwendet man meist eine Relativmethode, da die Absolutmessung den Korrekturfaktor F erfordert. Dazu wird σ_x der zu prüfenden Flüssigkeit mit σ_w von Wasser bei 20° $= 72,75$ dyn/cm verglichen.

Abb. 167. Stalagmometer
nach TRAUBE.

$$\sigma_x : \sigma_w = \frac{\varrho_w \cdot v_x}{\varrho_x \cdot v_w},$$

$$\sigma_x = \sigma_w \cdot \frac{\varrho_w \cdot v_x}{\varrho_x \cdot v_w}.$$

Als Meßgerät wird häufig das in Abb. 167 dargestellte Stalagmometer nach TRAUBE ver-wendet.

Zur Bestimmung der Grenzflächenspannung zwischen zwei Flüssigkeiten füllt man die spezifisch schwerere in das Stalagmometer ein und läßt von der eingetauchten Abtropffläche abtropfen. In die Gleichung ist dann die Dichtedifferenz der beiden Flüssigkeiten einzusetzen:

$$\sigma = \frac{v(\varrho_1 - \varrho_2) \cdot g}{2\pi r F}.$$

c. Tensiometer-Methode nach Lecomte du Noüy. Die wohl gebräuchlichste Methode zur Bestimmung der Oberflächen- und Grenzflächenspannung ist die Ring-Methode. In die Oberfläche der zu messenden Flüssigkeit wird ein Platin-Iridium-Ring eingetaucht. Die zum Herausziehen des Ringes erforderliche Kraft wird über einen Torsionsdraht übertragen, dessen Verdrallung an einer Kreisscheibe direkt in dyn/cm abgelesen werden kann.

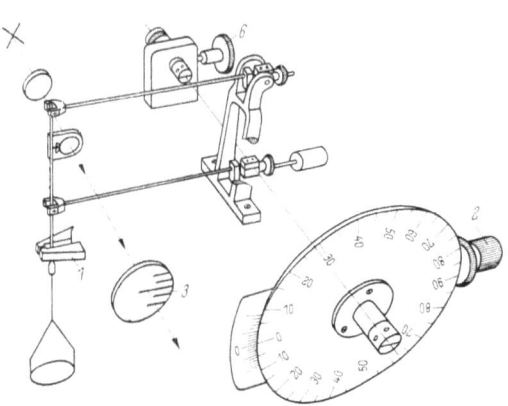
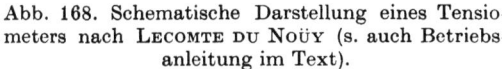
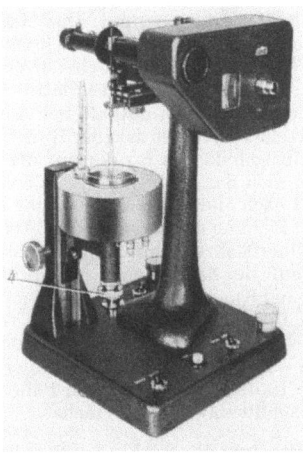

Abb. 168. Schematische Darstellung eines Tensiometers nach Lecomte du Noüy (s. auch Betriebsanleitung im Text).

Abb. 169. Tensiometer nach Lecomte du Noüy (Hersteller A. Krüss, Hamburg 39, Gertigstr. 31).

Zur Veranschaulichung des Meßvorganges sei hier die Betriebsanleitung des Interfacial-Tensiometers nach Lecomte du Noüy von Krüss, Hamburg, wiedergegeben (vgl. dazu Abb. 168 u. 169).

Der Platin-Iridiumring wird vorsichtig aus der Holzbuchse herausgenommen (man läßt ihn auf eine weiche Unterlage fallen) und nach Arretierung der Torsionswaage durch Schraube *1* in das untere Ende des senkrechten Arms der Waage gesteckt. Diese Arretierung muß auch immer vorgenommen werden, wenn der Ring gewechselt wird. Nach Lösen der Arretierung *1* soll der Lichtzeiger auf der mittleren Null-Linie der Mattglas-Skala *3* stehen (wenn die Kreisteilung auf 0 steht). Ist dies nicht der Fall, so wird die Nullstellung durch Drehen der Schraube *6* eingestellt. Das Instrument ist jetzt meßbereit.

Zum Messen der Oberflächenspannung wird die zu untersuchende Flüssigkeit in eine absolut saubere und chemisch reine Glasschale geschüttet und in das Instrument eingesetzt. Der Behälter wird soweit angehoben, bis der Ring in die Flüssigkeit eintaucht und dann mit Schraube *4* (Abb. 169) gesenkt, bis sich der Ring in der Oberfläche befindet und der Lichtzeiger in der neutralen Position (Mittelstrich, d. h. C-Stellung) steht. An diesem Punkt beginnt die eigentliche Messung. Durch Drehen der Schraube *2* wird die Torsion des Drahtes erhöht und ein Zug auf den Ring ausgeübt. Dabei verschiebt sich der auf der Mattglas-Skala *3* zu beobachtende Lichtzeiger von der Nullstellung nach oben. Diese Lagenänderung wird durch Senken des Meßgefäßes mit Hilfe der Schraube *4* (Abb. 169) wieder ausgeglichen und der Lichtzeiger in die Nullstellung zurückgebracht. Man wiederholt dieses abwechselnde vorsichtige Erhöhen des Zuges und das darauffolgende Senken des Meßgefäßes so lange, bis der „Film" bricht. Die Ablesung auf der Skala in diesem Augenblick ist die Kraft $P = Mg/2L$, wobei Mg die Zugkraft ist, die auf den Ring ausgeübt wird, gemessen in dyn und L die Peripherie des Ringes (äußerer Ringumfang) in cm.

Bei der Messung der Grenzflächenspannung an der Grenzfläche einer wäßrigen Flüssigkeit A gegen eine nichtwäßrige Flüssigkeit B mit geringerem spezifischen Gewicht wird für den

Fall, daß die Messung unter Emporziehen des Ringes erfolgen soll, der Ring zuerst in *A* eingetaucht und erst dann mit *B* überschichtet. Danach wird verfahren, wie zuerst beschrieben, bis bei Erreichen des Wertes der Grenzflächenspannung der Lichtzeiger durch das erwähnte langsame Senken des Gefäßes nicht mehr in die Ausgangsstellung zurückgebracht werden kann (Überdrehung des Filmes).

Bei manchen Öl-Wasser-Systemen ist es notwendig, die Grenzflächenspannung durch Eindrücken des Ringes zu messen. Man verfährt dann im umgekehrten Sinn.

Um einwandfreie Werte zu erhalten, müssen folgende Bedingungen erfüllt sein:

1. Absolute Sauberkeit des Ringes und des Meßgefäßes. Der Platin-Iridium-Ring wird vor jeder Messung in einer Bunsenflamme ausgeglüht. Dabei ist darauf zu achten, daß der Ring in der Flamme nur rot glüht, Weißglut ist unbedingt zu vermeiden, da sonst die Schweißstellen sich lösen können. Das Meßgerät wird mittels Chrom-Schwefelsäure gereinigt, in destilliertem Wasser längere Zeit ausgekocht und vor Verwendung mit einem spitzflammigen Bunsenbrenner kurz abgeflammt. Das Meßgefäß besteht aus feuerfestem Glas, es kann daher auch mittels Bunsenbrenner schwach zum Glühen gebracht werden. Man setzt das Glas dabei auf eine Asbestunterlage, um eine direkte Flammenberührung zu vermeiden.

2. Richtige Stellung des Platinringes. Die Ringfläche muß plan zur Oberfläche bzw. Grenzfläche liegen. Es ist deshalb der Apparat mit Hilfe der Stellschrauben und der Wasserwaage zu nivellieren, ferner darf der Ring bei Drehung um seine Achse nicht schlagen. Man beobachte das Spiegelbild des Ringes auf der Flüssigkeitsoberfläche. Beim Arbeiten mit dem flachen Tisch muß das Meßgefäß derart fixiert werden, daß der Abstand des Ringes von der Gefäßwand nach allen Seiten der gleiche ist.

3. Eichung des Instrumentes. Das Interfecial-Tensiometer ist geeicht durch die Einstellung der Oberflächenspannung von destilliertem Wasser, Wert bei 18° 72,9 dyn/cm. Sollte sich im Laufe der Zeit bei einer Nachprüfung ein anderer Wert ergeben, so arbeitet man am besten mit einer Korrektionszahl. Mißt man für Wasser bei 18° z. B. nicht 72,9, sondern 73,6 dyn/cm, so sind die abgelesenen Werte mit 0,99 zu multiplizieren.

Sollten bei der Eichkontrolle des gelieferten Instrumentes Werte gemessen werden, die unter den angegebenen für destilliertes Wasser liegen, so ist dieses kein Grund zur Beunruhigung. In den weitaus meisten Fällen sind Verunreinigungen des Ringes, der Glasgefäße oder der Eichflüssigkeit die Ursache!

Literatur: Wolf, K. L.: Physik und Chemie der Grenzflächen, Bd. 1 u. 2, Berlin/Göttingen/Heidelberg: Springer 1959. — Wolf, K. L.: Tropfen, Blasen und Lamellen, Verständliche Wissenschaft, Bd. 97, Berlin/Heidelberg/New York: Springer 1968. — Stauff, J.: Kolloidchemie, Berlin/Göttingen/Heidelberg: Springer 1960. — Münzel, K., J. Büchi u. O.-E. Schultz: Galenisches Praktikum, Stuttgart: Wissenschaftl. Verlagsgesellschaft 1959.

D. Statistische Qualitätskontrolle

Die Entwicklung einer fortschreitenden Industrialisierung der Arzneimittelfertigung in großen Mengen und die steigende Verwendung chemisch definierter, stark wirkender Pharmaka erfordert eine bessere Prüfung der hergestellten Arzneimittel, als es bei der rezepturmäßigen Arzneibereitung mit vorwiegend undefinierten Naturstoffgemischen notwendig war. Während die Rationalisierung der Fertigung und der Verwaltung außerordentliche Fortschritte macht, wird die Analytik zwar mit empfindlicheren Methoden, aber praktisch immer noch nach alteingeführten Richtlinien betrieben.

Das erste Werk über eine rationalisierte Qualitätskontrolle erschien von W. A. Shewhart 1931 in den USA, „Economic Control of Quality of Manufactured Products". Erst während der gewaltigen Rüstungsanstrengungen der Alliierten im 2. Weltkrieg wurde die statistische Qualitätskontrolle systematisch angewendet und wird seither in der Technik in einem immer größeren Umfang genutzt.

Daneben hat sich, ebenfalls seit dem 2. Weltkrieg, die Anwendung statistischer Methoden in der Pharmakologie in steigendem Maße eingebürgert, und diese Methoden haben in einer Reihe neuerer Arzneibücher Eingang gefunden.

Es überrascht daher, daß auf dem Gebiet der chemischen Arzneimittelprüfung und der Fertigung von Arzneizubereitungen die Statistik bisher nur in sehr bescheidenem Rahmen verwertet wird. Die Schwierigkeiten für die allgemeine Anwendung der Statistik scheinen einmal darin zu liegen, daß die Arzneibereitung immer nur sehr zögernd an den Entwicklungen der allgemeinen Technologie teil hat, zum anderen aber auch daran, daß die Statistik von der Mathematik entwickelt wurde und dem Apotheker die mathematische Vorbildung fehlt, die daraus entstandene Literatur im Original zu lesen und zu verstehen. Aufgabe des folgenden Artikels soll es daher sein, die Anwendungsmöglichkeiten der Statistik zu schildern und dabei auf die mathematischen Grundlagen nur so weit und rein beschreibend einzugehen, wie es notwendig ist, Fehlinterpretationen weitgehend auszuschließen.

Der Artikel gliedert sich im wesentlichen in zwei in sich nahezu geschlossene Teile. Teil 1, aus Abschnitt „Beurteilung des Meßwertes" und Abschnitt „Beurteilung des Analysenverfahrens" bestehend, beschreibt die Statistik in der analytischen Chemie, einschließlich der für biologische Wertbestimmungen notwendigen Analysenmethoden. Teil 2, aus Abschnitt „Fertigungskontrolle von Arzneizubereitungen", Abschnitt „Qualitätsbeurteilung von Arzneizubereitungen" und Abschnitt „Aufbau einer Qualitätskontrolle" bestehend, beschäftigt sich mit der statistischen Merkmalsverteilung und ihren Folgen im einzeldosierten Produkt.

Übersicht über die öfter wiederkehrenden Symbole und Abkürzungen
Indices werden jeweils im Text erläutert

a	Konstante der Regressionsgeraden
A	Varianz von F (V_F; Gaddum-Methode)
A_2	von n abhängiger Faktor zur Berechnung der Regelgrenzen der $\bar{x}$-Karte aus $\bar{R}$
α	Hersteller-Risiko
α	Irrtumswahrscheinlichkeit, identisch mit P
b	Regressionskoeffizient, Tangens des Neigungswinkels der Geraden
B	Varianz von b (V_b; Gaddum-Methode)
β	Abnehmer-Risiko
c	in Abschnitt „Beurteilung des Meßwertes" und „Beurteilung des Analysenverfahrens": errechneter oder Tabellen-Wert der standardisierten Normalverteilung
c	in Abschnitt „Qualitätsbeurteilung von Arzneizubereitungen": Annahmezahl der attributiven Endkontrolle
χ^2	errechneter Wert der Chi-Quadrat-Verteilung
$\chi^2 (P, f)$	Tabellenwert der Chi-Quadrat-Verteilung für gegebene Irrtumswahrscheinlichkeit P und f Freiheitsgrade
$d(n)$; d_2	stichprobenabhängiger Faktor zur Bestimmung der Standardabweichung aus der Spannweite
D_3	von n abhängiger Faktor zur Berechnung der unteren Regelgrenze der R-Karte aus $\bar{R}$
D_4	von n abhängiger Faktor zur Berechnung der oberen Regelgrenze der R-Karte aus $\bar{R}$
DQ	Durchschnittsquadrat = Varianz bei der Varianzanalyse
$D(x)$	Durchgangssumme einer Kornverteilung
E	Wirkungsunterschied zwischen den Konzentrationsstufen (Gaddum-Methode)
f	Freiheitsgrad
F	errechneter Wert der F-Verteilung
$F(P, f)$	Tabellenwert der F-Verteilung für gegebene Irrtumswahrscheinlichkeit P und f Freiheitsgrade
F	Wirkungsunterschied zwischen Prüf- und Vergleichssubstanzen (Gaddum-Methode)
g	Index der Signifikanz des Regressionskoeffizienten b (Gaddum-Methode)
G	Unterschied zwischen den Steigungen der Dosis-Wirkungs-Kurven (Gaddum-Methode)
H	Unterschied zwischen den Krümmungsindizes der Dosis-Wirkungskurve (Gaddum-Methode)
I	logarithmischer Dosenabstand (Gaddum-Methode)
J	Vertrauensintervall (Gaddum-Methode)
k	attributive Prüfung: Zahl der gefundenen Fehler in der Stichprobe
$\bar{k}$	attributive Prüfung: mittlere Fehlerzahl von Stichproben
k	Variablenprüfung: Annahmekonstante
k_1, k_2, k_3	Faktoren des Vertrauensintervalls bei der Verwendung von σ, s oder R

8*

M	logarithmisches Wirkungsverhältnis von Prüf- zu Vergleichssubstanz (Gaddum-Methode)
μ	Mittelwert der Grundgesamtheit bzw. des Lieferpostens
n	Anzahl der Einzelbeobachtungen in einer Stichprobe bzw. Stückzahl einer Stichprobe
n'	Zahl der Parallelanalysen einer Stichprobe
N	Zahl der Grundgesamtheit bzw. des Lieferpostens
p	Ausschußanteil im Lieferposten
$100\,p$	Ausschußprozentsatz im Lieferposten
p'	Ausschußanteil in der Stichprobe
$100\,p'$	Ausschußprozentsatz in der Stichprobe
$100\,p_{90},\ 100\,p_a$	Annahmegrenze
$100\,p_{10},\ 100\,p_t$	Ablehngrenze
P	Irrtumswahrscheinlichkeit, Risiko der Aussage
$1-P$	Statistische Sicherheit
P_1, P_2, P_3	Mittlere Wirkungen der Konzentrationsstufen P_I, P_{II}, P_{III} (Gaddum-Methode)
P_I, P_{II}, P_{III}	Konzentrationsstufen der Prüflösung (Gaddum-Methode)
Q	Qualitätszahl
r	Korrelationskoeffizient
R	Spannweite (nicht in Abschnitt „Beurteilung des Analysenverfahrens", VI!)
$\bar{R}$	mittlere Spannweite
$R_{\max}$	obere Regelgrenze für die Spannweite der Fertigungskontrolle
R	numerisches Wirkungsverhältnis von Prüf- zu Vergleichssubstanz (Gaddum-Methode, nur in Abschnitt „Beurteilung des Analysenverfahrens", VI!)
$R(x)$	Rückstandssumme einer Kornverteilung
s	Standardabweichung der Einzelwerte einer Stichprobe
s^2	Varianz der Einzelwerte einer Stichprobe
$s_{\bar{x}}$	Standardabweichung des Mittelwerts der Stichprobe um den Mittelwert μ in der Grundgesamtheit
s_{rel}	relative Standardabweichung
S_1, S_2, S_3	mittlere Wirkungen der Konzentrationsstufen S_I, S_{II}, S_{III} (Gaddum-Methode)
S_I, S_{II}, S_{III}	Konzentrationsstufen der Standard- = Vergleichslösung (Gaddum-Methode)
σ	Standardabweichung der Grundgesamtheit bzw. des Lieferpostens
Σ	Summierungszeichen, z. B. $\Sigma\,x_i$ bedeutet Summe aller Einzelwerte von x
t	errechneter Wert der t-Verteilung
$t(P, f)$	Tabellenwert der t-Verteilung für gegebene Irrtumswahrscheinlichkeit P und f Freiheitsgrade
T_o, T_u	obere bzw. untere Toleranzgrenze
V	Gesamtvarianz (Gaddum-Methode)
V_1	von n abhängiger Faktor zur Berechnung der erweiterten Regelgrenzen der $\bar{x}$-Karte aus $\bar{R}$
w	Gewichtskoeffizient bei der Probitanalyse
x_i	beobachteter Einzelwert einer Stichprobe
$\lvert x\rvert$	Absolutwert von x, er ist immer positiv; z. B. $\lvert -5\rvert = 5$
$\bar{x}$	Mittelwert der Stichprobe
$\bar{\bar{x}}$	Mittelwert der Stichprobenmittelwerte $\bar{x}$
$x_{\max}$	obere Regelgrenze für den Mittelwert der Fertigungskontrolle
$x_{\min}$	untere Regelgrenze für den Mittelwert der Fertigungskontrolle
x'	Parameter der RRS-Verteilung von Haufwerken
x_h	häufigste Korngröße eines Haufwerks
x_z	Halbwertskorngröße eines Haufwerks

Beurteilung des Meßwertes

I. Der Zufallsfehler

Wenn ein Arzneistoff einen wirklichen Gehalt von 99,6% besitzt, dann werden bei wiederholten Arzneimitteluntersuchungen nicht 99,6% gefunden, sondern etwas abweichende Beträge. Werden die Gehaltsbestimmungen mit anderen Meßgeräten, z. B. Pipetten und Büretten durchgeführt, so werden meistens wieder andere Werte erhalten.

Die einzelnen Werte können zum Mittelwert $\bar{x}$ zusammengefaßt werden:

$$\bar{x} = \frac{1}{n} \sum_{1}^{n} x_i \text{ [Dimension der Meßgröße]}.$$

Die Streuung s^2 (= Varianz) der einzelnen Werte um den Mittelwert wird ausgedrückt durch:

$$s^2 = \frac{\sum_{1}^{n} (x_i - \bar{x})^2}{n-1} \text{ [Dimension der Meßgröße]},$$

und die $\sqrt{s^2}$ stellt die sog. Standardabweichung s dar. $n-1$ bezeichnet man als die Freiheitsgrade der Bestimmung. Für die Standardabweichung des Mittelwerts gilt:

$$s_{\bar{x}} = \frac{s}{\sqrt{n}} \text{ [Dimension der Meßgröße]},$$

wobei n die Größe der Stichprobe bzw. hier die Zahl der durchgeführten Gehaltsbestimmungen darstellt.

Die relative Standardabweichung ist die Standardabweichung in % zum Mittelwert:

$$s_{\text{rel}} = \frac{s \cdot 100}{\bar{x}} \text{ [\%]}; \qquad s_{\bar{x}, \text{rel}} = \frac{s \cdot 100}{\sqrt{n \cdot \bar{x}}} \text{ [\%]}.$$

Dabei wird vorausgesetzt, daß die Abweichungen vom wirklichen Wert rein zufällig aus verschiedenen, geringfügig wirksamen Ursachen herrühren. Kommen nur solche Zufallsfehler, welche die Reproduzierbarkeit beeinflussen, vor, dann liegen in einer großen Untersuchungsreihe 68% aller gefundenen Werte zwischen dem Mittelwert ± 1 Standardabweichung, 95% aller Werte zwischen dem Mittelwert ± 2 Standardabweichungen und praktisch alle Werte (99,7%) zwischen dem Mittelwert ± 3 Standardabweichungen (Gaußsche Glockenkurve, Normalverteilung).

Die Normalverteilung ist die theoretische Verteilungsform, der sich die empirischen Verteilungen annähern, wenn nur Zufallsfehler das Ergebnis beeinflussen. Trägt man die Häufigkeit des vorkommenden Meßwertes in ein Koordinatensystem ein, so erhält man mehr oder weniger deutlich eine Glockenkurve. Die Einzelwerte schwanken um einen Mittelwert, sie sind in der Nähe des Mittelwerts sehr häufig und werden mit größerer Abweichung immer seltener. Der Ordi-

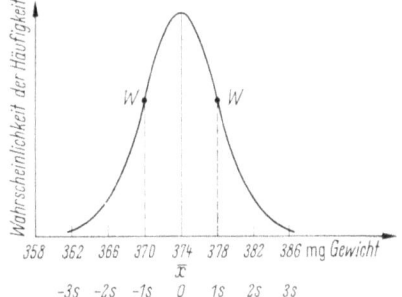

Abb. 170. Gaußsche Normalverteilung mit Mittelwert $\bar{x}$ und Standardabweichung s.

natenwert eines Punktes auf der verbindenden Kurve gibt ein Maß für die Wahrscheinlichkeit des Auftretens gerade dieses Wertes in der Gesamtheit aller Werte.

Die Normalverteilung läßt sich, wie alle noch folgenden Verteilungen, nur mit Hilfe der höheren Mathematik exakt beschreiben, doch können ohne diese Kenntnis die daraus abgeleiteten Formeln verstanden und angewendet werden.

Die Glockenkurve (Abb. 170) ist durch 2 Parameter eindeutig festgelegt, durch den Mittelwert μ und die Abstände der Wendepunkte ± σ der Glockenkurve vom Mittelwert μ. σ wird als Standardabweichung bezeichnet.

Die Normalverteilung mit μ und σ setzt eine unendlich große Serie von Meßergebnissen, die sog. Grundgesamtheit voraus. Diese ist nur selten bekannt. Daher begnügt man sich mit einer Stichprobe, einer beschränkten Zahl an Meßwerten. Diese liefern den Mittelwert $\bar{x}$ und die Standardabweichung s, Schätzwerte von μ und σ, dann schließt man mit ihrer Hilfe auf die Grundgesamtheit zurück. Die Genauigkeit dieses Rückschlusses ist abhängig von der Größe der Stichprobe.

Die Standardabweichung kann an Stelle der Form (I) auch mit den durch Umformen erhaltenen Gleichungen (II), (III) und (IV) berechnet werden:

$$(I) \qquad s = \sqrt{\frac{\sum\limits_1^n (x_i - \bar{x})^2}{n-1}},$$

$$(II) \qquad s = \sqrt{\frac{\sum x_i^2 - \dfrac{(\sum x_i)^2}{n}}{n-1}},$$

$$(III) \qquad s = \sqrt{\frac{\sum x_i^2 - n \cdot \bar{x}^2}{n-1}},$$

$$(IV) \qquad s = \sqrt{\frac{\sum x_i^2 - \bar{x} \sum x_i}{n-1}}.$$

Die Ergebnisse unterscheiden sich nur durch geringe Rundungsfehler, dennoch ist es günstig, immer die gleiche Form zu verwenden.

Neben den die Normalverteilung bedingenden Zufallsfehlern kommen noch systematische Fehler vor, welche die Richtigkeit des Ergebnisses beeinflussen. Man unterscheidet dabei zwischen konstanten Fehlern, die z. B. durch einen nicht entstörten Blindwert hervorgerufen werden, und veränderlichen Fehlern, die sich mit der Meßgröße ändern, wie z. B. bei einem falschen Faktor der Maßlösung. Solche systematischen Fehler können durch eine statistische Betrachtung nicht erfaßt werden, sondern werden durch einen Zusatz der Meßgröße zum System und Prüfen auf Richtigkeit des Ergebnisses erkennbar.

Der bisher übliche Ausdruck Genauigkeit einer Bestimmung wird somit präzisiert in Richtigkeit und Reproduzierbarkeit. Die Richtigkeit wird durch Eichen geprüft, die Reproduzierbarkeit durch Bestimmung der Standardabweichung.

II. Bestimmung der Standardabweichung eines Analysenverfahrens

Die Prüfung auf Reproduzierbarkeit eines Verfahrens durch sehr oft wiederholte Untersuchung einer einzelnen Substanzprobe ist schwierig und vor allem durch die entstehende Langeweile und Gleichgültigkeit meist ungenau. Es läßt sich aber die Standardabweichung eines Verfahrens nach A. H. Schaafsma und F. G. Willemze [1][1] auch durch Doppelbestimmungen an verschiedenen Substanzproben ermitteln. Dabei sollten die Erwartungswerte nicht zu stark differieren.

Die wirklichen Werte seien $A_1, A_2 \ldots A_n$. Die Abweichungen der 1. Messung $a_1, a_2 \ldots a_n$, die Abweichungen der unabhängigen 2. Messung $a_1', a_2' \ldots a_n'$. Die gefundenen Meßwerte sind somit: $A_1 + a_1 \ldots A_n + a_n$ und $A_1 + a_1' \ldots A_n + a_n'$.

s_a bzw. $s_{a'}$ ist daraus nicht direkt zu erhalten, sondern $s_{a-a'}$. Es gelten die folgenden Gleichungen:

$$(I) \quad s_{a-a'} = \sqrt{s_a^2 + s_{a'}^2},$$

$$(II) \quad s_a = s_{a'};$$

$$(II) \text{ in } (I) \quad s_{a-a'} = s_a \cdot \sqrt{2},$$

$$s_a = \frac{s_{a-a'}}{\sqrt{2}}.$$

Beispiel: Doppelbestimmungen von 11 Proben eines Wirkstoffs liefern die in Tab. 1 angegebenen Werte. Aus den Differenzen der Doppelbestimmungen kann die Standardabweichung bestimmt werden.

---

[1] Die Zahlen in eckigen Klammern verweisen auf die Literatur S. 188.

Tabelle 1. Bestimmung der Standardabweichung eines Meßverfahrens

Probe	Bestimmung		Differenz	$(x_i - \bar{x})$	$(x_i - \bar{x})^2$
	$A + a$	$A + a'$	$a - a'$		
1	96,3 mg	97,2 mg	−0,9 mg	−0,65	0,4225
2	97,8 mg	99,3 mg	−1,5 mg	−1,25	1,5625
3	99,4 mg	98,3 mg	+1,1 mg	+1,35	1,8225
4	98,6 mg	98,5 mg	+0,1 mg	+0,35	0,1225
5	99,4 mg	98,8 mg	+0,6 mg	+0,85	0,7225
6	98,3 mg	97,7 mg	+0,6 mg	+0,85	0,7225
7	97,2 mg	99,4 mg	−2,2 mg	−1,95	3,8025
8	98,6 mg	96,9 mg	+1,7 mg	+1,95	3,8025
9	99,0 mg	97,8 mg	+1,2 mg	+1,45	2,1025
10	97,5 mg	99,0 mg	−1,5 mg	−1,25	1,5625
11	96,5 mg	98,4 mg	−1,9 mg	−1,65	2,7225

$$\bar{x} = \frac{-2,7}{11} = -0,245, \quad \sum (x_i - \bar{x})^2 = 19,3675,$$

$$s_{a-a'}^2 = \frac{19,3675}{11 - 1} = 1,93675,$$

$$s_a^2 = \frac{s_{a-a'}^2}{2} = 0,968375, \quad s_a = 0,984 \sim 1 \text{ mg}.$$

Ein analoges Verfahren kann herangezogen werden [2], wenn 2 Meßinstrumente gegeneinander verglichen werden sollen, z. B. zwischen Betriebs- und Kontroll-Labor oder zwischen Hersteller und Abnehmer.

Die wirklichen Werte seien $A_1, A_2 \ldots A_n$; die Abweichungen des 1. Meßinstrumentes $a_1, a_2 \ldots a_n$; die Abweichungen des 2. Meßinstrumentes $b_1, b_2 \ldots b_n$. Die gefundenen Meßwerte sind somit $A_1 + a_1 \ldots A_n + a_n$ und $A_1 + b_1 \ldots A_n + b_n$. Wiederum können die Unterschiede durch Subtraktion bestimmt werden: $a_1 - b_1, a_2 - b_2 \ldots a_n - b_n$. Auch die Standardabweichung $s_{a-b} = \sqrt{s_a^2 + s_b^2}$ ist zu erhalten, aber es darf nicht mehr $s_a = s_b$ gesetzt werden.

Zur Lösung der obigen Gleichung wird neu eingeführt:

$$s_{A+a} = \sqrt{s_A^2 + s_a^2} \quad \text{und} \quad s_{A+b} = \sqrt{s_A^2 + s_b^2}.$$

s_A ist die Standardabweichung des wirklichen Wertes A, und s_{A+a} bzw. s_{A+b} sind die Standardabweichungen der gemessenen Werte. Die 3 Gleichungen mit den 3 Unbekannten s_A, s_a, s_b können wie folgt aufgelöst werden:

$$s_{A+a} = \sqrt{s_A^2 + s_a^2}; \; s_{A+a}^2 = s_A^2 + s_a^2, \qquad \text{(I)}$$

$$s_{A+b} = \sqrt{s_A^2 + s_b^2}; \; s_{A+b}^2 = s_A^2 + s_b^2, \qquad \text{(II)}$$

$$s_{a-b} = \sqrt{s_a^2 + s_b^2}; \; s_{a-b}^2 = s_a^2 + s_b^2; \qquad \text{(III)}$$

$$\text{(I)} - \text{(II)} = \text{(IV)}: \; s_{A+a}^2 - s_{A+b}^2 = s_a^2 - s_b^2,$$

$$\text{(IV)} + \text{(III)}: \; s_a^2 = \frac{1}{2} (s_{a-b}^2 + s_{A+a}^2 - s_{A+b}^2),$$

$$\text{(IV)} - \text{(III)}: \; s_b^2 = \frac{1}{2} (s_{a-b}^2 - s_{A+a}^2 + s_{A+b}^2).$$

Beispiel: Parallelbestimmungen von 11 Proben eines Wirkstoffes mit 2 Meßgeräten liefern die in Tab. 2 angegebenen Werte. Für die Berechnung der Standardabweichung s_{a-b} kann auch direkt die Differenz der Doppelbestimmungen verwendet werden, da die Streuung von seitlichen Verschiebungen nicht beeinflußt wird.

Tabelle 2. Bestimmung der Standardabweichungen von 2 verschiedenen Meßgeräten

Probe	Gerät 1			Gerät 2			Differenz	(Differenz)²
	x_i	$(x_i - \bar{x})$	$(x_i - \bar{x})^2$	x_i	$(x_i - \bar{x})$	$(x_i - \bar{x})^2$		
1	96,3	−1,8	3,24	99,2	+1,1	1,21	−2,9	8,41
2	97,8	−0,3	0,09	94,3	−3,8	14,44	+3,5	12,25
3	99,4	+1,3	1,69	99,4	+1,3	1,69	0	0
4	98,6	+0,5	0,25	94,4	−3,7	13,69	+4,2	17,64
5	99,4	+1,3	1,69	95,8	−2,3	5,29	+3,6	12,96
6	98,3	+0,2	0,04	102,7	+4,6	21,16	−4,4	19,36
7	97,2	−0,9	0,81	96,9	−1,2	1,44	+0,3	0,09
8	98,6	+0,5	0,25	101,8	+3,7	13,69	−3,2	10,24
9	99,0	+0,9	0,81	97,3	−0,8	0,64	+1,7	2,89
10	97,5	−0,6	0,36	100,0	+1,9	3,61	−2,5	6,25
11	96,5	−1,6	2,56	97,1	−1,0	1,0	−0,6	0,36

$\sum x_i = 1078,6$ $\qquad \sum = 11,79$ $\quad \sum x_i = 1078,9$ $\qquad \sum = 77,86$ $\qquad \sum = 90,45$

$\bar{x}_1 = 98,1$ $\qquad s_{A+a}^2 = 1,179$ $\qquad \bar{x}_2 = 98,1$ $\qquad s_{A+b}^2 = 7,789$ $\qquad s_{a-b}^2 = 9,045$

$$s_a^2 = \frac{1}{2}(9,045 + 1,179 - 7,786) = \frac{2,438}{2} = 1,219, \qquad s_a = 1,1 \text{ mg,}$$

$$s_b^2 = \frac{1}{2}(9,045 - 1,179 + 7,786) = \frac{15,652}{2} = 7,826, \qquad s_b = 2,8 \text{ mg.}$$

Eine Betrachtung der gefundenen Ergebnisse zeigt, daß offensichtlich die beiden Meßgeräte im Vergleich zueinander keinen konstanten Meßfehler aufweisen, da die Summe der Abweichungen sich gut zu nahezu 0 ergänzt. Gerät Nr. 2 hat aber eine offensichtlich sehr viel höhere Standardabweichung und damit eine schlechtere Reproduzierbarkeit der Ergebnisse, als Gerät Nr. 1. Inwieweit die Abweichung der 2 Standardabweichungen nicht zufällig ist, sondern auf einem signifikanten Unterschied beruht, muß im F-Test (Abschn. I, S. 136) nachgeprüft werden. Man darf bei so kleinen Stichproben wie 11 Messungen noch nicht erwarten, daß feine Unterschiede nachweisbar sind.

III. Streuung von Produkt und Analysenverfahren

Bei der Gehaltsbestimmung eines Lieferpostens Arzneistoff oder Zubereitung in mehreren Gebinden muß mit den folgenden Streuungsarten gerechnet werden:

Streuung zwischen den einzelnen Gebinden (z. B. zeitliche Qualitätsschwankungen bei kontinuierlichem Abpacken im Produktionsfluß);

Streuung in einem einzelnen Gebinde (Inhomogenität durch verschiedene Teilchengröße, verschiedene Dichte u. ä.);

Streuung des Analysenverfahrens, s_a.

Faßt man die Streuung zwischen und in den Gebinden zusammen zur Streuung des Lieferpostens s_L so ergibt sich

$$s_{\text{gesamt}} = \sqrt{s_L^2 + s_a^2}.$$

Werden aus dem Lieferposten n Stichproben entnommen und aus jeder einzelnen Stichprobe n' Analysen durchgeführt, erhält man als Streuung des Mittelwertes:

$$s_{\bar{x}} = \sqrt{\frac{s_L^2}{n} + \frac{s_a^2}{n \cdot n'}}.$$

Die Abhängigkeit der Streuung des Mittelwerts von der Zahl der Stichproben und von der Zahl der Analysen pro Stichprobe sowie den Einfluß der Streuung des Analysenverfahrens zeigt Tab. 3. Die gemessene Streuung wird kleiner, wenn mehrere einzelne Stichproben gezogen werden, als wenn eine Stichprobe mehrfach analysiert wird. Der Einfluß der Streuung des Analysenverfahrens auf das Gesamtergebnis ist beträchtlich, und es sollte die Streuung des Analysenverfahrens kleiner ($\leq 0,25$) als die Streuung des Lieferpostens sein, da sonst die Toleranzgrenze stark eingeengt werden muß.

Tabelle 3. Abhängigkeit der Streuung des Mittelwerts von der Stichprobe und von der Streuung des Analysenverfahrens

$s_{L, rel}$	$s_{a, rel}$	n	n'	$s_{\bar{x}, rel}$
5%	1%	1	4	$\sqrt{\dfrac{25}{1} + \dfrac{1}{1 \cdot 4}} = 5,05\%$
5%	1%	4	1	$\sqrt{\dfrac{25}{4} + \dfrac{1}{4 \cdot 1}} = 2,55\%$
1%	5%	1	4	$\sqrt{\dfrac{1}{1} + \dfrac{25}{1 \cdot 4}} = 2,7\%$
1%	5%	4	1	$\sqrt{\dfrac{1}{4} + \dfrac{25}{4 \cdot 1}} = 2,55\%$

Für das Ziehen von Stichproben verwendet das schwedische Apothekerkollektiv den folgenden Stichprobenplan [3]:

Anzahl der Packungen im Lieferposten	Anzahl der Stichproben
1 — 5	aus jeder Packung
6 — 15	5
16 — 25	6
26 — 35	7
36 — 60	8
61 — 99	9
100 — > 100	pro vollem Zehner 1 max. 20

Die zur Stichprobe herangezogenen Packungen müssen zufällig entnommen werden[1]. Haben die Packungen verschiedene Chargennummern, muß jede Chargennummer als 1 Lieferposten betrachtet werden, ebenso wenn verschiedene Packungsgrößen geliefert werden, da bei den modernen Verpackungsmethoden die gleichzeitige Abfüllung verschiedener Packungsgrößen unwahrscheinlich ist.

Das DAB 7-DDR schreibt vor, daß an 3 Stellen des Gebindes und bei mehr Gebinden (z. B. a Gebinden) mindestens 3 Gebinde und etwa $0,4 \cdot \sqrt{a}$ Gebinde geprüft werden müssen.

Sollen die Stichproben nicht zum Nachweis von Inhomogenitäten des vorliegenden körnigen Untersuchungsmaterials verwendet werden, sondern soll eine repräsentative Aussage über den gesamten Lieferposten erzielt werden, so gestaltet sich die Probennahme besonders schwierig. Wenn z. B. ein Wirkstoff in einem Granulat eingebettet und mit einem 2. Granulat vermischt ist, läßt sich die für Erz und Gangart von BAULE und BENEDETTI-PICHLER ent-

---

[1] Vgl. Abschnitt „Qualitätsbeurteilung von Arzneizubereitungen", I (S. 171).

wickelte Formel für die Schätzung der Standardabweichung des Probennahmefehlers anwenden [4]:

$$\sigma_p = \frac{\bar{x} \cdot q}{100} \cdot \frac{d_1 \cdot d_2}{d_2} \cdot \sqrt{\frac{\bar{a}^3}{E \cdot q} (100 \, d_1 - q \cdot d)}.$$

σ_p = Standardabweichung des Probennahmefehlers;
$\bar{x}$ = mittlerer Wirkstoffgehalt im Wirkstoffgranulat;
q = Anteil des Wirkstoffgranulats in %;
d_1 = Dichte des Wirkstoffgranulats;
d_2 = Dichte des Restgranulats;
d = Dichte der Gesamtprobe;
$\bar{a}$ = mittlere Kantenlänge eines Teilchens in cm z. B. bei Haufwerken 75% Siebdurchgang [4];
E = Masse der gezogenen Stichprobe bzw. zur Analyse verwendeten Substanzmenge in g.

Beispiel: Wirkstoffgehalt im Granulat 10%; Anteil des Wirkstoffgranulats 10%; Dichte des Wirkstoffgranulats 0,7; Dichte des Restgranulats 0,7; Dichte der Probe 0,7; Kantenlänge 2 mm, Einwaage 0,1 g.

$$\sigma_p = \frac{10 \cdot 10}{100} \cdot \frac{0,7 \cdot 0,7}{0,7^2} \cdot \sqrt{\frac{0,2^3}{0,1 \cdot 10} (100 \cdot 0,7 - 10 \cdot 0,7)} = 2,24\%.$$

Die Formel hat eine Reihe vereinfachender Annahmen, zeigt aber deutlich, daß der Probennahmefehler mit steigendem Wirkstoffgehalt $\bar{x}$, abnehmendem Anteil des Wirkstoffgranulates q, abnehmender Einwaage E und zunehmender Teilchengröße $\bar{a}$ wächst. Die genommene Probe muß zunächst relativ groß sein, und man darf erst nach intensivem Vermahlen an eine Teilung der Proben herangehen: Die angehäufte Probe wird geviertelt, aus 2 Quadranten ein neues Kollektiv gebildet und erneut geviertelt usw. bis eine der notwendigen Einwaage entsprechende Größe erreicht ist. Dabei sollen sich die Massen der Teilproben wie die Kuben der Korngrößen verhalten [4], d. h. je geringer der Probenumfang ausfällt, desto feiner muß die Substanz verrieben werden. Allgemein wird die Probennahme bei gekörntem Gut als einwandfrei angesehen, wenn der Probennahmefehler etwa $^4/_5$ des gesamten Analysenfehlers ausmacht!

Für die Streuung von Probennahme s_p und der eigentlichen Analyse gelten die gleichen Überlegungen wie für die Inhomogenität des Lieferpostens:

$$s_{\bar{x}} = \sqrt{\frac{s_p{}^2}{n} + \frac{s_a{}^2}{n \cdot n'}}.$$

Der Fehler wird kleiner, wenn mehr gezogene Stichproben weniger oft parallel untersucht werden als bei umgekehrtem Vorgehen.

IV. Das Vertrauensintervall des Mittelwertes

Im Normalfall können bei einer Arzneimittelbestimmung nur einzelne wenige Gehaltsbestimmungen durchgeführt werden, und es soll aus dem gefundenen Mittelwert über die Annahme oder Ablehnung des Lieferpostens entschieden werden. In vielen Fällen, besonders durch zu enge Toleranzgrenzen der Prüfvorschrift bei schlecht reproduzierbaren Bestimmungsmethoden kann die Ablehnung aber nicht durch ein untaugliches oder zu inhomogenes Präparat, sondern durch die ungenaue Analysenmethode verursacht werden. Auch der umgekehrte Fall einer irrtümlichen Annahme ist möglich.

Als Vertrauensintervall des Mittelwertes der Stichprobe $\bar{x}$ bezeichnet man die ± Spanne, in welcher der Mittelwert des Lieferpostens μ mit einer berechenbaren Wahrscheinlichkeit liegt (Zufallsfehler!).

Im allgemeinen wird das Vertrauensintervall mit 95 oder 99% Wahrscheinlichkeit bestimmt. Für eine falsche Aussage, weil der wahre Mittelwert μ des Lieferpostens außerhalb des Vertrauensintervalls liegt, verbleiben 5 bzw. 1% Irrtumswahrscheinlichkeit.

a. Bestimmung des Vertrauensintervalls bei bekannter Standardabweichung

Ist die Schätzung der Standardabweichung σ des Lieferpostens durch Bestimmung der Standardabweichung s einer großen ($n > 60$) Stichprobe bekannt, so ist die Abweichung des Mittelwerts $\bar{x}$ vom Mittelwert μ mit 95 und 99% Wahrscheinlichkeit kleiner als

$$\pm \frac{1{,}96 \cdot \sigma}{\sqrt{n}} \quad \text{und} \quad \pm \frac{2{,}58 \cdot \sigma}{\sqrt{n}}.$$

Das Vertrauensintervall für z. B. 95% Wahrscheinlichkeit ist dann

$$\bar{x} - \frac{1{,}96 \cdot \sigma}{\sqrt{n}} < \mu < \bar{x} + \frac{1{,}96 \cdot \sigma}{\sqrt{n}}$$

oder, wenn man $\dfrac{1{,}96}{\sqrt{n}}$ als stichprobenabhängige Faktoren k_1 zusammenfaßt (Tab. 4):

$$\bar{x} - k_1 \cdot \sigma < \mu < \bar{x} + k_1 \cdot \sigma.$$

Tabelle 4. Faktoren k_1

% Wahrschein-lichkeit	Stichprobengröße n								
	2	3	4	5	6	7	8	9	10
95% $k_1 =$	1,39	1,14	0,980	0,877	0,800	0,741	0,693	0,653	0,620
99% $k_1 =$	1,82	1,49	1,29	1,15	1,05	0,974	0,911	0,859	0,815

Wird, wie bei Arzneibuchuntersuchungen oft üblich, nur eine einseitige Toleranzgrenze vorgeschrieben und wird mit einem Vertrauensintervall von 95 oder 99% gerechnet, so verringert sich die Irrtumswahrscheinlichkeit auf 2,5 oder 0,5%, da von dem zweiseitigen Vertrauensintervall nur die positive oder negative Seite zur Beurteilung verwertet wird.

Die angegebenen Zahlenwerte werden durch folgende Überlegung gefunden: In Abschn. I, S. 116 stellten die Ordinatenwerte der Normalverteilung ein Maß für die Wahrscheinlichkeit des Auftretens gerade dieses Wertes in der Gesamtheit aller Werte dar. Die von der Normalverteilungskurve zwischen $\bar{x} + \Delta x$ und $\bar{x} - \Delta x$ eingeschlossene Fläche ist somit die Wahrscheinlichkeit für das Eintreffen von Werten, welche zwischen $\bar{x} \pm \Delta x$ liegen. Man kann berechnen bzw. aus Tabellen entnehmen (s. V, S. 127), wie groß Δx, ausgedrückt als Vielfaches der Standardabweichung ($\Delta x = k_1 \cdot \sigma$), sein muß, damit 95% oder 99% aller Werte zwischen $\bar{x} \pm \Delta x = \bar{x} \pm k_1 \cdot \sigma$ liegen.

b. Bestimmung des Vertrauensintervalls bei unbekannter Standardabweichung mit Hilfe der Standardabweichung der Stichprobe

Bei den meisten nur gelegentlich ausgeführten Gehaltsbestimmungen ist die Standardabweichung σ unbekannt. Als Schätzung kann nur die aus einer kleinen Stichprobe erhaltbare Standardabweichung s dienen. Da diese naturgemäß ungenauer ist, wird das Vertrauensintervall durch diesen Unsicherheitsfaktor belastet und ist von der Stichprobengröße abhängig (Student-Verteilung). Für dieses erweiterte Vertrauensintervall gilt:

$$\bar{x} - \frac{t \cdot s}{\sqrt{n}} < \mu < \bar{x} + \frac{t \cdot s}{\sqrt{n}}$$

oder, wenn man $\dfrac{t}{\sqrt{n}}$ als stichprobenabhängige Faktoren k_2 zusammenfaßt:

$$\bar{x} - k_2 \cdot s < \mu < \bar{x} + k_2 \cdot s.$$

Die Größe des Faktors k_2 für 95 und 99% Wahrscheinlichkeit in Abhängigkeit von der Stichprobengröße zeigt Tab. 5.

Tabelle 5. Faktoren k₂

% Wahrschein-lichkeit	Stichprobengröße n								
	2	3	4	5	6	7	8	9	10
95% $k_2 =$	8,98	2,48	1,59	1,24	1,05	0,925	0,836	0,769	0,715
99% $k_2 =$	45,0	5,73	2,92	2,06	1,65	1,40	1,24	1,12	1,03

Die Irrtumswahrscheinlichkeit beträgt für zweiseitige Fragestellung 5 oder 1% bzw. bei einseitiger Fragestellung 2,5 oder 0,5%.

Für das Vertrauensintervall bei bekannter Standardabweichung wurde die Normalverteilung verwendet. Diese gilt aber nur für eine sehr große Zahl an Meßwerten. Bei einer kleinen Anzahl an Meßwerten wird die auftretende empirische Verteilung in guter Näherung durch die t-Verteilung nach „Student" beschrieben. Im Gegensatz zur Normalverteilung sind die Kurven der t-Verteilung umso flacher und breiter, je kleiner die Stichprobengröße n ist. Analog der Normalverteilung ist auch in der t-Verteilung die von $\bar{x} + \Delta x$ und $\bar{x} - \Delta x$ eingeschlossene Fläche ein Maß für die Wahrscheinlichkeit des Eintreffens von Werten $\bar{x} \pm \Delta x$, wobei Δx als Vielfaches der Standardabweichung s angegeben wird.

c. Bestimmung des Vertrauensintervalls bei unbekannter Standardabweichung mit Hilfe der Spannweite R

Bei kleinen Stichprobenzahlen, wie sie bei gelegentlich ausgeführten Gehaltsbestimmungen anfallen, kann an Stelle der Berechnung von s die Schätzung der Standardabweichung σ auch aus der Spannweite R erfolgen. R ist die Differenz zwischen dem größten und dem kleinsten Wert.

$$R = x_{\max} - x_{\min}.$$

Je größer die Spannweite, umso größer ist auch die Standardabweichung

$$\sigma \approx \frac{R}{d(n)}.$$

$d(n)$, der reziproke Proportionalitätsfaktor, ist ein früher empirisch, inzwischen auch theoretisch begründeter Zahlenwert, der von der Größe der Stichprobe, die zur Bestimmung von R verwendet wird, und von der Zahl der Wiederholungen, die zur Mittelwertsbildung von R führen, abhängig ist und tabelliert werden kann [5]. Für sehr viele Wiederholungen geht $d(n)$ in d_2 (Abschn. Ia, S. 159) über.

Dadurch wird das Vertrauensintervall durch noch einen weiteren Unsicherheitsfaktor belastet, der aber bei sehr kleinen Stichproben vernachlässigt werden kann, da die Schätzung von σ aus s oder R hierbei etwa gleich unsicher ist.

Für dieses erweiterte Vertrauensintervall gilt:

$$\bar{x} - k_2 \cdot \frac{R}{d(n)} < \mu < \bar{x} + k_2 \cdot \frac{R}{d(n)}$$

oder, wenn man $k_2/d(n)$ als stichprobenabhängige Faktoren k_3 zusammenfaßt (Tab. 6):

$$\bar{x} - k_3 \cdot R < \mu < \bar{x} + k_3 \cdot R.$$

Wird die Bestimmung mehrfach wiederholt, so könnte aus den anfallenden Spannweiten die mittlere Spannweite $\bar{R}$ und daraus $\sigma = \bar{R}/d_2$ berechnet werden [5]. Da dabei jedoch die für Vergleiche notwendigen Freiheitsgrade (Abschn. I, S, 136) vermindert werden, rechnet man dann zweckmäßigerweise mit der Standardabweichung s.

Tabelle 6. Faktoren k_3

%Wahrschein-lichkeit		Stichprobengröße n	
	2	3	4
95% $k_3 =$	6,37	1,30	0,710
99% $k_3 =$	31,9	3,00	1,30

Die Irrtumswahrscheinlichkeit beträgt für zweiseitige Fragestellung 5 oder 1% bzw. bei einseitiger Fragestellung 2,5 oder 0,5%.

d. Vertrauensintervall und Stichprobengröße

Trägt man die Faktoren k_1, k_2 und k_3 in einem Koordinatensystem gegen die Stichproben-größe auf, so erkennt man, daß bei einer Zunahme von 2 auf 3 oder 4 Parallelbestimmungen die Aussagekraft des Mittelwertes stark zunimmt, daß aber die absolute Abnahme des Ver-

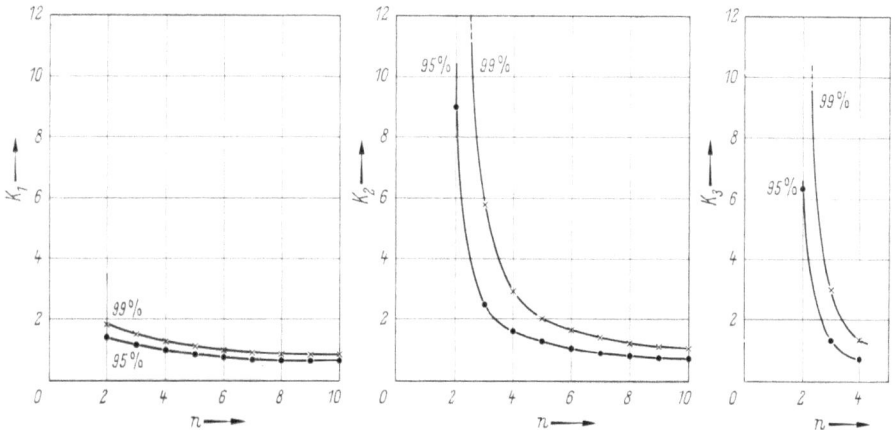

Abb. 171. Vertrauensintervall des Mittelwertes in Abhängigkeit von n. (Die Kurve von k_1 und k_2 darf nicht direkt mit der für k_3 verglichen werden, da an Stelle von s die Spannweite R eingeführt ist.)

trauensintervalls stark abnimmt. Daher erscheint eine Stichprobengröße von $n =$ ca. 5 für homogenes Material ein Optimum zwischen Aussagekraft und Analysenaufwand dar-zustellen (Abb. 171).

e. Toleranz und Vertrauensintervall

Der geforderte Gehalt eines Wirkstoffs sei mindestens 97%. Die Standardabweichung des Bestimmungsverfahrens $\sigma_{rel} = 1\%$. Fertigt ein Hersteller diese Substanz mit einem tatsächlichen Gehalt von $= 97,0\%$, so liegt die Hälfte der Stichprobenmittelwerte unterhalb von 97%. Lieferposten mit diesem Gehalt haben nur eine Wahrscheinlichkeit $1 - P = 50\%$ angenommen zu werden. Hat die gelieferte Ware einen tatsächlichen Gehalt von 97,8%, so werden im Falle von $n = 6$ Bestimmungen etwa 195 von 200 Lieferposten angenommen werden, da für eine einseitige Vertrauensgrenze nach Tab. 4 von Abschnitt IVa, S. 123 gilt, daß der gefundene Mittelwert $\bar{x}$ mit 97,5% Wahrscheinlichkeit nicht kleiner als $\mu - k_1 \cdot \sigma$ $= 97,8 - 0,8 \cdot 1 = 97,0\%$ ist.

Umgekehrt wird ein Lieferposten mit einem Gehalt $\mu = 96,2\%$ nur in etwa 5 von 200 Fällen $= 2,5\%$ fälschlich angenommen werden. Für Werte zwischen 96,2 und 97,8% werden Wahrscheinlichkeiten zwischen 2,5 und 97,5% gefunden, die aus der Normalverteilung (Abschn. V, S. 127) berechenbar sind. Graphisch ist der Zusammenhang in einer Operationscharakteristik, dem Diagramm von Gehalt und Annahmewahrscheinlichkeit, darstellbar (Abb. 172; vgl. hierzu auch Abschn. Ia, S. 171). Die Operationscharakteristik ist von der Stichprobengröße abhängig, denn bei 2 Bestimmungen muß der wahre Gehalt des Lieferpostens $97 + 1,39 = 98,4\%$ betragen, wenn nur in 2,5% der Fälle irrtümliche Ablehnung erfolgen soll,

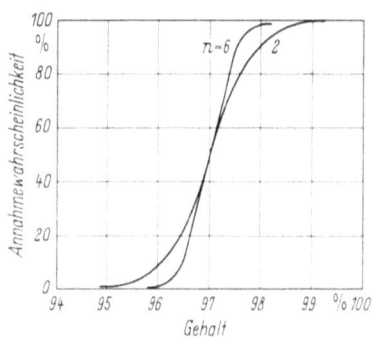

und Lieferposten mit 95,6% Gehalt haben noch 2,5% Wahrscheinlichkeit, fälschlich angenommen zu werden (Abb. 172).

Wünscht ein Hersteller, daß ein Lieferposten mit dem Gehalt $\geq \mu_\alpha$ in $\geq 90\%$ aller Fälle angenommen werden soll und wünscht ein Abnehmer, daß er nur in $\leq 10\%$ aller Fälle eine Qualität mit einem Gehalt $\leq \mu_\beta$ annimmt, dann ist der dafür notwendige Stichprobenaufwand

$$n = \left(\frac{3,29}{\mu_\alpha - \mu_\beta} \cdot \sigma\right)^2.$$

Der dazugehörige Toleranzwert ist

Abb. 172.   Operationscharakteristik einer Gehaltsbestimmung mit $n = 2$ und $n = 6$ Parallelbestimmungen.

$$T_u = \mu_\alpha - 1,645 \cdot \frac{\sigma}{\sqrt{n}}.$$

Beispiel: Der Hersteller möchte Ware mit einem Gehalt von $\geq 98\%$ fast immer angenommen wissen, der Abnehmer Ware mit $\leq 96\%$ fast immer ablehnen. σ_{rel} der Analysenmethode sei 1,5%.

$$n = \left(\frac{3,29}{98 - 96} \cdot 1,5\right)^2 = 2,47^2 \sim 6,$$

$$T_u = 98 - 1,645 \cdot \frac{1,5}{2,47} = 97\%.$$

Die Prüfbedingungen müssen somit lauten: Stichprobengröße $n = 6$; der Lieferposten wird angenommen, wenn ein Gehalt von $\bar{x} \geq 97,0\%$ gefunden wird. Dabei muß die relative Standardabweichung s der Prüfung mit der vereinbarten Standardabweichung σ der Bestimmung verträglich sein (s. unten).

Von einer Prüfvorschrift, z. B. einer Pharmakopoe-Monographie müssen daher neben der bisherigen Prüfanleitung folgende zusätzliche Angaben verlangt werden:

a) Die Zahl der Bestimmungen, aus denen der Mittelwert $\bar{x}$ gebildet wird.

b) Die Standardabweichung des Prüfverfahrens σ. Das Kontroll-Labor hat zu prüfen, ob der Quotient aus der gefundenen Standardabweichung s in der Stichprobe und der vereinbarten Standardabweichung σ nicht größer ist als ein Faktor b [6], d. h. ob s innerhalb des Vertrauensintervalls der Standardabweichung liegt.

$$b \cdot \sigma = \sigma + \frac{2\sigma}{\sqrt{2n}} = \sigma\left(1 + \frac{2}{\sqrt{2n}}\right),$$

$$b = 1 + \frac{2}{\sqrt{2n}}.$$

Eine weitere exaktere Prüfmethode, die besonders bei kleinen Stichproben wenn b überschritten wird, angewendet werden muß, wird in Abschnitt „Beurteilung des Analysenverfahrens", I (S. 136) erläutert (F-Test).

Die Autoren einer derartigen Prüfvorschrift müssen ferner die verlangten oberen und unteren Toleranzgrenzen T_o und T_u nach den gegebenen technischen Fertigungsmöglichkeiten und den analytischen Gegebenheiten (n, σ) dem Fehlerfortpflanzungsgesetz entsprechend setzen:

$$\sigma_{Gesamt} = \sqrt{\sigma^2_{Fertigung} + \sigma^2_{\bar{x}Analyse}},$$

$$T_o - T_u \geq 6\sigma_{Gesamt}.$$

Der Hersteller muß das Analysenverfahren und die Zahl der Stichproben, die zur Abnahme-prüfung verwendet werden, kennen, denn er muß eine Qualität fabrizieren, welche um den Wert $1{,}96 \cdot \sigma/\sqrt{n}$ oberhalb der unteren oder unterhalb der oberen vorgeschriebenen Toleranz-grenze bleibt, damit wenig Reklamationen beim Abnehmer entstehen.

Neben dem geschilderten Vorgehen sind noch zwei weitere Möglichkeiten denkbar:

a) Die Annahme erfolgt immer dann, wenn die Toleranzgrenze innerhalb des Vertrauens-intervalls liegt, sog. Signifikanzberechnung, z. B. Mindestgehalt 99%; gefundener Mittelwert 97,8%; Vertrauensbereich $\pm 1{,}6\%$. Es kann nicht ausgeschlossen werden, daß der wahre Mittelwert der Stichprobe μ nicht $\geq 99\%$ ist, denn der Vertrauensbereich geht von 96,2 bis 99,4%. Dieses Verfahren birgt für den Erzeuger praktisch kein Risiko, daß eine gute Qualität fälschlich abgelehnt wird, hat aber ein hohes Abnehmerrisiko für die Annahme schlechter Lieferposten und erscheint daher nicht empfehlenswert.

b) Annahme erfolgt nur, wenn das Analysenergebnis $\pm 1{,}96\sigma/\sqrt{n}$ oder $\pm k_2 \cdot s$ bzw. $\pm k_3 \cdot R$ von den Toleranzgrenzen abliegt. Dieses Vorgehen verwendet das schwedische Apothekerkollektiv [3] für die zentrale Rohwarenkontrolle. Es birgt praktisch kein Abnehmer-risiko, das ganz dem Erzeuger aufgebürdet wird. Der Mittelwert μ des Lieferpostens muß $\pm 3{,}9\sigma/\sqrt{n}$ von den Toleranzgrenzen entfernt bleiben, wenn wenig Reklamationen entstehen sollen. Es erscheint unwirtschaftlich und ungerechtfertigt, eine so drastische Erhöhung des Fertigungsniveaus durch eine starke Einengung der vorgegebenen Toleranzgrenzen erzwingen zu wollen.

V. Die Anwendung der Normalverteilung in der Arzneimittelprüfung

Wie in Abschnitt I, S. 116, ausgeführt, sind die Schwankungen eines gefundenen Wertes x_i in der Stichprobe um den wahren Wert μ der Grundgesamtheit normalverteilt, wenn nur zufällige Einflüsse den Meßwert x_i beeinflussen. Trägt man die Häufigkeit des Eintreffens eines bestimmten Wertes gegen die Merkmalsgröße in einem Diagramm auf, so erhält man die Kurve der Normalverteilung, die Gaußsche Glocken-kurve. Diese kann durch die beiden Parameter μ und σ bestimmt werden. Trägt man auf der x-Achse nicht den Meßwert x_i als dimensionierte Maßzahl auf, sondern den Abstand vom Mittelwert als ein Vielfaches der Standard-abweichung

$$c = \frac{x - \mu}{\sigma},$$

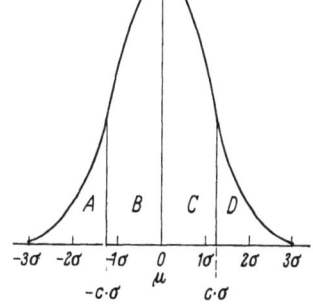

Abb. 173. Verteilungskurve.

so erhält man die standardisierte Normalverteilung, und es läßt sich die Höhe der Ordinate als Funktion von c und die Fläche der Glockenkurve, welche zwischen 2 verschie-denen c-Werten liegt, als Teil der Gesamtfläche = 1 tabel-lieren (Abb. 173).

In den einzelnen Tabellen ist die den Werten c zugehö-rige Fläche in verschiedener Form ausgedrückt. Abb. 173 unterteilt die gesamte Fläche in 4 Abschnitte A, B, C und D. Definitionsgemäß gilt $A + B + C + D = 1{,}0000$. Die Tabellen enthalten entweder die Fläche B bzw. C, die Fläche $B + C$, die Fläche A bzw. D, die Fläche $A + D$ oder gelegentlich die Fläche von $-\infty$ bis $+ c$ = Gaußsches Integral. Mit Hilfe von Tab. 7 gelingt es, sofort zu erkennen, welche Fläche tabelliert ist. Tab. 8 enthält die tabellierten Flächen A bzw. D.

Tabelle 7. Standardabweichung und Fläche der Gaußkurve [7]

$c = \dfrac{x - \mu}{\sigma}$	0	1	2	3
B bzw. C	0,0000	0,3413	0,4772	0,49865
$B + C$	0,0000	0,6826	0,9545	0,99730
A bzw. D	0,5000	0,1587	0,0228	0,00135
$A + D$	1,0000	0,3174	0,0456	0,00270
$-\infty$ bis $+ c$	0,5000	0,8413	0,9773	0,9987

Tabelle 8. Normalverteilung

A- bzw. D-Werte (Tab. 7, Zeile 3) zur Berechnung von P.

$c\rightarrow$		0	1	2	3	4	5	6	7	8	9
0,0	0,	50000	49601	49202	48803	48405	48006	47608	47210	46812	46414
0,1		46017	45620	45224	44828	44433	44038	43644	43251	42858	42465
0,2		42074	41683	41294	40905	40517	40129	39743	39358	38974	38591
0,3		38209	37828	37448	37070	36693	36317	35942	35569	35197	34827
0,4		34458	34090	33724	33360	32997	32636	32276	31918	31561	31207
0,5		30854	30503	30153	29806	29460	29116	28774	28434	28096	27760
0,6		27425	27093	26763	26435	26109	25785	25463	25143	24825	24510
0,7		24196	23885	23576	23270	22965	22663	22363	22065	21770	21476
0,8		21186	20897	20611	20327	20045	19766	19489	19215	18943	18673
0,9		18406	18141	17879	17619	17361	17106	16853	16602	16354	16109
1,0		15866	15625	15386	15151	14917	14686	14457	14231	14007	13786
1,1		13567	13350	13136	12924	12714	12507	12302	12100	11900	11702
1,2		11507	11314	11123	10935	10749	10565	10383	10204	10027	*98525*
1,3	0,0	96800	95098	93418	91759	90123	88508	86915	85343	83793	82264
1,4		80757	79270	77804	76359	74934	73529	72145	70781	69437	68112
1,5		66807	65522	64255	63008	61780	60571	59380	58208	57053	55917
1,6		54799	53699	52616	51551	50503	49471	48457	47460	46479	45514
1,7		44565	43633	42716	41815	40930	40059	39204	38364	37538	36727
1,8		35930	35148	34380	33625	32884	32157	31443	30742	30054	29379
1,9		28717	28067	27429	26803	26190	25588	24998	24419	23852	23295
2,0		22750	22216	21692	21178	20675	20182	19699	19226	18763	18309
2,1		17864	17429	17003	16586	16177	15778	15386	15003	14629	14262
2,2		13903	13553	13209	12874	12545	12224	11911	11604	11304	11011
2,3		10724	10444	10170	*99031*	*96419*	*93867*	*91375*	*88940*	*86563*	*84242*
2,4	0,00	81975	79763	77603	75494	73436	71428	69469	67557	65691	63872
2,5		62097	60366	58677	57031	55426	53861	52336	50849	49400	47988
2,6		46612	45271	43965	42692	41453	40246	39070	37926	36811	35726
2,7		34670	33642	32641	31667	30720	29798	28901	28028	27179	26354
2,8		25551	24771	24012	23274	22557	21860	21182	20524	19884	19262
2,9		18658	18071	17502	16948	16411	15889	15382	14890	14412	13949
3,0		13499	13062	12639	12228	11829	11442	11067	10703	10350	10008

Die gegenseitige Umrechnung ist einfach: $A = 0{,}5 - B$; $D = 0{,}5 - C$; $A = D = \dfrac{1}{2} \times$
$\times \,[1 - (B + C)]$; $B = 0{,}5 - A$; $C = 0{,}5 - D$; $B = C = \dfrac{1}{2}\,(B + C)$; $D = 1 -$ Gaußsches
Integral. Werden die Tabellenwerte mit 100 multipliziert, erhält man die Prozentanteile an der Gesamtfläche.

Der Flächenanteil $(B + C)$ multipliziert mit 100 stellt das Vertrauensintervall in % dar. Es liefert den Prozentsatz der Wahrscheinlichkeit, mit welchem Meßwerte einer Stichprobe innerhalb des Bereiches $\mu \pm c \cdot \sigma$ liegen, und der Tab. 7 kann entnommen werden, daß 68,26% der Meßwerte innerhalb $\mu \pm 1\sigma$, 95,45% innerhalb $\mu \pm 2\sigma$ und 99,73% innerhalb $\mu \pm 3\sigma$ liegen. Der Flächenanteil $A + D$ liefert multipliziert mit 100 den Prozentsatz des Risikos, der sog. Irrtumswahrscheinlichkeit, daß die Werte nicht innerhalb, sondern außerhalb der gegebenen Grenzen liegen.

Die Irrtumswahrscheinlichkeit, die Fläche $A + D$, wird als $2P$ oder 2α, in manchen Büchern als $1P$ ausgedrückt. Die obige Betrachtungsweise, daß ein Meßwert innerhalb einer oberen und einer unteren Grenze eingeschlossen ist, nennt man zweiseitig. Wird der Meßwert nur von einer Grenze her beurteilt (größer oder kleiner als ...), so verkleinert sich das Risiko auf die Hälfte $1P$, 1α (in manchen Büchern $\frac{1}{2}P$). $P = 0{,}05$ bedeutet somit 5% Irrtumswahrscheinlichkeit. Die Irrtumswahrscheinlichkeit in % erhält man aus der mit 100 multiplizierten Fläche A oder D, das Vertrauensintervall entspricht der Fläche $B + C + A$ oder $0{,}5 + B$; $0{,}5 + C$, dem Gaußschen Integral. Tab. 9 zeigt eine Zusammenstellung der wichtigsten vorkommenden Zahlenwerte.

Tabelle 9. Risiko und Vertrauensintervall [7]

Risiko P, $2P$		Wahrscheinlichkeit		einseitige Fragestellung c	zweiseitige Fragestellung c
0,1	10%	0,9	90%	1,287	1,645
0,05	5%	0,95	95%	1,645	1,960
0,01	1%	0,99	99%	2,326	2,576
0,001	0,1%	0,999	99,9%	3,07	3,291
0,	0%	1,0	100%	∞	∞

Die Wahl irgendeiner Vertrauensgrenze ist völlig beliebig. Es muß nur mit der entsprechenden Irrtumswahrscheinlichkeit gerechnet werden. Im allgemeinen wird so verfahren, daß für die Bestätigung bekannter Ergebnisse 5%, für das Sichern neuer Ergebnisse 1% und für das Widerlegen bestehender Ergebnisse 0,1% Irrtumswahrscheinlichkeit verwendet werden. Die biologischen Prüfungen des DAB 7-DDR verwenden eine statistische Sicherheit von $1 - 2P = 0,95$, entsprechend einer Irrtumswahrscheinlichkeit von 5%, sog. 2σ-Grenze.

a. Vertrauensintervall

J. KÖRNLEIN gibt folgendes Rechenbeispiel [7]:

Aus 200 Ansätzen einer Enzymbestimmung der gleichen Lösung ergab sich, daß $\bar{x} = 21,92$ E/ml und $s = 2,03$ E/ml; $s_{rel} = 9,3\%$ sind. Als Standardabweichung des Mittelwertes berechnete man $s_{\bar{x}} = 0,143\,4$ E/ml, $s_{\bar{x},\,rel} = 0,64\%$ (Gleichungen s. Abschn. „Beurteilung des Meßwertes", I). Die große Stichprobe erlaubt es, $\bar{x}$ und s den wahren Werten in der Grundgesamtheit μ und σ gleich zu setzen. Eine unbekannte Lösung ergab in einer Einzelbestimmung 25 E/ml. Gesucht ist das Vertrauensintervall mit 95% Wahrscheinlichkeit.

$$x + c \cdot \sigma > \mu > x - c \cdot \sigma,$$

$$25 + 1,96 \cdot 2,03 > \mu > 25 - 1,96 \cdot 2,03,$$

$$29 > \mu > 21.$$

Die Aussage, daß der Gehalt der Probe zwischen 21 und 29 E/ml liegt, wird somit in etwa 95 von 100 Fällen richtig und in etwa 5 von 100 Fällen falsch sein.

b. Signifikanz

Bei einer Nachkontrolle der Lösung von 21,92 E/ml wurde in einer Einzelbestimmung nach längerem Aufbewahren ein Gehalt von 19,50 E/ml gefunden. Hat die Aktivität abgenommen?

$$c = \frac{\mu - x}{\sigma} = \frac{21,92 - 19,5}{2,03} = 1,18.$$

Tab. 8 zeigt, daß für $c = 1,18$ bei einseitiger Fragestellung das Risiko der Aussage $P = 0,119$ entsprechend 11,9% ist. Die Aussage, daß die Enzymlösung abgenommen hat, läßt sich somit nicht mit 5% Irrtumswahrscheinlichkeit machen ($c = 1,645$). Es ist bedeutungsvoll, daß die umgekehrte Aussage nicht gemacht werden darf: Die Aktivität der Lösung hat nicht abgenommen. Es liegt im Wesen der Statistik, daß nur ein Unterschied, nie eine Übereinstimmung statistisch gesichert werden kann. Es ist sehr wohl möglich, daß die Aktivität der Enzymlösung abgenommen hat, aber die Abnahme war durch eine Einzelbestimmung nicht nachweisbar. Es läßt sich nur der Nichtzufall, nie der Zufall beweisen.

Die Aktivitätsbestimmung in der gelagerten Lösung wurde mit weiteren 8 Proben wiederholt und aus den insgesamt 9 Stichproben ein Mittelwert $\bar{x} = 17,84$ E/ml und eine Standardabweichung $s = 1,82$ E/ml gefunden. Man rechnet mit der Standardabweichung σ der größeren Versuchsreihe weiter und bildet daraus $s_{\bar{x}}$, die Standardabweichung des Mittelwerts (Vergleich von Standardabweichungen im F-Test s. S. 136f.).

$$c = \frac{\mu - \bar{x}}{s_{\bar{x}}} = \frac{21,92 - 17,84}{\dfrac{2,03}{\sqrt{9}}} = 6,0.$$

$c = 6 > 1,645$: An Hand ausführlicher Tabellen kann gezeigt werden, daß das Risiko für die Aussage, die Enzymaktivität habe abgenommen, nur noch $\sim 0,000\,000\,1\%$ ist.

Wäre die erste Untersuchung des Enzyms nicht an einem derart großen Untersuchungsmaterial von $n = 200$ durchgeführt worden, sondern wären 2 kleine Stichproben $n < 60$
miteinander verglichen worden, so hätte nicht die Normalverteilung, sondern die Studentverteilung verwendet werden müssen (Abschn. II, S. 138).

c. Grenzwerthypothese

Der Aktivitätsabfall der Enzymlösung von 21,92 auf 17,84 E/ml war signifikant. Damit
ist aber noch nicht ein Abfall um $21,92 - 17,84 = 4,08$ E/ml $= 18,6\%$ bewiesen, da die beiden
Stichproben mit der Größe des jeweiligen Vertrauensintervalls um den wahren Wert streuen.
Es ist in hohem Maße unwahrscheinlich, daß beide Meßwerte die jeweils ungünstigsten sind:
$\mu - c \cdot \sigma_{\bar{x}}$ und $\bar{x} + c \cdot s_{\bar{x}}$. Es wird daher der Vertrauensbereich Δx des Aktivitätsverlusts
$\mu - \bar{x}$ ermittelt und von der gefundenen Differenz abgezogen. c ist für einseitige Fragestellung
und 95% Wahrscheinlichkeit 1,645.

$$c = \frac{\Delta x}{s_{\bar{x}}} \; ; \; 1,645 = \frac{\Delta x}{\dfrac{2,03}{\sqrt{9}}} \; ; \; \Delta x = 1,11 \text{ E/ml}.$$

1,11 E/ml sind der Vertrauensbereich des Aktivitätsabfalls und somit sind $4,08 - 1,11$
$= 2,97$ E/ml $= 13,5\%$ Aktivitätsabfall statistisch mit 95% Wahrscheinlichkeit gesichert.

d. Die lineare Darstellung von Normalverteilungen

1. Wahrscheinlichkeitsnetz. Die graphische Darstellung der Normalverteilung von
Abb. 170 und 173 stellt die Häufigkeit des Auftretens des Merkmals x in Abhängigkeit des
Abstandes vom Mittelwert dar. Es ist auch eine andere Darstellungsweise möglich. Trägt
man auf der y-Achse den Flächeninhalt der Gauß-
schen Glockenkurve, welcher zwischen $c = -\infty$ bis
zu einem bestimmten Wert x gebildet wird, auf, so
erhält man eine sigmoide Summenhäufigkeitskurve
mit einem Wendepunkt bei $c = 0$, dem Flächeninhalt von 50%. Die sigmoide Kurve wird, wie in
Abb. 174 dargestellt, durch Verzerrung der linearen
Einteilung der Flächensumme auf der y-Achse (Gaußsches Integral) in eine Gerade überführt. Ein solches
verzerrtes Koordinatennetz nennt man Wahrscheinlichkeitsnetz. Die Verzerrung entsteht durch Umrechnung der Flächenwerte in entsprechende Abweichungen der Normalverteilung und damit wird c die
lineare Größe.

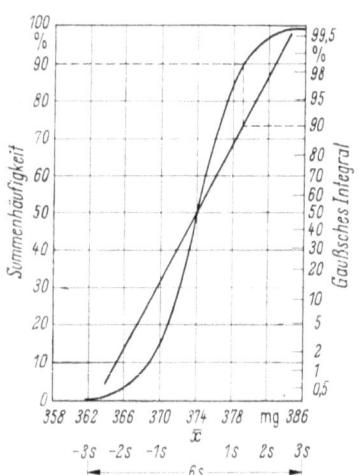

Abb. 174. Konstruktion des Wahrscheinlichkeitsnetzes.

Mit Hilfe des Wahrscheinlichkeitsnetzes kann man
prüfen, ob eine Normalverteilung vorliegt. Trägt man
die prozentuale Summenhäufigkeit der rangierten,
d. h. der Größe nach geordneten Meßwerte auf der
y-Achse gegen den Meßwert auf der x-Achse auf, so
erhält man beim Vorliegen einer Normalverteilung wenigstens in erster Näherung eine Gerade.

Für die Summenhäufigkeit 50% kann der Mittelwert und aus dem Abstand der Summenhäufigkeiten von $y = 15,9\%$ und $y = 50\%$ oder $y = 50\%$ und $y = 84,1\%$ (entsprechend
einer c-Einheit) die Standardabweichung s ermittelt werden. Ergeben sich Abweichungen
aus dieser Geraden, so bedeutet das, daß einigen Meßwerten oder der ganzen Reihe nicht
die Häufigkeit zukommt, die sich aus der Gaußverteilung errechnen läßt und die für eine reine
Statistik Gültigkeit hat (Mischverteilungen oder andere Verteilungsarten)!

Benützung des Wahrscheinlichkeitspapiers (Schleicher & Schüll Nr. 424$^1/_2$): Auf der Abszisse werden die Einzelwerte x_i aufgetragen. Man wählt den Maßstab so, daß die Variationsbreite etwa den zur Verfügung stehenden Platz ausfüllt. Die Ordinatenwerte sind durch die Anzahl der Messungen gegeben. Es muß die Gesamtzahl der Messungen auf 100% verteilt werden. Bei z. B. 49 Messungen wird der kleinste Wert bei 2%, der nächste, zweitkleinste bei 4%, der 25. Wert bei 50% und der größte Wert bei 98% eingetragen. Bei einer ungeraden Stichprobenzahl n wird der i-te Wert bei $(100 i/n) + 1$, bei einer geraden Stichprobenzahl n dagegen bei $(100 i/n) - 1$ eingetragen. Sind einige Werte gleich, so werden sie in willkürlicher Reihenfolge eingeordnet. Durch das Einzeichnen der Näherungsgeraden werden die zufälligen kleinen Verteilungsschwankungen korrigiert.

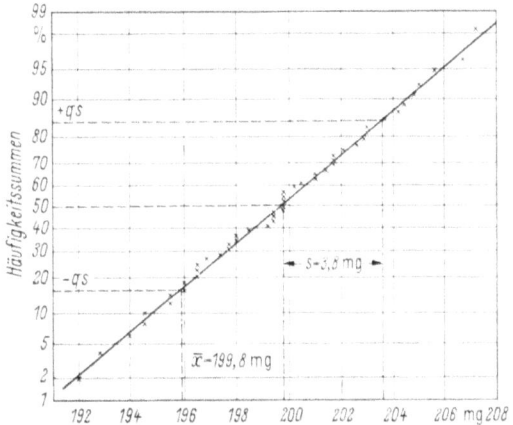

Abb. 175. Wahrscheinlichkeitsnetz.

Dabei ist die Gerade so zu legen, daß auf jeder Seite etwa die Hälfte der Punkte liegt. Es ist nicht richtig, die Abweichung der Geraden von den Punkten nach den geometrischen Abständen zu bewerten, weil die Ordinate nach dem Gaußschen Integral geteilt ist. Die Meßwerte zwischen 16 und 84% sind stärker zu bewerten als die Randwerte, da letztere stärker streuen. Abb. 175 zeigt die Darstellung einer Normalverteilung mit 49 Meßwerten. Die Anwendung des Wahrscheinlichkeitsnetzes beim Vorliegen in Klassen eingeteilter Meßwerte bringt Abschnitt II d, S. 182. Die Anwendung des Wahrscheinlichkeitsnetzes zur Variablenprüfung s. Abschnitt II e, S. 184 und zur Kornverteilung Abschnitt V f, S. 135.

2. Probitskala. Bei der Konstruktion des Wahrscheinlichkeitsnetzes in Abschnitt V d 1, S. 130 wurde die Sigmoidkurve der Flächenwerte einer Normalverteilung in eine Gerade überführt, da an Stelle des Prozentsatzes Flächeninhalt die standardisierte Abweichung der Normalverteilung $c = (x_i - \mu)/\sigma$ als Einheit der Ordinate gewählt wurde. Da für den Mittelwert μ der Flächeninhalt 50% beträgt und $c = 0$ ist, entstehen dabei positive und negative Werte für c.

Nach einem Vorschlag von C. J. Bliss werden praktisch negative Werte vermieden, wenn man $c + 5$ als sogenannte Probits (probability units) einführt, da $c = -5$ entsprechend 0 Probit einer Wahrscheinlichkeit $P < 0,0001\%$ entspricht. Man erhält eine positive Probitskala für alle vorkommenden Wahrscheinlichkeiten.

Die gesuchten Probits werden entweder in einer Probittabelle nachgeschlagen (Tab. 10) oder man sucht in einer Tabelle der Normalverteilung für eine gegebene Wahrscheinlichkeit $1 - P$ bei einseitiger Fragestellung den dazugehörigen Wert für $\pm c$ und findet durch Addition von 5,000 den gesuchten Probit (Tab. 8, S. 128).

Tabelle 10. Umwandlung Summenhäufigkeit in Probits

%	0	1	2	3	4	5	6	7	8	9
0		2,67	2,95	3,12	3,25	3,36	3,45	3,52	3,59	3,66
10	3,72	3,77	3,83	3,87	3,92	3,96	4,01	4,05	4,08	4,12
20	4,16	4,19	4,23	4,26	4,29	4,33	4,36	4,39	4,42	4,45
30	4,48	4,50	4,53	4,56	4,59	4,61	4,64	4,67	4,69	4,72
40	4,75	4,77	4,80	4,82	4,85	4,87	4,90	4,92	4,95	4,97
50	5,00	5,03	5,05	5,08	5,10	5,13	5,15	5,18	5,20	5,23
60	5,25	5,28	5,31	5,33	5,36	5,39	5,41	5,44	5,47	5,50
70	5,52	5,55	5,58	5,61	5,64	5,67	5,71	5,74	5,77	5,81
80	5,84	5,88	5,92	5,95	5,99	6,04	6,08	6,13	6,18	6,23
90	6,28	6,34	6,41	6,48	6,55	6,64	6,75	6,88	7,05	7,33

Mit Hilfe der Probits kann die Prüfung auf Normalverteilung auf normalem Millimeter-Papier durchgeführt werden.

Man transformiert die gefundenen Summenhäufigkeiten in Probits, trägt diese gegen den Meßwert auf und erhält wiederum im Falle einer Normalverteilung eine Gerade.

Die besondere Anwendung der Probits liegt jedoch in der pharmakologischen Prüfung bei der quantitativen Auswertung von alternativen Reaktionen. Unter alternativen Reaktionen versteht man physiologische Ereignisse, die dem „Alles oder nichts"-Gesetz unterworfen sind, wie Tod, Heilung und ähnliches.

Beispiel [8]: Zur Bestimmung einer DL_{50} wurden 7 in geometrischer Progression (z. B. 1:2:4:8:16:32:64) steigende Konzentrationen eines Wirkstoffs angewendet. Jede Konzentration wurde an 6 Versuchstieren geprüft. Die Ergebnisse und die Probittransformation zu sog. empirischen Probits zeigt Tab. 11 a, die graphische Darstellung Abb. 176.

Tabelle 11. DL_{50}-Bestimmung

a) Empirische Probits

mg Arzneistoff/kg Körpergewicht	Dosis-Einheiten x	Tierzahl n	Gestorben Anzahl	Gestorben Prozent p	empirischer Probit y
0,1	1	6	0	0	—
0,2	2	6	1	16,6	4,0
0,4	3	6	2	33,3	4,6
0,8	4	6	4	66,6	5,4
1,6	5	6	5	83,3	6,0
3,2	6	6	5	83,3	6,0
6,4	7	6	6	100	—

b) Umwandlung in Arbeitsprobits

x	Provisorischer Probit y_e	Umwandlung	Arbeits-probit Y_a
1	3,6	Kolonne 2, da $p = 0\%$	3,0606
2	4,1	$Y_a = 3,4083 + 3,7582 \cdot 0,166$	4,03464
3	4,6	$Y_a = 3,6643 + 2,7154 \cdot 0,333$	4,56942
4	5,2	$Y_a = 3,7186 + 2,5573 \cdot 0,666$	5,42346
5	5,7	$Y_a = 3,2724 + 3,2025 \cdot 0,833$	5,94115
6	6,3	$Y_a = 1,0295 + 5,8354 \cdot 0,833$	5,89233
7	6,8	Kolonne 4, da $p = 100\%$	7,2551

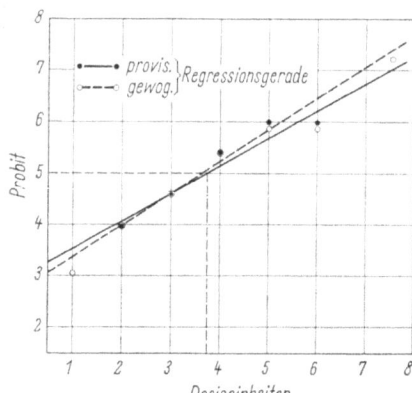

Abb. 176. DL_{50}-Bestimmung mittels Probittransformation.

Aus den empirischen Probits kann nach Augenmaß oder durch Regressionsrechnung (S. 145) die provisorische Regressionsgerade gelegt werden. Der Zahlenwert x für den Probitwert $y = 5$ liefert die Grundlage zur Berechnung der provisorischen DL_{50}.

$y = 5 \rightarrow x = 3,75$ Dosierungseinheiten;
$DL_{50} = 0,1 \cdot 2^{(3,75-1)} = 0,673$ mg/kg.

Diese empirischen Probits werden auch für das (3 + 3)Dosen-Verfahren von Abschnitt VI a 2, S. 152 verwendet.

Liegen jedoch die in empirischen Probits ausgedrückten Beobachtungswerte in der graphischen Darstellung so zerstreut, daß es schwierig ist, eine Gerade nach Augenmaß hindurchzulegen, so werden die empirischen Probits in die sog. Arbeitsprobits umgewandelt, mit denen weitergerechnet wird.

Dazu werden nach Abb. 176 aus der provisorischen Regressionsgeraden die provisorischen Probits, die Schnittpunkte der Geraden mit $x = 1, 2, 3, 4, 5, 6$ und 7 ermittelt. Die Arbeitsprobits Y_a werden mit Hilfe der Tab. 12 folgendermaßen erhalten:

Tabelle 12. Arbeitsprobit und Gewichtskoeffizient

Kolonne 1 Provisor. Probit y_0	Kolonne 2 min. Arbeits- probit	Kolonne 3 Bereich $\frac{1}{z}$	Kolonne 4 max. Arbeits- probit	Kolonne 5 Gewichts- koeffizient w
2,0	1,6954	225,6	227,3	0,01457
2,1	1,7866	168,00	169,79	0,01903
2,2	1,8772	126,34	128,22	0,02459
2,3	1,9673	95,96	97,93	0,03143
2,4	2,0568	73,62	75,68	0,03977
2,5	2,1457	57,05	59,20	0,04979
2,6	2,2340	44,654	46,888	0,06169
2,7	2,3214	35,302	37,623	0,07563
2,8	2,4081	28,189	30,597	0,09179
2,9	2,4938	22,736	25,230	0,11026
3,0	2,5786	18,522	21,101	0,13112
3,1	2,6624	15,240	17,902	0,15436
3,2	2,7449	12,666	15,411	0,17994
3,3	2,8261	10,633	13,459	0,20774
3,4	2,9060	9,015	11,921	0,23753
3,5	2,9842	7,721	10,705	0,26907
3,6	3,0606	6,6788	9,7394	0,30199
3,7	3,1351	5,8354	8,9705	0,33589
3,8	3,2074	5,1497	8,3571	0,37031
3,9	3,2773	4,5903	7,8676	0,40474
4,0	3,3443	4,1327	7,4770	0,43863
4,1	3,4083	3,7582	7,1665	0,47144
4,2	3,4687	3,4519	6,9206	0,50260
4,3	3,5251	3,2025	6,7276	0,35159
4,4	3,5770	3,0010	6,5780	0,55788
4,5	3,6236	2,8404	6,4640	0,58099
4,6	3,6643	2,7154	6,3797	0,60052
4,7	3,6982	2,6220	6,3202	0,61609
4,8	3,7241	2,5573	6,2814	0,62741
4,9	3,7407	2,5192	6,2599	0,63431
5,0	3,7467	2,5066	6,2533	0,63662
5,1	3,7401	2,5192	6,2593	0,63431
5,2	3,7186	2,5573	6,2759	0,62742
5,3	3,6798	2,6220	6,3018	0,61609
5,4	3,6203	2,7154	6,3357	0,60052
5,5	3,5360	2,8404	6,3764	0,58099
5,6	3,4220	3,0010	6,4230	0,55788
5,7	3,2724	3,2025	6,4749	0,53159
5,8	3,0794	3,4519	6,5313	0,50260
5,9	2,8335	3,7582	6,5917	0,47144
6,0	2,5230	4,1327	6,6557	0,43863
6,1	2,1324	4,5903	6,7227	0,40474
6,2	1,6429	5,1497	6,7926	0,37031
6,3	1,0295	5,8354	6,8649	0,33589
6,4	0,2606	6,6788	6,9394	0,30199
6,5	−0,705	7,721	7,0158	0,26907
6,6	−1,921	9,015	7,0940	0,23753
6,7	−3,459	10,633	7,1739	0,20774
6,8	−5,411	12,666	7,2551	0,17994
6,9	−7,902	15,240	7,3376	0,15436
7,0	−11,101	18,522	7,4214	0,13112
7,1	−15,230	22,736	7,5062	0,11026
7,2	−20,597	28,189	7,5919	0,09179
7,3	−27,623	35,302	7,6786	0,07564

Tabelle 12. Arbeitsprobit und Gewichtskoeffizient (*Fortsetzung*)

Kolonne 1 Provisor. Probit y_0	Kolonne 2 min. Arbeits- probit	Kolonne 3 Bereich $\frac{1}{z}$	Kolonne 4 max. Arbeits- probit	Kolonne 5 Gewichts- koeffizient w
7,4	−36,888	44,654	7,7661	0,06168
7,5	−49,20	57,05	7,8543	0,04979
7,6	−65,68	73,62	7,9432	0,03977
7,7	−87,93	95,96	8,0327	0,03143
7,8	−118,22	126,34	8,1228	0,02458
7,9	−159,79	168,00	8,2134	0,01903

a) Dort wo alle Tiere starben (Lösung $x = 7$), wird der dem provisorischen Probit in Tab. 12 Kolonne 4 entsprechende maximale Arbeitsprobit, dort, wo alle Tiere überlebten (Lösung $x = 1$), der in Tab. 12 Kolonne 2 angegebene minimale Arbeitsprobit entnommen.

b) Wo nur ein Teil der Tiere starb, wird der Prozentsatz gestorbener Tiere durch 100 geteilt, mit dem in Tab. 12 Kolonne 3 angegebenen Faktor $1/z$ multipliziert und zu dem in Tab. 12 Kolonne 2 angegebenen minimalen Arbeitsprobit y_0 addiert:

$$Y_a = y_0 + \frac{1}{z} \cdot \frac{p}{100}.$$

Das Ergebnis unseres Beispiels zeigt Tab. 11b. Aus der neu nach Augenmaß oder durch gewogene Regressionsrechnung [8] bestimmten Regressionsgeraden kann man für Probit $= 5$ die DL_{50} in Dosiseinheiten x ablesen und daraus die DL_{50} in mg/kg berechnen.

$$y = 5 \rightarrow x = 3,6; \quad DL_{50} = 0,1 \cdot 2^{(3,6-1)} = 0,607 \text{ mg/kg}.$$

e. Der Ausreißernachweis

Bei den statistischen Bestimmungen zählen alle Werte vollkommen gleichwertig. Es finden sich aber praktisch immer wieder Werte, die von anderen aus ungeklärten Gründen so weit abweichen, daß sie als Fehler beim Versuchsansatz angesehen werden müssen.

Solche zufälligen Extremabweichungen kann man nach Chauvenets Kriterium [9] ausschließen, wenn diese um einen von der Anzahl der Stichproben und der Standardabweichung abhängigen Wert c_A abweichen, der größer als der tabellierte Wert in Tab. 13 ist.

$$c_A = \frac{|x - \bar{x}|}{s}.$$

Die angegebenen Grenzen sind willkürlich.

Tabelle 13. **Chauvenets Kriterium**

n	$c_A >$	n	$c_A >$
5	1,68	18	2,20
6	1,73	20	2,24
7	1,79	30	2,39
8	1,86	40	2,50
9	1,92	50	2,58
10	1,96	100	2,80
12	2,03	200	3,02
14	2,10	500	3,29
16	2,16		

Tabelle 14. **Deans und Dixons Kriterium**

n	$Q_A (P = 0,05) >$
3	0,94
4	0,77
5	0,64
6	0,56
7	0,51

Nach GRAF und HENNING [10] sollen für Stichproben $n > 10$ nur solche Werte als Ausreißer gelten, welche $c_A > 4$ aufweisen. Nach dem Eliminieren der Ausreißerwerte wird $\bar{x}$ und s erneut berechnet.

DEAN und DIXON [10] geben eine Tabelle an, durch welche Ausreißer mit Hilfe der Spannweite eliminiert werden können:

$$Q_A = \frac{|x_1 - x_2|}{R}.$$

Man bildet ohne den verdächtigen Wert x_1 aus der Stichprobe die Spannweite $R = x_{max}$ —
— x_{min} und kann nach Tab. 14 den Ausreißer eliminieren, wenn der Quotient Q_A den tabellierten Zahlenwert übersteigt. $x_2 = $ Nachbarwert.

f. Statistik der Kornverteilung

Die Korngrößenbestimmung eines Haufwerkes durch Siebanalyse, Sedimentationsanalyse
oder ein anderes geeignetes Bestimmungsverfahren [11] liefert nur in den allerseltensten
Fällen das Ergebnis, daß alle Teilchen wenigstens in grober Näherung gleiche Größe haben,
d. h. daß ein Gleichkorn vorliegt, welches durch die Angabe seines Durchmessers oder eines
beliebig gewählten Äquivalentdurchmessers ($\varnothing$ des flächengleichen Kreises oder der flächengleichen Kugel) beschrieben werden kann. Meistens liegen Kornverteilungen vor, und zu
deren Beschreibung ist die Angabe z. B. eines mittleren Durchmessers $\bar{x}$ ungenügend, da dabei
nichts über die Anteile an Fein- und Grobgut und deren Größe ausgesagt ist. Es wird daher
versucht, die empirische Kornverteilung durch eine mathematische Verteilungsfunktion
wenigstens annähernd zu beschreiben und die Parameter der Verteilung zur Kennzeichnung
des Haufwerks heranzuziehen.

Praktisch geht man dabei so vor, daß man die Durchgangs- bzw. Rückstandssummen-
kurve gegen die Korngröße x in Koordinatensysteme, welche den Verteilungen angepaßt
sind, einträgt und prüft, ob eine Gerade, und damit die Möglichkeit der Auswertung, erhalten
wird. Gelegentlich ist auch eine schrittweise Auswertung für verschiedene Korngrößenbereiche in verschiedenen Koordinatensystemen möglich oder es kann z. B. bei zwei sich
schneidenden Geraden auf das Vorliegen einer Mischung aus 2 Verteilungen geschlossen werden.

Die Prüfung einer empirischen Kornverteilung in den folgenden Verteilungsnetzen ver-
spricht Aussicht auf Erfolg, eine Approximationsfunktion zu finden [11].

a) Potenzverteilung: Man trägt auf doppeltlogarithmisches Millimeterpapier (Schleicher &
Schüll 369$^1/_2$) die Korngröße x auf der Abszisse und die Durchgangssummen $D(x)$ auf der
Ordinate auf. Da die der Geraden zugehörige Verteilungsfunktion $D(x) = (x/x_{max})^m$ ist,
kann die Potenzverteilung durch x_{max}, die größte im Haufwerk vorkommende Korngröße,
und m, den Tangens der Steigung im doppeltlogarithmischen Körnungsnetz, beschrieben
werden. Je größer m wird, um so enger ist die Kornverteilung und umgekehrt.

b) Normalverteilung: Wie in Abschn. V d, S. 130, ausgeführt, ist eine Normalverteilung auf
Wahrscheinlichkeitspapier oder nach Probittransformation auf normalen Millimeterpapier
als Gerade darstellbar und die Parameter sind durch $\bar{x}$ und s der Stichprobe gegeben. Granu-
lierte, kristallisierte, sublimierte oder sprühgetrocknete Produkte sind häufig normal verteilt.

c) Logarithmische Normalverteilung: Es ist der Logarithmus des Merkmals und nicht
dieses selbst normal verteilt. Man trägt die Durchgangssummen auf logarithmisches Millimeterpapier (Schleicher & Schüll 297$^1/_2$ A 3) auf und erhält im Falle einer log. Normalverteilung eine Gerade, mit den Metametern $\bar{x}$ und s als Logarithmus. Berechnet man daraus
das Vertrauensintervall und delogarithmiert die obere und die untere Vertrauensgrenze,
sowie den Mittelwert, erhält man anschauliche Maße für die vorliegende Kornverteilung.
Die Kornverteilung von Sulfur praecipitatum folgt z. B. einer log. Normalverteilung [12].

d) RRS-Verteilung: Die von ROSIN, RAMMLER und SPERLING empirisch entdeckte Verteilungsfunktion, die sehr häufig gefunden wird, wenn ein korngrößenverteiltes Haufwerk
weiter vermahlen wird, liefert in einem Körnungsnetz, dessen Abszisse logarithmisch geteilt
und dessen Ordinate doppelt logarithmisch geteilt ist (Schleicher & Schüll Nr. 421$^1/_2$) eine
Gerade.

Die RRS-Verteilung folgt der Gleichung

$$1 - D(x) = R(x) = e^{-\left(\frac{x}{x'}\right)^n} ; \text{ Parameter } x' \text{ und } n.$$

Während n wieder der Tangens der Steigung der Geraden und damit ein Maß für die Weite
der Kornverteilung darstellt, ist der Parameter x' ein reiner Zahlenwert, nämlich die der

Rückstandssumme 36,8% zugehörige Korngröße: $R(x = x') = e^{-(1)^n} = \dfrac{1}{e} = 0,368 = 36,8\%.$

Bei der Normalverteilung ist der Parameter $\bar{x}$ zugleich Mittelwert, häufigster Wert und Halbwertskorngröße. Bei der RRS-Verteilung erhält man die häufigste vorkommende Korngröße x_h nach der Gleichung

$$x_h = x' \cdot \sqrt[n]{\frac{n-1}{n}}.$$

Die Halbwertskorngröße x_z wird entweder aus der Durchgangssummenkurve $D = 0,5 = 50\%$ direkt abgelesen oder berechnet

$$x_z = x' \cdot \sqrt[n]{0,69315}.$$

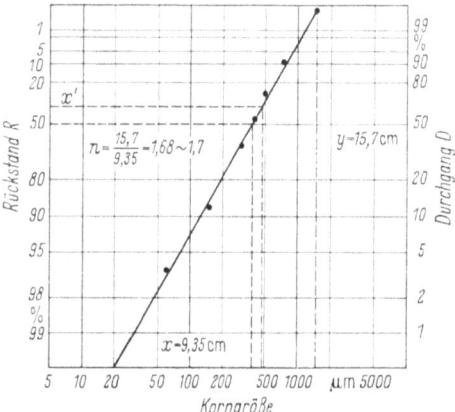

Abb. 177. Graphische Darstellung einer RRS-Geraden.

Der Mittelwert der Kornverteilung kann dagegen nicht ohne Anwendung höherer mathematischer Methoden errechnet werden:

$$x_m = x' \cdot \Gamma\left(\frac{1}{n}\right).$$

Beispiel: In Tab. 15 finden sich die Ergebnisse einer Siebanalyse von 100 g Haufwerk und die Umformung zur Rückstands- und Durchgangssummenkurve ($R + D = 1$ bzw. 100%). Abb. 177 zeigt die graphische Darstellung der RRS-Geraden und die Ermittlung von $x' = 0,475$ mm und $n = 1,7$.

Daraus erhält man:
Häufigste Korngröße

$$x_h = 0,475 \cdot \sqrt[1,7]{\frac{1,7-1}{1,7}} = 0,282 \text{ mm},$$

Halbwertskorngröße x_z = (graphisch) 0,38 mm = (rechnerisch) = $0,475 \cdot \sqrt[1,7]{0,69315}$ = 0,383 mm.

Tabelle 15. Siebanalyse von 100 g Haufwerk [13]

Maschenweite in	Klassenrückstand (Siebfraktion)		Rückstands-summe	Durchgangs-summe
mm	in g	in %	100 R (%)	100 D (%)
Sieb: 1,5	0,1	0,1	0,1	99,9
0,75	8,9	8,9	9,0	81,0
0,5	18,0	18,0	27,0	73,0
0,4	20,0	20,0	47,0	53,0
0,3	17,0	17,0	64,0	46,0
0,15	24,0	24,0	88,0	18,0
0,06	18,5	18,5	96,5	3,5
Boden: < 0,06	3,5	3,5	100,0	—

Beurteilung des Analysenverfahrens

I. Der Vergleich zweier Standardabweichungen (F-Test)

In Abschn. Vb, S. 129, war aus 200 Enzymbestimmungen die Standardabweichung $s_1 = 2,03$ E/ml und aus einer Nachuntersuchung mit 9 Bestimmungen eine Standardabweichung $s_2 = 1,82$ E/ml gefunden worden. Die Entscheidung, ob auf eine verbesserte Analysenmethode geschlossen werden darf oder ob die kleinere Standardabweichung vermutlich zufällig gefunden wurde, geschieht mit Hilfe des F-Tests.

$$F = \frac{s_1^2}{s_2^2} > F(P, f_1, f_2).$$

Die größere Standardabweichung steht im Zähler des Bruches, damit der Wert des Quotienten stets größer 1 wird. Der Quotient F muß größer als ein von dem Risiko der Aussage (P) und den Freiheitsgraden der Stichproben $(f_1 = n_1 - 1;\ f_2 = n_2 - 1)$ abhängiger tabellierter Zahlenwert (Tab. 16) sein, wenn auf einen signifikanten Unterschied der beiden Standardabweichungen geschlossen werden soll. Für $F \leqq F(P, f_1, f_2)$ darf dagegen nicht ausgesagt werden, daß die beiden Standardabweichungen gleich sind, sondern nur, daß ein Unterschied nicht nachweisbar ist.

$$F = \frac{2,03^2}{1,82^2} = 1,24;\quad F(P = 0,05,\ f_1 = 200 - 1 = 199;\ f_2 = 9 - 1 = 8) = 2,928.$$

Es darf nicht auf eine bessere Reproduzierbarkeit der Enzymbestimmungen bei der Nachuntersuchung geschlossen werden.

Tabelle 16. F-Verteilung (P = 0,05)

f_2 \ f_1	1	2	3	4	5	6	8	12	24	∞	f_2
1	161,45	199,50	215,72	224,57	230,17	233,97	238,89	243,91	249,04	254,32	1
2	18,512	18,999	19,163	19,248	19,298	19,329	19,371	19,414	19,453	19,496	2
3	10,129	9,552	9,276	9,118	9,014	8,941	8,844	8,744	8,638	8,527	3
4	7,710	6,945	6,591	6,388	6,257	6,164	6,041	5,912	5,774	5,628	4
5	6,607	5,786	5,410	5,192	5,050	4,950	4,818	4,678	4,527	4,365	5
6	5,987	5,143	4,756	4,534	4,388	4,284	4,147	4,000	3,841	3,669	6
7	5,591	4,737	4,347	4,121	3,972	3,866	3,725	3,574	3,410	3,230	7
8	5,317	4,459	4,067	3,838	3,688	3,580	3,438	3,284	3,116	2,928	8
9	5,117	4,256	3,863	3,633	3,482	3,374	3,230	3,073	2,900	2,707	9
10	4,965	4,103	3,708	3,478	3,326	3,217	3,072	2,913	2,737	2,538	10
11	4,844	3,982	3,587	3,357	3,204	3,094	2,948	2,788	2,609	2,405	11
12	4,747	3,885	3,490	3,259	3,106	2,999	2,848	2,686	2,505	2,296	12
13	4,667	3,805	3,410	3,179	3,025	2,915	2,767	2,604	2,420	2,207	13
14	4,600	3,739	3,344	3,112	2,958	2,848	2,699	2,534	2,349	2,131	14
15	4,543	3,683	3,287	3,056	2,901	2,790	2,641	2,475	2,288	2,066	15
16	4,494	3,634	3,239	3,007	2,853	2,741	2,591	2,424	2,235	2,010	16
17	4,451	3,592	3,197	2,965	2,810	2,699	2,548	2,381	2,190	1,961	17
18	4,414	3,555	3,160	2,928	2,773	2,661	2,510	2,342	2,150	1,917	18
19	4,381	3,522	3,127	2,895	2,740	2,629	2,477	2,308	2,114	1,878	19
20	4,351	3,493	3,098	2,866	2,711	2,599	2,447	2,278	2,083	1,843	20
21	4,325	3,467	3,072	2,840	2,685	2,573	2,421	2,250	2,054	1,812	21
22	4,301	3,443	3,049	2,817	2,661	2,549	2,397	2,226	2,028	1,783	22
23	4,279	3,422	3.028	2,795	2,640	2,528	2,375	2,203	2,005	1,757	23
24	4,260	3,403	3,009	2,777	2,621	2,508	2,355	2,183	1,984	1,733	24
25	4,242	3,385	2,991	2,759	2,603	2,490	2,337	2,165	1,965	1,711	25
26	4,225	3,369	2,975	2,743	2,587	2,474	2,321	2,148	1,947	1,691	26
27	4,210	3,354	2,961	2,728	2,572	2,459	2,305	2,132	1,930	1,672	27
28	4,196	3,340	2,947	2,714	2,558	2,445	2,292	2,118	1,915	1,654	28
29	4,183	3,328	2,934	2,702	2,545	2,432	2,278	2,104	1,901	1,638	29
30	4,171	3,316	2,922	2,690	2,534	2,421	2,266	2,092	1,887	1,622	30
40	4,085	3,232	2,839	2,606	2,449	2,336	2,180	2,004	1,793	1,509	40
60	4,001	3,151	2,758	2,525	2,368	2,254	2,097	1,918	1,700	1,389	60
120	3,920	3,072	2,680	2,447	2,290	2,175	2,016	1,834	1,608	1,254	120
∞	3,841	2,996	2,605	2,372	2,214	2,098	1,938	1,752	1,517	1,000	∞

Der F-Test beruht auf der sog. F-Verteilung von R. A. FISHER. Prüft man aus einer normal-verteilten Grundgesamtheit genügend häufig 2 Stichproben der Größe n_1 und n_2 auf ihre Standardabweichung s, und bildet den Quotienten

$$F = \frac{s_1^2}{s_2^2} > 1,$$

so werden diese eine asymptotisch abklingende Verteilungskurve mit dem Maximum bei $F = 1$ ergeben. Die Fläche ist ein Maß für die Häufigkeit des Auftretens von Werten zwischen den vorgegebenen Merkmalsgrenzen, und es läßt sich der Grenzwert des Vertrauensbereiches für eine vorgegebene Wahrscheinlichkeit tabellieren.

Der Vergleich von Standardabweichungen im F-Fest hat nicht nur für den Vergleich von Analysenverfahren, sondern auch beim Vergleich von Herstellungsverfahren, der Güte-bestimmung von Maschinen u. ä. große Bedeutung.

II. Der Vergleich zweier Mittelwerte (t-Test)

Wenn zwei Mittelwerte $\bar{x}_1$ und $\bar{x}_2$ aus voneinander unabhängigen Meßserien mit Stich-probengrößen n_1 und n_2 vorliegen, so darf auf einen gesicherten Unterschied der beiden Mittelwerte nur auf Grund des durchgeführten t-Tests nach „Student" (ein Pseudonym für den englischen Chemiker GOSSET) geschlossen werden. Der t-Test ist jedoch nur durchführbar, wenn die beiden Standardabweichungen s_1 und s_2 nicht signifikant unterschieden sind (F-Test), sonst wird der Vergleich mit Hilfe der Varianzanalyse (S. 143) ausgeführt.

Es wird die Prüfgröße t gebildet und diese mit $t(P, f)$, einem von dem Risiko der Aus-sage (P) und den Freiheitsgraden der beiden Stichproben (f) abhängigen, tabellierten Zahlen-wert verglichen:

$$t > t(P, f).$$

Die Prüfgröße t der Studentverteilung gilt für den Fall weniger Stichproben und ist analog c der Normalverteilung (Abschn. V b, S. 129).

$$t = \frac{|\bar{x} - x|}{s}.$$

Für den Fall des Mittelwertvergleichs wird daher

$$t = \frac{\bar{x}_1 - \bar{x}_2}{s_{\bar{x}_1 - \bar{x}_2}}.$$

$s_{\bar{x}_1 - \bar{x}_2}$ ist die Standardabweichung für die Differenz zweier Mittelwerte aus n_1 und n_2 Messungen

$$s_{\bar{x}_1 - \bar{x}_2} = \sqrt{\frac{s_1^2}{n_1} + \frac{s_2^2}{n_2}}.$$

Daraus resultiert für t folgende Gleichung:

$$t = |(\bar{x}_1 - \bar{x}_2)| \cdot \sqrt{\left(\frac{n_1 + n_2 - 2}{n_1 + n_2}\right)\left(\frac{n_1 \cdot n_2}{s_1^2(n_1 - 1) + s_2^2(n_2 - 1)}\right)},$$

$$f = n_1 + n_2 - 2.$$

Sind die Stichprobengrößen $n_1 = n_2$, dann vereinfacht sich die Gleichung

$$t = |\bar{x}_1 - \bar{x}_2| \cdot \sqrt{\frac{n}{s_1^2 + s_2^2}}.$$

Handelt es sich um eine verbundene Stichprobe, z. B. Test von 2 Arzneimitteln am gleichen Patienten oder Prüfung von 2 Rohstoffen auf einer Fertigungsmaschine u. ä., vereinfacht sich die Gleichung noch weiter

$$t = \frac{\bar{x}_{\text{Differenz}}}{s_{\bar{x}\text{Differenz}}}.$$

Soll die Abweichung eines Mittelwertes $\bar{x}$ einer Probe der Größe n und der Standardabweichung s von einer fehlerlosen Zahl μ_0 (dem wahren Gehalt der Grundgesamtheit, einer theoretisch abgeleiteten Größe u. ä.) geprüft werden, so gilt:

$$t = \frac{|\bar{x} - \mu_0|}{s} \sqrt{n} \, .$$

Die Zahlenwerte für t sind in Tab. 17 in Abhängigkeit von Freiheitsgraden tabelliert und es gilt

für 1 Stichprobe	$f = n - 1$;
für 2 Stichproben $n_1 = n_2$	$f = 2n - 2$;
für 2 Stichproben $n_1 \neq n_2$	$f = n_1 + n_2 - 2$.

Übersteigen die Freiheitsgrade $f > 60$, so gilt die Gaußsche Normalverteilung mit c statt t, S. 129.

Tabelle 17. t-Verteilung

f	P-Werte für zweiseitige Fragestellung												
	0,90	0,80	0,70	0,60	0,50	0,40	0,30	0,20	0,10	0,05	0,02	0,01	0,001
1	0,158	0,325	0,510	0,727	1,000	1,376	1,963	3,078	6,314	12,706	31,821	63,657	636,619
2	0,142	0,289	0,445	0,617	0,816	1,061	1,386	1,886	2,920	4,303	6,965	9,925	31,598
3	0,137	0,277	0,424	0,584	0,765	0,978	1,250	1,638	2,353	3,182	4,541	5,841	12,924
4	0,134	0,271	0,414	0,569	0,741	0,941	1,190	1,533	2,132	2,776	3,747	4,604	8,610
5	0,132	0,267	0,408	0,559	0,727	0,920	1,156	1,476	2,015	2,571	3,365	4,032	6,869
6	0,131	0,265	0,404	0,553	0,718	0,906	1,134	1,440	1,943	2,447	3,143	3,707	5,959
7	0,130	0,263	0,402	0,549	0,711	0,896	1,119	1,415	1,895	2,365	2,998	3,499	5,408
8	0,130	0,262	0,399	0,546	0,706	0,889	1,108	1,397	1,860	2,306	2,896	3,355	5,041
9	0,129	0,261	0,398	0,543	0,703	0,883	1,100	1,383	1,833	2,262	2,821	3,250	4,781
10	0,129	0,260	0,397	0,542	0,700	0,879	1,093	1,372	1,812	2,228	2,764	3,169	4,587
11	0,129	0,260	0,396	0,540	0,697	0,876	1,088	1,363	1,796	2,201	2,718	3,106	4,437
12	0,128	0,259	0,395	0,539	0,695	0,873	1,083	1,356	1,782	2,179	2,681	3,055	4,318
13	0,128	0,259	0,394	0,538	0,694	0,870	1,079	1,350	1,771	2,160	2,650	3,012	4,221
14	0,128	0,258	0,393	0,537	0,692	0,868	1,076	1,345	1,761	2,145	2,624	2,977	4,140
15	0,128	0,258	0,393	0,536	0,691	0,866	1,074	1,341	1,753	2,131	2,602	2,947	4,073
16	0,128	0,258	0,392	0,535	0,690	0,865	1,071	1,337	1,746	2,120	2,583	2,921	4,015
17	0,128	0,257	0,392	0,534	0,689	0,863	1,069	1,333	1,740	2,110	2,567	2,898	3,965
18	0,127	0,257	0,392	0,534	0,688	0,862	1,067	1,330	1,734	2,101	2,552	2,878	3,922
19	0,127	0,257	0,391	0,533	0,688	0,861	1,066	1,328	1,729	2,093	2,539	2,861	3,883
20	0,127	0,257	0,391	0,533	0,687	0,860	1,064	1,325	1,725	2,086	2,528	2,845	3,850
21	0,127	0,257	0,391	0,532	0,686	0,859	1,063	1,323	1,721	2,080	2,518	2,831	3,819
22	0,127	0,256	0,390	0,532	0,686	0,858	1,061	1,321	1,717	2,074	2,508	2,819	3,792
23	0,127	0,256	0,390	0,532	0,685	0,858	1,060	1,319	1,714	2,069	2,500	2,807	3,767
24	0,127	0,256	0,390	0,531	0,685	0,857	1,059	1,318	1,711	2,064	2,492	2,797	3,745
25	0,127	0,256	0,390	0,531	0,684	0,856	1,058	1,316	1,708	2,060	2,485	2,787	3,725
26	0,127	0,256	0,390	0,531	0,684	0,856	1,058	1,315	1,706	2,056	2,479	2,779	3,707
27	0,127	0,256	0,389	0,531	0,684	0,855	1,057	1,314	1,703	2,052	2,473	2,771	3,690
28	0,127	0,256	0,389	0,530	0,683	0,855	1,056	1,313	1,701	2,048	2,467	2,763	3,674
29	0,127	0,256	0,389	0,530	0,683	0,854	1,055	1,311	1,699	2,045	2,462	2,756	3,659
30	0,127	0,256	0,389	0,530	0,683	0,854	1,055	1,310	1,697	2,042	2,457	2,750	3,646
40	0,126	0,255	0,388	0,529	0,681	0,851	1,050	1,303	1,684	2,021	2,423	2,704	3,551
60	0,126	0,254	0,387	0,527	0,679	0,848	1,046	1,296	1,671	2,000	2,390	2,660	3,460
120	0,126	0,254	0,386	0,526	0,677	0,845	1,041	1,289	1,658	1,980	2,358	2,617	3,373
∞	0,126	0,253	0,385	0,524	0,674	0,842	1,036	1,282	1,645	1,960	2,326	2,576	3,291

Beispiele: a) Es wurde ein Schlafmittel A an 5 Versuchspersonen getestet. Man beobachtete eine mittlere Schlafzeit von $\bar{x}_1 = 7{,}6$ Std. und errechnete eine resultierende Varianz $s^2 = 2{,}78$. An weiteren 5 Versuchspersonen wurde das Schlafmittel B getestet, und man erhielt $\bar{x}_2$

$= 10,6 \,\text{Std. und } s^2 = 11,3\,[14]$. Die Prüfung im F-Test liefert $F = 11,3 : 2,78 = 4,06$; $F\,(P = 0,05,$ $f_1 = 4,\; f_2 = 4) = 6,388$; folglich darf der t-Test angewendet werden, und es gilt:

$$t = |\,7,6 - 10,6\,| \cdot \sqrt{\frac{5}{2,78 + 11,3}} = 1,788\,,$$

$t\,(P = 0,05,\; f = 8) = 2,306$ (zweiseitige Fragestellung).

Es kann kein signifikanter Unterschied zwischen den Präparaten A und B mit 95% Wahrscheinlichkeit nachgewiesen werden.

b) Die beiden Schlafmittel A und B werden an 5 Versuchspersonen wechselseitig geprüft und die Differenz der Schlafzeiten nach Anwendung von A und von B wird mit $\bar{x}_{\text{Diff.}} = -3$ Std. und einer Standardabweichung von $s_{\bar{x}\text{Diff.}} = 1,049$ Std. ermittelt [14].

$$t = \frac{3}{1,049} = 2,86\,; \qquad t\,(P = 0,05,\; f = 4) = 2,776\,.$$

Bei der verbundenen Stichprobe kann ein signifikanter Unterschied zwischen dem Präparat A und dem Präparat B nachgewiesen werden. Die Signifikanz der Zeit der Schlafzeitverlängerung erfolgt durch die Grenzwerthypothese. Es wird wie auf S. 130 der Vertrauensbereich $\varDelta x$ der Schlafzeitverlängerung $\bar{x}_1 - \bar{x}_2$ ermittelt und von der gefundenen Differenz abgezogen.

$$t\,(P = 0,05,\; f = 4) = 2,132 \text{ (einseitige Fragestellung)},$$

$$2,132 = \frac{\varDelta x}{1,049}\,; \quad \varDelta x = 2,23 \text{ Std.}$$

Die Schlafzeit nach Präparat B ist mit 95% Wahrscheinlichkeit $3,00 - 2,23 = 0,77$ Std. entsprechend 46 Min. länger als nach Anwendung von Präparat A.

Während beim Vergleich der beiden Präparate im t-Test die zweiseitige Fragestellung angewendet werden mußte, wird für die Signifikanz der Schlafdauer bei der Grenzwerthypothese nur die Verlängerung entsprechend einer einseitigen Fragestellung geprüft. Diese Sicherung bedeutet nur, daß der Unterschied nicht zufällig sein kann. Statt einer echten Schlafzeitverlängerung kann jedoch auch ein systematischer Fehler vorliegen, weil sich Präparat A z. B. als Arzneizubereitung im Magen-Darmtrakt nicht vollständig auflöste. Wird nur angegeben, daß ein Präparat signifikant besser sei, als ein Vergleich, ohne weitere quantitative statistische Sicherung, so ist häufig Vorsicht geboten, damit nicht physiologisch unbedeutende, minimale Unterschiede gesichert werden.

c) Eine Gehaltsbestimmung einer Arzneizubereitung lieferte in 4 Parallelanalysen einen Gehalt von 103 mg. Die Standardabweichung des Verfahrens wurde mit 1 mg bestimmt. Der bekannte Gehalt der Arzneizubereitung beträgt jedoch 100 mg. Die Entscheidung, ob das Ergebnis zufällig entstanden ist oder ob auf das Analysenverfahren ein systematischer Fehler einwirkte, wird mit dem t-Test geführt:

$$t = \frac{103 - 100}{1} \cdot \sqrt{4} = 6\,; \quad t\,(P = 0,05;\; f = 3) = 3,182\,.$$

Es liegt also mit mehr als 95% Wahrscheinlichkeit im Analysenverfahren ein systematischer Fehler vor.

Der t-Test darf nur angewendet werden, wenn die Merkmale, welche den Mittelwert bilden, annähernd normal verteilt sind. Dies ist nicht der Fall bei sogenannten „seltenen Ereignissen", wie den meisten Zählresultaten, z. B. bei der Auswertung von Impulsraten bei der Messung der Radioaktivität. Für die Zählresultate $x_1 > 15$ und $x_2 > 15$ kann die Normalverteilung angewendet werden [15].

$$c = \frac{|\,x_1 \cdot T_2 - x_2 \cdot T_1\,|}{\sqrt{T_1 \cdot T_2\,(x_1 + x_2)}}\,.$$

$x_1;\, x_2 =$ Zählergebnis im Zählabschnitt T_1 und T_2 [Zeit].

c wird wie in Abschnitt V b, S. 129 auf Signifikanz geprüft. Für $x_1 < 15$; $x_2 < 15$ wird die Prüfung [15] im F-Test nach S. 136 f. durchgeführt:

$$F = \frac{T_2\,(2x_1 + 1)}{T_1\,(2x_2 + 1)}\,,$$

wobei $T_2\,(2x_1 + 1) > T_1\,(2x_2 + 1)$ gewählt wird; $f_1 = 2x_1 + 1$; $f_2 = 2x_2 + 1$.

Die Zufallsverteilung „seltener Ereignisse" kann nur für Werte $x > 15$ in Näherung durch eine Normalverteilung beschrieben werden. Für Werte $x < 15$ liegt keine stetige, sondern eine diskrete Verteilung vor: Die Werte ändern sich sprunghaft ganzzahlig: Poisson-Verteilung. Die Parameter dieser Verteilung sind μ und $\sigma = \sqrt{\mu}$. Analog der Normalverteilung sind auch bei der Poisson-Verteilung praktisch alle zufälligen Werte im Vertrauensbereich $\bar{x} \pm 3\sqrt{\bar{x}}$ zu erwarten (Impulszählung bei Radioaktivitätsbestimmungen).

III. Die Chi-Quadrat-Methode

a. Die 2 × 2-Tafel

Das Verfahren wird angewendet, wenn zwischen den Ergebnissen einer Stichprobe und einer Hypothese mit Erwartungswerten verglichen werden soll. Dazu müssen die Ergebnisse in Klassen eingeteilt sein. Besonders einfach ist die χ^2-Anwendung in Form der 2 × 2-Tafel, d. h. Vergleich von 2 Stichproben mit je 2 Klassen.

Tabelle 18. 2 × 2-Tafel

	Reagierende Tiere	Nicht reagierende Tiere	Summe
1. Stichprobe Arzneimittel A	$x_{1a} = 30$	$x_{1b} = 0$	$n_1 = 30$
2. Stichprobe Arzneimittel B	$x_{2a} = 15$	$x_{2b} = 15$	$n_2 = 30$
Summe	$\sum x_a = 45$	$\sum x_b = 15$	$\sum x = \sum n = 60$

Die Ergebnisse von zwei pharmakologischen Versuchsreihen [16] sind in Tab. 18 niedergelegt und am Rand der 2 × 2-Tafel werden die Summen gebildet. Zur Prüfung, ob zwischen Arzneimittel A und Arzneimittel B ein Unterschied besteht, wird die sog. Nullhypothese angewendet, d. h. man postuliert, es bestehe kein Unterschied, und man berechnet, wie dafür die theoretische Verteilung auszusehen habe. Dazu muß nur der hypothetische Wert m_{1a} berechnet werden, da alle anderen Werte durch Subtraktion von den Randsummen erhalten werden (Tab. 19):

$$m_{1a} = \frac{\sum x_a \cdot n_1}{\sum n} = \frac{45 \cdot 30}{60} = 22,5.$$

Tabelle 19. Hypothetische 2 × 2-Tafel

	Reagierende Tiere	Nicht reagierende Tiere	Summe
1. Stichprobe	$m_{1a} = 22,5$	$m_{2b} = n_1 - m_{1a} = 7,5$	$n_1 = 30$
2. Stichprobe	$m_{2a} = \sum x_a - m_{1a} = 22,5$	$m_{2b} = n_2 - m_{2a} = 7,5$	$n_2 = 30$
Summe	$\sum x_a = 45$	$\sum x_b = 15$	$\sum x = \sum n = 60$

Die Übereinstimmung der Erwartungswerte der 1. und 2. Stichprobe ist durch die zufällige Übereinstimmung von n_1 und n_2 gegeben.

$$\chi^2 = \sum \frac{(x_i - m_i)^2}{m_i} = \frac{(30 - 22,5)^2}{22,5} + \frac{(0 - 7,5)^2}{7,5} + \frac{(15 - 22,5)^2}{22,5} + \frac{(15 - 7,5)^2}{7,5},$$

$$\chi^2 = 2,5 + 7,5 + 2,5 + 7,5 = 20.$$

Freiheitsgrad für die 2 × 2-Tafel immer $f = 1$. Wiederum gilt:
$\chi^2 > \chi^2(P, f)$; $\chi^2(P = 0,05, f = 1) = 3,84$; $\chi^2(P, f)$ wird Tab. 20 entnommen.

Zwischen dem Arzneimittel A von Stichprobe 1 und Arzneimittel B von Stichprobe 2 besteht ein signifikanter Unterschied.

Tabelle 20. χ^2-Verteilung

f	P-Werte für zweiseitige Fragestellung							
	0,99	0,95	0,9	0,5	0,1	0,05	0,01	0,001
1	$0{,}0^3157$	$0{,}0^2393$	0,0158	0,455	2,71	3,84	6,63	10,8
2	0,0201	0,103	0,211	1,39	4,61	5,99	9,21	13,8
3	0,115	0,352	0,584	2,37	6,25	7,81	11,3	16,3
4	0,297	0,711	1,06	3,36	7,78	9,49	13,3	18,5
5	0,554	1,15	1,61	4,35	9,24	11,1	15,1	20,5
6	0,872	1,64	2,20	5,35	10,6	12,6	16,8	22,5
7	1,24	2,17	2,83	6,35	12,0	14,1	18,5	24,3
8	1,65	2,73	3,49	7,34	13,4	15,5	20,1	26,1
9	2,09	3,33	4,17	8,34	14,7	16,9	21,7	27,9
10	2,56	3,94	4,87	9,34	16,0	18,3	23,2	29,6
11	3,05	4,57	5,58	10,3	17,3	19,7	24,7	31,3
12	3,57	5,23	6,30	11,3	18,5	21,0	26,2	32,9
13	4,11	5,89	7,04	12,3	19,8	22,4	27,7	34,5
14	4,66	6,57	7,79	13,3	21,1	23,7	29,1	36,1
15	5,23	7,26	8,55	14,3	22,3	25,0	30,6	37,7
16	5,81	7,96	9,31	15,4	23,5	26,3	32,0	39,3
17	6,41	8,67	10,1	16,3	24,8	27,6	33,4	40,8
18	7,01	9,39	10,9	17,3	26,0	28,9	34,8	42,3
19	7,63	10,1	11,7	18,3	27,2	30,1	36,2	43,8
20	8,26	10,9	12,4	19,3	28,4	31,4	37,6	45,3
21	8,90	11,6	13,2	20,3	29,6	32,7	38,9	46,8
22	9,54	12,3	14,0	21,3	30,8	33,9	40,3	48,3
23	10,2	13,1	14,8	22,3	32,0	35,2	41,6	49,7
24	10,9	13,8	15,7	23,3	33,2	36,4	43,0	51,2
25	11,5	14,6	16,5	24,3	34,4	37,7	44,3	52,6
26	12,2	15,4	17,3	25,3	35,6	38,9	45,6	54,1
27	12,9	16,2	18,1	26,3	36,7	40,1	47,0	55,5
28	13,6	16,9	18,9	27,3	37,9	41,3	48,3	56,9
29	14,3	17,7	19,8	28,3	39,1	42,6	49,6	58,3
30	15,0	18,5	20,6	29,3	40,3	43,8	50,9	59,7
40	22,2	26,5	29,1	39,3	51,8	55,8	63,7	73,4
50	29,7	34,8	37,7	49,3	63,2	67,5	76,2	86,7

Zu dem gleichen Ergebnis, welches aber nicht die Herleitung von χ^2 zeigt, führt die folgende Formel

$$\chi^2 = \frac{[x_{1a} \cdot x_{2b} - x_{1b} \cdot x_{2a}]^2 (n_1 + n_2)}{n_1 \cdot n_2 (x_{1a} + x_{2a})(x_{1b} + x_{2b})},$$

$$\chi^2 = \frac{[30 \cdot 15 - 0 \cdot 15]^2 (30 + 30)}{30 \cdot 30 \cdot (30 + 15)(0 + 15)} = 20{,}0.$$

Das DAB 7-DDR läßt χ^2 in der 2×2-Tafel nach folgender Formel berechnen: korrigiertes χ^2

$$\chi^2 = \frac{\left[(x_{1a} \cdot x_{2b} - x_{1b} \cdot x_{2a}) - \frac{1}{2}(n_1 + n_2) \right]^2 (n_1 + n_2)}{n_1 \cdot n_2 (x_{1a} + x_{2a})(x_{1b} + x_{2b})}.$$

Für obiges Beispiel:

$$\chi^2 = \frac{[(30 \cdot 15 - 15 \cdot 0) - \frac{1}{2}(30 + 30)]^2 (30 + 30)}{30 \cdot 30 (30 + 15)(0 + 15)} = 17{,}42.$$

Das Ergebnis ist in der praktischen Auswirkung das Gleiche $\chi^2 > \chi^2\,(P = 0{,}05, f = 1) = 3{,}84$. Der gefundene Zahlenwert ist jedoch kleiner. Dies rührt daher, daß in die Gleichung des DAB 7-DDR die Yatessche Korrektur eingeführt ist, die einen auftretenden Fehler bei kleinen Häufigkeiten in jeder Klasse zu berücksichtigen versucht. Bei kleinen Häufigkeiten liefert daher der unkorrigierte χ^2-Wert eine zu kleine, der korrigierte χ^2-Wert eine leicht erhöhte Wahrscheinlichkeit. Eine ausführliche Beschreibung und eine Bewertungsmöglichkeit für die beiden χ^2-Werte, wie sie notwendig wird, wenn $\chi^2 \sim \chi^2\,(P, f)$ wird, findet sich bei [17].

Wesentlich für die Bildung von χ^2, wie überhaupt für alle statistischen Berechnungen ist, daß auf mindestens 5 Stellen gerechnet wird und erst am Schluß aufgerundet wird, da sonst erhebliche Fehler entstehen können.

b. Weitere Anwendung der Chi-Quadrat-Methode

Die Chi-Quadrat-Methode läßt sich ganz allgemein auch für m Klassen und n Stichprobenreihen anwenden: $x \cdot n$-Tafel. Anweisungen finden sich u. a. bei [18]. Diese Prüfung wird häufig dort angewendet, wo eine in Klassen unterteilte Verteilung mit einer Erwartungsverteilung verglichen werden soll. Meist wird dabei erwartet, daß $\chi^2 < \chi^2\,(P, f)$ ist, d. h. daß keine Signifikanz nachweisbar ist, z. B. in der Genetik, wenn mit vorgegebenen Vererbungsgesetzen verglichen wird.

Eine weitere wichtige Anwendung findet χ^2 in der Bestimmung pharmakologischer Kenngrößen [7].

IV. Der Vergleich mehrerer Mittelwerte (Varianzanalyse)

Während für den Vergleich von 2 Mittelwerten der t-Test angewendet wird, eignet sich für den Vergleich mehrerer Mittelwerte die Varianzanalyse. Diese ist für die Auswertung biologischer Arzneimittelprüfungen zu einer unentbehrlichen Methode geworden. Bei diesem Auswerteverfahren wird die additive Eigenschaft der Varianz s^2 genutzt. Die Gesamtvarianz V besteht im Falle der Unabhängigkeit der Zufallsgrößen aus der Summe der einzelnen Varianzen (Fehlerfortpflanzungsgesetz)

$$V = \sum s_i^2.$$

Bei der Varianzanalyse wird die Gesamtvarianz in ihre Komponenten zerlegt, d. h. in die verschiedenen Variationsursachen aufgeteilt. Werden alle Komponenten, die auf erkannte Ursachen zurückgehen, von der Gesamtvarianz abgezogen, so wird der „Versuchsfehler" gemindert. Als „Versuchsfehler" wird derjenige Anteil an der Gesamtvarianz bezeichnet, der sich nicht analysieren läßt und sich aus den Zufallseinflüssen zusammensetzt [16].

J. Körnlein gibt dazu folgendes Rechenbeispiel [7]:

Die choleretische Wirkung wird mit 4 Präparaten an je 3 Kaninchen mittels Gallenfistel geprüft und die ml aufgefangener Galle gemessen (Tab. 21).

Tabelle 21. Rechenbeispiel zur Varianz-Analyse

Präparat	I (Vergleich)	II	III (Wirkstoffe)	IV
Tiergruppe j	$j = 1$	$j = 2$	$j = 3$	$j = 4$
Meßwert ccm x_{ji} $i = 1$	$x_{11} = 2$	$x_{21} = 7$	$x_{31} = 9$	$x_{41} = 8$
$i = 2$	$x_{12} = 3$	$x_{22} = 5$	$x_{32} = 6$	$x_{42} = 6$
$i = 3$	$x_{13} = 4$	$x_{23} = 6$	$x_{33} = 6$	$x_{43} = 7$
$\sum x_j$	9	18	21	21
$\bar{x}_j$	$\bar{x}_1 = 3$	$\bar{x}_2 = 6$	$\bar{x}_3 = 7$	$\bar{x}_4 = 7$

$\bar{x} = (n_1 \cdot \bar{x}_1 + n_2 \cdot \bar{x}_2 \ldots + n_M \cdot \bar{x}_M) : N = (3 \cdot 3 + 3 \cdot 6 + 3 \cdot 7 + 3 \cdot 7) : 12 = 5{,}75.$

Das Meßergebnis zeigt, daß die Präparate II, III und IV dem Vergleich, physiol. Koch-salzlösung, gegenüber, deutlich erhöhten Gallenfluß erzeugen. Die Entscheidung, ob der Unterschied von Präparat II zu III und IV durch Zufall bedingt ist oder nicht, bringt die Varianzanalyse.

Bei der Varianzanalyse werden die Varianz der Meßwerte innerhalb der Gruppen j mit der Varianz der Gruppenmittel $\bar{x}_j$ miteinander verglichen. Nur wenn die Gruppenmittel $\bar{x}_j$ stärker streuen als die Meßwerte innerhalb der Gruppen, darf man annehmen, daß nichtzufällige Unterschiede bestehen.

Zu diesem Zweck werden 2 Varianzen, die in der Literatur allgemein als Durchschnitts-quadrate bezeichnet werden, aber das gleiche darstellen, berechnet:

1. Die Varianz (das Durchschnittsquadrat) für die Abweichung zwischen den Gruppen: Die Untersuchung wurde an $M = 4$ Gruppen durchgeführt, jede Gruppe hatte eine Stich-probengröße von $n_1 = n_2 = n_3 = n_4 = 3$ Tieren, $N = 12$ Tiere

$$DQ_{zwischen} = \frac{\sum\limits_{1}^{M} (\bar{x}_j - \bar{x})^2 \cdot n_j}{M - 1}.$$

$\bar{x}_j$	$\bar{x}_j - \bar{x}$	$(\bar{x}_j - \bar{x})^2$	$(\bar{x}_j - \bar{x})^2 \cdot n_j$
3	$3 - 5{,}75 = -2{,}75$	7,5625	22,6875
6	0,25	0,0625	0,1875
7	1,25	1,5625	4,6875
7	1,25	1,5625	4,6875

$$\sum = 32{,}25$$

$$DQ_{zwischen} = \frac{32{,}25}{3} = 10{,}75.$$

2. Die Varianz (das Durchschnittsquadrat) für die Abweichung innerhalb der Gruppen:

$$DQ_{innerhalb} = \frac{\sum\limits_{1}^{M} \sum\limits_{1}^{n} (x_{ji} - \bar{x}_j)^2}{N - M}.$$

j	x_{ji}	$x_{ji} - \bar{x}_{ji}$	$(x_{ji} - \bar{x}_{ji})^2$
1	$x_{11} = 2$	-1	1
	$x_{12} = 3$	0	0
	$x_{13} = 4$	1	1
2	$x_{21} = 7$	1	1
	$x_{22} = 5$	-1	1
	$x_{23} = 6$	0	0
3	$x_{31} = 9$	2	4
	$x_{32} = 6$	1	1
	$x_{33} = 6$	1	1
4	$x_{41} = 8$	1	1
	$x_{42} = 6$	-1	1
	$x_{43} = 7$	0	0

$$\sum = 12$$

$$DQ_{innerhalb} = \frac{12}{12 - 4} = 1{,}5.$$

Die so erhaltenen 2 Varianzen werden im F-Test nach S. 136 geprüft:

$$F = \frac{DQ_{\text{zwischen}}}{DQ_{\text{innerhalb}}} = \frac{10{,}75}{1{,}5} = 7{,}2; \; F(P = 0{,}05; f_1 = 3; f_2 = 8) = 4{,}067.$$

Wäre ein $F < F(P, f_1, f_2)$ oder gar < 1 gefunden worden, so wäre die Streuung innerhalb der Gruppen so groß gewesen, daß der Unterschied zwischen den Gruppen zufällig sein könnte. Die Prüfung, welche Gruppe von anderen signifikant verschieden ist, erfolgt im t-Test, jedoch mit $f = N - M = 8$ Freiheitsgraden und $s^2 = DQ_{\text{innerhalb}}$.

$$t(P = 0{,}05, f = 8) = 2{,}306,$$

$$t_{1,2} = |(\bar{x}_1 - \bar{x}_2)| \sqrt{\frac{n_j}{2s^2}} = |(3 - 6)| \sqrt{\frac{3}{2 \cdot 1{,}5}} = 3 \; (\text{Signifikanz!}),$$

$$t_{1,3} = |(\bar{x}_1 - \bar{x}_3)| \sqrt{\frac{n_j}{2s^2}} = |(3 - 7)| \sqrt{\frac{3}{2 \cdot 1{,}5}} = 4 \; (\text{Signifikanz!}),$$

$$t_{1,4} = 4 \hspace{6cm} (\text{Signifikanz!}),$$

$$t_{2,3} = |(\bar{x}_2 - \bar{x}_3)| \sqrt{\frac{n_j}{2s^2}} = |(6 - 7)| \sqrt{\frac{3}{2 \cdot 1{,}5}} = 1,$$

$$t_{2,4} = 1,$$

$$t_{3,4} = |(\bar{x}_3 - \bar{x}_4)| \sqrt{\frac{n_j}{2s^2}} = 0.$$

Das Ergebnis der Varianzanalyse ist, daß sich die Präparate II, III und IV vom Vergleichswert I signifikant unterscheiden, nicht dagegen Präparat II von den gleich wirksamen Präparaten III und IV.

Der Vorteil der Varianzanalyse besteht darin, daß mehrere Stichproben zunächst daraufhin untersucht werden, ob überhaupt ein signifikanter Unterschied wenigstens einer Meßreihe vorhanden ist, und wenn dies der Fall ist, daß mit dem Freiheitsgrad des gesamten Versuches der t-Test durchgeführt werden kann. So können kleinere Unterschiede noch signifikant gesichert werden, welche bei Anwendung des t-Tests ohne vorherige Varianzanalyse nicht mehr nachweisbar sind.

Weitere Anwendungen der Varianzanalyse folgen S. 149f. Für die doppelte und mehrfache Streuungszerlegung sei [19] empfohlen.

V. Die Statistik der Geraden (Regression und Korrelation)

Zum Aufstellen einer Eichgeraden setzt man in den Versuch verschiedene Konzentrationen ein und erhält jeweils ein Meßergebnis. Trägt man in einem Diagramm die Konzentration auf der x-Achse und das Meßergebnis auf der y-Achse auf, so werden bei wiederholten Messungen die Werte für y schwanken. Die Berechnung des Vertrauensbereiches ist Aufgabe der Regressionsanalyse. Ferner ist eine Prüfung auf Parallelität der Vergleichs- und der Analysengeraden erforderlich, wenn durch eine unbekannte Menge eines Wirkstoffs eine Dosis-Wirkungskurve erhalten wird und der Wirkstoffgehalt mit einem Vergleichsstandard ermittelt werden soll.

Sind x und y aber zwei variable Beobachtungen z. B. die Bestimmung der Härte und die Zerfallszeit einer Tablette, so ist nicht von vornherein bekannt, ob zwischen den beiden Meßgrößen ein Zusammenhang vorliegt. Dies wird mit Hilfe der Korrelationsanalyse geprüft.

Eine Gerade wird durch die Gleichung $y = a + bx$ beschrieben. Bei der graphischen Bestimmung wird durch den Schwarm der Meßpunkte nach Augenmaß die bestmögliche Gerade gelegt. Es ist eine Reihe von Hilfen beschrieben [20], welche das Verfahren verbessern sollen. Rechnerisch wird die Gerade durch die Bestimmung der Konstanten a und b ermittelt.

a. Die Methode der kleinsten Quadrate (Regression)

Wenn m zusammengehörige Wertepaare $x_i; y_i$ vorliegen, so läßt sich a und b daraus berechnen:

$$b = \frac{m \sum x_i y_i - \sum x_i \cdot \sum y_i}{m \sum x_i^2 - (\sum x_i)^2},$$

$$a = \frac{\sum y_i - b \sum x_i}{m}.$$

Die beiden Gleichungen entstehen, wenn man jeden gemessenen Wert y_i mit seinem wahren Wert Y_i vergleicht. Der Fehler wird am kleinsten sein, wenn die Quadratsumme $\sum (y_i - Y_i)^2$ ein Minimum erreicht: Methode der kleinsten Quadrate. Daraus lassen sich die obigen Gleichungen für b und a ableiten [20]. b wird als Regressionskoeffizient bezeichnet, er kann positive und negative Werte (z. B. Aktivitätsabfall) annehmen.

Beispiel [20]: Die Meßwerte einer Eichgeraden zeigt Tab. 22.

Tabelle 22. Meßwerte einer Eichgeraden

Konzentration mg/ml x_i	Extinktion y_i	x_i^2	y_i^2	$x_i y_i$
0,2	0,20	0,04	0,0400	0,040
0,5	0,37	0,25	0,1369	0,185
1,0	0,64	1,0	0,4096	0,640
1,5	0,93	2,25	0,8649	1,395
2,0	1,22	4,0	1,4884	2,440
2,5	1,50	6,25	2,2500	3,750
3,0	1,80	9,0	3,2400	5,400

$\sum x_i = 10,7$ $\sum y_i = 6,66$ $\sum x_i^2 = 22,79$ $\sum y_i^2 = 8,4298$ $\sum x_i y_i = 13,850$
$(\sum x_i)^2 = 114,49$

$$b = \frac{7 \cdot 13,850 - 10,7 \cdot 6,66}{7 \cdot 22,79 - 114,49} = 0,570337,$$

$$a = \frac{6,66 - 0,570337 \cdot 10,7}{7} = 0,079628.$$

Die Gleichung für die Gerade lautet ohne Abrundung:

$$y = 0,079628 + 0,570337 \cdot x.$$

Zum richtigen Abrunden kann das Vertrauensintervall von a und b herangezogen werden: Die Varianz s_0^2 zwischen gemessenen (y_i) und berechenbaren Werten Y_i beträgt

$$s_0^2 = \frac{\sum y_i^2 - a \sum y_i - b \sum x_i y_i}{m - 2},$$

$$s_0^2 = \frac{8,4298 - 0,079628 \cdot 6,66 - 0,570337 \cdot 13,850}{7 - 2} = 0,0000622$$

und die Varianzen von $a (s_a^2)$ und $b (s_b^2)$ betragen:

$$s_b^2 = \frac{m \cdot s_0^2}{m \sum x_i^2 - (\sum x_i)^2} = \frac{7 \cdot 0,0000622}{7 \cdot 22,79 - 114,49} = 0,00000967,$$

$s_b = 0,00311$ mit $f = 7 - 2 = 5$ Freiheitsgraden,

$$s_a^2 = \frac{s_b^2}{m} \sum x_i^2 = \frac{0,00000967 \cdot 22,79}{7} = 0,00003147,$$

$s_a = 0,00561$ mit $f = 7 - 2 = 5$ Freiheitsgraden;

dafür berechnet man das Vertrauensintervall:

$$b + t(P, f) \cdot s_b > b > b - t(P, f) \cdot s_b,$$

$$a + t(P, f) \cdot s_a > a > a - t(P, f) \cdot s_a,$$

$$t(P = 0{,}05, f = 5) \cdot s_b = 2{,}57 \cdot 0{,}003\,11 = 0{,}007\,99$$

und $t(P = 0{,}05, f = 5) \cdot s_a = 2{,}57 \cdot 0{,}005\,61 = 0{,}014.$

Somit kann man nunmehr abrunden:

$$b = 0{,}570 \pm 0{,}008,$$

$$a = 0{,}079 \pm 0{,}014.$$

Die Gleichung der Geraden lautet demnach:

$$y = 0{,}079 + 0{,}570 \cdot x.$$

Zur Darstellung im Diagramm setzt man 2 geeignete Werte für x in die Gleichung ein, z. B. $x = 0 \rightarrow y = a$, und kann so die Gerade zeichnen. Für die Berechnung der Regressionsgeraden ist es wichtig, daß mit genügend Dezimalstellen gerechnet wird. Ferner machen sich ganz geringfügige Rechenfehler außerordentlich stark im Endergebnis bemerkbar.

Die Gleichungen werden bedeutend einfacher, wenn die Gerade durch den Nullpunkt des Koordinatensystems geht, d. h. wenn $a = 0$ ist. Die Gerade hat dann die Form $y = b \cdot x$ und b, sowie das Vertrauensintervall für b, berechnen sich:

$$b = \frac{\sum x_i y_i}{\sum x_i^2},$$

$$s_0^2 = \frac{\sum y_i^2 - b \sum x_i y_i}{m - 1},$$

$$s_b^2 = \frac{s_0^2}{\sum x_i^2} \quad (f = m - 1 \text{ Freiheitsgrade}).$$

b. Die Anwendung der Regressionsgeraden

1. Prüfung auf Parallelität zweier Geraden.
Bei der Darstellung von Dosis-Wirkungsgeraden zwischen einem Vergleich und einer Analysensubstanz erhebt sich häufig die Frage, ob die zwei erhaltenen Ausgleichsgeraden der Voraussetzung für die Bestimmung — die Parallelität der beiden Geraden — entsprechen.

Dazu wird die Differenz der beiden Regressionskoeffizienten b_1 und b_2 auf einen signifikanten Unterschied geprüft. Ist dieser nicht nachweisbar, darf Parallelität angenommen werden.

Zunächst bestimmt man die Gesamtstreuung s_g aller Werte $y_{1i} - Y_{1i}$ und $y_{2i} - Y_{2i}$.
Für Geraden, welche durch den Nullpunkt gehen, vereinfacht sich die Gleichung, da die Glieder $a \sum y_i = 0$ werden.

$$s_g^2 = \frac{\sum y_{1i}^2 - a_1 \sum Y_{1i} - b_1 \sum x_{1i} y_{1i} + \sum y_{2i}^2 - a_2 \sum y_{2i} - b_2 \sum x_{2i} y_{2i}}{m_1 + m_2 - 4}.$$

Daraus berechnet man die Varianz der Differenz $|b_1 - b_2|$

$$s_d^2 = s_g^2 \left[\frac{1}{\sum x_{1i}^2 - (\sum x_{1i})^2/m_1} + \frac{1}{\sum x_{2i}^2 - (\sum x_{2i})^2/m_2} \right]; \quad f = m_1 + m_2 - 4.$$

Für Nullpunktsgerade gilt:

$$s_d^2 = s_g^2 \left[\frac{1}{\sum x_{1i}^2} + \frac{1}{\sum x_{2i}^2} \right]; \quad f = m_1 + m_2 - 4.$$

10*

Die signifikante Differenz zwischen b_1 und b_2 prüft man:

$$t = \frac{|b_1 - b_2|}{s_d}; \qquad t > t(P, f); \qquad f = m_1 + m_2 - 4.$$

2. Prüfen auf Linearität. Dazu müssen für jedes gegebene x mindestens 3 Werte für y aus Parallelbestimmungen vorhanden sein. Wieder erfolgt Streuungszerlegung in die „Streuung zwischen den Parallelbestimmungen" und die „Streuung innerhalb der Parallelbestimmungen". Letztere wird noch weiter zerlegt in die Streuung der Regressionswerte und die der Mittelwerte. Daraufhin wird im F-Test geprüft, ob die vorliegende Kurve von einer Geraden signifikant verschieden ist. Läßt sich diese Behauptung nicht beweisen, so darf Linearität angenommen werden. Ausführliche Anleitungen finden sich bei [21]. Für pharmakologische Versuche unter Standardbedingungen wird in Abschn. VIa, S. 149, ein weiteres Verfahren ausführlich beschrieben.

3. Prüfung auf Signifikanz des Regressionskoeffizienten. Würde eine Änderung des Wertes x den Wert für y nicht beeinflussen, so wäre y eine zur x-Achse parallele Gerade. Der Regressionskoeffizient wäre 0. Im Gegensatz zu steil verlaufenden Geraden, bei denen man leicht erkennt, daß die Voraussetzung für eine Auswertung —y als Folge von x — gegeben ist, muß dies bei flach verlaufenden Geraden geprüft werden:

$$t = \frac{b}{s_b} ; \quad t > t(P, f); \quad f = m - 2.$$

4. Bewertung eichbedürftiger Analysenverfahren [22]. Folgt die Eichgerade einem linearen Zusammenhang $y = a + bx$, so ist für $x = 0$ der Blindwert des Verfahrens $y_{Bl} = a$ und der kleinste nachweisbare Meßwert $y_u = a + t(P, f) s_a$.

Der zu y_u gehörige Wert x_u ist näherungsweise

$$x_u = \frac{t(P, f) [s_a + \bar{x} \cdot s_b]}{b + t(P, f) s_b} \ .$$

Die Freiheitsgrade sind $f = m - 2$; m ist die Zahl der zur Eichgeraden aufgewendeten Proben.

Die Standardabweichung für eine Analysenprobe, welche n mal geprüft wurde, berechnet sich:

$$s = \frac{1}{b} \sqrt{s_0^2 \left[\frac{1}{n} + \frac{1}{m} + \frac{m(\bar{y}_A - \bar{y})^2}{b^2 [m \sum x_i^2 - (\sum x_i)^2]} \right]}; \quad f = m - 2.$$

Die Reproduzierbarkeit der Bestimmung ist vom Regressionskoeffizienten b (möglichst steile Gerade), der Zahl der Analysenproben n, der Zahl der Eichproben m und von der Differenz des Analysenmittelwerts $\bar{y}_A$ vom Mittelwert der Eichmeßpunkte $\bar{y}$ abhängig.

c. Korrelation und Bestimmtheitsmaß

Preßt man Tabletten unter wechselndem Druck und bestimmt die Dicke und Härte der Tabletten und trägt die Beobachtungsergebnisse in einem Diagramm auf, so zeigen die beiden Beobachtungsergebnisse x und y zufallsbedingte Schwankungen. Der Regressionskoeffizient b wird verschieden ausfallen, wenn man y auf x oder x auf y bestimmt. Ein Maß für dieses Verhalten ist der Korrelationskoeffizient r, das geometrische Mittel der beiden Regressionskoeffizienten b_x und b_y. Zwischen b und r besteht folgende Beziehung:

$$r = b \sqrt{\frac{\sum x_i^2 - \bar{x} \sum x_i}{\sum y_i^2 - \bar{y} \sum y_i}}.$$

Der Korrelationskoeffizient kann alle Werte von $+1$ bis -1 annehmen. $r = \pm 1$ bedeutet streng lineare Abhängigkeit der beiden Meßgrößen; 0 dagegen zeigt, daß keine Korrelation zwischen den beiden Meßgrößen besteht.

Für den Beweis einer Korrelation muß r signifikant von 0 verschieden sein. Tab. 23 gibt die Grenzwerte von r für 5% Risiko: $r > r(P, f)$ $(f = n - 2)$.

Tabelle 23. Grenzwerte von r bei 5% Risiko

$n =$	$f =$	$r =$
3	1	0,99692
4	2	0,95000
5	3	0,8783
6	4	0,8114
7	5	0,7545
8	6	0,7067
9	7	0,6664
10	8	0,6319
11	9	0,6021
12	10	0,5760
15	13	0,5139
20	18	0,4438
30	28	0,36
40	38	0,31
50	48	0,27

r^2 wird als Bestimmtheitsmaß bezeichnet; es nimmt Werte zwischen 0 und 1 ein. $100 \cdot r^2$ stellt den Prozentsatz dar, für welchen Änderungen von y aus Änderungen von x erklärt werden können. Ist ein korrelativer Zusammenhang nachgewiesen, darf dieser mathematische Nachweis nicht dazu verleiten, anzunehmen, es sei damit der kausale Zusammenhang bewiesen. Dieser naheliegende Trugschluß findet sich in der biologischen und vor allem medizinischen Literatur immer wieder.

VI. Die Anwendung statistischer Auswerteverfahren zur Arzneimittelprüfung, insbesondere in Arzneibüchern

a. Die Methode von J. H. Gaddum

Das in vielen Arzneibüchern (BP 1963, DAB 7-DDR, ÖAB 9, Nord. 63, USP XVII) verwendete Verfahren von H. Gaddum [23] stellt ein im mathematischen Aufwand vereinfachtes Verfahren dar [7], in welchem für jeden der in Abschn. IV, S. 143, und V, S. 145, beschriebenen Faktoren wie Regression, Parallelität, Linearität und Aktivitätsunterschied ein Vergleich angegeben wird, der ein Maß für diesen Faktor darstellt. An die Stelle der Quadratsummen treten hier die durch Summen und Differenzen gebildeten orthogonalen, d. h. voneinander unabhängigen Vergleiche. Dazu werden einheitliche Stichprobengrößen verlangt und die Dosierungsintervalle stehen in einem festen geometrischen Verhältnis zueinander. Es kann mit diesem Verfahren nicht ein beliebiges Analysenergebnis ausgewertet werden, sondern die nachfolgende Versuchsauswertung legt die Versuchsplanung fest.

Von den angegebenen Versuchsanordnungen ist das Wichtigste und Exakteste das $(3 + 3)$-Dosen-Verfahren. Dieses wird ausführlich dargestellt. Weiterhin interessieren das $(2 + 2)$-Dosen-Verfahren, das zur Insulin-Wertbestimmung benutzt wird und das $(2 + 2)$-Dosen-Kreuz-Verfahren, das zur Wertbestimmung von Antibiotica herangezogen wird.

1. $(3 + 3)$-Dosen-Verfahren. Es werden 6 Gruppen (Stichproben) zu je 5 Tieren (Stichprobenumfang n) verwendet. 3 Gruppen erhalten je eine Dosis der Standardlösung $S_I < S_{II} < S_{III}$, und 3 Gruppen je eine Dosis der Prüflösung $P_I < P_{II} < P_{III}$. Die Dosen verhalten sich für S und P wie $1:2:4$.

Die Berechnung der vermuteten Aktivität geht von der Annahme aus, daß S_{II} und P_{II} einander äquivalent sind. Es ist notwendig, die Aktivität der Prüflösung möglichst gut zu schätzen oder durch einfache Vorversuche zu ermitteln.

Tab. 24 zeigt die in dem Rechenbeispiel des DAB 7-DDR angeführten Ergebnisse. 2 Tiere sind während des Versuchs gestorben. Ferner enthält Tab. 24 die aus den Meßergebnissen abgeleiteten Größen, welche für die Auswertung benötigt werden. S_1, S_2, S_3 und P_1, P_2, P_3 stellen die Mittelwerte $\bar{y}$ jeder Stichprobe, s_{yk}^2 die dazugehörige Varianz dar. Aus diesen Werten werden nun die folgenden orthogonalen Vergleiche gebildet:

a) Berechnung der Wirkungsverhältnisse. Der Wirkungsunterschied zwischen den Dosen bzw. Konzentrationsstufen E:

$$E = \frac{1}{4}\,(P_3 - P_1 + S_3 - S_1) = \frac{1}{4}\,(18{,}08 - 27{,}25 + 13{,}66 - 27{,}56) = -5{,}768.$$

Der Wirkungsunterschied zwischen den Substanzen F:

$$F = \frac{1}{3}\,(\Sigma P - \Sigma S) = \frac{1}{3}\,(27{,}25 + 24{,}95 + 18{,}08 - 27{,}56 - 22{,}95 - 13{,}66) = 2{,}037.$$

Der logarithmische Dosenabstand I:

$$I = \log\frac{S_{II}}{S_I} = \log\frac{S_{III}}{S_{II}} \cdots = \log\frac{2}{1} = 0{,}301.$$

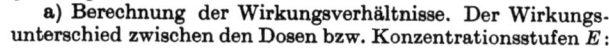

Abb. 178. Bedeutung von M in der Dosis-Wirkungs-Kurve.

Der gemeinsame Regressionkoeffizient der Dosis-Wirkungs-Kurve b:

$$b = \frac{E}{I} = \frac{-5{,}768}{0{,}301} = -19{,}163.$$

Der logarithmische Abstand M der parallelen Dosis-Wirkungsgeraden von P und S (Abb. 178) entsprechend dem logarithmischen Wirkungsverhältnis von P/S:

$$M = \frac{F}{b} = \frac{2{,}037}{-19{,}163} = -0{,}1063 = 0{,}8937 - 1.$$

Das numerische Wirkungsverhältnis R von P/S:

$$R = \text{antilog } M = \text{antilog } 0{,}8937 - 1 = 0{,}7828,$$

$$R\% = \text{antilog } 2 + M = \text{antilog } 1{,}8937 = 78{,}3\%.$$

Tabelle 24. (3 + 3)-Dosen-Verfahren, Auswertung nach J. H. Gaddum

	P_I		P_{II}		P_{III}		S_I		S_{II}		S_{III}	
	y_i	y_i^2	y_i	y_i^2	y_i	y_i^2	y_i	y_i^2	y_i	y_i^2	y_i	y_i^2
1	26,4	696,96	21,9	479,61	24,0	576,00	28,1	789,61	22,0	484,00	12,9	166,41
2	25,3	640,09	24,4	600,25	26,7	712,89	24,2	785,64	26,2	686,44	21,3	453,69
3	25,1	630,01	25,0	625,00	13,0	169,00	32,1	1030,41	15,4	237,16	13,8	190,44
4	31,1	967,21	28,4	806,56	13,5	182,25	27,6	761,76	†	—	18,3	334,89
5	28,4	806,56	†	—	13,2	174,24	25,8	665,64	28,2	795,24	2,0	4,00
$\Sigma\, y_i$	136,3		99,8		90,4		137,8		91,8		68,3	
$\bar{y}$	$P_1 = 27{,}25$		$P_2 = 24{,}95$		$P_3 = 18{,}08$		$S_1 = 27{,}56$		$S_2 = 22{,}95$		$S_3 = 13{,}66$	
$(\Sigma y_i)^2$	18577,7		9600,0		8112,2		18988,8		8427,2		4664,9	
Σy^2	3740,8		2511,4		1814,4		3833,1		2202,7		1149,4	
$\dfrac{(\Sigma y_i)^2}{n}$	3715,5		2490,0		1634,4		3797,8		2196,8		933	
$\Sigma\,(y_i - \bar{y})^2$	25,3		21,4		180,0		35,3		95,9		216,4	
s_{yk}^2	$s_1^2 = 1{,}26$		$s_2^2 = 1{,}78$		$s_3^2 = 9{,}00$		$s_4^2 = 1{,}76$		$s_5^2 = 7{,}99$		$s_6^2 = 10{,}82$	

b) Prüfung der Gültigkeitskriterien. Zur Berechnung der Gesamtvarianz V darf nicht $V = \sum s_{yk}^2/k$ verwendet werden, da durch den Tod von 2 Tieren ungleiche Stichprobengrößen vorliegen

$$V = \frac{s_1^2(n_1 - 1) + s_2^2(n_2 - 2) \cdots + s_6^2(n_6 - 1)}{n_1 + n_2 + \cdots n_6 - 6} = 5{,}48 \qquad (f = 22).$$

Aus V werden alle weiteren Einzelvarianzen berechnet.

Die Varianz des Wirkungsunterschiedes zwischen den Substanzen F:

$$V_F = A = \frac{2V}{3} = \frac{2 \cdot 5{,}48}{3} = 3{,}65.$$

Die Varianz des gemeinsamen Regressionskoeffizienten b:

$$V_{(b)} = B = \frac{V}{4 \cdot I^2} = \frac{5{,}48}{4 \cdot 0{,}301^2} = 15{,}12.$$

Die Varianz des Unterschiedes zwischen den Steigungen der beiden Dosis-Wirkungs-Kurven G:

$$V_{(G)} = V = 5{,}48.$$

Die Varianz des Unterschiedes zwischen den Krümmungsindices der Dosis-Wirkungs-Kurven H:

$$V_{(H)} = 6V = 32{,}88.$$

Zur Prüfung auf Linearität werden zunächst für die Prüfsubstanz P und die Standardsubstanz die Unterschiede zwischen den Krümmungsindices der Dosis-Wirkungs-Kurven H berechnet und aus H und $\sqrt{V_{(H)}}$ die Prüfgröße t gebildet. Die Freiheitsgrade f sind die gleichen wie bei der Berechnung der Gesamtvarianz, $f = 22$. Ist t nicht größer als $t(P, f)$ aus der Tab. 17, S. 139, darf angenommen werden, daß die Dosis-Wirkungsgerade linear verläuft und es kann die Prüfung auf Parallelität angeschlossen werden.

$$H_P = P_1 + P_3 - 2P_2 = 27{,}25 + 18{,}08 - 49{,}90 = -4{,}57,$$

$$H_S = S_1 + S_3 - 2S_2 = 27{,}56 + 13{,}66 - 45{,}90 = -4{,}68,$$

$$t = \frac{H_P}{\sqrt{V_{(H)}}} = \frac{-4{,}57}{\sqrt{32{,}88}} = |0{,}71|,$$

$$t = \frac{H_S}{\sqrt{V_{(H)}}} = \frac{-4{,}68}{\sqrt{32{,}88}} = |0{,}82|,$$

$$t(P = 0{,}05; f = 22) = 2{,}074.$$

Zur Prüfung auf Parallelität wird zunächst der Unterschied zwischen den Steigungen der beiden Dosis-Wirkungskurven G berechnet und aus G und $\sqrt{V_{(G)}}$ die Prüfgröße t gebildet. Die Freiheitsgrade f sind die gleichen wie bei der Berechnung der Gesamtvarianz.

$$G = \frac{1}{2}(P_3 - P_1 - S_3 + S_1) = \frac{1}{2}(18{,}08 - 27{,}25 - 13{,}66 + 27{,}66) = 2{,}365; \quad f = 22,$$

$$t = \frac{G}{\sqrt{V_{(G)}}} = \frac{2{,}365}{\sqrt{5{,}48}} = 1{,}01,$$

$$t(P = 0{,}05, f = 22) = 2{,}074.$$

Es besteht kein signifikanter Unterschied, folglich darf Parallelität angenommen werden.

Die Prüfung auf Signifikanz des Regressionskoeffizienten wird nicht nach dem Schema

$$t = \frac{b}{\sqrt{B}}$$

durchgeführt (siehe V b 3, S. 148), sondern man dividiert das Quadrat der notwendigen Zahl $t(P, f)$ mit dem quadrierten Quotienten $(b/\sqrt{B})^2 = t^2$. Der Regressionskoeffizient ist signifikant, wenn das Ergebnis $g < 1$ ist, denn es gilt

$$a < b; \qquad \frac{a^2}{b^2} < 1.$$

g wird als Index der Signifikanz des Regressionskoeffizienten bezeichnet und außerdem für die Berechnung des Vertrauensintervalls gebraucht. $t(P = 0,05, f = 22) = 2,074$.

$$g = \frac{B \cdot t^2}{b^2} = \frac{15,12 \cdot 2,07^2}{-19,16^2} = 0,177.$$

War eines der angeführten Gültigkeitskriterien nicht beweiskräftig, ist die biologische Wertbestimmung zu wiederholen.

c) Berechnung der Vertrauensgrenzen. Über die Gleichung zur Berechnung des Vertrauensintervalls entscheidet g

$$g < 0,1: \quad J = M \pm \frac{t}{b} \sqrt{A + B M^2},$$

$$g < 0,1: \quad J = \frac{M}{1 - g} \pm \frac{t}{b(1 - g)} \sqrt{A(1 - g) + B M^2}.$$

Es ist leicht einsehbar, daß die Formel für $g > 0,1$ die allgemeingültige ist, welche für $g \rightarrow 0$ in die Formel für $g < 0,1$ übergeht.

$$J = \frac{-0,1063}{0,82} \pm \frac{2,07}{-19,16 \cdot 0,82} \sqrt{3,65 \cdot 0,82 + 15,12 \cdot 0,1063^2},$$

$$= (-0,1296) \pm (-0,2306) = (0,8704 - 1) \pm (7694 - 1),$$

$$= 0,1010 \quad \text{und} \quad 0,6396 - 1.$$

Daraus berechnen sich durch Delogarithmieren die Vertrauensgrenzen für R in Prozent des Standards

$$J\% = \text{antilog } 2 + J = 126,2 \quad \text{und} \quad 43,63\%.$$

Ergebnis: Die durch die Wertbestimmung ermittelte Wirksamkeit der Prüfsubstanz liegt bei einer statistischen Sicherheit von 95% zwischen 44 und 126% der Wirksamkeit des Vergleichsstandards. Am wahrscheinlichsten ist der Wert 78,3%.

2. (3 + 3)-Dosen-Verfahren (Probitanalyse) [16]. In Abschn. d 2, S. 131, wurde die Überführung von alternativen Ergebnissen, deren Häufigkeit des Eintreffens von der Dosierung abhängt, in Probits gezeigt. Die so erhaltenen empirischen Probits oder die Arbeitsprobits liefern die Werte y im (3 + 3)-Dosen-Verfahren, somit P_1, P_2, P_3 und S_1, S_2, S_3. Damit wird, entsprechend den Gleichungen auf S. 150, das Wirkungsverhältnis M und daraus R berechnet.

Jedem gebildeten Probit wird ein bestimmtes „Gewicht" zugeordnet. Das „Gewicht" ist das Produkt aus einem tabellierten Bewertungskoeffizienten w (Tab. 12, Kolonne 5, S. 133) und der Anzahl der Testobjekte n. Der Bewertungskoeffizient hat für den Probitwert 5, den Mittelwert, den größten Zahlenwert und fällt nach oben und unten ab. So wird die Dosis 50% am stärksten berücksichtigt und die am wenigsten zuverlässigen Extremwerte werden entsprechend „leicht" bewertet.

Die Gesamtvarianz V erhält man aus dem reziproken Mittelwert der „Gewichte"

$$V = \frac{1}{w \cdot n} = \frac{k}{\sum w \cdot n}.$$

Als Freiheitsgrad, der für alle Signifikanzprüfungen der Gültigkeitskriterien verwendet wird, gilt $f = \infty$; $t = 1,96$ [7].

Das DAB 7-DDR läßt jedoch als Freiheitsgrad die Zahl der Tiere minus Zahl der Gruppen verwenden.

Die Prüfung der Gültigkeitskriterien und die Bestimmung der Vertrauensgrenzen wird weiter wie in Abschnitt V a, S. 146, durchgeführt.

Beispiel für die Bestimmung von Probits, des „Gewichtes" und der Gesamtvarianz [16]: Es wurden 6 Gruppen zu je 30 Tieren verwendet. 3 Gruppen erhielten die Prüflösung P im Dosisverhältnis 1:2:4 und 3 Gruppen die Vergleichslösung S in gleicher Dosierung. Tab. 25 zeigt die Versuchsergebnisse und die Auswertung. Die Probits wurden nach Tab. 10, die Gewichtskoeffizienten w nach Tab. 12 Kolonne 5 (S. 133) bestimmt.

Tabelle 25. Rechenbeispiel zur Probitanalyse

		P_I	P_{II}	P_{III}	S_I	S_{II}	S_{III}
Dosis	x	0,25	0,50	1,00	0,25	0,50	1,00
Anzahl der Tiere	n	30	30	30	30	30	30
Reagierende Tiere	rt	5	16	29	4	14	28
rt in % $100\,p$		17	53	97	13	47	93
Probit	y	4,05	5,08	6,88	3,87	4,92	6,48
Gewichtskoeffizient	w	0,455	0,635	0,159	0,394	0,635	0,276
$n \cdot w$		13,65	19,05	4,77	11,82	19,05	8,28

$$V = \frac{6}{13{,}65 + 19{,}05 + 4{,}77 + 11{,}82 + 19{,}05 + 8{,}28} = 0{,}0783.$$

3. (2 + 2)-Dosen-Verfahren zur Gehaltsbestimmung von Antibiotica. Es werden 2 Standardlösungen S_I und S_{II} im Konzentrationsverhältnis 1:2 hergestellt. Die Prüflösungen P_I und P_{II} sollen in ihrer Wirksamkeit der Vergleichslösung S_I bzw. S_{II} annähernd entsprechen. Auf mindestens 2 Kulturplatten werden gleiche Mengen Vergleichs- (S_I, S_{II}) und Prüflösung (P_I, P_{II}) in aufgesetzte Hohlzylinder eingebracht. Jede Dosis der beiden Lösungen soll mindestens 8mal vertreten sein. Die Reihenfolge der Dosen wird zufallsmäßig mit Hilfe der Tab. 26 festgelegt. Nach dem Bebrüten werden die Durchmesser der Hemmhöfe ausgemessen. Die Auswertung erfolgt im Prinzip wie in Abschnitt VI a 1, S. 149, für das (3 + 3)-Dosen-Verfahren. Eine Prüfung auf Linearität ist naturgemäß nicht möglich. Die Bedeutung der Buchstaben ist mit Abschnitt V a, S. 146, identisch.

a) $$E = \frac{1}{2}(P_2 - P_1 + S_2 - S_1);$$

$$F = \frac{1}{2}(\Sigma P - \Sigma S);$$

$$I = \log \frac{S_{II}}{S_I} = \log \frac{P_{II}}{P_I} = \log 2 = 0{,}301;$$

$$b = \frac{E}{I};$$

$$M = \frac{F}{b};$$

$$R = \text{antilog } M; \quad R\% = \text{antilog } 2 + M.$$

b) $$V = \frac{\Sigma s_{\bar{y}k}^{2}(n_k - 1)}{\Sigma n_k - 4}; \quad (f = \Sigma n_k - 4);$$

$$V_{(F)} = A = V;$$

$$V_{(b)} = B = \frac{V}{I^2};$$

$$V_{(G)} = 4V;$$

$$G = P_2 - P_1 - S_2 + S_1;$$

$$t = \frac{G}{\sqrt{V_G}} \leq t(P = 0{,}05; \quad f = \Sigma n_k - 4), \text{ falls Parallelität angenommen werden darf.}$$

$$g = \frac{B \cdot t^2 (P = 0{,}05,\, f = \Sigma n_k - 4)}{b^2}.$$

c) $$J = \frac{M}{1 - g} \pm \frac{t}{b(1 - g)} \sqrt{A(1 - g) + B \cdot M^2};$$

$$J\% = \text{antilog } 2 + J.$$

Tabelle 26. Zufallsblock für das (2 + 2)-Dosen-Verfahren

1	S_I	S_{II}	P_I	P_{II}	13	S_I	P_I	P_{II}	S_{II}
2	S_{II}	P_I	P_{II}	S_I	14	P_I	P_{II}	S_{II}	S_I
3	P_I	P_{II}	S_I	S_{II}	15	P_{II}	S_{II}	S_I	P_I
4	P_{II}	S_I	S_{II}	P_I	16	S_{II}	S_I	P_I	P_{II}
5	S_I	P_I	S_{II}	P_{II}	17	S_I	S_{II}	P_{II}	P_I
6	P_I	S_{II}	P_{II}	S_I	18	S_{II}	P_{II}	P_I	S_I
7	S_{II}	P_{II}	S_I	P_I	19	P_{II}	P_I	S_I	S_{II}
8	P_{II}	S_I	P_I	S_{II}	20	P_I	S_I	S_{II}	P_{II}
9	S_I	P_{II}	P_I	S_{II}	21	S_I	P_{II}	S_{II}	P_I
10	P_{II}	P_I	S_{II}	S_I	22	P_{II}	S_{II}	P_I	S_I
11	P_I	S_{II}	S_I	P_{II}	23	S_{II}	P_I	S_I	P_{II}
12	S_{II}	S_I	P_{II}	P_I	24	P_I	S_I	P_{II}	S_{II}

4. (2 + 2)-Dosen-Kreuz-Verfahren zur Insulinbestimmung. Bei der Insulinbestimmung wird das (2 + 2)-Dosen-Kreuz-Verfahren angewendet. Dazu werden 4 Gruppen (A, B, C und D) zu je 3 Tieren, die von Nr. 1 bis 12 numeriert werden, verwendet. Die Tiere werden an 2 aufeinanderfolgenden Tagen einmal mit Prüflösung P und einmal mit der Vergleichslösung S belastet und die Senkung des Blutzuckerspiegels in % errechnet. Die Einteilung der Gruppen und die Verteilung der Dosen über 2 Versuchstage zeigt Tab. 27.

Tabelle 27. Verteilung der Dosen im (2 + 2)-Dosen-Kreuz-Verfahren

	Gruppen			
	A	B	C	D
1. Versuchstag	P_I	P_{II}	S_I	S_{II}
2. Versuchstag	S_{II}	S_I	P_{II}	P_I
Mittlere Wirkungsdifferenz	$\bar{y}_1$	$\bar{y}_2$	$\bar{y}_3$	$\bar{y}_4$

Die Auswertung der Beobachtungsdaten aus dem Rechenbeispiel des DAB 7-DDR zeigt Tab. 28.

Tabelle 28. Auswertung der Beobachtungsdaten bei der Insulinbestimmung

Tier-Gruppe Nr.	Wirkungen 1. Vers.	2. Vers.	$P - S = y_i$	$(y_i - \bar{y})$	$(y_i - \bar{y})^2$
A					
	P_I	S_{II}			
1	34,1	33,3	0,8	0	0
2	25,9	24,5	1,4	0,6	0,36
3	42,8	42,6	0,2	−0,6	0,36
			$\Sigma y_1 = 2,4$ $\bar{y}_1 = 0,8$		$\Sigma (y_{1i} - \bar{y}_1)^2$ $= 0,72$
B					
	P_{II}	S_I			
1	33,8	22,3	11,5	−4,43	19,62
2	40,1	24,9	15,2	−0,73	0,53
3	38,9	17,8	21,1	5,17	26,73
			$\Sigma y_2 = 47,8$ $\bar{y}_2 = 15,93$		$\Sigma (y_{2i} - \bar{y}_2)^2$ $= 46,88$
C					
	S_I	P_{II}			
1	46,9	52,1	5,2	5,33	28,41
2	47,9	46,1	−1,8	−1,67	2,79
3	37,5	33,7	−3,8	−3,67	13,47
			$\Sigma y_3 = -0,4$ $\bar{y}_3 = -0,13$		$\Sigma (y_{3i} - \bar{y}_3)^2$ $= 44,67$
D					
	S_{II}	P_I			
1	38,2	26,1	−12,1	1,20	1,44
2	52,6	33,8	−18,8	−5,50	30,25
3	38,4	29,4	− 9,0	4,30	18,49
			$\Sigma y_4 = -39,9$ $\bar{y}_4 = -13,30$		$\Sigma (y_{4i} - \bar{y}_4)^2$ $= 50,18$

a) Berechnung des Wirkverhältnisses. (Die Bedeutung der Buchstaben ist identisch mit Abschnitt VI a 1, S. 149).

$$E = \frac{1}{4} (\bar{y}_2 - \bar{y}_1 + \bar{y}_3 - \bar{y}_4) = \frac{1}{4} (15,93 - 0,80 - 0,13 + 13,30) = 7,075,$$

$$F = \frac{1}{4} (\bar{y}_1 + \bar{y}_2 + \bar{y}_3 + \bar{y}_4) = \frac{1}{4} (0,80 + 15,93 - 0,13 - 13,00) = 0,825,$$

$$I = \log \frac{S_{II}}{S_I} = \log \frac{P_{II}}{P_I} = \log 2 = 0,301,$$

$$b = \frac{E}{I} = \frac{7,075}{0,301} = 23,50.$$

$$M = \frac{F}{b} = \frac{0,825}{23,50} = 0,0351$$

$$R = \text{antilog } M = \text{antilog } 0,0351 = 1,084$$

$$R\% = 108,4\%$$

b) Berechnung der Varianzen. Eine Prüfung auf Linearität und Parallelität entfällt, es ist beim $(2 + 2)$-Dosen-Kreuz-Verfahren nicht möglich.

$$s^2 = \frac{\sum (y_i - \bar{y})^2}{k (n - 1)} = \frac{0,72 + 46,88 + 44,67 + 50,18}{4 \cdot (3 - 1)} = 17,806 \ (f = 8),$$

$$V = \frac{s^2}{2n} = \frac{17,806}{2 \cdot 3} = 2,968 \quad (f = 8),$$

$$V_{(F)} = A = \frac{V}{2} = 1,484,$$

$$V_{(b)} = B = \frac{V}{2 I^2} = \frac{2,968}{0,181\,2} = 16,379,$$

$$g = \frac{B \cdot t^2 (P = 0,05; f = 8)}{b^2} = \frac{16,38 \cdot 2,31^2}{23,50} = 0,158.$$

c) Berechnen der Vertrauensgrenzen.

$$J = \frac{M}{1 - g} \pm \frac{t}{b (1 - g)} \sqrt{A (1 - g) + B M^2},$$

$$= \frac{0,035\,1}{0,842} \pm \frac{2,31}{23,50 \cdot 0,842} \sqrt{1,484 \cdot 0,842 + 16,379 \cdot 0,035\,1^2},$$

$$= 0,0417 \pm 0,1315 \quad \text{bzw.} \quad 0,9102 - 1 \quad \text{und} \quad 0,8132,$$

$$J\% = \text{antilog } 2 + J = 81\% \text{ und } 149\%.$$

Ergebnis: Das untersuchte Insulin hatte mit 95% Wahrscheinlichkeit einen Wirkwert von 81 bis 149% des Vergleichspräparates. Der wahrscheinlichste Wert ist 108,4%.

b. Direktanalyse

Das DAB 7-DDR schreibt dieses Auswerteverfahren vor, wenn eine Bestimmung der Wirkungsdosis eines Arzneimittels für jedes einzelne Tier bezweckt wird. Das Verfahren ist ein Übungsbeispiel für die Umwandlung einer log-normalen Verteilung in eine Normalverteilung durch Logarithmieren der Meßwerte, Bestimmung der Verteilungsparameter und der Vertrauensgrenzen und anschließendes Delogarithmieren der Kenngrößen (Abschn. Vf, S. 135).

Die individuelle Wirkungsdosis wurde an 2 Tiergruppen ermittelt, von denen die eine die Prüf-, die andere die Vergleichslösung erhielt. Die erhaltenen Meßwerte, ihr Logarithmus und die Berechnung der logarithmischen Standardabweichung zeigt Tab. 29.

Tabelle 29. Ergebnisse und Auswertung einer Direktanalyse

	Notwendige Dosis	log Dosis $= x_i$	$(\bar{x} - x_i)$	$(\bar{x} - x_i)^2$
Prüflösung P	4,8	0,6812	0,1074	0,0115
	6,0	0,7782	0,0104	0,0001
	4,9	0,6902	0,0984	0,0097
	8,7	0,9395	−0,1509	0,0228
	7,2	0,8573	−0,0687	0,0047
	6,1	0,7853	0,0033	0,0000
		$\Sigma x_i = 4,7317$		$\Sigma (\bar{x} - x_i)^2$
		$\bar{x}_P = 0,7886$		$= 0,0488$
Vergleichslösung S	9,1	0,9540	−0,1300	0,0169
	7,3	0,8633	−0,0343	0,0012
	6,9	0,8388	−0,0098	0,0001
	6,4	0,8062	0,0228	0,0005
	5,1	0,7076	0,1214	0,0147
	6,3	0,7993	0,0297	0,0009
		$\Sigma x_i = 4,9742$		$\Sigma (\bar{x} - x_i)^2$
		$\bar{x}_S = 0,8290$		$= 0,0343$

a) Berechnung des Wirkverhältnisses:
Die Subtraktion der Logarithmen der Mittelwerte entspricht der Division der Mittelwerte:

$$M = \bar{x}_S - \bar{x}_P = 0,8290 - 0,7886 = 0,0404,$$

$$R = \text{antilog } M = \text{antilog } 0,0404 = 1,0975,$$

$$R\% = 109,7.$$

b) Berechnung der Varianzen:

$$s_P^2 = \frac{\Sigma (\bar{x}_P - x_{iP})^2}{n_P - 1} = \frac{0,0488}{6 - 1} = 0,00976; \quad f = 5.$$

$$s_S^2 = \frac{\Sigma (\bar{x}_S - x_{iS})^2}{n_S - 1} = \frac{0,0343}{6 - 1} = 0,00686; \quad f = 5.$$

Die Streuung der Differenz s_d^2:

$$s_d^2 = \frac{s_P^2 + s_S^2}{n} = \frac{0,00976 + 0,00686}{6} = 0,00277; \quad f = 10,$$

$$s_d = 0,0527; \quad f = 10.$$

c) Berechnen der Vertrauensgrenzen

$$J = M \pm t(P = 0,05; f = 10) \cdot s_d = 0,0404 \pm 2,228 \cdot 0,0527,$$

$$= 0,0404 \pm 0,1174 \quad \text{bzw.} \quad 0,9221 - 1 \quad \text{und} \quad 0,1569,$$

$$J\% = \text{antilog } 2 + J = 83,6\% \text{ und } 143,5\%.$$

Ergebnis: Die untersuchte Prüflösung hatte mit 95% Wahrscheinlichkeit einen Wirkwert von 83,6 bis 143,5% des Vergleichspräparates. Der wahrscheinlichste Wert ist 109,7%. Naturgemäß ist bei einer logarithmischen Normalverteilung das Vertrauensintervall unsymmetrisch zum Mittelwert.

c. Auswerteverfahren mit geringerem Rechenaufwand
(Litchfield-Wilcoxon-Test, Rangsummentest, Sequenzanalyse)

In vielen pharmakologischen Laboratorien wird der notwendige Rechenaufwand für die Methoden in Abschn. VIa, S. 149, weitgehend gemieden, und es werden Verfahren verwendet, welche mit einer graphischen Auswertung auf Wahrscheinlichkeitspapier bzw. einer Bestimmung der statistischen Größen mit Hilfe von Nomogrammen arbeiten. Sehr bekannt ist der Litchfield-Wilcoxon-Test [24]. Mit Hilfe einer Ausgleichsgeraden, Nomogrammen und geringem Rechenaufwand gelingt es, die LD_{50} oder ED_{50}, die Gültigkeitskriterien (Linearität und Parallelität) und die Vertrauensgrenzen zu bestimmen. Eine ausführliche Beschreibung gibt L. THER [7].

Ein weiteres von J. T. LITCHFIELD und F. WILCOXON empfohlenes parameterfreies statistisches Verfahren ohne Rechenaufwand ist der Rangsummentest, der für Mortalitäts-, Analgesie- und Schlafmittelprüfungen, wohl aber auch für pharmazeutisch-technologische Fragestellungen, herangezogen werden kann.

Beispiel [7]: Es wird in je 8 Testen das Insektizid A mit einem Vergleichsstandard B verglichen. Den gefundenen Prozentsatz toter Fliegen zeigt Tab. 30.

Tabelle 30. Rangsummentest

Versuch Nr.	A % tot	Rang	B % tot	Rang
1	68	12,5	60	4
2	68	12,5	67	10
3	59	3	61	5
4	72	15	62	6
5	64	8	67	10
6	67	10	63	7
7	70	14	56	1
8	74	16	58	2
$\sum x_i$	542		494	
$\bar{x}$	67,7		61,7	
Rangsumme		91		45

Es werden nun die 16 Werte x_i ihrem Rang nach eingestuft. Der schlechteste Wert erhält die Nr. 1, der nächste die Nr. 2 usf. Sind 2 oder mehrere Werte gleich, wie bei A 6, B 2 und B 5 oder A 1 und A 2, so wird gemittelt. Durch Addition der Spalten wird die Rangsumme gebildet, und der niedrigere der beiden Werte darf höchstens gleich groß dem entsprechenden Wert aus Tab. 31 sein, wenn ein signifikanter Unterschied vorliegt. Für $n_1 \neq n_2$ findet sich eine entsprechende Tabelle in [25].

Tabelle 31. Wahrscheinlichkeitstafel im Rangsummentest für $n_1 = n_2$

$n_1 = n_2$	$P = 0,05$	$P = 0,01$
5	18	15
6	27	23
7	37	32
8	49	44
9	63	56
10	79	71
11	97	87
12	116	105
13	137	125
14	160	147
15	185	170
20	338	315

Eine statistische Prüfmethode ohne Rechenaufwand ist die Sequenzanalyse von A. WALD. Ein weiterer Vorteil der Methode besteht darin, daß der Verlauf der Untersuchung den notwendigen Prüfaufwand bestimmt. So können erhebliche Unterschiede bereits mit einer geringen Stichprobenzahl gesichert werden.

Abb. 179 zeigt den Kästchenplan nach I. Bross. Ist im 1. Versuch A wirksamer als B, so kreuzt man das Kästchen senkrecht über dem schwarzen Quadrat an. Ist dagegen B besser, kreuzt man das waagerecht daneben liegende Kästchen an. Besteht kein Unterschied, so

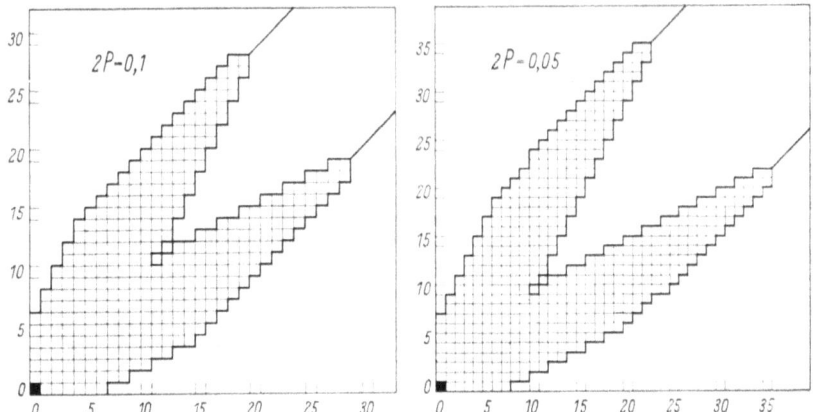

Abb. 179. Pläne zur Sequenzanalyse auf Grund von Paardifferenzen.

erfolgt kein Eintrag. Analog verfährt man bei den nächsten Versuchen. Überschreitet man die obere Grenze, so ist A besser als B; unterschreitet man die untere Grenze, so ist B besser als A; gelangt man über die innere Grenze hinaus, so ist kein Unterschied signifikant und die Versuchsreihe ist beendet. Die Kästchenpläne sind für 95% und 99% statistische Sicherheit lieferbar [26]. Die Sequenzanalyse ist verteilungsunabhängig.

Fertigungskontrolle von Arzneizubereitungen

Der besondere Vorzug der Fertigungskontrolle besteht darin, daß auftretende Fehler bereits während des Produktionsablaufs festgestellt werden und daß die Fertigung rechtzeitig so verändert wird, daß eine schlechte Produktion verhütet wird. Ziel der Kontrollen darf nicht erst das kostspielige und häufig unmögliche Aussortieren schlechter Erzeugnisse in einer Endkontrolle sein, sondern die Kontrollen müssen die Produktion schlechter Erzeugnisse verhindern. Dabei ist es meist unzweckmäßig und manchmal auch unmöglich alle Produkte zu kontrollieren, z. B. bei einer zerstörenden Prüfung, so daß die Fertigungskontrolle als Stichprobenkontrolle durchgeführt werden muß.

I. Die Kontrolle meßbarer Größen

Wird in einem Produktionsgang nacheinander eine Reihe gleichartiger Erzeugnisse gefertigt, so sind dennoch nie zwei Erzeugnisse einander völlig gleich. Die meßbaren Einzelwerte schwanken, die resultierende Häufigkeitsverteilung ist hinsichtlich ihrer Lage, wie auch ihrer Breite variabel. Diesen Schwankungen können zufällige und damit momentan unvermeidbare Ursachen, wie Beobachtungs- und Meßfehler, Lagerspiel der Maschinen, Dichteunterschiede der Partikel u. ä. zugrunde liegen, oder durch nichtzufällige und damit behebbare Gründe hervorgerufen werden, wie Fehleinstellungen oder Beschädigung der Maschinen, Veränderungen im Material, mangelnde Aufmerksamkeit des Personals u. ä. mehr.

Aufgabe der Fertigungskontrolle ist, die nichtzufälligen Ursachen möglichst schnell zu entdecken und den Fehler zu beheben, sowie durch eine Analyse des Produktionsprozesses auch die zufälligen Ursachen so zu verringern, daß man zu einer möglichst gleichmäßigen Produktion gelangt.

Die Vorteile der Fertigungskontrolle sind

die Verminderung des Ausschusses und damit die Erzielung einer billigeren, störungsfreien Produktion,

eine größere Gleichförmigkeit der Produkte und deshalb eine einfachere Weiterverarbeitung,

eine mögliche Vereinfachung und Verbilligung der Endkontrolle und weniger Reklamationen seitens des Abnehmers oder einer Kontrollinstanz,

ein starker erzieherischer Effekt der an der Produktion Beteiligten, die an der graphischen Darstellung der Kontrollergebnisse den Grad der Vollkommenheit ihrer Produktion erkennen können,

eine bessere Einsicht in die Fertigungsschwierigkeiten und damit eine bessere Möglichkeit durch gezielte Maßnahmen die Qualität zu steigern (Abb. 180).

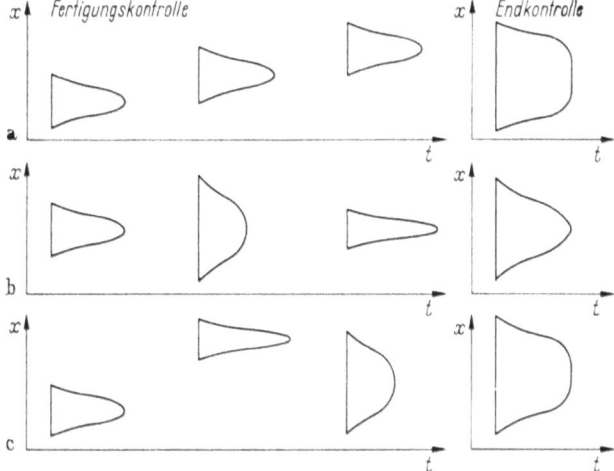

Abb. 180a—c. Vergleich der beobachtbaren Häufigkeitsverteilung während der Fertigungs- und Endkontrolle.

a) Fertigungsvorgang mit verlaufendem Mittelwert aber konstanter Streuung; b) Fertigungsvorgang mit wechselnder Streuung aber konstantem Mittelwert; c) Fertigungsvorgang mit schwankendem Mittelwert und schwankender Streuung.

a)—c) Die Ursachen der Schwankungen sind aus den Ergebnissen der Fertigungs- nicht aber aus denen der Endkontrolle aufspürbar.

a. Berechnung der Regelgrenzen

Die Aufgabe der Fertigungskontrolle besteht darin, daß in einen Produktionsablauf so lange nicht eingegriffen wird, wie die Schwankungen der beobachteten Meßwerte nur durch zufällige Ursachen bedingt sind. Diese Schwankungen sind durch eine Normalverteilung beschreibbar (Abschn. I, S. 116). Fallen die Meßwerte außerhalb der $\mu \pm 3\sigma$ Grenzen, so sind dafür nichtzufällige Ursachen verantwortlich, es wird in den Produktionsprozeß eingegriffen, und es muß die Ursache gesucht und behoben werden. Selbstverständlich können auch nichtzufällige Ursachen die Produktqualität beeinflussen, solange die Meßwerte noch innerhalb der $\mu \pm 3\sigma$ Grenze liegen, diese sind aber durch eine statistische Betrachtung nicht nachweisbar.

Zwei verschiedene Stichproben einer Fertigung werden nur selten einander gleich sein. Die Schwankungen der Stichprobenmittelwerte $\bar{x}$ sind um so größer, je größer die Streuung der Erzeugnisse während der Fertigung ist. Die Mittelwerte $\bar{x}$ streuen jedoch weniger als die

Einzelwerte und die Streuung verringert sich mit wachsender Stichprobengröße n. Die Mittelwerte von Stichproben symmetrischer Verteilungen sind immer normal verteilt, die von nicht normalen Verteilungen dann, wenn die Stichprobengröße n nicht zu klein $(n > 4)$ gewählt wurde.

Für die Streuung s des Mittelwertes $\bar{x}$ gilt:

$$s_{\bar{x}} = \frac{s}{\sqrt{n}}.$$

Wirken auf die Schwankungen des Produktionsprozesses nur zufällige Ursachen ein, so sind praktisch alle gefundenen Stichprobenmittelwerte (99,7 %) kleiner als $\bar{x} + 3s/\sqrt{n}$ und größer $\bar{x} - 3s/\sqrt{n}$, wenn $\bar{\bar{x}}$ der aus den Stichprobenmittelwerten gebildete Mittelwert ist:

$$\bar{\bar{x}} + \frac{3s}{\sqrt{n}} > \bar{x} > \bar{\bar{x}} - \frac{3s}{\sqrt{n}}.$$

In 95,5 % aller Fälle wird der Mittelwert $\bar{x}$ innerhalb der Schranken $\bar{\bar{x}} \pm 2s/\sqrt{n}$ und nur gelegentlich, etwa im Verhältnis $1:20$ außerhalb liegen. Es kann nur dann zu Recht in den Produktionsprozeß eingegriffen werden, wenn der einzelne Stichprobenmittelwert jenseits der Spanne von $\bar{\bar{x}} \pm 3s/\sqrt{n}$, den Regelgrenzen, liegt. Dann darf auf den Einfluß nichtzufälliger Ursachen geschlossen werden, während sonst der Prozeß normal verläuft, er ist „beherrscht". Die Spanne $\bar{\bar{x}} \pm 2s/\sqrt{n}$ kann als Warnlinie dienen.

Eine ähnliche Betrachtung wie für den Mittelwert kann auch für die Standardabweichung herangezogen werden. Die Schwankungen der Standardabweichungen von Stichproben nicht zu geringer Größe sind ebenfalls normal verteilt und für eine Stichprobengröße $n > 15$ gilt praktisch:

$$s_{\bar{s}} = \frac{s}{\sqrt{2n}}.$$

Damit liefern Stichproben mit $n > 15$ eine Standardabweichung s, die in 99,7 % aller Fälle innerhalb der folgenden Schranken liegen und als Regelgrenzen für die Streuung dienen:

$$\bar{s} + 3s_{\bar{s}} > s > \bar{s} - 3s_{\bar{s}},$$

$$\bar{s} + \frac{3s}{\sqrt{2n}} > s > \bar{s} - \frac{3s}{\sqrt{2n}}.$$

Auch hier werden wieder in 95,5 % aller Fälle Werte innerhalb der $\bar{s} \pm 2s_{\bar{s}}$-Schranken gefunden und können als Warnlinien herangezogen werden.

Da für kleine Stichproben die Schätzung von σ anstelle durch Berechnung von s ebensogut auch aus der Spannweite R, der Differenz zwischen dem größten und dem kleinsten Wert der Stichprobe, erfolgen kann (Abschn. IV c, S. 124) setzt man mit Vorzug für die Fertigungskontrolle den Mittelwert $\bar{x}$ und die Spannweite R ein.

Der Mittelwert der Spannweiten $\bar{R}$ ist proportional der Standardabweichung σ des Lieferpostens. Die Proportionalitätskonstante d_2 ist von der einzelnen Stichprobengröße abhängig und tabelliert [27]:

$$\bar{R} = d_2 \cdot \sigma.$$

Die oben abgeleiteten Regelgrenzen gehen in folgende Form über:

$$\bar{\bar{x}} \pm \frac{3s}{\sqrt{n}} = \bar{\bar{x}} \pm \frac{3}{d_2 \cdot \sqrt{n}} \cdot \bar{R} = \bar{\bar{x}} \pm A_2 \cdot \bar{R}.$$

Regelgrenze für den Mittelwert:

$$\bar{\bar{x}} + A_2 \cdot \bar{R} > \bar{x} > \bar{\bar{x}} - A_2 \cdot \bar{R}.$$

Warnlinie für den Mittelwert:

$$\bar{\bar{x}} + 0{,}66 \cdot A_2 \cdot \bar{R} > \bar{x} > \bar{\bar{x}} - 0{,}66 \cdot A_2 \cdot \bar{R}.$$

Regelgrenze für die Spannweite:

$$D_4 \cdot \bar{R} > R > D_3 \cdot \bar{R}.$$

Warnlinie für die Spannweite:

$$[0{,}66\,(D_4 - 1) + 1] \cdot \bar{R} > R.$$

Die Werte der Faktoren d_2, A_2, D_3 und D_4 sind tabelliert (Tab. 32, S. 163) und gestatten ohne Anwendung von Mathematik die Berechnung der Regelgrenzen auch von angelerntem Personal. Die unteren Regelgrenzen für die Standardabweichung s oder die Spannweite R stellen keinen Grund zum Eingriff in die Produktion dar, sondern zeigen, daß die Produktionsschwankungen signifikant kleiner geworden sind.

Die obengenannten Formeln gelten zwar theoretisch nur für normale Häufigkeitsverteilungen, doch genügen sie auch den praktischen Anforderungen bei schiefen Verteilungen. Für die selten vorkommenden Stichprobengrößen $n > 15$ wendet man jedoch mit Vorzug die aus der Standardabweichung s berechneten Regelgrenzen an. Eine ausführliche Anleitung findet sich bei [27].

Sind die für die Produktion zugelassenen Toleranzgrenzen größer als die durch die zufälligen Ursachen bedingte Streuung des Produktes, so können die Regelgrenzen frei gewählt werden. Jedoch müssen die Regelgrenzen für den Mittelwert $\bar{x}$ um $3\sigma - 3\sigma_{\bar{x}} = 3\sigma - 3\sigma/\sqrt{n}$ $= 3\sigma\left(1 - 1/\sqrt{n}\right)$ kleiner sein, wie Abb. 181 zeigt, damit kein Ausschuß entsteht und alle produzierten Einzelstücke innerhalb der Toleranzen liegen.

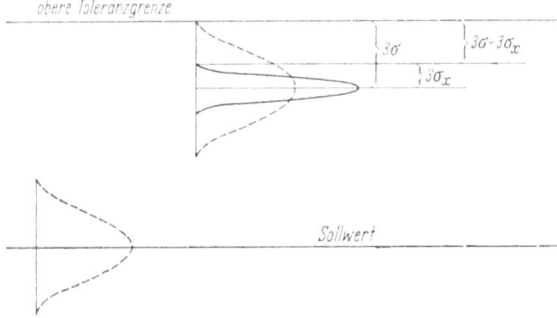

Abb. 181. Graphische Ableitung der erweiterten Regelgrenzen in Abhängigkeit von der Toleranzgrenze.
······ Streuung der Einzelwerte x_i; —— Streuung der Mittelwerte $\bar{x}$.

Für die erweiterten Regelgrenzen gilt für den Mittelwert:

$$\text{obere Regelgrenze:} \quad R_o = T_o - 3\sigma\left(1 - \frac{1}{\sqrt{n}}\right),$$

$$\text{untere Regelgrenze:} \quad R_u = T_u + 3\sigma\left(1 - \frac{1}{\sqrt{n}}\right).$$

Bei der Verwendung von $\bar{R}$ gilt für kleine Stichproben:

$$\text{obere Regelgrenze} \quad R_o = T_o - 3\frac{\bar{R}}{d_2}\left(1 - \frac{1}{\sqrt{n}}\right) = T_o - V_1 \cdot \bar{R},$$

$$\text{untere Regelgrenze:} \quad R_u = T_u + 3\frac{\bar{R}}{d_2}\left(1 - \frac{1}{\sqrt{n}}\right) = T_u + V_1 \cdot \bar{R}.$$

Die Werte von V_1 sind in Tab. 32, S. 163, tabelliert.

b. Anlegen einer $\bar{x}$, R-Kontrollkarte

In Abschnitt Ia, S. 159, wurde gezeigt, daß unter Verwendung der Gesetzmäßigkeiten der Normalverteilung die nichtzufälligen Ursachen einer Produktionsstreuung von den zunächst unvermeidbaren zufälligen Ursachen getrennt werden können, da Mittelwerte $\bar{x}$ einer Stichprobe, welche größer sind als $\bar{\bar{x}} + A_2 \cdot \bar{R}$ oder kleiner sind als $\bar{\bar{x}} - A_2 \cdot \bar{R}$ nicht mehr als einer Zufallsstreuung zugehörig angesehen werden müssen. $\bar{\bar{x}}$ stellt den Mittelwert aus den Stichprobenmittelwerten dar und muß häufig mit dem Sollwert der Produktion, der Toleranzmitte, gleichgesetzt werden. A_2 stellt einen in Tab. 32 tabellierten von der Stichprobengröße

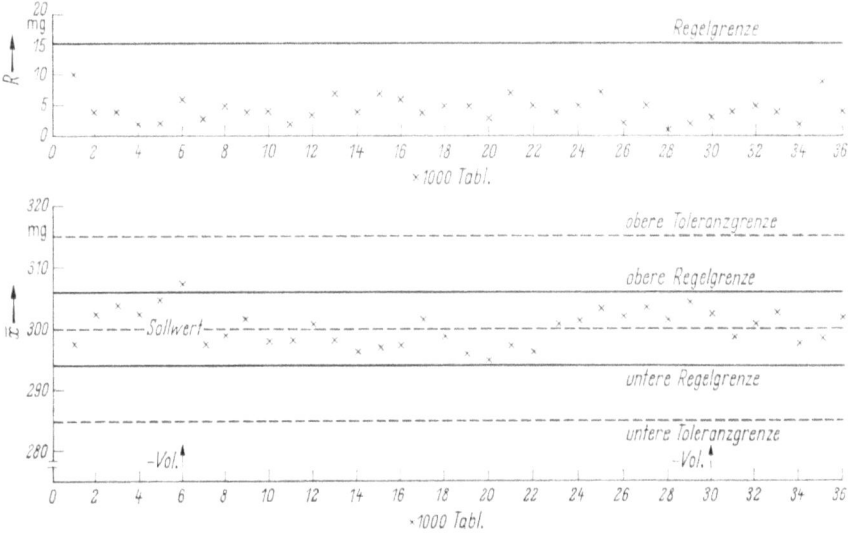

Abb. 182. Fertigungskontrollkarte für Tabletten 0,3 g.

Lieferposten: 36 000 Stück à 0,3 g; OP-Nr. E 3 065
Stichprobenplan: $n = 3$ nach jeweils etwa 1 000 Tabletten = 30 Min.
Gegeben: $\bar{R} = 6$ mg
Berechnete Regelgrenzen: $R_{\max} = D_4 \cdot \bar{R} = 2{,}57 \cdot 6 = 15$ mg,
$\quad\quad\quad\quad\quad\quad x_{\max} = x_{\text{soll}} + A_2 \bar{R} = 300 + 1{,}02 \cdot 6 = 306$ mg,
$\quad\quad\quad\quad\quad\quad x_{\min} = x_{\text{soll}} - A_2 \bar{R} = 300 - 1{,}02 \cdot 6 = 294$ mg.

abhängigen Zahlenwert und $\bar{R}$ den Mittelwert der Spannweiten R, der Differenz zwischen dem größten und dem kleinsten gefundenen Wert der Stichprobe, dar. Ebenso ist eine Spannweite R der Stichprobe, welche größer als $D_4 \cdot \bar{R}$ ist, nicht mehr zufällig entstanden und D_4 ist ein in Tab. 32 tabellierter, von der Stichprobengröße abhängiger Zahlenwert.

Der Verlauf eines Fertigungsprozesses stellt sich auf der Kontrollkarte in Form eines bandartigen Bildes dar. Die y-Achsen der Karte werden nach dem Maß des charakteristischen Qualitätsmerkmals (Gewicht, Härte, Länge usw.) unterteilt, die x-Achsen nach der Zeit, der Nummer der Stichprobe oder der Stückzahl der Fertigung (Abb. 182). Es werden 2 Diagramme, eines für $\bar{x}$ und eines für R angelegt. Je nach den gestellten Anforderungen, der Chargengröße und den Produktionsmöglichkeiten müssen zunächst die jeweiligen Regelgrenzen für die Spannweite und den Mittelwert der Stichprobe sowie ein Stichprobenplan festgelegt werden. Die Regelgrenzen für die Spannweite errechnen sich nach Abschnitt Ia, S. 159, und Tab. 32:

$$\text{obere Regelgrenze:}\quad RG_o = D_4 \cdot \bar{R},$$

$$\text{untere Regelgrenze:}\quad RG_u = D_3 \cdot \bar{R}.$$

Die mittlere Spannweite $\bar{R}$ ergibt sich entweder durch die Auswertung vorhergehender Produktionschargen oder wird auf folgende Weise bestimmt: Zu Beginn der Produktion

werden in regelmäßigen Abständen 15 bis 20 Stichproben der dem Stichprobenplan zugehörigen Größe n entnommen und aus der Differenz des jeweils größten und kleinsten Wertes
die Spannweite R ermittelt und daraus die vorläufige mittlere Spannweite $\bar{R}$ berechnet. Im
weiteren Verlauf der Produktion wird dann die vorläufige Spannweite mehrfach überprüft,
da erfahrungsgemäß eine kleinere mittlere Spannweite erwartet werden darf, d. h. daß durch
die Überwachung die Qualität der Produktion steigt. Die Regelgrenze für den Mittelwert
errechnet sich nach Abschnitt Ia, S. 159, und Tab. 32:

$$\text{obere Regelgrenze:} \quad RG_o = \bar{\bar{x}} + A_2 \cdot \bar{R},$$

$$\text{untere Regelgrenze:} \quad RG_u = \bar{x} - A_2 \cdot \bar{R}.$$

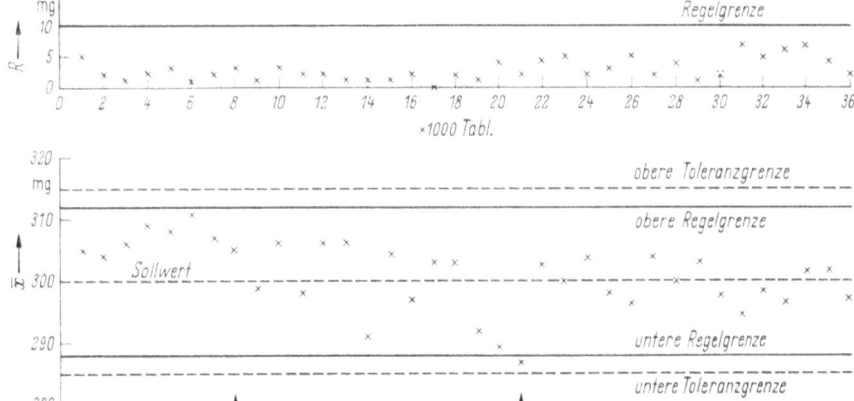

Abb. 183. Fertigungskontrollkarte für Tabletten 0,3 g, erweiterte Regelgrenzen.

Lieferposten: 36000 Stück à 0,3 g; OP-Nr. E 1115
Stichprobenplan: $n = 3$ nach jeweils etwa 1000 Tabletten = 30 Min.
Gegeben: $\bar{R} = 4$ mg; $T_o = 315$ mg; $T_u = 285$ mg
Berechnete Regelgrenzen: $R_{\max} = D_4 \cdot \bar{R} = 2,57 \cdot 4 = 10$ mg,

$$x_{\max} = T_o - V_1 \cdot \bar{R} = 315 - 0,749 \cdot 4 = 312 \text{ mg},$$

$$x_{\min} = T_u + V_1 \cdot \bar{R} = 285 + 0,749 \cdot 4 = 288 \text{ mg}.$$

Wenn mit erweiterten Regelgrenzen gearbeitet werden soll und T_0 bzw. T_u die vorgeschriebenen Toleranzgrenzen darstellen, werden folgende Regelgrenzen erhalten (Abb. 183):

$$\text{obere Regelgrenze:} \quad RG_o = T_o - V_1 \cdot \bar{R},$$

$$\text{untere Regelgrenze:} \quad RG_u = T_u + V_1 \cdot \bar{R}.$$

**Tabelle 32. Berechnungsfaktoren zur Bestimmung der Regelgrenzen für Stichprobengrößen
$n = 2$ bis $n = 10$**

Stichproben-größe n	d_2	A_2	D_3	D_4	V_1
2	1,13	1,88	0	3,27	0,779
3	1,69	1,02	0	2,57	0,749
4	2,06	0,73	0	2,28	0,729
5	2,33	0,58	0	2,11	0,713
6	2,53	0,48	0	2,00	0,700
7	2,70	0,42	0,08	1,92	0,690
8	2,85	0,37	0,14	1,86	0,682
9	2,97	0,34	0,18	1,82	0,674
10	3,08	0,31	0,22	1,78	0,666

Der Stichprobenplan für die Fertigungskontrolle wird nach folgenden Überlegungen aufgestellt: Die Größe der Stichprobe n und die Häufigkeit der Probennahme ist von der gewünschten Genauigkeit, dem Verhältnis von Fertigungsmöglichkeit und erlaubter Toleranz sowie dem möglichen Arbeitsaufwand und den entstehenden Kosten abhängig. Bei einer Vergrößerung der Stichprobe von 1 oder 2 auf 3, 4 oder 5 Stück nimmt die Genauigkeit rasch zu, eine weitere beliebige Erhöhung bringt aber keine große zusätzliche Genauigkeit, da die absolute Genauigkeitszunahme mit der Vergrößerung der Stichprobengröße exponentiell abnimmt. Als optimale Stichprobengröße sind daher in vielen Fällen $n = 5$ in manchen Fällen $n = 3$ ausreichend. Die Häufigkeit der Kontrolle richtet sich nach dem erforderlichen Kontrollaufwand und dem Risiko einer zeitweiligen Fehlproduktion bzw. der Häufigkeit, daß ein Produktionsprozeß außer Kontrolle gerät.

Während der Fertigung werden entsprechend dem Stichprobenplan die festgelegte Anzahl des Produktes entnommen und die Meßwerte oder die daraus berechneten Größen in die Diagramme eingetragen, und es wird in die Produktion nur dann eingegriffen, wenn der gefundene Wert außerhalb der Regelgrenzen für den Mittelwert oder der oberen Regelgrenze für die Spannweite liegt. Jeder Eingriff in die laufende Produktion wird durch einen Pfeil mit entsprechender Angabe der Änderung (Abb. 182) eingetragen.

Treten keine oder fast keine Meßpunkte der Fertigung über die Regelgrenzen R_{max}, $\bar{x}_{max}$, $\bar{x}_{min}$ hinaus auf, so nennt man die Fertigung beherrscht. Ist dagegen die Fertigung nicht beherrscht — fallen somit viele Punkte außerhalb dieser Regelgrenzen — so ist eine nähere Untersuchung der Ursachen erforderlich, die durch Verwendung von $\bar{x}, R$-Karten außerordentlich erleichtert wird. Ein Punkt außerhalb der Regelgrenzen weist immer auf störende nichtzufällige Einflüsse im Produktionsablauf hin. Dagegen kann nicht mit völliger Sicherheit gesagt werden, daß keinerlei unerwünschte Einflüsse wirksam sind, wenn der einzelne Meßpunkt innerhalb der Regelgrenzen liegt.

Eine Fertigungskontrolle setzt für eine fehlerfreie Produktion immer voraus, daß die Streuung der Meßwerte ($\mu \pm 3\sigma$) kleiner bis gleich groß den erlaubten Toleranzen ist: $6\sigma \leqq T_0 - T_u$, wobei T_0 und T_u die obere und untere Toleranzgrenzen darstellen. Ist dies nicht der Fall, kann mit dem gewählten Verfahren nicht produziert werden, sondern es muß das Verfahren so verbessert werden, daß die Toleranzspanne mindestens 6σ bzw. $6 \cdot R/d_2$ beträgt. Wird die untere Regelgrenze für die Spannweite R_u unterschritten, so deutet dieser Befund auf eine signifikante Verbesserung des Produktionsablaufes hin, so daß die Erforschung der Ursache (Wechsel des Materials oder Bedienungspersonals) zu einer dauernden Produktionsverbesserung oder Verbilligung führen kann.

Es ist empfehlenswert, die für den gleichen Prozeß anfallenden Kontrollkarten zu sammeln und in gewissen Zeitabständen auf die Veränderung von $\bar{x}$ und R zu prüfen, um Rückschlüsse über Material- und Betriebsschwierigkeiten zu erhalten und so zu einer stetigen Qualitätsverbesserung und Kostensenkung zu kommen.

c. Verfeinerungen der $\bar{x}, R$-Kontrollkarten

1. Warnlinien. Wie in Abschnitt Ia, S. 159, besprochen, können bei $\bar{x} \pm 2s_{\bar{x}}$ Warnlinien in die Kontrollkarten eingetragen werden. Für die Verwendung von $\bar{x}, R$-Karten gilt bei Anwendung von Tab. 32, S. 163:

Für den Mittelwert:

obere Warnlinie: $W L_0 = \bar{x} + 0{,}66 \cdot A_2 \cdot \bar{R}$,

untere Warnlinie: $W L_u = \bar{x} - 0{,}66 \cdot A_2 \cdot \bar{R}$.

Für die Spannweite:

obere Warnlinie: $W L_0 = [0{,}66(D_4 - 1) + 1] \cdot \bar{R}$.

Diese Warnlinien werden nur etwa in 5 von 100 Fällen überschritten, solange der Produktionsprozeß unter Kontrolle ist. Man kann daher die Produktionskontrolle verschärfen, indem man beim Überschreiten der Warnlinie sofort eine zweite Stichprobe zieht. Fallen diese Werte wiederum außerhalb der Warnlinien, wird die Produktion unterbrochen und neu eingeregelt, bzw. die Ursache des nichtzufälligen Einflusses ergründet und eliminiert. Liegt der 2. Meßwert dagegen innerhalb der Warnlinien, wird die Produktion fortgesetzt.

2. „Folge von 6 Punkten". Es ist bei einer beherrschten Produktion mit einem Mittelwert, der mit dem Sollwert übereinstimmt, die Wahrscheinlichkeit gleich groß, d. h. 50%, daß der Mittelwert der Stichprobe über oder unter dem Sollwert liegt. Die Wahrscheinlichkeit, daß 6 aufeinanderfolgende Meßpunkte $\bar{x}$ stets über oder unter dem Sollwert $\bar{\bar{x}}$ liegen, beträgt nur $0{,}5^6 \cdot 100 = 0{,}15\%$. Liegt auch noch der 7. Meßpunkt von $\bar{x}$ gleichsinnig, so ist trotz beherrschter Produktion ein Eingriff möglich, wenn z. B. eine besonders präzise Annäherung des Mittelwertes an den Sollwert erstrebt wird, z. B. bei hochwirksamen oder besonders teuren Substanzen (Abb. 182, S. 162).

3. Methode der fortschreitenden Spannweiten. Für besonders aufwendige Prüfungen, wie eine umfangreiche chemische Analyse kann eine Stichprobe von $n = 1$ herangezogen und die Ergebnisse der Stichprobe mit der vorhergehenden verglichen werden. $R_1 = |x_1 - x_2|$; $R_2 = |x_2 - x_3|$ usw. Aus etwa 20 Einzelwerten ergeben sich dann der Mittelwert $\bar{x}$, der aber häufig durch den Sollwert, der Toleranzmitte, ersetzt werden muß, und die mittlere Spannweite $\bar{R}$, wenn diese nicht aus einer vorherigen Produktionscharge bekannt ist. Als Regelgrenzen gelten dabei:

Für die Spannweite: $RG_o = 3{,}27 \cdot \bar{R}$.

Für den Einzelwert: $RG_o = \bar{x} + 2{,}66 \cdot \bar{R}$,

$RG_u = \bar{x} - 2{,}66 \cdot \bar{R}$.

Entsprechend kann als Warnlinie für den Einzelwert $WL_o = \bar{x} + 1{,}78 \cdot \bar{R}$ und $WL_u = \bar{x} - 1{,}78 \cdot \bar{R}$ eingezeichnet werden.

4. Gruppenkontrollkarten. Grundsätzlich wären bei Mehrfachmaschinen (mehrstempelige Tablettenpresse, mehrflammiger Ampullenverschmelzapparat u. ä.) für jeden parallelen Arbeitsgang je eine $\bar{x}$, R-Karte erforderlich. Um diesem umfangreichen Aufwand zu entgehen, werden häufig von der Gesamtproduktion der jeweiligen Maschine Stichproben entnommen (n sollte dann mit der Anzahl der parallelen Werkzeuge übereinstimmen, oder ein ganzzahliges Vielfaches davon sein). Dabei erhält man bei Störungen jedoch keinen Hinweis, in welchem Teilvorgang der Fehler zu suchen ist, und es wird bei einer Störung die Suche nach der Ursache aufwendiger. Wenn es dagegen gelingt, die Einzelstücke der Stichprobe den einzelnen Teilvorgängen zuzuordnen, bedient man sich mit Vorzug der Gruppenkontrollkarte.

Es wird von jedem Teilvorgang eine Stichprobe gezogen, z. B. $n = 2$, daraus $\bar{x}$ und R berechnet und dem Teilvorgang

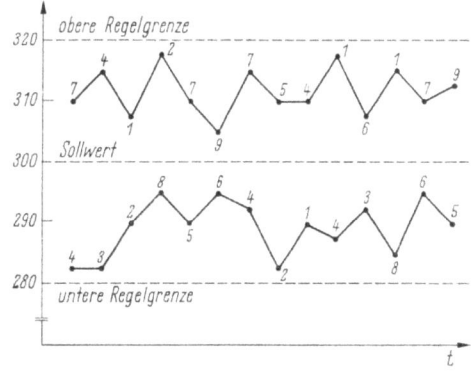

Abb. 184. Gruppenkontrollkarte.

eine Nummer zugeordnet. In die Kontrollkarte wird nur der größte und kleinste gefundene Wert eingetragen und numeriert. Werden dabei die Regelgrenzen überschritten, so ist sofort klar, welcher Teilvorgang die Störung verursacht. Bei einer Überprüfung der abgeschlossenen Kontrollkarte müssen alle Teilvorgänge ebensooft bei den höchsten wie niedersten Werten vorkommen, denn eine auffällige Häufigkeit eines Teilvorganges auf einer Seite weist auf nichtzufällige Ursachen hin (Abb. 184).

II. Die Kontrolle nichtmeßbarer Größen

Nichtmeßbare Größen sind Eigenschaften, die sich nicht oder wenigstens schlecht durch eine Maßzahl ausdrücken lassen: unbeschädigte Verpackung, klarer Druck, Verfärbungen, Fleckenbildung u. ä. mehr. Diese werden durch eine Sichtkontrolle geprüft und in gute und schlechte Erzeugnisse unterschieden. Ferner können meßbare Eigenschaften durch einen

Vergleich mit einem Standard bei der sog. Kaliber-Kontrolle in brauchbare und unbrauchbare Produkte aufgeteilt werden. Endlich ist die Gut-Schlecht-Prüfung als Aussage einer Meßkontrolle anwendbar, wenn sonst sehr viele Einzelwerte erfaßt werden müßten.

Die Kontrolle nichtmeßbarer Größen, Attributenkontrolle, ist in stärkerem Maße als die Kontrolle meßbarer Größen, Variablenkontrolle, von der Größe der Stichprobe abhängig, da durch die Reduktion der Aussage auf 2 Begriffe, gut und schlecht, der Informationsinhalt der Stichprobe stark verkleinert ist. Wenn in einem Lieferposten $100\,p$ Prozent fehlerhafte Produkte, Ausschuß, enthalten sind, dann ist p der Dezimalbruch des Ausschusses. Die Größe des Lieferpostens wird dabei gleich 1 gesetzt. Der Ausschußprozentsatz der Stichprobe sei $100\,p'$, und damit der Dezimalbruch des Ausschusses in der Stichprobe p'. Besteht die Stichprobe aus n Teilen und werden darin k fehlerhafte Teile gefunden, so gilt

$$p' = \frac{k}{n}.$$

Die Zahl der gefundenen Fehler pro Stichprobe schwankt und zeigt in sich eine Häufigkeitsverteilung, wie es vom Verteilen von Spielkarten jedermann empirisch bekannt ist. Die Verteilung von k, die Binomialverteilung, hängt vom Produkt $n \cdot p$ ab, und für praktische Zwecke darf man annehmen, daß diese Verteilung annähernd normal ist, wenn $n \cdot p > 10$ ist. Wird die Prüfung sehr oft mit der Stichprobengröße n wiederholt, so kann eine mittlere Fehlerzahl $\bar{k}$ oder ein mittlerer Ausschußprozentsatz $\bar{p}'$ berechnet werden und es gilt

$$p = \frac{\bar{k}}{n}; \qquad \bar{k} = n \cdot p; \qquad \bar{p}' = p.$$

Die Standardabweichung von k und p' läßt sich unter der Annahme, daß das Produkt $n \cdot p > 10$ ist, in folgenden Gleichungen ausdrücken:

$$\sigma_k = \sqrt{n \cdot p(1 - p)},$$

$$\sigma_{p'} = \sqrt{\frac{p\,(1 - p)}{n}}.$$

Wie bei der Variablenkontrolle (Abschn. I, S. 158) liegen praktisch alle Werte (99,89%) innerhalb der Spanne Mittelwert $\pm 3\sigma$. Werte innerhalb dieses Bereichs können ausschließlich durch zufällige Ursachen hervorgerufen werden. Erst wenn durch nichtzufällige Einflüsse dieser Zufallsbereich überschritten wird, darf in den Produktionsprozeß eingegriffen werden.

Beispiel: Erlaubter Ausschußprozentsatz $100\,p = 10\%$, verwendete Stichprobengröße $n = 20$.

Obere Regelgrenze:

$$n \cdot p + 3\sqrt{n \cdot p(1 - p)} = 20 \cdot 0,1 + 3\sqrt{20 \cdot 0,1(1 - 0,1)} = 6,02.$$

Untere Regelgrenze:

$$n \cdot p - 3\sqrt{n \cdot p(1 - p)} = 20 \cdot 0,1 - 3\sqrt{20 \cdot 0,1(1 - 0,1)} = -2,02.$$

Für einen Stichprobenplan werden die gefundenen Zahlenwerte ganzzahlig auf- und abgerundet, negative Zahlenwerte werden als 0 eingesetzt. Wird die untere Regelgrenze unterschritten, so ist dies kein Grund, die Produktion zu unterbrechen, sondern es liegt eine signifikante Verbesserung des Produktionsablaufes vor. Die Aufklärung der Ursache kann zu einer dauernden Produktionsverbesserung oder einer Verbilligung führen.

Anlegen einer Kreuzkarte

1. Einfaches Stichprobensystem. Es wird als obere und untere Regelgrenze die Anzahl von k-Fehlern in einer Stichprobe von n Stück gewählt, welche nur in 0,5% der Fälle bei dem vorgegebenen Ausschußprozentsatz $100\,p$ überschritten wird (Tab. 33).

Werden 100 $p\%$ Ausschuß für zulässig angesehen, so weisen mehr als o Fehler in n Stück auf eine unzulässige Erhöhung des Ausschußprozentsatzes, weniger als u Fehler auf eine signifikante Produktionsverbesserung hin. Werden zwischen u und o Fehler gefunden, so kann das Ergebnis zufällig verursacht sein. Das System verhindert nur den unrechtmäßigen Eingriff in die Produktion aber nicht eine unrechtmäßige Annahme. So können zufällig 3 Fehler in einer Stichprobe von 40 Stück sowohl aus einer Fertigung gefunden werden, welche mit 2% als auch aus einer solchen, welche mit 20% Ausschuß arbeitet. Die erzielten Ergebnisse werden auf einer Kontrollkarte in einem Diagramm eingetragen. Auf der y-Achse wird die Fehleranzahl k, auf der x-Achse die Zeit, die Nummer der Stichprobe oder die Stückzahl der Fertigung als Kreuze aufgetragen: Kreuzkarte (Abb. 185).

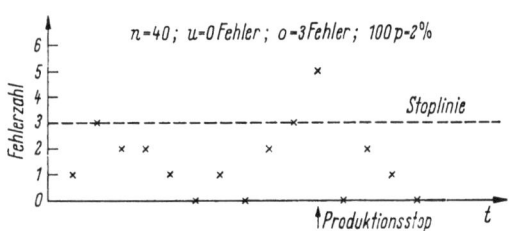

Abb. 185. Kreuzkarte.

Tabelle 33. Regelgrenzen für Kreuzkarten im einfachen Stichprobensystem

Minimal (u) und maximal (o) zulässige Fehlerzahl je Stichprobe n

n / $100p$	10 u	10 o	20 u	20 o	30 u	30 o	40 u	40 o	50 u	50 o	75 u	75 o	100 u	100 o	150 u	150 o	200 u	200 o
0,5	—	—	0	1	0	1	0	1	0	2	0	2	0	2	0	3	0	4
1,0	0	1	0	1	0	2	0	2	0	2	0	3	0	4	0	5	0	6
1,5	0	1	0	2	0	2	0	3	0	3	0	4	0	5	0	6	0	8
2,0	0	1	0	2	0	3	0	3	0	4	0	5	0	6	0	8	0	9
2,5	0	2	0	2	0	3	0	4	0	4	0	5	0	7	0	9	1	11
3,0	0	2	0	3	0	4	0	4	0	5	0	6	0	8	0	11	1	12
4,0	0	2	0	3	0	4	0	5	0	6	0	8	0	9	1	12	2	15
5,0	0	2	0	4	0	5	0	6	0	7	0	9	1	11	2	15	4	18
6,0	0	3	0	4	0	5	0	6	0	8	0	10	1	12	3	17	5	21
7,0	0	3	0	4	0	6	0	7	0	8	1	11	2	14	4	19	6	23
8,0	0	3	0	5	0	6	0	8	0	9	1	12	2	15	5	21	8	26
9,0	0	3	0	5	0	7	0	8	0	10	2	13	3	17	6	23	9	28
10,0	0	4	0	6	0	8	0	9	1	11	2	14	4	18	7	25	10	31
12,0	0	4	0	6	0	8	1	10	2	12	3	16	5	21	9	28	14	36
14,0	0	5	0	7	0	9	1	11	2	13	4	18	6	23	11	32	17	41
16,0	0	5	0	7	1	10	2	12	3	15	5	20	8	25	14	36	20	45
18,0	0	6	0	8	1	11	2	13	3	16	6	22	9	28	16	39	23	50
20,0	0	6	0	9	2	12	3	15	4	17	7	24	11	30	18	43	27	54
25,0	0	7	1	11	3	14	4	17	6	20	10	28	15	36	25	51	35	67

2. Doppeltes Stichprobensystem.
Um das Risiko einer unrechtmäßigen Annahme der Stichprobe zu verkleinern, werden an Stelle der oberen Regelgrenze zwei horizontale Linien in die Kreuzkarte eingezeichnet.

Die obere, häufig rote Linie ist die Stoplinie. Liegt die gefundene Fehlerzahl über der Stoplinie, wird die Produktion angehalten und die Fehlerursache ermittelt. Die untere, häufig blaue Warnlinie entspricht meist den 2σ-Grenzen. Liegt die Fehlerzahl über der Warnlinie aber unter der Stoplinie, wird sofort eine zweite Stichprobe gleicher Größe entnommen. Liegt die Zahl der nunmehr gefundenen Fehler unterhalb der Warn-

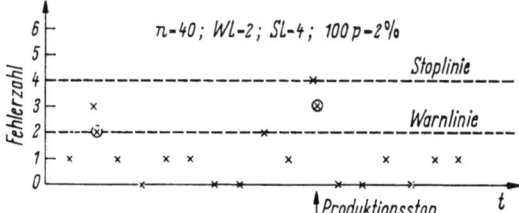

Abb. 186. Kreuzkarte mit eingetragenen Warnlinien.

linie, so kann die Produktion weiterlaufen, liegt sie aber wiederum über der Warnlinie, so wird die Produktion angehalten und die Fehlerursache ergründet. Zwecks späterer Auswertung der Kreuzkarte wird das Ergebnis der 2. Stichprobe mit einem Kreis umrandet und darf bei der nachträglichen Auswertung nicht mitberücksichtigt werden. Tab. 34 liefert Warnlinien WL und Stoplinien SL für 2,5% bzw. 0,1% Sicherheit [28]. Bei der graphischen Darstellung der beiden Linien werden diese in die Grenze zwischen WL und WL + 1 bzw. SL und SL + 1 eingetragen (Abb. 186).

Tabelle 34. Warn- und Stoplinien für Kreuzkarten (Doppeltes Stichprobensystem)

$100p$	n	5	10	20	30	40	50	60
$^1/_2\%$	WL				0	0	0	1
	SL				1	1	1	2
1%	WL			1	1	1	1	2
	SL			2	2	3	3	3
2%	WL		1	1	2	2	3	3
	SL		2	3	3	4	4	5
3%	WL	0	1	2	2	3	4	4
	SL	2	2	3	4	5	6	7
4%	WL	1	1	2	3	4	4	5
	SL	2	3	4	5	6	7	8
5%	WL	1	2	3	4	4	5	7
	SL	2	3	4	6	7	8	10

3. Kumulatives Stichprobensystem. Wenn die Kontrolle aus Preis- oder Zeitgründen auf kleine Stichproben beschränkt bleiben muß, ist das Risiko der falschen Annahme verhältnismäßig groß. Es kann dadurch vermindert werden, daß vorherige Stichproben zur Beurteilung mit herangezogen werden: kumulatives Stichprobensystem. Werden 5 Stichproben von je 10 Stück in zeitlichen Abständen gezogen und soll z. B. auf einen Ausschußprozentsatz von $100\,p = 1\%$ hingearbeitet werden, so entnimmt man Tab. 33, S. 167, daß die maximal erlaubte Fehlerzahl für $n = 10$ $k \leqq 1$ beträgt, während für $n = 20$ $k \leqq 1$, für $n = 30$ $k \leqq 2$, für $n = 40$ $k \leqq 2$ und für $n = 50$ $k \leqq 2$ angegeben sind. Summieren wir die

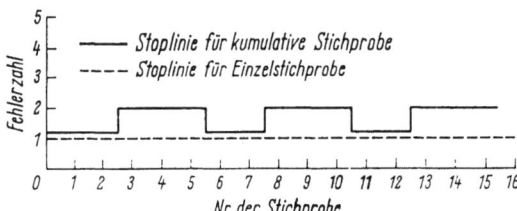

Abb. 187. Vorbereitete Kreuzkarte für kumulativen Stichprobenplan: $n = 10$, Kumulation 5 Stichproben, $100\,p = 1\%$.

während des Produktionsablaufes gezogenen Stichproben und die gefundenen Fehler, so müssen diese auch jeweils den Forderungen für $n = 20$, 30, 40 und 50 Stück entsprechen, wenn der zulässige Ausschußprozentsatz nicht überschritten werden soll. Beim kumulativen Stichprobensystem erfolgt somit Stop der Produktion, wenn mehr Fehler gefunden werden als der jeweiligen Stichprobengröße entspricht und wenn die aufsummierte Fehlerzahl die Forderungen des Stichprobenplans für die aufsummierte Stichprobengröße überschreitet.

Beispiel: Kumulativer Stichprobenplan mit $n = 10$ und einer Kumulation von 5 Stichproben für einen Ausschußprozentsatz $100\,p = 1\%$; eine graphische Darstellung der vorbereiteten Kreuzkarte zeigt Abb. 187.

$$
\begin{array}{llll}
n_1 = 10 & \sum n = 10 & k_1 \leqq 1 & \sum k \leqq 1 \\
n_2 = 10 & \sum n = 20 & k_2 \leqq 1 & \sum k \leqq 1 \\
n_3 = 10 & \sum n = 30 & k_3 \leqq 1 & \sum k \leqq 2 \\
n_4 = 10 & \sum n = 40 & k_4 \leqq 1 & \sum k \leqq 2 \\
n_5 = 10 & \sum n = 50 & k_5 \leqq 1 & \sum k \leqq 2
\end{array}
$$

4. Vergleich der attributiven Stichprobenpläne. Die Größe der Stichprobe, die Häufigkeit der Probennahme und die Wahl des Stichprobenplanes ist von der gewünschten Genauigkeit, dem Verhältnis von Fertigungsmöglichkeit und erlaubter Toleranz sowie dem notwendigen Prüfaufwand abhängig. Aus der Gleichung

$$\sigma_{p'} = \sqrt{\frac{p(1-p)}{n}}$$

sieht man, daß die Kontrollschärfe nur mit $\sqrt{n}$ zunimmt. So wird für die Güte der Kontrolle nicht eine starke Erhöhung der Stichprobengrößen, sondern die Kontrollhäufigkeit maßgebend, die es gestattet, Produktionsfehler schneller zu entdecken.

Der einfache Stichprobenplan ist für ungeschultes Personal am leichtesten zu verstehen und übt wegen seiner Klarheit den stärksten erzieherischen Effekt auf die in der Produktion Beschäftigten aus. Man wird dieses System vor allem bevorzugen, wenn der Beherrschungsgrad der Fertigung hoch ist oder wenn eine Störung des Fertigungsprozesses sofort zu hohen Ausschußprozentsätzen führt, wie das für die automatischen Maschinen häufig der Fall ist.

Das doppelte Stichprobensystem besitzt eine höhere Wahrscheinlichkeit, daß eine allmähliche Zunahme des Ausschusses entdeckt wird, wie es durch Ermüdung bei Handarbeit vorkommen kann (z. B. Prüfung von Injectabilia auf Schwebstoffe). Unrechtmäßige Annahme wird so öfter vermieden.

Das kumulative Stichprobensystem besitzt den Vorteil einer großen Kontrollschärfe auf lange Sicht. Dabei üben aber z. B. schlechtere Ergebnisse in der Anfangsperiode, die wegen der kleinen Stichprobe nicht entdeckt wurden, ihren Einfluß während der ganzen Zeit aus, und führen erst dann zum Produktionsstop, wenn die Herstellung bereits wieder normal läuft. Da in diesem Fall die gesamte Produktion einer Kumulationsperiode ausgesucht, neu verarbeitet oder vernichtet werden muß, ist es ratsam, die Kumulationsperioden nicht zu lang zu wählen.

5. Auswertung von Kreuzkarten. Die Forderung, daß die Produktion fehlerfrei verlaufen müsse, ist nicht realisierbar. Selbst eine vollständige Kontrolle aller produzierten Einheiten führt nachgewiesenermaßen zu Fehlurteilen und zu immer noch fehlerhaften Produkten. In den allermeisten Fällen kann die vollständige Kontrolle durch eine Stichprobenkontrolle ersetzt werden. Für die Festsetzung des zur statistischen Beurteilung notwendigen, erlaubten Ausschußprozentsatzes muß die Bedeutung des Fehlers für die Gebrauchseigenschaft des Endproduktes berücksichtigt werden.

1. Überkritische Fehler: Fehler, die Menschenleben gefährden können, wie Dosierungsfehler u. ä.

2. Kritische Fehler: Fehler, die ein Erzeugnis für den vorgesehenen Zweck unbrauchbar machen, wie mangelnder Tablettenzerfall u. ä.

3. Nebenfehler: Fehler, die die Brauchbarkeit des betreffenden Erzeugnisses einschränken, wie stellenweise mangelhafte Klebefähigkeit von Pflastern.

4. Unwesentliche Fehler: Fehler die eine Qualitätsminderung darstellen, wie Durchfetten von Salben oder „Bluten" von Vaseline.

Die für die einzelnen Fehlergruppen zuzulassenden Ausschußprozentsätze können nicht pauschal festgelegt werden, sondern richten sich nach den Produktionsmöglichkeiten und den Produktionskosten. Durch eine laufende Auswertung der anfallenden Kreuzkarten können aber die Ursachen besser erkannt und ihre Beseitigung versucht werden.

Personalkarten: Aus der Summe der fehlerhaften Teile und der Summe der geprüften Teile kann der Fehlerprozentsatz geschätzt werden: $100 p' = 100 \, k/n$. Dabei dürfen die beim doppelten Stichprobenplan angefallenen und umrandeten Werte der 2. Stichprobe nicht mitgezählt werden. Es wird für jeden Beschäftigten eine Personalkarte angelegt, auf welcher z. B. wöchentlich der mittlere Ausschußprozentsatz und die Art des Fehlers eingetragen wird. Durch gezielte Instruktion kann so die Fehlerquote verkleinert und der Erfolg kontrolliert werden.

p-Karten: Von jeder vollen Kreuzkarte wird der Ausschußprozentsatz berechnet: $100 \, p'$ $= 100 \, \Sigma k/\Sigma n$ und in ein Diagramm (*y*-Achse: Fehlerprozentsatz; *x*-Achse: Zahl der ausgewerteten Kreuzkarten) eingetragen. Die Trennung zufälliger Schwankungen von nicht-zufälligen Einflüssen erfolgt durch Hilfslinien, die, analog den Regelgrenzen, berechnet werden:

$$p - 3 \sqrt{\frac{p(1-p)}{n}} < p' < p + 3 \sqrt{\frac{p(1-p)}{n}}.$$

Erst wenn diese überschritten werden, darf auf eine Verschlechterung oder Verbesserung der Produktion geschlossen werden. Der Vorteil dieser sekundär angelegten p-Karten ist, daß man eine bessere Kenntnis von dem tatsächlich produzierten Ausschußprozentsatz erhält als durch die Kreuzkarte, da diese vornehmlich einen unberechtigten Eingriff in die laufende Produktion verhindern soll. Schwankt die Zahl der kontrollierten Einheiten pro Kreuzkarte, so ändern sich damit auch die Regelgrenzen [27].

Beispiel: Eine Produktion verläuft mit $100p = 10\%$ Ausschuß. Gesucht sind die Regelgrenzen für eine kontrollierte Stückzahl von 1 200 und für 2 500 Stück.

n	$\sqrt{n}$	$3\sqrt{p(1-p)}$	$100 \cdot 3\sigma_{p'}\,\%$	Regelgrenze	
				oben	unten
1 200;	35;	0,9	2,6	12,6%	7,4%
2 500;	50;	0,9	1,8	11,8%	8,2%

Qualitätsbeurteilung von Arzneizubereitungen

Das Prüfen der Qualität von gefertigten Produkten (Herstellerkontrolle) oder von bezogenen Roh-, Halbfertig- oder Endprodukten (Abnehmerkontrolle) wird seit langem geübt und gibt oft Anlaß zu Differenzen zwischen dem Hersteller und dem Abnehmer. Soweit Prüfungsvorschriften vorliegen, wie in Arzneibüchern oder Normen, wird gewöhnlich nur die Ausführung des Prüfverfahrens angegeben, die Art und Zahl der Probennahmen aber dem Prüfer überlassen. Die Stichprobe ist jedoch nie ein exaktes Spiegelbild des Lieferpostens und so ist die Anwendung wirksamer Stichprobenpläne, welche auf der Grundlage der mathematischen Statistik entwickelt wurden, notwendig, um das Risiko eines Prüfungsergebnisses zu kennen und Streitfälle zwischen Hersteller und Abnehmer auf ein Minimum zu beschränken.

Die Probennahme ist für ein repräsentatives Ergebnis der Qualitätsbeurteilung von außerordentlicher Wichtigkeit.

Für eine gute Wirkungsweise eines Stichprobenplanes ist es unbedingt notwendig, daß die Einzelstücke der Stichprobe völlig zufällig entnommen worden sind. Jedes Stück des Lieferpostens muß die gleiche Wahrscheinlichkeit haben, für die Stichprobe gezogen zu werden. Für den Fall, daß die Teile eines Lieferpostens numerierbar sind, z. B. Packungen, die auf einer Palette gestapelt sind, bedient man sich einer Tafel von Zufallszahlen [29, 30] oder man verwendet sog. Zufallswürfel, um damit die Zufallszahlen zu ermitteln [29]. Beschriftung und Zahlenbereich der A.W.F.-Würfel nach U. GRAF [29] zeigt Tab. 35.

Tabelle 35. A.W.F.-Zufallswürfel

Beschriftung						Zahlenbereich		
Würfel 1:	0	1	2	3	4	5	Würfel 1:	0 — 5
Würfel 2:	0	6	12	18	24	30	„ 1, 2:	0 — 35
Würfel 3:	0	36	72	108	144	180	„ 1, 2, 3:	0 — 215
Würfel 4:	0	216	432	648	864	1 080	„ 1, 2, 3, 4:	0 — 1 295

In den Fällen, in welchen die Zufälligkeit nicht durch eine Zuordnung zu Zahlen erzielbar ist, müssen sorgfältige Überlegungen angestellt werden, wie die Zufälligkeit zu erzielen ist. So können in der Praxis folgende Regeln beachtet werden, wenn der Lieferposten in einzelnen Teilmengen, z. B. Paketen, angeliefert wird [31]:

a) Solange die Stichprobengröße größer ist als die Anzahl der Teilmengen, wird jeder Teilmenge möglichst eine ihrer Größe proportionale Zahl von Stücken entnommen.

b) Übersteigt die Anzahl der Teilmengen die Stichprobengröße, so wird von zufällig ausgewählten Teilmengen je ein Probestück entnommen.

c) Stammen die Teilmengen erkenntlich von verschiedenen Herstellungschargen (Chargennummer o. ä.), so ist jede Herstellungscharge als eigener Lieferposten anzusehen.

I. Die Attributenkontrolle

Unter Attributenkontrolle versteht man die Prüfung nicht meßbarer Größen, die nur als gut oder schlecht beurteilt werden können, oder die Kontrolle meßbarer Größen, wenn die erhaltenen Meßgrößen durch Vergleich mit den erlaubten Toleranzen in Gut-Schlechtwerte umgeformt werden.

a. Operationscharakteristik

Das gesamte, zur Prüfung anstehende Material wird als Grundgesamtheit oder Lieferposten mit der Stückzahl N bezeichnet. Aus der Grundgesamtheit N werde die Stichprobe der Stückzahl n entnommen. Der Lieferposten wird als einwandfrei angenommen, wenn $\leqq c$ Fehler (Annahmezahl) in der Stichprobe gefunden werden. Da die Merkmalsverteilung (z. B. Fehlerverteilung) in der Stichprobe nicht mit der Merkmalsverteilung (Fehlerverteilung) der Grundgesamtheit übereinstimmen muß, wie jedermann vom Kartenspiel empirisch bekannt ist, können in der Stichprobe auch ein höherer oder ein niedrigerer Ausschußprozentsatz $(100\,p')$ vorhanden sein, als im Lieferposten Ausschußprozente $(100\,p)$ enthalten sind. Der Hersteller trägt somit ein berechenbares Risiko α, daß einwandfreie Ware vom Abnehmer abgelehnt wird, weil dieser in seiner Stichprobe zufällig mehr als c Fehler findet. Der Abnehmer

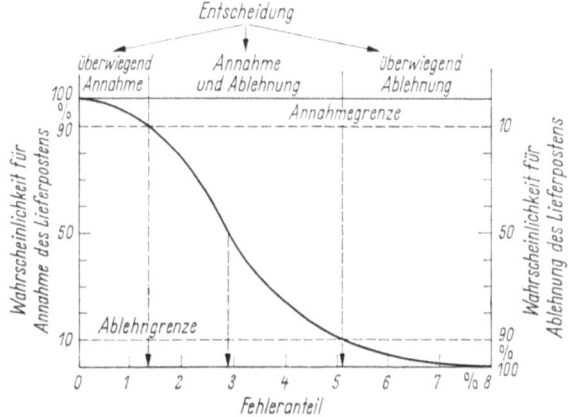

Abb. 188. Operationscharakteristik.

trägt aber ebenfalls ein berechenbares Risiko β, daß er schlechte Ware annimmt, weil in seiner Stichprobe zufällig weniger als c Fehler vorkommen. Je geringer der Fehlerprozentsatz $100\,p$ in der Grundgesamtheit ist, um so höher wird die Wahrscheinlichkeit $1 - P$ sein, daß ein Lieferposten den vorgegebenen Stichprobenplan ohne Beanstandung passiert, und je größer der Ausschußprozentsatz $100\,p$ wird, um so kleiner wird die Wahrscheinlichkeit $1 - P$, daß der Lieferposten angenommen wird. Die Zusammenhänge zwischen dem Ausschußprozentsatz im Lieferposten und der Annahmewahrscheinlichkeit $1 - P$ für einen gegebenen Stichprobenplan der Stückzahl n und der Annahmezahl c lassen sich graphisch durch die Operationscharakteristik (Annahmekennlinie) darstellen. Abb. 188 zeigt die Operationscharakteristik für einen Stichprobenplan von $n = 100$ Stück und der Annahmezahl $c \leqq 2$.

Im gegebenen Stichprobenplan werden Lieferposten mit weniger als $100p = 1,3\%$ Fehler fast immer ($> 90\%$) angenommen. Ein Lieferposten mit $1,3\%$ Fehlern hat 90% Wahrscheinlichkeit ($100p_{90} = 1,3\%$) angenommen zu werden, das Risiko der irrtümlichen Ablehnung beträgt 10%. Ein Lieferposten mit $2,8\%$ Ausschuß wird mit 50% Wahrscheinlichkeit angenommen ($100p_{50} = 2,8\%$) und mit 50% Wahrscheinlichkeit abgelehnt. Ein Lieferposten mit $5,1\%$ Ausschuß hat nur 10% Wahrscheinlichkeit angenommen zu werden ($100p_{10} = 5,1\%$) und 90% Wahrscheinlichkeit abgelehnt zu werden. Der Abnehmer hat somit ein Abnehmerrisiko β von 10% mit dem gegebenen Stichprobenplan, $n = 100$; $c = 2$, einen Lieferposten mit $5,1\%$ Ausschuß irrtümlich anzunehmen.

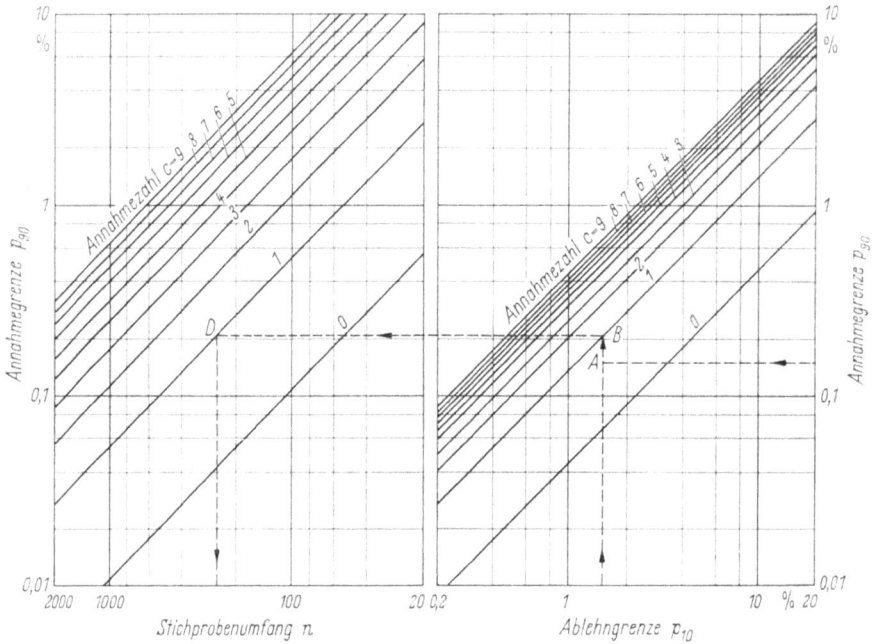

Abb. 189. Nomogramm zur Bestimmung attributiver Stichproben.

Anwendung:

p_{90}, p_{10} gegeben; n, c gesucht:
aus p_{90} und p_{10} suche im rechten Koordinatensystem Punkt A, suche die senkrecht darüber liegende erlaubte Fehlerzahl c bei Punkt B, lote waagerecht nach D und lies auf der linken Abszisse n ab. Koordinaten von B geben das neue p_{90}, da c immer ganzzahlig sein muß.

n, c gegeben; p_{90}, p_{10} gesucht:
suche aus n und c im linken Koordinatensystem den Punkt D, lote waagerecht nach rechts zu B und lies auf der Ordinate p_{90} und auf der Abszisse p_{10} ab.

Die Operationscharakteristik jedes Stichprobenplans kann mit Hilfe mathematischer Formeln oder Tabellen berechnet [32] werden. Für die Bestimmung von $100p_{90}$, der sogenannten Gutgrenze oder Annahmegrenze und $100p_{10}$, der sogenannten Schlechtgrenze oder Ablehnungsgrenze bedient man sich bequemerweise eines Nomogrammes (Abb. 189) des Ausschusses für wirtschaftliche Fertigung e. V. (A. W. F.) [33]. In diesem sind die Zusammenhänge zwischen $100p_{90}$ [hier $p_{90}(\%)$ genannt], $100p_{10}$ [hier $p_{10}(\%)$ genannt], der Stichprobengröße n und der Annahmezahl c in 2 Scharen von Geraden dargestellt, wenn der Lieferposten N mindestens 10mal größer ist als der Stichprobenumfang n.

Für das Verständnis über die Funktion eines vorgegebenen Stichprobenplans ist die Kenntnis der Operationscharakteristik oder zumindest von 2 aussagestarken Punkten wie $100p_{90}$ und $100p_{10}$ unerläßlich. Man kann daraus entnehmen, daß ein Befund z. B. es seien 2% Ausschuß in der Stichprobe, keine Garantie dafür ist, daß der Lieferposten ebenfalls 2% Ausschuß enthält und ferner, daß z. B. nach obigem Stichprobenplan, welcher 2% Ausschuß in der Stichprobe zuläßt, auch Lieferposten mit weniger Ausschuß als 2% zuweilen zurückgewiesen und solche mit mehr als 2% Ausschuß gelegentlich angenommen werden.

Die Steilheit der Operationscharakteristik und damit ihre diskriminierende Wirkung ist allein durch n und c bestimmt. Während Annahmekennlinien für $c \neq 0$ eine $\wr$ förmige Gestalt haben, hängen Annahmekennlinien mit $c = 0$ ohne Wendepunkt ($\curvearrowleft$) durch, und dies bedingt relativ hohe Ablehnewahrscheinlichkeiten im brauchbaren Bereich.

In dem Bestreben, aus der Annahmekennlinie einen Punkt herauszuheben und ihn zur kennzeichnenden Größe der Operationscharakteristik zu machen, sind verschiedene Annahmewahrscheinlichkeiten verwendet worden:

a) Gewünschtes Fertigungsniveau = AQL (Acceptable Quality Level) = $100\,p_a$ = Gutgrenze = Annahmegrenze: Es handelt sich um die Angabe des als annehmbar erachteten Ausschußprozentsatzes, der fast immer, im allgemeinen mit ca. 95% Wahrscheinlichkeit mit dem verwendeten Stichprobenplan angenommen wird. Dieser Begriff wurde in den Tabellen der Columbia-Universität entwickelt und in den Military-Standards der USA eingeführt [34]. Er ist in guter Näherung identisch mit dem von der A.W.F. eingeführten $100\,p_{90}$ [33], welcher mit 90% Annahmewahrscheinlichkeit arbeitet. Da zur Kennzeichnung der Operationscharakteristik eine hohe Annahmewahrscheinlichkeit verwendet wird, bringt dieses Vorgehen dem Lieferanten ein geringes Hersteller-Risiko und kann dem Abnehmer soweit er mit statistischen Gedankengängen nicht vertraut ist, ein hohes Abnehmer-Risiko aufbürden. Die Angabe des AQL-Wertes hat sich jedoch weltweit eingeführt, weil $100\,p_a$ zugleich auch der höchste Prozentsatz an fehlerhaften Stücken ist, der als Qualitätsmittelwert bei einem wiederholten Arbeiten mit dem gegebenen Stichprobenplan angenommen werden kann [35]. Dennoch sollte man immer einen Stichprobenplan durch die 2 Fixpunkte $100\,p_a$ bzw. $100\,p_{90}$ und $100\,p_{10}$ beschreiben, wie es z. B. von WAGNER in den A.W.F.-Plänen [33] gemacht wird.

b) Maximal gelegentlich durchgelassener Ausschußprozentsatz = LTPD (Lot Tolerance Per Cent Defective) = $100\,p_l$ = $100\,p_{10}$ = Schlechtgrenze = Ablehnegrenze: Es handelt sich um die Angabe des nur in seltenen Fällen als annehmbar erachteten Ausschußprozentsatzes, der fast immer, und zwar mit 90% Wahrscheinlichkeit, mit dem verwendeten Stichprobenplan abgelehnt wird. Dieses Vorgehen bringt dem Abnehmer ein geringes Risiko, das umgekehrt dem Hersteller aufgebürdet wird. Die ersten für die industrielle Praxis von DODGE und ROMIG erarbeiteten Pläne [34] basierten auf der LTPD-Angabe.

c) Prüfungspunkt = $100\,p_0$ = $100\,p_{50}$ = indifferente Qualität: Es handelt sich um die Angabe des Ausschußprozentsatzes der eine ebenso große Wahrscheinlichkeit (50%) zur Annahme wie zur Ablehnung besitzt, und er ist damit gegenüber Hersteller und Abnehmer neutral. Zu der Beschreibung einer Operationscharakteristik muß jedoch neben dem Prüfungspunkt die Steilheit der Annahmekennlinie, eine berechenbare Maßzahl [34], mit der sich aber keine konkrete Vorstellung verbinden läßt, angegeben werden. Der Prüfungspunkt wird vom Philips-Standard-Stichproben-System [34] verwendet, konnte sich aber nicht allgemein durchsetzen.

Die Kenntnis der Annahmekennlinien, bzw. von $100\,p_{90}$ und $100\,p_{10}$ kann weiterhin zur Bestimmung des Vertrauensintervalls in der Stichprobe herangezogen werden. Werden in einer Stichprobe $n = 100$ $k = 2$ fehlerhafte Stücke gefunden, so beträgt der Ausschußprozentsatz in der Stichprobe $100\,p' = 2\%$. Aus der Annahmekennlinie (Abb. 188) kann entnommen werden, daß in einer Stichprobe, welche in 100 Stück 2 Fehler aufweist, die Grundgesamtheit mit 90% Wahrscheinlichkeit weniger als 5,1% und mehr als 1,2% Fehler enthalten wird. Diese einseitige Betrachtungsweise liefert die Vertrauensgrenzen mit 90% Wahrscheinlichkeit. Die Wahrscheinlichkeit, daß der Ausschußprozentsatz im Lieferposten zwischen 1,2% und 5,1% liegt, liefert das Vertrauensintervall mit $90 - 10 = 80\%$ Wahrscheinlichkeit.

b. Stichprobenpläne

Ein Stichprobensystem soll den Notwendigkeiten des Herstellers und den Forderungen des Arzneimittelverbrauchers möglichst entgegenkommen. Es ist, selbst für Arzneimittel, völlig unrealistisch zu erwarten, daß nur fehlerfreie Produkte an den Verbraucher ausgeliefert werden können. Abgesehen von zerstörenden Prüfungen, wie sie z. B. zur chemischen Gehaltsbestimmung notwendig sind, führt auch eine hundertprozentige Kontrolle, wie das allerorten geübte Verfahren der Schwebstoffprüfung in Injectabilia, zu unzureichenden Ergebnissen. Versuche haben ergeben, daß bei einer hundertprozentigen Kontrolle im Mittel nur 85% der tatsächlich vorhandenen Fehler gefunden werden, und daß einwandfreie Ergebnisse erst bei sechsmaliger Sortierung (600% Prüfung!) zu erwarten sind [36]. Ferner macht sich nach spätestens 4 000 Einheiten die sog. Prüfmüdigkeit durch Augenflimmern, Merkmalsverwechslung u. ä. bemerkbar [36]. Es ist daher auch für Arzneimittel vertretbar, die Endkontrolle des Herstellers und die Eingangskontrolle des Abnehmers durch Stichproben durchzuführen und einen geeigneten, von der Art des Fehlers abhängigen (S. 169) Ausschußprozentsatz zuzulassen.

In nahezu allen Arzneibüchern wird z. B. das Tablettengewicht derart geprüft, daß von 500 mg schwere Tabletten von 20 geprüften Exemplaren maximal 2 (= 10%) eine Gewichtsabweichung von mehr als $\pm 5\%$ und keine (= 0%) von mehr als $\pm 10\%$ besitzen dürfen. Für die 5%-Toleranzgrenze sind entsprechend Abb. 189 für obigen Stichprobenplan $100 p_{90} = 5,6\%$ und $100 p_{10} = 22\%$ sowie für die 10%-Toleranzgrenze $100 p_{90} = 0,55\%$ und $100 p_{10} = 12\%$ [37]. Das bedeutet, daß in seltenen Fällen der Verbraucher bis zu 22% bzw. 12% Ausschuß hinnehmen muß, obwohl der Prüfplan scheinbar auf 10% bzw. 0% Ausschuß prüft. Es bedarf statistisch einwandfreier Stichprobenpläne in den Arzneibüchern, verbunden mit der Forderung einer statistischen Fertigungskontrolle beim Hersteller, um dem Verbraucher ein Maximum an Sicherheit zu geben.

Mit Hilfe des in Abb. 189 (S. 172) wiedergegebenen Nomogramms der A.W.F. [33] gelingt die Aufstellung jedes beliebigen Prüfplans für eine einfache Stichprobe, wenn $100 p_{90}$ die Annahmegrenze und $100 p_{10}$ die Ablehngrenze vorgegeben wird. Ebenso kann mit den Prüfplänen des Military-Standards 105 D [38], den etwa gleichen Prüfplänen der Arbeitsgemeinschaft für statistische Qualitätskontrolle [31] (A.S.Q.) und der TGL 14450 der DDR [36] sowie mit den A.W.F.-Prüfplänen [33] oder den Philips-Standard-Stichproben-System [39] gearbeitet werden. Diese ausgearbeiteten Stichprobensysteme haben gemeinsam, daß mit wachsendem Lieferpostenumfang N der Stichprobenumfang n zunimmt, um eine größere Steilheit der Kennlinie und damit eine bessere Trennung der guten von der schlechten Qualität zu erzielen, um das Hersteller- und Abnehmer-Risiko zu verkleinern.

Für pharmazeutische Zwecke werden die verschiedenen Prüfpläne weniger vom Standpunkt der Lieferpostengröße als von der für den Patienten notwendigen Sicherheit zu betrachten sein. Dabei werden jedoch rasch sehr hohe Stichprobengrößen notwendig. So verlangt das A.S.Q.-Stichprobensystem [31] für eine Annahmegrenze von 0,015% und eine Ablehngrenze von 0,1% eine Stichprobe von $n = 4800$ Stück, eine bei einer aufwendigen und zerstörenden Prüfung irreale Forderung. Für die Verwendung im pharmazeutischen Bereich erscheinen daher die doppelten Stichprobenpläne sehr geeignet, die zunächst mit einer relativ kleinen Stichprobe die besonders guten Lieferposten sofort annehmen und die extrem schlechten Lieferposten sofort ablehnen. Erst mittlere Qualitäten erfordern eine 2. Stichprobe, die bei der Auswertung mit der ersten Prüfung vereinigt wird, um aus der größeren Stückzahl zu einer Entscheidung über Annahme oder Ablehnung des Lieferpostens zu kommen. Solche doppelten Stichprobenpläne finden sich im Military-Standard-105 D [38], in den A.W.F.- und A.S.Q.-Tabellen [31, 33], im Philips-Standard-Stichproben-System [39] und in der TGL 14450 [36]. Sind die zu prüfenden Lieferposten erwartungsgemäß sehr gut, so können mit einem doppelten Stichprobenplan erhebliche Einsparungen erzielt werden. Liegt dagegen die Fabrikationsgüte nahe der Toleranzgrenze und sind zudem die Prüfkosten niedrig, so sollten Einfachstichprobenpläne herangezogen werden, da diese auch von statistisch ungeschultem Personal verstanden werden, die Organisation einfacher ist und die Auswertung von Einfachstichproben mehr Information liefert.

c. A.S.Q.-Stichproben-Tabellen zur Attributprüfung [41]

Die Deutsche Arbeitsgemeinschaft für statistische Qualitätskontrolle (A.S.Q.) beim Ausschuß für wirtschaftliche Fertigung e. V. (A.W.F.) hat Stichprobenpläne entwickelt [31], welche mit dem Military Standard 105 D und der TGL 14450 austauschbar sind und auch an Stelle des Philips-SSS-Verfahrens und den A.W.F.-Plänen angewendet werden können.

Bei Einfachstichproben gilt, daß in der Stichprobe n maximal c Fehler vorhanden sein dürfen, wenn der Lieferposten angenommen werden kann.

Bei Doppelstichproben wird zunächst die Stichprobe n_1 aus wenigstens 5 verschiedenen Stellen [39] entnommen und der Lieferposten angenommen, wenn maximal c_1 Fehler gefunden werden, und abgelehnt, wenn mehr als c_2 Fehler vorkommen. Finden sich mehr als c_1, jedoch höchstens c_2 Ausschußstücke, so wird eine 2. Stichprobe $n_2 = 2 n_1$ aus wenigstens 5 verschiedenen Stellen gezogen und kontrolliert. Werden nun in den $n_1 + n_2 = 3 n_1$ Stücken beider Stichproben maximal c_2 Fehler gefunden, wird der Lieferposten angenommen, beim Vorliegen von mehr als c_2 Ausschußstücken wird der Lieferposten zurückgewiesen. Dabei darf bei der 1. Stichprobe die Kontrolle nicht abgebrochen werden, wenn vorzeitig $c_2 + 1$ Fehler gefunden wurden, da sonst keine Prozentberechnung des Ausschusses möglich ist, was für eine langdauernde Lieferantenbeobachtung wünschenswert erscheint. Werden dagegen bei der 2. Stichprobe vorzeitig $c_2 + 1$ Ausschußstücke aufgefunden, so kann die Kontrolle abge-

Tabelle 36. Einfachstichprobenplan der A. S. Q. (Auszug) [31]

Gruppe 100pa N	S2 0,015–0,035 n	c	100pt	P2 0,1–0,15 n	c	100pt	P4 0,25–0,4 n	c	100pt	N2 0,65–1,0 n	c	100pt	O2 2,5–4,0 n	c	100pt	O5 10–15 n	c	100pt
101—180										25	0	9	35	2	15,5	15	3	45
181—320							50	0	4,5	75	1	5	50	3	15,5	25	5	38
321—550							150	1	2,5	110	2	4,8	50	3	15,5	35	7	34
551—1000				110	0	2,1	150	1	2,5	150	3	4,4	75	4	11	50	9	29
1001—1800				300	1	1,4	225	2	2,4	225	4	3,5	110	6	9,5	75	13	26
1801—3200				300	1	1,4	300	3	2,3	300	5	3,2	150	8	9	110	18	23
3201—5500				300	2	1,2	300	3	2,3	300	5	3,2	225	11	8,5	150	24	21
5501—10000	300	0	0,8	450	2	1,2	450	4	1,8	450	7	3,0	300	14	7	225	34	19
10001—32000	1500	1	0,3	750	3	0,8	750	6	1,6	750	11	2,5	450	20	6,5	300	44	18,5
32001—100000	1500	1	0,3	1500	5	0,7	750	6	1,6	750	11	2,5	450	20	6,5	300	44	18,5

Tabelle 37. Doppelstichprobenplan der A. S. Q. (Auszug) [31]

Gruppe 100pa N	S2 0,015–0,035 n_1^*	c_1	c_2	100pt	P2 0,1–0,15 n_1^*	c_1	c_2	100pt	P4 0,25–0,4 n_1^*	c_1	c_2	100pt	N2 0,65–1,0 n_1^*	c_1	c_2	100pt	O2 2,5–4,0 n_1^*	c_1	c_2	100pt	O5 10–15 n_1^*	c_1	c_2	100pt
101—180	wie Einf.-Plan				wie Einf.-Plan				wie Einf.-Plan				wie Einf.-Plan				25	1	3	15,5	10	2	5	45
181—320	„				„				„				50	0	2	5	35	1	4	15,5	15	3	6	38
321—550	„				„				„				75	1	2	4,8	35	1	4	15,5	25	5	10	34
551—1000	„				„				100	0	2	2,5	100	1	5	4,4	50	2	6	11	35	6	14	29
1001—1800	„				„				100	0	2	2,5	150	2	6	3,5	75	4	8	9,5	50	8	20	26
1801—3200	„				200	0	2	1,4	150	1	2	2,4	200	3	7	3,2	100	5	11	9	75	12	28	23
3201—5500	„				200	0	2	1,4	150	1	5	2,3	200	3	7	3,2	150	7	18	8,5	100	14	48	21
5501—10000	„				300	1	2	1,2	200	1	5	1,8	300	4	10	3,0	200	9	24	7	150	21	64	19
10001—18000	„				500	1	5	0,8	300	3	9	1,6	500	6	21	2,5	200	12	35	6,5	200	27	88	18,5
18001—32000	1000	0	2	0,6	500	1	5	0,8	500	3	9	1,6	500	6	21	2,5	200	12	35	6,5	200	27	88	18,5
32001—100000	1000	0	2	0,6	1000	2	8	0,7	500	3	9	1,6	500	6	21	2,5	200	12	35	6,5	200	27	88	18,5

* $n_2 = 2\,n_1$! Für c_2 gilt $n_1 + n_2$.

brochen und der Lieferposten abgelehnt werden, da der Ausschußprozentsatz nur aus der
1. Stichprobe berechnet werden darf, um alle Kontrollen gleich zu beurteilen.

Bei der Auswahl eines Prüfplans sind die Möglichkeiten der Herstellung und die notwendige Fertigungsgüte zu berücksichtigen. Ist der Ausschußprozentsatz $100\,p$ bekannt oder abschätzbar, so sollte die gewählte Annahmegrenze $100\,p_{90}$ größer sein, um häufige Zurückweisung zu vermeiden. Die in den Tabellen angegebenen Stückzahlen des Lieferpostens sind nur als technische Richtlinie zu betrachten: Kleine Stichproben bedingen großes Abnehmerrisiko, sind aber billig und umgekehrt.

Es kann jeder Fehlerklasse ein eigener Prüfplan zugeordnet werden, oder es werden die Fehler mit unterschiedlichen Gewichten (siehe I d 4, S. 177) versehen und die zusammengefaßten Werte nach einem einzigen Prüfplan geprüft. Im ersteren Falle erhöht sich das Lieferantenrisiko: Eine Lieferung, die nach Prüfplan a mit $1-P=95\%$ und nach Prüfplan b mit $1-P=90\%$ Wahrscheinlichkeit angenommen wird, wird nur mit einer Wahrscheinlichkeit von $(0{,}95\times0{,}90)=85{,}5\%$ angenommen.

Die Tabellen sind in 4 Fertigungsgruppen unterteilt: Sondergüte (S), Präzisionsfertigung (P), normale mechanische Fertigungsgüte (N) und gewöhnliche „ordinäre" Fertigung (O). Jede dieser Gruppen ist in $3-5$ Untergruppen unterteilt, wobei die Stichprobenpläne $S\,2$, $P\,2$, $P\,4$, $N\,2$, $O\,2$ und $O\,5$ besonders empfohlen werden. Diese sind in Tab. 36 als Einfachstichprobenplan und in Tab. 37 als Doppel-Stichprobenplan zusammen mit den $100\,p_a\approx100\,p_{90}$ und $100\,p_l\approx100\,p_{10}$-Werten aufgeführt.

d. Weitere Möglichkeiten der Attributenkontrolle

1. Reduzierte und verschärfte Prüfung [31]. Bei Lieferanten, deren Fertigungsgüte erfahrungsgemäß hoch liegt, kann der Prüfaufwand herabgesetzt werden, wenn eine ausreichende Anzahl z. B. 5 bis 10 unmittelbar aufeinanderfolgende Lieferposten die Prüfbedingungen erfüllt haben. Man geht dabei im gleichen Prüfplan senkrecht nach oben bis zur nächst kleineren $n-c$-Relation. Wird bei dieser reduzierten Prüfung ein Lieferposten gefunden, der mehr als die zugelassenen Ausschußstücke enthält, so wird wieder normal geprüft. Dies gilt nicht, wenn im normalen Prüfplan bereits $c=0$ ist [31].

Die verschärfte Prüfung wird eingeführt, wenn 2 von 5 unmittelbar aufeinanderfolgenden Lieferposten die Prüfbedingungen nicht erfüllt haben, ein Entscheid über den bei der reduzierten Prüfung nicht angenommenen Lieferposten gefällt werden soll oder ein nach Abschnitt II d,

Tabelle 38. Mehrfachstichprobensystem des Military-Standards 105 D (Auszug)

	Probe	n	$\Sigma\,n$	Annahme	Ablehnung
$100\,p_{90}=0{,}2\%$ $100\,p_{10}=1\%$	1	125	125	x	2
	2	125	250	0	3
	3	125	375	0	3
	4	125	500	1	4
	5	125	625	2	4
	6	125	750	3	5
	7	125	875	4	5
$100\,p_{90}=3{,}7\%$ $100\,p_{10}=9{,}4\%$	1	32	32	0	4
	2	32	64	1	6
	3	32	96	3	8
	4	32	128	5	10
	5	32	160	7	11
	6	32	192	10	12
	7	32	224	13	14
$100\,p_{90}=4\%$ $100\,p_{10}=30\%$	1	3	3	x	2
	2	3	6	x	2
	3	3	9	0	2
	4	3	12	0	3
	5	3	15	1	3
	6	3	18	1	3
	7	3	21	2	3

S. 182, von der Variablenkontrolle ausgeschlossener Lieferposten geprüft wird. Dabei geht man im gleichen Prüfplan senkrecht nach unten und prüft mit der nächst größeren $n-c$-Relation.

2. Mehrfach-Stichprobensystem. Das Prinzip der Doppelstichprobe kann erweitert werden zur Mehrfachstichprobe und den sequenten Stichprobensystemen [40]. Da letztere in der praktischen Ausführung Schwierigkeiten mit sich bringen, bedient man sich der Mehrfachstichprobe. Der Probenaufwand kann dabei im Vergleich zur Einfachstichprobe bis zur Hälfte absinken. Erkauft wird diese Ersparung durch die Notwendigkeit, die Prüfung durch geschultes Personal durchführen zu lassen und durch den höheren Verwaltungsaufwand. Tab. 38 zeigt einen Auszug aus dem Mehrfachstichprobensystem des Military-Standards 105 D, der ähnlich auch in die TGL 14450 aufgenommen wurde.

Annahme erfolgt, wenn in der kumulativen Stichprobensumme die Annahmezahl erreicht oder unterschritten wird, Ablehnung, wenn die Ablehnezahl erreicht oder überschritten wird und die nächste Stichprobe muß gezogen werden, wenn entweder für diese Stufe noch keine Annahmezahl, sondern ein x angegeben ist oder wenn die Fehlerzahl zwischen der Annahme oder Ablehnezahl liegt. Das Mehrfachstichprobensystem wird besondere Bedeutung für die chemische Gehaltsbestimmung von einzeldosierten Arzneimitteln, wie Tabletten, erhalten.

3. Kontinuierliches Stichprobensystem. Wenn die Fertigware in der gleichen Reihenfolge kontrolliert werden kann, wie sie gefertigt wurde, bedingt die kontinuierliche Stichprobenmethode ebenfalls eine Verringerung des Prüfaufwandes. Sie nützt den häufig auftretenden Befund, daß fehlerhafte Erzeugnisse nicht willkürlich über den Lieferposten verteilt sind, sondern durch Unachtsamkeit, Maschinendefekt oder Fehler im Rohmaterial gehäuft im Fertigungsfluß auftreten.

Wenn f der Prozentsatz des Lieferpostens ist, der als Stichprobe kontrolliert werden soll und i eine erforderliche Reihe von aufeinanderfolgenden guten Produkten, dann läßt sich ein Stichprobenplan entwerfen, bei welchem zunächst lückenlos die Produkte kontrolliert werden, bis i gute Produkte gefunden wurden, dann wird nur noch jedes $100/f$-te Produkt geprüft. Sobald ein Fehler gefunden wurde, geht man zur Stückkontrolle über, bis wieder i gute Produkte hintereinander folgen. Die Partie wird abgelehnt und die Kontrolle abgebrochen, wenn mehr als c Fehler gefunden wurden (Tab. 39).

Tabelle 39. Kontinuierliches Stichprobensystem des Philips-SSS (Auszug) [40]

Lieferposten N	$100 p_a = 0{,}3\%$ $100 p_t = 2{,}2\%$			$100 p_a = 0{,}6\%$ $100 p_t = 4{,}5\%$			$100 p_a = 1{,}1\%$ $100 p_t = 5{,}8\%$			$100 p_a = 1{,}8\%$ $100 p_t = 10\%$		
	f	i	c	f	i	c	f	i	c	f	i	c
501—1 000	10	50	1	5	25	1	5	20	2	5	7	2
1 001—2 000	5	35	1	5	25	2	5	20	3	3	7	3

4. Attributive Qualitätszahl. Ungeachtet der Wahl eines geeigneten Stichprobenplanes können mehrere Fehlerarten, welche an einem Exemplar möglich sind, mit Hilfe einer Bewertungsskala zu einem Gesamtfehler zusammengezogen werden.

Gibt man z. B. sehr schweren Fehlern 10 Punkte, schweren Fehlern 5 Punkte, leichten Fehlern 2 Punkte und Unvollkommenheiten 1 Punkt, so kann man nach der folgenden Gleichung eine attributive Qualitätszahl Q ableiten:

$$Q = \frac{P}{n} \cdot a \qquad (P = \text{Punktzahl}, \; n = \text{Stichprobengröße}).$$

a ist ein beliebig zu wählender Zahlenwert, mit dessen Hilfe schwer zu handhabende Dezimalbrüche beseitigt werden können. Werden z. B. in einer Stichprobe $n = 55$ bei der Kontrolle 1 schwerer $= 10 P$, 2 leichte Fehler $= 2 \times 2 = 4 P$ und 6 Unvollkommenheiten gefunden, so erhält man für den Faktor $a = 1$ $Q = 0{,}36$, für $a = 10$ $Q = 3{,}6$ und für $a = 50$ wird $Q = 18$. Man wird nun z. B. 10 Punkte $= 1$ Fehler in den vorher erwähnten Stichprobenplänen einsetzen und die attributive Qualitätszahl als Maß für den Ausschußprozentsatz $100 p$ nehmen.

II. Die Variablenkontrolle

a. Qualitätszahl und maximaler Ausschußprozentsatz

Sind die zu prüfenden Größen meßbar, kontinuierlich variabel, und sind die Abweichungen vom Sollwert durch eine Summe einzelner, verschieden großer, aber jeweils voneinander unabhängiger kleiner Einflüsse entstanden, dann folgt der Produktionsprozeß einer Normalverteilung. Zu ihrer Beschreibung genügen die beiden Parameter Mittelwert μ und Standardabweichung σ, und 99,7% aller Werte liegen innerhalb der Grenzen $\mu \pm 3\sigma$. Da man μ und σ selten kennt, ist man auf ihre Schätzung durch die Parameter Mittelwert $\bar{x}$ und Standardabweichung s der Stichprobe angewiesen.

$$\bar{x} = \frac{1}{n} \sum_1^n x_i; \quad s = \sqrt[2]{\frac{\sum_1^n (x_i - \bar{x})^2}{n-1}}.$$

Bei einem Fehlen von Rechenmaschinen ist es oft bequemer die Schätzung von σ mit Hilfe der mittleren Spannweite $\bar{R}$ vorzunehmen (siehe IVc, S. 124). Dazu teilt man die gesamte Stichprobe in l Untergruppen der Größe m auf, und berechnet für jede Untergruppe die Spannweite R als Differenz des größten und kleinsten Einzelwertes der Untergruppe und bildet daraus $\bar{R}$.

$$\bar{R} = \frac{1}{l} \sum_1^l (x_{\max} - x_{\min}).$$

Als Schätzung von σ gilt dann:

$$\sigma = \frac{\bar{R}}{d(n)}.$$

$d(n)$ ist ein von der Größe und der Zahl der Untergruppen abhängiger tabellierter Faktor (Abschn. IVc, S. 124).

Mißt man den Abstand des Mittelwertes μ von einer vorgegebenen oberen Toleranzgrenze T_o nicht in absoluten dimensionierten Zahlenwerten, sondern als ein Vielfaches der Standardabweichung, so erhält man einen dimensionslosen, standardisierten Zahlenwert, die Qualitätszahl Q

$$Q_{o,\sigma} = \frac{T_o - \mu}{\sigma}.$$

Da μ und σ nicht bekannt sind, ist man auf Schätzung der Qualitätszahl aus dem Mittelwert sowie der Standardabweichung der Stichprobe oder aus der mittleren Spannweite angewiesen.

$$Q_{o\,s} = \frac{T_o - \bar{x}}{s}; \quad Q_{o,R} = \frac{(T_o - \bar{x}) \cdot d(n)}{\bar{R}}.$$

Entsprechend wird die Qualitätszahl für eine untere Toleranzgrenze T_u berechnet:

$$Q_{u,s} = \frac{\bar{x} - T_u}{s}; \quad Q_{u,R} = \frac{(\bar{x} - T_u) \cdot d(n)}{\bar{R}}.$$

Der Vorteil der Berechnung der Qualitätszahl Q liegt darin, daß man mittels der aufsummierten Normalverteilung (Abschn. V, S. 127) den relativen Ausschußanteil p' in der Stichprobe ermitteln kann. Den Stichprobenplänen sind Tabellen beigefügt, aus denen der Ausschußprozentsatz der Stichprobe direkt abgelesen werden kann [41]. Tab. 40 in Abschnitt IIb, S. 180, zeigt für die Stichprobenzahlen $n = 4$, 10 und 40 bei Verwendung der Standardabweichung s bzw. $n = 4$, 10 und 50 bei Verwendung der mittleren Spannweite $\bar{R}$ die Ausschußprozentsätze $100 p'$ in Abhängigkeit von der Qualitätszahl.

Der zugelassene und von der Größe der Stichprobe abhängige Ausschußprozentsatz in der Stichprobe sei M und die dazugehörige Qualitätszahl sei k, dann wird der Lieferposten angenommen, wenn

$$M \geqq 100 p' \quad \text{oder} \quad k \leqq Q.$$

Entsprechend gilt für eine zweiseitige, obere und untere Toleranzgrenze

$$M \geq 100p'_o + 100p'_u.$$

Die Qualitätszahl Q der Stichprobe ist eine Schätzung der wahren Qualitätszahl in der Grundgesamtheit. Ihre Streuung ist normalverteilt. Wie bei der Attributenprüfung in Abschnitt I, S. 171, besteht daher die Möglichkeit, daß gute Lieferposten irrtümlich abgelehnt und schlechte Lieferposten fälschlich angenommen werden. Die Operationscharakteristik stellt den Zusammenhang der Annahmewahrscheinlichkeit zwischen der Qualitätszahl der Grundgesamtheit und der vorgegebenen Qualitätszahl k bzw. zwischen dem Ausschußprozentsatz im Lieferposten und dem gewünschten Fertigungsniveau her (vgl. Abschn. Ia, S. 171 u. IVe, S. 125).

Die Operationscharakteristik wird durch die Annahmegrenze $100p_a$ und die Ablehngrenze $100p_l$ bestimmt.

b. Military Standard 414 [41]

Da pharmazeutische Prüfungen meist eine obere und eine untere Toleranzgrenze aufweisen, ist die Anwendung der „Form 2" des Military Standard 414 der USA besonders bequem. Dieser Standard wird in der DDR als TGL 14452 geführt. Je nach Größe des Lieferpostens, der gewünschten Steilheit der Annahmekennlinie, den Analysenkosten, den Fabrikations- und Abnehmeranforderungen wird man sich für einen bestimmten Stichprobenplan mit der Stichprobengröße n und der Annahmegrenze $100\,p_a$ entscheiden.

a) $\bar{x}$, s-Methode: Es wird $\bar{x}$ und s und daraus die obere und untere Qualitätszahl bestimmt.

$$Q_{o,s} = \frac{T_o - \bar{x}}{s}; \quad Q_{u,s} = \frac{\bar{x} - T_u}{s}.$$

Aus den Qualitätszahlen werden die Ausschußprozente an der oberen und unteren Toleranzgrenze nachgeschlagen und die Summe darf maximal M sein, wenn der Lieferposten angenommen wird:

$$100p'_o + 100p'_u \leq M.$$

b) $\bar{x}$, R-Methode: Es wird $\bar{x}$ und für die Stichprobengrößen $n = 3, 4, 5$ und 7 die Spannweite R gebildet; alle anderen Stichprobenumfänge sind durch 5 teilbar und man bildet Untergruppen zu je 5 unrangierten Meßwerten, berechnet R und $\bar{R}$. Daraus wird die obere und untere Qualitätszahl bestimmt

$$Q_{o\,R} = \frac{(T_o - \bar{x}) \cdot d(n)}{\bar{R}}; \quad Q_{u\,R} = \frac{(\bar{x} - T_u) \cdot d(n)}{\bar{R}}.$$

Aus den Qualitätszahlen werden die Ausschußprozente an der oberen und unteren Toleranzgrenze nachgeschlagen und die Summe darf maximal M sein, wenn der Lieferposten angenommen wird:

$$100p'_o + 100p'_u \leq M.$$

Die Tab. 40 zeigt auszugsweise für 3 verschiedene Stichprobengrößen die Werte $100p_a$, $100p_l$ und maximalen Fehlerprozentsatz M, sowie $d(n)$ für die $\bar{x}$, R-Methode.

Die Tab. 41, 42 und 43 liefern die Ausschußprozentsätze $100p'$ für die für Tab. 40 wesentlichen Qualitätszahlen.

Ein Vorzug des Military Standards 414 ist, daß alle im Plan vorkommenden Annahmegrenzen $100p_a$ mit einer Stichprobengröße durchgeführt werden können, natürlich mit wechselnden Ablehngrenzen $100p_l$. Es kann so aus einer Stichprobe die Prüfung mehrerer Eigenschaften mit wechselnden $100p_a$-Werten durchgeführt werden.

Neben den angeführten Methoden der Variablenprüfung bei unbekannter Standardabweichung durch Bestimmung von s oder R führt Military Standard 414 noch eine Prüfplanserie, wenn die Standardabweichung σ des Lieferpostens aus der Produktion oder durch lange gleichmäßige Prüferfahrung bekannt ist [41]. Während der Prüfaufwand der Variablenprüfung mit unbekanntem σ bereits im Vergleich zur Attributenprüfung stark erniedrigt ist, kann bei bekanntem σ der Prüfaufwand oder das Risiko der Aussage stark verkleinert werden. So werden für die gleiche Annahmekennlinie z. B. für $100\,p_a = 0,1\%$ bei der Attributenkontrolle $n = 150$, bei der Variablenkontrolle durch Bestimmung von s $n = 40$, bei der Variablenkontrolle durch Bestimmung von $\bar{R}$ $n = 50$ und bei der Variablenkontrolle mit bekanntem σ $n = 9$ Prüfexemplare benötigt.

Tabelle 40. Maximaler Fehlerprozentsatz M der Variablenprüfung
(Military Standard 414, Auszug)

n	$d(n)$	$100 p_a = 0{,}04\%$ M	$100 p_t$	$100 p_a = 0{,}1\%$ M	$100 p_t$	$100 p_a = 0{,}25\%$ M	$100 p_t$	$100 p_a = 1{,}0\%$ M	$100 p_t$	$100 p_a = 2{,}5\%$ M	$100 p_t$	$100 p_a = 10\%$ M	$100 p_t$
$\bar{x}, s$-Methode													
4	—	—	—	—	—	—	—	1,53	35%	10,92	41%	29,45	56%
10	—	—	—	—	—	0,716	9,5%	3,26	15%	7,29	21%	20,74	37%
40	—	0,179	1,0%	0,401	1,7%	0,873	2,8%	2,71	6%	5,58	10%	16,61	24%
$\bar{x}, R$-Methode													
4	2,234	—	—	—	—	—	—	1,53	35%	10,92	41%	29,45	56%
10	2,405	—	—	—	—	0,58	9,5%	3,23	15%	7,42	21%	21,06	37%
50	2,342	0,169	1,0%	0,381	1,7%	0,838	2,8%	2,63	6%	5,47	10%	16,20	24%

Tabelle 41. Fehlerprozente für n = 4 ($\bar{x}$, s- und $\bar{x}$, $\bar{R}$-Methode); Auszug

$Q\rightarrow$ ↓	0	1	2	3	4	5	6	7	8	9
0,5	33,33	33,00	32,67	32,33	32,00	31,67	31,33	31,00	30,67	30,33
0,6	30,00	29,67	29,33	29,00	28,67	28,33	28,00	27,67	27,33	27,00
0,7	26,67	26,33	26,00	25,67	25,33	25,00	24,67	24,33	24,00	23,67
0,8	23,33	23,00	22,67	22,33	22,00	21,67	21,33	21,00	20,67	20,33
0,9	20,00	19,67	19,33	19,00	18,67	18,33	18,00	17,67	17,33	17,00
1,0	16,67	16,33	16,00	15,67	15,33	15,00	14,67	14,33	14,00	13,67
1,1	13,33	13,00	12,67	12,33	12,00	11,67	11,33	11,00	10,67	10,33
1,2	10,00	9,67	9,33	9,00	8,67	8,33	8,00	7,67	7,33	7,00
1,3	6,67	6,33	6,00	5,67	5,33	5,00	4,67	4,33	4,00	3,67
1,4	3,33	3,00	2,67	2,33	2,00	1,67	1,33	1,00	0,67	0,33

Tabelle 42. Fehlerprozente für n = 10 ($\bar{x}$, s- und $\bar{x}$, $\bar{R}$-Methode); Auszug
a) $\bar{x}, s$-Methode

$Q\rightarrow$ ↓	0	1	2	3	4	5	6	7	8	9
0,6	27,94	27,60	27,27	26,94	26,61	26,28	25,96	25,63	25,31	24,99
0,7	24,67	24,35	24,03	23,72	23,41	23,10	22,79	22,48	22,18	21,87
0,8	21,57	21,27	20,98	20,68	20,39	20,10	19,81	19,52	19,23	18,95
0,9	18,67	18,39	18,11	17,84	17,57	17,29	17,03	16,76	16,49	16,23
1,0	15,97	15,72	15,46	15,21	14,96	14,71	14,46	14,22	13,97	13,73
1,1	13,50	13,26	13,03	12,80	12,57	12,34	12,12	11,90	11,68	11,46
1,2	11,24	11,03	10,82	10,61	10,41	10,21	10,00	9,81	9,61	9,42
1,3	9,22	9,03	8,85	8,66	8,48	8,30	8,12	7,95	7,77	7,60
1,4	7,44	7,27	7,10	6,94	6,78	6,63	6,47	6,32	6,17	6,02
1,5	5,87	5,73	5,59	5,45	5,31	5,18	5,05	4,92	4,79	4,66
1,6	4,54	4,41	4,30	4,18	4,06	3,95	3,84	3,73	3,62	3,52
1,7	3,41	3,31	3,21	3,11	3,02	2,93	2,83	2,74	2,66	2,57
1,8	2,49	2,40	2,32	2,25	2,17	2,09	2,02	1,95	1,88	1,81
1,9	1,75	1,68	1,62	1,56	1,50	1,44	1,38	1,33	1,27	1,22
2,0	1,17	1,12	1,07	1,03	0,98	0,94	0,90	0,86	0,82	0,78
2,1	0,74	0,71	0,67	0,64	0,61	0,58	0,55	0,52	0,49	0,46
2,2	0,437	0,413	0,389	0,366	0,345	0,324	0,304	0,285	0,267	0,250

b) $\bar{x}, \bar{R}$-Methode

$Q \rightarrow$ ↓	0	1	2	3	4	5	6	7	8	9
0,6	28,08	27,75	27,41	27,08	26,75	26,42	26,10	25,77	25,45	25,12
0,7	24,80	24,48	24,17	23,85	23,54	23,22	22,91	22,60	22,30	21,99
0,8	21,69	21,39	21,09	20,79	20,49	20,20	19,90	19,61	19,33	19,04
0,9	18,75	18,47	18,19	17,91	17,64	17,36	17,09	16,82	16,55	16,28
1,0	16,02	15,76	15,50	15,24	14,98	14,73	14,48	14,23	13,98	13,74
1,1	13,49	13,25	13,02	12,78	12,55	12,31	12,08	11,86	11,63	11,41
1,2	11,19	10,97	10,76	10,54	10,33	10,12	9,92	9,71	9,51	9,31
1,3	9,11	8,92	8,73	8,54	8,35	8,16	7,98	7,80	7,62	7,45
1,4	7,27	7,10	6,93	6,76	6,60	6,44	6,28	6,12	5,96	5,81
1,5	5,66	5,51	5,37	5,22	5,08	4,94	4,81	4,67	4,54	4,41
1,6	4,28	4,16	4,03	3,91	3,79	3,68	3,56	3,45	3,34	3,23
1,7	3,13	3,02	2,92	2,82	2,73	2,63	2,54	2,45	2,36	2,27
1,8	2,19	2,10	2,02	1,94	1,87	1,79	1,72	1,65	1,58	1,51
1,9	1,45	1,38	1,32	1,26	1,20	1,15	1,09	1,04	0,99	0,94
2,0	0,89	0,84	0,80	0,75	0,71	0,67	0,63	0,60	0,56	0,53
2,1	0,49	0,46	0,43	0,40	0,38	0,35	0,32	0,30	0,28	0,26
2,2	0,236	0,217	0,199	0,182	0,166	0,150	0,136	0,123	0.111	0,099

Tabelle 43. Fehlerprozente für n = 40 ($\bar{x}$, s-Methode) und n = 50 ($\bar{x}, \bar{R}$-Methode); Auszug

$Q \rightarrow$ ↓	0	1	2	3	4	5	6	7	8	9
0,8	21,25	20,96	20,67	20,38	20,10	19,82	19,54	19,26	18,98	18,71
0,9	18,44	18,17	17,91	17,65	17,39	17,13	16,87	16,62	16,37	16,12
1,0	15,87	15,63	15,39	15,15	14,91	14,68	14,44	14,21	13,99	13,76
1,1	13,54	13,32	13,10	12,89	12,67	12,46	12,25	12,05	11,84	11,64
1,2	11,44	11,25	11,05	10,86	10,67	10,48	10,30	10,12	9,94	9,76
1,3	9,58	9,41	9,24	9,07	8,90	8,74	8,57	8,41	8,25	8,10
1,4	7,94	7,79	7,64	7,05	7,35	7,21	7,07	6,93	6,79	6,65
1,5	6,52	6,39	6,26	6,13	6,01	5,88	5,76	5,64	5,53	5,41
1,6	5,30	5,18	5,07	4,97	4,86	4,75	4,65	4,55	4,45	4,35
1,7	4,25	4,16	4,07	3,98	3,89	3,80	3,71	3,63	3,54	3,46
1,8	3,38	3,30	3,22	3,15	3,07	3,00	2,93	2,86	2,79	2,72
1,9	2,65	2,59	2,52	2,46	2,40	2,34	2,28	2,22	2,17	2,11
2,0	2,06	2,01	1,95	1,90	1,85	1,80	1,76	1,71	1,66	1,62
2,1	1,58	1,53	1,49	1,45	1,41	1,37	1,34	1,30	1,26	1,23
2,2	1,19	1,16	1,13	1,09	1,06	1,03	1,00	0,97	0,94	0,91
2,3	0,89	0,86	0,84	0,81	0,79	0,76	0,74	0,72	0,70	0,67
2,4	0,65	0,63	0,61	0,59	0,58	0,56	0,54	0,52	0,51	0,49
2,5	0,47	0,46	0,44	0,43	0,41	0,40	0,39	0,37	0,36	0,35
2,6	0,34	0,33	0,31	0,30	0,29	0,28	0,27	0,26	0,25	0,25
2,7	0,236	0,227	0,219	0,211	0,204	0,196	0,189	0,182	0,175	0,169
2,8	0,162	0,156	0,150	0,145	0,139	0,134	0,129	0,124	0,119	0,114
2,9	0,110	0,106	0,101	0,097	0,093	0,090	0,086	0,083	0,079	0,076
3,0	0,073	0,047	0,030	0,019	0,011	0,007	0,004	0,002	0,001	0,001

c. Andere Stichprobenpläne

Bei der „Form 1" des Military Standards 414 oder der TGL 14452 wird, wie in Abschn. II a, S. 178, beschrieben, die gefundene Qualitätszahl der Stichprobe mit der Annahmekonstanten k verglichen und für den Fall $Q \geqq k$ der Lieferposten angenommen. Dieses System wird mit Vorzug wegen seiner Einfachheit angewendet, wenn nur über die Annahme des Lieferpostens an einer Toleranzgrenze entschieden werden soll und eine Aussage über den Ausschußprozentsatz in der Stichprobe nicht verlangt ist.

Die Annahmekonstante k ist, entsprechend Abschnitt IIa, S. 178, die dem maximal in der Stichprobe erlaubten Ausschuß zugehörige Qualitätszahl. Folglich gilt auch

$$\mu + k \cdot \sigma \leqq T_o \quad \text{und} \quad \mu - k \cdot \sigma \geqq T_u.$$

Diese Definition verwenden die Variablenprüfpläne des Philips-Standard-Stichprobensystems, wobei μ durch $\bar{x}$ und falls σ nicht bekannt, dieses mittels s geschätzt werden:

$$\bar{x} \begin{array}{l} + k \cdot \sigma \leqq T_o \\ - k \cdot \sigma \geqq T_u \end{array} \quad \text{und } \bar{x} \begin{array}{l} + k \cdot s \leqq T_o \\ - k \cdot s \geqq T_u \end{array}$$

Im Philips-System ist, wie bei der Attributenkontrolle $100p_{50}$, die indifferente Qualität, als Prüfungspunkt gewählt. $100p_a$ und $100p_t$ können Tabellen oder der Operationscharakteristik entnommen werden [40].

Die Arbeitsgemeinschaft für statistische Qualitätskontrolle empfiehlt zur Variabenkontrolle die graphische Aufstellung von Prüfplänen mit Hilfe des doppelten Wahrschleinlichkeitsnetzes oder die Berechnung des gewünschten Prüfplanes [42]. Für gleich großes Hersteller- und Abnehmerrisiko und bei unbekannter Standardabweichung gelten z. B. die folgenden Formeln:

$$k = \frac{1}{2}(u_a + u_t); \quad n = \left(\frac{u_{1-\alpha} + u_{1-\beta}}{u_a - u_t}\right)^2 \left(1 + \frac{k^2}{2}\right).$$

Beispiel: Annahmegrenze $100p_a = 1\%$; Ablehngrenze $100p_t = 5\%$; Standardabweichung unbekannt, Hersteller- und Abnehmerrisiko je 10%. Gesucht Annahmekonstante k und Stichprobengröße n.
Standardisierter Abszissenwert der Normalverteilung:

$$\text{für } 100p_a = 1\%: u_a = 2{,}326,$$

$$\text{für } 100p_t = 5\%: u_t = 1{,}645,$$

$$\text{für } 100(1-\alpha) = 90\% \; u_{1-\alpha} = 1{,}282,$$

$$\text{für } 100(1-\beta) = 90\%: u_{1-\beta} = 1{,}282.$$

Die Werte werden geeigneten Tabellen entnommen. Verwendet man z. B. Tab. 8 (S. 128), so stellen p_a, p_t, α und β die tabellierten P-Werte und u_{Index} die tabellierten c-Werte dar.

$$k = \frac{1}{2}(2{,}326 + 1{,}645) = 1{,}986,$$

$$n = \left(\frac{1{,}282 + 1{,}282}{2{,}326 - 1{,}645}\right)^2 \left(1 + \frac{1{,}986^2}{2}\right) = 42.$$

Prüfplan: $n = 42$ Stücke zufällig entnehmen, kontrollieren, $\bar{x}$ und s berechnen. Annahmekriterium

$$\bar{x} + k \cdot s \leqq T_o \quad \text{bzw.} \quad \bar{x} - k \cdot s \geqq T_u \quad (k = 1{,}986).$$

d. Nicht normale Verteilung und Variablenkontrolle

Wie in Abschn. IIa, S. 178, ausgeführt, kann die Variablenkontrolle nur durchgeführt werden, wenn die zu messenden Eigenschaften des Lieferpostens einer Normalverteilung folgen. Lieferposten, deren Einzelstücke aus mehreren Herstellungschargen stammen, oder auf verschiedenen Maschinen, in Extremfällen z. B. bei Tabletten auf Rundläufern mit einer Mehrzahl an Stempeln, gefertigt wurden, geben häufig bei der Variablenkontrolle falsche Ergebnisse. Ebenso kann ein Variablenprüfplan funktionsuntüchtig werden, wenn der Hersteller aus einem normalverteilten Lieferposten die Ausschußstücke ausgelesen hat.

In vielen Fällen führt das falsche Ergebnis zu einer Ablehnung der Grundgesamtheit. In solchen Fällen ist es statthaft, eine mittels Variablenprüfplan abgelehnte Ware mit Hilfe einer äquivalenten verschärften Attributenkontrolle nach Abschnitt Id1, S. 176, erneut zu prüfen. Dabei werden die bereits erhaltenen Ergebnisse der Stichprobe in Gut-Schlecht-Werte umgeformt und nur noch die für die Attributenprüfung notwendigen zusätzlichen Stücke zufällig aus der Grundgesamtheit gezogen.

Will man die Normalverteilung des Lieferpostens prüfen, so bildet man aus den nach der Größe geordneten sog. rangierten Einzelwerten $\leqq 25 \sim \sqrt{n} \geqq 5$ Klassen und bestimmt

wie in Tab. 44 gezeigt, aus der Strichliste die Häufigkeit, die Häufigkeit in % und die Summenhäufigkeit und trägt diese gegen die Klassenmitte auf Wahrscheinlichkeitspapier auf. Werte
unter 3% und über 97% dürfen wegen der großen Streuung kleiner Werte weggelassen werden.
    Im Falle einer Normalverteilung erhält man in erster Näherung eine Gerade (Abb. 190).
Abweichungen davon sind ein Zeichen, daß die Verteilung nicht normal ist, und daß die
Variablenkontrolle nicht angewendet werden darf (Abb. 191).

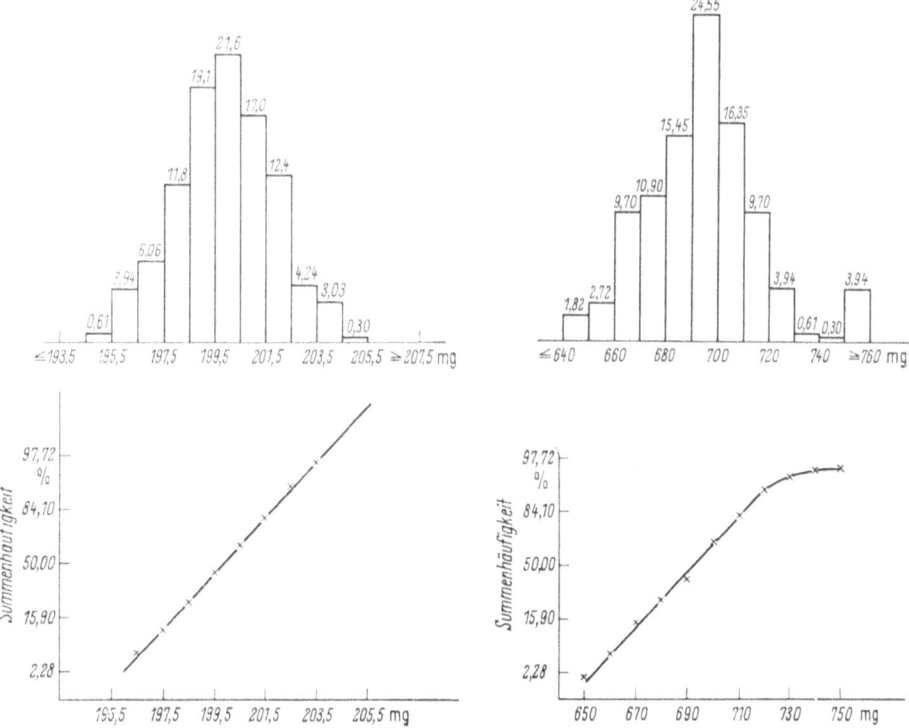

Abb. 190. Normalverteilte Tablettengewichte von Tab. 44.

Abb. 191. Nicht normalverteilte Tablettengewichte aus verschiedenen Produktionschargen. Tabletten 0,5 g $N \sim 10000$; $n = 330$.

Tabelle 44. Zusammenfassen von Meßergebnissen; Tabletten 0,2 g, $N \sim 10000$, n = 330 [37]

Klassenbreite	Strichliste	Häufig-keit	Häufig-keit in %	Summen-häufigkeit in %
194,5 − 195,4	II	2	0,61	0,61
195,5 − 196,4	ЖН ЖН III	13	3,94	4,55
196,5 − 197,4	ЖН ЖН ЖН ЖН	20	6,06	10,61
197,5 − 198,4	ЖН ЖН ЖН ЖН ЖН ЖН ЖН IIII	39	11,80	22,41
198,5 − 199,4	ЖН ЖН ЖН ЖН ЖН ЖН ЖН ЖН ЖН ЖН ЖН III	63	19,10	41,51
199,5 − 200,4	ЖН ЖН ЖН ЖН ЖН ЖН ЖН ЖН ЖН ЖН ЖН ЖН ЖН I	71	21,60	63,11
200,5 − 201,4	ЖН ЖН ЖН ЖН ЖН ЖН ЖН ЖН ЖН ЖН ЖН I	56	17,00	80,11
201,5 − 202,4	ЖН ЖН ЖН ЖН ЖН ЖН ЖН ЖН I	41	12,40	92,51
202,5 − 203,4	ЖН ЖН IIII	14	4,24	96,75
203,5 − 204,4	ЖН ЖН	10	3,03	99,78
204,5 − 205,5	I	1	0,30	100,08

Diese Methode versagt jedoch, wenn die Qualitätsanforderung sehr hoch und $100p_a$ sehr klein (einige %) ist. Da bei normalen Stichprobengrößen die Extremwerte durch das geringe Auftreten sehr stark streuen, können sie nicht für die Beurteilung der Normalverteilung herangezogen werden und erst bei sehr großen Stichproben würde z. B. ein nachträgliches Aussortieren des Ausschusses in der Summenhäufigkeitsgeraden erkennbar werden.

e. Graphische Variablenkontrolle

Von H. CHERNOFF und G. LIEBERMANN ist ein graphisches Verfahren einer Variablenprüfung entwickelt worden, welches zwar nur Näherungswerte liefert, aber dafür keine Berechnungen erfordert und gleichzeitig einen Hinweis für die vorhandene oder fehlende Normalverteilung der gemessenen Merkmale gibt. Das Verfahren hat sich, soweit geprüft, für pharmazeutische Belange bei nicht zu kleinen Annahmegrenzen gut verwerten lassen [43].

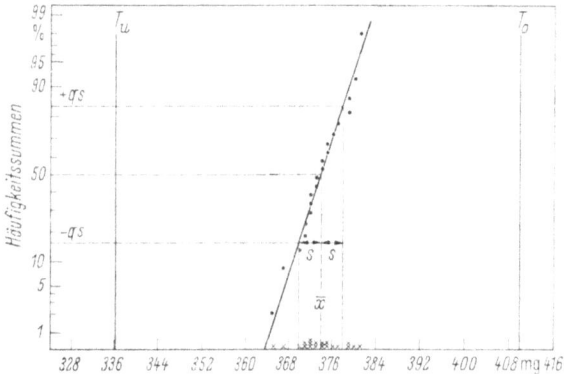

Abb. 192. Graphische Variablenkontrolle.

Mit Hilfe von Wahrscheinlichkeitspapier wird der Mittelwert $\bar{x}$, die Standardabweichung s und der Ausschußprozentsatz $100p'$ an der oberen und unteren Toleranzgrenze graphisch ermittelt und mit dem für die Stichprobe maximal zulässigen Ausschußprozentsatz M verglichen

$$M \geqq 100p'_o + 100p'_u .$$

Es wird die notwendige Stichprobe n gezogen und das zu prüfende Merkmal bestimmt. Die erhaltenen Werte werden nach Größe rangiert, und mit Hilfe der Tab. 45a wird jedem gefundenen Wert x_i ein für jede Stichprobengröße n angegebener Wert p_i zugeordnet: Dem kleinsten Wert x_1 der Wert p_1, dem nächstgrößeren Wert x_2 der Wert p_2 und so fort. Die Werte p_i stellen die prozentuale Summenhäufigkeit des i-ten Meßwertes in der Normalverteilung dar. Im Wahrscheinlichkeitsnetz (siehe Vd 1, S. 130) unterteilt man die Abszisse linear in die Merkmalseinheiten und trägt die einzelnen Punkte $x_1p_1, x_2p_2 \ldots x_ip_i$ entsprechend dem Beispiel in Abb. 192 in das Koordinatensystem ein. Kann man, wenigstens angenähert, eine ausgleichende Gerade durch die Punkteschar legen, so folgen die Werte annähernd einer Normalverteilung. Durch Herunterloten vom Geradenpunkt mit $y = 50\%$, erhält man den Mittelwert $\bar{x}$. Die Lote auf die x-Achse von den Punkten mit $y = 16$ bzw. 84% ergeben die $2s$-Grenzen. Die Differenz von $\bar{x}$ und einem dieser beiden Werte liefert die Standardabweichung s. Die Toleranzgrenzen werden als Senkrechten in gleichen Abständen rechts und links vom Mittelwert bzw. vom Sollwert eingetragen. Aus den Ordinaten der Schnittpunkte wird direkt der Ausschußprozentsatz $100p'$ an der oberen bzw. unteren Toleranzgrenze abgelesen. Die Summe der Ausschußprozentsätze $100p'_o + 100p'_u$ darf nicht größer sein als der in Tab. 45b angegebene zulässige Fehlerprozentsatz M. Werden keine Schnittpunkte der ausgleichenden Geraden mit den Toleranzgrenzen gefunden, so wird kein Ausschuß produziert. Der Anstieg der Geraden ist ein Maß für die Streuung. Diese ist um so kleiner, je steiler die Gerade verläuft.

Tabelle 45. Zahlenwerte zum graphischen Variablenprüfplan (Auszug) [44]

a) Prozentuale Summenhäufigkeit

n	p_1	p_2	p_3	p_4	p_5	p_6	p_7	p_8	p_9	p_{10}
10	4,4	16,4	26,2	35,8	45,3	54,7	64,2	73,8	83,5	95,6
20	2,1	8,3	13,4	18,4	23,4	28,3	33,1	38,0	42,8	47,6
30	1,7	5,0	8,3	11,7	15,0	18,3	21,7	25,0	28,3	31,7

n	p_{11}	p_{12}	p_{13}	p_{14}	p_{15}	p_{16}	p_{17}	p_{18}	p_{19}	p_{20}
20	52,4	57,2	62,0	66,9	71,7	76,6	81,6	86,6	91,7	97,9
30	35,0	38,3	41,7	45,0	48,3	51,7	55,0	58,3	61,7	65,0

n	p_{21}	p_{22}	p_{23}	p_{24}	p_{25}	p_{26}	p_{27}	p_{28}	p_{29}	p_{30}
30	63,3	71,7	75,0	78,3	81,7	85,0	88,3	91,7	95,0	98,3

für $n > 30$ gilt: $p_i = \dfrac{(2i - 1)}{2n}$.

b) Maximaler Fehlerprozentsatz M

$100 \, p_{90}$

n	0,4	0,65	1,0	2,5	4,0	10,0
10	2,11	2,92	3,88	7,36	10,23	19,71
20	1,62	2,37	3,23	6,26	8,86	17,63
30	1,50	2,19	3,01	5,94	8,46	17,0
50	1,27	1,81	2,58	5,22	7,57	15,69
100	1,06	1,57	2,22	4,68	6,87	14,63

Aufbau einer Qualitätskontrolle

Zum Aufbau einer planmäßigen und effektiven Qualitätskontrolle ist vor allem der Grundsatz wichtig, daß die Verantwortung für die gefertigte Qualität nicht bei einem Kontroll-Labor liegen darf, sondern von der Produktion getragen werden muß. Die Kontrollstellen müssen möglichst nahe an die Fertigungsstellen gelegt werden und der mit der Produktion Beschäftigte muß rasch und instruktiv über das gefertigte Qualitätsniveau informiert sein. Dem zentralen Kontroll-Laboratorium obliegt daher nur eine Abschlußkontrolle der Produktion und die Eingangskontrolle der Roh- und Halbfertigwaren.

Wie aus den Ausführungen in Abschnitt „Fertigungskontrolle von Arzneizubereitungen" (S. 158) und „Qualitätsbeurteilung von Arzneizubereitungen" (S. 170) hervorgeht, ist das zentrale Kontroll-Labor auch gar nicht oder nur mit sehr viel höheren Kosten in der Lage, durch eine Endkontrolle mit gleicher Sicherheit wie eine effektive Fertigungskontrolle eine Fehlproduktion, insbesondere bei kleinen Ausschußprozentsätzen, nachzuweisen.

Soll die statistische Qualitätskontrolle auf breiter Basis eingeführt werden, so erscheint es nicht ratsam, zugleich in allen Produktionsphasen und von allen im Betrieb Verantwortlichen die Einführung statistischer Methoden zu verlangen, sondern es empfiehlt sich, zunächst einen statistischen Qualitätsexperten heranzubilden — in Deutschland führt z. B. die Arbeitsgemeinschaft für wirtschaftliche Fertigung solche Kurse mit Abschlußprüfung durch —, um den herum sich allmählich eine Zentrale für statistische Qualitätskontrolle, welche der Firmenleitung direkt untersteht, scharen sollte. Für diesen Statistikfachmann sind eingehende Kenntnisse der Verfahrenstechnik und der analytischen Methoden, aber auch Grundkenntnisse der betriebswirtschaftlichen Probleme erwünscht, ehe er sich den mathematischen Grundlagen der Qualitätskontrolle zuwenden kann.

Der Anfang einer statistischen Qualitätskontrolle empfiehlt sich natürlich dort, wo die meisten Störungen im Produktionsprozeß auftreten. Dabei darf sich der Begriff Qualität möglichst wenig auf Meinungen, Gefühle und andere unterschwellige Betriebserfahrungen stützen, sondern muß so weit wie möglich durch objektive Zahlenwerte begründet sein.

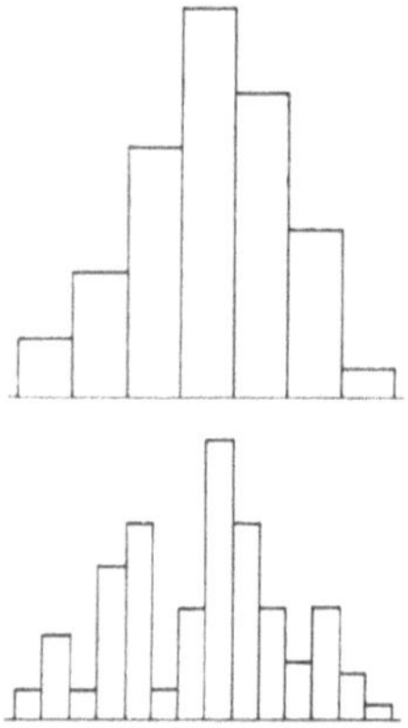

Es ist daher zweckmäßig mit relativ einfachen Methoden eine Voruntersuchung des Betriebsablaufes vorzunehmen um zu repräsentativen Zahlenaussagen zu kommen. Dazu leisten Strichlisten und Histogramme gute Dienste. Die Meßergebnissen werden zu Klassen zusammengefaßt und das Auftreten eines Merkmals mit einem Strich in der entsprechenden Klasse der Strichliste vermerkt (Tab. 44, Abb. 190 u. 191). Dabei ist wichtig, daß keine zu große Klassenzahl, entsprechend einer zu kleinen Klassenbreite gewählt wird, da sonst die Strichliste oder das nach Berechnen der relativen Häufigkeit, darstellbare Histogramm mehrere Maxima vortäuschen kann (Abb. 193).

Als Faustregel kann gelten, daß man weniger als 25 und mehr als 5 Klassen, und zwar ungefähr $\sqrt{\text{Zahl der Beobachtungen}}$ Klassen bilden soll [45].

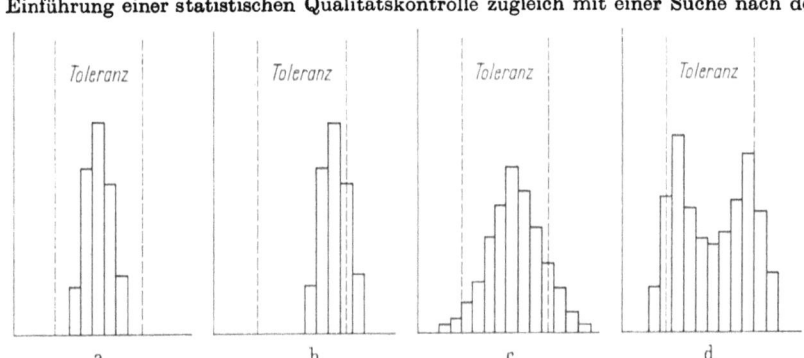

Abb. 193. Histogramme mit richtiger und zu kleiner Klassenbreite.

Aus solchen Histogrammen kann bereits, ohne Anwendung mathematischer Hilfsmittel ersehen werden, wie die Produktion innerhalb der Toleranzgrenzen liegt. In Abb. 194a sind alle Produkte innerhalb der Toleranzgrenzen, die Einführung einer statistischen Qualitätskontrolle daher nicht vordringlich. In Abb. 194b ist die Variationsbreite der Fertigung nicht breiter als die Toleranzgrenzen, aber es entsteht Ausschuß durch falsche Einstellung des Mittelwerts. Eine statistische Qualitätskontrolle, z. B. eine $\bar{x}$-R-Karte kann schnell zu einer Produktionsverbesserung führen. Bei Abb. 194c ist der gewählte Produktionsprozeß für die vorgeschriebene Toleranz ungeeignet, da die Streuung der Fertigung zu groß ist. Hier muß die Einführung einer statistischen Qualitätskontrolle zugleich mit einer Suche nach den die

Abb. 194a—d. Streuung und Toleranzgrenzen.

Streuung verursachenden Faktoren verbunden werden. Dieses aber gelingt mit Hilfe statistischer Methoden schneller. Die Produktion von Abb. 194d stellt eine Mischverteilung dar. Jede einzelne Verteilung würde bei richtiger Mittelwerteinstellung eine fehlerfreie Produktion gewährleisten. Eine statistische Überprüfung des Produktionsprozesses sollte den Fehler entdecken und beheben helfen.

Von besonderer Bedeutung ist die richtige Qualitätsfestlegung. Man unterscheidet zwischen Pflichttoleranzen, das sind Qualitätsbedingungen, welche von Aufsichtsbehörden, z. B. in Arzneibüchern, festgelegt sind; Funktionstoleranzen, deren Einhaltung für eine Weiterverarbeitung oder die Anwendung des Präparates von Bedeutung sind; Richttoleranzen, die für ein gleichmäßiges Aussehen (z. B. Farbtiefe von gefärbten Präparaten) wichtig sind und Wahltoleranzen, welche aus traditionellen oder anderen frei zu entscheidenden Gründen vorgegeben werden. Zweck der Qualitätsfestlegung ist die Optimierung der Produktion und Voraussetzung der Optimierung ist das Optimierungsziel. Wie Abb. 195 zeigt, durchlaufen der Wert eines Produktes und die dafür aufzuwendenden Herstellungskosten mit steigendem Vollendungsgrad ein Optimum, welches durch Kalkulation bestimmt werden kann[46]. Welcher Vollendungsgrad des Produktes vom Verkauf und der Anwendung nötig und von der Produktion möglich ist, sowie von den Kontrollstellen im Rahmen der analytischen Möglichkeiten garantiert werden kann, muß von der Qualitätszentrale in Zusammenarbeit mit der Entwicklungs-, Fertigungs- und Kontrollabteilung sowie dem Verkauf abgeklärt werden, bevor eine statistische Qualitätskontrolle projektiert wird.

Die Entscheidungen müssen nach Einführung der Kontrolle überprüft werden, da durch die Kontrolle ein Anstieg des Fertigungsniveaus oder eine Verbilligung der Produktion erwartet werden darf.

Ist die Wahl der Toleranzen nur von den entstehenden Kosten abhängig, z. B. bei Verpackungsproblemen, so kann die Wahl des zugelassenen Ausschußprozentsatzes nach folgender Kalkulation erfolgen [47]:

K_n: Neukosten, der Preis eines fehlerfreien Stückes.
K_p: Prüfkosten, die bei der Prüfung von einem Stück entstehen.
K_e: Ersatzkosten, der Preis für den Ersatz eines fehlerhaften Stückes im Lieferposten.
K_f: Folgekosten, die ein fehlerhaftes Stück in der folgenden Produktionsstufe verursacht.

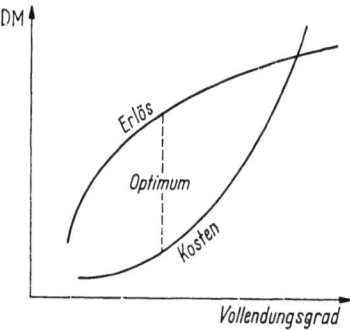

Abb. 195. Kosten-Wert-Diagramm.

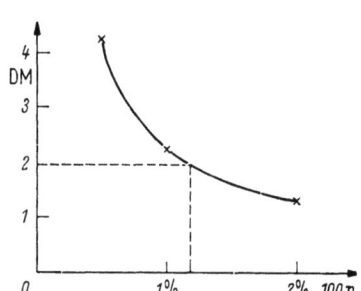

Abb. 196. Wahl des Ausschußprozentsatzes.

Wird ein Lieferposten vollständig aussortiert so entstehen Kosten für das Auffinden eines fehlerhaften Teiles (K_p/p) und Kosten für das Ersetzen des fehlerhaften Teiles K_n. Diese Ersatzkosten K_e hängen vom Ausschußanteil p ab.

$$K_e = \frac{K_p}{p} + K_n.$$

Ersatz- und Folgekosten müssen zusammen ein Minimum ergeben.

Angenommen es sei $K_n = 0,25$ DM, $K_p = 0,02$ DM und die Folgekosten, bedingt durch die Unterbrechung des Produktionsablaufs betragen $K_f = 2,00$ DM, so kann man für verschiedene Ausschußanteile das in Abb. 196 dargestellte Diagramm erhalten:

$$0,5\%: K_e = \frac{0,02}{0,005} + 0,25 = 4,25,$$

$$1\%: K_e = \frac{0,02}{0,01} + 0,25 = 2,25,$$

$$2\%: K_e = \frac{0,02}{0,02} + 0,25 = 1,25.$$

Der Schnittpunkt für $K_f = 2,00$ DM liefert einen Ausschußanteil von $100\,p = 1,2\%$.

Man sollte also Lieferposten mit mehr als 1,2% Ausschuß möglichst vermeiden und man wird in einer Variablenprüfung einen Stichprobenplan mit $p_{50} \sim 1,2\%$ auswählen.

Zu etwa dem gleichen Ergebnis kommt die folgende Gleichung für den Ausschußprozentsatz $100\,p$.

$$100\,p = 100\,\frac{K_p}{K_f} = \frac{100 \cdot 0,02}{2} = 1\%.$$

Für die Qualitätsfestlegung ist ferner das Ausmaß der Fehlerfortpflanzung z. B. für Verpackungstoleranzen wichtig. Es gilt

$$\bar{x} = \sum x_i \quad \text{und} \quad s = \sqrt{\sum s_i^2},$$

d. h. es ist höchst unwahrscheinlich, daß nur die größten oder nur die kleinsten Exemplare zusammen verpackt werden.

Wie auf S. 171 ff. ausführlich dargestellt, muß der Hersteller eine bessere Qualität fertigen, als dem $100 p_a$, der Annahmegrenze, entspricht, da hierfür immer noch etwa 10% Risiko für eine Ablehnung des Lieferpostens bestehen. Ferner ist die in Abschnitt IVe, S. 125 erläuterte Einengung der Toleranzgrenzen durch die Streuung des Analysenverfahrens zu berücksichtigen.

Bei dem allmählichen systematischen Aufbau einer statistischen Fertigungskontrolle und der konsequenten Auswertung der Ergebnisse werden sich bald die ersten Erfolge einer besseren Qualitätsbeherrschung zeigen, die dann zu einer Reduzierung der Endkontrolle führen können. So bedingt die bessere Erfüllung der Qualitätsvorschriften, die nicht zuletzt durch das psychologische Moment einer Fertigungskontrollkarte bedingt ist, eine Senkung des Ausschusses, eine Erhöhung der Produktivität und unter Umständen auch eine Verminderung des Prüfaufwandes insgesamt. Diese drei Faktoren tragen gemeinsam zur Senkung der Selbstkosten und zur Erhöhung der Wettbewerbsfähigkeit bei.

Herrn Professor Dr. N. Kreutzkamp und Herrn Apotheker Dr. H. Roselieb dankt der Verfasser für die Durchsicht des Manuskriptes und für kritische Anregungen. Fr. M. Behr ist für mannigfache technische Hilfen bei der Manuskriptabfassung zu danken.

Literatur: [1] Schaafsma, A. H., u. F. G. Willemze: Moderne Qualitätskontrolle, Philips technische Bibliothek, Eindhoven 1964, S. 324. — [2] Lit. [1, S. 325]. — [3] Bervenmark, H.: Svensk farm. T. *68*, 635 (1964). — [4] Doerffel, K.: Statistik in der anlytischen Chemie, Leipzig: VEB Deutscher Verlag für Grundstoffindustrie 1966, S. 81. — [5] Lit. [4, S. 92]. — [6] Lit. [1, S. 266]. — [7] Körnlein, J., in L. Ther: Grundlagen der experimentellen Arzneimittelforschung, Stuttgart: Wiss. Verlagsges. 1965, S. 18, 74. — [8] Documenta Geigy, 5. Aufl., Basel 1955, S. 41. — [9] Lit. [8, S. 43]. — [10] Lit. [4, S. 135]. — [11] Leschonski K., u. R. Johne: APV Inf.-Dienst *12* (1) 1—82 (1966). — [12] Batel W.: Korngrößenmeßtechnik, Berlin/Heidelberg/New York: Springer 1960. — [13] DIN 4190, Beuth Vertrieb, Berlin. — [14] Lit. [8, S. 34]. — [15] Lit. [4, S. 133]. — [16] DAB 7 — DDR, Bd. 1, Abschn. X. — [17] Linder, A.: Statistische Methoden, Basel u. Stuttgart: Birkhäuser Verlag 1964, S. 77. — [18] Cavalli-Sforza, L.: Grundbegriffe der Biometrie, Stuttgart: G. Fischer 1964, S. 58. — [19] Lit. [17, S. 112]. — [20] Lit. [4, S. 160]. — [21] Lit. [17, S. 156]. — [22] Lit. [4, S. 172]. — [23] Gaddum, J. H.: J. Pharm. Pharmacol. *5*, 345 (1953). — [24] Litchfield, J. T., u. F. Wilcoxon: J. Pharmacol. exp. Ther. *96*, 99 (1949). — [25] Documenta Geigy, 6. Aufl., Basel 1960, S. 124—127. — [26] Bezugsmöglichkeit J. R. Geigy AG, Pharm. Abt., Basel 16 (Schweiz). — [27] Schindowski, E., u. O. Schürz: Statistische Qualitätskontrolle, 3. Aufl., Berlin: VEB Verlag Technik 1966, S. 192. — [28] Lit. [1, S. 458]. — [29] Lit. [27, S. 305]. — [30] Lit. [25, S. 131]. — [31] A.S.Q./A.W.F., Stichproben-Tabellen zur Attributprüfung, 2. Aufl. (1960), Berlin: Beuth-Vertrieb, Best. Nr. A.S.Q./A.W.F. 1. — [32] Lit. [27, S. 312]. — [33] Wagner, G.: Abnahme mit Stichproben, Berlin: Beuth-Vertrieb, Best. Nr. A.W.F. 1-3-1. — [34] Lit. [1, S. 207, 214]. — [35] Lit. [27, S. 331]. — [36] Lit. [27, S. 338]. — [37] Sukker, H.: Pharm. Industrie *28*, 365 (1966). — [38] Military-Standard-105 D, U.S. Government Printing Office, Washington D.C. (1963). — [39] Lit. [1, S. 191]. — [40] Lit. [1, S. 236]. — [41] Military-Standard-414, U.S. Government Printing Office, Washington D.C. (1957). — [42] Stange, K.: Stichproben-Pläne für messende Prüfung, Berlin: Beuth-Vertrieb, Best. Nr. A.S.Q./A.W.F. 5. — [43] Kraus, H., L. Ehrhardt u. H. Sucker: APV Inf.-Dienst *14* (1), 62 (1968). — [44] Lit. [27, S. 447]. — [45] Lit. [1, S. 26]. — [46] Lit. [1, S. 6]. — [47] Lit. [27, S. 405].

E. Rechenhilfen

I. Einleitung

Fast alle der in Defektur oder Rezeptur täglich auszuführenden galenischen Operationen erfordern eine Berechnung. Für die dazu nötigen Formeln wurden im Laufe der Zeit gewisse Vereinfachungen und Vereinheitlichungen der Berechnungsweise gefunden, die es erlauben, mit möglichst wenigen Grundregeln, d. h. mit möglichst geringem mathematischem Aufwand auszukommen. Daneben schritt auch die Entwicklung des eigentlichen Rechnens vom „Von-

Hand-Rechnen" über die Logarithmen zu den mechanischen Rechengeräten, um neuerdings für Laboratoriumsbedürfnisse durch die logarithmischen Rechenscheiben noch bedeutend vereinfacht zu werden. Es scheint daher angezeigt, die häufigsten Operationen der pharmazeutischen und chemischen Praxis auf ihren allgemeinen Grundproblemgehalt zurückzuführen und dessen einfachste Lösung mit Hilfe der Rechenscheibe zu erklären, wodurch sich das bisher unumgängliche, zeitraubende und gedächtnisbelastende Ableiten oder Nachschlagen der Gebrauchsformeln in der Fachliteratur umgehen läßt.

II. Rechengeräte für die Praxis: die Rechenscheiben

Der älteste Vertreter der logarithmischen Rechengeräte ist der Rechenschieber. Mit ihm lassen sich Operationen zweiter und dritter Stufe (Multiplizieren, Dividieren, Potenzieren und Wurzelziehen) rasch mit einer Genauigkeit durchführen, die der heutigen Meßgenauigkeit entspricht. Allen Rechenstäben gemeinsam ist jedoch ein grundsätzlicher Nachteil; es können Fälle eintreten, bei denen sich die Resultate nicht direkt ablesen lassen, da sie außerhalb des Stabkörpers liegen. Es muß dann die Strichzunge um eine ganze Skalenlänge verschoben werden, was erstens umständlich ist und zweitens gewisse Fehlerquellen in sich birgt. Es schien daher naheliegend, die Skalen kreisförmig anzuordnen, so daß Anfang und Ende zusammenfallen, wodurch ein endloses, in sich geschlossenes System entsteht. Aus dem Rechenstab (Schieber) entsteht dadurch die *Rechenscheibe*, bei der sich eine zweimalige Anordnung der Grundskala erübrigt.

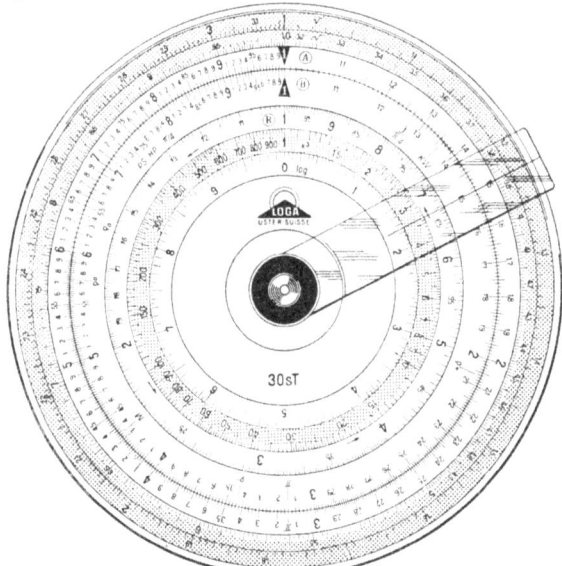

Abb. 197. Loga Taschenscheibe 30 sT.

Rechenscheiben wurden schon vor mehr als 80 Jahren hergestellt. Seither sind Dutzende verschiedener Typen erschienen, doch konnten sich diese vorerst gegenüber dem Stab nicht durchsetzen, da sie durchweg gewisse Mängel aufwiesen. Das Hauptübel war wohl die ungenügende Genauigkeit, welche durch technische Schwierigkeiten in der Fabrikation bedingt war. Auf Grund neuer konstruktiver Entwicklungen der schweizerischen Spezialfirma Loga-Calculator AG (CH-8610 Uster) weisen deren Rechenscheiben Marke Loga höchste Präzision auf und dürften geeignet sein, dank ihrer besonderen Vorzüge den Rechenstab auf verschiedenen Anwendungsgebieten, so z. B. in Laboratorien, zu verdrängen.

Die Loga-Rechenscheiben bestehen aus Aluminium, die Teilungen sind auf einem hellen Belag aufgetragen, dessen Oberfläche mattiert ist. Diese nichtspiegelnde, leicht getönte Skalenfläche ist für das Auge wesentlich angenehmer als die bekannten hochglänzenden Kunststoff- oder Metallskalen. Der vollständig metallgebundene Belag ist gänzlich unempfindlich gegen Feuchtigkeit und weitgehend auch gegen Einwirkungen der üblichen Labordämpfe. Ein längerer Kontakt mit quecksilberhaltigen Medien soll dagegen wegen der Gefahr der Amalgambildung vermieden werden. Ein allfälliges Ausdehnen durch Wärme beeinflußt die Genauigkeit keineswegs, da sich alle Teile genau gleich ausdehnen. Sämtliche Unterteilungen einer Seite werden im gleichen Fabrikationsgang erstellt und die beiden Teile erst nachher durch Stanzen getrennt, — ein Fabrikationsverfahren, das für größtmögliche Präzision Gewähr bietet. Die nötige Lagerreibung wird bei der Montage auf den günstigsten Wert eingestellt und bleibt dann konstant. Das ruckartige Anschieben des Rechenstabes konnte so in ein kontinuierliches Gleiten verwandelt werden. Verschiedene Färbungen einzelner Skalenteile und rote Einstellmarken erleichtern die Orientierung. Der Läufer mit seinen radialen Haarstrichen ist exakt zentriert und bei allen Modellen als Freiblick-Konstruktion ausgebildet.

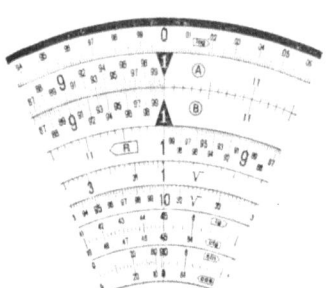

Abb. 198. Loga Taschenrechenscheibe, Universalmodell 75 T.

Die verschiedenen Modelle, welche die Loga-Calculator AG bis heute entwickelt hat, eignen sich für technisches und kaufmännisches Rechnen. Für die pharmazeutische Praxis dürften sich besonders die *Taschenrechenscheibe 30 sT* (Skalenlänge 30 cm; Abb. 197) und das *Universalmodell 75 T* (Skalenlänge 75 cm; Abb. 198) empfehlen. Beide Modelle enthalten wie alle übrigen Typen die beiden Grundskalen *A* und *B*, womit sich Multiplikationen, Divisionen, Dreisätze, Proportionen, Prozent- und Verteilungsrechnungen bewältigen lassen. Mit diesen Modellen lassen sich außerdem dank der Reziprokenskala *R* zwei Multiplikationen, zwei Divisionen und variable Divisionen in einer einzigen Einstellung rechnen. Die Ablesegenauigkeit entspricht mit minimal 3 Ziffern gerade derjenigen von pharmakopöegemäßen Mikrobüretten und Pipetten.

III. Rationelle rechnerische Lösung von Grundoperationen der pharmazeutischen Technologie

Die in einem Laboratorium ausgeführten galenischen Arbeiten lassen sich auf Grund ihres logischen Gehaltes zu einem großen Teil wie folgt gliedern:

1. Operationen, die auf Vermischung beruhen,
2. Operationen, die auf Entmischung beruhen.

In diese beiden Hauptgruppen sind sinngemäß die folgenden Untergruppen einzuordnen:

Problemgruppen

1. „Vermischung"

A. Eigentliche Mischung:
   a) Substanz A + Substanz B → Mischung C
   b) Lösung A + Lösung B → Mischung C
B. Verdünnung:
   a) Substanz A + Excipiens B → Verdünnung C
   b) Lösung A + Solvens B → Verdünnung C
C. Auflösung:
   a) Substanz A + Solvens B → Lösung C
D. Konzentrierung (durch Nachlösen):
   a) Lösung A + Substanz B → Konzentrat C
E. Einstellung bestimmter Gehalte bzw. Wirkungswerte:
   a) Mischung A + Excipiens B → Mischung C
   b) Lösung A + Solvens B → Lösung C

2. „Entmischung"

A. Konzentrierung (durch Eindampfen bzw. Ausfrieren):
   a) Lösung A — Solvens B → Konzentrat C (bzw. Trockenrückstand C
B. Verdünnung (durch Auskristallisation):
   a) Lösung A — Substanz B → Verdünnung C

Einige Beispiele aus der pharmazeutischen Praxis mögen die Zusammenhänge illustrieren:

Beispiele	*Problemgruppen*
1. Ein Drogenmazerat soll auf ein bestimmtes spezifisches Gewicht eingedickt werden.	2/A/a
2. Aus einem Sorbitkonzentrat (Arlex) soll für Trinkzwecke eine 30%ige Lösung hergestellt werden.	1/B/b

3. Herstellung einer Alkaloid-Milchzucker-Verreibung l = 75 aus einer vor-
rätigen l = 5.   1/B/a
4. Aus einem Fruchtpreßsaft soll mit Zucker ein Sirup von bestimmtem
spezifischem Gewicht hergestellt werden.   1/D/a
5. Aus einem Folium Digitalis soll Folium Digitalis titratum hergestellt
werden.   1/E/a
6. Ein wässeriger Organextrakt soll durch Ausfrieren von Wasser auf eine
bestimmte Dichte konzentriert werden.   2/A/a

Der rechnerischen Behandlung dieser Fragen bieten sich nun verschiedene Möglichkeiten.
Betrachten wir zuerst den

Fall 1: Mischungs-Operationen

Die logische Formulierung der Aufgabe wird sich in der Regel wie folgt ergeben:
Problem 1/A: Die Menge A einer Lösung (bzw. Substanz) vom %-Gehalt a soll mit der
Menge B einer Lösung (bzw. Substanz) vom %-Gehalt b zur Menge C einer Mischung von
%-Gehalt c vermischt werden.

1. *Gegeben*: A, a, b, c   *Gesucht*: B, C   *Bedingung*: a ≠ b ≠ c
2. *Gegeben*: C, a, b, c   *Gesucht*: A, B   *Bedingung*: a ≠ b ≠ c
3. *Gegeben*: A, B, a, b   *Gesucht*: C, c   *Bedingung*: a ≠ b ≠ c

Die übrigen Mischungsprobleme sind nur Spezialfälle von Problem 1/A.

Problem 1/B: Da der %-Gehalt des zuzusetzenden Lösungsmittels (bzw. des Ex-
cipiens) an Substanz gleich null ist, wird $b = 0\%$; $a > c$.
Problem 1/C: Da die Substanz selbst im leeren Lösungsmittel gelöst wird, gilt:
$a = 100\%$ und $b = 0\%$.
Problem 1/D: Umgekehrter Fall von 1/B; $a < c$ und $b = 100\%$.
Problem 1/E: Spezialfall von 1/B; $b = 0\%$; c ist immer gegeben.

1. Das Mischungsschema von Cobenzl. Ausgehend von der bekannten *allgemeinen*
Mischungsgleichung

$$A \cdot a + B \cdot b = (A + B) \cdot c \tag{1}$$

gelangte man zur *allgemeinen Mischungsproportion*

$$\frac{A}{B} = \frac{(c - b)}{(a - c)}. \tag{2}$$

Auf diese Grundbeziehung gehen sämtliche mehr oder weniger vereinfachten, speziellen
Mischungsformeln der Praxis zurück, welche natürlich alle mathematisch stichhaltig sind und
sich für einzelne Fälle sehr gut eignen mögen, infolge ihrer Vielzahl jedoch den Nachteil
haben, relativ schwer im Gedächtnis behalten werden zu können, um im Bedarfsfalle ohne
weiteres präsent zu sein.

Die allgemeinste Verbreitung hat wohl in chemischen und pharmazeutischen Kreisen das
Mischungsschema von Cobenzl erlangt. Dank seiner weitgehenden Symbolisierung der Probleme
ist es auch allgemeinster Anwendung fähig, und Spezifaktoren können im Bedarfsfalle
eingebaut werden, ohne die Formel an sich zu komplizieren.
Für unseren Fall 1 lautet dieses Schema folgendermaßen:

$$\begin{array}{l} \textit{Mischungsschema} \\ \textit{für} \\ \textit{Gewichtsprozente} \end{array} \quad \boxed{\begin{array}{l} a \longleftarrow (c - b) \text{ Teile A} \\ \quad \searrow \quad \nearrow \\ \quad c \\ \quad \swarrow \quad \searrow \\ b \longleftarrow (a - c) \text{ Teile B} \\ \overline{\qquad (a - b) \text{ Teile C}} \end{array}} \tag{3}$$

wobei bedeuten: $a = \%$-Gehalt von A, $b = \%$-Gehalt von B, $c = \%$-Gehalt von C.

In der Richtung der Pfeile ($\rightarrow$) sind jeweils die absoluten Differenzen zu bilden; in unserem Falle also: $a \rightarrow c = a{-}c$ und $c \rightarrow b = c{-}b$. Die gestrichelten Pfeile deuten nur logische Zusammenhänge an, z. B. $c{-}b$ Teile einer Lösung von $a\%$.

In Worten läßt sich die Symbolik des obigen Schemas (3) wie folgt umschreiben: $c - b$ Teile A von $a\%$ + $a - c$ Teile B von $b\%$ ergeben beim Mischen $a - b$ Teile C von $c\%$.

„Teile" bedeuten *Gewichtsteile*, wenn der Gehalt in Gewichtsprozenten, dagegen *Raumteile* (Volumina), wenn er in Volumprozenten angegeben wird.

Das Mischungsschema (3) gilt sinngemäß auch bei der Herstellung von Gemischen bestimmter Dichte bzw. bestimmten spez. Gewichtes. An Stelle der %-Gehalte a, b und c treten dann die Dichten bzw. spez. Gewichte a, b, und c, und man erhält das direkte Resultat nicht mehr in Gewichtsteilen, sondern in Raumteilen (Volumina). Will man die zu mischenden Flüssigkeiten nicht messen, sondern wägen, so sind die nach (3) erhaltenen Volumina noch mit den zugehörigen Dichten, bzw. spez. Gewichten zu multiplizieren. Dadurch ergibt sich das

Mischungsschema
für
Dichten bzw. spez. Gewichte

$$
\begin{array}{l}
a \leftarrow \cdots (c - b)\ \text{Vol.} = a\,(c - b)\ \text{Teile A} \\
\quad \searrow \quad \nearrow \\
\qquad c \\
\quad \swarrow \quad \searrow \\
b \leftarrow \cdots (a - c)\ \text{Vol.} = b\,(a - c)\ \text{Teile B} \\
\hline
\quad (a - b)\ \text{Vol.} = c\,(a - b)\ \text{Teile C}
\end{array}
$$

(3a)

Zur Beachtung: Beim Rechnen mit *Volumprozenten* bzw. *Dichten* oder *spez. Gewichten* liefert Schema (3a) nur dann genaue Werte, wenn beim Mischen der Phasen keine Volumenänderungen eintreten. Solche Volumenänderungen (z. B. infolge Hydratbildung) treten indes sehr häufig auf, vor allem bei Weingeist-, Säure- und Lauge-Mischungen, meist weniger stark bei Salzlösungen. Lösungen oder Mischungen von genau der gewünschten Stärke erhält man daher nur, wenn man bei der Berechnung von Gewichtsprozenten ausgeht. Mit Volumprozenten, Dichten und spez. Gewichten rechne man daher nur, wenn die entsprechenden Gewichtsprozentgehalte unbekannt sind, bzw. nicht einer Tabelle entnommen werden können, und auch dann nur möglichst innerhalb kleiner Bereiche, d. h. wenn nur geringe Konzentrationsunterschiede auszugleichen sind.

Spezialfall: *Weingeist-Verdünnungen.* Für diesen besonders häufigen Spezialfall wurden auf empirischer Grundlage verschiedene Verdünnungstabellen ermittelt. Eine der bequemsten ist diejenige nach FOTH:

Tabelle 1. Verdünnungstabelle für Weingeist
VT = Volumenteile, GT = Gewichtsteile

VT	95%	90%	85%	80%	75%	70%	65%	60%	55%	50%	45%	40%	35%	30%	25%	20%
15%	5395	5052	4710	4369	4028	3688	3349	3011	2673	2336	2000	1664	1330	997	664	332
20%	3824	3562	3301	3041	2783	2526	2270	2015	1760	1505	1253	1000	749	499	249	
25%	2874	2661	2451	2243	2036	1829	1622	1417	1212	1007	804	601	400	200		
30%	2241	2062	1885	1710	1536	1362	1190	1017	845	674	504	335	167			
35%	1787	1632	1479	1328	1178	1028	879	730	582	435	289	144				
40%	1445	1308	1173	1040	908	776	645	515	384	255	127					
45%	1176	1053	933	813	695	577	461	345	229	114						
50%	960	847	739	631	524	418	313	208	103							
55%	781	670	580	481	383	286	190	95								
60%	630	535	444	354	264	175	87									
65%	502	416	330	246	164	81										
70%	392	311	231	153	76											
75%	295	219	145	72												
80%	210	138	68													
85%	134	66														
90%	64															

Zu 1 000 cm³ stärkeren Alkohols sind x cm³ H_2O zuzugeben, um einen dünneren Alkohol zu erhalten. Oben: Prozentgehalt des vorhandenen Alkohols (VT). Links: Gewünschter Prozentgehalt (nach Foth). Beispiel: Aus 95%igem ist 75%iger herzustellen, 1 000 cm³ + 295 cm³ H_2O. Um so 100 cm³ 75%igen zu erhalten, ergibt die Umrechnung 77,3 + 22,7. H_2O (annähernd 100 wegen der Zusammenziehung). — Ist die Stärke des Ausgangsalkohols nicht bekannt, so ist sie mit einer Senkspindel (Alkoholometer) unter Berücksichtigung der Temperatur zu bestimmen (s. Bd. I, 88).

Tabelle 2. Umrechnung Gewicht ⇌ Volumen von Weingeist

VT = GT		VT = GT		VT = GT		VT = GT		GT = VT		GT = VT		GT = VT		GT = VT	
1	0,8	26	21,3	51	43,4	76	69,0	1	1,2	26	31,5	51	58,9	76	82,1
2	1,6	27	22,1	52	44,4	77	70,1	2	2,5	27	32,7	52	59,9	77	83,0
3	2,4	28	23,0	53	45,3	78	71,2	3	3,7	28	33,9	53	60,9	78	83,8
4	3,2	29	23,8	54	46,3	79	72,4	4	5,0	29	35,0	54	61,9	79	84,7
5	4,0	30	24,7	55	47,2	80	73,5	5	6,2	30	36,2	55	62,8	80	85,5
6	4,8	31	25,5	56	48,2	81	74,7	6	7,5	31	37,2	56	63,8	81	86,3
7	5,6	32	26,4	57	49,2	82	75,9	7	8,7	32	38,5	57	64,8	82	87,1
8	6,4	33	27,3	58	50,2	83	77,0	8	9,9	33	39,6	58	65,8	83	87,9
9	7,3	34	28,1	59	51,2	84	78,2	9	11,2	34	40,7	59	66,7	84	88,7
10	8,1	35	29,0	60	52,2	85	79,4	10	12,4	35	41,8	60	67,7	85	89,5
11	8,9	36	29,9	61	53,2	86	80,7	11	13,6	36	42,9	61	68,7	86	90,3
12	9,7	37	30,7	62	54,2	87	81,9	12	14,8	37	44,1	62	69,6	87	91,0
13	10,5	38	31,6	63	55,2	88	83,1	13	16,1	38	45,2	63	70,5	88	91,8
14	11,3	39	32,5	64	56,2	89	84,4	14	17,3	39	46,3	64	71,5	89	92,5
15	12,1	40	33,4	65	57,2	90	85,7	15	18,5	40	47,3	65	72,4	90	93,3
16	13,0	41	34,3	66	58,2	91	87,0	16	19,7	41	48,4	66	73,3	91	94,0
17	13,8	42	35,2	67	59,3	92	88,3	17	20,9	42	49,5	67	74,2	92	94,7
18	14,6	43	36,1	68	60,3	93	89,7	18	22,1	43	50,6	68	75,1	93	95,4
19	15,4	44	37,0	69	61,4	94	91,0	19	23,3	44	51,6	69	76,0	94	96,1
20	16,3	45	37,9	70	62,4	95	92,4	20	24,5	45	52,7	70	76,9	95	96,8
21	17,1	46	38,8	71	63,5	96	93,6	21	25,7	46	53,7	71	77,8	96	97,5
22	17,9	47	39,7	72	64,6	97	95,3	22	26,8	47	54,8	72	78,7	97	98,1
23	18,8	48	40,6	73	65,7	98	96,8	23	28,0	23	55,8	73	79,6	98	98,8
24	19,6	49	41,5	74	66,8	99	98,4	24	29,2	49	56,8	74	80,4	99	99,4
25	20,5	50	42,5	75	67,9	100	100,0	25	30,4	50	57,8	75	81,3	100	100,0

Da die Summe der aus Tab. 1 entnommenen Anteile in der Regel nicht die gewünschte Menge Verdünnung darstellt, ist diese jeweils noch mit Hilfe eines Dreisatzes zu berechnen. Dies kann auf sehr elegante Weise mit den oben besprochenen Rechenscheiben erfolgen: für ein durch Übereinanderstellen der entsprechenden Werte auf den Skalen A und B dargestelltes Verhältnis sind sämtliche äquivalenten Verhältnisse direkt auf diesen Skalen ablesbar.

Da alle unter Fall 1 angeführten Probleme auf Vermischung beruhen, müssen sie auch sämtlich durch das Mischungsschema (3) bzw. (3a) zu lösen sein. Dies soll anhand zweier der genannten Beispiele untersucht werden.

Beispiel Nr. 2: Aus Arlex-Konzentrat (83%) soll eine 30%ige Sorbitol-Lösung hergestellt werden.

Gegeben: a = 83%   Gesucht: A, B, C
b = 0%
c = 30%

Es gilt somit: 83   30 Teile Arlex
     ↘ ↗
      30
    ↙ ↘
0   53 Teile Wasser
     83 Teile Sorbitol 30%

Beispiel Nr. 4:   Aus einem Beerensaft (spez. Gewicht 1,18) soll durch Auflösen von
   (1/D/a)   Rohrzucker ein Sirup vom spez. Gewicht 1,3 hergestellt werden.

Gegeben: $a = 1{,}18$ Gesucht: A, B, C
            $b = 1{,}6^*$
            $c = 1{,}3$

Es gilt: 1,18   0,30 Vol. = 0,354 = 35,4 Teile Saft

                1,3

       1,6   0,12 Vol. = 0,192 = 19,2 Teile Zucker

               0,42 Vol. = 0,546 = 54,6 Teile Sirup

Dieselben logischen Überlegungen und Ableitungen wollen wir nun auch überprüfen an

Fall 2: Entmischungs-Operationen

Problem 2/A: Die Menge A einer Lösung vom %-Gehalt a, vermindert um die Menge B eines ihrer Bestandteile vom %-Gehalt b, soll die Menge C eines Konzentrates vom %-Gehalt c ergeben.

  1. *Gegeben:* A, a, b, c   *Gesucht:* B, C   *Bedingung:* $a < c$, $b = 0\%$
  (2. *Gegeben:* C, a, b, c   *Gesucht:* A, B; tritt praktisch nie ein!)
  3. *Gegeben:* A, B, a, b   *Gesucht:* C, c   *Bedingung:* $a < c$, $b = 0\%$

Problem 2/B: Umgekehrter Fall von 2/A; $a < c$, $b = 100\%$.
Für Fall 2 lautet das:

Entmischungsschema
für
Gewichtsprozente

$$
\begin{array}{ll}
a \longleftarrow (c - b) & \text{Teile A} \\
\quad \nwarrow \quad \nearrow & \\
\qquad c & \\
\quad \swarrow \quad \searrow & \\
b \longleftarrow -(c - a) & \text{Teile B} \\
\hline
(a - b) & \text{Teile C}
\end{array}
$$

  (4)

In Worten: $c - b$ Teile Lösung A von a%, vermindert um $c - a$ Teile Solvens B von b%, ergeben $a - b$ Teile Konzentrat C von c%.

Und entsprechend zu (3a) für das Rechnen mit Dichten oder spezifischen Gewichten:

Entmischungsschema
für
Dichten bzw. spez. Gewichte

$$
\begin{array}{lll}
a \longleftarrow (c - b) \text{ Vol.} & = & a(c - b) \quad \text{Teile A} \\
\quad \nwarrow \quad \nearrow & & \\
\qquad c & & \\
\quad \swarrow \quad \searrow & & \\
b \longleftarrow -(c - a) \text{ Vol.} & = & -b(c - a) \quad \text{Teile B} \\
\hline
(a - b) \text{ Vol.} & = & c(a - b) \quad \text{Teile C}
\end{array}
$$

  (4a)

Zur Illustration von Fall 2 diene:

Beispiel Nr. 6:   Ein wässeriger Leberextrakt von der Dichte 1,08 soll durch Aus-
   (II/A/a)   frieren von Eis auf eine Dichte von 1,15 gebracht werden.

Gegeben: $a = 1{,}08$ Gesucht: A, B, C
            $b = 1{,}00$
            $c = 1{,}15$

---

* Entnommen aus W. FREY: Sammlung spezifischer Gewichte, Zürich (ohne Jahr).

Es gilt: 1,08 ↖↗ 0,15 Vol. =   0,162 =   16,2 Teile Extrakt

1,15

1,00 ↙↘ −0,07 Vol. = −0,07 = −7,0 Teile Eis

0,08 Vol. =   0,092 =   9,2 Teile Konzentrat

2. Lösung und Einstellung der „Misch"-Probleme auf der Rechenscheibe.

Bei näherer Betrachtung der bisher aufgeführten Schemata erkennt man bald, daß ihnen noch ein großer, grundsätzlicher Nachteil anhaftet: sie liefern nämlich in weitaus den meisten Fällen die gesuchten Anteile an zu mischenden oder zu trennenden Komponenten zwar in der richtigen gegenseitigen Proportion, aber nicht in der erwünschten, zu den bei der Operation vorliegenden Ansätzen passenden Menge. Es bleibt daher nichts anderes übrig, als die gesuchten Werte mit einem *Dreisatz* zu errechnen, — meist der mühseligste und am meisten zeitraubende Teil der Aufgabe.

Das Mittel der Wahl für diese Aufgabe stellt heute ohne Zweifel die *Rechenscheibe* dar. Hierfür sei auf die ausführlichen Anleitungen zu den einzelnen Modellen verwiesen. Unter Voraussetzung der grundsätzlichen Kenntnis des Rechnens mit Rechenschiebern bzw. Rechenscheiben soll eine tabellarische Übersicht der schnellsten rechnerischen Lösungen der in Abschnitt III (S. 190) klassierten galenischen Probleme angeführt werden.

Die gesuchten Größen sind jeweils an den durch *fette Kursivbuchstaben* gekennzeichneten Stellen auf der entsprechenden Skala (*A* oder *B*) abzulesen.

1. „Vermischung"

Mischung

A. Bedingung: $a \neq b \neq c$

a ↘↗ (c − b) Teile A

c

b ↙↘ (a − c) Teile B

(a − b) Teile C

1. Gegeben: A, a, b, c
   Gesucht: B, C

$\dfrac{c - b}{a - c} \quad \dfrac{A}{B}$ $\qquad C = A + B$

2. Gegeben: C, a, b, c
   Gesucht: A, B

$\dfrac{c - b}{a - b} \quad \dfrac{A}{C}$ $\qquad B = C - A$

3. Gegeben: A, B, a, b
   Gesucht: C, c

$C = A + B$ $\qquad \dfrac{A}{C} \quad \dfrac{c - b}{a - b}$

4. Gegeben: A, C, a, c
   Gesucht: B, b

$B = C - A$ $\qquad \dfrac{A}{B} \quad \dfrac{c - b}{a - c}$

Verdünnung

B. Bedingung: $a > c; \quad b = 0\%$

a ↘↗ c   Teile A

c

b ↙↘ (a − c) Teile B

a   Teile C

1. Gegeben: A, a, b, c
   Gesucht: B, C

$\dfrac{c}{a - c} \quad \dfrac{A}{B}$ $\qquad C = A + B$

2. Gegeben: C, a, b, c
   Gesucht: A, B

$\dfrac{c}{a} \quad \dfrac{A}{C}$ $\qquad B = C - A$

3. Gegeben: A, B, a, b
   Gesucht: C, c

$C = A + B$ $\qquad \dfrac{A}{C} \quad \dfrac{c}{a}$

Auflösung

C. Bedingung: a = 100%; b = 0%

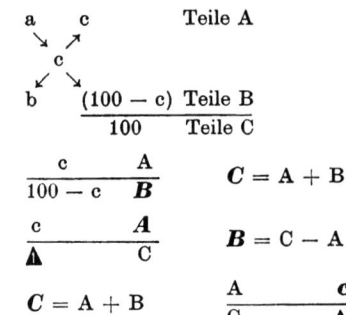

$$
\begin{array}{lll}
a & c & \text{Teile A} \\
& c & \\
b & (100 - c) & \text{Teile B} \\
\hline
& 100 & \text{Teile C}
\end{array}
$$

1. Gegeben: A, a, b, c
   Gesucht: B, C

$$\dfrac{c}{100-c} \quad \dfrac{A}{B} \qquad \boldsymbol{C = A + B}$$

2. Gegeben: C, a, b, c
   Gesucht: A, B

$$\dfrac{c}{▲} \quad \dfrac{A}{C} \qquad \boldsymbol{B = C - A}$$

3. Gegeben: A, B, a, b
   Gesucht: C, c

$$\boldsymbol{C = A + B} \qquad \dfrac{A}{C} \quad \dfrac{c}{▲}$$

Konzentrierung

D. Bedingung: a < c; b = 100%

$$
\begin{array}{lll}
a & c & (100 - c) \ \text{Teile A} \\
& c & \\
b & (c - a) & \text{Teile B} \\
\hline
& (100 - a) & \text{Teile C}
\end{array}
$$

1. Gegeben: A, a, b, c
   Gesucht: B, C

$$\dfrac{100-c}{c-a} \quad \dfrac{A}{B} \qquad \boldsymbol{C = A + B}$$

2. Gegeben: C, a, b, c
   Gesucht: A, B

$$\dfrac{100-c}{100-a} \quad \dfrac{A}{C} \qquad \boldsymbol{B = C - A}$$

3. Gegeben: A, B, a, b
   Gesucht: C, c

$$\boldsymbol{C = A + B} \qquad \dfrac{A}{C} \quad \dfrac{100-\boldsymbol{c}}{100-a}$$

2. „Entmischung"

Konzentrierung

A. Bedingung: a < c; *b = 0%*

$$
\begin{array}{lll}
a & (c - b) = & c \quad \text{Teile A} \\
& c & \\
b & -(c - a) = (a - c) & \text{Teile B} \\
\hline
& a & \text{Teile C}
\end{array}
$$

1. Gegeben: A, a, b, c
   Gesucht: B, C

$$\dfrac{c}{a-c} \quad \dfrac{A}{B} \qquad \boldsymbol{C = A - B}$$

(2. Gegeben: C, a, b, c; dieser Fall tritt praktisch nie ein!)
   Gesucht: A, B

3. Gegeben: A, B, a, b
   Gesucht: C, c

$$\boldsymbol{C = A - B} \qquad \dfrac{A}{C} \quad \dfrac{\boldsymbol{c} - b}{a}$$

Verdünnung

B. Bedingung: a > c; b = 100%

$$
\begin{array}{lll}
a & (b - c) = (100 - c) \ \text{Teile A} \\
& c & \\
b & -(a - c) = (c - a) \quad \text{Teile B} \\
\hline
& (100 - a) \ \text{Teile C}
\end{array}
$$

1. Gegeben: A, a, b, c
   Gesucht: B, C

$$\dfrac{100-c}{c-a} \quad \dfrac{A}{B} \qquad \boldsymbol{C = A + B}$$

(2. Gegeben: C, a, b, c; dieser Fall tritt praktisch nie ein!)
    Gesucht: A, B

3. Gegeben: A, B, a, b
   Gesucht: C, c

$$C = A - B \qquad \frac{A}{C} \quad \frac{100 - c}{100 - a}$$

Beim Rechnen mit Dichten bzw. spez. Gewichten sind die entsprechenden Schemata (3a) bzw. (4a) anzuwenden.

IV. Kaufmännische Kalkulationen mit Hilfe der Rechenscheibe

Obschon es spezielle Rechenscheibenmodelle für das eigentliche „Kaufmännische Rechnen" gibt, lassen sich die anfallenden Kalkulationsprobleme der Praxis ohne weiteres auch mit den oben erwähnten — für die spezifisch pharmazeutische Labortätigkeit besser geeigneten — technischen Modellen lösen. Vorauszuschicken ist indessen, daß die Rechenscheibe (und ebenso der Rechenstab) nicht zum Fakturieren verwendet werden können, sondern für die Preiskalkulation, Vor- und Nachkalkulation, Kontrollrechnungen aller Art, gewerbliches Rechnen und für Zinsrechnungen bis zu Kapitalbeträgen von DM 5000,—. Trotz der beschränkten Stellenzahl können auch Millionenbeträge verarbeitet werden, wobei die Rechenscheibe ganz von sich aus auf vernünftige Gebrauchswerte auf- und abrundet.

Generelle Regel: Das Rechengerät liefert nur die nackten Zahlen. Der Stellenwert jeder Berechnung ist jeweils durch den Voranschlag im Kopf zu bestimmen. Nachstehende Formeln und Einstellschemata sind ausschließlich durch Buchstaben (algebraisch) versinnbilicht. Diese abstrakte Methode muß unbedingt durch Üben mit konkreten Zahlen ergänzt werden (s. auch Beispiel 7).

Die gesuchten, d. h. abzulesenden Werte sind durch *fette Zeichen* gekennzeichnet.

1. Prozent-Zuschlag auf Grundwert.

Gegeben: Grundwerte $= a_1 \ldots a_n$ Gesucht: Bruttowerte $= \boldsymbol{B_1} \ldots \boldsymbol{B_n}$
        Zuschlag in % $= p$ (Verkaufspreis)

Berechnungsformel: Einstellung (Auf der Rechenscheibe):

$$B = a \frac{100 + p}{100}$$

$$\frac{A}{B} \quad \frac{100 + p}{\blacktriangle} \qquad \frac{\boldsymbol{B_1}\ \boldsymbol{B_2}\ \boldsymbol{B_3} \ldots \boldsymbol{B_n}}{a_1\ a_2\ a_3\ \ldots a_n}$$

Anwendungsbeispiel: Unkostenzuschlag zu Engros-Einkaufspreis.

2. Bruttowerte durch Einrechnen von Rabatten auf Nettowerten.

Gegeben: Nettowerte $= N_1 \ldots N_n$ Gesucht: Bruttowerte $= \boldsymbol{B_1} \ldots \boldsymbol{B_n}$
        Rabatt in % $= p$ (Verkaufspreis)

Berechnungsformel: Einstellung:

$$B = N \frac{100}{100 - p}$$

$$\frac{A}{B} \quad \frac{\blacktriangledown}{100 - p} \qquad \frac{\boldsymbol{B_1}\ \boldsymbol{B_2}\ \boldsymbol{B_3} \ldots \boldsymbol{B_n}}{N_1\ N_2\ N_3\ \ldots N_n}$$

Anwendungsbeispiel: Einkalkulieren eines Mengenrabatts für eine Lieferung.

3. Einrechnen von Rabatt und Gewinnprozenten.

Gegeben: Rabatt $= p$ Gesucht: Bruttowerte $= \boldsymbol{B_1} \ldots \boldsymbol{B_n}$
        Nettowerte $= N_1 \ldots N_n$ (Verkaufspreis)
        Gewinn in % $= G$

Berechnungsformeln:

$$B = N \frac{100 \cdot 100}{(100 - p)(100 - G)} = N \cdot \text{Generalfaktor } (GF) \left[(GF) = \frac{100}{(100 - p)} \frac{100}{(100 - G)} \right]$$

Einstellung: Dieses Problem erfordert 2 Einstellungen auf der Scheibe.

$$\text{I)} \quad \frac{A \quad \blacktriangledown \quad \text{Zw.}}{B \ (100 - G) \ \blacktriangle} \qquad\qquad \text{II)} \quad \frac{A \quad \text{Zw.} \quad (GF) \ B_1 \ B_2 \ B_3 \ldots B_n}{B \ (100 - p) \quad \blacktriangle \quad N_1 \ N_2 \ N_3 \ldots N_n}$$

(Zw. = Zwischenresultat)

4. Prozentuale Aufteilung.

Gegeben: Totalsumme $= T$ Gesucht: %-Beträge von $A_1 \ldots A_n = p_1 \ldots p_n$
Anteile davon $= A_1 \ldots A_n$

Berechnungsformel: Einstellung:

$$\boxed{p = \frac{1}{T} \cdot A}$$

$$\frac{A \quad \blacktriangledown \quad p_1 \ p_3 \ p_3 \ldots p_n}{B \quad T \quad A_1 \ A_2 \ A_3 \ldots A_n}$$

Anwendungsbeispiele: Unkosten, Umsatz, Arbeitsaufwand usw.

5. Verteilungsrechnung.

Gegeben: Totalsumme $= T$ Gesucht: Einzelanteile $= A_1 \ldots A_n$
Einzelbeträge $= T_1 \ldots T_n$
Summe der Anteile $= A$

Berechnungsformel (Proportionenregel) → Die Proportion wird auf der Scheibe direkt visuell
dargestellt!
Einstellung:

$$\frac{A \quad A \ A_1 \ A_2 \ A_3 \ldots A_n}{B \quad T \ T_1 \ T_2 \ T_3 \ldots T_n}$$

Anwendungsbeispiele: Gewichts- oder Kostenanteile, Akkordlöhne usw.

6. Umrechnung in Fremdwährung.

Gegeben: DM-Betrag $=$ DM   Gesucht: Betrag in Fremdwährung $= W$
Devisenkurse $= K_1 \ldots K_n$

Berechnungsformel: Einstellung: einmalige Einstellung mit Hilfe der
Reziprokenskala R!

$$\frac{A \quad \text{DM} \quad W_1 \ W_2 \ W_3 \ldots W_n}{B \quad \blacktriangle}$$
$$\frac{}{R \qquad\qquad K_1 \ K_2 \ K_3 \ldots K_n}$$

$$\boxed{W = \frac{\text{DM}}{K} \cdot 100}$$

(Massendivision mit
konstantem Divisor)

7. Prozentzuschläge auf und im Hundert.

Problemstellung:

a) Ist ein vorgeschriebener Zuschlag auf Hundert zu machen, so interessiert vielfach der
entsprechende Gewinn im Hundert.

b) Ist umgekehrt eine bestimmte Gewinnmarge vorgeschrieben, so möchten wir wissen,
welcher Aufschlag ihr entspricht.
Zu beachten: Es werden hier nicht die Prozentsätze, sondern die Prozentfaktoren $\dfrac{100 \pm \%}{100}$
verwendet.

Berechnungsbeispiel:

$2{,}50 + 40\%$ auf Hundert $= 2{,}50 \cdot 1{,}4 = 3{,}50$ (Gewinn im Hundert $= 28{,}5\%$)
$2{,}50 + 40\%$ im Hundert $= 2{,}50 : 0{,}6 = 4{,}16$ (Aufschlag auf Hundert $= 67{,}0\%$)

Einstellung: Beide Probleme können mit der gleichen Einstellung der Scheibe gelöst werden.

A	25	$\boldsymbol{35}$	[= Gewinnbetrag]		$\boldsymbol{416}$ [= Aufschlagsbetrag]
B		140	[= $100 + 40\%$ auf Hundert]		167 [= $100 + 67\%$ auf Hundert]
R		$71{,}5$	[= $100 - 28{,}5\%$ im Hundert]		60 [= $100 - 40\%$ im Hundert]

(Weder Tabellen noch elektrische Rechenmaschinen lösen dieses Kalkulationsproblem so
vielseitig und übersichtlich!)

Arzneiformen[1]

Alkoholaturen

Alkoholaturen. Alcoholaturae. Alcoolatures CF 65.

Alkoholaturen sind Zubereitungen, die durch Extraktion frischer Arzneipflanzen mit Alkohol erhalten werden. Sie werden von solchen Arzneipflanzen hergestellt, die beim Trocknen ihre Wirksamkeit ganz oder teilweise verlieren würden.

Zur Herstellung werden die zerkleinerten Arzneipflanzen je nach Vorschrift mit 95- oder 80-prozentigem Alkohol in der Kälte mazeriert.

Wenn notwendig, kann der Ansatz unter Rückflußkühlung zum Sieden erhitzt werden. Man erhält so eine stabilisierte Alkoholatur (alcoolature stabilisée), in der keine wirksamen Fermente mehr enthalten sind.

Im Prinzip gleichen die Alkoholaturen den homöopathischen Essenzen (s. S. 320).

Applikationen

Applikationen. Applicationes. Applications BPC 68.

Applikationen sind nach BPC 68 im allgemeinen flüssige oder halbflüssige Zubereitungen zum Auftragen auf die Haut.

Nach ihrer Zusammensetzung gehören einige von ihnen zu den O/W-Emulsionen und damit zu den Liminenten, andere dagegen zu den öligen Suspensionen.

Eine eindeutige Abgrenzung zu den Liminenten besteht allenfalls in den Wirkstoffen. Applikationen dienen in erster Linie der Parasitenbekämpfung und enthalten dann Stoffe wie DDT, γ-Chlorcyclohexan, Benzylbenzoat, Piperonylbutoxid u. a. Häufig werden sie nur in der Tierheilkunde gebraucht.

Andrerseits aber werden sie auch zur Behandlung von Akne u. a. Hautaffektionen verwendet.

Zu der somit sehr uneinheitlichen Arzneiform rechnet Extr.P. 67 unter dem Namen Solid Menthol Application z. B. auch einen Mentholstift.

Flüssige Applikationen sollten nach BPC 68 in farbigen, gerillten Flaschen abgegeben werden, um sie als äußerlich zu verwendende Arzneien zu kennzeichnen. Das Etikett muß die Aufschrift „äußerlich" tragen.

Aromatische Wässer

Aromatiche Wässer. Aquae aromaticae DAB 6, Helv. V, ÖAB 9, Nord. 63. Aromatic Waters USP XVII, BPC 68, NF XII.

Aromatische Wässer sind klare und, falls nicht anderes vorgeschrieben, gesättigte Lösungen von ätherischen Ölen oder anderen aromatischen flüchtigen Substanzen in destillier-

---

[1] Der Begriff Arzneiformen ist hier sehr weit gefaßt, so daß darunter z. B. auch Sera und Impfstoffe sowie Verbandmittel, aber auch Formen behandelt werden, die keine selbständigen Arzneiformen darstellen wie Mikrokapseln u. a. Wo es nötig erschien, wurden verschiedene Arzneiformen unter einem Überbegriff zusammengefaßt wie z. B. Augenarzneien oder die ‚Aerosole", die insgesamt bei den Inhalationen besprochen werden.

tem Wasser, nach DAB 6 mit oder ohne Zusatz von Alkohol. Ihr Geruch und Geschmack entsprechen denen der Drogen oder flüchtigen Substanzen, aus denen sie gewonnen wurden. Sie dürfen keinen rauchigen (Empyreuma) oder sonstwie fremden Geruch haben.

Herstellung. 1. Destillationsmethode (USP XVII, BPC 68, NF XII). Man bringt die zerkleinerte Droge oder das ätherische Öl mit der entsprechenden Menge Wasser in eine Destillierblase und destilliert die Hauptmenge des Wassers über, wobei darauf zu achten ist, daß die Substanz nicht überhitzt wird und dabei empyreumatische Stoffe entstehen. Man läßt wenigstens 12 Std. stehen, entfernt den Überschuß an ätherischem Öl aus dem Destillat und filtriert. — Die so bereiteten aromatischen Wässer sind von besserer Qualität als die anderweitig hergestellten. Man muß allerdings streng darauf achten, daß bei der Destillation an der Blasenwandung keine Überhitzung von Drogenteilen möglich ist. Die dabei sehr leicht entstehenden brenzligen Stoffe verderben das Präparat vollständig. Bei metallenen Destillationsanlagen (Sikotopf u. ä.) empfiehlt es sich, die Droge in einem Einsatz aus Drahtgeflecht in die Destillierblase einzuhängen, so daß eine Berührung mit der überhitzten Wandung ausgeschlossen ist.

2. Lösungsmethode. a. BPC 68, USP XVII, NF XII, Nord. 63: Man schüttelt 2 g oder 2 ml ätherisches Öl mit der zu 1000 ml nötigen Menge Wassers innerhalb 15 Min. wiederholt gründlich durch. Dann läßt man 12 Std. (24 Std. Nord. 63) stehen, filtriert durch ein angefeuchtetes Filter und ergänzt mit Wasser auf 1000 ml. Bei Aqua Cinnamomi läßt Helv. V das ätherische Öl in Alkohol lösen, mit Wasser verdünnen und schütteln; dann werden 15 g Talk zugesetzt und die Mischung nach Absetzenlassen filtriert. Es ist nicht ratsam, den Überschuß an ätherischem Öl im Ansatz zu belassen und die benötigte Menge des aromatischen Wassers jeweils vor Bedarf abzuheben und zu filtrieren, da die meisten ätherischen Öle durch Einwirkung von Licht und Luft verderben.

b. USP XVII, NF XII, BPC 68, ÖAB 9, Helv. V: Man verreibt die vorgeschriebene Menge flüchtiger Substanz gründlich mit 15 g Talcum oder einer entsprechenden Menge gereinigter Kieselgur oder Papierpulver. Dann fügt man 1000 ml Wasser zu, schüttelt innerhalb 10 Min. wiederholt kräftig durch und filtriert. ÖAB 9 schreibt „nach mehrtägigem Stehenlassen" vor, Helv. V „nach völlig klarem Absetzen". Außerdem verlangen beide Arzneibücher die Verwendung frisch ausgekochten und auf 40 bis 50° abgekühlten Wassers.

c. Lösung mit Hilfe von Lösungsvermittlern. Diese nicht offizinelle Methode erlaubt Konzentrate herzustellen, die beim Verdünnen mit Wasser klare Lösungen ergeben. Als Lösungsvermittler eignen sich die Tweens und Spans (s. S. 300ff.). Dabei richtet sich die Auswahl der Polyoxyäthylen-Sorbitan-Fettsäureester (Tweens) nach der Natur der ätherischen Öle. Ätherische Öle mit überwiegend aromatischen Bestandteilen lösen sich besser mit den höheren Fettsäureestern (Tween 80, Tween 40); z. B. Oleum Cinnamomi mit Tween 80; Oleum Anisi mit Tween 40. Hydroaromatische Öle, Alkohole, Ester, Ketone, lassen sich mit Tween 20 gut in Lösung bringen; z. B. Pfefferminzöl, Kümmelöl, Fenchelöl. Stark hydrophobe ätherische Öle und flüchtige Substanzen wie Campher müssen durch weiteren Zusatz von Spans oder Glycerinmonooleat emulgiert werden. Dabei erhält man keine klaren Lösungen.

Allgemein wendet man den Lösungsvermittler in der fünffachen, evtl. bis zehnfachen Menge des ätherischen Öls an und löst bei 40 bis 50°. Die Verdünnung mit Wasser soll bei der gleichen Temperatur vorgenommen werden. Wegen des noch nicht geklärten Einflusses der Lösungsvermittler auf die Resorption, ist der Zusatz so niedrig wie möglich zu wählen.

Prüfung. Allgemeine Prüfungsvorschriften geben Helv. V und ÖAB 9. Sind bei den einzelnen Wässern andere Vorschriften gemacht, so gelten diese sinngemäß.

1. Aromatische Wässer müssen klar oder höchstens schwach opalisierend und farblos[1] sein. Sie müssen deutlich nach den verwendeten ätherischen Ölen riechen und schmecken. — 2. Freies Alkali. 10 ml Aromatisches Wasser dürfen auf Zusatz von 2 Tr. Phenolphthaleinlsg. nicht gerötet werden (ÖAB 9). — 3. Äthylalkohol[2]. Von 50 ml Aromatischem Wasser werden 3 ml abdestilliert. Versetzt man das Destillat mit 1 ml verd. Natronlauge und einigen Tr. Jodlsg., so darf beim Erwärmen kein Geruch nach Jodoform auftreten (ÖAB 9). — 4. Schwermetalle. 10 ml Aromatisches Wasser werden eingedampft, bis kein Geruch mehr wahrnehmbar ist. Dann versetzt man mit 1 ml verd. Ammoniaklsg. und 1 ml Ammoniumchloridlsg. und verdünnt mit W. auf 10 ml. In dieser Lsg. dürfen Schwermetalle nicht nachweisbar sein (s. Bd. I, 253) (ÖAB 9). — 5. Verdampfungsrückstand. 10 ml Aromatisches Wasser dürfen nach dem Verdampfen höchstens 1 mg Rückstand hinterlassen (ÖAB 9).

Aufbewahrung. Vor Licht geschützt, gut verschlossen und kühl. Nach ÖAB 9 sollen Aromatische Wässer nicht länger als 3 Monate aufbewahrt werden.

Der Zusatz von Konservierungsmitteln wird in den Arzneibüchern nicht erwähnt und ist wohl auch nicht empfehlenswert.

---

[1] Mit Ausnahme von Rotem Windwasser ÖAB 9.

[2] Diese Prüfung ist nur dann durchzuführen, wenn die betreffende Pharmakopöe die Verwendung von A. ausschließt.

Anwendung. Aromatische Wässer werden als geschmacksverbessernde Vehikel verwendet. Ihr Gehalt an flüchtigen Stoffen ist zu gering, um eine therapeutische Wirkung zu besitzen. Die mit Alkohol und Wasser bereiteten konzentrierten aromatischen Wässer dienen häufig als Caraminativa.

Literatur: BREINLICH, J.: Einige Versuche zur Eignung von Polyoxyäthylen-Sorbitan-Fettsäureestern als Lösungsvermittler für ätherische Öle. Krankenhausapotheke *6*, 9 (1956). — KÜCHLER, E., J. BÜCHI u. N. ICONOMOU: Gaschromatographische Untersuchung einiger ätherischer Öle und aromatischer Wässer. Pharm. Acta Helv. *40*, 85, 168 (1965).

Arzneiliche Öle

Arzneiliche Öle. Olea medicata. Olea medicinalia. Huiles medicinales CF 65.

Arzneiliche Öle sind Zubereitungen, die Arzneistoffe in Mandelöl, Erdnußöl, Olivenöl, Mohnöl, Aprikosenkernöl oder Pfirsichkernöl gelöst oder suspendiert enthalten. Trocknende Öle sind nicht zu verwenden! Die Arzneistoffe können in chemisch reiner Form oder in Form öliger Drogenauszüge vorliegen. Die mit Öl aus Drogen extrahierbaren Stoffe sind im wesentlichen Öle, Fette, Harze, Chlorophyll, bestimmte Alkaloide usw.

Herstellung. Arzneiliche Öle werden erhalten a) durch Auflösen der Wirkstoffe im vorgeschriebenen Öl (z. B. Campheröl); b) durch Mazeration oder Digestion der zerkleinerten Droge mit dem Öl (z. B. Johanniskrautöl, Bilsenkrautöl u. a.); c) durch Mischen von Öl und Arzneistoff (z. B. Oleum papaveris iodatum CF 65); d) durch Emulgieren von Öl mit polaren Flüssigkeiten (diese Arzneiform ist besser zu den Emulsionen zu rechnen; s. S. 293).

Arzneiliche Öle sind wenig stabile Zubereitungen und sollten nur in dem baldigen Verbrauch angepaßten Mengen hergestellt werden. Sie sind in gut verschlossenen Glasgefäßen vor Licht geschützt und kühl aufzubewahren.

Arzneispiritusse

Arzneispiritusse. Spirituosa medicata DAB 6. Arzneiliche Spirituosen. Spiritus medicati DAB 7-DDR. Spirits NF XII. Alcoolats CF 65. Alcoholata. Spiritus aromatici ÖAB 9.

Nach DAB 6 waren Arzneiliche Spirituosen Lösungen von Arzneimitteln, die Weingeist als einen wesentlichen Bestandteil enthalten. Sie wurden durch Mischen, Lösen oder durch Destillation hergestellt. Nach DAB 7-DDR sind Arzneispiritusse in der Regel Lösungen von Arzneistoffen in Äthanol oder in Mischungen aus Äthanol und Wasser. NF XII schränkt insofern ein, als hier unter Spirits alkoholische oder wäßrig-alkoholische Lösungen nur von flüchtigen Substanzen verstanden werden. Ihnen gleichen praktisch die Aromatischen Spiritusse des ÖAB 9.

Die durch Destillation bereiteten Arzneispiritusse werden von CF 65 als Alcoolats, Alkoholate bezeichnet. Diese Bezeichnung sollte vermieden werden, da chemisch Alkoholate Verbindungen sind, in denen der Hydroxylwasserstoff eines Alkohols durch Metalle ersetzt ist, z. B. Natriumäthylat, Aluminiumisopropylat u. a.

Zur Arzneiform der Arzneispiritusse gehören im weiteren Sinne auch die als „Geiste" bezeichneten Produkte wie Melissengeist, Himbeergeist, Brombeergeist u. a. Sie stehen im Gegensatz zu den aus Kirschen, Zwetschgen, Pflaumen u. a. Steinobst gebrannten „Wässern", für die das Gesetz vorschreibt, daß sie „ausschließlich aus der betreffenden vollen vergorenen Frucht ohne Zusatz von zuckerhaltigen Stoffen, Zucker oder Alkohol anderer Art" gewonnen sein müssen. Da Beerenobst, auf diese Weise verarbeitet, eine zu geringe Ausbeute liefern würde, verzichtet man auf das Vergären und setzt sie mit Alkohol an und destilliert schließlich (s. u.).

Herstellung. Soweit Arzneispiritusse durch Mischen oder Lösen von Arzneistoffen mit oder in Alkohol hergestellt werden, gilt das in Abschnitt „Lösungen" (S. 503) gesagte. Bei der Herstellung durch Destillation geht man teils von frischen, teils von getrockneten Drogen aus. Sie müssen vorher zerkleinert werden, um die Penetration des Alkohols zu erleichtern.

Im Laboratoriumsmaßstab trägt man das Pflanzenmaterial in einen Kolben ein, der sich in einem Wasserbad befindet, übergießt mit dem Alkohol und läßt sorgfältig bedeckt so lange stehen, bis die flüchtigen Bestandteile so weit wie möglich gelöst sind. Dann destilliert man auf dem Wasserbad ab (CF 65).

Im technischen Maßstab dienen zur Herstellung der destillierten Arzneispiritusse dampfbeheizte Ansatz- und Destilliergefäße aus möglichst inertem Material.

Eigenschaften. Durch Destillation gewonnene Arzneispiritusse sind farblos und ohne Rückstand flüchtig. Bei längerer Lagerung jedoch treten auf Grund der Verharzung der ätherischen Öle schwache Färbungen und geringfügige Destillationsrückstände auf.

Die anderen Arzneispiritusse tragen die Eigenschaften der in ihnen gelösten Bestandteile. Durch Verdünnen mit Wasser treten meist Trübungen auf.

Prüfung. 1. Vergällungsmittel. a. Methanol. Wenn nichts anderes angegeben ist, werden 0,25 ml des bei der Bestimmung des Aethanolgehaltes angefallenen Destillates (s. u.) mit 1,0 ml W. und 5,0 ml Kaliumpermanganat-Phosphorsäure versetzt und unter gelegentlichem Umschwenken 15 Min. lang stehengelassen. Die Lösung wird mit 2,0 ml Oxalsäure-Lsg. entfärbt und nach weiteren 15 Min. zu 20,0 ml aufgefüllt. 1,00 ml dieser Lösung wird langsam unter Umschütteln mit einer Mischung von 1,0 ml Chromotropsäure-Lsg. und 8,0 ml Schwefelsäure 80% versetzt und 10 Min. lang im Wasserbad von 60° erwärmt. Nach dem Erkalten darf die Lösung nicht stärker gefärbt sein als folgende Vergleichslösung:

0,10 ml einer Mischung von 1,0 ml Aethanol 96% und 4,0 ml Methanol 0,2% werden in gleicher Weise behandelt, wie oben angegeben (DAB 7-BRD). — 2. 2 ml Aromatischer Spiritus werden mit W. auf 10 ml verdünnt. 0,20 ml dieser Verdünnung versetzt man mit 5 ml W., 1 ml konzentrierter Kaliumpermanganatlsg. und 0,2 ml konzentrierter Phosphorsäure und läßt 10 Min. lang unter häufigem Umschütteln stehen. Hierauf fügt man tropfenweise Natriumhydrogensulfitlsg. hinzu, bis die Lsg. klar und farblos geworden ist, gibt sodann tropfenweise Kaliumpermanganatlsg. zu, bis eine schwache Rosafärbung bestehen bleibt. Nach Zusatz von 1 ml Phenylhydrazinhydrochloridlsg. und 0,5 ml Kalium-Eisen(III)-cyanidlsg. verdünnt man mit W. auf 10 ml, schüttelt kräftig durch und läßt 5 Min. lang stehen. Hierauf fügt man 4 ml konzentrierte Salzsäure hinzu und schüttelt neuerdings um. Nach 5 Min. darf die Lösung nicht stärker gefärbt sein als eine in gleicher Weise jedoch unter Verwendung von nur 0,25 ml Kalium-Eisen(III)-cyanidlsg. bereitete Vergleichslsg., die in 5 ml 0,000 2 ml Methylalkohol enthält.

Zur Herstellung der Vergleichslösung verdünnt man 0,10 ml Methylalkohol mit W. auf 100 ml, mischt und verdünnt davon 0,20 ml mit W. auf 5 ml (ÖAB 9). — b. Isopropanol. Wenn nichts anderes angegeben ist, werden 5,0 ml des aus einem Destillationskolben mit geeignetem Aufsatz (Kahlbaum-Aufsatz) bei Wasserbadtemperatur erhaltenen Destillats mit 20,0 ml W. versetzt. 10 ml der Mischung werden mit 0,30 g medizinischer Kohle 1 Min. lang kräftig geschüttelt. 2,0 ml des Filtrats davon werden mit einer Lsg. von 20 mg 4-Dimethylaminobenzaldehyd in 2,0 ml konz. Schwefelsäure unterschichtet. An der Schichtgrenze darf innerhalb 5 Sek. keine blutrote Färbung auftreten (DAB 7-BRD). — c. Methylaethylketon. 5 ml des bei der Bestimmung des Aethanolgehaltes erhaltenen Destillats werden mit 2 Tr. 3 n Salzsäure und 1 ml Amylnitrit 10 Min. lang im Wasserbad erwärmt. Dann wird 1 ml 6 n Natronlauge zugesetzt und weitere 2 Min. lang im Wasserbad erhitzt. Nach dem Abkühlen fügt man 3 ml 10%ige Hydroxylaminhydrochlorid-Lsg. zu, wobei darauf zu achten ist, daß das Gemisch alkalisch reagiert. Es wird weitere 5 bis 10 Min. lang im Wasserbad erhitzt, nach dem Erkalten mit 2 bis 3 Tr. 10%iger Nickelsulfat-Lsg. versetzt und mit 6 n Essigsäure angesäuert. Bei Anwesenheit von Methyläthylketon bildet sich sofort ein roter Nd.; bei geringen Konzentrationen von Methyläthylketon färbt sich die Mischung zunächst rot, und es scheiden sich erst nach einiger Zeit rote Flocken aus[1] [BÖHME, H., u. D. EICHLER: Dtsch. Apoth.-Ztg *108*, 33 (1968)].

2. Schwermetalle. 10 ml Aromatischer Spiritus werden zur Trockne eingedampft. Den Rückstand glüht man bei dunkler Rotglut und digeriert ihn dann auf dem Wasserbad mit 5 ml verd. Salzsäure. Die abfiltrierte Lsg. versetzt man mit 2 ml Ammoniak und verdünnt mit W. auf 10 ml. Die Lsg. darf nicht blau gefärbt sein; in ihr dürfen, wenn nicht anders angegeben, Schwermetalle nicht nachweisbar sein (Bd. I, 253) (ÖAB 9).

Bestimmung des Aethanolgehalts. Der Alkoholgehalt kann in den durch Destillation gewonnenen Arzneispiritussen direkt entweder mit dem Aräometer oder bei nicht ausreichendem Volumen mit dem Pyknometer bestimmt werden (s. Bd. I, 88ff.). Bei den durch Lösen erhaltenen Arzneispiritussen muß zur Aethanolgehaltsbestimmung destilliert werden (s. Bd. I, 88ff.).

---

[1] Bei aromatischen Spiritussen besteht die Gefahr, daß Bestandteile der ätherischen Öle Dioxime liefern, die eine positive Rk. auf Methyläthylketon vortäuschen (s. dazu H. BÖHME u. D. EICHLER, l. c.).

Arzneistäbchen

Arzneistäbchen. Bacilli medicati. Bacilli DAB 6, Helv. V, ÖAB 9, Nord. 63. Cereoli, Wundstäbchen. Styli caustici, Ätzstifte. Bougies. Anthrophore. Crayons (médicamenteux). Candelette.

Arzneistäbchen sind Zubereitungen in Stäbchenform, die zur Einführung in den Körper oder zum Ätzen bestimmt sind. Sie werden durch Bearbeitung von Kristallen, durch Ausgießen oder Aufsaugen geschmolzener Massen in Formen oder Röhren, durch Ausrollen oder Pressen bildsamer Massen oder durch Überziehen von starren oder elastischen Stäbchen oder von Metallspiralen mit Massen hergestellt, die Arzneimittel enthalten (DAB 6).

Dieser umfassenden Definition des DAB 6 stehen die Definitionen der anderen Arzneibücher gegenüber, wonach Arzneistäbchen zum Einführen in Körperöffnungen bestimmte

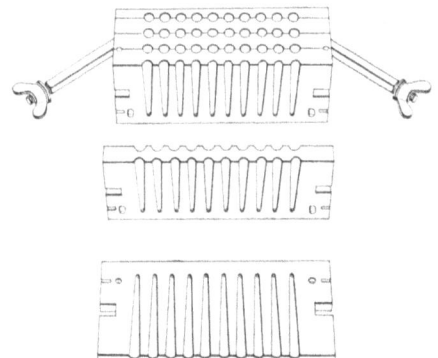

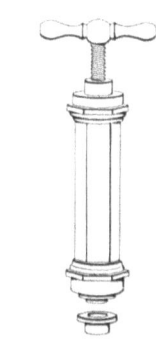

Abb. 199. Präzisionsgießform der Fa. J. Uhlmann, 7958 Laupheim/Württ. für Styli, konisch oder zylindrisch, 50 Kanäle, lieferbar ab 6 Kanäle.

Abb. 200. Stäbchenpresse (Bougiespritze).

zylindrische, biegsame, meist an einem Ende verjüngte Stäbchen sind, in deren Grundmasse die Arzneistoffe gleichmäßig verteilt sind. Sie sollen bei Körpertemperatur erweichen oder sich verflüssigen (ÖAB 9).

Damit unterscheiden sich Bacilli nur noch durch ihre Stäbchenform von den Suppositorien. Ross. 9 und Jap. 61 rechnen deshalb die Arzneistäbchen zu den Suppositorien.

Anthrophore sind heute kaum noch gebrauchte Arzneistäbchen, bei denen eine Metallspirale als Träger dient, die mit einer unlöslichen Masse überzogen ist (Kautschukmasse oder -schlauch). Diese überkleidete Spirale wird wiederholt in eine Gelatinemasse eingetaucht, die das verordnete Arzneimittel gelöst oder fein suspendiert enthält. Die dünneren Sorten sind meist 22 cm, die dickeren 10 cm lang. Urethral-Anthrophore sind 14 bis 22 cm lang. Prostata-Anthrophore sind von gleicher Länge, enthalten die arzneiliche Substanz nur im vorderen Viertel ihrer Länge, der übrige Teil dieser Anthrophore besitzt lediglich einen Gelatine-Überzug, der durch Behandeln mit Gerbsäure unlöslich gemacht ist. Uterin-Anthrophore sind 8 bis 12 cm lang. Nasal-Anthrophore sind zum Einführen in die Nase bestimmt.

Arzneistäbchen aus fettlöslicher Grundmasse. *Herstellung* (ÖAB 9)[1]. Als Grundmasse dient in der Regel, wenn nichts anders vorgeschrieben, Kakaobutter oder Neutralfett, dem je nach der Jahreszeit oder den klimatischen Verhältnissen bis 10% Olivenöl oder bis 8% Weißes Wachs zugesetzt werden dürfen. Die verordneten Arzneistoffe sind in Pulverform, in Lösung oder nach dem Anreiben mit einer geeigneten Flüssigkeit in der geschmolzenen oder zerriebenen Grundmasse gleichmäßig zu verteilen. Bei Verwendung von Kakaobutter darf die Masse nicht über 37° erhitzt werden. Die Mischung wird entweder in geeignete Formen ausgegossen oder mit Hilfe einer Stäbchenpresse zu Stäbchen geformt (s. Abb. 199 u. 200).

---

[1] Siehe auch Suppositorien, S. 644.

Arzneistäbchen sollen, wenn nichts anderes vorgeschrieben, eine Länge von etwa 5 cm und einen Durchmesser von 3 bis 5 mm besitzen. Für Veterinärzwecke ist auch ein größerer Durchmesser zulässig.

Harte Stäbchen aus Gummimasse erhält man, indem man feingepulvertes arabisches Gummi und das Arzneimittel (evtl. unter Zusatz von etwas Zuckerpulver) mit einer Mischung aus gleichen Teilen Gummischleim und Glycerin zu einer plastischen Masse anstößt und diese in dünne Stangen ausrollt oder aus der Bougiespritze zu Stäbchen preßt. Letztere werden bei gelinder Wärme getrocknet und in Folien gewickelt.

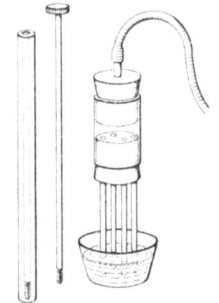

Abb. 201. Vorrichtung zur Herstellung von elastischen Arzneistäbchen aus Gelatinemasse (Erklärung s. Text).

Elastische Arzneistäbchen aus Gelatinemasse (vgl. dazu Globuli vaginales, S. 664). Die Zusammensetzung der Glycerin-Gelatine richtet sich nach der gewünschten Härte und nach der Art der inkorporierten Arzneistoffe. Für härtere Stäbchen eignet sich eine Mischung aus 25 T. Gelatine, 25 T. Wasser und 50 T. Glycerin. Weichere Stäbchen erhält man aus 15 T. Gelatine, 45 T. Wasser und 50 T. Glycerin.

Die Arzneistoffe sind in gelöster oder zumindest in feinst zerteilter Form der geschmolzenen Glyceringelatine zuzumischen. Die homogene Masse kann dann in Metallformen ausgegossen werden oder man saugt sie in Glasröhren auf. Die Röhren sind etwa 11 cm lang, ziemlich dickwandig, haben ein Lumen von 4 bis 5 mm und sind an den Enden glattgeschmolzen. Das Aufsaugen geschieht über ein Stück Gummischlauch mit dem Mund. In das obere Ende des Röhrchens bringt man einen Wattepropfen als Bremse. Abb. 201 zeigt eine Vorrichtung zum gleichzeitigen Füllen mehrerer Röhrchen. Nach dem Erkalten werden die Stäbchen mit einem passenden Metall- oder Kunststoffstab herausgedrückt.

Ätzstifte. Styli caustici. Crayons caustiques.

Sie werden entweder aus ätzenden Chemikalien (Kupfersulfat, Silbernitrat, s. dort) durch Schleifen oder Ausgießen der geschmolzenen Salze oder mit Hilfe von verschiedenen Bindemitteln durch Ausrollen hergestellt.

Aufgüsse und Abkochungen

Aufgüsse DAB 7-DDR. Infusa Helv. V, ÖAB 9, Nord. 63, Ned. 6. Infusa et Decocta Ross 9. Infusions BPC 68. Wäßrige Drogenauszüge DAB 7-BRD.

Abkochungen. Decocta ÖAB 9, Helv. V, Nord. 63.

Infuse oder Aufgüsse und Dekokte oder Abkochungen sind sehr alte Arzneiformen, die jedoch den Anforderungen an eine moderne Arznei nicht mehr gerecht werden. Schon die Qualitätsunterschiede des als Genußmittel geschätzten Tees und des Kaffees, je nach der Kunstfertigkeit des Zubereitenden, deuten die Problematik an.

Die Hauptmängel dieser wäßrigen Drogenauszüge sind

1. der meist ungenaue, wenn überhaupt bekannte Wirkstoffgehalt der eingesetzten Droge;

2. die nur ungenügende und wenig steuerbare Extraktion der Wirkstoffe;

3. die aus 1 und 2 resultierende Unkenntnis des Wirkstoffgehaltes und die damit verbundene Dosierungsungenauigkeit;

4. die geringe Haltbarkeit dieser Arzneiformen.

Der erste Mangel kann, wenigstens bei stark wirkenden Drogen durch Verwendung standardisierter Drogen, den Pulveres titrati, behoben werden; z. B. Pulveres titrati Belladonnae, Hydrastidis, Ipecacuanhae, Folia Digitalis titrata u. a.

Um die Extraktion den Eigenschaften der Stoffe anzupassen, schreiben moderne Arzneibücher Verfahren vor, die zu Arzneiformen führen, die nicht mehr eindeutig als Infuse oder Dekokte zu bezeichnen sind.

Nach DAB 6 wurde ein Infus durch Übergießen der zerkleinerten Droge mit siedendem Wasser, 5 Min. langem Ziehenlassen auf dem Wasserbad, Erkaltenlassen und Abseihen erhalten. Dabei mußte die Zeit des Erkaltens je nach angesetzter Menge naturgemäß kürzer oder länger sein (z. B. bei 200 g und 1000 g), wodurch beim größeren Ansatz ein stärkerer Auszug entstand.

Beim Dekokt war das Umgekehrte der Fall; denn nach DAB 6 wurde es wie folgt bereitet:

Die zerkleinerte Droge wird mit der erforderlichen Menge kalten Wassers übergossen und das Gefäß 30 Min. lang im siedenden Wasser erhitzt, anschließend durch Watte koliert und der Rückstand leicht ausgepreßt.

Ein 200-g-Ansatz wird sich dabei rascher erwärmen als ein 100-g-Ansatz, so daß wiederum unterschiedliche Wirkstoffauszüge erhalten werden.

Bei schleimhaltigen Drogen schrieb DAB 6 vor, daß anstelle von verordneten Dekokten Mazerate zu bereiten seien, indem man die grob zerschnittene Droge mit kaltem Wasser übergießt und unter häufigem Umrühren 30 Min. lang stehenläßt. Der schleimige Auszug wird ohne zu pressen vom Rückstand getrennt.

Wie aus den Angaben des DAB 7-BRD zur Bereitung von Abkochungen, Aufgüssen und Auszügen hervorgeht, sind bei der modernen Bereitungsweise die Unterschiede bei verschieden großen Ansätzen ausgeschlossen. Bei den Aufgüssen handelt es sich um eine Kombination von Kaltmazerat und Infus, so daß die alte Art nicht mehr mit der neuen Arzneiform identisch ist. Bei dieser Methode darf nicht übersehen werden, daß durch den auf kaltem Wege erhaltenen Auszug funktionsfähige Fermente in die fertige Arznei gelangen, wo sie u. U. zur chemischen Veränderung der Wirkstoffe führen können. So werden z. B. wasserlösliche Glykoside durch Hydrolasen zu Zuckern und den oft schwer löslichen Aglykonen gespalten. Auch Oxydasen können, z. B. im Falle des Arbutins, unerwünschte Veränderungen hervorrufen.

Auch Mikroorganismen, die auf der Droge leben, gelangen unbeschädigt in den Kaltauszug und mit ihm in die fertige Arznei.

Aus beiden Gründen wird mit der neuen Vorschrift die ohnedies schon wenig stabile Arzneiform der wäßrigen Drogenauszüge noch weniger haltbar.

Nord. 63, BPC 68 und Ross. 9 gestatten die Herstellung von Infusen (Ross. 9 auch von Dekokten) auch durch Verdünnen von Konzentraten, die eigens zu diesem Zweck hergestellt wurden. Es handelt sich dabei um wäßrige oder wäßrig-alkoholische Auszüge (bei BPC 68 mit 25%igem Äthanol), die entweder entsprechend konzentriert hergestellt oder durch Eindampfen im Vakuum konzentriert werden.

So hergestellte wäßrige Drogenauszüge rücken in die Nähe der heute zahlreich im Handel befindlichen „tassenfertigen Wirkstoffextrakte". Diese stellen ebenfalls wäßrige Drogenauszüge dar, die nach schonender Voreinengung z. B. in Dünnschichtverdampfern (s. S. 71) durch Sprühtrocknung (s. S. 76) zu haltbaren wasserlöslichen Pulvern gemacht werden.

Eine Besonderheit stellen die alkaloidhaltigen wäßrigen Drogenauszüge dar, da bei ihrer Bereitung dem Wasser meist eine bestimmte Menge an Citronensäure zugesetzt werden muß, um die Alkaloide in gut lösliche Form zu überführen. Gelegentlich wird anstelle von Citronensäure verdünnte Salzsäure oder eine andere Säure vorgeschrieben.

Angaben der Pharmakopöen

DAB 7-DDR. *Aufgüsse, Infusa.* Aufgüsse sind wäßrige, in der Regel unter Erhitzen hergestellte Drogenauszüge.

Zur Herstellung werden, wenn nicht andere Mengen verordnet sind, 5,0 g Droge für 100,0 g Aufguß verwendet.

Blüten-, Blatt- und Krautdrogen werden vorher grob bis mittelfein zerkleinert, Bärentraubenblätter sowie Holz-, Rinden- und Wurzeldrogen grob bis mittelfein gepulvert.

Die Droge wird in einem Porzellanmörser mit soviel Wasser, eine ätherisches Öl enthaltende Droge mit so viel Aethanol durchgearbeitet, daß sie gut durchfeuchtet ist. Bei einer Alkaloiddroge wird die Durchfeuchtung unter Zusatz einer der Masse des Alkaloids entsprechenden Menge Citronensäure, mindestens jedoch 0,02 g Citronensäure je Gramm Droge, vorgenommen. Bei Chinarinde werden 0,4 g Milchsäure je Gramm Droge zugesetzt.

Die durchgefeuchtete Droge wird nach 5 Min. in ein Glas- oder Porzellangefäß gegeben und mit der Menge siedenden Wassers, die der Menge des verordneten Aufgusses entspricht, übergossen. Wenn nichts anderes verordnet ist, wird in dem bedeckten Gefäß ein Aufguß aus einer Blüten-, Blatt- oder Krautdroge 5 Min., aus Bärentraubenblättern sowie aus einer Holz-, Rinden- oder Wurzeldroge 15 Min. unter wiederholtem Rühren im Wasserbad erhitzt. Der Aufguß wird 10 Min. stehengelassen, danach durch angefeuchtete Watte koliert und unter Auspressen und Waschen von Drogenrückstand sowie Watte mit Wasser auf die verordnete Menge ergänzt.

Zur Herstellung eines Aufgusses aus Eibischwurzel oder aus Leinsamen wird bei Eibischwurzel die grob zerkleinerte Droge und bei Leinsamen die unzerkleinerte Droge mit der Menge kalten Wassers, die der Menge des verordneten Aufgusses entspricht, übergossen und 30 Min. in einem bedeckten Glas- oder Porzellangefäß unter wiederholtem Rühren stehengelassen. Danach wird der Aufguß durch Mull, auf dem sich eine dünne Schicht Watte befindet, koliert und mit Wasser auf die verordnete Menge ergänzt.

Zur Herstellung eines Aufgusses aus Fingerhutblättern oder einer anderen Droge mit herzwirksamen Glykosiden wird die verordnete Menge der grob bis mittelfein gepulverten Droge mit 5,0 g Aethanol (70 Vol.-%) je 100,0 g Aufguß gut durchfeuchtet, nach 5 Min. mit der Menge siedenden Wassers, die der Menge des verordneten Aufgusses abzüglich der verwendeten Aethanolmenge entspricht, übergossen und in einem bedeckten Glas- oder Porzellangefäß unter wiederholtem Rühren bis zum Erkalten stehengelassen. Der Aufguß wird durch angefeuchtete Watte koliert und unter Auspressen und Waschen von Drogenrückstand sowie Watte mit Wasser auf die verordnete Menge ergänzt.

Aufgüsse sind frisch zu bereiten und vor Licht geschützt aufzubewahren.

Aufgüsse müssen mit dem Hinweis gekennzeichnet werden, daß sie vor dem Gebrauch zu schütteln und nach 10 Tagen von der Verwendung als Arzneimittel auszuschließen sind.

Wird die Herstellung einer Abkochung verordnet, so ist in der gleichen Weise wie bei der Herstellung eines Aufgusses zu verfahren.

DAB 7-BRD. *Wäßrige Drogenauszüge.* Wäßrige Drogenauszüge sind Zubereitungen, die aus zerkleinerten Pflanzenteilen hergestellt werden und zum baldigen Verbrauch bestimmt sind. Je nach dem Herstellungsverfahren unterscheidet man Abkochungen, Aufgüsse und Mazerate.

Wenn nichts anderes vorgeschrieben ist, werden Abkochungen, Aufgüsse und Mazerate nach den unten beschriebenen Verfahren aus 1 T. Droge und 10 T. Wasser hergestellt. Auszüge von verschreibungspflichtigen Drogen dürfen nur dann hergestellt werden, wenn in der Verschreibung das Verhältnis von Droge zu Wasser angegeben ist.

Falls bei den einzelnen Drogen-Monographien nichts anderes bestimmt ist, kommen die Drogen je nach Art der angewendeten Pflanzenteile in folgender Zerkleinerung zur Extraktion:

Blätter, Blüten und Kräuter	grob zerschnitten (Sieb 1)
Hölzer, Rinden, Wurzeln	mittelfein zerschnitten (Sieb 2)
Früchte, Samen	fein zerschnitten (Sieb 3)
Alkaloidhaltige Drogen	grob gepulvert (Sieb 4).

Spezielle Vorschriften zur Herstellung wäßriger Auszüge aus Bärentraubenblättern, Eibischwurzel und Leinsamen sind unter den entsprechenden Drogen-Monographien angegeben.

Die Herstellung der wäßrigen Drogenauszüge muß in Geräten aus indifferentem Material erfolgen, das gegen Drogeninhaltsstoffe und etwaige Zusätze beständig ist.

Abkochungen (Decocta). Die Droge wird in der vorgeschriebenen Zerkleinerung in Wasser von über 90° geschüttet. Der Ansatz wird in ein Wasserbad eingehängt und unter wiederholtem Umrühren 30 Min. lang auf dieser Temperatur gehalten. Danach wird heiß koliert. Ist nach schwachem Auspressen des Drogenrückstandes das vorgeschriebene Gewicht der Abkochung nicht erreicht, so wird der Drogenrückstand mit der erforderlichen Menge siedendem Wasser übergossen und schwach ausgepreßt. Mit diesem Auszug wird auf das vorgeschriebene Gewicht aufgefüllt.

Aufgüsse (Infusa). 1 T. Droge wird in der vorgeschriebenen Zerkleinerung in einer Reibschale mit 3 bis 5 T. W. mehrmals durchgeknetet und 15 Min. lang stehengelassen. Nach dieser Zeit wird der Ansatz mit dem Rest des bis zum Sieden erhitzten W. übergossen, das Gemisch in ein Wasserbad eingehängt und 5 Min. lang unter wiederholtem Umrühren auf einer Temperatur von über 90° gehalten. Danach läßt man den Ansatz bedeckt stehen und 30 Min. lang auf etwa 30° abkühlen. Ist nach schwachem Auspressen des Drogenrückstandes das vorgeschriebene Gewicht nicht erreicht, so wird der Drogenrückstand mit der erforderlichen Menge kaltem W. übergossen und schwach ausgepreßt. Mit diesem Auszug wird auf das vorgeschriebene Gewicht aufgefüllt.

Mazerate. Die Droge wird in der vorgeschriebenen Zerkleinerung mit der angegebenen Menge W. von Raumtemperatur übergossen und unter gelegentlichem Umrühren 30 Min.

lang bei Raumtemperatur stehengelassen. Nach dieser Zeit wird der Auszug koliert und durch Nachspülen auf das vorgeschriebene Gewicht aufgefüllt.

Helv. V. *Infusa, Aufgüsse, Infusions, Infusi.* Aufgüsse sind wäßrige Drogenauszüge die nach den unten angegebenen Methoden bei Bedarf stets frisch hergestellt werden müssen. Bei nicht stark wirkenden Drogen gilt, sofern nichts anderes vorgeschrieben ist, als Regel: 10 T. Droge auf 100 T. Aufguß. Bei stark wirkenden Drogen muß, sofern das Verhältnis der Drogenmenge zum Aufguß nicht angegeben ist, in jedem Falle die Verordnung des Arztes eingeholt werden.

Herstellung: Die in dem für Digestion vorgeschriebenen Zerkleinerungsgrad zu verwendende Droge wird in einer Porzellanreibschale mit Hilfe eines Pistills mit so viel kaltem Wasser kräftig durchgearbeitet, daß sie gleichmäßig durchfeuchtet ist. Die so vorbehandelte Droge wird mit der Hälfte der für den Aufguß vorgeschriebenen Wassermenge kalt versetzt und $1/4$ Std. lang unter häufigem Umrühren stehengelassen. Hierauf wird durch befeuchtete Watte filtriert und das Filtrat beiseite gestellt. Der Rückstand wird mit der zweiten Hälfte der vorgeschriebenen Wassermenge siedendheiß übergossen und während $1/4$ Std. bedeckt stehengelassen. Dann wird durch die oben erwähnte Watte zum ersten Auszug filtriert und das Ganze durch das Wattefilter mit der nötigen Menge W. auf das für den Aufguß vorgeschriebene Gewicht ergänzt.

Aufgüsse alkaloidhaltiger Drogen. Die Droge wird, wie oben beschrieben, mit der nötigen Menge kaltem W. durchfeuchtet, in welchem die gleiche Menge Citronensäure gelöst wurde, wie die Droge Alkaloid enthält (Beispiel: 1 g Radix Ipecacuanhae = 0,02 g Alkaloid = 0,02 g Citronensäure). Die Weiterverarbeitung geschieht wie oben.

Adonis-, Convallaria- und Digitalisaufgüsse sind mit der grob gepulverten Droge herzustellen. Auf die Hälfte der vorgeschriebenen Wassermenge wird die Droge gebracht und hierauf kräftig durchgeschüttelt. Nach $1/4$stündigem Stehenlassen wird die andere Hälfte des W. siedendheiß auf die Mischung gegossen und gut durchgeschüttelt. Dann wird $1/4$ Std. lang stehengelassen, sodann unter sorgfältigem Dekantieren durch angefeuchtete Watte filtriert und durch das Wattefilter mit der nötigen Menge W. auf das für den Aufguß vorgeschriebene Gewicht ergänzt.

Süßholzaufguß und Aufgüsse schleimhaltiger Drogen (Radix Althaeae, Semen Cydoniae, Semen Lini usw.). Die grob zerschnittenen Wurzeln oder die ganzen Samen (Semen Foenugraeci fein zerkleinert) werden mit wenig kaltem W. auf einem Sieb rasch abgespült. Darauf wird, wenn nichts anderes vorgeschrieben ist, mit der 20fachen Menge W. $1/2$ Std. lang unter Umrühren stehengelassen, nach dieser Zeit durch Gaze, über welcher sich eine feine Schicht Watte befindet, filtriert und durch das Gaze-Wattefilter mit der nötigen Menge W. auf das für den Aufguß vorgeschriebene Gewicht ergänzt. An Stelle von Infusum bzw. Decoctum Salep ist Mucilago Salep abzugeben.

Sennesblattaufguß darf erst nach völligem Erkalten ohne Pressung durch Gaze koliert werden.

Die Verwendung sog. Infusa sicca oder anderer Konzentrate von Drogenauszügen als Ersatz für verordnete Aufgüsse ist nicht gestattet.

Aufgüsse sind bei Bedarf stets frisch zu bereiten.

Abgabe: Mit einem Etikett, welches die Aufschrift trägt „Vor Gebrauch umzuschütteln".

Decocta, Abkochungen, Decoctions, Decotti. Abkochungen sind wäßrige Drogenauszüge, die nach den unten angegebenen Methoden bei Bedarf stets frisch hergestellt werden müssen. Bei nicht stark wirkenden Drogen gilt, sofern nichts anderes vorgeschrieben ist, als Regel: 10 T. Droge auf 100 T. Abkochung. Bei stark wirkenden Drogen muß, sofern das Verhältnis der Drogenmenge zur Abkochung nicht angegeben ist, in jedem Falle die Verordnung des Arztes eingeholt werden.

Herstellung: Die in dem für Digestion vorgeschriebenen Zerkleinerungsgrad zu verwendende Droge wird in einer Porzellanreibschale mit Hilfe eines Pistills mit so viel W. kräftig durchgearbeitet, daß sie gleichmäßig durchfeuchtet ist. Die so vorbehandelte Droge wird mit der Hälfte der für die Abkochung vorgeschriebenen Wassermenge kalt versetzt und $1/4$ Std. lang unter häufigem Umrühren stehengelassen. Hierauf wird durch befeuchtete Watte filtriert und das Filtrat beiseite gestellt. Sodann wird der Rückstand mit der 2. Hälfte der vorgeschriebenen Wassermenge $1/4$ Std. lang in einem bedeckten Gefäß im Wasserbad erhitzt, während 10 Min. erkalten gelassen, dann durch die oben erwähnte Watte zum 1. Auszug filtriert und das Ganze durch das Wattefilter mit der nötigen Menge Wasser auf das für die Abkochung vorgeschriebene Gewicht ergänzt.

Condurangoabkochung darf erst nach vollständigem Erkalten filtriert werden.

Abkochungen alkaloidhaltiger Drogen. Die zu verwendende Droge wird in einer Porzellan-reibschale mit Hilfe eines Pistills mit so viel Wasser, in welchem die gleiche Menge Citronen-säure gelöst wurde wie die Droge Alkaloid enthält (Beispiel: 10 g Cortex Granati = 0,05 g Alkaloide = 0,05 g Citronensäure), kräftig durchgearbeitet, daß sie gleichmäßig durchfeuchtet ist. Die so vorbehandelte Droge wird mit der vorgeschriebenen Menge W. unter häufigem Umrühren 5 Min. lang in einem Porzellangefäß kalt stehen gelassen. Darauf wird im bedeckten Porzellangefäß während $^1/_2$ Std. im Wasserbad erhitzt, heiß durch befeuchtete Watte filtriert und durch das Wattefilter mit der nötigen Menge W. auf das vorgeschriebene Gewicht ergänzt. Zur Bereitung von Chinarinden-Abkochungen sind an Stelle der Citronensäure für je 1 g Rinde 0,5 g Acidum hydrochloricum dilutum zu verwenden.

Abkochungen schleimhaltiger Drogen: An Stelle solcher Abkochungen sind nach den bei Infuse angegebenen Vorschriften Aufgüsse herzustellen.

Die Verwendung sogenannter Decocta sicca oder anderer Konzentrate von Drogenaus-zügen als Ersatz für verordnete Abkochungen ist nicht gestattet.

Abkochungen sind bei Bedarf stets frisch zu bereiten.

Abgabe: Mit einem Etikett, welches die Aufschrift trägt „Vor Gebrauch umzuschütteln".

ÖAB 9. *Infusa, Aufgüsse.* Aufgüsse sind Arzneizubereitungen, die durch kurzes Er-hitzen von Drogen mit destilliertem Wasser hergestellt werden.

Herstellung: Zur Bereitung eines Aufgusses wird die Droge in einer Reibschale unter Verwendung eines Pistills mit so viel destilliertem W. kräftig durchgearbeitet, daß sie gut durchfeuchtet ist, und sodann 5 Min. lang stehen gelassen. Hierauf wird die so vorbehandelte Droge mit der erforderlichen bzw. vorgeschriebenen Menge siedendem destilliertem W. über-gossen, in einem bedeckten Porzellangefäß 5 Min. lang unter wiederholtem Umrühren im Wasserbad erhitzt und dann 30 Min. lang beiseite gestellt. Hernach wird durch Mull, auf dem eine dünne Schicht Watte liegt, abgeseiht und leicht abgepreßt. Der Auszug ist mit destillier-tem W. auf das vorgeschriebene Gewicht zu ergänzen.

Wenn ein Aufguß aus einer alkaloidhaltigen Droge (Sieb IV) hergestellt werden soll, so ist der Droge bei der Vorbehandlung in der Reibschale so viel Citronensäure zuzusetzen, als sie Alkaloid enthält. Bei der Verarbeitung von Chinarinde sind an Stelle von Citronensäure für 1 g Droge 0,5 ml verdünnte Salzsäure zu verwenden.

Wenn ein Aufguß aus schleimhaltigen Drogen (mit Ausnahme von Isländischer Flechte und Irländischer Alge) verschrieben ist, so hat die Zubereitung als Mazerat zu erfolgen. Die Drogen sollen entsprechend folgendem Zerkleinerungsgrad verwendet werden:

Blätter, Blüten, Kräuter	Sieb I
Hölzer, Rinden, Wurzeln, Isländische Flechte, Irländische Alge	Sieb II
Früchte, Samen	zerstoßen
Alkaloidhaltige Drogen, Bärentraubenblätter	Sieb IV
Saponinhaltige Drogen, Drogen mit herzwirksamen Glykosiden	Sieb V

Von nicht stark wirkenden Drogen sind 10 T. in vorschriftsmäßig zerkleinertem Zustand mit 100 T. destilliertem W. zu verarbeiten. Von diesem Ansatzverhältnis bzw. dem Zer-kleinerungsgrad darf nur dann abgewichen werden, wenn in der Verordnung des Arztes eine andere Angabe enthalten ist.

Bei stark wirkenden Drogen (Separanda) muß das Verhältnis der Drogenmenge zum Auszug vom Arzt angegeben sein. Fehlt diese Angabe, so ist die Verordnung des Arztes ein-zuholen.

Abgabe: Aufgüsse sind stets frisch zu bereiten. Sogenannte Infusa sicca oder concentrata dürfen nicht verwendet werden. Stark trübe Aufgüsse sind mit der Aufschrift zu versehen: „Vor Gebrauch umzuschütteln".

Decocta, Abkochungen. Abkochungen sind Arzneizubereitungen, die durch längeres Er-hitzen von Drogen mit destilliertem Wasser hergestellt werden.

Herstellung: Zur Bereitung einer Abkochung wird die Droge in einer Reibschale unter Verwendung eines Pistills mit so viel destilliertem W. kräftig durchgearbeitet, daß sie gut durchfeuchtet ist, und sodann 5 Min. lang stehen gelassen. Hierauf wird die so vorbehandelte Droge mit der erforderlichen bzw. vorgeschriebenen Menge siedendem destilliertem W. über-gossen, in einem bedeckten Porzellangefäß 30 Min. lang unter wiederholtem Umrühren im Wasserbad erhitzt. Hernach wird sofort durch Mull, auf dem sich eine dünne Schicht Watte befindet, abgeseiht und leicht ausgepreßt. Der Auszug ist mit destilliertem W. auf das vor-geschriebene Gewicht zu ergänzen.

Wenn eine Abkochung aus einer alkaloidhaltigen Droge hergestellt werden soll, so ist der Droge bei der Vorbehandlung in der Reibschale so viel Citronensäure zuzusetzen, als sie Alkaloid enthält. Bei der Verarbeitung von Chinarinde sind an Stelle von Citronensäure für 1 g Droge 0,5 ml verdünnte Salzsäure zu verwenden.

Wenn eine Abkochung aus Condurangorinde oder schleimhaltigen Drogen (mit Ausnahme von Isländischer Flechte und Irländischer Alge) verschrieben ist, so hat die Zubereitung als Mazerat zu erfolgen.

Wenn eine Abkochung aus einer Droge mit herzwirksamen Glykosiden verschrieben ist, so hat die Zubereitung als Aufguß zu erfolgen.

Die Drogen sollen entsprechend folgendem Zerkleinerungsgrad verwendet werden:

Blätter, Blüten, Kräuter	Sieb I
Hölzer, Rinden, Wurzeln, Isländische Flechte, Irländische Alge	Sieb II
Früchte, Samen	zerstoßen
Alkaloidhaltige Drogen, Bärentraubenblätter	Sieb IV
Saponinhaltige Drogen	Sieb V

Von nicht stark wirkenden Drogen sind 10 T. in vorschriftsmäßig zerkleinertem Zustand mit 100 T. destilliertem W. zu verarbeiten. Von diesem Ansatzverhältnis bzw. dem Zerkleinerungsgrad darf nur dann abgewichen werden, wenn in der Verordnung des Arztes eine andere Angabe enthalten ist.

Bei stark wirkenden Drogen (Separanda) muß das Verhältnis der Drogenmenge zum Auszug vom Arzt angegeben sein. Fehlt diese Angabe, so ist die Verordnung des Arztes einzuholen.

Abgabe: Abkochungen sind stets frisch zu bereiten. Sogenannte Decocta sicca oder concentrata dürfen nicht verwendet werden. Stark trübe Abkochungen sind mit der Aufschrift zu versehen: „Vor Gebrauch umzuschütteln".

Nord. 63. *Infusa, Infuser.* Aufgüsse sind Drogenauszüge, die durch Übergießen von Drogen mit kochendem Wasser und Abkühlenlassen oder durch Verdünnen von Diluenda[1] oder anderen konz. Drogenauszügen mit Wasser bereitet werden.

Infuse, soweit sie aus Drogen bereitet werden und nichts anderes angegeben ist, werden wie folgt hergestellt: Die zerkleinerte Droge wird mit der gleichen Gewichtsmenge W. übergossen und 15 Min. stehengelassen. Nach Zusatz von so viel kochendem W. als der vorgeschriebenen Menge Infus entspricht, läßt man die Mischung unter gelegentlichem Umrühren 30 Min. lang stehen, koliert dann und preßt schwach ab. Ist die Menge des Auszugs geringer als vorgeschrieben, so wird der Rückstand mit der fehlenden Menge an kochendem W. übergossen und abgepreßt. Die vereinigten Auszüge läßt man einige Zeit stehen und dekantiert und koliert vom evtl. entstandenen Niederschlag.

Zur Konservierung ist, wenn nicht anders vorgeschrieben, ein Zusatz von 0,1% Methylparaoxybenzoat erlaubt.

Besondere Bestimmungen. Wenn nicht anders vorgeschrieben, werden aus 1 T. Droge 10 T. Aufguß bereitet. Bei starkwirkenden Drogen muß das Mengenverhältnis auf dem Rezept angegeben sein.

Aufgüsse sollen, wenn nicht anders angegeben, höchstens 1 Woche kühl aufbewahrt werden.

Decocta, Dekokter. Abkochungen sind Drogenauszüge, die durch Übergießen der Drogen mit W. und anschließendes Erwärmen im Wasserbad erhalten werden.

Sie sollen, wenn nichts anderes vorgeschrieben ist, wie folgt bereitet werden:
Die zerkleinerte Droge wird mit der Gesamtmenge W. übergossen und in einem verschlossenen Behälter und unter wiederholtem Umrühren im Wasserbad erwärmt. Wenn die Mischung eine Temperatur von 90° erreicht hat, läßt man noch 30 Min. im Wasserbad, koliert dann und preßt schwach ab. Ist die Menge des Auszuges geringer als vorgeschrieben, so übergießt man den Rückstand mit der fehlenden Menge kochendem W. und preßt erneut ab. Die vereinigten Auszüge läßt man einige Zeit stehen und dekantiert und koliert vom evtl. entstandenen Niederschlag.

Zur Konservierung ist, wenn nicht anders vorgeschrieben, ein Zusatz von 1% Methylparaoxybenzoat erlaubt.

Besondere Bestimmungen. Wenn nicht anders vorgeschrieben, werden aus 1 T. Droge 10 T. Dekokt bereitet. Bei stark wirkenden Drogen muß das Mengenverhältnis auf dem Rezept angegeben sein.

Dekokte sollen, wenn nicht anders angegeben, höchstens 1 Woche kühl aufbewahrt werden.

Ross. 9. *Infusa et decocta.* Infuse und Dekokte sind wäßrige Auszüge aus rohen Drogen oder wäßrigen Lösungen von Extrakten (Konzentraten), die eigens zu diesem Zweck hergestellt wurden.

---

[1] Diluenda der Nord. 63 sind Stammlösungen oder flüssige Auszüge von Drogen, mit vorgeschriebener Stärke und dienen der Herstellung gebrauchsfertiger Arzneien. Sie entsprechen in den meisten Fällen unseren Liquores und Mixturae.

Die verwendeten Drogen müssen zerkleinert sein: Blätter, Blüten, Kräuter höchstens 5 mm (Bärentraubenblätter höchstens 1 mm) Durchmesser; Stengel, Wurzeln, Rinden höchstens 3 mm Durchmesser; Früchte und Samen höchstens 0,5 mm Durchmesser.

Die zerkleinerte Droge wird in einem Gefäß aus inertem Material mit W. von Zimmertemperatur übergossen, bedeckt und auf dem Wasserbad unter häufigem Umrühren erhitzt: Dekokte 30 Min. lang, Infuse 15 Min. Danach wird das Gefäß auf Zimmertemperatur abgekühlt: Dekokte 10 Min., Infuse mindestens 45 Min. Dann wird abgeseiht, der Rückstand leicht ausgepreßt, die Flüssigkeit durch Watte filtriert und mit W. zum vorgeschriebenen Volumen ergänzt.

Dekokte von Bärentraubenblättern, Rhabarberwurzeln, Bistorta bistorta-Rhizom, Potentilla-Rhizom, Eichenrinde und anderen Gerbstoff-Drogen müssen noch heiß filtriert werden.

Sind Infuse nach Rezepten mit dem Vermerk „cito" herzustellen, so wird auf dem Wasserbad 25 Min. erhitzt und dann rasch abgekühlt.

Zur Bereitung von Infusen und Dekokten aus Konzentraten sind diese in einer der rohen Droge entsprechenden Menge einzusetzen.

Bei wäßrigen Auszügen aus Alkaloiddrogen ist eine der Alkaloidmenge äquivalente Menge an Citronen- oder Weinsäure zuzusetzen.

Wenn nicht anders angegeben, werden aus 10 T. Droge 100 T. Infus oder Dekokt bereitet. Infuse und Dekokte von Mutterkorn, Adonis vernalis, Convallaria majalis, Polygala-Wurzel und Baldrian werden im Verhältnis 1:30 bereitet.

Infuse und Dekokte stark wirkender Drogen werden nach Angaben des Arztes hergestellt. Sollte eine Anweisung auf dem Rezept fehlen, so sind aus 1 T. Droge 400 T. Auszug zu bereiten.

Salze oder andere Substanzen werden im filtrierten Auszug gelöst und die erhaltene Lösung erneut filtriert.

Sirupe, andere Infuse und flüssige Extrakte werden dem fertigen Infus oder Dekokt zugefügt.

Achtung:

1. Infuse und Dekokte müssen stets frisch bereitet werden.

2. Sie müssen die Aufschrift tragen: „Kühl lagern. Vor Gebrauch umzuschütteln".

3. Ist ein Infus von Bärentraubenblättern verordnet, so ist ein Dekokt zu bereiten.

4. Die für Alkaloid-Drogen verwendete Citronen- oder Weinsäure kann durch Salzsäure ersetzt werden (Ross. 9).

Das einzige in Ross. 9 aufgeführte Infus ist Infusum Althaeae. Es wird als Kalt-Mazerat bereitet oder durch Auflösen von 5 g Eibischtrockenextrakt in 100 ml W. erhalten.

BPC 68. *Infusions.* Infuse werden im allgemeinen durch Verdünnen von 1 Vol. eines konz. Infuses zu 10 Vol. mit W. bereitet. Früher wurden aus 1 Vol. 8 Volumina hergestellt. Ebenso wurden früher Infuse durch Mazeration von Drogen mit kaltem oder heißem W. hergestellt. Vorschriften dafür finden sich in BPC 49. Infuse sind anfällig gegen Pilz- und Bakterienwachstum, so daß es nötig ist, sie innerhalb 12 Std. nach ihrer Bereitung zu verarbeiten.

Konzentrierte Infuse sind flüssige Extrakte, die durch Perkolation oder Mazeration erhalten werden und nach Verdünnen mit W. in ihrer Wirkung und im Aroma den frischen Infusen entsprechen.

Ned. 6. *Infusa.* In einem Gefäß aus inertem Material wird die zerkleinerte Droge mit dem kalten W. übergossen und unter häufigem Umrühren auf dem Wasserbad erhitzt. Hat die Mischung eine Temperatur von 90° erreicht, so wird noch 15 Min. weiter erhitzt. Danach wird das verdampfte W. durch heißes W. ergänzt und noch heiß koliert. Auszüge von Condurangorinde, Sennesblättern und aeth. Öl-Drogen werden nach dem Abkühlen koliert.

Bei Auszügen von Chinarinde sind 10% des Drogengewichts an Citronensäure zuzusetzen.

Wenn nichts anderes angegeben und wenn keine starkwirkenden Drogen verarbeitet werden, sind aus 10 T. Droge 100 T. Kolatur zu bereiten.

Für 100 T. Kolatur von

Arnika-Blüten	braucht man		4 T.
Digitalis-Blätter	„	„	0,5 T.
Isländisch Moos	„	„	1,5 T.
Ipecacuanha-Wurzel	„	„	0,5 T.
China-Rinde	„	„	6 T.
Leinsamen	„	„	3 T.
Mutterkorn	„	„	3 T.
Orthosiphonis-Blätter	„	„	0,5 T.
Senega-Wurzel	„	„	4 T.
Sennes-Blätter	„	„	4 T.
Sennes-Schoten	„	„	4 T.
Frühjahrsadonis-Kraut	„	„	0,5 T.

Augenarzneien

I. Allgemeines

Augenarzneien stellen zwar keine einheitliche Arzneiform dar, wie etwa Tabletten, Suppositorien oder andere, doch sind an alle am Auge verwendeten Arzneien bestimmte gleichbleibende Anforderungen zu stellen. Damit scheint es gerechtfertigt, sie zusammen

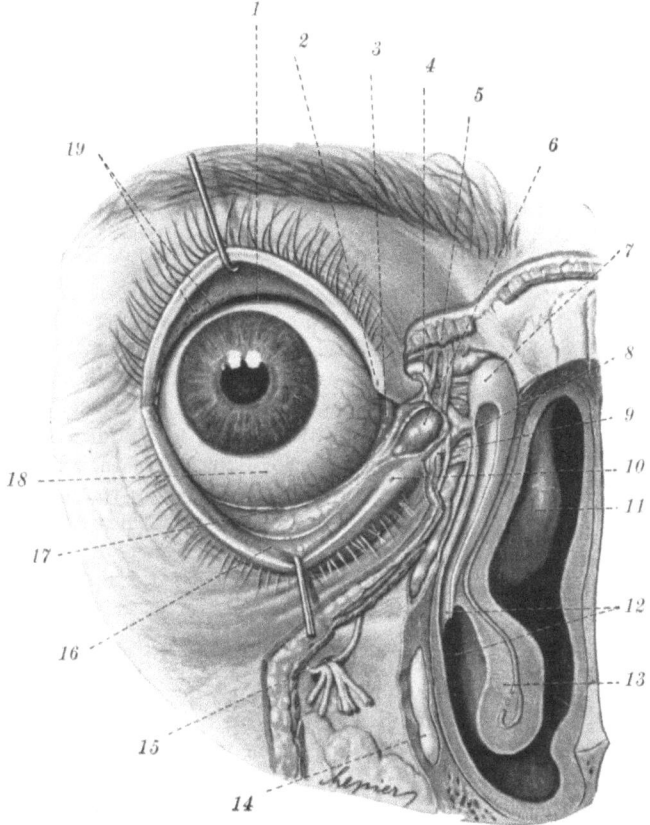

Abb. 202. Anatomie des Auges (aus SOBOTTA/BECHER: Atlas der Anatomie des Menschen, Bd. III, München: Urban & Schwarzenberg 1967).
1 formix conjunctivae superior; *2* pupilla lacrimalis et punctum lacrimale; *3* plica semilunaris conjunctivae; *4* canaliculus lacrimalis superior; *5* musculus orbicularis oculi; *6* caruncula lacrimalis; *7* fornix sani lacrimalis; *8* orificium canaliculi lacrimalis; *9* canaliculus lacrimalis inferior; *10* papilla lacrimalis et punctum lacrimale; *11* concha nasalis media; *12* orificium ductus nasolacrimalis et meatus nasi inferior; *13* concha nasalis inferior; *14* mucosa sinus maxillaris; *15* nervus infraorbitalis; *16* tunica conjunctiva palpebrae; *17* fornix conjunctivae inferior; *18* tunica conjunctiva bulbi; *19* ductuli excretorii glandulae lacrimalis.

unter dem Begriff Augenarzneien abzuhandeln. Die Besonderheiten der Augenarzneien sind auf den anatomischen Bau und die Empfindlichkeit des zu behandelnden Organes zurückzuführen.

Der natürliche Schutz des Auges wird durch die Augenlider, die sich reflektorisch bei dem geringsten, von außen auf das Auge ausgeübten Insult schließen, und die äußere Augenhaut, die eine derbe, fibröse Schutzhülle darstellt, gebildet. Diese besteht einerseits aus der voll-

kommen durchsichtigen, stark gewölbten, gefäßlosen aber nervenreichen, daher sehr empfindlichen Hornhaut (Cornea) und der weniger gewölbten, undurchsichtigen (weißen), von spärlichen Blutgefäßen durchzogenen Lederhaut (Sklera). Letztere besitzt gegen die Außenwelt
keine freie Oberfläche, sondern ist im vorderen Abschnitt von einer Schleimhaut, der Augenbindehaut (Conjunctiva bulbi) überlagert, die im sog. Fornix (Tasche, Gewölbe) in Form einer
Falte auf die Innenseite der Augenlider übergeht. In den unteren Fornix conjunctivae (Augenbindehautsack) werden in der Regel die flüssigen Augenarzneien eingebracht. Die von einem
Epithel überzogene, etwa 1 mm dicke Hornhaut bildet in unverletztem Zustand, bedingt
durch die in verschiedenen Richtungen verlaufenden Lamellen ihres Bindegewebes, einen
ausgezeichneten Schutz gegen jede Infektion des Augeninneren. Nach einer Verletzung
allerdings stellt sie infolge ihrer Gefäßlosigkeit einen sehr guten Nährboden für alle Mikroorganismen dar, da die normalerweise auf dem Blutwege zur Bekämpfung eingedrungener
Krankheitserreger herangebrachten Abwehrstoffe nur bis zur Grenze zwischen Sklera und
Cornea gelangen und in der Hornhaut selbst keine Schutzwirkungen ausüben können. Daraus ergibt sich die besondere Gefährdung eines verletzten oder eines durch einen chirurgischen Eingriff seines natürlichen Schutzes zumindest zeitweise beraubten Auges, da
fast jede Augenoperation zwangsläufig mit einer Durchtrennung des Hornhautrandes verbunden ist.

Ein weiterer Schutz des Auges ist durch den Tränenapparat gegeben; dieser besteht aus
den Tränendrüsen, welche die Tränenflüssigkeit produzieren, die durch feine Ausführungs-
gänge in den oberen Augenbindehautsack ausgeschieden wird, ferner die Tränengänge, welche
die im Tränensee (im inneren Augenwinkel) gesammelte Tränenflüssigkeit über den Tränen-
sack und den Tränennasengang in die Nasenhöhle ableitet. Durch die ständig zur Abscheidung
kommende Tränenflüssigkeit wird einerseits ein Austrocknen der Hornhaut verhindert und
andererseits ein Wegspülen von Fremdkörpern oder Mikroorganismen erreicht. Bei jeder
Reizung kommt es reflektorisch zu einer verstärkten Absonderung von Tränenflüssigkeit,
durch die im übrigen auch die in den Augenbindehautsack eingebrachten Augenarzneien verdünnt und zum Teil durch die abführenden Tränengänge abgeleitet werden (aus E. Soos:
Über die Herstellung von Augenarzneien. APV Inf.-Dienst *1962*, H. 3, S. 54).

Unter Augenarzneien sind Arzneien zu verstehen, die direkt am äußeren Auge oder
an den Augenlidern angewendet werden. Sie können einerseits der Behandlung des erkrankten oder verletzten Auges dienen, andrerseits aber — und das sehr häufig — Hilfsmittel in der Diagnostik sein. In diesem Fall sollen sie das Auge berührungsunempfindlich
machen, die Pupillen erweitern oder auch verengen u. ä. In gewissem Umfang stellen sie
auch Hilfsmittel für den Patienten z. B. zur Anbringung von Haftschalen und zu deren Ge-
wöhnung dar.

Die Applikation von Augenarzneien erfolgt durch Einbringen in den Bindehautsack,
durch Auftragen auf die Lidränder oder durch Baden des Auges. Damit sind die geeigneten
Arzneiformen bereits vorgezeichnet:

1. wäßrige oder ölige Augentropfen, oculoguttae,
2. Augenwässer, collyria und
3. Augensalben, oculenta.

In seltenen Fällen kommen noch Augentabletten, die sehr klein sind und den an Implantationstabletten gestellten Anforderungen entsprechen müssen, und die sogenannten Lamellae
in Frage.

Das sehr empfindliche Auge reagiert auf physikalische und chemische Reize sofort mit
Tränenfluß. Dadurch wird bei Augentropfen die ohnehin schon geringe applizierbare Menge
rasch ausgespült, so daß die Kontaktzeit von Arzneimittel und Auge erheblich verkürzt wird.
Bei Augenbädern spielt der Verdünnungseffekt eine geringe Rolle, doch muß gerade hier
auf Reizlosigkeit geachtet werden.

Während das gesunde Auge relativ widerstandsfähig gegen Infektionen ist, bedeutet die
Einschleppung von Keimen in das entzündete oder verletzte Auge höchste Gefahr. Besonders

zu fürchten sind Coli- und coliforme Bakterien und die Bakterien der Pseudomonas-Gruppe (Pseudomonas aeruginosa, P. fluorescens, P. pyocyanea, P. syncyanea u. a.). Aber auch andere Bakterien sowie Pilze können schwerste Schäden verursachen.

Augenarzneien müssen also erstens weitgehend reizlos und zweitens steril (möglichst über die gesamte Dauer der Verwendung) sein.

Reizlos werden Arzneien vom Auge aufgenommen, wenn sie körperwarm sind, ihr pH-Wert und ihre Tonizität denen der Tränenflüssigkeit entsprechen und sie keine festen Partikel enthalten.

Die Tränenflüssigkeit besteht aus einer wäßrigen Lösung von etwa 0,15 bis 0,7% Proteinen, etwa 0,78% Natriumchlorid und etwa 0,2% Natriumhydrogencarbonat. Durch Sättigung mit CO_2 entsteht ein Puffersystem vom pH ~ 7,4, das dem des Blutplasmas entspricht. CO_2-Verlust läßt den pH-Wert auf etwa 8 und evtl. weiter auf 9 ansteigen.

Die Gefrierpunktserniedrigung der Tränenflüssigkeit gegenüber Wasser beträgt 0,56°.

II. Augentropfen. Oculoguttae

a. Angaben der Pharmakopöen

1. DAB 7-DDR Augentropfen. Oculoguttae.

Augentropfen sind wäßrige oder ölige Lösungen oder Suspensionen, die zur Anwendung am Auge bestimmt sind, die tropfenweise dosiert und in der Regel in Mehrdosenbehälter abgefüllt werden.

Augentropfen müssen frei von Colibakterien und coliformen Bakterien sein, und die Keimzahl darf höchstens 10 betragen.

Die Herstellung der Augentropfen erfolgt aseptisch.

Wäßrige Augentropfen müssen konserviert und annähernd isotonisch sein. Wäßrige Augentropfen müssen ohne Konservierungsmittelzusatz hergestellt werden, wenn auf der ärztlichen Verschreibung der Vermerk „ohne Konservierungsmittelzusatz" gemacht ist.

Lösungen müssen klar sein.

Zur Beurteilung werden 5,0 ml der Lsg. in einem farblosen oder nahezu farblosen, klaren Reagensglas von 16 mm innerem Durchmesser und 160 mm Länge gegen eine mattschwarze Unterlage von oben her bei diffusem Tageslicht betrachtet. Die Lsg. wird als klar bezeichnet, wenn bei der Betrachtung ohne apparative Hilfsmittel im Vergleich zu 5,0 ml W. bzw. zu 5,0 ml des verwendeten Lösungsmittels höchstens vereinzelte Fasern, aber sonst keine ungelösten Bestandteile festgestellt werden können.

In Suspensionen wird die Bestimmung der Teilchengröße, wie unter „Salben" angegeben, durchgeführt. Es darf kein Teilchen sichtbar sein, dessen größte Ausdehnung 30 μm überschreitet.

Die Konservierung erfolgt durch Zusätze von Phenylquecksilber(II)-borat bzw. -acetat bzw. -nitrat oder von Benzalkoniumbromid oder von Thiomersal oder von Alkoniumbromid in geeigneter Konzentration unter Beachtung der Verträglichkeit mit dem Arzneistoff bzw. mit den Arzneistoffen (vgl. Tab. 1, S. 214), sowie den verwendeten Hilfsstoffen und unter Berücksichtigung des vorliegenden pH-Wertes. Es sind folgende Konzentrationen geeignet:

Alkoniumbromid	(Al)	0,002%
Benzalkoniumbromid	(BA)	0,002%
Phenylquecksilber(II)-borat bzw. -acetat bzw. -nitrat	(PQ)	0,002%
Thiomersal	(Th)	0,002%
	und	0,003%

Annähernd isotonische Augentropfen weisen eine Gefrierpunktserniedrigung im Bereich von 0,4 bis 0,8° auf. Hypertonische Lösungen sind zulässig, wenn die Überschreitung des angegebenen Tonizitätsbereiches auf Grund der Arzneistoffkonzentration unvermeidbar ist.

Tabelle 1. *Angaben zur Herstellung von Augentropfen (wäßrige Lösungen) aus gebräuchlichen Arzneistoffen*

Arzneistoff	Konservierungsmittel	Arzneiträger	Euhydrischer pH-Wert	Gramm Arzneiträger A für 0,1 g Arzneistoff
1	2	3	4	5
Adrenalinsalze	Th, PQ, Al, BA	G, F, D, B, C	5,5	1,8
Äthylmorphinhydrochlorid	Th, Al, BA, PQ	D, C, B (bis 4%)	5,5	1,8
Atropinsulfat	Th, Al, BA, PQ	D, C, B (bis 5%)	6,3	1,6
Borsäure	Th, PQ	D, B, C (bis 1,5%)	–	–
Calciumchlorid	Th, Al, BA	D, C (bis 2%)	6,85	4,0
Carbachol	Al, BA, Th, PQ	C, D, B (bis 2%)	6,5	3,7
Cocainhydrochlorid	Th, Al, BA, PQ	G, F, D, C, B (bis 4%)	5,5	2,2
Diacetyltannin-Protein-Silber	Th, PQ	E (bis 4%)	6,85	1,8
Diäthazinhydrochlorid	Th, Al, BA, PQ	D, C, B (bis 3,5%)	–	–
DL-Ephedrinhydrochlorid	Th, Al, BA, PQ	D, C, B (bis 2,5%)	6,5	3,1
Fluorescein-Natrium	Th, PQ	D, B (bis 2,5%)	–	–
Homatropinhydrobromid	Th, Al, BA	D, G, C	6,5	2,1
Kaliumjodid	Th	D (bis 2%)	7,25	3,9
Natriumhydrogencarbonat	Th, Al, BA	D, C (bis 1%)	–	–
Natriumjodid	Th	D (bis 1,5%)	7,25	4,2
Natriumtetraborat	Th, PQ	D, B (bis 1,5%)	–	–
Neostigminbromid	Th, Al, BA	D, G, C (bis 3,5%)	–	–
Paraoxonverreibung	Th, Al, BA, PQ	A	–	–
Physostigminsalicylat	Th, PQ	G, F, D, B	5,5	2,0
Pilocarpinhydrochlorid	PQ, Th	B, D (bis 3%)	6,75	2,2
Procainhydrochlorid	Th, PQ, Al, BA	G, F, D, B, C (bis 3,5%)	5,5	2,0
Resorcin	Al, BA, PQ, Th	C, B, D (bis 2,5%)	6,05	3,0
Scopolaminhydrobromid	Th, Al, BA	D, C	6,5	1,4
Silbernitrat	–	*	–	–
Sulfanilamide (Natriumsalze)	Th, Al, BA	A	–	–
Tetracainhydrochlorid	Th, PQ, Al, BA	G, F, D, B, C	5,5	2,2
Tolazolinhydrochlorid	Th, PQ, Al, BA	D, B, C (bis 2,5%)	6,75	2,9
Zinksulfat	PQ, Th	F, G, B, D	6,3	2,2

* Sterilisierte Lösung von 1,2% Kaliumnitrat, bei mehr als 2% Silbernitrat sterilisiertes Wasser.

Zur Herstellung annähernd isotonischer Augentropfen können die folgenden Arzneiträger verwendet werden:

A　sterilisiertes Wasser mit 0,020% Al bzw. 0,002% BA bzw. 0,002% PQ bzw. 0,002% Th (Für sterilisiertes kann auch unter aseptischen Bedingungen erhaltenes destilliertes Wasser bis zu 6 Std. nach der Destillation verwendet werden.)

B　sterilisierte Lösung von 0,7% Natriumchlorid und 0,002% PQ

C　sterilisierte Lösung von 0,7% Natriumchlorid und 0,002% Al bzw. BA

D　sterilisierte Lösung von 0,7% Natriumchlorid und 0,002% Th

E　sterilisierte Lösung von 1,2% Kaliumnitrat　und 0,002% PQ

F　sterilisierte Lösung von 1,5% Borsäure　　　und 0,002% PQ

G   sterilisierte Lösung von 1,5% Borsäure   und 0,002% Th
H   sterilisierte Lösung von 2 % Natriumacetat   und 0,002% PQ
I   sterilisierte Lösung von 2 % Natriumacetat   und 0,002% Th
K   sterilisierte Lösung von 1,9% Borsäure   und 0,002% PQ
L   sterilisierte Lösung von 1,9% Borsäure   und 0,002% Th
M   sterilisierte Lösung von 0,9% Natriumchlorid,
      2% Hydroxyäthylcellulose   und 0,003% Th

Die nach Verfahren a₁) sterilisierten Arzneiträger können in dem alsbaldigen Verbrauch angemessenen Mengen vorrätig gehalten werden. Der Arzneiträger A dient als Lösungsmittel bei Augentropfen, bei denen durch den Arzneistoff oder durch die Arzneistoffe annähernde Isotonie oder Hypertonie eingestellt wird. Die Arzneiträger B, C, D, E, F und G stellen Lösungsmittel für ungepufferte Augentropfen aus Arzneistoffen dar, deren Konzentration nicht zur Einstellung annähernder Isotonie ausreicht. Zur Herstellung solcher Augentropfen wird der Arzneistoff im geeigneten Arzneiträger (vgl. Tab. 1, Spalte 3) gelöst.

Werden gepufferte Augentropfen verordnet, so werden diese, wenn nichts anderes vorgeschrieben ist, auf den euhydrischen pH-Wert des Arzneistoffes (vgl. Tab. 1, Spalte 4) eingestellt. Werden mehrere Arzneistoffe verordnet, so ist von den angegebenen pH-Werten der niedrigste zu wählen. Zur Herstellung gepufferter, annähernd isotonischer Augentropfen können die Arzneistoffe in der zur Herstellung einer isotonischen Lösung notwendigen Menge des Arzneiträgers A (vgl. Tab. 1, Spalte 5) gelöst und die Lösung mit der gemäß Tab. 2 hergestellten Mischung der Arzneiträger H und K oder I und L bis zur verordneten Menge ergänzt werden.

Für wäßrige Suspensionen kann der Arzneiträger M verwendet werden.

Für ölige Lösungen und Suspensionen ist, wenn nichts anderes verordnet wird, „Erdnußöl zur Injektion" zu verwenden. Wenn die Löslichkeit es erfordert, wird nach Verfahren d) sterilisiertes Ricinusöl verwendet.

Erläuterungen zur Tab. 1: In Spalte 2 sind die Konservierungsmittel, in Spalte 3 die Arzneiträger aufgeführt. Wenn in Spalte 3 für den Arzneistoff eine Konzentrationsangabe in Klammern gemacht ist, so wird bei Überschreitung der angegebenen Konzentration Arzneiträger A mit dem gemäß Spalte 2 geeigneten Konservierungsmittel verwendet. Für die Herstellung gepufferter Augentropfen wird in Spalte 4 der euhydrische pH-Wert, in Spalte 5 die Menge Arzneiträger A angegeben, die zur Herstellung einer isotonischen Lösung aus 0,1 g Arzneistoff benötigt wird.

Tabelle 2. *Herstellung isotonischer Pufferlösungen durch Mischen der Arzneiträger*
H und K oder I und L

pH-Wert	Mischung aus	
	Teile Arzneiträger H oder I	Teile Arzneiträger K oder L
5,5	0,25	9,75
5,7	0,5	9,5
6,05	1,0	9,0
6,3	2,0	8,0
6,5	3,0	7,0
6,65	4,0	6,0
6,75	5,0	5,0
6,85	6,0	4,0
6,95	7,0	3,0
7,1	8,0	2,0
7,25	9,0	1,0
7,4	9,5	0,5

Werden sterile Augentropfen verordnet, so ist die Sterilisation folgendermaßen vorzunehmen:

Bei wäßrigen Lösungen: Verfahren d), gegebenenfalls a₁).
Bei wäßrigen Suspensionen: Verfahren a₁), gegebenenfalls e).
Bei öligen Lösungen: Verfahren b), gegebenenfalls e).
Bei öligen Suspensionen: Verfahren b), gegebenenfalls e).

Augentropfen, die Fluorescein-Natrium enthalten, sind stets sterilisiert abzugeben.

Sterilisierte wäßrige Augentropfen, die zur einmaligen Verwendung bestimmt sind, erhalten keinen Konservierungsmittelzusatz.

Augentropfen sind vor Licht geschützt aufzubewahren und gegebenenfalls mit dem Hinweis „Kühl aufbewahren" zu versehen.

Augentropfen müssen mit dem Hinweis gekennzeichnet werden, daß sie einen Monat nach erfolgtem Anbruch von der Verwendung als Arzneimittel auszuschließen sind. Dieser Hinweis entfällt, wenn die Augentropfen mit einem Verfalldatum gekennzeichnet sind, das höchstens einen Monat nach der Herstellung liegt.

Wäßrige Augentropfen, die auf Grund des entsprechenden Vermerks auf der ärztlichen Verschreibung ohne Konservierungsmittelzusatz hergestellt worden sind, müssen mit dem Hinweis gekennzeichnet werden, daß sie 8 Tage nach erfolgtem Anbruch von der Verwendung als Arzneimittel auszuschließen sind.

Die unter „Augentropfen" gemachten Ausführungen gelten für Augenwässer sinngemäß.

2. ÖAB 9 Collyria. Augenwässer. Augentropfen. Augenwässer und Augentropfen sind flüssige Arzneizubereitungen, die zur äußerlichen Anwendung am Auge bestimmt sind.

Herstellung. Augenwässer und Augentropfen sind unter möglichst aseptischen Bedingungen herzustellen. Als Lösungsmittel dürfen nur Wasser zur Injektion oder frisch ausgekochtes und wieder erkaltetes Destilliertes Wasser bzw. Öl zur Injektion verwendet werden.

Augenwässer und wässerige Augentropfen sollen nach Möglichkeit isotonisch mit der Tränenflüssigkeit sein und annähernd dieselbe Wasserstoffionenkonzentration aufweisen wie die Tränenflüssigkeit (pH = 7,15 bis 7,35), sofern die Natur der gelösten Arzneistoffe nicht ein anderes pH erfordert. Der pH-Wert soll jedoch nicht unter 5,0 und nicht über 8,5 liegen. Augenwässer und wässerige Augentropfen sollen außerdem ein geeignetes Konservierungsmittel enthalten.

Zur Erreichung der Isotonie allein kann nach den unten angegebenen Vorschriften gearbeitet werden. Das geeignete pH erreicht man durch Zusatz von Pufferlösungen, wobei gleichzeitig auch Isotonie erzielt wird. In diesem Fall geht man folgendermaßen vor: Man löst den zu verarbeitenden Arzneistoff in Wasser entsprechend der in Tab. 1 angegebenen isotonischen Konzentration und ergänzt die Lösung hierauf mit den zur Erzielung des erforderlichen pH angegebenen Pufferlösungen auf das vorgeschriebene Gewicht.

Zur Bereitung der Pufferlösungen verwendet man folgende Stammlösungen, die in den in Tab. 1 angegebenen Mengenverhältnissen gemischt und sodann mit kohlensäurefreiem Wasser zur Injektion auf 100,0 g ergänzt werden. Auch die Pufferlösungen sollen ein Konservierungsmittel enthalten, das für die damit zu bereitenden Augenwässer und wässerigen Augentropfen geeignet ist.

Tabelle 1

Pufferlösung	Ab-kürzung	Stammlösung in g				Kohlensäure-freies Wasser zur Injektion g
		I	II	III	IV	
Borsäurelösung pH 5	B 5	62,6	—	—	—	37,4
Boratpufferlösung pH 6,3	B 6,3	53,7	16,0	—	—	30,3
Boratpufferlösung pH 6,8	B 6,8	29,7	54,4	—	—	15,9
Phosphatpufferlösung pH 5,3	P 5,3	—	—	62,2	6,0	31,8
Phosphatpufferlösung pH 6,05	P 6,05	—	—	51,4	23,5	25,1
Phosphatpufferlösung pH 6,45	P 6,45	—	—	39,1	47,7	13.2
Phosphatpufferlösung pH 6,85	P 6,85	—	—	26,4	72,5	1,1

Stammlösungen. I. 3%ige Borsäurelösung: 3,00 g Borsäure werden in kohlensäurefreiem W. zur Injektion zu 100,0 g gelöst.
II. 1,75%ige Borsäurelösung — 0,25%ige Natriumtetraboratlösung: 1,75 g Borsäure und 0,25 g Natriumtetraborat werden in kohlensäurefreiem W. zur Injektion zu 100,0 g gelöst.

III. 4%ige Natriumdihydrogenphosphatlösung: 4,00 g Natriumdihydrogenphosphat werden in kohlensäurefreiem W. zur Injektion zu 100,0 g gelöst.

IV. 4%ige Natriummonohydrogenphosphatlösung: 4,00 g Natriummonohydrogenphosphat werden in kohlensäurefreiem W. zur Injektion zu 100,0 g gelöst.

Die für die einzelnen Arzneistoffe geeigneten Pufferlösungen und Konservierungsmittel sind aus Tab. 2 ersichtlich. Als Konservierungsmittel kommen in Betracht: Benzalkoniumchlorid (Bz), ein Gemisch von 2 T. p-Hydroxybenzoesäuremethylester und 1 T. p-Hydroxybenzoesäurepropylester (HB) oder Phenylquecksilberacetat (Ph).

Tabelle 2

Arzneistoff	Pufferlösung	Konservierungsmittel
Aethylmorphinum hydrochloricum	P 5,3	Bz 0,02%
Argentum diacetylotannicum proteinicum	B 6,8	Ph 0,002%
Argentum proteinicum	B 6,8	Ph 0,002%
Atropinum sulfuricum	P 6,45	Bz 0,02%
Benzylimidazolinum hydrochloricum	P 6,85	HB 0,1%
Calcium chloratum	B 6,8	Ph 0,002%
Carbamidum	B 6,8	Ph 0,002%
Cinchocainum hydrochloricum	P 6,05	Bz 0,02%
Cocainum hydrochloricum	P 6,05	Bz 0,02%
Ephedrinum hydrochloricum	P 6,05	Bz 0,02%
Homatropinum hydrobromicum	P 6,45	Bz 0,02%
Hydrargyrum oxycyanatum	P 6,85	–
Kalium jodatum	P 6,85	HB 0,1%
Naphthylmethylimidazolinum nitricum	P 6,85	HB 0,1%
Natrium jodatum	P 6,85	HB 0,1%
Natrium salicylicum	B 6,8	Ph 0,002%
Physostigminum salicylicum	P 6,05	HB 0,1%
Pilocarpinum hydrochloricum	P 6,85	Bz 0,02%
Procainum hydrochloricum	P 6,05	Bz 0,02%
Resorcinolum	P 6,05	Bz 0,02%
Scopolaminum hydrobromicum	P 6,45	Bz 0,02%
Solutio Adrenalini bitartarici	B 5	Ph 0,002%
Tetracainum hydrochloricum	P 5,3	Bz 0,02%
Zincum sulfuricum	B 6,3	Ph 0,002%

Augenwässer und Augentropfen müssen vollkommen klar sein; sie dürfen weder Filter- noch Wattefäserchen enthalten. Sie müssen daher, wenn nötig, wiederholt durch gehärtete Filter oder durch Watte, die mit ausgekochtem Wasser gewaschen und zusammengepreßt wurde, filtriert werden.

Aufbewahrung. Vor Licht geschützt, in Gefäßen aus alkaliarmem Glas unter sterilen Bedingungen, nicht länger als 1 Jahr.

Abgabe. Augentropfen dürfen nur in höchstens 50 ml fassenden Fläschchen mit einem Spezialverschluß mit Tropfpipette abgegeben werden. Sie sollen vom Patienten nicht länger als 1 Monat lang verwendet werden.

3. BPC 68 Eye-drops, guttae ophthalmicae.

Augentropfen sind sterile, wäßrige oder ölige Lösungen oder Suspensionen zum Einbringen in das Auge. Sie enthalten gewöhnlich Substanzen mit antiseptischer, anaesthetischer, entzündungshemmender, mydriatischer oder myotischer Wirkung, oder Substanzen zu diagnostischen Zwecken.

Wäßrige Augentropfen werden in bakterizid und fungizid wirkenden Arzneiträgern hergestellt. Im allgemeinen eignen sich wäßrige Lösungen von Phenylquecksilbernitrat oder -acetat (0,002%), Benzalkoniumchlorid (0,01%) und Chlorhexidinacetat (0,01%).

Die Wahl der Konservierungsmittel richtet sich nach der Verträglichkeit der Substanz mit den anderen Bestandteilen der Lösung und nach der Verwendungszeit der Augentropfen.

Benzalkoniumchlorid ist als Konservierungsmittel für Augentropfen mit Lokalanaesthetica ungeeignet.

Werden Augentropfen für den häuslichen Gebrauch an den Patienten abgegeben, muß dem Benutzer Anweisung gegeben werden, wie eine Kontamination der Arznei zu vermeiden ist, und daß sie nicht länger als 2 Wochen nach dem ersten Öffnen zu gebrauchen sei. In Kliniken und anderen Behandlungsräumen sollen Augentropfen 1 Woche nach dem ersten Öffnen verworfen werden. Im Operationssaal ist für jeden Patienten ein vorher noch nicht geöffneter Behälter zu verwenden.

Die Augentropfen des BPC 68 sind für die herkömmliche Instillation von je 1 bis 2 Tr. in den Conjunctivalsack gedacht. Sie sind nicht geeignet zur Injektion in die vordere Augenkammer. Solche Lösungen müssen ebenfalls steril sein, dürfen jedoch keine Konservierungsmittel enthalten.

Herstellung. Geräte zur Herstellung und Abgabebehälter müssen vor Gebrauch sorgfältig gereinigt werden. Die Tropfverschlüsse müssen gereinigt und mit dem in den Augentropfen verwendeten Konservierungsmittel imprägniert werden. Sie werden bis zum Gebrauch in der Imprägnierlösung aufbewahrt. In Vorversuchen ist zu klären, ob nicht zwischen dem Verschlußmaterial und dem Konservierungsmittel Unverträglichkeiten auftreten; es darf keine Trübung oder Fällung auftreten, wenn es nach der obengenannten Vorbehandlung in einer Lösung des ausgewählten Konservierungsmittels autoklaviert wird.

Augentropfen sollten in Dosen von nicht mehr als 10 ml abgefüllt werden.

Wenn in den Monographien nicht anders angegeben, werden Augentropfen des BPC 68 nach folgenden Methoden hergestellt:

Methode A: Das Medikament wird in der wss. Lsg. eines der beschriebenen oder in der Monographie genannten Konservierungsmittel gelöst. Die Lsg. wird klar filtriert, in die Abgabebehälter überführt, bakteriendicht verschlossen und im Autoklaven sterilisiert.

Methode B: Die wie unter A hergestellte Lsg. wird sterilfiltriert und aseptisch in sterile Abgabebehälter überführt, die dann bakteriendicht verschlossen werden.

Methode C: Die wie unter A hergestellte Lsg. wird klar filtriert, in die Abgabebehälter überführt, bakteriendicht verschlossen und 30 Min. lang bei 98 bis 100° sterilisiert.

Augentropfen können nach jeder beliebigen anderen Methode hergestellt werden, die gewährleistet, daß das Endprodukt den oben oder den in den Monographien beschriebenen Präparaten entspricht.

Prüfung. Wenn in den Monographien nichts anderes angegeben ist, müssen Augentropfen der Prüf. auf Sterilität (S. 455) entsprechen.

Behälter. Augentropfen sollen in Glasbehältern, die dem British Standard 1679: Part 5: 1965 entsprechen, oder in geeigneten bakteriendicht verschließbaren Plastikgefäßen abgegeben werden. Die dem British Standard entspr. Gefäße sind braun, längs gerippt und entweder aus Neutralglas oder aus Natronglas, das nachträglich auf der Innenseite vergütet wurde, um die Alkaliabgabe an das Wasser zu vermindern. Solche Natronglasgefäße dürfen nur einmal autoklaviert werden. Die Glastropfpipetten bestehen aus Neutralglas. Die Pipettenschläuche sind aus Gummi, der widerstandsfähig gegen Autoklavieren ist und beim Gebrauch weder Alkali noch andere schädliche Substanzen abgibt. Die Verschlüsse bestehen aus Aluminium oder einem geeigneten Kunststoff. Da einige Gummiarten unverträglich mit Benzalkoniumchlorid sind, sind sie, soweit dies durch die oben genannten Vorprüfungen nicht ausgeschlossen wurde, dort durch Silicongummi zu ersetzen, wo dieses Konservierungsmittel vorgeschrieben ist. Statt der Verwendung von Silicongummi kann man auch so verfahren, daß die gefüllten Abgabebehälter mit einer durch Plastikfolie geschützten gewöhnlichen Schraubkappe verschlossen und autoklaviert werden. Die mit einer Schraubkappe versehene Tropfpipette wird getrennt sterilisiert und nach Ermessen des Apothekers steril verpackt, getrennt aufbewahrt und vor Abgabe gegen den gewöhnlichen Schraubverschluß ausgetauscht.

Sind Organoquecksilberverbindungen als Konservierungsmittel in der Lsg., so dürfen keine Aluminiumkappen verwendet werden. Jegliches Behältermaterial muß verträglich mit den Inhaltsstoffen der Lsg. sein.

Augentropfen, die in Vorrat hergestellt werden, sollten mit einem leicht zu erbrechenden Siegel verschlossen sein.

Beschriftung. Das Etikett auf dem Abgabegefäß soll enthalten:

1. Name und Konzentration des verwendeten Konservierungsmittels,
2. Konzentration des wirksamen Agens, soweit BPC 68 eine Variation der Stärke der Augentropfen in der jeweiligen Monographie vorsieht.

Das Etikett auf einem Mehrdosenbehälter sollte zudem den Hinweis an den Benutzer enthalten, daß die Augentropfen nicht länger als 2 Wochen nach dem ersten Öffnen verwendbar sind.

4. Nord. 63 Oculoguttae.

Augentropfen sind flüssige Präparate zum Einträufeln in den Conjunctivalsack. Sie müssen aseptisch bereitet werden. Sie dürfen keine Feststoffpartikel enthalten. Sie sollen soweit wie möglich tränenisotonisch sein. Wäßrige Augentropfen, deren Wirkstoffe nicht selbst bakterizid wirken, sollen mit Konservierungsmitteln versetzt werden; z. B. mit 0,001% Phenylquecksilbernitrat, 0,5% Phenylaethylalkohol oder 0,5% Chlorbutol. Wenn vom Arzt besonders vorgeschrieben, dürfen Augentropfen auch ohne Zusatz von Konservierungsmitteln abgegeben werden. Die Abgabegefäße müssen bakteriendicht verschließbar sein.

Prüfung. 1. Isotonie. Isotonische Augentropfen dürfen in ihrer Gefrierpunktdepression gegenüber einer 0,9%igen (w/v) Kochsalzlösung höchstens um -20% bis $+30\%$ abweichen. — 2. Sterilität. Vorrätig gehaltene Augentropfen müssen der Prüf. auf Sterilität (s. S. 455) entsprechen.

Besondere Bestimmungen. Augentropfen, sowie Lösungen zur Herstellung von Augentropfen sind in Behältern aufzubewahren, die eine aseptische Entnahme gestatten. Sie dürfen, vom ersten Anbruch an gerechnet, höchstens 2 Monate aufbewahrt und verwendet werden. Diese Begrenzung gilt nicht für Stammlösungen der Konservierungsmittel.

5. USP XVII Ophthalmic Solutions.

Augentropfen sind sterile Lösungen, frei von Fremdstoffpartikeln, geeignet zusammengesetzt und zur Applikation am Auge bestimmt. Ihre Herstellung setzt die sorgfältige Beachtung der den Wirkstoffen selbst innewohnenden Toxizität, des osmotischen Druckes, der evtl. Pufferung, der Konservierung und der Auswahl eines geeigneten Konservierungsmittels, sowie der Sterilisation und Verpackung voraus.

Osmotischer Druck. Die Tränenflüssigkeit besitzt wie das Blut einen osmotischen Druck, der dem einer 0,9%igen Natriumchloridlsg. entspricht. Im Idealfall sollen Augentropfen damit isotonisch sein. Das Auge toleriert jedoch osmotische Drücke bis herab zu dem einer 0,6%igen und hinauf bis zu dem einer 1,5%igen Kochsalzlösung ohne besondere Reizerscheinungen. Da die meisten Augenarzneistoffe relativ hohe Molekulargewichte haben, können sie isotonischer Natriumchloridlsg. oder anderen isotonischen Lösungen in Konzentrationen bis zu 3% zugesetzt werden, ohne daß der osmotische Druck über die Schmerzschwelle anstiege.

Einige Augentropfen sind notwendigerweise deshalb hypertonisch, weil nur mit ausreichender Wirkstoffkonzentration eine prompte bakterizide Wirkung erreicht wird. In solchen Fällen dauert der schmerzhafte Reiz im Auge nur sehr kurz, da die kleine applizierbare Menge durch Tränenflüssigkeit sofort verdünnt wird. Dies gilt natürlich nicht für Collyria, da die angewendete Menge des Augenbades gegenüber den Tränen weit überwiegt. Collyria müssen deshalb wenigstens annähernd isotonisch sein.

Pufferung. Viele Arzneistoffe, v. a. Alkaloidsalze, sind sehr wirksame Therapeutica bei pH-Werten, bei denen die undissoziierte freie Base vorliegt. Dabei kann jedoch der Wirkstoff instabil sein, so daß ein optimaler pH-Wert eingestellt und gehalten werden muß. Dies geschieht mit Puffern. Ein Grund für die Pufferung mancher Augentropfen ist die allmähliche Freisetzung von OH-Ionen durch Natronglas und der damit verbundene pH-Anstieg. Dieser könnte sowohl die Löslichkeit als auch die Haltbarkeit des Arzneistoffes beeinträchtigen. Die Entscheidung, ob eine Augenarznei gepuffert werden soll oder nicht, hängt von verschiedenen Überlegungen ab. Die normale Tränenflüssigkeit mit einem pH von etwa 7,4 besitzt eine gewisse Pufferkapazität. Das Einbringen einer Lösung ins Auge verursacht sofortige verstärkte Tränensekretion und Neutralisation eines evtl. H- oder OH-Ionenüberschusses im Rahmen der Pufferkapazität der Tränen. Die meisten Augenarzneien, wie Alkaloidsalze, reagieren in Lösung schwach sauer und besitzen nur geringe Pufferwirkung. Wenn nur 1 oder 2 Tropfen davon ins Auge kommen, so reicht die Pufferkapazität der Tränen aus, um die pH-Verschiebung abzufangen und Schmerz zu vermeiden. Einige Arzneistoffe jedoch wie Pilocarpinhydrochlorid und Epinephrinbitartrat, reagieren in Lösung stark sauer und übersteigen die Pufferkapazität der Tränenflüssigkeit. Im Idealfall sollte also eine Augenlösung den gleichen pH-Wert (Isohydrie), ebenso wie den gleichen osmotischen Druck (Isotonie) besitzen. Dies ist im allgemeinen nicht möglich, da zahlreiche Wirkstoffe bei pH 7,4 in Wasser wenig löslich sind. Das trifft v. a. für die meisten Alkaloidsalze zu. Weiterhin sind viele Arzneistoffe in Lösung bei annähernd pH 7,4 unbeständig, besonders während der Hitzesterilisation. Deshalb wählt man, wenn eine Augenlösung gepuffert werden soll, den pH-Wert aus, der einerseits pH 7,4 möglichst nahe kommt, andrerseits aber die Löslichkeit und Haltbarkeit der Wirkstoffe erhält. Wo die Herstellung von Augentropfen durch aseptisches Mischen von sterilisierter Wirkstofflösung mit steriler Pufferlösung erfolgt, kann eine Sterilisation der Mischung unterbleiben. Dadurch kann ein dem natürlichen pH näherliegendes Puffersystem verwendet werden, ohne den Wirkstoff zu schädigen.

Eine so hergestellte Arznei ist jedoch unter Umständen nicht wirklich steril und kann bei dem höherliegenden pH-Wert eine verminderte Haltbarkeit besitzen.

Die folgenden Daten geben einige in der Augenheilkunde gebräuchliche Trägerflüssigkeiten an. Sie besitzen eine gewisse Pufferkapazität und sind tränenisotonisch.

Borsäure-Trägerflüssigkeit. Dieser Träger hat ein pH von knapp unter 5,0. Er kann hergestellt werden durch Auflösen von 1,9 g Borsäure in W. zu 100 ml. Er eignet sich für die Aufnahme der Salze von
Cocain, Dibucain, Phenylephrin, Piperocain, Procain, Tetracain und Zink.

Besondere Borsäure-Trägerflüssigkeit, Special boric acid vehicle. Eine für die Aufnahme von Physostigmin- und Epinephrin-Salzen modifizierte Borsäure-Trägerflüssigkeit enthält zusätzlich in 100 ml Lsg. 100 mg Natriumsulfit.

Achtung! Für beide Borsäure-Träger eignet sich 0,001% Phenylquecksilbernitrat als Konservierungsmittel.

Isotonische Phosphat-Trägerflüssigkeit. Ein Träger, der die Wahl zwischen pH 5,9 bis 8,0 zuläßt, ist das auf Isotonie eingestellte Phosphat-Puffersystem. Dazu sind Stammlsg. von Mononatriumphosphat (8,00 g NaH_2PO_4 in 1000 ml) und Dinatriumphosphat (9,47 g Na_2HPO_4 in 1000 ml) nötig, die nach folgender Tabelle gemischt werden.

NaH_2PO_4-Lsg. ml	Na_2HPO_4-Lsg. ml	Result. Pufferlsg. pH	NaCl-Zusatz zur Isotonie g/100 ml
90	10	5,9	0,52
80	20	6,2	0,51
70	30	6,5	0,50
60	40	6,6	0,49
50	50	6,8	0,48
40	60	7,0	0,46
30	70	7,2	0,45
20	80	7,4	0,44
10	90	7,7	0,43
5	95	8,0	0,42

Die Pufferlsg. mit pH 6,8 wird empfohlen für die Salze von Atropin, Ephedrin, Eucatropin, Homatropin, Pilocarpin und Scopolamin.

Die Lösungen der Tabelle stellen brauchbare Träger für zahlreiche Augenarzneien dar. Da sie jedoch bereits isotonisch sind, bewirkt der Zusatz des Arzneistoffes eine Hypertonie. Ist die Konzentration des Arzneistoffes gering, so treten dadurch keine Beschwerden beim Patienten auf. Häufig jedoch wird die Hypertonie fühlbar. In solchen Fällen löst man den Wirkstoff (die Wirkstoffe) in der berechneten Menge Wasser zu Injektionszwecken bevor man die sterile, isotonische Pufferlösung zufügt. In der nachfolgenden Liste sind eine Anzahl von Augenarzneimitteln und die Volumina isotonischer Lsg., die aus jeweils 300 mg davon hergestellt werden können, aufgeführt. Ergänzt man mit der entsprechenden Pufferlsg. zu 30 ml, so hat man isotonische Lösungen von 1% des Wirkstoffes. Bei anderen als 1%igen Lösungen ist die erforderliche Menge W. direkt proportional.

Wirkstoff (300 mg)	Isotonisch, wenn mit W. gelöst zu ml	Wirkstoff (300 mg)	Isotonisch, wenn mit W. gelöst zu ml
Atropinsulfat	4,3	Natriumsulfamerazin	7,7
Borsäure	16,7	Natriumsulfathiazol	7,3
Butacainsulfat	6,7	Neomycinsulfat	3,7
Cocainhydrochlorid	5,3	Penicillin G Kalium	6,0
Dibucainhydrochlorid	4,3	Phenacainhydrochlorid	6,7
Ephedrinhydrochlorid	10,0	Phenylephrinhydrochlorid	10,7
Ephedrinsulfat	7,7	Physostigminsalicylat	5,3
Epinephrinbitartrat	6,0	Pilocarpinhydrochlorid	8,0
Epinephrinhydrochlorid	9,7	Pilocarpinnitrat	7,7
Eucatropinhydrochlorid	6,0	Piperocainhydrochlorid	7,0
Fluoresceinnatrium	10.3	Polymyxin B Sulfat	3,0
Homatropinhydrobromid	5,7	Procainhydrochlorid	7,0
Homatropin-methobromid	6,3	Scopolaminhydrobromid	4,0
Natriumbicarbonat	21,7	Silbernitrat	11,0
Natriumbiphosphat	13,3	Streptomycinsulfat	2,3
Natriumborat	14,0	Tetracainhydrochlorid	6,0
Natriumsulfacetamid	7,7	Zinksulfat	5,0
Natriumsulfadiazin	8,0		

Sterilisation. Alle Augentropfen sollen bei der Abgabe steril sein; sie müssen steril sein, wenn sie am verletzten Auge oder zu chirurgischen Zwecken gebraucht werden. Während die Sterilisation der fertigen Lösung im Abgabegefäß zwar vorzuziehen ist, muß sich die Wahl des Sterilisationsverfahrens in erster Linie nach den Eigenschaften der jeweiligen Substanz richten.

Es darf nicht übersehen werden, daß verschiedene Arzneistoffe im physiologischen pH-Bereich bei hoher Temperatur ziemlich instabil sind. Deshalb muß entschieden werden, ob man ein niedriges pH trotz physiologischer Bedenken oder die getrennte Sterilisation der Wirkstofflösung und des Puffers und ihre nachträgliche aseptische Mischung wählt. Mit Ausnahme der basisch reagierenden Salze schwacher Säuren wie Fluoresceinnatrium oder Natriumsulfacetamid können die Lösungen aller üblichen Augenarzneien in 1,9%iger Borsäure-lsg. bei 121° 15 Min. lang autoklaviert werden, ohne daß ernste Veränderungen ihrer therapeutischen Eigenschaften einträten.

Die Anwendung bakteriendichter Filter vermeidet zwar die Hitzeeinwirkung, doch bringt sie einige technische Schwierigkeiten mit sich. Außerdem werden vom Filter oftmals Teile des Arzneistoffs zurückgehalten — selbst nach Waschen —, so daß ein nachfolgendes anderes Präparat verunreinigt werden kann; es sei denn, man verwendet für jede Arznei ein eigenes Filter.

Konservierung. Augentropfen können in Mehrfachdosenbehälter abgefüllt werden, wenn sie zur Verwendung am unverletzten Auge bestimmt sind. Auch wenn sie bei Abgabe steril sind, sollten sie ein Konservierungsmittel oder ein Gemisch mehrerer enthalten, um mikrobielles Wachstum zu verhindern. Häufig wird zu diesem Zweck Benzalkoniumchlorid in einer Konzentration 1:10 000 benutzt. Doch ist es nicht immer wirksam. Außerdem ist es unverträglich mit anionischen Stoffen, Salicylaten und Nitraten. In solchen Fällen sollte es durch Phenylquecksilbernitrat (1:100000) ersetzt werden. Andere Konservierungsmittel sind Chlorobutanol (s. Bd. II, 1172) und Phenylaethylalkohol in Konzentrationen von 0,5%. Chlorobutanol wird jedoch leicht hydrolysiert, bildet Salzsäure und erniedrigt den pH-Wert der Lösung. Diese Hydrolyse geht in ursprünglich neutraler, ungepufferter Lösung beim Erhitzen rasch, bei Raumtemperatur allmählich vor sich.

In den vom Auge tolerierten Konzentrationen sind alle vier bisher genannten Konservierungsmittel gegen einige Stämme von Pseudomonas aeruginosa, einem Mikroorganismus, der in die verletzte Hornhaut eindringt und Geschwürsbildung und Blindheit verursachen kann, wirkungslos. Eine Kombination von 0,01% Benzalkoniumchlorid und 1 000 USP-Einheiten Polymyxin B Sulfat je *ml* haben sich als wirksam gegen die meisten sonst resistenten Stämme von Pseudomonas erwiesen, ohne die Augenschleimhaut nennenswert zu reizen.

Augentropfen, die zu chirurgischen Zwecken gebraucht werden, müssen steril sein und dürfen kein Konservierungsmittel enthalten. Daraus folgt, daß sie in Behälter zum einmaligen Gebrauch abzupacken sind. Nicht verbrauchte Augentropfen sind zu verwerfen.

Fluoresceinnatrium sollte steril in Behältern zum einmaligen Gebrauch oder in Form steriler imprägnierter Papierstreifen abgegeben werden. Der auf das zu prüfende Auge gelegte Streifen überträgt eine zum Nachweis von Hornhautverletzungen und Fremdkörpern ausreichende Menge des Diagnostikums.

Dickungsmittel. Um die Kontaktzeit zwischen Arznei und Augenschleimhaut zu verlängern und damit die therapeutische Wirkung zu steigern, wird gelegentlich die Viskosität der Augentropfen erhöht. Dazu eignen sich Methylcellulose verschiedener Polymerisationsgrade (z. B. 1% Methylcellulose 25 cP oder 0,25% Methylcellulose 4000 cP) oder andere geeignete Dickungsmittel. Dabei ist zu bedenken, daß Methylcellulose schwer sterilisierbar, wegen seiner Viskosität nur schwierig zu filtrieren ist, und durch Koagulation bei der Hitzesterilisation ungelöste Partikel hinterläßt. Die fertigen Augentropfen müssen jedoch klar sein.

6. Jap. 61 Collyria, Eye lotions.

Collyria sind Lösungen oder Suspensionen von Arzneistoffen oder Zubereitungen, die den trockenen Arzneistoff zum Lösen oder Suspendieren vor dem Gebrauch enthalten. Sie sind zur Anwendung am Auge bestimmt.

Wenn nichts anderes angegeben ist, werden sie durch Suspendieren oder Lösen der vorgeschriebenen Menge an Wirkstoff im angegebenen Volumen des Dispersionsmittels oder durch Abfüllen der entsprechenden Menge trockener Substanz in dicht schließende Gefäße hergestellt. Während der Herstellung ist jegliche Verunreinigung zu vermeiden. Der Herstellungsvorgang ist möglichst rasch durchzuführen. Augentropfen sollten sterilisiert werden. Die Konzentration der erhaltenen Lösung wird in % (w/v) angegeben.

Trockenpackungen ist ein geeignetes Lösungs- oder Dispersionsmittel beizufügen mit der Aufschrift „für Augentropfen".

Die zur Herstellung von Augentropfen bestimmten Flüssigkeiten müssen in den verwendeten Mengen physiologisch indifferent und mit den Arzneistoffen verträglich sein. Sie dürfen Prüfungen nicht stören. Folgende zwei Arten Flüssigkeiten werden verwendet und sollen die angegebenen Prüfungen halten:

1. Wäßrige Flüssigkeiten. Für wäßrige Augentropfen wird steriles destilliertes W. verwendet. Wenn nichts anderes angegeben ist, können isotonische Kochsalzlsg. oder eine andere wss. Lsg. als Trägerflüssigkeit verwendet werden.

2. Nichtwäßrige Flüssigkeiten. Für nichtwäßrige Augentropfen werden üblicherweise Pflanzenöle verwendet. Sie müssen bei 10° noch klar sein und dürfen weder ranzig riechen noch schmecken. Die Säurezahl muß unter 0,56, die Jodzahl zwischen 79 und 137 und die Verseifungszahl zwischen 185 und 200 liegen. Sie müssen folgende Proben auf Mineralöle halten.

10 ml des Öls werden in einem 100-ml-Kolben mit 15 ml Natronlauge (1 in 6) und 30 ml A. versetzt. Mit einem Trichter bedeckt wird die Mischung unter Schütteln auf dem Wasserbad bis zur klaren Lösung erhitzt. Dann gießt man in eine flache Porzellanschale und verdampft den A. auf dem Wasserbad. Wird der Rückstand mit 100 ml W. versetzt, so muß eine klare Lsg. entstehen.

Daneben können andere geeignete nichtwäßrige Flüssigkeiten als Lösungsmittel verwendet werden.

Die Teilchengröße von Suspensionen soll 75 μm nicht überschreiten.

Augentropfen können gepuffert, isotonisiert und mit geeigneten Konservierungsmitteln versehen werden.

b. Erläuterungen

Die weitestgehenden Angaben zur Arzneiform der Augentropfen macht USP VII. Zu den einzelnen Abschnitten dieser Angaben seien hier folgende ergänzende Erläuterungen gemacht:

1. Osmotischer Druck. Teilchen eines gelösten Stoffes üben auf die Teilchen des Lösungsmittels eine Anziehung aus, so daß diese in ihrer ungeregelten Wärmebewegung gehemmt werden. Sind zwei Lösungen verschiedener Konzentration durch eine semipermeable Wand — d. h. durch eine Membran, die nur für die Moleküle des Lösungsmittels, nicht aber für die gelösten Teilchen durchlässig ist — getrennt, so werden die Lösungsmittelteilchen von den zahlreicher vorhandenen gelösten Teilchen der konzentrierten Lösung insgesamt stärker angezogen als die der verdünnten Lösung. Die Diffusion in Richtung der höheren Konzentration ist begünstigt. Dadurch erfährt die konzentriertere Lösung eine Volumenzunahme, und von ihrer Seite wird ein Druck auf die Membran ausgeübt (osmotischer Druck). Ist die eine Lösung der Inhalt einer Zelle, und wird die Zelle von einer Lösung geringerer Konzentration umgeben, so steigt der Druck im Innern der Zelle. Ist die äußere Lösung konzentrierter, so diffundiert Wasser nach außen, die Zelle schrumpft, wobei u. U. Plasmolyse auftritt. Beide Vorgänge führen an der lebenden Gewebezelle zu schmerzhaftem Reiz.

Der osmotische Druck P einer Lösung ist abhängig von der Zahl N der gelösten Teilchen (meist als Zahl n der gelösten Mole ausgedrückt), dem Volumen V, der absoluten Temperatur T und der allgemeinen Gaskonstante R[1]:

$$P \cdot V = n \cdot R \cdot T.$$

Gelöste Stoffe üben somit denselben Druck aus, den sie — falls man sie verdampfen könnte — bei gleicher Temperatur und im gleichen Volumen auch als Gase ausüben würden.

Sind in gleichen Volumina zweier Lösungen gleich viele Teilchen gelöst, so üben sie den gleichen osmotischen Druck aus, sie sind isotonisch. Eine Lösung ist gegenüber einer anderen hypertonisch, wenn sie einen höheren, sie ist hypotonisch, wenn sie einen niedrigeren Druck als diese ausübt.

Bei wäßrigen Augenarzneien sollte Isotonie angestrebt werden. Allerdings darf sie in der BRD nicht ohne Anordnung des Arztes oder ohne dessen Zustimmung eingestellt werden. Gelegentlich jedoch muß eine relativ hohe Wirkstoffkonzentration gewählt werden, so daß eine bei Augentropfen durchaus vertretbare Hypertonie eintritt. Die in großen Volumina angewendeten Augenbäder dagegen müssen isotonisch sein.

Setzt man in die Gleichung für n/V die molare Konzentration[2] C ein, so erhält man

$$P = C \cdot R \cdot T.$$

Allerdings genügt bei Elektrolyten die Kenntnis der molaren Konzentration C alleine nicht, da durch Dissoziation pro Mol mehr als N Teilchen entstehen.

Der Grad der Dissoziation wird mit α bezeichnet. Bei vollständiger Dissoziation ist $\alpha = 1$; dissoziiert nur die Hälfte der Moleküle so ist $\alpha = 0,5$. Werden bei der Dissoziation eines

---

[1] $R = 0,08211 \cdot$ at/Grad.

[2] Die molare Konzentration, oft nur Molarität genannt, gibt die Anzahl Grammol des gelösten Stoffes je Liter Lösung an:

$$C = \frac{n}{V} = \frac{a_1}{a_L} \cdot \frac{d}{M_1} \cdot 100,$$

wobei C = Konzentration in Mol/l, n = Molzahl, V = Volumen in ml, a_1 = g gelöster Stoff, a_L = g Lösung, d = Dichte der Lösung, M_1 = M.G. des gelösten Stoffes. In einer 1 molaren Natronlauge (1 m NaOH) z. B. sind 40 g Natriumhydroxid in 1 l der Lösung enthalten.
Die molale Konzentration (Molalität) dagegen gibt die Anzahl Grammol des gelösten Stoffes je kg Lösungsmittel an:

$$C' = \frac{a_1}{a_{Lm}} \cdot \frac{1000}{M_1},$$

wobei C' = Konzentration in Mol/kg Lm und a_{Lm} = g Lösungsmittel.
In einer molalen Natronlauge sind demnach 40 g NaOH in 1 kg Wasser gelöst.
Bei sehr verdünnten Lösungen, Wasser als Lösungsmittel und Zimmertemperatur kann man C und C' nahezu gleichsetzen.

Elektrolytmoleküls z Ionen gebildet und ist der Dissoziationsgrad α bekannt, so ist die Zahl der tatsächlich entstehenden Teilchen

$$C \cdot [1 + (z - 1)\alpha].$$

Der Ausdruck $[1 + (z - 1)\alpha]$ wird mit i bezeichnet und stellt den Van't Hoffschen Koeffizienten dar. In stark verdünnten Lösungen ist vollständige Dissoziation anzunehmen. Damit wird $\alpha = 1$ und $i = z$. Bei Nichtelektrolyten ist $\alpha = 0$ und damit $i = 1$.

Die vollständige Gleichung für den osmotischen Druck muß demnach lauten

$$P = i \cdot C \cdot R \cdot T.$$

Eine 0,9%ige NaCl-Lösung (9 g/1000 ml; M.G. = 58,5) hätte dann bei 20 °C ($T = 293$ °K) bei vollständiger Dissoziation ($\alpha = 1$) und einer Ionenzahl $z = 2$ einen osmotischen Druck von

$$P = 2 \cdot \frac{9}{58,5} \cdot 0,0821 \cdot 293 = 7,35 \text{ at}.$$

Die Messung des osmotischen Druckes P stößt auf experimentelle Schwierigkeiten, da es meist nicht gelingt, eine ideale semipermeable Wand zu konstruieren. Glücklicherweise gibt es andere, leichter meßbare Größen, die dem osmotischen Druck proportional sind, d. h. die ebenso von der Zahl der gelösten Teilchen abhängen. Es sind dies die Dampfdruckerniedrigung, die Siedepunktserhöhung[1] und die Gefrierpunktserniedrigung von Lösungsmitteln.

2. Dampfdruckerniedrigung. Die in einem Lösungsmittel gelösten Teilchen eines nicht-flüchtigen Stoffes (bei flüchtigen Stoffen liegen die Verhältnisse komplizierter) üben auf die Moleküle des Lösungsmittels an der Oberfläche zusätzliche Anziehungskräfte aus, d. h. sie wirken einerseits der Dampfbildung entgegen und erleichtern andrerseits die Rückkehr von Molekeln aus dem Dampf in die Flüssigkeit. Das dynamische Gleichgewicht zwischen Dampf und Flüssigkeit wird damit bereits bei einem geringeren Sättigungsdampfdruck als beim reinen Lösungsmittel erreicht. Es tritt eine Dampfdruckerniedrigung des Lösungsmittels ein.

3. Gefrierpunktserniedrigung. Experimentell einfacher ist die Messung der durch die Dampfdruckerniedrigung bedingten Gefrierpunktserniedrigung des Lösungsmittels. Der Gefrierpunkt des reinen Lösungsmittels t_g liegt höher als der der Lösung $t_g{}'$. Die Differenz

$$\Delta t = t_g - t_g{}'$$

ist bei gegebenem Flüssigkeitsvolumen der in diesem Volumen enthaltenen Molzahl n des gelösten Stoffes proportional (Raoultsches Gesetz). Setzt man C', die molale Konzentration, ein, so gilt

$$\Delta t = E \cdot C',$$

worin E die kryoskopische Konstante des Lösungsmittels darstellt. Sie stellt die Gefrierpunkts-erniedrigung einer 1 molalen Lösung ($C' = 1$) gegenüber dem reinen Lösungsmittel dar und ist für jedes Lösungsmittel charakteristisch.

Für Wasser gilt $E = 1,858°$ (vgl. dazu Bd. I, 31 f.). Natürlich muß bei Elektrolytlösungen auch hier der Van't Hoffsche Koeffizient berücksichtigt werden, so daß gilt

$$\Delta t = i \cdot E \cdot C'.$$

Sind G Gramm Substanz mit dem M.G. M in L Gramm Wasser gelöst, so erhält man

$$C' = \frac{G \cdot 1000}{L \cdot M}$$

---

[1] Die Bestimmung der Siedepunktserhöhung kommt für Augenarzneien und Injektions-lösungen praktisch nicht in Frage.

und daraus

$$\varLambda t = i \cdot E \cdot \frac{G \cdot 100}{L \cdot M}.$$

4. Einstellung der Isotonie. In USP XVII, DAB 7 — DDR, ÖAB 9 u. a. Arzneibüchern sind Tabellen angegeben, die für eine bestimmte Menge einer großen Zahl aufgeführter Arzneistoffe die Menge an Trägerflüssigkeit angeben, die notwendig ist, um Isotonie zu erzielen. Besonders sei auf die sehr ausführliche Tabelle der Nord. 63, die auch für Injektionslösungen gilt, hingewiesen.

Theoretisch läßt sich die Menge an isotonisierenden Zusätzen auch errechnen. Doch ist diese Rechnung oft mangels Kenntnis des Koeffizienten i nicht durchzuführen (vgl. dazu MÜNZEL/BÜCHI/SCHULTZ: Galenisches Praktikum, Stuttgart: Wissenschaftl. Verlagsges. 1959).

Die Gefrierpunkterniedrigung der Tränenflüssigkeit, des Blutes und der Gewebsflüssigkeit beträgt im Mittel 0,56°. BPC 68, Nord. 63 und Dan. IX geben sie mit 0,52° an. Der Unterschied spielt jedoch praktisch keine Rolle.

Im folgenden seien die sehr leicht und rasch zu handhabenden Tonizitätskurven der Dan. IX wiedergegeben, die ein rasches Auffinden der nötigen Zusätze zu den Lösungen zahlreicher Arzneistoffe gestatten.

In den graphischen Darstellungen (S. 226/236) werden Kurven zum Ablesen der Menge Natriumchlorid, in Abb. 216 jedoch der Menge Kaliumnitrat angeführt, die man wäßrigen hypotonischen Lösungen zusetzen muß, damit sie denselben osmotischen Druck wie Blut, Tränen und Gewebeflüssigkeit ergeben. Außer für offizinelle Stoffe werden auch Kurven für einen Teil allgemein gebräuchlicher nicht offizineller Stoffe angeführt. In den Abb. 203 bis 226 sind die Stoffkonzentrationen auf die Ordinate gesetzt. Für Stoffe, die vorzugsweise für Augentropfen angewendet werden, werden die Konzentrationen in g/kg Lösung angegeben, für andere Stoffe wird die Konzentration in g/l Lösung angegeben. Die für die verschiedenen Konzentrationen zugehörige korrigierte Gefrierpunktserniedrigung ist auf der Abszisse eingezeichnet.

Außer den Kurven, die das Verhältnis zwischen Konzentration und Gefrierpunktserniedrigung angeben, sind den Abbildungen eine umgekehrt laufende Natriumchloridkurve (Justierkurve) eingezeichnet, der Abb. 216 jedoch eine umgekehrt laufende Kaliumnitratkurve, aus der man die Menge Natriumchlorid bzw. Kaliumnitrat ablesen kann, die man einer Auflösung der in der beigefügten Liste angeführten Stoffe zusetzen muß, damit diese der Gewebeflüssigkeit isotonische Lösungen ergeben.

Die Kurven sind nach folgender Methode anzuwenden:

A. Hypotonische Lösungen, die nur einen einzigen vorgeschriebenen Stoff enthalten.

Auf der Ordinate werden die Konzentrationen des Stoffes aufgesucht, die für die Lösung vorgeschrieben sind. Durch den Ordinatenpunkt der vorgeschriebenen Konzentration wird eine Linie parallel zur Abszisse gelegt; durch den Schnittpunkt dieser Linie mit der Kurve für den betreffenden Stoff wird eine Linie parallel zur Ordinate gelegt. Die Ordinate zu dem Punkt, wo die letztgenannte Linie die Justierkurve schneidet, gibt die Menge Natriumchlorid an, in Abb. 216 jedoch Kaliumnitrat, die zur Lösung zugesetzt werden muß, um eine gewebeisotonische Lösung zu erhalten.

B. Hypotonische Lösungen von zwei oder mehreren vorgeschriebenen Stoffen, die nicht miteinander reagieren.

Auf der Ordinate werden die Konzentrationen der Stoffe nacheinander aufgesucht, die für die Lösung vorgeschrieben sind. Durch den Ordinatenpunkt für die entsprechende Konzentration wird eine Linie parallel zur Abszisse gelegt; durch den Schnittpunkt dieser Linie mit der Kurve des betreffenden Stoffes wird eine Linie parallel zur Ordinate gelegt. Wo letztere Linie die Abszisse schneidet, wird die Gefrierpunktserniedrigung abgelesen, die die Lösung des betreffenden Stoffes in der angeführten Konzentration haben wird. In der gleichen Weise wird bei den übrigen vorgeschriebenen Stoffen vorgegangen. Die Zahl, die die Summe

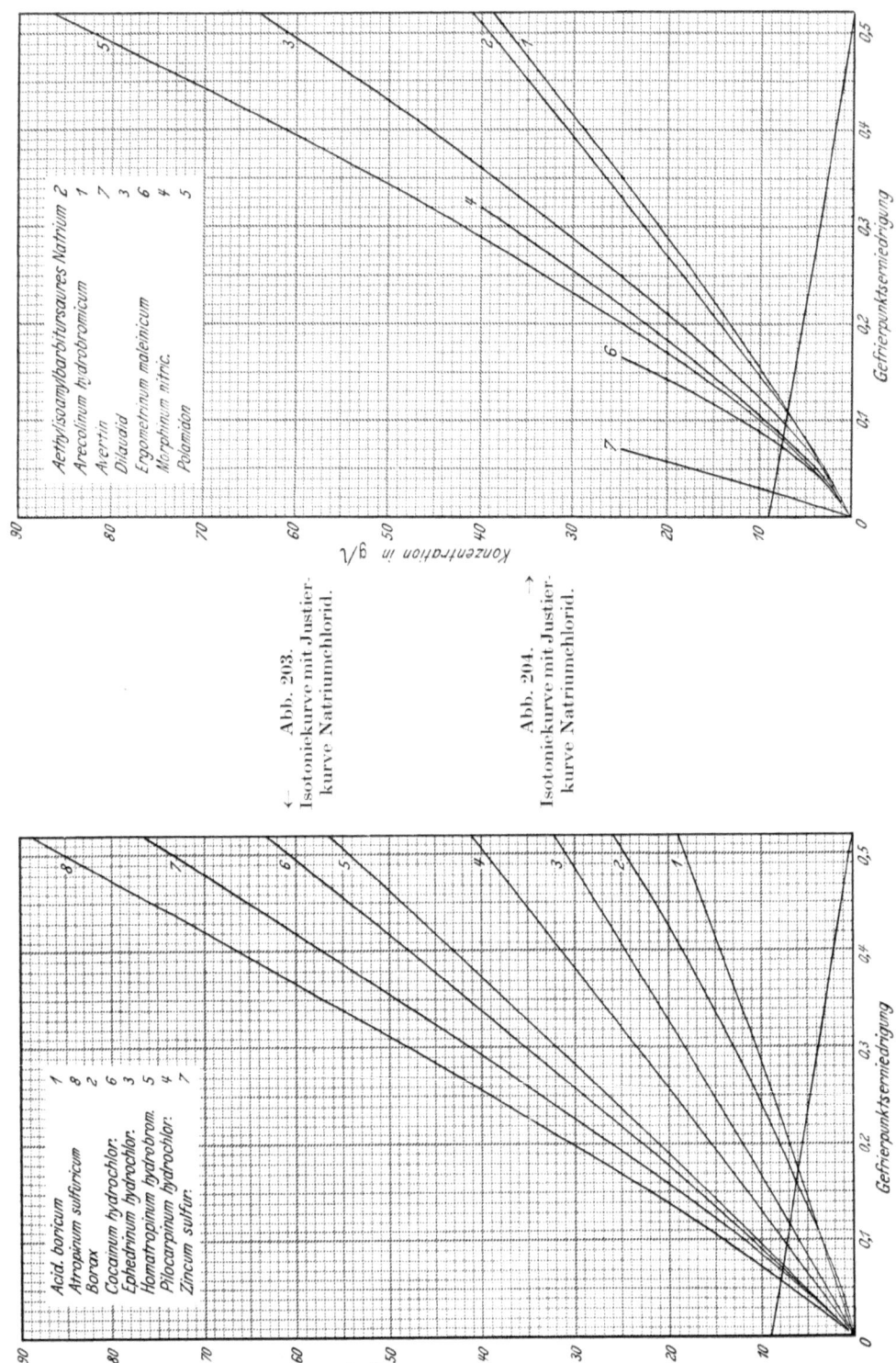

Abb. 203.
Isotoniekurve mit Justierkurve Natriumchlorid.

Abb. 204.
Isotoniekurve mit Justierkurve Natriumchlorid.

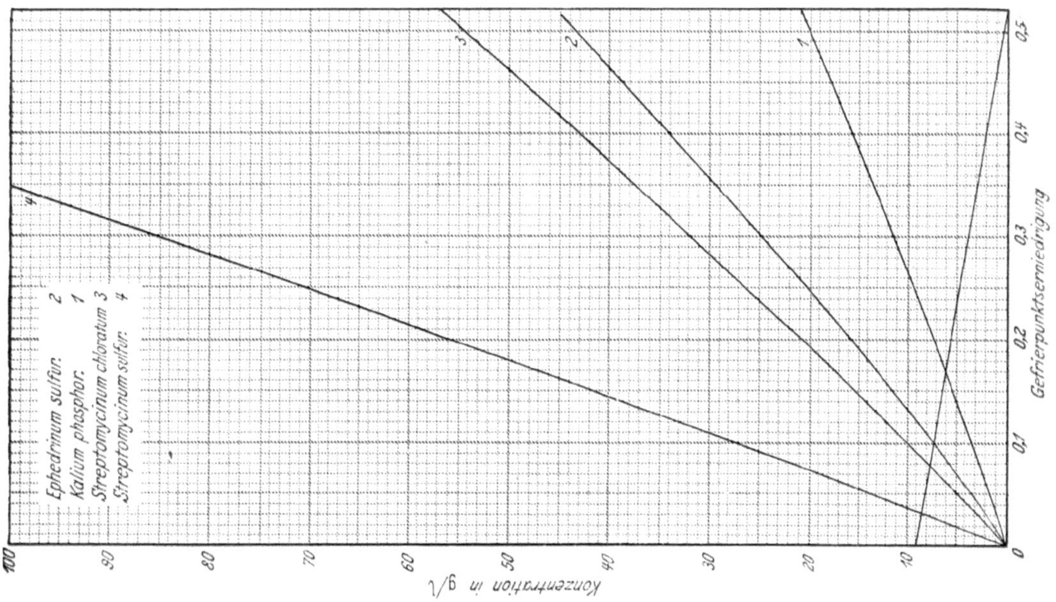
Ephedrinum sulfur. 2
Kalium phosphor. 1
Streptomycinum chloratum 3
Streptomycinum sulfur. 4
100
90
80
70
60
50
40
30
20
10
0
Konzentration in g/l
0,1
0,2
0,3
0,4
0,5
Gefrierpunktserniedrigung

← Abb. 205. Isotoniekurve mit Justierkurve Natriumchlorid.

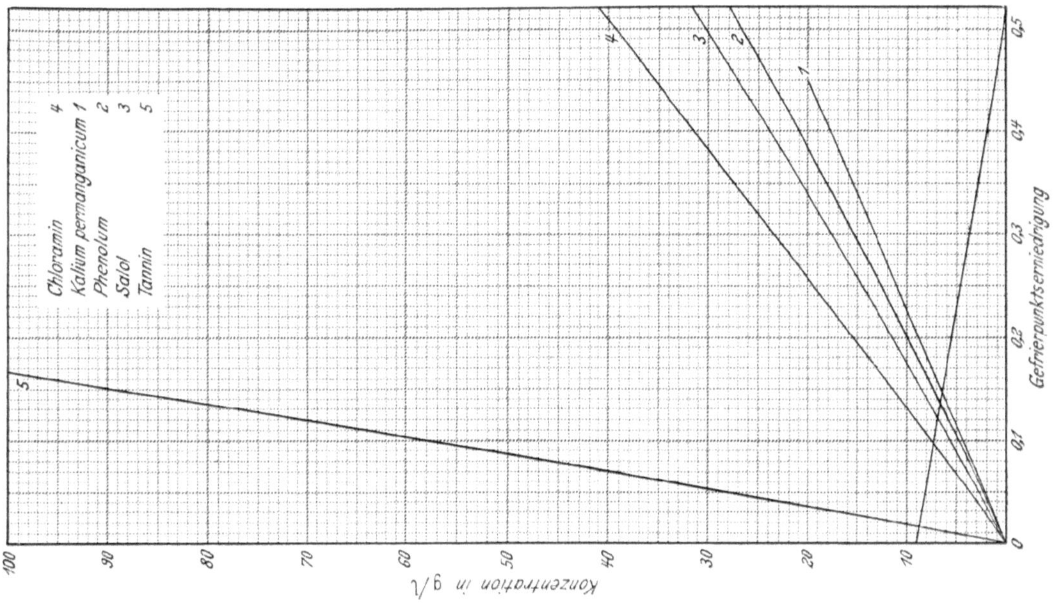
Chloramin 4
Kalium permanganicum 1
Phenolum 2
Salol 3
Tannin 5
100
90
80
70
60
50
40
30
20
10
0
Konzentration in g/l
0,1
0,2
0,3
0,4
0,5
Gefrierpunktserniedrigung

Abb. 206. → Isotoniekurve mit Justierkurve Natriumchlorid.

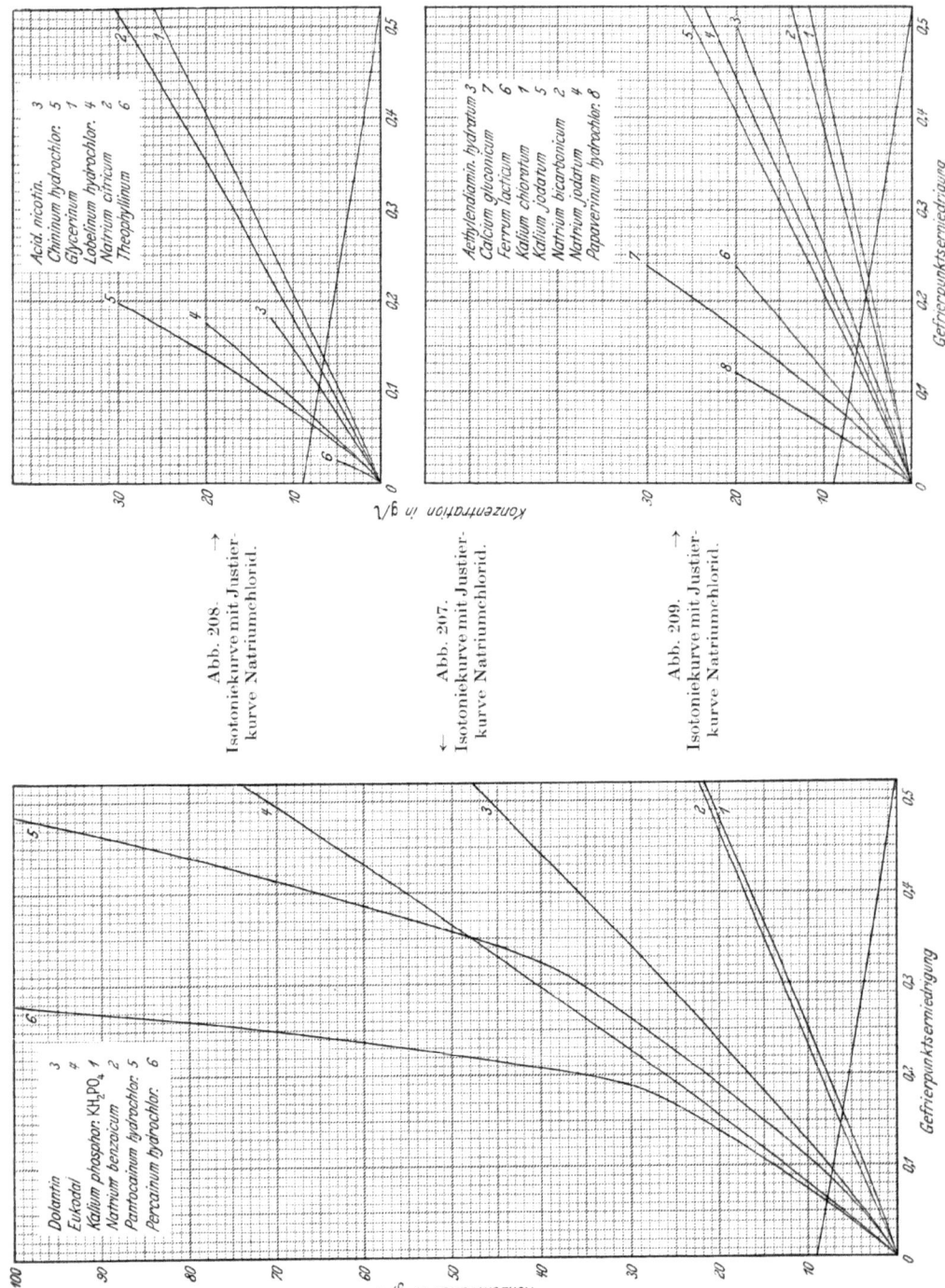

Abb. 208.
Isotoniekurve mit Justierkurve Natriumchlorid.

Abb. 207.
Isotoniekurve mit Justierkurve Natriumchlorid.

Abb. 209.
Isotoniekurve mit Justierkurve Natriumchlorid.

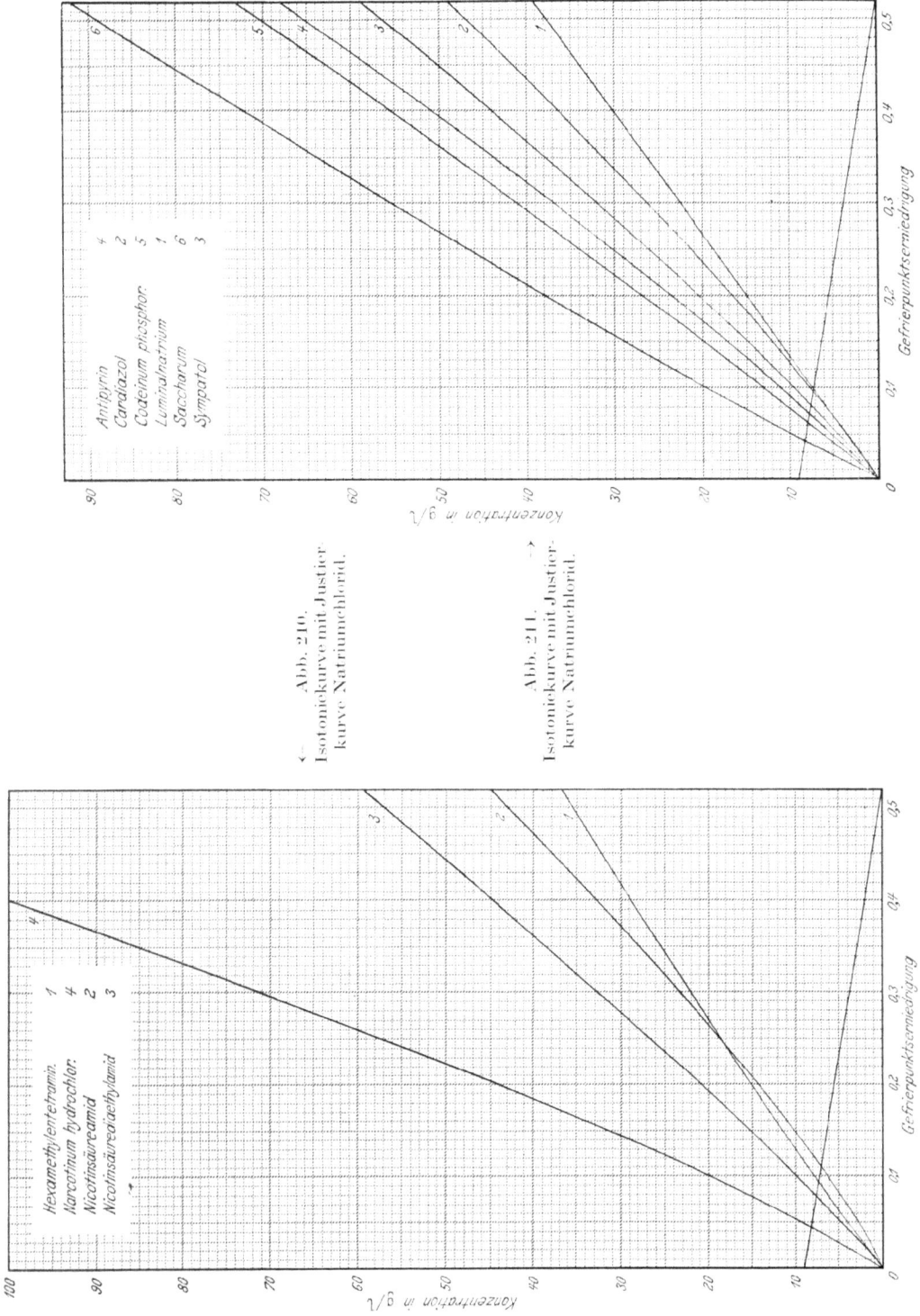

Abb. 210.
Isotoniekurve mit Justierkurve Natriumchlorid.

Abb. 211.
Isotoniekurve mit Justierkurve Natriumchlorid.

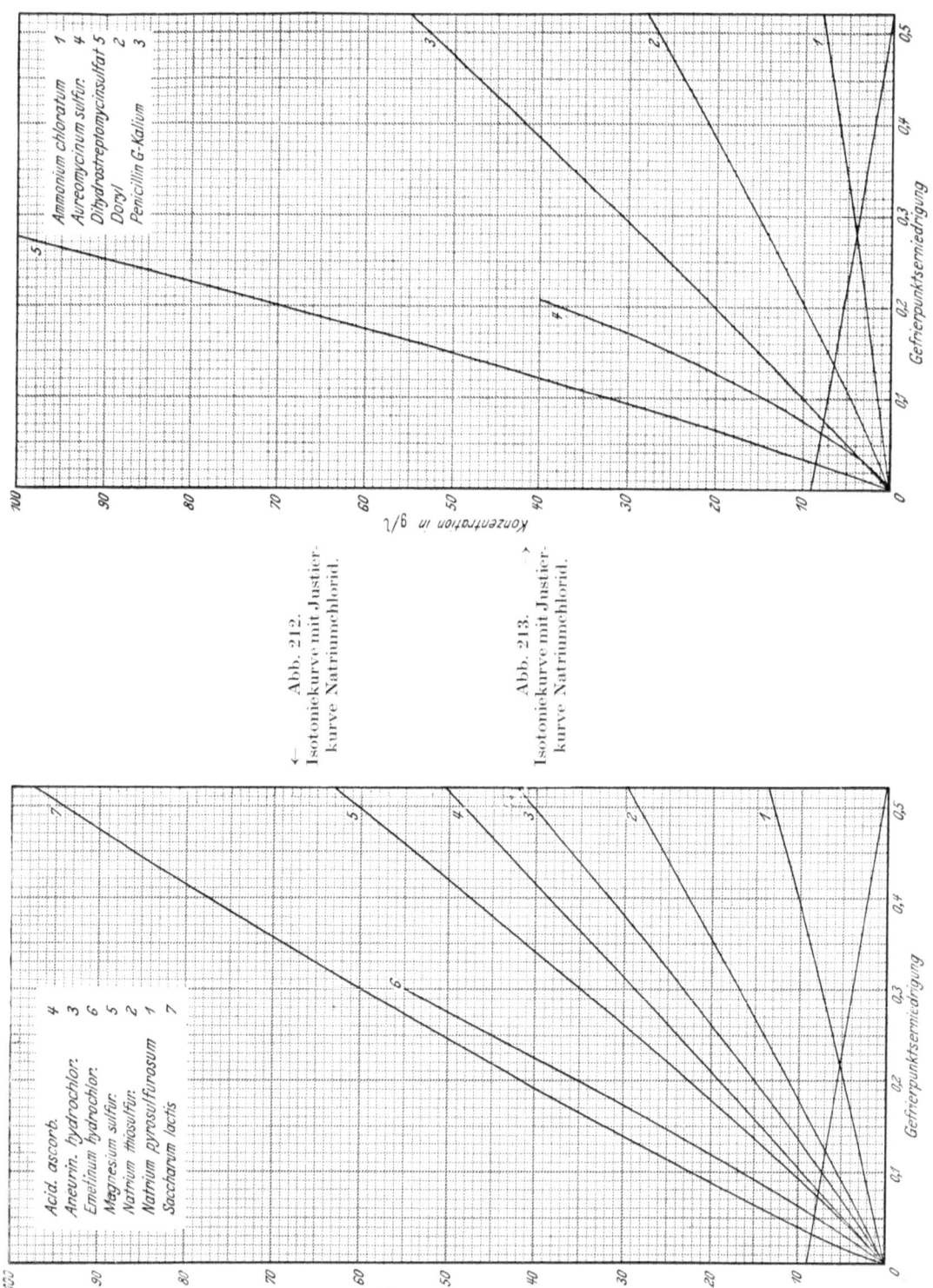

Abb. 212.
Isotoniekurve mit Justierkurve Natriumchlorid.

Abb. 213.
Isotoniekurve mit Justierkurve Natriumchlorid.

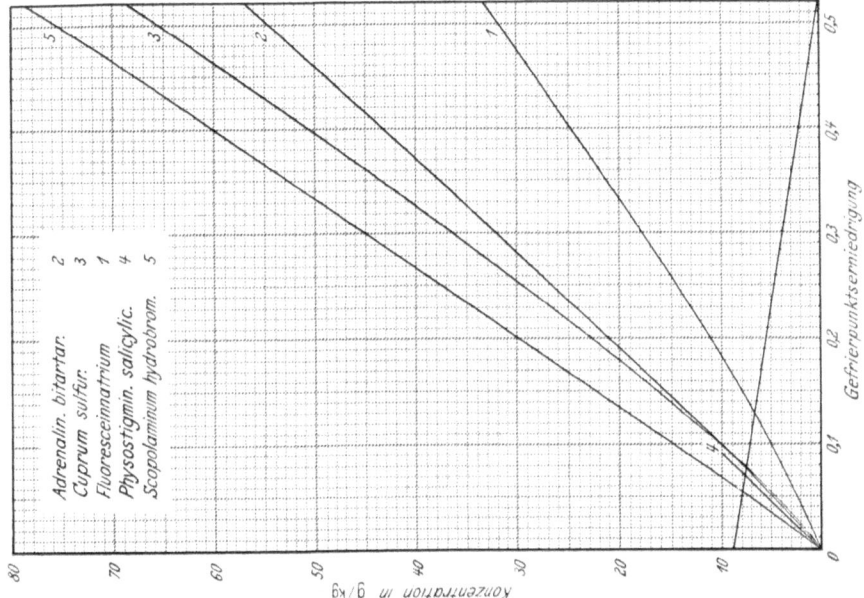

Abb. 215. Isotoniekurve mit Justierkurve Natriumchlorid.

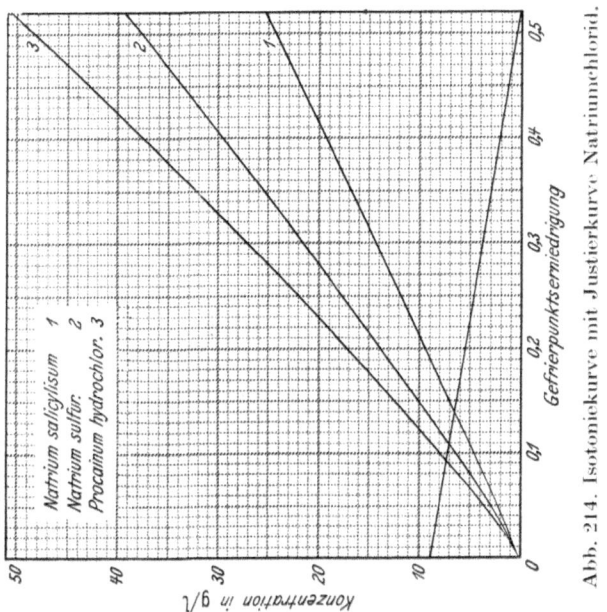

Abb. 214. Isotoniekurve mit Justierkurve Natriumchlorid.

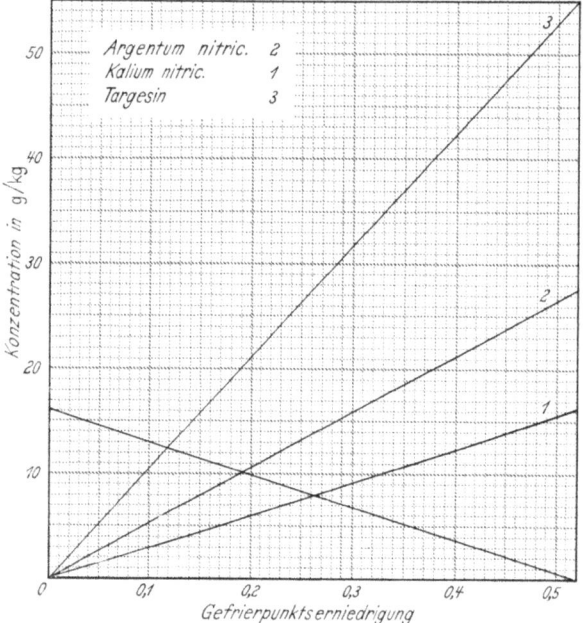

Abb. 216. Isotoniekurve mit Justierkurve Kaliumnitrat.

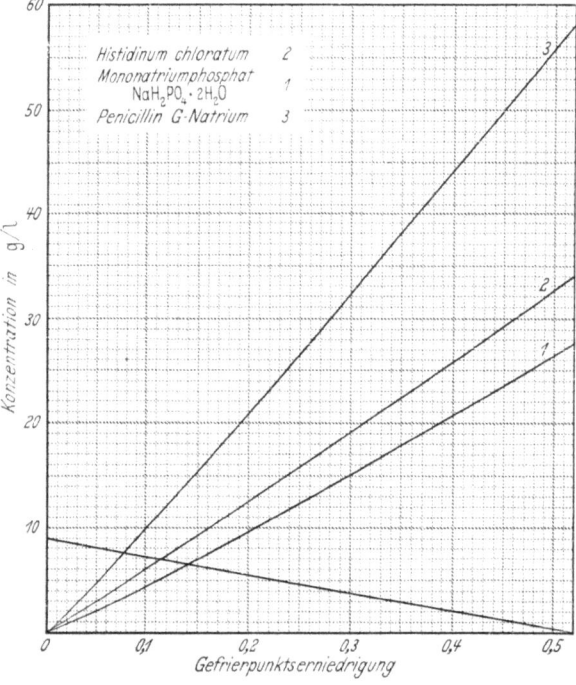

Abb. 217. Isotoniekurve mit Justierkurve Natriumchlorid.

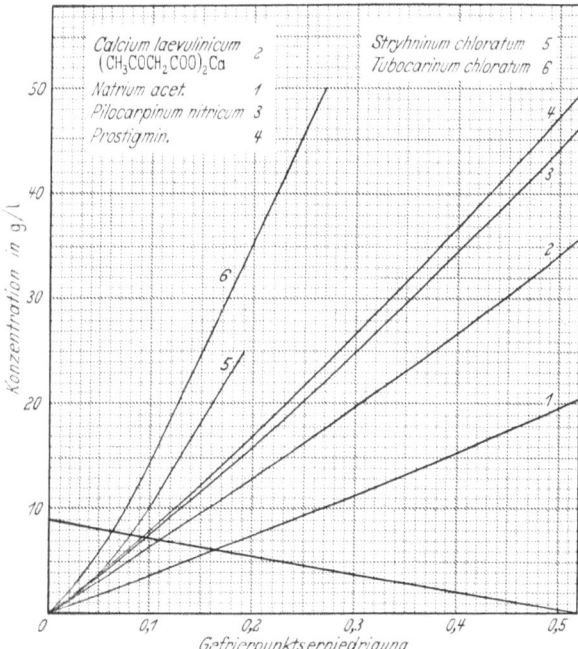

Abb. 218. Isotoniekurve mit Justierkurve Natriumchlorid.

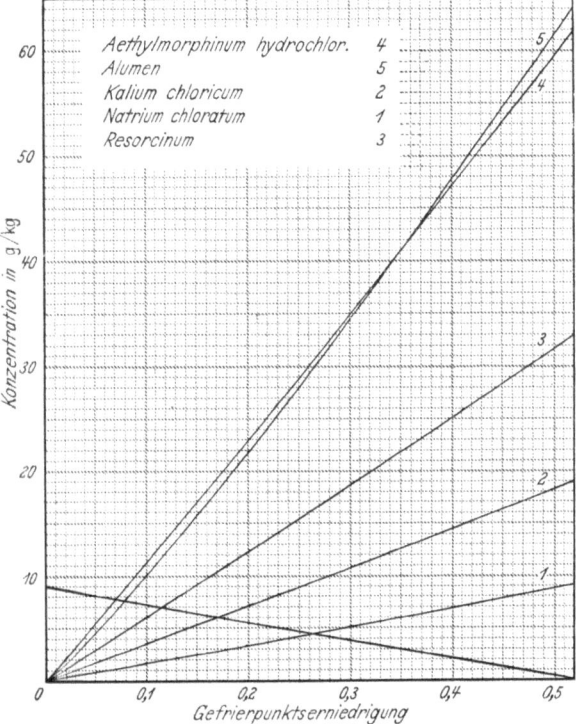

Abb. 219. Isotoniekurve mit Justierkurve Natriumchlorid.

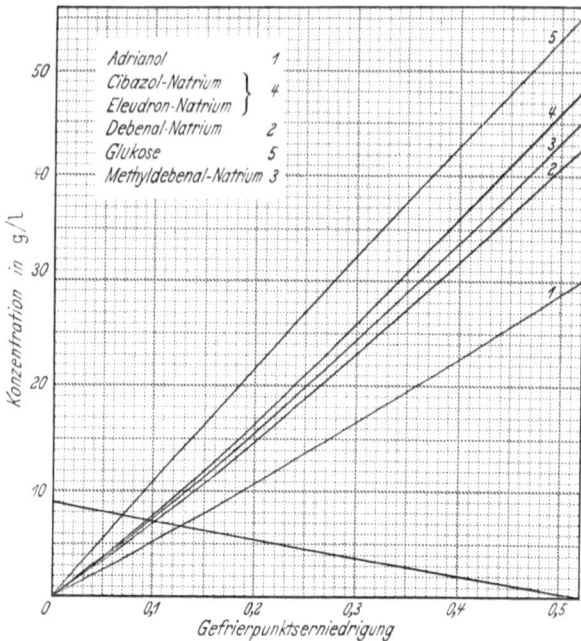

Abb. 220. Isotoniekurve mit Justierkurve Natriumchlorid.

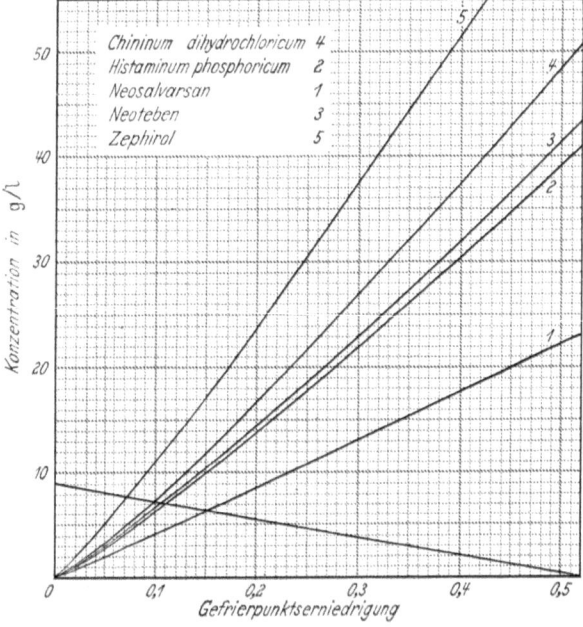

Abb. 221. Isotoniekurve mit Justierkurve Natriumchlorid.

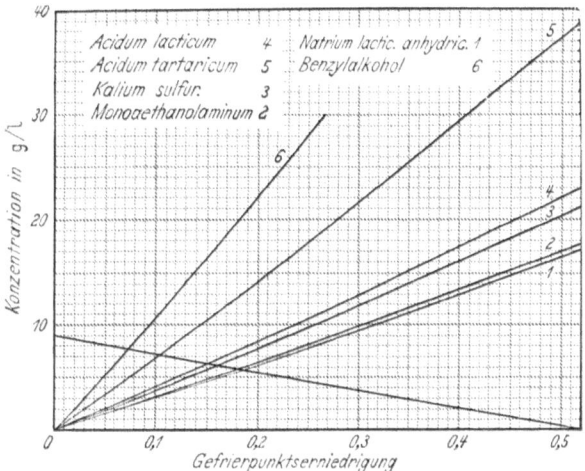

Abb. 222. Isotoniekurve mit Justierkurve Natriumchlorid.

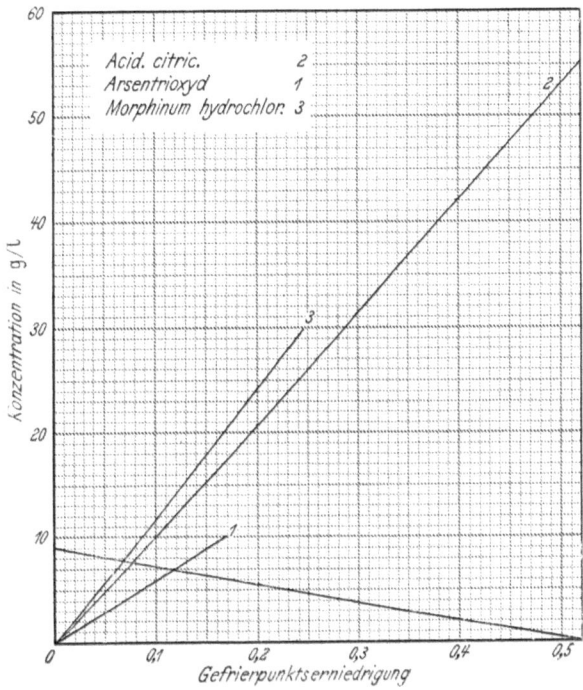

Abb. 223. Isotoniekurve mit Justierkurve Natriumchlorid.

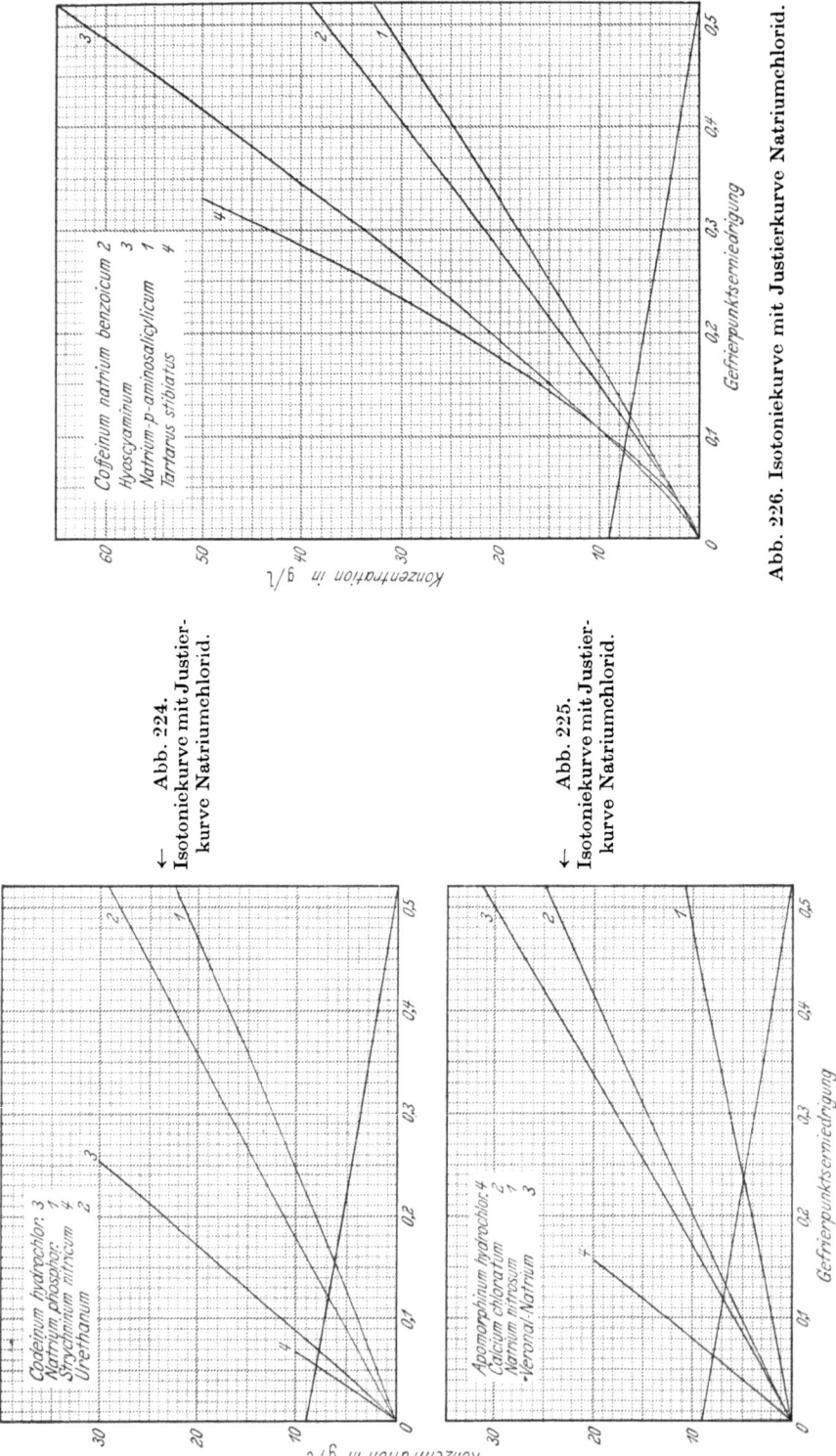

Abb. 226. Isotoniekurve mit Justierkurve Natriumchlorid.

Abb. 224.
← Isotoniekurve mit Justierkurve Natriumchlorid.

Abb. 225.
← Isotoniekurve mit Justierkurve Natriumchlorid.

der derart gefundenen Gefrierpunktserniedrigungen angibt, wird auf der Abszissenachse aufgesucht. Durch diesen Abszissenpunkt wird eine Linie parallel zur Ordinate gelegt. Die Ordinate zu dem Punkt, wo die letztgenannte Linie die Justierkurve schneidet, gibt die Menge Natriumchlorid, in Abb. 216 jedoch die Menge Kaliumnitrat an, die zu den Lösungen zugesetzt werden muß, um eine gewebeisotonische Lösung zu erhalten.

Eine Lösung von 9 g Natriumchlorid oder 16 g Kaliumnitrat in 1 Liter oder 1 Kilogramm ist isotonisch mit Blut, Tränen- und Gewebeflüssigkeit und hat eine korrigierte Gefrierpunktserniedrigung von 0,52°. Unterschiede zwischen Konzentrationen in g/l und g/kg stören nicht, denn in der Praxis ist es zulässig, z. B. eine Kurve, die für Konzentrationen von g/kg bestimmt ist, zur Bestimmung der Zusammensetzung einer gewebeisotonischen Lösung des Stoffes, dessen Konzentration in g/l vorgeschrieben ist, zu benutzen.

Liste der unter den Isotoniekurven angeführten Arzneimittel[1]

Acid. ascorb. . . . . Abb. 212	Ephedrinum sulfuric. . . . . . „ Abb. 205
Acid. boric. . . . . „ 203	Ergometrinum maleinicum . . . „ 204
Acid. citric. . . . . „ 223	Eukodal (Merck) . . . . „ 207
Acid. lacticum . . . . „ 222	Ferrum lacticum . . . . „ 209
Acid. nicotin. . . . . „ 208	Fluoresceinnatrium . . . . . . „ 215
Acid. tartaricum . . . . „ 222	
Adrenalin. bitartar.. . . . . . „ 215	Glucose . . . . „ 220
Adrianol (C. H. Boehringer) . . „ 220	Glycerinum . . . . „ 208
Aethylendiamin. hydratum . . . „ 209	Hexamethylentetramin . . . . . „ 210
Äthylisoamylbarbitursaures	Histaminum phosphoricum . . . „ 221
Natrium . . . . „ 204	Histidinum chloratum . . . . . „ 217
Aethylmorphinum hydrochlor.. . „ 219	Homatropinum hydrobrom. . . . „ 203
Alumen . . . . „ 219	Hyoscyaminum . . . . „ 226
Ammonium chloratum . . . . . „ 213	
Aneurin. hydrochlor. . . . . . „ 212	Kalium chloratum. . . . . . . „ 209
Antipyrin . . . . „ 211	Kalium chloricum . . . . „ 219
Apomorphinum hydrochlor. . . . „ 225	Kalium jodatum . . . . „ 209
Arecolinum hydrobromicum . . . „ 204	Kalium nitric. . . . . „ 216
Argentum nitric. . . . . „ 216	Kalium permanganicum. . . . . „ 206
Arsentrioxyd . . . . „ 223	Kalium phosphor. . . . . . . „ 205
Atropinum sulfuricum . . . . . „ 203	Kalium phosphor. KH_2PO_4 . . . „ 207
Aureomycinum sulfur. . . . . . „ 213	Kalium sulfuric. . . . . „ 222
Avertin (Bayer) . . . . „ 204	Lobelinum hydrochlor. . . . . „ 208
Benzylalkohol . . . . „ 222	Luminalnatrium . . . . „ 211
Borax . . . . „ 203	Magnesium sulfuric. . . . . . „ 212
Calcium chloratum . . . . . . „ 225	Methyldebenal-Natrium . . . . „ 220
Calcium gluconicum . . . . . . „ 209	Monoäthanolaminum . . . . . „ 222
Calcium laevulinicum . . . . . „ 218	Mononatriumphosphat . . . . „ 217
Cardiazol (Knoll) . . . . . . „ 211	Morphinum hydrochlor. . . . . „ 223
Chininum dihydrochloricum . . „ 221	Morphinum nitric. . . . . . . „ 204
Chininum hydrochlor.. . . . . „ 208	Narcotinum hydrochlor. . . . . „ 210
Chloramin . . . . „ 206	Natrium acet. . . . . „ 218
Cibazol-Natrium (Ciba) . . . . „ 220	Natrium benzoicum . . . . . „ 207
Cocainum hydrochlor. . . . . . „ 203	Natrium bicarbonicum . . . . „ 209
Codeinum hydrochlor. . . . . . „ 224	Natrium chloratum . . . . . „ 219
Codeinum phosphor. . . . . . „ 211	Natrium citricum . . . . . . „ 208
Coffeinum natrium benzoicum . . „ 226	Natrium jodatum . . . . . . „ 209
Cuprum sulfuric. . . . . „ 216	Natrium lactic. anhydric. . . . „ 222
Debenal-Natrium . . . . . . „ 220	Natrium nitrosum . . . . . . „ 225
Dihydrostreptomycinsulfat . . . „ 213	Natrium-p-aminosalicylicum . . „ 226
Dilaudid (Knoll) . . . . „ 204	Natrium phosphoric. . . . . . „ 224
Dolantin (Hoechst) . . . . . . „ 207	Natrium pyrosulfurosum . . . . „ 212
Doryl (Merck) . . . . „ 213	Natrium salicylicum . . . . . „ 214
	Natrium sulfuric.. . . . . . . „ 214
Eleudron-Natrium (Bayer) . . . „ 220	Natrium thiosulfuric. . . . . . „ 212
Emetinum hydrochlor. . . . . . „ 212	Neosalvarsan (Hoechst) . . . . „ 221
Ephedrinum hydrochlor. . . . . „ 203	Neoteben (Bayer) . . . . „ 221

---

[1] Kein vollständiges Verzeichnis des Dänischen Arzneibuches.

Nicotinsäureamid	Abb.	210
Nicotinsäurediäthylamid	„	210
Pantocainum hydrochlor.	„	207
Papaverinum hydrochlor.	„	209
Penicillin G-Kalium	„	213
Penicillin G-Natrium	„	217
Percainum hydrochlor.	„	207
Phenolum	„	206
Physostigmin. salicylic.	„	216
Pilocarpinum hydrochlor.	„	203
Pilocarpinum nitricum	„	218
Polamidon (Hoechst)	„	204
Procainum hydrochlor.	„	214
Prostigmin (Hoffman-La Roche) .	„	218
Resorcinum	„	219
Saccharum	„	211
Saccharum Lactis	„	212

Salol	Abb.	206
Scopolaminum hydrobrom. . . .	„	215
Streptomycinum chloratum . . .	„	205
Streptomycinum sulfur.	„	205
Strychninum chloratum	„	218
Strychninum nitricum	„	224
Sympatol (C. H. Boehringer) . .	„	211
Tannin	„	206
Targesin (Goedecke)	„	216
Tartarus stibiatus	„	226
Theophyllinum	„	208
Tubocurarinum chloratum . . .	„	218
Urethanum	„	224
Veronal-Natrium (Bayer)	„	225
Zephirol (Bayer)	„	221
Zincum sulfuric.	„	203

Die Kurven der Dan. IX berücksichtigen nicht den pH-Wert der entstehenden Lösung. Soll dieser neben der Tonizität ebenfalls möglichst nahe dem physiologischen Wert von pH = 7,4 liegen, so empfiehlt sich das Verfahren der USP XVII (s. S. 219 f.).

5. Prüfung der Isotonie. Zur Prüfung von Augentropfen und Augenwässern auf Isotonie kann wie unter 3. (s. S. 224) angegeben die Bestimmung des Gefrierpunktes herangezogen

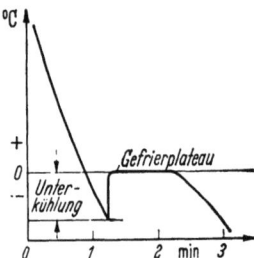

Abb. 227 a. Nach der Unterkühlung steigt die Temperatur auf 0 °C und bleibt dort einige Zeit konstant.

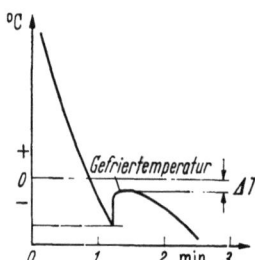

Abb. 227 b. Nach der Unterkühlung einer Lösung erreicht die Temperatur ihren maximalen Wert. Dieser Wert ist der Gefrierpunkt der Lösung.

werden. Dazu eignet sich das in Bd. I, 31 ff. beschriebene Verfahren zur Molekulargewichtsbestimmung.

Rascher arbeitet das „Elektronische Halbmikro-Osmometer" von H. KNAUER (Dr. H. Knauer, 1 Berlin 37, Holstweg 18).

Eine wäßrige Lösung, deren osmotischer Druck einer 1 molalen Lösung entspricht, gefriert bei −1,858°. Eine Lösung mit diesem Gefrierpunkt hat eine Konzentration von 1 Osmol/kg. In der Medizin ist es üblich, mit $^1/_{1000}$ dieser Einheit, dem Milliosmol/kg zu rechnen. Liegt der Gefrierpunkt wie bei Tränenflüssigkeit um −0,56°, so besitzt diese eine Konzentration von etwa 300 Milliosmol/kg. Blutserum liegt in der Regel bei 290 Milliosmol/kg, was einem Gefrierpunkt von −0,535° entspräche[1].

Der bei der Bestimmung des Gefrierpunktes festzustellende Temperaturverlauf (s. Bd. I, 33) läßt sich für Wasser und für Lösung graphisch wie folgt darstellen: Abb. 227 a u. b.

Zur praktischen Durchführung der Messung wird zunächst reines Wasser eingefüllt und ohne zu rühren unter den Gefrierpunkt gekühlt. Hierbei kann eine Temperatur von −5° bis −8° erreicht werden, ohne daß das Wasser einfriert. Durch Rühren mit einem Vibrator bei einer definierten Unterkühlung wird das Gefrieren eingeleitet. Die Temperatur steigt durch

---

[1] Aus diesen Schwankungen erklärt sich auch, daß einige Arzneibücher nicht auf −0,56°, sondern auf −0,52° beziehen (s. S. 225).

die frei werdende Kristallisationswärme bis zum Gefrierpunkt von 0° an und bleibt einige Zeit konstant (vgl. Abb. 227a).

Ebenso verfährt man dann mit der zu prüfenden Lösung. Die Werte werden auf einer Skala im Milliosmol/kg abgelesen. Es sind 3 Bereiche, von 0 bis 400, von 0 bis 800 und von 0 bis 1600 Milliosmol/kg einstellbar. Zur Probeaufnahme dienen Meßgefäße für 0,05 und 0,15 ml Flüssigkeit.

Eine genaue Betriebsanleitung ist dem Gerät beigegeben. Abb. 228 zeigt ein elektronisches Halbmikroosmometer nach Knauer.

6. Isohydrie[1]. Es ist nur in den seltensten Fällen möglich, eine Lösung isohydrisch, d. h. gleich dem pH-Wert der Tränenflüssigkeit einzustellen, ohne die Stabilität des Arzneistoffes zu beeinträchtigen. Man begnügt sich deshalb mit einer möglichst weitgehenden Annäherung an den Wert von 7,4, also mit einer Euhydrie. Die Möglichkeiten dazu sind in USP XVII (s. S. 219) eingehend beschrieben.

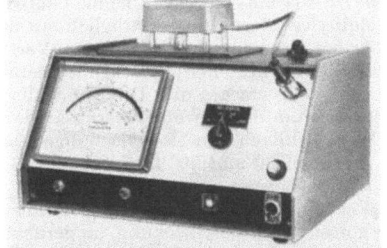

Nach TROLLE/LASSEN [Pharm. Weekbl. *93*, 148 (1958)] werden pH-Werte von 7,3 bis 9,7 reizlos vertragen, wogegen solche unter 5,8 und über 11,4 fast immer schmerzen. Das Auge verträgt somit alkalische Reaktionen besser als saure. Leider sind im alkalischen Bereich die meisten Arzneistoffe nicht ausreichend haltbar, so daß Augenlösungen zumeist sauer eingestellt werden müssen.

Abb. 228. Elektronisches Halbmikro-Osmometer nach H. KNAUER (Dr. H. Knauer, 1 Berlin 37, Holstweg 18).

Man sollte bei Augentropfen der Stabilität der Wirkstoffe mehr Rechnung tragen als dem physiologischen pH-Wert der Tränenflüssigkeit, zumal diese genügend Pufferkapazität besitzt, um pH-Unterschiede rasch auszugleichen. Anders dagegen verhält es sich bei den Collyria, deren größere angewendete Menge die Pufferkapazität der Tränen weit übersteigt. Hier muß Euhydrie angestrebt werden.

Da wie gesagt sich die Pufferlösung auf die Stabilität der Wirkstoffe auswirkt, beeinflußt sie auch die Lagerfähigkeit der Augenarzneien. Bei rezepturmäßig hergestellten Augenlösungen sollte die Lagerung nicht mehr als 2 Monate betragen (nach Anbruch 1 bis 2 Wochen: s. Konservierung). Bei Spezialitäten muß das pH sehr sorgfältig auf die Natur der Wirkstoffe und Hilfsstoffe abgestimmt sein, wobei besonders die Temperatursteigerung bei der Hitzesterilisation zu beachten ist.

7. Erhöhung der Viskosität. Neben der Angleichung der Augentropfen an den osmotischen Druck und den pH-Wert der Tränenflüssigkeit kann auch deren durch den Gehalt an Proteinen erhöhte Viskosität nachgeahmt werden. Man erreicht dadurch, daß die Augentropfen reizloser vertragen werden, und vor allem eine Erhöhung der Kontaktzeit zwischen Arznei und Auge. Nach K. C. SWAN [Albrecht v. Graefes Arch. Ophthal. *53*, 63 (1965)] wird durch Zusatz viskositätserhöhender Stoffe zu Augentropfen der reflexartige Tränenfluß und damit das Ausschwemmen der Arznei vermindert, was letztlich zu einer Verbesserung der Penetration führt.

Verschiedene Autoren geben an, daß damit die Konzentration der Wirkstoffe erheblich verringert werden kann. Die Viskosität soll dabei nicht höher als 40 bis 50 cPs sein, da sonst nach K. STEIGER die Gefahr der Verstopfung des Tränenkanals besteht. Nach USP XVII erhält man mit einer 0,25%igen Lösung von Methocel 4000 cPs eine Viskosität von etwa 12 bis 15 cPs.

Als Dickungsmittel kommen nur solche in Frage, die klare Lösungen mit einem der Tränenflüssigkeit möglichst ähnlichen Brechungsindex ergeben, die gegenüber den Wirk- und Hilfsstoffen indifferent sind und die sterilisiert werden können.

---

[1] Die Grundlagen und Methoden der Bestimmung der Wasserstoffionenkonzentration sind bereits in Bd. I, 352ff. besprochen.

USP XVII nennt Methylcellulose verschiedenen Viskositätsgrades (s. Bd. II, 243). BPC 68 verwendet in seiner künstlichen Tränenflüssigkeit (Hypromellose Eye-drops; Alkaline Eye-drops; Artificial Tears) Hydroxypropylmethylcellulose (Hypromellose 4500) und gibt an, daß dieses Dickungsmittel stets anzuwenden ist, wenn Methylcellulose verlangt wird. DAB 7-DDR nennt in seinem Arzneiträger M Hydroxyaethylcellulose. Die zur Bezeichnung der Celluloseäther angegebenen Zahlen geben die mittleren Viskositätswerte in cPs einer 2%igen Lösung an.

Methylcellulose ist als halbsynthetisches Produkt fast immer mit geringen Anteilen unver-ätherter Cellulose verunreinigt, was sich in mehr oder minder großem Fasergehalt der Schleim-lösungen äußert. Als diesbezüglich beste Qualität gibt R. SCHLUMPF (APV-Lehrgangsskriptum „Flüssige Augenarzneien" 1967) Methocel MC 4000 und Methocel MC 1500 der Dow Chemical Corp. USA (Deutsche Dow-Chemie GmbH, Frankfurt) an.

Methylcellulose ist unverträglich mit den PHB-Estern, reagiert mit Cetylpyridiumchlorid, nicht aber mit Benzalkoniumchlorid. Verträglich ist sie mit Chlorocresol, Phenol und Phenyl-quecksilbernitrat, Phenylquecksilberacetat und Thiomersal. Einige grenzflächenaktive Sub-stanzen wie Tetracain und Dibutolinsulfat werden an Methylcellulose gebunden, so daß ihre Penetration in das Gewebe verlangsamt wird.

Beim Erhitzen von Methylcellulose-Lösungen nimmt die Viskosität bis 50° kontinuierlich ab. Zwischen 60 und 90° flockt die Substanz aus. Diese Flockung geht beim Abkühlen wie-der klar in Lösung.

Gewöhnlich wird Methylcellulose mit der Hälfte der nötigen Menge Wasser siedend heiß übergossen und die Mischung umgerührt. Der Rest des Wassers wird kalt zugefügt. Nach vollständiger Lösung kann eine 1%ige Methocellösung MC 1500 noch durch eine Fritte G 3 (s. S. 40) filtriert werden. Keimfiltration durch G 5 oder Membranfilter ist nicht möglich.

Hydroxypropylmethylcellulose (Hypromellose) ist in seinen Eigenschaften und Unverträglich-keiten der Methylcellulose praktisch gleichzusetzen.

Natriumcarboxymethylcellulose (s. Bd. II, 246) wird relativ selten als Dickungsmittel für Augentropfen verwendet. Es ist das Natriumsalz eines anionischen Polyelektrolyten, dessen Lösungen einen pH-Wert von 6,5 bis 8,0 aufweisen.

Unverträglich ist es wegen dieses pH-Wertes mit den meisten Alkaloidsalzen und mit dem Konservierungsmittel Chlorhexidin.

Polyvinylalkohol (PVA) (s. Bd. II, 240) ist ein durch Verseifung von Polyvinylacetat her-gestelltes Polymer des als Monomer nicht darstellbaren Vinylalkohols. Da bei der Hydrolyse wechselnde Mengen an Estergruppierungen unverseift bleiben, resultieren Produkte unter-schiedlichen physikalischen Verhaltens. Liegt der Verseifungsgrad unter 84%, so sind sie in kaltem Wasser löslich, unlöslich dagegen in heißem Wasser. Umgekehrt verhalten sich völlig hydrolysierte Qualitäten. Die Viskosität der wss. Lösungen ist abhängig vom Polymerisations-grad.

Nach J. v. GRÓSZ und G. v. TAKÁCSI NAGY [Ein Lösungsmittel mit protrahierter Wirkung für die Ophthalmologie. Arzneimittel-Forsch. *17*, 1213 (1967)] stellt eine 1,4%ige, isotonisierte Lösung von PVA eine nahezu ideale Trägerflüssigkeit für Augentropfen verschiedenster Zusammensetzung dar. Nach folgender Methode erhält man eine über lange Zeit stabile, kristallklare Lösung:

In 900 g frisch destilliertem, noch warmem W. werden
14 g PVA unter kräftigem Rühren gelöst.
Nach Abkühlen der Lsg. werden darin
9 g Kochsalz und
0,01 g Thiomersal (Merthiolat) gelöst. Die Lsg. wird mit frisch destilliertem W. auf
1000 g ergänzt und filtriert. Ist die Lsg. opaleszent, so filtriert man erneut durch eine
Asbestplatte kristallklar. Die filtrierte Lsg. wird in einer 1000-ml-Flasche 30 Min.
bei 120° im Autoklaven sterilisiert.

Die Lösung ist nahezu neutral. Als Konservierungsmittel können neben Thiomersal auch Phenylquecksilbersalze, Chloreton, Chlorbutol, Benzalkoniumchlorid und Phenyläthylalkohol verwendet werden.

Unverträglich ist PVA nach R. SCHLUMPF mit Soda, Natriumbicarbonat, Natriumsulfat, Ammoniumsulfat, Borax, Tannaten und Borsäure.

Handelsformen sind
Polyviol W 48/20 (Wacker-Chemie, München).
Moviol N 90-98 (Farbwerke Hoechst, Frankfurt/M.),
Gohsenol Typ GL-07 (Synthetic-Chemical Ind. Co. Ltd., Osaka).

Polyvinylpyrrolidon (PVP) (s. Bd. II, 240) wird wegen der relativ niedrigen Viskosität der wäßrigen Lösungen (5% PVP ≙ 2 cPs; 10% ≙ 5 cPs; 20% ≙ 25 cPs) eher zur Reizmilderung von Augentropfen eingesetzt. Gepufferte und isotonisierte Lösungen von 3,5% PVP sind der Tränenflüssigkeit sehr ähnlich. Sie dienen als Träger für Atropin-, Pilocarpin-salze und Sulfonamide, wobei die Reizwirkung dieser Stoffe erheblich gemildert wird. In den üblichen Konzentrationen bestehen keine Unverträglichkeiten. PVP ist in kaltem Wasser leicht löslich. Die Lösungen können hitzesterilisiert und der geringen Viskosität wegen auch steril filtriert werden.

8. Sterilisation. Zahlreiche Arzneibücher (s. S. 213f.) fordern Sterilität der Augentropfen, Augenwässer und Augensalben, während andere nur deren aseptische Zubereitung verlangen. Als Regel sollte gelten, daß am verletzten oder operierten Auge nur sterile Augenarzneien ohne Konservierungsmittel angewendet werden; dagegen genügt am unversehrten Auge wegen der natürlichen Barriere gegen Infektionen die Anwendung aseptisch bereiteter und dann konservierter Augenarzneien.

Die Sterilisationsverfahren sind im Abschnitt Sterilisieren und Konservieren (S. 426) ein-gehend beschrieben.

Für Augentropfen gilt wie bei Injektionslösungen, das richtige Verfahren zu wählen, da zahlreiche Wirk- und Hilfsstoffe hitzelabil sind. Wo möglich, sollte die Sterilfiltration ein-gesetzt werden. Hier muß jedoch darauf hingewiesen werden, daß bei sporadischer Benutzung des gleichen Keimfilters Bakterien schon nach wenigen Tagen durch das Filter „hindurch-wachsen" können und damit auf der „Sterilseite" erscheinen. So ist auch aus diesem Grund die nur einmalige Verwendung eines Filters zu empfehlen (s. S. 221).

9. Konservierung. Eine Konservierung von wäßrigen Augenarzneien ist immer dann nötig, wenn die Arznei in Mehrfachdosenbehältern abgegeben wird, da eine Kontamination durch den Verbraucher praktisch unvermeidbar ist. Natürlich kann bei fehlender Schluß-sterilisation eine Kontaminierung auch durch unsteriles Ausgangsmaterial (Wirk- und Hilfs-stoffe, Behälter) oder durch unsterile Arbeitsweise erfolgen. Nicht konserviert dürfen Augen-arzneien zur Anwendung am versehrten Auge sein (s. Ziffer 8!).

Als mögliche Kontaminanten sind in erster Linie folgende Mikroorganismen zu erwarten: Pseudomonas aeruginosa, Staphylococcus aureus, Proteus vulgaris, Escherichia coli, Aero-bacter spec., Bacillus subtilis, Clostridium welchii, Aspergillus fumigatus und verschiedene Viren.

Gegen letztere ist bislang nur die Sterilisation bei 120° wirksam. Die heute üblichen Kon-servierungsmittel sind nicht viruzid.

Konservierungsmittel	Wirksame Konz. %	Wirkungs-optimum pH	Unverträglichkeiten
Phenylquecksilbersalze	0,001 — 0,004	6 — 7,5	Atropin, Ephedrin, Eucatropin, Homatropin, Pilocarpin, Bromide, Sulfide und Thiole, Tween 80
Thiomersal	0,01 — 0,02	7 — 8,5	Silbernitrat, saure Rk.
Benzalkoniumchlorid oder -bromid	0,01 — 0,02[1]	7	Anionogene Tenside, Salicylate, Nitrate, Silberprotein, Sufathiazol-Na, Sulfadiazin-Na, Glucose, $HgCl_2$, KJ
Chlorbutol	0,5	5 — 6	PVP, Polysorbate 80, Hitze, pH 6 Silbernitrat, Tween 20
Phenyläthylalkohol	0,5 — 0,6	5 — 6	—
Chlorhexidinacetat	0,01	8	Sulfate, Phosphate, Hydrobro-mide, Nitrate, Chloramphenicol, Physostigminsalicylat, Pilocarpin, Silberprotein

[1] DAB 7-DDR gibt für Benzalkoniumbromid und Alkoniumbromid 0,002% an.

Die schon bei den Angaben der Pharmakopöen erwähnten Konservierungsmittel sind Phenylquecksilbersalze (s. Bd. I, 1244ff.), Thiomersal (s. Bd. I, 1248), Benzalkoniumchlorid (s. Bd. I, 1234), Polymyxin-B-sulfat (s. Bd. I, 1145), Chlorbutol (s. Bd. II, 1172), Phenylaethylalkohol, Chlorhexidinacetat und die p-Hydroxybenzoesäureester (s. Bd. II, 926).

Abgesehen von den bereits beschriebenen Einsatzmöglichkeiten sind Chlorbutol wegen der leichten Hydrolysierbarkeit und die PHB-Ester wegen zu geringer bakterizider Wirkung für Augenarzneien wenig zu empfehlen.

Die Tabelle S. 241 zeigt die Wirkungsoptima und Unverträglichkeiten der wichtigsten Konservierungsmittel.

III. Augenwässer. Collyria

Soweit Augenwässer überhaupt in Arzneibüchern aufgeführt sind, geschieht dies fast stets zusammen mit den Augentropfen (ausgenommen BPC 68, s. u.). Für sie gelten die an Augentropfen gestellten Anforderungen ebenso, z. T. sogar in verstärktem Maße. Dies betrifft vor allem die Forderung nach Isotonie und Euhydrie, da sie in Form von Augenbädern in einem die Tränenflüssigkeit weit übertreffenden Überschuß angewendet werden. Damit entfällt die bei Augentropfen mögliche Konzentrationsangleichung und Pufferung durch die Tränen.

Während Isotonie bei der Bereitung von Augenwässern aus definierten Wirk- und Hilfsstoffen nach den unter Ziffer 4. S. 225 angegebenen Regeln leicht einzustellen ist, muß bei den zu Augenbädern verwendeten Drogenauszügen die Osmolalität geprüft und dann entsprechend eingestellt werden (s. S. 238). (Drogenauszüge als Collyria sind heute wegen ihrer unkontrollierbaren Zusammensetzung und der Gefahr der mikrobiellen Kontamination nicht mehr zu rechtfertigen.)

Da Augenwässer in relativ großen Volumina abgegeben und angewendet werden, ist hier besondere Sorgfalt auf die Auswahl von Konservierungsmitteln zu legen, soweit diese überhaupt zuzulassen und vom Arzt vorgeschrieben sind.

BPC 68 gibt unter der Bezeichnung Eye Lotions folgende Vorschriften zur Herstellung und Abgabe von Augenwässern: Augenwässer sind sterile, wäßrige Lösungen, die unverdünnt zur Ersten Hilfe oder bei der häuslichen Behandlung von Augenerkrankungen verwendet werden. Bei ihrer Abgabe sollten dem Verbraucher Anweisungen zum Vermeiden von Kontaminationen nach Anbruch des Gefäßes gegeben werden.

Herstellung. Geräte zur Herstellung und Abgabegefäße müssen vor Gebrauch sorgfältig gereinigt werden. Der Wirkstoff wird in W. gelöst, die Lsg. klar filtriert und in die Abgabebehälter gefüllt. Diese werden bakteriendicht verschlossen und im Autoklaven sterilisiert. Die Entkeimung kann auch durch Sterilfiltration erfolgen, wobei in vorsterilisierte Abgabegefäße abzufüllen ist, die dann bakteriendicht verschlossen werden. Jedes Abgabegefäß soll nicht mehr als 200 ml enthalten.

Prüfung. Augenwässer müssen der Prüfung auf Sterilität entsprechen.

Gefäße. Augenwässer sollen in braunen gerillten Flaschen mit einer Textur über dem Verschluß abgegeben werden. Der Verschluß muß so sein, daß der Flascheninhalt nicht mit Kork in Berührung kommt und ein Eindringen von Mikroorganismen ausgeschlossen ist. Glasschliffstopfen oder Plastikschraubverschlüsse mit Polyäthyleneinlage sind geeignet. Letztere müssen jedoch die Hitzesterilisation ohne Deformation überstehen.

Beschriftung. Das Gefäß muß die Aufschrift tragen „Nur zum äußeren Gebrauch". Zusätzlich muß auf dem Etikett vermerkt sein:

1. wenn das Augenwasser der Ersten Hilfe dienen soll: „Die nach Anbruch der Textur nicht sofort verbrauchte Lösung ist zu verwerfen",

2. bei der häuslichen Anwendung: „Die Lösung ist 24 Stunden nach dem ersten Öffnen zu verwerfen".

IV. Ölige Augentropfen. Oculoguttae oleosa

Ölige Augentropfen haben den Vorteil, daß sie meist reizlos vertragen werden, einen guten Kontakt mit und eine lange Verweilzeit auf dem Auge haben, und daß sie, soweit sie wasserfrei sind, kaum dem mikrobiellen Befall unterliegen. Ihr Nachteil beruht in der Trübung der

Sicht und in der verzögerten Wirkstoffabgabe, was jedoch durch die längere Verweilzeit wieder wettgemacht wird. Insofern besitzen sie eine Art Depotwirkung.

Zu ihrer Herstellung sind reinste Pflanzenöle und halbsynthetische Öle, wie Neutralöl (Miglyol 812), mit möglichst niedriger Säurezahl oder flüssiges Paraffin zu verwenden.

An Pflanzenölen kommen in Frage

Olivenöl, neutralisiertes Olivenöl (Helv. V), Ricinusöl, Erdnußöl.

Frisches Olivenöl, Ricinusöl und Erdnußöl sind von Natur aus keimfrei oder zumindest sehr keimarm. Bei der zur Herstellung von neutralisierten Ölen nötigen Extraktion mit Sodalösung und dem anschließenden Waschen mit Wasser kann es zum Einschleppen von zahlreichen Keimen kommen. Eine Heißluftsterilisation der verwendeten Öle ist deshalb in allen Fällen erforderlich.

Soweit die Wirkstoffe lipoidlöslich sind, wie manche Alkaloidbasen, entstehen klare Lösungen. Für schwer lösliche Arzneistoffe gelten die bei den suspensoiden Augentropfen gemachten Angaben (s. u.). Durch den Einsatz des etwas polareren Ricinusöls können manche Lösungsschwierigkeiten behoben werden.

Da die Sterilisation der Öle nur im Heißluftschrank bei 160° über $1^1/_2$ bis 2 Std. oder bei 140° über 3 Std. erfolgen kann, was die wenigsten Arzneistoffe tolerieren, ist für ölige Augentropfen die aseptische Bereitung angezeigt.

V. Suspensoide Augentropfen

Unter dem Begriff suspensoide Augentropfen sind wäßrige oder ölige Suspensionen zu verstehen, die zur tropfenweisen Applikation am Auge bestimmt sind. Die Trägerflüssigkeiten müssen den bei den Augentropfen angegebenen Bedingungen entsprechen.

Die dispergierten Wirkstoffe müssen erstens feinst zerteilt und zweitens steril sein. Der Zerteilungsgrad wird von den Arzneibüchern sehr unterschiedlich angegeben. DAB 7-DDR schreibt „höchstens 30 μm" vor, während Jap. 61 noch 75 μm zuläßt.

Problematisch ist bei suspensoiden Augentropfen die Sterilisation. Auf Grund der festen dispersen Phase kommt eine Keimfiltration nicht in Frage. Aber auch die Hitzesterilisation ist, sofern sie von den Wirkstoffen überhaupt vertragen wird, oft deshalb nicht möglich, weil der fein zerteilte Wirkstoff bei der hohen Temperatur u. U., wenn auch nur z. T., in Lösung geht und sich beim Erkalten in großen Kristallen wieder ausscheiden kann. Es bleibt für suspensoide Augentropfen somit nur die aseptische Bereitung. Dabei stößt die Vorsterilisation der trockenen Wirkstoffe auf Schwierigkeiten, wenn diese Temperaturen von mehr als 140° nicht vertragen. Hier empfiehlt sich die Sterilfiltration einer Lösung des Wirkstoffes in geeignetem Lösungsmittel und Abziehen des Lösungsmittels. Die Weiterverarbeitung muß aseptisch erfolgen.

Von den Suspensionen (s. S. 665) unterscheiden sich die suspensoiden Augentropfen durch die geringe Konzentration der dispergierten Phase. Dadurch und durch ihre meist kristalline Struktur besteht kaum die Gefahr der Kuchenbildung, die gerade bei Augentropfen sorgfältig vermieden werden muß. Zur Verringerung der Sedimentationsgeschwindigkeit ist ein entsprechend viskoses Dispersionsmittel zu wählen (s. S. 239). Ölige Suspensionen bedürfen dazu keines besonderen Zusatzes.

VI. Augensalben. Oculenta

a. Angaben der Pharmakopöen

DAB 7-DDR. Augensalben sind Gele von plastischer Verformbarkeit, die zur Anwendung am Auge bestimmt sind.

Zur Herstellung wird, sofern nichts anderes verordnet ist, als Grundlagensalbe einfache Augensalbe verwendet.

Feinst gepulverte Substanzen werden in einer Kugel- oder Schlagmühle vorbehandelt, mit der gleichen bis höchstens doppelten Menge Grundlagensalbe versetzt und verrieben oder gewalzt, bis die vorgeschriebene Teilchengröße der eingearbeiteten Substanzen erreicht

16*

ist. Danach wird die Verreibung mit dem Rest der Grundlagensalbe anteilweise gemischt und die Mischung bis zur gleichmäßigen Beschaffenheit bearbeitet.

Bei wasserlöslichen Substanzen, die in höchstens 10% Arzneiträger A (s. Augentropfen, S. 214), bezogen auf die verordnete Salbenmenge, löslich und in Lösung stabil sind, ist folgende Herstellung zulässig: Die Substanz wird bei 15 bis 25° in einer Menge Arzneiträger A gelöst, die 10% der verordneten Salbenmenge entspricht. Die Lösung wird nach Zusatz weiterer 5% Arzneiträger A, bezogen auf die verordnete Salbenmenge, mit einfacher Augensalbe oder einer anderen wasseraufnehmenden Grundlagensalbe bis zur gleichmäßigen Beschaffenheit bearbeitet.

Flüssige Substanzen werden in kleinen Anteilen mit der Grundlagensalbe gemischt. Die Mischung wird bis zur gleichmäßigen Beschaffenheit bearbeitet.

Augensalben müssen von gleichmäßiger Beschaffenheit sein.

Die Bestimmung der Teilchengröße wird, wie unter „Salben" angegeben, durchgeführt. Mindestens 95% der Teilchen dürfen keine größere Ausdehnung als 30 μm und höchstens 5% der Teilchen keine größere als 50 μm haben.

Die Teilchengröße der eingearbeiteten festen Substanzen ist mindestens in Abständen von 6 Monaten zu prüfen. Auf ausgeschiedene Teilchen und ihre Größe ist mindestens in Abständen von einem Monat zu prüfen, wenn zur Herstellung der Augensalbe wasserlösliche Substanzen in Arzneiträger A gelöst und mit einer wasseraufnehmenden Grundlagensalbe verarbeitet worden sind.

BP 68 Eye ointments. Augensalben werden, wenn nichts anderes angegeben ist, mit folgender Salbengrundlage hergestellt:

Flüssiges Paraffin	10 g
Wollwachs	10 g
Gelbes Vaselin	80 g.

Wollwachs und Vaselin werden zusammengeschmolzen, mit dem flüssigen Paraffin versetzt und die heiße Mischung im Dampftrichter (s. S. 47) durch ein grobes Filter filtriert. Dann wird bei 150° so lange sterilisiert, daß die gesamte Mischung 1 Std. lang diese Temperatur hält.

Prüfung auf Sterilität. Die Grundlage muß der Prüfung auf Sterilität entsprechen. (s. S. 455). Dabei verwendet man eine bei höchstens 40° hergestellte Mischung aus 1 Gew.-T. der Grundlage und 4 Vol.-T. sterilem dünnflüssigem Paraffin.

Verpackung. Augensalben sind in kleine sterile Tuben abzufüllen. Metalltuben müssen den Anforderungen des British Standard 4230:1967 entsprechen. (Die maximale Teilchengröße bei Sulphacetamide Eye ointment ist mit 90 μm angegeben.)

BPC 68 Eye ointments, Oculenta, Oculent.

Augensalben sind sterile Zubereitungen zur Applikation im Conjunctival-Sack oder an den Lidrändern. Sie enthalten gewöhnlich Substanzen mit antiseptischer, entzündungshemmender, bakterizider, mydriatischer oder myotischer Wirkung.

Werden Augensalben für den Hausgebrauch abgegeben, so sollten dem Patienten Anweisungen zur Vermeidung von Kontamination während des Gebrauchs erteilt werden. Die Applikation erfolgt am besten aus der Tube oder mit Hilfe eines sauberen Glasstäbchens. In Krankenanstalten oder in der Poliklinik sollten entweder Einzeldosenbehälter oder je ein Behälter für jeden Patienten verwendet werden. Die Applikation muß mit sterilen Glasstäbchen erfolgen.

Herstellung. Alle Geräte müssen sorgfältig gereinigt und sterilisiert werden. Als Salbengrundlage dient die bei BP 68 angegebene Mischung. Allerdings erfolgt die Sterilisation bei 160° über 1 Std.

Bei Augensalben, die in tropischen oder subtropischen Gebieten verwendet werden sollen, kann der Anteil an flüssigem Paraffin verringert oder es kann Hartparaffin zugesetzt werden.

Augensalben werden aseptisch nach einer der folgenden Methoden bereitet:

Methode A: Ist der Wirkstoff leicht löslich in W., und ist die Lsg. stabil, wird er in der kleinstmöglichen Menge W. gelöst. Die Lsg. wird sterilisiert und in die geschmolzene sterile Grundlage eingearbeitet. Das Ganze wird bis zum Erkalten gerührt. Die Augensalbe wird in die sterilen Abgabebehälter abgefüllt und keimdicht verschlossen.

Methode B: Ist der Wirkstoff nicht leicht lösl. in W., so wird die sterile Substanz feinst gepulvert und mit einer kleinen Menge der geschmolzenen sterilen Grundlage sorgfältig verrieben. Dann wird der Rest der Grundlage zugemischt. Die fertige Augensalbe wird in die sterilen Abgabebehälter abgefüllt und keimdicht verschlossen.

Ist die Substanz sowohl in W. als auch in der Salbengrundlage unlösl., so muß sie vor dem Mischen mit der Grundlage extrem fein vermahlen werden, um Reizungen am Auge zu verhindern.

Prüfung. Augensalben müssen der Prüfung auf Sterilität entsprechen.

Verpackung. Augensalben sollten in kleine Tuben aus Metall oder Kunststoff oder in geeignete Einzeldosenbehälter abgefüllt werden. Metalltuben müssen dem British Standard 4230:1967 entsprechen. Alle Behälter müssen so weit wie nur möglich frei von Verunreinigungen und Teilchen des Herstellungsmaterials sein. Röhrchen, Schraubverschlüsse und Stopfen, falls solche verwendet werden, müssen vorsterilisiert sein. Stopfen dürfen nicht aus Kork sein.

Vorrätig gehaltene Augensalben in Tuben müssen mit einem Siegel versehen sein oder einzeln in Polyäthylenfolie eingeschweißt werden.

Beschriftung. Die Beschriftung muß den Hinweis enthalten, daß die Augensalbe nicht länger als 1 Monat nach dem ersten Öffnen verwendet werden darf. Zusätzlich muß vermerkt sein, daß der Inhalt bei intaktem Siegel oder unverletzter Einsiegelung steril ist. Dies gilt nicht für eine auf Verschreibung rezepturmäßig hergestellte Augensalbe.

Wird Simple Eye Ointment oder Non-medicated Eye Ointment verordnet, so ist sterile Augensalbengrundlage abzugeben.

USP XVII Ophthalmic Ointments.

Augensalben sind besondere, zur Applikation am Auge bestimmte Salben. Bei ihrer Herstellung muß besondere Sorgfalt walten. Die Wirkstoffe werden entweder als wäßrige Lösung oder als mikronisiertes Pulver in die Grundlage eingearbeitet. Die fertige Salbe muß frei von fühlbaren Partikeln sein.

Die gewählte Salbengrundlage muß vom Auge reizlos vertragen werden, muß die Wirkstoffe in die Tränenflüssigkeit diffundieren lassen und muß für eine angemessene Lagerzeit die Wirkstoffe unverändert erhalten.

Häufig gebraucht ist Vaselin. Bei Verwendung wasserlöslicher Arzneistoffe können emulgierbare, abwaschbare oder wasserlösliche Salbengrundlagen angezeigt sein. Sie erlauben zwar eine bessere Zerteilung der wasserlöslichen Wirkstoffe, müssen selbst jedoch reizlos für das Auge sein.

Ross. 9 führt im Abschnitt Unguenta lediglich auf: „Falls vom Arzt nichts anderes vorgeschrieben wurde, ist für Augensalben eine Mischung aus 10 g Wollwachs und 90 g Augenvaselin zu verwenden. Die Mischung wird geschmolzen, filtriert und 1 Std. bei 150° sterilisiert. Substanzen, die in der Grundlage unlöslich sind, müssen vor dem Einarbeiten sorgfältig zu feinstem Pulver zerkleinert werden.

Augensalben müssen aseptisch zubereitet werden."

Nord. 63 Oculenta.

Nord. 63 schreibt nur vor, daß Augensalben wie Salben bereitet werden, und daß sie in Tuben mit spitzer Öffnung abgegeben werden sollen. Wenn keine andere Grundlage vorgeschrieben ist, soll Oculentum simplex verwendet werden.

Oculentum simplex

I	Paraffinum liquidum	200 g
II	Vaselinum	800 g

II wird geschmolzen mit I vermischt und unter Umrühren erkalten gelassen. Die Mischung kann 3 Std. bei 140° sterilisiert werden.

Jap. 61 Oculenta, Eye Ointments.

Augensalben sind Salben zur Applikation an der Augenbindehaut. Wenn nichts anderes angegeben ist, werden sie wie folgt hergestellt:

Eine Lösung, Suspension oder ein feines Pulver des Wirkstoffes wird sorgfältig mit Vaselin oder mit einer Mischung von Vaselin und flüssigem Paraffin oder mit Wollwachs gemischt und in Tuben oder andere dichte Behälter abgefüllt. Alle Geräte und Behälter müssen vorsterilisiert sein. Die Augensalben sind aseptisch zu bereiten. Die Teilchengröße suspendierter Arzneistoffe darf 75 μm nicht übersteigen.

b. Erläuterungen

1. Salbengrundlagen. G. RICHTER hat in einer ausführlichen Publikation [Arzneimittel-Forsch. 7, 419 (1957)] eingehend die heute verwendeten Grundlagen für Augensalben besprochen. Er betont in dieser Arbeit, daß die Augensalbengrundlagen bislang noch weit weniger untersucht sind als die übrigen Salbengrundlagen. Als Kriterien für die Verwendung einer Grundlage für Augensalben gelten

1. ihre Reizlosigkeit am Auge,
2. ihre Konsistenz, Haltbarkeit und Keimfreiheit,
3. die Aufnahmefähigkeit gegenüber Wasser und
4. als Wichtigstes ihre Wirksamkeit im Zusammenhang mit den inkorporierten Arzneistoffen.

Die einzelnen Salbengrundlagen beschreibt er wie folgt.

Kohlenwasserstoff- und Fettgrundlagen. Hier kommen Vaselinum album, Vaselinum flavum, Paraffinum liquidum in Frage. Fette tierischer und pflanzlicher Herkunft, die nicht selten die Gefahr der hydrolytischen Spaltung in sich bergen, haben an Bedeutung verloren. Dagegen sind pflanzliche Öle neuerdings als Vehikel für Augenarzneien verwendet worden. Sie haben sich gut bewährt (s. ölige Augentropfen). Allerdings besitzen die Öle allein eine zu geringe Konsistenz, um als Augensalben bezeichnet und verwendet werden zu können. Die Konsistenz muß durch Zusatz höher schmelzender Stoffe, wie Fette oder Kohlenwasserstoffgrundlagen, erhöht werden. Vaselin, die wohl meist rezeptierte Augensalbengrundlage, zeichnet sich durch praktisch unbegrenzte Haltbarkeit und große Indifferenz aus. Ihre Nachteile sind vor allem in der geringen Fähigkeit zur Wasseraufnahme und in der schlechten Abgabe der inkorporierten Medikamente zu suchen. Überempfindlichkeitsreaktionen am Auge sind bei Verwendung des offizinellen hochgereinigten Vaselinum album oder einer guten Qualität von Vaselinum flavum äußerst selten. Allerdings liegt der Schmelzpunkt des reinen Vaselins mit 40° zu hoch; er muß deshalb durch Zusatz von Paraffinum liquidum erniedrigt werden. Ganz allgemein sollen Augensalben so weich wie möglich gemacht werden, um nicht nur eine gleichmäßige Verteilung auf der Augenoberfläche und bessere Wirkstoffabgabe zu erzielen, sondern auch Reizungen infolge harter Klumpenbildung zu vermeiden. Der Zusatz von Paraffinum liquidum und pflanzlichen Ölen vermag den Schmelzpunkt der Fett-Salbengrundlagen ganz erheblich zu senken. KANAWATI und MIRIMANOFF [Schweiz. Apoth.-Ztg 91, 765, 781 (1953)] empfohlen für Augensalben einen Tropfpunkt von etwa 35° (s. Bd. I, 80). Paraffinzusätze zum Vaselin sind sehr gebräuchlich und in den meisten Pharmakopöen auch offizinell. Sie geben mit etwa 30% bereits eine weiche und gut schmelzbare Grundlage. Maximal kann man bis zu 50% Paraffinum liquidum in Vaselin einarbeiten. Glycerin vermag zwar ebenso eine Schmelzpunktserniedrigung zu bewirken und hat darüberhinaus eine besondere diffusionsfördernde und bakterizide Wirkung. Für Augensalben ist jedoch Glycerinzusatz allenfalls in geringen Konzentrationen (unter 5%) geeignet, da es durch seine starke Hygroskopizität, die zum raschen Entzug von Wasser aus den Augenschleimhäuten führt, erhebliche Schmerzen verursacht. Die schlechte Wirkstoffabgabe der Kohlenwasserstoffsuspensionssalben läßt sich auf verschiedene Weise verbessern. Mit Erhöhung der Konzentration des inkorporierten Arzneistoffes ist auch bei diesen Salben eine Wirkungssteigerung zu erzielen. Jedoch können verschiedene Antibiotica in höheren Konzentrationen zu Sensibilisierungen führen und gewisse gewebetoxische Eigenschaften aufweisen. Entsprechend ist auch das Einbringen reiner Substanzen in Pulverform in den Bindehautsack nicht in allen Fällen empfehlenswert. Wasserzusatz zu Suspensionssalben führt nach BÜCHI und SCHLUMPF zu einer Auflockerung der Salbenstruktur, so daß die fettumschlossenen Medikamentteilchen besser zur Wirkung gelangen können. Für die in fetthaltigen Stoffen mehr oder weniger löslichen Arzneistoffe wird nach KANAWATI und MIRIMANOFF die Abgabe durch Wasserzusatz zur Salbe verbessert. Wasserhaltige Salben sind aber insbesondere bei den meist sehr instabilen Antibiotica und anderen Arzneistoffen nicht erwünscht. Man bedient sich daher wasserfreier Salbengrundlagen, die ein gutes Wasseraufnahmevermögen haben und mit der Tränenflüssigkeit Emulsionen bilden können. Sie sind dann ebenfalls zu den Emulsionssalben oder besser zu den emulgierbaren Salben zu zählen.

Wollwachs besitzt gegenüber dem Vaselin den großen Vorteil der guten Wasseraufnahme, die bis zu 200% betragen kann. Dabei entstehen W/O-Emulsionssalben. Schon geringe Zusätze von 5% zum Vaselin erhöhen die Wasseraufnahme erheblich. Durch höhere Wollwachszusätze kann die Wasseraufnahme von Vaselin nur noch geringfügig gesteigert werden. BÜCHI und SCHLUMPF bezeichnen für die Herstellung von Emulsionen mit Wollwachs als Emulgator eine Konzentration von 15 bis 20% an Wollwachs als optimal. Hierdurch sei der beste Stabilitäts- und Dispersitätsgrad der Emulsion mit maximaler Teilchengröße der dispersen Wasserphase unter 15 μm und nicht mehr als 10% der Wasserkügelchen von mehr als 7,5 μm zu erreichen. Als Nachteil für Wollwachs gelten seine klebrigen Eigenschaften, sein Schmelzpunkt von etwa 40°, die Unverträglichkeit mit gewissen Metallsalzen (Silber, Aluminium, Quecksilber, Blei) und die Möglichkeit von Hautreaktionen.

Cetylalkohol ist in Gegenwart von Fetten und Kohlenwasserstoffen ein Emulgator vom Typ W/O. Er wird besonders zur Emulsions- und Konsistenzverbesserung, Wasserbindung und Stabilisierung der W/O-Emulsionen benutzt, und soll in Konzentrationen über 1% zugefügt werden. Am Auge ist er reizlos verträglich und toxikologisch unbedenklich.

Eucerin anhydricum ist eine stark hydrophile Salbengrundlage in der Gruppe der W/O-Emulsionssalben. Seine guten emulgierenden Eigenschaften verdankt es dem Wollwachsalkoholgemisch Eucerit mit seinem hohen Cholesteringehalt von 30 bis 35%. Eucerin kann mehr als 200% Wasser in stabiler Emulsion aufnehmen und besitzt eine gute Haftfähigkeit auf der feuchten Bindehaut. Es ist praktisch unbegrenzt haltbar und am Auge reizlos verträglich.

Amphocerin K, eine ebenfalls stark hydrophile Salbengrundlage vom Typ W/O, vermag bis zur dreifachen Menge seines Gewichts an Wasser aufzunehmen. Es ist frei von Wollwachs und chemisch ein Gemisch von emulgierbaren höhermolekularen Fettalkoholen und Wachsestern tierischer Herkunft mit ganz geringem Zusatz von Kohlenwasserstoffen. Seine hohe Emulgierwirkung wird den Zoosterinen in Verbindung mit viel Cholesterin zugeschrieben. Die Verarbeitung fast aller pharmazeutischer Wirkstoffe stellt keine Schwierigkeit dar. Seine gute Verträglichkeit, Haftfähigkeit auf der feuchten Schleimhaut, Geruchlosigkeit und sein neutraler Charakter und die gute Lagerfähigkeit machen es für die Verwendung als Augensalbe sehr brauchbar. Auch liegt der Schmelzpunkt mit 30 bis 45° recht günstig. In Verbindung mit Cetiol, einem weiteren Wachsester, der in der Hauptsache aus Ölsäure-Oleylester besteht und als gutes Lösungsmittel für viele fettlösliche Medikamente gilt, glaubt RICHTER eine gute Augensalbengrundlage gefunden zu haben.

O/W-Emulsionssalben. Die O/W-Emulsionssalben mit ihrer äußeren zusammenhängenden Wasserphase sind hydrophile Grundlagen, die sich mit Wasser mischen und nicht fetten. Sie können in ihrer Konsistenz und ihrem pH-Wert reguliert werden und sind leicht zu sterilisieren und zu konservieren. Wasserlösliche Medikamente, die in der äußeren Wasserphase gelöst vorliegen, gelangen rasch und vollständig zur Abgabe. Aber auch fettlösliche und praktisch unlösliche Arzneistoffe werden infolge der guten Mischbarkeit mit den Tränen gut abgegeben. Den wäßrigen Wirkstofflösungen gegenüber haben einige Vehikel einen entscheidenden Vorteil, denn sie halten durch ihr gutes Haftvermögen auf der Augenoberfläche das Medikament länger am Ort der Wirkung, ermöglichen seine Bindung an die Hornhautzellen und verhindern die allzu rasche Abschwemmung durch den Tränenstrom.

Ionenaktive Emulgatoren herkömmlicher Zusammensetzung, wie Seifen, Ammoniumseifen u. a. kommen für O/W-Emulsionen bei Augenarzneien nicht in Frage. Auf Grund ihrer Alkalität, Unbeständigkeit gegenüber Säuren, Schwermetall, Erdalkaliionen und vielen anderen Chemikalien z. B. auch Alkaloidsalzen sind sie ungeeignet. Außerdem üben sie häufig auf das Auge einen erheblichen Reiz aus.

Besser verträglich, sowohl physiologisch als auch mit den inkorporierten Arzneimitteln, sind die synthetischen Fettalkoholester v. a. die Fettalkoholsulfate und -sulfonate. Allerdings sind sie ebenfalls für die Haut besser als für die Augenbindehaut geeignet.

Lanette-Salben, Unguentum emulsificans, Unguentum emulsificans aquosum und ähnliche üben auf das Auge zumindest vorübergehend ein leichtes Brennen aus und bilden durch ihre Oberflächenaktivität und ihre feste Haftung auf der Hornhaut eine Verschleierung der Sicht. Schädigungen der Hornhaut oder der Bindehaut treten selbst bei mehrwöchigem Gebrauch nicht auf.

Kationenaktive Emulgatoren sind nur in geringen Konzentrationen für das Auge verträglich und werden dann als Konservierungsmittel verwendet (s. S. 241). In höheren Konzentrationen sind sie nicht unbedenklich für das Auge und kommen deshalb als Emulgatoren nicht in Frage.

Nichtionogene Emulgatoren. Sie besitzen infolge der großen Zahl der für die Wasserbindung maßgebenden freien Hydroxylgruppen der höherwertigen Alkohole eine sehr gute Emulgatorwirkung. Vor allem die Tweens geben mit hydrophilen Emulgatoren bereits in geringen Konzentrationen reizfreie O/W-Emulsionen, die im sauren und schwach alkalischen Milieu stabil sind und gut vertragen werden.

Wasserlösliche Salbengrundlagen. Polyaethylenglykole. Polyaethylenglykole mit M.G. unter 400 führen nach POPP (zit. nach G. RICHTER) zu Hornhautschädigungen und können deshalb nicht verwendet werden. Sie besitzen außerdem ein erhebliches Wasseranziehungsvermögen und verursachen dadurch ein brennendes Gefühl am Auge. Polyaethylenglykole mit M.G. über 500 sind am Auge nicht mehr toxisch und besser verträglich, da sie mit steigendem Molekulargewicht an Hygroskopizität verlieren. Durch Mischung der einzelnen Polymerisationsgrade lassen sich brauchbare Salbengrundlagen herstellen, die nur kurze Zeit etwas reizen, ohne jedoch nachweisbare Hornhautschädigungen hervorzurufen.

Cellulosederivate sind in neuerer Zeit besonders für die Verwendung als Augensalbengrundlage empfohlen worden. FRIEDE, GOLDSTEIN und SWAN haben ihre Vorteile ausführlich beschrieben. Diese künstlichen wasserlöslichen Celluloseregenerate und -derivate sind fettfreie Salbengrundlagen. Sie können als Emulgatoren ebenfalls teilweise zu den nicht ionogenen Typen gerechnet werden. Die wichtigsten dieser natürlichen Dickungsmittel sind die methylierten aethylierten und carboxylierten Cellulose (s. auch Dickungsmittel bei Augentropfen, S. 239). Sie geben bei Einarbeitung von Fetten und Ölen stabile O/W-Emulsionen, die jedoch nur viskositätsstabile Quasiemulsionen darstellen. Mit Wasser geben sie Gele verschiedener Konsistenz, die thixotrope Eigenschaften aufweisen, nicht gären, weder durch Pilze noch durch Bakterien angreifbar sind und auch gegen Basen und Säuren Widerstandsfähigkeit zeigen. In gewisser Weise können sie als Trockensalben und Salbenkonserven hergestellt und durch Zusatz von Wasser jederzeit gebrauchsfertig gemacht werden. Bei entsprechenden Konzentrationen erhält man mit diesen Stoffen angenehme, weiche und gut streichbare Salbengrundlagen mit neutralem pH-Wert, in die sich fast alle Medikamente mit Ausnahme der Schwermetallsalze gut einarbeiten lassen. Sie verteilen sich gleichmäßig im Bindehautsack und über die Hornhaut, saugen die Bindehautsekrete auf und verdünnen sich rasch durch Mischung mit ihnen, wobei die eingearbeiteten Medikamente in Freiheit gesetzt werden. Jedoch dauert die Wirkstoffabgabe im Vergleich zu einer wäßrigen Lösung viel länger.

Natürliche Pflanzenschleime, wie Alginate Tragant und Gummi arabicum, sind nach FRIEDE und nach KANAWATI weit weniger geeignet als die Cellulosederivate.

Zusammenfassend stellt RICHTER die wasserfreien, W/O-Emulsionssalben als die derzeit besten salbenartigen Medikamententräger dar. Ihr Wasseraufnahmevermögen ermöglicht die Aufnahme von Bindehautsekreten unter Einwirkung der Lid- und Augenbewegungen unter Emulsionsbildung und damit eine Auflockerung der Salbenstruktur mit verbesserter Wirkstoffabgabe. Diese erfolgt durch den äußeren Fettmantel verzögert aber vollständig. Die wasserfreien W/O-Salben sind sehr gute Medikamentendepots mit langer Wirkungsdauer, guter Verträglichkeit, vorzüglicher Stabilität, die zur Therapie bakterieller Entzündungen des äußeren Auges und der Hornhaut besonders unter dem Verband und für die Nacht sehr gut geeignet sind.

Die echten W/O-Emulsionen zeigen ihnen gegenüber keine Vorteile. Wasserlösliche Medikamente können in ihrer wäßrigen inneren Phase zwar gelöst eingearbeitet werden, jedoch bietet das nach Meinung von RICHTER keine Verbesserung der Wirkung, solange nicht der Wasserzusatz so hoch gesteigert wird, daß mit Überschreiten der Emulgatorkapazität die Emulsion ihre Stabilität verliert und dann den Wirkstoff ungehindert freiläßt. Sie haben den Nachteil, daß sie eine weit geringere Haltbarkeit besitzen als die wasserfreien W/O emulgierbaren Salben.

2. Teilchengrößen inkorporierter fester Arzneistoffe. α. *Angaben der Pharmakopöen.* Zur maximalen Teilchengröße in Suspensionsaugensalben geben nur die wenigsten Arzneibücher konkrete Vorschriften an. USP XVII begnügt sich z. B. mit der Angabe: „Es dürfen keine fühlbaren Teilchen enthalten sein". Andere Pharmakopöen geben an, daß die maximale Teilchengröße bei einzelnen Augensalben eine bestimmte Größe nicht überschreiten darf. Als Grenzwerte werden angegeben 125 μm, 90 μm, 75 μm bis herunter zu 60 und 50 μm. So kann in den Arzneibüchern zwischen qualitativen allgemeinen Beschreibungen und quantitativen mehr oder weniger normierten Angaben unterschieden werden. Die qualitativen Angaben sagen nur aus, wie groß die maximal zulässigen Teilchen sein dürfen, ohne eine prozentuale Zusammensetzung der Korngröße anzugeben. Dagegen machen andere Arzneibücher gewisse Angaben über die Korngrößenverteilung. So schreibt z. B. DAB 7-DDR vor, daß mindestens 95% der Teilchen keine größere Ausdehnung als 30 μm haben dürfen, während höchstens 5% der Teilchen eine Ausdehnung bis zu 50 μm haben können.

β. *Zerkleinerung* (vgl. dazu Abschnitt Zerkleinern, S. 1). Für die Zerkleinerung mittlerer bis größerer Mengen von festen Stoffen zur Einarbeitung in Augenarzneien eignet sich in erster Linie die Kugelmühle. Ihre Anwendung, Beschickung und das Arbeiten mit der Kugel-

mühle sind auf S. 7 genau beschrieben. Für die Verarbeitung kleinerer Mengen für Rezepturzwecke ist nach wie vor die Zerkleinerung mit geschliffenem Pistill und gerauhter Platte
(Porphyrisator) mit einem geringen Teil der Salbengrundlage unter aseptischen Bedingungen
die beste Methode. Es lassen sich bei Verreibungszeiten von 10 Min. mittlere Korngrößen von
etwa 60 μm, bei Verreibung von 1 Std. mittlere Korngrößen von etwa 33 μm und von 3 Std.
mittlere Korngrößen von etwa 11 μm erreichen, wie SPEISER (APV Inf.-Dienst *1962*, Nr. 4)
beschrieben hat.

Die Herstellung von Wirkstoffen mit großem Feinheitsgrad durch Feinfällung unmittelbar
vor der Verarbeitung zur Salbe ist zwar arbeitsintensiv, bietet jedoch große Vorteile und ist
deshalb bei einigen Augensalben offizinell.

γ. Bestimmung der Teilchengröße. Die Bestimmung der Teilchengröße in Pulvern und
Suspensionen wird in Bd. VII B beschrieben. Zur Bestimmung von Teilchengrößen in
Suspensionssalben eignet sich mikroskopische Teilchen-
bestimmung und ein Verfahren nach HEGMANN mit Hilfe
des sog. Grindometers (s. Abb. 229).

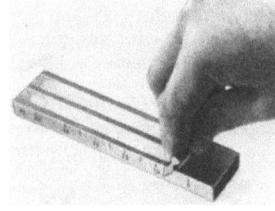

Das Grindometer oder der Kornfeinheitsmesser (Hersteller
A. M. Erichsen GmbH, Hemer) besteht aus einem Metall-
block, in den ein keilförmiger Kanal von etwa 13 mm Breite
und 153 mm Länge eingefräst ist. Eine Meßskala von 0 bis
125 μm ist der Tiefe des Kanals entsprechend angebracht.
Ein Schaber aus gehärtetem und genau gearbeitetem rostfreiem Stahl wird zur Bestimmung benutzt. Die Meßeinrichtung wird auf eine gerade Fläche gestellt, eine entsprechende
Menge der zu prüfenden Salbe wird in den tiefsten Teil des
Kanals gegeben, dort, wo die höchste Teilchengröße gemessen wird. Der Schaber wird senkrecht im rechten Win-

Abb. 229. Grindometer nach
HEGMANN.

kel auf die horizontale Oberfläche der Meßeinrichtung gesetzt und längs der ganzen Meßeinrichtung mit festem Druck gezogen. Dabei wird die zu prüfende Salbe im ganzen Kanal
bis zum flachsten Ende ausgestrichen. Die Meßeinrichtung wird dann auf Schleifspuren im
salbengefüllten Kanal geprüft, die durch Partikelchen verursacht werden, deren Dimension
größer als der Abstand zwischen dem Schaber und der Grundfläche des keilförmigen
Kanals. Der Beginn der Schleifspuren wird als der Punkt betrachtet, an dem der Mikrometer-
wert auf der Skala abgelesen wird. Dieser Test zeigt jedoch nur die Ausdehnung der größten
in einer Salbe enthaltenen Teilchen an. Er sagt nichts aus über die prozentuale Zusammensetzung der einzelnen Korngrößen. Außerdem ist die Prüfung nach SPEISER nicht gut reproduzierbar. Die Variabilität der von SPEISER erhaltenen Versuchsergebnisse war sehr groß.
Für routinemäßige Untersuchungen, um Höchstgrenzen der auftretenden Teilchengröße
zu ermitteln, dürfte jedoch das Grindometer geeignet sein.

3. Sterilisation der Augensalben. Eine Sterilisation der Augensalben ist nur dann
möglich, wenn bei wasserfreien Zubereitungen die fertige Salbe (einschließlich der Arzneistoffe) Erhitzen auf 140° über 1 bis 3 Std. aushält. Wasserhaltige Salben müssen zumindest
eine einstündige Erhitzung bei 100° im strömenden Wasserdampf vertragen, um sterilisiert
werden zu können. Da dies in den wenigsten Fällen gegeben ist, müssen Augensalben im
allgemeinen aseptisch bereitet werden. Die Sterilisation der Grundlagen erfolgt wie die Sterilisation von Ölen bei Temperaturen zwischen 140 und 160° und dann über drei bis 1 Std.
Schwierig ist die Sterilisation der festen, trockenen Arzneistoffe. Sie erfolgt am besten durch
Lösen der Substanz, Sterilfiltration, Abziehen des Lösungsmittels und weitere aseptische Ver-
arbeitungen (s. suspensoide Augentropfen, S. 243).

4. Konservierung. Eine Konservierung von Augensalben ist nur dann notwendig, wenn
wasserhaltige Emulsionssalben bereitet und aufbewahrt werden. Als Konservierungsmittel
eignen sich in solchen Fällen praktisch die bei der Konservierung von Augentropfen angegebenen Verbindungen in den auf den Wassergehalt bezogenen entsprechenden Konzentrationen. Wasserfreie Augensalben bedürfen im allgemeinen keiner Konservierung, da die Fette
und Kohlenwasserstoffgrundlagen im trockenen Zustand nicht dem mikrobiellen Befall
unterliegen.

VII. Lamellae BPC 63 (!)

Lamellae sind kleine Scheiben von etwa 3 mm ⌀, die zum Auflösen in der Tränenflüssigkeit bestimmt sind. Sie werden durch Lösen eines Arzneistoffes in einer geeigneten wasserlöslichen, nicht reizenden Flüssigkeit hergestellt. Lamellae müssen in Wasser von 37° löslich sein.

Die folgenden Grundlagen und Methoden zur Herstellung können angewendet werden:
Grundlage. Kleingeschnittene Gelatine 18 g, Glycerin 2 g, Wasser zur Injektion 88 g
oder eine geeignete Menge.
Glycerin wird mit dem Wasser gemischt, die Gelatine in kleinen Stückchen zugegeben und
solange stehengelassen, bis sie gequollen ist. Dann löst man die Gelatine durch gelindes Erwärmen, ergänzt falls nötig mit Wasser zu 100 g, und läßt abkühlen.
Man löst die erforderliche Menge des Arzneistoffes in der entsprechenden Menge der
zuvor durch gelindes Erwärmen geschmolzenen Basis und gießt die Lösung auf eine Glasplatte von etwa 10 cm², die vorher mit einer dünnen Schicht von Bienenwachs überzogen
wurde, aus. Die Lösung wird, solange sie noch flüssig ist, durch Kippen der Platte gleichmäßig
über die gesamte Fläche verteilt und dann erstarren gelassen. Bei einer Temperatur von
höchstens 36° wird das ganze getrocknet. Anschließend entfernt man den Gelatinefilm von der
Platte und schneidet Scheibchen von 3 mm Durchmesser aus.

Lamellae sind eine inzwischen obsolet gewordene Arzneiform, die in BPC 68 nicht mehr
aufgenommen wurde. Sie werden gelegentlich noch zur Applikation von bestimmten Arzneien
verwendet. Offizinell in BPC 63 waren Atropin-, Cocain- und Homatropin-Lamellae.

VIII. Einrichtung eines Rezepturplatzes für Augenarzneien

Ein Rezepturplatz für Augenarzneien muß alle Voraussetzungen für die aseptische Bereitung sämtlicher Augenarzneiformen bieten. Der Platz soll möglichst getrennt von anderen
Rezepturplätzen sein, muß staubfrei sein und muß die Möglichkeit geben, vorsterilisierte
Geräte und Grundlagen zur Herstellung von Augenarzneien steril aufzubewahren. Häufig
sind heute dafür sog. Handschuhkästen vor-
geschlagen worden, die aus V2A-Stahl oder Aluminium und Glas hergestellt sind und an der
Vorderseite Öffnungen zum Durchgreifen der
Hände besitzen. Die glatten inneren Oberflächen
dieser Kästen sind mit geeigneten Stoffen leicht
zu desinfizieren. Zur Keimfreihaltung des Inneren wird häufig vorgeschlagen, UV-Lampen
anzubringen, die während der Herstellung von
Augenarzneien eingeschaltet werden sollten. Da
jedoch zahlreiche Augenarzneistoffe UV-empfind-
lich sind, empfiehlt sich diese Maßnahme nicht
in allen Fällen. Die Zweckmäßigkeit der UV-Beleuchtung ist sogar auf Grund der häufig nicht
bekannten Photosensibilität der Wirkstoffe sehr

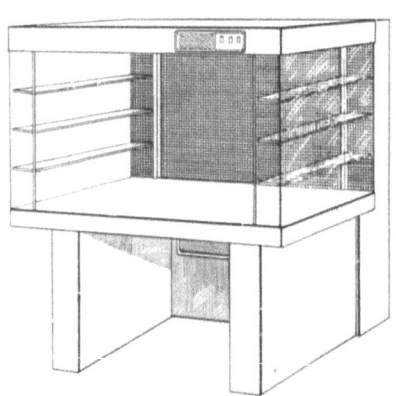

Abb. 230. Reiner Arbeitsplatz zur Herstellung von Augenarzneien
(Laminarstromkapelle).

fraglich. Besser als derartige Handschuhkästen
eignen sich als Rezepturplätze die auf S. 85 beschriebenen Laminarstromkästen, bei denen eine
Desinfektion auf Grund des ständig gleichbleiben-
den Laminarluftstroms nicht notwendig ist. Eine Kontamination von außen kann nicht erfolgen, sie bieten mehr Arbeitsfläche und machen den Einsatz von Ultraviolettstrahlern überflüssig. Um Wirbelbildung im laminaren Luftstrom zu vermeiden, sollten auf der Arbeitsfläche
möglichst wenig Arbeitsgeräte und Vorratsgefäße stehen.

Abb. 230 zeigt eine mögliche Anordnung eines Rezepturplatzes für Augenarzneien in
einem Laminarstromkasten. Die seitlich der Arbeitsflächen angebrachten, evtl. durch Schiebe-
türen vom Arbeitsplatz getrennten schrankartigen Anbauten sind zur Aufnahme der Vorratsgefäße und Arbeitsutensilien gedacht. Sie sind vorne offen und in den Laminarstrom ein-

bezogen, so daß die vorsterilisierten Geräte und Vorratsgefäße in diesen Regalen über längere Zeit keimfrei aufbewahrt werden können.

Als Vorrats- und Dispensiergefäße wurden von Münzel [Schweiz. Apoth.-Ztg 89, 209 (1951)] und von Awe [Arch. Pharm. Mitt. 288/60, 131 (1955)] die sog. Emix-Sterilflaschen vorgeschlagen. In Münzel/Büchi/Schultz „Galenisches Praktikum" findet sich ein schematischer Vorschlag zur Organisation einer Rezepturstelle für die Zubereitungen von Augenarzneien. Er ist in Abb. 231 wiedergegeben.

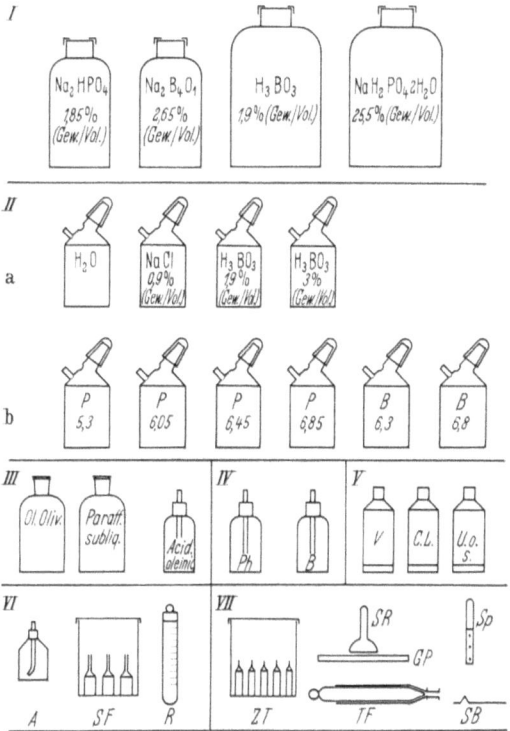

Abb. 231. Schematischer Vorschlag zur Organisation einer Rezepturstelle für die Zubereitung wäßriger und öliger Collyria und von Augensalben.

Erklärung zur schematischen Darstellung in Abb. 231.

I. *Vorrätige sterile Lösungen für Pufferlösungen*

2 Infusionsflaschen (500 ml):

Natr. phosphor. bibasic. sicc. Helv. V Na_2HPO_4 1,85% (Gew./Vol.) $\triangle t = -0,565°$ pH = 9,2	Natr. biboric. $Na_2B_4O_7 \cdot 10 H_2O$ 2,65% (Gew./Vol.) $\triangle t = -0,56°$ pH = 9,15

2 Infusionsflaschen (1000 ml):

Acidum boricum H_3BO_3 1,9% (Gew./Vol.) $\triangle t = -0,595°$ pH = 5	Natr. phosphoric. monobasic. Helv. V $NaH_2PO_4 \cdot 2 H_2O$ 2,55% (Gew./Vol.) $\triangle t = -0,56°$ pH = 4,2

II. *Sterile Lösungsmittel und Lösungen für Collyria*

    a) Emix-Sterilflaschen (ca. 300 ml) mit folgenden sterilen Flüssigkeiten:

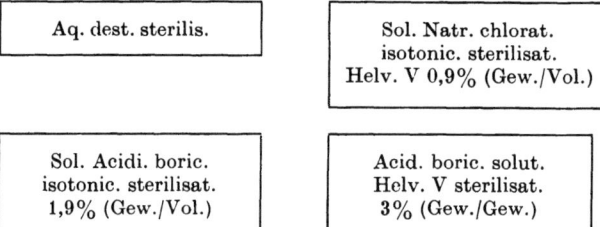

Aq. dest. sterilis.	Sol. Natr. chlorat. isotonic. sterilisat. Helv. V 0,9% (Gew./Vol.)
Sol. Acidi. boric. isotonic. sterilisat. 1,9% (Gew./Vol.)	Acid. boric. solut. Helv. V sterilisat. 3% (Gew./Gew.)

    b) Emix-Sterilflaschen (ca. 300 ml) mit folgenden sterilen Pufferlösungen nach MENGHINI
    (Tab. 1, s. S. 216):

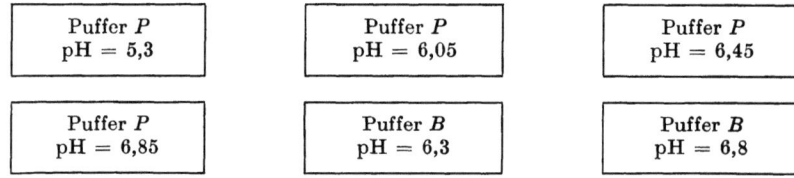

Puffer *P* pH = 5,3	Puffer *P* pH = 6,05	Puffer *P* pH = 6,45
Puffer *P* pH = 6,85	Puffer *B* pH = 6,3	Puffer *B* pH = 6,8

III. *Sterile liophile Flüssigkeiten*

    2 Glasstopfenflaschen (ca. 100 ml) mit weitausladendem Flaschenhalsrand:

Ol. Olivae neutralisat. sterilisat. Helv. V	Paraffin. subliquid. sterilisat.

    1 Tropfflasche (ca. 50 ml) mit Normaltropfpipette:

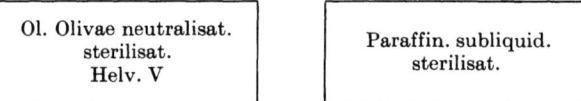

Acid. oleinic. sterilisat.

IV. *Konservierungsmittellösungen*

    2 Tropfflaschen (ca. 50 ml) mit Normaltropfpipette:

Ph =	*Phenylhydrargyrum nitricum sol.* 1:500 1 gtt. = 0,05 g = 0,0001 g Ph. nitr.
B =	*Benzalkonium chlorat.* 1:500 (oder ein anderes Quat) 1 gtt. = 0,025 g = 0,00005 g B

In Frage kommen weiterhin konzentrierte Lösungen der anderen Konservierungsmittel.

V. *Zinntuben mit sterilen Salbengrundlagen*

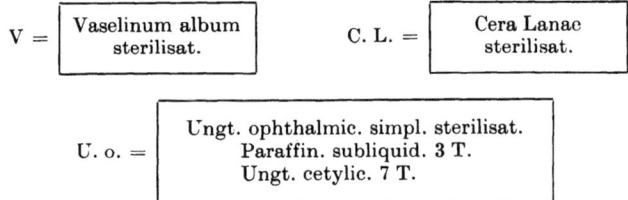

V =	Vaselinum album sterilisat.	C. L. =	Cera Lanae sterilisat.

U. o. =	Ungt. ophthalmic. simpl. sterilisat. Paraffin. subliquid. 3 T. Ungt. cetylic. 7 T.

VI. *Sterile Gerätschaften und Behälter für Collyria*

A = Sterile Augentropfenfläschchen in genügender Zahl.
SF = Sterile Allihn-Sinterglasfilter G 3 (auf 4,5 cm gekürzt) in überdeckeltem Behälter in genügender Zahl oder ein anderes Keimfiltrationsgerät.
R = Sterile graduierte Glasstopfenreagensgläser 10 und 20 ml in genügender Zahl.

VII. *Flambierbare Gerätschaften und sterile Behälter für Augensalben*

ZT = Sterile Zinntuben in überdecktem Behälter in genügender Zahl.
SR = Salbenreiber.
GP = Glasplatte.
TF = Tubenfüller aus Metall.
Sp = Spatel.
SB = Salbenblech.

IX. Prüfung der Arzneigläser

Chemische Prüfung von Glas soll im allgemeinen so vorgenommen werden, daß sich die Eignung des Glases für den betreffenden Verwendungszweck ergibt. So wird z. B. bei Ampullen und Augenarzneigläsern geprüft, ob sie an die Lösung Alkali abgeben, das zur Erhöhung des pH-Wertes und zu Unverträglichkeiten mit zahlreichen Wirkstoffen, v. a. Alkaloidsalzen, führen würde. Es sind zwei Verfahren zu unterscheiden. Einmal das sog. Grießverfahren, das in DIN 12111 niedergelegt ist, und das Oberflächenverfahren, das in den meisten Arzneibüchern vorgeschrieben wird. Beim Grießverfahren wird vor allem die hydrolytische Widerstandsfähigkeit der Glasbruchflächen geprüft, während beim Oberflächenverfahren nur die Abgabe von Alkali an die die Oberfläche direkt berührende Lösung festgestellt wird.

Hydrolytische Widerstandsfähigkeit der Glasbruchflächen (Schnellverfahren, DIN 12111). 2 g Glasgrieß, Korngröße 0,5 bis 0,3 mm, werden nach dem Abschlämmen des feinen Anteils mit Wasser in einem Glasmeßkolben der hydrolytischen Klasse 1 (s. u.) 1 Std. in Wasser von 98° gehängt und das freigewordene Alkali mit 0,1 n HCl gegen Methylrot titriert. Es werden 5 Klassen unterschieden, ohne daß eine Gütenorm ausgesprochen wird, die je nach Gebrauch verschieden wäre:

1. bis 0,06 mg Na_2O/Einwaage
2. 0,06 bis 0,12 mg Na_2O/Einwaage
3. 0,12 bis 0,52 mg Na_2O/Einwaage
4. 0,52 bis 1,24 mg Na_2O/Einwaage
5. 1,24 bis 2,16 mg Na_2O/Einwaage

Die in der Technik noch zu prüfende Laugenbeständigkeit und Säurebeständigkeit des Glases (DIN 12122 und DIN 12116) spielen im pharmazeutischen Bereich eine untergeordnete Rolle. In den Arzneibüchern werden diese Prüfungen nicht verlangt.

Angaben der Pharmakopöen

DAB 7-DDR. *Prüfung von Arzneigläsern für den allgemeinen Gebrauch.*

Das zu prüfende Gefäß wird durch Schütteln mit W. gereinigt. Anschließend wird es mit heißem kohlendioxidfreiem W. bis zur Hälfte gefüllt. Das Gefäß wird nach Zusatz der für die Nenngröße, gemäß nachstehender Tabelle, festgelegten Menge 0,01 n Salzsäure und Methylrot-I bis zum Halsansatz mit heißem kohlendioxidfreiem W. gefüllt. Das Gefäß wird darauf bis zum Halsansatz in das Wasserbad gehängt und 30 Min. darin belassen.

Nach dem Erkalten muß der Inhalt des Gefäßes noch rot gefärbt sein. Eine Gelbfärbung darf nicht auftreten.

Nenngröße des Gefäßes ml	0,01 n Salzsäure ml	Methylrot-I ml	Nenngröße des Gefäßes ml	0,01 n Salzsäure ml	Methylrot-I ml
5	0,120		100	0,950	
10	0,210		150	1,25	0,75
15	0,280	0,50	200	1,50	
20	0,340				
30	0,440		250	1,75	
50	0,600		300	1,95	1,00
			500	2,75	
			1000	4,30	1,25

Prüfung von Arzneigläsern, die zur Aufbewahrung von zur Injektion und Infusion bestimmten oder alkaliempfindlichen Arzneimitteln benutzt werden.

Mindestens 5 Gefäße werden durch Schütteln mit W. gereinigt. Anschließend werden die Gefäße mit der frisch bereiteten Mischung gefüllt, die in 1 000 ml die für die Nenngröße, gemäß nachstehender Tabelle, festgelegte Menge 0,01 n Salzsäure sowie 10,0 ml Methylrot-I und kohlendioxidfreies W. enthält.

Nenngröße des Gefäßes ml	0,01 n Salzsäure ml
1	23,3
2	18,5
5	13,6
10	10,8
20	8,50
50	6,30
100	5,00
120	4,70
250	3,70
300	3,50
500	3,00
1 000	2,40

Für Gefäße mit einer Nenngröße bis zu 1 000 ml, die in der Tabelle nicht aufgeführt sind, wird die erforderliche Menge 0,01 n Salzsäure durch Interpolieren berechnet.

Die Füllmenge muß mit der Nenngröße der Gefäße übereinstimmen.

Die Gefäße werden in der bei der Sterilisation üblichen Weise verschlossen und in einen Dampfsterilisator gebracht. Während der Dampfsterilisator angeheizt wird, bleibt das Luftventil so lange geöffnet, bis 5 Min. Dampf entwichen ist. Nach dem Schließen des Luftventils muß innerhalb 20 Min. eine Temperatur von 121 bis 124° erreicht sein und 30 Min. beibehalten werden. Danach wird die Wärmezufuhr so vermindert, daß nach 20 Min. das Thermometer des Dampfsterilisators eine Temperatur von 100° ± 3° anzeigt. Die Gefäße werden nach dem Öffnen des Luftventils dem Dampfsterilisator entnommen.

Nach dem Erkalten muß in allen Gefäßen der Inhalt noch rot gefärbt sein. Eine Gelbfärbung darf nicht auftreten.

DAB 7-BRD. Die Bestimmung der *Wasserbeständigkeit* der inneren Oberfläche von *Glasgefäßen* bei 120° wird nach folgendem Verfahren ausgeführt:

Die Gefäße werden mit destilliertem W. von Raumtemperatur gewaschen, anschließend mit destilliertem W. 30 Min. lang stehengelassen und dann entleert.

Die Gefäße werden zu $^9/_{10}$ ihres Fassungsvermögens mit frisch ausgekochtem und wieder abgekühltem W. gefüllt. Flaschen werden mit einem lose sitzenden Verschluß aus indifferentem Material (z. B. Zinn-, Silberfolie) versehen, Ampullen durch Zuschmelzen verschlossen. Die Gefäße werden in einen Autoklaven gebracht. Bei geöffnetem Entlüftungsventil wird erhitzt, bis ein lebhafter Dampfstrom aus dem Ventil entweicht. Das Erhitzen wird 5 Min. lang fortgesetzt, das Ventil geschlossen und die Temperatur gleichmäßig so gesteigert, daß innerhalb 20 Min. ein Überdruck von 1 at, entsprechend 120° Innentemperatur, erreicht wird. Der Überdruck wird bei einer zulässigen Differenz von ± 0,1 at, entsprechend ± 1,5°, 30 Min. lang aufrechterhalten. Danach läßt man den Druck so absinken, daß in frühestens 20 Min. Atmosphärendruck erreicht wird. Das Ventil wird jetzt geöffnet; die Proben werden entnommen und auf Raumtemperatur abgekühlt. Bei der Prüfung von Gefäßen mit einem Inhalt von 500 ml und mehr empfiehlt es sich — zur Vermeidung von Flüssigkeitsverlusten durch Nachkochen in den Gefäßen — die Wärmezufuhr langsam so zu vermindern, daß Atmosphärendruck erst nach 40 Min. erreicht wird.

Das zum Auslaugen bestimmte W. muß im Vorversuch auf den pH-Wert (5,2 ± 0,1) der Phthalat-Pufferlösung gebracht werden: 25,0 ml W. werden mit 0,20 ml Methylrot-Lsg. I versetzt. Entspricht der Farbton dieser Lsg. nicht dem Farbton einer Mischung von 25,0 ml Phthalat-Pufferlösung mit 0,20 ml Methylrot-Lsg. I, so wird so viel 0,01 n Salzsäure oder 0,01 n Natronlauge zugefügt, bis der gleiche Farbton erreicht wird. Der zur Auslaugung der Gefäße benutzten Wassermenge wird die aus dem Vorversuch berechnete Menge an 0,01 n Salzsäure oder 0,01 n Natronlauge zugesetzt.

Zur Bestimmung der Wasserbeständigkeit sind mindestens 3 Titrationen an Proben aus 3 verschiedenen Gefäßen oder Gefäßgruppen auszuführen. Die Zahl der zu prüfenden Gefäße richtet sich nach dem Gefäßinhalt und der Menge der zu titrierenden Auslaugflüssigkeit.

Von den Gefäßen mit mehr als 30 ml Inhalt werden 3 Gefäße geprüft. Jedem Gefäß werden 25,00 ml Auslaugflüssigkeit entnommen; diese wird mit 0,20 ml Methylrot-Lsg. I versetzt und mit 0,01 n Salzsäure bis zum gleichen Farbton des gleichen Volumens Phthalat-Puffer-lösung und der gleichen Menge Methylrot-Lsg. I titriert. Von Gefäßen mit einem Inhalt a) von 2,0 bis 30,0 ml oder b) bis zu 2,0 ml werden so viel Gefäße geprüft, daß die vereinigte Auslaugflüssigkeit aus je $^1/_3$ aller Gefäße die Entnahme von a) 10,00 ml oder b) 5,00 ml gestattet. Die abgemessenen Auslaugflüssigkeiten nach a) oder b) werden mit a) 15,0 ml W. und 0,20 ml Methylrot-Lsg. I oder b) 20,0 ml W. und 0,20 ml Methylrot-Lsg. I versetzt und mit 0,01 n Salzsäure bis zum Farbton des gleichen Volumens Phthalat-Pufferlösung und der gleichen Menge Methylrot-Lsg. I titriert.

Ergibt eine der 3 Titrationen einen höheren Säureverbrauch für die zu erwartende Resistenzgruppe nach folgender Tabelle, so ist die Titration mit der doppelten Anzahl Gefäße zu wiederholen. Der höchste Säureverbrauch bestimmt die Resistenzgruppe, in die die geprüfte Gefäßart einzuordnen ist.

Tabelle der maximalen Titrationswerte für verschiedene Resistenzgruppen des Glases und verschiedene Gefäßinhalte

0,01 n Salzsäure zur Titration von 25,00 ml Auslaugflüssigkeit

Gefäß-inhalt ml	Resistenz-gruppe A höchstens ml	Resistenz-gruppe B höchstens ml	Resistenz-gruppe C höchstens ml	Resistenz-gruppe D höchstens ml
1	0,279	0,557	2,76	—
2	0,221	0,442	2,19	—
3	0,193	0,386	1,91	—
5	1,163	0,326	1,61	—
8	0,139	0,279	1,38	—
10	0,129	0,259	1,28	2,11
20	0,103	0,206	1,02	1,68
25	0,095	0,191	0,945	1,56
30	0,090	0,179	0,889	1,46
50	0,076	0,151	0,750	1,23
60	0,071	0,142	0,705	1,16
100	0,060	0,120	0,595	0,980
125	0,056	0,111	0,553	0,910
200	0,048	0,095	0,472	0,777
250	0,044	0,088	0,438	0,722
500	0,035	0,070	0,348	0,573
1 000	0,028	0,056	0,276	0,455

Als Richtlinie für die Verwendungsart von Glasgefäßen der Resistenzgruppen A bis D gilt:

Verwendungsart	Resistenz-gruppe
Ampullen mit alkaliempfindlichem Inhalt (z. B. Alkaloidsalze)	A
Alle übrigen Ampullen, Injektions- und Infusionsflaschen, die mehrmals verwendet werden	B
Injektions- und Infusionsflaschen, die nur einmal verwendet werden	C
Alle übrigen Arzneiflaschen	D

Bei Glasgefäßen, die zur mehrmaligen Aufnahme von Injektions- oder Infusionslösungen bestimmt sind, ist folgende Prüfung anzuschließen: Die Gefäße werden vor der Prüfung 3mal mit W. ausgespült, anschließend mit Flußsäure 4% gefüllt und 10 Min. lang bei Raumtemperatur stehengelassen. Danach werden die Gefäße 5mal mit W. ausgespült und nach der angegebenen Vorschrift geprüft. Ergeben sich nach der Behandlung mit Flußsäure höhere Titrationswerte als bei der Prüfung ohne Flußsäure, so sind diese Titrationswerte für die Einordnung in die Resistenzgruppen maßgeblich.

ÖAB 9. *Prüfung von Geräteglas, Arzneigläsern und Ampullen.* Glas, das den im folgenden unter 1 und 2 angegebenen Prüfungsvorschriften entspricht, wird als *alkaliarmes* Glas bezeichnet.

1. Prüfung von Ampullen und Glasgefäßen für Arzneimittel, die entkeimt werden. In die mit destilliertem W. sorgfältig gereinigten Ampullen oder Glasgefäße gibt man eine ihrem Inhalt entsprechende Menge 0,01 n Salzsäure gemäß Spalte A der unten angegebenen Tabelle. Beträgt die zuzusetzende Säuremenge weniger als 0,1 ml, so verwendet man an ihrer Stelle die zehnfache Menge 0,001 n Salzsäure. Dann füllt man die Gefäße bis zur Krümmung des Halsansatzes mit kohlensäurefreiem W., dem auf 100 ml 1 ml Methylrot-Methylenblaulsg. zugesetzt wurde. Man verschließt die Ampullen durch Zuschmelzen und die anderen Gefäße in der bei Durchführung der Entkeimung üblichen Weise und erhitzt sie 1 Std. lang im Autoklaven bei 120°. Nach dem Erkalten muß die Farbe der Lsg. violett oder blau und darf nicht grün sein.

2. Prüfung von Geräteglas und Glasgefäßen für alkaliempfindliche Arzneimittel. Geräteglas und Glasgefäße, die zur Aufnahme von Lsg. von Alkaloidsalzen oder anderen alkaliempfindlichen Arzneistoffen bestimmt sind, müssen der unter Ziffer 1 angegebenen Prüfungsvorschrift entsprechen, wobei aber das einstündige Erhitzen im Autoklaven durch ein halbstündiges Erwärmen im siedenden Wasserbad zu ersetzen ist.

3. Prüfung von Arzneigläsern und Standgefäßen für den allgemeinen Gebrauch. In die sorgfältig gereinigten und mit destilliertem W. ausgespülten Gefäße gibt man eine ihrem Inhalt entsprechende Menge 0,01 n Salzsäure gemäß Spalte B der unten angegebenen Tabelle. Dann füllt man die Gefäße bis zur Krümmung des Halsansatzes mit kohlensäurefreiem W., dem auf 100 ml 1 ml Methylrot-Methylenblaulsg. zugesetzt wurde. Nach dem Erwärmen durch 30 Min. im siedenden Wasserbad muß die Farbe der Lsg. nach dem Erkalten violett oder blau und darf nicht grün sein.

Gefäßinhalt ml	ml 0,01 n Salzsäure	
	A	B
1	0,009	—
2	0,015	—
5	0,027	—
10	0,042	0,21
20	0,068	0,34
25	0,078	0,39
30	0,088	0,44
50	0,12	0,60
100	0,19	0,95
125	0,22	1,10
150	0,25	1,25
200	0,30	1,50
250	0,35	1,75
300	0,39	1,95
500	0,55	2,75
1 000	0,86	4,30
2 000	—	6,80
3 000	—	8,80
5 000	—	12,20
10 000	—	19,00

Pl. Ed. II. *Schnelltest für Glasbehälter zur Injektion.* Die Methode ist für die Schnellbestimmung von Glasbehältern durch den Apotheker aufgenommen. Behälter, die diese Prüfung bestehen, können später nach Lagerung u. U. der Prüfung nicht mehr entsprechen. Für industrielle Hersteller ist es deshalb notwendig, zusätzliche Prüfungen einzuführen. Der Testvorgang wurde so gestaltet, daß die Widerstandsfähigkeit der Glasbehälter gegenüber Wasser geprüft werden kann. Der Grad der Widerstandsfähigkeit wird gemessen durch die Menge an Alkali, die vom Glas unter den gegebenen Bedingungen an die wäßrige Lösung abgegeben wird. Alle Geräte, die zu diesem Test benutzt werden, müssen von hoher Qualität und Präzision sein. Der Test soll in einem Laboratorium, das relativ frei von Dämpfen und Staub ist, durchgeführt werden.

Geräte. Autoklav. Für den vorgeschriebenen Test ist ein Autoklav zu verwenden, der eine Temperatur von 120 ± 1,5° einzustellen erlaubt. Während des Testes muß die Temperatur wiederholt mit einem geeigneten Instrument geprüft werden. Der Autoklav muß mit einem Thermometer, einem Manometer und einem Ventilhahn ausgestattet sein und muß mindestens 12 der zu prüfenden Gefäße aufnehmen können. Er muß ein Gestell enthalten, das die zu prüfenden Gefäße in aufrechter Position über dem Wasserspiegel aufnehmen kann.

Erlenmeyerkolben. Die zu verwendenden Kolben müssen aus einem Glas hergestellt werden, das im Blindversuch bei der Titration nicht mehr als 0,4 ml 0,01 n Schwefelsäure pro 100 ml W. erfordert.

Reagentien. Wasser. Das zu verwendende W. muß destilliertes W. sein, das aus einem Ganzglasapparat aus chemisch resistentem Glas redestilliert wurde; es muß frei sein von gelösten Gasen, was dadurch zu erreichen ist, daß man es auf ³/₄ seines Volumens eindampft. Außerdem muß es frei von Schwermetallionen, vor allem Kupferionen sein.

Methylrotlösung. Die Methylrotlsg., die zu diesem Test verwendet wird, wird durch Auflösen von 0,2 g Methylrot in 60 ml A. (95%) unter Zusatz von 7,5 ml 0,5 n Natronlauge und Verdünnen mit W. zu 100 ml hergestellt.

Werden 5 Tr. der Lsg. zu 100 ml des oben beschriebenen redestillierten W. gegeben, so dürfen bis zum Farbumschlag nicht mehr als 0,04 ml 0,01 n Natronlauge verbraucht werden.

Alkaligrenztest. Es werden so viele Behälter zum Test eingesetzt (von jeder Charge mindestens 3), daß das Gesamtvolumen des zu prüfenden W. mindestens 250 ml beträgt. Die Behälter werden sorgfältig mit destilliertem W. gespült und mit redestilliertem W. nachgespült. Jeder Behälter wird zu 90% seiner Gesamtkapazität mit redestilliertem W. (wie oben beschrieben) gefüllt. Die unverschlossenen Gefäße werden mit neuer Zinnfolie, die vorher mit Aceton gereinigt wurde, lose verschlossen. Dann werden die Behälter in den Autoklaveneinsatz gegeben, der Autoklav sorgfältig geschlossen und der Ventilhahn offengelassen. Man erhitzt so lange, bis aus dem Ventilhahn ein starker Dampfstrom entweicht. Das Erhitzen wird anschließend 10 Min. lang fortgesetzt. Nun wird der Ventilhahn geschlossen und mit einer Geschwindigkeit weiter erhitzt, daß die Temperatur um 1°/Min. bis zu 120° ansteigt, was insgesamt 20 bis 25 Min. in Anspruch nimmt. Dann wird die Temperatur bei 121 ± 1,5° 1 Std. lang gehalten. Danach wird die Heizung so gedrosselt, daß das Abkühlen mit einer Geschwindigkeit von 0,5°/Min. erfolgt, wobei das Ventil so zu öffnen ist, daß die Bildung eines Vakuums im Innern des Autoklaven vermieden wird. Die Zeit, um von 120° auf 100° abzukühlen, soll 40 bis 50 Min. betragen. Dann wird der Autoklav geöffnet und die Behälter herausgenommen und auf 25° abkühlen gelassen. Aus jedem Behälter entnimmt man 100 ml W. (oder, falls die Behälter kleiner sind, eine entsprechende Menge aus zusammengefaßten Gruppen von Behältern) und überführt diese in 250-ml-Erlenmeyerkolben, wobei das Einperlen von Luft zu vermeiden ist. Man fügt 5 Tr. Methylrotlsg. hinzu und titriert mit 0,01 n Schwefelsäure. Die Zeit zwischen Öffnen des Autoklaven und der Titration sollte nicht länger als 60 Min. sein. Von 100 ml des gleichen W. ist ein Blindversuch durchzuführen und eine entspr. Korrektur anzubringen. Die Menge an verbrauchter 0,01 n Schwefelsäure darf für Behälter bis zu 100 ml nicht mehr als 1,5 ml und für Behälter von mehr als 100 ml Inhalt nicht mehr als 0,5 ml betragen.

Prüfung auf Abwesenheit von Blei. 10 ml W. aus einem der Behälter, die wie oben beschrieben behandelt wurden, werden in ein Reagensglas überführt, mit 1 Tr. Salzsäure PbT versetzt und 3 Tr. Natriumsulfidlsg. zugegeben. Es darf keine Braunfärbung auftreten.

Prüfung auf Abwesenheit von Arsen. 5 ml W. aus einem Behälter, der wie oben behandelt wurde, werden in ein Reagensglas überführt, und mit 5 ml verd. unterphosphoriger Säure AsT versetzt. Die Mischung wird in einem siedenden Wasserbad ¹/₂ Std. lang erhitzt. Es darf keine braune Farbe auftreten.

BP 68[1]. Behälter für Injektionslösungen sind aus Glas oder einem anderen geeigneten Material hergestellt, das in keiner Weise die Eigenschaften des Medikaments beeinträchtigt oder an die Lösung keine festen Partikel abgibt.

Glasbehälter sind aus klarem, farblosem Glas hergestellt, falls nicht braunes Glas besonders gefordert wird. Plastikbehälter sind farblos und entweder durchsichtig oder zumindest so durchscheinend, daß eine Prüfung des Inhalts möglich ist. Zusätze in Plastikmaterial wie Stabilisatoren, Antioxydantien, Weichmacher und Gleitmittel dürfen nicht toxisch sein. Lösungen in Plastikbehältern von mindestens 500 ml Inhalt müssen folgenden Forderungen entsprechen.

---

[1] BP 68 gibt zwar nur Vorschriften zur Prüfung von Behältern für Injektionslösungen an; diese können jedoch auch auf Augenarznei-Gläser und andere Behälter übertragen werden.

Ätherlösliche Extraktivstoffe. Zu 100 ml der Lsg. gibt man 10 ml Schwefelsäure, mischt und extrahiert nacheinander mit 200 ml, 300 ml und 100 ml Ä. Die vereinigten Ätherextrakte werden durch einen Wattebausch filtriert und der Ä. auf dem Wasserbad entfernt. Der Rückstand wird in 30 ml Äther gelöst und in einem Kolben durch einen Wattebausch überführt, wobei das Filter mit 20 ml Ä. nachgewaschen wird. Dann wird der Ä. erneut auf dem Wasserbad entfernt und der Rückstand unter vermindertem Druck getrocknet. Nach dem Abkühlen im Vakuumexsikkator gewogen. Der Vorgang wird mit der gleichen Lsg. wiederholt, die jedoch in einem Glasbehälter durch Erhitzen im Autoklaven sterilisiert wurde. Der Unterschied zwischen den Rückstandgewichten darf nicht mehr als 30 mg betragen.

Alkaligrenztest für Glas. Für den Test sind mindestens 6 Behälter zu verwenden. Jeder der Behälter muß dem Test entsprechen.

Die Behälter werden vollkommen mit warmem W. gefüllt, dann entleert und 30 Sek. lang auslaufen gelassen, wobei die letzten Tr. von W. durch Abtupfen des inneren Randes mit Filterpapier entfernt werden. Dieser Waschvorgang wird dreimal wiederholt.

Dann werden die Behälter mit ihrem Nennvolumen an saurer Methylrotlsg. gefüllt und entweder zugeschmolzen oder, falls dies nicht möglich ist, durch eine lose Kappe aus inertem Material wie Kupfer- oder Silberfolie zugedeckt. Das ganze wird in einem Autoklaven bei 121° $^1/_2$ Std. lang erhitzt dann abkühlen gelassen und die Farbe der Lsg. geprüft. Falls die Behälter aus farbigem Glas hergestellt sind, wird die Lsg. dazu in ein sorgfältig gereinigtes, weißes Porzellanschälchen gegossen. Die Behälter entsprechen dann der Prüfung, wenn die Farbe der Testlsg. nicht von Rosa nach Gelb umgeschlagen ist, was durch Vergleich einer Lsg. festgestellt wird, die folgendermaßen bereitet wird. Man gibt 0,1 ml 0,05 n Natronlauge zu 10 ml der sauren Methylrotlsg.

Die Angaben in den einzelnen Monographien, daß Behälter den Alkalitest für Glas entsprechen müssen, trifft nur für die Behälter vor ihrer Benutzung zu. Behälter, die den Test einmal bestanden haben, können bei Wiederholung der Prüfung nach Lagerung diesen u. U. nicht bestehen. Wenn möglich, sollte der Test nicht länger als 14 Tage vor Gebrauch der Behälter durchgeführt werden. Eine Probe einer Charge von Behältern, die den Test nach Lagerung nicht besteht, kann durch zwischenzeitliches Waschen mit einer 5%igen (v/v)Lsg. von Eisessig und nachfolgendes dreimaliges Waschen mit W. erneut dem Test unterworfen werden. Falls die Probe dann den Test besteht, muß jeder Behälter der Charge in gleicher Weise vor der Benutzung gewaschen werden.

Reagentien. Saure Methylrotlösung. 750 ml kohlensäurefreies W. werden mit 8,3 ml 0,02 n Salzsäure gemischt und 20 ml starke Methylrotlsg. zugefügt. Das ganze wird mit kohlendioxidfreiem W. auf 1 000 ml aufgefüllt.

Starke Methylrotlösung. 40 mg Methylrot werden in 75 ml A. (95%) evtl. unter Erwärmen gelöst. Dann werden 3,75 ml oder eine ausreichende Menge 0,02 n Natronlauge zugefügt und auf 100 ml mit kohlendioxidfreiem W. verdünnt. Die Lsg. muß folgendem Test entsprechen: 10 ml der unverdünnten Lsg. werden mit 0,02 n Natronlauge titriert bis die Farbe der von 10 ml in Kaliumdichromatlsg. entspricht. Nicht weniger als 0,4 ml und nicht mehr als 0,45 ml 0,02 n Natronlauge müssen verbraucht werden.

USP XVII. *Chemische Widerstandsfähigkeit von Glasbehältern.*

Die folgenden Prüfungen sind dazu bestimmt, die Widerstandsfähigkeit neuer, noch nicht gebrauchter Glasbehälter gegen Wasser zu ermitteln. Die Widerstandsfähigkeit wird durch Messung der vom Glas unter den angegebenen Bedingungen an das Wasser abgegebenen Menge an Alkali ermittelt.

Diese Alkalimenge ist bei widerstandsfähigem Glas sehr klein, so daß den in dieser Prüfung angegebenen Einzelheiten besondere Aufmerksamkeit zu widmen ist. Alle Geräte, die zu dieser Prüfung verwendet werden, müssen von hoher Qualität und Präzision sein; die Arbeiten müssen in einem von Dämpfen und übermäßigem Staub freien Raum durchgeführt werden.

Glastypen. Die zur Verpackung von Pharmakopöepräparaten geeigneten Glasbehälter können klassifiziert werden wie es in der Tabelle angegeben ist. Type I, II und III sind für parenterale Produkte bestimmt. Die Type NP ist bestimmt für nichtparenterale Produkte z. B. solche für orale und oberflächlich anzuwendende Arzneimittel.

Geräte. Autoklav. Für die vorgesehenen Prüfungen ist ein Autoklav notwendig, der zur Einstellung einer Temperatur von 121 ± 0,5° eingerichtet ist und ein Thermometer, ein Manometer, einen Ventilhahn und ein Gestell zur Aufnahme von mindestens 12 zu prüfenden Geräten enthält.

Mörser. Es ist ein aus gehärtetem Stahl hergestellter Mörser mit entsprechendem Pistill zu verwenden.

Andere Geräte. Ein Satz Siebe der Nummern 20, 40 und 50 mit der entsprechenden Auffangschale, 250-ml-Erlenmeyerkolben aus widerstandsfähigem Glas, ein Zwei-Pfundhammer, ein Dauermagnet, ein Exsikkator und die notwendigen volumetrischen Geräte.

Glastypen und Grenzwerte

Type	Allgemeine Bezeichnung	Art der Prüfung	Grenzwerte	
			Größen[1] ml	Verbrauch an 0,02 n H_2SO_4 ml
I	Hochwiderstandsfähiges Borosilicatglas	Glasgrieß-Test	alle	1,0
II	vergütetes Natronglas	Oberflächen-Test	100 oder weniger	0,7
			mehr als 100	0,2
III	Natronglas	Glasgrieß-Test	alle	8,5
NP	Natronglas zum allg. Gebrauch	Glasgrieß-Test	alle	15,0

[1] Die Größe gibt das Überlauf-Fassungsvermögen der Behälter an.

Reagentien. Besonders destilliertes Wasser. Das W., das für diese Prüfungen gebraucht wird, muß eine spezifische Leitfähigkeit von 0,5 bis 1 μS bei 20° haben. Es muß außerdem frei von Schwermetallen und vor allem von Kupfer sein (entspr. dem gereinigten Wasser). Das W. kann hergestellt werden durch Redestillation eines bereits einmal destillierten W. in einer Destillationsapparatur, deren Bauart einen langsamen Dampfstrom bei Nennleistung des Gerätes ergibt. Alle Teile der Destillationsapparatur, die mit dem W. oder dem Dampf in Berührung kommen, müssen aus Borosilicatglas hergestellt sein. Vor der Destillation gibt man auf je 1 000 ml W., die in der Apparatur enthalten sind, einen Tropfen Phosphorsäure, die vorher mit einem gleichen Vol. destilliertem W. verdünnt wurde und so lange erhitzt wurde, bis dichte Dämpfe auftraten. Die ersten 10 bis 15% des Destillates werden verworfen, die nächsten 75% gesammelt.

Methylrotlösung. Man löst 24 mg Methylrot-Natrium in W. zu 100 ml. Falls nötig neutralisiert man die Lsg. mit 0,02 n Natronlauge, so daß die Titration von 100 ml des besonders destillierten W., dem man 5 Tr. Indikator zugesetzt hat, nicht mehr als 0,02 ml 0,02 n Natronlauge bis zum Farbumschlag des Indikators verbraucht. Der Farbumschlag soll bei pH 5,6 erfolgen.

Glas-Grieß-Test. Mindestens 6 willkürlich ausgewählte Glasbehälter werden mit destilliertem W. sorgfältig gewaschen und in einem reinen trockenen Luftstrom getrocknet. Dann werden die Gefäße in Stücke von etwa 25 mm ⌀ zerschlagen. Etwa 100 g des erhaltenen groben Glasbruches werden in etwa drei gleiche Teile geteilt und ein Anteil davon in den angegebenen Mörser gegeben. Durch 3 bis 4 Schläge mit dem Hammer auf das aufgesetzte Pistill wird das Glas weiter zerkleinert. Dieser Glasbruch wird dann auf Sieb Nr. 20 des zusammengesetzten Satzes gegeben. Mit den beiden anderen Anteilen wird dann ebenso verfahren und der Mörser jeweils auf Sieb Nr. 20 entleert. Die Siebe werden eine kurze Zeit geschüttelt und dann die Rückstände von Nr. 20 und Sieb Nr. 40 in den Mörser zurückgegeben und erneut zerkleinert. Diese Zerkleinerungs- und Sieboperation ist zu wiederholen. Dann leert man die Auffangschale, setzt den Siebsatz wieder zusammen und schüttelt auf einer Siebmaschine 5 Min. lang oder von Hand eine entsprechende Zeit. Den von Sieb Nr. 50 zurückgehaltenen Anteil, der nicht größer sein sollte als 10 g, gibt man in einen geschlossenen Behälter und bewahrt ihn im Exsikkator bis zur Prüfung auf.

Man breitet die Glasprobe auf einem Stück Glanzpapier aus und fährt mit einem Magneten durch das Pulver, um Eisenteile, die bei der Zerkleinerung hineingekommen sein können, zu entfernen. Dann wird die Probe in einen 250-ml-Erlenmeyerkolben aus widerstandsfähigem Glas überführt und mit 6 30-ml-Portionen Aceton gewaschen, indem man jeweils 30 Sek. lang kräftig umschüttelt und das Aceton vorsichtig dekantiert. Nach dem Waschen muß die Probe frei von Glaspulveragglomeraten sein; die Oberfläche der Glaskörper muß frei von anhängendem Staub sein. Kolben und Inhalt werden 20 Min. lang bei 140° getrocknet und der Inhalt in ein Wägeglas überführt und im Exsikkator getrocknet. Diese Testprobe ist innerhalb 48 Std. nach dem Trocknen zu verwenden.

Ausführung. 10,00 g der so vorbereiteten Probe werden in einem 250-ml-Erlenmeyerkolben, der vorher mit besonders destilliertem W. bei 90° für mindestens 24 Std. oder bei 121° 1 Std. lang vorbehandelt wurde, überführt. Dann gibt man 50,0 ml des besonders destillierten W. in den Kolben und in einen zweiten ebenso vorbehandelten Kolben eine gleiche Menge als Blindlsg. Die Kolben werden mit Bechergläsern aus Borosilicatglas abgedeckt, die vorher in der gleichen Weise wie die Kolben mit W. vorbehandelt worden waren, und von einer Größe sind, daß ihr Boden auf dem Rand der Erlenmeyerkolben aufsitzt. Die so vorbereiteten Kolben werden in einen Autoklaven gestellt, der dicht verschlossen wird, wobei

17*

der Ventilhahn offen bleibt. Man erhitzt, wenn aus dem Ventilhahn ein starker Dampfstrom zu entweichen beginnt, noch weitere 10 Min. Dann schließt man den Ventilhahn und stellt die Heizung so ein, daß die Temperatur pro Min. um 1° steigt bis 121° erreicht werden, was etwa 19 bis 23 Min. in Anspruch nimmt. Die Temperatur wird 30 Min. lang bei 121 ± 0,5° gehalten, gerechnet von dem Zeitpunkt an, bei dem diese Temperatur erreicht wurde. Dann verringert man die Heizung so, daß der Autoklav mit einer Geschwindigkeit von 0,5° pro Min. abkühlt und auf Atmosphärendruck innerhalb von 38 bis 46 Min. kommt. Um ein auftretendes Vakuum im Autoklaven zu vermeiden, ist evtl. der Ventilhahn zu öffnen. Die herausgenommenen Erlenmeyerkolben werden unter fließendem W. gekühlt und die Wasserprobe in geeignete Gefäße überführt. Der Glaspulverrückstand wird viermal mit je 15 ml besonders destilliertem W. gewaschen und das Waschwasser zur Hauptmenge des zu prüfenden W. gegeben. Der gesamten Wassermenge fügt man 5 Tr. Methylrotlsg. zu und titriert sofort mit 0,02 n Schwefelsäure. Sind weniger als 10 ml Verbrauch an 0,02 der n Schwefelsäure zu erwarten so ist eine Mikrobürette zu verwenden. Man berechnet den Verbrauch an 0,02 n Schwefelsäure auf 10 g der vorbereiteten Glasprobe und korrigiert durch die Blindlsg. Das Volumen darf dem der Tabelle angegebenen Wert für den entsprechenden Glastyp nicht überschreiten.

Wasserbeständigkeit bei 121°. Mindestens 3 Behälter die willkürlich ausgewählt wurden, werden sorgfältig zweimal mit besonders destilliertem Wasser gewaschen.

Ausführung. Jeder Behälter wird zu 90% seines Fassungsvermögens mit besonders destilliertem W. gefüllt und der Test wie oben bei der Prüfung des Glaspulvers angegeben durchgeführt, beginnend mit den Worten „man bedeckt die Kolben". Dabei soll die Zeit im Autoklaven anstatt 30 Min. 1 Std. betragen. Nach Entfernen der Glasbehälter aus dem Autoklaven überführt man 100 ml des W. aus jedem Behälter oder im Falle kleinerer Behälter die vereinigte Menge mehrerer Behälter in einen 250-ml-Erlenmeyerkolben aus Borosilicatglas, gibt 5 Tr. Methylrotlsg. zu und titriert noch in der Wärme mit 0,02 n Schwefelsäure. Die Titration muß innerhalb 60 Min. nach Öffnen des Autoklaven durchgeführt werden. Man ermittelt den Verbrauch von 0,02 n Schwefelsäure und korrigiert mit dem Blindwert der durch Titration von besonders destilliertem W. bei der gleichen Temperatur und der gleichen Menge Indikator erhalten wurde. Das Volumen darf die in der angegebenen Tabelle für den entsprechenden Glastyp aufgeführten Werte nicht übersteigen.

Literatur zu Augenarzneien. 1. Schoenwald, R. D., u. P. F. Belcastro: Sorption von Chlorobutanol-^{13}C an Nylon und Polyaethylen. J. pharm. Sci. *58*, 930 (1969). — 2. Cutie, A. J., u. B. J. Sciarrone: Nachbestimmung von pH und Tonizität pharmaz. Puffer bei 37°. J. pharm. Sci. *58*, 99 P (1969). — 3. Mullins, J. D.: Development and Manufacture of Ophthalmic Products. Bull. Parenteral Drug Assoc. *20*, 48 (1966). — 4. Metzner, R.: Ophthalmica. Pharm. Praxis (Beilage zu „Die Pharmazie") Nr. 10, S. 218 (1969). — 5. Frauch, P.: Viskose Augentropfen. Schweiz. Apoth.-Ztg *106*, 43, 74 (1968). — 6. Frauch, P.: Rezeptmäßige Herstellung mikrobiell nicht verunreinigter Augentropflösungen und Augensalben. Pharm. Acta Helv. *45*, 1, 75, 329 (1970). — 7. Barkmann, R., M. Germanis, G. Karpe u. A. S. Malborg: Preservatives in Eye Drops. Acta pharmacol. (Kbh.) *47*, 30 (1969). — 8. Macri, F. J.: Pharmakologie und Toxikologie von Augenarzneimitteln (Übersichtsreferat). Arch. Ophthalmol. *80*, 506 (1968). — 9. Münzel, K., J. Büchi u. O. E. Schultz: Galenisches Praktikum, Stuttgart: Wissenschaftl. Verlagsgesellschaft 1959. — 10. Schlumpf, R., R. Dolder, F. Cambrosio, Th. Partilla, B. Schmidt u. F. S. Skinner: Flüssige Augenarzneien. Lehrgangsskriptum der APV Mainz 1967.

Bäder

Bäder. Balnea.

Der Abschnitt Bäder beschränkt sich auf die Badetherapie, soweit sie vom Patienten ambulant mit seinen häuslichen Hilfsmitteln und mit Präparaten durchzuführen ist, die er aus der Apotheke beziehen kann.

Es entfällt daher die Erörterung all der Möglichkeiten der Bäder- und Klimaheilkunde, die an bestimmte, streng örtlich gegebene Voraussetzungen gebunden sind, wie z. B. Trink- und Badekuren mit Heilquellen in Kurorten, die Radium- bzw. Radon-Balneologie, sowie alles, was mit dem Begriff „Klima-Heilkunde" zusammenhängt.

Darüber hinaus wird der Begriff Bäder noch weiter dadurch eingeschränkt, daß er im folgenden sehr wörtlich genommen wird; man muß nämlich in den zu besprechenden Mitteln tatsächlich baden können. Damit entfällt auch die große Gruppe der Peloide, Kataplasmen und Packungen bis hin zu den Einreibungen.

a. Wirkung des Bades

Die therapeutische Wirkung eines arzneilichen Bades ergibt sich aus der Summe der unspezifischen Wirkungen des reinen Wasserbades und der spezifischen Wirkungen der jeweils dem Badewasser zugesetzten Arzneimittel. Man muß sich darüber im klaren sein, daß die unspezifischen Effekte des reinen Wasserbades vielfach von größerer Bedeutung sind als die beigegebenen Wirkstoffe.

Es ist daher vorweg die bei jedem therapeutischen Bad als unspezifische Basiskomponente auftretende Wirkung des reinen Wasserbades zu besprechen. Dabei handelt es sich um physikalische und physikalisch-chemische Wirkungen.

1. Der hydrostatische Druck. Jeder im Wasser liegende Körper ist der Einwirkung des hydrostatischen Druckes ausgesetzt, der mit der Eintauchtiefe und der Dichte des Wassers zunimmt. Der Druck wirkt sich in erster Linie an den Stellen aus, bei denen eine Kompression möglich ist; das sind vor allem die großen Körperhöhlen sowie das Venensystem. Das Blut in den Venen wird dabei aus den Extremitäten in die Richtung der thorakalen Gefäße verschoben.

Bei Patienten mit venösen Stauungen in den Extremitäten (variköser Symptomen-Komplex) ist die Blutverschiebung besonders ausgeprägt; sie kann bis zu 1 Liter betragen.

Diese „unblutige Bluttransfusion" bedeutet eine erhebliche Belastung für den Kreislauf, die sich u. a. in einer deutlichen Vergrößerung des Herzens, einer Steigerung des Venendruckes sowie in einer geringfügigen Erhöhung des Herzzeitvolumens zeigt. Der kreislaufgesunde Patient vermag diese Belastung durch unbewußte Gegenregulation leicht auszugleichen.

Für den herzkranken Patienten können diese Belastungen jedoch unter Umständen die bei ihm vorhandenen Kompensationsmöglichkeiten überschreiten, so daß es zum Herzversagen kommen kann. Dies gilt vor allem für die Mitralstenose, bei der eine Volumenregulation unmöglich ist. Ihre Behandlung mit Bädern gilt daher als Kunstfehler.

Im Bereich des Thorax führt der hydrostatische Druck zu einer Verminderung der Luftfüllung der Lunge. Der Gesunde vermag das durch verstärkte Atembewegungen auszugleichen, bei dekompensierten Herzkranken besteht die Gefahr einer zunehmenden Kurzatmigkeit.

2. Der Auftrieb. Die Gewichtsentlastung des Körpers im Wasser entspricht dem Gewicht des verdrängten Wassers. Dies bedeutet in der Praxis, daß von dem Gewicht eines 70 kg schweren Körpers im Bad nur noch ein Gewicht von etwa 6,6 kg verbleibt. Davon entfallen auf Kopf und Hals, die aus dem Wasser ragen, etwa 5 kg. Zunehmender Mineralgehalt des Wassers führt mit steigender Dichte zu einer entsprechenden Verringerung des verbleibenden Körpergewichtes. Salzhaltiges Meerwasser „trägt" besser als Süßwasser. Bei einer Dichte des Wassers von 1,1 entspricht das Körpergewicht dem Gewicht des verdrängten Wassers, der Körper schwebt.

Die Bedeutung des Auftriebes für den Menschen liegt vor allem darin, daß die Muskulatur nahezu völlig von ihrer Aufgabe befreit wird, das Gewicht des Körpers zu tragen und zu stützen. Aktive Bewegungen können daher im Bad mit einem Bruchteil jener Kraft durchgeführt werden, die für Bewegungen außerhalb des Bades erforderlich ist. Man macht sich dies therapeutisch in der Behandlung von Lähmungen, Muskelschwächen, Kontrakturen und Bewegungseinschränkungen der Gelenke zunutze.

Durch ein Dauerbad läßt sich das Auftreten von Druckgeschwüren vermeiden.

3. Thermische Wirkungen. Nur in einem schmalen Bereich der Thermoindifferenz treten im Bad keinerlei thermische Wirkungen auf. Diese „Behaglichkeitstemperatur" liegt bei Süßwasser zwischen 34 und 36°, bei Kohlensäurebädern etwa 2° niedriger und bei Moorbädern um 2° höher. Bei Abweichungen von diesem Indifferenzbereich nach oben oder unten hin treten in zunehmendem Maße thermisch bedingte Effekte des Bades in Erscheinung.

Die Mehrzahl der thermisch bedingten Effekte findet ihre Erklärung in der übergeordneten Forderung, die Kerntemperatur des Körpers gegenüber den Schwankungen der Außentemperatur konstant zu halten. Die Temperatur der Körperschale, zu der auch die Extremitäten gehören, kann gegenüber der Konstanz der Kerntemperatur erheblichen Schwankungen unterliegen.

Das *warme Bad* führt über eine Erregung der Wärmerezeptoren der Haut und durch zentral ausgelöste Vorgänge zu einer Minderung der Wärmeproduktion und zu einer Dilatation der peripheren Gefäße sowie zu einer Steigerung der Schweißsekretion. Gegenüber den prinzipiell gleichen Vorgängen beim Kontakt mit warmer Luft besteht jedoch ein wesentlicher Unterschied bei den Verhältnissen im warmen Bad: es fehlt die Wärmeabgabe aus dem Körper durch Ventilation und vor allem durch die Verdunstungskälte des Schweißes. Die Weitstellung der Gefäße begünstigt vielmehr die Wärmeleitung ins Körperinnere. Bei langdauernden, überwarmen Bädern kommt es daher auch zu einem Anstieg der Temperatur des Körperkernes (künstliches „Fieber" durch Überwärmungsbäder!). Bei warmen Bädern von kürzerer Dauer kommt es neben reflektorisch bedingten Umstellungen lediglich zu einem Anstieg der Temperatur in der Körperschale.

Die Erweiterung der Gefäße der Haut wird als gleichsinnige Tiefenreaktion begleitet von einer Erweiterung der Gefäße der inneren Oberfläche des Körpers (Schleimhäute des Magen- und Darmtraktes, des Respirationstraktes und des Uro-Genitalsystems). Die gleichzeitig einsetzende Drosselung der Muskeldurchblutung reicht bei weitem nicht aus, um die beim warmen Bad in Haut und Schleimhäuten versackende Blutmenge (bis maximal 1,5 Liter) zu kompensieren. Trotzdem kommt es unter normalen Verhältnissen im warmen Bad nicht zu einem Kollaps durch Versacken des Blutes in der Peripherie. Er wird verhindert durch die Kompression der Venen infolge des hydrostatischen Effektes sowie durch entsprechende Gegenregulationen in den Gefäßen der Eingeweide.

Als Folge der Gefäßreaktion treten verschiedene Änderungen im Bereich des Kreislaufes ein, die hier nur kurz angeführt sind: Zunahme des zentralen Blutvolumens, des Herzminutenvolumens, des Herzschlagvolumens, der Pulsfrequenz und bei Temperaturen über 39° auch der Blutdruckamplitude. Die Strömungszeit des Blutes wird verkürzt.

Neben den Kreislaufwirkungen haben warme Bäder einen deutlichen Einfluß auf das gesamte vegetative Nervensystem, und zwar im Sinne einer Tonussteigerung des Parasympathicus. Das wirkt sich u. a. deutlich aus in einer Senkung des Wachniveaus und einer Förderung des Schlafeintrittes. Warme Bäder machen bekanntlich müde.

Im warmen Bad wird eine Reihe von gefäßaktiven Substanzen freigesetzt, z. B. Acetylcholin. Die Gefäßwirkung des warmen Bades beruht möglicherweise auf dem Bradykinin, einem Polypeptid, das in aktiver Form in der Haut vorliegt und durch ein aus den Schweißdrüsen freigesetztes Ferment aktiviert wird. Durch diesen Mechanismus wird neben der Gefäßerweiterung auch eine Vertiefung der Atmung und eine Förderung der Peristaltik ausgelöst.

Im *kalten Bad* liegen im Prinzip die umgekehrten Verhältnisse wie im warmen Bad vor. Durch die Erregung der Kälterezeptoren der Haut und durch zentral ausgelöste Umstellungen kommt es zu einer Drosselung der Gefäße in der Peripherie. Die aktive Kontraktion von Arteriolen, Kapillaren und Venolen führt zu einer erheblichen Minderdurchblutung der Haut. Diese vasokonstriktorischen Vorgänge bewirken eine deutliche Abkühlung der Peripherie sowie eine erhebliche Minderung der Wärmeabgabe aus dem Kern.

Andererseits wird im kalten Bad auch die Wärmeproduktion gesteigert. Dies erfolgt in erster Linie durch eine Erhöhung des Muskeltonus, durch das bekannte Kältezittern, das mit einer Steigerung der Muskeldurchblutung (bis zu 300%) einhergeht. Bei Wassertemperaturen unter 18° tritt als Folge einer partiellen Vasomotorenlähmung der Haut eine Erweiterung der Kapillaren ein.

Die Wirkung auf das vegetative Nervensystem äußert sich in einer Erhöhung des Sympathicotonus. Kalte Bäder haben daher einen deutlichen Weckeffekt.

Im kalten Bad treten ebenfalls thermisch bedingte Stoffwechselvorgänge auf. Von besonderer Bedeutung ist die bei Wassertemperaturen unter 18° stattfindende Freisetzung erheblicher Mengen von Histamin aus der Haut. Möglicherweise beruhen darauf manche der plötzlichen Todesfälle von Kreislaufgesunden in kalten Bädern.

Die bisher beschriebenen physikalischen Wirkungen treten in ihrem vollen Ausmaß beim Vollbad auf. Für Teilbäder gilt im Prinzip dasselbe. Dabei spielt allerdings der hydrostatische Druck eine geringe Rolle, da die nur auf eine Extremität entfallende Wirkung leicht kompensiert werden kann. Außerdem ist der Druck infolge der geringeren Eintauchtiefe im Teilbad gegenüber dem Vollbad kleiner. Bei den thermischen Wirkungen von Teilbädern müssen die Temperaturunterschiede gegenüber dem Indifferenzbereich größer als bei Vollbädern sein, um quantitativ vergleichbare Wirkungen zu erzielen. Bei warmen Teilbädern ist ferner die Wärmeabgabe aus dem Körper nur bei den Körperteilen behindert, die sich tatsächlich im Wasser befinden. Während sich daher im warmen Vollbad der Schweißausbruch auf Kopf und Hals beschränkt, kommt es bei länger dauernden, überwarmen Teilbädern häufig zu einem Schwitzen des ganzen Körpers, soweit er nicht im Wasser liegt.

Die erhebliche Kreislaufwirkung der kalten und warmen Bäder wird im Sinne einer Gefäß-Gymnastik genutzt bei der Anwendung von Wechselbädern, wobei Wechselbäder mit Wassertemperaturen von einigen Graden über dem Indifferenzbereich und vielen Graden unter dem Indifferenzbereich verabfolgt werden.

Auch die Kneippsche Hydrotherapie, auf die nicht näher eingegangen werden kann, wirkt zumindest teilweise über entsprechende Mechanismen.

4. Physikalisch-chemische Wirkungen. Während von den physikalischen Wirkungen des Bades der gesamte Körper erfaßt wird, spielen sich die chemischen Vorgänge vorwiegend im Bereich der Haut ab. Die Haut ist dabei nicht nur die Abschlußmembran des Körpers gegen die Außenwelt, sie stellt vielmehr ein eigenständiges Organ dar.

α. *Benetzung der Haut.* Die Haut ist von Lipiden, dem sogenannten Hauttalg, überzogen. Der Hauttalg enthält außer Wachsen und Triglyceriden benetzungsfördernde und emulgierende Stoffe. Die fette Haut des Seborrhoikers ist infolgedessen besser benetzbar als die trockene Haut des Sebostatikers. Diese für die Benetzbarkeit verantwortlichen Stoffe werden im Wasserbad in beträchtlichem Umfang extrahiert. Dadurch nimmt die Benetzbarkeit der Haut im Bade ab, und so erklärt sich auch die bekannte Tatsache, daß die Haut nach dem Baden spröder wird.

β. *Der Wasserhaushalt.* Bei trockener Luft gibt die Haut Wasser aus dem Körper an die Luft ab. Dabei wird das Wasser nicht nur auf dem Weg des Schweißes über die Schweißdrüsen, sondern auch direkt durch die Haut in Form der sogenannten Perspiratio insensibilis abgegeben. Bei feuchter Luft und im Bad erfolgt eine Umkehr der Strömungsrichtung, das heißt, es wird Wasser aus der Luft bzw. dem Badewasser in die Haut aufgenommen. Die Haut dient dabei als Speicher, aus dem das aufgenommene Wasser erst sehr langsam, noch lange nach Beendigung des Bades in das Körperinnere abgegeben wird. Während oral aufgenommenes Wasser in das Blut übergeht und über die Nieren schnell wieder ausgeschieden wird, gelangt das über die Haut aus dem Bad aufgenommene Wasser in den extrazellulären Anteil der Körperflüssigkeit. Es handelt sich dabei um sehr langdauernde Verschiebungen, die auch mit einer Abgabe von Natrium aus dem Blut in das extrazelluläre Gewebswasser einhergehen. Diese Veränderungen sind besonders deutlich bei Badeserien, wie sie bei Badekuren durchweg üblich sind.

Das Ausmaß der Wasseraufnahme ist abhängig von der Salzkonzentration des Bades. Bei nahezu salzfreiem Wasser können maximal etwa 40 g Wasser pro qm Körperoberfläche und Stunde aufgenommen werden. Mit zunehmender Salzkonzentration wird die Wasseraufnahme schwächer. Bei einer zweimolaren Konzentration hört die Wasseraufnahme aus dem Bad auf. Bei höheren Werten (zum Beispiel im Solbad) kommt es zu einem Umschlag mit Wasserabgabe aus dem Körper in das Badewasser.

γ. *Der perkutane Stofftransport.* Der Transport von Stoffen im Bad erfolgt in beiden Richtungen, nämlich sowohl aus dem Körper in das Wasser als auch aus dem Wasser in den Körper; von den körpereigenen Stoffen, die beim Baden in das Wasser übertreten, seien als Beispiel Aminosäuren erwähnt.

Durch die im warmen Bad eintretende Anregung der Schweißsekretion, die nach Beendigung des Bades noch einige Zeit anhält, kommt es zu einer Abgabe vor allem von Natriumchlorid, aber auch der Ionen von Kalium, Ammoniak, Eisen, Sulfaten und Milchsäure sowie kleinen Mengen von Calcium, Aminosäuren und wasserlöslichen Vitaminen.

In ähnlicher Weise wirkt auch die im warmen Bad gesteigerte Sekretion der Talgdrüsen sowie die vermehrte Abschilferung von Epithelien der Haut. Es handelt sich dabei wohl in erster Linie um einen Reinigungsprozeß, der jedoch die Haut für alle übrigen chemischen Vorgänge des Bades reaktionsfreudiger macht.

Die Aufnahme von Inhaltsstoffen des Bades in die Haut und weiter in das Körperinnere (Permeation und Resorption) ist von entscheidender Bedeutung für die therapeutische Wirkung sämtlicher Stoffe, die als Arzneimittel dem Badewasser beigegeben werden.

Soweit es sich nicht um die später zu besprechende, rein örtliche Wirkung von Badezusätzen auf die Haut handelt, ist eine Wirkung von Badezusätzen im Sinne einer allgemeinen Wirkung auf den Körper nur dann vorstellbar, wenn die zur Verwendung kommenden Stoffe auch tatsächlich in wirksamen Mengen aus dem Badewasser in das Körperinnere gelangen. Die Aufnahme von Stoffen aus dem Badewasser erfolgt durch sämtliche Bestandteile der Haut und ihrer Anhangsgebilde, nämlich durch die Epithelien der Haarbälge, der Schweiß- und Talgdrüsen sowie auch direkt durch die Haut. Diese Resorption durch die Haut erfolgt verhältnismäßig leicht bei sämtlichen lipoidlöslichen Stoffen, zum Beispiel Schwefelwasserstoff, Kohlendioxid, Sauerstoff, Edelgase, Jod, Arsen, östrogene Wirkstoffe, sulfurierte Schieferölprodukte.

Ferner werden gut resorbiert auch alle jene Stoffe, die mit den Fettsäuren des Hauttalges lipoidlösliche Verbindungen eingehen. Dies gilt zum Beispiel für Schwermetalle.

Die Diffusion dieser Stoffe geht leicht vonstatten; es kommen daher auch verhältnismäßig große Mengen zur Aufnahme. Die Größe der Aufnahme steht in direktem Verhältnis zur Badedauer sowie zur benutzten Konzentration. Außerdem bestehen naturgemäß erhebliche Unterschiede in der Resorptionsfähigkeit der einzelnen Stoffe; es ist daher unmöglich, irgendwelche allgemein verbindlichen Zahlenangaben über das Ausmaß der Resorption zu machen.

Wesentlich schwieriger liegen die Verhältnisse hinsichtlich der im Badewasser vorhandenen Ionen, zum Beispiel K^+, Ca^{++}, Na^+, Cl^-, SO_4^{--}. Sie können die Haut ebenfalls durchdringen, jedoch erfolgt der Transport in beiden Richtungen, nämlich sowohl von innen nach außen (Abgabe ins Badewasser) als auch von außen nach innen (Aufnahme aus dem Badewasser). Es besteht dabei eine Abhängigkeit von dem pH-Wert; über 4,0 werden vorwiegend Kationen transportiert, unter 4,0 steigt der Anteil der Anionen. Die für die Bewegungsrichtung maßgebliche Grenzkonzentration ist von Ion zu Ion verschieden. Insgesamt gesehen sind die Verhältnisse hinsichtlich des Transportes von Ionen außerordentlich kompliziert. Es ist daher unmöglich, generelle Angaben über den Ionentransport zu machen; man wird sich immer darauf beschränken müssen, Untersuchungen über den jeweils vorliegenden Spezialfall vorzunehmen.

Dabei ist allerdings auch zu berücksichtigen, daß der Transport von Ionen im Bad praktisch kaum eine Bedeutung hat. Auch bei langfristigen Badekuren beträgt die Gesamtmenge der transportierten Ionen nur einen Bruchteil der in der gleichen Zeit durch die Nahrung aufgenommenen und durch die Exkremente ausgeschiedenen Ionen.

Die Badetherapie mit Mineralwässern kann daher nur eine weitgehend unspezifische Zusatztherapie zu ihrer weit wirkungsvolleren Anwendung in Form von Trinkkuren darstellen.

5. Biologische Allgemeinwirkungen des Bades. Die folgende Tabelle gibt eine kurze und damit zwangsläufig unvollkommene Übersicht über die Veränderungen, die in Blut und Harn als Badefolge eintreten. Diese Befunde unterscheiden sich nach einem Einzelbad häufig von denen bei einer längeren Badekur.

	Kaltes Bad	Warmes Bad	Badekur
Blut	Verdünnung	Eindickung	—
Blut-pH Urin-pH	Verschiebung in saurer Richtung	Verschiebung in alkalischer Richtung	—
Blutzucker	Ansteigen	Absinken	—
Phosphat	Abnahme	Ansteigen	—
Cholesterin	uneinheitlich	uneinheitlich	—
17-Ketosteroide	—	—	zunächst vermehrt, später Normalisierung
Ascorbinsäure	Ausscheidung im Harn gesteigert	Ausscheidung im Harn vermindert	Verbrauch gesteigert
Ammoniak im Harn	Anstieg	Abfallen	—
Darmperistaltik, Durchblutung der Darmschleimhaut	Steigerung	Verminderung	—

6. Die Badereaktion. Die Badereaktion äußert sich beim Gesunden in einer Beeinträchtigung des Allgemeinbefindens (Müdigkeit, Schlafstörungen, Appetitlosigkeit). Beim Kranken werden außerdem Reaktionen im Sinne einer Verstärkung der Beschwerden seines Leidens beobachtet, z. B. Gelenk- und Muskelschmerzen beim Rheumakranken, Koliken und Durchfall beim Darmkranken, Herzbeschwerden beim Herzkranken usw.

Die Badereaktion erinnert damit an Erscheinungen, wie sie jede unspezifische Reiztherapie — sogar ein einfacher Klimawechsel — machen kann. Die Badereaktion ist unabhängig von der Zusammensetzung des Bades; bei entsprechend hoher Temperatur kann sie auch beim Baden mit Leitungswasser beobachtet werden. Sie hat anscheinend auch keinen Einfluß auf das therapeutische Endergebnis der Badekur. Es ist daher psychologisch verständlich, jedoch sachlich nicht berechtigt, Patienten mit starken Badereaktionen durch den Hinweis auf ein besonders gutes Kurergebnis zu trösten. Vielmehr muß versucht werden, die Badekur durch Wahl und Konzentration des Badezusatzes sowie durch Badetemperatur und Badedauer so zu leiten, daß die für den Patienten doch recht unangenehme Badereaktion weitgehend vermieden wird.

7. Vor- und Nachteile der häuslichen Balneotherapie. Manche als Bäder benutzten Heilquellen verändern ihre Zusammensetzung so schnell, daß sie nur am Quellort angewandt werden können. Dies gilt insbesondere für H_2S-haltige Bäder, bedingt auch für Kohlendioxid- und Radon-Wasser.

Die technischen Möglichkeiten für die Durchführung von Bädern sind naturgemäß im spezialisierten Kurort weit besser als unter häuslichen Verhältnissen.

Der entscheidende Vorteil der ambulanten Badetherapie liegt in der Möglichkeit, die Badezusätze in ihrer Zusammensetzung und Konzentration gezielt so zu wählen, daß sie bei bestimmten Indikationen eine optimale Wirkung gewährleisten. Durch die Verwendung moderner Wirkstoffe und Wirkstoffkombinationen lassen sich somit Balneotherapeutica herstellen, wie sie in der Natur nicht vorkommen.

8. Durchführung der Bäder. Beim Vollbad soll die Füllmenge so bemessen werden, daß der Wasserspiegel beim liegenden Patienten etwa 30 cm über dem Nabel steht. Man rechnet dafür je nach Größe der Badewanne zwischen 150 und 250 Liter Wasser. Für ein Sitzbad werden 30 bis 40 Liter, für ein Fußbad 10 bis 20 Liter und für ein Handbad etwa 2 Liter Wasser benötigt.

Als Temperatur des Wassers wird beim herzgesunden Patienten etwa 38°, beim herzkranken Patienten etwa 34 bis 36° empfohlen. Eine Erhöhung der Wassertemperatur bewirkt eine besonders intensive Steigerung der Hautdurchblutung; bei kreislaufempfindlichen Patienten ist jedoch Vorsicht geboten. Eine Erniedrigung der Wassertemperatur unter den Indifferenzbereich kommt bei sämtlichen juckenden und entzündlich veränderten Hautkrankheiten in Frage. Je heftiger der Juckreiz, desto niedriger die Temperatur!

Als Normaldauer eines Bades gilt eine Badezeit von 15 bis 20 Minuten. Zur Testung der individuellen Reaktion des Patienten und zur Vermeidung von Badereaktionen werden die ersten Bäder vielfach nur 10 Minuten lang angewandt. Bei chronischen Krankheiten kann die Badedauer unter der Voraussetzung einer einwandfreien Verträglichkeit bis auf eine halbe Stunde gesteigert werden.

Ein echter Behandlungserfolg ist nur bei einer kurmäßigen Anwendung von Bädern zu erwarten. Es werden dabei 2 bis 3 Bäder pro Woche mit einer Gesamtzahl von mindestens 10 Bädern empfohlen. Eine größere Zahl der Bäder oder eine Wiederholung der Kur nach einer gewissen Pause ist unbedenklich.

Üblicherweise werden die Bäder als Vollbad angewandt. Lassen sich infolge ungünstiger äußerer Umstände Vollbäder nicht durchführen, so kann bei gynäkologischen, urologischen und proktologischen Erkrankungen auf Sitzbäder ausgewichen werden. Teilbäder kommen bei isolierten Erkrankungen an Händen oder Füßen in Frage.

Nach übereinstimmender Ansicht der Balneologen ist eine der wichtigsten Voraussetzungen für eine erfolgreiche Badekur, daß dem Patienten die Möglichkeit gegeben wird, nach dem Vollbad eine mindestens halbstündige Nachruhe einzuhalten.

Die Form der Verordnung medizinischer Bäder hängt davon ab, ob die Bäder im Hause des Patienten oder in einer Badeanstalt genommen werden. Für die häusliche Badekur wird der medizinische Badezusatz in der gleichen Weise verordnet wie irgendein anderes Präparat.

b. Die Wirkung von Badezusätzen

Die Stoffe, die als Badezusätze verwendet werden, sind so zahlreich, daß eine einfache Aufzählung ein verwirrendes Bild geben müßte. Im folgenden wird daher versucht, sie in Wirkungsgruppen aufzuteilen. Soweit Stoffen mehrere verschiedenartige Wirkungen zukommen, erscheinen sie nur einmal in der für sie wesentlichsten Gruppe. Die Aufstellung erhebt keinen Anspruch auf Vollständigkeit; insbesondere wurden Stoffe ausgelassen, deren Wirkung unsicher ist oder die sich nur schwer in eine der Gruppen einordnen lassen. Wenn Pflanzen genannt werden, sind Zubereitungen gemeint, die aus den betreffenden Pflanzen hergestellt sind.

1. Stoffe mit örtlicher Wirkung auf die Haut. α. *Waschaktive Substanzen.* Waschaktive Substanzen sind in zahlreichen Präparaten als Waschmittel und Schaumstabilisatoren enthalten. Sie wirken nicht nur reinigend, sondern auch entfettend. Durch die Entfernung des Hauttalges entfällt dessen benetzungsfördernde Wirkung, daraus folgt die Austrocknung der Haut. Bei trockener Haut kann die entfettende Wirkung unerwünscht stark sein.

Alkyloläthersulfate
Fettalkoholsulfate
Fettsäurealkylolamide
Salze von Fettsäuren

β. *Rückfettmittel.* Bädern werden vielfach Rückfettmittel zugesetzt, um die unerwünschte Austrocknung und Entfettung durch waschaktive Substanzen wenigstens teilweise auszugleichen.

Äthoxylierte Fettsäureester
Fettsäurealkylolamide
Lecithine

γ. *Fettmittel.* Fettmittel werden zu dem Zweck angewandt, trocken-spröde Haut aufzufetten.

Paraffin
Pflanzenöle wie Sojaöl, Erdnußöl

δ. *Antibakterielle und antimykotische Substanzen.* Es handelt sich dabei um Wirkstoffe, die Infektionen der Haut mit Bakterien oder Pilzen beseitigen oder ihre Entstehung prophylaktisch verhindern sollen.

Ampholytseifen
Chloramin
Hexylresorcin
Kaliumpermanganat
Quartäre Ammoniumverbindungen, z. B. Dequaliniumchlorid

ε. *Stoffe mit Gefäßwirkung.* Diese Stoffe wirken auf Füllungszustand, Tonus oder Durchlässigkeit der Gefäße ein.

Kohlensäure
Aescin
Flavonole (z. B. Rutin und dessen Derivate)
Kastanienextrakte
Nicotinsäureester

ζ. *Spezielle Hauttherapeutica.* Die Wirkungen der speziellen Hauttherapeutica sind so vielseitig, daß sie im Rahmen dieser kurzen Abhandlung nicht im einzelnen angeführt werden können. Es sei auf die entsprechenden Kapitel verwiesen.

Arnica
Azulen und Azulenderivate
Eichenrinde
Eiweißhydrolysate
Getreide wie z. B. Hafermehl, Haferstroh, Kleie
Kamille
Milchsäure und deren Salze
Molke
Proteine
Schwefel, präzipitiert oder kolloid

Sulfurierte Schieferölprodukte
Tannin und synthetische Gerbstoffe
Teere wie Holzteer und Steinkohlenteer, jeweils roh und sulfuriert
Vitamine A, E, F

2. Stoffe mit Fernwirkungen als Folge einer primären Reizwirkung auf die Haut.

Wie schon bei der Wirkung des Warm- und Kaltbades dargestellt, führt die thermische Wirkung des Bades zunächst zu Gefäßveränderungen der Haut. Entsprechend wirken Stoffe mit örtlicher Reizwirkung. Sekundär kann es dann im Sinne von gleichsinnigen Tiefenreaktionen als Folge von kutiviszeralen Reflexen und durch gegenregulatorische Mechanismen zur Mitbeteiligung anderer Gefäßbereiche, der glatten Muskulatur und der Drüsen kommen.

Bienengift
Campher
Capsaicin
Koniferennadeln
Menthol
Rosmarin
Senf

3. Stoffe mit Allgemeinwirkungen nach Resorption. Allgemeinwirkungen nach Resorption durch die Haut sind im Prinzip gleichzusetzen mit den Wirkungen, die bei der innerlichen Verabreichung der jeweiligen Stoffe auftreten. Allerdings ist diese Form der Badetherapie sehr umstritten. Die Resorption aus dem Badewasser wird zwar durchweg behauptet, ist jedoch im Einzelfall nur selten nachgewiesen. Das Ausmaß der Resorption hängt nicht nur von den benutzten Stoffen ab, sondern auch von verschiedenen anderen Faktoren, wie Badedauer, Badetemperatur, Zustand der Haut, Begleitstoffen im Badezusatz. Mit Sicherheit ist davon auszugehen, daß nur ein Bruchteil der im Bade enthaltenen Wirkstoffe tatsächlich zur Resorption kommt.

α. *Sedativ wirkende Stoffe.*
Baldrian
Bromide
Chloralhydrat
Hopfen
Kalmus
Melisse

β. *Antirheumatisch wirkende Stoffe.*
Fangoerde
Fichtenrindenextrakt
Histamin
Huminsäuren und deren Salze
Moorextrakte
Salicylsäure und deren Salze, Ester, Äther und Amide

γ. *Stoffe mit Kreislaufwirkung.*
Bicarbonate und
Carbonate als CO_2-Träger
Säuren als CO_2-Entwickler

Die im Kohlensäurebad freiwerdende Kohlensäure wird gut durch die Haut resorbiert. Außerdem wird die gegenüber der Luft spezifisch schwerere Kohlensäure eingeatmet und damit durch die Lungen resorbiert.

Sauerstoffträger und
Sauerstoffentwickler,
Alkalisulfide und Alkalipolysulfide mit Freisetzung von Schwefelwasserstoff im Bad.

Für die Sauerstoff- und Schwefelwasserstoff-Bäder gilt Entsprechendes wie bei den Kohlendioxid-Bädern ausgeführt.

c. Aufbau von Badezusätzen

Badezusätze, die rezepturmäßig in der Apotheke hergestellt werden, spielen kaum noch eine Rolle. Zur Verordnung gelangen in erster Linie Arzneispezialitäten, und nur gelegentlich werden Badesalze, wie Staßfurter Salz oder Kaliumpermanganat, als nicht-spezialitätenmäßig aufgemachte Substanzen abgegeben. Die arzneilich wirksamen Bestandteile von Badezusatz-Spezialitäten richten sich in ihrer Auswahl und in der Quantität nach den Indikationen, bei denen sie zur Anwendung gelangen.

Die Hilfsstoffe in Badezusätzen richten sich weitgehend nach der Zubereitungsform, je nachdem, ob es sich um Badezusätze in fester Form, Lösungen, Emulsionen oder Badeöle handelt. Den Hilfsstoffen kommt insofern Bedeutung zu, als sie den therapeutischen Effekt der Wirkstoffe wesentlich beeinflussen oder aber, besonders bei Badezusätzen für die Anwendung bei Hautkrankheiten, auch einen eigenen therapeutischen Effekt ausüben können.

1. Badezusätze in fester Form. α. *Badesalze.* Bei den Badesalzen handelt es sich um Mischungen von Salzen verschiedener An- und Kationen, die entweder künstlich zusammengestellt werden oder aber in der Zusammensetzung den Salzen natürlich vorkommender Solen oder Heilquellen entsprechen.

Entsprechend den Indikationen, bei denen die Badesalze zur Anwendung kommen sollen, werden Wirkstoffe wie Salicylsäure, Huminsäuren oder ätherische Öle zugefügt. Es wird darauf geachtet, daß Badesalze in wäßriger Lösung einen neutralen oder schwach sauren pH-Wert aufweisen. Oft werden solchen Zubereitungen auch wasserenthärtende Substanzen wie Polyphosphate oder oberflächenaktive Substanzen wie Natriumlaurylsulfat beigemischt. Ätherische Öle oder Parfümöle können in kleinen Anteilen den Salzen direkt beigegeben werden, oder sie werden in alkoholischer Lösung über die Kristalle gesprüht.

Es hat sich aber auch eine Reihe von Festsubstanzen als spezielle Trägerstoffe für ätherische Öle und Parfümöle als brauchbar erwiesen. So kann man ätherische Öle oder Parfümöle mit kolloider Kieselsäure, evtl. unter Zuhilfenahme von etwas Magnesiumcarbonat, aufnehmen. Außerdem haben sich Natriumbenzoat oder Substanzen wie Zucker als Trägersubstanz bewährt.

Mikroverkapselte ätherische Öle oder Parfümöle werden Badezusätzen aus preislichen Gründen nicht zugesetzt.

β. *Badezusätze mit Gasentwicklung.* Badezusätze, die während des Bades Gase freisetzen sollen, müssen naturgemäß unter gutem Feuchtigkeitsausschluß hergestellt und aufbewahrt werden. Man unterscheidet dabei Substanzen, die Träger der freizusetzenden Gase sind, und Substanzen, die die Freisetzung bewirken. Bei Kohlensäurebädern werden als Gasträger Bicarbonate verwendet. Als kohlensäurefreisetzende Substanzen kommen kristalline Säuren wie Weinsäure oder Anhydrocitronensäure oder aber saure Salze wie z. B. saures Natriumpyrophosphat in Frage.

Bei Sauerstoffbädern werden im allgemeinen Peroxide oder Perborate als Sauerstoffträger benutzt, aus denen mittels Katalysatoren der Sauerstoff freigesetzt wird. Als Katalysatoren können anorganische Substanzen wie Manganborat oder auch Enzyme wie Katalase eingesetzt werden. Um eine Gasentwicklung während der Badedauer möglichst kontinuierlich zu gestalten, können die gasfreisetzenden Substanzen vor der Einarbeitung in das Präparat für sich granuliert werden.

Auf diese Weise wird eine verzögerte Löslichkeit erreicht. Die Anwendung von Badezusätzen mit Gasentwicklung wird meistens in den Badeanstalten unter Überwachung durch geschultes Personal vorgenommen.

γ. *Granulate.* Feste Badezusätze, wie sie z. B. bei Desinfektionsbädern benutzt werden, werden auch als Granulate vertrieben.

δ. *Feste Badezusätze natürlicher Herkunft.* Badezusätze, die aus Moor, Moorextrakten, Heilerde oder Schlamm bestehen, werden zum Teil ebenfalls in fester Form in den Handel gebracht. Sie bilden in der Badewanne teilweise kolloide Lösungen, teilweise Suspensionen. Ähnlich wie bei den vorgenannten Produkten werden auch Schwefel und Pflanzenextrakte in fester Form entweder ohne Zusatz oder mit Zusatz von Trägersubstanzen wie Salzen in den Handel gebracht.

ε. *Badetabletten.* Bei der Herstellung von Badetabletten liegen ähnliche Verhältnisse wie bei der Zubereitung von Badesalzen vor. Herstellung und Aufbewahrung müssen feuchtigkeitsfrei erfolgen. Der überwiegende Teil der Badetabletten wird als Brausetabletten hergestellt. Je nachdem, ob waschaktive Substanzen eingearbeitet werden oder nicht, erhält man Badetabletten für ein Schaumbad oder aber Badetabletten, bei deren Anwendung nach Auflösung der Tabletten keine Schaumbildung erzielt werden soll.

Nachstehende Rezepturen sollen diese beiden Tabletten-Typen erläutern:

I.		II.	
Natriumlaurylsulfat pulv.	10,0	Natriumbicarbonat	32,0
Weinsäure	20,5	Weinsäure	24,0
Natriumbicarbonat	32,0	Salze	35,0
Na- oder Mg-Salze	27,0	Talcum	3,0
Farbstoffe	0,1	äther. oder Parfümöl	4,0
Mg-stearat	0,4	Farbstofflösung (Isopropanol)	q. s.

Rezeptur I stellt durch den Zusatz an Natriumlaurylsulfat ein Beispiel für eine Bade-tablette mit Schaumentwicklung dar.

Bei Rezeptur II fehlt die oberflächenaktive Substanz und damit eine Schaumentwick-lung.

Eine Brausetablette läßt sich am leichtesten darstellen, wenn Natriumbicarbonat und wie in den vorliegenden Fällen Weinsäure als CO_2 freisetzende Substanz eingearbeitet werden. Die Herstellung von Badetabletten kann ohne oder mit Granulierung erfolgen. Wenn nicht granu-liert werden soll, so werden die pulvrigen Bestandteile gemischt und anschließend verpreßt. Ätherische Öle oder Parfümöle werden in trockener Form zugesetzt, die durch Aufnahme der Flüssigkeiten in Trägersubstanzen zu erhalten ist (s. 1. α).

Eine Granulierung kann nicht mit Wasser oder wäßrigen Lösungen vorgenommen werden. Hierzu wird eine Lösung der ätherischen oder Parfümöle sowie evtl. zuzusetzenden Farb-stoffes in Isopropanol empfohlen. Diese Lösung wird in die pulvrigen Bestandteile eingearbei-tet, granuliert und das Granulat anschließend scharf getrocknet. Danach kann verpreßt werden.

2. Badezusätze in flüssiger Form. α. *Alkoholische Lösungen.* Hierbei werden die Wirk-stoffe in Alkohol verschiedener Konzentrationen gelöst. Aus Preisgründen wird meistens Isopropanol gewählt.

β. *Wäßrige Lösungen.* In Form der wäßrigen Lösung werden konzentrierte Salzlösungen oder Lösungen von Pflanzenextrakten als Badezusätze verwendet. Bei nicht wasserlöslichen Wirkstoffen, also lipophilen Substanzen wie ätherischen Ölen, wird eine Lösung durch Zusatz von Lösungsvermittlern erreicht. Als Lösungsvermittler dienen in manchen Fällen Isopro-panol und oberflächenaktive Substanzen, die in einer Vielzahl von Tensiden angeboten werden. Tenside zeichnen sich vornehmlich als Schaumbildner aus. Durch eine stärkere Schaum-entwicklung soll z. B. das Abdunsten von flüchtigen Substanzen wie ätherischen Ölen ver-zögert werden. Der Grad der Schaumentwicklung hängt weitgehend auch von der Art der Anwendung des Präparates ab. Gibt man den Schaumbadezusatz zuerst in die Wanne und läßt das Badewasser in kräftigem Strahl einfließen, zeigt sich eine starke Schaumentwicklung. Wird der Badezusatz in die bereits gefüllte Wanne eingetragen und verteilt, so erhält man eine schwächere Schaumbildung.

An Tensiden werden überwiegend Fettalkoholsulfate und Fettalkoholäthersulfate ein-gesetzt. Die Stoffe verhindern durch die feine Dispersion von lipophilen Partikeln außerdem ein starkes Verschmutzen der Badewanne.

Da diese Substanzen auf die Haut stark austrocknend wirken, werden sogenannte rück-fettende Substanzen wie Fettsäurealkylolamide, Lecithine oder äthoxylierte Fettsäureester zugesetzt. Eine mögliche Rezeptur kann wie folgt aussehen:

Fettalkoholäthersulfat (I)	10,0
Fettalkoholpolyglykoläther (II)	10,0
Fettsäurealkylolamide (III)	5,0
Alkohol	10,0—20,0
Wirkstoffe und Wasser	ad 100,0

Die Herstellung erfolgt in der Weise, daß die lipophilen Wirkstoffe soweit wie möglich mit Äthanol oder Isopropanol gelöst, dann mit II und nachfolgend mit III und I versetzt werden. Der Wasserzusatz erfolgt zuletzt.

Manche waschaktiven Substanzen (WAS) sind in reiner Form nicht erhältlich, son-dern werden von den Herstellern nur in wäßriger Lösung in den Handel gebracht. Die hier und nachfolgend angegebenen Gewichtsangaben der WAS beziehen sich auf Rein-substanz (100%ig). Die als Rückfetter eingesetzten Fettsäurealkylolamide wirken gleich-zeitig noch als Schaumstabilisatoren und -verstärker. Nicht so stark austrocknend sollen oberflächenaktive Substanzen wie mit Fettsäurehalogeniden umgesetzte Eiweiße (Satina) wirken.

γ. *Suspensionen.* Verschiedene Badezusätze, die z. B. Schwefel enthalten, werden auch in Form von wäßrigen Suspensionen hergestellt.

δ. Für Badezusätze, bei denen eine klare Lösung nicht zu erzielen oder nicht erwünscht ist, wird als Grundlage die Form der Emulsion, meistens vom Typ O/W, gewählt. Lipophile Wirkstoffe wie z. B. Teer werden in die Fettphase eingearbeitet, wasserlösliche können der Wasserphase zugesetzt werden.

Überwiegend werden die schon unter b aufgeführten waschaktiven Substanzen, Rück-fetter und Emulgatoren oder ähnliche Stoffe eingesetzt. Bei dem Zusatz zum Bade-wasser wird die äußere Wasserphase verdünnt. Statt Wasser können auch niedrigmole-kulare Polyäthylenglykole oder Propylenglykole als polare Phase der Emulsion verwendet werden.

Als Beispiel für eine Badeemulsion sei die nachfolgende Rezeptur angeführt:

Fettalkoholäthersulfat	18,0
Fettsäurealkylolamide	7,0
Isopropylmyristat	15,0
Polyäthylenglykol 400	6,0
Äthylenglykolmonostearat	7,0
Wasser, Parfümöl	ad 100,0

ε. Badeöle. Badeöle sind überwiegend für die Anwendung bei trockener Haut bestimmt. Sie enthalten fette Öle oder Paraffinöle und homogen mit ihnen mischbare Emulgatoren oder waschaktive Substanzen, aber kein oder nur wenig Wasser. Hier wird erst mit dem Badewasser eine Emulsion gebildet. Badezusätze in Ölform verhalten sich meistens nicht stark schäumend, da Fett einen Schaumantagonisten darstellt. Es werden aber auch Ölschaumbäder mit Zusatz von relativ viel WAS benutzt.

Als Beispiel für einen Ölbadezusatz ohne nennenswerte Schaumwirkung mag folgende Rezeptur dienen:

Fettes Öl	75,0
Fettsäurealkylolamide	10,0
Fettalkoholpolyglykoläther	10,0
Parfüm	5,0

Ein schäumendes Ölbad läßt sich nach folgender Rezeptur herstellen:

Fettes Öl	40 0
Fettalkoholäthersulfat (Na-Salz)	6,0
Fettalkoholsulfat (Triäthanol-	
aminsalz)	10,0
Fettsäurealkylolamide	10,0
Wasser	25,0
Alkohol, äther. Öle oder	
Parfümöle	ad 100,0

3. Badezusätze in Gelform. Badezusätze in Gelform enthalten als Grundstoffe überwiegend Substanzen wie unter 2.β aufgeführt, denen meistens konsistenzgebende oder verdickende Substanzen wie Celluloseäther, Carboxymethylcellulose, Methylcellulose, hochmolekulare Polyäthylenglykole oder Fettsäurealkylolamide zugesetzt werden, damit die Konsistenz eines Gels erzielt wird. Je nachdem, ob Festpartikel in ihnen suspendiert sind oder nicht, erscheinen diese Gele trübe oder transparent. Folgende Rezeptur kann für die Herstellung eines Badegels eingesetzt werden:

Methylcellulose	2,0
Fettalkoholäthersulfat	15,0
Fettsäurealkylolamide	5,0
Fettalkoholpolyglykoläther	10,0
Polyäthylenglykol 300	6,0
Parfümöl, Konservierungsstoff	
und Wasser	ad 100,0

d. Spezialitäten zur Badetherapie

Nachfolgend wird eine kleine Übersicht über die hauptsächlich in der Apotheke vertriebenen Badezusatzspezialitäten gegeben. Die Aufstellung kann keinen Anspruch auf Vollständigkeit erheben und stellt auch keine Bewertung ihrer therapeutischen Wirksamkeit dar. Die Präparate sind in alphabetischer Reihenfolge angeordnet und die vom Hersteller angegebene Zusammensetzung und die Hauptindikationsgruppen angeführt. Die Indikationsgruppen sind abgekürzt und enthalten nur Oberbegriffe. Im einzelnen bedeuten:

Br = Erkrankungen des Bronchialtraktes,
Fr = Frauenleiden,
H = Hautkrankheiten,
N = Erkrankungen des Nervensystems,
R = Erkrankungen des rheumatischen Formenkreises.

Weitere spezielle Indikationen können bekannten Nachschlagewerken über Spezialitäten oder Firmenprospekten entnommen werden. Zur Kenntnis weiterer in der folgenden Tabelle nicht aufgeführter Spezialitäten sei ebenfalls auf diese Literatur verwiesen.

Präparate-Name	Wirkstoffe	Indikation
Balnacid (8)	Saures wasserlösliches sulfuriertes Buchenholzteeröl	H
Balnacidal (8)	Balnacid, äther. Öl	H
Balneum Hermal (10)	Sojaöl	H
Balneum Hermal mit Teer (10)	Steinkohlenteerdestillat, Sojaöl	H
Brombaldrianbad „Silvapin" (17)	Kaliumbromid, Baldrianöl	N
Brom-Baldrian-Kolloidbad „Dr. Schupp" (22)	Kaliumbromid, Baldrianöl, Ol. Valer. artefic.	N
Brovaloton (21)	Kaliumbromid, Isovaleriansäure, äther. Öle, Baldrianfluidextrakt, Na- u. Mg-Salze	N
Chloramin 80 „von Heyden" (14)	p-Toluolsulfonchloramidnatrium	H
Concentrin „Spezial" (26)	Aescin, Flavonole, Phosphatide	R
Contrheuma-Bad (23)	Salicylsäure, Natrium-Huminat, Campher	R
Contrheuma-Schaumbad (23)	Salicylsäure-β-hydroxyäthylester, Diäthylaminsalicylat, Campher, Ol. Pini silvestris	R
Diffundol-Bad (6)	Salicylsäure, Alkalisulfate, Sulfonate	R
Eichenrinden-Extrakt „Dr. Schupp" (22)	Wäßriger Eichenrindenextrakt	H
Eichenrinden-Extrakt „Silvapin" (17)	Wäßriger Eichenrindenextrakt	H
Fangyol-Stress-Bad (7)	Huminsäureverbindungen, Natrium-salicylat	R
Fichtennadel-Extrakt „Dr. Schupp" (22)	Äther. Öle und wäßrige Extrakte aus den Nadeln von Picea exc. und Abies alba	R
Fichtennadel-Extrakt „Silvapin" (17)	Wäßriger Auszug aus Fichtennadeln und dünnen Zweigen	R
Forapin-Essenz (15)	Standardisiertes Bienengift, Nicotinsäure-benzylester	R
Hautbad „Töpfer" (27)	Wirkstoffe der Kleie und Molke und Kräuterextrakte aus Kamille, Salbei und Fichtennadeln	H
Heublumen-Extrakt „Dr. Schupp" (22)	Wäßriger Extrakt aus Gramineen-Blättern und -Blüten	R
Heublumen-Kräuter-Extrakt „Silvapin" (17)	Wäßriger Extrakt aus Heublumen, Schaf-garben, Thymian und Salbei	R
Humopin (21)	Salicylsäure, Natriumhuminat, Na-Salze	R
Ichtho-Bad (11)	Ammoniumbituminosulfonat (Ichthyol) hell	R, H, Fr.
Kamillobad (4)	Äther. Kamillenöl	H
Leukona-Eukalpin-Bad (1)	Ol. Pini sib., Ol. Eucalypti	Br.
Leukona-Jod-Bad (1)	Jod. resublimat.	R
Leukona-Rheuma-Bad (1)	Ol. Pini sib., Campher, Ol. Thymi, Ol. Terebinth. rectif., Methylsalicylat	R
Leukona-Sedativ-Bad (1)	Extr. Humuli Lup., Extr. Valerian. spiss., Chloralhydrat, Milchsäure	N

Präparate-Name	Wirkstoffe	Indikation
Leukona-Stoffwechsel-Bad (1)	Ol. Juniperi e baccis	H-Stoffwechsel-Erkrankungen
Leukona-Sulfomoor-Bad (1)	Kal. polysulfurat., kolloider Schwefel, Moor-Extrakt	H + R
Menthoneurin-Konzentrat (28)	Monosalicylsäureglykolester, Nicotinsäurebenzylester, Nicotinsäuremethylester	R
Menthoneurin-Vollbad (28)	Monosalicylsäureglykolester, Nicotinsäurebenzylester, Nicotinsäuremethylester, Campher	R
Moorlauge „Bastian" (2)	Alkalischer Mooraufschluß	R + Fr.
Moorlauge-Burgthal (5)	Alkalischer Moorextrakt	R + Fr.
Moorlauge „Pela" (17)	Alkalischer Mooraufschluß	R + Fr.
Mycatox-Bad (3)	Dequaliniumchlorid, Hexylresorcin, Extr. Salviae fld.	H
Olatum Bade-Öl (24)	Flüssiges Paraffin, Acetylierte Wollalkohole, Isopropylpalmitat, Polyäthylenglykol	H
Pernionin-Teil-Bad (12)	Methylsalicylat, Extrakt aus Aesculus hippocastanium, Pyridin-3-aldehyd, Methylnicotinat, Benzylnicotinat, Histamin, Nonylsäurevanillylamid, äther. Öle	R
Pernionin-Voll-Bad (12)	Methylnicotinat, Benzylnicotinat, Campher, Fichtennadelöl	R + Fr.
Pinimenthol-Bad (23)	Campher, Ol. Eucalypti, Bornylacetat, Limonen, Laurinaldehyd, Ol. Pini Pumilionis, -templinum, -Terebinthinae, -Aurantii dulcis, Menthol	Br + R
Pinofluol-Bad (29)	Hochgebirgsfichten- und Kiefernöle	N + Fr. + Br.
Plesiocid (25)	Ammonium bituminosulfonicum und oxystearylsulfonsaures Natrium und Oleylmethyltauridnatrium	H
Polytar Emolliens (24)	Pix carb., Pix junip., Pix liquid., Ol. Arachidis, Paraff. liquid.	H
Rheumagutt-Bad (17)	Moorhuminsäureverbindungen, Salicylsäure, Fichtennadelöl	R
Rheumasan-Bad (20)	Colaminsalicylat, Colaminhuminat, synthet. Menthol, Campher, Eukalyptusöl, Fichtennadelöl	R
Rheumex-Bad (13)	Diäthylaminsalicylat, Ol. Rosmarini, Tct. Arnicae, Extr. Hippocastani	R
Rubriment-Essenz (16)	Pyridin-β-carbonsäurebenzylester	R
Salhumin-Bad (2) Salhumin-Sitzbad (2)	Salicylsäure, salicylierte Huminsäuren	R
Salhumin-Teilbad (2)	Salicylsäure, salicylierte Huminsäuren, Aesculin, Saponin, Acid. tannic.	R
Sauerstoffbad mit Fichtennadelöl „Silvapin" (17)	Sauerstoffträger mit Fichtennadelöl, Sauerstoffentwickler	N
Schwefelbad „Feilbach" (8)	Gelöster Kolloidschwefel	H + Fr. + R
Schwefelbad „Klopfer" (18)	Kolloider Schwefel, geschwefelte äther. Öle (Pinen, Camphen, Bornylacetat)	H + Fr. + R

Präparate-Name	Wirkstoffe	Indikation
Schwefel-Kleiebad „Silvapin" (17)	Weizenkleie-Extrakt, kolloidal gelöster Schwefel	H
Sulfactol-Bad (19)	Sulfur coll., Natriumbicarbonat	R + H + Fr.
Tannolact-Substanz (5)	Gerbstoffe, Calciumlactat, Milchsalze	H
Teer-Kleiebad „Töpfer" (27)	Wirkstoffe von Kleie, Molke und Heilkräutern, wasserlöslich gemachte, pechfreie Steinkohlenteerfraktionen	H
Vitabad (9)	Roßkastanien-Extrakt, Vitamin A, Vitamin-E-acetat, Vitamin F (Linol-Linolensäure), Vitamin H (Biotin), Vitamin P (Rutin), Calc. pantothen., Inosit, Azulen, Chlorophyll, Fichtennadelöl, Edeltannenöl, Latschenkiefernöl, Eucalyptusöl, Menthol, Campher, Pflanzenfettalkoholsulfonate	H + R

Hersteller oder Vertriebsfirma der oben aufgeführten Präparate sind:

Nr.	Firma	Nr.	Firma
1	Dr. Atzinger & Co., Passau	16	Nordmark-Werke, Uetersen
2	Bastian-Werk, München	17	Pino AG, Freudenstadt
3	Georg A. Brenner, Alpirsbach	18	Protina, München
4	Chemiewerk Homburg, Frankfurt/M.	19	Rassau, Eltville
5	Bernd Conzen, Düsseldorf	20	Dr. Rudolf Reiss, Berlin
6	Diffundol-Gesellschaft, Darmstadt	21	Richard Schöning, Berlin
7	Eifelfango, Bad Neuenahr	22	Dr. Schupp KG, Freudenstadt
8	Heinrich Feilbach, Mainz	23	W. Spitzner, Ettlingen
9	Fischer, Bühl	24	Stiefel Lab., Offenbach
10	Hermal-Chemie, Reinbek	25	Stockhausen & Cie., Krefeld
11	Ichthyol, Hamburg	26	Chem. Fabrik Tempelhof, Berlin
12	Krewel-Werke, Eitorf	27	Töpfer GmbH, Dietmannsried
13	Labopharma, Berlin	28	E. Tosse & Co., Hamburg
14	Lysoform, Berlin	29	Westphal & Sohn, Frankfurt
15	Heinrich Mack, Illertissen		

Literatur: Handbuch der Bäder- und Klimaheilkunde, hrsg. von W. AMELUNG und A. EVERS, Stuttgart: Schattauer-Verlag 1962. — NOWAK, G. A.: Die kosmetischen Präparate, Augsburg: Verlag für chem. Industrie H. Ziolkowsky 1969. — Rote Liste 1969. Editio Cantor, Aulendorf/Württ.

Blutkonserven und Zubereitungen aus menschlichem Blut

Schon im Mittelalter wurden Blutübertragungen von Mensch zu Mensch und auch vom Tier zum Menschen versucht, die mangels jeglicher Kenntnis der zu erwartenden Reaktionen meist zum Tode des Patienten führten. Erst seit LANDSTEINER und SCHÜLER um 1900 die Blutgruppen entdeckten, waren die theoretischen Grundlagen geschaffen, um Blutübertragungen gefahrlos durchführen zu können. Zunächst wurden meist direkte Blutübertragungen durchgeführt. Erst später wurde versucht, mit Natriumcitrat Frischblut zu konservieren und für einen späteren Bedarf bereit zu stellen. In den letzten Jahrzehnten haben sich die Technik der Blutübertragung, die Herstellung der Blutkonserven, die Abtrennung des Plasmas, seine Aufarbeitung in verschiedene Fraktionen in ungeahntem Maße entwickelt. Eine Spezialwissenschaft mit entsprechend umfangreicher Literatur entstand, welche die zahllosen chemischen, technischen, medizinischen und serologischen Probleme erforschen und lösen will.

Im Rahmen dieses Handbuches kann natürlich keine erschöpfende Darstellung erfolgen. Hier werden an Hand von Arzneibuchvorschriften und DIN-Vorschriften die zugelassenen Behälter und Bestecke, deren Vorbereitung (Reinigung, Sterilisation usw.) geschildert, die Möglichkeiten der Stabilisierung und der dazu nötigen Lösungen erörtert und schließlich die erhaltenen Produkte beschrieben. Bezüglich der medizinischen Probleme, der Organisationsfragen von Blutbanken usw. wird auf die Fachliteratur verwiesen (z.B. H. MÖLLER: Physiologie und Klinik der Bluttransfusion, Jena 1956; P. DAHR u. M. KINDLER: Transfusionspraxis, Stuttgart 1962, mit zahlreichen Literaturangaben).

Blutkonserve

Blutabnahme und Gerätschaften. *1. Blutspender.* Die überwiegende Menge menschlichen Blutes, die therapeutisch verwendet wird, stammt von freiwilligen Blutspendern. Die Spende erfolgt unentgeltlich im Rahmen von Blutbanken der Krankenhäuser, des Roten Kreuzes, der Wehrmacht u. a. m. Daneben besteht auch entgeltliche Spende in einigen Ländern an Universitätsinstituten und Krankenhäusern. Entgeltliche Blutabnahmen organisieren z. B. Erzeuger von Plasmakonserven, Gammaglobulin u. a. m.

Die Spender müssen genau untersucht werden, serologische Prüfungen z. B. auf Lues sind notwendig; Hepatitisträger müssen ausgesondert werden. Bezüglich der Lues sind namhafte Autoren der Ansicht, daß nach 3tägigem Stehen der Blutkonserve im Kühlschrank eine Infektion nicht mehr möglich ist. Diese Forderung ist um so unerläßlicher, als offenbar an vielen Orten der Zusatz von Arsenikalien nicht mehr üblich ist. Es ist deswegen verständlich, daß Hoechst z. B. sein „Haemosept" aus dem Handel gezogen hat. Es enthielt 3-Amino-4-oxy-benzol-arsenoxid (Trockenampullen zu 10 mg für 500 ccm Frischblut oder Blutkonserve). Bezüglich der Abtötung von Hepatitis-Viren im Plasma s. „Plasma-Protein-Lösung" (S. 284). Blutgruppen und Rh-(Rhesus-)Faktor werden bei jedem Spender bestimmt.

Die Blutabnahme muß unter möglichst aseptischen Bedingungen erfolgen, um eine Kontaminierung auszuschließen. Sie erfolgt heute ausschließlich im „geschlossenen" System. Das sterile Abnahmegerät besteht aus einem Schlauch (am besten aus geeignetem Kunststoff, s. Kunststoffprüfung, Bd. II, 269), einer Injektionsnadel zum Einstechen in die Spendervene und einer Kanüle, die in den Verschluß der sterilen, mit Stabilisatorlösung versehenen Konservenflasche eingestochen wird. Das Blut gelangt so, ohne mit der Luft in Berührung zu kommen, in die Konservenflasche. Das sterile Abnahmegerät wird in Plastikbeuteln eingesiegelt geliefert und nach einmaliger Verwendung verworfen.

2. Andere Blutquellen. Plazentarblut aus der Nabelschnur des Neugeborenen oder Retroplazentarblut können gesammelt werden. Es hat einen sehr hohen Hämoglobingehalt (ca. 100% höher als Normalblut). Störend ist bei manchen Indikationen der erhöhte Hormongehalt. Die sterile Gewinnung ist sehr schwierig, die Infektionsgefahr groß. Die Abnahme von Leichenblut wurde ebenfalls versucht. Die Abnahme muß innerhalb von wenigen Stunden nach dem Tode erfolgen, um die Bildung von Giftstoffen zu vermeiden. Abgesehen von der gefühlsmäßigen Ablehnung dieses Vorganges ist hierbei auch der Ausschluß von Krankheitsübertragungen schwierig. Bei schwersten Elementarkatastrophen usw. wäre aber auch diese Methode zu vertreten. Eigenblutrücktransfusionen (z. B. bei massiven Blutungen nach innen) wurden versucht, führten aber oft zu schweren Reaktionen.

Konservierungsmethoden. *1. Anwendung von gerinnungshemmenden Lösungen.* In den letzten Jahrzehnten wurde eine große Zahl von Vorschriften veröffentlicht. Sie basieren im wesentlichen auf der gerinnungshemmenden Wirkung von Natr. citricum, das mit dem Calcium des Blutplasmas reagiert (Bildung von Calciumcitrat) und dadurch die Blutgerinnung verhindert. Weiter wird Dextrose (oder auch Laevulose) zugesetzt, um die Lebensdauer der roten Blutkörperchen zu erhöhen. Endlich muß zur Ermöglichung einer Sterilisation bei 120° der pH-Wert in den sauren Bereich (pH ungefähr 4,5—5,5) verschoben werden, da sonst eine Karamelisierung der Dextrose im schwach basischen Milieu des Natr. citr. eintreten würde. Meist wird dies durch einen Zusatz von Acid. citric. erreicht, fallweise auch durch Verwendung des sekundären, sauren Natriumcitrates. Die gerinnungshemmenden Lösungen (Solutiones anticoagulantes) werden aus Aq. pro injectione und den angegebenen Substanzen größter Reinheit zubereitet, filtriert [am besten keimfreie Filtration (s. S. 360) unter Verwendung von Bakterienfiltern], dann sofort in die Glasflaschen oder Plastikbeutel der späteren Blutkonserven in entsprechenden Mengen (meist 100—120 ccm) abgefüllt und unmittelbar danach sterilisiert (im Autoklaven bei 120°). Der Arbeitsgang von der Lösung bis zur Fertigstellung soll möglichst zügig vor sich gehen, um ein absolut einwandfreies, steriles Produkt zu sichern. Eine Zwischenschaltung von Vorratslösungen ist unzulässig und wäre ein schwerer Kunstfehler.

Da sowohl die gerinnungshemmende Lösung als auch die fertige Blutkonserve ideale Nährböden für alle möglichen Keime sind, kann gar nicht exakt und rasch genug gearbeitet werden. Bei jeder Erzeugungs-Charge soll dann an beliebig ausgewählten Probepackungen Sterilität und Pyrogenfreiheit geprüft werden (s. S. 455 u. 474).

Bei den nachfolgenden Arzneibuchvorschriften ist genau zu beachten, welches Natr. citricum vorgeschrieben ist, da zwei Modifikationen des tertiären Natr. citricum vorkommen:

$$C_6H_5O_7Na_3, 2H_2O \qquad M. G. 294,1 \text{ und}$$
$$C_6H_5O_7Na_3, 5^1/_2H_2O \qquad M. G. 357,2.$$

DAB 7-BRD:
ACD-Stabilisator für Blutkonserven (Herstellungsregeln für Blutkonservierungssysteme der Deutschen Gesellschaft für Bluttransfusion).

	A	B
Citronensäure	6,20	4,72
Natriumcitrat $C_6H_5O_7Na_3 \cdot 2H_2O$	18,50	14,12
Glucose-Monohydrat	23,50	17,92
Wasser zur Injektion auf	1 000,0 ccm	1 000,0 ccm

Zur Herstellung von Blutkonserven werden 80,0 ccm ACD-Stabilisator A mit 420,0 ccm Blut oder 100,0 ccm ACD-Stabilisator B mit 400,0 ccm Blut gemischt.

DAB 7-DDR:
Solutio Natrii citrici composita (Zusammengesetzte Natriumcitratlösung).

Citronensäure	6,6
Natriumcitrat ($2H_2O$)	18,5
Glucose-Monohydrat	20,0
Wasser zur Injektion zu	1 000,0 ccm

Die Blutkonservenflaschen müssen von der Lösung ein Viertel des Volumens enthalten, das sie an Blut aufnehmen sollen.

Solutio Natrii citrici composita ÖAB 9.

Acidum citricum	4,7
Natrium citricum tribasicum $C_6H_5O_7Na_3, 5^1/_2H_2O$	16,0
Glycosum (Dextrose)	25,0
Aqua pro injectione ad	1 000 ml

Verwendung: 1 Vol. der Lösung werden mit 3 bis 4 Vol. frischem Blut gemischt.

Solutio anticoagulans Helv. VI — Entwurf.

Acidum citricum	4,7
Natrium citricum ($2H_2O$)	13,2
Glucosum ad iniectabile	25,0
Aqua ad infundibilia ad	10 00,0 ccm

Anticoagulant Acid Citrate Dextrose Solution = A. C. D. Solution USP XVII.

	Lösung A	Lösung B
Acidum citricum $C_6H_8O_7$	7,3	4,4
Natrium citricum $C_6H_5O_7Na_3, 2H_2O$	22,0	13,2
Dextrose $C_6H_{12}O_6 \cdot H_2O$	24,5	14,7
Aqua pro injectione ad	1 000 ccm	1 000 ccm

Entweder 15 ccm der Lösung A oder 25 ccm der Lösung B enthalten die verschiedenen Substanzen in ungefähr gleicher Menge, wenn sie zu 100 ccm Blut zugesetzt werden.

Sodium Acid Citrate BP 68.

Sodium Acid citrate = saures, sekundäres	
Natriumcitrat $C_6H_6O_7Na_2 \cdot 1^1/_2H_2O$	2,0—2,5
Dextrose	3,0
Aqua pro injectione ad	120 ml

Verwendung: 120 ccm Lösung zu 420 ccm Blut.

ČsL 2:

Natrium citricum $(C_6H_5O_7Na_3 \cdot 2H_2O)$	21,3
Acidum citricum	7,4
Dextrose	20,0
Sulfacetamidum solubile (Na-Salz)	
$C_8H_9O_3N_2SNa \cdot H_2O$	5,0
Acrinolinum lacticum	0,03
Aqua pro injectione ad	1 000 ccm

Verwendung: 400 T. Blut und 100 T. Lösung. Bemerkenswert ist der Zusatz von Konservierungsmitteln (Natriumsalz eines Sulfonamides und eines Desinfektionsmittels aus der Acridinreihe).

Ph.Ital. 56:

Natrium citricum. $(C_6H_5O_7Na_3 \cdot 2H_2O)$	22,0
Acidum citricum	8,0
Glucosum	24,5
Aqua pro injectione ad	1 000 ccm

Bemerkungen über Sterilisation und zusätzliche Prüfungen bei der Anw. von gerinnungshemmenden Chemikalien: Die Sterilisation erfolgt nach den meisten Pharmakopöen in den Fertigbehältern im Autoklaven bei 115 bis 120° während 20 Min. Davon abweichend: ÖAB 9 — 1. Nachtrag: Zuerst Keimfiltration, nachfolgende Autoklavierung 120° während 30 Min. Qualitativ ist auf Natrium, Citrat und Dextrose zu prüfen, außerdem auf das Freisein von Schwermetallen, Kalium, Calcium, Chlorid und Sulfat. Quantitativ wird entweder auf Gesamtcitrat titriert [Silbernitrat-Ammoniumrhodanid oder Acid. citric. mit NaOH (Phenolphthalein-Indikator) titriert]; Natrium wird aus der Asche des Eindampfrückstandes bestimmt (USP XVII, ÖAB 9). Der Dextrosegehalt wird jodometrisch (ÖAB 9, DAB 7-DDR) oder häufiger durch Bestimmung der optischen Drehung der Lösung ermittelt. DAB 7-DDR schreibt eine papierchromatographische Prüfung nach dem absteigenden Verfahren vor.

Prüfung auf Sterilität und pyrogene Stoffe ist vorgeschrieben. Nach Helv. VI — Entwurf sind bei der Prüfung von Natriumcitratlösungen pro 5 ccm der zu injizierenden Flüssigkeit 0,5 ccm pyrogenfreie Calciumgluconat-Injektionslösung 20% zuzusetzen.

2. Anwendung von Heparin. Hierfür gibt es noch keine Arzneibuchvorschriften, dagegen aber verschiedene Literaturrezepte oder Industrieangaben, z. B. in 30 ccm einer gepufferten physiologischen Kochsalzlösung werden 2000 USP-Einheiten Heparin-Natrium gelöst und zur Stabilisierung einer Blutkonserve verwendet (Fenwal, USA). Das „Heparin-Blut" ist bis zu 6 Std. verwendbar; nach dieser Zeit kann die Gerinnung wieder in Gang kommen. Indikation: Kreislauf außerhalb des Körpers (z. B. Herz-Lungen-Maschine) — bei Kontraindikation von Citratblut aus üblichen Blutkonserven.

3. Ionenaustauscher. Bei diesem Verfahren, das noch keinen Eingang in Arzneibücher fand, werden mittels Ionenaustauscher (Kunstharzbasis), durch welche das frisch abgenommene Blut fließt, Calcium-Ionen aus dem Blutplasma entfernt und dadurch das Blut ungerinnbar gemacht. Ohne jeden Zusatz von gerinnungshemmenden Flüssigkeiten überleben die Blutzellen bis zu 6 Tagen.

Indikation: Kreislauf außerhalb des Körpers (s. oben), Forschungszwecke, oftmals wiederholte Bluttransfusionen, wenn ein übermäßiges Volumen von gerinnungshemmender Citratlösung kontraindiziert ist.

4. EDTA. Für Spezialzwecke (z. B. Herz-Lungenmaschine) wird als Stabilisator EDTA verwendet, eine Lösung, die Natrium gluconicum und Dextrose enthält. Das Natrium gluconicum kann durch eine Calciumsalzlösung (z. B. Calcium chloratum) wieder unwirksam gemacht werden, wobei vorher Heparin (also vor dem $CaCl_2$-Zusatz) zugesetzt wird.

Behälter für Blutkonserven und dazugehörige Geräte. Das „geschlossene System" der Blutabnahme, das aus Sterilitätsgründen allgemein angewendet wird, bedarf eines Behälters mit der nötigen Menge Stabilisatorlösung, eines Verbindungsschlauches zwischen Blutabnahme-Kanüle und Einstechkanüle im Behälter. Früher wurden Behälterflaschen aus verschiedenen ungeprüften Glassorten hergestellt, die Verbindungsschläuche waren meist aus Gummi und zur wiederholten Verwendung bestimmt. Diese Methode war nicht befriedigend. Ungeeignete Glassorten beeinflußten den Inhalt; nicht einwandfrei gereinigte Schläuche gaben zu pyrogenen Reaktionen Anlaß.

Im Laufe der letzten Jahre wurden die Glasflaschen genormt, sowohl nach ihrer Gestalt und Größe, als auch insbesondere nach der Glasqualität. Die Abnahmegeräte (und die Transfusionsgeräte) wurden entscheidend verbessert. An Stelle eines wiederholt gebrauchten Gummischlauches traten die billigen Einmalgeräte aus Kunststoff, die gebrauchsfertig sterilisiert in Plastiksäckchen eingesiegelt abgegeben werden. Sie sind nur zum einmaligen Gebrauch bestimmt und werden dann verworfen. Dadurch konnte man eine Fehlerquelle radikal ausschalten.

Als Behälter für Blutkonserven werden seit einigen Jahren auch Kunststoffflaschen bzw. Kunststoffbeutel erzeugt, die vielfach Anwendung finden. Der Vorteil des Kunststoffes liegt in seinem geringen Gewicht und seiner einmaligen Anwendung (meistens werden heute aber auch Glasflaschen nur einmal verwendet). Kritische Beurteilung ist hingegen gegenüber seinen mechanischen Eigenschaften, seiner chemischen Zusammensetzung, Unangreifbarkeit, Freiheit von Verunreinigungen angebracht (s. Kunststoffprüfung, Bd. II, 269). Es muß mit absoluter Sicherheit auszuschließen sein, daß der Kunststoff an den Inhalt der Blutkonserve Stoffe abgibt, die das Blut oder den Patienten schädigen könnten. Außerdem ist sorgfältig auf Bakteriendichtigkeit zu prüfen.

Glasflaschen und deren Verschlüsse. Um den Blutspendediensten einwandfreies Material zur Verfügung zu stellen, wurden in vielen Ländern Blutkonserven-Flaschen entwickelt und genormt. Sie weisen im großen und ganzen weitgehende Ähnlichkeit auf. Nach der derzeit bestehenden Norm DIN 58361 (die in einigen Details in absehbarer Zeit geändert wird) ist die deutsche Flasche etwas höher als die DIN-Infusionsflasche (s. S. 374). Bei 500 ml Inhalt ist die Höhe 218 mm, der Durchmesser beträgt 78 mm. Während die Infusionsflasche mit einem Anpreßverschluß ausgestattet ist, trägt die Konservenflasche einen Schraubverschluß. Dieser ermöglicht die Erzielung eines Vakuums während der Autoklavierung. Nach Abfüllung der Stabilisatorlösung (Solutio anticoagulans) in die Flasche und Eindrücken des Gummistopfens wird der Schraubverschluß zunächst angezogen, dann aber eine halbe Drehung zurückgedreht. Dadurch hat der Gummistopfen einen ganz kleinen Spielraum im Flaschenhals, der aber genügt, um während der Sterilisation das Entweichen der Luft aus der Flasche zu ermöglichen. Bei der Abkühlung wird der Stopfen durch den Luftdruck fest in den Flaschenhals gepreßt und liegt luftdicht mit dem äußeren Rand am Flaschenhals auf. Bei der Entnahme aus dem Autoklaven wird der Schraubverschluß fest zugedreht, der luft- und bakteriendichte Verschluß der Flasche damit zusätzlich gesichert; oft sind die Flaschen auf ein bestimmtes Vakuum eingestellt. In der Blutbank wird vor der Verwendung geprüft, ob das Vakuum noch vorhanden ist. Es ist dies an der Eindellung des Stopfens zu sehen, kann aber auch mit einem einfachen Hochfrequenzapparat, der bei vorhandenem Vakuum das Flascheninnere aufleuchten läßt, kontrolliert werden. Flaschen ohne Vakuum, die unter Umständen feinste Haarrisse oder mangelnde Stopfendichtung haben könnten, werden dabei ausgeschieden. Der Gummistopfen ist so geformt, daß ein Belüftungsrohr aus Glas oder Kunststoff eingedrückt werden kann. Auch hier sind die Meinungen geteilt, ob nicht durch das Belüftungsrohr die Qualität und Haltbarkeit der fertigen Konserve beeinflußt wird. Bei Wegfall des Rohres muß eine lange Kanüle, die mit einem Wattefilter als Luftfilter verbunden ist, durch den Stopfen eingestochen werden, um die Luftzufuhr bei der Bluttransfusion zu sichern.

Die Abb. 232 bis 234 zeigen die Einzelheiten der Flaschenform, des Stopfens und der Schraubkappe. Das Glasmaterial soll hochwertig sein, hydrolitische Klasse 1 oder 2 (DIN 12111; s. S. 253). Es kommen auch innenvergütete oder mit Siliconverbindungen behandelte Flaschen in den Handel. Nach der Praxis vieler Blutbanken werden auch die Glasflaschen nur einmal verwendet und dann ausgeschieden. Da deren Preis nicht sehr hoch ist, ist dies durchaus vertretbar, um die Rücksendung und Reinigung zu ersparen. Je nach der Abnahmetechnik kann das Blut durch das vorhandene Vakuum in die Flasche gesaugt werden oder kann das Vakuum durch das Einströmenlassen von gefilterter Luft vor der Abnahme aufgehoben werden. Im ersteren Falle ist außen am Abnahmeschlauch ein Schraubquetschhahn angebracht, um die Strömungsgeschwindigkeit zu regeln, damit keine Schädigung der Erythrozyten eintritt. Das Gummimaterial des Stopfens darf keinerlei Stoffe an den Inhalt abgeben, die ihn beeinflussen könnten (s. Gummiprüfung, Bd. II, 271).

Da im Laufe des Arbeitsganges die gerinnungshemmende Flüssigkeit in die vorsterilisierte Flasche eingefüllt und nachher erst der Gummistopfen eingedrückt und die Schraubkappe aufgesetzt wird, kommt die Flasche normalerweise mit unversehrten Stopfen zur Blutabnahme. Nur für den Fall, daß die Abnahme ohne Vakuum erfolgen soll, wird an der Stelle des Stopfens „zum Belüften" (s. Abb. 233b) eine Kanüle, die ein Luftfilter (meist ein Wattefilter) trägt, eingestochen und durch die Zufuhr der gefilterten, sterilen Luft das Vakuum aufgehoben. Wenn sich auch der Stichkanal nach dem Herausziehen sofort wieder schließt, soll zur Vorsicht die Stichstelle desinfiziert und mit einem Nitrolack oder dgl. zur sicheren Abdichtung bestrichen werden.

Bei der Blutabnahme wird das Blutabnahmegerät (s. u.) an der mit „zum Füllen" bezeichneten Stelle des Gummistopfens eingestochen und das einfließende Blut unter Umschwenken mit der gerinnungshemmenden Lösung gemischt. Nach beendeter Blutabnahme wird das Gerät herausgezogen und die Einstichstelle schließt sich durch die Gummielastizität. Sie kann zusätzlich durch einen Lackanstrich gesichert werden.

Zur Transfusion wird das Transfusionsgerät (s. u.) an der Stelle „zum Entnehmen" eingestochen. Die Luftzuführung erfolgt dann entweder durch eine kurze Kanüle mit daran befestigtem kleinem Watte-Luft-Filter, falls ein Belüftungsrohr aus Glas in der Konserve eingebaut ist, oder durch eine lange Kanüle, die bis zum Boden der Flasche reicht und ebenfalls ein Luftfilter trägt. Der Einstich erfolgt jedenfalls an der mit einem Kreuz bezeichneten Stelle „zum Belüften".

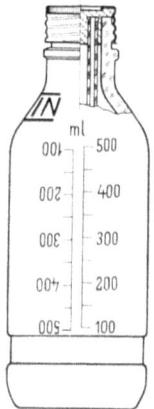

Abb. 232. Blutkonservenflasche.

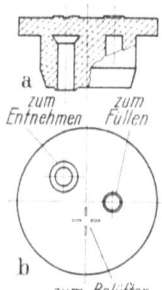

Abb. 233 a u. b. Stopfen. a) Schnitt; b) Draufsicht.

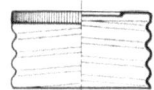

Abb. 234. Schraubkappe (rechts Schnitt).

Abnahmegerät. Da alle Arbeitsvorgänge bei der Bereitung und Transfundierung von Blutkonserven aus Sterilitätsgründen im „geschlossenen System" vor sich gehen, um möglichst jede Kontaminierung durch Luftkeime usw. auszuschließen, muß die Vene des Blutspenders, aus der das Blut abgeleitet wird, durch einen geschlossenen, sterilen Schlauch mit der Blutkonservenflasche verbunden werden. Dieses Blutabnahmegerät besteht daher aus der Venenkanüle, die in die Vene des Blutspenders eingestochen wird, aus einem entsprechend langen Verbindungsschlauch und aus einer zweiten Kanüle am Schlauchende, die durch den Stopfen der Konservenflasche sticht, damit das Blut einfließen kann. Nach DIN-Entwurf 58368 werden bestimmte mechanische Prüfungen verlangt, um den festen Sitz der Kanülen im Schlauch zu sichern. Besondere mechanische Anforderungen gelten für Geräte, die unlösbar mit dem Behälter verbunden sind (s. Plastikbeutelbehälter für Blutkonserven, S. 279). Die Kanülen sind durch übergezogene Schutzkappen gesichert. Der Schlauch besteht meist aus Kunststoff. Die Geräte sind in Kunststoffbeutel eingesiegelt, sterilisiert (durch Behandlung im Autoklaven oder durch ein anderes Verfahren wie Äthylenoxidbegasung oder ähnl.) und, besonders wichtig, nur zur *einmaligen* Verwendung bestimmt.

Das Beispiel eines Blutabnahmegerätes zeigt die Abb. 235.

Transfusionsgeräte (Abb. 236 u. 237). Diese dienen der Zuführung der Vollblutkonserven im „geschlossenen System" an den Empfänger. Da sie aber noch andere Aufgaben übernehmen müssen, genügt eine einfache Schlauchverbindung zwischen Konserve und Kanüle in der Empfängervene nicht. Im Schlauch ist eine Tropfkammer eingeschaltet, die aus durchsichtigem Material gefertigt ist und die Beobachtung der Strömungsgeschwindigkeit ermöglicht. Weiter muß ein Blutfilter durchströmt werden, das allfällige Blutgerinsel, die sich in der Konserve gebildet haben, zurückhält. Eine entsprechende Schraubklemme, die außen am Schlauch angebracht ist, dient als Durchflußregler; mit ihr wird die gewünschte Strömungsgeschwindigkeit eingestellt oder kann auch die Transfusion gestoppt werden.

Endlich ist ein Schlauchteilstück im Gerät vorzusehen, das so beschaffen ist, daß mittels einer Kanüle Injektionen oder Infusionen in das Schlauchlumen erfolgen können. Es ist meist aus Gummi gefertigt. Im Verlaufe einer Bluttransfusion kann sich die Notwendigkeit ergeben, i.v. Injektionen von Arzneimitteln zu geben oder etwa die Bluttransfusion abzustoppen und durch die Tropfinfusion einer Arzneilösung zu ersetzen. Um nicht die Kanüle in der Empfängervene wechseln zu müssen, ist obige Möglichkeit vorzusehen. Die Elastizität des Schlauchstückes muß so groß sein, daß die Wandung nach dem Herausziehen der Kanüle wieder dicht schließt. In der Praxis wird oft so verfahren, daß bei Wechsel der Infusionsflüssigkeit die Nadel in der Vene liegen bleibt und auf sie das neue System gesteckt wird. Am Ende des Gerätes ist ein Außenkonus angebracht, auf den die Venenkanüle für den Empfänger aufgesteckt wird. Die Kanüle zum Durchstechen des Stopfens der Blutkonserve und das andere Geräteende mit dem Abschlußkonus sind durch Schutzkappen gesichert. Das Material ist Kunststoff und Kautschuk. Auch diese Geräte sind in Kunststoffbeutel eingesiegelt, sterilisiert (im gesättigten, gespannten Wasserdampf im Autoklaven 20 Min. bei 120° oder durch ein anderes Verfahren, Äthylenoxidbegasung oder ähnl.) und, ebenfalls wichtig, nur zur *einmaligen* Verwendung bestimmt.

Die Materialprüfung für die Geräte erfolgt nach mechanischen, chemischen und biologischen Methoden (s. Kunststoffprüfung Bd. II, 269). Diesbezügliche Normen sind im DIN-Entwurf 58 368 enthalten und werden noch in Bälde ergänzt.

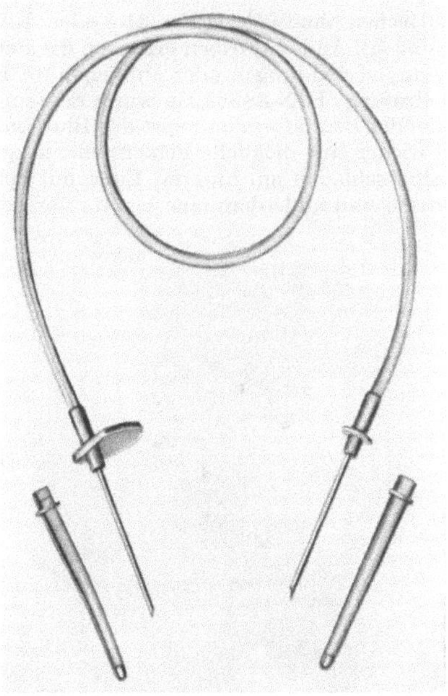

Kunststoffbehälter für Blutkonserven. Diese werden aus verschiedenen Plastikmaterialien

Abb. 235. Beispiel eines Blutabnahmegerätes („Donafix" der Fa. Braun, Melsungen).

hergestellt, wobei auch die Formgestaltung der einzelnen Erzeugerfirmen beträchtliche Unterschiede aufweisen. Polyäthylenflaschen von größerer Festigkeit haben den Vorteil, daß sie wie

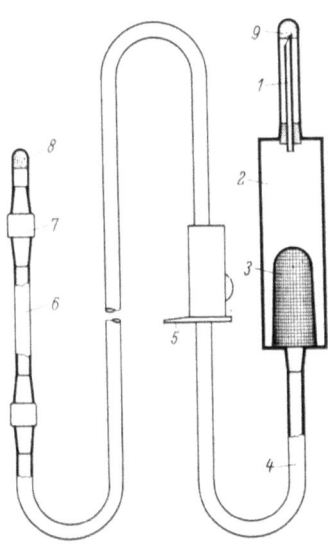

Abb. 236. Übertragungsgerät mit Festigkeitsanforderungen nach DIN-Entwurf 58 368.

1 Einstechkanüle; *2* Tropfkammer; *3* Filter; *4* Schlauch; *5* Durchflußregler; *6* Teilstück für das Injizieren; *7* abschließender Außenkonus; *8* u. *9* Schutzkappen.

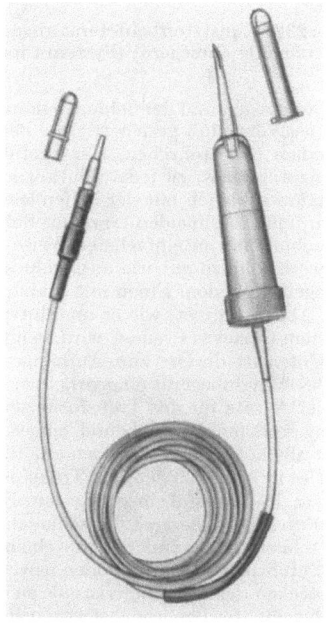

Abb. 237. Beispiel eines Transfusionsgerätes („Sangofix" der Fa. Braun, Melsungen).

Glasflaschen ohne jede Hilfsmittel oder Aufhängevorrichtung abzustellen sind (z. B. Braun, Melsungen). Andere Firmen erzeugen die Behälter in Beutelform aus weicheren Kunststoffen, Polyvinylverbindungen oder ähnlichen (z. B. Aquila, Biotest, Fenwal u. a.). Anforderungen und Prüfung: DIN 58368 Entwürfe September 1963 und Juni 1965.

Bei der Beutelform ist meist das Blutabnahmegerät mit dem Beutel verschweißt. Dadurch wird wieder eine mögliche Fehlerquelle ausgeschaltet. Nach der Blutabnahme wird der Blutabnahmeschlauch am unteren Ende mit einer im Innern vorgesehenen kleinen Kugel verschlossen und außerdem eine bereits vor der Blutabnahme angelegte Schlauchschlinge ganz

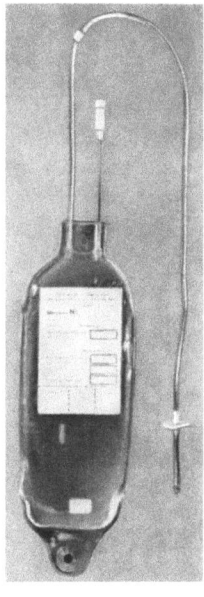

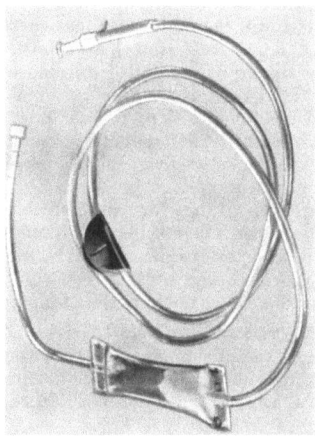

Abb. 238. Kunststoffbeutel mit angeschweiß-   Abb. 239. Transfusionsgerät (System Cipac).
tem Abnahmegerät (System Cipac).

fest angezogen und der Schlauch dann abgeschnitten. Dadurch ist ein einwandfreier bakteriendichter Verschluß gesichert. Aus dem abgeschnittenen Schlauch wird dann noch das Blutröhrchen (Pilotröhrchen, s. u.) gefüllt, um eine Blutprobe für Blutgruppenbestimmungen, Kreuzprobe usw. zu jeder Blutkonserve anheften zu können. Bei manchen Systemen ist der Abnahmeschlauch mit der laufenden Nummer des Beutels bedruckt; so kann durch Abklammern und Abschneiden einzelner Schlauchteile eine größere Anzahl von Blutproben mit der Beutelnummer in einfachster Weise erhalten werden. Durch die Nr.-Bezeichnungen ist eine Verwechslung so gut wie ausgeschlossen. Trotzdem sollten zusätzlich die Namen der Spender angegeben werden. Einen mit Stabilisatorlösung gefüllten Kunststoffbeutel mit angeschweißtem Abnahmegerät, wie er im Blutspendedienst des ÖRK (Österr. Rote Kreuz Gesellschaft) (System Cipac) verwendet wird, zeigt die Abb. 238.

Unten ist die Öse zum Aufhängen bei der späteren Transfusion zu erkennen. Oben links ist das Abnahmegerät eingearbeitet; die Abnahmekanüle ist mit einer Hülle umgeben. Rechts ist der Ansatz für das Transfusionsgerät zu sehen. Der Beutel samt den Schläuchen wird in einen größeren Plastikbeutel eingeschweißt steril gebrauchsfertig abgegeben. Die Signatur sieht alle notwendigen Proben auf Blutgruppen, Rh-Faktor, Wassermann-Reaktion vor.

Das in Abb. 239 gezeigte Transfusionsgerät trägt an einem Ende den Ansatz, der mit dem Ansatz des Transfusionsgerätes am Beutel fest verbunden wird. Dann folgt die Tropfkammer mit Filter, der Übertragungsschlauch mit Klemme, um die Tropfgeschwindigkeit einzustellen, und schließlich am andern Ende einen Gummischlauch, um das Durchstechen mit einer Kanüle zur Zuführung von Injektionen usw. zu ermöglichen. Am Ende ist dann das Ansatzstück zum Aufstecken der Empfängerkanüle zu sehen. Auch dieses Gerät wird in einem Plastikbeutel eingeschweißt steril gebrauchsfertig geliefert.

Die Abb. 240 zeigt eine Blutabnahme mittels eines Fenwal-Beutels, der eine kleine Ionenaustauscher-Säule trägt. Durch Entfernung der Calcium-Ionen wird das Blut ungerinnbar gemacht und kann bis zu einem Zeitraum von 6 Tagen zur Transfusion verwendet werden. Der Beutel samt Zubehör hängt an einer Federwaage, die eine Skala trägt, an der die abge-

nommen Blutmenge sofort festzustellen ist. Der Abnahmeschlauch verläuft von der in der
Vene liegenden Spenderkanüle (durch eine Klammer zur Sperre des Blutstromes) über eine
Verschlußperle (die zur Seite gedrückt werden kann) zum Ionenaustauscher-Säulchen. Das
durchfließende Blut wird von Calciumionen befreit, ungerinnbar gemacht und im Beutel ge-
sammelt. An der Schlinge, die links über dem Beutel vorbereitet ist, kann dann nach der
Blutabnahme durch festes Zuziehen ein bakteriendichter Verschluß erfolgen.

Bei den Plastikbehältern wird das Blut ohne Vakuum abgenommen, da die Behälter nicht
evakuiert sind. Um aber die Dauer der Blutabnahme zu verkürzen, wurden Apparate ent-

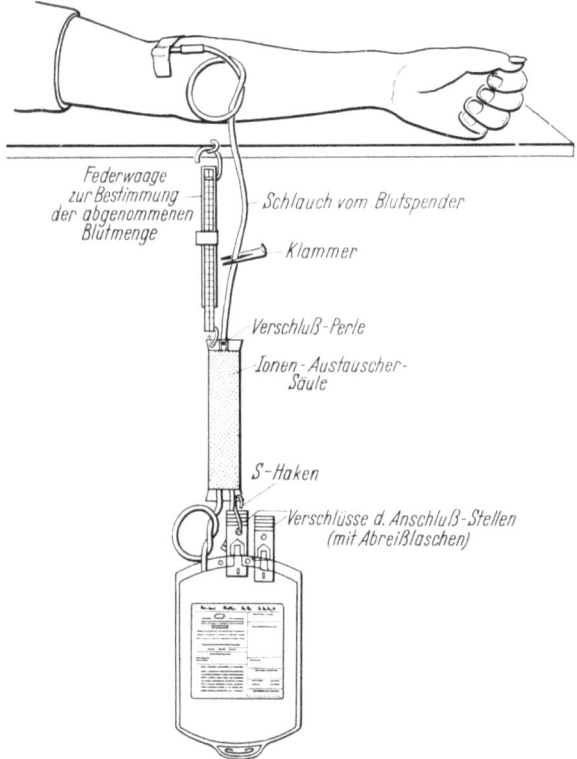

Abb. 240. Blutabnahme mittels eines Fenwal-Beutels.

wickelt, bei denen sich die Behälter in einer Art Vakuumkammer während der Blutabnahme
befinden. Durch ein mäßiges Vakuum, das dann von außen auf die Blutbeutel wirkt, kann die
Abnahme wesentlich beschleunigt werden.

Pilotröhrchen für die Kreuzprobe. Vor jeder Bluttransfusion hat eine Kreuzprobe zwischen
Spender- und Empfängerblut stattzufinden, um auf jeden Fall Unverträglichkeiten festzustellen und dadurch oft lebensbedrohende Transfusionszwischenfälle zu vermeiden. Bei der
sog. „halben Kreuzprobe" (major-Test) wird das Empfängerserum gegenüber den roten Blutkörperchen des Spenders geprüft; dies genügt zumeist. Sie kann noch ergänzt werden durch den
„minor-Test", womit dann die vollständige Kreuzprobe gegeben ist — Prüfung des Spender-
serums gegenüber den Blutkörperchen des Empfängers. Um auch Rh-Unverträglichkeiten auszuschließen, muß die Probe in Albuminmedium (Rinderalbumin, Spezific Albumin) bei 37°
gemacht werden. Ablesezeit bis zu 30 Min., wobei aber oft schon nach 5 oder 10 Min. eine
Agglutination sichtbar wird. Um die Kreuzprobe rasch und ohne Öffnung der Blutkonserve
im Bedarfsfalle durchzuführen, trägt jede Konserve, gleichgültig ob in einer Glasflasche oder
einem Kunststoffbehälter aufbewahrt, angehängt oder sonst mit ihr verbunden, ein Röhrchen
mit Stopfen, in dem bei der Blutabnahme etwas Spenderblut eingeflossen ist. Dies soll erst
nach Füllung der Konserve geschehen, um deren Sterilität zu sichern. Nach DIN-Entwurf
58368 soll das Röhrchen, das sogenannte Pilotröhrchen, so angebracht und gekennzeichnet
sein, daß Verlust und Verwechslung ausgeschlossen sind. Das Glas des Röhrchens und der
Verschluß müssen den DIN-Vorschriften für Blutkonserven entsprechen, dürfen daher keine
den Inhalt verändernden Stoffe abgeben.

Aufbewahrung, Signaturen, Sterilitätsproben und Laufzeit der Blutkonserven. *Auf-bewahrung.* Die abgenommenen Blutkonserven sind bei Temperaturen zwischen +4° bis +6° aufzubewahren. Da die Konserven möglichst ruhig zu lagern sind und alle ständigen Schüttel- oder Vibrationsbewegungen, wie sie in einem normalen Kompressor-Kühlschrank vorkommen, schaden, wurden eigene Kühlschränke entwickelt, bei denen das Kompressoraggregat vom Schrank entfernt aufgestellt ist und auch infolge eines geeigneten Materials für die Leitungen keine Schwingungen auf den Schrank übertragen werden. Auch für Transportzwecke sind Spezial-Kühltruhen und Schränke entwickelt worden.

Signaturen. In neueren Pharmakopöen sind Anordnungen über die Beschriftung der Blut-konserven enthalten. Abgesehen von der Herstellungsstätte, dem Inhalt, der Konserven-nummer, allenfalls den Namen des Spenders muß die Blutgruppe und der $Rh_0(D)$-Faktor (Rhesus-Faktor) angegeben sein. Ferner ist der Abnahmetag und Menge und Art der gerin-nungshemmenden Lösung anzugeben. Außerdem muß jeder vorhandene Konserven-Zusatz angegeben werden. Darüber hinaus trägt die Signatur vielfach den Nachweis der Stellen, welche die Blutgruppen bestimmten, ebenso das Ergebnis einer serologischen Lues-Prüfung (Cardiolipin- bzw. Wassermann-Reaktion). Das Pilotröhrchen ist gut an der Konserve be-festigt und trägt zur Vorsicht auch eine Signatur, zumindest die Konservennummer, um jede Verwechslung auszuschließen.

Sterilitätsproben. Die mit der gerinnungshemmenden Lösung beschickten Blutkonserven-behälter werden stichprobenweise samt ihrem Inhalt auf Sterilität geprüft (s. Sterilitäts-prüfung, S. 455). Dazu werden 1 bis 2% der Erzeugungscharge verwendet. Vor der Blut-abnahme wird bei Flaschen das vorhandene Vakuum kontrolliert, das die Unversehrtheit der Flasche und des Verschlusses beweist. Bei Plastikflaschen und -beuteln wird die Unversehrtheit visuell beobachtet. Die Stabilisatorlösung muß vollkommen klar sein. Nach erfolgter Blut-abnahme sind an 1% der Blutkonserven Sterilitätsproben durchzuführen. Da die Proben-entnahme immerhin die Gefahr einer Kontamination mit sich bringt, da der Stopfen durch-stochen wird, sind solche Konserven innerhalb von wenigen Stunden zu verbrauchen.

Laufzeit der Blutkonserven. Diese wird maximal mit 21 Tagen angegeben. Als Mindestlauf-zeit werden 3 Tage angenommen, damit allenfalls im Blute vorhandene Luesspirochäten nicht mehr virulent sind (s. Zusatz von Arsenverbindungen, S. 274). Wenn möglich, sollen Konserven mit 10- bis 12tägiger Laufzeit Verwendung finden. Ältere Konserven (über 21 Tage alt) können noch auf Plasma-Konserven verarbeitet werden.

Sehr wichtig ist die visuelle Kontrolle der Konserve, da ihr Aussehen entscheidende Hin-weise auf ihre Brauchbarkeit und Unschädlichkeit geben kann. Nach einigen Tagen haben sich die roten Blutkörperchen abgesetzt und bilden ein tiefrot gefärbtes Sediment, welches gegen-über dem darüberstehenden gelben Plasma *scharf* abgegrenzt ist. Über dem roten Sediment entsteht eine dünne graue Haut, die aus weißen Blutkörperchen und Thrombozyten besteht. Das Plasma ist im allgemeinen klar, kann aber durch Fett-Tröpfchen schon von Anfang an getrübt sein (Blutabnahme nach der Mahlzeit des Spenders). Folgende Veränderungen im Aussehen sind genau zu beobachten und bedenklich:

1. Bildung eines Hämolyse-Saumes. Normalerweise bildet sich dieser erst nach einer Auf-bewahrungszeit von mehr als 3 Wochen. Hämoglobin tritt durch Hämolyse aus den roten Blutkörperchen aus und erscheint zunächst als orangefarbener Saum in der untersten Plasma-schicht direkt über dem Blutkörperchen-Sediment. Beim Zunehmen der Hämolyse wird schließlich das ganze überstehende Plasma rosa bis rot gefärbt. Tritt der Hämolysesaum oder überhaupt eine massive Hämolyse, die das ganze überstehende Plasma färbt, schon nach kürzerer Zeit auf, so besteht immer der Verdacht auf eine Infektion der Konserve. Diese soll dann nicht verwendet werden.

2. Trübungen in der Plasmaschicht. Eine schon seit der Abnahme bestehende leichte Trübung durch Fett oder das Auftreten von Fett-Tröpfchen in einer Schicht nahe der Ober-fläche des Plasmas sind unbedenklich. Wenn aber im Verlaufe der Aufbewahrung wolkige, schleierartige Trübungen zunehmen, so kann dies ebenfalls das Zeichen einer Infektion sein und zwingt zum Verwerfen der Konserve.

Es sind allerdings verschiedene Gram-negative Keime bekannt, die bei +4° bis +6° ge-deihen können, ohne sichtbare Zeichen zu verursachen [keine Hämolyse (BPC 68)].

Blutbestandteile als Konserve

Blutplasma. Die Indikationen für die Anwendung von Vollblutkonserven und von Plasmakonserven decken sich nicht. Das Plasma kann aber in Fällen verwendet werden, wo das Vollblut nicht indiziert oder nicht nötig ist. Vorteilhaft ist seine lange Aufbewahrungszeit. Plasma scheint heute an den meisten Stellen nicht mehr gemischt zu werden. Man bevorzugt die gruppengleiche Übertragung mit Ausnahme von AB-Plasma. Lagerung und Transport möglichst bei Kellertemperatur (12°), sonst bei Zimmertemperatur (bis 25°).

Gewinnung erfolgt durch Abziehen der obenstehenden Plasmaschicht vom Erythrozytensediment der Blutkonserven, wobei zweckmäßigerweise vorher die Blutkonserve zentrifugiert
wird, um die Plasmaausbeute wesentlich zu steigern. Um Infektionsmöglichkeiten auszuschließen, da speziell Plasma ein ausgezeichneter Nährboden ist, wird hierbei auch im „geschlossenen" System gearbeitet. Bei der Verwendung von Flaschen wird in die Blutkonservenflasche eine Kanüle eingestochen, die bis zur untersten Schicht des Plasmas reicht. Sie ist
durch einen Schlauch mit einer zweiten Kanüle verbunden, die durch den Stopfen der Plasma-
Aufnahme-Flasche durchgestoßen ist. Die Plasmaflasche enthält etwas Dextroselösung. Nun

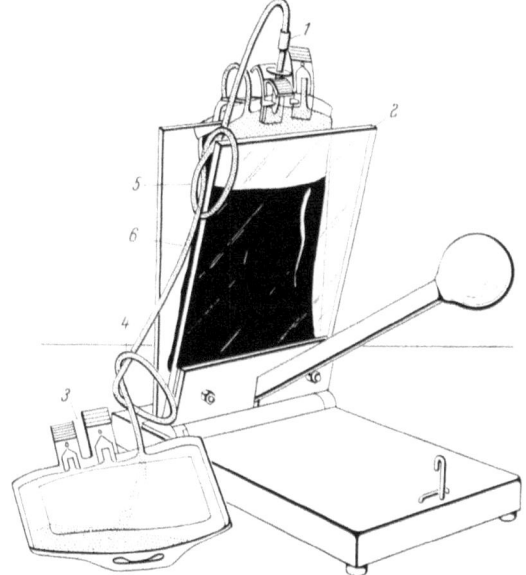

Abb. 241. Gewinnung von Plasma aus Vollblutkonserven (System Fenwal).

wird oben in die Blutkonservenflasche durch ein Handgebläse gefilterte sterile Luft eingeblasen
und dadurch das Plasma in die Plasmaflasche herübergedrückt. Die modernen Plasmaflaschen
haben vor der Füllung schon ein Vakuum oder man erzeugt in ihnen ein Vakuum durch
Anschluß an eine Vakuumpumpe. Alle Geräte und Flaschen sind genauestens vorsterilisiert;
streng aseptisches Arbeiten ist Bedingung. Bei der Verwendung von Plastikbeuteln wird
zunächst ebenfalls zentrifugiert. Dann wird der Beutel in ein Gerät eingespannt (s. Abb. 241)
und die Abnahmekanüle eines leeren Beutels oben eingestochen, *1*. Auch die Verwendung
von Doppelbeuteln ist möglich. Bei diesen wird langsam eine Kunststoff-Platte *2* gegen den
Blutbeutel und dadurch das Plasma durch den Schlauch in den leeren Aufnahmebeutel
gedrückt *3*. Durch die zwei vorher vorbereiteten, fest anzuziehenden Schlauchschlingen *4* und *5*
können beide Beutel keimdicht verschlossen werden. Durch Abklemmen von Stücken des
Verbindungsschlauches und nachfolgendes Durchschneiden werden dann die nötigen Plasma-
proben gewonnen, wobei die Konserven-Nr. bereits außen aufgedruckt ist, *6*.

Lagerung. Früher wurde menschliches Plasma von zahlreichen Blutspendern gemischt,
um ein bei allen Blutgruppen verwendbares Produkt zu erhalten. Man mußte dabei Hepatitis-
Infektionen beachten, da durch einen einzigen Spender das ganze Plasmagemisch mit dem
Hepatitis-Virus infiziert werden konnte. Man vereinigt daher nur mehr das Plasma von einigen
wenigen Spendern (max. 2—3 nach ÖAB 9), wobei eine Mischung von Plasma verschiedener
Blutgruppen-Spender vorgenommen wird, um es allgemein verträglich zu machen. Nach den
Richtlinien des Deutschen Bundesgesundheitsamtes ist die Haltbarkeit von flüssigem Plasma
nicht länger als 6 Monate. Das Serum sollte nicht vereinigt, sondern einzeln abgegeben werden.

Nach USP XVII enthält es 5% Dextrose als Stabilisator. Flüssiges Plasma hat normal eine Laufzeit von 3 Jahren. Aufbewahrung bei Zimmertemperatur (15—25°). Um die Laufzeit zu verlängern, kann das Plasma eingefroren werden (,,*gefrorenes Plasma*"). Es wird aus flüssigem Plasma durch rasches Einfrieren hergestellt und muß ständig unter —18° aufbewahrt werden. Erst kurz vor dem Verbrauch wird es im Wasserbad bei 37° verflüssigt. Es hat eine Laufzeit von 7 Jahren. Schwieriger herzustellen ist das ,,getrocknete, normale menschliche Plasma". Plasma, welches keinen Dextrose-Zusatz enthält, wird eingefroren und im Hochvakuum im eingefrorenen Zustand getrocknet (Lyophilisation, S. 81). Es hat ebenfalls eine Laufzeit von 7 Jahren und kann bei Zimmertemperatur aufbewahrt werden (USP XVII). Im Bedarfsfalle wird es mit dem beigegebenen Lösungsmittel im Aufbewahrungsbehälter gelöst. Infolge der feinen, faserigen Struktur des Trockenplasmas dauert der Lösungsvorgang nur einige Minuten.

Erythrozytenkonserve. Das bei der Plasmagewinnung zurückbleibende Sediment von roten Blutkörperchen kann als solches transfundiert werden. Es gibt eine Reihe von Indikationen, bei denen diese Form der konzentrierten Erythrozytenzuführung vorteilhafter ist als die Anwendung der Vollblutkonserve. Die Laufzeit der Konserve ist allerdings sehr kurz; sie wird in der Literatur und in den Pharmakopöen von 7 bis 24 Std. angegeben. Lagerung möglichst +4° bis +6°. Bei Patienten, die Transfusionen schlecht vertragen, kann durch vorgängiges Auswaschen der Erythrozyten auch das restliche Plasma entfernt werden. Unter streng aseptischen Kautelen wird das Sediment einige Male mit physiologischer Kochsalzlösung gewaschen und schließlich innerhalb von einigen Stunden transfundiert. Die ,,gewaschenen roten Blutkörperchen" zeigen die geringsten Nebenwirkungen.

Plasmaproteinlösung und Plasmafraktionen. Zahlreiche Plasmafraktionen werden abgetrennt und sind in der Therapie eingeführt, so z. B. Gammaglobuline, Fibrinogene, Albumine u. a. Hier soll auf die Gewinnung nicht näher eingegangen werden, da diese nur in wenigen Spezialinstituten erfolgt und die Arbeitsmethoden in ihren Einzelheiten nicht bekannt sind.

Nur die ,,Plasmaproteinlösung" soll etwas näher besprochen werden. Sie entstand aus dem Bestreben, das Plasma so zu verändern, daß es eine Hitzebehandlung durch 10 Std. auf 60° aushält, ohne Denaturierungserscheinungen zu zeigen, wobei Stabilisatoren zuzusetzen sind [Acetyltryptophan, Natriumcaprylat (US-Vorschrift)]. Dazu ist notwendig, alle hitzelabilen Proteinfraktionen zu entfernen.

Verschiedene Methoden wurden ausgearbeitet. Entsalzung und Entfernung der hitzelabilen Globuline durch Ionenaustauscher, Fällung der hitzelabilen Proteinfraktionen durch ein Polyphosphatfällungsverfahren (NITSCHMANN), durch Äthanol (COHN, HINK, KRIJNEN) modifizierte Ammoniumsulfatfällung mit nachfolgender Eliminierung hitzelabiler Eiweißkörper durch Einwirkung von Fettsäuren (Auerswald. Eibl, Österr. Pat. 208507).

Die Plasma-Protein-Lösung (PPL) wird mit Dextrose isotonisch gemacht. Besonders nach Unfällen, zur raschen Kreislaufauffüllung hat sich das Präparat sehr bewährt. Es kann ohne Rücksicht auf Blutgruppen infundiert werden. Durch die sichere Abtötung des Hepatitis-Virus bei der Hitzebehandlung kann auch mit einem größeren Sammelgut gearbeitet werden. Die Laufzeit wird mit mehreren Jahren angegeben. Aufbewahrung bei Zimmertemperatur, aber vor Licht geschützt.

Pharmakopöe-Vorschriften

Einige Pharmakopöen enthalten ausführliche Anordnungen über Vollblutkonserven, Plasmakonserven und Plasmaderivate (BP 68, BPC 68, ÖAB 9, USP XVII), die in der Folge wiedergegeben werden.

Menschliches Gesamtblut, Whole Human Blood BP 68. Menschliches Gesamtblut ist Blut, das mit einem geeigneten Anticoagulans gemischt wurde. Das Blut wird nicht abgenommen von einem Menschen, a) von dem bekannt ist, daß er an Syphilis leidet oder gelitten hat; b) dessen Blut nicht mit negativem Ergebnis auf das Vorhandensein einer Syphilis-Infektion getestet wurde oder c) bei dem der Hämoglobin-Wert des Blutes in Graden der Cyanmethämoglobin-Lösung für die photometrische Hämoglobinometrie [Brit. Stand. 3985 (1966)] weniger

als 12,5% w/v (weibliche Blutspender) oder 13,3% w/v (männliche Blutspender) ist oder
d) der nicht frei ist von Krankheiten, die durch Bluttransfusionen übertragen werden, soweit
dies durch ärztliche Untersuchung, durch einfache klinische Prüfungen und die Beurteilung
seiner medizinischen Lebensgeschichte zu erkennen ist.

Nicht mehr als 420 cm³ sind bei einer Gelegenheit von einem Menschen abzunehmen. Das
Blut ist aseptisch durch ein geschlossenes System von sterilen Röhren (Schläuchen) in einen
sterilen Behälter abzunehmen, in den die gerinnungshemmende Flüssigkeit vor dem Sterilisieren des Behälters eingefüllt wurde. Während der Blutabnahme ist der Behälter leicht zu
bewegen. Wenn die Blutabnahme beendet ist, wird der Behälter sofort verschlossen und auf
+4° bis +6° abgekühlt. Nachher darf er nur geöffnet werden a) zum Zwecke des Abziehens
einer Probe zum direkten Vergleich mit dem Empfängerserum (Kreuzprobe); b) wenn das Blut
verabreicht wird. Das Blut wird in einer Citratlösung von saurer Reaktion gesammelt, die
auch Dextrose enthält. In der folgenden Lösung können die roten Blutkörperchen 21 Tage
lang aufbewahrt werden:

Saures Natriumcitrat $(C_6H_6Na_2O_7 \cdot 1^1/_2 H_2O)$ 2,0 bis 2,5
Dextrose   3,0
Aqua pro injectione ad   120 cm³

Diese Menge der Lösung genügt, um die Gerinnung von 420 cm³ Blut zu verhindern.
Gesamtblut hat einen Hämoglobin-Wert in Graden der Cyanmethämoglobin-Lösung für die
photometrische Hämoglobinometrie [Brit. Stand. 3985 (1966)] von nicht weniger als 9,7% w/v.

Beschreibung. Eine tiefrote Flüssigkeit, die sich beim Stehen in ein rotes Sediment von
roten Blutkörperchen und eine gelbe darüberstehende Schicht, frei von sichtbaren Produkten
einer Hämolyse, scheidet. Die Trennungslinie ist scharf. Eine ununterbrochene oder unter-
brochene, grau gefärbte Schicht von Leukozyten kann sich auf der Oberfläche der roten
Blutkörperchen bilden. Das Plasma kann klar sein, oder es kann getrübt sein durch die Gegenwart von Fett; eine Schicht von emulgiertem Fett kann sich an der Oberfläche bilden.

Blutgruppen. Bestimme die Blutgruppen unter Benützung einer separaten Probe des
Spenderblutes nach dem AB0-System durch Prüfung von beiden (Bestandteilen) sowohl der
Blutkörperchen als des Serums und nach dem Rh-System durch Prüfung der Blutkörperchen.

Sterilität. Menschliches Gesamtblut wird unter aseptischen Bedingungen gesammelt. Wenn
der Inhalt eines Behälters getestet wird, muß der vorgeschriebene Sterilitätstest erfüllt
werden. Das Blut eines derart geprüften Behälters darf nicht mehr für eine Transfusion verwendet werden.

Probe. Bestimmung des Hämoglobinwertes unter Benützung der Cyanmethämoglobin-
lösung für photometrische Hämoglobinometrie [Brit. Stand. 3985 (1966)].

Lagerung. Menschliches Gesamtblut wird in einem sterilen Behälter aufbewahrt, der
bakteriendicht verschlossen ist und bei einer Temperatur von +4° bis +6° bis zum Gebrauch
gelagert wird, ausgenommen während eines Zeitraumes für Prüfung und Transport bei höherer
Temperatur. Jede derartige Periode soll 30 Min. nicht überschreiten, nach der das Blut
sofort wieder auf +4° bis +6° gekühlt werden soll.

Signierung. Die Signatur auf dem Behälter enthält 1. den Namen des Präparates; 2. die
AB0-Gruppe; 3. die Rh-Gruppe und die Herkunft der spezifischen Antisera, die zum Test
gebraucht wurden; 4. das totale Flüssigkeitsvolumen, den Anteil des Blutes daran, die
Bezeichnung und den Prozentgehalt der zugesetzten gerinnungshemmenden oder anderer
Substanzen; 5. das Datum der Blutabnahme; 6. das Datum, nach dem die Zubereitung nicht
mehr zur Transfusion verwendbar ist; 7. die Bedingungen der Lagerung; 8. den Hinweis, daß
der Inhalt nicht verwendet werden soll, falls sichtbare Zeichen einer Verschlechterung (Zersetzung) auftreten; 9. eine Nummer oder andere Bezeichnung, durch welche die Herkunft des
Präparates festzustellen ist.

Menschliches Gesamtblut und Zubereitungen BPC 68. Während der Aufbewahrung
werden verschiedene Blutbestandteile in ihrer Zahl vermindert oder zerstört; Leukozyten
lösen sich in einigen Stunden auf, die meisten Blutplättchen verschwinden in wenigen Tagen
und Prothrombin, Immun-Körper und Komplemente nehmen allmählich ab. Gelagertes
„Menschliches Gesamtblut" ist eine möglicherweise gefährliche Flüssigkeit; die Erhaltung der
Sterilität hängt ausschließlich von der peinlich genauen Beachtung der Sauberkeit, der fehlerfreien Asepsis und der genauen und genauen Kühlung von der Abnahme bis zum Gebrauch
ab. Die Tauglichkeit des „Menschlichen Gesamtblutes" für die Transfusion kann nur seinem
Aussehen nach beurteilt werden. Während der Lagerung kommt es zur Hämolyse der roten
Blutkörperchen, und eine rote Färbung, welche die Trennungslinie zwischen dem Plasma
und dem Sediment der Blutkörperchen bedeckt, kann sich im Plasma unmittelbar über der
Körperchenschicht bilden. „Menschliches Gesamtblut", das dieses Zeichen der Hämolyse
erkennen läßt, soll nicht verwendet werden. Hämolyse entsteht auch, wenn Blut gefriert oder

erwärmt wird, und wenn es infiziert wurde. Die Infektion verursacht gewöhnlich eine rasche und totale Hämolyse, aber verschiedene Gram negative Keime können bei $+4°$ bis $+6°$ gedeihen, ohne eine sichtbare Hämolyse zu verursachen.

Serumhepatitis. Die Verwendung von „Menschlichem Gesamtblut" und Zubereitungen daraus (Plasma, Serum usw.) birgt das Risiko der Übertragung der Serum-Heptatitis (Serumgelbsucht) einer Krankheit, von der man annimmt, daß sie durch einen Virus übertragen wird, der im Blute verschiedener Blutspender vorhanden ist. Die Ansteckungsgefahr der Zubereitungen aus menschlichem Blut mag abhängig sein vom Umfang des Gemenges, aus dem sie bereitet wurden, von der Methode der Zubereitung und möglicherweise von anderen unbekannten Faktoren. Das Auftreten der Serum-Hepatitis nach der Transfusion von Trockenplasma oder Trockenserum aus großen Gemengen (300 und mehr Einzelspender) schwankt von 7 bis 12%; bei Trockenplasma oder Trockenserum aus kleinen Gemengen (10 Einzelspendern) ist das Auftreten gering, jedenfalls aber größer als bei der Transfusion von „Menschlichem Gesamtblut" (von Einzelspendern).

Getrocknetes menschliches Plasma, Dried Human Plasma BP 68. Getrocknetes menschliches Plasma wird hergestellt durch Trocknung eines Gemenges der überstehenden Flüssigkeiten, die durch Zentrifugieren oder durch Abstehenlassen (und Abziehen) aus „Menschlichem Gesamtblut") abgetrennt wurden. Um die Kreuz-Neutralisation der Hämagglutinine von löslichen Blutgruppen-Substanzen zu sichern, werden die überstehenden Flüssigkeiten so gemischt, daß die Anteile der Spender A, 0- und entweder B- oder AB-Gruppen ungefähr das Verhältnis 9:9:2 haben.

Um schädliche Wirkungen zu vermeiden, an denen Produkte eines Bakterienwachstums im Plasma schuld wären, darf keine individuelle Abnahme verwendet werden, falls irgendein Zeichen einer Kontaminierung mit Bakterien vorliegt, und kein Gemenge darf verwendet werden, wenn es nicht dem allgemeinen Sterilitäts-Test entspricht. Nicht mehr als zehn separate Blutspenden werden gemischt. Das Gemenge wird durch Gefriertrocknung oder durch irgendeine andere Methode getrocknet, die eine Denaturierung der Proteine vermeidet und ein Produkt liefert, das in der Wassermenge leicht löslich ist, die dem Volumen der Flüssigkeit entspricht, aus dem die Substanz gewonnen wurde. Wenn es in dem Volumen Wasser gelöst wurde, das dem Flüssigkeitsvolumen, aus dem die Substanz gewonnen wurde, entspricht, enthält die Flüssigkeit nicht weniger als 4,5% (Gew./Vol.) Protein.

Beschreibung. Ein hell oder dunkel cremefarbiges Pulver.

Löslichkeit in Wasser. Füge die Wassermenge zu, die gleich ist dem Volumen der Flüssigkeit, aus dem die Probe hergestellt wurde; die Substanz löst sich vollständig in 10 Min. bei 15 bis 20°.

Erkennung. Löse eine Probe in einem Volumen Wasser, das dem Volumen der Flüssigkeit entspricht, aus dem sie gewonnen wurde; die Flüssigkeit entspricht folgenden Tests:
a) Flockung-Test mit spezifischen Antisera, enthaltend lediglich menschliche Serum-Proteine. — b) Zu 1 ml füge 0,2 cm³ einer 2,5% (Gew./Vol.) Calciumchloridlösung (CaCl₂); es kommt zu einer Gerinnung, die durch Erwärmung auf 37° beschleunigt werden kann.

Trocknungsverlust. Bei einer Trocknung über Phosphorpentoxid bei einem Druck nicht über 0,02 Torr durch 24 Std. ist der Verlust nicht höher als 0,5 Gew.-%.

Sterilität. Entspricht dem allgemeinen Sterilitätstest.

Prüfung. Gib 0,2 cm³ der Lösung (in einer Wassermenge, die dem Volumen der Flüssigkeit entspricht, aus dem die Substanz gewonnen wurde) in ein Zentrifugenrohr mit rundem Boden, gib 5 cm³ Wasser zu, mische, gib 0,2 cm³ einer 7,5% (Gew./Vol.) Lösung von Natriummolybdat und 0,2 cm³ aus einer Mischung von 1 T. Stickstofffreier Schwefelsäure mit 30 T. Wasser zu, schüttle und zentrifugiere 5 Min. lang. Gieße die überstehende Flüssigkeit ab und lasse das umgekehrte Röhrchen auf ein Filterpapier abtropfen. Zum Rückstand in dem Röhrchen gib 3 T. einer 30% Kupfersulfatlösung (Gew./Vol.) und 1 cm³ Stickstofffreie Schwefelsäure und koche vorsichtig 10 Min. lang, kühle ab, füge 1 g Natriumsulfat (wasserfrei) und 10 mg Selen hinzu, koche vorsichtig während 1 Std. und kühle ab. Übertrage in einen Ammoniak-Destillierapparat, gib 6 cm³ einer gesättigten Natronlauge dazu und leite Dampf durch die Flasche; destilliere 7 Min. lang, fange das Destillat in einer Mischung von 5 cm³ gesättigter Borsäurelösung, 5 cm³ Wasser und 1 T. einer gesättigten Lösung von Methylrot in Alkohol (95%), enthaltend 0,1% Methylenblau, auf und titriere mit n/70 Salzsäure. Jeder cm³ der n/70 Salzsäure entspricht 0,001 25 g Protein.

Lagerung. Getrocknetes menschliches Plasma wird in einem sterilen Behälter unter Stickstoff aufbewahrt, der so verschlossen ist, daß Mikroorganismen ausgeschlossen sind und so weit als möglich auch Feuchtigkeit, vor Licht geschützt und gelagert bei einer Temperatur unter 20°.

Signatur. Die Signatur auf dem Behälter enthält 1. den Namen des Präparates; 2. den Namen und den Prozentgehalt des Anticoagulans und jeder andern Substanz, die zugefügt wurde; 3. die Angabe der Menge Wasser, die notwendig ist, um die Lösung wieder herzustellen;

4. den Proteingehalt des wiederhergestellten flüssigen menschlichen Plasmas; 5. den Hinweis, daß das wiederhergestellte flüssige menschliche Plasma sofort nach der Wiederherstellung zu verbrauchen ist; 6. das Datum, nach dem die Zubereitung nicht mehr für Transfusion verwendet werden darf; 7. die Bedingungen, unter denen es gelagert werden soll; 8. eine Nummer oder eine andere Bezeichnung, durch welche die Herkunft des Präparates festzustellen ist.

Hämoderivate menschlichen Ursprungs ÖAB 9.

Hämoderivate menschlichen Ursprungs sind Zubereitungen aus dem menschlichen Gesamtblut ohne oder nach Trennung der zelligen Elemente von der Flüssigkeit bzw. Zubereitungen aus der Blutflüssigkeit des Menschen.

Als Blutspender dürfen nur solche Personen ausgewählt werden, von denen die Übertragung einer Erkrankung auf den Empfänger nicht anzunehmen ist. Insbesondere dürfen sie eine Erkrankung an Malaria oder Hepatitis nicht durchgemacht haben und zur Zeit der Blutentnahme nach sorgfältiger Prüfung keine Erscheinungen einer bestehenden übertragbaren Krankheit zeigen und auf Grund serologischer Untersuchung keinen Verdacht auf Syphilis erwecken.

Von diesen Forderungen kann abgesehen werden, wenn die Zubereitungen einem Verfahren unterworfen werden, von dem bekannt ist, daß es Krankheitskeime in diesen Zubereitungen vernichtet.

Lösungs- oder Verdünnungsmittel, die Hämoderivaten zugesetzt werden, müssen pyrogenfrei sein.

Blutkonserve ÖAB 9.

Zubereitungen aus dem menschlichen Gesamtblut ohne Trennung der zelligen Elemente von der Flüssigkeit. Sterile, pyrogenfreie Zubereitung aus ungerinnbar gemachtem, flüssigem menschlichem Blut mit allen seinen flüssigen und zelligen Bestandteilen.

Beschreibung. Geruchlose, dunkelrote bis hellrote Flüssigkeit. Nach entsprechender Zeit trennen sich die zelligen Bestandteile durch Sedimentation von den flüssigen. Es bildet sich ein dunkelrotes Erythrozytensediment, welches vom überstehenden Plasma scharf abgegrenzt ist. An der Berührungsstelle beider Bestandteile darf keine Spur von Hämolyse (rötlich verfärbter Saum) erkennbar sein. Das Erythrozytensediment trägt eine dünne, grauweißliche, manchmal leicht gekörnte Schicht weißer Blutkörperchen. Das überstehende Plasma ist gelblich gefärbt, klar oder durch emulgierte Fetttröpfchen homogen getrübt. In seinen der Oberfläche nahen Teilen kann eine trübe weißliche Schicht vorhanden sein, welche gewöhnlich durch Fetttröpfchen verursacht ist.

Aufbewahrung. Erschütterungsfrei, wenn nicht ausdrücklich eine andere Lagerungstemperatur auf der Signierung der Konserve angegeben ist, bei 4 bis 6° in sterilen, pyrogenfreien, graduierten, durchsichtigen, luftdicht verschlossenen Behältern, die keinerlei Stoffe an den Inhalt abgeben dürfen, welche die Qualität der Blutkonserve beeinträchtigen können. Der Verschluß des Behälters muß so gesichert sein, daß jeder Eingriff in diesen eindeutig erkennbar ist (Siegel, Verschlußkappe).

Der Durchstichstopfen des Behälters darf an das Blut keinerlei Stoffe abgeben, welche die Qualität der Blutkonserve beeinträchtigen können; er muß so elastisch sein, daß sich ein Stichkanal luftdicht schließt; ferner muß er 3 für Einstiche zur Füllung, Entnahme und Belüftung unterschiedlich bezeichnete Marken tragen und darf nach Gebrauch nicht wieder verwendet werden. Der Durchstichstopfen muß unter der Einstichmarke für die Belüftung ein fest eingepaßtes Rohr enthalten, dessen freies Ende bei Entnahme des Blutes zur Transfusion über die Oberfläche des Behälterinhaltes herausragt. An der Blutkonserve muß ein kleiner, steriler, verschlossener Behälter (Proberöhrchen) fixiert sein, der mit Blut gefüllt ist, das dem Spender zum Zeitpunkt der Herstellung der Blutkonserve entnommen wurde. Dieser Behälter muß mit Konservennummer (evtl. Name des Spenders), Blutgruppe und Rhesusfaktor beschriftet sein. Er dient zu serologischen Untersuchungen.

Jeder Blutkonserve ist ein Berichtsformular zur Aufzeichnung über Verträglichkeit beizugeben.

Signierung. Die vor der Beschickung mit Spenderblut auf dem Behälter mit dem Stabilisator angebrachte Beschriftung hat nach Herstellung der Blutkonserve deutlich leserlich erhalten zu bleiben. Die Beschriftung der Blutkonserve darf maximal nur den halben Umfang des Behälters umfassen und muß erkennen lassen: 1. Herstellungsstätte; 2. Inhalt; 3. Konservennummer (gegebenenfalls Name des Blutspenders); 4. Blutgruppe; 5. $Rh_0(D)$-Faktor; 6. Abnahmetag; 7. Menge und Art des Stabilisators (Anticoagulans); 8. Zusätze oder sonstige Manipulationen am Blut der Konserve, wie z. B. Antibiotica, Antihistaminica, Antiseptica, AB-Gruppensubstanzen, Oxygenisierung usw.

Anhang: Flüssiger Stabilisator zur Herstellung von Blutkonserven ÖAB 9.

Gerinnungsverhindernde, die Überlebenszeit des entnommenen Blutes optimal verlängernde sterile, pyrogenfreie Flüssigkeit (siehe z. B. Solutio Natrii citrici composita, S. 275).

Beschreibung. Klare, farblose und geruchlose Flüssigkeit.

Bereitung. Es dürfen nur pyrogenfreie, chemisch reine Substanzen und Wasser zur Injektion verwendet werden. Die Mischung der hiezu verwendeten Sustanzen, deren Lösung, Filtration, Entkeimung und Abfüllung in die Gefäße sowie die darauffolgende Entkeimung muß in einem kontinuierlichen (nicht unterbrochenen) Arbeitsgang vor sich gehen. Die Verwendung sogenannter Stammlösungen ist unstatthaft. Der Stabilisator ist unmittelbar nach der Bereitung in Behälter einzufüllen, die vorher nach den auf S. 435 angegebenen Verfahren entkeimt wurden (20 Min. bei 140° im Autoklaven oder 2 Std. bei 160° im Heißluftsterilisator).

Auch die jeweils benützten Verschlüsse sind ihrem Material entsprechend zu entkeimen. Unmittelbar nach der Abfüllung des Stabilisators sind die Gefäße samt Inhalt nochmals, entsprechend der Zusammensetzung des Stabilisators, zu entkeimen.

Aufbewahrung. In keimdicht verschlossenen Gefäßen, die den unter „Blutkonserve" angegebenen Anforderungen entsprechen müssen, an einem kühlen Ort.

Signierung. Die Beschriftung der Gefäße darf maximal nur den halben Umfang des Behälters umfassen; sie darf bei Herstellung der Blutkonserve oder anderer Zubereitungen nicht entfernt werden und muß erkennen lassen: 1. Herstellungsstätte; 2. Bezeichnung des Inhaltes nach Gesamtmenge sowie Art und Menge der Bestandteile; 3. Chargennummer; 4. Art und Datum der Entkeimung; 5. Hinweis, ob im Gefäß Unterdruck vorhanden ist.

Erythrozytenkonserve ÖAB 9.

Zubereitungen aus dem menschlichen Gesamtblut nach Trennung der zelligen Elemente von der Flüssigkeit. Steriles, pyrogenfreies, aus nicht mehr als 2 bis 3 blutgruppen- und rhesusfaktor-[$Rh_0(D)$]gleichen, höchstens 7 Tage alten Blutkonserven hergestelltes Erythrozytenkonzentrat, welches keinerlei Zeichen einer Lyse aufweisen darf.

Beschreibung. Dunkelrote bis hellrote Flüssigkeit, welche je nach ihrer Gewinnung noch einen spärlichen Plasmasaum an der Oberfläche bzw. eine grauweißliche Schicht weißer Blutkörperchen besitzt.

Aufbewahrung. Wie die Blutkonserve, jedoch müssen an den Behältern alle Proberöhrchen, welche an den zur Herstellung der Erythrozytenkonserve verwendeten Blutkonserven angebracht waren, fixiert sein.

Jeder Erythrozytenkonserve ist ein Berichtsformular zur Aufzeichnung über Verträglichkeit beizugeben.

Signierung. Die Beschriftung darf maximal nur den halben Umfang des Behälters umfassen und muß erkennen lassen: 1. Herstellungsstätte; 2. Inhalt; 3. Konservennummer; 4. Blutgruppe; 5. $Rh_0(D)$-Faktor; 6. Konservennummer, Stabilisator und Herstellungstag der Blutkonserven, die zur Bereitung der Erythrozytenkonserve verwendet wurden; 7. Herstellungsdatum und Uhrzeit; 8. approximative Verwendbarkeitsdauer in Stunden; 9. Technik, die bei der Herstellung angewendet wurde (Zentrifugieren, Waschen usw.); 10. alle Zusätze, welche die Erythrozytenkonserve enthält (Blutisotonische Natriumchloridlösung, Ringerlösung usw.).

Plasmakonserve ÖAB 9.

Steriles, pyrogenfreies, aus nicht mehr als 2 bis 3 Blutkonserven gewonnenes, von geformten Elementen freies, flüssiges Blutplasma.

Beschreibung. Geruchlose, gelbliche, klare oder durch emulgiertes Fett homogen getrübte Flüssigkeit ohne Bodensatz. An der Oberfläche kann eine weißliche Schicht von Fetttröpfchen vorhanden sein.

Aufbewahrung. Wie die Blutkonserve, jedoch muß der Inhalt des an dem Behälter der Plasmakonserve angebrachten Proberöhrchens eine der Plasmakonserve entsprechende Mischung der Einzelplasmen aufweisen, wenn mehrere Blutkonserven zur Herstellung der Plasmakonserven verwendet wurden.

Jeder Plasmakonserve ist ein Berichtsformular zur Aufzeichnung über Verträglichkeit beizugeben.

Signierung. Die Beschriftung darf maximal nur den halben Umfang des Behälters umfassen und muß erkennen lassen: 1. Herstellungsstätte; 2. Inhalt; 3. Konservennummer; 4. Blutgruppe(n) der Blutkonserve(n), aus der (denen) die Plasmakonserve hergestellt wurde; 5. Nummer(n) der Blutkonserve(n), Art des Stabilisators, Herstellungstag der Blutkonserve(n), welche zur Bereitung der Plasmakonserve verwendet wurde(n), und jeglicher Zusatz, welcher der (den) Blutkonserve(n) zugesetzt wurde, bzw. jegliche Art anderer Eingriffe in die Blutkonserve(n), bevor sie zur Plasmakonservenherstellung verwendet wurde(n); 6. Herstellungsdatum; 7. Technik der Gewinnung (Zentrifugieren, geschlossenes System, offenes System usw.); 8. approximative Verwendbarkeitsdauer; 9. Zusätze oder Manipulationen, die außer der üblichen Gewinnung erfolgten; 10. Anti-A- und Anti-B-Isoagglutinintiterwerte mit Angabe über Zonenphänomene und Lysine.

Albuminlösung (human) ÖAB 9.

Zubereitungen aus der Blutflüssigkeit des Menschen. Albuminlösung (human) ist eine sterile, pyrogenfreie Lösung von Albumin der menschlichen Blutflüssigkeit mit einem Zusatz geeigneter Stabilisatoren.

Beschreibung. Klare oder leicht opalisierende, etwas viskose, bräunliche, fast geruchlose Flüssigkeit.

Antihämophiles Plasma (human) ÖAB 9.

Antihämophiles Plasma (human) ist ein steriles, pyrogenfreies, von Einzelspendern der Blutgruppe AB gewonnenes, lyophilisiertes Plasma, das unter Erhaltung der Aktivität seiner Gerinnungsfaktoren verarbeitet wurde. Es kann ein spirochätozides Agens zugesetzt enthalten.

Beschreibung. Weißes bis gelbliches, geruchloses Pulver, das in Wasser leicht löslich ist.

Aufbewahrung. In Infusionsflaschen.

Abgabe. Antihämophiles Plasma ist nach Auflösung sofort zu verwenden.

Fibrinogen (human) ÖAB 9.

Fibrinogen (human) ist die sterile, pyrogenfreie, lyophilisierte Fraktion I (nach COHN) der Blutflüssigkeit eines Einzelspenders, mit oder ohne Zusatz eines spirochätoziden Agens.

Beschreibung. Weißes, geruchloses Pulver, das in Wasser leicht löslich ist.

Aufbewahrung. In Fläschchen mit Durchstichstopfen.

Pertussis-Hyperimmunglobulin (human) ÖAB 9.

Pertussis-Hyperimmunglobulin (human) ist eine sterile, pyrogenfreie Lösung der Gammaglobulinfraktion der Blutflüssigkeit von Spendern, die gegen Pertussis geimpft wurden. Es enthält einen Stabilisator und ein Konservierungsmittel zugesetzt.

Beschreibung. Klare oder leicht opalisierende, hellgelbe, viskose, fast geruchlose Flüssigkeit.

Pertussis-Hyperimmunglobulin (human), lyophilisiert ÖAB 9.

Pertussis-Hyperimmunglobulin (human), lyophilisiert, ist die sterile, pyrogenfreie, lyophilisierte Gammaglobulinfraktion der Blutflüssigkeit von Spendern, die gegen Pertussis geimpft wurden. Es enthält einen Stabilisator und ein Konservierungsmittel zugesetzt.

Beschreibung. Weißes bis hellgelbes, geruchloses Pulver, das in Wasser leicht löslich ist.

Plasmaprotein-Lösung (human) ÖAB 9.

Plasmaprotein-Lösung (human) ist eine sterile, pyrogenfreie Lösung humaner Plasmaproteine mit Zusatz geeigneter Stabilisatoren.

Beschreibung. Klare oder leicht opalisierende, gelbliche bis bräunliche, fast geruchlose Flüssigkeit.

Aufbewahrung. In Infusionsflaschen.

Poliomyelitis-Immunglobulin (human) ÖAB 9.

Poliomyelitis-Immunglobulin (human) ist eine sterile, pyrogenfreie Lösung der Gammaglobulinfraktion der menschlichen Blutflüssigkeit, die neutralisierende Antikörper gegen Poliomyelitisvirus aufweist. Sie enthält einen Stabilisator und ein Konservierungsmittel zugesetzt.

Beschreibung. Klare oder leicht opalisierende, hellgelbe, viskose, fast geruchlose Flüssigkeit.

Poliomyelitis-Immunglobulin (human), lyophilisiert ÖAB 9.

Poliomyelitis-Immunglobulin (human), lyophilisiert, ist die sterile, pyrogenfreie lyophilisierte Gammaglobulinfraktion der menschlichen Blutflüssigkeit, die neutralisierende Antikörper gegen Poliomyelitisvirus aufweist. Es enthält einen Stabilisator und ein Konservierungsmittel zugesetzt.

Beschreibung. Weißes bis hellgelbes, geruchloses Pulver, das in Wasser leicht löslich ist.

Serum-Immunglobulin (human) ÖAB 9.

Serum-Immunglobulin (human) ist eine sterile, pyrogenfreie Lösung der Gammaglobulinfraktion der menschlichen Blutflüssigkeit mit Zusatz eines Stabilisators und eines Konservierungsmittels.

Beschreibung. Klare oder leicht opalisierende. hellgelbe, viskose, fast geruchlose Flüssigkeit.

Serum-Immunglobulin (human), lyophilisiert ÖAB 9.

Serum-Immunglobulin (human), lyophilisiert, ist die sterile, pyrogenfreie, lyophilisierte Gammaglobulinfraktion der menschlichen Blutflüssigkeit mit Zusatz eines Stabilisators und eines Konservierungsmittels.

Beschreibung. Weißes bis hellgelbes, geruchloses Pulver, das in Wasser leicht löslich ist.

Menschliche Blutzellen. Human Blood Cells USP XVII. Rote Blutzellen in Behältern (menschlich). Menschliche Blutzellen bestehen aus Zellen, die abgetrennt wurden vom Citrat-Gesamtblut, welches bestimmt ist in bezug auf den Spender und des Spenders Blutgruppe und Rh_0-(Rhesus-) Faktor und das nicht länger als 24 Std. aufbewahrt wurde bei einer Temperatur von $+1°$ bis $+6°$. Menschliche Blutzellen enthalten kein Konservierungsmittel.

Beschreibung. Menschliche Blutzellen sind in der Farbe dunkelrot, wenn sie im Behälter sind, und können eine unbedeutende cremige Schicht an der Oberfläche und eine dünne, darüber schwimmende Schicht von gelbem Plasma haben.

Andere Erfordernisse. Menschliche Blutzellen entsprechen den Erfordernissen unter Biologics (USP XVII) und den anderen Erfordernissen des U.S. Public Health Service.

Behälter und Aufbewahrung. Bewahre „Menschliche Blutzellen" in farblosen, durchsichtigen Glasbehältern der Type I oder Type II Glas auf oder in Behältern aus geeignetem Plastik-Material und halte sie dauernd bei einer Temperatur von $+1°$ bis $+6°$.

Dispensiere „Menschliche Blutzellen" in dem ursprünglichen Blutabnahmebehälter, aus dem das Plasma entfernt wurde.

Erhältliche Größen. „Menschliche Blutzellen" sind gewöhnlich in einer Menge erhältlich, die den roten Blutkörperchen aus 500 cm³ menschlichem Blut entspricht.

Anwendung. Blut-Auffüller.

Gebräuchliche Dosierung. i.v. im Gegenwert von 500 cm³ Gesamtblut.

Citrat-Gesamtblut. Citrated Whole Human Blood USP XVII. Citrat-Gesamtblut ist Blut, welches unter strengen aseptischen Vorsichtsmaßregeln abgenommen wurde. Es enthält Citrat-Ionen zur Gerinnungsverhinderung. Produktion und Verteilung sind konzessionspflichtig.

Beschreibung. Citrat-Gesamtblut ist eine tiefrote, undurchsichtige Flüssigkeit, in der sich die Blutkörperchen während eines Stehens von 24 bis 48 Std. leicht absetzen unter Hinterlassung einer klaren, gelblichen oder rötlichen darüberstehenden Schicht. Blut, das bald nach einer Mahlzeit des Blutspenders abgenommen wurde, kann beim Stehen eine fettige Schicht nahe der Oberfläche zeigen.

Andere Erfordernisse. Citrat-Gesamtblut entspricht den Erfordernissen unter Biologics (USP XVII) und den andern Erfordernissen des U. S. Public Health Service.

Behälter und Aufbewahrung. Bewahre Citrat-Gesamtblut in den Behältern auf, in die sie ursprünglich abgenommen wurden. Benutze Behälter aus farblosem, durchsichtigem Glas der Sorte I oder II (s. Glasprüfung, S. 258) oder aus einem geeigneten Plastik-Material (s. Kunststoffprüfung Bd. II, 269). Der Behälter ist mit einem Verschluß versehen, der Bakteriendichtigkeit gewährleistet. Die Zubehör-Ausrüstung zur Blutzufuhr ist steril und pyrogenfrei (s. Kunststoffprüfung, Bd. II, 269). Halte „Citrat-Gesamtblut" während der Aufbewahrung zwischen $+1°$ bis $+6°$ und beim Versand bei einer Temperatur von $+1°$ bis $+10°$. Gib es im ungeöffneten Behälter ab, in dem es vom Erzeuger aufbewahrt wurde (Pilotröhrchen ist vorgeschrieben).

Ablaufzeit. Die Ablaufzeit ist nicht länger als 21 Tage vom Datum der Blutabnahme ab gerechnet.

Gebräuchliche Größen. Citrat-Gesamtblut ist üblicherweise in folgenden Volumina gebräuchlich: 250 und 500 cm³.

Anwendung. Blut-Volumen-Auffüller.

Gebräuchliche Dosierung. 250 bis 5000 cm³.

Normales menschliches Plasma, Normal Human Plasma USP XVII. Normales menschliches Plasma ist das sterile Plasma, das erhalten wird durch „pooling" (Mischung) von ungefähr gleichen Mengen des flüssigen Anteiles von „Citrat-Gesamt-Blut" von 8 oder mehr erwachsenen Menschen, die zur Zeit der Blutabnahme in der physischen Verfassung sind, Blut zu spenden und die frei von Anzeichen von Krankheiten sind, die durch Plasmainfusionen übertragbar sind, soweit dies durch die Lebensgeschichte und durch die physische Untersuchung und durch anerkannte Proben festzustellen ist.

Das Blut wird unter aseptischen Bedingungen in einzelnen, sterilen Behältern, die einen geeigneten Blutgerinnungshemmer enthalten, aufgefangen. Das zellfreie Plasma wird in den einzelnen Behältern durch Zentrifugieren oder durch Sedimentation abgetrennt und wird in einem geschlossenen System gemischt und in die Endbehälter verteilt.

Normales menschliches Plasma wird als flüssiges, gefrorenes oder getrocknetes Plasma abgegeben. Flüssiges Plasma enthält 5% Dextrose als Stabilisator.

Beschreibung. „Flüssiges, normales menschliches Plasma", wenn frisch gesammelt, ist eine leicht opalisierende Flüssigkeit von schwach gelblicher oder bernsteinartiger Farbe und ist praktisch geruchlos. Es enthält keine sichtbaren Bestandteile und ist frei von Blutzellen. Eine steigende Opaleszenz oder ein Niederschlag kann sich beim längeren Stehen ausbilden.

„Gefrorenes normales menschliches Plasma" ist aus flüssigem normalem menschlichem Plasma durch rasches Gefrieren nach dem Abfüllen hergestellt.

„Getrocknetes, normales menschliches Plasma" ist aus Plasma hergestellt, welches keine hinzugefügte Dextrose enthält, durch Trocknen im gefrorenen Zustand unter Vakuum. Es ist leicht gelblich bis tief cremefarbig, ist unter dem Mikroskop von einer Honigwaben ähnlichen Struktur und zeigt keine Anzeichen eines Schmelzvorganges.

Wasser. Trockne das „getrocknete Normal-Plasma" wie bei „Antihämophilem Plasma" angegeben (s. u.). Es soll nicht mehr als 1% an Gewicht verlieren.

Andere Erfordernisse. Normales menschliches Plasma entspricht den Anforderungen unter Biologics (USP XVII) und den Pyrogen-Sterilitäts- und den anderen Anforderungen des U.S. Public Health Service.

Behälter und Aufbewahrung. Bewahre flüssiges, normales menschliches Plasma in farblosen, durchsichtigen Glasbehältern der Sorte I oder II auf (s. Glasprüfung, S. 258) oder in Behältern aus geeignetem Plastik-Material (s. Kunststoffprüfung, Bd. II, 269) bei Temperaturen nicht über +15° bis +30° und gefrorenes normales menschliches Plasma bei Temperaturen nicht über −18°. Es ist unbedingt notwendig, daß gefrorenes Plasma dauernd im gefrorenen Zustand gehalten wird, bis es unmittelbar vor Gebrauch in einem Wasserbad bei +37° verflüssigt wird. Bewahre getrocknetes Plasma bei Raumtemperatur auf, setze es aber nicht großer Hitze aus noch einer Gefriertemperatur, wenn ein Lösungsmittel beigepackt ist.

Ablaufdatum. Das Ablaufdatum für flüssiges Plasma ist nicht später als 3 Jahre nach dem Fabrikationsdatum, für gefrorenes Plasma nicht mehr als 7 Jahre ab Fabrikationsdatum und für getrocknetes Plasma nicht mehr als 7 Jahre ab Fabrikationsdatum oder dem Datum der (Blut-)Abnahme.

Gebräuchliche Größen. Normales menschliches Plasma ist üblicherweise in folgenden Äquivalenten erhältlich: 500 bis 1500 cm³.

Anwendung. Blut-Volumen-Auffüller.

Gebräuchliche Dosis. i.v. 500 cm³, bei Notwendigkeit zu wiederholen.

Antihämophiles Plasma, Antihemophilic Human Plasma USP XVII. Antihämophiles menschliches Plasma ist normales menschliches Plasma, das sofort verarbeitet wurde, um die antihämophilen Eigenschaften des Originalblutes zu bewahren. Die gesamte Zeit, die von der Blutabnahme bis zum Einfrieren des abgetrennten Plasmas verstreichen darf, ist nicht länger als 6 Std.!

Antihämophiles Plasma wird in der gefrorenen oder der getrockneten Form abgegeben. Produktion und Verteilung sind konzessionspflichtig. Das gefrorene antihämophile Plasma wird im Endbehälter eingefroren. Es ist nicht gemischt und enthält keine zugesetzten Substanzen. Getrocknetes antihämophiles Plasma wird durch Trocknen in gefrorenem Zustand unter Vakuum im Endbehälter hergestellt. Es ist vor dem Einfrieren gemischt (pooled) und enthält keine zugesetzten Substanzen.

Beschreibung. Getrocknetes antihämophiles menschliches Plasma ist lichtgelb bis tief cremefarbig; unter dem Mikroskop betrachtet, zeigt es eine Honigwaben ähnliche Struktur und zeigt keine Anzeichen eines Schmelzvorganges.

Wasser. Trockne ungefähr 2 g von „getrocknetem antihämophilem menschlichem Plasma", das genau gewogen wurde und eben in einem Wägeglas von mindestens 60 mm Durchmesser ausgebreitet ist, über Phosphorpentoxid bei Raumtemperatur und bei einem Druck nicht über 1 Torr, so lange, bis der Gewichtsunterschied bei aufeinanderfolgenden Wägungen zu vernachlässigen ist. Es darf nicht mehr als 1% des Gewichtes verlieren.

Andere Erfordernisse. AHP (antihämophiles Plasma) entspricht den Anforderungen unter Biologics (USP XVII) und den Pyrogen-, Sicherheits-, Sterilitäts-, Stärke- und anderen Anforderungen des U.S. Public Health Service.

Behälter und Aufbewahrung. Bewahre gefrorenes AHP in farblosen, durchsichtigen Behältern aus Glas, Sorte I oder II oder anderen geeigneten Behältern auf, bei Temperaturen nicht über −18°. Halte gefrorenes AHP dauernd im Gefrierzustand, bis es unmittelbar vor Gebrauch in einem Wasserbad bei +37° verflüssigt wird. Bewahre getrocknetes AHP am besten bei Temperaturen zwischen +2° und +10° auf, unter Vermeidung von Gefriertemperaturen, wenn ein Lösungsmittel beigepackt ist.

Ablaufdatum. Das Ablaufdatum für gefrorenes AHP ist nicht später als 1 Jahr nach dem Fabrikationsdatum oder dem (Blut-)Abnahmedatum und für getrocknetes AHP nicht mehr als 5 Jahre nach dem Fabrikationsdatum.

Gebräuchliche Größen. Gefrorenes AHP ist gebräuchlicherweise in 100- und 250-cm³ Behältern erhältlich, getrocknetes AHP in 50-, 100- und 250-cm³-Behältern.

19*

Anwendung. Antihämophilum.

Gebräuchliche Dosis. i.v. 250 cm³ täglich.

Gebräuchlicher Umfang in der Dosierung. 250 bis 500 cm³.

Schlußbemerkung: Alle Arbeitsvorgänge, die mit der Vorbereitung der Behälter, der Stabilisatorlösung und deren Sterilisation, mit der Herstellung der Abnahme- und Transfusionsgeräte zusammenhängen, müssen mit größter Sorgfalt und peinlichster Genauigkeit durchgeführt werden. Die Blutbank, die das Blut abnimmt und die serologischen Kontrollen durchführt, der Arzt, der das Blut transfundiert, die herstellenden Institute für Plasmakonserven und Plasmaderivate müssen die sichere Gewähr für nachfolgende Forderungen bieten: a) Die Behälter der Blutkonserven samt den Stabilisatorlösungen und die Geräte müssen dem Material nach einwandfrei sein. b) Die Stabilisatorlösung muß aus den reinsten Substanzen mittels eines einwandfreien Aqua pro injektione zubereitet sein. c) Die Verschlüsse der Behälter und die Schutzkappen der Geräte müssen absolut bakteriendicht sein. d) Die Sterilisation muß nach bewährten Methoden durchgeführt sein und wirklich keimfreie Behälter und Geräte liefern. Sowohl die lebenden Zellen in der Blutkonserve, als auch die Eiweißstoffe des Plasmas und der Plasmaderivate sind hervorragende Bakteriennährböden und gegen jede Kontaminierung höchst anfällig. Darüber hinaus muß auch jede chemische Verunreinigung peinlichst vermieden werden. Jeder Fachmann, der mit diesen Dingen beschäftigt ist, muß sich vor Augen halten, daß von seiner Aufmerksamkeit die Gesundheit, oft auch das Leben vieler Menschen abhängt. Es müssen daher auch die Prüfungsbestimmungen rigoros gehandhabt werden, die hier nochmals zusammengefaßt werden.

1. Prüfung des Materials: Glasprüfung (s. S. 253), Kautschukprüfung (s. Bd. II, 271), Kunststoffprüfung (s. Bd. II, 269).

2. Prüfung der Substanzen für die gerinnungshemmende Lösung, wie Natrium citricum, Acidum citricum, Glucose und Aqua pro injektione (s. die Einzelartikel).

3. Prüfung der fertigen, sterilisierten Behälter samt der gerinnungshemmenden Lösung und der Geräte: auf Sterilität (s. S. 455), auf Pyrogene (s. S. 474), auf unspezifische Toxizität, allenfalls auch Prüfung auf Hämolyse.

4. Beachtung bzw. Prüfung nach DIN-Vorschriften, wie besonders nach dem DIN-Entwurf 58368 — allenfalls auch nach der Norm der Internationalen Standardisierungs-Organisation ISO/TC 76 und Brit. Stand. 2463 (1962).

5. Beachtung von Bestimmungen über Blutspendewesen und Bluttransfusion, wie „Richtlinien für Bluttransfusion" [Bundesgesundheitsblatt *15*, 242 (1961)] (BRD).

Vergleiche auch Public Health Service Regulations-Part 73 und Public Health Service Act of 1944 (USA) mit der Konzessionspflicht für die Herstellung von Blutderivaten.

Brechampullen

Brechampullen. Vitrellae BPC 68 bestehen aus dünnwandigen Glaskapseln, die ein flüchtiges Medikament enthalten und durch eine Textilumhüllung oder durch ein anderes geeignetes Material geschützt sind. Nach Zerbrechen des Glases kann das verdunstende Medikament eingeatmet werden. Als Medikamente kommen Amylnitrit (s. Bd. II, 1168), Octylnitrit, Trichloräthylen (Bd. II, 1200) u. a. in Frage.

Prüfung. Um die Kraft zu messen, die erforderlich ist, um eine einzelne Brechampulle unter Anwendung von langsam und gleichmäßig sich verstärkendem Druck zu zerbrechen, werden 10 Brechampullen untersucht. Die Glaskapsel wird aus der Umhüllung genommen und quer auf eine 12,5 mm starke Metallstange in eine V-förmige Kerbe gelegt, die 3,0 mm tief und 9,0 mm breit ist, wobei die Kapsel mit ihrem mittleren Teil auf der Stange aufliegen soll. Ein runder Metallstab von 12,5 mm Durchmesser wird senkrecht auf die Kapsel gestellt, so daß die Berührungsstelle sich gerade über der Mitte der Kerbe befindet. Der runde Metallstab ist zu belasten, und es ist der Druck zu messen, der erforderlich ist, um die Kapsel zu zerbrechen. Dieser soll nicht mehr als 5 kg betragen.

Elixire

Elixire. Elixiria medicinalia. Elixirs USP XVII, BPC 68, NF XII. Élixirs médicinaux CF 65. Alcoolés sucrés. Elixiria Jap. 61.

Nach USP XVII sind Elixire klare, gesüßte, meistens alkoholhaltige Flüssigkeiten zum inneren Gebrauch und dienen dazu, stark oder ekelerregend schmeckende Arzneimittel in schmackhafte Form zu überführen.

Als Lösungsmittel finden Alkohol und Wasser zusammen mit Glycerin, Sorbit und Zuckersirup Verwendung. Durch den Alkoholgehalt soll die Löslichkeit einiger Arzneistoffe erhöht werden. Dieser Zusatz hat jedoch den Nachteil, daß der Geschmack von Bromiden und anderen Salzen sehr stark hervortritt. Nach CF 65 sollen Elixire einen Alkoholgehalt von mindestens 20% aufweisen. Falls sie mit Sirup oder Zucker bereitet werden, soll der Zuckergehalt ebenfalls nicht unter 20% liegen.

BPC 68 gibt an, daß Elixire, die in Einzeldosen von weniger als 5 ml zu verabfolgen sind, unmittelbar vor Abgabe mit dem in der Monographie angegebenen Vehikel (zumeist Sirup) verdünnt werden sollten. Die Verdünnung soll so berechnet werden, daß dann die Einzeldosis in 5 ml oder einem Vielfachen davon enthalten ist. Da verdünnte Elixire u. U. weniger haltbar sind, müssen sie frisch bereitet und innerhalb 14 Tagen verbraucht werden.

Emulsionen

Emulsionen. Emulsiones. Emulsions USP XVII. Emulzije Jug. II. Emulse, Emulsie CsL 2.

Definition. Neuere Arzneibücher definieren die Arzneiform der Emulsionen unter Berücksichtigung ihrer physikalisch-chemischen Eigenschaften als „feindisperse Systeme auf mindestens zwei praktisch nicht mischbaren Flüssigkeiten". Eine solche Definition entspricht auch den Angaben, welche die „Commission Internationale de Terminologie (C.I.T.)" 1960 in Luzern festgelegt hat, nämlich: „Eine Emulsion ist ein heterogenes System, das aus einer Dispersion feiner Tröpfchen einer Flüssigkeit in einer anderen, eine kontinuierliche Phase bildenden Flüssigkeit besteht".

Voraussetzung für die Ausbildung solcher disperser Systeme sind Emulgatoren, welche auf Grund ihrer besonderen physikalisch-chemischen Eigenschaften (s. dazu die Ausführungen über die Funktion des Emulgators) die Emulsionsbildung durch Zerteilung der inneren Phase einleiten und die Emulsion stabilisieren.

Systeme, bei denen die innere Phase allein durch hohe Viskosität des Dispersionsmittels dispergiert bleibt, werden als „Quasi-Emulsionen" bezeichnet (z.B. Ungt. leniens DAB 6).

Bezeichnet man Emulsionen als disperse Systeme, so entspricht eine Reihe anders benannter Zubereitungen diesem Begriff, wie z.B. ein großer Teil der *Linimente* oder *Vasolimente;* ebenso können andere wasserhaltige Zubereitungen wie Salben (s. S. 536), *Suppositorien, Vaginalkugeln* und *Styli* (s. S. 644) den Emulsionen zugerechnet werden.

Unter Zugrundelegung der physikalisch-chemischen Definition kann, wie z.B. in ÖAB 9 zum Ausdruck gebracht wird, die Arzneiform der Emulsionen innerlicher oder äußerlicher Anwendung dienen; Zubereitungen wie flüchtiges Liniment, flüchtiges Kampferliniment bzw. Kalkliniment werden dabei folgerichtig unter den Bezeichnungen „Emulsio ammoniata", „Emulsio ammoniata camphorata" bzw. „Emulsio Calcis" geführt.

Die Gepflogenheit älterer Arzneibücher sowie auch BPC 63, die Bezeichnung Emulsion *ausschließlich* für Zubereitungen zum innerlichen Gebrauch zu verwenden bzw. zu empfehlen (z.B. Lebertran-, Paraffinöl-, Ricinusöl-Emulsionen sowie Samen-Emulsionen) folgt zwar einer empirischen Tradition, ist aber wissenschaftlich nicht exakt.

Zusammensetzung. Die pharmazeutischen Emulsionen bestehen in der Regel aus Ölen bzw. Fetten und Wasser, wobei eine Phase (= innere oder disperse Phase) in der anderen

(= äußere oder geschlossene Phase bzw. Dispersionsmittel) in feinster Zerteilung vorliegt· Der *Grad der Zerteilung* ist unterschiedlich und kann sich bis zu kolloiden Dimensionen (< 0,1 μm) erstrecken. Im allgemeinen liegt die Größenordnung der dispersen Phase im mikroskopisch sichtbaren Bereich (0,1 bis 100 μm). Seltener, z. B. bei instabilen Zubereitungen, sind die Teilchen schon mit bloßem Auge erkennbar (> 100 μm). Die *Viskosität*[1] der Emulsionen kann von einer Reihe von Faktoren beeinflußt werden, wie von der Konzentration der dispersen Phase (Phasenvolumenverhältnis), ihrem Dispersitätsgrad sowie von der Viskosität des Dispersionsmittels, sie läßt sich daher nicht exakt festlegen.

Die Arzneibücher sehen von einer zahlenmäßigen Begrenzung des Dispersionsgrades ab und beschränken sich auf allgemein gehaltene Viskositätsangaben wie „mehr oder weniger dickflüssig" (z. B. ÖAB 9).

Emulsionstypen. Liegt Öl (Fett) als disperse Phase in Wasser als Dispersionsmittel vor, so handelt es sich um eine *O/W-Emulsion*[2]. Solche Emulsionen sind mit Wasser mischbar, wie Lebertranemulsion, Samen-Emulsionen, flüchtiges Liniment oder wasserhaltige emulgierende Salbe. Sie lassen sich mit Wasser bis zu einer dünnflüssigen Milch verdünnen.

Im umgekehrten Fall, also bei einer Verteilung von Wasser (= disperse Phase) in Öl (Fett) als Dispersionsmittel liegt eine *W/O-Emulsion* vor. Diese läßt sich mit Öl mischen. Beispiele für diesen Typ sind Kalkliniment sowie wasserhaltige Wollwachsalkoholsalbe.

Funktion des Emulgators. Die Ausbildung des einen oder des anderen Emulsionstyps wird durch geeignete Hilfsstoffe (Emulgatoren) gelenkt; in Abhängigkeit von ihrer Struktur können solche Substanzen auf zweifache Weise wirksam sein:

1. Durch Herabsetzung der Grenzflächenspannung fördern sie die Zerteilung der dispersen Phase und begünstigen damit die *Emulsionsbildung*;

2. durch Wechselwirkung mit dem Dispersionsmittel und einer damit verbundenen Erhöhung der Viskosität können sie die *Stabilität* des Systems günstig beeinflussen.

Zur Erzielung haltbarer Emulsionen sind daher solche Substanzen besonders geeignet, welche sowohl grenzflächenaktiv sind als auch die Viskosität der geschlossenen Phase erhöhen. Diese Wirkung läßt sich häufig nur durch Kombination geeigneter Substanzen erreichen, wobei der eine Hilfsstoff vorwiegend die Grenzflächenspannung, der andere vorwiegend die Viskosität des Systems beeinflußt.

Die Wirkungsweise des Emulgators wird dabei im allgemeinen von seinem Lösungsverhalten bestimmt: Wasserlösliche Emulgatoren, wie Gummi arabicum oder fettsaure Alkalisalze dispergieren Öl in Wasser, während öllösliche Emulgatoren wie Cholesterin oder Metallseifen die Ausbildung von W/O-Emulsionen herbeiführen. Zu hohe Konzentration der dispersen Phase (> 80%) kann zum Brechen der Emulsion und zur Phasenumkehr führen.

Die komplexen Vorgänge, welche einer Emulsionsbildung zugrunde liegen, werden mit verschiedenartigen theoretischen Vorstellungen begründet, welche in einschlägigen Werken, z. B. BECHER [1], eine ausgiebige Diskussion erfahren.

Die nachfolgenden Ausführungen beschränken sich auf die wichtigsten Grundbegriffe:

Die phasenverknüpfenden *grenzflächenaktiven* Emulgatoren (= „Tenside") sind amphiphil[3] und besitzen lipophile und hydrophile Bereiche unterschiedlicher räumlicher Ausdehnung; Symbol: ▭○

▭ = lipophiler Molekülanteil; ○ = hydrophiler Molekülanteil.

---

[1] Zur Rheologie von Emulsionen s. H. W. AUTIAN in H. N. BURLAGE, C. O. LEE u. L. W. RISING [2].

[2] An dieser Definition wird in der Regel auch dann festgehalten, wenn die dispergierte Phase wachsartig fest ist und die Zubereitung strenggenommen den *Suspensionen* zugeordnet werden müßte.

[3] Nach C.I.T. kommt amphiphile Struktur einer Molekel zu, die wenigstens eine polare Gruppe und einen größeren apolaren Rest besitzt. Eine solche Struktur bedingt den hydrophilen und lipophilen Charakter der Verbindung.

Die Anreicherung solcher Stoffe in der Grenzfläche zweier Phasen erfolgt unter Ausrichtung der Moleküle, wobei die lipophilen Anteile der Ölphase, die hydrophilen Anteile der Wasserphase zugekehrt sind:

Ölphase

Wasserphase

Daraus folgt eine mehr oder weniger starke Herabsetzung der Grenzflächenspannung unter Ausbildung eines elastischen Filmes, welcher mit der Öl- und mit der Wasserphase Wechselbeziehungen eingeht.

Die Ausbildung des Emulsionstyps wird vom Verhältnis der hydrophilen gegenüber den lipophilen Eigenschaften des Emulgatormoleküls sowie durch dessen Grenzflächenaktivität bestimmt. Durch Substanzen, wie Cholesterin, bei denen das lipophile zyklische Ringsystem gegenüber der hydrophilen OH-Gruppe viel ausgeprägter in Erscheinung tritt, erfährt der Emulgatorfilm am lipophilen Teil eine Überdehnung, krümmt sich daher und schließt die Wasserphase ein.

Amphiphile Substanzen, wie die Alkalisalze von Fettsäuren, welche in hohem Maße Wasser binden, bewirken eine Überdehnung des Emulgatorfilmes an der dem Wasser zugekehrten Seite, so daß die Ölphase eingeschlossen wird.

Chemische Struktur der Emulgatoren. Die auf dem Weltmarkt unter mehreren tausend Handelsmarken als Emulgatoren, Netzer und Waschmittel angebotenen *grenzflächenaktiven Substanzen* lassen sich auf eine verhältnismäßig kleine Anzahl von Strukturelementen zurückführen:

Die *lipophilen Gruppen* können insbesondere aus der Vielfalt aliphatischer, aromatischer oder aliphatisch-aromatischer Strukturen gebildet werden.

Zu den *hydrophilen* Gruppen zählen einerseits elektrisch geladene, andererseits ungeladene, aber polare Strukturen.

Dementsprechend ist die Verbindung *anionisch*, wenn das Tensid in wässeriger Lösung negativ geladene organische Ionen ausbildet (Tab. 1). Die Alkalisalze der anionischen Tenside besitzen ein ausgeprägtes Wasserbindungsvermögen; sie sind überwiegend hydrophil und lenken die Emulsionsbildung im Sinne einer O/W-Emulsion. Überwiegend lipophil sind Erdalkali- und Metallseifen, bei denen Emulsionsbildung im Sinne einer W/O-Emulsion erfolgt.

Tabelle 1. Anionische Strukturen

Carboxylate

Sulfate

Thiosulfate

Sulfonate

Sulfaminate

Phosphate

Pyrophosphate

Kationische Tenside reagieren in wässeriger Lösung unter Bildung organischer Kationen (Tab. 2). Die Verbindungen sind überwiegend hydrophil und begünstigen daher Bildung von O/W-Emulsionen.

Tabelle 2. Kationische Strukturen

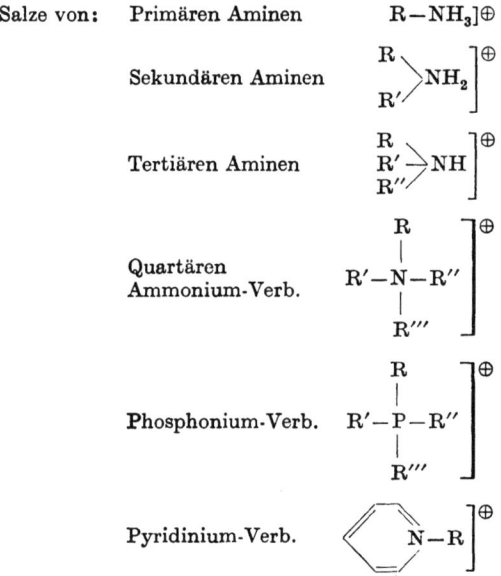

Salze von:	Primären Aminen	$R-NH_3]^\oplus$
	Sekundären Aminen	
	Tertiären Aminen	
	Quartären Ammonium-Verb.	
	Phosphonium-Verb.	
	Pyridinium-Verb.	

Amphotere Tenside vereinigen im Molekül beide Funktionen (Tab. 3). Ihrer molekularen Zusammensetzung entsprechend sind sie meistens überwiegend hydrophil, so daß in ihrer Anwesenheit meistens O/W-Emulsionen entstehen.

Tabelle 3. Amphotere Strukturen

Lecithine

$$CH_2-O-CO\ R$$
$$CH-O-CO\ R$$
$$CH_2-O-PO-CH_2-CH_2-\overset{\oplus}{N}(CH_3)_3$$
$$|\underline{O}|^\ominus$$

Ampholytseifen
z. B. Dodecyldi-(aminoäthyl)-glycin

$$R-NH(CH_2)_2-\overset{\oplus}{NH_2}$$
$$(CH_2)_2NH-CH_2COO^\ominus$$

Eiweißstoffe, z. B. Gelatine, Albumin

Nichtionische Verbindungen bilden in wässeriger Lösung keine Ionen aus. Die Hydrophilie dieser Verbindungen ist auf funktionelle Gruppen mit mehr oder weniger ausgeprägtem Wasserbindungsvermögen zurückzuführen (Tab. 4). Das hydrophil/lipophile Gleichgewicht kann bei den Substanzen dieser Gruppe sowohl auf der einen als auch auf der anderen Seite liegen. Je nach struktureller Ausrichtung sind die Verbindungen überwiegend lipophil und lenken die Emulsionsbildung im Sinne einer W/O-Emulsion (Fettalkohole oder Teilester mehrwertiger Alkohole) oder überwiegend hydrophil, so daß die Emulsionsbildung im Sinne einer O/W-Emulsion erfolgt (Polyäthylenglykolderivate). Der unterschiedliche Polymerisationsgrad des hydrophilen Molekülanteils (Polyäthylenglykol M. G. 200 bis 6000) erlaubt vielfältige Variation des Wasserbindungsvermögens. Die Anlagerung von W. erfolgt dabei über Wasserstoffbrückenbindung am Äther-Sauerstoff.

Tabelle 4. Nichtionische Strukturen

Aliphatische oder Sterinalkohole   ROH

Fettsäureester

    des Äthylenglykols $RCOOCH_2-CH_2OH$

    der Polyäthylenglykole $RCOO(CH_2CH_2O)_n\,CH_2CH_2OH$

    des Glycerins $RCOOCH_2-CHOH-CH_2OH$

    des Sorbitans

$$\begin{array}{c} O \\ H_2C \quad\quad CHCH_2OOCR \\ HOHC \quad\quad CHOH \\ CHOH \end{array}$$

    der Saccharose $RCOOCH_2$

Fettalkoholäther
    der Polyäthylenglykole $RO(CH_2CH_2O)_n\,CH_2CH_2OH$

Saponine

Die überwiegend hydrophilen, *makromolekularen organischen Gelbildner* (Eiweißsubstanzen, Kohlenhydrate, synthetische Polymerisate) sowie *anorganische Quelltone* (Bentonit) und *kolloide Kieselsäure* wirken sich mit wenigen Ausnahmen (Gummi arabicum, Methylcellulose) nur in geringem Ausmaß oder gar nicht auf die Grenzflächenaktivität aus. Ihr Dispergiervermögen ist also meistens gering. Sie bilden mit Wasser ein Gelgerüst aus, welches dispergiertes Öl mechanisch einschließt. Man bezeichnet solche Emulsionen, welche ohne Mitwirkung von Tensiden entstehen, auch als „Quasi-Emulsionen" und die Gelbildner als „Quasi-Emulgatoren", besser jedoch als Emulgierhilfsmittel.

Emulgatorgemische. Sehr beständige Emulsionen werden unter geeigneten Bedingungen durch Kombination verschiedener Emulgatortypen erhalten. So bilden *wasserlösliche Tenside* (Natriumcetylstearylsulfat, Polyäthylenglykolderivate) *mit lipophilen Emulgatoren* (Fettalkohole, Glycerin- oder Sorbitanester) *Emulgatorkomplexe* aus, bei welchen sich die lipophile Komponente als „lipophiler Stabilisator" in dem überwiegend hydrophilen Komplex auswirkt. Solche Kombinationen ergeben sehr stabile Emulgatorfilme; sie haben daher einen günstigen Einfluß auf die Stabilität der gebildeten Emulsion.

Die Komplexbildung erfolgt nach J. H. SHULMAN und G. E. COCKBAIN [Trans. Faraday Soc. *36*, 651, 661 (1940)] über Nebenvalenzbindungen der lipophilen Molekülanteile. Solche *Emulgatorkomplexe* sind wesentliche Bestandteile der Emulsionssalben vom Typ O/W (s. S. 547).

Kombination *grenzflächenaktiver Substanzen mit hydrophilen Gelbildnern* führt durch Viskositätserhöhung der äußeren Phase zur Ausbildung stabiler Emulsionen. Diese Systeme eignen sich vor allem für innerlich verwendete O/W-Emulsionen, wie Lebertran- oder Paraffinemulsion.

Besonders häufig findet man dabei Mischungen von Gummi arabicum und Tragant. Diese Kombination erfordert besondere Berücksichtigung bestimmter Konzentrationsverhältnisse der beiden Hilfsstoffe, da Gummi arabicum das Quellvermögen von Tragant herabsetzt, wodurch bei ungeeignetem Mischungsverhältnis die Viskosität der Emulsion in unerwünschtem Ausmaß herabgesetzt wird [MÜNZEL, K.: Pharm. Acta Helv. 20, 465 (1945); SCHAUB, K.: ebenda 33, 797 (1958)]. Nach K. MÜNZEL sollte die Mengenverteilung der beiden Hilfsstoffe im Verhältnis 1:1 erfolgen.

Über Mischungen verschiedener Gelbildner (Pflanzenschleime, Lecithin, Casein sowie Celluloseäther) s. W. KERN [7] sowie K. STEIGER-TRIPPI [Schweiz. Apoth.-Ztg 96, 937, 961, 985 (1958)].

Charakterisierung von Emulgatoren und Emulgatorgemischen mit Hilfe ihres hydrophil-lipophilen-Gleichgewichtes (Hydrophilic Lipophilic Balance = „HLB"). Die Stabilität eines Emulsionssystems ist weitgehend vom Verhältnis der hydrophilen und lipophilen Anteile des Emulgatormoleküls abhängig. Solche Gleichgewichte lassen sich experimentell ermitteln und in Zahlen ausdrücken. Eine derartige Klassifizierung ordnet die Emulgatoren nach ihren grenzflächenaktiven Eigenschaften und erlaubt eine Differenzierung ihrer Anwendungsbereiche.

Die gewählte Numerierung umfaßt die Zahlenwerte 1 bis 40, wobei für die vorwiegend lipophilen Emulgatoren (in Wasser unlöslich) die niederen Zahlen, für die Emulgatoren von hydrophilem Charakter (in Wasser löslich oder dispergierbar) die höheren Zahlen gelten. Als Wendepunkt zwischen lipophil und hydrophil gilt der Bereich um die Zahl 10. Dabei gilt:

„HLB-Wert"	Anwendung als
1,5 — 3	Antischaummittel
3 — 8	W/O-Emulgatoren
10 — 18	O/W-Emulgatoren
13 — 15	Waschmittel
15 — 18	Lösungsvermittler

Die Kenntnis des „HLB-Wertes" eines Emulgators bzw. eines Emulgatorgemisches erlaubt danach eine Voraussage über sein Wirkungsvermögen. Umgekehrt können auch für eine optimale Herstellung von Emulsionssystemen die entsprechenden „HLB-Werte" ermittelt werden. Bei Kombination verschiedener Emulgatoren addieren sich die „HLB-Werte" im Verhältnis ihrer Gewichtsmengen. Der für die Herstellung einer Emulsion erforderliche „HLB-Wert" ist dabei unabhängig von der Art des Emulgators oder Emulgatorgemisches. Die experimentelle Bestimmung von „HLB-Werten", welche von W. C. GRIFFIN [J. Soc. Cosmet. Chemist 1, 311 (1949); 5, 1 (1954)] für Polyäthylenglykolderivate entwickelt wurde, erfordert eine große Anzahl von Reihenversuchen.

Die „HLB-Werte" der Polyäthylenglykolderivate lassen sich nach GRIFFIN auch rechnerisch ermitteln. Bei anderen Emulgatoren kann die Bestimmung auf diesem Wege nicht durchgeführt werden. Weiteres Schrifttum über den „HLB-Begriff" s. H. SCHELLER [Parfum. Kosmetik 41, 85 (1960); P. BECHER, l. c.].

Wie aus der Tabelle ersichtlich ist, umfaßt die Skala verschiedene Anwendungsbereiche. Nur Substanzen oder Substanzgemische, welche den HLB-Werten zwischen 3 und 8 entsprechen, eignen sich zur Herstellung von W/O-Emulsionen; solche, bei denen die HLB-Werte zwischen 10 und 18 liegen, führen zu O/W-Emulsionen.

Wenn auch die Bestimmungen nur innerhalb eines breiteren Streubereiches reproduzierbar sind, so ermöglichen sie doch in gewissem Umfang die Auswahl eines geeigneten Emulgators für ein gegebenes System.

Wie aus nachfolgender Tabelle hervorgeht, besteht eine Beziehung zwischen der Zusammensetzung der lipophilen Phase und dem zu ihrer Emulgierung *erforderlichen* „HLB-Wert":

Lipophile Substanz	Für die Bildung von flüssigen Emulsionen erforderliche „HLB-Werte"	
	W/O	O/W
Stearinsäure	6	15
Cetylalkohol	—	15
Stearylalkohol	—	14
Wollwachs	8	10
Pflanzl. Öle	5	10
Flüssiges Paraffin	5	12
Vaselin	5	12
Bienenwachs	4	12
Festes Paraffin	4	11

Physiologische Verträglichkeit von Emulgatoren. Aus zahlreichen Untersuchungen läßt sich entnehmen, daß die Verträglichkeit *grenzflächenaktiver Stoffe* in der Reihenfolge: nichtionogene — anionische — kationische Verbindungen eine Verringerung erfährt [ULLMANN, E.: Arzneimittel-Forsch. *4*, 88 (1954); Arch. Pharm. (Weinheim) *27*, 1 (1957)].

Ionogene Verbindungen sind im allgemeinen infolge ihrer Reaktionsfähigkeit mit Eiweißstoffen nicht indifferent. Daraus erklären sich die antibakteriellen Wirkungen dieser Substanzen sowie Reizwirkung auf Haut und Schleimhaut.

Die keimtötende Wirkung und Reizeffekte auf Haut und Schleimhaut sind bei den *kationischen Tensiden* (Invertseifen) sowie den Ampholytseifen besonders ausgeprägt, *daher sind sie als Emulgatoren für die Arzneibereitung wenig geeignet.*

Von den *anionenaktiven Tensiden* haben Seifen und höhere Fettalkoholsulfate, welche vor allem in Zubereitungen für den äußeren Gebrauch verwendet werden, die geringste Reizwirkung. Breitere Anwendungsmöglichkeiten bestehen für *nichtionogene Tenside*, welche physiologisch weitgehend indifferent sind (SCHÖNFELDT, N.: Oberflächenaktive Anlagerungsprodukte des Äthylenoxids, Stuttgart 1959).

Sehr gut verträglich sind die *anorganischen und organischen Gelbildner* [MÜNZEL, K.: Pharm. Acta Helv. *20*, 311 (1945); STEIGER-TRIPPI, K.: Sci. pharm. (Wien) *26*, 109 (1958)]; zur Verträglichkeit der Methyl- und Carboxymethylcellulosen s. W. KERN [Pharm. Industrie *21*, 45 (1959)]. Von den Pharmakopöen werden traditionsbedingt vor allem die organischen hochmolekularen Naturstoffe, wie Gummi arabicum und Tragant sowie Gelatine zur Herstellung von Emulsionen zum inneren Gebrauch vorgeschrieben. Neuere Formelsammlungen verwenden auch andere Kombinationen z. B. Celluloseäther/Saponin.

Pharmazeutisch gebräuchliche Emulgatoren. Von der Vielzahl der für die verschiedenen Anwendungsbereiche im Handel befindlichen Emulgatoren wird nur eine verhältnismäßig geringe Anzahl für pharmazeutische Zwecke herangezogen. Von diesen wiederum werden nur wenige in den Pharmakopöen geführt. Während die Arzneibücher die innerlich verwendeten Hilfsstoffe mit emulgierender Wirkung auf die natürlich vorkommenden Gelbildner beschränken, haben zur Herstellung von Salben und Linimenten neben den seit langem verwendeten Alkaliseifen auch neuere oberflächenaktive Substanzen Eingang in einige Pharmakopöen gefunden. Dies gilt für die Fettalkoholsulfate *Natriumlaurylsulfat* (Hung. V — Supp. 58; USP XVII; BP 68), *Natriumcetylsulfat* (ÖAB 9) bzw. *Natriumcetylstearylsulfat* (Nord. 63; DAB 7-BRD) sowie für einige Polyäthylenglykolderivate, z. B. *Polyäthylenglykol-400-stearat* (DAB 7-BRD; ÖAB 9), *Polyäthylenglykol-1800-stearat* (= Polyoxyl-40-stearat, USP XVII), *Polyäthylenglykol-1000-cetyläther* (Cetomacrogel BPC 63), *Polyäthylenglykol-Sorbitanoleat* [DAB 7-BRD, ÖAB 9, USP XVII (Polysorbate 80)], *Polyäthylenglykol-Sorbitanstearat* (Sorboxaethenum Hung. V — Suppl. 58).

Die nachfolgende Auswahl handelsüblicher Emulgatoren gibt eine Übersicht über mögliche Variationen der Grundstrukturen.

1. Amphiphile Substanzen

a) Überwiegend lipophil (W/O-Typ)

Zusammensetzung	„HLB-Wert"	Handelsbezeichnung	Herkunft
Fettsaure Salze mehrwertiger Metalle			
Aliphatische Alkohole			
Myristylalkohol	lipophiler Charakter stark ausgeprägt	Lanette K	Dehydag, Düsseldorf
Cetylalkohol		Lanette C	
Stearylalkohol		Lanette 52	
Cetylstearylalkohol		Lanette 0	
Hochmol. Fettalk. + Wachsester		Amphocerin E	
Cyclische Alkohole			
Cholesterin	lipophiler Charakter stark ausgeprägt	Amerchol	Amer. Cholesterol Prod. Inc. Edison, N. Y. (USA)
		Dythol	Croda Ltd., Yorkshire (England)
Wollwachsalkohole	4—5	Agnowax	dto.
		Hartolan	
		Eucerit	P. Beiersdorf u. Co., Hamburg
Teilester mehrwertiger Alkohole mit Fettsäuren			
Glycerinester			
— monooleat	3,3	—	
— monostearat	3,8	Tegin 0	Atlas-Goldschmidt AG, Essen
		Arlacel 161	
		Atmul	
		Atmos	
Sorbitanester			
		Arlacel	dto.
		Span	
		Crill	Croda Ltd., Yorkshire (England)
— trioleat	1,8	Span 85	
		Arlacel 85	
— tristearat	2,1	Span 65	
		Arlacel 65	
— sesquioleat	3,7	Arlacel 83	
— monooleat	4,3	Span 80	
		Arlacel 80	
		Crill 4	
— monostearat	4,7	Span 60	
		Arlacel 60	
		Crill 3	
— monopalmitat	6,7	Span 40	
		Arlacel 40	
— monolaurat	8,6	Span 20	
		Arlacel 20	
		Crill 1	
Pentaerythritester[1]			
— sesquioleat	3,1	Emulgator 2 G	Chem. Fabr. Grünau, Illertissen
— monooleat	3,5	„ G	
— monostearat	3,1	„ S	
— monotallat	4,0	„ GT	
— monolaurat	4,8	„ L	

---

[1] Siehe dazu H. v. Czetsch-Lindenwald: Pharm. Industrie *23*, 72 (1961).

1. Amphiphile Substanzen (*Fortsetzung*)

Zusammensetzung	„HLB-Wert"	Handelsbezeichnung	Herkunft
Saccharoseester			
— tristearat	5		Ledoga, Mailand
— distearat	7		(Italien)
-- dipalmitat	8		
Fettalkohol-Phosphorsäure-		Hostaphate	Farbw. Hoechst
ester[1]			

[1] Siehe dazu W. SCHNEIDER: Der Hautarzt *4*, 560 (1953); *5*, 29 (1954).

b) Überwiegend hydrophil (O/W-Typ)

Zusammensetzung	„HLB-Wert"	Handelsbezeichnung	Herkunft
	Nichtionische Verbindungen		
Teilester und -äther			
Saccharoseester			
— monostearat	10,6	—	
— monooleat	10,7	—	
— monopalmitat	11,1	—	
— monomyristat	11,7	—	Ledoga, Mailand
— monolaurat	13	—	
— monocaprat	14	—	
Saponine			
Polyäthylenglykoläther		Brij	Atlas-Goldschmidt AG, Essen
		Ethofats	Brenntag AG, Mühlheim/Ruhr
		Emulgatoren	Chem. Fabrik Grünau, Illertissen
		Emulgine	Dehydag, Düsseldorf
PÄG-200-monolauryläther	9,5	Brij 30	
PÄG-1000-monolauryläther	16,9	Brij 35	
PÄG-1000-monocetyläther	16,1	Cetomacrogol BPC 63	
Polyäthylenglykolester		Cithrol	Croda Ltd., Yorkshire (England)
		Cremophor	BASF, Ludwigshafen
		Myrj	Atlas-Goldschmidt AG, Essen
PÄG-400-monostearat	11,1	Cremophor AP fest	
	11,1	Myrj 45	
PÄG-1350-monostearat	16	Myrj 51	
PÄG-1800-monostearat	16,9	Polyoxyl-40-stearat Myrj 52	USP XVII
PÄG-2200-monostearat	17,9	Myrj 53	
PÄG-ricinoleat	13,3	Cremophor EL	
Polyäthylenglykol-1000-Sorbitanester		Crillet	Croda Ltd., Yorkshire (England)
		Tween	Atlas-Goldschmidt AG, Essen
— monooleat	15	Polysorbate 80 Tween 80 Crillet 4	USP XVII

1. Amphiphile Substanzen (*Fortsetzung*)

Zusammensetzung	„HLB-Wert"	Handelsbezeichnung	Herkunft
Polyäthylenglykol-1000- Sorbitanester			
— monostearat	14,9	Tween 60 Crillet 3	
— monopalmitat	15,6	Tween 40	
— monolaurat	16,7	Tween 20 Crillet 1	
— Lanolinderivate	8 14 16	G 1425 G 1441 G 1471	Atlas-Goldschmidt AG, Essen
Polyäthylenglykol-1000- Pentaerythritester[1]		Emulgatoren	Chem. Fabr. Grünau, Illertissen
— monooleat	15,2	Emulgator G 40	
— monostearat	14,7	„ S 40	
— monolaurat	16,2	„ L 40	
— Lanolinderivate	15 17	„ GL 60 „ GL 120	
Polyäthylenglykol- Phosphorsäureester[2]		Hostaphate	Farbwerke Hoechst
Anionische Verbindungen			
Fettsaure Salze			
Natriumoleat	18		
Kaliumoleat	20		
Triäthanolaminstearat	—		
Fettalkoholsulfate			
Natriumlaurylsulfat	40	Texapon K 12	Dehydag, Düsseldorf
Natriumcetylstearylsulfat		Lanette E	
Amphotere Verbindungen			
Lecithine			

[1] H. v. Czetsch-Lindenwald, l.c.
[2] W. Schneider, l.c.

2. Gelbildner[1]

a = anionisch; k = kationisch; n = nichtionisch; a/k = amphoter
— = nicht grenzflächenaktiv; + = grenzflächenaktiv

a) Organische makromolekulare Substanzen

Bezeichnung	Zusammensetzung	Typ	Grenz- flächen aktivität[2]
Natürlich vorkommende Moleküle[3]			
Agar	Polyagarobiose, enthaltend: anionische Gruppen	n a	—
Carrageen Gelcarin	Fadenmoleküle aus Polysacchariden, enthaltend: Polygalaktosesulfat	a	.
Dextrane[4]	Polysaccharide	n	...
Gelatine Zubereitungen: Typ A = Pharmagel A	Eiweißstoff, Hydrolysat aus Knochen, Haut nach Hydrolyse mit Säure; I.P.[5]: pH 7−9	a/k	--
Typ B = Pharmagel B	nach Hydrolyse mit Alkalien; I.P.[5]: pH 4,7−5	a/k	—

2. Gelbildner (*Fortsetzung*)

Bezeichnung	Zusammensetzung	Typ	Grenz-flächen-aktivität
Gummi arabicum	Salze der Polyarabinsäure	a	+
Meyproguar	Polysaccharid aus: Mannose-Galaktose-Einheiten	n	—
Pektin	Polygalakturonsäure, z. T. verestert	a	—
Stärke	Amylose, Amylopektin	n	—
Tragant Gemisch aus:			
Bassorin	neutrales Polysaccharid	n	
Tragacanthin	Fadenmolekül aus D-Xylose, L-Fukose, D-Galaktose u. D-Galakturonsäure, z. T. verestert	a	—

Abwandlungsprodukte natürlicher Makromoleküle

Alginate Algipone Cohäsal Kelgin Manucol	Alkalisalze von Alginsäuren	a	—
Alginsäureester[6] Kelcoloide Manucol-Ester		n	—
Carboxymethyl-cellulose[7] Carboxymethocel Tylose C	Glykolsäureäther der Cellulose	a	—
Celluloseäther Adulsion Culminal Methocel Tylose MH	Methyl-Äthyl- äther der Cellulose	n	+
Cellosize	Hydroxyäthyläther der Cellulose	n	—

Makromolekulare Synthetika

Polyacrylsäure Carbopol 934	Polymerisationsprodukt der Acrylsäure	a	-
Polyvinylalkohol Polyviol Mowiol	Polymerisationsprodukt des Vinylalkohols	n	- -
Polyvinylpyrrolidon Kollidon Luviskol Plasdone Subtosan	Polymerisationsprodukte des Vinylpyrrolidons	n	...

[1] Siehe dazu K. STEIGER-TRIPPI: Schweiz. Apoth.-Ztg 96, 937, 961, 985 (1958) sowie H. v. CZETSCH-LINDENWALD: Makromolekulare Stoffe in Pharmazie u. Kosmetik, Heidelberg 1963; Sci. pharm. (Wien) 26, 109 (1958).

[2] Siehe dazu U. BOGS u. H. NAUMANN: Pharmazie 16, 396 (1961); 17, 231 (1962); 18, 750 (1963); Pharm. Zentralh. 101, 85 (1962).

[3] Über Aufbau und Eigenschaften s. H. JANECKE u. W. KEHR: Pharm. Ztg (Frankfurt) 105, 684 (1960).

[4] Über Dextran und -derivate (Macrodex, Rheomacrodex) s. B. GÖRLICH: Mitt. dtsch. pharm. Ges. 39, 149, 168 (1969).

[5] Isoelektrischer Punkt.

[6] MASS, H.: Alginsäure und Alginate, Heidelberg 1959.

[7] WURZ, O.: Zelluloseäther, Herstellung und Anwendung, Darmstadt 1961.

2. Gelbildner (*Fortsetzung*)

b) Anorganische Gelbildner

Bezeichnung	Zusammensetzung	Typ	Grenz-flächen-aktivität
Bentonite Laponite Veegum Kolloide Kieselsäure Aerosil[1] Cab-o-sil	natürlich vorkommende Aluminiumsilikate wechselnder Zusammensetzung (Montmorillonite)	a n	— —

[1] Siehe dazu H. BRÜNNER: Pharm. Industrie 20, 581 (1958) sowie H. KASPAR, J. BÜCHI, T. W. SCHWARTZ und K. STEIGER-TRIPPI: Pharm. Acta Helv. 37, 48, 73, 133 (1962); K. STEIGER-TRIPPI u. P. SCHALLER: ebenda, S. 545; H. RUPPRECHT: Mitt. dtsch. pharm. Ges. 40, 3 (1970).

Herstellung von Emulsionen. Neben der Kenntnis der Grundlagen sind für die Technik der Herstellung von Emulsionen spezielle praktische Erfahrungen von Bedeutung. Typ der Emulsion, Art und Mengenverhältnis der Phasen, Zusammensetzung der Emulgatoren bestimmen vielfach die Herstellungstechnik.

Man unterscheidet vor allem zwei verschiedene *Arbeitsmethoden:*

1. Die kontinentale Methode. Der Emulgator wird in der ganzen oder einem Teil der als inneren Phase bestimmten Flüssigkeit angerieben und nach Zugabe einer bestimmten Menge an äußerer Phase emulgiert. In diese Grundemulsion arbeitet man gegebenenfalls den Rest an disperser Phase ein und verdünnt dann mit der äußeren Phase.

Diese Methode kommt vor allem zur Herstellung von O/W-Emulsionen in Betracht, besonders wenn Gummi arabicum bzw. eine Mischung von Gummi und Tragant als Emulgatoren dienen. In der Regel gilt für die Zusammensetzung des Emulsionskernes das Verhältnis Öl:Emulgator:Wasser = 4:2:3. Das Verfahren bewährt sich auch ohne Einsatz maschineller Hilfsmittel zur Emulsionsherstellung in kleinerem Ausmaß.

2. Die englische Methode. Dieses Verfahren ist universeller anwendbar: Man löst den Emulgator in der äußeren Phase und setzt die innere Phase langsam unter mechanischer Bearbeitung (Schütteln, Rühren) zu.

Nach dieser Methode lassen sich praktisch alle Emulsionen einschließlich der Emulsionssalben (s. S. 555) bereiten. Sie ist vor allem dann die Methode der Wahl, wenn die Herstellung in größerem Maßstab erfolgen soll, wobei allerdings die Heranziehung geeigneter maschineller Hilfsmittel unerläßlich ist.

Apparaturen. Wenn auch bei Verwendung wirksamer Emulgatoren besonders im Falle kleinerer Ansätze auf manuellem Wege gute Emulsionen zu erzielen sind, so läßt sich die innere Phase doch erst durch eine mechanische Homogenisierung

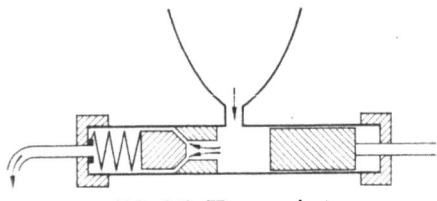

Abb. 242. Homogenisator.

gleichmäßig zerteilen. Der dabei erreichte hohe Dispersitätsgrad gewährleistet dann meistens eine ausreichende Stabilität der Zubereitungen.

Die verschiedenen im Handel befindlichen Homogenisatoren arbeiten im allgemeinen nach folgendem Prinzip (s. Abb. 242): Die grob dispergierte Mischung (Rührwerk) wird unter hohem Druck (bis 300 atü) durch ein System mehr oder weniger eng einstellbarer Düsen gepreßt, wobei eine wirksame und gleichmäßige Scherung erreicht wird.

Bis zu einem gewissen Ausmaß läßt sich eine Erhöhung des Dispersitätsgrades der inneren Phase auch mit Hilfe hochtouriger Rührwerke (s. Abb. 243) erreichen, wobei allerdings zu beachten ist, daß infolge Ansaugens von Luft nicht nur Schaumbildung auftreten kann, sondern auch Oxydationsvorgänge eine Beschleunigung erfahren können.

Über Emulgierung mit Hilfe von *Ultraschall* s. E. MANEGOLD [8].

Maschinell hergestellte Emulsionen sind im allgemeinen viskoser als Zubereitungen, die bei gleicher Zusammensetzung manuell emulgiert wurden. Dies trifft besonders für Öl-Emulsionen zu, welche Gelbildner als Emulgatoren enthalten. Nach K. MÜNZEL [Pharm. Acta Helv. *20*, 465 (1945)] wirkt sich dabei weniger die erhöhte Dispersität der Ölphase aus, als

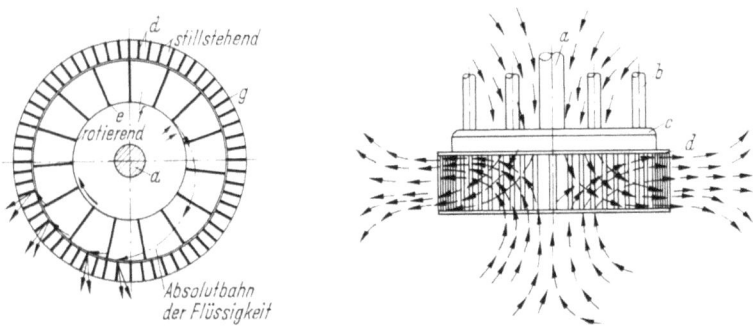

Abb. 243. Rührwerk (Kolloid-Mischer; H. Kotthoff, Köln-Rodenkirchen).

a/*f* Rotor mit Schaufelelementen (*e*); *g* stillstehende Prallfläche am Korb (*c*/*d*).

eher eine Zerreißung nicht durchgequollener Emulgatorteilchen im Homogenisator. BPC 63 empfiehlt deswegen, Emulgatormengen, welche auf manuelle Herstellung abgestimmt sind, bei maschineller Emulgierung zu reduzieren.

Konservierung von Emulsionen. Viele Emulsionen erfahren während der Aufbewahrung Kontamination durch Mikroorganismen. Dies trifft vor allem für O/W-Emulsionen zu, welche meistens große Mengen an Wasser und häufig Kohlenhydrate oder Eiweißstoffe als Emulgatoren enthalten. Um Bakterienwachstum und eine dadurch bedingte Instabilität der Zubereitungen auszuschalten, werden solche Systeme zweckmäßig mit einem *Konservierungsmittel* versetzt.

Da Emulsionen, Gele und Emulsionssalben viel mehr von Hefen und Pilzen als von Bakterien befallen werden, sollte das Konservierungsmittel sich vor allem gegen diese Mikroorganismen richten. Am häufigsten werden die fungistatisch wirksamen p-Hydroxybenzoesäureester herangezogen, welche in einer Konzentration von etwa 0,2% bezogen auf die Gesamtemulsion, in etwas Alkohol gelöst, der äußeren Phase zugesetzt werden können. Auch andere Konservierungsmittel wie Sorbinsäure, Chlorbutanol, Invertseifen oder Äthylalkohol bzw. Chloroform haben Verwendung gefunden. Da alle diese Substanzen, ihrem Verteilungskoeffizienten entsprechend, sich auf *beide* Phasen verteilen, müssen ausreichende Mengen des Konservierungsmittels eingesetzt werden, damit in der wässerigen Phase eine genügende Konzentration verbleibt [GARRETT, E. R., u. O. W. WOODS: J. Amer. pharm. Ass., sci. Ed. *42*, 736 (1953)]. Eine Konservierung kann entfallen, wenn Bestandteile der Zubereitung gegen Mikroorganismen wirksam sind.

Über mögliche Wechselwirkungen von Konservierungsmitteln sowie auch von Arzneistoffen mit Emulgatoren und Emulgatorkomplexen s. unter Salben, S. 558f.

Oxydationsvorgänge in Fetten und Ölen können durch Heranziehung von *Antioxydantien* (s. unter Salben, S. 559) verzögert werden. Eine solche Maßnahme wird gegebenenfalls auch durch Verwendung von enzymfreiem Gummi arabicum (Entfernung von Oxydasen) unterstützt (Helv. V, ÖAB 9).

Stabilität der Emulsionen. Wichtigste Eigenschaft der Emulsionen ist ihre Stabilität. Diese hängt von verschiedenen Faktoren ab, nämlich:

1. vom Grad der Zerteilung der inneren Phase,
2. von der Viskosität der äußeren Phase,
3. vom Phasen-Volumenverhältnis,
4. vom spezifischen Gewicht der beiden Phasen,
5. von der Temperatur.

Grad der Zerteilung und Viskosität sind sowohl von der Art des verwendeten Emulgators (s. S. 294, 297) als auch von der Art der Herstellung (s. S. 304) abhängig. Die Stabilität erhöht sich mit dem Grad der Zerteilung der inneren Phase und der Verkleinerung ihrer Teilchengröße. Bei einer Alterung vergrößert sich der Gehalt an gröberen Teilchen, die Stabilität der Emulsion verringert sich.

Die Teilchengröße hat auch Einfluß auf die Viskosität von Emulsionen. Sie steigt an mit der Oberflächenvergrößerung der inneren Phase. Hierauf beruht auch die durch Tenside bzw. Homogenisatoren bewirkte Viskositätserhöhung.

In viel stärkerem Ausmaß ist die Viskosität der Emulsionen von der Konzentration der inneren Phase abhängig. So unterscheiden sich verdünnte Emulsionen in ihrer Viskosität kaum von der äußeren Phase. Mit wachsendem Anteil an innerer Phase steigt zunächst die Viskosität bis zu einer Konzentration von etwa 74% langsam, dann steil an. Oberhalb dieser Konzentration ist die Packung der dispersen Teilchen so dicht, daß Verformung eintritt. Größte Stabilität der Emulsionen ist im allgemeinen bei annähernd gleichen Anteilen der beiden Phasen zu erwarten. Konzentrationen der inneren Phase < etwa 25% oder > etwa 74% ergeben nur dann stabile Emulsionen, wenn die Zerteilung optimal ist (Einsatz von Homogenisiermaschinen) bzw. die Viskosität der äußeren Phase erhöht wurde (Zusatz geeigneter Stabilisatoren).

Ausreichende Viskosität der äußeren Phase erhöht die Emulsionsstabilität auch durch Hemmung der Beweglichkeit der zerteilten Phase; die Geschwindigkeit des Aufrahmens wird vermindert.

Einen Einfluß auf die Haltbarkeit von Emulsionen hat auch das Dichteverhältnis der beiden Phasen. So ist die Geschwindigkeit der Trennung einer Öl-Emulsion direkt proportional der Differenz der Dichten von Öl und Wasser. Günstig sind Partner ähnlicher Dichten

Die Emulsionen sind empfindlich sowohl gegenüber Hitze (Erhöhung der Beweglichkeit des dispersen Anteils, Verminderung der Viskosität) als auch gegenüber extremer Kälte (Ausfrieren des wäßrigen Anteils).

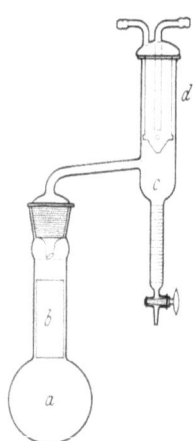

Abb. 244. Apparatur zur Analyse von Emulsionen (Ströhlein u. Co., Düsseldorf).

a Siedekolben; b Extraktionshülse; c Aufsatz mit Meßbürette; d Kühler.

Analyse von Emulsionen. Eine Bestimmung des Gehaltes an Wasser, Fett und Füllstoffen kann mit Hilfe einer Schnellmethode nach H. KOHNLE [Chemie-Ing.-Techn. *25*, 228 (1953)] in einem Arbeitsgang durchgeführt werden.

Die hierfür geeignete Apparatur (Abb. 244) stellt eine Kombination von einer Extraktions- mit einer Wasserbestimmungsapparatur dar. Die zu analysierende Emulsion (30—60 g) wird in eine Extraktionshülse (b) gefüllt und diese in den Hals des Rundkolbens (a) gebracht, in dem sich das organische Lösungsmittel, über 100°C siedend, $\varrho < 1$ (z. B. Toluol, Xylol), befindet. Ein Aufsatz mit Meßbürette (c) und ein eingehängter Kühler (d) vervollständigen die Apparatur.

Nach dem Anheizen des Apparates wird die Emulsion durch die aufsteigenden Lösungsmitteldämpfe zerlegt und das Wasser verdampft. Dieses sammelt sich nach Kondensation im unteren Teil der Meßbürette. Das spezifisch leichtere Lösungsmittel fließt in den Kolben zurück; dabei wird die Extraktionshülse durchlaufen und das Fett herausgelöst. Dieses reichert sich im Kolben an. In der Extraktionshülse befinden sich die im organischen Lösungsmittel unlöslichen Substanzen, welche nach Trocknung bestimmt und analysiert werden können.

Prüfung von Emulsionen. *1. Bestimmung des Emulsionstyps:* a) Die Verdünnungsmethode. Sie beruht auf der Tatsache, daß sich eine Emulsion mit einer der beiden Phasen verdünnen läßt: Mit Wasser, wenn es sich um eine O/W-Emulsion handelt, mit Öl bei Vorliegen einer W/O-Emulsion. — b) Die Farbstoffmethode. Hierbei wird das Verhalten von öllöslichen bzw. wasserlöslichen Farbstoffen zur Kennzeichnung verwendet: Wasserlösliche Farbstoffe (z. B. Methylenblau), einer Emulsion in wässeriger Lösung oder in feinpulverisierter Form zugesetzt, bewirken bei Vorliegen einer O/W-Emulsion eine gleichmäßige Anfärbung. Dagegen zeigt sich mit einem öllöslichen Farbstoff (z. B. Sudan III) gleichmäßige Anfärbung im Falle einer W/O-Emulsion. — c) Die Bestimmung der Leitfähigkeit[1]. Nur O/W-Emulsionen vermögen den elektrischen Strom zu leiten; W/O-Emulsionen zeigen keine Leitfähigkeit, da das Öl in der äußeren Phase mit den Elektroden in Kontakt ist. Zur Messung des spezifischen Widerstandes von W/O- bzw. O/W-Emulsionssystemen s. H. JANECKE, C. FÜHRER und FÜLBERTH [Pharm. Ztg (Frankfurt) *107*, 372 (1962)].

2. Bestimmung der Teilchengröße und Stabilität: a) Direkte Messung mit Hilfe des Mikroskops [MÜNZEL, K.: Pharm. Acta Helv. *17*, 222 (1942)]. — b) Beobachtung der Sedimentation im kalibrierten Zylinder.

3. Messung der Viskosität kann mit Hilfe der üblichen Methoden, insbesondere mit Hilfe eines Rotationsviskosimeters vorgenommen werden.

Literatur: [1] BECHER, P.: Emulsions, Theory and Praxis, New York/London 1959. — [2] BURLAGE, H. N., C. O. LEE u. L. W. RISING: Physical and technical Pharmacy, New York/Toronto/London 1963. — [3] v. CZETSCH-LINDENWALD, H., u. H. P. FIEDLER: Hilfsstoffe für Pharmazie und angrenzende Gebiete, Aulendorf 1963. — [4] GALLO, U.: The Emulsions in the Pharmacopeias and in Pharmaceutical Practice, XXI Congr. di Science Farmaceutiche, Roma 1962. — [5] GSTIRNER, F.: Grundstoffe und Verfahren der Arzneibereitung, Stuttgart 1963. — [6] GSTIRNER, F.: Einführung in die Arzneibereitung, Stuttgart 1968. — [7] KERN, W.: Angewandte Pharmazie, Stuttgart 1951. — [8] MANEGOLD, E.: Emulsionen, Heidelberg 1952. — [9] MARTIN, A. N., I. SHARBRICK u. A. CAMMARATA: Physical Pharmacy, Philadelphia 1969. — [10] MÜNZEL, K., J. BÜCHI u. O. E. SCHULTZ: Galenisches Praktikum, Stuttgart 1959. — [11] Remington's Practice of Pharmacy, 12. Ed., Easton 1961. — [12] SANDELL, E.: Grundriß der galenischen Pharmazie, Stockholm 1960; deutsche Ausgabe Frankfurt 1962. — [13] SPALTON, L. M.: Pharmaceutical Emulsions, London 1953. — [14] STAUFF, J.: Kolloidchemie, Berlin/Göttingen/Heidelberg 1960.

Essige

Essige. Aceta.

Essige sind sehr alte, heute absolute Arzneiformen, die durch Extraktion von Drogen mit verd. Essigsäure oder durch Auflösen bestimmter Arzneistoffe in Essigsäure wechselnder Konzentration erhalten wurden. Sie dienten der äußerlichen Anwendung. Neben den guten Lösungseigenschaften der Essigsäure spielte ihre keimhemmende Wirkung eine Rolle. Deshalb bildeten Aceta häufig die Grundlage für kosmetisch-antiseptische Zubereitungen. Noch in Dan. IX waren Sabadillessig (Acetum Sabadillae) und Sublimatessig (Acetum sublimati) als Antiparasitica offizinell. Heute haben Essige keine Bedeutung mehr.

---

[1] Emulsionstester „Typomat" bietet an: Chem. Laborat. für Kosmetik, Parfümerie und Pharmazie, 345 Holzminden, Postfach 36.

Extrakte

Extrakte. Extracta. Extracts. Extraits.

1. Begriffe und Definitionen. Extrakte sind Auszüge aus vorwiegend pflanzlichen Drogen, die auf ein bestimmtes Verhältnis von Droge und Fertigprodukt oder nach Möglichkeit auf einen bestimmten Wirkstoffgehalt eingestellt werden. Durch teilweises oder vollständiges Abziehen des Extraktionsmittels erhält man flüssige, zähflüssige bis trokkene Extrakte. Die üblichen Bezeichnungen für die Extrakte verschiedener Konsistenz sind folgende:

Extracta fluida, Fluidextrakte, fluidextracts, extraits fluides, sind Extrakte von flüssiger Konsistenz, die durch Einengen des ursprünglichen Auszuges so konzentriert werden, daß 1 Teil der Ausgangsdroge 1 Teil bis höchstens 2 Teilen (je nach Arzneibuch) des fertigen Produktes entspricht [vgl. dazu E. GRAF u. M. GRASER: Dtsch. Apoth.-Ztg *110*, 1371 (1970)];

Extracta tenua, Dünne Extrakte, semiliquid extracts, extraits mous, sind Extrakte, die durch Einengen des ursprünglichen Auszuges bis zur Konsistenz des frischen Honigs erhalten werden.

Extracta spissa, Dickextrakte, pilular or solid extracts, extraits fermes, sind Extrakte, die so weit eingeengt sind, daß sie sich im erkalteten Zustand nicht mehr ausgießen lassen; sie stellen plastische Massen mit unterschiedlichem Restfeuchtegehalt dar;

Extracta sicca, Trockenextrakte, powdered extracts, extraits secs, sind Extrakte, die durch Einengen und schonendes Trocknen vom Extraktionsmittel bis auf eine Restfeuchte von 3 bis 5% befreit sind.

Man hat versucht, die sehr vagen, auf die Konsistenz bezogenen Bezeichnungen durch die Angabe des jeweiligen Trockensubstanzgehaltes zu ersetzen. Dies wäre jedoch nur dann möglich, wenn nur Wasser oder wäßriger Alkohol als Extraktionsmittel verwendet werden würden. So ist z. B. Extractum filicis maris des ÖAB 9, der einen ätherischen Extrakt darstellt, zu den Tenue-Extrakten zu rechnen, obwohl sein Restfeuchtegehalt höchstens 6,0% betragen darf. Durch die verschiedenen organischen Lösungsmittel werden z. T. konsistenzvermindernde Stoffe extrahiert, die sich durch „Trocknen" nicht entfernen lassen — und als wirksame Bestandteile auch nicht entfernt werden sollen.

Wegen der durch einen in den meisten Fällen hohen Wassergehalt der Tenue- und Spissum-Extrakte bedingten Instabilität dieser Produkte sind wo immer möglich Trockenextrakte anzustreben.

2. Extraktionsmittel. Neben den am häufigsten verwendeten Extraktionsmitteln Wasser, Aethanol und Mischungen der beiden werden Aceton, Aether und gelegentlich auch andere organische Lösungsmittel verwendet. Alle die zuletzt genannten Extraktionsmittel dürfen im Endprodukt nicht mehr enthalten sein. Sie kommen also nicht für Fluidextrakte in Frage. Das gleiche gilt für die aus wirtschaftlichen Gründen im industriellen Maßstab gern verwendeten Extraktionsmittel Methanol und Isopropanol. Grundsätzlich sind dagegen keine Bedenken zu erheben, sofern dafür Sorge getragen wird, daß sie im Endprodukt nicht mehr nachweisbar sind (s. S. 310).

Die gegenüber Aethanol größere Polarität des Methanols und damit seine unterschiedlichen Lösungseigenschaften lassen sich nach einer Faustregel dadurch ausgleichen, daß man bei Alkohol-Wasser-Mischungen 10% mehr Methanol einsetzt als Aethanol erforderlich wäre. Soll beispielsweise mit 60%igem Aethanol extrahiert werden, so ersetzt man durch 70%iges Methanol.

Bei Alkaloiddrogen wird häufig unter Zusatz von Säuren (Schwefelsäure, Citronensäure, Weinsäure u. a.) extrahiert. Die früher vorgeschlagene Extraktion mit starker Essigsäure (60% und mehr) hat sich nicht bewährt (vgl. dazu auch „Essige", S. 307).

3. Extraktionsarten. Extraktionsarten und -verfahren sowie die Methoden des Einengens und Trocknens sind bei den Grundoperationen (s. S. 25, 65, 73) beschrieben.

4. Einstellen des Wirkstoffgehaltes. Ist ein Extrakt auf einen bestimmten Gehalt an wirksamen Stoffen einzustellen, so kann dies durch Zusatz eines gleichen Extraktes mit entsprechend geringerer oder höherer Wirkstoffkonzentration und möglichst homogenes Mischen erfolgen. In den weitaus meisten Fällen aber wird ein Extrakt mit höherem Wirkstoffgehalt durch ein indifferentes Verdünnungsmittel eingestellt.

Bei flüssigen und zähflüssigen Extrakten geschieht dies durch Zusatz der über eine Wertbestimmung ermittelten Menge des Extraktionsmittels oder anderer Flüssigkeiten wie z. B. Stärkesirup. Bei Trockenextrakten dienen Milchzucker, Rohrzucker, Dextrin, selten auch Süßholzpulver u. a. nicht lösliche Stoffe als Verdünnungsmittel. Der Zusatz kann entweder zum trockenen Extrakt oder besser zum noch flüssigen, vorkonzentrierten Auszug erfolgen. ÖAB 9 gibt für beide Verfahren folgende Berechnungsgrundlagen an:

α. Man dampft die ursprünglichen Auszüge zunächst bis zur Konsistenz eines dünnen Extraktes ein. Nach Feststellung des Gewichts dieser Extraktbrühe bestimmt man den Gehalt an Wirkstoffen und den Trockenrückstand (unter Berücksichtigung der im Endprodukt erlaubten Restfeuchte). Man versetzt nötigenfalls mit der erforderlichen Menge Milchzucker, Dextrin oder Rohrzucker (x in g). Diese berechnet man nach der Formel[1]

$$x = \frac{95 \cdot a}{b} - T.$$

a = Gefundener Gehalt an Wirkstoffen in der Extraktbrühe in g,
b = geforderter Gehalt an Wirkstoffen im fertigen Trockenextrakt in %,
T = Gewicht des Trockenrückstandes der Extraktbrühe in g.

β. Man dampft die ursprünglichen Auszüge bis zur Trockne ein und verreibt den Extrakt dann mit der erforderlichen Menge des Verdünnungsmittels, die man nach obiger Formel berechnet hat.

5. Restfeuchte in Trockenextrakten. Extrakte gehören meist zu den hygroskopischen Trockengütern (vgl. Trocknen, S. 73) und halten je nach Trocknungsart eine mehr oder weniger große Menge an Restfeuchte zurück. Extrakte, deren Restfeuchte gegen Null geht, ziehen aus der Atmosphäre begieriger Feuchtigkeit an als gleiche Extrakte mit einer Restfeuchte von etwa 7%. Da jedoch für die Haltbarkeit feuchtigkeitsempfindlicher Inhaltsstoffe die Restfeuchte so niedrig wie möglich zu halten ist, haben die Arzneibücher gewisse Kompromisse geschlossen und lassen 3 bis 5% Restfeuchte zu. Sie kann durch Ermittlung des Trocknungsverlustes (s. Bd. I, 55) oder durch Karl-Fischer-Titration (s. Bd. I, 58) bestimmt werden.

6. Angaben der Pharmakopöen

DAB 7-DDR nennt Trockenextrakte und Fluidextrakte. Erstere dürfen maximal 5,0% Restfeuchte (Trocknungsverlust) aufweisen und werden, so weit möglich, nach dem unter 4.β genannten Verfahren (s. o.) mit Lactose auf einen bestimmten Wirkstoffgehalt eingestellt. Die Identitätsprüfung erfolgt meist d. c.
Fluidextrakte werden so hergestellt, daß 1 T. Droge 2 T. Fluidextrakt entspricht.

DAB 7-BRD führt Trockenextrakte, Fluidextrakte und zähflüssige oder Dickextrakte. Fluidextrakte werden so hergestellt, daß aus 1 T. Droge höchstens 2 T. Fluidextrakt gewonnen werden. Art und Konzentration der verwendeten Extraktionsmittels sind anzugeben. Trockenextrakte dürfen eine Restfeuchte von höchstens 3,0% enthalten. Die Einstellung von Trockenextrakten auf einen bestimmten Wirkstoffgehalt, z. B. des Belladonna-Extraktes, erfolgt mit Milchzucker oder Dextrin nach der oben angegebenen zweiten Methode. Lösungen von Trockenextrakten dürfen nicht vorrätig gehalten werden.

---

[1] Die Formel gilt, wenn wie im ÖAB 9 5% Restfeuchte erlaubt sind. Andernfalls muß sie lauten

$$x = \frac{(100 - \text{zulässige Restfeuchte}) \cdot a}{b} - T.$$

Der einzige im DAB 7-BRD aufgeführte Fluidextrakt, der Thymianfluidextrakt, muß einen Aethanolgehalt von 27,0 bis 30,0% (ml/ml) aufweisen.

ÖAB 9 führt Fluidextrakte und Trockenextrakte. Soweit bei den Fluidextrakten keine Wertbestimmung angegeben ist, läßt ÖAB 9 den Trockenrückstand als Mindestgehalt bestimmen. Außerdem wird der Alkoholgehalt bestimmt. Als einziges Arzneibuch gibt ÖAB 9 bei Trockenextrakten einen Aschegehalt an. Es ist zulässig, von Trockenextrakten auch Verreibungen mit Milchzucker im Verhältnis 1:1 vorrätig zu halten. Diese sind wie Trockenextrakte aufzubewahren.

Von Extractum Belladonnae und Extractum Opii dürfen außerdem Lösungen vorrätig gehalten werden, die durch Auflösen von 10 T. Trockenextrakt in einer Mischung von 6 T. destilliertem W., 3 T. Glycerin und 1 T. Äthylalkohol herzustellen sind. Diese sind wie die Fluidextrakte aufzubewahren.

BP 68 führt zwar eine Reihe von Trockenextrakten und Fluidextrakten (liquid Extracts) sowie Farnextrakt, doch werden keine allgemeinen Anforderungen gestellt. Liquid Extracts werden teils im Verhältnis 1:1 hergestellt, teils auf einen bestimmten Wirkstoffgehalt eingestellt (z. B. Ipecacuanha liquid extract).

BPC 68 führt zwar neben den Fluidextrakten und Trockenextrakten sog. soft extracts auf, enthält jedoch keine speziellen Monographien, die der Definition entsprächen.

Interessant sind ,,Malzextrakt mit Dorschlebertran" und ,,Malzextrakt mit Heilbuttlebertran".

USP XVII und NF XII nennen neben den Fluidextrakten noch halbflüssige (semiliquid extracts), plastische (pilular or solid extracts) und Trockenextrakte (powdered extracts). Die beiden letztgenannten sind medizinisch austauschbar, besitzen jedoch unterschiedliche galenische Qualitäten.

CF 65 läßt bei Fluidextrakten, wenn Wertbestimmungen fehlen, den Trockenrückstand bestimmen. Daneben nennt CF 65 noch extraits mous (Tenueextrakte), extraits fermes (Spissumextrakte, pilulaire) und extraits secs (Trockenextrakte).

Ross. 9 führt Fluidextrakte, Spissumextrakte und Siccumextrakte, welch letztere nicht mehr als 5% Feuchtigkeit enthalten dürfen. Bei Fluidextrakten läßt Ross. 9 die Dichte, den Alkoholgehalt, den Trockenrückstand und den Gehalt an Schwermetallen bestimmen. Bei Trocken- und Spissumextrakten werden Schwermetalle, Eisen und Feuchtigkeit bestimmt. Es ist erlaubt, aus Dickextrakten Lösungen herzustellen (Extractum solutum) die innerhalb von 15 Tagen zu verbrauchen sind. Sie werden nach folgender Vorschrift hergestellt:

100 g des Spissumextraktes werden in einer Mischung von 60 g W., 10 g Alkohol und 30 g Glycerin gelöst. Werden sie an Stelle von Spissumextrakten verwendet, so muß die doppelte der angegebenen Dosis verwendet werden.

Ned. 6 nennt Trockenextrakte, Spissumextrakte und Fluidextrakte. Trockenextrakte müssen leicht zu pulverisieren sein. Spissumextrakte und Fluidextrakte dürfen nicht mehr Flüssigkeit enthalten als in den einzelnen Artikeln angegeben ist.

Nord. 63. Es werden Trockenextrakte, dickflüssige und dünnflüssige Extrakte neben Fluidextrakten aufgeführt. Die Einstellung von stark wirkenden Trockenextrakten auf einen bestimmten Wirkstoffgehalt erfolgt mit Lactose.

Jap. 61 nennt viskose Extrakte und Trockenextrakte sowie extracta liquida, die Fluidextrakte. Bei Fluidextrakten ist nach den Monographien der jeweilige Äthanolgehalt zu bestimmen.

7. Prüfung der Extrakte. Prüfung auf Methanol, Isopropanol und Methyläthylketon sowie Bestimmung des Äthanolgehalts in Fluidextrakten s. Arzneispiritusse (S. 201) und Bd. I, 88.

Neben den bei Angaben der Pharmakopöen bereits erhobenen Forderungen auf Prüfung von Alkoholgehalt und Trockenrückstand bei den einzelnen Extrakten werden sowohl Fluid- als auch Trocken- und Spissumextrakte nach den einzelnen Pharmakopöen auf Abwesenheit von Schwermetallen, gelegentlich insbesondere Eisen oder Kupfer, geprüft. Diese Prüfungen sind wie in Bd. I, 244, 258 und 260 durchzuführen.

8. Aufbewahrung der Extrakte. Alle Extrakte müssen in dicht schließenden Gefäßen vor Einwirkung von Sonnenlicht geschützt aufbewahrt werden. Trockenextrakte, als besonders hygroskopische Substanzen, müssen über geeigneten Trockenmitteln aufbewahrt werden. Die Arzneibücher schreiben häufig Silicagel als Trockenmittel vor. Bei längerer Aufbewahrung von Fluidextrakten treten oft Bodensätze auf. Entfernt man diese durch Filtration, so ist im klaren Filtrat der Gehalt an Wirkstoffen bzw. der Trockengehalt erneut zu ermitteln. Ganz allgemein sollten sie nicht länger als ein Jahr aufbewahrt werden.

Flüssigkeiten

Flüssigkeiten. Liquores.

Flüssigkeiten als Arzneiform sind Mischungen oder Lösungen von Arzneistoffen zum innerlichen Gebrauch. Die Begriffe Flüssigkeiten (Liquores) und Lösungen (Solutiones) werden in den Pharmakopöen und Vorschriftensammlungen nicht streng getrennt und konsequent gebraucht, so daß beide und dazu noch die Bezeichnungen Mixturen, Potiones, Limonaden u. a. für diese Zubereitungen verwendet werden. Sie werden im allgemeinen nach Löffelmassen eingenommen.

Liquores werden durch Mischen von Arzneimitteln oder durch Auflösen eines oder mehrerer Stoffe in Wasser oder einem anderen wss. Lösungsmittel hergestellt. Zur Geschmacksverbesserung und Konservierung können entsprechende Hilfsstoffe zugesetzt werden.

Achtung! In älteren Vorschriftenbüchern, wie DAB 6, werden auch gewisse Reagentien, die nicht eingenommen werden dürfen, als Liquores bezeichnet: z. B. Liquor Kalii caustici, Liquor Natrii caustici, Liquor Plumbi subacetici, Liquor Cresoli saponatus u. a.

Gele

Gele. Gels. Gelees. Magma, Magmas. Gallerten. Gallertae.

Gele sind disperse Systeme „fest/flüssig“, bei denen im Gegensatz zu den Solen und Suspensionen die disperse Phase nicht mehr frei beweglich ist. Sie bildet im Gelzustand keine Partikel im Sinne selbständiger kinetischer Einheiten, sondern ist auf Grund besonderer struktureller Anordnung räumlich fixiert. Dadurch entsteht in der zusammenhängenden äußeren Phase, dem Dispersionsmittel, eine ebenfalls zusammenhängende innere Phase. Das Gesamtsystem ist als bikohärent zu bezeichnen. In einigen Fällen läßt sich z. B. durch Trocknung die äußere Phase vollständig entfernen, so daß die zusammenhängende innere Phase formbeständig als sog. Xerogel zurückbleibt. Die Frage, ob aus frei beweglichen Partikeln der dispersen Phase (Sol, Suspension) ein zusammenhängendes Gerüst aufgebaut werden kann, hängt von der Natur des dispergierten Feststoffes ab. Ein Gel bildet sich dabei um so leichter, d. h. bei um so geringerer Konzentration der dispersen Phase, je weniger symmetrisch die Form der Feststoffpartikel ist. Besteht die disperse Phase aus langen, dünnen, möglichst verzweigten Fäden, so genügen schon Konzentrationen von 1% und weniger, um formbeständige Gele zu bilden. Sphäroide Partikel dagegen bauen erst bei relativ hohen Konzentrationen Gelgerüste auf (z. B. $BaSO_4$). Außerdem müssen die Teilchen der dispersen Phase ausreichend solvatisiert sein, damit sie nicht als Ganzes aggregieren und sedimentieren. So ist das entstehende Gelgerüst von einer relativ fest gebundenen Flüssigkeitshülle umgeben. Schließlich müssen zwischen den dispergierten Teilchen Möglichkeiten zur Ausbildung von Sekundärbindungen, Nebenvalenzen, bestehen, etwa in Form van der Waalsscher Bindungen oder Wasserstoffbrücken.

Auf Grund der Affinität der inneren Phase zum Dispersionsmittel und dadurch, daß über die Solvathülle auch die Flüssigkeit im Gelgerüst fixiert ist, lassen sich Gele nur schwer vom

Dispersionsmittel befreien. Andrerseits nehmen Xerogele das ursprüngliche Dispersionsmittel (meist Wasser) begierig wieder auf, wobei sich ihr Volumen in manchen Fällen nicht, in anderen dagegen stark vergrößert. Zu den nicht quellenden, stark wasseranziehenden Xerogelen gehört z. B. Silicagel (s. Bd. II, 1041), das deshalb als Trocknungsmittel verwendet wird. Quellende Trockengele können unter Volumenzunahme Wasser u. U. nur bis zu einem gewissen Grad aufnehmen. Solche Stoffe werden als begrenzt quellbar bezeichnet. Ihre Moleküle werden nicht wie bei den unbegrenzt quellbaren Stoffen frei beweglich. Stärke ist ein solcher begrenzt quellbarer Stoff, während lösliche, d. h. partiell hydrolysierte Stärke unbegrenzt quellbar ist. Ihre Teilchen gehen in der Wärme kolloid in Lösung. Bei ausreichender Konzentration erstarrt das gebildete Sol in der Kälte zu einem Gel. Auf Grund der Möglichkeit, es durch Erwärmen wieder zu verflüssigen, spricht man von einem thermoreversiblen Nebenvalenzgel. Gelatine-Lsg., Agar-agar-Lsg., Lsg. von Cellulosederivaten u. a. verhalten sich ebenso.

Begrenzt quellbare Stoffe stellen nach Aufnahme der maximalen Menge an Flüssigkeit ebenfalls Gele dar, deren Gelgerüst allerdings über Hauptvalenzen zusammengehalten wird und durch thermische Beanspruchung nicht ohne chemische Veränderung, d. h. nicht reversibel gelockert werden kann (z. B. vulkanisierter Kautschuk, Silicagel, Silicongummi u. a.).

Bei den als Arzneiform verwendeten Gelen handelt es sich meist um Nebenvalenzgele, die oft schon unter mechanischer Beanspruchung ihre Gelstruktur verlieren. Sie zeigen demzufolge strukturviskoses Fließverhalten und können mit Hilfe rheologischer Messungen charakterisiert werden (s. S. 100).

USP XVII definiert Gele als wss. Suspensionen von wasserunlöslichen, hydratisierten Arzneistoffen, deren Teilchengröße fast oder vollständig den kolloiden Dimensionen entspricht. Aluminiumhydroxid-Gel ist ein Beispiel dafür. Gele sind nahezu identisch mit den Magmas, die sich lediglich durch größere Teilchendurchmesser von ihnen unterscheiden. Deshalb sedimentieren sie leichter und müssen vor Gebrauch gut geschüttelt werden. Präparate der USP XVII sind Bentonite Magma und Milk of Magnesia.

Herstellung der Gele. In den meisten Fällen wird der Feststoff in feinzerteilter Form auf das Dispersionsmittel, meist Wasser, gestreut und entweder freiwillig untersinken gelassen oder eingerührt. Nach einiger Zeit des Quellens wird bei begrenzt quellbaren Stoffen das überschüssige Dispersionsmittel abgegossen. Bei unbegrenzt quellbaren Stoffen überführt man das System durch vorsichtiges Erwärmen in den Solzustand und läßt dann meist ohne zu Rühren erkalten, wobei sich das formbeständige Gel ausbildet.

Gallerten sind Gele von hoher Elastizität und somit eigentlich nur Sonderfälle von Gelen. Sie sind häufig völlig transparent. Ihre Festigkeit, die für pharmazeutische Produkte weniger von Bedeutung ist, kann mit verschiedenen Geräten, wie Tarr-Baker Delaware Jelley-Strength-Tester, Pektinometer nach LÜERS oder Rigdelimeter nach COX u. HIGBY gemessen werden. Die Methoden sind bei K. MÜNZEL, J. BÜCHI und O.-E. SCHULTZ (l. c.) beschrieben.

Literatur: STAUFF, J.: Kolloidchemie, Berlin/Göttingen/Heidelberg: Springer 1960. — Ullmanns Encyklopädie der technischen Chemie, Bd. 10, München/Berlin: Urban & Schwarzenberg 1958. — MÜNZEL, K., J. BÜCHI u. O.-E. SCHULTZ: Galenisches Praktikum, Stuttgart: Wissenschaftl. Verlagsgesellschaft 1959.

Granulate

Granulate. Granulata DAB 7-DDR, ÖAB 9, Nord. 63. Granula Jap. 61. Granulates. Körnchen. Pulveres granulati Helv. V.

Definition. Granulate sind relativ grobe Haufwerke, deren Einzelpartikel aus agglomerierten Primärteilchen meist sehr viel niedrigerer Korngröße bestehen. Das Granulieren oder Körnen kann abbauend oder aufbauend erfolgen, d. h. man kann durch partielle Zerkleinerung größerer Agglomerate zu einer bestimmten Korngröße gelangen oder diese durch gesteuertes Aggregieren der Primärteilchen erreichen.

Zweck des Granulierens ist die Gewinnung besser fließender, weniger staubender Schüttgüter mit geringerer Oberfläche und höherer Schüttdichte als die des pulvrigen Ausgangsmaterials. Dabei wird ein möglichst enger Korngrößenbereich bei annähernd sphäroider Form der Granula angestrebt. Granulate werden entweder als solche angewendet oder meist weiter zu anderen Formen verarbeitet. Sie sind also sowohl selbständige Arzneiform als auch Zwischenprodukte der Arzneibereitung.

Herstellung. a. Abbauende Granulierung

Bei der abbauenden Granulierung werden natürliche oder künstliche Agglomerate bis zu einer gewissen Korngröße durch Brechen, Pressen durch Lochscheiben, Reiben durch Siebe oder andere Maßnahmen zerkleinert. In den meisten Fällen muß das stückige Agglomerat erst hergestellt werden. Dies kann auf trockenem Wege durch Pressen des pulvrigen Ausgangsmaterials unter hohem Druck (Brikettieren) oder durch Anteigen mit Flüssigkeiten geschehen. Die Gesamtoperation bezeichnet man deshalb als Trockengranulierung oder als Feuchtgranulierung.

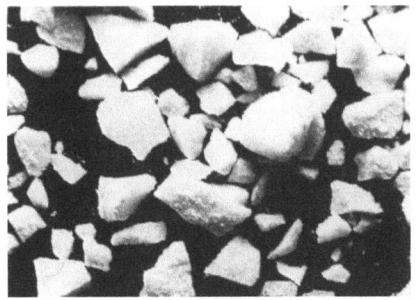

Abb. 245. Brikettgranulat
(aus H. KÖHLER, l. c.).

1. Trockengranulierung. Das zu granulierende Pulver oder Pulvergemisch wird ohne besondere Vorkehrung für genaue Dosierung und elegante Form auf Pressen oder Tablettenmaschinen zu großen Formlingen (Briketts) gepreßt. Diese werden dann auf Walzenbrechern, groben Zahnscheibenmühlen oder anderen geeigneten Mühlen (s. S. 1 ff.) gebrochen. Dabei ist ein erheblicher Feinanteil nicht zu vermeiden, so daß eine Klassierung angeschlossen werden muß. Die nicht brauchbaren Korngrößenbereiche (Feinkorn und Grobkorn) werden erneut brikettiert oder weiter gebrochen.

Brikettgranulate besitzen eine sehr unregelmäßige, von der Kugelgestalt weit entfernte Form (s. Abb. 245). Damit fehlen ihnen weitgehend die für die Weiterverarbeitung, beispielsweise zu Tabletten, nötigen Eigenschaften wie Fließfähigkeit und leichte Komprimierbarkeit. Außerdem ist der Arbeitsaufwand zu ihrer Herstellung ziemlich groß.

2. Feuchtgranulierung. Das Pulvergemisch aus Wirk- und Hilfsstoffen wird durch Vermengen mit Flüssigkeiten zu Aggregaten aus den Primärteilchen zusammengeballt, aggregiert. Die Flüssigkeitsmenge ist so zu wählen, daß eine eben formbare Masse entsteht, die dann bis auf die gewünschte Korngröße wieder zerkleinert werden kann.

Die Art der verwendeten Flüssigkeit bestimmt den entstehenden Granulattyp.

α. *Krustengranulate.* Verwendet man zum Anfeuchten der Pulvermischung eine Flüssigkeit, die einen oder mehrere Pulverbestandteile zu lösen imstande ist, so wird durch Anlösen der entsprechenden Feststoffpartikel eine gesättigte Lösung entstehen, die zunächst die Primärteilchen durch Adhäsion und Flüssigkeitsbrückenbildung zusammenhält.

Beim Verdunsten des Lösungsmittels (Trocknen) bilden sich dann ineinander verfilzende oder miteinander verwachsende Kristalle, die die Primärteilchen über Feststoffbrücken durch Kohäsionskräfte verbinden.

Will man die ursprüngliche Form der Primärteilchen nicht durch Anlösen verändern, so feuchtet man mit einer gesättigten Lösung des gleichen Stoffes oder der eines indifferenten Hilfsstoffes, z. B. Kochsalz, an. Im letzteren Fall darf die Flüssigkeit kein Lösungsmittel für die Primärteilchen sein. H. KÖHLER (l. c.) betont ausdrücklich, daß bei Verwendung mikronisierter Wirkstoffe die verbindenden Feststoffbrücken nicht aus erstarrter Wirkstofflösung, sondern aus erstarrten indifferenten Salzlösungen bestehen sollten, da sonst die Wirkung der Mikronisierung aufgehoben werden würde.

β. Klebstoffgranulate. Der Zusammenhalt der Primärteilchen im Granulatkorn kann auch durch die von nicht kristallisierenden Klebstoffen ausgehenden Kohäsions- und Adhäsionskräfte bewerkstelligt werden. Zur Herstellung solcher Klebstoffgranulate können zwei Methoden dienen:

1. Man mischt unter die trockene Pulvermischung den ebenfalls fein zerteilten Klebstoff in entsprechender Konzentration und befeuchtet mit einem für den Klebstoff geeigneten Lösungsmittel. Da als Klebstoffe meist makromolekulare Stoffe wie Gelatine, Gummi arabi-

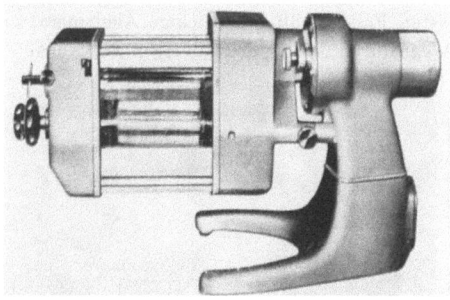

Abb. 246. Erweka-Feuchtgranulierer
(Erweka-Apparatebau GmbH, Frankfurt/Main).

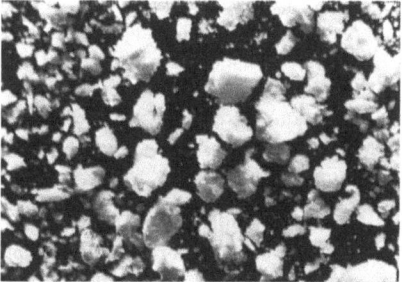

Abb. 247. Preßgranulat
(aus H. KÖHLER, l. c.).

cum, Tragant, Cellulosederivate u. a. in Frage kommen, werden diese zunächst quellen und sich dann z. T. lösen. Nach dem Trocknen des Granulates werden Feststoffbrücken die Primärteilchen zusammenhalten.

2. Das Pulvergemisch kann aber auch mit einer Lösung des Klebstoffes angefeuchtet werden. Der Endeffekt bleibt gleich.

Als Klebstoffe sind solche Verbindungen zu wählen, die sich im wss. Milieu des Magen-Darm-Traktes leicht und rasch lösen, um die Primärteilchen schnell freizugeben.

N.B. Zwischen Krusten- und Klebstoffgranulaten bestehen fließende Übergänge, da die für die Klebstoffe geeigneten Lösungsmittel, wie z. B. Isopropanol, häufig auch Wirk- oder Hilfsstoffe der Pulvermischung zu lösen vermögen. Andrerseits ist ein mit einer indifferenten Salzlösung hergestelltes Krustengranulat einem Klebstoffgranulat durchaus vergleichbar.

γ. Sintergranulate stellen einen Sonderfall der Feuchtgranulation dar, bei denen die zunächst verbindende Flüssigkeit aus der Schmelze eines oder mehrerer Bestandteile der Pulvermischung besteht. Ihre Herstellung ist also immer mit einem wenigstens teilweisen Schmelzvorgang und damit mit einer thermischen Beanspruchung des Gutes verbunden. Sie ist nur dort anzuwenden, wo das Gut entsprechend thermoresistent ist.

Zu den Sintergranulaten sind in erster Linie die durch Sprüherstarrung hergestellten Aufbau-Granulate (s. S. 316) zu rechnen.

Ihre endgültige und qualitätsbestimmende Form erhalten die nach einer der drei genannten Methoden gewonnenen aggregierten Produkte durch die Art der bis zur gewünschten Korngröße geführten Zerteilung (= Disaggregierung).

Die formbare Masse kann dazu durch Siebe bestimmter Maschenweite gepreßt werden (Preßgranulat), wobei die Maschenweite den Querschnitt der quaderförmigen Granulatkörner begrenzt. Je nach Art des Pressens sind die Körner mehr oder weniger regelmäßig geformt. Abb. 246 zeigt einen Erweka-Feuchtgranulierer, Abb. 247 ein Preßgranulat. Die Gleichmäßigkeit des Kornes ist bei Preßgranulaten gering.

Werden die plastischen Massen statt durch Siebe durch Lochscheiben gepreßt, so entstehen walzenförmige Granula wie sie in Abb. 248 dargestellt sind. Sie sind zwar für die Weiterverarbeitung z. B. zu Tabletten wegen ihrer von der sphäroiden Gestalt stark abweichenden Form wenig geeignet, werden jedoch, evtl. nach Dragierung, als selbständige Arzneiformen häufig verwendet.

Statt die plastischen Massen durch Siebe oder Lochscheiben zu pressen, können sie auf Sieben geschüttelt zu Granulaten zerrieben werden. Dabei muß das Sieb in horizontaler Richtung kreisförmig schwingen. Die zu Kugeln geformte Granuliermasse wird dabei zunächst in kleinere, mehr oder weniger kugelige Gebilde zerbrochen, die ständig sich drehend über die Sieböffnungen hinwegrutschen, dabei vibrieren, zerbrechen, rollieren, bis sie schließlich so

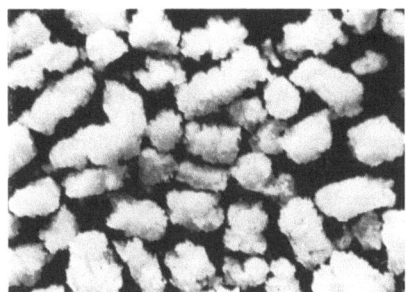

Abb. 248. Lochscheibengranulat
(aus H. KÖHLER, l. c.).

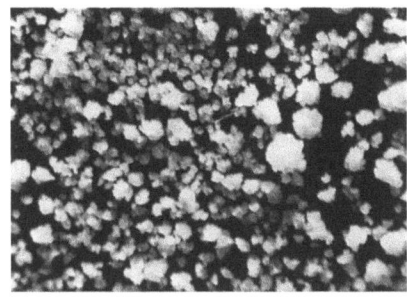

Abb. 249. Schüttelgranulat
(aus H. KÖHLER, l. c.).

klein sind, daß sie die Maschen passieren. Schüttelgranulate (s. Abb. 249) besitzen für die Weiterverarbeitung zu Tabletten günstige Eigenschaften.

Die folgende Tabelle gibt eine schematische Übersicht über die einzelnen nach abbauenden Methoden hergestellten Granulattypen.

Schematische Übersicht über die Granulattypen und abbauenden Granulierungsmethoden

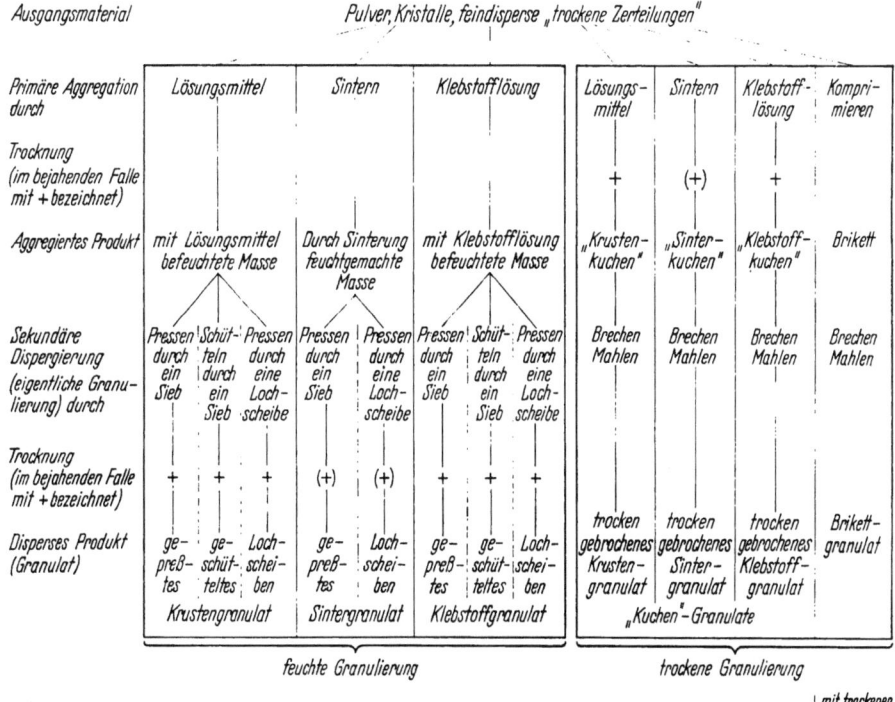

b. Aufbauende Granulierung

Bei der aufbauenden Granulierung wird die Agglomeration der Primärteilchen nur bis zur gewünschten Granulatkorngröße getrieben. Befeuchtete Primärteilchen lagern sich dabei zunächst zu einem Granulatkeim zusammen, auf dessen feuchter Oberfläche wiederum trockene Primärteilchen haften bleiben. Durch den stetigen Wechsel von Befeuchten und Panieren bei gleichzeitiger rollierender oder wirbelnder Bewegung entstehen Granulatkörner beliebiger Größe und von mehr oder weniger sphäroider Gestalt. Folgende Verfahren sind üblich:

1. Wirbelschicht-Sprühgranulierverfahren (WSG-Verfahren). In diesem von Wurster entwickelten und von anderen (z. B. S. Contini u. K. Atasoy) verbesserten Verfahren wird praktisch die Wirbelschichttrocknung (s. S. 79) mit einer Sprühbefeuchtung kombiniert. Auf das im Wirbelbett schwebende Pulver wird intermittierend eine meist heiße Klebstofflösung meist mittels Zweistoffdüsen eingesprüht. Dabei verdampft Lösungsmittel und kon-

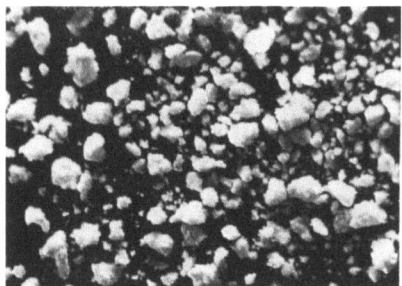

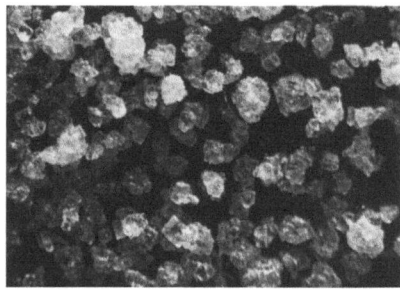

Abb. 250. Aufbaugranulat, hergestellt nach dem Wurster-Verfahren (aus H. Köhler, l. c.).

Abb. 251. Aufbaugranulat, hergestellt als Krustengranulat im Dragierkessel (aus H. Köhler, l. c.).

densiert z. T. auf der Oberfläche der kälteren Primärkörnchen oder dringt als Dampf in deren Kapillarräume ein und kondensiert dort. Durch den entstehenden Flüssigkeitsfilm werden nun sich berührende Primärteilchen zusammengehalten. Der sie bewegende Warmluftstrom führt zur Trocknung. Auf diese Weise baut sich nach und nach je nach Art der Sprühflüssigkeit ein Krusten- oder Klebstoffgranulat auf.

Die WSG-Anlagen unterscheiden sich wesentlich von den auf S. 79 beschriebenen Wirbelschichttrocknern. Sie sind höher gebaut, besitzen Sprühdüsen und sind strömungstechnisch speziell für die Dragierung ausgelegt.

Abb. 250 zeigt ein nach dem WSG-Verfahren hergestelltes Aufbaugranulat.

2. Aufbaugranulierung im Dargierkessel. Krusten- oder Klebstoffgranulate lassen sich auch im laufenden Dragierkessel herstellen, wo das oben beschriebene Wirbelbett durch die rollierende Bewegung des Gutes im Kessel ersetzt wird. Auch hier wird intermittierend mit versprühter Flüssigkeit befeuchtet und durch einen Warmluftstrom getrocknet. Abb. 251 zeigt ein so hergestelltes Krusten-Granulat. Mit diesem Verfahren lassen sich auch sehr gleichförmige Granulate, sog. Non Pareilles herstellen (vgl. dazu S. 756). Allerdings ist das Verfahren sehr langwierig.

3. Tellergranulierverfahren. H. Köhler (l. c.) hat ein in der Düngemittel-, Erz- und Kohle-Industrie schon lange verwendetes Verfahren zur kontinuierlichen Herstellung von Arzneigranulaten ausgebaut. Verwendet wird dazu ein Granulierteller, der in der Technik auch als Pelletier- oder Pelletisierteller bezeichnet wird. Er arbeitet ähnlich wie ein Dragierkessel, unterscheidet sich von diesem jedoch dadurch, daß sein Boden flach oder nur flach gewölbt ist und die niedrige Seitenwand senkrecht auf dem Boden steht. Der flache Boden kann außerdem mit einer senkrechten Stufe versehen sein. Wie die meisten Dragierkessel ist der Granulierteller in seiner Neigungslage verstellbar.

Das zu granulierende Gut wird meist trocken in definierter Kornfeinheit auf den mit bestimmter Neigung und Drehzahl laufenden Teller eindosiert und die Agglomerationsflüssigkeit an einer besonders geeigneten Stelle des Tellers aufgesprüht. Dadurch entstehen, je nach Ort und Menge der Tellerbeschickung mit den beiden Komponenten und je nach Drehzahl und Neigung des Tellers größere oder kleinere Teilchenverbände, aus denen sich dann praktisch von selbst das Granulat aufbaut.

Durch die stetige Gewichtszunahme werden die Granula immer weiter nach außen getragen und verlassen schließlich mit einer wiederum von Drehzahl und Neigung des Tellers abhängigen einstellbaren mittleren Größe den Granulierteller. Auf diese Weise kommt es bei diesem kontinuierlich arbeitenden Verfahren gleichzeitig zu einer Klassierung des Granulates. Die weitgehend sphäroide Form der Granula, ihre einstellbare mittlere Korngröße und der enge Korngrößenbereich machen Tellergranulate für die Weiterverarbeitung besonders geeignet. Abb. 252 zeigt ein Tellerkrustengranulat.

4. Sprühtrocknung und Sprüherstarrung. Zur Herstellung von Aufbaugranulaten lassen sich auch die bereits auf S. 76 beschriebene Sprühtrocknung und die Sprüherstarrung einsetzen. Bei geeigneter Konzentration der Lösung (im Falle der Trocknung) und bei geeigneten Düsen kann auf den Sprühtürmen ein sehr gleichförmiges Granulat mit nahezu idealer Kugelgestalt der Granula erhalten werden. Allerdings ist das Verfahren apparativ aufwendig.

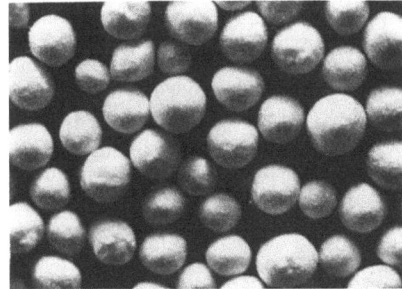

Abb. 252. Tellergranulat
(Verfahren Köhler DBP ang.).

Angaben der Pharmakopöen

DAB 7-DDR. Granulate sind feste Zubereitungen, die aus Körnern unregelmäßiger Gestalt, aber weitestgehend einheitlicher Größe bestehen.

Granulate für den direkten Gebrauch als Arzneizubereitung dürfen mit Schichten aus indifferenten Stoffen überzogen sein.

Zur Herstellung werden die gepulverten Arzneistoffe, gegebenenfalls nach dem Vermischen mit geeigneten Hilfsstoffen, der feuchten oder trockenen Granulierung unterworfen.

Bei der feuchten Granulierung wird die Mischung mit einer geeigneten Flüssigkeit angefeuchtet und zu einem bröckeligen Teig verarbeitet. Dieser wird in geeigneter Weise gekörnt, und die Körner werden bei einer 40° nicht übersteigenden Temperatur getrocknet. Nach dem Trocknen werden die feineren Anteile abgesiebt und gegebenenfalls erneut granuliert.

Bei der trockenen Granulierung wird die Mischung zu Preßlingen geformt, die in geeigneter Weise zerkleinert werden. Die feineren Anteile werden abgesiebt und gegebenenfalls erneut gepreßt und zerkleinert.

Granulate müssen den unter „Bestimmung der Zerfallbarkeit oder Löslichkeit von geformten Arzneizubereitungen" gestellten Forderungen entsprechen.

ÖAB 9. Granulate sind zur oralen Einnahme bestimmte feste Arzneizubereitungen, die aus verschieden geformten Körnern bestehen, bei denen es sich um Aggregate pulverförmiger Arzneistoffe handelt.

Herstellung. Granulate können auf feuchtem oder trockenem Weg hergestellt werden.

Feuchte Granulierung: Die Arzneistoffe werden gegebenenfalls mit Hilfsstoffen (Füll-, Binde-, Sprengmittel) sorgfältig vermischt und mit der erforderlichen Menge der Befeuchtungsflüssigkeit zu einer plastischen Masse verarbeitet. Zum Befeuchten verwendet man dest. W., A., Ae., einfachen Sirup, Lsg. von Arabischem Gummi, Stärke, Gelatine, Cellulosederivaten usw. Die genügend durchgefeuchtete Masse wird durch Sieb III oder IV gepreßt und bei einer 40° nicht übersteigenden Temperatur getrocknet. Von den auf diese Weise erhaltenen Granulaten siebt man die feineren Anteile durch das nächst engere Sieb (IV oder V) ab, unterwirft sie neuerlich einer Granulierung, trocknet und vermischt mit dem übrigen Granulat.

Trockene Granulierung: Aus den gegebenenfalls mit den Hilfsstoffen sorgfältig vermischten Arzneistoffen werden maschinell Preßlinge hergestellt, die man anschließend grob zerkleinert und von feineren Anteilen durch Absieben (Sieb IV oder V) befreit.

Prüfung. Zerfallbarkeit. 1 g Granulat wird in einem Erlenmeyerkolben mit 50 ml W. von 37° übergossen; der Kolben wird von Zeit zu Zeit umgeschwenkt. Das Granulat muß innerhalb von 10 Min. zerfallen sein oder sich gelöst haben.

Aufbewahrung. In dicht schließenden Gefäßen.

Helv. V. Gekörnte Pulver sind nach den bei den einzelnen Artikeln beschriebenen Verfahren zu bereiten. Nach dem vollständigen Trocknen müssen die feinen Teilchen durch Sieb V entfernt werden.

Prüfung. 1 g gekörntes Pulver wird in einem Erlenmeyerkölbchen mit 50 ml W. von 37° übergossen. Das Kölbchen wird von Zeit zu Zeit leicht umgeschwenkt. Das gekörnte Pulver muß hierbei nach längstens 15 Min. zu feinem Pulver zerfallen oder sich lösen.

Nord. 63. Granulate sind oral anzuwendende Zubereitungen. Sie bestehen aus möglichst gleich großen Körnern. Zur Herstellung werden die pulverförmigen Bestandteile mit einer geeigneten Fl. durchfeuchtet und die feuchte Masse durch ein Sieb oder durch eine Lochscheibe mit etwa 1,7 mm Öffnungsweite gepreßt. Nach der Zerkleinerung wird das Granulat getrocknet.

Granulate können mit indifferenten, gegebenenfalls wohlschmeckenden Stoffen oder auch magensaftresistent überzogen werden.

Prüfung. Granulate müssen, falls sie nicht erst im Dünndarm zerfallen sollen, folgende Prüfung halten:

1,0 g Granulat wird in einem Kolben mit 50 ml W. von 36 bis 40° übergossen und bei dieser Temperatur unter häufigem Umschwenken stehengelassen. Das Granulat muß binnen $^1/_2$ Std. zerfallen oder aufgelöst sein.

Jap. 61. Granulate werden durch Körnen von Arzneistoffen oder Arzneistoffmischungen hergestellt. Sie sollen von möglichst einheitlicher Größe sein und durch Siebe von etwa 2 mm bis etwa 0,3 mm Maschenweite gehen. Höchstens 5% dürfen ein Sieb von etwa 0,2 mm Öffnung passieren.

Granulate werden i. a. durch Mischen der Wirkstoffe mit Verdünnungs- und Bindemitteln, evtl. unter Zusatz von Zerfallhilfsmitteln und Anfeuchten mit einer geeigneten Fl. hergestellt. Sie können mit Zucker oder anderen Stoffen überzogen werden und müssen, wenn nichts anderes angegeben ist, dem Zerfalltest entsprechen. Sie sind in gut verschlossenen Gefäßen aufzubewahren.

Granula. Granules CF 65. Körnchen. Man versteht unter der Bezeichnung Granula kleine Pillen von 0,05 bis 0,06 g Gewicht. Sie werden mit Gummi arabicum, Lactose und Sirupus simplex hergestellt.

Es gibt nach CF 65 zwei Arten von Granula: die einen enthalten je Körnchen 1 mg Wirkstoff und sind weiß (Arsentrioxid, Atropinsulfat, Strychninsulfat); die anderen enthalten je Körnchen 0,1 mg Wirkstoff; sie werden mit den offizinellen Verreibungen 1:100 hergestellt und rosa gefärbt.

Es können auch Granula mit je 0,5 mg Wirkstoff und solche mit je 0,25 mg Wirkstoff hergestellt werden. Erstere sind dann grün und letztere gelb zu färben.

Die hier nach CF 65 beschriebenen Granula werden wie Pillen hergestellt (s. S. 528) und müssen den an diese gestellten Anforderungen entsprechen.

Literatur: GSTIRNER, F.: Einführung in die Arzneibereitung, Stuttgart: Wissenschaftl. Verlagsgesellschaft 1968. — MÜNZEL, K., J. BÜCHI u. O.-E. SCHULTZ: Galenisches Praktikum, Stuttgart: Wissenschaftl. Verlagsgesellschaft 1959. — SCHYTIL, F.: Wirbelschichttechnik, Berlin/Göttingen/Heidelberg: Springer 1961. — WOLF, G.: Die Wirbelschicht-Sprüh-Granulation. Pharm. Industrie *30*, 552 (1968). — LISKE, T., u. W. MÖBUS: Herstellung und vergleichende Untersuchungen von Wirbelschicht-Sprühgranulaten. Pharm. Industrie *30*, 552 (1968). — KÖHLER, H.: Grundlagen und verfahrenstechnische Aspekte der Arzneistoffgranulierung auf einem Granulierteller, Diss. Zürich Nr. 4386 (1969).

Gurgelwässer

Gurgelwässer. Gargarismata. Gargles BPC 68. Gargarismes CF 65.

Nach BPC 68 sind Gurgelwässer wäßrige Lösungen, die nach Verdünnen zur Prophylaxe oder Behandlung von Entzündungen des Rachenraumes dienen. Beim Gurgeln sollen sie in möglichst engen Kontakt mit den Rachenschleimhäuten kommen. Sie sollen die Rachenschleimhäute nicht abdecken. Deshalb sind ölige und schleimige Substanzen nicht zu verwenden.

Gurgelwässer sollen in farblosen, gerillten Gläsern abgegeben werden und eine Bezeichnung tragen, die sie deutlich von Arzneien zur innerlichen Anwendung unterscheidet. Enthalten sie stark wirkende Bestandteile, so kann den Lösungen ein Lebensmittelfarbstoff (meist blau) zugesetzt werden.

Sollte ein Gurgelwasser dazu bestimmt sein, nach dem Gurgeln geschluckt zu werden, so erfolgt die Abgabe in Flaschen für innerliche Arzneien.

Auf dem Etikett muß angegeben sein, wie das Mittel zu verdünnen ist.

Homöopathische Arzneiformen

Das Wort Homöopathie kommt aus dem Griechischen; es wird abgeleitet von homoion = ähnlich, und pathos = Krankheit, Leiden, und besagt, daß Arzneimittel, die den Krankheiten ähnliche Erscheinungen am Gesunden hervorrufen, diese Erkrankung zu heilen vermögen. Bereits die hippokratische Schule und PARACELSUS übten die Ähnlichkeitsbehandlung aus. Als eigentlicher Begründer der Homöopathie gilt der deutsche Arzt Dr. SAMUEL HAHNEMANN, am 10. 4. 1755 geboren.

Zwei wichtige Fakten kennzeichnen die Homöopathie:

1. die Auswahl des Arzneimittels nach dem Ähnlichkeitsprinzip und
2. die individuelle Dosierung (Potenzen).

Die Auswahl des Mittels setzt eine gute Kenntnis der Arzneibilder voraus. Die Arzneibilder stellen das Ergebnis der Arzneimittelprüfungen am Gesunden dar und sind als Symptome für die zu behandelnde Krankheit aufzufassen.

Die Dosis der homöopathischen Arzneimittel — so wird in der Homöopathie gesagt — ergibt sich aus der Stärke der Reizbeantwortung des Organismus. Sie muß so groß sein, daß die autonomen Heilbestrebungen des Körpers in Kraft treten können, und so klein sein, daß die Arzneiwirkung sich nicht in einer Verstärkung der Krankheitssymptome äußert. Kommt es dennoch zu einer Verstärkung, so wird von einer Erstverschlimmerung gesprochen. Eine Herabsetzung der Dosis ist dann angebracht.

Die in Deutschland begründete Homöopathie hat im Laufe der Jahre eine erhebliche Verbreitung gefunden, und die Tatsache, daß eine Reihe von Ländern eigene homöopathische Pharmakopöen herausgegeben hat, bedingt, daß die Grundlagen der Homöopathie in einem Handbuch für die pharmazeutische Praxis niedergelegt werden müssen.

HAHNEMANN, ein Arzt, der das medizinische und pharmazeutische Wissen seiner Zeit durchaus beherrschte, hat mit seiner Behandlungsmethode auch eine besondere Arzneibereitungsweise begründet, und ihm gebührt vor allem der Ruhm, die Verwendung der frischen Pflanze und Pflanzenteile, die die Wirkstoffe in nativer Form enthalten, in die Pharmazie eingeführt zu haben. Es ist erstaunlich festzustellen, wie weit die seinerzeit von HAHNEMANN ausgearbeiteten Methoden der Pflanzenverarbeitung und ihre Weiterverwendung zu Arzneimitteln unseren heutigen Erkenntnissen entsprechen, und lediglich eine Anpassung an die Fortschritte auf technischem Gebiet war notwendig, um diese Methode in das HAB aufzunehmen.

Zuerst war es erforderlich, die verschiedenen, bis Ende des vergangenen Jahrhunderts erschienenen Arzneibücher zu sichten und aufeinander abzustimmen. Es waren in Deutschland 8 homöopathische Arzneibücher bekannt (BÜCHNER, CASPARI-MARGGRAF, DEWENTER, GRUNER, HAGER, HARTMANN, SCHWABE und das einer Kommission des damaligen Deutschen Apothekervereins). Der Erfolg dieser Bemühungen war die im Schwabeschen Verlag 1872 erschienene Pharmacopoea homoeopathica polyglotta. Sie wurde zugleich in deutscher, französischer und englischer Sprache verlegt, und es schlossen sich bald Übersetzungen ins Italienische, Spanische, Portugiesische und Russische an. Während bis dahin die homöopathischen Mittel nach den verschiedensten Vorschriften hergestellt wurden, ist nach dem Erscheinen dieses grundlegenden Werkes eine immer stärkere Einheitlichkeit erreicht worden. Schließlich wurde das Schwabesche Homöopathische Arzneibuch im Jahre 1934 als allgemein verbindlich für die Herstellung homöopathischer Mittel in ganz Deutschland eingeführt.

Das z. Z. gültige HAB ist die 2. Ausgabe von Dr. WILLMAR SCHWABES Homöopathischem Arzneibuch und wurde im Jahre 1934 im Verlag Dr. Willmar Schwabe aufgelegt. Diese 2., abgeänderte Auflage ist am 1. Oktober 1934 als offizielles Homöopathisches Arzneibuch in Kraft getreten. Es muß in allen öffentlichen Apotheken der Bundesrepublik vorhanden sein.

Im Jahre 1950 ist ein 2., durchgesehener Neudruck der 2. Ausgabe im Verlag Dr. W. Schwabe, Berlin, erschienen. Dieser Neudruck enthält eine Anzahl Korrekturen, die ohne staatlichen Auftrag vorgenommen wurden. Sie haben also bis zum heutigen Tage keine Gesetzeskraft erlangt.

Herstellung homöopathischer Grundstoffe und Zubereitungen

A. Grundstoffe (indifferente Stoffe, Arzneiträger):

1. Weingeist 90 Vol.-%	2. Dest. Wasser
70 Gew.-%	3. Glycerin
60 Gew.-%	4. Milchzucker
45 Vol.-%	5. Rohrzucker f. Globuli.

Alle Grundstoffe müssen den im DAB 7-BRD gestellten Anforderungen entsprechen[1].

---

[1] Das HAB 34 bezieht sich in allen Herstellungs- und Prüfungsvorschriften auf das inzwischen abgelöste DAB 6. Solange kein neues HAB vorliegt und das DAB 7-BRD abweichende Angaben enthält, muß dieser Bezug bestehen bleiben.

B. Zubereitungen. Die Homöopathie bedient sich zur Herstellung ihrer Arzneimittel der Pflanzen- und Tierwelt, des Mineralreiches und der Produkte der chemischen Industrie. Die Ausgangsstoffe sollen in rohem Zustand, also unbearbeitet und — was die Produkte der chemischen Industrie betrifft — in ihrer Arzneibuchqualität verwendet werden, nicht aber in besonders gereinigter oder Analysenqualität. HAHNEMANN sagt in den §§ 266 und 267 seines Organons, daß die Substanzen des Tier- und Pflanzenreiches in rohem Zustand am „arzneilichsten" sind.

Nach HAHNEMANN wird bei der Arzneibereitung aus frischen Pflanzen oder Pflanzenteilen der *frische Saft* als Einheit der Arzneikraft angenommen, und bedingt durch den verschiedenen Saftgehalt der einzelnen Pflanzen wird die Herst. nach 3 Paragraphen vorgenommen. K. SCHULZE und H. WILL (Herstellung und Prüfung homöopathischer Arzneimittel, Dresden u. Leipzig: Verlag Th. Steinkopff 1951) haben folgendes Schema aufgestellt:

Urtinkturen nach §§ 1 bis 3. 1. Essenzen aus frischen Pflanzen mit:

über 60% auspreßbarem Saft und *ohne* Harz, äther. Öl, Kampferarten:	*unter* 60% auspreßbarem Saft oder *mit* Harz, äther. Öl, Kampferarten:	
§ 1	Saftgehaltsbestimmung:	
Saft + A. 90% ana partes	*über* 70% errechneter	*unter* 70% errechneter
Arzneigehalt = 1/2	Saft und *ohne* Harz,	Saft oder *mit* Harz,
	äther. Öl, Kampferarten	äther. Öl, Kampferarten
	§ 2	§ 3
	Pflanzenbrei	Pflanzenbrei
	+	+
	A. 90%	A. 90%
	(Dem berechneten Saftgehalt ana partes)	(Das Doppelte des berechneten Saftgehaltes)
	Arzneigehalt = 1/2	Arzneigehalt = 1/3

Zur Herstellung der Essenzen nach §§ 2 und 3 werden die zerkleinerten Pflanzen oder Pflanzenteile mit den angegebenen Mengen 90%ig. A. angesetzt und nach 14tägiger Mazeration abgepreßt.

Tincturae ad usum externum werden wie folgt hergestellt:

§ 1 1 Teil Essenz   + 1,5 Teile A. 45%
§ 2 1 Teil Essenz   + 1,5 Teile A. 45%
§ 3 1,5 Teile Essenz + 1 Teil   A. 60%.

2. Tinkturen aus getrockneten Pflanzen oder Pflanzenteilen oder frischen Animalien (§ 4). Bei der Herst. der Tinkturen nach § 4 wird die getrocknete Droge als Einheit des Arzneigehaltes festgelegt, wobei die Droge durch Perkolation oder Mazeration mit einer in jeder Monographie gesondert angegebenen A.-Stärke ausgezogen wird.

1 Teil Droge = 10 Teile Tinktur, Arzneigehalt = 1/10.

Tincturae ad usum externum werden wie folgt hergestellt:

§ 4 1 Teil Urtinktur + 1 Teil A. gleicher Stärke.

Essenzen und Tinkturen müssen vollständig klar sein. Nachträglich entstandene Trbg. sind durch Filtration zu beseitigen.

3. Lösungen (Dilutiones) (§§ 5 u. 6). Die §§ 5a und 5b beschreiben die Herst. von *wäßrigen* Lösungen im Verhältnis 1:10 (§ 5a) bzw. 1:100 (§ 5b). — Die §§ 6a und 6b beschreiben die Herst. von *alkoholischen* Lösungen im Verhältnis 1:10 (§ 6a) bzw. 1:100 (§ 6b).

Potenzierung. Auf Grund seiner Vorstellungen entwickelte HAHNEMANN den nur in der Homöopathie bekannten Arbeitsvorgang des Potenzierens, auch Dynamisieren oder Verdünnen genannt.

Das Potenzieren wird in einem vor direktem Sonnenlicht geschützten Raum vorgenommen. Die dazu verwendeten Flaschen müssen $^1/_2$ bis $^1/_3$ mehr fassen, als darin potenziert werden soll, wobei für jede Potenz eine *neue* Flasche und ein *neuer* Korken genommen werden müssen (Mehrglasmethode). Nach dem Einwiegen der Vorpotenz und des Verdünnungsmittels ist die Flasche zu verschließen, und es werden 10 kräftige, abwärts geführte Schüttelschläge des Armes ausgeführt.

Das Potenzieren erfolgt in Dezimal- oder Zentesimalpotenzen.

HAHNEMANN arbeitete nur mit Zentesimalpotenzen, wobei der Grundsatz gilt, daß die erste Potenz $^1/_{100}$ des Arzneigehaltes, die folgenden je $^1/_{100}$ der vorhergehenden Potenz besitzen müssen.

Noch zu Lebzeiten HAHNEMANNS wurde von HERING und VEHSENMEYER die Dezimalskala eingeführt, und zwar mit der Begründung, daß bei der Zentesimalskala die Sprünge von einer Verdünnungsstufe zur anderen zu groß seien. Die Dezimalskala hat sich später so eingebürgert, daß heute vorwiegend nach dieser Methode gearbeitet wird. Hier gilt der Grundsatz, daß die 1. Potenz $^1/_{10}$ des Arzneigehaltes, die folgenden je $^1/_{10}$ der vorhergehenden Potenz besitzen müssen. Die Herstellung der D 1 bzw. C 1 erfolgt entsprechend dem unterschiedlichen Arzneigehalt der §§ 1—3 nach folgendem Schema:

§ 1 u. § 2:   2 Teile ⌀ + 8 Teile A. 45% = D 1
              2 Teile ⌀ + 98 Teile A. 45% = C 1
§ 3:   3 Teile ⌀ + 7 Teile A. 60% = D 1
              3 Teile ⌀ + 97 Teile A. 60% = C 1

Die weiteren Potenzen werden immer im Verhältnis 1:10 (D-Potenzen) bzw. 1:100 (C-Potenzen) hergestellt.

Eine der wichtigsten Forderungen bei der Potenzierung besagt, daß immer nur von einer Potenz zur nächstfolgenden potenziert werden darf. Ein Überspringen von Zwischenpotenzen ist untersagt und würde dem homöopathischen Gedanken widersprechen. Bei kleinen Mengen bis zu 1 g darf getropft, bei größeren Mengen muß gewogen werden.

Ein Vergleich der Zentesimal- und Dezimalpotenzen zeigt folgende Tabelle:

Dezimal-Potenz	Gehalt	Zentesimal-Potenz
1.	1/10	—
2.	1/100	1.
3.	1/1000	—
4.	1/10 000	2.
5.	1/100 000	—
6.	1/1 000 000	3.
7.	$1/10^7$	—
8.	$1/10^8$	4.
9.	$1/10^9$	—
10.	$1/10^{10}$	5.
	usw.	

Es sei ausdrücklich betont, daß dieser Vergleich sich nur auf die in den Potenzen enthaltene Materie beziehen kann. Der Unterschied liegt in der Potenzierung. Es ist also nicht möglich, an Stelle einer D 4 eine C 2 abzugeben.

Das z. Z. gültige HAB 34 läßt nur die Mehrglasmethode zu, da nur sie zu einigermaßen reproduzierbaren Resultaten führt. Problematisch wird die Potenzierung, wenn sie in den Bereich höherer Verdünnungen, der sogenannten Hochpotenzen, gelangt.

Unter *Hochpotenzen* werden üblicherweise Potenzen oberhalb D 30 verstanden. Oft wird auch die Loschmidtsche Zahl (~ D 23) als Grenze zwischen Normal- und Hochpotenzen bezeichnet. Die Meinung über die Wirksamkeit von Hochpotenzen geht von höchster Begeisterung bis zur striktesten Ablehnung.

In Ländern, in denen höhere oder Höchstpotenzen verwendet werden, ist vielfach die wesentlich einfachere und vor allem billigere, dafür aber um so ungenauer arbeitende Einglasmethode gebräuchlich. Nach dem Russen KORSAKOFF erfolgt das Potenzieren oder Verdünnen — es kommen nur Zentesimalpotenzen in Frage — in *einer* Flasche. Nach Einwiegen der Vorpotenz und des Verdünnungsmittels werden die obligaten 10 Schüttelschläge ausgeführt und die Flasche dann, ohne sie auszuschleudern, entleert. Die an der Glaswand haftende Lösung (0,1 g bei einer 10-g-Flasche) genügt für die nächste Potenz. Es wird mit dem Verdünnungsmittel aufgefüllt; ein Wiegen wird in den meisten Fällen nicht mehr für notwendig gehalten, und nach wiederum 10 Schüttelschlägen wird von Potenz zu Potenz nach diesem Verfahren weitergearbeitet.

Neben den sofort erkennbaren Unterschieden zwischen Mehrglas- und Einglaspotenzen kommt hinzu, daß KORSAKOFF nicht mit einem A.-W.-Gemisch, sondern nur mit Wasser potenziert. Ein Vergleich zwischen Hahnemann- und Korsakoff-Potenzen ist also kaum möglich. L. VANNIER hat das folgende Korrespondenzschema nach BERNÉ aufgestellt, das mit allen Vorbehalten wiedergegeben sei:

Korsakoff-Potenzen (Einglasmethode)	Hahnemann-Potenzen (Mehrglasmethode)
C 1	C 1
C 2	C 2
C 3	C 3
C 6	C 4
C 30	C 5
C 100	C 6
C 200	C 7
C 500	C 8
C 1000 (= M)	C 9

In Amerika sind Potenzierungsmaschinen entwickelt worden, die den Verdünnungsvorgang einschließlich des Verschüttelns vollautomatisch durchführen (Skinner-Potenzen).

Ein anderes Potenzierungsverfahren, das HAHNEMANN in dem Bestreben, zu einem noch wirkungsvolleren System der Potenzierung zu kommen, entwickelt hat, ist das der Q- oder Quinquagintamillesimal-, auch LM-Potenzen (Quinquaginta mille = 50 000, da die Verdünnungsstufe 50 000 pro Potenz beträgt statt 100 wie bei der Zentesimal- oder 10 wie bei der Dezimalpotenz). Diese Bezeichnung „Fünfzigtausender-Potenz" ist irreführend, denn sie hat mit einer D 50 000 oder C 50 000 nichts zu tun. Also ist die Meinung, daß es sich bei diesen Q- oder LM-Potenzen um echte Hochpotenzen handelt, irrig. Die Herstellung der Q- oder LM-Potenzen ist im „Organon", 6. Auflage, §§ 269ff., beschrieben. Die dortigen Angaben enthalten einige Ungenauigkeiten, bedingt durch die z. Z. HAHNEMANNS üblichen Gewichtsangaben. Die Potenzen werden mit römischen Zahlen bezeichnet. Bei einer rechnerischen Gegenüberstellung der LM- und Dezimalpotenzen kommen SPACH und GRUNER [DHM *6*, 477 (1955)] zu folgendem Vergleich:

LM I	entspricht etwa einer D 10
LM II	D 15
LM III	D 19
LM IV	D 24
LM XXX	D 146

Nach Ansicht der Autoren lassen die bestehenden Unterschiede zwischen LM-Potenzen einerseits und D- oder C-Potenzen andererseits keine Notwendigkeit erkennen, von den üblichen D- oder C-Potenzen abzugehen.

Ein weiteres neues Potenzierungsverfahren zur Herstellung homöopathischer Potenzen wird von HAUMANN und LINDENBERG [Dtsch. Apoth.-Ztg *92*, 219 (1952)] berichtet, die an Stelle der Handverschüttelung die Ultraschallbehandlung setzen. Über längere Zeit durchgeführte Versuchsreihen an Patienten sollen die Wirksamkeit dieser Potenzen erhärtet haben. Bedeutung hat dieses Verfahren nicht erlangt.

Zu den homöopathischen Arzneimitteln, die nach den Vorschriften des HAB *nicht* potenziert werden, gehören außer der großen Zahl der Essenzen und Tinkturen ad us. ext. folgende 3 Präparate:

a) Aqua silicata, Kieselsäurelösung. Sie wird aus Liquor Natr. silicic. DAB 6 hergestellt, indem man das Kieselsäurehydrat mit Salzsäure ausfällt, gut auswäscht und damit eine gesätt. wss. Lösung herstellt.

b) Calcium aceticum solutum Hahnemanni. Die inneren, schneeweißen Teile der Austernschalen werden in verd. Essigsäure bis zur Sättigung eingetragen. Durch Erwärmen treibt man die Kohlensäure aus und bringt das Filtrat nach dem Abkühlen durch Zusatz von Wasser auf die Dichte von 1,1.

c) Hamamelis-Extrakt (Hazeline). 100 Gewichtsteile frische, im Spätherbst gesammelte blühende Zweige von Hamamelis virginica L. werden mit 7,5 Gewichtsteilen A. übergossen. Nach 24stündigem Stehen werden durch Wasserdampfdestillation 47 Gewichtsteile Destillat abgezogen. Hazeline ist wasserklar und dient zum innerlichen und äußerlichen Gebrauch.

4. Verreibungen (Triturationes) (§§ 7, 8 u. 9). Die §§ 7, 8 und 9 des HAB geben genaue Anweisungen für diesen Verreibungsvorgang. Analog dem Potenzieren der fl. Zubereitungen wird bei den Triturationen durch Verreiben mit Milchzucker im Verhältnis 1:10 oder 1:100 potenziert. Danach ergeben also 1 g der Arzneisubstanz mit 9 g Milchzucker verrieben die D 1, 1 g der D 1 mit 9 g Milchzucker verrieben die D 2 usw. Das Verreiben selbst wird in einem Porzellanmörser über 1 Std., unterbrochen durch mehrmaliges Abschaben, vorgenommen.

In der Industrie, aber auch in größeren homöopathischen Apotheken werden heute vielfach Verreibungsmaschinen verwendet, die in einem völlig geschlossenen System arbeiten (s. Abb. 253 u. 254). Vgl. auch S. 6.

5. Tabletten (Tablettae). Das HAB läßt homöopathische Arzneitabletten zu 0,1 und 0,25 g herstellen. Sie werden aus den nach den §§ 7 bis 9 hergestellten Verreibungen ohne Verwendung

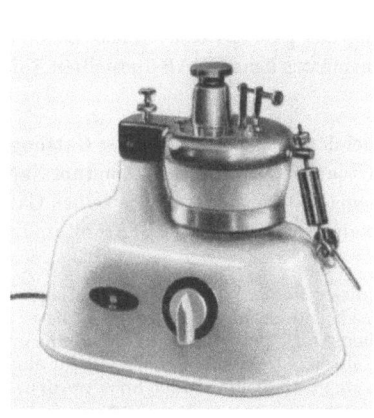

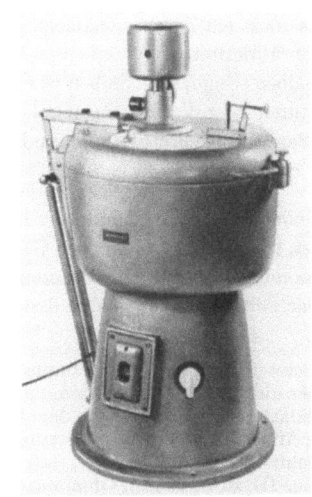

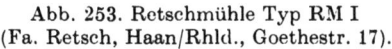

Abb. 253. Retschmühle Typ RM I   Abb. 254. Retschmühle Type RM II.
(Fa. Retsch, Haan/Rhld., Goethestr. 17).

von Gleit- oder Bindemitteln auf Tabletten-Maschinen angefertigt. Es ist nicht leicht, Tabletten in dieser Art zu pressen. In der Fa. Schwabe bewährten sich die Tablettenpressen Hanseaten Perfecta I u. II (Rundläufer) bzw. Exacta I (Exzenter) der Fa. Fette, Hamburg-Schwarzenbek (Abb. 255).

6. Streukügelchen (Globuli). Das HAB kennt 10 verschiedene Globuligrößen mit Gew. von 0,001 bis 0,5 g. Am gebräuchlichsten ist die Nr. 3 mit einem Gew. von 0,004 g pro Kügelchen, d. h. 250 Globuli wiegen 1 g.

Die homöopathischen Globuli werden aus reinen Rohrzuckerkügelchen durch Befeuchten mit flüssigen Potenzen hergestellt, indem man eine bestimmte

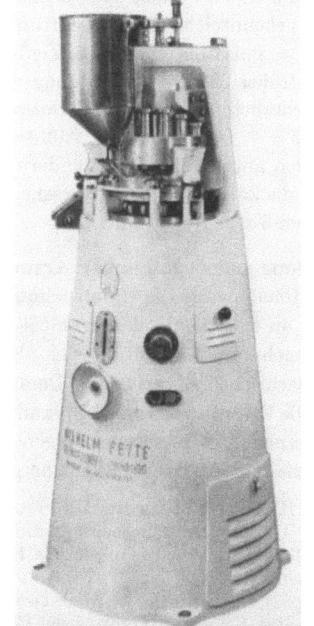

Abb. 255. Hanseaten Perfecta I (Wilhelm Fette, Schwarzenbek-Hamburg).

Technische Daten:

Anzahl der Stempelhalter	12 Stück
Größte zulässige Tabletten-Abmessung	16 mm
Füllhöhe der Matrize einstellbar bis	16 mm
Preßdruck im Dauerbetrieb einstellbar bis	6 t
Umdrehungsgeschwindigkeit stufenlos regelbar	15 bis 45 U/Min.
Kraftbedarf	2 PS
Platzbedarf der Maschine	etwa 65 × 65 cm
Höhe der Maschine	etwa 140 cm
Gewicht	netto etwa 500 kg, brutto etwa 620 kg

Menge Zuckerkügelchen mit dem $^1/_{100}$ Teil der betreffenden flüssigen Potenz übergießt, kräftig schüttelt und unter öfterem Umschütteln trocknen läßt. Abweichend von dem üblichen Potenzierungsschema werden die Globulipotenzen stets mit der Potenzzahl der angewandten flüssigen Potenzen bezeichnet.

Beispiel: 100 g Zuckerkügelchen werden mit 1 g Belladonna D 4 übergossen. Die Potenz dieser Kügelchen wird mit D 4 bezeichnet; rein rechnerisch entspricht sie einer D 6. Die zum Befeuchten verwendeten Potenzen müssen mit mind. 70%igem A. hergestellt sein, da sonst ein Zusammenkleben der Globuli eintritt, eine gleichmäßige Befeuchtung also nicht gewährleistet ist.

7. Salben (Unguenta). Salben werden im allgemeinen im Verhältnis 1 + 9 aus Ursubstanzen, Urtinkturen oder Verreibungen mit einer Mischung aus gleichen Gew.-Teilen Lanolin und Ungt. Paraffini bereitet. Lanolin und Ungt. Paraffini müssen den im DAB 6 gestellten Anforderungen entsprechen.

Homöopathische Nomenklatur. Bei Pflanzen, bei denen nur eine Art einer Gattung offizinell ist, trägt das Mittel nur den Gattungs- oder Artnamen, also z. B. bei Aconitum Napellus nur Acconitum, bei Atropa Belladonna nur Belladonna. Wurde später aus derselben Gattung noch eine weitere Art verwendet, dann wird der Artname zugefügt, also z. B. Aconitum Lycoctonum.

In letzter Zeit sind Bestrebungen im Gange, diese Nomenklatur zu modernisieren. Es darf aber nicht übersehen werden, daß sich das ganze homöopathische Schrifttum dieser alten Nomenklatur bedient, und auch dem homöopathischen Arzt ist sie so vertraut, daß eine grundlegende Änderung zu einer Verwirrung der Begriffe führen würde. Das Gleiche gilt für eine Anzahl chemischer Produkte, die jetzt mit anderen Namen als früher bezeichnet werden, z. B. Mercurius (Hydrargyrum), Glonoinum (Nitroglycerinum).
Folgende Nomenklatur ist in der Homöopathie üblich:

Grundstoffe:	0
Urtinkturen und Essenzen:	∅
flüssige Potenzen:	dil. (dilutio)
Verreibungen:	trit. (trituratio)
Streukügelchen:	glob. (globuli)

Die Potenzen werden entspr. ihrer Herst. nach der Dezimal- oder Zentesimalskala mit D oder C gekennzeichnet, z. B. Ferrum D 2 trit. = Ferrum 2. Dezimalverreibung; Pulsatilla C 5 dil. = Pulsatilla vulgaris 5. Zentesimalpotenz flüssig.

Die früher übliche Bezeichnung der Potenzen durch römische Ziffern ist praktisch nicht mehr gebräuchlich, ebenso wie Dezimalbruchstellen für die Angabe der D- und C-Potenzen, z. B. 0,2 = 2. Dezimalpotenz, 0,02 = 2. Zentesimalpotenz.

In den angelsächsischen Ländern bezeichnet die einfache Zahl hinter dem Mittel die C-Potenz, die Zahl mit einem x versehen die Dezimalpotenz, z. B. Aconitum 3 = Aconitum C 3; Aconitum 3 x = Aconitum D 3.

Prüfung homöopathischer Arzneimittel. Wie bei allopathischen Präparaten ist auch in der Homöopathie die Untersuchung der Arzneimittel für den Apotheker Pflicht. Dabei ist weniger an eine Kontrolle der selbst hergestellten homöopathischen Zubereitungen gedacht, als vielmehr an die Prüfung der als Originalpackung von anderen Herstellern bezogenen homöopathischen Arzneimittel. Dem tragen auch einige Apothekenbetriebsordnungen Rechnung. Die Verordnung von Rheinland-Pfalz sagt dazu im §35, Abs.4: „Der Bezug homöopathischer Arzneimittel ist in einem eigenen Einkaufs- und Prüfungsbuch, homöopathische Arzneimittel, die vom Apotheker selbst hergestellt sind, in einem eigenen Arbeitsbuch einzutragen."

Das HAB 34 gibt für die Untersuchung homöopathischer Arzneimittel nur kurze Anweisungen. Unter dem Blickwinkel einer modernen Analytik stehen diese Anweisungen im Augenblick stark zur Diskussion (s. S. 332). Hier werden nur die z. Z. gültigen Vorschriften angegeben.

1. Spez. Gewicht. Es wird entweder mit der Mohr-Westphalschen Waage oder mit dem Pyknometer bei einer Temp. von 17,5°C bestimmt. Durch die Einführung der Dichte im DAB 6 ist eine Umrechnung notwendig. Die Abweichungen sind aber so gering, daß sie für die Praxis des Apothekenlabors vernachlässigt werden können.

2. A.-Gehalt. In einer Probedestillation wird die Dichte des Destillats bestimmt und in der A.-Tabelle der Gehalt an reinem A. in Gew.-Prozenten festgestellt.

3. Extraktgehalt. In einem Glasschälchen von 6 bis 7 cm Durchmesser wird eine genau eingewogene Menge Urtinktur oder einer fl. Potenz auf dem siedenden W.-Bad verdampft. Nach

$^1/_2$stündigem Trocknen im Trockenschrank bei 105 °C wird gewogen. In der Praxis haben sich flache Abdampfschalen mit eingeschliffenem Deckel bewährt.

4. Fette, Öle. Der bei der Extraktbestimmung verbliebene Rückstand wird mit W. aufgenommen, mit 10 g gebranntem Gips verrieben und im Soxhleth mit PAe. extrahiert. Nach Abdampfen des Lsgm. wird getrocknet und gewogen.

5. Fettfreie Trockensubstanz = Gesamttrockenrückstand minus fettem Öl.

6. Alkaloidgehalt. Es wird im wesentlichen nach den Unters.-Methoden des DAB 6 gearbeitet. — Glykosidbestimmung: Im HAB nicht aufgeführt.

7. Wasserunlöslicher Rückstand. 25 g der nach den §§ 1 bis 3 hergestellten Essenzen werden auf dem W.-Bad eingedampft und bei 105 °C kurze Zeit getrocknet. Der Rückstand wird mit W. aufgenommen, filtriert und nachgewaschen. Nach dem Wiegen wird auf 100 T. Extraktrückstand berechnet.

8. Reduzierende Substanzen. Der wss. Rückstand aus 7. wird auf 100 ml aufgefüllt. 30 ml einer Lsg., die 69,2 g Kupfersulfat in 1 000 ml enthält, 30 ml einer Lsg., die 250 g Kaliumhydroxid und 346 g Kaliumnatriumtartrat in 1 000 ml enthält, werden gemischt und zum Sieden gebracht. Man fügt 25 ml der Extraktlsg. zu, kocht einmal auf, filtriert, wäscht nacheinander je einmal mit W., A. und Ae. aus und trocknet $^1/_4$ Std. im Trockenschrank bei 105 °C. Das entstandene Kupfer(I)-oxid wird gewogen und anhand der Allihnschen Tabelle (s. Anhang des HAB, S. 416) umgerechnet.

9. Farbe der Essenzen, Tinkturen und fl. Potenzen. Diese Bestimmung ist sehr problematisch. Im Laufe einer gewissen Lagerzeit verändert sich die Farbe der Essenzen und Tinkturen durch die Zers. des Chlorophylls und anderer Inhaltsstoffe erheblich, und dementsprechend können die Angaben über Farbe im HAB zu falschen Schlüssen führen. Sie sollten nicht unbedingt zur Charakterisierung einer Urtinktur oder Dilution herangezogen werden.

10. Kapillar- und Kapillarlumineszenzanalyse. Die vom GOPPELSRÖDER Ende des vorigen Jahrhunderts eingeführte Kapillaranalyse und die später bekanntgewordene Kapillarlumineszenzanalyse haben ihre besondere Eignung in der Homöopathie bewiesen. PLATZ und NEUGEBAUER haben diese Methode in den Dienst der Identitäts- und Reinheitsprüfung homöopathischer Präparate gestellt, und ihr Wert ist unbestritten.

11. Untersuchung homöopathischer Verreibungen. Die vom HAB angegebene Methode der Prüfung von Verreibungen mit Lupe ist überholt; es ist „nötigenfalls" auch das Mikroskop erlaubt. Die Rekristallisation ist durchaus brauchbar, erfordert aber einige Übung.

Die Frage, wieweit die auf der Signatur angegebene Potenzstufe mit dem wirklichen Arzneigehalt übereinstimmt. bzw. ob die nach der Mehrglas- und Einglasmethode hergestellten gleichen Potenzen einander entsprechen, ist durch eine große Anzahl experimenteller Arbeiten geprüft worden. HAAS/Basel [Der Einfluß der Adsorption auf die Konzentration der nach verschiedenen Verfahren hergestellten homöopathischen Verdünnungen. Pharm. Acta Helv. 24, 260—310 (1949)] hat diese Arbeiten in der erwähnten Veröffentlichung zusammengefaßt.

In neuerer Zeit sind besonders französische Arbeiten mit strahlenmarkierten Substanzen veröffentlicht worden, die sich mit dem Nachweis von Hochpotenzen befassen [BOIRON, J.: Z. Klass. Homöopathie VII, 241—248 (1963)].

Abgabe homöopathischer Arzneimittel. Die Abgabe wird durch die am 7. August 1968 ergangene Verordnung nach § 35 AMG über verschreibungspflichtige Arzneimittel, geändert durch die Zweite Verordnung vom 21. Juni 1969 und erneut geändert durch die Dritte Verordnung vom 23. Dezember 1969 geregelt. Es heißt dort in § 8:

„Von der Verschreibungspflicht sind Arzneimittel ausgenommen, die aus den in der Anlage zu dieser Verordnung genannten Stoffen und Zubereitungen aus Stoffen nach einer homöopathischen Verfahrenstechnik, insbesondere nach den Regeln des Homöopathischen Arzneibuches hergestellt sind oder die aus Mischungen solcher Stoffe oder Zubereitungen aus Stoffen bestehen, wenn die Konzentration dieser Arzneimittel die 4. Dezimalpotenz nicht übersteigt.

Diese Arzneimittel dürfen auch mit nicht verschreibungspflichtigen Stoffen und Zubereitungen aus Stoffen gemischt werden."

Diese Verordnung ist am 1. Januar 1970 in Kraft getreten.

Dem Verkehr außerhalb der Apotheken sind die homöopathischen Arzneimittel entzogen.

Der Homöopathie verwandte Therapierichtungen

1. **Nosoden** (im HAB 34 nicht erwähnt). Die Bezeichnung „Nosode" geht auf den homöopathischen Arzt KONSTANTIN HERING (1800—1880) zurück, der im Stapf-Archiv, Bd. 10, S. 24, vorschlägt, Krankheiten mit ihren eigenen Krankheitsprodukten, und zwar besonders mit den darin enthaltenen Salzen, zu behandeln.

Im wesentlichen dürfte die antigene Eigenschaft für die Wirkung der Nosoden als sog. „Reaktionsmittel" verantwortlich sein. Herst.-Vorschriften bestehen in Deutschland für die Nosoden nicht. Sie werden vorwiegend aus Frankreich importiert und in Deutschland nur weiterpotenziert. In Frankreich unterliegen Herst. und Verarbeitung von Nosoden einer staatlichen Verordnung vom 14. Juli 1934. Danach werden unter Nosoden homöopathische Zubereitungen aus Mikroben und Viruskulturen bzw. aus pathologischen Sekreten und Exkreten verstanden. Isopathische Nosoden werden aus Mikroben und Viruskulturen bzw. aus Sekreten und Exkreten des Kranken selbst hergestellt. Die Herst. aller Nosoden geschieht im Pasteur-Institut in Paris. Nosoden dürfen in Frankreich erst von der 6. Dezimal- oder 3. Zentesimalpotenz an, und zwar als Liquida, Granula, Globuli und Trinkampullen abgegeben werden. Eine Abgabe in injizierbarer Form ist verboten. Die Nosoden müssen steril hergestellt werden. Die 1. Zentesimal- und auch die folgenden Potenzen, auf verschiedene bakteriologische Nährböden überimpft, dürfen keinerlei Kulturen ergeben. Einer neueren Verordnung entsprechend ist die Herst. und Abgabe von Nosoden in Frankreich auf bestimmte Mittel beschränkt. In Deutschland werden folgende Nosoden in der Homöopathie verwendet:

Anthracinum	Pertussinum
Aviare	Psorinum
Bacillinum	Scarlatinum
Carcinominum	Scirrhinum
Colibacillinum	Spenglers Immunkörper
Denys Bouillon filtré	Streptococcinum
Diphtherinum	Tuberculin Koch alt
Eberthinum	Tuberculin Koch neu
Enterococcinum	Rest-Tuberculin
Hydrophobinum	Tuberculinum bovinum
Influencinum	„ Burnett
Luesinum	„ Klebs
Malandrinum	„ Marmorek
Malleinum	Tuberculocidinum
Medorrhinum	Variola bovina
Morbillinum	Vaccininum
Paratyphoidinum	Variolinum

Diese Liste erhebt keinen Anspruch auf Vollständigkeit. Für die Kenntnis der Nosoden in der medizinischen Therapie wird auf die „Materia medica der Nosoden" von O. JULIEN (Ulm: K. F. Haug Verlag 1960) hingewiesen.

2. Komplexhomöopathie. Im Laufe der Zeit hat sich neben der Einzelmittel- die Komplexhomöopathie entwickelt. Die Therapie mit homöopathischen Einzelmitteln erfordert neben einer sehr gründlichen Anamnese die Beurteilung des Reaktionstyps des Patienten und eine exakte Kenntnis der Arzneibilder, die wiederum das Ergebnis der Arzneimittelprüfung am Gesunden sind. Zeitmangel und geringere Kenntnis der Arzneibilder haben zu der Komplexhomöopathie geführt, wobei diese Komplexmittel aus den verschiedensten Tinkturen, Verdünnungen oder Verreibungen bestehen. Die bekanntesten, industriell hergestellten Komplexmittel sind Oligoplexe (Madaus) und Pentarkane (Schwabe).

3. Biochemische Arzneimittel nach Schüssler. Mit dem Grundsatz, wonach die im Blut und in den Geweben vorhandenen anorg. Stoffe genügen, alle Krankheiten zu heilen, die überhaupt heilbar sind, begründete SCHÜSSLER sein biochemisches Heilsystem. Die zur Anwendung kommenden Stoffe sind für die Lebensvorgänge von großer Bedeutung, und als Heilmittel verabfolgt, vermögen sie krankhafte Veränderungen im Organismus in den Zustand der Gesundheit zurückzuführen. SCHÜSSLER sagt zum Unterschied zwischen Homöopathie und Biochemie: „Durch mein biochemisches Heilverfahren werden Störungen, die in der Bewegung der Moleküle der anorganischen Stoffe des menschlichen Organismus entstanden sind, mittels homogener (gleichartiger, gleichnamiger) Stoffe direkt ausgeglichen, während die Homöopathie ihre Heilzwecke mittels heterogener (ungleichartiger, fremdartiger) Stoffe indirekt erreicht."

In der Annahme, daß der Bau und die Lebensfähigkeit der Organe durch die notwendigen Mengen anorganischer Bestandteile bedingt sind und ein Mangel an einem oder dem anderen Salz Krankheiten zur Folge haben kann, kommen nach SCHÜSSLER folgende 12 Salze als sogenannte Funktionsmittel zur Anwendung:

> Nr. 1 Calcium fluoratum
> 2 Calcium phosphoricum
> 3 Ferrum phosphoricum
> 4 Kalium chloratum
> 5 Kalium phosphoricum
> 6 Kalium sulfuricum
> 7 Magnesium phosphoricum
> 8 Natrium muriaticum
> 9 Natrium phosphoricum
> 10 Natrium sulfuricum
> 11 Silicea
> 12 Calcium sulfuricum

Später ist diese Reihe von SCHÖPWINKEL durch folgende Ergänzungsmittel vervollständigt worden:

> Nr. 13 Kalium arsenicosum
> 14 Kalium bromatum
> 15 Kalium jodatum
> 16 Lithium chloratum
> 17 Manganum sulfuricum
> 18 Calcium sulfuricum

Die Salze werden in feiner Verreibung in den Dezimalpotenzen D 3, D 6 und D 12 zu Tabletten mit einem Gew. von 0,25 g gepreßt. Die Ergänzungsmittel werden nur in der D 6 und D 12 hergestellt. Neben den Tabletten sind noch biochemische Salben der Mittel Nr. 1 bis 11 im Handel.

Abgabe der biochemischen Mittel. Sie dürfen in Apotheken im Handverkauf abgegeben werden. Dem Verkehr außerhalb der Apotheken sind sie entzogen.

4. Spagyrik. Spagyrik geht zurück auf „Spagyria", ein Wort, das PARACELSUS als Synonym für Alchemie gebrauchte und das sich aus dem Griechischen herleiten läßt (σπαειν = trennen; αγειρειν = vereinigen). Die Ars spagyrica in ihrem ursprünglichen Sinne bedeutete früher die seit Jahrhunderten geübte und mit soviel Geheimnissen umwobene Kunst der Alchemie in ihrer ganzen Weite.

Spagyrische Pflanzen-Einzelessenzen (Chem.-Pharm. Fabrik Göppingen, Carl Müller, Apotheker) werden im wesentlichen aus frischen blühenden Arzneipflanzen hergestellt, welche in zerkleinertem Zustand unter Zusatz von Hefe einen Gärungsprozeß durchmachen und dann der Dest. mit gespanntem Wasserdampf unterworfen werden. Nach dem Trocknen werden die Kräuter verascht. Die Asche wird mit dem Dest. und verdünntem Weingeist ausgezogen. Ausländische sowie seltene Pflanzen gelangen meist als Droge zur Verarbeitung; die Vergärung wird in diesem Falle durch Zusatz von Zucker eingeleitet.

5. Weleda-Arzneimittel (Weleda AG, Schwäbisch-Gmünd). Eine der Homöopathie nur bedingt nahestehende Therapierichtung basiert auf den Forschungsergebnissen der durch RUDOLF STEINER (1861—1925) begründeten anthroposophischen Geisteswissenschaft. Aus ihr soll sich ein neues „Menschenbild" ergeben, das zu einer Erweiterung der Medizin führt. Der Arzneifindung liegt somit methodisch ein anderes Prinzip zugrunde als dasjenige der Homöopathie. Als Ausgangsstoffe der Medikamente werden mineralische, pflanzliche und tierische Substanzen verwendet gemäß ihrer Beziehung zu den Grundprozessen des menschlichen Organismus, wie sie sich aus der genannten Forschung ergeben. Verschiedenartige pharmazeutische Bearbeitungsgänge dienen dazu, diese Beziehungen zu intensivieren und zu differenzieren. In diesem Sinne werden u. a. bestimmte Erwärmungs- und Potenzierungsvorgänge vorgenommen. Letztere erfolgen in Dezimalstufen, richten sich aber nicht in allem nach dem HAB, sondern werden nach eigenem Verfahren gehandhabt, welche auf Ergebnissen experimenteller Forschung begründet sind.

Vorschläge für ein neues Homöopathisches Arzneibuch

Bis 1968 wurden 11 Hefte mit Vorschlägen für das neue HAB herausgegeben.

Eine wesentliche Einschränkung der großen Zahl der bisher gebräuchlichen homöopathischen Mittel scheint geboten.

Ein entscheidender Punkt war die Überprüfung der Herstellungs-Paragraphen der Urtinkturen und Essenzen. Man kam überein, die Bezeichnung „Essenzen" fallenzulassen.

Der § 1 hatte schon vor Jahren zu vielen Diskussionen und Änderungsvorschlägen geführt.
Um zu konkreten Vergleichmöglichkeiten zu kommen, wurden einige Mittel, die bisher nach
§ 1 hergestellt wurden, nach § 2 und außerdem nach der Sondervorschrift KUHN-Madaus, die
die Herstellungs-Vorschrift von §§ 1 und 2 kombiniert, angefertigt, wobei Ausbeute, Saftgehalt,
Trockenrückstände und Alkaloidwerte bestimmt werden sollten. Das Ergebnis dieser Untersuchungen zeigte, daß nach § 1 im allgemeinen geringere Ausbeuten und geringere Alkaloid-
gehalte erhalten werden. Die Methode nach KUHN ergab Urtinkturen mit guter Ausbeute und
hohem Alkaloidgehalt, geringfügig höher als nach § 2, doch war der Arbeitsaufwand gegenüber
den nach § 2 hergestellten Tinkturen beträchtlich. Man entschloß sich, den § 1 nach Möglichkeit durch § 2 zu ersetzen. Ausnahmen sind Avena und Cannabis, wo der § 1 beibehalten
werden soll.

Die §§ 2 und 3 bleiben erhalten, nur wurde die Festlegung des Arzneiwertes durch die Saftgehaltsbestimmung kritisiert. Die Saftgehaltsbestimmung soll in Zukunft fortfallen, da der
Saftgehalt als Bezugsgröße bei der Herst. der Urtinkturen zu unterschiedlichen Tinkturen
führt, je nachdem, ob die Wachstumsbedingungen einen hohen oder niedrigen Saftgehalt
ergeben. Fest steht, daß die Saftgehaltsmethode unbefriedigend ist. Bei dem Gedanken, eine
neue Bezugsgröße zu wählen, mußte entscheidend sein, daß die nach dem neuen Verfahren
hergestellten Urtinkturen nicht von den bisherigen Konstanten abweichen dürfen, ein Standpunkt, der vorwiegend von ärztlicher Seite vertreten wurde. Damit schied das Verfahren der
französischen und amerikanischen homöopathischen Pharmakopöen aus, das die Tinkturen
im Verhältnis 1:10, bezogen auf die Trockensubstanz des Pflanzenmaterials, ansetzt; denn
nach diesem Verfahren ergeben sich große Konzentrationsänderungen gegenüber den bisherigen Urtinkturen und Dilutionen. Versuche, über einen Norm-(Tn)- oder einen Mittel-(Tm)-
Trockensubstanzwert zu Tinkturen mit konstanteren Extraktgehalten zu kommen, ergaben
keine überzeugenden Werte. Die Trockensubstanz ist eine wenig geeignete Bezugsgrundlage,
da sie nur zu einem Teil alkohollöslich ist und damit auch nur zu einem kleinen und veränderlichen Teil in die fertige Tinktur eingeht.

Es wurde schließlich der alkohollösliche Extrakt als Norm festgelegt. Die Grenzwerte
sollen nicht zu eng gefaßt sein. Eine Toleranz von 15 bis 25% um den Mittelwert wurde als
ausreichend angesehen. Liegen die Extraktwerte über der Norm, so ist die Tinktur einzustellen;
liegen sie unter der Norm, so ist die Pflanze zu verwerfen. Bei größeren Mengen dürfte es, um
Alkoholverluste zu vermeiden, zweckmäßig sein, einen Probeansatz auszuführen.

Bei Tinkturen mit bekannten und bestimmbaren Wirkstoffen werden wie im DAB 7-
BRD Grenzwerte festgelegt, die ebenfalls nicht zu eng gezogen werden sollen, entsprechend dem
homöopathischen Gedankengut, wonach der Komplex aller Inhaltsstoffe und nicht nur ein
Einzelstoff zur Wirkung kommt. Untersuchungen haben gezeigt, daß der Wirkstoffgehalt nicht
parallel mit dem Extraktgehalt einer Urtinktur verläuft. Aus diesem Grunde sollen entsprechende Grenzwerte sowohl für den Wirkstoff- wie auch für den Extraktgehalt angegeben
werden. Der vom Arbeitskreis zur Revision des HAB 34 vorgeschlagene Text für die Herst.
der Urtinkturen hat folgenden Wortlaut:

Urtinkturen werden aus frischen und getrockneten Pflanzen oder Pflanzenteilen oder
aus frischen und getrockneten Animalien durch Extraktion mit A. verschiedener Konzentration nach den in den §§ 1 bis 4 angegebenen Verfahren hergestellt. Sie müssen allen in den
Monographien angegebenen Forderungen entsprechen.

Das Ausgangsmaterial ist vor der Verarbeitung auf Übereinstimmung mit den Angaben
der Monographien zu prüfen. Es muß frei sein von fremden Stoffen, Verunreinigungen und
äußerlich anhaftender Feuchtigkeit. Die Verarbeitung frischer Pflanzen und Pflanzenteile
und Animalien muß schnell und ohne Unterbrechungen erfolgen. Sämtliche Herst.-Vor-
gänge sind in Apparaturen und mit Geräten aus indifferentem Material auszuführen, die gegen
das Lsgm. und die Inhaltsstoffe beständig sind. Verdunstungsverluste, Wärmeeinwirkung
und direktes Sonnenlicht sind sorgfältig zu vermeiden.

Werden die quantitativen Forderungen der Monographien bezüglich des Trocken-
extraktes und der angegebenen Inhalts- oder Wirkstoffe unterschritten, so ist das Material
zu verwerfen. Werden diese Forderungen überschritten, so ist die Urtinktur oder der Ansatz durch Zugabe von A. gleicher Konzentration auf den angegebenen oberen Grenzwert
einzustellen.

Die zur Einstellung erforderliche Menge des A. gleicher Konzentration wie die Tinktur errechnet sich nach folgender Formel:

$$A_1 = \frac{G(N_x - [N_0)}{N_0}.$$ (1)

G = Gewicht der Tinktur in kg,
N_0 = oberer vorgeschriebener Normwert für Trockenrückstand in %,
N_x = Trockenrückstand des Ansatzes in %.

Urtinkturen müssen kühl, gut verschlossen und vor Licht geschützt aufbewahrt werden. Sie müssen klar sein, Nachtrübungen bei der Lagerung sind durch Filtration zu entfernen.

§ 1

Urtinkturen, die aus gleichen Teilen Preßsaft und 86%igem A. zu bereiten sind. Arzneigehalt = $^1/_2$; A.-Gehalt ungefähr 45%.

Die möglichst fein zerkleinerten Pflanzen oder Pflanzenteile werden kräftig ausgepreßt. Der erhaltene Preßsaft wird sofort mit der gleichen Gew.-Menge A. (86%) versetzt und gut durchgemischt. Der Ansatz bleibt gut verschlossen mind. 10 Tage bei 18°C nicht übersteigender Raumtemperatur stehen und wird dann filtriert. Im Filtrat wird der Trockenrückstand und, wenn in der Monographie angegeben, der Wirkstoffgehalt bestimmt. Ist eine Einstellung auf die vorgeschriebenen oberen Normwerte des Trockenrückst. erforderlich, so wird die benötigte A.-Menge (45%) nach Formel (1) errechnet.

Der A. wird mit dem Filtrat gemischt, und nach 3 Tagen Stehen wird die Urtinktur filtriert.

§ 2

Urtinkturen, die durch Mazeration aus frischem Pflanzenmaterial mit ungefähr 45%igem A. hergestellt werden. Arzneigehalt = $^1/_2$.

Das Pflanzenmaterial wird möglichst fein zerkleinert. Nach gutem Durchmischen wird eine Probe entnommen und der Feuchtigkeitsgehalt F bestimmt. Der Rest der Pflanzenmasse wird sofort mit der Hälfte ihres Gew. an A. (86%) gründlich gemischt und bei höchstens 18°C Raumtemp. gut verschlossen gelagert. Nach der Formel (2)

$$A_2 = \frac{M \cdot T}{100}\,\text{kg}$$ (2)

(M = Gew. der Pflanzenmasse in kg, T = Trocknungsverlust der Pflanzenmasse in %)

wird die für einen Probeansatz oder für das gesamte Pflanzenmaterial erforderliche A.-Menge (86%) errechnet, die bereits zugesetzte A.-Menge abgezogen und die Restmenge gründlich mit der Pflanzenmasse gemischt. Der Ansatz bleibt 10 Tage bei 18°C nicht übersteigender Raumtemp. gut verschlossen stehen. Für Ansätze unter 0,5 kg Gesamtgew. ist die Wirbelextraktion in einem handelsüblichen Mix-Gerät zulässig, wobei Verdunstungsverluste und Erwärmung über 40°C vermieden werden müssen. – Der Ansatz wird abgepreßt und filtriert. Im Filtrat wird der Trockenrückst. und, wenn in der Monographie angegeben, der Wirkstoffgehalt bestimmt. Ist eine Einstellung auf die vorgeschriebenen oberen Normwerte des Trockenrückst. oder des Wirkstoffgehaltes erforderlich, so wird die benötigte A.-Menge (45%) nach Formel (1) errechnet. Der A. (45%) wird mit dem Filtrat gemischt, und nach 3 Tagen Stehen wird die Urtinktur nochmals filtriert.

§ 3

Urtinkturen, die durch Mazeration aus frischem Pflanzenmaterial mit ungefähr 60%igem A. hergestellt werden. Arzneigehalt = $^1/_3$.

Die Herst. der Urtinkturen erfolgt nach dem in § 2 angegebenen Verf. Die erforderliche A.-Menge wird nach der Formel

$$A_3 = \frac{2 \cdot M \cdot T}{100}\,\text{kg}$$ (3)

errechnet.

Zur Einstellung auf die oberen Normwerte der Monographien wird die benötigte Menge des A. (60%) nach Formel (1) errechnet.

Der A. wird mit dem Filtrat gemischt, und nach 3 Tagen Stehen wird die Urtinktur nochmals filtriert.

§ 4

Urtinkturen, die durch Perkolation oder Mazeration aus Drogen oder frischen und getrockneten Animalien im Verhältnis 1 + 10 hergestellt werden. Arzneigehalt = $^1/_{10}$.

Zur Herst. der Urtinkturen wird das in der Monographie angegebene Verfahren mit dem A. der dort angegebenen Konz. angewandt. Die Perkolation oder Mazeration wird nach den Vorschriften des neuen HAB für diese Verfahren durchgeführt, wobei für 1 Teil Drogen- oder Tiermaterial 10 Teile A. der vorgeschriebenen Konz. verwendet werden. Die Urtinktur wird filtriert und im Filtrat der Trockenrückstand und, wenn in der Monographie angegeben, der Wirkstoffgehalt bestimmt. Ist eine Einstellung auf die vorgeschriebenen oberen Normwerte des Trockenrückstandes oder des Wirkstoffgehaltes erforderlich, so wird die benötigte A.-Menge gleicher Konz. nach Formel (1) errechnet.

Der A. wird mit dem Filtrat gemischt, und nach 3 Tagen Stehen wird die Urtinktur nochmals filtriert.

Ein Probeansatz durch Wirbelextraktion in einem handelsüblichen Mix-Gerät ist zulässig, wenn die Gesamtmenge 0,8 kg nicht übersteigt. Verdunstungsverluste und Erwärmung über 40 °C müssen dabei sorgfältig vermieden werden.

Zur Herstellung homöopathischer Zubereitungen werden folgende Äthanol-Wasser-Gemische verwendet:

Äthanol in % g/g; absolut = 99,7 %; 95 %; 86 %; 73 %; 60 %; 45 %; 15 %.

Tabelle für gebräuchliche Gemische

g/g %	Dichte bei 20° +	Prozent g/g	Prozent ml/ml	Gewichtsteile Aethanol 95 %	H₂O
95	0,8030 – 0,8055	95,5 – 94,5	97,09 – 96,49	1 000	0
86	0,8270 – 0,8295	86,5 – 85,5	90,66 – 89,91	907	93
73	0,8590 – 0,8615	73,6 – 72,5	80,10 – 79,20	768	232
60	0,8900 – 0,8925	60,5 – 59,5	68,21 – 67,18	633	367
45	0,9238 – 0,9259	45,5 – 44,5	53,24 – 52,22	475	525
15	0,9747 – 0,9760	15,5 – 14,5	19,15 – 17,92	158	842

Homöopathische Arzneiformen. In den Herst.-Verfahren der einzelnen Arzneiformen hat sich nichts Wesentliches geändert.

Neu eingeführt wird eine Beschränkung der Menge einer herzustellenden fl. Potenz; sie darf, in einem Arbeitsgang hergestellt, nicht mehr als 1 000 g betragen.

Um in der Herst. der Hochpotenzen zu klaren Verhältnissen zu kommen, wurde folgender Vorschlag angenommen.

Wenn höhere Potenzen als D 20 oder C 10 abzugeben sind, so ist deren Herstellungs-Methode freigestellt. Wird die Potenzierung über D 20 oder C 10 nicht nach der Mehrglasmethode vorgenommen, so ist das verwendete Verfahren anzugeben, z. B. bei der Einglasmethode ,,E. G.‘‘.

Bei alkoholunlösl. Substanzen, die bisher in Aqua dest. gelöst wurden und schon nach kurzer Zeit Zers.-Erscheinungen zeigten, wurde ein konservierender Zusatz von A. (15 %) vorgeschlagen. Dei Vorschrift lautet: Bei der Herst. von etwa 15 %igen alkoholischen Lsg. wird die Ursubstanz zuerst in W. gelöst und dann der A. zugesetzt. Das Mischungsverhältnis beträgt:

	Substanz	Wasser	Aethanol (86 %)
für ∅ = D 1	1 Teil	7,25 Teile	1,75 Teile
für ∅ = D 2	1 Teil	81,5 Teile	17,5 Teile
für ∅ = D 3	1 Teil	824 Teile	175 Teile

Der Artikel Verreibungen erforderte eine intensive Überarbeitung. Folgende Definition einer Verreibung wurde festgelegt: ,,Verreibungen sind unter Einhaltung bestimmter Bedingungen hergestellte Gemische von Arzneistoffen mit Milchzucker.‘‘

Das z. Z. gültige HAB gibt lediglich Vorschriften für die Herst. einer Handverreibung. Das neue HAB fordert für die Herst. von Verreibungen in Mengen über 20 g geschlossene Verreibungsmaschinen. Für sie mußte ein Verreibungsstandard geschaffen werden, um immer zu gleichen Produkten zu kommen und um Verreibungsmaschinen testen zu können. Die Kommission stellte den Lycopodiumtest zur Diskussion, gegen den bis heute, also nach 5 Jahren, keine Einsprüche erhoben worden sind.

Prüfung von Verreibungsmaschinen (Lycopodiumtest). Verreibungsmaschinen (s. S. 323) garantieren im Gegensatz zur Handverreibung einen gleichbleibenden Verreibungseffekt, daher ist ihre Prfg. und Eichung grundsätzlich möglich. Der Sinn der im folgenden beschriebenen Prfg. liegt in der Annahme, daß eine Maschine, die in der Lage ist, die schwer zu zerkleinernden Lycopodiumsporen zu verreiben, nach Maßgabe ihrer dabei gezeigten Leistung auch für die Verreibung anderer Grundstoffe geeignet ist. Die Leistung (Wirkungsgrad) wird gemessen in % zerstörte Sporen in einer Lycopodiumsporen-Verreibung (D 1).

Demzufolge stellt man durch 1stündige Verreibung einer der Größe der Maschine entsprechende Menge an Lycopodium plv. D 1 Verreibung her und bestimmt, wieviel Prozent der Sporen in der Verreibung durch die Maschine zerstört wurden (Verreibungsgrad). Die Best. wird folgendermaßen durchgeführt:

0,2 g Lycopodium plv. D 1 Verreibung (Handwaage) werden mit 2 ml Suspensionsmittel (20 g Tween 20 + 75 ml Aqua dest. + 25 ml Glycerin) im Reagensglas angeschüttelt und über dem Bunsenbrenner unter Schütteln bis zur Lsg. des Milchzuckers vorsichtig, aber rasch erhitzt. Von dieser Suspension wird ein kleiner Tr. mit einer Pipette durch Auftupfen auf eine Blutzählkammer nach NEUBAUER (Leitz, Wetzlar) aufgebracht und mit dem Deckglas abgedeckt. (Der Tr. darf nicht zu groß sein, da sonst nach dem Abdecken Konvektionsströmungen entstehen, die die Sporen an den Rand der Kammer tragen, und nicht zu klein, da sonst Blasen entstehen können, die die Auszählung stören.) Dann werden bei etwa 80facher Vergrößerung die intakten Sporen in den 4mal 16 Eckfeldern der Neubauerschen Zählkammer abgezählt, der Mittelwert für ein Feld berechnet und die Sporen pro Feld angegeben.

Die Anzahl der ursprünglich vorhandenen Sporen pro Feld (Nullwert) wird mit folgender Formel berechnet:

$$\text{Nullwert} = \frac{9}{10^6 \cdot d^3 \cdot G}\ \text{Sporen pro Feld.}$$

Der Nullwert muß für die verwendete Lycopodiumsorte nur einmal bestimmt werden.

d = mittlerer Durchmesser der zur Testung verwendeten Sporen in cm (an einer Probe unter dem Mikroskop bei 800- bis 1000facher Vergrößerung als Durchschnitt aus etwa 40 Sporen möglichst exakt zu messen).

G = Gew. von 100 ml der Sporen (schichtweises Einfüllen der Lycopodiumsporen in einen tarierten 100-ml-Meßzylinder unter dauerndem Aufstoßen des Zylinders).

Die Berechnung des Verreibungsgrades (in % zerstörte Sporen) erfolgt nach der Formel:

$$\text{Verreibungsgrad} = \frac{\text{Nullwert} - \text{intakte Sporen pro Feld} \cdot 100}{\text{Nullwert}}.$$

Beispiel:

Gew. von 100 ml Lycopodium: $G = 49{,}0$ g
Mittlerer Durchmesser der Sporen: $d = 0{,}003\,5$ cm

$$\text{Nullwert}\ \frac{9}{10^6 \cdot 0{,}003\,5^3 \cdot 49} = 4{,}3\ \text{Sporen pro Feld}$$

Intakte Sporen ausgezählt: 2,0 Sporen pro Feld

$$\text{Verreibungsgrad:}\quad \frac{(4{,}3 - 2{,}0) \cdot 100}{4{,}3} = 53{,}5\%.$$

Der Verreibungsgrad einer so hergestellten und untersuchten Verreibung ist ein direktes Leistungsmaß für die Maschine. Die für homöopathische Zwecke verwendeten Verreibungsmaschinen müssen einen Wirkungsgrad von mind. 70% haben, d. h. nach 1 Std. Verreibungsdauer sollen 70% der Sporen zerstört sein. Maschinen mit kleinerem Wirkungsgrad sind derart zu eichen, daß die Menge an Verreibungsgut so lange verringert wird, bis der geforderte Wirkungsgrad von 70% erreicht wird. Es darf dann in diesen Maschinen nur mehr die dabei ermittelte Menge auf einmal verrieben werden. Da der Wirkungsgrad auch von Reibschale und Pistill abhängt, ist er bei Erneuerung und Auswechslung derselben zu überprüfen.

Neben der Testung der Verreibungsmaschinen ist für eine einwandfreie Verreibung auch eine einheitliche Korngröße insbesondere der schwer verreibbaren Grundstoffe nötig. Zu diesem Zweck wird das neue HAB in Fortführung der Siebgröße Nr. 1 bis 6 des DAB 6 die Siebgrößen 7 bis 9 einführen.

Siebgröße 7: Maschenweite 0,1 mm
„   8:   „   0,06 mm
„   9:   „   0,045 mm

Globuli und Salben sollen in das neue HAB nicht mehr aufgenommen werden. Das heißt nicht, daß diese Arzneiformen nicht mehr hergestellt werden.

Neu aufgenommen werden homöopathische Injektions-Lsg. Sie werden mit physiologischer Kochsalzlsg. hergestellt. Einzige Ausnahme sind Natriumchlorid-Ampullen, die mit Aqua dest. pro inj. bereitet werden. In jedem Falle muß das zu verwendende W. pyrogenfrei sein. Die Dezimal- und Zentesimalpotenzen zur Injektion werden wie gewöhnliche Verdünnungen angefertigt, nur mit dem Unterschied, daß bei D-Potenzen die beiden letzten Stufen, bei C-Potenzen die letzte Stufe mit physiolog. Kochsalzlsg. bereitet werden. Homöopathische Injektions-Lsg. müssen klar und frei von Schwebestoffen sein. Die Sterilisation erfolgt nach den Vorschriften des gültigen DAB.

Identitäts- und Reinheitsprüfungen. Eine Durchsicht der ausländischen homöopathischen Pharmakopöen zeigt, daß der Herst. von homöopathischen Zubereitungen sehr viel Raum gegeben wurde, die Untersuchungs-Methoden aber praktisch völlig vernachlässigt wurden. So enthält die HPUS, die fast alle 3 bis 4 Jahre neu bearbeitet erscheint, nicht eine einzige Identitäts- oder Gehaltsbestimmung. Als Begründung für das Fehlen solcher Untersuchungs-Methoden wird von ausländischer Seite angeführt, daß in der homöopathischen Therapie vorwiegend Potenzen Verwendung finden, ein in der Urtinktur festgelegter Gehalt an Wirkstoffen also keine entscheidende Rolle mehr spielt.

Das z. Z. gültige HAB enthält in beschränktem Umfang Identitäts- und Reinheitsprüfungen sowie eine Anzahl von Gehaltsbestimmungen. Die Kommission zur Neubearbeitung des HAB war sich darüber im klaren, daß jede Monographie auch entsprechende Prüfungen enthalten muß. Nicht nur für Urtinkturen, sondern auch für Potenzen wurden entsprechende Prüfungen gefordert. Soweit vorhanden, wurden die DAB 7-Vorschläge berücksichtigt. In vielen Fällen wurden neue Vorschläge gemacht, wobei komplexometrische Bestimmungen, hämolytischer Index, biologische Wertbestimmungen usw. mit herangezogen wurden. Die Chromatographie (Rundfilter-, auf- und absteigende Methode), die gerade für die in der Homöopathie gebräuchlichen Zubereitungen besonders geeignet ist und die in den letzten 2 Jahrzehnten die Untersuchungs-Technik stark beeinflußt hat, wurde in großem Maße zur Beurteilung von Urtinkturen wie auch Potenzen eingesetzt. Neben der Papierchromatographie wurde auch die D. Chr. aufgenommen, die dort zur Anwendung kommen soll, wo die anderen papierchromatographischen Methoden zu ungenügenden Resultaten führen (z. B. Guajacum).

Für den Nachweis von Saponinen wurden 2 Methoden neu eingeführt:

1. Blutgelatine-Methode, die den qual. Nachweis von Saponinen ermöglicht.

2. Bestimmung des hämolytischen Index (h. I.) siehe Büchi, Hippenmeyer u. Dolder [Pharm. Acta Helv. *25*, 143 (1950)]. Als Vergleichssubstanz benutzt man ein Standard-Saponin, das auf einen Wert von 1:25000 eingestellt ist.

Für die Untersuchung von tierischen Giften, in der Hauptsache Schlangen- und Spinnengifte, wurde zusätzlich die Elektrophorese eingeführt.

Die Untersuchungs-Methoden gliedern sich in 3 Gruppen:

A. Allg. Methoden
    1. Bestimmung des Trockenrückstandes
    2. Bestimmung der Asche in Drogen
    3. Kapillar- und Kapillarlumineszenzanalyse
    4. Papierchromatographie
    5. Prfg. des Milchzuckers (Asche, Fett)
    6. Prfg. des Rohrzuckers
    7. Prfg. des Glycerins
    8. Prfg. des A.

B. Spezielle Prüfung der Arzneiformen
    1. Prfg. der Tinkturen
        a) Dichte
        b) Trockenrückstand
        c) Alkohol-Gehalt
        d) Farbe
    2. Nachweis der Potenzen
    3. Prfg. der Lsg. (Rekristallisation)
    4. Prfg. der Verreibungen und Tabl. (Zerfall, Farbe, Zusätze)
    5. Prfg. der Injektionen (Pyrogene)

C. Spezieller Nachweis einzelner Stoffe oder Stoffgruppen
1. Prfg. auf Saponine (hämolyt. Index, Blutgelatine-Meth.)
2. Prfg. auf Gerbstoffe
3. Prfg. auf Alkaloide
4. Prfg. auf Flavone
5. Prfg. auf ätherische Öle
6. Prfg. auf fette Öle
7. Prfg. auf Kohlenhydrate
8. Opaleszenzreaktion (Chelidonsäure)
9. Mikrochem. Verf. (Tüpfelanalyse)
10. Biologische Wertbest. (herzaktive Glykoside, MSE-Werte)

Ausländische homöopathische Arzneibücher

A. The Homoeopathic Pharmacopoeia of the United States (HPUS) 7. rev. Ausgabe, 1964, herausgegeben vom American Institute of Homoeopathy.

Im einleitenden Teil sind zunächst die Bemerkungen interessant, die der Homöopathie als Zweig der medizinischen Wissenschaft gewidmet sind. Es heißt dort: „Homöopathie ist die Kunst, die Syndrome und Ursachen, welche eine Krankheit bedingen, mit Arzneien zu behandeln, die am gesunden Menschen die gleichen Syndrome und Bedingungen verursachen." Es wird also das Simile-Gesetz als Grundlage für die Homöopathie festgelegt.

Über die Aufnahme bzw. Verwendung einzelner Arzneimittel in der Homöopathie wird dann weiter gesagt: „Ein Mittel kann als homöopathische Medizin bezeichnet werden, wenn es in der Liste als homöopathisch geprüft verzeichnet ist oder wenn von ihm bekannt ist, daß es physiologische Eig. hat, um Syndrome zu beseitigen, oder wenn es in ungenügenden Dosen aktive physiologische Effekte bewirkt. Der Zweck der homöopathischen Pharmakopöe liegt in der Aufstellung einer Liste von Mitteln, die bei der homöopathischen Therapie Verwendung finden und in dem Bestreben, genaue Angaben über die Identifizierung und Zubereitung zu geben mit dem Ziel, solchen Arzneizubereitungen den Vorzug zu geben, die auf Grund einer Arzneimittelprüfung für die Aufnahme in die Pharmakopöe in Frage kommen. Die Arzneimittelprüfungen der homöopathischen Therapie werden dem Pharmakopöe-Komitee zugeleitet, und wenn die Notwendigkeit der Aufnahme eines solchen Mittels genügend groß ist, wird es in die homöopathische Pharmakopöe aufgenommen." Hier liegt also ein wesentlicher Unterschied gegenüber dem HAB vor, da grundsätzlich nur solche Mittel in die HPUS aufgenommen werden, für die eine einwandfreie homöopathische Arzneimittelprüfung durchgeführt wurde.

Die HPUS enthält 691 Mittel, von denen 238 chemischer Natur sind, das HAB 2 dagegen 660 Mittel, davon 169 chemischer Natur. Da die überwiegende Anzahl der Mittel pflanzlicher Herkunft ist, wird der Herst. der Urtinkturen das Hauptinteresse gewidmet.

Für das Sammeln der Pflanzen werden in der Einleitung genaue Vorschriften angegeben. Ist die Verwendung der ganzen Pflanze vorgeschrieben, wird das Sammeln in der Blütezeit bei sonnigem Wetter vorgenommen. Blätter und Kraut sollen gesammelt werden, wenn sie voll entwickelt sind und kurz vor der Blüte stehen. Blüten werden am günstigsten gesammelt, wenn sie kurz vor der völligen Öffnung stehen. Stengel sollen kurz vor der Entwicklung der Blätter abgeschnitten und dann wie diese behandelt werden. Rinden von harzigen Bäumen werden am besten kurz vor der Entwicklung der Blätter und Blüten gesammelt, nicht harzige Rinden im späten Herbst von jungen kräftigen Bäumen. Hölzer werden im Frühling gesammelt, ebenfalls von jungen kräftigen Bäumen oder baumähnlichen Sträuchern. Wurzeln werden im frühen Herbst ausgegraben, und zwar von einjährigen Pflanzen. Bei zweijährigen gräbt man die Wurzel im Frühjahr aus. Mehrjährige Wurzeln werden im 2. oder 3. Jahr gesammelt, kurz bevor sie holzige Fasern entwickeln. Früchte, Samen und Beeren werden bis auf wenige Ausnahmen zur Reifezeit geerntet, sie sollen ganz verarbeitet, also nicht zerkleinert werden.

Herstellung homöopathischer Grundstoffe und Zubereitungen

A. Grundstoffe: 1. Aqua dest.; 2. A.: Alcohol fortior (strong alcohol) 92,3 Gew.-% oder 94,9 Vol.-%, Official-Alkohol (dispensing alcohol) 83 Gew.- oder 88 Vol.-%; 3. Lactose; 4. Glycerin.

Alle Grundstoffe müssen den in der USP XVII gestellten Forderungen entsprechen.

B. Zubereitungen: 1. Urtinkturen. Es wird die trockene Droge als Einheit festgelegt, wodurch die Einheitlichkeit des Arzneigehaltes und aller Verd. gewährleistet ist (grundsätzlich Arzneigehalt 1/10 = 1 ×). Die HPUS sagt dazu: „Die trockene Droge wird hiermit als

Einheit des Arzneigehaltes bezeichnet, und das Komitee ist der festen Überzeugung, daß durch die Anerkennung dieses Standards die besten Ergebnisse gewährleistet und daß durch diese Vereinheitlichung Arzt und Pharmazeut übereinstimmend zufriedengestellt werden."

Die Herst. der Urtinktur geht so vor sich, daß zunächst eine kleine Menge der frischen Pflanze gewogen und bei vorsichtiger Wärme im Wasserbad bis zur Gew.-Konstanz getrocknet wird. Die Differenz des Gew. zwischen der frischen und trockenen Pflanze gibt den Feuchtigkeitsgehalt an. Das getrocknete Pflanzenmaterial wird als Konz.-Einheit angenommen, und 1 Teil der trockenen Substanz wird mit 9 Teilen A. zur sogenannten Muttertinktur angesetzt. Diese Überlegungen sind selbstverständlich theoretischer Natur, da die frische Pflanze zur Herst. der Tinktur benutzt wird. Nachdem man den Feuchtigkeitsgeh. bestimmt hat, vergleicht man den Wert mit dem Standard, und darin liegt der Vorteil der Herst. der Tinkturen nach der HPUS, daß für jede einzelne Pflanze im spez. Teil ein Standard für den Feuchtigkeitsgehalt angegeben ist, wodurch Schwankungen im Saftgehalt ausgeschlossen sind. Wird also z. B. die Ernte in einer sehr trockenen Zeit vorgenommen, so ist der Saftgehalt mit dest. W. auf den angegebenen Standard zu ergänzen. Wird dagegen in einer Regenzeit geerntet, ist dieser Standard durch Eindampfen der Pflanzenmasse auf dem Wasserbad einzustellen,

z. B. Aconitum moist magma containing solids   100 g
plant moisture 350 cm³   = 450 g
strong alcohol   863 cm³
To make 1 000 cm³ of Tincture.

Die weitere Verarbeitung der Tinkturen geschieht analog den Vorschriften des HAB, und zwar werden die frischen Pflanzen durch Mazeration, die Drogen durch Perkolation weiter verarbeitet.

Um den Arzneigehalt entsprechend dem HAB bei importierten Urtinkturen, die nach den Vorschriften der HPUS hergestellt sind, umrechnen zu können, sei mit Vorbehalt folgende Umrechnungsformel von C. SCHAUB [Südd. Apoth.-Ztg 90, 200 (1950)] angegeben:

$$\text{Arzneigehalt} = \frac{F + E - 100}{1\,000 \cdot D}.$$

F = Frischpflanzenbrei („feuchte Masse") in Gramm, zur Bereitung von 1 000 cm³ HPUS-Tinktur,
E = Extraktgeh. in Gramm, in 1 000 cm³ HPUS-Tinktur,
D = Spez. Gew. der HPUS-Tinktur.
E und D sind experimentell zu bestimmen.

In einigen Fällen ist die HPUS von dem grundsätzlichen Arzneigehalt 1/10 abgegangen, z. T. bedingt durch die Schwerlöslichkeit der Substanzen. Diese Ausnahmen sind in der folgenden Tabelle aufgeführt:

Urtinktur	Arzneikraft
Acidum hydrocyanicum	1/100
Acidum picricum	1/100
Ambra grisea	1/100
Ammonium aceticum	1/100
Arsenicum album	1/100
Bromium	1/100
Cactus grandiflorus	1/20
Calcarea caustica	1/1000
Causticum	nach besonderer Vorschrift
Chlorinum	1/1000
Crotalus horridus	1/100
Croton tiglium	1/100
Cuprum aceticum	1/100
Elaps corallinus	1/100
Glonoinum	1/100
Kali arsenicosum	1/100
Kali chloricum	1/100
Kali permanganicum	1/100
Mephitis mephitica	1/100
Mercurius cyanatus	1/100
Moschus	1/20
Phosphorus	1/667

Zum Teil läßt die HPUS zur Herst. der Tinkturen andere Pflanzenteile verwenden als das HAB:

	HAB	HPUS
Anacardium	reife Früchte	der harzige Saft aus den Samen
Arnica	getrockn. Wurzelstock und Wurzeln	ganze frische Pflanze einschl. Wurzeln
Asarum europ.	frischer Wurzelstock	frische Pflanze und Wurzeln
Avena	frische blühende Pflanze	frische Samen
Chelidonium	vor der Blüte gesammelte frische Wurzeln	ganze frische Pflanze und Wurzeln
Croton tiglium	reife Samen	Öl aus den Samen
Dictamnus alb.	frische Blätter	Rinde der Wurzeln
Carduus mar.	reife Samen	blüh. Pflanze oder ihren Samen
Gossypium	frische innere Wurzelrinde	Wurzelrinde und Samen
Helianthus	reife Samen	reife Blütenköpfe
Viburn. prunif.	frische Früchte	frische Rinde

2. Verdünnungen (Dilutionen). Dilutionen werden hergestellt, indem 1 ml der Urtinktur mit 9 ml dispensing alcohol nach der Einglasmethode potenziert werden. Im Gegensatz zum HAB wird also grundsätzlich gemessen, nicht gewogen, und nach der Einglasmethode potenziert. Da die Urtinktur einen Arzneigehalt von 1/10 (= 1 × = D 1) aufweist, stellt die erste Verd. bereits die 2. Dezimalpotenz (1/100 = 2 × = D 2) dar. Die weiteren Verd. werden immer in dem gleichen Glas vorgenommen, wobei 1 ml und 10 ml markiert werden. Die Bezeichnung weicht insofern vom HAB ab, als man bei D-Potenzen ein x hinter die Potenzzahl setzt; bei Zentesimalpotenzen fällt dieses x fort. Zum Beispiel Aconitum D 4 = Aconitum 4x; Aconitum C 4 = Aconitum 4.

Dilutionen aus Verreibungen werden nach demselben Verf. wie im HAB hergestellt.

3. Verreibungen (Triturationen). Abweichend von den Vorschriften des HAB wird zur Herst. der 1. Verreibungspotenz 1 Teil des Arzneistoffes mit 9 Teilen gepulvertem Milchzucker in einem sauberen Mörser mit einem Pistill so lange verrieben, bis ein geeigneter Feinheitsgrad erreicht ist. Die weiteren Verreibungen werden in der gleichen Weise bereitet. Eine besondere Kennzeichnung ist in der HPUS für Triturationen aus Tinkturen im Gegensatz zu Triturationen aus Drogenpulver angegeben. Man bezeichnet sie durch Hinzufügen eines Striches über der Potenzzahl, z. B. Aconitum $\overline{1x}$ trit. bedeutet, daß es sich um eine Trituration handelt, die aus der Tinktur hergestellt wurde. Aconitum 1x trit. ist aus Drogenpulver bereitet.

4. Globuli (medicated globules). Sie entsprechen in der Herst. den Vorschriften des HAB und werden auch wie dort mit der zur Befeuchtung verwendeten Potenz bezeichnet.

5. Medicated Powders. Sie werden in der Weise bereitet, daß 1 ml der nächst niedrigeren Dezimaldilution als die der gewünschten Verd. mit 10 g Milchzucker in einem Mörser mit einem Spatel gemischt und dann mit einem Pistill bis zur völligen Trocknung verrieben werden. Das so bereitete Pulver stellt die nächst höhere Potenz dar und wird auch als solche bezeichnet; z. B. ein mit Belladonna 3x bereitetes Pulver wird als 4x bezeichnet.

6. Medicated Cones (präparierte Trochisci). Sogenannte Disks werden aus Rohrzucker mit einer kleinen Menge Eiereiweiß bereitet, um sie sehr leicht und porös zu gestalten. Sie sind halbkugelförmig geformt und werden nach dem Durchmesser ihrer Basis in mm bezeichnet. Die übliche Größe (Nr. 6) absorbiert etwa 2 Tr. dispensing alcohol. Um Gärung zu vermeiden, sind die Trochisci trocken aufzubewahren. Sie werden durch Zusatz einer zur Sättigung ausreichenden Menge der Dilution befeuchtet und die überschüssige Flüssigkeit abgegossen.

7. Tabletten (Trituration tablets). Sie stellen eine Dosierungsform der Verreibung dar, die ohne Preßvorgang hergestellt werden, indem man die Verreibung mit W. oder verdünntem A. schwach befeuchtet, in Formen drückt und sorgfältig trocknet. Sie haben den Vorteil der

wesentlich besseren Zerfallbarkeit gegenüber gepreßten Tabl. Gewichte sind nicht angegeben; es werden üblicherweise Tabl. zu 0,1 g hergestellt.

Identifizierung und Prüfung homöopathischer Zubereitungen. (Die HPUS gibt keine Identifizierungs- und Prfg.-Vorschriften an.) Im Herbst 1964 ist die revidierte 7. Ausgabe der HPUS erschienen. Sie setzt sich aus der sorgfältig auf Fehler überarbeiteten und mit den entsprechenden Korrekturen versehenen 6. Ausgabe und einem Supplement, in das 44 neue Artikel aufgenommen wurden, zusammen. Die Bearbeitung der Artikel erfolgte nach dem gleichen Schema wie bisher. Es wurden neu aufgenommen:

Abelmoschus	Hoitzia coccinea
Achyranthes calea	Ipomea stans cav.
Adrenocorticotrophin	Karwinskia humboldtiana
Agave tequilana	Laburnum anagyroides
Amni liquor	Latrodectus mactans
Argemone mexicana	Lippia mexicana
Aristolochia clematitis	Lophophora williamsii
Beryllium metallicum	Mandragora officinarum
Buthus australis	Natrium fluoricum
Cadmium metallicum	Ocimum sanctum
Calea zacatechichi	Paronichia illecebrum
Castella texana	Persea americana
Cecropia mexicana	Pinus teocote
Centruroides elegans	Pituitarum posterium
Cobaltum nitricum	Rajania subsamarata
Cortisone	Rauwolfia serpentina
Cynara scolymus	Senecio cineraria
Cytisus scoparius	Smilax cordifolia, radix
Dextrum lacticum acidum	Strophantus sarmentosus
Guatteria gaumeri	Sulfanilamide
Hedera helix	Thymol
Hippuricum acidum	Venus mercenaria

Als wichtigster Beschluß aus dem Bericht des Pharmacopöe-Ausschusses wird bekanntgegeben, daß mit Erscheinen der HPUS VII. Ausgabe Kombinationen von homöopathischen Mitteln oder Medikamenten (Komplexmittel) mit zum Ziel und zur Lehre der Homöopathie gehören. Im übrigen verfolgt die Pharmacopöe-Kommission der USA mit Interesse die in anderen Ländern geleistete Arbeit, insbesondere die Arbeiten an der Pharmacopée Homóopathique Française und am deutschen Homöopathischen Arzneibuch und hofft, daß bald eine Zusammenfassung der verschiedenen Pharmacopöeen zu einer allgemein anerkannten, internationalen homöopathischen Pharmacopöe erfolgen wird.

B. In Frankreich gab es bis zum Jahre 1948 keine offiziellen homöopathischen Arzneibücher. Es waren nur private Pharmakopöen bekannt, deren letzte aus dem Jahre 1898 stammte und von den Apothekern H. ECALLE, L. DELPECH und A. PEUVRIER bearbeitet wurde. Eine Neubearbeitung schien dringend notwendig, und während des letzten Krieges wurden von den Apothekern M. DELPECH, H. BOIRON, J. DANOS, A. I. GILLET und den Ärzten M. ROUY und P. E. VANIER an einem modernen Arzneibuch gearbeitet. Leider konnte keine Einigung unter den Bearbeitern erzielt werden, und so begnügte man sich mit der Zusammenfassung aller Bestimmungs- und Herst.-Vorschriften, die am 29. 12. 1948 unter dem Titel „Codification des Préparations homéopathiques officinales" (C.P.H.O.) gesetzliche Anerkennung fand. Im Jahre 1965 erschien die 8. Ausgabe der Pharmacopée Française. Erstmalig fanden die „Préparations Homéopathiques" als Teil der offiziellen Arzneibuchs Aufnahme. Danach sind Homöopathische Präparate Medikamente, die nach der sog. Hahnemannschen Methode durch sukzessive Dilution hergestellt werden. Diese Präparate werden mit dem lateinischen Namen der verwendeten Droge, Substanz oder Mischung bezeichnet, dem die Angabe der Verdünnung folgt. Man gebraucht folgende Abkürzungen:

für die Urtinkturen	T.M. (Teintures Mçres),
für die Dilutionen nach der Zehntel-Skala	D, Déc oder X,
für die Dilutionen nach der Hundertstel-Skala	C oder CH,

wobei der Verdünnungsgrad voran- oder nachgestellt wird. Die Granula, Globuli, „dosespoudres" und imprägnierten Tabletten tragen die Nomenklatur der verwendeten Dilution.

1. Rohstoffe. Zur Herstellung der Dilution gemäß der Hahnemannschen Methode geht man von folgenden Rohstoffen aus: Urtinkturen, Mazeraten, Biotherapeutica, Isotherapeutica, chemischen Produkten mineralischen oder organischen Ursprungs, Organpräparaten (Auszügen aus Organen tierischen Ursprungs).

A. Urtinkturen. Urtinkturen sind Flüssigkeiten, die durch Extraktion mit einem alkoholischen Lösungsmittel aus Stoffen pflanzlichen oder tierischen Ursprungs hergestellt werden.

Urtinkturen aus pflanzlichen Stoffen werden durch Mazeration mit verschieden starkem Alkohol von Frischpflanzen, stabilisierten Frischpflanzen und, seltener, von getrockneten Pflanzen gewonnen. Das Gewichtsverhältnis der Urtinktur zur entwässerten Droge entspricht 10:1 mit Ausnahme der Calendula-Tinktur, wo es 20:1 beträgt.

Urtinkturen aus tierischen Stoffen werden ebenfalls durch Mazeration mit verschieden starkem Alkohol gewonnen. In bestimmten Fällen wird ein Lösungsmittel verwendet, das zu gleichen Teilen aus Wasser, 95%igem Alkohol und Glycerin besteht. Das Gewichtsverhältnis dieser Tinkturen zur verwendeten Droge entspricht 20:1.

1. Wahl der Drogen. Für Urtinkturen pflanzlichen Ursprungs werden vorzugsweise an ihrem natürlichen Standort gesammelt:

ganze Pflanzen zur Zeit der Blüte;
voll entwickelte Blätter vor der Blüte;
Blüten kurz vor der völligen Entfaltung;
ausgebildete Stengel vor der Blüte;
die Rinde harziger Arten zum Zeitpunkt des Aufsteigens der Säfte und die Rinde junger Pflanzen anderer Art zum gleichen Zeitpunkt;
das Holz junger Gewächse beim Saftaufstieg;
die Wurzeln von Einjahrespflanzen am Ende der Wachstumsperiode,
die Wurzeln von Zweijahrespflanzen am Ende der Wachstumspause sowie
die Wurzeln von zwei- und dreijährigen langlebigen Gewächsen vor ihrer Verholzung;
Früchte und Samen zum Zeitpunkt der Reife.

Für Urtinkturen tierischen Ursprungs wird der Rohstoff geliefert: von gesunden, lebenden Tieren (mit Ausnahme des Coccus cacti und Cantharis) in einem bestimmten Entwicklungsstadium; von bestimmten Teilen ihres Organismus; von bestimmten Absonderungen.

2. Herstellung. Zunächst wird an einer Durchschnittsprobe der verarbeiteten Droge der Feuchtigkeitsgehalt durch Trocknungsverlust bei 50° in 24 Std. bestimmt. Man füllt die gewünschte Rohstoffmenge locker in ein Behältnis mit der erforderlichen Menge Alkohol der gewünschten Stärke. Der Behälter wird verschlossen. Man läßt drei Wochen lang unter häufigem Schütteln mazerieren, dekantiert und preßt ab. Die so erhaltenen Flüssigkeiten werden gemischt und die Urtinktur durch Zugabe von Alkohol in der entsprechenden Stärke auf den gewünschten Gehalt eingestellt. Man mischt, läßt an kühlem Ort 48 Std. ruhen und filtriert.

3. Prüfung. Die Prüfungen für Urtinkturen sind mit den in der Pharmakopöe für Tinkturen oder Alkoholate vorgeschriebenen Prüfungen identisch.

4. Aufbewahrung. In gut verschlossenen Behältern kühl aufbewahren.

B. Verschiedene Mazerate. Diese Präparate werden auf Grund der extrahierenden Wirkung gewisser Lösungsmittel: Glycerin, verschiedene Öle, usw. auf pflanzliche oder tierische Substanzen gewonnen. Sie werden durch Mazeration oder Digestion hergestellt. Das Gewichtsverhältnis zur entwässerten Droge beträgt 10:1 oder 20:1.

C. Biotherapeutica. Biotherapeutica sind im voraus hergestellte Medikamente, die aus chemisch nicht definierten Produkten mikrobiologischen Ursprungs, aus Absonderungen und Ausscheidungen pathologischer oder nicht pathologischer Art, aus tierischen oder pflanzlichen Geweben und aus Allergica gewonnen werden. Diese verschiedenen Substanzen tragen daher die Bezeichnung „Stämme zur Gewinnung von Biotherapeutica".

Biotherapeutica dürfen erst ab der dritten Verdünnung nach der Hundertstel-Skala oder ab der sechsten Verdünnung nach der Zehntel-Skala abgegeben werden. Sie dürfen nur zur oralen Einnahme verabfolgt werden.

Prüfung. Die erste flüssige Dilution und, a fortiori, die folgenden müssen den für die Pharmacopée Française, 8. Ausgabe, beschriebenen Sterilitätsprüfungen genügen.

D. Isotherapeutica. Isotherapeutica sind ebenfalls Biotherapeutica, werden jedoch ex tempore aus beim Kranken vorhandenen Stämmen hergestellt. Die erste flüssige Dilution davon ist zu sterilisieren.

E. Chemische Produkte mineralischen oder organischen Ursprungs.
Die verwendeten Substanzen sind:
einfache und zusammengesetzte Materie,
chemische Komplexe natürlicher Art,
Produkte oder Mischungen, die nur nach der Art ihrer Herstellung gekennzeichnet sind.

2. Dilutionen und Triturationen. Dilutionen und Triturationen werden nach der sogenannten Hahnemannschen Methode durch Abtrennen der Grundsubstanz unter den unten genannten Bedingungen gewonnen, und zwar als flüssiges und als festes Mittel.

Sie werden mit D (Zehntel) oder C (Hundertstel) bezeichnet, je nachdem, ob der Verdünnungsvorgang nach der Zehntel- oder der Hundertstel-Skala erfolgt. Die Zahl der Verdünnungsvorgänge bestimmt den Gehalt der gewonnenen Dilution oder Trituration, wie aus folgender Tabelle ersichtlich:

Dilution	Gehalt			Zehntel-Skala	Hundertstel-Skala
$1/10$	10	p. 100	10^{-1}	D 1	—
$1/100$	1	p. 100	10^{-2}	D 2	C 1
$1/1000$	0,1	p. 100	10^{-3}	D 3	—
$1/10000$	0,01	p. 100	10^{-4}	D 4	C 2
$1/100000$	0,001	p. 100	10^{-5}	D 5	—
$1/1000000$	0,0001	p. 100	10^{-6}	D 6	C 3
$1/1$ (18 Nullen)	—	—	10^{-18}	D 18	C 9

Herstellung. a) Dilutionen nach der Hundertstel-Skala. Man bereitet eine Reihe von neuen Fläschchen und Korken vor, die mit Wasser gereinigt und getrocknet werden, und deren Anzahl der zu erhaltenden Dilution nach der Hundertstel-Skala entspricht.

In das erste Fläschchen wird nach Gewicht ein Teil der Grundsubstanz gefüllt und mittels des geeigneten Trägers auf 100 Teile nach Volumen aufgefüllt. Mindestens hundertmal schütteln. Die erhaltene Dilution ist C 1.

Ein Volumen-Teil von C 1 wird entnommen und in das zweite Fläschchen gegossen, das bereits 99 Teile des Trägers enthält. Ebenfalls hundertmal schütteln. Die so erhaltene Dilution ist C 2. Bis zur gewünschten Dilution wird weiter so verfahren.

b) Dilutionen nach der Zehntel-Skala. Man geht auf dieselbe Weise vor, jedoch nach der Zehntel-Skala.

c) Triturationen nach der Zehntel- oder Hundertstel-Skala. Die zuvor fein pulverisierte, feste wirksame Substanz wird mit etwas Lactose als Träger lange und sorgfältig in einem Mörser zerrieben. Man setzt die Trituration unter den gleichen Bedingungen fort, wobei nach und nach die übrige Lactose zugegeben wird. Die jeweiligen Mengen an wirksamer Substanz und Lactose werden derart berechnet, daß man die erste Trituration nach der Zehntel- oder Hundertstel-Skala erhält. Man entnimmt ein Teil dieser Trituration und verfährt wie oben mit 9 oder 99 Teilen Lactose, um entsprechend die Trituration D 2 oder C 2 zu erhalten. Es wird weiter so vorgegangen, um D 3 und C 3 zu gewinnen. Danach geht man zur flüssigen Materie über und macht wie vorher mit den Dilutionen weiter.

3. Pharmazeutische Darreichungsformen. Für homöopathische Präparate können alle pharmazeutischen Darreichungsformen verwendet werden. Besonders üblich jedoch sind: Granula und Globuli sowie „doses".

Granula und Globuli. Zur Herstellung medikamentöser Granula und Globuli bedient man sich indifferenter Granula und Globuli in Form kleiner Kugeln aus Saccharose oder einer Mischung von Saccharose und Lactose mit einem Gewicht von etwa 0,05 g für Granula und 0,003 bis 0,005 für Globuli. Diese indifferenten Granula und Globuli werden aktiviert, indem sie in der medikamentösen, alkoholischen Dilution geschwenkt und dann bei einer Temperatur unter 50° getrocknet werden.

Die Granula und Globuli erhalten die Nomenklatur der verwendeten Dilution.

„Doses" sind Einnahme-Einheiten in der gewöhnlichen Darreichungsform (Ampullen, Suppositorien) oder in der besonderen Form als „doses-globules" oder „doses-poudres".

Beispiele homöopathischer Vorschriften

Hom. Blaue Kamillentropfen (Zahnschmerzmittel). Ol. Chamomill. aeth. 1,0, A. abs. ad 25,0.

Hom. Bleichsuchttropfen. Ferr. mur. D 6 Dil. 3,0, Pulsatilla D 4 Dil. 7,0. 4mal tägl. 10 Tropfen.

Hom. Calendula-Salbe. Calendula ⌀ 5,0, Lanolin, Ungt. Paraffin. āā 25,0.

Hom. Durchfalltropfen. Arsenicum D 4 Dil., Veratrum D 4 Dil. āā part. Je nach Alter 5, 10, 20 Tropfen 2stündlich in Wasser.

Hom. Furunkulose-Tabletten. Hepar sulf. D 1 5,0, Arnica ⌀ 2,0, Belladonna D 1 1,0, Sacch. lact. ad 100,0. Tabletten zu 0,25 g.

Hom. Gallensteinmittel. Natr. choleinic. D 1 0,5, Natr. sulf. D 2 0,5, Sacch. lact. ad 100,0. Tabletten zu 0,25 g.

Hom. Gehör-Öl. Succ. Verbasci rec., Glycerin āā part.

Gun Powder. Kal. nitric. D 3 75,0, Sulfur D 3 10,0, Carbo veget. D 3 15,0. Vorsicht! Nicht unter D 3 mischen.

Hom. Mittel gegen Haarausfall. Calc. carb. D 1 0,5, Natr. mur. D 1 0,2, Silicea D 2 0,1, Graphites D 2 0,1, Corydalis ⌀ 6 gtts., Sacch. lact. ad 100,0. Tabletten zu 0,25 g.

Hom. Mittel gegen Hämorrhoiden. Lycopodium ⌀ 2,0, Nux vomica ⌀ 2,0, Collinsonia ⌀ 6,0, Hamamelis ⌀ 6,0, Sulfur D 4 200,0, A. 60% 300,0. 3mal täglich 10—15 Tropfen.

Hom. Mittel gegen Husten. Bryonia ⌀ 0,5, Ipecac. ⌀ 0,5, Drosera ⌀ 0,5, Eucalyptus ⌀ 0,5, A. 45% ad 100,0.
3mal täglich 10 bis 15 Tropfen.

Hom. Mittel gegen Heufieber. Sabadill. D 3 trit., Gelsemium D 3 trit., āā part. Tabletten zu 0,25 g.

Hom. Mittel gegen Heuschnupfen (Salbe). Kal. jodat. 4,0, Euphrasia ⌀ 10,0, Lanolin-Vaseline ad 100,0

Hom. Mittel gegen Krampfadern. Ratanhia ⌀ 5,0, Hamamelis-Salbe ad 100,0.

Hom. Magentropfen. Nux. vom. ⌀ 0,5, Lycopodium ⌀ 0,5, Atropin. sulf. D 2 0,5, Acidum phosph. D 1 0,5, A. 60% ad 100,0.
3mal täglich 10 Tropfen.

Hom. Mittel gegen Migräne (Tabletten). Sanguinaria D 1 0,3, Iris versic. D 1 0,3, Gelsemium D 1 0,3, Sacch. lact. ad 100,0. Tabletten zu 0,25 g.

Hom. Mittel gegen Migräne (Tropfen). Sanguinaria D 2, Gelsemium D 3 āā part.

Hom. Mittel gegen Nesselfieber (Tropfen). Apis ⌀ 0,1, Bryonia ⌀ 0,2, Dulcamara ⌀ 0,02, Thuja D 1 0,1, Rhus Tox. D 2 0,4, Sulfur D 4 10,0, A. 60% ad 100,0.
3mal täglich 10 Tropfen.

Hom. Opodeldoc. Rhus Tox. ⌀ 20,0, Spir. sapon. 40,0, Liq. ammon. caust. 3,0, A. 60% ad 100,0. Anstelle von Rhus kann jede beliebige Urtinktur Verwendung finden.

Hom. Mittel gegen Rheuma (Einreibung). Rhus Tox. ext. 20,0, Camphora ⌀ = D 1 80,0.
3mal täglich einreiben.

Hom. Mittel gegen Schnupfen (Schnupfpulver). Sanguinarin. nitric. D 3 trit.

Hom. Mittel gegen Heuschnupfen (Schnupfpulver). Semen aesculi hippocast. plv. sbt. 25,0, Herba Teucrii plv. sbt. 75,0.

Hom. Mittel gegen Zahnschmerzen. Aconitum D 4, Belladonna D 4, Rhus Tox. D 4 āā part. Stündlich 8 Tropfen in Wasser.

Camphora Rubini. Camphora 20,0, A. 90% 40,0, Spir. vin. gall. 40,0.

Homöopathische Spezialitäten: Siehe Homöopath. Liste, bearbeitet vom Arzneibüro der Daig & Lauer GmbH, erschienen im Govi-Verlag GmbH, Frankfurt a. M., Ebert-Anlage 42.

Inhalationen

Inhalationen. Inhalationes. Inhalants USP XVI (!). Inhalations, Vapores, Nebulae, Sprays BPC 68. Nebulogena Nord. 63. Nebulolea Dan. IX. Aerosols médicamenteux CF 65. Inhalate.

Definition. Inhalationen sind Arzneizubereitungen aus gasförmigen, flüssigen oder festen Wirkstoffen, die als Gas, Dampf oder Rauch mit der Atemluft gemischt über die Atmungsorgane zur Wirkung gelangen.

USP XVI: Unterscheidung zwischen Inhalaten (Inhalants) und Inhalationen (Inhalations).

Inhalate (Inhalants) sind Arzneimittel oder Arzneimittelgemische, die durch ihren hohen Dampfdruck leicht flüchtig sind und durch Anwendung besonderer Inhalatoren appliziert werden.

Eine andere, ebenfalls als Inhalants bekannte Gruppe von Produkten, von denen jedoch keines in USP XVI offizinell ist, besteht aus feinst pulverisierten Arzneistoffen, die in geeigneter Weise dem Respirationstrakt zugeführt werden.

Dazu gehören die Niederdruck-,,Aerosol"-Packungen, die eine Lösung oder Suspension des Arzneistoffes in einem verflüssigten Treibgas enthalten. Durch geeignete Konstruktion des Ventils kann bei jeder Ventilöffnung eine gemessene Dosis des Inhalates in die Atemwege gesprüht werden (Dosier-Aerosol) (s. S. 342 ff.).

Inhalationen (Inhalations) sind Lösungen, die als feine Nebel tief in die Atmungsorgane gelangen sollen. Die dazu nötigen Nebulisatoren gewährleisten nur dann den vollen therapeutischen Effekt, wenn sie Nebel mit Tröpfchen von nur wenigen µm Durchmessern erzeugen.

BPC 68: Unterscheidung zwischen Inhalationen (Vapores) und Sprays (Nebulae).

Inhalationen (Vapores) sind flüssige Zubereitungen, die sich aus flüchtigen Bestandteilen zusammensetzen oder die flüchtige Bestandteile enthalten. Diese bei Zimmertemperatur flüchtigen Bestandteile werden in den Atemwegen zur Wirkung gebracht. Sie können aus einem Wattebausch, der damit getränkt wurde, inhaliert werden; sie können aber auch Wasser von einer Temperatur von ca. 65 °C zugesetzt und so mit dem Wasserdampf inhaliert werden. Es sind meistens alkoholische oder wäßrige Lösungen, denen zur leichteren Verteilung Magnesiumcarbonat zugesetzt wird.

Sprays (Nebulae) sind wäßrige, alkoholische, glycerinhaltige oder ölige Arzneizubereitungen, die mit Hilfe eines Zerstäubers in der Nase oder im Hals zur Anwendung gebracht werden. Die Wahl des Zerstäubers ist von der Viskosität der Flüssigkeit abhängig. Ölige Sprays sollen nicht längere Zeit angewendet werden, da das Öl die Flimmerbewegung der Nasenschleimhaut verlangsamt. Öltröpfchen können dadurch in die Luftröhre gelangen und Lipoidpneumonien hervorrufen.

Dan. IX führt wäßrige und ölige Sprayflüssigkeiten auf, wobei die wäßrigen Zubereitungen ätherische Öle oder andere Stoffe emulgiert enthalten können. Die öligen Sprayflüssigkeiten sollen möglichst unter Verwendung von Olivenöl hergestellt werden.

CF 65 versteht unter Aerosolen disperse Systeme aus Flüssigkeitströpfchen oder sehr kleinen, festen Partikeln in Luft. Der Durchmesser soll im Mittel kleiner als 5 µm sein. Sie dienen zur Desinfektion der Luft oder dazu, Arzneistoffe in die pulmonalen Alveolen zu bringen, ohne daß nennenswerte Mengen in den oberen Luftwegen zurückgehalten werden. Die Aerosole werden entweder durch Verdampfen oder durch mechanische Dispersion mit Hilfe von Apparaten erzeugt.

Inhalationen sind Arzneizubereitungen, die vornehmlich für die lokale Behandlung vorgesehen sind. Je nach Wirkstoff kommt es aber auch zu einer Resorption. In diesem Falle sind die Inhalationen in gewissem Sinne mit der parenteralen, oralen, rektalen oder percutanen Applikation vergleichbar.

Inhalationen gehören als disperse Systeme zu den Aerosolen (flüssig in gasförmig, fest in gasförmig). Sie sind in Abhängigkeit von der Teilchengröße relativ unbeständig. Bei Aerosolen vom Typ flüssig in gasförmig ändert sich die Teilchengröße der inneren Phase durch Koagulation, durch Verdunsten oder durch Kondensation. Bei wäßrigen Zubereitungen kann die Zugabe von hygroskopischen Stoffen stabilisierend wirken. Die Koagulation ist abhängig von der Bewegungsintensität und der Größe der Teilchen. Die zum Zerstäuben der Flüssigkeit aufgebrachte Energie bleibt als Grenzflächenenergie erhalten; je größer der Zerteilungsgrad ist, um so energiereicher ist das System. Es führt dazu, daß Flüssigkeitsteilchen bei Berührung zusammenfließen. Solange ein System mit einer großen Zahl kleiner Teilchen mit starker Brownscher Bewegung vorhanden ist, erfolgt perikinetische Koagulation. Die entstehenden größeren Teilchen folgen der Schwerkraft. Sie sedimentieren aus dem System. Treffen sie dabei mit anderen Teilchen zusammen, so kommt es zur orthokinetischen Koagulation. Die Sedimentationsgleichung nach STOKES-CUNNINGHAM (1910) zeigt, daß Teilchen mit einem Durchmesser über einigen µm in relativ kurzer Zeit aus dem System heraussedimentieren, während bei dem daraus entstehenden feindispersen System die Sedimentation nicht mehr ins Gewicht fällt.

In der Praxis hat sich als nützlich erwiesen, Aerosole nach ihrer Teilchengröße zu klassifizieren.

Aerosol-Bezeichnung	Teilchen-durchmesser μm	Bewegung i. d. Luft	Oberflächen-energie	Verhalten beim Aufprall auf einen Widerstand
Molekular-Aerosol	0,1 − 0,01	steigen	−	stabil
Kolloid-Aerosol	5 − 0,1	schweben	groß	stabil
„Aerosol"	25 − 8	schweben	mittel	stabil
Spray	1 000 − 250	sinken	klein	zerplatzen → netzen

Untersuchungen haben ergeben, daß Teilchen mit einem Durchmesser von 12 μm und größer beim Inhalieren durch den Mund vorzugsweise im oberen Teil des Atemweges (Pharynx, Larynx) festgehalten werden, daß aber Teilchen mit einem Durchmesser von 0,8 bis 1,6 μm bei gesundem, nicht verengtem Atemweg zu etwa 50% in die Alveolen gelangen und dort abgeschieden werden. Teilchen mit einer Größe von weniger als 1,0 bis 0,8 μm kommen nicht zur Wirkung, da sie wieder ausgeatmet werden. Bei Atemwegen, die infolge von Bronchialspasmen und Schleimhautschwellungen verengt sind, ist der Anteil der Partikel, die zurückgehalten werden, naturgemäß größer [PETER, P.: APV Inf.-Dienst *13*, 166 (1967)]. Man muß Inhalationen demnach so herstellen, daß bei Anwendung für die oberen Luftwege Teilchen mit einem Durchmesser über 10 bis 12 μm vorliegen, für die Tiefeninhalation (Asthma, Angina pectoris) solche von 2 bis 5 μm.

Herstellung von Inhalationen

Neben den natürlich vorkommenden Inhalationen wie salz- und feuchtigkeitshaltige See- oder Höhenluft erzeugt man Inhalationen mit entsprechenden Geräten, wie Verdampfern oder Zerstäubern.

Grundsätzlich kann man Aerosole erhalten

a) durch Kondensation
   beim Abkühlen unter die Dampfsättigung oder bei chemischen Reaktionen zwischen zwei oder mehr gasförmigen Phasen, die zu flüssigen oder festen Reaktionsprodukten führen
b) durch Dispersion
   beim Zerstäuben von Flüssigkeiten,
   beim Aufwirbeln von Staubsedimenten.

Inhalationsnarkosen (Molekulardisperses System). Äther, Lachgas oder Halothan werden mit einem getränkten Wattebausch, mit Inhalationsmasken oder mit Inhalationstuben und Atemgeräten zur Narkose gegeben.

Räucherinhalationen erzeugt man beim Entzünden von Räucherpulvern oder -stäbchen, wobei die in der Flamme verdampften Wirkstoffe beim Erkalten kondensieren.

Wasserdampfinhalationen. Empfindliche, wasserdampfflüchtige Stoffe wie ätherische Öle lassen sich durch Wasserdampf schonend verflüchtigen und bilden beim Kondensieren feine Aerosole. Die einfachste Art der Wasserdampfinhalation ist das Aufstreuen oder Aufgießen von ätherisch-ölhaltigen Drogen oder von ätherischen Ölen auf 65 °C heißes Wasser. Gleichmäßiger, aber nach dem gleichen Prinzip, arbeiten Wasserdampfinhalatoren, bei denen ein Wasserdampfstrahl ätherische Öle vernebelt (Abb. 256).

Düsenvernebler. Die meisten Inhalatoren vernebeln Wirkstoffe oder Wirkstofflösungen mittels Düse. Ätherische Öle, Salze oder andere Wirkstoffe enthaltende Flüssigkeiten werden durch ein Heberrohr von einem senkrecht (Bergson-Düse) oder parallel (Vernebler nach TIFFENEAU u. ROTH) laufenden Luft- oder Wasserdampfstrahl mitgerissen und dispergiert.

Bei Tascheninhalatoren oder Handverneblern von Typ a wird ein Sprühnebel mit sehr uneinheitlichen Tröpfchen erzeugt, der für eine Tiefeninhalation (Asthma) ungeeignet ist (Abb. 257 a).

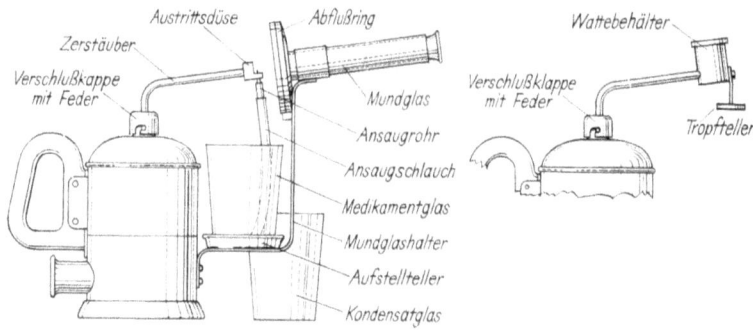

Abb. 256. Wasserdampfvernebler.

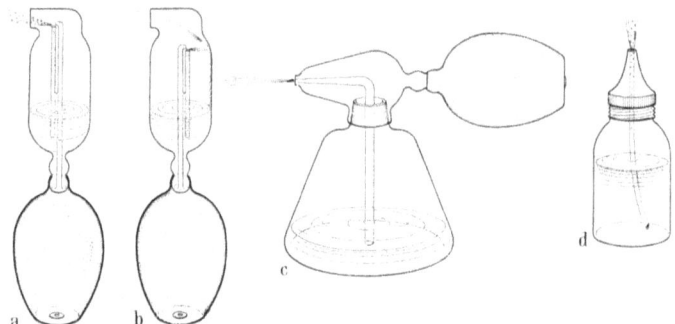

Abb. 257 a—d. Zerstäuber-Typen.

Beim Tascheninhalator Typ b leitet man den Sprühnebel erst gegen die Wand des Glas-
körpers. Dabei zerplatzen größere Teilchen, während die feineren zurückprallen und inhaliert
werden. Für Inhalationen durch die Nase werden z. T.

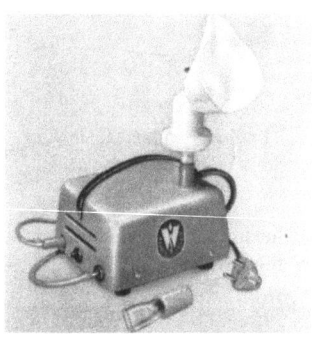

Abb. 258. Wenger-Inhalator
(Tischgerät mit Inhalationsmaske).

Inhalationsfläschchen aus Kunststoff verwendet. Das
Fläschchen ist elastisch verformbar. Beim Zusammendrücken zerreißt die herausgepreßte Luft die austretende
Arzneilösung zu einem grobdispersen Spray. Bei auf-
wendigeren Inhalationsgeräten und Klima- oder Inhalationsmasken sind Medikamentenmenge und Teilchengröße
genauer zu regulieren (Abb. 258).

Aerosol- und Spray-Treibgaspackungen. Eleganter,
sicherer, bequemer und wirksamer als herkömmliche
Geräte zur Inhalation lassen sich Treibgaspackungen einsetzen. Sie stehen unter dem Druck (meist zwischen 2 und
6 kp/cm²) eines verflüssigten oder gelösten Treibgases und
liefern beim Öffnen eines Ventiles den enthaltenen Wirkstoff als Aerosol- oder Spray-Inhalat.

Der Wirkstoff ist entweder in der flüssigen Phase des Treibgases gelöst oder dispergiert.
Ist die Löslichkeit ungenügend, so können Äthanol oder evtl. auch Wasser als Lösungsmittel
verwendet werden. Die Zerteilung in kleinste Partikel erfolgt durch das spontan verdampfende
Treibmittel. Die häufig verwendeten Halogenkohlenwasserstoffe erfahren dabei eine ca.
300fache Ausdehnung. Ob ein Aerosol, ein Spray, ein Strahl, ein Puder, ein Schaum oder ein
Pastenstrang entsteht, hängt vom Wirkstoff, von der Wahl des Treibmittels, dem Mengen-

verhältnis Wirkstoff-Treibmittel-Lösungsmittel und von der Bauart des Ventiles und des Sprühkopfes ab. Für Aerosole (2 bis 5 μm Teilchengröße) sind etwa 95% Treibmittel und 5% Wirkstoff erforderlich, während Sprays (250 bis 1000 μm Teilchengröße) aus etwa 25% Wirkstoff und 75% Treibmittel bestehen (Abb. 259a, b).

Die Teilchengröße wird um so feiner, je höher der Treibmittelanteil ist.

Der Wirkstoff läßt sich auch als Suspension versprühen. Während die Zerteilung gelöster Wirkstoffe durch die Expansion des Treibmittels erfolgt, muß der Wirkstoff für eine Suspension vorher auf den gewünschten Feinheitsgrad gebracht werden. Um ein Flotieren oder Sedimentieren der Teilchen in einem Suspensions-Aerosol zu verhindern, werden die Dichte

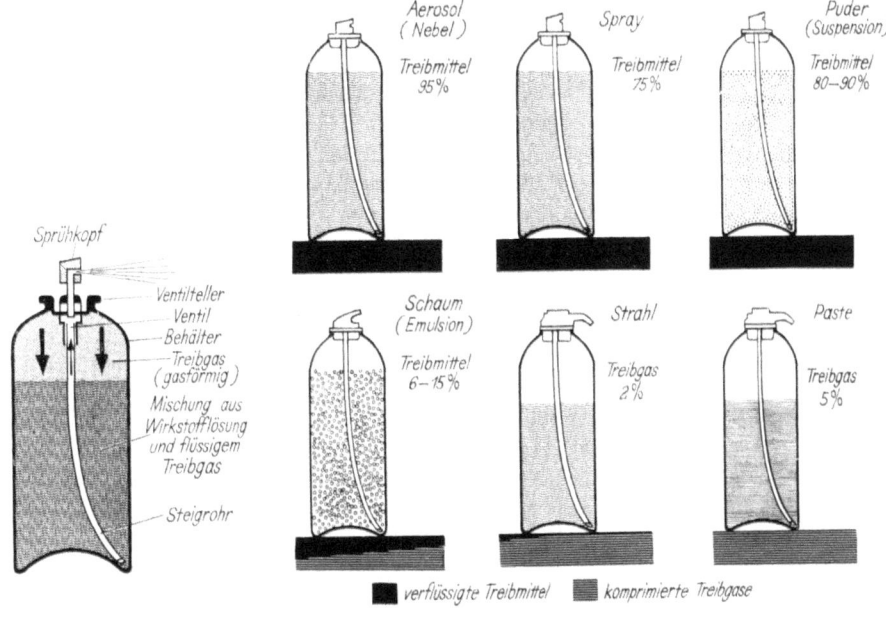

Abb. 259a.   Abb. 259b.

des Treibgas-Lösungsmittel-Gemisches der Dichte des Wirkstoffes angepaßt. Sehr homogene Suspensionen werden hergestellt, indem man den Wirkstoff in einer ölartigen Substanz, die im Treibmittel gut löslich ist (z. B. Isopropylmyristinat oder Neutralöl wie Miglyol 812), suspendiert. Der Zusatz von Tensiden (z. B. Tweens) kann durch Mizellbildung ebenfalls stabilisierend wirken. Allerdings ist der Einsatz von öligen Hilfsstoffen umstritten, da bekannt ist, daß sie u. U. die Bewegung des Flimmerepithels hemmen.

Teilchenvergrößerung infolge einer geringen Löslichkeit des Wirkstoffes in einer Suspension und Agglomeration der Teilchen führen zu Sedimentation. Außerdem besteht die Gefahr, daß Ventile und Sprühköpfe verstopfen. Deshalb soll der Feststoffanteil auch nur 10% betragen.

2-Phasen-Aerosole oder -Sprays enthalten einen flüssigen Anteil aus Wirkstoff, Lösungsmittel und verflüssigtem Treibmittel, sowie gasförmiges Treibmittel. Da es kein wassermischbares Treibmittel gibt, das wie Kohlenwasserstoffe bei Raumtemperatur und unterhalb von 10 kp/cm² flüssig ist, sind wasserhaltige Zubereitungen 3-Phasen-Sprays. Sie enthalten gasförmiges Treibmittel, eine wäßrige Wirkstoffphase und damit nicht mischbares flüssiges Treibmittel. Eine echte Aerosolisierung wird mit ihnen nicht erreicht. Verwendet man aber Aethanol als Lösungsvermittler und Mischungen aus Kohlenwasserstoffen und dem in Wasser und Äthanol relativ gut löslichen CO_2, sowie Wirbelsprühköpfe und Hydrospray-Ventile (Ventile mit zusätzlicher Gasphasenaustrittsöffnung), so entstehen gute Oberflächen-Sprays, die beispielsweise zur Behandlung des Nasen-Rachen-Raumes geeignet sind. Sie sind von Vorteil, wo ausschließlich wasserlösliche Wirkstoffe eingesetzt werden sollen.

Bei der Verwendung von ätherischen Ölen kommt es gelegentlich zu Trübungen und Aus-
fällungen, manchmal auch bei ungenügender Innenschutzlackierung bei Metalldosen zu
Geruchsveränderungen. Trübungen lassen sich oft durch Ausfrieren der Wirkstofflösung vor
der Abfüllung abtrennen.

Spray-Packungen sind nicht wieder zu füllen. Sie schützen aber das enthaltene Arzneimittel bis zur Leerung vor Verunreinigung, Berührung, vor Zutritt von Sauerstoff, Feuchtigkeit und Mikroorganismen, so daß bei richtiger Rezeptur, evtl. unter Zusatz von Konservierungsmitteln, ein Verderben nicht möglich ist. Keimfreie Produkte werden durch aseptisches Arbeiten erhalten. Eine Hitzesterilisation ist nur bei Packungen mit komprimierten
Treibgasen möglich, während solche mit verflüssigten Treibgasen bereits unter 100° bersten
würden.

Treib- und Lösungsmittel für Aerosole- und Spray-Inhalationen

Außer Wirkstoffen, Hilfsstoffen, Lösungsmitteln sowie Geruchs- oder Geschmackskorrigentien enthält eine Treibgaspackung hauptsächlich Treibmittel. Es werden für Inhalationen vornehmlich Gase oder Mischungen verwendet, die bei Zimmertemperatur und einem
Druck unter 10 kp/cm² flüssig sind (Halogenkohlenwasserstoffe und Kohlenwasserstoffe).
Seltener werden komprimierte Gase, die sich in den eingesetzten Lösungsmitteln lösen, verwendet (Kohlendioxid, Distickstoffmonoxid). Stickstoff löst sich in fast allen Lösungsmitteln so
gut wie nicht und da er sich auch unterhalb von 10 kp/cm² nicht verflüssigen läßt, eignet er sich
nur als Treibgas für Salben- und Pasten-Druckgaspackungen, jedoch nicht für Inhalationen.

Halogenkohlenwasserstoffe. Die am meisten verwendeten Treibgase sind Halogenkohlenwasserstoffe. In Deutschland sind sie unter den Namen Frigen oder Kaltron, in anderen
Ländern unter verschiedenen anderen Namen erhältlich.

Chemisch handelt es sich bei den Halogenkohlenwasserstoffen um aliphatische (A) oder
cyclische (C) chlorierte und (oder) fluorierte Kohlenwasserstoffe, meist um Derivate des
Methans (zweistellige Kennziffer) oder Aethans (dreistellige Kennziffer). Die Kennziffern
geben nach einem international verwendeten Schlüssel die Zusammensetzung an (Bd. II,
1207). Im allgemeinen vermögen die Halogenkohlenwasserstoffe aliphatische und aromatische
Kohlenwasserstoffe, Halogenkohlenwasserstoffe, einwertige Alkohole, Äther, Ester, Ketone
und Terpene zu lösen, während mehrwertige Alkohole, aromatische und hydroaromatische
Alkohole, Phenole sowie wäßrige Lösungen mit ihnen nicht mischbar sind, aber evtl. durch
Verwendung von Aethanol in Lösung gebracht werden können.

Zusammenstellung wichtiger Treibgase für Treibgaspackungen

Treibgas-nummer	Summenformel	Chemische Bezeichnung	Kp.$_{760}$ °C
8,1	C_3H_8	Propan	$-42{,}1$
1,4	C_4H_{10}	Butan	$-\ 0{,}5$
11	CCl_3F	Trichlorfluormethan	$+23{,}7$
12	CCl_2F_2	Dichlordifluormethan	$-29{,}8$
13	$CClF_3$	Chlortrifluormethan	$-81{,}4$
14	CF_4	Tetrafluormethan	$-12{,}8$
21	$CHCl_2F$	Dichlorfluormethan	$+\ 8{,}92$
22	$CHClF_2$	Chlordifluormethan	$-40{,}8$
23	CHF_3	Trifluormethan	$-82{,}2$
113	$CCl_2F{-}CClF_2$	Trichlortrifluoräthan	$+47{,}6$
114	$CClF_2{-}CClF_2$	Dichlortetrafluoräthan (Sym.)	$+\ 3{,}55$
114a	$CCl_2F{-}CF_3$	Dichlortetrafluoräthan (Asymm.)	$+\ 3{,}2$
152a	$CH_3{-}CHF_2$	Difluoräthan	$-24{,}76$
142b	CH_3CClF_2	Chlordifluoräthan	$-\ 9{,}4$
C318	C_4F_8	Octafluorcyclobutan	$-\ 6{,}1$
1118	$CClF{=}CF_2$	Chlortrifluoräthylen	$-27{,}9$
13B1	$CBrF_3$	Bromtrifluormethan	$-57{,}8$
—	CO_2	Kohlendioxid	ca. -80
—	N_2O	Distickstoffmonoxid	

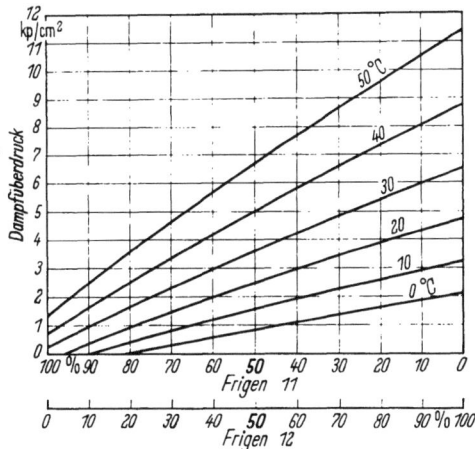

Abb. 260. Dampfüberdrücke verschiedener Mischungen von Frigen 11 und 12 bei verschiedenen Temperaturen (aus Aerosol-Praktikum, Hoechst AG, Frankfurt).

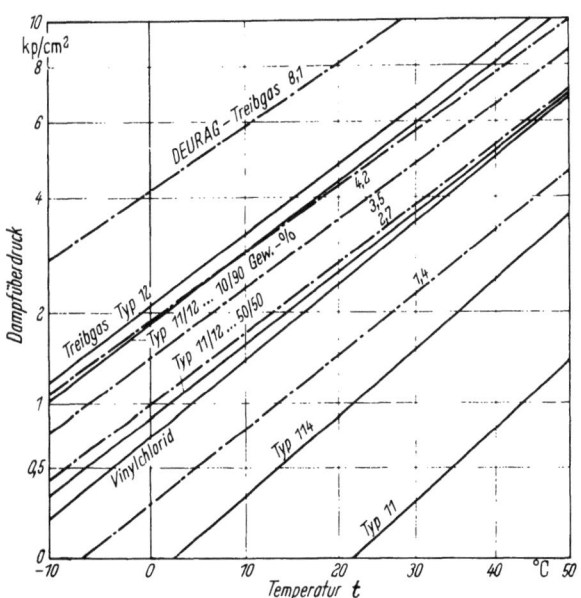

Abb. 261. Dampfüberdrücke verschiedener Aerosol-Treibgastypen in Abhängigkeit von der Temperatur (aus Treibgas für Aerosole, Deurag-Nerag, Hannover).

Zusammenstellung wichtiger Treibmittel und ihrer Hersteller

Handelsname	Land	Hersteller
Fluorierte Chlorkohlenwasserstoffe		
Frigen	BRD	Farbwerke Hoechst AG, 6230 Frankfurt-Höchst
Kaltron	BRD	Kali-Chemie AG, 3000 Hannover
Arcton	England	Imperial Chemical Industries Ltd., London
Isceon	England	Imperial Smelting Corp. (N.S.C.) Ltd., Avonmouth, Bristol
Flugene	Frankreich	Péchiney-Saint Gobain, Paris

Zusammenstellung wichtiger Treibmittel und ihrer Hersteller (*Fortsetzung*)

Handelsname	Land	Hersteller
Forane	Frankreich	Electrochimie Ugine, Paris
FCC	Holland	Noury & Van der Lande N.V., Deventer
Fresan	Holland	Uniechemie N.V., Apeldoorn
Edifren	Italien	Edison, Milano
Algofrene	Italien	Montecatini Società, Milano
Asahiflon	Japan	Asahi Chemical Industry Co. Ltd., Tokyo
Daiflon	Japan	Daikin Kogyo Co. Ltd., Osaka
Freon	USA	E.I. Du Pont de Nemours & Company, Inc., Wilmington, Delaware
Genetron	USA	Allied Chemical Corp. International Division, New York, N.Y.
Istroton	USA	Pennsalt Chemical Corporation, Philadelphia, Pennsylvania
Ucon	USA	Union Carbide Corporation, New York, N.Y.

Propan und Butan und deren Mischungen

Deurag	BRD	Deurag-Nerag, 3000 Hannover
	BRD	Propan-Schabert GmbH, 8000 München
Calor	England	Calor Gas Co., Ltd., London
	Frankreich	A. D. G. STé-d'Application des Gaz, Lyon
	Frankreich	Régie Autonomique des Pétroles, Paris
Aerogaz	Frankreich	Société Nationale des Petroles d'Aquitaine, Paris
Benegas	Holland	Nederlandse Maatschappij voor Petroleumgassen „Benegas" N.V., Rotterdam
Benegas	Belgien	Belgische Maatschappij voor Petroleumgassen N.V., Brüssel
	Italien	Esso Chemica S.p.A., Milano
	Schweiz	A. H. Meyer Cie., Zürich
Ucon	USA	Union Carbide Corporation, New York, N.Y.
LP-Gas	USA	Atlantic Richfield Company, Philadelphia, Pa.

Kohlendioxid

Carbosol	BRD	Agefko Kohlensäure-Werke GmbH, 4000 Düsseldorf
Carboprop	BRD	Berliner Treibmittel GmbH, 1000 Berlin-Halensee
Aeropell	BRD	Kohlensäurewerk Deutschland GmbH, 5462 Bad Hönningen
	BRD	Kohlensäurewerk R. Buse Sohn KG, 5462 Bad Hönningen
	BRD	Kohlensäurewerke C. G. Rommenhöller GmbH, 3491 Herste
	England	British Oxygen Company Ltd., London
	USA	Union Carbide Corporation, New York, N.Y.

Distickstoffmonoxid

	BRD	Farbwerke Hoechst AG, 6230 Frankfurt-Höchst
	England	British Oxygen Company Ltd., London
	Österreich	Österreichische Stickstoffwerke AG, Linz
	USA	Ohio Chemical Air Reduction, Madison, Wis.
	USA	Union Carbide Corporation, New York, N.Y.

Zwischen den einzelnen Halogenkohlenwasserstoffen bestehen naturgemäß gewisse Unterschiede im Lösungsverhalten, bedingt durch ihre chemische Konstitution. Die noch ein Wasserstoffatom enthaltenden Typen 21 und 22 vermögen polare Stoffe noch am besten zu lösen, was z. B. für die Verwendung von Triäthylenglykol für die Raumluftdesinfektion von Bedeutung ist. Mit steigender Zahl der Fluoratome geht das Lösungsvermögen zurück, so daß im allgemeinen in nachstehender Reihenfolge mit abnehmendem Lösungsvermögen gerechnet werden muß: 21 > 11 > 22 > 12 > 114. Auch die chemische Beständigkeit ist unterschiedlich, besonders gegenüber Wasser. Die Treibgastype 11 hydrolysiert in Gegenwart von Wasser. Die gebildete Salzsäure zersetzt die Metallbehälter und verändert u. U. Wirkstoffe, besonders ätherische Öle. Daher müssen für alle Rezepturen, die nicht völlig wasserfrei sind, hydrolysefeste Treibmittel eingesetzt werden. Hydrolysefest sind die Typen 12 und 114, die in diesen Fällen, meist gemischt, als Treibmittel gewählt werden.

Am häufigsten gebraucht werden die Treibgase 11, 12, 114 und deren Mischungen. Die Type 12 hat den höchsten Dampfdruck (5,78 kp/cm² bei 20°), 11 den niedrigsten (0,905 kp/cm² bei 20°). Durch Mischen dieser beiden läßt sich der gewünschte Druck einstellen.

Gelegentlich werden die Halogenkohlenwasserstoffe auch mit den billigeren Propan oder Butan gemischt.

Der Dampfdruck des zur Abfüllung verwendeten Treibgases ist nicht ohne weiteres dem Betriebsdruck der Spray-Packung gleichzusetzen. Dieser ist von Art und Menge des Lösungsmittels, vom Verhältnis Füllprodukt-Treibmittel und von evtl. Lufteinschlüssen abhängig. Der Betriebsdruck muß experimentell ermittelt werden.

Die Halogenkohlenwasserstoffe liegen in der Spraydose nur zum Teil gasförmig vor. Der größere Teil ist flüssig. Es besteht ein dynamisches Gleichgewicht zwischen flüssiger und gasförmiger Phase. Die Gasphase übt einen Druck auf Gefäß und Flüssigkeit aus, wodurch der Spray-Effekt erreicht wird. Bei Entnahme eines Teils der flüssigen Phase vergrößert sich der Gasraum im Behälter. Der Gasdruck läßt aber im Gegensatz zu den komprimierten Treibgasen nicht nach, da sogleich eine entsprechende Menge an verflüssigtem Treibmittel verdampft. Es bleibt, wenn beim Füllen ein Überschuß an Treibmittel in die Druckpackung gegeben wurde, bis zur Leerung ein konstanter Druck erhalten. Die halogenierten Kohlenwasserstoffe sind unbrennbar und werden daher als Sicherheitstreibmittel bezeichnet.

Gesättigte Kohlenwasserstoffe. Propan, Butan und Isobutan sind in verschiedener Hinsicht geeignete Treibgase. Sie sind chemisch beständig, nicht giftig, mit lipophilen Lösungen mischbar. Die Verwendung wird allerdings durch Brennbarkeit und Explosionsgefahr eingeschränkt. Diese Nachteile kommen nicht nur beim Gebrauch der fertigen Aerosol- oder Spray-Packungen zum Tragen, sondern bereits bei der Abfüllung, da alle Abfüllanlagen den Sicherheitsbestimmungen für explosive Stoffe entsprechen müssen. Verwendet werden sie trotzdem, da ihre Anwendung in Rezepturen kostensenkend ist. Gelegentlich wählt man sie auch wegen ihrer geringen Dichte (ca. 0,6).

Standard-Treibgas-Mischungen

Treibgas Nr.	Treibgas	Mischungs-verhältnis	Dampfdruck kp/cm²		
			bei 20°	bei 40°	bei 60°
1,4	Butan	100%	1,4	3,4	6,0
2,7	Propan-Butan	15,85	2,7	5,2	8,8
3,5	Propan-Butan	25,75	3,5	6,3	10,6
4,2	Propan-Butan	36,65	4,2	7,6	12,3
8,1	Propan	100%	8,1	13,5	üb. 15

Es ist günstig, Propan-Butan-Mischungen mit Halogenkohlenwasserstoffen zu kombinieren. Eine Mischung aus 10 Gew.-% Propan-Butan (Treibgas Nr. 4,2) mit 90% eines Halogenkohlenwasserstoffes ist unbrennbar. Für die Spray-Herstellung können nur solche Qualitäten verwendet werden, die geruchsfrei sind (Schwefelverbindungen).

Kohlendioxid. Kohlendioxid ist unter dem in Treibgaspackungen zulässigen Druck nicht zu verflüssigen, löst sich aber recht gut in hydrophilen und lipophilen Lösungsmitteln und gibt dadurch einen brauchbaren Sprüh-Effekt. Die Anwendung von CO_2 ist dort von Vorteil, wo ein feuchter Sprühstrahl, also mit relativ großen Teilchen, erwünscht ist (vgl. Tabellen), z. B. bei Behandlung der oberen Luftwege. Die unterschiedliche Löslichkeit in den verschiedenen Medien erlaubt bei entsprechender Auswahl, die Größe der Teilchen und damit die Eigenschaft des Sprühstrahles auf den Verwendungszweck abzustimmen. Bei nicht ausreichender Löslichkeit kann mit Kohlenwasserstoffen (ca. 10%) gemischt werden. Tiefeninhalationen und Raumluftdesinfektionsmittel, ebenso wie Dosier-Aerosole lassen sich nur mit den Halogenkohlenwasserstoffen vom Typ Frigen herstellen.

Kohlendioxid ist ungiftig, nicht brennbar, nicht explosiv und chemisch beständig. Es besitzt keine korrodierenden Eigenschaften. Es ist im Gegensatz zu vielen Halogenkohlenwasserstoffen auch in wasserhaltigen Rezepturen ohne Gefahr der chemischen Veränderung einzusetzen. Die gute Verträglichkeit mit ätherischen Ölen in wäßriger Zubereitung hat neue Rezepturmöglichkeiten eröffnet. Kohlendioxid wirkt bis zu einem gewissen Grade bakterizid und oxydationshemmend. Für die Spray-Herstellung ist besonders gereinigtes CO_2 zu verwenden.

Löslichkeitstabelle von CO_2, N_2O und N_2

Löslichkeit: ml Gas/ml Lösungsmittel bei 1 kg/cm² u. 20 °C

Lösungsmittel	Kohlendioxid	Distickstoff-monoxid	Stickstoff
Wasser	0,82	0,60	0,016
Aceton	6,30	5,30	0,150
Essigsäure	4,70	4,50	0,120
Pyridin	3,60	3,40	–
Methylalkohol	3,80	3,20	0,140
Äthylalkohol	2,60	2,80	0,140
Benzaldehyd	2,80	3,00	–
Anilin	1,30	1,40	0,030
Amylacetat	4,10	4,90	0,150
Äthylenbromid	2,10	2,70	–
Isoamylalkohol	1,80	2,40	–
Chloroform	3,40	5,20	0,130
Cyclohexanol	–	0,23	–
Glycerin	0,03	1,20	–
Schwefelkohlenstoff	0,87	–	0,060
Nitrobenzol	–	–	0,060
Benzol	2,40	–	0,120
Xylol	2,15	–	0,120
Toluol	1,80	–	0,120
Amylalkohol	2,30	–	0,120
Äthylacetat	–	–	0,170
Isobutylacetat	–	–	0,170
Methylacetat	6,50	–	0,180
Tetrachlorkohlenstoff	4,15	4,28	0,148
Petroleumdestillat	–	2,10	0,109
Äthylenchlorid	3,23	3,20	–
Isobutylchlorid	2,84	–	–
Mineralöl	–	–	0,071
Naphtha	–	–	0,100

Verfahren zur Herstellung von Aerosol- und Spraypackungen

Praktisch geht man so vor, daß der zu zerstäubende Wirkstoff entweder direkt oder unter Verwendung von geeigneten Hilfsstoffen und Lösungsmitteln mit dem Treibgas zu einer homogenen Lösung oder Suspension verarbeitet wird. Dies erfolgt entweder bei entsprechender Kühlung unterhalb des Dampfdruckes des verwendeten Treibgases oder bei Raumtemperatur und einem überkritischen Druck.

Druckabfüllung. In die unverschlossenen Behälter wird der Wirkstoff oder die Wirkstoff-Lösungsmittel-Mischung bei Raumtemperatur eingefüllt, der Behälter durch Einsetzen (Crimpen) des Ventiltellers mit dem Ventil verschlossen und verflüssigtes Treibgas eingepreßt. Durch den Öffnungsquerschnitt der Ventile wird die Fülleistung einer Anlage bestimmt.

Kaltabfüllung. Die gekühlte Wirkstofflösung und das flüssige Treibmittel werden in die noch nicht verschlossene, ebenfalls gekühlte Dose gefüllt und das Ventil mit dem Ventilteller eingesetzt. Für Kaltabfüllverfahren sind leistungsfähige Kühlanlagen erforderlich. Der Vorteil liegt in einer hohen Abfülleistung. Ein geringer Teil des Treibmittels verdunstet und treibt dabei die Luft aus der Dose. Für wasserhaltige Rezepturen und für Wirkstoffe, die durch Ausfrieren irreversible Veränderungen erleiden, ist die Kaltabfüllung nicht möglich. Zu beachten ist auch, daß an gekühlten Behältern und an gekühlten Teilen der Abfüllanlage Feuchtigkeit kondensiert, die, wenn Treibmittel 11 oder Methylenchlorid verwendet werden, auf keinen Fall in die Lösung gelangen darf (Hydrolyse).

Das „*Dritte System*" soll die Vorzüge der Kaltabfüllung und der Druckfüllmethode verbinden, also schnelles Füllen ohne Kühlung. Dabei setzt auf den Dosenrand mit locker aufgelegtem Ventil ein Füllzylinder auf. Zwischen Ventilteller und Dosenöffnung hindurch wird das Füllgut eingetragen und das Ventil noch unter Druck eingesetzt (Abb. 262 u. 263).

Abfüllung von CO_2-haltigen Sprays. Die Eigenart der Kohlensäure verursachte lange Zeit bei der Abfüllung erhebliche Schwierigkeiten. Die Löslichkeit von CO_2 ist von Druck, Temperatur und Zeit abhängig. Bis sich die Wirkstofflösung gesättigt hat, vergehen ca. 20 Minuten. In mehreren Verfahren wurde versucht, die Abfülleistung zu erhöhen, indem die Sättigungszeit durch Schütteln, durch Erhöhen des CO_2-Druckes oder durch Anwendung tieferer Temperaturen, bzw. durch Kombination dieser drei Bedingungen verkürzt wird.

Verwendung von festem Kohlendioxid (Trockeneis). Versuche, in die mit gekühlter Wirkstofflösung gefüllte Dosen unmittelbar vor dem Einsetzen des Ventils Trockeneis einzufüllen, erbrachten lange einen ungleichen Arbeitsdruck in den Dosen. Zu hoher Druck gefährdet die Sicherheit der Packung, zu niedriger reicht nicht zur vollen Entleerung. Technisch verwendbar wurde das an sich einleuchtende Verfahren, als es gelang, aus normalem Trockeneis durch Pressen eine bisher unbekannte Modifi-

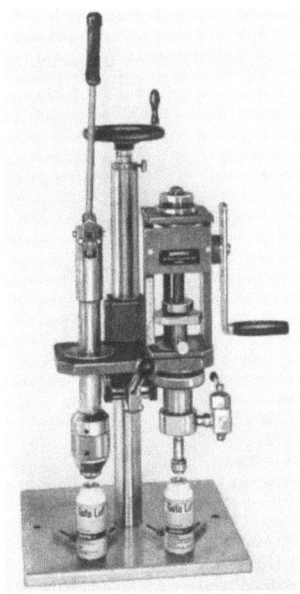

Abb. 262. Laborabfüllanlage.

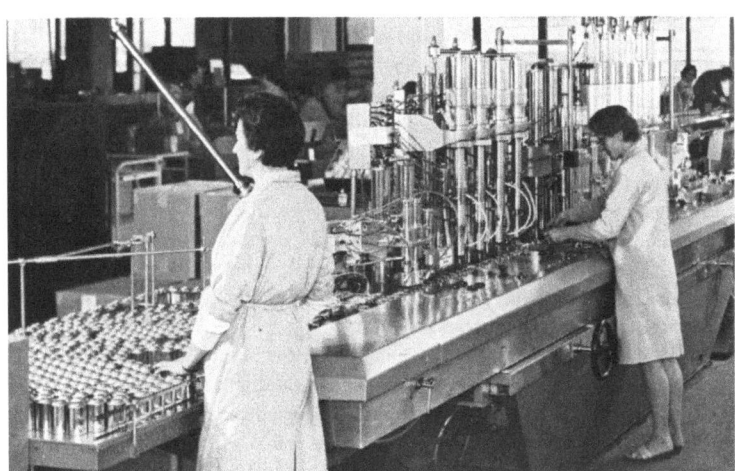

Abb. 263. Komplette Füllstraße mit Prüfbädern Typ Fluimat.

kation, ein transparentes Trockeneis herzustellen, das bei richtiger Lagerung einen bestimmten CO_2-Druck in der fertigen Packung gewährleistet (Carboprop-Verfahren).

Kontinuierliches Verfahren mit gasförmigem CO_2. Technisch am weitesten entwickelt ist das Carbosol-Verfahren. Es ermöglicht eine schnelle und vor allem eine sehr genaue Sättigung der Wirkstofflösung mit CO_2 in einem kontinuierlichen Verfahren mit großer Abfüllleistung (Abb. 264).

Die Anlage besteht aus einem kühlbaren Rieselturm, der unter CO_2-Druck steht. Die Wirkstofflösung wird durch Düsen in den oberen Teil des Turmes gesprüht und sättigt sich im Gegenstromverfahren mit Kohlensäure. Durch Variieren von Druck und Temperatur läßt sich jeder gewünschte Sättigungsdruck erreichen. Die Lösung wird sofort mit den üblichen Druckabfüllanlagen durch das gecrimpte Ventil in die Dosen gepreßt.

Bei vielen Produkten besteht außerdem die Möglichkeit, bereits einen Teil der Wirkstofflösung in die noch unverschlossene Dose einzugeben und den Rest, meist ein Lösungsmittel, das in der Sättigungsanlage entsprechend höher mit CO_2 angereichert wird, in die verschlossene Packung durch das Ventil nachzudrücken. Werden Mischungen von CO_2 mit verflüssigten Treibmitteln gewünscht, so werden auch hier lediglich letztere mit CO_2 gesättigt und durch das Ventil in die Dose eingefüllt.

Bei allen Abfüllverfahren ist darauf zu achten, daß die gefüllten Dosen keine Luft enthalten, da diese Dosen, durch erhöhten Druck leicht undicht werden oder gar bersten. Eingeschlossene Luft führt außerdem zu oxydativen Veränderungen des Doseninhaltes und unterstützt die Korrosion der Metallteile.

Bei der Kaltabfüllung verdrängt verdunstendes Treibgas die Luft aus der unverschlossenen Dose. Bei der Druckabfüllung wird die noch leere Dose nach dem Crimpen des Ventiles oder während des Crimpens evakuiert (Vakuum-Crimpung), oder direkt vor der Crimpung mit Treibgas oder Stickstoff ausgeblasen (purgin). Wurde nach keiner der genannten Methoden die Luft vor der Füllung entfernt, so hält man die Dose nach dem Füllen mit dem Ventil nach unten (Dosen mit Steigrohr) und öffnet kurz das Ventil. Dadurch entweicht unter dem Druck des gasförmigen Treibmittels die eingeschlossene Luft mit einem kleinen Teil an gasförmigem Treibmittel.

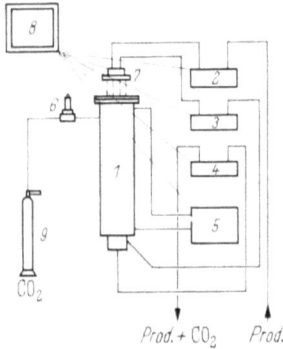

Abb. 264. Schema des Carbosol-Abfüllvorganges.

1 Carbonisierungs-Reaktor; *2* Füllgut-Pumpe; *3* Zirkulations-Pumpe; *4* Förderpumpe für gesättigten Wirkstoff zum Abfüller; *5* Kältemaschine; *6* Elektr. Treibmittelregler; *7* Gegenstromdüsen; *8* Elektrische Steuereinheit; *9* CO_2-Entnahmebehälter.

Druckgasbehälter

Es werden vorwiegend Metallbehälter verwendet. Der zylindrische Rumpf (dreiteilige Dosen) ist aus Schwarz- oder Weißblech gerollt mit einer geschweißten oder gelöteten Seitennaht und hat einen nach innen gewölbten Boden und einen nach außen gewölbten Deckel (Dom) aufgefalzt. Bei zweiteiligen Dosen ist nur der Boden eingesetzt. Einteilige Dosen sind in der Regel aus Aluminium (seltener aus Stahl oder V 2 A) nahtlos gezogen (Monoblockdosen). Zum Schutz gegen Korrosion enthalten die meisten Metalldosen einen eingebrannten Innenschutzlack. Eine Vorhersage, ob die Füllung die Lackierung angreift oder ablöst ist meistens nicht zu machen, da die Zusammensetzung der Lacke selten bekanntgegeben wird. Es sind deshalb immer mehr oder weniger lange Lagerversuche notwendig.

Neben Metallbehältern werden Glasflaschen mit einem Mantel aus Weichkunststoff als Splitterschutz verwendet. Glasflaschen gestatten eine individuelle Formung.

Mit Plastikbehältern hat man bisher noch wenig befriedigende Ergebnisse erzielt. Aber sicherlich ist die Plastikflasche eines Tages der Behälter der Wahl, denn Formgebung, Korrosionsbeständigkeit, Preis und niedriges Gewicht sprechen für dieses Behältermaterial. Bislang konnten aber noch keine Kunststoffe gefunden werden, die keinen Eigengeruch an die Spray-Mischung abgeben und durch die die ätherischen Öle nicht hindurchdiffundieren. Die bisher besten Ergebnisse hat man mit Delrin- und Hostaform-Flaschen gemacht.

Mehrbehälter-Systeme. Die einfachste und daher meist verwendete Spraypackung enthält Wirkstoff und Treibgas gemischt. Dies führt gelegentlich zu unerwünschten Reaktionen wie Korrosion, Verfärbung oder Wirkstoffabnahme. Um das zu vermeiden, kann auch ein Zwei-Behälter-System (Mutter-Tochter-Packung) gewählt werden. In diesem Falle enthält der eine

Behälter die Wirkstoffmischung bei Atmosphärendruck, während ein Treibgas-Druckbehälter über das Ventil mit dem Wirkstoffbehälter gekoppelt ist. Wirkstoff und Treibgas bleiben bis zur Verwendung getrennt. Äußerlich gleicht dieses System häufig einer üblichen Spraydose, da die Treibgaspatrone in der Wirkstoffflasche enthalten sein kann.

Ventile. Im Dom der Dosen ist eine genormte Öffnung zum Einsetzen des Ventiltellers mit dem Ventil eingestanzt (Abb. 265). Große Metalldosen haben 1-Zoll-Öffnungen, Glas- und Kunststoff-Flaschen 20-mm-Öffnungen. Für Inhalationen werden meist Flaschen mit kleineren Inhalten und entsprechenden Ventilöffnungen verwendet. Die zweckgerechte Anwendung und die Funktiontüchtigkeit der Spray-Packungen hängt sehr vom Ventil-Sprühkopf System ab. Der Suche nach dem geeigneten System ist daher besondere Beachtung zu schenken, zumal Ventilhersteller für viele Rezepturen spezielle Ventile und Sprühköpfe anbieten.

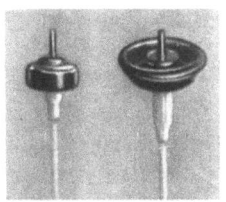

Abb. 265. Ventil mit Ventilteller für Glasflaschen (links) und für Metalldosen (rechts).

Ventile werden durch den Druck nach unten oder zur Seite geöffnet. Sie werden entweder durch eine Stahlfeder oder durch ein Gummiwiderlager geschlossen. Da die Feder ständig mit der Wirkstoff-Mischung in Berührung steht und das Ventil evtl. bei Korrosion der Feder nicht mehr exakt geschlossen wird, ist bei sauren Lösungen das zweite vorzuziehen.

Dosierventile sind so gebaut, daß bei Betätigung eine vorher bestimmte Menge (meist zwischen 0,05 und 0,1 ml) abgegeben wird. Für Treibgaspackungen, die nach dem Druckverfahren gefüllt werden, verwendet man Ventile, die konstruktionsmäßig eine schnelle Füllung gestatten.

Wasserhaltige Sprays geben ein besseres Sprühbild, wenn das Ventil (Hydrospray-Ventil) im Ventilgehäuse ein Seitenloch enthält, durch das beim Sprühen der aufsteigenden flüssigen Wirkstoff-Treibgasmischung weiteres gasförmiges Treibgas zugemischt wird. Die Größe des Loches steht in einem bestimmten Verhältnis zur lichten Weite des Steigrohres.

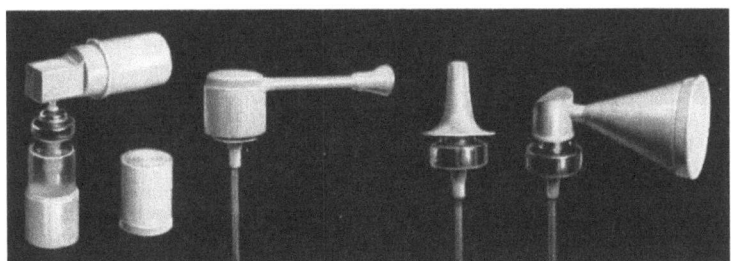

Abb. 266. Sprühköpfe für Aerosol- oder Spray-Inhalationen.

Ventilteller. Die Ventile werden mit einem genormten Ventilteller passend für die verschiedenen Metall- und Glasflaschen mit einer Dichtung in oder über die Behälteröffnungen gepreßt. Die Ventilteller bestehen aus Metall. Für sie gilt hinsichtlich Korrosion und Schutzlackierung das gleiche wie für Dosen aus Metall.

Sprühköpfe. Das Sprühbild eines Aerosols oder Sprays wird wesentlich von der Art des Sprühkopfes bestimmt, der daher nach der Art der zu versprühenden Rezeptur und nach der angestrebten Sprühform ausgesucht wird. Für Produkte, die alleine ein unzureichendes Sprühbild geben, wählt man Wirbelsprühköpfe, die dem austretenden Produkt einen Drall verleihen, wodurch die Tröpfchen feiner und gleichmäßiger werden. Für Inhalationen sind die Sprühköpfe zu Applikatoren weiterentwickelt.

Schutzkappen. Neben werbetechnischer Gestaltung hat die Schutzkappe die Aufgabe, das Ventil gegen Beschädigung zu schützen und unbeabsichtigtes Sprühen zu verhindern.

Beschriftung. Neben dem Namen des Präparates und Kennzeichnungen, die das Arzneimittelgesetz vorschreibt, sollen Treibgaspackungen die Warnungen enthalten:

„Behälter steht unter Druck, nicht über 50° erwärmen"[1].
„Brennbar" (falls dies erforderlich ist).
„Nach Entleerung die Packung nicht ins Feuer werfen".

Prüfungen. Die einzelnen, für Inhalationen verwendeten Wirkstoffe, Hilfsstoffe und Lösungsmittel werden nach den entsprechenden Monographien geprüft. Für Treibgas-Inhalationen bestehen darüber hinaus Prüfungsmethoden, die die Treibgase, die Kombination aus Treibgas und Wirkstoff sowie die technische Zuverlässigkeit und Sicherheit betreffen.

Prüfung von Treibgas-Inhalationen. Die häufig verwendeten Treibmittel von Typ der Halogenkohlenwasserstoffe, der Kohlenwasserstoffe und CO_2 sind auf akute Toxizität geprüft. Nach „Underwriter's Laboratories Report" werden sie in die Gruppen 4, 5 und 5a als relativ ungefährlich eingestuft (erheblich besser verträglich als etwa Chloroform, aber etwas schlechter als Äther). In Kombination mit Arzneimitteln und Hilfsstoffen ändert sich die Wirkung unter Umständen. Die Food and Drug Administration empfiehlt, Inhalationen tierexperimentell auf Giftigkeit zu testen. Diese Prüfung ist um so wichtiger, als beispielsweise HAUSCHILD, Handbuch der Pharmakologie, angibt, daß der Wirkungseintritt ungefähr so schnell erfolgt, wie bei intravenöser Injektion. Untersuchungen haben allerdings gezeigt, daß Teilchengröße, Begleitstoffe, Verschleimungen der Alveolen und Bewegungsintensität des Flimmerepithels die Wirkung von Inhalatoren entscheidend beeinflussen.

Um die Verträglichkeit neuer Rezepturen festzustellen, wird die maximale Arbeitsplatzkonzentration (MAK) bestimmt. Der MAK-Wert gibt an, wieviel ppm (cm^3 je m^3) der Mischung 8 Stunden ohne Wirkung auf Haut und Schleimhaut vertragen werden. Die bekannten Treibmittel haben MAK-Werte über 500 und sind als unbedenklich anzusehen. Da aber beim Versprühen auch Lösungsmittel sowie Wirkstoffe und Hilfsstoffe, die normalerweise nicht flüchtig sind, dispergiert werden und verdampfen, muß der Nachweis der Verträglichkeit für jede Rezeptur erbracht werden. Bei Umarbeitung bekannter Rezepturen in die Aerosol-Form muß ebenfalls geprüft werden, wie die Verträglichkeit und die Wirkung in der neuen Applikationsform ist. Dies gilt sinngemäß nicht nur für Treibgas-Inhalationen, sondern auch für alle anderen Treibgaspackungen, da selbst bei diesen immer Teile ungewollt inhaliert werden oder auf Schleimhäute gelangen.

Geprüft wird, indem eine Menge des Treibgasproduktes in einen geschlossenen Raum versprüht wird. Im Raume sich aufhaltende Personen werden auf Haut- und Schleimhautreizungen sowie auf allergische Reaktionen untersucht.

Haltbarkeitsprüfungen. Da die Wirkstoffe in der Mischung mit Treibmitteln und evtl. verwendeten Hilfsstoffen, Lösungsmitteln und Parfümierungen schwer vorhersagbare Veränderungen erleiden können, werden Lagerproben von 6 Monaten bei Zimmertemperatur oder von 3 Monaten bei 50° als notwendig erachtet. Die Lagerung sollte zum Teil in Originalpackungen und z. T. in Glasflaschen erfolgen, um die Produkte auf Veränderungen,

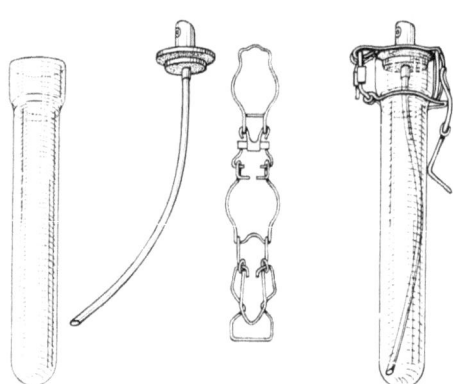

Abb. 267. Druckgaspackungen für Laborversuche.

wie Trübung, Sedimentation oder Aufrahmen beobachten zu können. Glasflaschen mit einem Schnellverschluß-Ventil für Versuchszwecke sind im Aerosol-Praktikum der Fa. Hoechst, Frankfurt, abgebildet (Abb. 267).

---

[1] Für Schaufensterdekorationen sollten aus diesem Grunde Atrappen und keine gefüllten Dosen verwendet werden.

Sicherheitsprüfungen für Treibgaspackungen. Bundeseinheitliche gesetzliche Bestimmungen für die technische Prüfung von Aerosolen und Sprays sind in Vorbereitung. Die Hersteller prüfen bisher nach Vorschriften der Druckgasverordnung und nach nichtamtlichen, aber allgemein anerkannten Prüfungsmethoden.

Druckprüfung der Behälter: Die Behälter müssen einen Prüfdruck von mindestens 10 kp/cm² aushalten. Extra gekennzeichnete Behälter sind für höhere Drücke zugelassen (12, 15 oder 18 kp/cm²). Die Behälter dürfen beim 1,2fachen des angegebenen Druckes noch nicht undicht werden, sich verformen oder bersten. Die Berstdruckversuche werden teilweise noch mit Originalfüllungen in einem stabilen Topf vorgenommen. Das ist gefährlich und ungenau. Berstdruckgeräte verwenden Wasser als Druckmittel. Auch bei hohen Drücken besteht dadurch keine Explosionsgefahr. Die Aerosoldose wird an ein hydraulisches Mundstück angeschlossen und Wasser eingelassen. An einem Spezialmanometer kann das Ansteigen des Druckes verfolgt und abgelesen werden, wann die erste Verformung stattfindet bzw. die Dose platzt. Für die Druckprüfung sollten bevorzugt Dosen herangezogen werden, die wegen vorhandener Kratzer, Dellen und anderer Beschädigungen aussortiert werden. Halten diese den Prüfdruck aus, so kann man das von den einwandfreien Dosen mit Sicherheit erwarten.

Fallprüfung. Man füllt die Dosen zu 90% mit Wasser, bis zu ²/₃ des angegebenen Prüfdruckes mit Stickstoff und läßt sie aus 2,5 m Höhe so auf einen Stein- oder Eisenboden fallen, daß je fünf auf die Bodenfläche, auf die Seite oder auf die Ventilschutzkappe fallen. Dabei darf keine Dose undicht werden oder bersten. Über die Haltbarkeit von Glasflaschen besteht zur Zeit noch keine einheitliche Meinung.

Innenschutzlackierungen und Vergütungen von Metalldosen werden auf Porenarmut geprüft: Geeignet sind Sublimat- und Elektrolyse-Teste. Bei Aluminium lassen sich vorhandene Poren erkennen, wenn man die Dosen mit einer 1%igen Sublimatlösung füllt, nach 1 Minute entleert und mit Wasser ausspült. Nach 10 Min. werden die durch Aluminium-Sublimat-Reaktion entstandenen Al(OH)₃-Büschel gezählt. Bei Aluminium und Weißblechdosen werden Poren im Innenschutzlack durch Elektrolyse-Test gefunden. Auf das gelackte Blech wird ein mit NaCl- und Phenolphthaleinlsg. getränktes Filtrierpapier gelegt. Schließt man eine Gleichspannung von 4,5 Volt so an, daß der Pluspol am Filtrierpapier und der Minuspol am Metall liegt, so werden Poren im Lack innerhalb weniger Sekunden als rote Punkte auf dem Papier sichtbar. Gut lackierte Aluminiumdosen haben nicht mehr als 10 bis 20 Poren auf 100 cm². Weißblechdosen mit Seitennaht haben häufig mehr Poren.

Ventile werden auf Federdruck und Dichtigkeit geprüft. Sie sollen zwischen −20 und +50°C funktionstüchtig sein und nach Betätigung gasdicht schließen. Es wird die Bohrung mittels Durchflußmessung, die mechanische Festigkeit der Crimpung sowie Formbeständigkeit von Steigrohr und Dichtung geprüft. Dosier-Aerosol-Ventile werden auf Dosierungsgenauigkeit geprüft. Abweichungen von ± 10% sind noch tragbar.

Sprühtest. Jede gefüllte Packung wird durch einen Sprühtest auf die Funktionsfähigkeit des Ventils geprüft. Aus einer Elektronen-Blitzaufnahme vor einem dunklen Hintergrund kann man die Form des Sprühstrahls erkennen und die Teilchengröße bestimmen. Bei der Gewichts- und Druckprüfung lassen sich Überdosierungen an Wirkstoff oder Treibgas erkennen. Der flüssige Anteil in einer Spraydose darf maximal 90% des Nutzraumes füllen.

Wasserbadprüfung gefüllter Dosen. Jeder Behälter ist nach der Füllung bei 50°C in einem Wasserbad auf Dichtigkeit zu prüfen. Der Druck im Behälter darf dabei ²/₃ des zulässigen Prüfdruckes nicht überschreiten.

Flammstrahltest. Der Sprühstrahl einer Treibgaspackung wird aus 15 cm Entfernung bei völlig geöffnetem Ventil in eine Kerzenflamme gehalten. Wird eine Flamme, aber unter 45 cm Länge, erzeugt, gilt die Treibgasmischung als brennbar, über 45 cm als entzündbar. Hochentzündlich ist ein Aerosol, wenn die Flamme bis zum Ventil zurückschlägt.

Flammerhaltungsprüfung. Als entzündbar gilt weiter, wenn der Sprühstrahl trotz Entfernung der Kerze weiterbrennt.

Trommelprüfung. In eine eiserne Trommel von 200 l, in der eine Kerze brennt, oder ein Draht glüht, sprüht man mit einer Treibgaspackung. Erfolgt dabei innerhalb 1 Min. eine Explosion, so gilt die Mischung als entzündbar.

Eine Reihe von Lieferfirmen für Metalldosen, Kunststoffflaschen, Glasflaschen, Treibgase, Ventile, Abfüll- u. Verschlußmaschinen, automatische Etikettenmaschinen ist u. a. der Broschüre der Fa. Dragoco, Holzminden, zu entnehmen (NOWAK, G. A., u. G. HOLZNER: Theorie und Praxis der Aerosole).

Literatur: 1. HOLZNER, G.: Die Parfümierung und Aromatisierung von Aerosolen. SÖFW *93*, 989 (1967) u. *94*, 36 (1968). — 2. HOLZNER, G.: Nahrungs- und Genußmittel-Aerosole. SÖFW *94*, 393 (1968). — 3. STEDLER, H. A.: Sprühsicherung an kosmetischen Aerosoldosen — zweckmäßig und attraktiv gestaltet. SÖFW *94*, 399 (1968). — 4. Über Aufbau und Organisation im Aerosolbetrieb. SÖFW *94*, 402 (1968). — 5. Wie haltbar sind Aerosoldosen? SÖFW *94*, 117 (1968). — 6. Aerosolbehälter aus Kunststoffen für Kosmetika u. Parfüms. SÖFW *94*, 35 (1968). — 7. Die Bedeutung des Duftes bei Aerosol-Erzeugnissen. Präp. Pharmazie *4*, 92 (1968). — 8. Lufteinschlüsse in Aerosolbehältern. Präp. Pharmazie *4*, 101 (1968). — 9. Die Druckgasverpackung mit Stickstoff. Präp. Pharmazie *4*, 102 (1968). — 10. Aerosol-Sprüh-verbände, Wundschnellverbände, Hautschutzfilme. Präp. Pharmazie *4*, 103 (1968). — 11. Aktive Substanzen in medizinischen Aerosol-Präparaten. Präp. Pharmazie *3*, 141 (1967). — 12. Aerosole in der pharmazeutischen Industrie. Packung u. Transport *2*, 43 (1969). — 13. HOFFMANN, D.: Sicherheitsaspekte bei der Entwicklung und Fertigung von Aerosol-produkten. Aerosol Report *4*, 215 (1965). — 14. SCHOLZ, J.: Neue toxikologische Untersuchungen einiger als Treibgas verwendeter Frigen-Typen, Bericht des 4. Aerosol-Kongresses 1961. — 15. HONISCH, J.: Über Abfüllverfahren in der Aerosol-Industrie. SÖFW *86*, 221 (1960). — 16. KASCH, H. W.: Das CO_2-Aerosol und seine Herstellung. Aerosol Report *49*, 115 (1968). — 17. NOWAK, G. A.: Kohlendioxid als Aerosol-Treibmittel im Vergleich mit anderen Treibmitteln. Aerosol Report *49*, 375 (1968). — 18. BERGWEIN, K.: Aerosolsysteme mit Innenbeutel aus Kunststoffen ... Methode der Trennung von Treibgas und Produkt bei Aerosol-Abpackungen. Kosmetik *42*, 35 (1969). — 19. SCHIRMER, G.: Frigen, die treibende Kraft in der Sprühdose. Aerosol Report *6*, 171 (1967). — 20. Spraydor-Parfümöle h + r, Harmann & Reimer GmbH, Holzminden. — 21. NOWAK, G. A., u. G. HOLNZER: Theorie und Praxis der Aerosole, Dragoco, Holzminden. — 22. Aerosol-Praktikum, Farbwerke Hoechst AG, Frankfurt-Höchst. — 23. Treibgas für Aerosole, Gewerkschaft Erdöl-Raffinerie, Deurag-Nerag, Hannover. — 24. GRAF, E., u. M. GRASER: Pharmazeutische Aerosole. Mitt. dtsch. pharm. Ges. *39*, 97 (1969). — 25. PETER, P.: Formulierung von Inhalationsaerosolen. APV Inf.-Dienst *13*, 166 (1967).

Injektionspräparate und Infusionspräparate

Injektionspräparate (Injectabilia) und Infusionspräparate (Infundibilia) sind Arznei-formen zur parenteralen Applikation. Nach Helv. VI-Entwurf sind dies mikrobiell nicht verunreinigte Arzneipräparate, die als solche oder nach dem Auflösen oder Dispergieren in geeigneten Vehikeln zur Einverleibung im Körper unter Gewebeverletzung bestimmt sind. Diese Art der Darreichung eines Medikamentes bietet gegenüber der enteralen Applikation folgende Vorteile:

1. Das Arzneimittel wird direkt dem Blutstrom oder dem Körpergewebe zugeführt und kann damit nahezu augenblicklich wirken. Durch Wahl des geeigneten Applikationsortes kann diese Wirkung auch bis zu einem gewissen Grad lokalisiert werden.

2. Auf Grund der Umgehung des Magen-Darm-Traktes können auch empfindliche Arznei-stoffe eingesetzt werden.

3. Durch geschickte Auswahl des Vehikels, der Kristallform, geeigneter Derivate eines Arzneimittels und evtl. durch Zusatz von Hilfsstoffen mit oder ohne eigene physiologische Wirkung sowie durch die Injektionsart kann eine Depotwirkung erzielt werden.

4. Injektions- und Infusionspräparate können dem Patienten auch dann zugeführt werden, wenn er andere geeignete Arzneiformen nicht aufnehmen kann (z. B. Säuglinge, Bewußtlose u. a.).

Den genannten Vorteilen steht der Nachteil gegenüber, daß parenteral nur sterile oder zu-mindest streng aseptisch bereitete Arzneien verabreicht werden dürfen. Injektions- und Infusionsgeräte müssen steril sein.

Injektionen unterscheiden sich von Infusionen durch die in der folgenden Tabelle auf-geführten Punkte.

Während die Injectabilia der einmaligen oder in zeitlichem Abstand wiederholten paren-teralen Applikation eines Arzneimittels dienen, sollen Infundibilia fehlende Körperflüssigkeit, Blut oder Elektrolyte ersetzen. Weiter lassen sich mit ihrer Hilfe parenteral die lebensnot-wendigen Calorien, essentielle Körperbausteine und ebenso Medikamente zuführen. Die Her-stellung der beiden Arzneiformen hat unter den strengsten Kautelen der chemischen Reinheit der Stoffe, der Asepsis von Arbeitsplatz und -geräten sowie der Sterilität der Präparate und ihrer Behälter zu erfolgen. Darüber hinaus sind hier chemische und physikalische Inkompati-

	Injektionen	Infusionen
Art der Applikation	intravenös i.v.	intravenös i.v. (in den meisten Fällen)
	intraarteriell (selten)	intraarteriell (selten)
	intracardial	—
	subcutan	subcutan (selten)
	intracutan	—
	intramusculär	—
	intraperitoneal	intraperitoneal
	intraneural	—
	intralumbal	—
	u. a.	
Appliziertes Volumen	bis 30 ml	bis mehrere Liter
Disperses System	molekulardisperse Lsg.	molekulardisperse Lsg.
	kolloiddisperse Lsg.	kolloiddisperse Lsg.
	Emulsion	Emulsion
	Suspension	—
Vehikel	Wasser	Wasser
	wss. Alkohole	—
	Öl	—
Dauer der Applikation Besonderheiten	maximal 20 Min. Depotwirkung möglich	bis viele Tage der Infusion (Dauertropfinfusion) können Injektionen aufgepfropft werden

bilitäten der Arznei- und Hilfsstoffe besonders zu beachten, da durch sie lebensbedrohliche Zustände bei der Verabreichung der genannten Arzneiformen auftreten können. Obgleich Apparate und Arbeitsmethoden sowie die mit ihnen verbundenen Probleme je nach Chargengröße sehr verschieden sein können, sind die Grundlagen der Herstellung die gleichen.

In der ersten Phase der Bereitung laufen 2 Arbeitsgänge parallel:

a) die Herstellung der Injektions- oder Infusionsflüssigkeit, gegebenenfalls des Trockengutes bei Arzneistoffen, die erst vor der Applikation gelöst werden;

b) die Vorbereitung der Behälter und Verschlüsse.

A. Injektions- und Infusionsflüssigkeiten

Handelt es sich um Lösungen, so müssen sie folgende Bedingungen erfüllen.

1. Reinheit. Lösungen müssen klar und völlig frei von Schwebstoffen, wie Fasern, Glassplitter u. ä., sein.

2. Isotonie. Sie sollen blutisotonisch[1] sein, um Schmerzen bei der Applikation zu vermeiden. Während Injectabilia nicht immer isotonisch bereitet werden können, müssen Infundibilia dieser Forderung unbedingt entsprechen.

3. Isohydrie. Der pH-Wert der Lösung soll möglichst nahe dem des Blutes liegen (pH ≈ 7,4), die Lösung soll isohydrisch sein. Dies ist wiederum bei Injektionslösungen nicht immer möglich, z. B. bei Lösungen von Alkaloidsalzen. Abweichende pH-Werte können bei den relativ kleinen Injektionsmengen und i.v. Applikation durch die Pufferkapazität des Blutes ausgeglichen werden. Die Applikation muß gegebenenfalls langsam erfolgen. Auch die Gewebsflüssigkeit (s.c. und i.m. Injektion) besitzt genügend Pufferkapazität, um pH-Abweichungen aufzufangen. Doch ist bei zu niedrigem pH-Wert eine Gewebsschädigung möglich.

Infusionslösungen sollen einen pH-Wert möglichst nahe bei 7,4 besitzen.

---

[1] Das heißt, ihre Gefrierpunktserniedrigung gegenüber Wasser soll gleich der des Blutplasmas sein: $\Delta t = 0,56°$ (s. Augenarzneien, S. 211).

4. Pyrogenfreiheit. Injektionslösungen sollen, Infusionslösungen müssen frei von fiebererzeugenden Stoffen, sogen. Pyrogenen sein (vgl. S. 474).

Helv. VI-Entwurf faßt diese Forderungen wie folgt zusammen: Iniectabilia sind Lösungen, Emulsionen oder Suspensionen, die in Dosen von weniger als 100 ml parenteral eingespritzt werden.

Infundibilia sind mikrobiell nicht verunreinigte, pyrogenfreie, wenn möglich isokryoskopische oder schwach hypotonische, sowie isohydrische Arzneimittellösungen oder -emulsionen, die in Mengen von 100 ml und mehr parenteral infundiert werden. Sie dürfen in der Regel keine antimikrobiell wirksamen Hilfsstoffe enthalten. Bei Infusionsflüssigkeiten in Emulsionsform dürfen höchstens 10% der Kügelchen den Durchmesser von 5 bis 10 μm erreichen. Das pH soll in der Regel zwischen 5 und 8 liegen und ist, wenn möglich, auf pH 7,3 bis 7,4 einzustellen, wobei Borsäure und Natriumtetraborat nicht verwendet werden dürfen. Infusionsflüssigkeiten unter pH 7 und über 7,5 sollen nicht gepuffert sein.

DAB 7-DDR fordert zusätzlich: Suspensionen müssen so beschaffen sein, daß sie bei 35° ($\pm$ 1°) nach 30 Sek. Schütteln während der folgenden 180 Sek. äußerlich homogen erscheinen.

Die Ausgangsstoffe

Wasser zur Injektion (s. Aqua ad injectionem, Bd. III). Bei der überwiegenden Mehrzahl der Injektionen und bei allen Infusionslösungen dient Wasser als Lösungsmittel.

Für diesen Zweck muß Wasser aus einem einwandfreien Trinkwasser aus Destillationsapparaturen mit Spritzwasserabscheidern destilliert und unter aseptischen Bedingungen aufgefangen werden. Es ist anschließend sofort zu der zu sterilisierenden Arzneiform zu verarbeiten oder muß selbst nach der Gewinnung innerhalb 2 bis 3 Std. sterilisiert werden. Es ist zweckmäßig, das Wasser zur Injektion von der Gewinnung bis zur Sterilisation bei über 65°[1] aufzubewahren. So wird mit Sicherheit vermieden, daß einzelne Keime, die trotz aller Vorsicht während der Herstellung in die Lösung gelangten, sich bis zur erfolgten Sterilisation innerhalb dieser kurzen Zeit nennenswert vermehren und Pyrogene bilden.

Es kann nicht nachdrücklich genug betont werden, daß der gefährlichste Fehler bei der Herstellung von Infusionen und Injektionen die Verwendung eines alten, nicht lege artis gelagerten destillierten Wassers ist. Besonders in der warmen Jahreszeit können sich Keime, wie z. B. Bact. coli im Verlaufe von Tagen derart vermehren, daß der Pyrogengehalt des Wassers zu schwersten Reaktionen bei der Anwendung von Infusionen führt.

Öl zur Injektion. Lösungen oder Suspensionen von Arzneimitteln in fetten Ölen werden für i.m. Injektionen gebraucht, besonders wenn Depotwirkungen beabsichtigt sind. Verwendung finden Olivenöl, Sesamöl, Erdnußöl, Mandelöl, Sonnenblumenöl, Baumwollsamenöl u. a. m. Um Reizwirkungen und Schmerzhaftigkeit der Injektionen möglichst zu vermeiden, müssen gereinigte, neutrale Öle verarbeitet werden. Manche Arzneibücher legen bestimmte Konstanten fest oder geben auch Reinigungsvorschriften. DAB 7-DDR fordert zudem: Die *Konsistenz* von zur Injektion bestimmten öligen Lösungen und Suspensionen wird bei 34°C $\pm$ 3° mittels einer graduierten 2-ml-Injektionsspritze bestimmt, die einen etwa 1 cm langen, dem Ansatz der Kanüle dienenden Stutzen von 1,5 mm innerem Durchmesser hat. Die von Kolben und Kanüle befreite, vorgewärmte Injektionsspritze wird in geeigneter Weise mit 2,00 ml der zu prüfenden und erforderlichenfalls geschüttelten Substanz gefüllt. Die Zeit, die 1,00 ml der Substanz zum Auslaufen aus dem Stutzen der senkrecht stehenden Injektionsspritze benötigt, darf bei Lösungen höchstens 45 Sek. und bei Suspensionen höchstens 180 Sek. betragen.

ÖAB 9. Bereitung:

Öl	100 T.
Äthylalkohol	50 T.
destilliertes Wasser	50 T.

Das Öl wird mit dem Äthylalkohol in einem Scheidetrichter während 24 Std. wiederholt kräftig geschüttelt. Nach Trennung der Schichten wird das Öl abgelassen und filtriert. Dann

---

[1] Bei dieser Temperatur und unter Ausschluß einer Infektion kann Wasser zur Injektion auch längere Zeit aufbewahrt werden.

schüttelt man zweimal mit je 25 T. destilliertem Wasser kräftig durch und läßt bis zur vollständigen Trennung der Schicht stehen. Das abgetrennte Öl wird mit wasserfreiem Natriumsulfat mehrmals kräftig durchgeschüttelt und vom Wasser befreit. Hierauf filtriert man das Öl sofort in 50 bis 100 ml fassende, vollkommen trockene, sterile Flaschen und entkeimt im Trockenschrank bei 160° während 2 Std. Säurezahl: Höchstens 0,25.

USP XVII. Die freien Fettsäuren in 10 Gramm Öl dürfen zur Neutralisation nicht mehr als 2 ml 0,02 n Natronlauge verbrauchen. Verseifungszahl zwischen 190 bis 198; Jodzahl zwischen 109 und 116. Nach USP XVII erfolgt die Prüfung auf Mineralöle in der Weise, daß nach der Verseifung des Öles geprüft wird, ob der Rückstand (die Seife) klar in Wasser löslich ist.

Äthylalkohol wird weniger für sich allein, als in Mischung mit Glycerin und Wasser zur Lösung von Pflanzenextrakten oder Alkaloiden oder Glykosiden gebraucht. Helv. V gestattet Äthylalkohol, mit Wasser verdünnt, bei Opium- und Digitalisinjektionen. USP XVII enthält Vorschriften über Injektionen der Digitalis-Glykoside mit 5 bis 50% Äthylalkohol und Zusatz von Glycerin als Lösungsmittel.

Mono- und Diglyceride von Fettsäuren. USP XVII bestimmt: Synthetische Mono- oder Diglyceride von Fettsäuren können als Lösungsmittel verwendet werden, vorausgesetzt, daß sie flüssig sind und klar bleiben, wenn sie auf 10° abgekühlt werden und eine Jodzahl von nicht mehr als 140 haben. Diese und andere nichtwässerige Lösungsmittel können verwendet werden, vorausgesetzt, daß sie im Volumen der verabreichten Injektionen gefahrlos sind und, daß sie weder den therapeutischen Effekt der Zubereitung noch die Reaktionen auf vorgeschriebene Proben und Untersuchungen stören.

Diese Lösungsmittel können allein oder in Kombinationen mit Wasser zur Injektion oder anderen Lösungsmitteln verwendet werden.

Glykole. Verschiedene Glykole (wie Äthylenglykol, Propylenglykol, Butylenglykol) wurden als Lösungsmittel vorgeschlagen und untersucht, wobei sich besonders das Propylenglykol als wenig toxisch erwiesen hat (BÜTIKOFER, E.: Grundlagen zur Herstellung der Injectabilia, Zürich 1954).

Polyäthylenglykole (s. Bd. II, 243). Als Lösungsmittel für Injektionen kommen die Produkte mit einem M.G. von 200 bis 400 in Betracht. Sie sind leicht mit Wasser mischbar. Die Toxizität wird in der Literatur (s. oben) als sehr niedrig angegeben.

Äthyloleat. Nach BP 68 ist es als Lösungsmittel (wahlweise neben fetten Ölen) bei einigen Injektionen, wie Östradiolmonobenzoat, Progesteron u. a. zugelassen (s. Bd. II, 987). Falls der Arzneistoff dies verträgt, wird einstündige Trockensterilisation bei 150° verlangt. Sonst ist nur das Lösungsmittel vorher zu sterilisieren; nachfolgend muß aseptisch gearbeitet werden.

Nach Helv. VI-Entwurf dürfen als lipophile Lösungsmittel oder Vehikel fette Öle (Erdnuß-, Oliven-, Sesamöl usw.) oder synthetische Fettsäureester (Äthyloleat, Oleyloleat, Isopropylmyristat, Isopropylpalmitat usw.) oder andere geeignete Flüssigkeiten mit einer Säurezahl von höchstens 0,2 und einer Viskosität von höchstens 80 cP Anwendung finden.

CF 65 zählt z. B. auf: Vegetabilische Öle, entsprechend neutral, wie Oliven-, Erdnuß-, Sesamöl, die Ester von Fettsäuren mit höheren M.G. ($C_{14}-C_{18}$) und verschiedene Verbindungen vom Typ freier Alkohole oder Ester, allein oder in Mischungen.

Die Arzneimittel. Zur Herstellung der Injektions- und Infusionslösungen sollen nur reinste Arzneisubstanzen Verwendung finden. Abgesehen von möglichen Schädigungen und Nebenwirkungen durch chemische Verunreinigungen ist besonders darauf zu achten, daß nicht etwa Keime oder Pyrogene in den Arzneistoffen enthalten sind. Bei thermostabilen Substanzen, wie z. B. Kochsalz, ist dies relativ leicht sicherzustellen. Halbstündiges Erhitzen auf 250° oder zweistündiges auf 200° genügen, um Pyrogenfreiheit zu sichern. Bei thermolabilen Substanzen ist dies schwieriger. Hier empfiehlt sich, sofort nach dem Lösen die Filtration durch ein Adsorptionsfilter von mindestens der Wirkung eines Seitz-E-Filters vorzunehmen.

Nord. 63 läßt die Substanzen auf resistente Mikroorganismen prüfen. Dazu wird die evtl. vorher pulverisierte Substanz in Wasser zur Injektion gelöst oder angeschlämmt, wobei die Konzentration der später herzustellenden Injektionslösung entsprechen soll. Nach kräftigem Umschütteln überführt man 10 ml der Lösung oder Aufschlämmung in einen Kolben und verschließt mit einem Wattepropfen. Dann erhitzt man 2 Min. zum Sieden, kühlt durch Einstellen in kaltes Wasser rasch ab und prüft auf Sterilität. In jüngster Zeit werden von einigen Arzneibüchern besondere Arzneimittel für Injektionszwecke vorgeschrieben. So z. B. „Fructosum ad injectionem" ÖAB 9 und „Glucosum ad injectionem" ÖAB 9. Zur Herstellung von „Solutio Natrii citrici composita" ÖAB 9 (flüssiger Stabilisator zur Herstellung von Blutkonserven) dürfen nur pyrogenfreie, chemisch reine Substanzen und Wasser zur Injektion verwendet werden.

Besondere Vorschriften sind bei Arzneistoffen nötig, die trocken als Substanz in entsprechender Dosierung in Ampullen oder in Durchstichfläschchen steril abzugeben sind. Viele Arzneimittel sind trocken jahrelang lagerfähig, während daraus hergestellte Injektionslösungen innerhalb von Stunden oder wenigen Tagen nach der Auflösung zu verbrauchen sind. In solchen Fällen müssen Trockensubstanz und Lösungsmittel in getrennten Ampullen oder Durchstichfläschchen abgegeben werden, damit erst unmittelbar vor Gebrauch die Injektionslösung aseptisch hergestellt wird.

Zur Herstellung steriler Substanzen sind drei Wege gangbar:

1. Durch Sterilgewinnung: Die Substanz wird in streng aseptischer Arbeitsweise von vornherein steril gewonnen (s. S. 369). Die nachfolgende dosierte Abfüllung in die Abgabebehälter und deren keimdichter Verschluß erfolgt ebenfalls streng aseptisch unter Ausschluß jeder Kontaminierung (s. S. 382). Dadurch können labile Arzneistoffe, die kein bekanntes Entkeimungsverfahren ohne Schädigung vertragen, steril zur Abgabe gelangen.

2. Die Substanz kann nach der Abfüllung einer Sterilisation unterworfen werden, wobei die Wahl des Verfahrens von der Stabilität der Substanz abhängt (Hitze, Gasverfahren, Strahlen).

3. Stoffe, die mit Keimen kontaminiert sind, werden gelöst, die Lösung sodann keimfrei filtriert und möglichst konzentriert, in gemessenen Einzelportionen in die Endbehälter abgefüllt. Die noch offenen Behälter kommen in einen Tiefkühler und werden lyophilisiert. Das Verschließen erfolgt sofort nach der Trocknung evtl. unter einem Schutzgas. Die so hergestellten Trockensubstanzen lösen sich infolge ihrer großen Oberfläche meistens leicht auf (s. Lyophilisierung, S. 81).

Lösungsvermittler. Über die Verwendung von Lösungsvermittlern zur Herstellung von Lösungen mit ausreichender Konzentration an Arzneistoffen s. S. 524. Neben der chemischen Indifferenz dem gelösten Arzneimittel gegenüber ist unbedingt physiologische Verträglichkeit dieser Hilfsstoffe zu fordern. Inwieweit durch Lösungsvermittler die Resorbierbarkeit eines Arzneimittels und damit der Wirkungsablauf beeinflußt werden, ist heute noch weitgehend ungeklärt.

Stabilisatoren. Bei sehr oxydationsempfindlichen Stoffen muß die Haltbarkeit der Injektionslösungen durch möglichste Ausschaltung von Oxydationsvorgängen gesichert werden. Es wird dies einerseits durch Verwendung von inerten Schutzgasen bei der Abfüllung (CO_2, N_2) erreicht oder durch den Zusatz von Antioxydantien, wobei auch beide Methoden kombiniert werden.

Konservierungsmittel. Der Gedanke, Sterilisationslösungen Konservierungsmittel zuzusetzen, liegt, besonders bei Mehrdosenbehältern, die eine öftere Entnahme von Injektionen aus einem Behälter zulassen (Durchstichfläschchen), nahe. Die Arzneibücher ordnen in der Mehrzahl den Zusatz eines Konservierungsmittels an, um einen Schutz gegen die nachträgliche Infektion mit Keimen irgendwelcher Art zu haben (s. Sterilisation chemische Verfahren, S. 448).

Ausgeschlossen wird dieses Verfahren für Injektionen in den Subarachnoidalraum, in die Hirnventrikel, in die Gelenkhöhlen, das Knochenmark, die Augenhöhlen, ferner auch für die Erstellung größerer Flüssigkeitsmengen (z. B. Infusionslösungen). Deshalb sind für die genannten Injektionen Mehrdosenbehälter überhaupt nicht zulässig.

Herstellung der Lösungen und deren Filtration

Allgemeine Voraussetzungen. Wie vorstehend ausgeführt, ist es ein Grundprinzip für die einwandfreie Herstellung der Injectabilia, jede Einschleppung von Keimen möglichst zu verhindern, um die Kontaminierung mit widerstandsfähigen Sporen, die bei der Sterilisation

schwer abzutöten sind, zu vermeiden und Pyrogenbildung während des Arbeitsganges auszuschließen. Es ist daher zu verlangen, daß auch jene Produkte in einem möglichst aseptischen
Arbeitsgang hergestellt werden, die nach Fertigstellung und Abfüllung einer wirksamen Sterilisation im Autoklaven oder Heißluft-Sterilisator unterworfen werden. Die räumliche Ausge-
staltung hat sich dem vorliegenden Arbeitsprogramm anzupassen, einerlei, ob es sich nun um
eine Anlage in der Industrie oder in einer Apotheke (z. B. auch Spitalapotheke) handelt. Über
die nötigen Einrichtungen bestimmt z. B. ÖAB 9:

"Die serienmäßige Herstellung und Abfüllung flüssiger Injektionspräparate sind in besonderen, von den übrigen Arbeitsräumen abgetrennten, trockenen Räumen, die keinen anderen
Zwecken dienen dürfen, vorzunehmen. Diese Räume haben fugenlose Böden und glatte, leicht
zu reinigende Wände und Decken aufzuweisen; auch sollen alle Einrichtungsgegenstände sollen
leicht zu reinigen sein. Die Beheizung der Räume hat auf indirektem Weg zu erfolgen. Die
Räume sollen nur mit filtrierter Luft belüftet werden und, wenn möglich, unter einem geringen Überdruck stehen. Sie sollen vor Beginn der Arbeit durch etwa 30 Min. mit geeigneten
Ultraviolettstrahlern ausgeleuchtet werden. Die mit der Bereitung und Abfüllung der Injektionspräparate betrauten Personen haben die Räume durch eine zweckentsprechend
angelegte Luftschleuse zu betreten, nachdem sie vorher ihre Straßenschuhe und Überkleidung
abgelegt haben; in der Schleuse ist eine entsprechende Arbeitskleidung anzulegen. Diese
Arbeitskleidung soll aus nicht faserndem, sterilisierbarem Material bestehen. Vor Beginn der
Arbeit müssen die Hände sorgfältig und unter Verwendung einer desinfizierenden Seife gereinigt werden. Beim Abfüllen von Flüssigkeiten, welche nicht nach einem der unter a)—f)
angegebenen Verfahren (S. 435) entkeimt werden, müssen die betreffenden Personen eine
Gesichtsmaske tragen, welche Nase und Mund überdeckt. Personen mit ansteckenden Krankheiten sind auszuschließen.

Für die serienmäßige Herstellung und Abfüllung von Trockenpräparaten gelten im wesentlichen die obigen, für die flüssigen Injektionspräparate angegebenen Vorschriften; darüber
hinaus sind diese den besonderen Erfordernissen der einzelnen Präparate anzupassen."

Vgl. dazu die strengen Fabrikations-Vorschriften in USA: Regulations under the federal
food, drug and cosmetic act (U.S. Departement of Health, welfare, education — food and drug
administration): Current good manufactering, practise in manufacture, processing, packing or
holding, June 1963.

Die Arbeitsräume müssen täglich am besten nach Arbeitsschluß mit einem geeigneten
Desinfektionsmittel gereinigt werden. Die Einschaltung einer UV-Beleuchtung über die ganze
Nacht bis zum Arbeitsbeginn morgens ist anzuraten. Auch dürfte es zweckmäßig sein, diese
Räume dauernd unter UV-Licht stehen zu lassen und eine entsprechende Schutzkleidung für
das Arbeitspersonal einzuführen. Ebenfalls ist auch Air-Kondition zu fordern, damit Temperatur und Luftfeuchtigkeit gleich bleiben. Bakterienfrei filtrierte Luft unter entsprechender
bakteriologischer Kontrolle ist hierbei Vorbedingung. Für besondere diffizile Arbeitsgänge, wie
steriles Abfüllen von Substanzen in vorsterilisierte Fläschchen, benutzt man mit Vorteil noch
besonders Schutzkästen, die durch eine separate UV-Leuchte dauernd ausgeleuchtet werden
und in denen mittels entkeimter Handschuhe und Arbeitsmäntel durch besonders konstruierte Öffnungen gearbeitet wird. Das Einbringen von Material und Gefäßen und das
Herausschaffen der Fertigwaren soll durch Schleusen erfolgen, um eine Infektion der Arbeitsräume auszuschließen (s. H. KUNTSCHER u. W. FAHRIG: Praxis der Ampullierung, Editio
Cantor 1960).

Die chemische Luftdesinfektion durch Aerosole ist umstritten. Sie ist nicht absolut sicher, und
es besteht auch wohl bei längerer Anwendung die Gefahr von gesundheitlichen Schädigungen.

Herstellung der Arzneilösungen. Die nötige Einrichtung ist der Größe der einzelnen
Chargen anzupassen. Ansätze für etliche tausend Ampullen zu 1 ml erfolgen in Glaskolben
aus Neutralglas, die auch ein Erwärmen der Lösungen ermöglichen. Für größere Mengen
werden Kessel verwendet, die am besten aus rostfreiem Stahl (V4A) gefertigt sind. Nord. 63
schreibt vor, daß wässerige Lösungen während der Herstellung und Dispensierung nicht mit
Metallen in Kontakt kommen dürfen, ausgenommen nichtrostendem Stahl. Helv. VI — Entwurf bestimmt: Geräte und Behälter müssen, soweit sie mit dem Arzneimittel in Berührung
kommen, antimikrobiell behandelt werden. Glasgegenstände müssen aus alkaliarmem Glas,
Metall- und Kunststoffgegenstände aus widerstandsfähigem Metall bzw. aus Kunststoff
bestehen, der den Prüfungsvorschriften genügt. Hilfsmaterial (Filter, Pressen, Rührer usw.)

darf die Zusammensetzung der Arzneimittel für parenterale Verwendung nicht nachweisbar verändern. Bei sehr großen Mengen, wie z. B. bei der fabrikmäßigen Herstellung von Infusionslösungen, bei Ansätzen von einigen tausend Litern Lösung, haben sich glasierte Keramikgefäße bewährt. Sie können mit warmem Wasser zur Injektion beschickt werden; auch kann man konzentrierte Lösungen der Arzneimittel in der Wärme herstellen und dann im Ansatzgefäß auf die richtige Konzentration verdünnen. Für echte Lösungen genügen zur Durchmischung Rührer, die an der Kesselwand abgestützt in die Lösung hineinragen und langsam rühren (mit Motorantrieb) und dann nach erfolgter Durchmischung wieder herausgehoben werden können. Für kleine Ansätze in Glaskolben genügt ein kleiner Glasrührer.

Im Falle von Suspensionen und Emulsionen muß der entsprechende Zerkleinerungsgrad bzw. Zerteilungsgrad gewährleistet sein. Schnellaufende Rührwerke, Homogenisatoren, bei denen die Mischung kontinuierlich durch schmale Schlitze gepreßt wird, und Kugelmühlen dienen zur Herstellung, wobei Aufstellung in Sterilräumen zu fordern ist. Der exakten Reinigung der Ansatzgefäße, benutzten Rohrleitungen, Rührer usw. ist größte Aufmerksamkeit zu widmen. Die Verbindungsrohrleitungen, sehr oft aus V4A-Stahl, Siliconkautschuk oder Plastik, sind nach Beendigung jeder Produktion zu reinigen.

Gefäße sollen nicht länger als nötig naß stehenbleiben, damit Keimwachstum und damit Pyrogenbildung nicht gefördert werden.

Filtration (vgl. Abschnitt Filtrieren, S. 34). Die Wahl des Filter-Apparates, des Filtermaterials und insbesondere des Filter-Querschnittes richtet sich nach der Größe der Produktion und besonders nach der Flüssigkeitsmenge, die pro Zeiteinheit filtriert werden soll. Das Ziel dieses Arbeitsganges ist

1. ein blankes, faser- und schwebestofffreies Filtrat zu erhalten,
2. möglichste Entkeimung der Lösung,
3. Entfernen allenfalls vorhandener Pyrogene.

Das Filtermaterial ist nach dem verwendeten Lösungsmittel auszuwählen. Stark mit Schwebstoffen beladene, relativ viskose Lösungen werden durch ein Filter mit größerer Porenweite vorfiltriert, um das nachgeschaltete Entkeimungsfilter zu entlasten. Um möglichst aseptisch arbeiten zu können, sind geschlossene Filtersysteme, bei denen die Lösung wenig mit Luft in Berührung kommt, den offenen Systemen vorzuziehen.

Übersicht der Filtermethoden, Apparate und Filtermittel, die für Injektions- und Infusionslösungen verwendet werden.

a) Der Filtriervorgang kann stattfinden:
    ohne Anwendung von Druck,
    unter Anwendung von Unterdruck,
    unter Anwendung von Überdruck (evtl. Gasdruck).

b) Als Filtermittel stehen zur Verfügung:
    anorganisches Material:
        Keramische Filter,
        Glassinterfritten,
        Metall-Filter;
    organisches Material:
        Papierfilter — aus Cellulose,
        Membranfilter — aus Cellulosederivaten,
        Kunststoff-Filter, Polyvinylchlorid — Teflon — u. a. m.
    anorganisch-organisches Material:
        Typ Seitz-Filter — Cellulosefasern und Asbestfibrillen.

c) Porenweiten der Filtermittel:
    bei Glas-Sinterfilter:
        Korngröße 1: mittlere Porenweite 90—150 µm Grobfiltration,
        Korngröße 3: mittlere Porenweite 15—40 µm Feinfiltration,
        Korngröße 5: mittlere Porenweite 1,0—1,7 µm Sterilfiltration.

d) Filterapparaturen: Trichter mit und ohne Einsätze; Büchner-Trichter (sog. Nutschen) verschiedener Art, meist aus Porzellan oder bei größeren Abmessungen auch aus Steingut, die meistens unter Vakuum betrieben werden; Glas-Sinter-Filter in verschiedenen Formen, in Art von Nutschen oder in Doppelkegel eingeschmolzen, auch als Eintauchnutschen ausgebildet, mit Vakuum betrieben; Filter aus Porzellan oder Edelstahl zum Einlegen einer oder mehrerer Filterschichten, die mit Überdruck oder Unterdruck arbeiten; Filterpressen mit mehreren Schichten. Auch sind hier Porzellan-Druckfilter aus keramischem Filtermaterial zu erwähnen in Platten- oder Kerzenform.

Papierfilter. Gewöhnliches Filterpapier ist nur für die Vorfiltration geeignet. Kleinere Ölmengen lassen sich zweckmäßig, besonders bei etwas höherer Temperatur, durch trockene Papierfilter ohne Druck filtrieren. Besser ist die Vakuumfiltration durch in Porzellan-Nutschen eingesetzte gehärtete Filter. Besonders für die Vorfiltration bei größerem Schwebstoffgehalt ist dieses Verfahren zweckmäßig. Für die Filtration von Infusionslösungen wurden Hartfilter (Schleicher u. Schüll Nr. 597) auf Nylongewebe als Träger montiert, in Einschichtendruckfilter eingesetzt, mit bestem Erfolg verwendet (HIPPENMEIER, F.: F. I. P. Kongreß, Wien 1959).

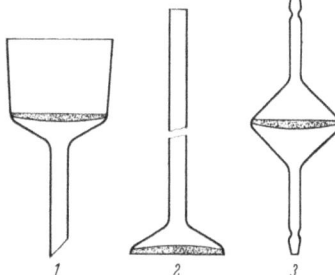

Abb. 268. Gewöhnliche Glasfilternutsche *1*; Eintauchnutsche *2*; Doppelkegelfilter *3*.

Glasfilter. Die porösen Glasfilterplatten werden durch Sintern von Glasgrieß bestimmter Korngrößen hergestellt (Jenaer Glasfilter — Pyrex Glasfilter). Die Jenaer Glasfilterplatten bestehen aus Sondergläsern, vorzugsweise aus Jenaer Geräteglas 20. Sie zeichnen sich durch die diesen Gläsern eigene große chemische Beständigkeit aus.

Die Sinterplatten halten Druckunterschiede bis zu 1 at aus und sind, in Mantelgefäßen aus Klarglas eingeschmolzen, als Glasfiltergeräte erhältlich. Die Porendurchmesser liegen bei den verschiedenen Korngrößen zwischen 200 und 0,6 μm.

Sie eignen sich daher zum Vorfiltrieren, Klarfiltrieren und zur Entkeimungsfiltration. Da es sich hier um einen reinen Siebeffekt handelt, ist die Porengröße so zu wählen, daß die vorhandenen Teilchen größer sind als die Poren und nicht in die Filterplatte eindringen können, sondern auf der Oberfläche zurückgehalten werden. Die Entkeimungsfiltration erfolgt durch Filter mit Korngröße 5, die aus Festigkeitsgründen auf Platten mit der Korngröße 3 aufgesintert sind. Mit Rücksicht auf die geringe Durchlaufgeschwindigkeit ist diese Entkeimungsmethode nur bei kleinen Flüssigkeitsmengen anwendbar. Die chemische Reinigung der Fritten darf nicht mit Chromschwefelsäure erfolgen, da hierbei entstehende Chrom(III)-Verbindungen am Sinterglas haften und später in die Filterflüssigkeit eluiert werden können. Man verwendet heiße konz. Schwefelsäure unter Zusatz von Kaliumnitrat oder Natriumchlorid.

Drei Glasfilterformen finden Verwendung (Abb. 268):

Die gewöhnliche Glasfilternutsche (*1*), die Eintauchnutsche (*2*) und das Doppelkegelfilter (*3*). Diese Formen kann man natürlich auch kombiniert anwenden. Zum Beispiel führt man eine Klarfiltration durch eine Eintauchnutsche mit größerer Korngröße durch und läßt anschließend durch das Doppelkegelfilter Korngröße 4 laufen, indem man beide durch eine Schlauchverbindung aus Siliconschläuchen, die keinerlei Stoffe an die Lösung abgeben, hintereinanderschaltet.

Glasfilter können im Trockenschrank hitzesterilisiert werden. Sie sind dann langsam innerhalb 1 Std. auf die Temperatur von 160° zu bringen und so unter Beachtung der Regeln der Sterilisation keimfrei zu machen. Das Abkühlen muß langsam erfolgen. Sie sollen möglichst erst dem Trockenschrank entnommen werden, wenn sie gänzlich abgekühlt sind. Doppelkegelfilter erlauben Filtration mit Überdruck mit Hilfe eines entsprechenden Druckgefäßes oder auch Filtration unter vermindertem Druck. Durch Parallelschalten der Filter kann man die

Durchlaufmenge pro Zeiteinheit entsprechend steigern. Zu beachten ist, daß nicht mehr als 1 at Druckunterschied auf die Sinterplatte einwirken soll und daß für die Entkeimungsfilter Korngröße 5 auf 3 noch besondere Schutzvorschriften gelten.

Vielfach sind bei Ampullenfüllapparaten noch in der Ansaugleitung Doppelkegelfilter eingebaut, um nochmals eine Filtration vorzuschalten. Auch bei anderen Filtern, die unter Umständen einige Fasern abgeben könnten, sind am Schluß der Filtervorrichtung Glassinterfilter eingebaut (s. Seitz-Filter, S. 365).

Wenn die Geräte nach dem Arbeitsgang immer sofort rückgespült werden und auch die chemische Reinigung in entsprechenden Zeitabschnitten erfolgt, sind diese Filtergeräte lange Zeit zu verwenden.

Keramikfilter. Aus porösem, keramischem Material werden Filter in den verschiedensten Formen erzeugt, wie Nutschen, Platten und Filterkerzen. Je nach der Porengröße dienen sie vom Vorfiltrieren bis zur Entkeimungsfiltration. Da sie durch Abbürsten und Rückspülen gereinigt werden, ist es vorteilhaft, ein möglichst hartes Material zu verwenden. Besonders gut geeignet sind Filter aus porösem (unglasiertem) Porzellan.

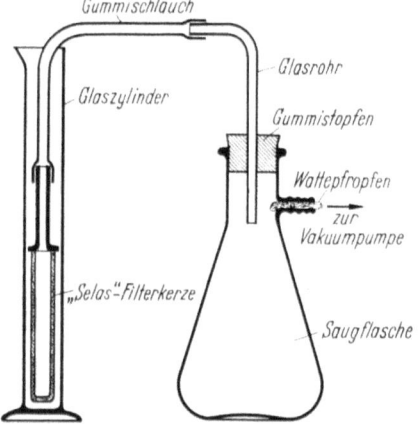

Abb. 269. Saugfiltrieren durch eine Filterkerze (Selas Corp. of America, Dresher, Pennsylvania).

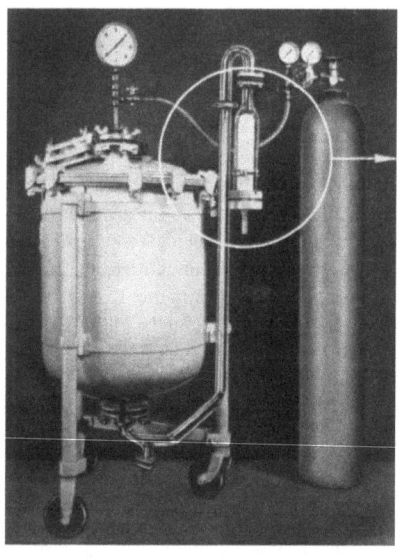

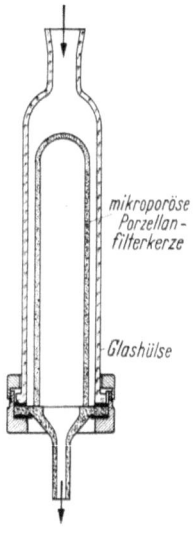

a   b

Abb. 270a u. b. Druckfiltration von Lösungen, die gegen Metallionen äußerst empfindlich sind (Selas Corp. of America).
a) Ansicht der Apparatur; b) Filterkerze mit Glashülse allein.

Zur Filtration kleiner Mengen wird die Filterkerze als Eintauchfilter in das Vorratsgefäß gegeben und mittels Vakuum die Flüssigkeit durchgesaugt (Abb. 269). Die Filtration größerer Mengen erfolgt nach dem Druckverfahren. Wie Abb. 270 zeigt, kann ein Druckgefäß, das fahrbar und zwecks Reinigung mit einem Bodenventil versehen ist, benutzt werden. Es dient meist auch zum Ansetzen der Lösung, zum Auflösen der Arzneistoffe mit Hilfe hineingehängter

Rührer usw. Vor der Filtration wird das Gefäß druckfest verschlossen und mittels eines Rohres mit dem Filterelement verbunden. Über ein Reduzierventil (unter entsprechender Messung mittels Manometer) drückt aus einer Gasflasche ein inertes Gas (N_2) auf die Flüssigkeitsoberfläche im Druckbehälter. Durch das Steigrohr wird die zu filtrierende Flüssigkeit in die Hülse der Filterkerze gedrückt. Die Flüssigkeit tritt durch die Kerze hindurch, wird hierbei filtriert und rinnt durch das Ablaufrohr aus. Am Ablaufrohr kann noch ein Verteilerrohr angebracht werden, so daß z. B. eine Anzahl von Infusionsflaschen direkt ohne Zwischenschaltung eines Vorratsgefäßes gefüllt werden kann. Die Einrichtung lt. Abbildung ist zur Filtration von Lösungen bestimmt, die gegen Metallionen äußerst empfindlich sind und daher auch nicht mit V4A-Stahl in Berührung kommen sollen. Der Druckbehälter ist innen mit Hartglas überzogen, und sämtliche Leitungen sowie die Hülse der Filterkerze sollten ebenfalls aus Hartglas sein.

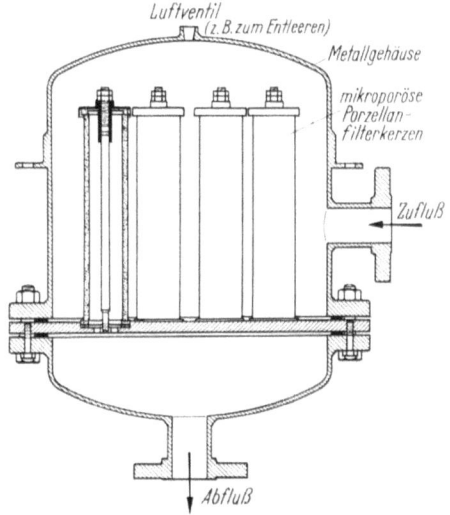

Abb. 271. Mehrere Filterkerzen in einem Gehäuse (Selas Corp. of America).

Für große Filterleistungen können auch mehrere Filterelemente (Filterkerzen) in einem Gehäuse vereinigt werden, um die zur Verfügung stehende Filteroberfläche zu vergrößern (Abb. 271).

Die Porengröße der einzelnen Kerzen beträgt maximal 100 μm (zum Vorfiltrieren) bis herunter zu maximal 1,2 μm (zum Keimfiltrieren) [Filterbezeichnungen XF bis 0,3 μm (Selasfilter)]. Die Sterilisation hat in trockener Hitze, aber mit aller Vorsicht zu geschehen. Die feuchten Filterkerzen sind im kalten Heißluftschrank auf die Sterilisationstemperatur anzuwärmen und nachher auch langsam und vorsichtig wieder abzukühlen. Die Prüfung auf Dichtigkeit erfolgt mittels Druckluft von 0,2 bis 0,5 atü durch die nasse Kerze. Die Filterkerzen sind nach Gebrauch durch Abbürsten und Rückspülen sofort zu reinigen. Je nach dem Filtriergut kann auch eine chemische Reinigung in Frage kommen oder eine Regeneration durch Ausglühen. Bei der Entkeimungsfiltration ist von Zeit zu Zeit die Keimdichte der Filterkerze zu prüfen und das Material beizeiten zu erneuern.

Membranfilter. Unter dem Sammelbegriff Membranfilter werden dünne Filterfolien verstanden, die eine äußerst geringe Porengröße haben (vgl. dazu S. 42).

Daten der Entkeimungsschichten:

Typ	Filtrationszeit sec[1]	Mittl. Porendurchmesser μm	Membranfiltertyp
1119	5—10	0,35	Gr. 2
1119	10—20	0,30	Gr. 4
1121	20—30	0,25	Gr. 6

[1] Standardbedingungen: 100 ml vorfiltriertes Wasser/100 cm² aktive Filterfläche bei einer Druckdifferenz von 700 Torr.

Trockenfilter: Sie bestehen aus Cellulose-Estern in dünner Schicht (als Membranfilter), können aber dadurch entsprechend mechanisch verstärkt sein, daß die dünne Membran (0,2 mm) auf einen Kartonträger (0,5 mm) im direkten Beschichtungsverfahren aufgebracht und mit diesem unlösbar verbunden (als Membranfilterschicht) ist. Diese Filterschichten sind in Formaten bis zu 60 × 60 cm erhältlich und sind auch in den gebräuchlichen Filterpressen verwendbar. Sie finden infolge ihrer Feinporigkeit für bakteriologische Arbeiten und bei der Entkeimungsfiltration von Injektionslösungen besonders Verwendung (Abb. 272 u. 273). Die Filterwirkung ist eine reine Siebwirkung. Die Porendurchmesser sind genau und relativ gleichmäßig, und der Wirkungsgrad ist sehr hoch. Um das Einschleppen von Keimen in den

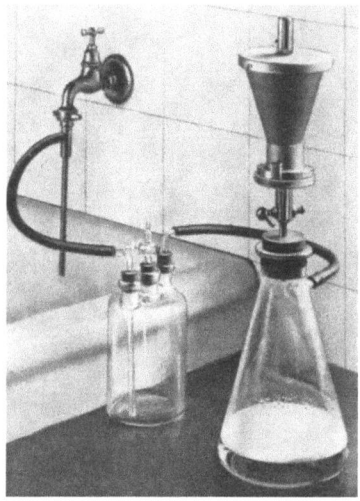

Abb. 272. Bakteriennachweisgerät B 5 (Membranfiltergesellschaft, Göttingen).

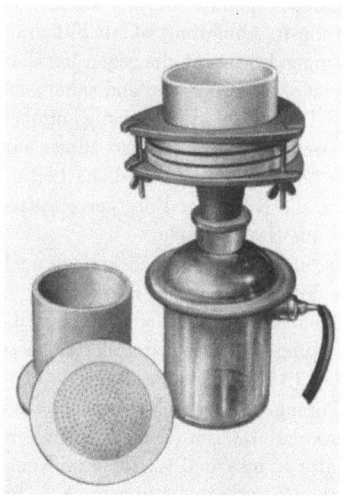

Abb. 273. Porzellan-Filtrationsgerät PA 15 (Membranfiltergesellschaft, Göttingen).

Filtrationsprozeß zu verhindern, werden die Membranfilterschichten (MF-Schichten) mit Äthylenoxid entkeimt.

Durch feine Schwebstoffe sinkt natürlich die Filtriergeschwindigkeit. Erfahrungsgemäß kann man bei 0,5 m² Filterfläche Tagesdurchsätze von 300 bis 800 Litern erzielen. Durch die Schichten lassen sich wässerige Lösungen, die nicht zu stark alkalisch sind, und auch einige organische Flüssigkeiten filtrieren. Ester, Ketone, Chlorkohlenwasserstoffe und Methanol sind jedoch zu vermeiden. Ein Betriebsdruck bis zu 4 atü in der Filterpresse ist zulässig. Dünne Membranfilter auf festen Unterlagen, wie Porzellansiebplatten, vertragen auch noch wesentlich höhere Drücke. Die Schichten können nach dem Einspannen samt den Apparaten mit Dampf (20 Min. bei 120°) sterilisiert werden.

Feuchtfilter — Cellafilter — Ultracellafilter — Ultrafeinfilter: Sie bestehen aus regenerierter Cellulose und sind sämtlichen organischen Lösungsmitteln gegenüber beständig. Sie sind in 20%igen Alkohol eingelegt und dürfen nicht austrocknen, da sie dadurch unbrauchbar werden. Sie kommen hauptsächlich für biologische und bakteriologische Arbeiten in Betracht.

Seitz-Filter. Die Seitz-Filterschichten und Seitz-Filterapparate wurden in erster Linie für die Kellereiwirtschaft, für die Fruchtsaftindustrie, dann für alle möglichen Zwecke der pharmazeutischen Industrie entwickelt (vgl. dazu S. 36f.).

Die Seitz-Filterschichten stellen ein relativ lockeres Fasergerüst aus Cellulose dar (Dicke ca. 2 bis 6 mm), dem Asbestfasern als feinfiltrierender Anteil eingelagert sind. Sie sind je nach der Struktur in vier Klassen eingeteilt, die wiederum nach Durchlässigkeit abgestuft sind. Man unterscheidet klärende Schichten, leichte Klärschichten, Spezialschichten und endlich die für Injektionslösungen wichtigen Entkeimungsschichten Seitz — EK, EKS, EKS I und EKS II. Durch die relativ große innere Oberfläche der Schichten infolge der feinen Asbestfibrillen wirken die Schichten nicht nur als Siebe, sondern auch adsorptiv auf Teilchen, die kleiner als der Porenquerschnitt sind. Die eine Seite der Schichten, die auch die Fabrikationsnummer trägt, hat eine feine siebartige Prägung. Diese Seite trägt eine Imprägnierschicht zur Faserverfestigung, um ein Abspülen der Fasern möglichst zu verhindern und eine ausreichende mechanische Festigkeit zu sichern. Für Spezialzwecke, wie Entfärbung von Flüssigkeiten oder zur Lösung schwieriger Filtrieraufgaben, wie Entfernung emulsoid verteilter Fett-Tröpfchen oder dgl. stehen auch Schichten zur Verfügung, die mit hochaktiver und feindisperser Kohle gefüllt sind. Die Rückseite der Schicht erhält ein Kohleschutzblatt, um die Ablösung feinteiliger Aktivkohle zu verhindern. Bei der Filtration von Injektionslösungen wird nur in selteneren Fällen eine Vorfiltration nötig sein, wie z. B. bei viskosen Lösungen, stark verunreinigten Seren u. dgl. Normalerweise wird eine Injektionslösung nur durch eine Entkeimungsschicht filtriert. Sie ist dann schwebstofffrei (s. Faserfängervorrichtung, S. 366) und keimfrei durch Entfernung der vegetativen Keime und deren Dauerformen. Ferner haben die Seitz-Entkeimungs-Schichten bei echten wässerigen Lösungen ein beträchtliches Adsorptionsvermögen für Pyrogene. Obwohl ein Großteil der Pyrogene durch die Entfernung der Keime aus der Flüssigkeit bei der Entkeimungsfiltration beseitigt wird, könnte der verbleibende gelöste Anteil noch immer bedenklich sein. Wenn auch bei einwandfreien Ausgangsstoffen und zügigem aseptischem Arbeiten die Bildung von pyrogenen Stoffen weitgehend vermieden werden kann, ist dieser Sicherheitsfaktor besonders bei Infusionslösungen, die in großen Mengen intravenös zugeführt werden, nicht zu unterschätzen. Da die wirksamen Pyrogenmengen nur ungefähr 0,05 γ/ml betragen, ist im Vergleich dazu ein größerer Adsorptionsverlust an gelöstem Arzneimittel, dessen Konzentration um etliche Zehnerpotenzen höher liegt, nicht zu befürchten.

Daten der Entkeimungschichten:

Sorte	Mittl. Porendurchmesser in μm	Filtratleistung in l/m² bei 2 m WS[1]	5 m WS	Verwendung
EKS	1,2 − 1,4	130	325	dest. Wasser, wässerige Injektionslösungen, mit Substanzen mit niedrigem oder mittlerem M. G.
EKS-I	1,2 − 1,0	100	250	wässerige Injektionslösungen mit kolloiden oder höher molekularen Bestandteilen, Eiweißlösungen, Seren, Blutersatzflüssigkeiten
EKS-II	1,0 − 0,8	75	190	wie EKS-I, besonders für Seren

[1] WS = Wassersäule.

[WILKE, H.: Filtration von Injektionspräparaten im pharmazeutischen Betrieb. Pharm. Industrie 18, 428 − 400 (1956)].

Je nach Zusammensetzung der zu filtrierenden Lösungen ist die Belastbarkeit der Schichten verschieden. So sollten 2500 Liter einer Glucose-Kochsalz-Infusionslösung durch 1 m² EKS-Schichten steril filtriert werden können, ohne daß ein Durchbruch der Keime erfolgt. Bei Seren (6% Eiweiß) wird mit 150 bis 200 l/m² gerechnet, bei höherprozentigen Eiweißlösungen mit 50 l/m².

Die Apparaturen für die Durchführung der Filtration richten sich nach den Mengen, die in der Zeiteinheit verarbeitet werden sollen. Das Material ist meist korrosionsbeständiger Stahl (V 4 A-Stahl); für Lösungen, die nicht durch Metallionen verunreinigt werden dürfen, sind Einrichtungen aus Hartporzellan geschaffen worden. Um unter allen Umständen ein vollkommen faserfreies Filtrat zu erhalten, wird nach dem Seitz-Filter noch eine Glasfritte oder eine keramische Filterkerze nachgeschaltet.

Vor der Filtration sind die Filtriergeräte samt den eingelegten Filterschichten zu sterilisieren, für ölige Lösungen in trockener Hitze (2 Std. bei 160°), für alle anderen Lösungen in gespanntem Wasserdampf (20 Min. bei 120°). Kleinere Geräte kommen geöffnet in den Autoklaven, größere Geräte müssen mit Dampf durchströmt werden, wobei man durch einen Dampfstauer, der das Kondenswasser durchtreten läßt und den Dampfauslaß drosselt, einen Druck von 1 atü und somit eine Temperatur von 120° erreichen kann. Vor Inbetriebnahme sind die Filterschichten auszuwaschen, um geringe Mengen von Verunreinigungen zu entfernen. Bei der Trocknung der Filterschichten und besonders bei der Sterilisation entstehen leicht lösliche Zersetzungsprodukte, die der Flüssigkeit leicht gelbliche Färbung geben. (Sie werden in der Literatur auch als „karamelartig" bezeichnet, ähnlich den Zuckerzersetzungsprodukten.)

Durch einfaches Auswaschen mit destilliertem Wasser (ca. 50 l/m² Filterfläche) sind sie leicht zu entfernen. Geringe auswaschbare Calciummengen sind, falls sie stören, durch Zusatz von 5 bis 10 ml konz. HCl (auf den m² Filterfläche bezogen) zum ersten Spülwasser sicher zu entfernen. Nachher ist mit destilliertem Wasser bis zur Chloridfreiheit nachzuwaschen. Bei Lösungen von einem pH-Wert unter 6 kann es zur Herauslösung von Magnesiumionen und Eisenionen kommen. Letztere könnten zur Verfärbung von Lösungen Anlaß geben. In solchen Fällen muß man die löslichen Eisenionen entweder durch geringe Mengen der Injektionslösung oder durch Lösungen des eisenempfindlichen Lösungsbestandteiles (z. B. mit 5 bis 10% Lösungen von Natriumcitrat oder Natriumsalicylat) auswaschen. Allenfalls kann auch eine Überführung des Eisens in schwerer lösliches Eisenphosphat durch Na_2HPO_4-Lösung oder Phosphatpufferlösung erfolgen. Auch sollen sich verdünnte Tritiplex-III-Lösungen (Merck) zum Vorwaschen der Schichten bewährt haben. Die Seitz-Filtereinrichtungen können mit Vakuum oder mit Druck betrieben werden. Das Arbeiten mit Unterdruck kann Konzentrationsänderungen der Lösungen bedingen. Auch bringt das Einströmen der Luft beim Aufheben des Vakuums selbst bei guten Luft-Filtern die Gefahr einer neuerlichen Kontaminierung mit sich.

Bei der Druckfiltration wäre das Arbeiten mit dem natürlichen Falldruck der Flüssigkeit am einfachsten. Da aber meist 2 Meter Wassersäule nicht genügen, sondern ein Minimum von 5 Metern nötig wäre, ist aus räumlichen Gründen eine solche Konstruktion selten durchführbar und dürfte auch bezüglich Keimfreiheit schwere Nachteile in sich bergen.

Der Druck wird in den meisten Fällen durch Anschalten einer Druckgasflasche oder einer Druckpumpe erzeugt. Bei kleineren Ansätzen wird das Filter mit einem größeren Aufgußraum (bis zu 20 Liter) ausgestattet. Bei größeren Ansätzen benutzt man einen Druckkessel (gebräuchliche Größen 60, 110 oder 250 Liter), in dem die Lösung hergestellt wird. Nach dem Verschließen drückt man mit Hilfe eines indifferenten Gases die Lösung aus dem Kessel durch Ein- oder Mehrschichtenfilter. Besonders bei der Entkeimungsfiltration soll der Druck so niedrig wie möglich gehalten werden, um eine einwandfreie Filtration zu sichern. Man soll nicht über eine Filtrationsleistung von 300 l/m² Filterfläche gehen. Bei nicht befriedigender Leistung ist besser eine Vorfiltration vorzunehmen. Bei höher konzentrierten, daher höher viskosen Lösungen muß der Druck allenfalls auf 2 bis 3 atü gesteigert werden. Andererseits kann auch durch entsprechendes Anwärmen der Lösung das Filtrieren beschleunigt werden (Beispiele: alle Zuckerlösungen vom Typ der Glucose-, Lävulose-, Mannit-Zubereitungen).

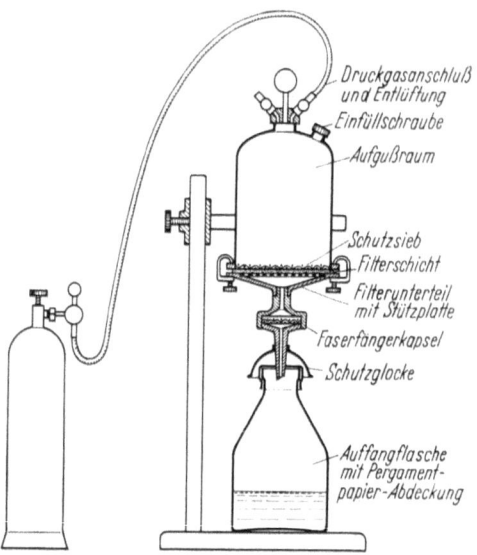

Abb. 274. Druckfilter mit Aufgußraum (Seitz-Werke, Kreuznach).

Druckgasanschluß und Entlüftung
Einfüllschraube
Aufgußraum
Schutzsieb
Filterschicht
Filterunterteil mit Stützplatte
Faserfängerkapsel
Schutzglocke
Auffangflasche mit Pergamentpapier-Abdeckung

Abb. 274 zeigt Einschichtenfilter mit Aufgußraum (bis zu 20 Litern Inhalt). Nach Abnehmen der Einfüllschraube wird der Aufgußraum gefüllt. Dann wird diese Schraube wieder aufgesetzt und zugedreht. Dadurch ist der Apparat dicht und kann jetzt über ein Reduzierventil unter Druck aus einer Gasflasche gesetzt werden. Durch die Filterschicht, die auf einer Stützplatte aufliegt und oben durch ein Schutzsieb gesichert ist, wird die Lösung filtriert; in der darauffolgenden Faserfängerkapsel, die mit einer Glasinterplatte ausgestattet ist, werden dann mitgerissene Asbestfibrillen aus der Filterschicht zurückgehalten. Unten folgt die Auffangflasche. Die filtrierte Lösung kann natürlich auch sofort in die Endbehälter (Infusionsflaschen oder Durchstichfläschchen) abgefüllt werden.

Für Lösungen, die nicht mit Metall in Berührung kommen sollen, wurde ein Filterapparat aus Hartporzellan entwickelt, den die Abb. 275 zeigt.

Abb. 276 a—c gibt das Gerät in verschiedenen Anwendungsformen wieder.

Für mittlere und größere Leistungen kommt nur mehr die Druckfiltration in Frage. Da eine Filtration mit Falldruck (wie oben erläutert) meist an den räumlichen Möglichkeiten scheitert, bedarf es eines Druckkessels, aus dem die zu filtrierende Lösung mittels Überdruck durch ein Filter gepreßt wird (vgl. Druckfiltrieren, Keramikfilter, S. 362). Der Druckkessel (vgl. die folgenden Abbildungen) ist meist aus V4A-Stahl, besitzt ein Bodenventil zur Reini-

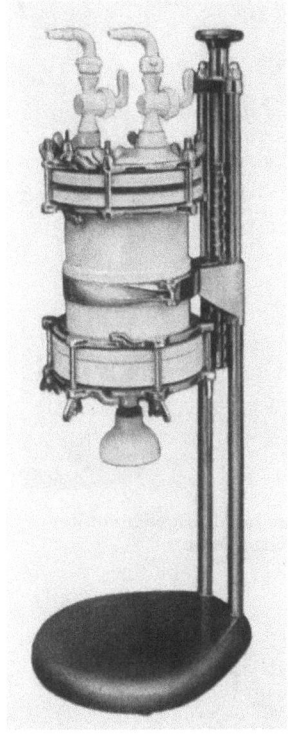
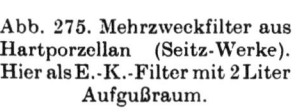
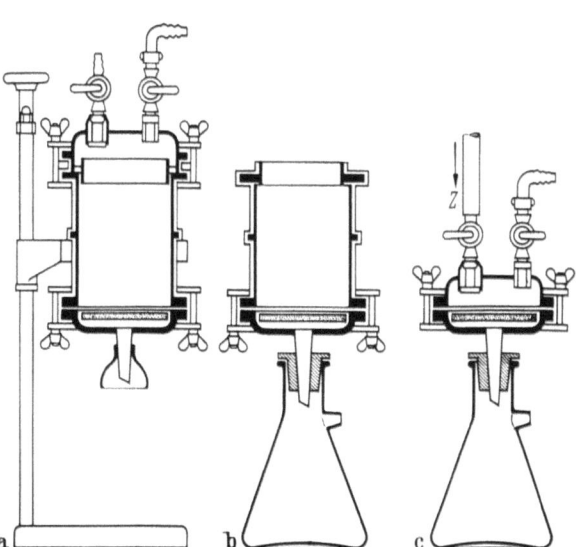

Abb. 275. Mehrzweckfilter aus Hartporzellan (Seitz-Werke). Hier als E.-K.-Filter mit 2 Liter Aufgußraum.

Abb. 276a—c. Mehrzweckfilter nach Abb. 275.
a) Schnittzeichnung; b) als Saugnutsche mit offenem Aufgußraum; c) als Durchlaufnutsche für Saug- oder Druckbetrieb.

gung und kann mit Dampf sterilisiert werden. Er dient in den meisten Fällen gleich zum Ansetzen der Lösungen. Soll die Lösung in der Hitze erfolgen, so kann er auch mit einem Heizmantel versehen sein. Nach erfolgter Lösung wird der Deckel aufgeschraubt und aus der Gasflasche über das Reduzierventil der entsprechende Druck erzeugt. Durch das Steigrohr in der Mitte des Deckels, das bis auf den Boden reicht, wird nun die Flüssigkeit in das Filter gedrückt. Für mittlere Leistungen genügt die Ausstattung mit einem Einschichtenfilter (Material ebenfalls V4A-Stahl), das eine Faserfängerkapsel aus Keramikmaterial hat. Die filtrierte Lösung rinnt nach Passieren der Kapsel in ein Vorratsgefäß bzw. Ausgleichsgefäß von 3000 ml Inhalt, das durch ein Entkeimungsfilter mit der Außenluft in Verbindung steht und mit einer einfachen Füllvorrichtung mit Quetschhahn versehen ist. Diese genügt völlig, um eine flotte Abfüllung der filtrierten Lösung z. B. in Infusionsflaschen durchzuführen (Abb. 277 u. 278).

Für größere Leistungen muß die Filterfläche wesentlich größer sein. Dies ist durch Verwendung von Filterpressen zu erreichen. Abb. 279 und 280 zeigen die Filtration durch eine Filterpresse. Die Lösung wird hier unter Druck der Filterpresse zugeleitet und verteilt sich in den Kammern der Presse. Sie wird durch die Filterschichten gepreßt und dann in der Ablaufleitung gesammelt. Nach Durchlaufen einer Faserfangpatrone aus keramischem Material wird die filtrierte Lösung in einem Vorratsgefäß aufgefangen.

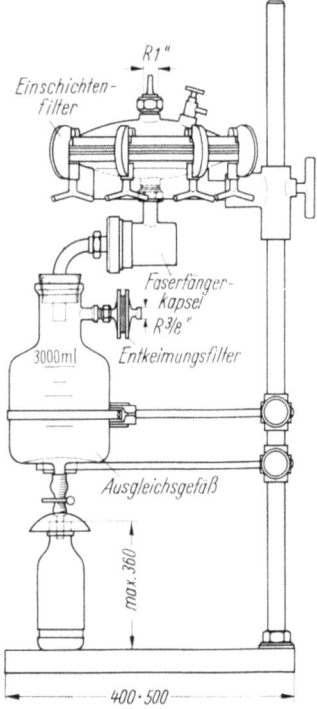

Abb. 277. Einschichtenfilter-
Apparatur (Seitz-Werke).

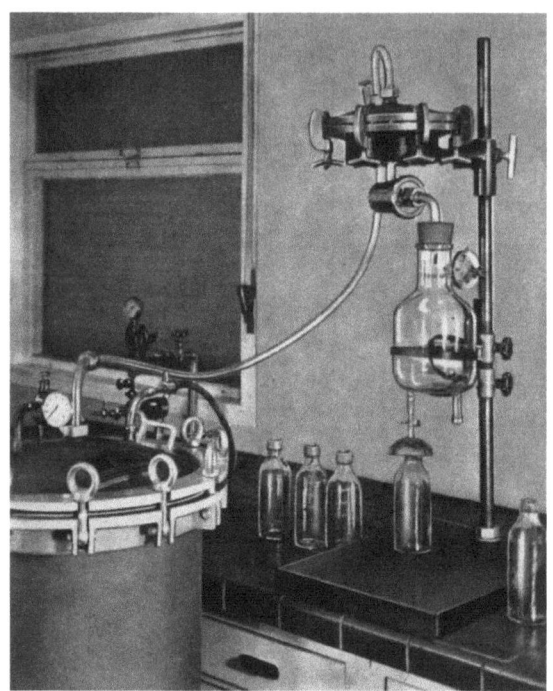

Abb. 278. Druckfilteranlage mit Einschichtenfilter
im Betrieb (Seitz-Werke).

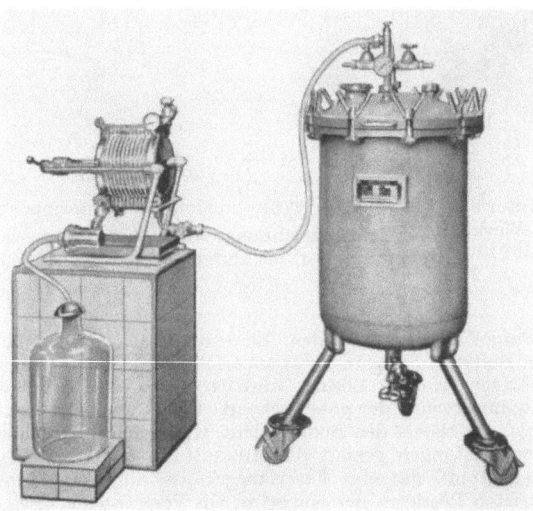

Abb. 279. Druckfilteranlage mit Druckkessel und Filterpresse (Seitz-Werke).

Plastik-Filter. Filter aus Polyvinylchlorid (Porvic-Filter) sind Folien von weniger als 1 mm Stärke, die sich wie starkes Papier anfühlen. Für die Feinfiltration dienen die Filter mit der Bezeichnung „S", zur Entkeimungsfiltration Filter mit der Bezeichnung „M M", die noch Teilchen unter 2 μm zurückhalten. Sie können nicht durch Hitze entkeimt werden, sondern nur durch Einlegen in Desinfektionslösungen. Außerdem enthalten sie Bleispuren, die vor der

Filtration von Injektionslösungen auszuwaschen sind. Die Wirkung dieser Filter beruht auf einer reinen Siebwirkung. Bei entsprechender mechanischer Unterstützung sind die dünnen Schichten auch in Filterpressen anwendbar, ohne daß sie zerreißen. Filter aus Teflon sind als Filterscheiben oder Filterplatten erhältlich und können in die gebräuchlichen Einschichten-Filterapparate oder in Filterpressen eingelegt werden. Bei der Temperaturbeständigkeit des Materials bis 260° ist Hitzesterilisation ohne weiteres möglich. Das Filtrieren beruht auch hier auf einer reinen Siebwirkung. Es werden Teilchen bis zu 3 μm zurückgehalten. Die Reinigung ist durch Abspritzen der Oberfläche und durch Rückspülung möglich.

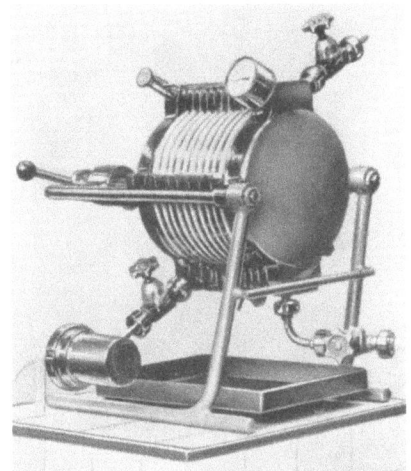

Stahlfilter. Aus porösem, korrosionsbeständigem Stahl werden Filter in den verschiedensten Formen hergestellt, die u. a. als Eintauchfilter für die Filtration von Injektionslösungen dienen. Die Regenerierung erfolgt durch Rückspülen, allenfalls auch durch Erhitzen. Die kleinste Porengröße ist 5 μm. Für Injektionslösungen, die gegen Metallionen extrem empfindliche Substanzen enthalten, sollten sie nicht verwendet werden.

Entkeimungsfiltration

Wird eine Lösung hitzeempfindlicher Arzneistoffe durch Filtration nach einer der vorstehend beschriebenen Methoden keimfrei und pyrogenfrei gemacht, so gelten für Personal, Arbeitsraum, Geräte und Chemikalien die an aseptisches Arbeiten zu stellenden Anforderungen in besonderem Maße.

Abb. 280. Filterpresse (Seitz-Werke).

Das Abfüllen in die Endgefäße soll unmittelbar nach der Entkeimungsfiltration unter Schutzglocken gegen Staubteilchen und UV-Bestrahlung erfolgen (s. Abfüllung, S. 378). Die Sterilitätskontrollen sind an einer genügenden Anzahl von Proben durchzuführen und allenfalls nach längerer Lagerzeit zu wiederholen. Für Arzneilösungen, die nur der Entkeimungsfiltration unterzogen wurden, kann eine beschränkte Ablaufzeit vorgeschrieben sein (DAB 7-DDR; s. Aufbewahrung, S. 428).

Sterilgewinnung fester Substanzen

Arzneimittel, die in Form von Trockenampullen oder ähnlichen Einzeldosenbehältern abgegeben werden und Hitzesterilisation nicht vertragen, müssen von vornherein steril aus der Fabrikation kommen. Dazu ist es notwendig, daß in den Herstellungsprozeß eine Keimfiltration eingeschaltet wird und die weitere Verarbeitung unter streng aseptischen Bedingungen erfolgt. Wegen der Verschiedenartigkeit der Herstellungsverfahren kann kein allgemeingültiges Schema angegeben werden. Abb. 281 und 282 bringen ein Beispiel für die Gewinnung einer sterilen Trockensubstanz.

Der unsterile Rohstoff wird in einem Druckkessel (I) gelöst, die Lösung mittels Druckgas durch Vor- und Entkeimungsfilter [hier in einer Anlage (II) hintereinandergeschaltet] gepreßt und in einem Kristallisationskessel (IV) mit sterilem Fällungsmittel versetzt. Anschließend wird das Kristallisat in sterilen Nutschen (V) abgepreßt, gewaschen und im sterilen Luft- oder Inertgasstrom getrocknet. Evtl. nötiges Vermahlen erfolgt in ebenfalls sterilisierten geschlossenen Mühlen. Das sterile Fertigprodukt wird meist in kleineren Anteilen in vorsterilisierte Gefäße (Gläser, Plastikgefäße oder dgl.) gefüllt, um erst nach Durchführung genauer Kontrollen auf Zusammensetzung, Sterilität und allenfalls biologischer Testung abgefüllt zu werden.

Eine andere Möglichkeit besteht darin, die keimfrei filtrierte Lösung des Stoffes in die sterilen Endbehälter abzufüllen, einzufrieren und durch Gefriertrocknung (s. Lyophilisation, S. 81) vom Lösungsmittel zu befreien.

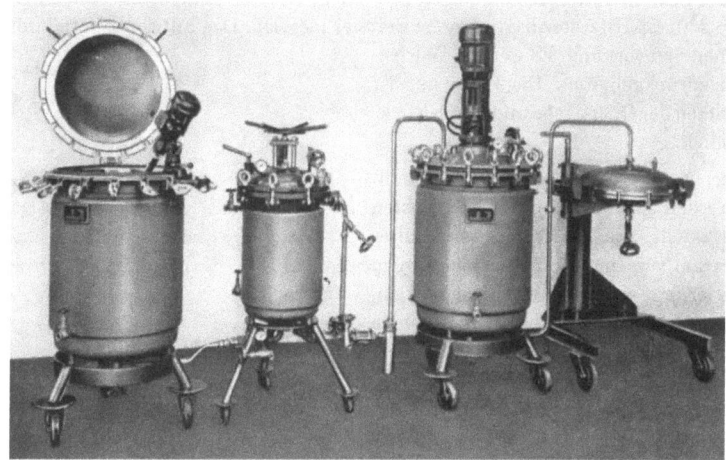

Abb. 281. Anlage zur Sterilgewinnung fester Substanzen (Seitz-Werke).

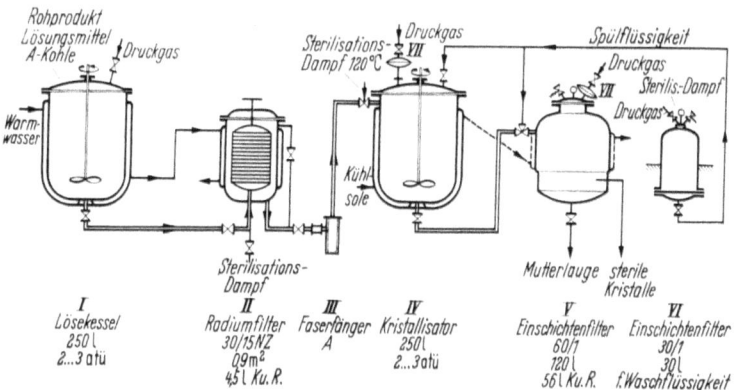

Abb. 282. Schnittzeichnung zu Abb. 281.

B. Behälter für Injektionslösungen und deren Verschlüsse

Es ist zwischen Eindosen- und Mehrdosenbehältern und Behältern für kontinuierliche Entnahme zu unterscheiden. Der klassische Eindosenbehälter ist die Ampulle, die früher in Größen von $^1/_2$ ml bis zu 500 ml Verwendung fand, jetzt aber über 20 ml kaum mehr gebräuchlich ist. Sie wird durch Zuschmelzen verschlossen und enthält die Menge einer Arzneimittellösung, die zum einmaligen therapeutischen Gebrauch bestimmt ist. Für Mengen über 20 ml hat sich das Durchstichfläschchen durchgesetzt. Begonnen hat diese Entwicklung bei den Insulin-Fläschchen mit dem Gummikappenverschluß, um den Patienten durch einfaches Durchstechen die Entnahme einer variablen Insulin-Menge zu ermöglichen. Aber erst durch die weite Verbreitung der Antibiotica (insbesondere Penicillin) wurde das Durchstichfläschchen in großem Umfang eingeführt. Das Auflösen von pulverförmigen Antibiotica in Fläschchen, die mit einem Gummiverschluß versehen sind, der durch eine Metallkapsel angepreßt wird und dadurch keimdicht schließt, ist außerordentlich einfach. Es genügt, den Gummi-Verschluß zu durchstechen und mit der sterilen Spritze das vorher angesaugte, sterile Lösungsmittel in das Fläschchen zu spritzen. Das pulverige Arzneimittel löst sich sofort und die fertige Injektionslösung kann unmittelbar danach in die Spritze zurückgesaugt werden. Aber auch gebrauchsfertige, stabilisierte Lösungen oder Anschüttelungen (Suspensionen) der Antibiotica werden zweckmäßig in diesen Fläschchen abgegeben.

Einige Arzneibücher normieren Beschränkungen bezüglich der Maximalgröße und der Verwendung von Mehrdosenbehältern. Diese Fläschchen sind in Größen zu 10, 20, 50 und seltener zu 100 ml und 250 ml im Gebrauch. Darüber hinaus ergab sich in den letzten Jahrzehnten das Bedürfnis, geeignete und widerstandsfähige Behälter zu 500 ml und darüber zu schaffen, die wesentlich praktischer in der Anwendung sind als die früheren Ampullen zu 500 ml. Die enorme Zunahme der Tropfinfusionen, besonders im klinischen Betrieb, die in Mengen von 500 ml und mehr im Verlaufe von Stunden i.v. zugeführt werden, verlangt die Schaffung von Flaschen, Verschlüssen und Infusionsbestecken, die in einfacher Weise ohne Umschütten im geschlossenen System, um möglichste Sterilität zu sichern, einwandfreie Infusionen ermöglichen. Durch Flaschen mit halbweiter Öffnung, geeigneten Gummiverschlüssen mit Ausnehmungen, durch welche die Infusionsbestecke durchzustechen sind, konnte dies ermöglicht werden. Von ganz geringen Ausnahmen abgesehen (z. B. Spezialampullen aus Zinn) war bis vor einigen Jahren Glas das alleinige Material für die kleinen und großen Behälter; als Verschluß für Durchstichfläschchen und Infusionsflaschen diente Kautschuk in entsprechender Qualität. Erst die Fortschritte der Kunststofftechnik brachten Plastikmaterialien auf den Markt, welche die Hitzesterilisation auch bei 120° aushalten und Arzneilösungen gegenüber indifferent sind. Kunststoffflaschen oder Beutel sind vor Übernahme chemisch und biologisch zu prüfen (s. Kunststoffprüfung, Bd. II, 269). Ihre Verträglichkeit mit den einzelnen speziellen Arzneistoffen muß geprüft werden. Besonders für „Erste-Hilfe-Packungen", Zivilschutz usw. ist die leichte Plastikpackung ein großer Fortschritt.

Natürlich bestehen sehr viele Vorschriften bezüglich der Anforderungen, die zu erfüllen sind, sowohl für Behälter aus Glas oder Kunststoff, ferner für Verschlüsse aus Gummi oder Kunststoff. So sagt USP XVII: „Die Behälter (einschließlich ihrer Verschlüsse) für Injektionszubereitungen dürfen weder physikalisch noch chemisch die Zubereitungen in einer Weise beeinflussen, daß sich die Stärke, Qualität oder Reinheit über die offiziellen Anforderungen hinaus unter den üblichen Bedingungen des Handels, des Versands, der Lagerung, des Verkaufes oder des Gebrauches verändert. Wenn die Behälter aus Glas sind, so sollen sie klar und farblos sein oder von heller bernsteingelber Farbe und eine Kontrolle des Inhaltes gestatten". Nach BP 68 sind Behälter für Injektionen aus Glas oder einem anderen geeigneten Material gefertigt, welches in keiner Weise die therapeutischen Eigenschaften des Medikamentes beeinträchtigt oder kleine feste Partikel abgibt. Glasbehälter sind aus durchsichtigem, farblosem Glas gemacht, außer wenn gelbliches Glas (bernsteinfarben) vorgeschrieben ist.

Plastikbehälter sind farblos und entweder durchsichtig oder genügend durchscheinend, daß sie die Beobachtung des Inhaltes gestatten. Zusätze zum Plastikmaterial, wie Stabilisatoren, Antioxydantien, Weichmacher und Schmiermittel dürfen nicht toxisch sein. Lösungen in Plastikbehältern von nicht weniger als 500 ml Inhalt müssen folgender Anforderung entsprechen:

Ätherlösliche Extraktstoffe. Zu 1 000 ml der Lösung füge man 10 ml Schwefelsäure, mische und extrahiere mit aufeinander folgenden Mengen von 200 ml, 200 ml und 100 ml Äther (zur Anästhesie). Man filtriert den kombinierten Extrakt durch einen Bausch Baumwollwatte und vertreibt den Äther auf dem Wasserbad. Man löst den Rückstand in 30 ml Äther (zur Anästhesie) und filtriert in ein tariertes Fläschchen durch Baumwollwatte und wäscht mit 20 ml Äther nach. Dann vertreibt man den Äther auf dem Wasserbad, trocknet den Rückstand unter vermindertem Druck, kühlt in einem Vakuumexikkator ab und wägt. Die Prozedur wird mit einer Lösung der gleichen Zusammensetzung, die in einem Glasbehälter im Autoklaven sterilisiert wurde, wiederholt. Die Differenz zwischen den Gewichten der Rückstände darf nicht mehr als 30 mg betragen.

Helv. VI-Entwurf: Abgabebehälter aus Glas oder Kunststoff müssen mindestens so transparent und nur so schwach gefärbt sein, daß Schwebestoffe sowie Form- und Farbänderungen des Inhaltes leicht erkannt werden.

Die Glasqualität wird teils durch Prüfungsmethoden der Arzneibücher, teils durch Industrienormen (DIN Vorschriften s. S. 253) bestimmt. Ausschlaggebend für die Brauchbarkeit des Glases ist seine Resistenz gegenüber den Arzneilösungen, besonders bei der Sterilisationstemperatur. Je geringer die Alkaliabgabe, desto geeigneter ist das Material (s. Glasprüfung S. 253; DAB 7-BRD).

Die Gummiverschlüsse sind ebenfalls genau auf ihre Qualität zu prüfen, da ungeeignetes Material Stoffe an die Injektionsflüssigkeit abgeben könnte, die zu Pyrogenreaktionen führen. Auch für Kautschuk sind Prüfungsmethoden der Industrie und der Arzneibücher vorhanden, ebenso bestehen DIN-Vorschriften (s. Kautschukprüfung, Bd. II, 271).

Ampullen. Aus Röhrenglas entsprechender Qualität werden in Automaten Ampullen in hervorragender Gleichmäßigkeit erschmolzen. Die zulässige Toleranz ist sehr gering, da im Großbetrieb die Verarbeitung, wie Waschen, Sterilisieren, Füllen, Zuschmelzen usw. ebenfalls auf automatischen Apparaten großer Leistungsfähigkeit erfolgt. Die gebräuchlichste Form

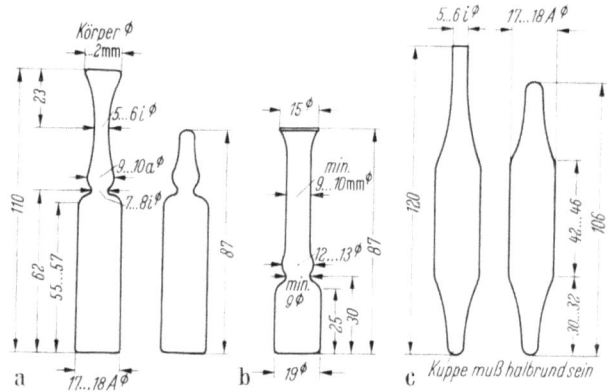

Abb. 283 a—d. Ampullen (H. Strunck & Co., Köln-Ehrenfeld 1).
a) Normalform (Trichterampullen 10 cm³); b) Weithals (Ampulle zur Pulverabfüllung); c) Doppelspießampulle für 10 cm³.

(Abb. 283 a) hat einen flachen Boden und unter der Spitze eine Einkerbung, an der nach Anritzen mit einer Feile die Spitze leicht abzunehmen ist. Die Form b) besitzt einen Hals mit relativ großem Durchmesser und ist zur Aufnahme von festen Substanzen oder von viskosen Emulsionen oder Suspensionen bestimmt. Die Form c) mit zwei spitzen Enden ist in Frankreich gebräuchlich.

Die Leer-Ampullen können zugeschmolzen oder offen bezogen werden. Das Zuschmelzen soll das Verstauben verhindern. Der Nachteil ist, daß beim Abschneiden feinste Glassplitter in die Ampulle gelangen können, die nur schwer auszuwaschen sind. Da aber eine gründliche Ampullenwäsche kaum zu umgehen ist, dürfte die offene Form vorteilhafter sein.

Für besondere Zwecke, wie erste Hilfe, diagnostische Zwecke usw. wurden Spezialampullen entwickelt. Serülen sind Ampullen mit Gummiverschluß und aufgesetzter Nadel, in denen die Arzneilösung unter Gasdruck steht. Nach Entfernung der Glas-Schutzhülse von der sterilen Nadel wird eingestochen und durch leichten seitlichen Druck der Gummi weggedrückt und dadurch der Ampulleninhalt durch die Nadel injiziert.

Venülen sind ähnlich konstruiert, sind aber evakuiert. Sie sind entweder leer oder mit Konservierungsflüssigkeiten versehen. Sie dienen zur Abnahme von Blut usw. für diagnostische Zwecke (s. Bd. I, 601).

In neuerer Zeit werden Arzneistofflösungen in billige Einmal-Spritzen aus Glas oder Kunststoff abgefüllt, die nach Einmalgebrauch weggeworfen werden. Dadurch wird die Arbeit des Reinigens und Sterilisierens erspart und die Gefahr einer Hepatitis-Übertragung durch Spritzen vermieden. Man entwickelte hierbei verschiedene Konstruktionen. Sehr zweckmäßig ist die Verwendung einer Spritzampulle (Abb. 284).

Sie ist allseitig von Glas umschlossen und kommt daher in bezug auf Lagerfähigkeit und Sterilität den konventionellen Ampullen gleich. Sie kann auch maschinell gefüllt werden.

Ihre Bestandteile sind:

ein Glaskörper mit vorbereiteter Trennstelle, ein Kunststoff-Hohlkolben mit inkorporierter Kanüle, sowie ein Gummistopfen, der zusammen mit dem Hohlkolben ein Ventil bildet, das während der Lagerung die Kanüle vom Arzneimittel trennt.

Bei der Verwendung wird der Glaskörper auf eine Tischplatte oder dgl. aufgeschlagen und dadurch das Schutzrohr abgetrennt. Damit ist die Spritzampulle schon gebrauchsfertig.

Durchstichfläschchen. Die Fläschchen sind in verschiedenen Formen gebräuchlich; hohe, schlanke Gläser (z. B. für Insulin) oder niedere, breite Formen.

Sie werden aus farblosem oder aus Lichtschutzgründen aus braunem Glas angefertigt. Von verschiedenen Arzneibüchern wird alkaliarmes Glas verlangt (USP XVII, ÖAB 9, DAB 7-BRD). Größen von 2 ml dienen für die Aufnahme spritzfertiger Anschüttelungen oder Lösungen, besonders von Antibiotica, größere Fläschchen von 10 ml, 20 ml, 50 ml (in Ausnahmefällen 100 ml und 250 ml) enthalten als Mehrdosenbehälter meist wässerige Lösungen. Da hier die Gefahr einer nachträglichen Kontaminierung durch den Einstich der Injektionsnadeln besteht, wird vielfach der Zusatz eines Konservierungsmittels verlangt, z. B. Helv. VI — Entwurf, ÖAB 9; s. Sterilisieren, S. 429, 435. Die Verwendung von Durchstichfläschchen für Injektionen in den Subarachnoidalraum, in die Hirnventrikel, in die Gelenkhöhlen, in das Knochenmark oder in die Augenhöhlen ist untersagt (USP XVII, ÖAB 9).

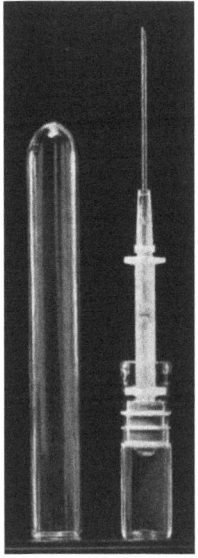

Abb. 284. Spritzampulle (Fa. Rota, Öflingen, Baden).

Der Inhalt eines Fläschchens wird auf 10 Einzeldosen beschränkt und die Einzeldosis begrenzt (maximal 15 ml). Um den Inhalt besonders der kleinen Fläschchen restlos verbrauchen zu können, werden die Fläschchen siliconisiert. Diese silicium-organischen Verbindungen werden in Form von Ölen, die mit Lösungsmitteln verdünnt sind oder einfacher in Form wässeriger Emulsionen aufgebracht, der Überschuß entfernt und dann bei 200 bis 300° eingebrannt. Ob diese Behandlung die Glasqualität verbessern kann, ist strittig [WETZEL, W.: Krankenhaus-Apotheke *5*, 1 (1955); v. CZETSCH-LINDENWALD, H.: Pharm. Industrie *1961*, H. 9]. Allgemein soll für Injektionspräparate nur Glas bester Qualität (hydrolytische Klasse 1 und 2 nach DIN) verwendet werden, falls es sich um Lösungen handelt, die im Fläschchen sterilisiert werden. Lediglich bei Pulverabfüllungen kann billigeres Glas Verwendung finden (s. Glasprüfung, S. 253).

Der Verschluß erfolgt allgemein durch Gummistopfen oder Gummischeiben, die durch eine Aluminiumbördelkappe fest an den Flaschenrand gepreßt werden. Die Stopfen haben an der Oberseite und der Unterseite Ausnehmungen, um das Durchstechen zu erleichtern.

Die Blechverschlüsse sind verschieden gestaltet. Einfache Blechkapseln mit einem Loch in der Mitte genügen für das Aufpressen. Sehr beliebt sind kombinierte Kapseln, bei denen erst eine Blechzunge in der Mitte des Verschlusses zu entfernen ist, bevor durchgestochen werden kann. Sie bieten einen guten Staubschutz und dienen als Beweis für die Unversehrtheit der Packung.

Von ausschlaggebender Wichtigkeit ist die Gummi-Qualität der Verschlüsse. Sie dürfen unter keinen Umständen schädliche Stoffe an den Fläschcheninhalt abgeben, sollen aber andererseits Sterilisationstemperaturen (gespannter Wasserdampf von mindestens 120°) aushalten und auch in mechanischer Hinsicht befriedigen. Vorschriften zur Qualitätsprüfung sind in DIN-Normen und Arzneibüchern enthalten, wobei auch auf Gehalt an Pyrogenen und toxischen Stoffen im Tierversuch geprüft wird (s. Gummiprüfung, Bd. II, 271).

Vorratsflaschen für sterile Lösungen für den Operationsbedarf. Zum Einlegen von Operationstüchern bedarf es größerer Mengen von Flüssigkeiten, besonders an physiologischer Kochsalzlösung, die steril in geeigneten Behältern bereit sein müssen. Früher behalf man sich mit Glaskolben mit Watteverschluß. Die Drucksterilisation ist hierbei schwierig, da die Abkühlung nach der Sterilisation ganz langsam erfolgen muß, damit die Verschlüsse nicht herausgedrückt werden. Außerdem besteht immer die Gefahr, daß die Kolben schiefgehalten werden, so daß durch das Benässen der Watteverschlüsse ein Durchwachsen von Keimen gefördert wird. Jetzt werden vorteilhaft Flaschen aus Pyrex-Glas verwendet, die mit einem absolut bakteriendichten Bakelit-Verschluß versehen sind (s. Abb. 285 u. 286).

Infusionsflaschen — Blutkonservenflaschen aus Glas. Um eine einwandfreie Zuführung der Tropfinfusion von 500 ml und mehr in geschlossenen, einwandfreien Systemen zu ermöglichen,

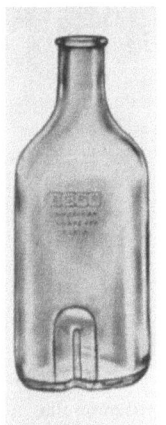

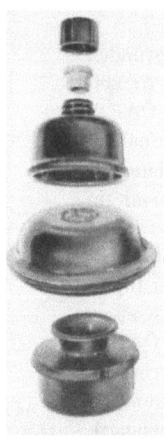

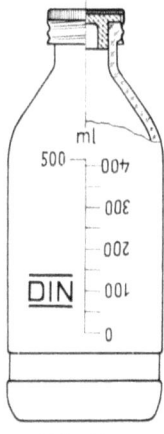

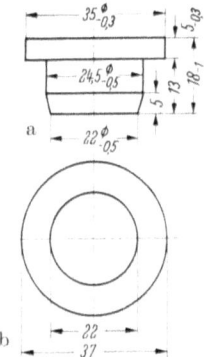

| Abb. 285. Pyrex-Flasche (AMSCO). | Abb. 286. Bakelit-Verschlüsse zu Abb. 285. | Abb. 287. Infusionsflasche (DIN). | Abb. 288a u. b. Stopfen a) und Bördelkappe b)(von oben)zu Abb. 287. |

wurden in verschiedenen Ländern Infusionsflaschen aus Glas genormt. Nach DIN 58363, geschaffen von der Deutschen Gesellschaft für Bluttransfusion und dem Arbeitsausschuß Krankenhauswesen im DNA, ist die Infusionsflasche aus Glas der hydrolytischen Klassen 1, 2 und 3 gefertigt und hat eine abgerundete Form und einen relativ weiten Hals von 24,5 mm Innendurchmesser zur Aufnahme des speziell gefertigten Gummistopfens. Am unteren Flaschenende befindet sich eine Nut zur Anbringung der Aufhängevorrichtung. Die Größe zu 500 ml hat einen Außendurchmesser von 78 mm und eine Gesamthöhe von 198 mm.

Der Verschluß besteht aus einem geformten Gummistopfen, der mit einem Bördelkappenverschluß nach Füllung der Flasche fest angepreßt wird (Abb. 287 u. 288).

Die innere Form des Stopfens, z. B. Bohrungen für Entlüftung, Entnahme sowie die Markierungen der Einstichstellen, sind gesondert zu vereinbaren. Dies deshalb, weil zwei Methoden gebräuchlich sind: Die Luftzuführung während des Laufens der Infusion kann durch eine lange Kanüle erfolgen, die ein Luftwattefilter trägt und bis auf den Boden der Flasche reicht. Sie wird unmittelbar vor dem Anlegen durchgestochen. Oder der Stopfen enthält die Führung für ein langes Glasröhrchen in Form einer entsprechenden Ausnehmung (s. Stopfen für Blutkonserven, S. 278). In diese wird ein Glasrohr entsprechender Länge eingedrückt, das auch bis auf den Boden der Flasche reicht. In diesem Fall braucht für die Luftzuführung nur eine kurze Nadel oder ein Röhrchen mit Lanzette eingestochen zu werden, das ebenfalls ein Luftwattefilter trägt. Eine dritte Art ist durch Vereinigung der Luftzuführung mit dem Ausflußrohr der Infusion in einem System gegeben, das nur eine einzige Einstichstelle benötigt (s. Transfusionsbestecke, S. 278).

Die Gummiqualität der Stopfen ist bei dem relativ großen Querschnitt und der größeren Oberfläche, die mit dem Inhalt in Berührung kommen kann, besonders wichtig (s. Gummiprüfung, Bd. II, 271). Die Verwendung von Silicongummi als Stopfen-Material ist noch im Versuch. Der Preis ist wesentlich höher als bei Kautschuk. Bei Verwendung von glatten Gummischeiben als Verschlüssen, die mit Bördelkappen fest angepreßt werden, können Folien aus Teflon unterlegt werden. Dieser Kunststoff ist praktisch unangreifbar und hält Temperaturen bis zu 300° aus. Dadurch wird jede Wechselwirkung zwischen Gummiverschluß und Lösung sicher vermieden (HIPPENMEIER, F.: F.I.P.-Kongreß, Wien 1959). Die Blutkonservenflasche nach DIN 58361 ist der obigen In-

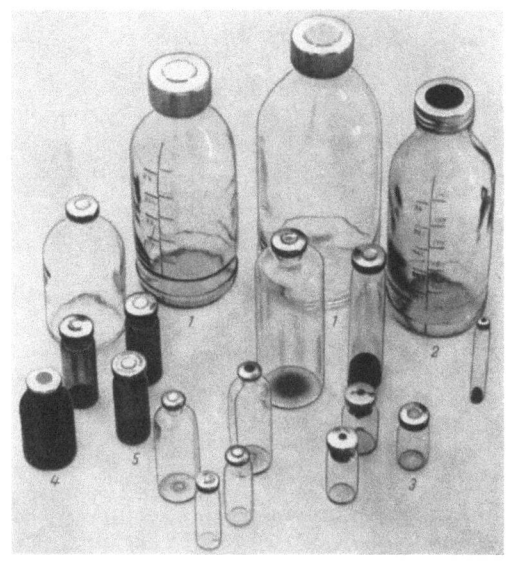

fusionsflasche ähnlich. Sie ist nur um einige Millimeter höher und ist statt mit einem Bördelverschluß mit einem Schraubverschluß ausgestattet. Wird dieser vor der Sterilisation nicht ganz fest angezogen, kann während des Autoklavierens die Luft aus der Flasche entweichen. Nach dem Abkühlen wird der Gummistopfen durch das in der Flasche entstandene fast vollkommene Vakuum angesaugt und kann durch das nachträgliche feste Anziehen des Schraubverschlusses gesichert werden. Bei festem Anziehen des Schraubverschlusses vor dem Sterilisieren unterbleibt die Vakuumbildung. Es können je nach Wunsch der Kliniken Flaschen mit oder ohne Vakuum geliefert werden (s. Blutkonserven, S. 273 ff.). Die in anderen Ländern üblichen Infusions- und Blutkonservenflaschen unterscheiden sich nur geringfügig in Form und Größe von den DIN-Normen. Die skandinavische Form der Flasche z. B. hat einen Durchmesser von 76 mm und eine Höhe von 188 mm.

Abb. 289. Infusions- und Durchstichfläschchen (Capsolut, Schubert & Co., Kopenhagen, Dänemark).

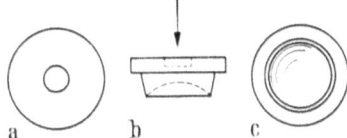

Abb. 290a—c. Stopfen für Durchstichfläschchen (natürliche Größe).
a) Oberseite; b) Seitenansicht; c) Unterseite.

In neuerer Zeit werden Flaschen erzeugt, die innen durch ein Spezialverfahren vergütet sind. Die innere Oberfläche entspricht der Güteklasse 1, während die Außenoberfläche nur der Klasse 3 gleicht (z. B. Parasolvex, Frankreich). Im übrigen sind auch Flaschen der Güteklasse 1 schon so billig zu erhalten, daß eine nur einmalige Verwendung zu verantworten ist. Bemerkt wird, daß der Gummistopfen nur zur einmaligen Verwendung bestimmt ist (DIN 58361; ÖAB 9).

Abb. 289 zeigt verschiedene Arten von Infusionsflaschen, Durchstichfläschchen und deren Verschlüsse: zu (1) Infusionsflaschen mit Bördelkappenverschlüssen; zu (2) eine Infusionsflasche mit Schraubverschluß; zu (3, 4, 5) Durchstichfläschchen farblos und braun mit einfachem Ringverschluß und mit Abreißverschluß.

Infusionsgeräte. Die Zuführung der Infusionslösung zur Venenkanüle des Empfängers erfordert ein Infusionsgerät, das bei der Verwendung von Glasflaschen einer Einstechkanüle für den Stopfen der Infusionsflasche bedarf. Dann folgt eine Tropfkammer aus durchsichtigem Material, um die Strömungsgeschwindigkeit kontrollieren und einstellen zu können. Daran

schließt sich der Übertragungsschlauch mit einer Klemme zur Einstellung der Strömungsgeschwindigkeit. Am Ende des Schlauches befindet sich dann die Venenkanüle für den Patienten. Früher wurden meist Kautschukschläuche verwendet und Tropfkammern aus Glas. Bei
der Schwierigkeit einer Reinigung von Schläuchen waren diese wiederholt verwendeten
Infusionsgeräte Anlaß zu Fieberreaktionen. Jetzt werden fast ausschließlich Einmalgeräte aus

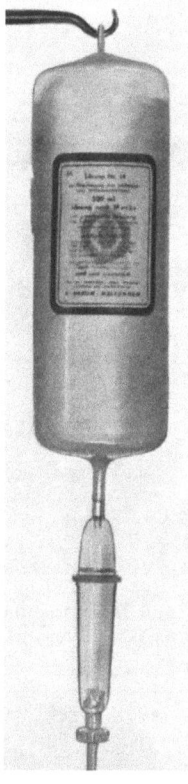

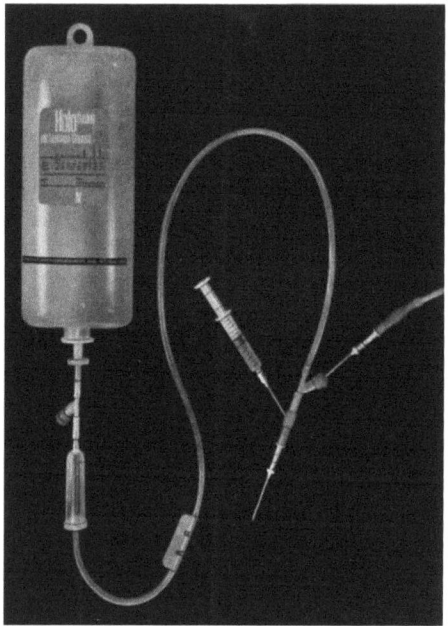

Abb. 291. Infusionsbehälter aus Polyäthylen   Abb. 292. Plastikbehälter für Infusionen mit
mit Infusionsgerät (Fa. Braun, Melsungen).   Transfusionsgerät (Laboratorien Hausmann AG,
                                                    St. Gallen, Schweiz).

Kunststoff-Schläuchen mit Tropfkammern aus durchsichtigem Plastikmaterial verwendet, die
sterilisiert und in Plastikbeuteln eingesiegelt im Handel sind und nach einmaliger Verwendung
verworfen werden. Sie haben sich außerordentlich bewährt. Bei Verwendung von Kunststoffbehältern wird das Einmalgerät durch ein entsprechendes Ansatzstück mit dem Füllstutzen
des Kunststoffbeutels verbunden. Am Ende des Gerätes ist noch ein Stück Paragummi-
schlauch vorgesehen, um Medikamente während der Infusion in das Schlauchvolumen zu-
spritzen zu können. Durch seine Elastizität schließt sich die Stichstelle sofort nach dem Herausziehen der Kanüle. Zum Unterschied von den Transfusionsgeräten (s. Blutkonserven,
S. 273ff.) braucht in der Tropfkammer kein Filter vorgesehen zu sein, da ja nur ganz klare
Lösungen zur Infusion kommen (s. Abb. 291 u. 292).

Reinigung der Behälter und Verschlüsse

Ampullen, Fläschchen und Infusionsflaschen müssen vor der Füllung gereinigt werden.
Am besten geschieht dies durch Ausspülen mit einem der modernen, oberflächenaktiven
Waschmittel, das in heißer Lösung zur Anwendung kommt (*kein* „hautfreundliches" Wasch-

mittel, das u. U. Fettstoffe enthält!). Dann muß mit Frischwasser gründlich nachgewaschen werden. Die Endspülung erfolgt mit pyrogenfreiem destilliertem Wasser. Mitunter kann auch demineralisiertes Wasser genommen werden, wenn man dafür Sorge trägt, daß dies von Fremdstoffen wirklich frei ist und keine Pyrogene enthält.

Die apparative Einrichtung hängt ganz vom Umfang der Fabrikation ab. Bei der Verwendung von 500-ml- oder 1000-ml-Flaschen genügt einer der zahlreich am Markt angebotenen Flaschenreinigungs- und Spülapparate der Lebensmittelindustrie, wobei die Spritzmaschinen nicht zu vergessen sind. Die Flaschen werden zunächst in heiße Waschlauge eingelegt, dann unter Spülung mit Wasser in der Maschine innen und außen gebürstet, wieder gespült und

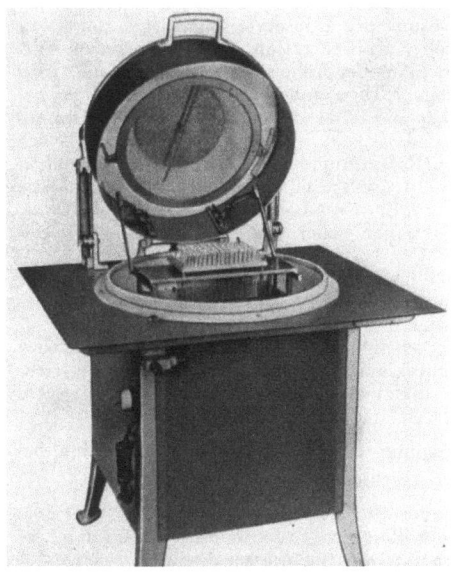

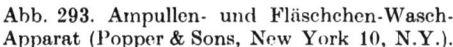

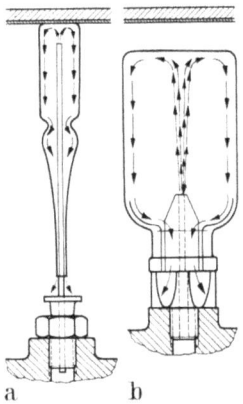

Abb. 293. Ampullen- und Fläschchen-Wasch-Apparat (Popper & Sons, New York 10, N.Y.).

Abb. 294a u. b. Spritz-Düsen zu Abb. 293, a) für Ampullen, b) für Fläschchen.

zum Schluß mit destilliertem Wasser ausgespritzt. Für Fläschchen und Ampullen stehen Apparate verschiedenster Größe und Ausstattung zur Verfügung. Der Vorgang ist im Prinzip der gleiche wie oben. Mit Rücksicht auf das enge Lumen der Fläschchenhälse bzw. der Ampullen muß durch mechanische Hilfsmittel eine gute Spülung der Innenfläche erreicht werden. Bei Ampullen kann im Vakuumverfahren durch wiederholtes Evakuieren der Spülflüssigkeiten ein mehrmaliges scharfes Reinigen erreicht werden, wenn die Ampullenhälse in die Spülflüssigkeit eintauchen. Im Druckverfahren, das bei Fläschchen und bei Ampullen anwendbar ist, werden unter Druck von einigen atü Waschlauge, Wasser und destilliertes Wasser eingespritzt und dadurch auch fester haftende Schmutzteilchen entfernt. Die Ampullen oder Fläschchen werden in ein Gestell mit der Öffnung nach unten eingesetzt, der federnde Deckel geschlossen. Durch eine elektrisch angetriebene Pumpe werden nun die Spülflüssigkeiten unter Druck eingespritzt. Die Einspritzvorrichtung ist auswechselbar. Bei Ampullen werden Einspritznadeln verwendet, bei Fläschchen Einspritzdüsen (s. Abb. 294a u. b).

Die Gummistopfen, die zum Verschluß der Infusionsflaschen und der Durchstichfläschchen dienen, sind sehr sorgfältig zu reinigen, da sie von der Fabrikation her noch an der Oberfläche Gleitmittel anhaften haben. Entweder wird mit einem oberflächenaktiven Waschmittel in der Hitze gearbeitet, oder es wird mit 1- bis 2%iger Sodalösung ausgekocht (ein recht wirksames Verfahren) und dann erst mit einem Waschmittel gewaschen. Zum Schluß wird mit Wasser gründlich gespült und gewaschen und eine Endspülung mit destilliertem oder entmineralisiertem Wasser angeschlossen. Bei größeren Mengen sind Waschmaschinen zweckmäßig.

Gummi zeigt Adsorptionserscheinungen bei verschiedenen Stabilisatoren oder Konservantien, die in Injektionslösungen Anwendung finden (z. B. Bisulfite, Phenolderivate u. ä.). Bei Gummiverschlüssen für derartige Lösungen ist es vorteilhaft und in Arzneibüchern vorgeschrieben, die Stopfen in gleichartige Lösungen derselben Konzentration etliche Stunden einzulegen oder am Rückflußkühler in derartigen Lösungen zu kochen. Damit soll die Adsorption vorweggenommen werden.

ÖAB 9 fordert 30 Min. Kochen unter Rückflußkühlung oder mindestens 48 Std. Einlegen in eine Lösung, die das gleiche Konservierungsmittel der Injektionslösung in gleicher oder doppelter Konzentration enthält.

BP 68: Die Gummiverschlüsse werden mit einem geeigneten Reinigungsmittel gewaschen, mit „gereinigtem" Wasser gespült und in diesem einige Male unter Wasserwechsel ausgekocht. Dann kommen sie in einem Behälter in eine Lösung des Konservierungsmittels der abzufüllenden Injektionslösung (in mindestens doppelter Konzentration) und werden nach Verschließen des Behälters im Autoklaven sterilisiert (nach der Anheizzeit 30 Min. 115 bis 116°). Dann bleibt der Behälter verschlossen mindestens 7 Tage stehen. Die Lösung muß so bemessen sein, daß sie die Gummiverschlüsse bedeckt und mindestens 2 ml pro Gramm Gummi beträgt.

Enthält die Injektionsflüssigkeit $Na_2S_2O_5$ (Natriumpyrosulfit, Natriummetabisulfit), werden der Lösung des Konservierungsmittels 0,1% $Na_2S_2O_5$ zugesetzt und bleiben die Gummiverschlüsse vor Gebrauch mindestens 48 Std. in dieser Lösung.

Gummi-Verschlüsse für Behälter öliger Injektionen sollen aus ölresistentem Material bestehen.

Pl.Ed. II: Gummi-Verschlüsse für Behälter öliger Injektionen sollen entweder aus ölresistentem Material bestehen oder die Wirkung des Öles soll durch Zwischenlegen eines geeigneten schützenden Materials verhindert werden.

Günstige Ergebnisse ergibt auch folgende Vorschrift: Nach vorgängigem Waschen wird der Gummi in Wasser bei 120° durch 30 Min. autoklaviert. Dieses Wasser wird verworfen. Wird nun ein zweites Mal, ebenfalls in Wasser autoklaviert, so zeigt diese Flüssigkeit relativ niedrige Extraktionswerte [Pharm. Acta Helv. *41*, 315 (1966)].

Bei Kunststoffbehältern entfällt eine Vorreinigung, weil sie direkt aus der Maschine, bei höherer Temperatur geblasen, rein, staubfrei und verschlossen angeliefert werden.

Helv. VI — Entwurf: Kunststoffbehälter und -Stopfen, die antimikrobiell wirksame Hilfsstoffe adsorbieren könnten, müssen nach der Reinigung 24 Std. in eine Lösung des betreffenden Hilfsstoffes eingelegt und dann kurz mit Injektionswasser gespült werden.

Vorsterilisation

Ohne Rücksicht darauf, ob die Endsterilisation durch ein anerkannt wirksames Verfahren (z. B. Autoklav bei 120°) erfolgt oder ob bei hitzeempfindlichen Arzneimitteln nur aseptisch gearbeitet werden kann, wird in Literatur und Arzneibüchern eine Vorsterilisation der Gefäße und Verschlüsse verlangt. Bei Ampullen, Fläschchen und Flaschen aus Glas wird gewöhnlich mittels trockener Hitze vorsterilisiert, seltener im Autoklaven.

Die vorgereinigten Gummiverschlüsse werden im Autoklaven 20 bis 30 Min. bei 120° sterilisiert. Bei Kunststoffbehältern entfällt meist eine Vorsterilisierung, weil sie verschlossen und steril aus der Fabrikation kommen.

Abfüllen und Verschließen

Ampullen. Bei kleinen Fabrikationen, bei Probeabfüllungen und dgl. kann die Ampullen-Füllung mit Hilfe eines einfachen Scheidetrichters oder besser einer Bürette, mit einer angesetzten Kanüle durch Handarbeit erfolgen. Ganz einfache Abfüllvorrichtungen, die in einer entsprechend konstruierten Spritze das Volumen messen und von Hand oder durch einen Elektromotor betrieben werden, erlauben schon größere Chargen im Einzelfüllbetrieb zu erzeugen. Auch das Zuschmelzen von Ampullen durch Handarbeit mittels eines Gebläses, wobei am besten mit Abziehen der Spitzen gearbeitet wird, gibt bei einiger Übung recht gute Resultate. Gewöhnlich wird noch in die Zuleitung der Injektionsflüssigkeit ein Glassinterfilter (Doppelkegelfilter) oder dgl. eingebaut, um eine von allen Schwebstoffen freie Lösung zu sichern. Für größere Erzeugungen sind halbautomatische Füll- und Zuschmelzmaschinen bestimmt (s. Abb. 295).

Die „Mikrorota" besitzt 1 Füll-Stelle und 2 Zuschmelzstellen (erstere links, die beiden anderen rechts im Bild). Die Ampulle wird mit der Hand an der Füllstelle auf einen Schlitten aufgelegt, der die Ampulle hebt und den Hals über die feststehende Füllnadel führt. Eine Zentrierzange faßt den Hals und führt ihn zentrisch zur Nadelachse. Wenn die Zentrierzange keinen Ampullenhals faßt, so wird die Füllung automatisch unterbrochen. Die Füllpumpen sind in 3 Größen für die Maschine verwendbar, mit Leistungen bis 3,5 ml, bis 10 ml und bis 25 ml pro Ampulle. Sobald die Ampulle gefüllt ist, wobei eine Pumpenautomatik den letzten Tropfen aus der Füllnadel zurückzieht, so daß der Ampullenhals nicht benetzt wird, wird die Ampulle mit der Hand auf eine der Zuschmelzstellen gelegt. Das Zuschmelzen erfolgt im Abschmelzverfahren (Zusammenfallen und Kuppenbildung am Ampullenhals) wiederum selbsttätig. Die zugeschmolzene Ampulle wird dann wieder abgenommen.

Bei einiger Übung ist das Gerät sehr leistungsfähig. Der Vorteil der Halbautomatik liegt in einer gewissen Unkompliziertheit, in der raschen Einstellungsmöglichkeit und in der einfachen Überwachung des Betriebes.

Für sehr große Chargen sind vollautomatische Maschinen im Gebrauch (s. Abb. 296).

Diese vollautomatische „Panrota" entnimmt aus einem Ampullenstapel die einzelnen Ampullen, führt sie an einer Leerstation vorbei, wo sie nötigenfalls vorbegast werden und dann an die Füll-Station. Die Ampullen stehen dabei fast senkrecht. Mittels einer Zentrierzange werden sie immer auf den gleichen Mittelpunkt zentriert. Bei dieser Konstruktion senkt sich die Füllnadel in die Ampulle hinein. Nach der Füllung wird der letzte Tropfen zurückgezogen, damit der Ampullenhals sicher trocken bleibt. Nun folgen zwei Nachbegasungsstationen zum Begasen mit Schutzgas. An der Schließstation wird das Verschließen durch Abziehen durchgeführt. Ampulle und Zange rotieren gleichzeitig, um eine möglichst starkwandige Schließ-

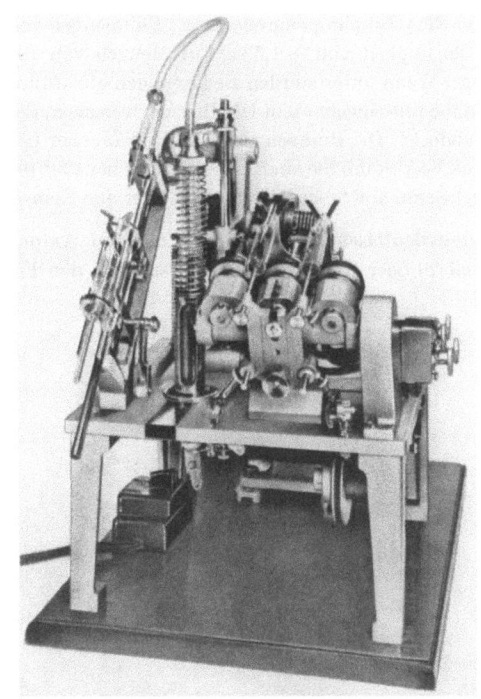

Abb. 295. Mikrorota (Fa. Rota), halbautomatischer Ampullen-Füll- und Abschmelz-Apparat.

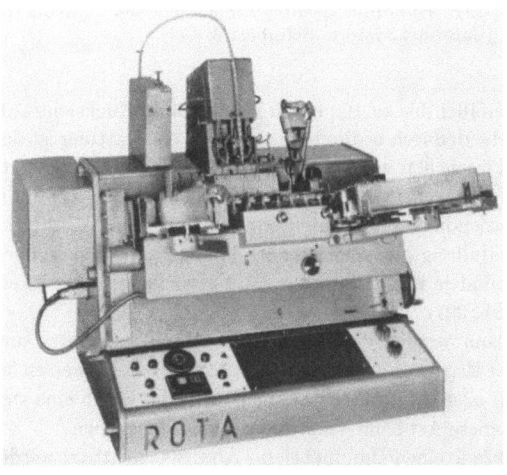

Abb. 296. Panrota (Rota), Ampullen-Füll- und Zuschmelz-Automat.

kuppe zu erzielen. Der Abziehvorgang wird durch eine elektrische Automatik gesteuert. Er
setzt erst dann ein, wenn die erforderliche Plastizität des Glases erreicht ist. Die fertigen Ampullen passieren eine Zwischenkühlstation, von wo aus sie in das Stapelmagazin hochgedrückt
werden. Eine Füllpumpengröße liefert Füllmengen von 1 ml bis 10 ml je nach Einstellung mit
einer Genauigkeit von ± 1,5%. Für Mengen von 10 ml bis 25 ml wird eine zweite Pumpe
benötigt. Wenn unter sterilen Bedingungen abzufüllen ist, wird die Maschine mit einer Ab-
deckhaube mit eingebautem UV-Brenner versehen, der die Teile der Maschine bis zur Abzieh-
stelle abdeckt. Die Pumpen sind aus Glas (Jenaer Glas der höchsten hydrolytischen Klasse)
oder aus V4A-Stahl. Sie sind zerlegbar und bei 120° (im Autoklaven) zu sterilisieren. Die Füll-
schläuche sind aus Silicon-Kautschuk oder aus Rein-Latex.

Durchstichfläschchen. Während bei den Ampullen Einzelfüllmengen von 0,5 ml bis
maximal 20 oder 25 ml vorkommen, sind bei den Fläschchen in der Regel 10 bis 50 ml, in

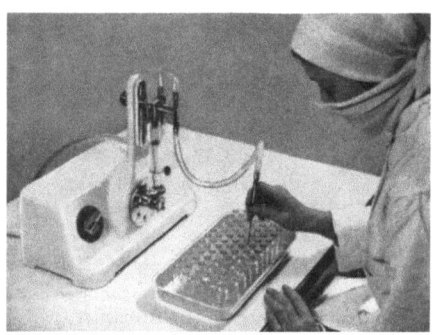

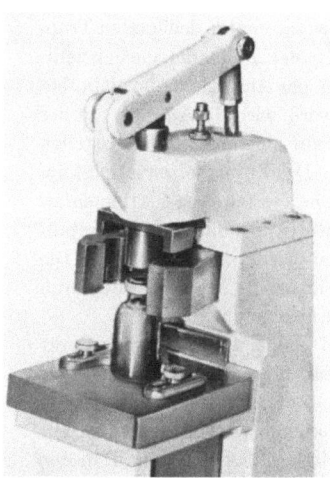

Abb. 297. Handfüllmaschine für Fläschchen
(Capsolut-System, Schubert & Co.).

Abb. 298. Verschluß-Maschine mit Handbetrieb für Fläschchen
(Capsolut-System, Schubert & Co.).

Einzelfällen bis zu 100 ml zu füllen. Ohne Rücksicht auf die Größe der Fabrikationschargen
und die dadurch bedingte maschinelle Ausstattung ist der Arbeitsvorgang immer der gleiche:
das Fläschchen wird mit der vorgeschriebenen Flüssigkeitsmenge gefüllt, dann der Gummistopfen eingedrückt und dieser durch eine Blechkapsel, die fest andrückt, gesichert, so daß ein
bakteriendichter Verschluß entsteht (s. S. 381 u. Abb. 299). Bei kleineren Chargen wird mit
Einzelfüllung gearbeitet, wobei eine kleine Füllmaschine, die durch einen Motor angetrieben
wird und je nach Einstellung die gewünschte Flüssigkeitsmenge zuführt, sehr praktisch ist
(s. Abb 297).

Dann werden die Stopfen von Hand aufgesetzt und eingedrückt und die Blechkapsel
(in der Regel aus Aluminium) aufgesetzt. Das Anpressen kann durch eine Zange erfolgen (Ferm-
press) oder bei größeren Chargen schneller durch eine stehende Verschlußmaschine. Abb. 298
zeigt diese Art beim Verschließen von Fläschchen:

Durch einen Handhebel (in Abb. 300 sichtbar) werden gleichzeitig ein Stempel von oben
und zwei Backen von der Seite fest an die Blechkapsel angepreßt, wobei der untere Rand der
Kapsel umgebogen und an den unteren Halsrand des Fläschchens fest angedrückt wird. Dadurch ist ein absolut sicherer und bakteriendichter Verschluß erreicht. Die Blechkapsel muß
ganz fest sitzen und darf sich nicht drehen lassen. Der Apparat verarbeitet Fläschchen und
Flaschen aller gebräuchlichen Größen von 40 bis 240 mm Höhe, 8 bis 100 mm Durchmesser
und einem Flaschenkragen von 8 bis 70 mm Durchmesser. Die Backen sind leicht auszuwech-

seln. Er ist daher sowohl für Fläschchen als auch für Infusionsflaschen zu verwenden (s. Infusionsflaschen, S. 374).

Für große Chargen sind Automaten im Gebrauch, die je nach der Einstellung mit bis zu 100 ml Einzelfüllungen arbeiten und selbständig füllen und verschließen (s. Abb. 299). Von links werden die vorgereinigten und sterilisierten Fläschchen selbsttätig zugeführt, gelangen zuerst zur Füllstation, die ähnlich wie bei Ampullenapparaten arbeitet. Nach Zuführung des richtigen Quantums der Lösung wandert das Fläschchen zur Verschließstelle. Dort kommen die Verschlußteile (Gummistopfen und Blechkapsel) aus einem Vorratsbehälter von oben durch eine Rinne herunter, werden am Flaschenhals aufgesetzt. Danach ergreifen die Backen einer Verschließmaschine den Flaschenhals und pressen die Blechkapsel fest an. Das fertige Fläschchen erreicht dann, vom Laufband geführt, die Endstapel-Stelle.

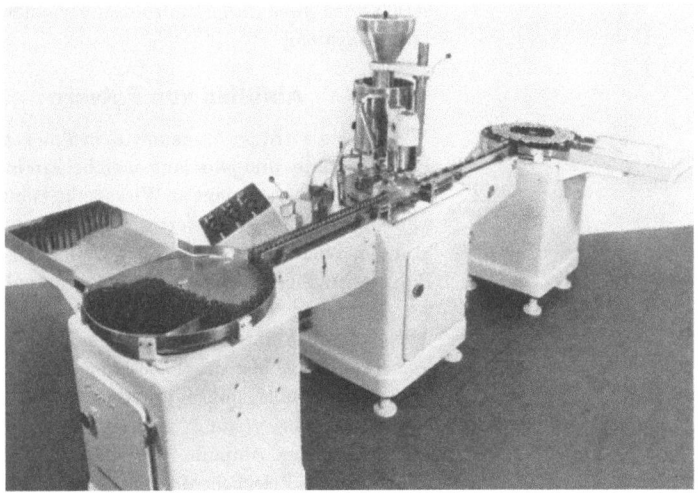

Abb. 299. Füll- und Verschluß-Maschine (vollautomatisch) (Capsolut-System, Schubert & Co).

Infusionsflaschen. Hier werden größere Einzelmengen abgefüllt. 500 bis 1000 ml pro Flasche oder pro Kunststoffbehälter. Eine Ausnahme bildet das Einfüllen von Stabilisatorlösung in die Blutkonservenbehälter, da hierbei nur Einzelfüllungen in Mengen von 60 bis 125 ml in Frage kommen (je nach der verwendeten Lösung, s. Blutkonserven, S. 273ff.). Die zweckmäßige Füllvorrichtung hängt vom vorgängigen Verfahren und der Chargengröße ab. Erfolgt die Filtration der Infusionslösung mittels Vakuum, kann aus dem Vorlagegefäß direkt abgefüllt werden oder man kann mittels einer einfachen Handpumpe die jeweils eingestellte Menge in den Infusionsbehälter drücken, wobei darauf zu achten ist, daß die Pumpe leicht zerlegbar und sterilisierbar ist. Bei der Druckfiltration ist meist eine besondere Abfüllapparatur überflüssig. Sowohl beim Druckfiltrieren durch Seitzfilter als auch durch Keramikfilterkerzen kann die fertigfiltrierte Lösung, allenfalls unter Benutzung von Verteilerrohren aus Glas, zur gleichzeitigen Füllung mehrerer Behälter direkt aus dem Filterapparat in die Infusionsflaschen fließen. Die ganz genaue Mengenmessung ist bei Infusionen nicht erforderlich. Durch die Einteilung auf der Flasche und bei einiger Übung ist eine ausreichend genaue Mengenschätzung möglich. Das Verschließen erfolgt durch Eindrücken des Gummistopfens bei Flaschen oder durch Abschweißen oder Abbinden bei Kunststoffflaschen oder -beuteln. Bei Glasflaschen folgt das Aufsetzen der Blechkappe und das feste Anpressen durch eine geeignete Vorrichtung (Abb. 300).

Eine andere Möglichkeit des Verschließens bieten die Schraubverschlüsse (s. Blutkonserven, S. 278). Der Schraubverschluß kann fest angezogen werden. Dann kommt es nicht zum Entweichen der Luft bei der Sterilisation im Autoklaven und der Vorgang ist der gleiche wie beim

Anpreßverschluß. Sollen aber die Infusionsflaschen nach der Autoklavierung Unterdruck aufweisen, so wird der Schraubverschluß eine halbe Drehung zurückgedreht, um dem Gummistopfen einen winzigen Spielraum im Flaschenhals zu lassen. Dadurch entweicht im Autoklaven die restliche Luft aus der Flasche. Beim Abkühlen nach Beendigung der Autoklavierung saugt der in der Flasche entstehende Unterdruck den Stopfen fest in den Flaschenhals, der Stopfenrand liegt am Flaschenhals fest auf und der Stopfen zeigt in der Mitte eine Eindellung.

Durch festes Zudrehen des Schraubverschlusses wird schließlich der Stopfen in seiner Lage gesichert. Auch industriell werden Infusionen hergestellt, die Unterdruck zeigen. Durch eine entsprechende Formgebung der angepreßten Blechkapseln kann die Luft durch eine kleine Öffnung entweichen. Nach der Sterilisation wird diese durch Zudrücken verschlossen (z. B. Baxter-System).

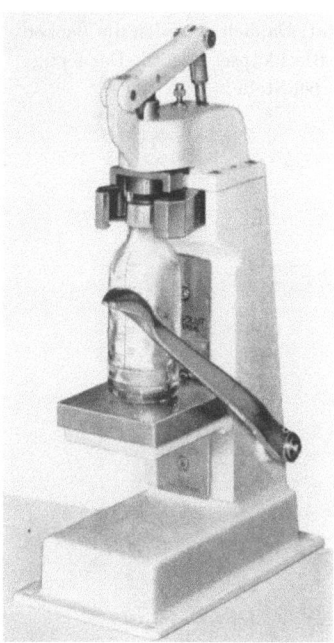

Abb. 300. Verschluß-Maschine mit Handbetrieb — auf Infusionsflaschen umgestellt (Capsolut-System, Schubert & Co.).

Abfüllen von Pulvern

Da viele wichtige Arzneimittel in Trockenform als Pulver monate- und jahrelang auch bei Zimmertemperatur lagern können, ohne an Wirksamkeit einzubüßen, während sie, gebrauchsfertig aufgelöst, in einigen Stunden oder Tagen unwirksam sind, müssen sie in Pulverform abgefüllt in Ein- oder Mehrdosenbehältern zur Verfügung stehen. Für Einzeldosen erfolgt die Abfüllung in Ampullen mit weitem Hals, wobei der Verschluß auch hier durch Zuschmelzen erfolgt. Für luft- und feuchtigkeitsempfindliche Substanzen ist Schutzgas oder Vakuum vorzusehen. Hier ist die zugeschmolzene Ampulle (verschiedene Ampullenformen, auch Fläschchenformen) zwar die umständlichste, aber auch sicherste Art der Dispensation.

Als Mehrdosenbehälter von widerstandsfähigeren Arzneimitteln ist das Durchstichfläschchen am geeignetsten. Bei der Einzelampulle muß das Öffnen durch Einritzen und Abbrechen der Spitze erfolgen und danach das Lösungsmittel mit der Spritze zugefügt werden. Nach Auflösen der Substanz wird die Lösung aufgezogen und injiziert. Dagegen ist das Arbeiten mit dem Durchstichfläschchen viel bequemer. Nach Desinfektion des Stopfens wird das gesamte Lösungsmittel für den Inhalt durch den Stopfen eingespritzt. Die Lösung kann dann portionsweise entnommen werden, solange ihre Haltbarkeit garantiert ist. Auch das Abfüllen des Pulvers ist viel einfacher, da die Fläschchen einen genügend weiten Hals aufweisen. Das serienmäßige Abfüllen von Pulvern in ausreichender Dosierungsgenauigkeit ist sehr schwierig und hängt wesentlich von den Fließeigenschaften des Pulvers ab. Die Dosierung durch Auswägen ist zu langwierig. Rascher kann in Zylindern volumetrisch abgemessen werden, ähnlich der Dosierung in Tablettenmaschinen. Für große Durchsätze werden Förderschnecken verwendet, die pro Umdrehung oder in bestimmten Zeitabständen die eingestellte Menge ausstoßen. Die erzielbare Dosierungsgenauigkeit ist hinreichend groß. Der Verschluß der Fläschchen erfolgt wie bei der Abfüllung von Arzneilösungen.

Abfüllen von Pulvern im streng aseptischen Verfahren (vgl. dazu Sterilgewinnung fester Substanzen, S. 369). Soweit die Abfüllung nicht gleich bei der Gewinnung erfolgte, sind hier alle an aseptisches Arbeiten gestellten Forderungen (S. 359) in besonderem Maß zu erfüllen. Je weitgehender die Automation der betreffenden Anlage ist, desto leichter wird die Keimfreiheit des Endproduktes zu erhalten sein.

Abfüllen von Lösungen im streng aseptischen Verfahren. Hier gilt das gleiche wie im vorhergehenden Abschnitt Gesagte. Es ist allerdings leichter, Flüssigkeiten unter aseptischen Kautelen exakt zu dosieren und die Packungen zu verschließen.

Einzelheiten s. H. KUNTSCHER u. W. FAHRIG: Praxis der Ampullierung, Editio Cantor 1960.

Sterilisation

Bei der überwiegenden Mehrzahl der Injektionen und Infusionen, d. h. bei allen thermoresistenten Zubereitungen, wird nach der Abfüllung in die Endbehälter die Schlußsterilisation erfolgen. Das gewählte Verfahren richtet sich nach den Eigenschaften der Lösungen, ihrer Verpackung und Menge. Die verschiedenen Möglichkeiten sind im Abschnitt „Sterilisieren und Konservieren", S. 426 ff., beschrieben.

Prüfungen

Die verschiedenen Arzneibücher geben ausführliche Vorschriften für die Prüfungen, denen die Fertigprodukte zu unterziehen sind.

Dichtigkeit des Verschlusses. Bei Infusionsflaschen und Durchstichfläschchen ist visuell Stück für Stück zu untersuchen, ob die Verschlüsse einwandfrei sind und ob die Flaschen keine Sprünge aufweisen. Bei Infusionsflaschen oder bei Blutkonservenflaschen, die durch die Fabrikation Unterdruck aufweisen, beweist die Eindellung des Stopfens die Dichtigkeit. Bei Ampullen ist gebräuchlich, ihre Dichtigkeit mittels einer Methylenblaulösung zu prüfen. Dazu werden sie in einem korbartigen Gefäß in einem Vakuumkessel in die Lösung eingesetzt und nach kurzzeitiger Evakuierung herausgenommen und abgespült. Die Prüfung auf Ampullen mit blaugefärbtem Inhalt, die dann wegen Undichtheit verworfen werden, erfolgt auf einer weißen Unterlage. Man kann auch die von der Sterilisation noch heißen Ampullen in ein kaltes Blaubad einlegen. Das Prinzip ist das gleiche. Die Verfahren sind nicht ideal; es gibt Schwierigkeiten bei der Erkennung. Die Außenseite der Ampullen ist unsauber und schwer zu reinigen. Einfacher ist das trockene Vakuumverfahren. Ampullen, mit der Spitze nach unten in eine Vakuumkammer gebracht, rinnen beim Anlegen eines kräftigen Vakuums aus und sind dann leicht auszuscheiden.

Prüfung auf Schwebstoffe. Diese Prüfung gehört zu den schwierigsten und umstrittensten Fragen der ganzen Erzeugung. Es ist außerordentlich schwer, eine objektive Grenze zu ziehen. Feinste Glassplitterchen vom Abschneiden der Ampullen her, allerfeinste Schwebstoffteilchen, besonders Textilfäserchen aus der Luft oder aus Substanzen, kleinste Teilchen, die sich vom Ampullenglas ablösen, werden immer wieder in Ampullen und Fläschchen festgestellt [DREWENY, R.: Sci. pharm. (Wien) *25*, 231 (1957)]. Eine zu rigorose Prüfungsvorschrift (Verwendung von Photozellen, Beobachtung im polarisierten Licht, Prüfung unter Verwendung von Lupen oder Mikroskopen) würde zu wirtschaftlich nicht mehr vertretbaren Ausschußmengen führen. In Tierversuchen konnte man wiederholt nachweisen, daß kleinste Schwebstoffteilchen oder Splitterchen nicht die geringsten Reaktionen verursachen. Auch die allgemeine klinische Erfahrung zeigt das gleiche Resultat. Damit soll nicht gesagt werden, daß eine Prüfung überhaupt entfallen könnte. Es wäre unverantwortlich, bei Arzneimitteln keine Endkontrolle durchzuführen, da die Möglichkeit von größeren Verunreinigungen oder größerer Partikel- oder Schwebstoffmengen in Lösungen nie absolut auszuschließen ist. Industrievorschläge gehen dahin, daß die Lösungen keine mit bloßem Auge leicht wahrnehmbaren Einzelteilchen enthalten sollen und auch frei sein sollen von feineren Teilchen in größeren Mengen, die dann als Trübungen, Wolken oder Sedimente auftreten.

Arzneibuchvorschriften: ÖAB 9 verlangt, daß mit freiem Auge bei der Prüfung keine Schwebstoffe zu sehen sein dürfen.

DAB 7-DDR: Die *Prüfung auf ungelöste Verunreinigungen* ist an $0,4 \cdot \sqrt{n}$, jedoch mindestens an 3 Behältnissen einer Charge vorzunehmen, die die zur Injektion bzw. Infusion bestimmte Lösung enthalten. Liegt der Inhalt der zu prüfenden Behältnisse in fester Form vor, so ist dieser vor der Prüfung entsprechend der Vorschrift des Herstellers in Lösung zu bringen.

Die Prüfung erfolgt ohne optische Hilfsmittel bei seitlicher Beleuchtung mit einer nicht mehr als 15 cm vom Behältnis entfernten Athermanleuchte vor einem mattschwarzen Hintergrund. Vor und während der Beobachtung sind die Behältnisse mehrmals um 180° vertikal zu wenden.

Die Behältnisse werden unter den vorstehenden Bedingungen von 3 verschiedenen Beobachtern unabhängig voneinander geprüft. Jedes Behältnis erhält von jedem Prüfer entsprechend dem Ausfall der Prüfung auf der Grundlage der nachstehenden Bewertungstabelle Punkte zuerkannt:

Keine erkennbaren ungelösten Verunreinigungen	= 0 Punkte
Nicht sicher erkennbare ungelöste Verunreinigungen	= 1 Punkt
1 bis 2 kleinste, jedoch sicher erkennbare ungelöste Verunreinigungen	= 2 Punkte
Vermehrtes Auftreten von ungelösten Verunreinigungen	= 10 Punkte

Die Auswertung wird nach folgender Formel vorgenommen:

$$\text{Sichtergebnis} = \frac{a}{b}.$$

a = Summe der von den 3 Prüfern insgesamt zuerkannten Punkte;
b = Anzahl der von einem Prüfer geprüften Behältnisse.

Das Sichtergebnis darf nicht größer als 1,8 sein.

Helv. VI — Entwurf bestimmt, daß Behälter mit makroskopisch sichtbaren Schwebestoffen auszuschalten sind.

Die Problematik all dieser Prüfungen besteht darin, daß sie weitgehend von der subjektiven Beobachtungsgabe und Aufmerksamkeit des Prüfers abhängen. Außerdem muß ein häufiger Wechsel der Prüfer stattfinden, da sie rasch ermüden. Jedenfalls wird man keine größeren Teilchen tolerieren, anderseits aber bei feinsten Schwebstoff-Teilchen nicht zu streng sein.

Prüfung auf Sterilität s. S. 455.

Prüfung auf Pyrogene s. S. 474.

Prüfung auf unspezifische Toxizität. Diese ist in einigen Arzneibüchern bei bestimmten Substanzen, z. B. Antibiotica, vorgeschrieben.

Prüfung auf Gleichmäßigkeit des Gewichtes, auf Gehalt an wirksamen Inhaltsstoffen.

Volumen in Einzeldosis-Behältern. Um sicherzustellen, daß das auf dem Behälter angegebene Volumen des Inhalts auch wirklich in die Spritze aufgezogen werden kann, fordern verschiedene Arzneibücher eine abzufüllende Menge, die den deklarierten Inhalt um einen gewissen Betrag übersteigt. Die nachstehende Tabelle gibt die entsprechenden Zahlen wieder.

Dekla-riertes Volumen ml	Mit Übervolumen bei											
	leicht beweglichen Flüssigkeiten						viskosen Flüssigkeiten					
	Helv. VI – Entwurf	ÖAB 9	Ross. 9	BP 68	USP XVII	Pl. Ed. II	DAB 7-DDR	Helv. VI – Entwurf	ÖAB 9	Ross. 9	BP 68	USP XVII	Pl. Ed. II	DAB 7-DDR
0,5	0,10	—	—	0,10	0,10	0,10	—	0,12	—	—	0,12	0,12	0,12	—
1,0	0,10	0,10	0,10	0,10	0,10	0,10	0,10	0,15	0,20	0,15	0,15	0,15	0,15	0,15
2,0	0,15	0,15	0,15	0,15	0,15	0,15	0,15	0,25	0,25	0,25	0,25	0,25	0,25	0,25
3,0	0,30	0,20	—	0,30	—	0,30	0,20	0,50	0,30	—	0,50	—	0,50	0,30
4,0	0,30	0,20	—·	0,30	—	0,30	0,30	0,50	0,40	—	0,50	—	0,50	0,40
5,0	0,30	0,30	0,30	0,30	0,30	0,30	0,30	0,50	0,50	0,50	0,50	0,50	0,50	0,50
10,0	0,50	0,50	0,50	0,50	0,50	0,50	0,50	0,70	0,70	0,70	0,70	0,70	0,70	0,70
20,0	0,60	0,60	0,60	0,60	0,60	0,60	0,60	0,90	1,00	0,90	0,90	0,90	0,90	0,90
30,0	—	—						—						
50,0	3%	1,00	1,00	2%	3%	3%	2%	4%	2,00	1,50	3%	4%	4%	3%
100,0		2,00	2,00						3,00	3,00				

Signierung

Als Beispiel einer sinnvollen Signierung seien die Angaben des ÖAB 9 (u. 1. Nachtrag) aufgeführt.

Die Behältnisse der Injektionspräparate müssen folgende Angaben aufweisen:

1. Herstellungsstätte (evtl. Kurzbezeichnung).
2. Bezeichnung des Inhaltes und der Menge, gegebenenfalls des Lösungsmittels (Öl).
3. Chargennummer.
4. Bei Gefäßen zur mehrmaligen Entnahme einen Vermerk: ,,Erste Entnahme am ... um ... Uhr. Der Inhalt darf nur innerhalb von 3 Tagen nach der ersten Entnahme verwendet werden.''

Die Verpackung muß folgende Angaben aufweisen:

1. Herstellungsstätte.
2. Bezeichnung des Inhaltes:
   a) Menge in ml oder g,
   b) Art und Menge der Wirkstoffe,
   c) Lösungsmittel.
3. Gegebenenfalls Art und Menge der verwendeten Hilfsstoffe und des zugesetzten Konservierungsmittels.
4. Chargennummer bzw. Kontrollnummer.
5. Gegebenenfalls Dauer der Verwendbarkeit.
6. Gegebenenfalls Anweisung für die Lagerung.
7. Gegebenenfalls die Aufschrift ,,Vor Gebrauch umzuschütteln''.
8. Art der Anwendung, gegebenenfalls auch Bezeichnung unzulässiger Anwendungsarten.

Helv. VI-Entwurf bestimmt: Bei Injektionslösungspulvern bzw. Injektionslösungstabletten sind die Wirkstoffmenge pro Behälter bzw. pro Tablette, die zur Herstellung der Lösung zu verwendende Art und Menge des Lösungsmittels und die resultierende Konzentration auf jedem Behälter anzugeben.

Ampullen und Infusionsbehälter mit Arzneipräparaten, die nicht eingespritzt werden dürfen, müssen die deutlich lesbare Aufschrift tragen ,,Nicht einspritzen''.

Aufbewahrung

Sie richtet sich nach der Natur des jeweiligen Arzneistoffes. Gefäße, die zur mehrmaligen Entnahme von Injektionsflüssigkeiten bestimmt sind, müssen von der ersten Entnahme an im Kühlschrank aufbewahrt werden.

Pharmakopöe-Vorschriften

DAB 7-DDR: In Apotheken hergestellte Injektions- und Infusionslösungen, die nicht in Ampullen aufbewahrt werden, sind mindestens nach 2 Jahren von der Verwendung als Arzneimittel auszuschließen. Nach Sterilisationsverfahren d) (Keimfiltration) und e) (aseptische Zubereitung) hergestellte Arzneimittel, bei denen der Nachweis der Sterilität nicht geführt worden ist, dürfen nur sehr kühl und 1 Monat aufbewahrt werden. Zur Injektion durch den Arzt bestimmte Arzneimittel, die in Mehrdosenbehältern enthalten und mit Konservierungsmitteln versetzt sind, dürfen bei jeweils aseptischer Entnahme und zwischenzeitlicher Aufbewahrung bei einer Temperatur von 2 bis 5° höchstens bis zu 48 Std. nach der ersten Entnahme verwendet werden. Wenn kein Konservierungsmittel zugesetzt ist, verkürzt sich unter gleichen Bedingungen die Frist auf 12 Std. Infusionslösungen dürfen nach der 1. Entnahme nicht mehr verwendet werden.

ÖAB 9 und 1. Nachtrag: Frist zur Entnahme aus Durchstichfläschchen (Zusatz von Konservierungsmitteln) 3 Tage maximal nach der 1. Entnahme.

Injektionspräparate zur einmaligen Anwendung, nur nach Verfahren 30 Min. 120° entkeimt — innerhalb von 48 Std. nach ihrer Herstellung zu verbrauchen, inzwischen kühl aufzubewahren.

BP 68. In Mehrdosenbehältern sollen nicht übermäßig viel Einzeldosen enthalten sein. Ebenso ist es nicht ratsam, den Zeitraum zwischen der ersten und letzten Entnahme ungebührlich zu verlängern.

C. Infusionslösungen

Unter Infusionslösungen versteht man im allgemeinen sterile, pyrogenfreie, wässerige Lösungen bzw. spezielle Ölemulsionen, die tropfenweise in größeren Mengen dem Organismus einverleibt werden.

DAB 7-BRD schreibt für Infusionslösungen mit thermostabilen Stoffen die Dampfsterilisation mit gespanntem Wasserdampf im Autoklaven bei 1 atü (20 Min. bei 120°) und für thermolabile Stoffe die Sterilfiltration durch Bakterienfilter vor.

Der Unterschied zu den Injektionslösungen besteht lediglich in der zu verabreichenden Menge. Die Applikation der Infusionslösungen erfolgt in der Regel intravenös bzw. intraperitoneal als Peritonealdialyse. Die früher übliche subkutane Infusion, bei der die Lösung in den Oberschenkel oder zwischen Brustwarze und Schulter infundiert wurde, ist in der modernen Infusionstherapie als obsolet zu bezeichnen, weil die Flüssigkeitszufuhr begrenzt, die Resorption schwierig und die Verabreichung besonders bei nicht isotonischen Lösungen schmerzhaft ist.

Für die i.v. Infusion werden Venen des Handrückens, des Unterarms, der Ellenbeuge und des Fußes punktiert. Beim neugeborenen Kind wird im allgemeinen die Infusion durch einen Nabelvenenkatheter, beim Säugling in die Venen der Kopfhaut und beim Kleinkind in die Venen in der Umgebung des Handgelenkes und des Knöchels vorgenommen.

Für die i.v. Infusion gelten die gleichen Voraussetzungen wie für die i.v. Injektion.

Die Konzentrationsangaben beziehen sich bei den Infusions- wie Injektionslösungen auf die Anzahl Gramm einer Substanz in Milliliter Lösung, g/ml (DAB 7-BRD), weil der Arzt die Lösungen in Volumina dosiert.

Nach DAB 7-BRD darf für die Herstellung von Infusionslösungen nur Wasser für Injektionszwecke, also frisch destilliertes Wasser oder destilliertes Wasser, das sofort nach Herstellung in keimdicht verschlossenen Gefäßen aufbewahrt worden ist, verwendet werden.

An die Infusionslösungen sind folgende Anforderungen zu stellen:

1. Die Infusionslösungen müssen steril und pyrogenfrei sein,
2. sie sollen möglichst mit dem Blutplasma isotonisch sein,
3. das pH soll weitgehend im Bereich von 5 bis 7 liegen,
4. die Lösungen müssen wässerig sein, Öle dürfen nur als Spezialemulsionen (s. Fettemulsionen) zugeführt werden,
5. die Infusionslösungen müssen klar, frei von Schwebstoffen und sonstigen Teilchen sein.

Zu 1.
Diese Forderung ergibt sich aus den Vorschriften des DAB 7-BRD.

Zu 2.
Die Einhaltung der Isotonie ist nicht in jedem Falle möglich, weil bestimmte Lösungen aus therapeutischen Gründen hypertonisch zugeführt werden müssen. Durch entsprechende Regulierung der Tropfgeschwindigkeit pro Zeiteinheit können lokale Unverträglichkeiten (Thrombosierung) vermieden werden.

Zu 3.
Zur Vermeidung von Venenwandreizungen und zur Verhinderung einer pH-Verschiebung des Blutes wäre es wünschenswert, wenn die Infusionslösungen ein physiologisches pH von ca. 7,4 aufweisen würden. Da es sich jedoch meist um ungepufferte Lösungen handelt, die eine geringe Titrationsacidität aufweisen, werden dank der hervorragenden Puffereigenschaften des Blutes auch Lösungen bis pH 4 und über 7,4 bei nicht zu rascher Infusion gut vertragen. Die Einstellung der Infusionslösung auf den physiologischen Wert ist deshalb

nicht erforderlich und vielfach nicht durchführbar, weil diese (besonders Glucose- und Fructose-Lösungen) nicht unzersetzt sterilisierbar sind.

Zu 4.
Nur wässerige Lösungen sind i.v. injizierbar. Öle, die versehentlich in die Venen gelangen, verursachen meist tödlich verlaufende Embolien. Deshalb ist eine Öl-Infusion nur als stabilisierte Emulsion möglich, bei der die Tröpfchengröße 0,1 bis 1 μm beträgt.

Zu 5.
Das Freisein von Schwebstoffen und Teilchen ist wichtig, weil dieselben durch die Infusion beispielsweise in die Lunge gelangen können, wo sie das Lungengewebe durchwachsen, in den Kreislauf geraten, sich in den Nieren festsetzen und dort ernstliche Störungen hervorrufen. Trübgewordene Lösungen, die meist auf bakterielle Verunreinigungen schließen lassen, sind zu verwerfen.

Die i. v. Infusion wird mit einem sterilen Überleitungsgerät (Infusionsbesteck) ausgeführt, das mit einem Schlauchsystem die Infusionsflasche mit der Venenkanüle verbindet. Infolge der Schwerkraft tropft die Infusionslösung durch eine durchsichtige Tropfkammer, wo die Tropfen gezählt werden. Eine Abklemmvorrichtung am anschließenden Schlauch gestattet die Regulierung der Tropfgeschwindigkeit. Die neueren Überleitungsgeräte haben in der Tropfkammer eine eingebaute Belüftung, die ein Belüftungsrohr in der Infusionsflasche überflüssig macht.

Ein besonderes Infusionsbesteck, dessen Schläuche mit einem Y-Rohr verbunden sind, dient der gleichzeitigen Infusion zweier verschiedener Lösungen, der sogenannten Simultaninfusion. Letztere wird z. B. bei der parenteralen Ernährung angewandt, wenn gleichzeitig eine Fettemulsion und eine Aminosäuren-Lösung verabfolgt werden soll.

Aus hygienischen Gründen werden die Überleitungsgeräte nur einmal verwendet. Neuerdings können die Infusionen auch mit Hilfe von Infusionspumpen erfolgen, was den Vorteil eines gleichmäßigen, exakt dosierbaren Zuflusses über einen Volumenbereich hat (z. B. Dropmeter). Eine technische Abwandlung der i.v. Infusion ist zu sehen in der Verwendung von speziellen Kanülen (z. B. der Kunststoffverweilkanüle Braunüle) und des Vena-cava-Katheters für länger dauernde Infusionen. Letzterer ist besonders für die Zuführung hochprozentiger Kohlenhydratlösungen (30 bis 50%) notwendig. Bei diesem wird ein 50 cm langer steriler Kunststoffkatheter in eine Armvene (Vena basilica) eingeführt und unter Röntgenbildkontrolle bis in die Herzgegend, in die obere Hohlvene (Vena cava superior) vorgeschoben. Die eingetropften hypertonischen Lösungen werden in dem größeren Blutvolumen des Gefäßes sofort verdünnt, wobei eine Intimaschädigung vermeidbar ist. Beim Anlegen einiger Venenkatheter ist eine operative Freilegung der Vene (Venae sectio) nicht zu umgehen.

Eine moderne klinische Infusionstherapie erfordert oft die gleichzeitige Anwendung mehrerer Medikamente. Zur Erzielung einer raschen Wirkung kann während der Infusion ein anderes Arzneimittel, z. B. ein Kreislaufmittel oder ein Antibioticum, in den Schlauch des Überleitungsgerätes injiziert werden. Ein Zusatz zur Infusionslösung selbst darf nur unter Berücksichtigung der von den Herstellerfirmen angegebenen Kompatibilitäten unter strengen aseptischen Kautelen erfolgen. Nach Köchel [85, 91] stellt jede improvisierte Mischinfusion, die nicht auf die volle therapeutische Wirksamkeit und pharmakologisch-toxikologische Unbedenklichkeit geprüft ist, ein Experiment dar und ist wegen eventuell sich ergebenden Inkompatibilitäten abzulehnen. Solche Inkompatibilitäten sind nicht immer visuell erkennbar, auch bei klarbleibenden Lösungen kann eine sogenannte larvierte Inkompatibilität vorliegen.

In den letzten 10 bis 20 Jahren hat die Anwendung von Infusionslösungen auf Grund neuerer Erkenntnisse über den Elektrolyt- und Wasserhaushalt im menschlichen Organismus eine große Ausweitung erfahren.

Die verschiedenartigen Infusionslösungen sind im folgenden mehr nach stofflichen Gesichtspunkten, die der Selbstherstellung der Lösungen Rechnung tragen, und weniger nach den sich oft überschneidenden Indikationen abgehandelt.

I. Kohlenhydrat- und Äthanol-Lösungen

In der Infusionstherapie dienen Kohlenhydrate, wie Glucose, Fructose, Invertose, Sorbit, Xylit und Äthanol vornehmlich als Kalorienspender. Bei der Verbrennung der Kohlenhydrate entsteht im Stoffwechsel Wasser (0,6 ml pro g Hexose), das der Organismus bei Wassermangel verwerten kann.

a. Glucose-Lösung (Dextrose-, Traubenzucker-Lösung). Eine der ersten Infusionslösungen war neben der „Physiologischen Kochsalz-Lösung" die Glucose-Lösung, die auch heute noch ungemischt oder als Zusatz bei bestimmten Indikationen ausgedehnte Anwendung findet.

Wenn für die Herstellung von Infusionslösungen grundsätzlich sehr gereinigte Ausgangssubstanzen verlangt werden, so gilt dies vor allem für die Bereitung von sterilisierten Glucose-Lösungen. Manche Arzneibücher, z. B. Helv. V — Suppl. III oder ÖAB 9, schreiben deshalb eine besonders reine und wasserfreie Qualität (Glucosum ad injectionem) vor. In den vergangenen Jahren sind die industriellen Aufbereitungsverfahren für Traubenzucker und damit seine Güte wesentlich verbessert worden. Das DAB 7-BRD bringt ein Glucose-Monohydrat ($C_6H_{12}O_6 \cdot H_2O$, M. G. 198,2), dessen Qualität gegenüber dem des DAB 6 besser und das zur Herstellung von Injektions- und Infusionslösungen geeignet ist. Seinen Anforderungen entspricht das Handelspräparat Dextro med. (Glucose-Monohydrat) der Deutschen Maizena Werke GmbH, Hamburg, das durch ein Spezialverfahren gewonnen wird und praktisch frei von Elektrolyten und Ballaststoffen ist. Bei der Verwendung von Glucose-Monohydrat ist 10% mehr als die gewünschte Menge Substanz einzuwiegen, um dem Kristallwassergehalt Rechnung zu tragen. Manche Hydratzucker-Sorten des Handels, bei denen die Reinheit oft unter 99,5% liegt, ergeben je nach Konzentration häufig opaleszierende oder trübe Lösungen. Sie werden bei Hitzeeinwirkung schnell gelb gefärbt.

Für die Herstellung von Infusionslösungen dürfen nur beste Glucose-Qualitäten verwendet werden. Die Glucose ist außerdem einwandfrei zu lagern, da sie für Bakterien einen guten Nährboden darstellt, wodurch die daraus bereiteten Lösungen pyrogenhaltig werden.

Durch die Hitzesterilisation werden Glucose-Lösungen unter Verfärbung von Gelb bis Braun und gleichzeitiger Senkung des pH-Wertes zersetzt. Der Grad der Zersetzung ist abhängig vom Reinheitsgrad der Glucose, der Sterilisationstemperatur, der Sterilisationszeit, der Glucose-Konzentration, der Beschaffenheit der Gläser und der Wasserstoffionenkonzentration. Nicht genügend gereinigte Glucose, eine hohe Sterilisationstemperatur (über 120°), eine lange Sterilisationszeit sowie alkaliabgebende Gläser lassen Traubenzuckerlösungen schnell gelb werden. Der günstigste pH-Wert, bei dem durch anschließende rasche Abkühlung keine Verfärbung auftritt, ist etwa bei pH 4. Für Infusionslösungen liegt dieser Bereich allerdings etwas tief, jedoch geben solche sauren Lösungen kaum Anlaß zu Venenwandschädigungen.

Die Art der Zersetzungsprodukte, die durch Karamelisierung entstehen und die man früher als „Huminstoffe" bezeichnete, ist nicht restlos geklärt. F. SCHLEMMER und O. SCHMIZ [Dtsch. Apoth.-Ztg 51, 426 (1936)] vermuteten auf Grund ihrer Untersuchungen als Zersetzungsprodukte Methylglyoxal und Dioxyaceton. VÖLKSEN [147] konnte Hydroxymethylfurfurol und Spuren von Ameisensäure und HORNAUER [71] Hydroxymethylfurfurol, Dioxyaceton, Methylglyoxal, Lävulinsäure, Gluconsäure, Glucuronsäure, Milchsäure und Ameisensäure nachweisen.

Amerikanische Autoren (zit. in [54]) sehen die Ursache des Gelbwerdens von Glucose-Lösungen in dem bei höheren Temperaturen sich bildenden Polymerisationsprodukt von 5-Hydroxymethylfurfurol. Mit der Gelbfärbung bei überhitzten Lösungen ist infolge Zersetzung auch ein Wirkungsverlust verbunden, der jedoch 5% kaum übersteigt. Sehr rasch läßt sich nach DETTER [23] der Glucose-Gehalt durch Bestimmung des Brechungsindexes ermitteln.

Die meisten Autoren halten verfärbte Glucose-Lösungen physiologisch für unbedenklich, lediglich CAVANNA (Boll. chim. farm. 89, 85 (1950); zit. in [147]) meint, daß die Verfärbungen möglicherweise mit den hin und wieder auftretenden Nebenwirkungen, die man sonst dem durch Pyrogene hervorgerufenen „Wasserfehler" zuschreibt, ursächlich in Zusammenhang stehen. Der mit der Herstellung betraute Apotheker sollte bestrebt sein, stets ungefärbte sterilisierte Glucose-Lösungen zu bereiten, obzwar die früher im Handel gewesenen gelblich verfärbten Zuckerlösungen (besonders Fructose-Lösungen) reaktionslos vertragen wurden.

Nicht nur im sauren, sondern auch im alkalischen Milieu erfolgen beim Erhitzen von Glucose-Lösungen Umwandlungen. In schwach alkalischem Bereich entsteht teilweise D-Mannose und D-Fructose, während stärker alkalische Glucose-Lösungen sich unter Gelbbis Braunfärbung zersetzen. Hierbei bilden sich neben höhermolekularen Bräunungsprodukten Methylglyoxal, DL-Milchsäure, Ameisensäure, Essigsäure, Oxalsäure und Saccharinsäuren [47].

Um eine Verfärbung in sterilisierten Glucose-Lösungen zu vermeiden, wurden den Lösungen verschiedentlich Stabilisatoren wie z. B. Natriumcitrat, Natriumhydrogencarbonat [153] mit wechselndem Erfolg zugesetzt. Etwas günstiger, wenn auch mit einem gewissen Aufwand verbunden, ist eine intensive Begasung mit Kohlendioxid [57]. Das ÖAB 9 schreibt bei Glucose-Lösungen einen Zusatz von 0,1% 0,1 n HCl vor [37].

Für die Herstellung empfiehlt es sich, Glucose-Lösungen mit Aktivkohle vorzubehandeln, weil damit die zum Verfärben Anlaß gebenden Verunreinigungen sowie zum Teil Pyrogene entfernt werden. Zunächst ist es zweckmäßig, mit dem kleinen Volumen einer konzentrierten Lösung zu arbeiten und eine Kohledigestion (0,1%) bei 80° einige Minuten vorzunehmen. Hierbei wird zwar eine geringe Menge von Glucose adsorbiert, die aber zu vernachlässigen ist. Die heiße, kohlehaltige, konzentrierte Glucose-Lösung kann über eine Büchner-Nutsche mit eingelegtem Filter (Selecta Nr. 6, ⌀ 18,5 cm, Schleicher & Schüll) sowie aufgeschlemmter Filterflockenmasse (Nr. 121, Schleicher & Schüll) mittels Vakuumfiltration rasch entfärbt werden. Nach der entsprechenden Verdünnung und Abfüllung in alkaliarme Gläser (DIN-Flaschen, hydrolytische Klasse I) werden die zugebördelten Infusionsflaschen 20 Min. bei 120° sterilisiert. Zur Abkürzung der Anheizzeit kann man die Infusionsflaschen auch in einen vorgewärmten Autoklaven bringen. Sehr wesentlich ist nach der Sterilisation eine rasche Abkühlung des Flaschengutes, das bei neuzeitlichen Autoklaven mit Hilfe einer automatischen Wasserkühlung durchführbar ist [22]. Bei dieser Methode werden die heißen Flaschen zunächst mit 70° vorgewärmtem Wasser berieselt, letzteres durch Kühlschlangen langsam heruntergekühlt, durch eine Pumpe in Umlauf gebracht und so wiederholt die Flaschen besprüht. Innerhalb kurzer Zeit kann dann der Autoklav entleert werden, und die sterilisierten Glucose-Lösungen bleiben fast farblos.

Nach einem neuen Abkühlverfahren besprüht man im Autoklaven die Flaschen mit kaltem Leitungswasser aus ganz feinen Düsen, was die Abkühlzeit wesentlich verkürzt, ohne daß es zu einem nennenswerten Glasbruch kommt [128]. (Vgl. dazu S. 443.)

In der Therapie werden isotonische (5%) und hypertonische (10 bis 40%) Glucose-Lösungen infundiert. MICHAELS und MÜNZEL [107] ermittelten den Isotoniewert der Glucose mit 5,25%, das ÖAB 9 gibt 5,05% an. Diese geringfügigen Abweichungen, die dadurch zustande kommen, daß bei der Berechnung der Isotonie für die Gefrierpunktserniedrigung des Blutserums ($\Delta = 0,51°$ bis $0,63°$) unterschiedliche Ausgangswerte (meist $\Delta = 0,52°$ oder $0,56°$) zugrunde gelegt werden, sind in der Praxis zu vernachlässigen.

Die Glucose nimmt im Stoffwechsel eine zentrale Stellung ein, da sie im Gegensatz zur Fructose in allen Körperzellen, selbst in denen des Gehirns metabolisiert wird. Glucose soll verabreicht werden, wenn Bedarf an der Peripherie besteht, so bei der Glykogenversorgung der Skelettmuskeln, bei Herzerkrankungen und zerebralen Zuständen. Glucose ist besonders im Zustand der Hypoglykämie und zur Versorgung des Gehirns mit Kohlenhydraten indiziert. Nach neueren Untersuchungen reagiert das Gehirn viel intoleranter auf Glucose-Mangel als auf Sauerstoff-Defizit. Glucose dient vornehmlich als Kalorienspender. 1 g Glucose liefert ca. 4 kcal. Außerdem ist die Zufuhr von Glucose besonders bei überwiegendem Wassermangel, bei der Exsikkose angezeigt. Da Glucose-Lösungen sich im Organismus gleichmäßig verteilen und der Zucker im Stoffwechsel rasch abgebaut wird, erhält der Organismus reines Wasser, sogenanntes „physiologisch freies Wasser". Darüber hinaus liefert die Glucose bei ihrem oxydativen Abbau zusätzlich Wasser (0,6 ml/g). Zur parenteralen Ernährung reicht die alleinige Infusion von Glucose-Lösung nicht aus, um den Gesamtbedarf an Kalorien zu decken. Hierbei müßten täglich 500 bis 600 g Glucose dem Körper zugeführt werden. Bei Verwendung isotonischer Lösungen würden sehr große, nicht vertretbare Flüssigkeitsmengen erforderlich sein. Hochkonzentrierte Zucker-Lösungen, die hierfür geeignet wären, reizen jedoch die Venenwand, ergeben Thrombophlebitiden und wirken diuretisch. Bereits 10- bis 20%ige Glucose-Lösungen sind sehr langsam zu infundieren, weil bei rascher Infusion der Nierenschwellenwert überschritten und Glucose durch den Harn verloren geht.

Glucose spart als wichtigster Energiespender im Organismus Eiweiß sowie Fett und schützt die Zellen vor Proteinabbau und Ketosis (Vermehrung der Acetonkörper im Blut und Harn). Sie „polarisiert" die Zellmembran d. h. der Eintritt von Kalium in die Zellen und der Natrium-

Austritt aus ihnen wird begünstigt, was mit der leichten Energieversorgung in Zusammenhang steht.

Die 20%ige Glucose-Lösung weist einen diuretischen Effekt auf und findet Anwendung zur Unterstützung der Gewebsentwässerung (Dehydratation) bei Vorhandensein eines Ödems, bei drohendem Nierenversagen sowie bei Schwangerschaftsintoxikation. Bei einer 30- bis 50%igen Lösung wird die osmotische Wirkung therapeutisch zur Behandlung von Hirnödemen ausgenutzt. Allerdings eignen sich für diese Osmotherapie besser solche Stoffe, die für die Blut-Hirnschranke im Gegensatz zur Glucose nahezu impermeabel sind wie z. B. konzentrierte Sorbit- und Harnstoff-Invertzucker-Lösungen.

Die Dosierung richtet sich nach der Konzentration und dem Verwendungszweck. Eine 10%ige Glucose-Lösung wird in einer Menge von 1 bis 3 Liter täglich verabreicht, durchschnittlich 2 Liter (800 kcal). Zur Vermeidung einer Glucosurie darf Glucose nicht schneller als 0,5 g pro kg Körpergewicht in der Stunde infundiert werden (Glucosetoleranz). Die Infusionsdauer für 1 Liter einer 10%igen Lösung sollte etwa 3 Stunden betragen. Für die Anregung der Diurese werden 500 bis 1 000 ml einer 20%igen Lösung langsam i.v. verabfolgt. Die 50%ige Lösung kann zur Erzielung eines osmotischen Effektes in Dosen von 50 bis 100 ml i.v. gegeben werden.

b. Fructose-Lösung (Lävulose-Lösung). Zur Bereitung von Fructose-Lösungen ist als Ausgangssubstanz eine besonders gereinigte, pyrogenfreie Qualität, wie sie z. B. von der Deutschen Laevosan-Gesellschaft in den Handel gebracht wird, zu empfehlen. Das ÖAB 9 schreibt die Verwendung von „Fructosum ad injectionem" vor, die sich durch das Schmelzintervall, das optische Drehungsvermögen, die verschärften Reinheitsprüfungen (z. B. farblose Lösung in Wasser, Trocknungsverlust), Pyrogenfreiheit usw. von der üblichen Fructose unterscheidet.

HAGER [57] hat in seinen Untersuchungen über die Sterilisation von Fructose-Lösungen durch die Hitzeeinwirkung ein Absinken des pH und in höheren Konzentrationen Verfärbungen festgestellt. Außerdem beobachtete er bei dieser Behandlung eine Gehaltsabnahme (ca. 1%), die auf eine Zersetzung der Fructose zurückzuführen ist.

Fructose-Lösungen sind in Abhängigkeit von Konzentration, Temperatur und pH weniger stabil als Glucose-Lösungen. Die größte Stabilität wird nach MATTHEWS und JACKSON bei pH 3,3, nach HOLZ bei pH 4,5 bis 5 erreicht (zit. in [47]), wobei konzentrierte Lösungen schneller karamelisieren und sich stärker zersetzen als die von niedrigerer Konzentration. Die Karamelisierungs- und Zersetzungsprodukte sind ähnlich wie die der Glucose-Lösung, nämlich Hydroxymethylfurfurol, Methylglyoxal und verschiedene Säuren. In stark alkalischer Lösung wird Fructose rasch zu verschiedenen Umwandlungsprodukten abgebaut. Die Karamelisierung wird begünstigt durch Alkali-Ionen, weshalb elektrolythaltige Fructose-Lösungen auf ein saures pH mit verdünnter Salzsäure einzustellen sind.

Fructose-Lösungen werden im Prinzip in gleicher Weise durch Vorbehandlung mit Aktivkohle wie Glucose-Lösungen hergestellt. Hierbei soll es zweckmäßig sein, die Kohlebehandlung ohne Wärmeanwendung vorzunehmen. In Autoklaven können 5- bis 10%ige Fructose-Lösungen bei anschließender rascher Abkühlung 20 Min. bei 120° ohne Verfärbung sterilisiert werden. Bei höherprozentigen Lösungen läßt sich eine Verfärbung nahezu vermeiden, wenn diese vor der Sterilisation genügend mit Kohlendioxid begast wurden. Gelblich verfärbte Lösungen hellen sich bei längerem Stehen im Tageslicht wieder auf.

In der Therapie wird Fructose in denselben Konzentrationen wie Glucose zur Behandlung des reinen Wassermangels und zur Deckung des Kohlenhydratbedarfs verwendet. Eine 5%ige Fructose-Lösung ist isotonisch.

SCHETTLER und SCHWARTZKOPFF [126] geben nachfolgende Auslegungen für den Einsatz der Fructose. Im Stoffwechsel wird Fructose schneller verwertet als Glucose und ist ein besserer Glykogenbildner. Hierzu soll die Anwesenheit von Insulin nicht erforderlich sein. Die Blutzuckerwerte sind nach Fructose-Infusionen erheblich geringer als bei Verabreichung der gleichen Menge an Glucose. Fructose entfaltet eine bessere ketolytische Wirkung als Glucose, da ihr Stoffwechsel im Gegensatz zu Glucose durch Stress, Diabetes mellitus und Hunger nicht beeinflußt wird. In diesen Fällen hat Fructose einen höheren Nutzeffekt als Glucose. Schließlich spart Fructose bei gleicher Stickstoffaufnahme besser als Glucose das körpereigene Eiweiß, bedingt durch seine rasche Metabolisierung.

Fructose soll gegeben werden bei Erschöpfung der Glykogenreserven der Leber, bei Diabetes mellitus, ferner wenn die Ketonkörper im Blut vermehrt sind und bei Lebererkrankungen.

Die Frage, welche Hexose besser verwertet wird, hängt nach ZÖLLNER und Mitarbeitern [159] mit der Zufuhrrate zusammen. Bei niedriger Zufuhrrate wird Glucose, bei hoher Fructose besser verwertet, sonst sind beide Zucker für die parenterale Ernährung gleichwertig.

Die Dosierung erfolgt in analoger Weise wie bei der Glucose; z. B. wird eine 10%ige Fructose-Lösung täglich in einer Menge von 1 bis 3 Litern (100 bis 300 g), im Durchschnitt von 2 Litern (800 kcal) infundiert. Fructose kann im Vergleich zu Glucose rascher und in höheren Konzentrationen ohne wesentliche renale Verluste i.v. zugeführt werden (etwa 1 g Fructose pro kg Körpergewicht in der Stunde).

c. Invertose-Lösung. Die einfachste Herstellung von Invertzucker-Lösungen ist das Auflösen von Glucose und Fructose zu gleichen Teilen in Wasser. Da diese Bereitung teuer ist, geht man meist von dem billigen Rohrzucker aus, der durch verdünnte Säuren vollständig in seine Bestandteile Glucose und Fructose zerlegt wird. Diese Inversion läßt sich entweder durch Zusatz von verdünnter Salzsäure (Dan. IX bzw. Nord. 63), durch Citronensäure oder durch Zugabe von 1,5 ml Phosphorsäure (50%) der Dichte 1,34 bis 1,35 pro Liter Infusionslösung oder durch Weinsäure durchführen. Die erhaltenen sauren Lösungen werden nach verschiedenen Vorschriften vor der Sterilisation mit 0,1 n NaOH oder 0,1 n Na_2CO_3 neutralisiert. Dies hat allerdings den Nachteil, daß die vorhandenen Natrium-Ionen bei der anschließenden Dampfsterilisation die Verfärbung der Lösung verstärken. Andere Vorschriften verzichten auf eine nachträgliche Neutralisation und führen die Inversion der Saccharose gleichzeitig mit der Sterilisation aus.

HAGER [57] hat verschiedene Vorschläge zur Herstellung von Invertzucker-Lösungen geprüft und hält die Darstellungsweise der Dan. IX (entspricht Nord. 63) für die geeignetste Methode, da die so bereitete Lösung unverfärbt autoklaviert werden kann. Allerdings hat die invertierte Zuckerlösung ein pH von ca. 3.

Die aus den beiden Komponenten Glucose und Fructose künstlich zusammengesetzte Invertzucker-Lösung verfärbt sich beim Autoklavieren etwas, was durch vorherige Kohlendioxidbegasung gemildert werden kann. Auch hier sollte, wie bei den anderen Zucker-Lösungen, zur Vermeidung von Karamelisierung auf eine rasche Abkühlung des Sterilisationsgutes geachtet werden. Die Herstellung von fast neutral reagierenden ungefärbten Invertzucker-Lösungen mittels Sterilfiltration ist zwar in niedrigen Konzentrationen möglich, bereitet aber bei höher konzentrierten Lösungen infolge der großen Viskosität erhebliche Schwierigkeit.

Invertose-Lösungen haben in den letzten Jahren für die Infusionstherapie mehr an Bedeutung gewonnen. Untersuchungen von HUIZINGA und MARRING [77] zeigten, daß bei häufig verabreichten Glucose-Infusionen leicht Thrombophlebitiden auftraten, die bei Invertzucker-Lösungen weniger beobachtet wurden. WEINSTEIN und ROE [149] bezeichnen Invertose als das Kohlenhydrat der Wahl bei der parenteralen Ernährung. Ihre Untersuchungen bezüglich Verwertbarkeit und Verträglichkeit ergaben, daß Invertzucker rascher utilisiert wird, besser verträglich ist und kaum eine Diuresewirkung im Vergleich zu Glucose- oder Fructose-Lösungen gleicher Konzentration hervorruft.

Invertose-Lösung ist eine wirtschaftliche Infusionslösung für alle Indikationen, bei denen Kohlenhydrate parenteral zugeführt werden müssen. Die Dosierung erfolgt analog der Verabreichung von Glucose und Fructose. 1 Liter einer 10%igen Lösung kann innerhalb von zwei Stunden ohne Glucosurie infundiert werden. Eine s.c. Applikation ist ebenfalls möglich.

d. Saccharose-Lösung (Rohrzucker-Lösung). Zur Herstellung einer Saccharose-Lösung empfiehlt sich, die bei E. Merck, Darmstadt, erhältliche Ampullenqualität (Nr. 7653) zu verwenden.

Saccharose ist eine thermolabile Substanz und erleidet in wässeriger Lösung bei der Sterilisation von 120° eine mit Fehlingscher Lösung nachweisbare Spaltung in Glucose und Fructose. Im Schrifttum wird das Sterilisationsverfahren unterschiedlich angegeben mit 10 bis 60 Min. bei 100° an 2 bis 3 aufeinanderfolgenden Tagen, mit 20 Min. bei 120° im Autoklaven [146], mit Sterilfiltration bei pH 7 bis 8 nach DAB 7-DDR.

HAGER [57] hat mit einer 20%igen Rohrzucker-Lösung verschiedene Sterilisationsmethoden geprüft und festgestellt, daß zur Herstellung von Injectabile Sacchari 20% lediglich die Sterilfiltration die Gewähr auf eine unzersetzte Lösung gibt. Nach einer Sterilisation von 20 Min. bei 120° sowie 30 Min. bei 100° im strömenden Wasserdampf ließ sich eine teilweise Inversion nachweisen. Die mittels Sterilfiltration bereiteten Lösungen zeigten auch nach einer Beobachtungszeit von 12 Monaten keine Spaltung und blieben stabil.

Eine Saccharose-Lösung mit einem Gehalt von 9,25% [140] ist isotonisch.

Nach intravenöser Verabfolgung wird Saccharose nicht metabolisiert. Da Saccharose langsam die Gefäßwände permeiert, ist sie brauchbar für die Osmotherapie.

In der Infusionstherapie spielt die Saccharose-Lösung heute keine große Rolle mehr. Die hypertonische Lösung von 50% wird gelegentlich für die Osmotherapie zur Verminderung des intrazerebralen Druckes bei Hirnödemen und als Diureticum in einer Dosis von 50 bis 100 ml verwendet. Allerdings bietet der Rohrzucker gegenüber Glucose, Fructose und Sorbit keinen Vorteil [63], so daß heutzutage für die Entwässerungstherapie mehr dem Sorbit und dem Harnstoff bzw. Mannit (s. dort) der Vorzug gegeben wird. Außerdem berichten verschiedene Autoren von Nierenparenchymschäden, die nach i.v. Applikation von Saccharose-Lösungen auftraten [101].

e. Sorbit-Lösung.

Der sechswertige Alkohol Sorbit (engl. Sorbitol) unterscheidet sich chemisch von Glucose und Fructose durch das Fehlen der reduzierenden Aldehyd- bzw. Ketogruppe. Er ist in verschiedenen Qualitäten für technische, lebensmittelchemische und pharmazeutische Zwecke im Handel erhältlich. Die für die Bereitung von sterilisierten Lösungen verwendete Ausgangssubstanz muß den Anforderungen des DAB 7-BRD genügen. Fa. E. Merck AG, Darmstadt, bringt mehrere Sorbit-Präparate als „Karion" und für Injektionszwecke ein besonders gereinigtes und bakteriologisch geprüftes Pulver (Nr. 2990) auf den Markt.

Sorbit ist in Lösung gegenüber Säuren, Alkalien und Hitze wesentlich beständiger als Glucose und Fructose, da das Molekül keine Carbonylgruppe aufweist [47]. Sorbit kann daher 20 Min. bei 120° ohne merkliche Zersetzung sterilisiert werden. Das DAB 7-DDR schreibt eine Sterilisation von 12 Min. bei 121 bis 124° vor.

Einer neueren Arbeit von BRANTNER [14] zufolge sind allerdings auf Grund von UV-spektrophotometrischen Untersuchungen sowohl im sauren als auch im alkalischen Gebiet Abbaureaktionen nachgewiesen worden, obgleich die Zersetzung visuell nicht faßbar war. Im pH-Bereich von 5 bis 6 blieben dagegen die sterilisierten Sorbit-Lösungen auch in Gegenwart von Fremd-Ionen stabil.

Nachdem Sorbit schon vor Jahren unter dem Namen „Sionon" als ein brauchbares Süßmittel und gut verwertbares Kohlenhydrat für Diabetiker bekannt war, hat es in letzter Zeit für Infusionszwecke als Kalorienlieferant wieder Bedeutung erlangt.

Nach intravenöser Verabreichung verschwindet Sorbit innerhalb weniger Stunden aus dem Blut und wird in der Leber durch die Sorbit-Dehydrogenase zu D-Fructose metabolisiert. Hierbei erfolgt (als reversibler Vorgang) eine Oxydation der Hydroxylgruppe am C-2 des Moleküls, wobei NAD als Coferment und Wasserstoffakzeptor zu NADH reduziert wird. Die entstehende Fructose kann dann im Leberstoffwechsel über Fructose-6-phosphat nach dem Schema der Glykolyse und des Tricarbonsäurezyklus zu CO_2 und H_2O abgebaut [92] bzw. über Glucose-6-phosphat zu Glykogen aufgebaut werden. Diese chemischen Umwandlungen im Leberstoffwechsel ließen sich im Tierversuch mit ^{14}C-markiertem Sorbit beweisen [HERS, H. G.: J. biol. Chem. 214, 373 (1955)].

Die Anwendung von Sorbit in der Infusionstherapie hat insofern eine Berechtigung, als dieser Zuckeralkohol ebenso wie Glucose ein Kalorienspender ist und Glykogen aufzubauen vermag. Sorbit soll die Entgiftungsleistung der Leber unterstützen, besitzt eine gesicherte antiketogene Wirkung und schont damit die Alkalireserve (Standardbicarbonat). Darüber hinaus eignet sich Sorbit besonders für eine Kombination mit Aminosäuren, da weder bei der Hitzesterilisation, noch bei Lagerung der Lösung Umsetzungen im Sinne der Maillard-Reaktion auftreten. Kombinationen von Glucose und Fructose mit Aminosäuren führen nämlich unter bestimmten Bedingungen zu Reaktionen, bei denen die reduzierenden Kohlenhydrate mit den Aminosäuren unter Minderung des Nährwertes biologisch differente Substanzen bilden [48].

Da Sorbit in den Nierentubuli wenig rückresorbiert und, abgesehen von der Leber, von den Geweben des Organismus nicht utilisiert wird, entfaltet er in konzentrierten Lösungen eine diuretische Wirkung auf osmotischer Basis (osmotische Diurese). Auch bei verdünnten Lösungen gehen etwa 10 bis 15% des infundierten Sorbits durch den Harn verloren, was durch eine rasche Infusionsgeschwindigkeit gesteigert wird [80].

Sorbit wird als isotonische Lösung zu 5% (theoretischer Wert 5,48%) oder hypertonische Lösung zu 10 bis 20% und zur Osmotherapie zu 40 bis 50% verwendet. Außerdem dient es als

Zusatz zu Elektrolyt- und Aminosäuren-Lösungen. Die Indikationen für die 5- bis 10%igen Lösungen sind die gleichen wie für Glucose und Fructose. Eine 40- bis 50%ige Lösung ist indiziert zur Ausschwemmung von Ödemen, besonders denen des Gehirns, bei verschiedenen Formen der Oligurie und Anurie. Bei herz- und kreislaufkranken Patienten ist diese Lösung mit Vorsicht zu verabreichen.

Die Dosierung von 5- bis 20%igen Sorbit-Lösungen erfolgt analog anderen Kalorienspendern. Zur Osmotherapie wird eine 40- bis 50%ige Sorbit-Lösung täglich 1- bis 3mal bis zu 250 ml infundiert.

f. Mannit-Lösung. Der im Erg. B. 6 aufgenommene sechswertige Zuckeralkohol Mannit (engl. Mannitol), der früher als Diabetikerzucker und Abführmittel Verwendung fand, wird neuerdings in der Diagnostik zur Nierenfunktionsprüfung und in der Therapie als osmotisches Diureticum eingesetzt.

Eine 5,07%ige Mannit-Lösung ist mit dem Blut isotonisch [140]. Die Löslichkeit von Mannit in Wasser beträgt 1 g in 5,5 ml. Bei der Bereitung von Infusionslösungen wird Mannit unter Erwärmen in destilliertem Wasser gelöst, mit Kohle digeriert und wie eine Kohlenhydratlösung (s. Glucose-Lösung) weiterverarbeitet. Die Sterilisation erfolgt 20 Min. bei 120° im Autoklaven [120]. Die bisweilen gebrauchte 25%ige Lösung ist bereits übersättigt und kann unter ungünstigen Bedingungen (extremer Temperaturwechsel, Erschütterungen beim Transport) auskristallisieren. Etwas stabiler sind dagegen 20%ige Lösungen. Auskristallisiertes Mannit kann mitunter durch Einstellen in warmes Wasser wieder zur Lösung gebracht werden. Mannit eignet sich ebenso wie Inulin zur Messung des Glomerulumfiltrates (Clearance-Methode), weil es durch die Glomerula filtriert und in den Nierentubuli kaum rückresorbiert wird. Bei dieser Bestimmung wird nach einer Tropfinfusion von 50 bis 60 ml einer 20- bis 25%igen Mannit-Lösung die Harnmenge während einer bestimmten Zeit gesammelt und das ausgeschiedene Mannit in mg pro Minute berechnet. Dies erlaubt einen Rückschluß auf die Nierenfunktion.

Außerdem verursacht eine intravenös zugeführte hypertonische Mannit-Lösung in gleicher Weise wie Glucose eine Entwässerung von ödematösem Gewebe (Dehydratation) mit nachfolgender osmotischer Diurese. Mannit ist als Diureticum der Glucose jedoch überlegen, da es im Organismus nur geringfügig metabolisiert und fast vollständig ausgeschieden wird. Die gebräuchliche diuretische Dosis für den Erwachsenen ist in 24 Std. durchschnittlich 500 bis 700 ml (15% Mannit) oder 250 bis 500 ml (20% Mannit). Außerdem eignet sich eine 2,5%ige Mannit-Lösung als Spülflüssigkeit bei transurethraler Prostata-Resektion.

g. Xylit-Lösung. Der fünfwertige Zuckeralkohol Xylit, der sich als Zuckeraustauschstoff für Diabetiker eignet, wurde vor einigen Jahren von Fa. Pfrimmer, Erlangen, erstmals als Infusionslösung in den Handel gebracht. Dieses Pentit von der Formel $C_5H_{12}O_5$ ist wegen seines guten Kristallisationsvermögens leicht in bester Reinheit darstellbar. Die Infusionslösungen sind nach Angaben des Herstellers absolut stabil, zeigen bei der Sterilisation keine Karamelisierungserscheinungen und sind mit Aminosäuren kombinierbar, ohne daß unerwünschte Reaktionsprodukte im Sinne der Maillard-Reaktion entstehen.

Eine 4,56%ige (0,3 m) Xylit-Lösung ist mit dem Blut isotonisch [94]. Xylit ist ein regelmäßiges Zwischenprodukt des tierischen Kohlenhydratstoffwechsels, wo es intermediär im Glucuronsäure-Xylulose-Zyklus gebildet und dann enzymatisch über D-Xylulose und D-Xylulose-5-phosphat zu Glucose-6-phosphat bzw. Glucose umgewandelt wird. Die Enzymreaktionen spielen sich im Zytoplasma (unter Mithilfe der Sorbit-Dehydrogenase) und in den Mitochondrien (unter Mitwirkung der Xylit-Dehydrogenase) ab, wobei wahlweise NADH oder NADPH als Wasserstoffdonatoren fungieren. Der höhere Organismus metabolisiert Xylit sowohl in der Leber — hier erfolgt teilweise die Umwandlung zu Leberglykogen — als auch im peripheren Gewebe und in den Erythrozyten unabhängig vom Insulin.

Auf Grund eingehender Tierversuche und Untersuchungen an gesunden Personen und Diabetikern zeigte sich, daß dieser Zuckeralkohol als Nahrungskohlenhydrat verwendbar ist. Die langsame, jedoch nahezu vollständige Resorption und die rasche Verteilung im Extrazellulärraum bedingen nur sehr geringe Xylit-Konzentrationen im Blut.

Wegen seines ausgeprägt süßen Geschmackes, der Nichtbeeinflussung des Blutzuckerspiegels und der antiketogenen Wirkung ist Xylit als Zuckeraustauschstoff für Diabetiker in Dosen von 40 bis 80 g, über den Tag verteilt, gut geeignet [94]. Weder eine akute noch chronische Toxizität sind im Tierversuch bei den für die Ernährung notwendigen Mengen festgestellt worden [49]. Deshalb sind Kontraindikationen bisher nicht bekannt. Neben der oralen und parenteralen Verabreichung von Xylit beim Diabetes mellitus wird dieser Zuckeralkohol ganz allgemein herangezogen als Kalorienspender bei Kachexien, zur Leberschutztherapie, bei Störungen im Kohlenhydrat- und Fettstoffwechsel und infolge seines eiweißsparenden Effektes zur Unterstützung des anabolen Stoffwechsels.

1 g Xylit liefert 4,0 kcal.

Die zu verabreichende Dosis soll individuell erfolgen und dem Bedarf sowie evtl. der Körperoberfläche angepaßt sein. Die Kombination von Xylit mit Elektrolyten in halbisotonischer Konzentration verbessert die Verträglichkeit und Ausnutzung des Zuckeralkohols und vermeidet die Gefahr einer „Wasserintoxikation".

h. Äthanol-Lösung. Äthanol wird in der Infusionstherapie als 2,5- bis 5%iger Zusatz zu anderen Lösungen (mit Kohlenhydraten, Aminosäuren) verwandt.

Bei äthanolhaltigen Lösungen in Konzentrationen unter 50% ist eine Sterilisation im Autoklaven (20 Min. bei 120°) möglich. Höherprozentige Lösungen lassen sich nur mittels Sterilfiltration entkeimen [143].

Äthanol als Narcoticum hat eine sedierende, analgetische und euphorisierende Wirkung. Infolge des vasodilatorischen Effektes im Bereich der Peripherie und der Herzkranzgefäße wird der Blutdruck etwas gesenkt, aber die Herztätigkeit angeregt. Von dem intravenös verabreichten Äthanol verbrennt der Organismus 90% bis 99% vollständig, ungefähr 2% werden mit dem Harn, 0,2% bis 0,5% durch die Lungen eliminiert. Ein Erwachsener vermag etwa 8 bis 10 g pro Stunde zu oxydieren.

1 g absolutes Äthanol liefert ungefähr 7,2 kcal (1 ml 5,6 kcal) und 1,2 g Oxydationswasser (1 ml 0,94 g). Äthanol besitzt wie die Kohlenhydrate einen eiweißsparenden Effekt.

Vor allem findet Äthanol bei der parenteralen Ernährung Anwendung, da hierbei dem Organismus Kalorien zugeführt werden können ohne den glykolytischen Anteil des Zuckerstoffwechsels zu belasten. Eine optimale Ausnutzung des Äthanols ist nur bei gleichzeitiger Kohlenhydratgabe möglich. Die Verbrennung des Äthanols ist abhängig von der im Blut vorhandenen Brenztraubensäure, die bei der Metabolisierung von Fructose reichlicher als von Glucose gebildet wird. Deshalb verdient die Kombination von Äthanol mit Fructose den Vorzug.

Äthanol zur Infusion dient ferner postoperativ als Sedativum und Analgeticum, womit Narcotica eingespart werden können. Bei Trinkern lassen sich nach Operationen mit einer Alkoholinfusion Entziehungserscheinungen vermeiden.

Die Zufuhr von Äthanol wird begrenzt durch seine niedrige Oxydationsgeschwindigkeit, durch Venenreizungen während der Applikation und durch Kontraindikationen. Kontraindiziert sind alkoholhaltige Infusionen bei Kindern, ferner bei Patienten mit Magengeschwüren, schweren Leberschäden, Nierenerkrankungen, Epilepsie und akutem Schock. Zweckmäßigerweise sollten die Kranken während der Infusion überwacht werden, da gelegentlich Erregungszustände (Exzitation) auftreten können. Die Infusionsgeschwindigkeit einer 5%igen Lösung liegt bei 40 Tropfen pro Minute. Eine zu schnelle Infusion löst Unverträglichkeiten in Form von Unruhe, Trunkenheit und sogar Koma aus. Die therapeutische Wirkung von Äthanol tritt erst nach 20 bis 30 Min. ein.

II. Elektrolytlösungen

Die Elektrolytlösungen haben die Aufgabe, Störungen des Wasser- und Elektrolythaushaltes, sowie des Säure-Basen-Gleichgewichtes durch Substitution von fehlenden Ionen zu beseitigen. Solche Störungen können z. B. durch Überangebot von physiologisch freiem Wasser oder durch starke Wasserverluste (Dehydratation) verursacht werden.

a. Natriumchlorid-Lösung. Zu den ältesten Infusionslösungen zählt die sogenannte „Physiologische Kochsalz-Lösung", die in den meisten Arzneibüchern aufgeführt ist.

Die Sterilisation erfolgt durchwegs 20 Min. bei 120° im Autoklaven. Lediglich das ÖAB 9 schreibt eine Sterilisation von 20 Min. bei 140° im gespannten Wasserdampf vor, was jedoch schwer realisierbar ist, da der verhältnismäßig hohe Druck und die Temperatur eine zu starke Belastung für die Behältnisse und Verschlüsse der Lösungen beim Autoklavieren bedingen [72].

Das genannte Arzneibuch verlangt darüber hinaus als Ausgangssubstanz ein pyrogenfreies Natriumchlorid, das durch 30 Min. langes Erhitzen auf 250° erhalten wird.

Hinsichtlich des Ionen-Gehaltes ist die übliche 0,9%ige Natriumchlorid-Lösung unphysiologisch (in 1 000 ml sind enthalten: Na^+ 154 mval = 3,54 g und Cl^- 154 mval = 5,46 g), da die Natrium- und Chlorid-Ionen zu gleichen Teilen (1:1) und nicht wie im Blutserum im Verhältnis 1:0,7 vorliegen. Außerdem fehlen noch andere physiologische Ionen, nämlich K^+, Ca^{2+}, Mg^{2+}, HCO_3^-, SO_4^{2-}, PO_4^{3-}. Während DAB 7-BRD und einige ausländische Pharmakopöen (Nord. 63 und Helv. V) eine 0,9%ige Natriumchlorid-Lösung als isotonisch bezeichnen, lassen BP 68 und USP XVII einen Schwankungsbereich von 0,85 bis 0,95%, ÖAB 9 von 0,88 bis 0,92% und PI.Ed. I/2 von 0,87 bis 0,93% zu. MICHAELS und MÜNZEL [107] geben die isotonische Natriumchlorid-Lösung mit 0,95% an. Für die Therapie sind die geringen Abweichungen bei den Isotoniewerten kaum von Bedeutung.

Bei Zufuhr großer Mengen isotonischer Natriumchlorid-Lösung kommt es zu einem Überangebot von Chlorid-Ionen und damit zur Gefahr einer metabolischen Acidose. Die isotonische Natriumchlorid-Lösung ist daher bei Wasser- und Elektrolytstörungen nur in bedingtem Umfang anwendbar. Sie ist besonders indiziert in Fällen, in denen der Chlorid-Verlust größer oder nahezu gleich dem Natrium-Verlust ist. Die Indikationen erstrecken sich hauptsächlich auf die Behandlung von leichter hypochlorämischer Alkalose, isotoner Dehydratation (Verlust von Wasser und Salz in physiologischem Verhältnis), mäßigem Natrium-Mangel und schließlich peripherem Kreislaufversagen. Die übermäßige Verabreichung von isotonischer Natriumchlorid-Lösung begünstigt eine Ödembildung (Lungenödem) und ruft eine erhöhte Kaliumausscheidung des Organismus hervor. Kontraindiziert ist die Verabfolgung von isotonischer Natriumchlorid-Lösung bei exsikkotisch-acidotischen Zuständen und bei Nierenerkrankungen. Zum Ersatz von verlorengegangenem Wasser im Intra- und Extrazellulärraum ist die Lösung unzweckmäßig, da sie kein physiologisch freies Wasser enthält.

Anders ist es mit den hypotonischen Natriumchlorid-Lösungen, die dem Körper genügend physiologisch freies Wasser anbieten und als Hydrierungslösungen und zur Anregung der Nierentätigkeit hauptsächlich zusammen mit Glucose (Rehydratisierungs-Lösung) angewandt werden.

Hypertonische Natriumchlorid-Lösungen sind angezeigt bei Natrium-Mangel und zur zellulären Gewebsentwässerung bei Wasserintoxikation. Hypertonische Natriumchlorid-Lösungen sollen in kleinen Mengen und langsam injiziert werden, wobei maximal 2- bis 2,5%ige Lösungen noch reizlos vertragen werden.

b. Ringer-Lösung.

Der Londoner Pharmakologe SIDNEY RINGER (1835—1910) entwickelte für das isolierte Froschherzpräparat eine Lösung, die physiologischer als die isotonische Natriumchlorid-Lösung war [J. Physiol. (Lond.) 4, 29 (1883)]. Die nach ihm benannte „Ringer-Lösung" enthält außer Natriumchlorid noch Kalium- und Calciumchlorid und in einigen Vorschriften etwas Natriumhydrogencarbonat. Ihre Zusammensetzung ist in den Arzneibüchern und sonstigen Vorschriften verschieden angegeben. In der folgenden Tabelle ist die Zusammensetzung einzelner Ringer-Lösungen aufgeführt.

Verschiedene Zusammensetzung der Ringer-Lösung (in g/l)

	BEST u. TAYLOR [10]	CsL 2	DAB 6	DAB 7-BRD	DRF	Helv. V	Nord. 63	ÖAB 9	PI.Ed. I/2	USP XVII
NaCl	9,0	8,6	8,0	8,6	8,0	8,0	8,6	9,0	8,6	8,6
KCl	0,4	0,3	0,1	0,3	0,4	0,1	0,3	0,3	0,3	0,3
$CaCl_2 \cdot 2H_2O$	—	—	—	0,33	—	—	—	—	—	0,33
$CaCl_2 \cdot 6H_2O$	0,25	—	—	—	—	0,2	0,5	0,6	0,49	—
$CaCl_2 \cdot 6H_2O$-Lsg. (50%)	—	1,0	0,4	—	0,5	—	—	—	—	—
$NaHCO_3$	0,2	—	0,1	—	1,0	—	—	—	—	—

Die von MICHAELS und MÜNZEL [107] vorgeschlagene Lösung, die blutisotonisch und bei der Kalium- und Calciumgehalt dem Blutserum angepaßt ist, wurde in das ÖAB 9 aufgenommen.

Die Ringer-Lösung DAB 7-BRD hat folgenden Elektrolytgehalt (mval/l): Na^+ 147,1; K^+ 4,0; Ca^{2+} 4,5; Cl^- 155,6.

Bei den Ringer-Lösungen, die $NaHCO_3$ enthalten, ist es zweckmäßig, das Natriumhydrogencarbonat nach dem Auflösen der anderen Salze zum Schluß in fester Form oder in wenigen ml Wasser gelöst, hinzuzufügen, um eine Ausfällung von $CaCO_3$ zu vermeiden. Die Sterilisation erfolgt wie bei anderen Elektrolytlösungen 20 Min. bei 120° im Autoklaven.

Die Ringer-Lösung ist eine Infusionslösung, bei der das Verhältnis von Natrium- zu Chlorid-Ionen etwa das gleiche ist, wie in der isotonischen Natriumchlorid-Lösung. Auch hier ist ein Überschuß von Cl^--Ionen vorhanden (ca. 50 mval/l), der unter Umständen zu einer metabolischen Acidose führen kann [134]. Da ihr Kalium-Gehalt im Vergleich zu den täglichen Kalium-Ausscheidungen gering ist, eignet sich diese Lösung nicht für eine Kaliumersatztherapie. Eine Alkalose ohne Kalium-Mangel läßt sich bei vorhandener Exsikkose mit Ringer-Lösung gut behandeln. Im allgemeinen bietet diese Lösung für die parenterale Elektrolyttherapie jedoch wenig Vorteile gegenüber der isotonischen Natriumchlorid-Lösung. Sie wird mitunter angewendet als Basislösung zur Herstellung von Mischinfusionen (Lebercocktails) oder mit einem Zusatz von 5% Glucose. In der Hauptsache hat die Ringer-Lösung ähnlich wie die *Locke*- und *Tyrode-Lösung* ihre Bedeutung bei physiologisch-experimentellen Arbeiten zum Durchströmen isolierter Organe sowie bei zytologischen Untersuchungen.

c. Ringer-Lactat-Lösung. A. F. HARTMANN und M. J. E. SENN [J. clin. Invest. *11*, 337 (1932)] modifizierten die Ringer-Lösung durch Kombination mit Natriumlactat. In dieser Ringer-Lactat- oder *Hartmannschen Lösung* liegen die Elektrolyte ziemlich in den gleichen Konzentration wie im extrazellulären Wasser vor. Die Lösung ist z. B. in USP XVII und PI. Ed. I/2 aufgeführt; BP 68 gibt eine Herstellungsvorschrift an, nach der das darin enthaltene Natriumlactat aus Milchsäure und Natriumhydroxid bereitet wird. In der Praxis verwendet man wegen der einfacheren Herstellung vielfach die im DAB 7-BRD aufgeführt ca. 50%ige Natriumlactatlösung, die allerdings zweckmäßigerweise mit Aktivkohle zu behandeln ist (s. Glucose-Lösung), um bei der Sterilisation Verfärbungen tunlichst zu vermeiden.

Nach BIEDEBACH [11] hat in der Ringer-Lactat-Lösung der Lactat-Zusatz galenisch den Vorteil, daß es zu keiner Ausfällung von Calciumcarbonat kommen kann, weil das Calcium als Lactat hinreichend wasserlöslich ist.

Die Sterilisation der Ringer-Lactat-Lösung ist 20 Min. bei 120° im Autoklaven vorzunehmen.

Im Handel gibt es heute sehr viele modifizierte Ringer-Lactat-Lösungen, die auch als Blutelektrolyt-Lösungen oder isotonische Elektrolyt-Lösungen bezeichnet werden. Ein ähnliches Präparat wird in der Würzburger Universitätsapotheke unter dem Namen „Combisterisal" mit folgenden Elektrolyten in mval/l hergestellt: Na^+ 142, K^+ 5, Ca^{2+} 5, Mg^{2+} 2, Cl^- 109, Lactat$^-$ 45 [91].

In der Hartmannschen Lösung liegen die Natrium- und Chlorid-Ionen in einem physiologischen Verhältnis vor. Sie dient therapeutisch dem Ersatz von extrazellulärer Flüssigkeit z. B. bei Diarrhöen, Verbrennungen und Fisteln, ferner als Trägerlösung für die Zufuhr anderer Medikamente (z. B. Antibiotica, PAS) oder für zugeführte Elektrolyte. Die Lösung eignet sich dagegen nicht zur Behandlung des Wassermangels, weil sie kein „physiologisch freies Wasser" enthält.

Unter „physiologisch freiem Wasser" ist jenes zu verstehen, das dem Organismus aus zugeführten Infusionslösungen zur Deckung seines Wasserbedarfs zur Verfügung steht.

Bei vorwiegendem Wassermangel sowie bei Kalorienbedarf muß deshalb die Lösung mit 5% bis 10% Glucose oder Fructose kombiniert werden. Bei reinen Kohlenhydrat-Lösungen steht nämlich das gesamte Lösungswasser der Infusionslösung als physiologisch freies Wasser zur Verfügung, hinzu kommt noch das Oxydationswasser, das bei der Kohlenhydrat-Verbrennung entsteht.

Mit der Ringer-Lactat-Lösung können bereits viele Störungen im Wasser- und Elektrolythaushalt beseitigt werden. Bei acidotischer Stoffwechsellage ist sie auf Grund ihres alkalisierenden Lactat-Gehaltes der Ringer- und isotonischen Natriumchlorid-Lösung vorzuziehen.

Die Dosierung ist den individuellen Erfordernissen anzupassen und beträgt im allgemeinen täglich 20 bis 30 ml pro kg Körpergewicht, bis insgesamt 3 000 ml. Die Verabfolgung ist ohne Zusätze langsam i.v. und auch s.c. möglich.

d. Basislösung. Es handelt sich um eine Grundlösung für die Elektrolyt- und Flüssigkeitstherapie, deren synonyme Bezeichnungen äquilibrierte Lösung, Allzwecklösung, Mehrzwecklösung sind. Die Lösung enthält etwa die Hälfte der Elektrolytkonzentration der extrazellulären Flüssigkeit, genügend physiologisch freies Wasser und ist im Gegensatz zur Rehydratisierungs-Lösung (Anwässerungslösung) mit Kalium angereichert. Die in der Basislösung vorhandenen Ionen verhindern nach Verabreichung eine Wasserintoxikation. Die Elektrolyte können wegen ihres verminderten Gehaltes gegenüber der extrazellulären Flüssigkeit ohne Gefahr der Überdosierung zugeführt werden. Bei dieser homöostatischen Regulation werden die benötigten Ionen zurückgehalten und die überschüssigen Ionen über die Nieren ausgeschieden.

Beispiel einer Basislösung ist „Basisterisal" [91] mit folgender Zusammensetzung in mval/l: Na$^+$ 50, K$^+$ 20, Mg^{2+} 5, Cl$^-$ 47, H$_2$PO$_4$$^-$ 8, Lactat$^-$ 20 und Sorbit 50 g/l. Die Sterilisation erfolgt 20 Min. bei 120° im Autoklaven.

Die Basislösung wird bei vorwiegendem Wassermangel (hypertoner Dehydratation), milder Kaliumsubstitution, als Vehikel für die Zufuhr von reichlich benötigten Elektrolyten (mittels Elektrolyt-Konzentratlösungen) infundiert. Durchschnittlich erhalten Erwachsene in 24 Std. etwa 2 000 ml.

e. Rehydratisierungs-Lösung. Bei mangelnder Nierenfunktion wird zur Anregung der Nierentätigkeit eine Rehydratisierungs-Lösung (Anwässerungs-Lösung) infundiert. Diese Lösung wird in der Literatur oft als Nierenstarter-Lösung bezeichnet, was aber nicht ganz richtig ist, weil nicht in jedem Fall eine Diurese erzielbar ist. Hierbei handelt es sich um kaliumfreie, hypotonische Elektrolytlösungen, die genügend physiologisch freies Wasser zur Verfügung haben. Solche Lösungen, die vielfach aus einem Gemisch von je 40 bis 60 mval/l Na$^+$- und Cl$^-$-Ionen mit 5% bis 10% Kohlenhydraten (Glucose, Fructose, Sorbit) bestehen und bisweilen einen Anteil von Lactat und Acetat haben, enthalten $^1/_3$ bis $^1/_2$ der Elektrolytkonzentration des extrazellulären Wassers.

Eine Rehydratisierungs-Lösung läßt sich auch durch Mischung von 5%iger Glucose-Lösung mit 0,9%iger Natriumchlorid-Lösung im Verhältnis 2:1 herstellen.

Die Lösungen sind 20 Min. bei 120° im Autoklaven sterilisierbar.

Eine Elektrolyttherapie ist nur durchführbar, wenn die Nieren einwandfrei arbeiten. Das primäre Ziel jeder parenteralen Elektrolyttherapie ist deshalb, soweit notwendig, die Nierenfunktion in Gang zu bringen. Die Bezeichnung „Starterlösung" stammt von SNIVELY und SWEENEY [139], die für zwei solcher Lösungen folgende Zusammensetzungen angeben: „Starterlösung Nr. 51": Na$^+$ 51 mval/l, Cl$^-$ 51 mval/l, „Starterlösung Nr. 70": Na$^+$ 70 mval/l, Cl$^-$ 55 mval/l, Lactat$^-$ 15 mval/l.

Mit der Rehydratisierungs-Lösung läßt sich differentialdiagnostisch die Ursache der eingeschränkten Nierenfunktion klären. Kommt nämlich nach Verabreichung von 2 × 500 ml (beim Erwachsenen) in einem Zeitraum von 2 Std. keine ausreichende Diurese zustande, so beruht dieselbe nicht auf einem extrazellulären Flüssigkeitsmangel, und es ist mit einer schweren Nierenschädigung (Nephritis, Nephrose) zu rechnen, die dann eine spezielle Therapie erfordert.

f. Natriumhydrogencarbonat-Lösung. In den letzten Jahren haben Natriumhydrogencarbonat-Lösungen etwas an Bedeutung verloren, da einwandfreie Lösungen schwierig herzustellen sind.

Natriumhydrogencarbonat ist in Lösung infolge seiner Thermolabilität nur unter bestimmten Voraussetzungen sterilisierbar und außerdem bei längerem Stehen an der Luft unbeständig. Die pharmazeutische Industrie hat aus diesen Gründen bei manchen Infusionspräparaten den Anteil an Hydrogencarbonat durch Lactat, Acetat und Citrat ersetzt.

Durch Einwirkung von Hitze zerfällt Hydrogencarbonat in der Lösung nach der Gleichung:

$$2\ HCO_3^- \rightleftharpoons CO_3^{2-} + H_2O + CO_2$$

$$CO_3^{2-} + HOH \rightleftharpoons OH^- + HCO_3^-$$

Das gebildete Carbonat hydrolysiert, was physiologisch zu Unverträglichkeiten führt. Bei der Infusion von solch stark alkalisch reagierenden Lösungen kann es zu Gewebsschädigungen kommen.

Bei hermetischem Verschluß, wenn also kein CO_2 entweichen kann, bildet sich nach dem Abkühlen der Lösung Hydrogencarbonat wieder zurück.

Lösungen von Hydrogencarbonat müssen in alkaliarme Gläser abgefüllt werden, da sonst nach der Sterilisation bzw. beim Lagern der Lösungen Fällungen auftreten, die durch die vom Glas abgegebenen Ca^{2+}-Ionen unter Bildung von Calciumcarbonat verursacht werden. Zur Stabilisierung ist in verschiedenen Vorschriften ein Begasen der Lösung mit Kohlendioxid (BP 68, DAB 7-DDR), ein Zusatz von Milchsäure [73] oder von Dinatrium-äthylendiamintetraacetat (Titriplex III [88]) empfohlen. Letzteres hat sich in einer Konzentration von 0,01 bis 0,1 g pro Liter Lösung bewährt, ohne daß unerwünschte Nebenwirkungen (Abfangen von Ca^{2+}- u. a. Ionen im Organismus) zu befürchten sind [34]. Ferner ist zu beachten, daß nicht die ältesten in Gebrauch befindlichen Flaschen verwendet werden, weil das Glas bei wiederholter Verwendung Veränderungen unterliegt.

Bei der Herstellung der Natriumhydrogencarbonat-Lösung verlangt BP 68 abgesehen von einem gasdichten Verschluß der Behältnisse ein 1minütiges Begasen der Lösung mit CO_2 vor dem Autoklavieren. Nach der Sterilisation dürfen die Flaschen mindestens 2 Std. lang nach Erreichen der Raumtemperatur nicht geöffnet werden.   ·

Die frisch sterilisierten Infusionsflaschen der Natriumhydrogencarbonat-Lösung weisen einen höheren Druck auf als bei anderen Elektrolytlösungen und können leicht zerspringen. Die Flaschen sollen etwa zu 80% bis 90% gefüllt sein, damit das über der Lösung nach der Sterilisation befindliche CO_2 während des Abkühlens wieder gelöst wird. Der zu sterilisierenden Lösung können als Indikator 1 bis 2 Tropfen einer alkoholischen Phenolphthalein-Lösung zugesetzt werden, die dann einen möglichen Verlust an CO_2 anzeigt.

Die Sterilisation läßt sich bei absolut dichtem Verschluß 20 Min. bei 120° im Autoklaven vornehmen. Hierbei können die Flaschen gegebenenfalls auf den Kopf gestellt werden, um den Verschluß zu sichern.

Verschiedene Autoren [106, 150] berichten von pH-Verschiebungen bei der Sterilfiltration und beim Autoklavieren, was allerdings nach Untersuchungen von MOHRSCHULZ [110] geringfügig ist, da Hydrogencarbonat eine Pufferwirkung aufweist.

Die gebräuchlichste Konzentration ist die isotonische Infusions-Lösung ($^1/_6$ m) mit einem Gehalt von 1,4% Natriumhydrogencarbonat (Na^+ und HCO_3^- je 167 mval/l), die in BP 68, DAB 7-DDR, Nord. 63, CF 65 aufgeführt ist.

Nach der Infusion von Natriumhydrogencarbonat-Lösung entsteht aus HCO_3^- in Abhängigkeit vom pH des Blutes CO_2. Letzteres wird durch die Atemtätigkeit über die Lungen ausgeschieden, während die Natrium-Ionen eine evtl. im Blut vorhandene Säure neutralisieren. In schweren Fällen von Acidose ist Natriumhydrogencarbonat wegen seiner raschen Wirkung therapeutisch das Mittel der Wahl und wird dem Natriumlactat sowie dem Natriumacetat vorgezogen, die nur verzögert alkalisierend wirken, weil sie in der Leber erst metabolisiert werden müssen, um H^+-Ionen zu binden. Mitunter kann die Behandlung mit einer bestimmten Menge Natriumhydrogencarbonat eingeleitet und anschließend mit Natriumlactat fortgeführt werden. Natriumhydrogencarbonat ist indiziert vor allem bei schweren Acidosen und beim diabetischen Koma.

Die Dosierung richtet sich nach dem CO_2-Gehalt des Blutserums. Ist dieser Wert unbekannt, so gibt man gewöhnlich 30 ml isotonischer Natriumhydrogencarbonat-Lösung pro kg Körpergewicht, jedoch nicht mehr als 1000 bis 2000 ml. Hypertonische Lösungen dürfen nur mit größter Vorsicht appliziert werden. Bei langsamer, unregelmäßiger und oberflächlicher Atmung muß die Infusion sofort unterbrochen werden und ansäuernde Mittel sind zuzuführen.

g. Lactat-Lösung. Zur Behandlung acidotischer Zustände werden in den letzten Jahren in zunehmendem Maße Lactat-Lösungen verwandt, vor allem als Ersatz des wenig stabilen Natriumhydrogencarbonats.

Natriumlactat ist nur als 50%ige Lösung im Handel (Boehringer, Ingelheim; E. Merck AG, Darmstadt; Riedel-de Haën, Seelze-Hannover) erhältlich. Da diese Qualität nicht von höchster Reinheit ist, bringen verschiedene Vorschriften die etwas komplizierte Bereitungsweise aus Milchsäure und Natriumhydroxid. Die Herstellung von Kaliumlactat-Lösung erfolgt analog aus Milchsäure und Kaliumhydroxid [24].

Bei Verarbeitung von 50%iger Natriumlactat-Lösung hält G. KÖRBER [Krankenhaus-Apotheke 10, 15 (1960)] eine Vorbehandlung der Lösung mit Kohle und Filtration über Seitz EKS-Schichten für unbedingt erforderlich.

Die Lactat-Lösungen lassen sich 20 Min. bei 120° im Autoklaven sterilisieren. Nach BIEDEBACH [11] ist es denkbar, daß bei der Sterilisation kleine Mengen von Acetaldehyd entstehen können. Deshalb sollte bei der Herstellung dieselbe Lactat-Lösung nicht zu oft erhitzt werden.

Klinisch wird Natriumlactat als isotonische (1,75%) oder $^1/_6$ m Lösung (ca. 1,87%, nahezu isotonisch) angewendet. Die Elektrolyte in mval/l betragen bei der 1,75%igen Lösung: Na$^+$ und Lactat$^-$ je 156,1 und bei der 1,87%igen Lösung: Na$^+$ und Lactat$^-$ je 167. Das 1 m Konzentrat von 11,2% Natriumlactat bzw. 12,8% Kaliumlactat enthält je 1 mval Kation und 1 mval Anion.

Lactat ist ein körpereigener Stoff und stellt die metabolische Vorstufe des Hydrogencarbonats dar. Das infundierte Natriumlactat liegt als Razemat vor, von dem die L-Form im Organismus zu Hydrogencarbonat und die D-Form zu Glykogen umgebildet wird. Somit wirkt Lactat einmal durch das Glykogen antiketogen und durch das Na$^+$-Ion neutralisierend auf Säuren [36]. Im Vergleich zum Hydrogencarbonat setzt die Wirkung des Lactats zwar langsam ein (die vollständige Umwandlung ist in 1 bis 2 Std. vollzogen), hält aber länger an.

Ähnlich wie Natriumlactat wirkt auch Natriumacetat verzögert alkalisierend, weil letzteres erst in der Leber metabolisiert werden muß, um H$^+$-Ionen zu binden. Beim Vergleich der Wirkung von Natriumlactat mit Natriumacetat stellt BRÜCKNER [18] auf Grund neuerer Untersuchungen fest, daß Natriumacetat gegenüber Natriumlactat zu keiner erheblichen Steigerung der Pulsfrequenz und der Sauerstoffaufnahme führte und bei anhaltender Tendenz zur metabolischen Acidose besser und prolongierter wirkte. Bei annähernd gleicher Alkalisierung setzte die Wirkung von Natriumacetat zwar rascher ein, klang aber früher ab. Nach diesen Befunden ist Natriumlactat dem Natriumacetat vorzuziehen.

Natriumlactat wird zur Behandlung metabolischer Acidosen und bei gleichzeitigem Wassermangel, kombiniert mit 5%iger Glucose-Lösung verabfolgt. Da bei metabolischer Acidose meist ein zusätzlicher Kaliummangel besteht, der durch natriumhaltige Infusionslösungen verstärkt werden kann, ist es zweckmäßig, einen Teil des Natriumlactats gegen Kaliumlactat auszutauschen.

Natriumlactat besitzt eine direkte Wirkung auf den Myokardstoffwechsel. Es wird deswegen neuerdings in hypertonischer Lösung (11,2%) bei Herzstillstand (Herzblock) und zur Förderung der Koronardurchblutung empfohlen. Ferner ist Natriumlactat indiziert zur Alkalisierung des Harnes, z. B. bei der Sulfonamidtherapie und bei Transfusionszwischenfällen.

Lactat-Lösungen sind kontraindiziert bei respiratorischer Alkalose, bei schweren Herz-und Leberschäden bzw. wenn der Milchsäurespiegel im Blut pathologisch erhöht ist.

Der alkalisierenden Wirkung von 1 g Natriumlactat entspricht 0,75 g Natriumhydrogencarbonat. Eine $^1/_6$ m (1,87%) Natriumlactatlösung ist einer $^1/_6$ m (1,4%) Natriumhydrogencarbonat-Lösung auch therapeutisch äquivalent.

Die Dosis der intravenös zu verabreichenden Infusion richtet sich nach dem Schweregrad der Acidose. Bei hochdosierten Gaben muß, um eine Überkompensation zu vermeiden, wenigstens das Standardbicarbonat (Alkalireserve) laufend kontrolliert werden. In diesem Fall besteht auch Tendenz zu Kaliumverlust. Eine vollständige Normalisierung des Standardbicarbonats ist bei der Therapie nicht notwendig. Als Anhaltspunkt für die Dosierung kann bei leichter Acidose 15 ml (2,5 mval), bei mittlerer Acidose 30 ml (5,0 mval) und bei schwerer Acidose 45 bis 60 ml (7,5 bis 10 mval) einer $^1/_6$ m Natriumlactat-Lösung pro kg Körpergewicht gelten.

h. Ammoniumchlorid-Lösung.

Ammoniumchlorid wird durchwegs als isotonische Lösung zu 0,83% (ca. $^1/_6$ m) infundiert. In 1000 ml dieser Lösung sind enthalten: je 155,1 mval NH$_4^+$ und Cl$^-$. Die Sterilisation der Lösung erfolgt 20 Min. bei 120° im Autoklaven.

Nach intravenöser Zufuhr wird Ammoniumchlorid in der Leber metabolisiert, wobei sich Harnstoff bildet und die freiwerdenden H$^+$-Ionen eine ansäuernde Wirkung ausüben.

$$2\,NH_4Cl + CO_2 \rightarrow (NH_2)_2CO + 2\,HCl + H_2O$$

Auf dieser Tatsache beruht seine therapeutische Verwendung zur Ansäuerung der extrazellulären Flüssigkeit bei schwerer Alkalose und bei ausgesprochener Hypochlorämie, die nach Verlust von saurem Magensaft, wie Erbrechen, Magenfisteln usw. eintreten kann. Nicht nur die zugeführten NH$_4^+$-Ionen, sondern auch die Cl$^-$-Ionen wirken ansäuernd. Bei metabolischer Alkalose besteht fast immer ein Mangel an Kalium, anderen Elektrolyten und Wasser, weshalb Ammoniumchlorid-Lösung selten allein indiziert ist. Eine zu rasche

Infusion beeinträchtigt die Verträglichkeit, da NH_4^+-Ionen in hohen Dosen toxisch sind und das ZNS erregen. Bei Leberparenchymschäden ist die Lösung mit größter Vorsicht zu geben. Besonders bei Lebercirrhose ist mit einer Ammoniakvergiftung infolge ungenügender Umwandlung von NH_4-Ionen zu Harnstoff zu rechnen.

0,5 mval Ammoniumchlorid pro kg Körpergewicht vermag das Bluthydrogencarbonat um ca. 1 mval/l zu senken. Die Infusionsgeschwindigkeit beträgt 60 Tropfen pro Min. bei einer Gesamtmenge von 500 ml pro die.

SCHWAB und KÜHNS [134] empfehlen Ammoniumchlorid-Lösung nur ausnahmsweise anzuwenden, da sie nach ihren Erfahrungen schlecht verträglich ist. Wegen der Gefahr einer Ammoniumchlorid-Acidose sollte die Verabreichung bei allen Patienten mit Krankheiten der Atmungsorgane und der Nieren vermieden oder nur mit äußerster Vorsicht durchgeführt werden. Die Entstehung der Acidose wird nämlich unter physiologischen Bedingungen durch die Steigerung der alveolaren Belüftung, der raschen H^+-Ionen-Ausscheidung und durch die HCO_3^--Rückresorption der Niere kompensiert.

i. Kaliumsalz-Lösung. Die entscheidende, vor etwa 25 Jahren gemachte Beobachtung, daß ein schwerer Kaliumverlust tödlich verlaufen kann, führte später zur Einführung von kaliumhaltigen Lösungen in die parenterale Flüssigkeitstherapie, die wir vor allem DARROW und GOVAN [20] verdanken. Der Verlust von K^+-Ionen läßt sich, wenn keine orale Einnahme möglich ist, therapeutisch durch Verabfolgung von Infusionslösungen behandeln, denen konzentrierte Kaliumsalz-Lösungen zugesetzt werden oder die von vornherein mit Kalium angereichert sind, wie beispielsweise die Lösungen nach DARROW, BUTLER, MARKS, FOX u. dgl.

Die Kaliumsubstitutionsbehandlung erfordert klinische Erfahrung. Die Infusion von Kaliumsalz-Lösung setzt voraus, daß die renale Ausscheidungsfähigkeit intakt ist. Bei Oligurie muß die Kaliumtherapie besonders vorsichtig durchgeführt werden. Bei Anurie mit erhöhtem Kaliumwert im Serum ist Kalium kontraindiziert. Auch bei Patienten mit anamnestischen Nierenfunktionsschäden und -störungen ist bei Kaliumzufuhr Vorsicht geboten. Für die intravenöse Kaliumtherapie ist Kaliumchlorid am geeignetsten (z. B. als Zusatz-Konzentrat mit 7,45% KCl, 1 ml entspricht je 1 mval K^+ und Cl^-). Größere Mengen an Kaliumphosphat zur Kaliumsubstitution sind nicht zu empfehlen, da sie zu Hyperphosphatämie und Hypocalcämie mit tetanischen Anfällen führen können.

Kaliumsalz-Infusionen sollen nur unter laufender Kontrolle der Plasmawerte und gegebenenfalls des EKG verabfolgt werden.

Je nach der Größe des Kaliumdefizits werden täglich 25 bis 80 mval, in schweren Fällen bis 160 mval Kalium zum Ausgleich des Verlustes sowie zur täglichen Kaliumausscheidung notwendig. Bei chronischem Kaliummangel kann das Kaliumdefizit bis zu 500 mval Kalium und mehr betragen. Nach DARROW und PRATT [21] können bei bleibender Diurese bis zu 3 mval pro kg Körpergewicht verabreicht werden. Wegen der Gefahr einer Kaliumvergiftung darf man Kaliumsalz-Lösungen nicht in den Infusionsschlauch und nicht zu rasch infundieren. Die sonst daraus resultierende Hyperkaliämie würde die neurale und muskuläre Funktion beeinflussen, was zu myokardialen Komplikationen führt, deren gravierendste der Herzstillstand (meist ohne vorausgehende klinisch kardiale Symptomatik) darstellt: Routinemäßig werden 10 mval K^+-Ionen pro Std. verabreicht, ohne Risiko sind 20 bis 25 mval K^+-Ionen pro Std. infundierbar. Im allgemeinen sollen nicht mehr als 160 bis 200 mval K^+-Ionen täglich gegeben werden. Bei den Kaliumsalz-Lösungen beträgt die Infusionsgeschwindigkeit etwa 80 Tropfen pro Min., 1 Liter Lösung benötigt durchschnittlich 4 Std. Für die Korrektur eines akuten Kaliumdefizits werden 4 bis 6 Tage veranschlagt (Bland).

ESSELIER und JEANNERET [31] empfehlen für die Therapie von Kaliummangelzuständen routinemäßig 30 mval K^+-Ionen pro Liter Kaliumsalz-Lösung. Die in der Nord. 63 aufgenommenen kaliumhaltigen Infusionslösungen enthalten dagegen etwa 50 mval K^+-Ionen/l.

Kaliumsalz-Lösungen sind möglichst mit Kohlenhydraten (Glucose etc.) zu infundieren, da Kalium mit Kohlenhydraten besser in die Zellen übertritt. Bei gleichzeitiger Acidose oder Alkalose sind die Kaliumsalz-Lösungen individuell auszuwählen (Kaliumlactat-, Darrow-Lactat-, Kaliumchlorid-, Darrow-Lösung).

Bei unbeabsichtigter Überdosierung von K^+-Ionen (Hyperkaliämie) führt die Hämo- oder Peritonealdialyse zum raschesten Erfolg oder man verabreicht als Antidot neben anderen Maßnahmen sofort peroral und als Infusion insgesamt 500 bis 700 mval (ca. 30 bis 40 g) Natriumchlorid und bei tetanischen Zuständen außerdem i.v. 20 ml einer 20%igen Calciumgluconat-Lösung [109]. Gleichfalls wirksam sind 150 ml 1 m Natriumlactat-Lösung und 10- bis 25%ige Glucose-Lösungen mit Insulin [111].

Aus dem Gesagten ergibt sich, daß die parenterale Zufuhr von Kalium-Ionen — speziell bei Kindern — nicht ungefährlich ist, weshalb dringend anzuraten ist, Flaschen mit konzentrierten Kaliumsalz-Lösungen (z. B. 7,45% KCl, molar) mit dem Hinweis „starkwirkend" zu versehen [86].

1. Lösung nach Darrow. In der Literatur ist die Zusammensetzung dieser Lösung mitunter verschieden angegeben. Im wesentlichen unterscheiden wir zwei Lösungen, die Darrow-Lösung mit Kalium- und Natriumchlorid und die Darrow-Lactat-Lösung, die außerdem noch Natriumlactat enthält. Beide Lösungen sind im DAB 7-BRD aufgeführt, die erstere wirkt etwas ansäuernd, die mit Lactat alkalisierend.

Die Lösungen sind 20 Min. bei 120° im Autoklaven sterilisierbar. Zur Infusion beim Kleinkind werden die Lösungen mit isotonischer Glucose-Lösung 1:2 verdünnt. Die tägliche Dosis, die langsam über einen Zeitraum von 4 Std. i.v. oder s.c. infundiert werden soll, beträgt für Erwachsene 40 bis 80 ml pro kg Körpergewicht.

2. Lösung nach Butler. Die Butler-Lösung unterscheidet sich von der Darrow-Lösung durch einen geringen Gehalt an Kalium- und Natriumchlorid und wird vornehmlich in der Pädiatrie angewandt.

Die Sterilisation erfolgt 20 Min. bei 120° im Autoklaven.

3. Lösung nach Cooke und Crowley. Hierbei handelt es sich um zwei Lösungen, die therapeutisch zum Ersatz von Magensaft (Cooke I) und zum Ersatz von alkalischen Sekreten des Dünndarms, der Galle und des Pankreas eingesetzt werden. Sie sind mit ihrem Elektrolytgehalt der Sekretflüssigkeit der Verdauungsorgane angepaßt.

Die Lösungen werden 20 Min. bei 120° im Autoklaven sterilisiert. Bei gleichzeitigem Kalorienmangel empfiehlt es sich, die Salze in 5- bis 10%iger Glucose- oder Fructose-Lösung aufzulösen.

III. Aminosäuren-Lösungen

Die Einführung von Aminosäuren-Lösungen in die klinische Praxis geht auf amerikanische Forscher zurück, die auf grundlegende Arbeiten ABDERHALDENS und seiner Schule aufbauten.

1939 konnten ELMAN und WEINER [30] einige Patienten mit einer Lösung von Caseinhydrolysat, Glucose und Elektrolyten mehrere Tage lang ausschließlich parenteral ernähren.

SHOHL und BLACKFAN [138] erzielten erstmals 1940 mit einer Infusionslösung aus kristallinen Aminosäuren, die sie Säuglingen verabreichten, eine positive Stickstoffbilanz.

In der Therapie stehen Aminosäuren-Mischungen in Form von Proteinhydrolysaten und als Kombinationen von kristallinen Aminosäuren zur Verfügung.

Die Proteinhydrolysate lassen sich im wesentlichen nach zwei Verfahren, entweder durch Säurehydrolyse oder durch enzymatische Aufspaltung von Eiweißstoffen gewinnen. In der Fabrikation wird vielfach das letztere Verfahren bevorzugt, da die Säurehydrolyse verschiedene Nachteile aufweist. Einmal gehen durch die Mineralsäure das lebensnotwendige Tryptophan völlig, Arginin, Histidin und Serin teilweise verloren. Die zerstörten Aminosäuren, vor allem das Tryptophan, müssen dem Präparat anschließend wieder zugesetzt werden. Zum andern ist die Entfernung der Säure aus dem Hydrolysat technisch schwierig. Bei der enzymatischen Hydrolyse, die meist mit Pankreasfermenten durchgeführt wird, muß allerdings in Kauf genommen werden, daß die Enzyme das Eiweiß oft ungenügend, nur zu 40 bis 60% abbauen und eine Abtrennung des unverdauten Eiweißes und der hochmolekularen Peptide notwendig ist. Diese hochmolekularen Peptide sowie Pyrogene müssen entfernt werden — was meist mittels Dialyse erfolgt — weil sie eine Sensibilisierung hervorrufen und Ursache für anaphylaktische Reaktionen sein können. Die niedrigmolekularen Peptide (Di- und Tripeptide) z. B. der Wachstumsfaktor Strepogenin bieten bezüglich des Eiweißaufbaues keinen besonderen Vorteil [3] und sind nach LANG (zit. in [33]) für Wachstum und Erhaltung von Säugetieren überflüssig.

Eine alkalische Hydrolyse ist praktisch ohne Bedeutung, da bei diesem Prozeß mehrere Aminosäuren zerstört werden und der größte Teil razemisiert wird.

Als Ausgangsstoffe der Proteinhydrolysate dienen Casein, Muskelprotein, Lactalbumin, Fibrin u. a. geeignete Proteine. Wegen des relativ niedrigen Preises wird vielfach Casein hydrolysiert.

Zahlreiche Veröffentlichungen bestätigen zwar, daß es möglich ist, mit Infusionen bestimmter Proteinhydrolysate positive Stickstoffbilanzen zu erzielen, jedoch wird in der therapeutischen Praxis heutzutage mehr den Lösungen von reinen Aminosäuren der Vorzug gegeben. Die Proteinhydrolysate weisen gewisse, durch Herstellung und Zusammensetzung bedingte Mängel auf. Es ist nämlich sehr schwierig, die häufig angewendete enzymatische Hydrolyse von Proteinen gleichmäßig und vollständig durchzuführen, weshalb die Präparate in ihrer Zusammensetzung von Charge zu Charge schwanken. Infolge des wechselnden Peptidgehaltes ist die Verwertung der Aminosäuren ungleichmäßig. Da Peptide in den Nierentubuli wenig rückresorbiert werden, gehen bis zu 50% der peptidisch gebundenen essentiellen Aminosäuren mit dem Harn verloren. Außerdem kann das Eiweißhydrolysat nicht individuell nach dem Aminosäuren-Bedarf des Organismus zusammengesetzt werden, sondern richtet sich nach dem Aminosäuren-Gehalt des zu hydrolysierenden Proteins. Die biologische Wertigkeit des viel verwendeten Caseins und Muskelproteins ist durch den geringen Gehalt an Methionin und Phenylalanin begrenzt. Ferner ist das Ausgangseiweiß biologischen Schwankungen unterworfen, die sich auf die Zusammensetzung auswirken. Hinzu kommen noch häufig Unverträglichkeiten, die sich als Schwindelgefühl, Ohrensausen, Übelkeit, Erbrechen, Kopfschmerzen, Fieberreaktion und Schüttelfrost äußern und auf hochmolekulare Abbauprodukte zurückzuführen sind. Auch die in den Hydrolysaten in relativ großer Menge enthaltenen Dicarbonsäuren wie Glutamin- und Asparaginsäure ergeben toxische Nebenwirkungen. Die angeführten Nachteile sind bei Verabreichung von Lösungen mit reinen kristallinen Aminosäuren nicht gegeben.

LANG [95] bezeichnet letztere für die intravenöse Therapie als einen großen Fortschritt. Mit den reinen Aminosäuren wird mit Sicherheit kein pyrogenes Material in die Infusionslösungen eingeschleppt und infolge des Fehlens von Peptiden der Nutzeffekt und die Verträglichkeit verbessert. Durch die Verwendung von kristallinen Aminosäuren an Stelle der Proteinhydrolysate wird man unabhängig von der zufälligen Zusammensetzung eines Proteins, das weniger nach seinen ernährungsphysiologischen Eigenschaften, vielmehr nach wirtschaftlichen und verfahrenstechnischen Gesichtspunkten ausgewählt wurde. HELLER [62] hält die Verabreichung von Caseinhydrolysaten vom Standpunkt der Stickstoffbilanz für unrationell.

An die Infusionslösungen mit reinen kristallinen Aminosäuren sind bestimmte Anforderungen zu stellen. Abgesehen von der Sterilität, der Pyrogenfreiheit, dem Fehlen toxischer und allergischer Nebenwirkungen muß das Präparat für den Eiweißaufbau biologisch vollwertig sein, d. h. diejenigen Aminosäuren müssen in genügender Menge enthalten sein, die der Organismus nicht oder nicht ausreichend synthetisieren kann, die sogenannten *essentiellen Aminosäuren*. Das Wesentliche ist die richtige Zusammenstellung (Bilanzierung) der Infusionslösung mit diesen für den Körper lebensnotwendigen Aminosäuren.

ROSE [124] erkannte für den Eiweißstoffwechsel des erwachsenen Menschen acht Aminosäuren als essentiell an und gibt auf Grund seiner Untersuchungen den minimalen und empfehlenswerten Tagesbedarf dieser acht Aminosäuren wie folgt an:

Tagesbedarf an essentiellen Aminosäuren für Erwachsene

Essentielle Aminosäuren	minimal in g	empfehlenswert in g
L-Isoleucin	0,70	1,40
L-Leucin	1,10	2,20
L-Lysin	0,80	1,60
L-Methionin	1,10	2,20
L-Phenylalanin	1,10	2,20
L-Threonin	0,50	1,00
L-Tryptophan	0,25	0,50
L-Valin	0,80	1,60

Da der Organismus Aminosäuren nicht speichern kann, müssen alle acht essentiellen Aminosäuren gleichzeitig, in bestimmter Menge und in einem bestimmten Verhältnis zueinander in einer Infusionslösung enthalten sein. Das Fehlen nur einer einzigen Aminosäure läßt die gewünschte Wirkung vermissen und verursacht eine Störung des Proteinstoffwechsels in Form einer negativen Stickstoffbilanz, bei der also mehr Stickstoff abgebaut als aufgenommen wird. Die fehlende Aminosäure wird dann durch Abbau aus dem körpereigenen Eiweiß mobilisiert und die hierbei entstehenden überzähligen Aminosäuren werden wieder ausgeschieden. Auf diese Weise verliert der Organismus beträchtlich an Eiweiß. Darüber hinaus vermag auch eine im Überschuß vorhandene Aminosäure sich ungünstig und störend auf den

Proteinstoffwechsel auszuwirken. Die überschüssige Aminosäure hemmt nämlich die Ausnutzung einer in normaler Menge zugeführten. Dies bezeichnet man als „Aminosäurenimbalanz", die sich im Tierversuch als Wachstumsverzögerung manifestiert.

Aus dem Vorhergehenden ist die außerordentliche Bedeutung eines genau abgestimmten Verhältnisses der einzelnen Aminosäuren zueinander zu ersehen.

Bei der Beurteilung von Aminosäuren-Mischungen ist weniger die Höchstmenge als vielmehr die Mindestmenge einer im Verhältnis zum Bedarf vorhandenen Aminosäure zu berücksichtigen. Hier besitzt das Gesetz des Minimums Gültigkeit: Der Wert eines Nahrungsgemisches wird von demjenigen Faktor bestimmt, der im Minimum vorhanden ist, in diesem Zusammenhang von der „limitierenden Aminosäure".

Außer den acht essentiellen Aminosäuren ist eine Zufuhr der semiessentiellen Aminosäuren Arginin und Histidin wünschenswert, die die Ausnutzungsquote verbessern und besonders für den wachsenden Organismus wertvoll sind. Arginin beschleunigt als Metabolit des *Krebs-Henseleit-Zyklus* die Harnstoffbildung und dadurch die Entgiftung des im Proteinstoffwechsel entstehenden Ammoniaks.

Der Bedarf an Methionin kann zu 80 bis 89% durch Cystein und der von Phenylalanin zu 70 bis 75% durch Tyrosin gedeckt werden.

Die im Handel befindlichen Lösungen aus kristallinen Aminosäuren enthalten aus wirtschaftlichen Gründen meist neben den L-Aminosäuren, die biologisch voll wirksam sind, auch Razemate, die ein äquimolekulares Gemisch aus der D- und L-Konfiguration darstellen. Der nutritive Wert der D-Aminosäuren galt lange Zeit als umstritten. Im Tierversuch wurde nach parenteraler Verabreichung von razemischen Aminosäuren die D-Form infolge ungenügender tubulärer Rückresorption in einem höheren Prozentsatz als die L-Aminosäuren ausgeschieden. BANSI und Mitarbeiter [3] zeigten in ihren Untersuchungen, daß die meisten D-Aminosäuren (außer D-Isoleucin) zu einem nicht unerheblichen Anteil metabolisiert werden. Die in der Leber und Niere des Menschen und der Säugetiere vorhandene D-α-Aminosäureoxydase baut die D-Aminosäuren zu den entsprechenden Ketosäuren ab, welche in den Intermediärstoffwechsel eingehen. Ein geringer Teil der D-Aminosäuren (vor allem Methionin und Phenylalanin) kann unter Stereoisomerisierung als essentielle Aminosäuren verwendet werden. Allerdings dürfte die Hauptmenge der retinierten D-Aminosäuren mehr als unspezifische Stickstoffquelle als dem unmittelbaren Einbau in Proteine dienen. Die früher geäußerte Vermutung, D-Aminosäuren könnten toxisch wirken, ist im Tierversuch und durch klinische Untersuchungen widerlegt worden. Im allgemeinen sind D-Aminosäuren (bis auf D-Arginin als giftigste) weniger toxisch als die entsprechenden L-Formen, ist entsprechend der oft langsamere Resorption, weniger gute ökonomische Verwertung bzw. größere Ausscheidungsquote. Die L-Form des Tryptophans ist dreifach toxischer als das D-Isomer. Da die L-Aminosäuren neuerdings rationeller herstellbar und im Handel leichter zugänglich sind, ist der Trend in der Therapie mehr auf die L-Isomere gerichtet. Allerdings muß berücksichtigt werden, daß Infusionslösungen mit L-Aminosäuren genauer bilanziert sein müssen, um Unverträglichkeiten zu vermeiden.

Neben der Zufuhr von essentiellen Aminosäuren ist eine genügende Menge von nichtessentiellen Aminosäuren, die als unspezifische Stickstoffquelle fungieren, unbedingt erforderlich. Hierzu zählen Glycin, Alanin, Prolin, Serin, der D-Anteil von razemischen essentiellen Aminosäuren u. dgl. Als alleinige nichtessentielle Stickstoffquelle ist Glycin zwar ungeeignet, ebenso größere Mengen von Dicarbonsäuren (Asparagin- und Glutaminsäure), Peptide und Glutamin. Letzteres geht in wässriger Lösung bei der Sterilisation und beim Lagern sehr rasch in Pyrrolidoncarbonsäure, die vom Organismus nicht verwertet werden kann, und in Ammoniak über, was zu Unverträglichkeiten führt.

Auf Grund ihrer Untersuchungen setzen JÜRGENS und DOLIF [81] Prolin und Alanin in ihrer Bedeutung als semiessentielle Aminosäuren gleich und fordern die Anwesenheit derselben in allen Aminosäuren-Infusionslösungen. Bei Prolin- und Alaninmangel muß eine echte Aminosäureimbalanz angenommen werden.

Über den genauen Anteil des unspezifischen Stickstoffs sind sich die Ernährungsexperten noch nicht im klaren. Als Minimum sollte in der zu bilanzierenden Lösung ein Verhältnis von essentiellem Stickstoff zu nichtessentiellem Stickstoff wie 1:1 bis 1:3 bestehen [9].

Die infundierten Aminosäuren werden nur dann zum Aufbau von körpereigenem Eiweiß benutzt, wenn dem Organismus gleichzeitig Energie in Form von Kohlenhydraten, Alkohol o. ä. angeboten wird; andernfalls verbrennen sie im Energiestoffwechsel, ohne eine vorhandene negative Stickstoffbilanz zu beheben.

Als Kalorienspender dienen Glucose, Fructose, Invertose, Sorbit, Xylit und Äthanol. Gegen die Verwendung von reduzierenden Zuckern, wie Glucose und Fructose in Kombination mit Aminosäuren, wurden verschiedentlich Bedenken geäußert, da diese bei der Sterilisation sowie beim Lagern der Lösungen mit den Aminosäuren in Reaktion treten, letztere teilweise zerstören und Stoffe entstehen, die biologisch nicht mehr indifferent sind [48] und Anlaß zu Nebenwirkungen sein können. Hierbei konnten nachgewiesen werden Furfurol nebst Derivaten, Reduktone, ungesättigte Carbonylverbindungen und vor allem heterozyklische Verbindungen, wie Pyrazine und Thiazolidine. Von den essentiellen Aminosäuren wird hauptsächlich Lysin zerstört bzw. durch Ausbildung nicht metabolisierbarer Substanzen inaktiviert. Diese Umsetzung ist als Maillard- oder Bräunungsreaktion („browning reaction") bekannt. Zu ihrer Vermeidung enthalten die meisten intravenösen Aminosäuren-Präparate Sorbit als Energielieferant, der im Stoffwechsel zu Fructose abgebaut wird. In den Fällen, wo die zugeführten Kalorien nicht ausreichend sind, empfiehlt sich ein 5%iger Zusatz von Äthanol, der einen hohen Brennwert von 7,2 kcal/g aufweist.

Von den Elektrolyten spielt bei der Eiweißsynthese das Kalium, das den Stickstoffeinbau in die Zellen erleichtert eine wichtige Rolle. Für 1 g verwertbaren Stickstoff sind 2 bis 3 mval Kalium zu empfehlen [9]. Beim Eiweißabbau wird die gleiche Menge Kalium freigesetzt und hauptsächlich über die Nieren ausgeschieden.

Die vorerwähnten Aminosäuren lassen sich in wässeriger Lösung, wie dünnschichtchromatographische Untersuchungen ergaben [89], 20 Min. bei 120° im Autoklaven ohne wesentliche Zersetzung sterilisieren, sofern sie nicht mit reduzierenden Zuckern kombiniert sind.

Die Infusionstherapie mit Aminosäuren-Gemischen ist indiziert bei allen schweren Eiweißmangelzuständen zur Substitution von Eiweiß, bei Störungen der oralen Nahrungsaufnahme, bei großen Eiweißverlusten, wie sie bei Verbrennungen, Hungerzuständen, nach Operationen usw. auftreten. Ihre Anwendung erstreckt sich auf die Gebiete der Chirurgie, inneren Medizin, Pädiatrie, Gynäkologie usw. Das Ziel ist die Herbeiführung einer positiven Stickstoffbilanz, die erreicht wird, wenn weniger Stickstoff im Harn ausgeschieden wird, als dem Organismus zugeführt wurde.

Kontraindikationen bestehen für schwere Nieren- und Lebererkrankungen. Bei letzteren werden gegebenenfalls spezielle Aminosäuren-Mischungen therapeutisch eingesetzt.

Bei der intravenösen Verabreichung von Aminosäuren-Lösungen können Nebenerscheinungen, die sich als Schüttelfrost, Übelkeit, Hitzewallung, Erbrechen, Kopfschmerzen u. dgl. äußern, mehrere Ursachen haben. Da die Aminosäuren einen ausgezeichneten Nährboden für Bakterien darstellen, ist bei der Anwendung einer Infusion strikteste Asepsis einzuhalten. Eine Infusionsflasche ist unmittelbar nach Anbrechen mit einem Einmal-Infusionsgerät zu verwenden. Reste von Aminosäuren-Lösungen sowie Flaschen mit getrübtem Inhalt, der auf eine bakterielle Zersetzung der Lösung schließen läßt, sind zu verwerfen. Unverträglichkeiten treten ferner auf bei Proteinhydrolysaten, die nicht genügend gereinigt sind, ferner bei höher konzentrierten Gemischen und einer zu schnellen Infusionsgeschwindigkeit. Die obere Konzentrationsgrenze der noch gut verträglichen Präparate liegt im allgemeinen bei 5% bis 10% Aminosäuren-Gehalt. Bei 10%igen Lösungen muß außerdem eine Wasserzufuhr (durch Glucose- oder hypotonische Elektrolytlösungen) erfolgen, um den Wasserhaushalt auszugleichen. Die Infusionsgeschwindigkeit soll maximal 40 bis 60 Tropfen pro Min. (500 ml Lösung in 3 bis 4 Std.) betragen. Bei zu rascher Infusion vermag der Körper die angebotenen Aminosäuren nicht genügend auszunutzen und infolge Überschreitung der Nierenschwelle wird der größte Teil unverwertet durch den Harn wieder ausgeschieden. Den Aminosäuren-Lösungen sollen möglichst keine Medikamente zugesetzt werden. Die Infusionsbestecke sind für Aminosäuren-Lösungen nur einmal zu verwenden und müssen besonders vor und nach Bluttransfusionen gewechselt werden. Schließlich ist für die Vermeidung von Nebenreaktionen eine sachgemäße Infusionstechnik unerläßlich. Hierbei sollte stets in die größte zur Verfügung stehende Vene mit einer möglichst dünnen Kanüle infundiert und täglich ein Venenwechsel vorgenommen werden.

Als tägliche Eiweißgabe für einen Erwachsenen wird durchschnittlich ungefähr 1 g pro kg Körpergewicht empfohlen. Bei Erkrankungen und Zuständen mit übermäßigem Gewebsverlust ist oft die doppelte Menge Eiweiß erforderlich. 66 g Aminosäuren sind etwa 55 g Eiweiß äquivalent. Die Aminosäuren-Lösungen werden als Dauertropfinfusion täglich zu 1 bis 2 Liter kombiniert mit Sorbit oder Äthanol verabreicht. Je langsamer die Zulaufgeschwindigkeit, desto besser die Utilisation.

Neben der Verwendung der Aminosäuren-Infusionslösungen zum Eiweißaufbau bzw. zur Verhinderung eines großen Eiweißverlustes wird die spezifische pharmakodynamische Wirkung einzelner Aminosäuren bei besonderen Indikationen therapeutisch ausgenutzt.

Arginin und *Ornithin* üben eine entgiftende Funktion auf den erhöhten Blutammoniakspiegel aus, wie er bei schweren Formen der Leberinsuffizienz und beim Coma hepaticum auftritt (s. Lösungen für die Lebertherapie, S. 415).

Mit *Asparaginsäure* und ihren Salzen ist es möglich, K^+- und Mg^{2+}-Ionen dem intrazellulären Herzmuskelstoffwechsel zuzuführen. Diesbezügliche Infusionslösungen finden Anwendung zur Prophylaxe und Therapie des Myokardinfarktes, bei Stenokardien und Digitalis-Intoxikationen.

IV. Fettemulsionen

Bei Behinderung der peroralen Nahrungsaufnahme über eine längere Zeit muß der Organismus auf parenteralem Wege mittels Infusionen ausreichend mit Kalorien versorgt werden. Die bisherigen Nährlösungen mit Kohlenhydraten, Aminosäuren und zusätzlich Äthanol reichten nicht aus, den vollen täglichen Kalorienbedarf (20 bis 30 kcal pro kg Körpergewicht) zu decken, wenn man vermeiden wollte, daß der Körper zuviel Flüssigkeit bekam oder bei Anwendung konzentrierter hypertonischer Nährlösungen infolge osmotischer Wirkung sich Venenwandschäden einstellten. Die Einführung von Fettinfusionen schien dieses Problem zu lösen.

Zunächst stand man dieser Anwendungsweise zurückhaltend gegenüber, weil im allgemeinen Fette, in die Blutbahn gebracht, die gefürchteten Fettembolien erzeugen. Erst als es auf Grund von amerikanischen Untersuchungen möglich war, gut verträgliche stabile Fettemulsionen mit einer Teilchengröße von 1 μm herzustellen, gewannen diese Flüssigkeiten für die Infusionstherapie an Bedeutung. Verschiedene Vorteile sprechen für eine gezielte Anwendung.

Fett ergibt bei der Verbrennung im Organismus die höchsten Kalorienwerte, etwa 9,2 kcal pro g Fett, außerdem fehlen osmotische Wirkungen auf die Gefäßwand.

Nach GEYER und Mitarbeitern [46] erfolgt die Herstellung der Fettemulsion in einem Spezialhomogenisator, der vor Inbetriebnahme äußerst sorgfältig zu reinigen und zu sterilisieren ist. Der Apparatur werden in mehreren Arbeitsgängen die einzelnen Bestandteile der Emulsion bei Temperaturen von 70 bis 100° unter gleichzeitiger Stickstoffbegasung zugefügt und zeitweise entnommene Proben auf die Größe der Ölteilchen visuell und mikroskopisch kontrolliert. Die fertige Emulsion wird dann in sterilisierte Infusionsflaschen gefüllt und 18 Min. bei 120° im Autoklaven sterilisiert. Jede Fabrikationscharge muß auf Sterilität und Pyrogene getestet werden.

Vier wichtige, im Handel erhältliche Fettemulsionen haben folgende Zusammensetzung:

Intralipid		Lipofundin S	
Frakt. Sojaöl	100,0 g	Frakt. Sojaöl	100,00 g
Frakt. Ei-Lecithin	12,0 g	Frakt. Sojaphosphatid	7,50 g
Glycerin	25,0 g	Xylit	50,00 g
Destilliertes Wasser ad	1 000,0 ml	Destilliertes Wasser ad	1 000,00 ml

Infonutrol		Lipomul. i.v.	
Baumwollsamenöl	150,0 g	Baumwollsamenöl	150,0 g
Glucose	44,0 g	Glucose	40,0 g
Lecithin	12,0 g	Soja-Lecithin	12,0 g
Pluronic F 68	3,0 g	Pluronic F 68	3,0 g
Destilliertes Wasser ad	1 000,0 ml	Destilliertes Wasser ad	1 000,0 ml

An die intravenösen Fettemulsionen sind verschiedene Forderungen zu stellen, damit sie reaktionslos vertragen und im Stoffwechsel gut verwertet werden. Das dispergierte Öl soll ein leicht verwertbares Triglycerid mit geradkettigen und ungesättigten Fettsäuren sein und darf keine toxischen Bestandteile enthalten. Baumwollsamenöl ist bezüglich Verträglichkeit dem Olivenöl überlegen. Wegen des höheren Gehaltes an ungesättigten Fettsäuren (Linolensäure), ziehen einige Autoren das Sojaöl dem Baumwollsamenöl vor [58, 154].

Die Öltröpfchen müssen so fein in Wasser dispergiert sein, wie sie im Blut nach peroraler Fettaufnahme auftreten (0,1 bis 1 μm); sie dürfen sich nicht vergrößern oder gar zusammenfließen. Zur Stabilisierung der Emulsion gegen hydrolytische, oxydative und physikalische Veränderungen werden als Emulgatoren natürlich vorkommende Phosphatide vom Lecithintyp und der synthetische Netzer Pluronic F 68, ein Polyoxyäthylen-oxypropylen, verwendet.

Bei der physiologischen Wirkungsweise ist zu beachten, daß nicht nur das Fett, sondern auch die Emulgatoren den Körper belasten. Letztere hemmen nämlich die Fettklärung, d. h. die Verweildauer des Fettes im Blut ist gegenüber dem normalen Abbau verlängert. Eine verzögerte Fettklärung, die sich als Hyperlipämie äußert, ist Anlaß zu schlechter Verträglichkeit. Die Konzentration der Emulgatoren muß deshalb so niedrig wie möglich gewählt werden. Über die Auswahl der Emulgatoren sind die Ansichten verschieden. SCHÖN und Mitarbeiter [131] ziehen die im Organismus schnell abbaufähigen Phosphatide den synthetischen Emulgatoren vor, da letztere nicht wie die Phosphatide rasch abgebaut, sondern nur unverändert durch den Harn ausgeschieden werden. Auf Grund seiner Erfahrungen kann ZÖLLNER [158] dem synthetischen Emulgator Pluronic F 68 keine toxischen Eigenschaften nachsagen, zumal die Substanz innerhalb von 24 Std. nahezu quantitativ im Urin ausgeschieden wird. Pluronic F 68 ist ein nichtionogener Emulgator, der im Gegensatz zu dissoziierenden Substanzen keine hämolytischen Eigenschaften aufweist. Er stabilisiert als Coemulgator neben Lecithin die Emulsion. Sojalecithin kann nicht ohne Reinigung angewendet werden, da es gewisse toxische Fraktionen besitzt, deren Beseitigung inzwischen weitgehend gelungen ist.

Die Handelspräparate sind mit Glucose, Sorbit, Xylit und Glycerin isotonisch gemacht.

Von Interesse ist die Frage, inwieweit intravenös zugeführtes Fett im Stoffwechsel verwertet und ob nicht ein Teil an Orten abgelagert wird, die für die Fettverwertung ungeeignet sind. Unzweifelhaft wird parenteral verabfolgtes Fett im Körper verbrannt, allerdings in anderer Weise als oral aufgenommenes Fett. Diese Tatsache bestätigten Untersuchungen mittels ^{14}C-markiertem Fett, bei denen der größte Teil des radioaktiven Kohlenstoffs innerhalb von 4 Std. im Kohlendioxid der Ausatmungsluft wiedergefunden wurde. Durch Harn und Faeces ging kein Fett verloren. Jedoch kennt man noch nicht die genauen Stoffwechselvorgänge, und es fehlen die endgültigen Beweise einer hundertprozentigen Ausnutzung des Fettes. Die experimentellen und klinischen Versuche der letzten Jahre sprechen allerdings dafür, daß erhebliche Teile des infundierten Fettes utilisiert werden. Bei einem Baumwollsamenölpräparat wurde nach i.v. Zufuhr Speicherung von Fettpartikeln in den Kupferschen Sternzellen der Leber und damit Blockierung des RES sowie Reduktion der Antikörperbildung beobachtet [130], während dies bei einem Sojabohnenöl-Präparat nicht der Fall war.

Die parenterale Fetternährung ist indiziert bei allen Krankheitszuständen, bei denen eine orale Nahrungsaufnahme und enterale Resorption nicht möglich ist, z. B. postoperativ nach Ausfall der Magen-Darmfunktion, bei ausgedehnten Verbrennungen und schweren Verletzungen, hochgradiger Unterernährung, Tumorkachexie, Colitis ulcerosa u. dgl. Fettemulsionen sind auch vom Frühgeborenen und jungen Säugling bei entsprechender Indikation gut verträglich und ohne Risiko infundierbar. Kontraindikationen bestehen für alle Krankheiten, die mit Störungen des Fettstoffwechsels einhergehen, z. B. chronischen Leber- und Milzerkrankungen, Hyperlipämien, ferner bei höhergradiger Atherosklerose und ihren Folgeerscheinungen (Apoplexie, Myokardinfarkt), bei Thrombose- und Emboliegefahr, nephrotischem Syndrom und Schockzuständen jeder Genese.

Die parenterale Zufuhr von Fettemulsionen wird nicht immer reaktionslos vertragen. Vor wenigen Jahren betrug die Häufigkeit der Nebenreaktionen über 20%, sie verminderte sich jedoch durch fabrikatorische Verbesserung, durch eine neue Infusionstechnik und strenge Indikationsstellung auf weniger als 1%.

Bei den Unverträglichkeiten sind akut auftretende „Sofortreaktionen" zu unterscheiden von „Spätschäden", die nach längerer Verabreichung beobachtet werden können. Sofortreaktionen machen sich bemerkbar als „Kolloidreaktionen" durch Hautrötung, Hitzegefühl, Übelkeit, Erbrechen, Schüttelfrost, Cyanose, Atemnot und außerdem als „toxische Reaktionen" durch Fieber, Urtikaria und Intestinalblutungen. Kolloidreaktionen treten auch bei anderen kolloiden Injektionen (z. B. Eisen-Dextran-Lösungen) auf und sind im wesentlichen von der Tropfgeschwindigkeit der Infusion abhängig. Die genannten Erscheinungen zeigen sich im allgemeinen $^1/_2$ Std. nach Beginn bzw. in den ersten Std. nach Beendigung der Infusion. Sie sind meist von kurzer Dauer oder gehen nach Unterbrechung der Infusion rasch zurück.

Die relativ seltenen Spätreaktionen, die zunächst uncharakteristisch mit Fieber, Leibschmerzen, Übelkeit, Lebervergrößerung beginnen, weisen auf das „Überladungssyndrom" (Overloading Syndrome) hin, das frühestens nach einer fortlaufenden Infusion von insgesamt 1 kg Fett beschrieben wurde und mit pathologischem Verlauf von Leberfunktionsproben,

Ikterus, verlängerter Blutungszeit usw. einhergeht. Spätreaktionen im Sinne des Überladungs-syndroms sind bisher nur bei Verwendung von Baumwollsamenöl-Emulsionen und pflanz-lichen Phosphatid-Emulgatoren beobachtet worden, dagegen bei Verwendung von Soja-bohnenöl-Emulsionen, die mit Eier-Lecithin emulgiert sind, hat man diese Störungen bislang nicht gesehen. Offenbar hängen diese Nebenwirkungen auch mit der Eigenart des verwendeten Öls oder des Emulgators zusammen [160].

Zur Vermeidung von Nebenreaktionen sind die Beachtung der Kontraindikationen, die regelmäßige Kontrolle des Blutbildes und des Hämatokritwertes sowie die Einhaltung der angegebenen Tropfgeschwindigkeiten notwendig (in den ersten Min. sollen nicht mehr als 10 Tropfen pro Min. einfließen, 500 ml Fettemulsion in etwa 6 Std.). Bei einer Langzeit-therapie muß laufend vor jeder Infusion das Nüchternserum geprüft werden, ob es völlig klar ist. Bei normaler Stoffwechsellage sind 1 000 ml einer infundierten Fettemulsion nach 4 Std. aus dem Blut verschwunden. Wird dagegen 18 Std. nach der Infusion eine Hyperlipämie festgestellt, so kann die verzögerte Fettklärung der Beginn einer Übersätti-gung sein. Um den Abtransport des Fettes aus dem Blut zu beschleunigen, wird empfoh-len, 50 IE Heparin pro g Fett zuzuspritzen. Beim Erwachsenen sollten pro Std. nicht mehr als 10 g, pro Tag maximal 100 g und pro Infusionsperiode 1 000 bis 1 500 g Fett verabfolgt werden.

Fettemulsionen sind kühl (bei Temperaturen von 4 bis 15°) zu lagern, aber auch vor Frost zu schützen, da beim Auftauen die Emulsion zerstört wird. Der Inhalt von angebrochenen Flaschen zersetzt sich bei Raumtemperatur rasch unter Anstieg der Peroxidzahl und Ranzig-werden [15]. Eine Aufbewahrung unter Lichtschutz ist zweckmäßig, um einer spontanen Hydrolyse von Triglyceriden vorzubeugen. Das von den Herstellerfirmen angegebene Ver-fallsdatum ist unbedingt einzuhalten.

Fettemulsionen dürfen nicht mit Blut oder anderen Infusionslösungen gemischt werden und sind mittels Einmal-Infusionsgeräten zu verabfolgen. Allerdings ist es möglich, eine Fett-emulsion gleichzeitig mit einer Aminosäuren-Lösung als Simultaninfusion unter Verwendung eines Y-Besteckes zu infundieren, was verschiedene Ernährungsexperten empfehlen. Hierbei tropfen die beiden Flüssigkeiten aus zwei getrennten Systemen und werden unmittelbar vor der Kanüle vereinigt, wodurch bei langdauernder parenteraler Ernährung thromboembolische Komplikationen vermieden werden können. Das Fett wirkt dann gewissermaßen wie ein Schutzkolloid und wird außerdem besser utilisiert. Das Verhältnis von Fettemulsion zur Aminosäuren-Lösung beträgt 1:2.

V. Kolloide Plasmaersatz-Lösungen (Plasmaexpander)

Bei schweren Blutungen steht im Vordergrund der therapeutischen Maßnahmen zunächst die Auffüllung der fehlenden zirkulierenden Blutmenge, um einen drohenden Kollaps oder Schock zu verhindern. Deshalb besteht schon lange das Bedürfnis nach Blutersatzmitteln oder besser gesagt nach Blutflüssigkeitsersatzmitteln (Plasmaersatzmitteln). Diese Stoffe können zwar nicht die biologischen Funktionen des Blutes, wie beispielsweise die Sauerstoff-speicherung wahrnehmen; sie sollen lediglich das verlorengegangene Flüssigkeitsvolumen ersetzen, da die Selbstregulierung des Körpers unzureichend und zu langsam erfolgt. Die Blut-flüssigkeitsersatzmittel sind im allgemeinen Lösungen hydrophiler Kolloide, die die physi-kalisch-chemischen Eigenschaften des Blutplasmas, nämlich seine kolloidosmotische Wirkung, aufweisen. Sie verhindern, daß Wasser im Übermaß aus den Gefäßen austritt oder durch die Nieren verloren geht.

Im Schrifttum hat sich hierfür die Bezeichnung Plasmaexpander (engl. plasma expander, amer. plasma extender, plasma substitute) eingebürgert, die die physikalische Eigenschaft der kolloiden Lösung treffend wiedergibt.

Synonyme Bezeichnungen für Plasmaexpander sind Blutersatzstoffe, Volumenersatz-mittel, Plasmasubstitute, Plasmaersatzstoffe u. a.

Den heute weitverbreiteten Begriff „Plasmaexpander" hat ursprünglich MOORE nur für solche Stoffe vorgeschlagen, bei denen nach intravenöser Zufuhr die Zunahme des intra-vasalen Volumens größer ist als die infundierte Menge. Nach dieser strengen Definition stellen von den kolloiden Plasmaersatzstoffen wie Dextran, Gelatine, Natriumalginat und Poly-vinylpyrrolidon nur die Dextrane Plasmaexpander im eigentlichen Sinne dar.

Ideale Plasmaexpander sollen folgende Eigenschaften aufweisen:

a) Einen ähnlichen onkotischen Druck (osmotischer Druck der Kolloide) wie das Blut-plasma haben,

b) den Blutkreislauf mit ausreichender Verweildauer auffüllen, ohne daß es zu einer nen-nenswerten Speicherung in Leber, Nieren und Milz mit nachträglicher Gewebsschädigung kommt,

c) ihre Viskosität soll der des Blutes entsprechen,

d) sie sollen nicht toxisch, frei von allergisierenden und pyrogenen Stoffen sein,

e) die Blutgerinnung darf nicht beeinflußt werden,

f) die Plasmaexpander sollen sterilisierbar und längere Zeit bei normaler Temperatur haltbar sein,

g) in einem weiten Temperaturbereich flüssig bleiben,

h) einen konstanten Wert des mittleren Molekulargewichtes haben.

Zur physikalisch-chemischen Charakterisierung von Kolloiden werden die Molekular-gewichte als Gewichtsmittel oder Zahlenmittel angegeben [52].

Das „*Gewichtsmittel des Molekulargewichtes*" ($\overline{M}_w$ = Durchschnittsgewicht) ist wie folgt definiert:

$$\frac{\text{Summe (Gewicht aller Moleküle jeder Größe} \times \text{deren M.G.)}}{\text{Gesamtgewicht der Moleküle}}$$

oder

$$\overline{M}_w = \frac{\sum n_i M_i^2}{\sum n_i M_i}.$$

(n_i = Anzahl der polymeren Moleküle, die i Monomereinheiten besitzen, M_i ist das ent-sprechende M.G.).

Dieses Durchschnittsgewicht wird aus Messungen mittels der Ultrazentrifuge oder der Lichtstreuung errechnet und durchweg zur Kennzeichnung von Dextranen verwendet.

Das „*Zahlenmittel des Molekulargewichtes*" ($\overline{M}_n$ = Durchschnittszahl) wird mitunter bei Gelatinepräparaten angegeben:

$$\frac{\text{Gesamtgewicht aller Moleküle}}{\text{Gesamtzahl der Moleküle}} \quad \text{oder} \quad \overline{M}_n = \frac{\sum n_i M_i}{\sum n_i}.$$

Diese Durchschnittszahl $\overline{M}_n$ ist stets niedriger als $\overline{M}_w$ und wird durch Meßverfahren wie Osmometrie, Kryoskopie, Ebullioskopie, Dampfdruckmessungen u. a. erhalten.

Wegen der verschiedenen Methoden lassen sich die Mittelwerte der Molekulargewichte $\overline{M}_w$ und $\overline{M}_n$ nicht direkt vergleichen (bei polymereinheitlichen Substanzen jedoch, z. B. Serum-albumin, sind $\overline{M}_w$ und $\overline{M}_n$ gleich).

Das Verhältnis $\overline{M}_w/\overline{M}_n$ liefert eine Meßgröße, mit der die Molekulargewichtsverteilung annähernd bestimmt werden kann. Nur diese gibt ein reales Bild der Molekulargewichte polymolekularer Substanzen.

Als erste Blutflüssigkeitsersatzmittel dienten isotonische Glucose- und Salzlösungen (isotonische Natriumchlorid- und Ringer-Lösung). Diese befriedigten weniger, da sie keine onkotische Wirkung besitzen, schnell durch die Wand der Blutgefäße diffundieren und dem Kreislauf innerhalb von 30 bis 60 Min. verloren gehen. Durch Zugabe eines kapillarabdichten-den Mittels, wie Rutin, versuchte man einen besseren Effekt zu erzielen, was jedoch proble-matisch ist. Nach WEESE [148] ist die Abdichtung der Kapillaren nur möglich gegen Kolloide, nicht aber gegen Wasser und Salze.

Im ersten Weltkrieg wurde auf englisch-amerikanischer Seite vielfach eine 6- bis 7%ige Gummi arabicum-Lösung mit 0,9% Natriumchlorid als Plasmaersatzlösung („Gum saline") verwandt. Obwohl das Präparat länger als Gelatine im Blut verweilte, konnte es sich nicht durchsetzen, da in verschiedenen Organen eine erhebliche Speicherung (bis zu 50%) fest-gestellt wurde. Auch eine im zweiten Weltkrieg in den USA entwickelte 0,5%ige Pektin-Lösung (mit 0,9% Natriumchlorid) hatte wegen der raschen Ausscheidung im Harn wenig Erfolg. Darüber hinaus trat beim Autoklavieren teilweise eine Spaltung der Pektin-Moleküle ein.

Die neuerdings von amerikanischen Autoren (zit. in [32]) empfohlenen Elektrolytlösungen, die in großen Mengen zu infundieren sind (2 Liter füllen hierbei etwa 500 ml auf), werden für bedenklich gehalten, da sie zu einer großen Belastung der im Schock geschädigten Niere führen und eine allgemeine Ödembildung verursachen können.

Außerdem wird in den USA derzeit eine 6%ige Lösung von Hydroxyäthylstärke, die 0,9% Natriumchlorid enthält, als Plasmaersatzstoff geprüft. Die bisherigen Resultate im Tierversuch und beim Menschen sollen mit dem von Dextran 75 vergleichbar sein. Der Vorteil dieses Präparates liegt in dem relativ billigen Ausgangsmaterial Stärke. Die uneingeschränkte Brauchbarkeit von Hydroxyäthylstärke als Plasmaersatzstoff dürfte sich erst nach jahrelanger Prüfung erweisen.

Der therapeutische Einsatz von Plasmaexpandern richtet sich nach der Höhe des Blutverlustes.

Kleine Blutverluste (250 bis 500 ml) vermag der menschliche Organismus durch Mobilisierung von interstitieller Flüssigkeit und Proteinen innerhalb von 1 bis 2 Tagen auszugleichen. Bei größeren Blutungen muß das Defizit durch Blut (Frischblut, Blutkonserven), Plasma (Pasteurisierte Plasmaproteinlösung = PPL), natives Serum, Albumin, Kolloide (Dextran, Gelatine, Natriumalginat, Polyvinylpyrrolidon) und Elektrolytlösungen ersetzt werden. Gelingt es nicht, den Blutverlust innerhalb einer kurzen Zeit zu beheben, so entsteht das klinische Bild eines Schocks (Hämorrhagischer Schock), einer akuten hämodynamischen Störung, die mehr oder weniger mit einer allgemeinen Verminderung der Gewebsdurchblutung mit nachfolgender Hypoxydose einhergeht [129].

Bei großen Blutverlusten von 20 bis 30% (1 000 bis 1 500 ml) ist eine rasche Infusion von gruppengleichem Blut das Mittel der Wahl. Diese Maßnahme hat jedoch gewisse Nachteile, denn die Blutgruppe und der Rhesusfaktor müssen vorher in einem Laboratorium bestimmt werden, was Zeit in Anspruch nimmt. Die Blutkonserven sind nur begrenzt haltbar (ca. 3 bis 4 Wochen). Ältere Blutkonserven können zur Citratüberdosierung, Hyperkaliämie und Hämosiderose führen, die sich bildenden Thrombozytenaggregate verschlechtern außerdem die Mikrozirkulation. Die Blutkonserven müssen bei bestimmten Temperaturen gelagert werden und sind sehr kostspielig. Darüber hinaus kann Vollblut bei Katastrophenfällen oft nicht in genügender Menge beschafft werden und außerdem ist die Gefahr der Übertragung von Krankheiten (Hepatitis, Lues, Malaria) gegeben. Wenn der eingetretene Blutverlust 35% des zirkulierenden Volumens nicht überschreitet, kann ein geeigneter Plasmaexpander eine Bluttransfusion meist vollwertig ersetzen.

a. Dextran-Lösung. Dextran wurde bereits 1869 von dem deutschen Chemiker SCHEIBLER aufgefunden.

Chemisch ist Dextran ein hochmolekulares Polysaccharid, das aus Glucose-Molekülen aufgebaut ist. Es wird in saccharosehaltigen Lösungen von verschiedenen Stämmen des Bacterium Leuconostoc mesenteroides unter Mitwirkung des von ihm gebildeten Fermentes Dextransaccharase synthetisiert. Rohdextran mit einem Molekulargewicht von einigen Millionen fällt in den Zuckerfabriken als unerwünschtes und gefürchtetes Nebenprodukt an, das bei der Raffination als schmieriger Stoff („Froschlaich") entsteht und die Filtrationsgeschwindigkeit der Zuckerlösungen stark herabsetzt.

Die mikrobiologische Umwandlung von Saccharose in Dextran vollzieht sich nach folgendem Schema [52]:

$$n \text{ Saccharose} \xrightarrow{\text{Enzym}} \underbrace{(\text{Glucose} - H_2O)_n}_{\text{Dextran}} + n \text{ Fructose}$$

Medizinische Bedeutung erlangte Dextran, als GRÖNWALL und INGELMANN [50] seine Eignung als Plasmaersatzstoff erkannten. Durch partielle saure Hydrolyse von Rohdextran und Fraktionierung mit Alkohol oder Aceton erhielten sie ein Dextran mit einem mittleren Molekulargewicht von ca. 75 000, das 1947 von der schwedischen Firma AB Pharmacia, Uppsala, als Macrodex in den Handel kam. Für das Dextran-Hydrolysat hat sich in der Literatur ebenfalls die Bezeichnung „Dextran" eingebürgert.

Dextran als hochmolekularer Stoff kann technisch leider nicht in einheitlicher Molekülgröße hergestellt werden, wie beispielsweise der Organismus Serumalbumin oder andere Eiweißkörper aufbaut. Deshalb weisen die zur Verwendung kommenden Dextran-Lösungen (wie alle künstlichen Kolloidlösungen) bezüglich ihrer physikalisch-chemischen Eigenschaften

Unterschiede auf, die im wesentlichen abhängig sind von Molekularstruktur, mittlerem Molekulargewicht, Molekulargewichtsverteilung und Konzentration.

Die Struktur des Dextranmoleküls ist fadenförmig, die Glucosemoleküle sind meist zu 90% mit α-1,6-Glykosid-Bindungen verknüpft, der Rest besteht aus 1,3-Bindungen, die relativ geringe Verzweigungen des Moleküls bilden.

Da der Bereich der Moleküle innerhalb des mittleren Molekulargewichtes sehr groß sein kann und das mittlere Molekulargewicht keine Aussage macht, in welchen Mengen die einzelnen Moleküle vorliegen, kommt der Molekulargewichtsverteilung besondere Bedeutung zu. Die niedrig- und höhermolekularen Anteile eines polymolekularen Dextrans sollen bei der Molekulargewichtsverteilung etwa 5 bis 10% betragen.

Die Beurteilung von Ergebnissen in Dextran-Arbeiten bereitet insofern Schwierigkeiten, als das Dextran chemisch keine einheitliche Substanz darstellt. Abweichungen in der Molekularstruktur sind z. B. auf das Herstellungsverfahren (verwendeter Leuconostoc mesenteroides-Stamm) zurückzuführen. Im allgemeinen sind bei höherem mittlerem Molekulargewicht, breiter Molekulargewichtsverteilung und stärkerem Verzweigungsgrad des Moleküls mehr Nebenwirkungen bzw. schlechtere Verträglichkeit und eine längere Verweildauer im Organismus zu erwarten. Dies wurde berücksichtigt bei vielen handelsüblichen Dextranpräparaten, die im Laufe der Jahre Veränderungen bezüglich ihrer Zusammensetzung durchgemacht haben.

In der Therapie werden heute vor allem niedrigmolekulare (niedrigvisköse) Dextranpräparate mit einem mittleren Molekulargewicht von 40000 bis 45000 und mittelmolekulare Dextrane mit einem mittleren Molekulargewicht von 60000 bis 75000 angewendet. BP 68 führt neben einem niedrigmolekularen Dextran (Dextran 40 Injection) auch ein höhermolekulares Präparat mit einem mittleren Molekulargewicht von 110000 (Dextran 110 Injection), das in Großbritannien noch gebräuchlich ist (Intradex, Dextraven 110) auf.

In der Literatur haben sich Kurzbezeichnungen wie ,,Dextran 40" oder ,,Dextran 75" für Präparate eines mittleren Molekulargewichtes von 40000 bzw. 75000 eingebürgert.

Dextran-Lösungen werden 20 Min. bei 120° im Autoklaven sterilisiert. Bei gleichmäßiger Lagerung sind die Infusionslösungen mit Sicherheit 10 Jahre haltbar, die Dextransubstanz ist trocken aufbewahrt unbegrenzt lagerfähig.

Bei der pharmakologischen Wirkung des Dextrans spielen das Molekulargewicht, die Molekulargewichtsverteilung und die Molekularstruktur eine wichtige Rolle.

Neben dem volumenexpandierenden Effekt, der verglichen mit den gebräuchlichsten Plasmaersatzstoffen am längsten anhält, sind die antithrombotische und desaggregierende Wirkung (d. h. der Aggregation geformter Blutelemente, dem Blood-Sludge-Phänomen entgegengerichtet) die wichtigsten pharmakologischen Eigenschaften. Letztere ist am stärksten bei Dextranfraktionen mit einem mittleren Molekulargewicht von 30000 bis 40000.

Die parenteral zugeführte Dextranmenge wird weitgehend über die Nieren ausgeschieden, da die Nierenschwelle bei einem Molekulargewicht von ca. 50000 liegt.

Von Dextran 70 werden bei normaler Nierenfunktion 30 % in ca. 6 Std., 40% in etwa 24 Std. durch den Harn eliminiert, bei Dextran 40 dagegen 60% in 6 Std. und 70% in 24 Std. [52].

In bestimmten Organen, in Leber, Milz und Nieren, erfolgt ein enzymatischer Abbau der restlichen Dextranmenge mittels einer Dextranase (Dextran-1,6-glucosidase) zu Glucose. Offenbar baut dieses Enzym nur geradlinige Ketten ab, und bei Verzweigungsstellen wird der weitere Abbau gestoppt. Dextrane, die (wie bereits erwähnt) eine bestimmte Anzahl von Verzweigungen aufweisen, lassen sich leider nicht völlig unverzweigt herstellen. Möglicherweise ist die Anzahl der Verzweigungen so gering, daß der Rest des abgebauten Moleküls zu klein geworden ist, um die Nierenschwelle zu unterschreiten [27].

Als Nachteile des Dextrans werden allergische Reaktionen, eine Beeinflussung des Blutgerinnungssystems sowie Störungen der Blutgruppendiagnostik angegeben [32]. Von allergischen Reaktionen wurde verschiedentlich bei älteren Dextranpräparaten berichtet, die heutzutage bei der anderen Herstellungsweise wesentlich seltener als nach Blut- und Plasmainfusionen auftreten. Besonders höhermolekulare Dextrane (über 100000) können die normale Blutgerinnung leicht verzögern. Bei einigen Dextransorten ist mit einer Beeinflussung der Blutgruppenbestimmung zu rechnen, weshalb empfohlen wird, vor jeder Dextraninfusion Blut für die Kreuzproben zu entnehmen.

Das niedrigmolekulare Dextran 40 ist auf Grund seiner rheologischen Eigenschaften dort indiziert, wo im Verlauf des Schocks Störungen der Durchblutung und der Sauerstoffversorgung des Gewebes auftreten.

Dextran 40 vermag initial zwar einen stärkeren Volumeneffekt auszuüben als beispielsweise Dextran 75, dieser ist jedoch von geringerer Dauer. Dextran 40 zeichnet sich durch desaggregierende Eigenschaften aus, es senkt eine erhöhte Blutviskosität und verbessert die Durchblutung im Kapillarsystem, die sogenannte Mikrozirkulation.

Bei der Behandlung von Patienten mit hohen Wasserverlusten ist darauf zu achten, daß genügend physiologisch freies Wasser in Form von Elektrolytlösungen zur Verfügung steht, da die Dextrane schlechthin ein starkes Wasserbindungsvermögen (20 bis 25 ml pro g) haben, das dem intravasalen Raum entzogen wird. Dies gilt besonders für Dextran 40, für das eine organische Niereninsuffizienz mit Anurie eine Kontraindikation darstellt. Aus diesem Grunde wird Dextran 40 für Patienten, denen kein Natriumchlorid zugeführt werden darf, mit 5% bzw. 20% Sorbit kombiniert.

Dextran 75 dient zur Prophylaxe und zur Behandlung des Volumenmangelschocks, des Schocks bei Verbrennungen und zur Kreislaufstabilisierung vor und nach Operationen.

Bei einem Volumenersatz von 1000 bis 1500 ml genügt Dextran allein, bei einem Defizit von 1500 bis 4000 ml wird Dextran mit Blut im Verhältnis 1:1, bei 4000 bis 7000 ml Blutverlust im Verhältnis 1:2 verabreicht. Maximal werden 2500 ml Dextran-Lösung infundiert. Dextran wird meist mit Natriumchlorid bzw. den Serumelektrolyten kombiniert, weil bei der Therapie von hypovolämischen Schockzuständen elektrolythaltige (besonders natriumhaltige) Lösungen wesentlich wirksamer als Glucose-Lösungen sind.

Eine 10%ige Dextran-70-Lösung (ohne Elektrolyt-Zusätze) wird in Dosen von 100 bis 600 ml zur Osmotherapie, insbesondere zur Verminderung des Hirndruckes, zur Behandlung des nephrotischen Ödems u. dgl. herangezogen.

Die Infusionsgeschwindigkeit für Dextran-Lösungen beträgt im allgemeinen 50 bis 80 Tropfen pro Min. In Notfällen muß zur raschen Auffüllung des Blutkreislaufs eine Schnellinfusion (500 ml in ca. 15 Min.) durchgeführt werden.

b. Gelatine-Lösung. Die Anwendung von Gelatine-Lösung für Infusionszwecke geht auf HOGAN [68] zurück, der im Jahre 1915 dieses Präparat als Plasmaersatzstoff empfahl. Die damals benutzten Lösungen konnten sich jedoch nicht durchsetzen, da sie schwer sterilisierbar, nicht frei von allergisierenden Eigenschaften waren, eine zu kurze Verweildauer im Kreislauf aufwiesen und bei Raumtemperatur gelierten. Vor Gebrauch mußten die Lösungen durch Erwärmen erst verflüssigt werden.

Für hämostyptische Zwecke führt Helv. V eine 9%ige Gelatine-Lösung auf, die s.c. verabreicht wird und wegen der in der käuflichen Gelatine gelegentlich enthaltenen Tetanussporen bei 120° zu sterilisieren ist. Vor der Injektion ist diese Lösung auf Körpertemperatur zu erwärmen, um sie flüssig zu machen.

Bei den Gelatine-Lösungen als Plasmaersatz unterscheidet man heute 3 Präparate: 1. Modifizierte flüssige Gelatine (Modified fluid gelatine), 2. Oxypolygelatine und 3. Polymerisat aus abgebauter Gelatine (durch Harnstoffbrücken vernetzte Gelatine).

1. Lösung von modifizierter flüssiger Gelatine (MFG). Im Jahre 1951 gelang dem amerikanischen Forscher TOURTELOTTE [144] bei Knox Gelatine Co., Cambden, New Jersey, eine 4%ige Gelatine-Lösung so zu modifizieren, daß sie bei 4° flüssig bleibt und eine längere Verweildauer als bisher im Kreislauf aufweist. Das deutsche Präparat Plasmagel (B. Braun, Melsungen) entspricht diesem.

Bei der Herstellung wird zunächst eine 6%ige Lösung einer Spezialgelatine aus Rinderknochen durch Erhitzen stufenweise abgebaut, dann mit Bernsteinsäureanhydrid behandelt und anschließend das bernsteinsäurehaltige Derivat isoliert und gereinigt. Im Verlauf des Herstellungsprozesses werden die niedrigmolekularen Anteile mittels Dialyse entfernt und die Molekulargewichtsverteilung auf ein mittleres Molekulargewicht ($\bar{M}_n$) von 40000 eingestellt. Das Endprodukt enthält 3% flüssige Gelatine und zugefügte Elektrolyte.

2. Lösung von Oxypolygelatine (OPG). Oxypolygelatine ist ein Plasmaersatzstoff, der aus Knochengelatine hergestellt wird und ein mittleres Molekulargewicht ($\bar{M}_w$) von 30000 besitzt. Es liegt ein Kondensationsprodukt von Gelatine mit Glyoxal vor, das anschließend mit Wasserstoffperoxid oxydiert wird.

CAMPBELL und Mitarbeiter [19] berichten eingehend über Untersuchungen mit Oxypolygelatine und machen Angaben für die Herstellung des Produktes. Glyoxal blockiert Amino- und Guanidinogruppen, die H_2O_2-Behandlung vermehrt den Carboxylgruppenanteil im

Molekül und zerstört begleitende Pyrogene. Für die klinischen Versuche verwendeten die Autoren als Plasmaersatzstoff eine 5%ige OPG-Lösung mit 0,9% Natriumchlorid. Speicherungen im RES konnten nicht festgestellt werden.

Ein Handelspräparat mit 5,6%iger modifizierter Oxypolygelatine ist „Gelifundol" (Biotest, Frankfurt/M.). Nach der Infusion verbleibt der Hauptteil des Plasmaersatzstoffes mit einer mittleren Halbwertszeit von 4 Std. im Kreislauf. Bei sachgemäßer Infusion wird die Kreuzprobe und Blutgruppenbestimmung nicht gestört. Dank des niedrigen Calcium-Gehaltes (1,2 mval/l) ist die Lösung auch bei digitalisierten Patienten ohne Risiko anwendbar.

3. Lösung von Polymerisat aus abgebauter Gelatine. Nach einem neuartigen Verfahren entwickelten F. LINDNER und J. SCHMIDT-THOMÉ bei den Hoechster Farbwerken einen kolloiden Plasmaexpander auf Gelatinebasis. Ausgehend von hochwertiger Rinderknochen-Gelatine mit einem Molekulargewicht von ca. 100 000 werden durch thermischen Abbau Polypeptide mit einem Molekulargewicht von ca. 12 000 bis 15 000 erhalten. Anschließend erfolgt mit einem Diisocyanat eine Vernetzung der Spaltprodukte über Harnstoffbrücken zu Polymerisaten von einem mittleren Molekulargewicht ($\overline{M}_w$) von ca. 35 000. Die 3%ige Lösung ist mit dem Plasma isoonkotisch.

Das entsprechende Infusionspräparat, als „Haemaccel" im Handel, ist als 3,5%ige Lösung leicht hyperonkotisch, um den Rückfluß von Wasser aus dem Gewebe zu erleichtern und der Entwicklung von Ödemen vorzubeugen. Haemaccel bleibt bis nahe dem Gefrierpunkt flüssig, ist nicht toxisch und hat keine antigenen Eigenschaften. Bei Aufbewahrung im Temperaturbereich von +1 bis +60° ist das Präparat auch noch nach mehrjähriger Lagerung haltbar. Nach bisherigen Untersuchungen ist die Haltbarkeit bei Aufbewahrung in Plastikbehältern für 5 Jahre, bei Glasflaschen für 7 Jahre gesichert. Es treten bei der Lagerung ähnlich wie beim Albumin durch Umlagerung der Moleküle geringfügige Veränderungen der Viskosität und des pH auf, die klinisch ohne Bedeutung sind [70]. Das Einfrieren bis −20° führt zu einer Gelierung, wodurch die Struktur des Moleküls jedoch nicht verändert wird. Nach dem Auftauen ist das Präparat voll einsatzfähig.

Die Entkeimung erfolgt durch Sterilfiltration über Asbestplatten und außerdem durch eine zweimalige Hitzebehandlung bei 100° im Abstand von 24 Std.

Die mittlere Halbwertszeit für Haemaccel beträgt 4 bis 5 Std. Das infundierte Präparat wird zu ca. 85% durch die Nieren, 10% durch die Faeces eliminiert und der Rest kann durch körpereigene Proteasen (Kathepsin, Trypsin) fermentativ gespalten werden [127]. Eine Speicherung konnte tierexperimentell auch unter extremen Versuchsbedingungen nicht beobachtet werden.

Der erhöhte Calcium-Gehalt von Haemaccel (12,5 mval/l) ist bei digitalisierten Patienten wegen einer möglichen Steigerung der Glykosidwirkung zu beachten.

c. Polyvinylpyrrolidon-Lösung. Syn. PVP, Polyvidon (Int. Sachbez. gem. Bundesanzeiger 13.2. 1954), Kollidon (BASF). Vgl. dazu Bd. II, 240.

Im vergangenen Krieg wurden in Deutschland künstliche Kolloide zur Verwendung als Schockbekämpfungsmittel geprüft. Am besten eignete sich das von REPPE und Mitarbeitern [123] synthetisierte Polyvinylpyrrolidon, ein kunstharzähnliches Kettenpolymerisat.

PVP hat in wässeriger Lösung eine geringe Acidität von pH 6, jedoch keine Puffereigenschaften. Es ist in Wasser sehr gut löslich, ebenso in vielen organischen Lösungsmitteln, außer Äther. PVP reduziert Fehlingsche Lösung, ammoniakalische Silbernitratlösung, KMnO₄ und K₂Cr₂O₇. Fällungen entstehen mit Esbachs Reagens, mit Trichloressigsäure und Phosphoswolframsäure. Mit Lugolscher Lösung entsteht eine braunrote Färbung, die nach LEFAUX zur kolorimetrischen Bestimmung geeignet ist (zit. in [83]).

PVP ist von HECHT und WEESE [61] in die Therapie eingeführt worden. Wegen seines kolloidosmotischen Druckes, des starken Wasserbindungsvermögens und der guten kapillarabdichtenden Wirkung wird PVP zum nachhaltigen Auffüllen des Kreislaufes verwendet. Die Ausscheidung bzw. das Verweilen im Organismus hängt von der Molekülgröße ab, wie aus nachstehender Tabelle ersichtlich ist [148, 132].

Das im Periston enthaltene PVP besitzt ein mittleres Molekulargewicht ($\overline{M}_w$) von 25 000. Vor 1952 hatte das damalige Periston einen größeren Anteil hochmolekularer Polymere mit dem mittleren Molekulargewicht ($\overline{M}_w$) von 50 000.

Bei dem heute verwendeten Periston werden nach Angaben der Herstellerfirma vom gesunden Erwachsenen in den ersten drei Tagen 80% der infundierten Menge durch den Harn ausgeschieden. Ein geringer Anteil der nicht nierengängigen, großen PVP-Moleküle über 50000 bis 60000 werden als körperfremde Kolloide niedergeschlagen und dann, wie Tierversuche gezeigt haben, im Verlauf von Monaten langsam auf dem Lymphweg durch Leber, Nieren und Lunge eliminiert. Eine über Monate und Jahre hinaus nachweisbare PVP-Speicherung gleichen Umfangs soll nur bei Verwendung von hochmolekularen, nicht therapieüblichen PVP-Sorten oder bei Überdosierung auftreten. PVP verbleibt mehrere Stunden in wirksamer Form im Kreislauf und wandert nicht, wie die Salzlösungen durch die geschädigte Kapillarwand ins Gewebe ab. PVP hat eine gute Verträglichkeit, es besitzt keine antigenen Eigenschaften und ist nicht karzinogen.

Ausscheidung von PVP in Beziehung zu dessen M. G. (nach WEESE)
Kollidonausscheidung nach i.v. Injektion von 0,85 bis 1 g/kg Kaninchen

Typ	Mittl. M.G.	Streuung	Ausscheidung im Harn
1. Kollidon I	25000	5000 — 40000	80 — 95%
2. Kollidon II	40000	5000 — 65000	46 — 76%
3. Kollidon III	50000	10000 — 80000	37 — 50%
4. Kollidon IV	100000	100000 — 1 Million	0

Verschiedene Autoren (zit. in [52]) sehen dagegen im PVP einen Nachteil und glauben, daß diese synthetische Polymere im menschlichen Organismus nicht abgebaut werden und der Körper die nicht im Harn ausgeschiedenen Anteile auf unbegrenzte Zeit im reticuloendothelialen System speichert. Deshalb haben PVP-Präparate in den letzten Jahren zugunsten Dextran- und Gelatine-Lösungen an klinischer Bedeutung eingebüßt.

BENNHOLD und SCHUBERT [8] stellten in ihren Untersuchungen fest, daß PVP plasmaähnliche Eigenschaften aufweist und Farbstoffe, Medikamente, Toxine usw. binden kann. Letzterer beobachtete ferner, daß PVP nicht nierengängige Stoffe adsorbiert, diese harnfähig macht und bereits im Gewebe niedergeschlagene und gespeicherte Stoffe wieder mobilisiert und über die Nieren zur Ausscheidung bringt. Für diesen Entgiftungsvorgang prägte er die Bezeichnung „Blut- und Gewebswäsche".

Nach diesen Forschungsgrundlagen wurde das „Periston N", eine 6%ige Lösung eines niedrigmolekularen PVP in physiologischer Salzlösung entwickelt. Das mittlere Molekulargewicht ($\overline{M}_w$) dieses Polymerisates beträgt 12600 und wird nach der Infusion im Verlauf von wenigen Stunden über die Nieren ausgeschieden. Periston N wird zu 100 ml infundiert und findet Anwendung bei der Behandlung von Infektionskrankheiten und anderen Erkrankungen, bei denen toxische Stoffe freigesetzt werden.

Auch dieses Präparat hat heutzutage an klinischem Interesse verloren, da die antitoxischen Eigenschaften teilweise angezweifelt werden [52].

d. Natriumalginat-Lösung. Alginate sind Salze der Alginsäure, eines D-Mannuronsäurepolymerisates und finden in der pharmazeutischen Praxis als Dickungs- und Geliermittel, als Stabilisatoren für Suspensionen und Emulsionen, als Schleim usw. Anwendung (vgl. Bd. II, 1178).

O. M. SOLANDT (Quart. J. exp. Physiol. *31*, 25 (1941); zit. in [83]) prüfte erstmals eine Natriumalginat-Lösung als Plasmaexpander. Das Präparat erwies sich als zu toxisch, was auf den hohen Polymerisationsgrad (mittl. M.G. 85000) zurückzuführen war. Später haben japanische Forscher durch partielle Hydrolyse der Alginsäure ein Natriumalginat-Derivat hergestellt, das unter dem Namen „Alginon" bekannt wurde und keine Nebenwirkungen mehr hatte.

Alginon ist das Natriumsalz einer niedrigmolekularen Polymannuronsäure mit einem mittleren Molekulargewicht von 20000. Das Präparat soll frei von allergisierenden Eigenschaften sein und nach intravenöser Infusion wieder rasch aus dem Organismus eliminiert werden (70% innerhalb von 24 Std.). Intrazelluläre Speicherungen wurden nicht beobachtet.

VI. Diverse Infusionslösungen

a. Harnstoff-Invertzucker-Lösung. Die Einführung einer Harnstoff-Invertzucker-Lösung zur Verminderung des intrakraniellen und intraokularen Druckes war für die Therapie ein Fortschritt. Die Idee, den Harnstoff für diesen Zweck zu verwenden, ist schon alt. Bereits

1927 haben amerikanische Forscher [41] im Tierversuch Liquordrucksenkungen nach Harn-
stoffgaben mit Erfolg durchgeführt. Diese Erkenntnisse sind in Vergessenheit geraten, da
man an eine toxische Wirkung nach intravenöser Harnstoff-Verabreichung glaubte. Erst
Javid und Settlage [78] haben den Harnstoff für die Therapie neu entdeckt.

Obwohl die liquordrucksenkende Wirkung beim Harnstoff ausgezeichnet ist, wird wegen
gewisser Nebenwirkungen und der Instabilität des Harnstoffs heutzutage mehr den konzentrierten Sorbit- und Mannit-Lösungen der Vorzug gegeben.

In Verwendung ist eine 30%ige Harnstoff-10%ige Invertzucker-Lösung, deren Entkeimung
durch Sterilfiltration (z. B. Seitz-EKS- oder Filtrox-Schichten) mittels Über- oder Unterdruck
erfolgt. Die sterilfiltrierte Lösung wird in sterilisierte 250-ml-Infusionsflaschen mit Gummiverschluß abgefüllt und danach im Kühlschrank aufbewahrt.

Harnstoff ist in wässeriger Lösung wenig stabil, insbesondere bei Hitzeeinwirkung. Je
höher die bei der Auflösung und bei einer Hitzesterilisation angewendete Temperatur ist, um
so mehr zersetzt sich der Harnstoff unter Bildung von Ammoniumcarbaminat bzw. Ammoniumcarbonat [57]:

$$CO(NH_2)_2 \xrightleftharpoons[-H_2O]{+H_2O} CO(ONH_4)(NH_2) \xrightleftharpoons[-H_2O]{+H_2O} CO(ONH_4)_2.$$

Nach grundlegenden Arbeiten von Warner sowie Shaw und Bordeaux (zit. in [29])
verläuft die Zersetzung von Harnstoff in wässeriger Lösung wie folgt:

$$CO(NH_2)_2 \rightleftharpoons NH_4^+ + OCN^-,$$

$$OCN^- + H_3O^+ \rightarrow NH_3 + CO_2.$$

Die Zersetzung des Harnstoffs nimmt proportional zur Dauer der Wärmeeinwirkung zu.
Gleichzeitig verschiebt sich das pH zur alkalischen Seite. Der pH-Wert einer sterilisierten
10%igen Invertzucker-Lösung beträgt ca. 4,5, nach Auflösung des Harnstoffs steigt das pH
auf ca. 7,5 an [28, 141]. Die Zersetzung der Harnstoff-Invertzucker-Lösung geht außerdem
allmählich mit einem Gelbwerden der Lösung einher. Bei länger gelagerten und noch nicht
gelb gefärbten Lösungen empfiehlt sich eine Überprüfung des pH. Lösungen von pH 8 an
steigend sind zu verwerfen. Stabil bleibt Harnstoff in lyophilisiertem Zustand, wie er teilweise
von der Industrie zur Infusion angeboten wird.

Als kleines Molekül vermag Harnstoff im Blut eine osmotische Wirkung auszuüben. In
hypertonischer Lösung wirkt er dabei entquellend auf das Hirn und senkt den Liquordruck.

Von entscheidender Bedeutung für die Osmotherapie ist, daß die in die Blutbahn gelangte
hypertonische Lösung die Blut-Hirnschranke nicht oder nur sehr langsam durchdringt.
Andernfalls wird durch das Einwandern von osmotisch aktiven Teilchen in die Hirnzellen die
Zellosmolarität erhöht und damit eine Zunahme des Zellwassers erreicht [104]. Hochkonzentrierte Glucose-Lösungen sind nicht so gut zur Zelldehydrierung geeignet, da die Glucose
rasch in die Zellen abwandert und bestenfalls nur kurze Zeit wirkt [100]. Der im Glomerulum
ausgeschiedene Harnstoff wird im Tubulus nur teilweise rückresorbiert und löst auf osmoti-
schem Weg eine starke Diurese aus. Vor der Infusion, insbesondere bei Vollnarkosen, sollte
deshalb ein Katheter angelegt werden. Der infundierte Harnstoff wird in 24 Std. vollständig
eliminiert. Die Drucksenkung im Gehirn tritt bereits wenige Min. nach der i.v. Infusion ein
(das Maximum ist nach 30 bis 45 Min. erreicht) und hält 3 bis 10 Std. an. An Nebenwirkungen
wurden in einigen Fällen Erbrechen, Kopfschmerzen, leichte Erregungszustände beobachtet.
Harnstoff-Invertzucker-Lösung paravenös injiziert erzeugt unangenehme Nekrosen. Bei
älteren Patienten sollte die Infusion wegen der Gefahr von Thrombosen keinesfalls in die
Beinvene vorgenommen werden.

Die therapeutischen Anwendungsgebiete für Harnstoff sind in der Neuro- und Unfall-
chirurgie sowie in der Ophthalmologie (Glaukombehandlung usw.) gegeben.

Kontraindiziert ist Harnstoff-Invertzucker-Lösung bei schweren Leber- und Nieren-
schäden sowie akuten intrakraniellen Blutungen, die bei dieser Behandlung verstärkt werden
können.

Zur Verminderung des intrakraniellen bzw. des intraokularen Druckes wird eine Dosierung
von 1,0 bis 1,5 g Harnstoff (3 bis 4,5 ml der 30%igen Lösung) pro kg Körpergewicht empfohlen.
Die Dosis von 1,5 g Harnstoff pro kg Körpergewicht sollte hierbei nicht überschritten werden.
Die Lösung ist langsam, etwa 60 Tropfen pro Min., innerhalb 1 bis 2 Std. zu infundieren.
Während der Harnstoff-Invertzucker-Infusion darf mit Ausnahme von Bluttransfusionen
keine andere Infusion verabreicht werden.

b. Lösungen für die Lebertherapie. Die Beurteilung verschiedener im Handel befindlicher Präparate ist recht schwierig, weil die Meinungen über den therapeutischen Wert einzelner
Leberschutzstoffe sehr geteilt sind. In den vergangenen Jahren wurde bei der Behandlung
von Leberkrankheiten sehr zum Kummer kritischer Hepatologen vielfach eine wenig sinnvolle
und auch kostspielige Polypragmasie betrieben, die nun oft ins Gegenteil, nämlich der ab-
lehnenden Haltung gegenüber jeglichen Präparaten umschlägt. Die Schwierigkeit ist darin
begründet, daß sich einerseits der Wert der therapeutischen Maßnahmen mit den derzeitigen
Methoden schwer beweisen läßt, andrerseits der Arzt darauf angewiesen ist, in vielen Fällen
mehr oder minder eine symptomatische Therapie zu betreiben. Deshalb hat die klassische
Therapie der Leberleiden, nämlich Bettruhe, Diät und lokale Anwendung von Wärme, nach
wie vor ihre Bedeutung.

Trotzdem haben in den letzten Jahren Infusionslösungen in der Lebertherapie zunehmend
Eingang gefunden. Nach dem therapeutischen Einsatz lassen sich die Präparate in Coma
hepaticum-Lösung und Lebercocktail unterteilen.

1. Coma hepaticum-Lösung. Im Verlauf der Lebercirrhose kann es zu einem pathologischen Anstieg von Ammoniak im Blut (Hyperammoniämie) und im Gehirn sowie anderen
toxisch wirkenden Abbauprodukten des Eiweißstoffwechsels (Phenol- und Indolderivate)
kommen, die im wesentlichen das Coma hepaticum verursachen. Das Ziel der Behandlung
dieses Coma ist die rasche Senkung des Ammoniakspiegels. Dies gelingt neben anderen Maßnahmen (Einschränkung der Eiweißverdauung im Darm) vor allem durch Infusionen, die als
wirksame Substanzen L-Arginin, L-Äpfelsäure bzw. DL-Äpfelsäure, L-Ornithin-L-Aspartat,
L-Arginin-L-Aspartat enthalten. Die Anwendung von Glutaminsäure, die in hohen Dosen
verabreicht ebenfalls Ammoniak entgiften kann, indem sie in Glutamin übergeführt wird,
hat sich in der Therapie nicht durchgesetzt [114].

Sehr bewährt dagegen hat sich die Kombination von L-Arginin mit Äpfelsäure, die unter
der Bezeichnung „Argimalin" in der Würzburger Universitätsapotheke hergestellt wird [40].

Als wichtigster Bestandteil des Harnstoffzyklus (Krebs-Henseleit-Zyklus) vermag Arginin,
ähnlich wie Ornithin und Citrullin, jedoch wirksamer als die beiden letztgenannten Ammoniak
zu entgiften, indem es die Harnstoffsynthese in der Leber aktiviert. Die hierfür notwendige
Energie wird unter Mitwirkung der Äpfelsäure als ATP zur Verfügung gestellt. Die Äpfelsäure entgiftet einerseits über Oxalessigsäure und α-Ketoglutarsäure den Ammoniak, andrerseits regt sie mittels der außerdem entstehenden Asparaginsäure die Argininbildung an. Bei
diesen Stoffwechselvorgängen steht der Citronensäurezyklus mit dem Harnstoffzyklus in
enger Beziehung. Äpfelsäure und Arginin entfalten somit einen synergistischen Effekt.

Sorbit, das in der Leber zu Fructose umgebaut wird, fungiert als zusätzlicher Energiespender für die Entgiftungsleistung der Leber. Die gebildete Fructose ist ebenfalls in der Lage,
vermutlich über Glucosamin den Ammoniakspiegel zu senken [115].

Bei der Herstellung von Arginin-Äpfelsäure-Kombinationen ist zu beachten, daß die Äpfel-
säure mittels Natriumhydroxid neutralisiert werden muß und dann als Natriummalat vorliegt.
Das pH läßt sich auch erhöhen, indem man die Äpfelsäure mit L-Arginin-Base abstumpft.
Letztere wird dann anstelle von L-Arginin-HCl verwendet. Aus Stabilitätsgründen während der
Sterilisation (20 Min. bei 120°) gilt hier das gleiche, was schon bei den Aminosäuren-Lösun-
gen erwähnt wurde, daß die an sich wünschenswerte Fructose durch Sorbit zu ersetzen ist.

2. Lebercocktail. Der Lebercocktail dient zur Grundbehandlung der Leberleiden. Er
soll den Stoffwechsel unterstützen und gewissermaßen leberschützend, hepatotrop, lipotrop
(den Fettabbau fördernd) oder nekrotrop (auf die Nekrosen hemmend) wirken. Der Elektrolytgehalt der Lösung ist erniedrigt, insbesondere an Natrium-Ionen, jedoch erhöht an Kalium-
Ionen. Der früher häufig verordnete „Kalksche Cocktail", dem individuell Zusätze beigefügt
werden, hat beispielsweise folgende Zusammensetzung (zit. in [122]):

500 ml Isotonische Elektrolytlösung
2 Ampullen Laevocholin DTI (je 2 g Cholinchlorid und 10 g Fructose)
1 bis 2 Ampullen Laevosan DTI (je 25 g Fructose)
1 Ampulle Vitamin-B-Komplex
5 ml Nebennierenextrakt (z. B. Pancortex, Cortineurin)
15 bis 20 ml 1 m Kaliumchlorid-Konzentrat (15 bis 20 mval K$^+$)
außerdem bei Bedarf Vitamin B$_{12}$-Ampullen, Laevadosin u. dgl.

Dieser Cocktail wird heute meist nur noch modifiziert angewandt.

Nach neueren Anschauungen werden Leberhydrolysate und Nebennierenextrakt für diese Behandlung abgelehnt [51]. Die Methioningabe, die sehr gebräuchlich ist, wird unterschiedlich beurteilt, weil sie bei höherer Dosierung das Risiko des im Stoffwechsel entstehenden Ammoniaks in sich birgt. Weitere Stoffe, deren lipotrope Wirkung noch nicht hinreichend erwiesen ist, wie Orotsäure und N-Acetyl-DL-homocysteinthiolacton, stehen zur Diskussion. Cholinchlorid dürfte die primäre Fetteinlagerung in den Leberzellen zwar nicht verhindern, sorgt aber für den raschen Abtransport des bereits deponierten Fettes. α-Liponsäure (Thioctsäure), die die oxydative Decarboxylierung der α-Ketosäuren und die Aktivierung von Coenzym A katalysiert, hemmt bei entsprechender Dosierung (100 mg pro die, wochenlang) weitgehend die Einlagerung von Fett in die Leber. Bei Hypoproteinämien ist die parenterale Zufuhr von Aminosäuren indiziert.

Die von der Industrie in den Handel gebrachten Lebercocktails (z. B. Sterofundin CH compositum, Tutofusin LC) enthalten meist noch zusätzlich ammoniaksenkende Stoffe (L-Arginin, Äpfelsäure) sowie Vitamine und Elektrolyte.

c. Trometamol-Lösung (THAM-Lösung). Seit einiger Zeit hat Trometamol als alkalisierendes Mittel zur klinischen Behandlung von Acidosen neben Natriumhydrogencarbonat große Bedeutung erlangt. Dieser Aminoalkohol, chemisch Tris(hydroxymethyl)aminomethan, abgekürzt THAM, war bisher unter der Bezeichnung Trispuffer oder Tris-Amin (Tromethamin) in der Analytik als Urtiter für die Acidimetrie bzw. als Puffersubstanz für Enzymbestimmungen gebräuchlich und ist in Ampullenqualität bei E. Merck AG, Darmstadt (Nr. 8386) erhältlich.

$$H_2N-C\begin{cases} CH_2-OH \\ CH_2-OH \\ CH_2-OH \end{cases} \qquad \begin{array}{l} \text{M.G. } 121,14 \\ \text{Fp. } 170 \text{ bis } 172° \\ C_4H_{11}NO_3 \end{array}$$

Auch technisch wird der Stoff vielseitig gebraucht (zur Herstellung von emulgierenden Seifen, Synthese von Kunstharzen usw.).

Trometamol ist sehr leicht wasserlöslich und reagiert stark alkalisch. Aus Stabilitätsgründen sollten THAM-Lösungen in Gläsern bester hydrolytischer Klasse abgefüllt werden. Eine wässerige THAM-Lösung ist 20 Min. bei 120° im Autoklaven sterilisierbar [152]. Therapeutisch findet die isotonische Lösung (0,3 m, 3,6%) Verwendung. Ferner ist ein 40%iges Konzentrat (3,3 m) gebräuchlich, von dem 50 ml zu einer Trägerlösung von 500 ml, wie beispielsweise 5- bis 10%ige Glucose-Lösung oder Sorbit- bzw. Dextran 40-Lösung zugesetzt werden, welche dann eine Endkonzentration von 0,3 m besitzt.

Wegen der stark alkalischen Reaktion (die isotonische Lösung weist ein pH von 10,2 auf) kann Trometamol nicht in einer Glucose-Lösung sterilisiert werden, weil sich diese unter Braunfärbung zersetzen würde. Da die alkalische THAM-Lösung bei der Infusion eine lokalreizende Wirkung ausübt, wird ihr pH bei der Herstellung bisweilen durch Begasen mit CO$_2$ oder durch Zusatz von Essigsäure (100 mmol/l) auf pH 8,6 eingestellt. Damit wird die Venenverträglichkeit verbessert, was besonders bei den Lösungen für Säuglinge und Frühgeburten notwendig ist. Außerdem wird die Pufferkapazität um 30% verringert. Als Ausgleich für die verminderte Pufferkapazität muß dann die Infusionsmenge erhöht werden. Das vielfach in THAM-Lösungen enthaltene Sorbit dient als Vehikel, wirkt günstig auf die Nierenfunktion und fördert den durch die Acidose beeinträchtigten Leberstoffwechsel. Ein Elektrolytzusatz, der empfehlenswert ist, kompensiert die während der Infusion auftretenden Elektrolytverluste.

Trispuffer, intravenös appliziert, reagiert als schwache Base hauptsächlich mit der freien Kohlensäure des Blutes nach folgender Reaktion:

$$(CH_2OH)_3C-NH_2 + H_2O + CO_2 \rightleftharpoons (CH_2OH)_3C-\overset{\oplus}{N}H_3 + HCO_3^{\ominus}$$

Gegenüber Natriumhydrogencarbonat ist bei THAM die gute Verteilung im Gewebe hervorzuheben. Innerhalb von 4 bis 6 Std. verteilt sich Trometamol auf die gesamte Körperflüssigkeit und wird überwiegend über die Nieren ausgeschieden, während Natriumhydrogencarbonat fast ausschließlich im Extrazellulärraum seine Wirkung entfaltet, diffundiert der undissoziierte Anteil des Trometamols (bei pH 7 ist es nur zu etwa 30% dissoziiert) leicht in die Zellen hinein und beeinflußt die Wasserstoffionenkonzentration sowohl intra- als auch extrazellulär. Darüber hinaus führt THAM zu einer ausgeprägten osmotischen Diurese, wobei der Harn alkalisiert wird.

Die Toxizität des Trispuffers ist sehr gering und beruht nach bisheriger Meinung auf der Bindung von sauren Stoffen im Organismus. Infolge einer sehr langsamen Ausscheidung durch die Nieren (nach 1 Std. 20%, nach 24 Std. 60% und nach 72 Std. 80%) ist eine Kumulation bei wiederholten, rasch aufeinanderfolgenden Gaben möglich.

Trometamol ist wie Natriumhydrogencarbonat indiziert bei acidotischen Zuständen, wie respiratorischer und metabolischer Acidose, sowie diabetischem Coma. Bei besonders schweren metabolischen Acidosen kann man nur Trometamol einsetzen, weil die sonst erforderlichen Mengen an Natriumhydrogencarbonat zu einer Hypernatriämie führen würden. Bei Salicylat- und Barbituratvergiftungen kann die Giftausscheidung bedeutend beschleunigt werden [2, 142]. HENSCHLER und MEYER [65, 66] empfehlen zur Behandlung schwerer toxischer Lungenödeme und Verbrennungen THAM heranzuziehen, da Hydrogencarbonat die Ödeme nicht zu bessern vermag.

THAM sollte nur appliziert werden, wenn Kontrollmöglichkeiten für das Säure-Basen-Gleichgewicht (z. B. Blutgasanalyse mit dem sogenannten ASTRUP-Gerät, das das aktuelle pH, das pCO_2 und das Standardbicarbonat bestimmen läßt) vorhanden sind und die Atmung überwacht werden kann, um Atmungszwischenfälle zu vermeiden. Bei Verabreichung von höheren Dosen, wo es zu einer Atemdepression kommen kann, muß jederzeit eine künstliche Beatmung möglich sein. Bei rascher Infusion kann sich auch eine Hyperglykämie manifestieren. Die Hyperglykämie ist mit 5%iger Glucose-Lösung zu behandeln. Sobald unter der Therapie die Normalisierung des Blut-pH eingetreten ist, wird die Infusion abgebrochen, um ein Überschießen in eine metabolische Alkalose zu verhindern, was rasch eintritt.

Die Dosierung richtet sich nach dem im Organismus vorhandenen Standardbicarbonat (Hydrogencarbonatgehalt des Blutes unter Standardbedingungen, syn. Alkalireserve, Normalwert 25 mval/l). Die zur Kompensation einer Acidose benötigte Puffermenge läßt sich bei Durchführung der pH-Messungen nach ASTRUP wie folgt berechnen:

$$\text{mmol THAM} = \frac{\text{neg. Basenüberschuß (mval/l)} \times 0,3 \times \text{kg Körpergewicht}}{0,74}$$

entsprechend der isotonischen Lösung:
0,3 m (3,6%) THAM in ml = neg. Basenüberschuß × kg Körpergewicht
beziehungsweise:
durchschnittlich 0,3 bis 0,5 g THAM pro kg Körpergewicht in 24 Std. beim Erwachsenen.

Im allgemeinen sollten 0,5 g/kg (= 12,5 ml/kg der 0,3 m Lösung) nicht überschritten werden [64]. Die Infusionsgeschwindigkeit beträgt etwa 80 Tropfen pro Minute. Die Infusion hat streng intravenös zu erfolgen, weil wegen der stark alkalischen Reaktion der Lösung (pH 10,2) bei paravenöser Applikation Nekrosen verursacht werden.

d. ÄDTA-Lösung (Acidum edeticum, Edetinsäure).
Das im DAB 7-BRD als Reagens beschriebene Natrium-ÄDTA, das zur komplexometrischen Bestimmung von Ca^{2+}-Ionen dient, wird medizinisch in Infusionslösungen bei verschiedenen Krankheiten als Calciumfänger genutzt [90].

Im allgemeinen verwendet man 0,5% ÄDTA-Na_2 in 5%iger Glucose- oder isotonischer Natriumchlorid-Lösung, die 20 Min. bei 120° im Autoklaven sterilisierbar ist.

Das Dinatrium-Salz der Äthylendiamin-tetraessigsäure vermag im Organismus Calcium und Spurenelemente, die am Enzymstoffwechsel beteiligt sind, unter Komplexbildung zu kaschieren und harnpflichtig zu machen.

Indikationen für ÄDTA-Na_2 sind Hypercalcämie (auch bei Vitamin-D-Intoxikation), Herzarrhytmie, Digitalisintoxikation, Sklerodermie, Nephrocalcinose, Atherosklerose und zur Diagnose von Hypoparathyreoidismus. Kontraindikationen bestehen für Patienten mit Nierenerkrankungen.

Die Höchstdosis beträgt 50 mg ÄDTA-Na_2 pro kg Körpergewicht täglich. Durchschnittlich werden beim Erwachsenen 2,5 g ÄDTA-Na_2 (500 ml der 0,5%igen Lösung) pro Tag mit 30 bis 40 Tropfen in der Min., innerhalb von ca. 4 Std. infundiert. Bei längerer Verabreichung ist wegen auftretender Blockierung der Nebenschilddrüse die Dosis zu erhöhen. Bei sehr hohen Dosen besteht die Gefahr der Nierenschädigung.

Die Dauer der Verabreichung ist wegen toxischer Nebenwirkungen auf insgesamt 15 Tage begrenzt. Die Anwendung erfolgt meist in 3mal 5 Tage-Infusions-Perioden mit je 2 Tagen Pause.

Lokale Nebenwirkungen äußern sich in Schmerzen an der Infusionsstelle und Thrombophlebitis bei paravenöser Infusion. Sonstige Nebenwirkungen können als Frösteln, Fieber,

Rückenschmerzen, Muskelkrämpfe, Erbrechen, Harndrang, Nausea u. dgl. in Erscheinung treten.

Bei Schwermetallvergiftungen (Blei, Kupfer, Quecksilber u. a.) wird *Calcium-ÄDTA-Na₂* dem ÄDTA-Na₂ vorgezogen, weil ersteres keine Hypocalcämie hervorruft und die akute Toxizität geringer als von ÄDTA-Na₂ ist. Calcium-ÄDTA-Na₂ (syn. Calcium-Versenate, CaNa₂-EDTA) ist als 5%iges Konzentrat gebräuchlich, das einer 0,9%igen Natriumchlorid- bzw. 5%igen Glucose- oder Fructose-Lösung zugefügt wird.

Nach MOESCHLIN [109] beträgt bei Bleivergiftung die Dosierung pro kg Körpergewicht maximal 20 mg i.v. täglich, 3 Tage Therapie, 3 Tage Pause, je nach klinischem Bild 5 bis 10 Behandlungen.

5%iges Calcium-ÄDTA-Na₂-Konzentrat ist gleichfalls 20 Min. bei 120° im Autoklaven sterilisierbar.

e. Lösung für die Peritonealdialyse. Ein neues Anwendungsgebiet von Infusionslösungen stellen die Spüllösungen für die Peritonealdialyse dar. Diese Lösungen, die bei urämischen Zuständen oder Intoxikationen in die Bauchhöhle infundiert und nach einer bestimmten Verweildauer wieder abgezogen werden, vermögen über das Peritoneum mittels Dialyse harnpflichtige und giftige Stoffe aus dem Blut zu eliminieren. Das Peritoneum ist als semipermeable Membran für Elektrolyte, Harnstoff, Harnsäure und Barbiturate durchlässig, dagegen können Eiweißstoffe wegen ihres höheren Molekulargewichtes nur schwer diese Membran passieren.

Die neuzeitlichen Erkenntnisse über den Wasser- und Elektrolythaushalt, die verbesserte Anwendungstechnik sowie die Verminderung der Infektionsgefahr durch Antibiotica ließen in den letzten Jahren die Peritonealdialyse mit der extrakorporalen Hämodialyse (Künstliche Niere) in Konkurrenz treten. Bei letzterer fließt das Blut zur Reinigung durch semipermeable Cellophanschläuche, die von Spüllösungen umgeben sind, wobei ein Stoffaustausch erfolgt. Während die Hämodialyse nur in sogenannten Nierenzentren mit großem apparativem Aufwand und eingearbeitetem Team vollzogen werden kann, ist die Peritonealdialyse infolge der hierfür erforderlichen geringen technischen Ausrüstung auch in jedem mittleren Krankenhaus durchführbar. Allerdings muß vorausgesetzt werden, daß ärztlicherseits Erfahrungen über die sachgemäße Durchführung der Peritonealdialyse sowie über die allgemeine Behandlung von Patienten mit akutem Nierenversagen vorliegen. Grundsätzlich unterscheiden sich die beiden Verfahren nicht voneinander. Die Peritonealdialyse benötigt zwar bei der Durchführung eine 3- bis 6mal so lange Dauer wie die künstliche Niere, was aber vielfach erwünscht ist, da dieses schonende Verfahren für den Patienten eine geringere Belastung bedeutet.

Für die Ausführung der Peritonealdialyse werden zwei Typen von Lösungen gebraucht, die im wesentlichen nach den Empfehlungen von MAXWELL [103] zusammengesetzt bzw. danach modifiziert sind. Die beiden Dialysierlösungen müssen bezüglich der Elektrolyte der extrazellulären Flüssigkeit (Blutserum) angepaßt sein, damit bei der Dialyse möglichst keine Verluste an Elektrolyten und Wasser auftreten.

Die Spüllösungen sind beispielsweise wie folgt zusammengesetzt [38]:

Elektrolyte in mval/l	Na⁺	Ca²⁺	Mg²⁺	Cl⁻	Lactat⁻	Glucose g/l	Gesamt-Osmolarität
Spüllösung I	140	5	2	102	45	15	374 mosm/l
Spüllösung II	140	5	2	102	45	70	679 mosm/l

Die beiden Grundlösungen enthalten kein Kalium, da bei dieser Therapie häufig Hyperkaliämien auszugleichen sind. Im Bedarfsfall, bei niedrigen Kaliumwerten oder bei digitalisierten Patienten ist ein Zusatz in Form von Kaliumchlorid (4 mval/l) empfehlenswert. Die beiden aufgeführten Lösungen unterscheiden sich lediglich durch ihren Glucoseanteil und damit durch die Osmolarität. Spüllösung I enthält 1,5% Glucose und ist auf eine Osmolarität von ca. 374 mosm/l eingestellt. Diese Maßnahme verhindert die Resorption der verabfolgten Lösung aus dem Abdomen. Zur Ausschwemmung schwer zu behandelnder Ödeme, oder wenn bei der Dialyse weniger Flüssigkeit ausgeschieden als infundiert wird, dient Spüllösung II mit dem gleichen Elektrolytgehalt wie Lösung I und einem erhöhten Glucose-Zusatz von 7%, deren Osmolarität 679 mosm/l beträgt. Gegebenenfalls läßt sich Spüllösung I und II (um eine mittlere Osmolarität zu erhalten) kombinieren.

Die Lösungen können auch anstelle von Glucose mit Sorbit bereitet werden, das für die Behandlung von Diabetes-Patienten sehr günstig ist, weil Sorbit über Fructose insulinunabhängig verwertet wird. Natriumlactat kann auch durch Natriumacetat ersetzt werden.

Die Sterilisation der Lösungen erfolgt 20 Min. bei 120° im Autoklaven, wobei auf eine rasche Abkühlung des Sterilisationsgutes zu achten ist, um Verfärbungen tunlichst zu vermeiden.

Die Peritonealdialyse ist bereits 1923 von GANTER in der Würzburger Medizinischen Universitätsklinik erprobt und als klinisches Verfahren zur Beseitigung giftiger Stoffe aus dem Blut empfohlen worden [44]. HEUSSER und WERDER berichteten 1927 über deren therapeutische Anwendung bei drei Patienten [67], wobei der Erfolg allerdings versagt blieb, da, wie sich später herausstellte, zu geringe Mengen Spüllösung verwendet wurden. Nach Überwindung der früher aufgetretenen Komplikationen (wie häufige Peritonitis, Drainageschwierigkeiten, Störungen des Elektrolyt- und Wasserhaushaltes) ist diese Therapie neuerdings wieder mehr in den Vordergrund des Interesses gekommen. Bei der Peritonealdialyse unterscheidet man grundsätzlich zwei Methoden:

1. Die kontinuierliche Anwendungsweise, bei der die Bauchhöhle laufend von der Dialysierlösung durchspült und daher für den Ein- und Ausfluß je ein Katheter benötigt wird.

2. Die intermittierende Form, bei der die Spüllösung nach der Infusion eine bestimmte Zeit im Abdomen verbleibt und anschließend durch den gleichen Katheter wieder abgezogen wird.

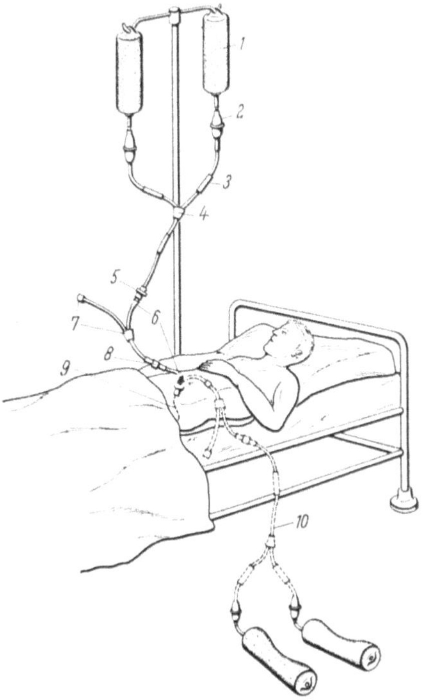

Derzeit bevorzugt man vielfach die intermittierende Peritonealdialyse (s. Abb. 301), da sie sehr wirksam ist und die Bauchhöhle nur an einer Stelle eröffnet werden muß. Bei dieser Methode wird nach vorheriger Lokalanästhesie ein steriler Stilettkatheter durch einen unterhalb des Nabels erfolgten Längsschnitt durch das Peritoneum in das Abdomen eingeführt, das Stilett zurückgezogen und der Kunststoffkatheter mit Pflaster an der Haut fixiert. Das obere Ende des Kunststoffkatheters verbindet man mit dem Y-Stück eines Schlauchsystems, an dem an einem weiteren Y-Rohr zwei 1-Liter-Flaschen angeschlossen sind. Die auf Körpertemperatur angewärmten Spüllösungen läßt man im geschlossenen System innerhalb von

Abb. 301. Peritonealdialyse
(Fa. B. Braun, Melsungen).

1 Peritofundin-Lösung; *2* Überleitungsgerät mit Schauglas; *3* Schlauchklemme; *4* Dreiwegeverbindungsstück; *5* Rekordkonus (*m*); *6* Verbindungsstück mit Konus (*w*); *7* Y-Abzweigung zur Probenentnahme; *8* Latex-Zwischenstück; *9* Profil-Sonde; *10* Spülflüssigkeits-Abfluß.

etwa 10 Min. in die Bauchhöhle einfließen. Nach einer Verweildauer von etwa 30 bis 60 Min. wird die Spüllösung durch einfache Heberdrainage in ein tieferstehendes graduiertes Gefäß abgelassen. Der Rückfluß der infundierten Dialysierlösung benötigt 20 bis 30 Min. Der beschriebene Flüssigkeitsaustausch wird dann während 12 bis 36 Std. mit neuen Spüllösungen laufend wiederholt, wobei im allgemeinen 30 bis 50 Liter ausgetauscht werden. Das abfließende Dialysat kann im Bedarfsfall auf ausgetauschte Bestandteile untersucht werden.

Ist der Katheter im Laufe der Zeit durch ein Fibringerinnsel verschlossen, kann versucht werden, durch Aspiration mittels einer Spritze das Gerinnsel zu entfernen, andernfalls ist der Katheter auszuwechseln. Um die Bildung von Fibringerinnsel möglichst zu vermeiden, empfehlen viele Autoren die Zugabe von Heparin zu den Spüllösungen in einer Dosierung von 100 bis 500 I.E./l. Zur Infektprophylaxe (Peritonitis) ist als weiterer Zusatz ein Antibioticum (z. B. Penicillin G, Ampicillin, Tetracyclin, Chloramphenicol) zweckmäßig.

Für die Durchführung der Peritonealdialyse bedarf es einer entsprechend ausgebildeten Schwester, die das Infundieren und Ablassen der Spüllösung vornimmt, so daß im Gegensatz zur extrakorporalen Hämodialyse in der Regel eine dauernde ärztliche Überwachung nicht notwendig ist.

Die Industrie hat in den letzten Jahren (B. Braun, Melsungen; Dr. Fresenius KG, Bad Homburg v. d. H.) halbautomatische Dialysiergeräte (Peritokomb, Peritoneum) entwickelt, die die Anwendungsweise sehr vereinfachen. Bei diesen Geräten werden die Spüllösungen meist als 10-Liter-Plastikbehälter angeschlossen.

Zur Überwachung der Peritonealdialyse ist das exakte Führen eines Protokolls unerläßlich, aus dem der erfolgreiche Ablauf der Dialyse zu verfolgen ist und drohende Komplikationen sich schnell erkennen lassen. Neben der zu- und abfließenden Spülmenge werden Puls- und Atemfrequenz, Blutdruck, Körpertemperatur u. a. Daten vermerkt. An Laboruntersuchungen müssen außerdem durchgeführt werden: Rest-Stickstoff oder Harnstoff-Stickstoff, Harnsäure, Kreatinin, Natrium, Kalium, Chlorid, Standardbicarbonat, anorganischer Phosphor u. dgl.

Die Peritonealdialyse ist indiziert bei akutem Nierenversagen, therapierefraktären Ödemen, Coma hepaticum, chronischer Urämie, zum Diagnostizieren von intraabdominellen Blutungen und bei verschiedenen Vergiftungen mit Barbituraten, Salicylaten, Methanol u. a. Bei schweren Intoxikationen ist allerdings, soweit vorhanden, der künstlichen Niere der Vorzug zu geben, weil sich bei diesem Verfahren das Gift schneller eliminieren läßt, was von lebensrettender Bedeutung sein kann. Kontraindiziert ist die Peritonealdialyse bei allen eitrigentzündlichen abdominellen Prozessen und unmittelbar nach chirurgischen Eingriffen in der Bauchhöhle.

Literatur zu Infusionslösungen: [1] AHRENS, G.: Die Infusionslösungen in den Universitätskliniken (Charité). Dtsch. Gesundh.-Wes. *23*, 1711 (1968). — [2] BALAGOT, R. C., H. TSUJI and M. S. SADOVE: Use of an osmotic diuretic-THAM-in treatment of barbiturate poisoning. J. Amer. med. Ass. *178*, 1000 (1961). — [3] BANSI, H. W., P. JÜRGENS, G. MÜLLER u. M. ROSTIN: Der Stoffwechsel bei intravenöser Applikation von Nährlösungen, insbesondere synthetisch zusammengestellter Aminosäurelösungen. Klin. Wschr. *42*, 332 (1964). — [4] BÄSSLER, K. H.: Physiologisch-chemische Grundlagen der parenteralen Ernährung. Münch. med. Wschr. *105*, 1698 (1963). — [5] BÄSSLER, K. H., W. PRELLWITZ, V. UNBEHAUN und K. LANG: Xylitstoffwechsel beim Menschen. Zur Frage der Eignung von Xylit als Zuckerersatz beim Diabetiker. Klin. Wschr. *40*, 791 (1962). — [6] BECHER, A., u. H. SCHMIDTBORN: Über die parenterale Ernährung mit reinen Aminosäuren. Degussa, Frankfurt/M. — [7] BEHRENS, P.: THAM, ein neues Mittel gegen Acidosen. Krankenhaus-Apotheke *13*, 22 (1963). — [8] BENNHOLD, H., u. R. SCHUBERT: Über die Plasmaähnlichkeit von Periston. Klin. Wschr. *22*, 30 (1944). — [9] BERG, G. et al.: Empfehlungen für die Anwendung von Aminosäuren, Fetten und Kohlenhydraten zur parenteralen Ernährung. Med. u. Ernähr. *8*, 193 (1967). — [10] BEST, C. H., and N. B. TAYLOR: Physiological basis of medical practice, 6. Aufl., Baltimore: William & Wilkins 1950. — [11] BIEDEBACH, F.: Natriumlaktat in Infusionslösungen. Pharm. Ztg (Frankfurt) *91*—100, 1160 (1955). — [12] BLAND, J. H.: Störungen des Wasser- und Elektrolythaushaltes, dtsch. von H. B. NEVINNY-STICKEL, Stuttgart: Thieme 1959. — [13] BRANTNER, H.: Zum Verhalten der Zucker bei der Sterilisation. Öst. Apoth.-Ztg *16*, 585 (1962). — [14] BRANTNER, H.: Das Verhalten von D-Sorbit bei der Sterilisation. Sci. pharm. (Wien) *35*, 210 (1967). — [15] BREINLICH, J., u. A. FIRMANS: Zur Haltbarkeit handelsüblicher parenteraler Fettemulsionen bei Kühlraum- und Zimmertemperatur. Krankenhaus-Apotheke *14*, 11 (1964). — [16] BREINLICH, J.: Beitrag zur Analytik von Aminosäurenmischungen zur parenteralen Eiweißernährung. Pharm. Ztg (Frankfurt) *111*, 1866 (1966). — [17] BREM, L.: Mannit in der Medizin und Pharmazie. Deutsche Maizena Werke GmbH, Hamburg 1966. — [18] BRÜCKNER, J. B.: Studies on the effect of sodium malate, acetate and lactate on metabolic Acidosis. Europ. Soc. Exp. Surgery, Third Congress, S. 73 (1968). — [19] CAMPBELL, D. H. et al.: The preparation and properties of a modified gelatin (oxypolygelatin) as an oncotoc substitute for serum albumin: preparation and chemical properties. Tex. Rep. Biol. Med. *9*, 235 (1951). — [20] DARROW, D. C., and C. D. GOVAN: Use of potassium chloride in treatment of dehydration of diarrhea in infants. J. Pediat. *28*, 541 (1946). — [21] DARROW, D. C., and E. L. PRATT: Fluid therapy, relation to tissue composition and the expenditure of water and electrolyte. J. Amer. med. Ass. *143*, 365 (1950). — [22] DETTER, A.: Über die Beschleunigung der Abkühlung heißer sterilisierter Lösungen. Dtsch. Apoth.-Ztg *101*, 807 (1961). — [23] DETTER, A.: Die Gehaltsbestimmung von Hexose- und Hexitlösungen mit physikalischen Methoden. Pharm. Ztg (Frankfurt) *109*, 694 (1964). — [24] DETTER, A.: Einiges über Kaliumlaktat. Pharm. Ztg (Frankfurt) *110*, 44 (1965). — [25] Die Dextrose, Biochemie, Physiologie, Therapeutische Anwendung. Deutsche Maizena Werke GmbH, Hamburg 1962. — [26] DOLDER, R.: Infusio Carbamidi composita 30%. Schweiz. Apoth.-Ztg *97*, 1055 (1959). — [27] EBERT, K. H.: Physikalische und chemische Eigenschaften von Plasmaexpandern, in K. LANG, R. FREY u. M. HALMÁGYI [97, S. 198]. — [28] ECKERT, V.: Zur Harnstofftherapie des Hirnödems, Herstellung von Harnstofflösungen für intravenöse Applikation. Dtsch. med. Wschr. *86*, 2283 (1961). — [29] ECKERT, V., CH. THÜMMEL u. H. LEHMANN: Herstellung und Haltbarkeit der Carbamid-Invertzucker-Infusionslösung. Krankenhaus-Apotheke *12*, 7 (1962). — [30] ELMAN, R., and D. O. WEINER: Intravenous alimentation with special reference to protein (amino acid) metabolism. J. Amer. med. Ass. *112*, 796 (1939). — [31] ESSELIER, A. F., u.

P. Jeanneret: Wässerige Lösungen — Elektrolytlösungen zur parenteralen Infusionstherapie. Documenta Geigy, Wiss. Tabellen, 6. Aufl., Basel: J. R. Geigy AG 1960. — [32] Eufinger, H.: Schock und Plasmaexpander, in K. Horatz u. R. Frey: Schock und Plasmaexpander, Berlin/Göttingen/Heidelberg: Springer 1964, S. 88. — [33] Fekl, W.: Biochemische Grundlagen der Infusionstherapie mit Aminosäurelösungen. Wiss. Schriftenreihe, Heft 2, Erlangen: J. Pfrimmer & Co. 1962. — [34] Fickweiler, E., u. G. Splith: Ein Beitrag zur Herstellung und Anwendung hochprozentiger Natriumhydrogencarbonat-Infusionslösungen. Pharmazie 22, 577 (1967). — [35] Fleischer, W., u. E. Fröhlich: Elektrolyt-Kompendium, Basel/ Stuttgart: B. Schwabe 1960. — [36] Francke, Don E.: American Hospital Formulary Service, Amer. Soc. of Hosp. Pharmacists, 4630 Montgomery Ave., Washington, DC. 20014, 1968. — [37] Frank, P.: Neue Richtlinien über die Sterilisation von Arzneistoffen nach dem ÖAB 9. Pharm. Ztg (Frankfurt) 108, 99 (1963). — [38] Frank, P.: Herstellung und Anwendung von Infusionslösungen für die Peritonealdialyse. Krankenhaus-Apotheke 15, 30 (1965). [39] Frank, P.: Herstellung, Prüfung und Anwendung von Plasmaexpandern auf Dextranbasis. Dtsch. Apoth.-Ztg 108, 1328 (1968). — [40] Frank, P., u. F. Köchel: Herstellung und Prüfung einer Arginin-Malat-Sorbit-Infusionslösung mit Hinweisen für deren Wirkung und Anwendung. Krankenhaus-Apotheke 15, Nr. 2 (1965). — [41] Fremont-Smith, F., and H. S. Forbes: Intra-ocular and intracranial pressure: experimental study. Arch. Neurol. Psychiat. (Chic.) 18, 550 (1927). — [42] Fürtig, W.: Erfahrungen bei der Bereitung von Spüllösungen für die „Künstliche Niere" und von Lösungen für die Peritonealdialyse. Pharm. Prax., Beilage zur Pharmazie Nr. 11, 241 (1966). — [43] Gabka, J.: Die Injektion, Technik-Praxis-Komplikationen, Berlin: W. de Gruyter 1968. — [44] Ganter, G.: Über die Beseitigung giftiger Stoffe aus dem Blut durch Dialyse. Münch. med. Wschr. 70, 1478 (1923). — [45] Geist, G.: Macrodex (Dextran), eine neue Blutersatzflüssigkeit. Dtsch. Apoth.-Ztg 92, 268 (1952). — [46] Geyer, R. P., F. Russel Olsen, S. P. Andrus, W. R. Waddell und F. J. Stare: Die Herstellung von Fettemulsionen zur intravenösen Ernährung. J. Amer. Oil. Chem. Soc. 32, 365 (1955); ref. Pharm. Acta Helv. 31, 115 (1956). — [47] Graefe, G.: D-Glucose und verwandte Kohlenhydrate in Substanz und Lösung, in H. Bartelheimer, W. Heyde u. W. Thorn: D-Glucose und verwandte Verbindungen in Medizin und Biologie, Stuttgart: F. Enke 1966, S. 46. — [48] Griem, W., u. K. Lang: Versuche zur parenteralen Ernährung mit Aminosäure-Sorbit-Lösungen. Klin. Wschr. 38, 336 (1960). — [49] Griem, W., u. K. Lang: Pathologische-histologische Untersuchungen an Rattenorganen nach parenteraler Xylit-Verabreichung. Klin. Wschr. 40, 801 (1962). — [50] Grönwall, A., u. B. Ingelmann: Untersuchungen über Dextran und sein Verhalten bei parenteraler Zufuhr. Acta physiol. scand. 7, 97 (1944b). — [51] Gros, H.: Leber und Lebermittel. Pharm. Ztg (Frankfurt) 113, 1589 (1968). — [52] Gruber, U. F.: Blutersatz, Berlin/Heidelberg/New York: Springer 1968. — [53] Gruber, U. F., u. P. Jeanneret: Praxis der Infusionstherapie, St. Gallen: Laboratorium Hausmann AG 1966. — [54] Gstirner, F.: Grundstoffe und Verfahren der Arzneibereitung, Stuttgart: F. Enke 1960. — [55] Gstirner, F.: Einführung in die Arzneibereitung, 3. Aufl., Stuttgart: Wiss. Verlagsges. 1968. — [56] Hagelstein, F.: Beiträge zur Wissenschaft und Technik in der pharmazeutischen Praxis eines Krankenhaus-Laboratoriums. Pharmazie 8, 46 (1953). — [57] Hager, H.: Die Injektionslösungen, Immensee: Calendaria AG 1955. — [58] Hartmann, G.: Praxis der parenteralen Ernährung. Münch. med. Wschr. 109, 2373 (1967). — [59] Harrfeldt, H. P.: Oxypoly-Gelatine ein neuer Plasmaexpander, seine Eigenschaften. Med. Welt Nr. 23, 1297 (1960). — [60] Hascher, H., u. M. Hascher: Beitrag zur Therapie des Schocks unter besonderer Berücksichtigung der flüssigen Gelatine als Plasmaexpander. Anästhesist 9, 236 (1960). — [61] Hecht, G., u. H. Weese: Periston, ein neuer Blutflüssigkeitsersatz. Münch. med. Wschr. 90, 11 (1943). — [62] Heller, L., A. Becher, A. Beck u. F. Müller: Zur Frage der Verwertung infundierter Aminosäurenlösungen. Klin. Wschr. 45, 317 (1967). — [63] Hemmer, R.: Der Liquordruck. Untersuchungen zur Physiologie, Pathophysiologie und medikamentösen Beeinflussung der Liquordynamik. Stuttgart: Thieme 1960, S. 42. — [64] Henschler, D.: Trispuffer (THAM) als Therapeutikum. Dtsch. med. Wschr. 88, 1328 (1963). — [65] Henschler, D., u. W. Meyer: Experimentelle Grundlagen zur Behandlung toxischer Lungenödeme mit Tris(hydroxymethyl)aminomethan. Z. ges. exp. Med. 136, 191 (1962). — [66] Henschler, D., u. W. Meyer: Beeinflussung entzündlicher Ödeme durch Tris(hydroxymethyl)aminomethan. Arch. exp. Path. 243, 323 (1962). — [67] Heuser, H., u. H. Werder: Untersuchungen über Peritonealdialyse. Bruns' Beitr. klin. Chir. 141, 38 (1927). — [68] Hogan, J. J.: The intravenous use of colloidal gelatin solutions in shock. J. Amer. med. Ass. 54, 721 (1915). — [69] Holland, H.: Infusionslösungen, in H. Kaiser: Pharm. Taschenbuch, 6. Aufl., Stuttgart: Wiss. Verlagsges. 1968. — [70] Horatz, K.: Plasmaersatzpräparate auf Gelatinebasis. Symposion Hamburg 12. Jan. 1968. Stuttgart: Thieme 1968. — [71] Hornauer, H.: Veränderungen der Traubenzuckerlösungen durch den Sterilisationsvorgang. Pharmazie 9, 574 (1954). — [72] Horner, J.: Zur Sterilisation von Infusionslösungen bei 140 Grad. Öst. Apoth.-Ztg 17, 461 (1963). — [73] Horsch, W.: Zur Herstellung antiacidotischer Elektrolyt-Infusionslösungen. 1. 2. u. 3. Mitt.: Natriumhydrogencarbonatlösungen. Pharmazie 20, 517, 560, 617 (1965). — [74] Horsch, W.: Zur

Herstellung antiacidotischer Elektrolyt-Infusionslösungen. 4. Mitt.: Natriumlactatlösungen. Pharmazie *20*, 623 (1965). — [75] HORSCH, W.: Zur Herstellung antiacidotischer Elektrolyt-Infusionslösungen. 5. Mitt.: Ringer-Lactat-Lösung. Pharmazie *20*, 733 (1965). — [76] HUBER, W.: Plasmaersatzmittel, Herstellung und Verwendungsbereich. Schweiz. Apoth.-Ztg *93*, 444 (1955). — [77] HUIZINGA, T., u. M. J. MARRING: Über die Bereitung von Invertzuckern für parenterale Zwecke. Pharm. Weekbl. *89*, 836 (1954); ref. Pharm. Ztg (Frankfurt) *91—100*, 752 (1955). — [78] JAVID, M., and P. SETTLAGE: Effect of urea on cerebrospinal fluid pressure in human subjects. Preliminary report. J. Amer. med. Ass. *160*, 943 (1956). — [79] JEFFREY, L. P., and K. H. FISH jr.: The preparation of a sterile solution of mannitol. Amer. J. Hosp. Pharm. *20*, 255 (1963). — [80] JÜRGENS, P.: Spezielle Probleme bei der parenteralen Ernährung. Hamburger Ärztebl. *19*, Nr. 9 (1965). — [81] JÜRGENS, P., u. D. DOLIF: Die Bedeutung nichtessentieller Aminosäuren für den Stickstoffhaushalt des Menschen unter parenteraler Ernährung. Klin. Wschr. *46*, 131 (1968). — [82] KIEKEBUSCH, W., W. GRIEM u. K. LANG: Die Verwertbarkeit von Xylit als Nahrungskohlenhydrat und seine Verträglichkeit. Klin. Wschr. *39*, 447 (1961). — [83] KOCH, K.: Kolloidale Plasma-Ersatzmittel. Arzneimittel-Forsch. *3*, 520, 565 (1953). — [84] KÖCHEL, F.: Über Mannit und die Herstellung sterilisierter Lösungen sowie Beiträge für eine neue Mannit-Monographie. Mitt. dtsch. pharm. Ges. *34*, 153 (1964). — [85] KÖCHEL, F.: Inkompatibilitäten bei Mischungen intravenöser Lösungen. Pharm. Ztg (Frankfurt) *113*, 1422 (1968). — [86] KÖCHEL, F., u. P. FRANK: Über den Elektrolythaushalt im Organismus, den Bilanzausgleich durch Infusionslösungen und die zweckmäßige Deklaration ihrer Wirkstoffe. Dtsch. Apoth.-Ztg *102* 861 (1962). — [87] KÖCHEL, F., u. P. FRANK: Herstellung, Wirkungen und Anwendung einiger Spezial-Infusionslösungen. Dtsch. Apoth.-Ztg *105*, 1328 (1965) u. Öst. Apoth.-Ztg *21*, 133, 150 (1967). — [88] KÖCHEL, F., u. P. FRANK: Neuzeitliche Standardvorschriften und einige Kontrollprüfungen für selbsthergestellte Infusionslösungen und Elektrolyt-Konzentrate. Krankenhaus-Apotheke *15*, 25 (1965). — [89] KÖCHEL, F., u. P. FRANK: Entwicklung und Prüfung einer bilanzierten Aminosäure-Infusionslösung. Krankenhaus-Apotheke *15*, 17 (1965). — [90] KÖCHEL, F., u. P. FRANK: Aethylendiamintetraessigsäure (AeDTE) und ihre arzneilich verwendeten Stoffe. Krankenhaus-Apotheke *16*, 1 (1966). — [91] KÖCHEL, F., u. P. FRANK: Grundlagen und Indikationen für selbsthergestellte Infusionslösungen. Krankenhaus-Apotheke *18*, 1 (1968). — [92] KÖRBER, G.: Bemerkungen zu neuzeitlichen Infusionslösungen unter Berücksichtigung von Azetat und Sorbit. Dtsch. Apoth.-Ztg *103*, 181 (1963). — [93] KÖRBER, G.: Über Infundibilia zur Behandlung hypochlorämischer Alkalosen. Dtsch. Apoth.-Ztg *106*, 609 (1966). — [94] LANG, K.: Xylit als Nahrungskohlenhydrat. Med. u. Ernähr. *4*, 45 (1963). — [95] LANG, K.: Biochemie der Ernährung. Wiss. Veröff. dtsch. Ges. Ernährung, Bd. 1 (1957); Ernährungsphysiologische Grundlagen der parenteralen Ernährung, ebenda Bd. 11, 1 (1963). — [96] LANG, K.: Schäden durch Aminosäurenrazemate? Med. Klinik *61*, 738 (1966). — [97] LANG, K., R. FREY u. M. HALMÁGYI: Infusionstherapie, Anaesthesiologie und Wiederbelebung, Bd. 13, Berlin/Heidelberg/New York: Springer 1966. — [98] LESSER, M. A.: Parenterale Ernährung. Drug. Cosmet. Ind. *69*, 604 (1951); ref. Schweiz. Apoth.-Ztg *90*, 429 (1952). — [99] LEUTHARDT, F.: Der Stoffwechsel der Fructose. Schweiz. med. Wschr. *90*, 455, 487 (1960). — [100] LÉVY, A.: Möglichkeiten und Gefahren der Therapie des Hirnödems mit Urea. Schweiz. med. Wschr. *90*, 345 (1960). — [101] LINDBERG, H. A., M. H. WALD and M. H. BARKER: Renalchanges following administration of hypertonic solution. Arch. intern. Med. *63*, 907 (1939). — [102] LUNDSGAARD-HANSEN, P., H. RIEDWYL u. A. HÄSSIG: Vergleich von Dextran und Gelatine als Plasmaersatzmittel. Anaesthesist *7*, 206 (1967). — [103] MAXWELL, M. H., R. E. ROCKNEY, CH. R. KLEEMANN u. M. R. TWISS: Peritoneal dialysis. 1. Technique and applications. J. Amer. med. Ass. *170*, 917 (1959). — [104] MEINHARD, J.: Zur Herstellung von Harnstofflösung für die intravenöse Applikation. Pharm. Prax., Beilage zur Pharmazie Nr. 7, 147 (1963). — [105] MELLINGHOFF, C. H.: Über die Verwendbarkeit von Xylit als Ersatzzucker bei Diabetikern. Klin. Wschr. *39*, 447 (1961). — [106] MICHAELS, I.: The sterilisation of sodium bicarbonate solutions. Quart. J. Pharm. *21*, 231 (1948). — [107] MICHAELS, I., u. K. MÜNZEL: Über Infusionslösungen. 1.—3. Mitt. Pharm. Acta Helv. *24*, 58, 199, 368 (1949). — [108] MILOWIZ, O.: Die parenterale Ernährung. Eine Zusammenfassung und Übersicht moderner Anschauungen. Wissen u. Praxis, Heft 50 (1967). — [109] MOESCHLIN, S.: Klinik und Therapie der Vergiftungen, 4. Aufl., Stuttgart: Thieme 1964, S. 69, 169. — [110] MOHRSCHULZ, W.: Studien über die Veränderungen von Natriumbicarbonatlösungen beim Filtrieren und Sterilisieren. Mitt. dtsch. pharm. Ges. *24*, 111 (1954). — [111] MSD-Manual der Diagnostik und Therapie. Sharp & Dohme GmbH München, 1. Aufl., München/Berlin/Wien: Urban & Schwarzenberg 1969, S. 1661. — [112] MÜLLER, K. H.: Zur Frage der Änderung des Säure-Basen-Gleichgewichtes durch Infusionslösungen. Arzneimittel-Forsch. *13*, 607 (1963). — [113] MÜNZEL, K., J. BÜCHI u. O.-E. SCHULTZ: Galenisches Praktikum, Stuttgart: Wiss. Verlagsges. 1959. — [114] MÜTING, D. et al.: Zur Therapie des Coma hepaticum. Med. Welt *17*, 1814 (1966). — [115] MÜTING, D.: Behandlung des Coma hepaticum. Vortrag Wiss. Ärztetagung Nürnberg. Dtsch. Ärztebl. *64*, 559 (1967). — [116] NAHAS, G. G.: Use of an organic carbon dioxide buffer in vivo. Science *129*, 782 (1959). — [117] NITSCHMANN, H., u. H. R. STOLL: Gelatine als Ausgangsmaterial für die Herstellung von Plasmaersatzmitteln. Pharm. Ztg (Frankfurt) *113*, 1594 (1968). — [118] OBERLÄNDER, E., u. W. FÜRTIG: Ein Beitrag zur Bereitung von Tromethamol-(Tris-Puffer)-Infusionslösungen. Pharm. Prax., Beilage zur Pharmazie Heft 1, 2 (1968). — [119] PRELLWITZ, W., u. K. H. BÄSSLER: Die Verträglichkeit von Xylit beim Diabetiker. Klin. Wschr. *41*, 258 (1963). — [120] PRZYBILKA, A.: Herstellung und Kontrolle von Mannit-Infusionslösung. Pharm. Ztg (Frankfurt) *109*, 1172 (1964). — [121] RADERECHT, H. J.: Untersuchung des Plasmaersatzmittels Dextran. Pharmazie *12*, 798 (1957). — [121a] RAUCH, C., K. HENNERSDORF u. M. L. RÜNZ: THAM-Konzentrat als Zusatz zu Infusionslösungen. Pharm. Ztg (Frankfurt) *109*, 693 (1964). — [122] REISSIGL, H.: Praxis der Flüssigkeitstherapie, 2. Aufl., München/Berlin/Wien: Urban & Schwarzenberg 1968. — [123] REPPE, W.: Polyvinylpyrrolidon, Weinheim/Bergstr.: Verlag Chemie. — [124] ROSE, W. C.: Nutritive significance of amino acids. Physiol. Rev. *18*, 109 (1938). — [125] SCHERTEL, A.: Die Anwendung der Milchsäure und ihrer Salze in der Medizin. Arzneimittel-Forsch. *15*, 445 (1965). — [126] SCHETTLER, G., u. W. SCHWARTZKOPFF: Klinische Grundlagen der parenteralen Ernährung. Dtsch. med. Wschr. *87*, 2667 (1962). — [127] SCHMIDT-THOMÉ, J., A. MAGER u. H. H. SCHÖNE: Zur Chemie eines neuen Plasmaexpanders. Arzneimittel-Forsch. *12*, 378 (1962). — [128] SCHMITT, A.: Eine einfache Autoklavenkühlvorrichtung. Krankenhaus-Apotheke *18*, 26 (1968). — [129] SCHNEIDER, M.: Zur Pathophysiologie des Schocks, in K. HORATZ u. R. FREY: Schock und Plasmaexpander, Berlin/Göttingen/Heidelberg: Springer 1964. — [130] SCHOLLER, K. L.: Transport und Speicherung von Fettemulsionsteilchen. Prakt. Anaesth. u. Wiederbelebung *3*, 193 (1968). — [131] SCHÖN, H., R. ZIMMER u. W. ZELLER: Untersuchungen über die intravenöse Fettzufuhr. Münch. med. Wschr. *103*, 1616 (1961). — [132] SCHOOG, M.: Kollidon und Chemotherapeutica. Arzneimittel-Forsch. *4*, 36 (1954). — [133] SCHRAMM, G.: Sorbit in der Medizin, Wiss. Berichte Nr. 3, E. Merck AG, Darmstadt 1962. — [134] SCHWAB, M., u. K. KÜHNS: Die Störungen des Wasser- und Elektrolytstoffwechsels, Berlin/Göttingen/Heidelberg: Springer 1959. — [135] SEIDEL, K.-H., u. H. KRABISCH: Über den Einfluß des Ammoniumchlorids auf den menschlichen Organismus. Pharmazie *21*, 307 (1966). — [136] SEIDLEIN, H.-J.: Neuere Erkenntnisse über Infusionslösungen unter besonderer Berücksichtigung der Elektrolyttherapie. Pharm. Prax., Beilage zur Pharmazie Nr. 1, 1 (1963). — [137] SEIDLEIN, H.-J., u. U. v. KÄNEL: Elektrolyttherapeutica zur Aufrechterhaltung der Homöostase. Pharm. Prax., Beilage zur Pharmazie Nr. 9, 184 (1963). — [138] SHOHL, A. T., and K. D. BLACKFAN: The intravenous administration of cristalline amino acids to infants. J. Nutr. *20*, 305 (1940). — [139] SNIVELY, W. D., u. M. J. SWEENEY: Elektrolyt- und Wasserhaushalt, dtsch. von H. LINKE, München/Berlin: Urban & Schwarzenberg 1958. — [140] STECHER, P. G. et al.: The Merck Index, 8. Aufl., Merck & Co., Rahway, N.J., USA, 1968, Isotonic Solutions, S. 1281—1298. — [141] STEIGER, K. E., u. H. LEHMANN: Über die Haltbarkeit der Carbamid-Invertzucker-Infusionslösung. Schweiz. Apoth.-Ztg *101*, 563 (1963). — [142] STRAUSS, J., and G. G. NAHAS: Use of amine buffer (THAM) in treatment of acute salicylate intoxication. Proc. Soc. exp. Biol. (N.Y.) *105*, 348 (1960). — [143] STUTZ, L.: Über die Sterilisation von Äthylalkohol mittels Hitze. Dtsch. Apoth.-Ztg. *107*, 334 (1967). — [144] TOURTELOTTE, D.: Modified fluid gelatin as a new plasma expander. Ve Congr. int. Tranf. sangu., Paris 1954. — [145] TRUNIGER, B.: Wasser- und Elektrolyt-Fibel, Stuttgart: Thieme 1967. — [146] TUNMANN, P.: Die Sterilisation wichtiger Arzneimittel, in H. KAISER: Pharm. Taschenbuch, 6. Aufl., Stuttgart: Wiss. Verlagsges. 1968, S. 434—477. — [147] VÖLKSEN, W.: Veränderungen von Traubenzuckerlösungen bei der Sterilisation. Arch. Pharm. (Weinheim) *285*, 392 (1952) und *287*, 459 (1954). — [148] WEESE, H.: Therapeutische Möglichkeiten mit Blutersatzstoffen. Münch. med. Wschr. *95*, 456 (1953). — [149] WEINSTEIN, J. J., and J. H. ROE: The utilization of dextrose, levulose and invert sugar by normal and by surgical patients. Amer. J. Pract. *3*, 6 (1953). — [150] WETZEL, E., u. H. ABELE: Zur Technik der Herstellung von pyrogenfreien Infusionslösungen. Dtsch. Apoth.-Ztg *94*, 1279 (1954). — [151] WIETHOFF, E. O.: Infusionstechnik. Med. Klin. *61*, 1552 (1966). — [152] WINKLER, H.: Prüfung der Hitzebeständigkeit von Trispuffer (THAM). Pharm. Ztg (Frankfurt) *109*, 217 (1964). — [153] WOLLMANN, H., u. CHR. WOLLMANN: Über Infusionslösungen mit Glucose und Natriumhydrogencarbonat. Pharmazie *18*, 483 (1963). — [154] WRETLIND, A.: Vollständige parenterale Ernährung. Münch. med. Wschr. *109*, 2366 (1967). — [155] ZEKORN, D.: Chemische und biochemische Eigenschaften der Plasmaersatzpräparate auf Gelatinebasis, in K. HORATZ: Plasmaersatzpräparate auf Gelatinebasis. Symposion Hamburg 12. Jan. 1968. Stuttgart: Thieme 1968. — [156] ZIMMERMANN, W. E.: Der Trispuffer in klinischer Anwendung. Dtsch. med. Wschr. *88*, 1305 (1963). — [157] ZIMMERMANN, W. E.: Anwendung und Wirkung von Trishydroxymethylaminomethan (THAM). Pharm. Ztg (Frankfurt) *109*, 692 (1964). — [158] ZÖLLNER, N.: Die Verwendung von Fettemulsionen bei der parenteralen Ernährung. Wiss. Veröff. dtsch. Ges. Ernährung *11*, 130 (1963). — [159] ZÖLLNER, N., U. BERHENKE u. P. U. HEUCKENKAMP: Vergleich der Verwertung von Fructose und Glucose beim Menschen bei langdauernder parenteraler Zufuhr. Klin. Wschr. *45*, 848 (1967). — [160] ZÖLLNER, N., K. LUNZ u. P. U. HEUCKENKAMP: Nil nocere! „Overloading-Syndrome" nach parenteraler Ernährung mit einer Fettemulsion. Münch. med. Wschr. *109*, 1795 (1967).

D. Künstliche Ernährung

Bei gewissen Erkrankungen, bei denen die Nahrungsaufnahme auf natürlichem Wege behindert oder unmöglich ist, wie z. B. bei anhaltendem Erbrechen, bei Verengungen am Mageneingang oder Magenausgang, bei starken Magenblutungen und außerdem bei Geisteskranken oder bei Bewußtlosen muß eine künstliche Ernährung durchgeführt werden. Hierfür kommen die *Sondenernährung* (mittels Schlund- oder Duodenalsonde), die *Rektalernährung* (mit Hilfe von Nährklysmen) und die *parenterale Ernährung* (durch Verabreichung von Infusionen) in Betracht.

Eine sichere künstliche Ernährung ist durch eine *Schlundsonde* möglich, bei der man unter Umgehung des Schluckaktes vollwertige flüssige oder halbflüssige Kost mittels eines Magenschlauches durch einen Trichter in den Magen eingießt. Dabei ist zu beachten, daß bröckelige oder zu feste Speisen die Sonde leicht verstopfen können. Wird die Ernährung durch eine Schlundsonde für mehrere Tage und Wochen fortgesetzt, so ist zweckmäßigerweise eine dünne Sonde durch den Mund oder die Nase anzulegen.

Bei schlecht heilenden Magengeschwüren läßt sich die künstliche Ernährung unter Ausschaltung des Magens vom Dünndarm aus mit Hilfe einer *Duodenal-* bzw. *Jejunalsonde* durch die Nase vornehmen. Da hierbei eine Magenverdauung nicht stattfindet, muß jede Mahlzeit vorverdaut werden. Zu diesem Zweck gibt man zu jeder Einzelmahlzeit 1 Eßlöffel Mixtura Pepsini und läßt die Nahrung ein bis mehrere Std. im Brutschrank bei 37 bis 38° stehen. Vor der Verfütterung können dem Essen noch 2 bis 3 in Wasser zerdrückte Tabletten eines Fermentpräparates zugesetzt werden. Die künstlich vorverdaute und durch ein feines Sieb geseihte Kost wird dann unter gelindem Druck in die Sonde eingespritzt, wobei beachtet werden muß, daß die Nahrung die Temperatur von 37° behält, weil sonst Durchfälle auftreten können. Andernfalls muß das Essen im Wasserbad auf Körpertemperatur angewärmt werden. Nach jeder Sondenfütterung ist zur Reinigung der Sonde mit Wasser nachzuspülen.

Eine Einzelmahlzeit der Sondenernährung setzt sich beispielsweise folgendermaßen zusammen:

> 200 ml Milch oder Sahne
> 10 g Glucose
> 10 g Butter
> 10 g Mondamin
> 1 Eigelb (Eiweiß weglassen)
> 1 Eßlöffel Rotwein
> evtl. Obst- oder Gemüsesäfte
>
> —
>
> ca. 385 oder 850 kcal

Eine Einzelmahlzeit wird 5- bis 7mal am Tag gegeben.

Obst- und Gemüsesäfte sind besser getrennt im Anschluß an die Milchnahrung einzuspritzen, um ein Ausflocken der Milch und damit eine Verstopfung der Sonde zu vermeiden.

Im Handel sind fertige Nährkonzentrate für die Sondenernährung in Pulverform (z. B. Brauns Oral, Biosorbin, Sonana-Aufbau-Vollkost) erhältlich.

Die *Rektal-* oder *Klysmenernährung* tritt gegenüber der Sondenernährung in den Hintergrund, da die Fähigkeit des Dickdarmes, die zugeführten Speisen zu verwerten, sehr beschränkt und die Resorption unsicher ist. Von der Dickdarmschleimhaut wird vor allem Wasser gut resorbiert. In der Hauptsache enthalten Nährklysmen Natriumchlorid- und Glucose-Lösungen. Zur Vermeidung von Gärungen des Zuckers wird dem Klysma vielfach 3% Äthanol zugesetzt, der außerdem wertvolle Kalorien liefert. Fructose, Milchzucker und Stärke eignen sich nicht für Nährklysmen. Unabgebaute Eiweißstoffe und Fette werden ungenügend vom Dickdarm resorbiert und verursachen leicht eine Darmreizung. Vor der Verabreichung eines Nährklistiers muß der Darm durch einen Einlauf gereinigt werden. Damit die Nährlösung besser vom Darm festgehalten wird, setzt man 8 bis 10 Tropfen Opiumtinktur hinzu. Da bei den meisten Patienten der Darm sehr empfindlich ist, lassen sich Nährklysmen höchstens in einer Menge von 3mal täglich 200 bis 300 ml verabreichen.

Nährklysmen können folgende Zusammensetzung haben:

Glucose	80,0 g	Dextrin	100,0 g	Glucose	54,0 g
Äthanol	30,0 g	Äthanol	9,0 g	Aminosäuren	30,0 g
oder		Natriumchlorid	2,5 g	Natriumchlorid	7,0 g
Rotwein	300—400,0 g	Wasser	300,0 g	Wasser	1 000,0 g
Natriumchlorid	7,0 g	—		—	
Wasser	1 000,0 g	ca. 474 kcal		ca. 341 kcal	
—		Täglich 2 Klistiere			

ca. 450—529—596 kcal
150—200 ml pro Std.
eintropfen lassen

Seitdem es gelungen ist, nicht nur Kohlenhydrate und Aminosäuren, sondern auch Fette (Öle) zu infundieren, gewinnt in neuerer Zeit die *parenterale Ernährung* zunehmend an Bedeutung. Zwar ist die parenterale Ernährung unphysiologisch und einer peroralen sowie Sondenernährung unterlegen, jedoch als therapeutische Errungenschaft aus der modernen Medizin nicht mehr wegzudenken. Im allgemeinen ist die parenterale Ernährung auf kürzere Zeiträume beschränkt und kann für sich allein oder zur Unterstützung einer nicht genügenden enteralen Ernährung angewandt werden.

Ähnlich wie die perorale Nahrungszufuhr hat die parenterale Ernährung die Aufgabe zu erfüllen, dem Organismus Nährstoffe zum Körperaufbau und zur Energiegewinnung zuzuführen, nämlich Wasser, Elektrolyte, Kohlenhydrate, Fett, Eiweiß (in Form von Aminosäuren), Vitamine und evtl. Spurenelemente. Der wesentliche Unterschied zur normalen Ernährung besteht darin, daß die Verdauung und die Resorptionsschranke mit unmittelbarer Leberpassage umgangen werden. Daher können die Nährstoffe nur in Form niedrigmolekularer Bausteine zugeführt werden, wie sie normalerweise aus dem Darm resorbierbar sind.

Der Arzt muß bei der parenteralen Ernährung hauptsächlich drei Aufgaben lösen:

1. einen ausgeglichenen Wasser- und Elektrolythaushalt aufrechterhalten oder wiederherstellen;

2. dem Organismus genügend Kalorien zuführen;

3. den Eiweißhaushalt so regulieren, daß keine erhebliche Einschmelzung von körpereigener Substanz erfolgt. Bei geregeltem Eiweißhaushalt bestehen Gewichtskonstanz und positive Stickstoffbilanz (vom Patienten wird also weniger Stickstoff ausgeschieden als aufgenommen).

Die Aufrechterhaltung bzw. Korrektur des Wasser- und Elektrolythaushaltes bereitet im allgemeinen keine Schwierigkeiten, zumal den Nährlösungen ausreichend Elektrolyte zugesetzt werden können.

Die parenterale Ernährung sollte grundsätzlich als intravenöse Dauertropfinfusion durchgeführt werden. Nur in Ausnahmefällen, z. B. bei schlecht ausgebildeten Venen, ist eine subkutane Tropfinfusion von iso- oder hypotonischen Zuckerlösungen anzuraten. Als Kohlenhydratlösung dient eine 10%ige Glucose-Lösung (400 kcal/l) bzw. eine 15%ige Fructose- oder Invertose-Lösung (600 kcal/l). Der Kaloriengehalt läßt sich bei Bedarf durch einen Zusatz von 2,5 bis 5% Äthanol (180 bis 360 kcal/l) verbessern. Zur Synthese von körpereigenem Eiweiß eignen sich Aminosäuren-Lösungen als Eiweißhydrolysate oder besser mit kristallinen Aminosäuren, die meist in Kombinationen mit Kohlenhydraten (Sorbit, Xylit) und gegebenenfalls zusätzlich mit Äthanol infundiert werden. Neuerdings lassen sich Fette, die den höchsten Kaloriengehalt, und zwar 9,2 kcal pro g Fett, aufweisen, als Fettemulsionen mit einem Gehalt von 5% bis 20% Fett (Öl) dem Organismus unter bestimmten Vorsichtsmaßnahmen parenteral zuführen.

Die parenterale Ernährung soll nur unter strenger Indikationsstellung erfolgen und baldmöglichst durch die Sonden- oder perorale Ernährung ersetzt werden. In der Krankenhauspraxis besteht für 3 bis 5% aller Patienten die Notwendigkeit einer vollständigen und für 5 bis 10% die einer teilweisen parenteralen Ernährung.

Im Hinblick auf eine individuelle Behandlungsweise, die ein sehr genaues ärztliches Beobachten des Patienten erfordert, kann ein allgemein gültiges Dosierschema nicht erstellt werden. Als Anhaltspunkt gilt der tägliche Mindestbedarf zur Erhaltung des Stoffwechselgleichgewichts beim Erwachsenen (s. Tabelle). Hierbei ist zu berücksichtigen, daß postoperativ der Wasserbedarf geringer, der Kalorienbedarf (gleichfalls bei schweren Krankheitszuständen) gesteigert ist. Außerdem werden die angegebenen Mengen durch Fieber, Schwitzen, Durchfälle, Erbrechen, Resorptionsstörungen u. a. erhöht.

Mindestbedarf zur Erhaltung des Stoffwechselgleichgewichtes (nach REISSIGL)
(Richtwerte pro 24 Std.)

	pro kg Körpergewicht	beim Erwachsenen (70 kg)
Wasser	20—40 ml	1400—2800 ml
Elektrolyte		
Na$^+$	0,5—1,5 mval	70—105 mval
K$^+$	0,3—1,0 mval	40—70 mval
Ca^{2+}	0,6—1,0 mval	50—70 mval
Cl$^-$	0,5—1,5 mval	70—105 mval
Kohlenhydrate	2 g	140 g
Fett	2 g	140 g
Eiweiß (Aminosäuren)	0,8—1,0 g	60—70 g
Kalorien	20—30 kcal	1400—2100 kcal

Die Infusionslösungen sind in der Reihenfolge Kohlenhydrat-Fett-Aminosäuren zu applizieren, wobei die beiden letztgenannten Lösungen auch gleichzeitig (als Simultaninfusion)
verabfolgt werden können.

Literatur zu Künstliche Ernährung: Diätvorschläge, Duodenal- und Jejunal-Sonden-
Nahrungen. Deutsche Maizena Werke GmbH, Hamburg. — FRANCK, R.: Moderne Therapie,
16. Aufl., Hannover: Schlütersche Verlagsanstalt 1963, S. 162—165. — FRANK, P.: Neuzeitliche
Gesichtspunkte der parenteralen Ernährung. Mitt. dtsch. pharm. Ges. *38*, 145 (1968). — MIDDEL-
MANN, W., u. J. HÜRTER: Die Ernährung des Kranken, Stuttgart: Wiss. Verlagsges. 1947. —
REISSIGL, H.: Kombinationslösungen zur ausreichenden parenteralen Ernährung. Med. Klinik
61, 300 (1966). — SCHLAYER, C. R., u. J. PRÜFER: Lehrbuch der Krankenernährung, I. Teil:
Allgemeine und spezielle Diätetik, 6. Aufl., II. Teil: Rezeptsammlung, 5. Aufl., München/
Berlin: Urban & Schwarzenberg 1964 und 1960.

E. Sterilisieren und Konservieren

Sterilität bedeutet „Abwesenheit von Leben", somit das Nichtvorhandensein von entwicklungsfähigen Mikroorganismen, seien es Viren, vegetative Keime, Sporen, Pilze oder auch
höhere Organismen, wie Plasmodien u. a. m. Ein Gegenstand ist entweder steril oder unsteril,
Zwischenbegriffe, wie „nahezu steril" dürfte es eigentlich nicht geben. Dennoch wird man oft
beim Sterilisieren in der Praxis gewisse Zugeständnisse machen müssen, da nicht jedes Sterilisiergut die erforderlichen Maßnahmen verträgt, um wirkliche Keimfreiheit zu erreichen.

Diesen Tatsachen Rechnung tragend, definiert man heute „Sterilität" allgemein im Schrifttum und in den Arzneibüchern als „Freiheit von *lebenden* oder *entwicklungsfähigen* Keimen".
DAB 6 definiert noch: „Sterilisieren heißt, einen Gegenstand vollkommen keimfrei machen".
DAB 7-BRD dagegen sagt: „Sterilisieren heißt, einen Gegenstand von allen vermehrungsfähigen Keimen freimachen." Es wird also z. B. keine Rücksicht auf die abgestorbenen Keime
genommen.

Da aber auch tote Keime oder die Stoffwechselprodukte der Mikroorganismen als sogenannte
Pyrogene (s. S. 474) eine Rolle spielen, sei hier nachdrücklichst darauf hingewiesen, daß es
bei den vorbereitenden Arbeiten gewisse Grundsätze gibt, die man beachten muß. So vermeidet man bei der Gewinnung fester Substanzen während des ganzen Arbeitsganges durch
peinlichst aseptisches Arbeiten die Verunreinigung durch Mikroorganismen. Diese sog.
„Sterile Metathese" ist von besonderer Bedeutung in der Antibiotica-Industrie. Bei der Her-
stellung wäßriger Injektionslösungen dient eine Entkeimungsfiltration (EKS-Filtration) dazu,
abgetötete Keime neben lebenden Keimen aus der Lösung zu entfernen. In derart gelagerten
Fällen ist sogar die strengste Forderung erfüllbar. Beim Entkeimen von Lösungen durch
Dampfsterilisation allein bleiben dagegen die abgetöteten Keime immer in dem Sterilisiergut.
Eine gewisse Gruppe von Arzneizubereitungen, wie Salben und Pasten, Emulsionen, ölige
Lösungen u. a. m. können meistens nicht im fertigen Zustand nochmals sterilisiert und auch
nicht nachträglich von toten Keimen befreit werden.

Es erscheint selbstverständlich, daß man sich seit jeher um „sichere Verfahren bemüht", die auch die widerstandsfähigsten Dauerformen der Keime vernichten und „absolute" Sterilität gewährleisten.

Entkeimungsvorschriften einiger Arzneibücher

DAB 7-BRD:

Sterilisieren heißt, einen Gegenstand von allen vermehrungsfähigen Keimen freimachen.

Für die Praxis haben sich folgende Verfahren der Sterilisation und der Prüfung auf Sterilität bewährt:

Sterilisationsverfahren. 1. Heißluftsterilisation in geeigneten Apparaten mit oder ohne Luftumwälzung bei 180°. Die Sterilisierzeit beträgt mindestens 30 Min.

2. Dampfsterilisation im Autoklaven mit gespanntem Wasserdampf von mindestens 120°, entsprechend einem Überdruck von 1 at. Die Sterilisierzeit beträgt mindestens 20 Min.

Die Betriebszeit eines Sterilisiergerätes setzt sich zusammen aus Anheizzeit und Sterilisierzeit. Die Anheizzeit, die benötigt wird, um an allen Stellen des Sterilisiergutes die Sterilisiertemperatur zu erreichen, ist von der Bauart des Sterilisiergerätes, von der Art des Sterilisiergutes, seinem Volumen, der Beschickungsdichte und von der Erhitzungsweise abhängig und muß für jeden Gerätetyp und für jede Sterilisieraufgabe experimentell festgelegt werden. Die Geräte zur Heißluft- und Dampfsterilisation sind mindestens alle 2 Jahre und nach jeder größeren Reparatur zu überprüfen.

Thermolabile Arzneimittel, die nach Verfahren 1 oder 2 nicht ohne Beeinträchtigung der Qualität sterilisiert werden können, werden nach Verfahren 3 behandelt.

3. Die zur Sterilfiltration benötigten Geräte werden nach den Verfahren 1 oder 2 sterilisiert. Die durch Bakterienfilter filtrierte Lösung wird unter aseptischen Bedingungen in sterile Gefäße abgefüllt.

Arzneimittel, die auch nicht nach Verfahren 3 behandelt werden können, sind *aseptisch* herzustellen. Die einzelnen Bestandteile von Arzneigemischen werden, falls dies möglich ist, nach den Verfahren 1 oder 2 sterilisiert, andernfalls werden sie nach Verfahren 3 behandelt oder unter aseptischen Bedingungen mit sterilen Geräten zubereitet. Alle auf diese Weise vorbehandelten Arzneimittel werden aseptisch mit sterilen Geräten weiterverarbeitet und in sterile Gefäße eingefüllt, die keimdicht verschlossen werden.

Hinweise zur Sterilisation

Sterilisiergut	Verfahren
Gegenstände aus Glas, Porzellan, Metall und Asbest	Heißluftsterilisation oder Dampfsterilisation
Gegenstände aus Gummi	Dampfsterilisation
Verbandstoffe, Wäsche, Tücher, Arbeitskleidung, Papier	Dampfsterilisation
Thermostabile Lösungsmittel und Lösungen	Dampfsterilisation
Thermolabile Lösungsmittel und Lösungen	Sterilfiltration
Fette, Öle, Paraffine, thermostabile Pulver	Heißluftsterilisation
Thermolabile Pulver, Salben, Emulsionen, Aufschwemmungen	Aseptische Zubereitung

DAB 7-DDR:

Sterilisieren heißt Abtöten oder Entfernen aller lebensfähigen Vegetativ- und Dauerformen von pathogenen und apathogenen Mikroorganismen in Stoffen, Zubereitungen oder an Gegenständen[1].

---

[1] Die Definition geht insofern über die praktischen Möglichkeiten hinaus, als durch die für einen Arzneistoff verträglichen Sterilisationsverfahren nicht immer alle Mikroorganismen abgetötet werden können. So sind bestimmte Erdsporen, die Hochthermophilen, gegenüber gespanntem Wasserdampf sehr resistent. Sie werden selbst beim Erhitzen auf 120 oder 134° erst nach Einwirkungszeiten abgetötet, die für viele Arzneimittel nicht zuträglich sind. Da diese Erdsporen jedoch apathogen sind und nur unter besonderen Kulturbedingungen und bei Brutschranktemperaturen über 45° auskeimen, werden sie von den in Arzneibüchern üblichen Sterilitätsprüfungen nicht erfaßt. Die der Dampfsterilisation unterworfenen Arzneimittel und Gegenstände sollte man deshalb unter Angabe des Verfahrens nur als „sterilisiert" bezeichnen (vgl. H. BÖHME u. H. WOJAHN: Kommentar zum DAB 6 – 3. Nachtrag BRD, Stuttgart: Wissenschaftl. Verlagsges. 1959).

Desinfizieren heißt totes oder lebendes Material in den Zustand versetzen, daß es nicht mehr infizieren kann.

Die Sterilisation ist nach den Regeln der bakteriologischen Technik vorzunehmen. Die Vorbereitung und Durchführung der Sterilisation hat möglichst in nur dafür vorgesehenen Räumen unter aseptischen Bedingungen zu erfolgen.

Als steril dürfen Stoffe, Zubereitungen oder Gegenstände nur dann bezeichnet werden, wenn sie frei sind von allen lebensfähigen Vegetativ- und Dauerformen von Mikroorganismen, die unter den Züchtungsbedingungen der unter „Prüfung auf Sterilität" angegebenen Prüfmethode vermehrungsfähig sind.

Sterilisationsverfahren

a) Dampfsterilisation:

a_1) Behandlung mit gespanntem, gesättigtem Wasserdampf im Dampfsterilisator bei einer Temperatur von 121 bis 124°C.

a_2) Behandlung mit gespanntem, gesättigtem Wasserdampf im Dampfsterilisator bei einer Temperatur von 134 bis 136°C.

b) Heißluftsterilisation: Behandlung mit erhitzter, trockener Luft im Heißluftsterilisator bei einer Temperatur von 180 bis 200°C.

c) Tyndallisation: Behandlung mit strömendem Wasserdampf von 100°C an mindestens vier aufeinanderfolgenden Tagen. In der Zwischenzeit sind die zu sterilisierenden Stoffe oder Zubereitungen vor Licht geschützt bei einer Temperatur von 20 bis 25°C aufzubewahren.

d) Bakterienfreie Filtration: Filtration unter Verwendung von sterilisierten Filtriergeräten und sterilisierten bakterienundurchlässigen Filtern.

e) Aseptische Herstellung: Herstellung unter aseptischen Bedingungen.

Zuverlässige Sterilisationsverfahren stellen nur die unter a) und b) angegebenen dar.

Nach den Verfahren a) bis e) behandelte Stoffe, Zubereitungen oder Gegenstände bedürfen des Nachweises der Sterilität. Wird der Nachweis nicht geführt, so können diese Stoffe, Zubereitungen und Gegenstände nicht als steril bezeichnet werden. In diesem Fall ist auf dem Etikett anzugeben „Dampfsterilisiert", „Heißluftsterilisiert", „Tyndallisiert", „Bakterienfrei filtriert" oder „Aseptisch hergestellt".

Nach Verfahren d) und e) hergestellte Arzneimittel, bei denen der Nachweis der Sterilität nicht geführt worden ist, dürfen nur sehr kühl und höchstens einen Monat aufbewahrt werden.

Dampfsterilisatoren und Heißluftsterilisatoren sind vor ihrer Inbetriebnahme und mindestens in Abständen von 2 Jahren auf ihre Wirksamkeit zu prüfen. Hierzu dient als Sterilisations-Testmaterial in Filterpapier zu je 3,0 g abgepackte, getrocknete und gesiebte Erde mit einem so standardisierten Gehalt an nativen Sporen, daß eine Dampfresistenz von 5 Min. bei einer Temperatur von 121 bis 124°C im Dampfsterilisator gewährleistet ist. Nach 8 Min. muß bei gleicher Behandlung der Sporenerde-Standard steril sein.

Die Sterilisierzeiten sind abhängig von der Betriebsweise der Sterilisatoren. Sie werden durch den physikalischen Test (Thermoelement) und den biologischen Test (Sporenerde-Standard) ermittelt. Die Sterilisierzeit setzt sich aus der Ausgleichszeit und der Abtötungszeit einschließlich Sicherheitszuschlag zusammen.

Die Ausgleichszeit ist die Zeitspanne vom Erreichen der Sterilisiertemperatur, angezeigt durch das Thermometer des Sterilisators, bis zum Erreichen der Sterilisiertemperatur an allen Stellen des Nutzraumes und des Sterilisiergutes.

Die Abtötungszeit ist die Zeitspanne von der Beendigung der Ausgleichszeit bis zur erfolgten Abtötung aller Vegetativ- und Dauerformen von pathogenen und apathogenen Mikroorganismen bei der vorgeschriebenen Sterilisiertemperatur. Der einbegriffene Sicherheitszuschlag beträgt die Hälfte der eigentlichen Abtötungszeit.

Die Abtötungszeit einschließlich Sicherheitszuschlag beträgt

              bei dem Sterilisationsverfahren a_1): 12 Min.
              bei dem Sterilisationsverfahren a_2): 6 Min.
              bei dem Sterilisationsverfahren b): 25 Min.
              bei dem Sterilisationsverfahren c): 30 Min.

Die Zerstörung pyrogener Verunreinigungen in Stoffen, Zubereitungen oder an Gegenständen wird erreicht, wenn diese bei sinngemäßer Anwendung der Tabelle „Sterilisation verschiedener Stoffe, Zubereitungen und Gegenstände" nach Ablauf der Ausgleichszeit im Dampfsterilisator bei einer Temperatur von 121 bis 124°C 120 Min. bzw. im Heißluftsterilisator bei einer Temperatur von 200°C 60 Min. behandelt werden.

Stoffe, Zubereitungen oder Gegenstände sind frei von pyrogenen Verunreinigungen, wenn sie den unter „Prüfung auf pyrogene Verunreinigungen" gestellten Forderungen entsprechen.

Helv. VI — Entwurf:

Antimikrobielle Behandlung. Unter antimikrobieller Behandlung versteht die Pharmakopöe die Anwendung von Verfahren, mit welchen ein Zustand angestrebt wird, in dem Arzneimittel, Hilfsstoffe, Utensilien oder Behälter keine verunreinigenden Mikroorganismen enthalten.

Die Pharmakopöe fordert, daß bestimmte Arzneimittel keine verunreinigenden Mikroorganismen enthalten dürfen, und gibt Anleitung zur Herstellung solcher Arzneimittel. Diese Vorschriften beziehen sich auf die Verwendung von Ausgangsmaterialien, Hilfsstoffen und Geräten, die in geeigneter Weise antimikrobiell behandelt sein müssen, und soweit als möglich auch auf die antimikrobielle Behandlung des in gebrauchsfertige Behälter abgefüllten Arzneimittels. Der Hersteller hat sich durch geeignete Kontrollen zu vergewissern, daß die geforderten Ausgangsbedingungen erfüllt sind; analoge Kontrollen sind in verschiedenen Stufen des Herstellungsverfahrens vorzunehmen, besonders wenn dieses eine bestimmte Gefahr mikrobieller Verunreinigung darstellt.

Die Pharmakopöe fordert, daß bei einer Kontrolle des gebrauchsfertigen Arzneimittels verunreinigende Mikroorganismen mit einer an Sicherheit grenzenden Wahrscheinlichkeit nicht nachweisbar sein dürfen.

In jedem Einzelfall muß ein Verfahren gewählt werden, das die Eigenart der zu behandelnden Substanzen und Utensilien berücksichtigt, diese so wenig wie möglich schädigt und dennoch Sterilität erwarten läßt. Es kommen folgende antimikrobielle Verfahren in Betracht:

Abflammen:
Man hält den Gegenstand in eine Gas- oder Alkoholflamme oder zieht ihn mehrmals durch die Flamme.

Erhitzen im gesättigten Wasserdampf unter Druck:

3 Min. bei 135°/2 at Überdruck (Autoklav 135°)

20 Min. bei 120°/1 at Überdruck (Autoklav 120°)

Erhitzen im Trockenschrank:

30 Min. bei 180° (Trockenschrank 180°)

1¹/₂ Std. bei 160° (Trockenschrank 160°)

4 Std. bei 140° (Trockenschrank 140°)

Behandeln während 30 Minuten im freiströmenden Wasserdampf (Wasserdampf):
Bei den Wärmeverfahren sind, ausgenommen Abflammen, die geforderten Behandlungszeiten vom Zeitpunkt an einzuhalten, bei dem das Gut die vorgeschriebene Temperatur erreicht hat.

Keimfiltration:
Die zur Keimfiltration mit Über- oder Unterdruck verwendeten Filter können aus Asbest, Porzellanerde, Sinterglas, Celluloseestern oder einem anderen geeigneten Material bestehen.

Die Filterschicht muß für Mikroorganismen undurchlässig sein, aber nicht unbedingt auch Viren zurückhalten.

Filter und Filtergeräte müssen den antimikrobiellen Behandlungsverfahren (Autoklav 135° bzw. 120° oder Trockenschrank 180 bzw. 160°) unterworfen und vor Rekontamination geschützt aufbewahrt werden. Die Filter dürfen die zu filtrierende Flüssigkeit nicht wesentlich verändern; gegebenenfalls sind sie auf geeignete Weise vorzubehandeln. Lösungen, deren Bestandteile durch das Keimfilter zurückgehalten oder verändert werden, eignen sich nicht für die Keimfiltration. Wenn das Filtrat anfänglich eine Trübung, einen Niederschlag oder eine unerwünschte Färbung zeigt, so darf nur der Teil des Filtrats verwendet werden, welcher diese Veränderungen nicht mehr aufweist. Die keimfiltrierten Lösungen müssen so weiterverarbeitet, abgefüllt und aufbewahrt werden, daß jede Rekontamination ausgeschlossen ist. Wenn Keimfilter mehrfach benützt werden, müssen sie nach vorangegangener Reinigung den gleichen Verfahren unterworfen werden wie erstmals benützte. Zustand und Undurchlässigkeit der Keimfilter für Mikroorganismen sind regelmäßig zu kontrollieren. (Keimfiltration).

Vorsichtsmaßregeln zur Vermeidung einer mikrobiellen Verunreinigung:
Die zur Herstellung und Abgabe benötigten Utensilien und Behälter, das Lösungsmittel oder die Grundmasse werden nach den Verfahren der nachstehenden Tabelle behandelt, während die in Betracht kommenden Arzneimittel, wenn möglich frei von verunreinigenden Mikroorganismen, unter allen Vorsichtsmaßregeln zur Vermeidung mikrobieller Verunreinigungen abgewogen und verarbeitet werden (Vermeidung mikrobieller Verunreinigung).

Behandlung wärmeempfindlicher Arzneimittel und Gegenstände durch Zusatz antimikrobiell wirksamer Hilfsstoffe:
Ihre Wirkung kann durch Kombination mit dem Verfahren ,,Wasserdampf'' verstärkt werden, andererseits werden die Verfahren ,,Keimfiltration'' und ,,Vermeidung mikrobieller Verunreinigung'' durch die Anwendung antimikrobiell wirksamer Hilfsstoffe ergänzt (Zusatz antimikrobiell wirksamer Hilfsstoffe).

Arzneipräparate dürfen mit antimikrobiell wirksamen Hilfsstoffen versetzt werden, vorausgesetzt, daß diese mit dem Arzneimittel kompatibel sind, daß bei parenteraler Verabreichung außer in besonders begründeten Fällen höchstens 10 ml injiziert werden und daß das Arzneimittel nicht in den Subarachnoidalraum, die Hirnventrikel, das Knochenmark oder das Auge injiziert wird. Den Arzneipräparaten dürfen zum Beispiel

p-Hydroxybenzoesäureester	0,1%
p-Chlor-m-kresol	0,1%
Kresole	0,3%
Phenol	0,5%
Phenylquecksilbersalze	0,002%
Benzylalkohol	1%

oder andere geeignete antimikrobiell wirksame Hilfsstoffe in angemessener Konzentration zugesetzt werden.

Andere antimikrobielle Behandlungen:
Jede andere als die hier erwähnte antimikrobielle Behandlung (z. B. mit Äthylenoxid, Formaldehyd, Strahlen) ist zulässig, sofern sie die eingangs gestellten Anforderungen erfüllt.

Anwendung der antimikrobiellen Verfahren der Pharmakopöe:
Utensilien, Behälter und Arzneipräparate sind im allgemeinen nach folgenden Verfahren zu behandeln:

Utensilien und Behälter	Verfahren
Porzellanutensilien und -behälter	Abflammen, Autoklav oder Trockenschrank 180° oder 160°
Glasutensilien und -behälter	Autoklav oder Trockenschrank
Metallutensilien	Abflammen, Autoklav, Trockenschrank oder Wasserdampf
Metallwaagschalen	Abflammen oder Trockenschrank
Zinntuben (ohne Lacküberzug und Kunststoffteile, höchstens mit einem Korkscheibchen im Schraubverschluß)	Autoklav oder Trockenschrank 140°
Verschlüsse oder andere Gegenstände aus Natur-, Silicon- und Butylkautschuk	Autoklav, Wasserdampf oder Zusatz antimikrobiell wirksamer Hilfsstoffe
Kunststoff-, Papier- und Wattefilter	Autoklav oder Trockenschrank 140°

Arzneipräparate	Verfahren
Arzneimittel, die 120° bzw. 135° in wäßriger Lösung oder Aufschwemmung vertragen	Autoklav 120° bzw. 135°
Arzneimittel, die 120° nicht vertragen, wohl aber 100°	Wasserdampf mit Zusatz antimikrobiell wirksamer Hilfsstoffe oder Wasserdampf allein
Arzneimittel, die keine erhöhte Temperatur vertragen	Keimfiltration mit Zusatz antimikrobiell wirksamer Hilfsstoffe oder Keimfiltration allein
Arzneimittel, bei welchen Keimfiltration nicht in Betracht kommt	Vermeidung mikrobieller Verunreinigung unter gleichzeitigem Zusatz antimikrobiell wirksamer Hilfsstoffe oder Vermeidung mikrobieller Verunreinigung allein
Suspensionen, Suspensionssalben und Pasten, je nach Art ihrer Bestandteile	Trockenschrank 160° oder 140°, Vermeidung mikrobieller Verunreinigung unter gleichzeitigem Zusatz antimikrobiell wirksamer Hilfsstoffe oder Vermeidung mikrobieller Verunreinigung allein Wird im Trockenschrank 160° oder 140° behandelt, so ist die Zubereitung nachher unter Vermeidung mikrobieller Verunreinigung zu homogenisieren

(*Fortsetzung*)

Arzneipräparate	Verfahren
Wasserhaltige Salben (Schleimsalben, Emulsionssalben vom Typ O/W und W/O, je nach Art ihrer Bestandteile)	Autoklav, Wasserdampf mit Zusatz antimikrobiell wirksamer Hilfsstoffe oder Wasserdampf allein, Vermeidung mikrobieller Verunreinigung unter gleichzeitigem Zusatz antimikrobiell wirksamer Hilfsstoffe oder Vermeidung mikrobieller Verunreinigung allein.
	Wird im Autoklav oder Wasserdampf behandelt, so ist das Präparat nachher unter Vermeidung mikrobieller Verunreinigung zu homogenisieren
Fette, Vaselin, fetthaltige Salben und ähnliches	Trockenschrank 160° oder 140°
Öle, ölige Lösungen	Keimfiltration mit Zusatz von 4 bis 6% Benzylalkohol und anschließender Behandlung im Trockenschrank 120° 1 Std., Keimfiltration allein oder Trockenschrank 140°
Streupuder, je nach Art ihrer Bestandteile	Autoklav, Trockenschrank 140° oder Vermeidung mikrobieller Verunreinigung

Nach einer antimikrobiellen Behandlung müssen die Arzneimittel den Anforderungen der physikalischen Kontrolle dieser Behandlung genügen oder die Prüfung auf verunreinigende Mikroorganismen bestehen.

Anmerkung: Während des Autoklavierens ist durch Fernthermometer und Temperaturschreiber laufend die Temperatur im Autoklaveninnern an mehreren Stellen zu messen.

Sind dadurch die vorgeschriebene Temperatur und Einwirkungszeit bewiesen, ist keine weitere Prüfung erforderlich (physikalische Kontrolle).

USP XVII:

Dampf-Sterilisation. Dieser Prozeß wird in einem Autoklaven ausgeführt und benützt gesättigten Wasserdampf unter Druck. Es ist in den meisten Fällen die Methode der Wahl, wenn das Produkt diese Behandlung verträgt. Die Arbeitstemperatur ist gewöhnlich 121°, gemessen mit einem genau anzeigenden oder schreibenden Thermometer in der Dampfableitung des Autoklaven. Da der Prozeß sowohl auf der Gegenwart von Feuchtigkeit als auch auf der erhöhten Temperatur beruht, müssen entsprechende Maßnahmen sichern, daß alle Luft aus der Kammer vor Beginn der Sterilisation entfernt ist. Die Zeit der Einwirkung wechselt mit der Natur des Produktes und der Größe der Behälter. Eine Lösung, die in dünnwandigen 50-ml-Ampullen gepackt ist, kann 121° in 6 bis 8 Min. erreichen, nach der Anzeige dieser Temperatur in der Dampfableitung, während 20 Min. oder mehr erforderlich sind, falls eine Lösung in dickwandigen 1 000-ml-Glasflaschen abgefüllt ist. Es ist wünschenswert die Hitzeverteilung, besonders in neuen oder reparierten Autoklaven oder nach Wechsel in den Bedingungen der Füllung in verschiedenen horizontalen oder vertikalen Ebenen der Kammer mittels geeigneten Anzeigern zu messen.

Für diesen Zweck sind Thermoelemente, die in gleichartige Behälter der Präparation eingesenkt sind, die sterilisiert wird, vorzuziehen (mit Temperaturschreiber). Während des Prozesses geben diese Instrumente einen viel besseren Nachweis der tatsächlichen Bedingungen im Autoklaven als ein Thermometer in der Dampfableitung. Der Gebrauch eines fernschreibenden Thermometers ist für die Bedienungszwecke und für einen dauernden Nachweis jeder Sterilisations-Periode wünschenswert.

Bei physiologischer Kochsalzlösung ist keine Kühlung nötig, während z. B. Dextrose-Lösung unbedingt eine rasche Abkühlung nach der Sterilisation erfordert, um Zersetzung zu vermeiden.

Fraktionierte Sterilisation, bei der Lösungen an jedem von drei oder mehr aufeinanderfolgenden Tagen auf eine Temperatur erhitzt werden, hoch genug, um vegetative Zellen zu töten, aber nicht Sporen, ist selten für Lösungen befriedigend, die kein „Nährmaterial" enthalten, vor allem, weil Bakteriensporen in den Perioden zwischen der Hitzebehandlung nicht auskeimen.

BP 68 und BPC 68:

Für die Herstellung von *Injektionslösungen* werden folgende Sterilisationsmethoden an gewandt:

Sterilisation von Gefäßen und Behältern. Diese werden von Fett befreit und dann sterilisiert entweder

durch 1stdg. Erhitzen auf mindestens 160°,

durch gespannten Wasserdampf im Autoklaven bei 115 bis 116° während 30 Min.,

durch 30 Min. langes Kochen am Rückflußkühler in einer 0,2%igen (w/v) Lösung von Chlorkresol in „gereinigtem" Wasser und nachfolgendes Abspülen mit Wasser zur Injektion unter aseptischen Bedingungen oder

durch eine andere geeignete, wirksame Methode.

Sterilisation durch Erhitzen im Autoklaven. Die in Einzelbehälter abgefüllten Lösungen oder Präparate werden bakteriendicht verschlossen und anschließend im Autoklaven mit gespanntem Wasserdampf 30 Min. lang auf 115 bis 116° erhitzt. Die Sterilisationszeit beginnt erst nach Erreichen der geforderten Temperatur. Die Anheizzeit ist von einer Anzahl von Faktoren abhängig, wie Zahl, Größe und Anordnung der Einzelbehälter, Art des Materials, aus dem sie gefertigt sind, und Konstruktion des Autoklaven.

Sterilisation durch Erhitzen mit einem Bakterizid. Die Zubereitung wird durch Lösen oder Suspendieren des Medikaments in einer 0,2%igen (w/v) Lösung von Chlorkresol in Wasser zur Injektion oder in einer 0,002%igen (w/v) Lösung von Phenylmercurinitrat in Wasser zur Injektion hergestellt. Nach Abfüllen in die Einzelbehälter werden diese bakteriendicht verschlossen, auf 98 bis 100° erhitzt und 30 Min. bei dieser Temp. gehalten.

Das benutzte Bakterizid darf die Wirksamkeit des Medikaments nicht beeinträchtigen und keine Trübung verursachen.

Lösungen von Arzneimitteln, die zur intravenösen Injektion bestimmt sind, sollen nicht nach dieser Methode hergestellt werden, wenn eine Einzeldosis der Injektion größer als 15 ml ist.

Lösungen von Arzneimitteln, die für intrathecale, intracisternale oder peridurale Injektionen bestimmt sind, sollen nicht nach dieser Methode hergestellt werden.

Sterilisation durch Filtration. Lösungen, die durch Filtration sterilisiert werden, sollen genügend von einem geeigneten Bakterizid enthalten, um das Wachstum an Mikroorganismen zu verhindern, und sind durch ein geeignetes steriles bakteriendichtes Filter zu filtrieren. Wenn die Lösungen für intrathecale, intracisternale oder peridurale Injektionen gebraucht werden oder für intravenöse Injektionen in Dosen über 15 ml, ist das Bakterizid wegzulassen. Nachdem die Lösung unter aseptischer Technik in die sterilisierten Endbehälter abgefüllt wurde, die endgültig bakteriendicht verschlossen wurden, ist sie der Prüfung auf Sterilität zu unterziehen.

Sterilisation von öligen Lösungen. Ölige Lösungen werden in die Endbehälter abgefüllt, die dann entweder endgültig oder aber nur vorläufig bakteriendicht verschlossen werden. Die Behälter werden so lange erhitzt, daß die ganze Lösung in jedem Behälter während 1 Std. auf 150° gehalten wird. Die nur vorläufig verschlossenen Behälter werden dann unter Anwendung aseptischer Verfahren endgültig bakteriendicht verschlossen.

Anmerkung: In einem Falle, in dem die beschriebenen Methoden oder Spezialmethoden, die im Einzelfall vorgeschrieben sind, nicht durchgeführt werden können, ist es Pflicht des Apothekers, den Aussteller des Rezeptes zu verständigen.

Sterilisation von Gummiverschlüssen. Nach entsprechender Reinigung werden die Gummiverschlüsse in einer wässerigen Lösung eines Bakterizids im verschlossenen Behälter im Autoklaven so lange sterilisiert, daß der gesamte Inhalt 30 Min. lang auf 115 bis 116° gehalten wurde.

Pulverförmige Substanzen können nach einem der nachstehend aufgeführten Verfahren sterilisiert werden. Die zur Sterilisation notwendigen Bedingungen müssen für jede Substanz gesondert ermittelt werden, um Zersetzung oder Verschlechterung des Präparates zu vermeiden.

Filtration. Eine Lösung der Substanz in einem geeigneten inerten Lösungsmittel wird durch ein steriles, bakteriendichtes Filter in einen sterilen Behälter filtriert, das Lösungsmittel entfernt und der Rückstand in kristalliner Form oder als fester Körper erhalten und, falls nötig, gepulvert.

Aseptische Vorsichtsmaßregeln sind während des ganzen Arbeitsganges einzuhalten.

Hitze. Die Substanz wird in dünner Schicht in einem geeigneten Behälter in einem Heißluftsterilisator erhitzt, bis das ganze Pulver 150° erreicht hat. Es wird dann 1 Std. auf dieser Temperatur gehalten. Manche Substanzen können in einem Muffelofen auf Rotglut erhitzt werden.

Ionisierende Strahlen. Die Substanz wird Röntgenstrahlen, Gammastrahlen oder beschleunigten Elektronen ausgesetzt, wobei sie einer Dosis von mindestens 2,5 Megarad unterworfen wird.

(Anmerkung: Diese Dosis sei besonders bei gefriergetrockneten Substanzen viel zu niedrig. — Powell, D. B.: Symposium „Sterilisation of surgical Materials", London 1961.)

Gas. Die Substanz wird Äthylenoxid oder einer Mischung von 10 Vol. Äthylenoxid und 90 Vol. CO_2 ausgesetzt. Äthylenoxid ist in allen Mischungen mit Luft sehr explosiv und leicht entflammbar, während es in Mischung mit CO_2 sicherer ist[1]; Stickstoff oder ein anderes geeignetes inertes Gas können ebenfalls als Verdünnungsmittel verwendet werden.

Dazu wird die Substanz in einen Behälter gebracht, der auf etwa 10 Torr evakuiert und dessen Inhalt mit Wasser auf 60% Luftfeuchtigkeit eingestellt wird. Dann wird Äthylenoxid oder die Mischung von Äthylenoxid und CO_2 einströmen lassen, bis Atmosphärendruck erreicht ist. Der Behälter soll auf 60° erwärmt und soll während der nötigen Zeit auf dieser Temperatur gehalten werden. Bevor der Behälter geöffnet wird, soll das Äthylenoxid durch CO_2 verdrängt werden. Der Wirkungsgrad der Sterilisation von Äthylenoxid ist abhängig von der Gaskonzentration und der Einwirkungszeit. Sie ist ebenso abhängig von der Temperatur, bei der das Verfahren vor sich geht. Der Koeffizient für je 10° Temperaturänderung ist ungefähr 2,7.

CF 65:

Folgende Entkeimungsverfahren sind angegeben:

a) Gespannter Wasserdampf 100 bis 120°, Einwirkungsdauer entsprechend der gewählten Temperatur und dem Inhalt der Gefäße.

b) Trockene Hitze: 150 bis 170°. Diese Methode ist die häufigste, um ölige Zubereitungen zu sterilisieren.

c) Hitze unter 100° durch verschiedene Zeitintervalle, die abhängen: von der Anzahl der Erwärmungen (3 bis 24 Std. Intervall bei Tyndallisation); von der gewählten Temperatur zwischen 56 und 100°; vom Zusatz einer bakteriostatischen Substanz. Die Gefäße sind vorzusterilisieren.

d) Sterilfiltration.

e) Gassterilisation (Formaldehyd, Äthylenoxid, Ozon) unter angepaßten Bedingungen der Dauer, der Temperatur, der Feuchtigkeit, der Konzentration. Diese Methode ist vor allem bei verschiedenen pulverförmigen Medikamenten anzuwenden.

CsL 2:

Sterilisationsmethoden:

a) Abflammen mittels einer Gasflamme, 20 Sek.

b) Heißluftbehandlung im Trockenschrank bei 155 bis 165°, 2 Std.

c) Auskochen in Wasser, 20 bis 30 Min., mit Zusätzen, wie 1 bis 2% Natriumcarbonat, Natriumtetraborat u. a.

d) Auskochen von Flüssigkeiten, 30 Min., unter sterilen Kautelen.

e) Erhitzen von Flüssigkeiten unter Zusatz bakterizider Stoffe wie 0,1% Chlorkresol oder 0,001% Phenylmercuriborat auf 98 bis 100°, 30 Min.

f) in strömendem Wasserdampf (100°), 1 Std.

g) unter Druck im Autoklaven 120°, 15 bis 20 Min.

h) Erhitzen auf 60 bis 65°, eine Stunde an fünf aufeinanderfolgenden Tagen (Tyndallisieren, fraktionierte Sterilisation).

i) Entkeimungsfiltration (Porzellanfilter, Infusorienerde, Asbest, Membranfilter).

Für verschiedene Kategorien von Gegenständen sind vorgeschrieben:

Ampullen und Infusionsflaschen — Vorsterilisieren nach b) 2 Std. Heißluft bei 180°. *Glasgefäße zum Aufbewahren von Arzneimitteln* — entweder b) Heißluft 3 Std. bei 160° oder g) Autoklavieren 20 Min. bei 120°. *Glas- und Porzellangegenstände* allgemein entweder b) Heißluft 160°, 3 Std. oder g) 120°, 1 Std. *Metallgegenstände aller Art* (auch Injektionsspritzen u. a. m.) je nach Möglichkeit: abflammen nach a) oder nach b) Heißluft 160°, 3 Std. oder nach c).

Nord. 63:

Behandlungsmethoden. 1. Aseptische Zubereitung. Die Zubereitung erfolgt unter möglichstem Ausschluß der Infektion von außen. Alle Geräte, Lösungsmittel oder Dispersionsmittel und Behälter müssen sterilisiert sein.

2. Sterilfiltration. Filtration durch sterile, bakteriendichte Filtermaterialien und anschließende aseptische Verteilung in sterile Behälter.

---

[1] Vgl. dazu S. 449.

3. Bei 100° 20 Min. im strömenden Wasserdampf erhitzen.

4. Autoklavieren, Erhitzen im gespannten Wasserdampf von 120° (118 bis 122°) für 20 Min.

5. Heißluftsterilisation. Erhitzen in Luft von

A: 160° (155 bis 165°), 2 Std.,
B: 140° (135 bis 145°), 3 Std.

6. Abflammen. Einwirkung einer offenen Flamme oder Glühen.

Der Beginn der Sterilisationszeit rechnet von dem Zeitpunkt an, da alle Teile die geforderte Temperatur erreicht haben.

PI.Ed. II:

Gefäße und Behälter. Gefäße und Behälter werden gereinigt und dann sterilisiert: a) durch zweistündiges Erwärmen auf 170° oder b) durch 30 Min. langes Behandeln mit gesättigtem Wasserdampf im Autoklaven bei 115 bis 116° oder c) durch 30 Min. dauerndes Kochen am Rückflußkühler, entweder in einer 0,2 (g/v)prozentigen Lösung von Chlorkresol in destilliertem Wasser oder in einer andern geeigneten bakteriostatischen Lösung mit nachfolgendem Waschen mit Wasser für Injektionszwecke unter aseptischen Bedingungen. Diese Methoden werden unter der Voraussetzung angewendet, daß die Herstellungsgefäße und die Behälter nicht beschädigt oder irgendwie für die Herstellung und Lagerung parenteral injizierbarer Arzneimittel unbrauchbar gemacht werden.

Wäßrige Lösungen und Suspensionen. Methode 1 — *Erhitzen im Autoklaven:* Eine Lösung oder ein Präparat, das durch Erhitzen im Autoklaven sterilisiert werden soll, wird in die geeigneten Behälter verteilt, dann werden diese Behälter endgültig verschlossen. Beträgt die Füllung jedes Behälters höchstens 100 ml, so werden diese Behälter in gespanntem Wasserdampf bei 115 bis 116° 30 Min. lang erhitzt. Beträgt das Volumen in jedem Behälter mehr als 100 ml, so müssen die Behälter dementsprechend länger, d. h. so lange dieser Behandlung unterworfen werden, bis die gesamte Lösung in jedem Behälter mindestens 30 Min. lang auf 115 bis 116° erhitzt worden ist. Für bestimmte injizierbare Arzneimittel werden besondere Angaben über die Temperatur und die Dauer des Erhitzens in den Einzelartikeln gemacht.

Methode 2 — *Erhitzen mit einem keimtötenden Mittel:* Die Lösung wird durch Lösen oder Aufschwemmen des Arzneimittels in einer 0,2 (g/v)prozentigen Lösung von Chlorkresol in Wasser für Injektionszwecke oder in einer anderen Lösung eines geeigneten Bakterizides in Wasser für Injektionszwecke hergestellt. Die Lösung oder die Suspension des Arzneimittels wird in die geeigneten Behälter verteilt, dann werden diese Behälter endgültig verschlossen. Beträgt die Füllung jedes Behälters höchstens 30 ml, so werden diese Behälter 30 Min. lang auf 98 bis 100° erwärmt. Ist das Volumen in jedem Behälter größer als 30 ml, so müssen die Behälter dementsprechend länger, d. h. so lange dieser Behandlung unterworfen werden, daß die gesamte Lösung in jedem Behälter mindestens während 30 Min. auf 98 bis 100° erhitzt wird.

Arzneimittellösungen, deren Einzeldosen größer als 15 ml sind und die für intravenöse Injektionen verwendet werden sollen, dürfen nicht nach dieser Methode hergestellt werden.

Arzneimittellösungen, die für intrathecale, intracisternale oder peridurale Injektionslösungen verwendet werden sollen, dürfen nicht nach dieser Methode sterilisiert werden.

Methode 3 — *Filtration:* Eine Lösung, die durch Filtration sterilisiert werden soll, wird durch ein geeignetes steriles, bakteriendichtes Filter filtriert. Nachdem diese Lösung unter aseptischen Bedingungen in die endgültigen sterilisierten Behälter verteilt worden ist, und nachdem diese Behälter endgültig verschlossen worden sind, wird die Lösung der Prüfung auf Sterilität, die in Anlage 44 (PI.Ed. II) beschrieben ist, unterworfen. Sie muß den Forderungen dieser Prüfung entsprechen.

Ölige Lösungen und Suspensionen. Methode 4 — *Trockene Hitze:* Eine Lösung, Emulsion oder Suspension in Öl oder einem anderen nichtwäßrigen Arzneimittelträger wird in die entsprechenden Behälter verteilt, die dann entweder zugeschmolzen oder vorübergehend so verschlossen werden, daß Kontamination ausgeschlossen ist. Beträgt die Füllung jedes Behälters höchstens 30 ml, so werden diese Behälter 2 Std. lang auf 150° erhitzt. Ist das Volumen in jedem Behälter größer als 30 ml, so müssen diese Behälter dementsprechend länger, d. h. so lange dieser Behandlung unterworfen werden, bis die gesamte Lösung, Emulsion oder Suspension in jedem Behälter mindestens 2 Std. lang auf 150° erhitzt worden ist. Behälter, die nur vorübergehend verschlossen worden sind, müssen hierauf endgültig verschlossen werden.

Methode 5 — *Aseptisches Verfahren:* Wenn eine ölige Lösung, Emulsion oder Suspension wegen möglicher physikalischer oder chemischer Veränderungen nicht auf 150° erhitzt werden darf, so wird diese Lösung, Emulsion oder Suspension unter aseptischen Bedingungen hergestellt. Hierzu werden Öl oder isolierte oder synthetische Ester der höheren Fettsäuren, die vorher eine Stunde lang auf 150° erwärmt wurden, verwendet. Die Lösung, Emulsion oder

Suspension wird unmittelbar danach in vorher sterilisierte Behälter gebracht, und diese werden sofort so verschlossen, daß eine Kontamination ausgeschlossen ist.

Sterilität. Alle Injektionslösungen müssen den Forderungen der Prüfungen auf Sterilität entsprechen.

ÖAB 9 und 1. Nachtrag:

Die im Arzneibuch beschriebenen Verfahren zur Entkeimung führen, unter Berücksichtigung der Eigenart und Menge des zu behandelnden Materials, zu einer für den jeweiligen Verwendungszweck erforderlichen Entkeimungsstufe.

Die in der pharmazeutischen Technik gebräuchlichen Verfahren sind folgende:

a) Erhitzen im freiströmenden Wasserdampf (von etwa 100°) während 30 Min.

b) Erhitzen im gesättigten Wasserdampf im Autoklaven während 30 Min. bei 110°.

c) Erhitzen im gesättigten Wasserdampf im Autoklaven während 30 Min. bei 120°.

d) Erhitzen im gesättigten Wasserdampf im Autoklaven während 10 Min. bei 140°.

e) Erhitzen im Heißluftsterilisator während 2 Std. bei 140°.

f) Erhitzen im Heißluftsterilisator während 2 Std. bei 160°.

g) Ausglühen.

h) Keimfiltration mit Überdruck oder Unterdruck und aseptische Weiterverarbeitung.

Die zur Keimfiltration erforderlichen Geräte sind nach den Verfahren d) oder f) zu behandeln. Der Zustand der Keimfilter und ihre Undurchlässigkeit für Bakterien muß regelmäßig überprüft werden.

Die bei den einzelnen Verfahren geforderten Zeiten gelten von dem Zeitpunkt der Erreichung der vorgeschriebenen Temperatur im Entkeimungsgut. Nur die Verfahren d), f) und g) gewährleisten Sterilität.

Unter Sterilität versteht man das Freisein von lebensfähigen Keimen aller Art.

Aseptisches Verfahren: Sind die angeführten Verfahren bei bestimmten Arzneizubereitungen nicht anwendbar, so ist nach dem aseptischen Verfahren vorzugehen. Dabei werden das Lösungsmittel oder das Konstituens und die zur Herstellung und Abgabe nötigen Geräte und Gefäße einzeln entkeimt, während die gegen Hitze empfindlichen Arzneistoffe unter aseptischen Vorsichtsmaßregeln abgewogen und aufgelöst bzw. beigemischt werden.

Geräte und Gefäße sind im allgemeinen nach folgenden Verfahren zu entkeimen:

Geräte und Gefäße aus Porzellan oder Metall	nach d), f) oder g);
Geräte und Gefäße aus Glas	nach d) oder f);
Zinntuben (ohne Lacküberzug und Kunststoffteile, höchstens mit einem Korkscheibchen im Schraubverschluß	nach d) oder f);
Verschlüsse und andere Gegenstände aus Kautschuk	nach d).

Beim aseptischen Arbeiten sind Waagschalen aus Metall zu verwenden, die nach d) oder f) entkeimt werden können.

Arzneimittel in wäßriger Lösung oder Aufschwemmung, die sich bei einer Temperatur von 140° nicht verändern oder zersetzen, sind nach d) zu entkeimen. Arzneimittel, die diese Temperatur nicht vertragen, sind nach h) und anschließend, entsprechend ihrer Hitzebeständigkeit, nach c), b) oder a) zu behandeln. Vertragen sie überhaupt keine erhöhte Temperatur, so bedient man sich nur des Verfahrens h).

Suspensionen, Suspensionssalben und Pasten werden je nach Art ihrer Bestandteile nach d), e) oder f) behandelt oder keimarm nach dem aseptischen Verfahren hergestellt. Das Präparat ist nachher unter aseptischen Bedingungen zu homogenisieren.

Wasserhaltige Salben (Schleimsalben und Emulsionssalben vom Typ Öl in Wasser und Wasser in Öl) werden keimarm hergestellt, indem man je nach Art ihrer Bestandteile nach a) oder b) vorgeht oder nach dem aseptischen Verfahren arbeitet. Das Präparat ist nachher unter aseptischen Bedingungen zu homogenisieren.

Pulverförmige Stoffe werden je nach Art ihrer Bestandteile nach e) oder f) behandelt oder keimarm nach dem aseptischen Verfahren hergestellt.

Verbandstoffe werden nach c) behandelt.

Konservierungsmittel: Zur Verhinderung von Keimwachstum kann den Arzneizubereitungen ein geeignetes Konservierungsmittel zugesetzt werden. Für wäßrige Lösungen kommen insbesondere in Betracht:

      0,1% p-Hydroxybenzoesäureester,

      0,2% Chlorkresol

      0,3% Kresol,

      0,5% Trichlor-tertiär-butylalkohol (Chlorbutanol),

      0,02% Benzalkoniumchlorid,

0,001—0,002% Phenylquecksilberverbindungen.

Zusammenfassende Anmerkung: Arzneistoffe, Arzneizubereitungen und Materialien dürfen nur dann als „steril" bezeichnet werden, wenn sie den Anforderungen der Prüfung auf Sterilität (S. 455) genügen. Wurde diese Prüfung nicht durchgeführt, so darf die Bezeichnung „steril" nicht gebraucht werden, sondern es ist das angewendete Entkeimungsverfahren anzugeben.

Nach dem aseptischen Verfahren hergestellte Präparate sind als „aseptisch zubereitet" zu bezeichnen.

Anmerkung: Da das Verfahren d) „10 Min. bei 140°" technische Schwierigkeiten aufweist (hohe Beanspruchung von Gummiverschlüssen, extrem hoher Innendruck in Infusionsflaschen u. a. m.), enthält der Nachtrag zum ÖAB 9 folgende Variante: Das obige Verfahren [zu d)] kann auch ersetzt werden durch vorgängige Keimfiltration und nachfolgende Entkeimung im Autoklaven durch 20 Min. bei 120° im gesättigten Wasserdampf.

Dieser Variante liegt folgende Überlegung zugrunde: Durch die Keimfiltration sollen Dauerformen, die allenfalls durch 120° nicht vernichtet werden, vorgängig entfernt werden. Die nachfolgende Entkeimung bei 120° ist eine Sicherheitsmaßnahme, um Keime (Viren) abzutöten, die durch die Keimfiltration nicht entfernt wurden.

Ross. 9:

Die *Sterilisation* wird in der pharmazeutischen Praxis zum Abtöten von Bakterien, ihrer Sporen und anderer lebensfähiger Mikroorganismen verwendet. Die Wahl des Sterilisationsverfahrens ist vom Material abhängig, das sterilisiert wird. Dabei muß die Haltbarkeit des zu sterilisierenden Materials bei hohen Temperaturen und die Gewährleistung, daß sich das gesamte Material als steril erweisen wird, beachtet werden.

In der Praxis werden folgende Methoden verwendet:

1. Glühen in der freien Flamme.
2. Erhitzen in einem Trockenschrank bei 160 bis 170° während 1 Std.
3. Kochen in Wasser während 30 bis 60 Min.
4. Erhitzen in strömendem Wasserdampf bei 100° während 30 bis 60 Min.
5. Erhitzen in Wasserdampf im Autoklaven bei 110° (0,5 atü) während 60 Min. oder bei 120° (1 atü) während 15 bis 20 Min.
6. Tyndallisation oder Erwärmen auf 60 bis 65° je 1 Std. täglich an 5 Tagen oder auf 70 bis 80° an 3 Tagen, indem das zu sterilisierende Material in den Zwischenzeiten bei einer Temperatur von 25 bis 37° aufbewahrt wird.
7. Aseptische Zubereitung: Lösungsmittel, Salbengrundlagen, Instrumente und Aufnahmegefäß werden getrennt sterilisiert; die Arzneimittel werden aseptisch abgewogen und ebenfalls aseptisch im sterilen Lösungsmittel gelöst oder mit sterilen Instrumenten mit der sterilen Grundlage vermischt und in ein steriles Gefäß gefüllt.

In Abhängigkeit von den Eigenschaften des Medikamentes oder des Gegenstandes wird nachfolgend verwendet für:

a) Metalle die Methode 1, 2, 4 und 5;

b) Kautschuk die Methode 4 und 5;

c) Glas, Porzellan die Methode 1, 2, 4 und 5;

d) Watte, Mull, seidenes Nahtmaterial (jedoch nicht Katgut) und Filterpapier die Methode 5;

e) hitzebeständige Pulver die Methode 2;

f) Flüssiges Paraffin und Pflanzenöle die Methode 2 oder im Autoklaven bei 120° während 2 Std.

g) Arzneimittellösungen, die ein Erhitzen ohne Veränderung aushalten, die Methode 4 und 5;

h) Lösungen, die flüchtige Stoffe enthalten, die Methode 4 und 5 — in einem hermetisch verschlossenen Gefäß.

Wenn bei der Sterilisation von Salben, Pasten, Suspensionen ihre Homogenität verloren geht oder sich der Dispersionsgrad der zerteilten Phase verringert, wird nur die Grundlage oder das Lösungsmittel sterilisiert und die (Arznei-)Form (Salbe oder Suspension) nach Methode 7 angefertigt.

Die Herstellung steriler Lösungen oder anderer Arzneiformen ist in einem sauberen, gut beleuchteten und von unnötigen Gegenständen freien Raum durchzuführen. Vor der Arbeit wird der Raum einer gründlichen Reinigung mit anschließender Desinfektion unterworfen. Personen, die die Arbeit zur Herstellung steriler Lösungen und anderer Arzneiformen ausführen, müssen sich vorher sorgfältig die Hände mit Seife waschen, dann diese mit einer desinfizierenden Lösung bearbeiten (desinfizieren) und sich für die Arbeitszeit mit einem sterilen Kittel, Kopftuch oder Mütze und einer Maske, die Mund und Nase bedeckt, ankleiden. Alle Gefäße und die Apparatur (Pipetten, Bechergläser, Spritzen, Gummischläuche, Mull usw.), die zur Herstellung steriler Lösungen und anderer Arzneiformen verwendet werden, müssen steril sein.

Wenn unumgänglich schnell eine sterile Lösung oder andere Arzneiform herzustellen ist aus Stoffen, die sich beim Erhitzen zersetzen, wird das Präparat aseptisch hergestellt unter

Hinzufügung von 0,5% Phenol oder 0,3% Trikresol[1] oder mit gesättigter Chloretonlösung[2]. Derartige Präparate werden in Wasser gestellt und auf 80° erwärmt. Bei dieser Temperatur wird das Erwärmen mindestens 30 Min. fortgesetzt.

Die zur Aufnahme der sterilen Lösungen verwendeten Gefäße werden zuvor zusammen mit den Verschlüssen (aus Glas, Watte) nach Methode 2, 4, 5 sterilisiert und Kork- und Gummi-Stopfen nach Methode 5 sterilisiert.

Alle Lösungen zur parenteralen Injektion, die eine breite Anwendung haben und in großen Mengen hergestellt werden, werden außer einer chemischen Kontrolle auch noch einer bakteriologischen Untersuchung unterworfen.

In den Pharmakopöen angegebene Temperaturen und Einwirkungszeiten

a) *Feuchte Hitze (Autoklavieren)*

Temperatur	Dauer	Ph. und Anmerkungen
140°	10 Min.	ÖAB 9 und 1. Nachtrag
134—136°	variabel	DAB 7-DDR
135°	3 Min.	Helv. VI — Entwurf
121—124°	variabel	DAB 7-DDR
121°	variabel	USP XVII
120°	30 Min.	ÖAB 9 und 1. Nachtrag
>120°	>20 Min.	DAB 7-BRD
120°	20 Min.	Helv. VI — Entwurf, Jug. II, Nord. 63
120°	15—20 Min.	CsL 2, Ross. 9
100—120°	variabel	CF 65
115—116°	30 Min.	BP. 68, PI.Ed. II
110°	60 Min.	Ross. 9
110°	30 Min.	ÖAB 9 und 1. Nachtrag
100°	30—60 Min.	Ross. 9, CsL 2, Jug. II
100°	30 Min.	Helv. VI — Entwurf, ÖAB 9
100°	20 Min.	Nord. 63

Anmerkung: ÖAB 9 — 1. Nachtrag: Arzneimittel in wässeriger Lösung, die eine Temperatur von 140° nicht vertragen, sind der Keimfiltration zu unterziehen und anschließend entsprechend ihrer Hitzebeständigkeit 30 Min./120° oder 30 Min./110° oder 30 Min./100° im Autoklaven bzw. im strömenden Wasserdampf zu behandeln.

Sind flüssige Injektionspräparate für einmalige Anwendung am Patienten innerhalb von 48 Std. nach ihrer Herstellung bestimmt, so kann die Anwendung des Verfahrens h) (Keimfiltration) vor der Hitzebehandlung unterbleiben; auch bei Arzneimitteln, die eine Temperatur von 140° vertragen, genügt in diesem Falle die Behandlung nach c) (30 Min. 120° im Autoklaven). Diese Injektionspräparate haben außer der üblichen Signierung noch folgende Aufschrift zu tragen: „Entkeimt durch ... nur zur einmaligen Anwendung am Patienten bis spätestens ...; kühl aufbewahren.‟

b) *Feuchte Hitze — Fraktioniertes Erhitzen, Tyndallisieren*

Temperatur	Dauer	Ph. und Anmerkungen
100°	Variabel; mindestens an vier aufeinanderfolgenden Tagen	DAB 7-DDR
80°	je 1 Std. an drei aufeinanderfolgenden Tagen	Belg. — Nachtr. (1940)
70—80°	je 1 Std. an drei aufeinanderfolgenden Tagen	CsL 2; Ross. 9
60—80°	je 1 Std. an drei aufeinanderfolgenden Tagen	Jug. II
56—100°	3 bis 24 Std. Intervall mehrere Male	CF 65
60—65°	je 1 Std. an fünf aufeinanderfolgenden Tagen	CsL 2; Ross. 9
60°	je 1 Std. an fünf aufeinanderfolgenden Tagen	Belg. — Nachtr. (1940)

---

[1] Trikresol, Trikresolum-o, m, p-Kresol-Gemisch.

[2] Chloreton = Chlorbutanolum hydratum, 1,1,1-Trichlor-2-methylpropanol-2.

$$\text{Cl}_3\text{C}-\overset{\displaystyle \text{CH}_3}{\underset{\displaystyle \text{CH}_3}{\text{C}}}-\text{OH}$$

c) Feuchte Hitze — Zusatz von Bakteriostatica

Temperatur	Dauer	Ph. und Anmerkungen
98 — 100°	30 Min.	Zusatz von 0,2% Chlorkresol Pl.Ed. II
98 — 100°	30 Min.	Zusatz von 0,1% Chlorkresol oder 0,001% Phenyl-quecksilberborat. CsL 2
98 — 100°	30 Min.	Zusatz von 0,2% Chlorkresol oder 0,002% Phenyl-mercurinitrat. BP 68

d) *Bakteriostatica*, die in den Ph. als Zusätze angegeben werden ohne Bezug auf ein bestimmtes Entkeimungsverfahren — zur Verwendung bei Augentropfen oder bei Gefäßen, die zur wiederholten Entnahme bestimmt sind (Durchstichfläschchen):

0,1% p-Hydroxybenzoesäureester,   0,02% Benzalkoniumchlorid,
0,2% Chlorkresol,   0,5 % Phenol,
0,3% Kresol,   0,001 — 0,002% Phenylquecksilberverbin-
0,5% Chlorbutanol,   dungen.

e) *Trockene Hitze*

Temperatur	Dauer	Ph. und Anmerkungen
Abflammen, Ausglühen	ohne Dauer	Helv. VI — Entwurf, Nord. 63
		ÖAB 9, Ross. 9
Abflammen, Ausglühen	20 Sek.	CsL 2, Jug. II
180 — 200°	variabel	DAB 7-DDR
180°	> 30 Min.	DAB 7-BRD
180°	30 Min.	Helv. VI — Entwurf
170°	2 Std.	Pl.Ed. II
160 — 170°	2 — 4 Std.	USP XVII
160 — 170°	1 Std.	Ross. 9
150 — 170°	variabel	CF. 65
155 — 165°	2 Std.	CsL 2, Nord. 63
160°	2 Std.	ÖAB 9
160°	1½ Std.	Helv. VI — Entwurf, Jug. II
160°	1 Std.	BP. 68
150°	1 Std.	BP. 68
135 — 145°	3 Std.	Nord. 63
140°	4 Std.	Helv. VI — Entwurf
140°	2 Std.	ÖAB 9

Anmerkung: Einige Arzneibücher enthalten eine Bewertung der Entkeimungsverfahren durch feuchte oder trockene Hitze nach ihrer Wirksamkeit, sei es ausdrücklich oder durch Signierungsvorschriften:

ÖAB 9 und 1. Nachtrag: Nur die Verfahren d), f) und g) gewähren Sterilität; das sind: Autoklav 10 Min. bei 140°, Trockene Hitze 2 Std. bei 160°, Ausglühen.

USP XVII: Als ausreichend wird Autoklavieren bei 121° bezeichnet. Bei niedrigeren Temperaturen besteht immer das Risiko, daß Dauerformen überleben. Es muß daher immer im Einzelfall deren Vernichtung durch Sterilitätsprüfung nachgewiesen werden.

Erläuterung der einzelnen Verfahren

Für das gebräuchlichste Entkeimungsverfahren, die *Behandlung des Sterilgutes mit gesättigtem, gespanntem Wasserdampf*, ergaben umfangreiche Versuchsreihen eine Absterbeordnung nach Temperatur und Zeit, wobei als Test dem Sterilgut Erdsporen — die als besonders resistent gelten — zugesetzt wurden (KONRICH, FR.: Die bakterielle Keimtötung durch Wärme, Stuttgart 1938). Danach werden Sporen bei unmittelbarer Dampfeinwirkung getötet:

in 30 Min. bei 112°
in 12 Min. bei 118°
in 6 Min. bei 120°
in ½ Min. bei 135°.

Handelt es sich aber um Lösungen, die nicht nur die Anschüttelung dieser Erdsporen enthalten, sondern gleichzeitig noch Fett, Eiweiß oder gewisse andere Kolloide, so gelten diese Zahlen nicht. Wahrscheinlich ist dies darauf zurückzuführen, daß die Sporen umhüllt werden und der gespannte Wasserdampf nicht unmittelbar angreifen kann. Es liegen so im Prinzip die gleichen Voraussetzungen vor, wie bei der Einwirkung von trockener Hitze auf Erdsporen. Auch hierbei bedarf es zum Abtöten wesentlich höherer Temperaturen.

Bis vor einigen Jahren noch galt das Behandeln mit gesättigtem, gespanntem Wasserdampf von 120° während 15 bis 20 Min. als vollkommen ausreichend, um auch alle noch so widerstandsfähigen Dauerformen in wäßrigen Lösungen abzutöten. Nach neueren Forschungen reicht diese Temperatur aber nicht in allen Fällen aus. Bestimmte thermoresistente Sporen werden erst bei 134° im Autoklaven vernichtet, wobei die Angaben der Einwirkungsdauer in vielen Fällen in der Literatur fehlen [KURZWEIL, H.: Arch. Hyg. (Berl.) *142*, 256 (1955); Schweiz. Z. Path. *20*, 505 (1957)]. Bei bestimmten Actinomyceten gelingt die Abtötung erst durch Einwirkung von gespanntem, gesättigtem Wasserdampf bei 140° über 20 Min. (DOSCH, F.: Deutsche Therapiewoche, Karlsruhe 1961). Dieses Verfahren ist als absolut sicher hinzustellen. Als zweites sicheres Verfahren sei hier das „Ausglühen" genannt. Diese Verfahren schädigen aber in vielen Fällen das Sterilisiergut derart, daß sie nicht anwendbar sind. Zwangsweise muß auf schonendere Verfahren wie Entkeimen bei 120 oder 110° zurückgegriffen werden. Befriedigende Ergebnisse sind mit diesen Entkeimungsverfahren dann zu erzielen, wenn durch aseptisches Arbeiten von vornherein eine Verunreinigung mit Keimen und besonders deren Dauerformen möglichst ausgeschlossen wird. Für die Zubereitung steriler Injektionslösungen und überhaupt aller sterilen galenischen Präparate ergeben sich daher folgende Grundsätze, ohne Rücksicht darauf, welches Entkeimungsverfahren am Schluß zusätzlich durchgeführt wird:

Im Vordergrund steht die Verwendung möglichst keimfreier Ausgangsstoffe und keimfreier Lösungsmittel. Die Zubereitung hat nach den Grundsätzen aseptischer Arbeitsweise zu erfolgen. Falls im Einzelfalle möglich, sind durch eine Entkeimungsfiltration (s. S. 369) vorhandene Keime und deren Dauerformen zu entfernen. Viren, die dabei nicht mit Sicherheit zurückgehalten werden, können durch die anschließende Entkeimung (durch Hitze oder ein anderes Verfahren) vernichtet werden. Je exakter gearbeitet und je rascher das Produkt fertiggestellt sowie der Endentkeimung unterzogen wird, desto geringer ist die Gefahr, daß z. B. seltene, thermoresistente Sporen in das Sterilgut gelangen. Möglichste Keimfreiheit ist auch in jeder Erzeugungsphase anzustreben, um die Bildung pyrogener Stoffe aus den Leibern der Kleinlebewesen während der Zubereitungszeit zu verhindern bzw. herabzusetzen. Jahrzehntelange Erfahrungen in Erzeugerbetrieben und in Spitalapotheken haben bewiesen, daß bei sorgfältiger Arbeit die Schlußentkeimung durch gespannten, gesättigten Wasserdampf von 120° bei einer Einwirkungszeit von 15 bis 20 Min. zur erforderlichen Keimfreiheit führt [STEIGER, K.: Öst. Apoth.-Ztg *16*, 757 (1962)]. Das ÖAB verlangt bei einigen Lösungen, wie physiologische Kochsalzlösung, Aqua pro injectionem u. a., eine Dampftemperatur von 140° (10 Min.) (Einschränkung bzw. Diskussion s. S. 436).

Auf Grund dieser Unterlagen erscheint es verständlich, daß man heute nicht mehr von Sterilisierverfahren spricht, sondern von Entkeimung oder antimikrobieller Behandlung (Helv. VI-Entwurf, ÖAB 9). Auch ist die Forderung berechtigt, daß auf der Signatur an Stelle der Bezeichnung „steril" das verwendete Verfahren angegeben wird, wie „fraktioniert erhitzt" oder „durch Bakterienfilter filtriert".

Wie aus den Wiedergaben der Arzneibuchvorschriften hervorgeht, tragen die Arzneibücher der immer mehr zunehmenden Bedeutung der sterilen Arzneiformen Rechnung und enthalten im allgemeinen Teil ausführliche Bestimmungen über Entkeimungsverfahren und deren Anwendung bei bestimmten Gruppen von Gegenständen, wie Arzneimitteln, Verbandmitteln u. a. m. Darüber hinaus finden sich meist im besonderen Teil, entweder bei den Einzelartikeln oder in einer Tabelle zusammengefaßt, Spezialvorschriften über die Entkeimung der einzelnen Arzneimittel oder ihrer Zubereitungen.

Gespannter Wasserdampf. Dieses gebräuchlichste Entkeimungsverfahren bewirkt unter der Einwirkung des Wasserdampfes eine Inaktivierung der Enzyme, eine Denaturierung bzw. Koagulation der Keimproteine und damit den Tod der Zelle. Vegetative Formen sterben schon unter 100°, also sicher im strömenden Wasserdampf ab, während Sporen einer Behandlung bei 120°, in seltenen Fällen bis zu 140° (s. o.) bedürfen. Grundlage des Verfahrens ist nicht die Erhitzung, sondern die Einwirkung des Wasserdampfes. Die Gegenstände und die Arzneimittel müssen *direkt* unter Dampfeinwirkung kommen.

Eine Infusionsflasche mit einer wäßrigen Arzneilösung kann dicht verschlossen im Autoklaven stehen; da sich in ihrem Innern Wasserdampf bildet, ist die genannte Voraussetzung erfüllt. Dagegen wird eine ölige Lösung in einer zugeschmolzenen Ampulle nicht von gespanntem Wasserdampf berührt. Ihr Inhalt ist nur der trockenen Hitze ausgesetzt, die der Dampf-

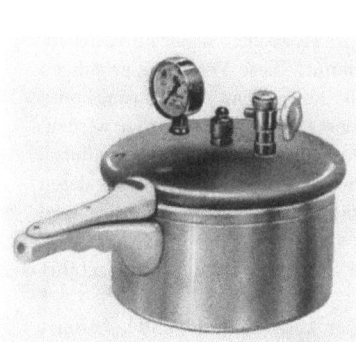
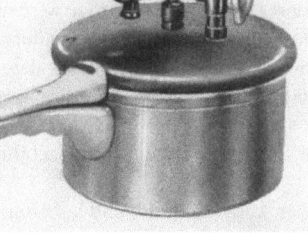
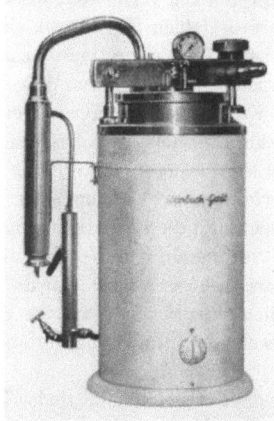
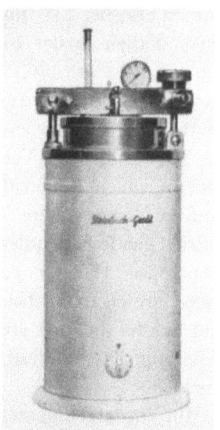

Abb. 302. Einfacher Drucktopf.   Abb. 303. Universalgerät der Fa. Hermann Steinbuch, Wien; links als Wasserdestillierapparat, rechts als Autoklav.

temperatur entspricht. Auch geschlossene, trockene Flaschen oder Apparaturen sind im Dampf-autoklaven nicht zu entkeimen, wenn nicht sichergestellt ist, daß der gespannte Dampf die gesamte innere Oberfläche erreicht.

Man erfüllt aber diese Voraussetzung, wenn man die Flaschen vor der Sterilisation mit einer geringen Menge Wasser beschickt und dafür Sorge trägt, daß die Luft aus dem Innern der Flasche entweichen kann. Eine Evakuierung des Autoklaven vor der Sterilisation ist ein gutes zusätzliches Mittel, um eine vollständige Berührung des Sterilisiergutes mit dem gespannten Wasserdampf zu erreichen [Medical Research Council-Lancet *I*, 425 (1959)]. Die Größe und Ausstattung der notwendigen Druckgefäße hängt von der Menge und der Art des Sterilisiergutes ab.

Zur Sterilisation von Instrumenten, Einzelfertigungen im Apothekenbetrieb oder für Sterilisationen kleinerer Gefäßchargen, von Verschlüssen und dergl. ist ein Drucktopf nach Art der Küchengeräte recht geeignet (s. Abb. 302). Er besteht aus einem einwandigen Druckgefäß, das im Deckel ein Manometer, einen Luftauslaßhahn und ein Ventil trägt, welches bei einem bestimmten Innendruck abbläst. Darüber hinaus ist noch ein Sicherheitsventil vorhanden. Das Gerät kann auf einer beliebigen Wärmequelle erhitzt werden und verträgt auch rasche Abkühlung. Ein Blecheinsatz, der einen perforierten Zwischenboden aufweist, trennt die Wasserfüllung von dem oberen Topfteil, der das Sterilisiergut enthält.

In diesem Zusammenhang ist auch der Sikotopf nach Apotheker SCHEMPP zu erwähnen. Ein etwas größeres Gerät, ein sog. Universalgerät, das für den Apothekenbedarf konstruiert wurde, zeigen die nächsten Abbildungen. Es ist mit elektrischer Heizung ausgestattet, kann je nach Zusammenstellung offen als Wasserbad, mit einem Kühler versehen als Wasserdestillier-apparat und verschraubt als Autoklav verwendet werden, da es Manometer, Ventil, Luft-auslaßhahn und Sicherheitsventil besitzt. Bei Konstruktionen dieser Art muß die Luft oben entweichen, was eine längere Anheizzeit bedingt, um vollständige Luftverdrängung zu erreichen. Derartige Universalapparate sind von verschiedenen Firmen im Handel (Abb. 303).

Der Standard-Laboratoriumsautoklav Abb. 304 (American Sterilizer Company Erie — Pennsylvania — USA) mittlerer Größe, der auch in Abb. 305 gezeigt wird und von dem eine schematische Konstruktionszeichnung beigegeben ist, läßt sehr anschaulich die Arbeitsweise erkennen, da er nicht verkleidet ist. Die automatisch arbeitende Kontrolleinrichtung oberhalb des Kessels erlaubt mittels Schaltuhr und Bedienungsventil den Ablauf der Sterilisation einzustellen. Bei Öffnung des Dampfeinströmventiles strömt der aus einer Hausdampfleitung bezogene Dampf zunächst durch ein Dampffilter (meist ein keramisches Filter, mitunter aber auch Glassinterfilter), um ihn von Ölspuren und sonstigen Verunreinigungen zu befreien. Von

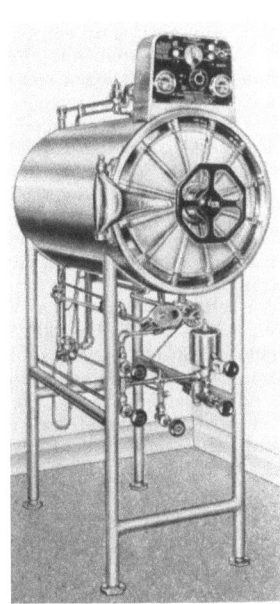

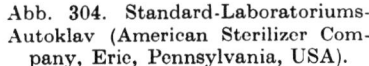

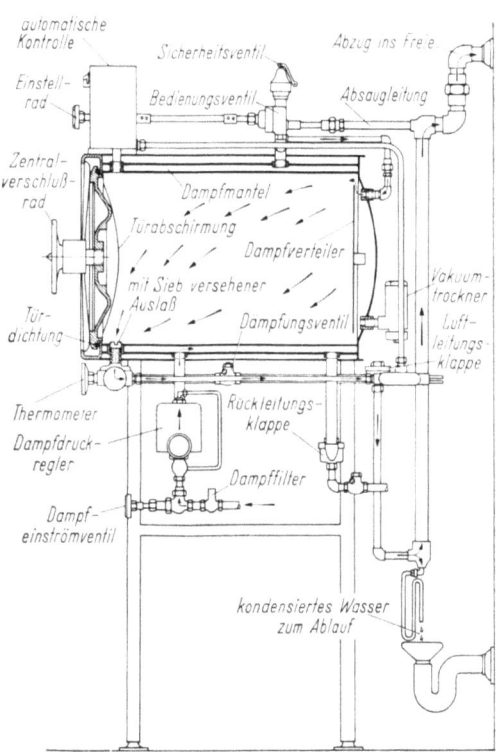

Abb. 304. Standard-Laboratoriums-Autoklav (American Sterilizer Company, Erie, Pennsylvania, USA).

Abb. 305. Standard-Laboratoriums-Autoklav. Schematische Konstruktionszeichnung (American Sterilizer Company, Erie, Pennsylvania, USA).

der Annahme ausgehend, daß der Apparat mit einem Mantel umgeben ist, was nicht in allen Fällen zu sein braucht, strömt der Dampf zunächst in den Dampfmantel, der den Kessel umgibt und hierauf füllt er durch das eingestellte Bedienungsventil den Innenraum des Autoklaven. Ein eingebautes Blech als Dampfverteiler sorgt für gleichmäßige Durchströmung des Kessels. Während der Anheizzeit und nach beendeter Autoklavierung strömt der Dampf durch den mit einem Sieb geschützten Auslaß über ein Dämpfungsventil ins Freie, während das Kondenswasser abgeleitet wird. Durch eine eingebaute Saugleitung und durch Vakuumtrockner kann dann das Sterilgut im Kessel getrocknet werden.

Für größere Leistungen, wie sie in Spitalapotheken oder in Erzeugerbetrieben nötig sind, dienen große, oft doppelwandige Autoklaven. Zur bequemen Beschickung sind sie von vorne zu öffnen und verfügen über ein ausfahrbares Innengestell. Dies ist somit von allen Seiten zugänglich und erleichtert das Entladen und Beschicken mit dem Sterilisiergut sehr wesentlich. Die Heizung ist meist elektrisch, kann aber auch durch Hausdampf oder durch Anschluß an eine Fernheizung erfolgen, wobei natürlich ein Reduzierventil erforderlich ist. Bei Heizung durch Hausdampf oder bei direktem Einblasen in den Innenraum muß gegebenenfalls der Dampf durch ein Glasfilter gereinigt werden, um das Eindringen von Ölspuren oder sonstigen Verunreinigungen zu vermeiden. In der Regel wird der nötige Dampf im Apparat selbst erzeugt. Ein elektrisch geheizter Kessel liefert Reindampf ohne besondere Druckschwankungen. Beim Vorhandensein von Fernheizungen mit Wasser von z. B. 150 bis 160° kann der Autoklavenkessel auch durch eine Heizschlange erhitzt werden. Somit steht Druckdampf von 3,0 atü bei 144° Kesseltemperatur zur Verfügung, eine sehr wirtschaftliche Betriebsart.

In diesem Zusammenhang soll die Gesamtansicht eines Autoklaven gezeigt werden (s. Abb. 306), dessen Arbeitsweise später genau geschildert wird, wobei besonders über die Gefahren, die beim Öffnen eines angeheizten Autoklaven auftreten können, berichtet wird.

An der Vorderwand des Apparates sind die Meßinstrumente zu sehen. Der selbsttätige Temperaturschreiber mit den aufgezeichneten Temperaturkurven ist gut zu erkennen. In der obersten Reihe der Flaschen ist ein Thermoelement (Temperaturfühler) in einer Flasche zur Messung der Innentemperatur montiert.

Autoklaven, die Spezialzwecken dienen, z. B. der Sterilisation von Gegenständen aus Plastik oder gefüllten Plastikbeuteln, erhalten ein druckfestes Beobachtungsfenster für den Innenraum. Moderne Industrieautoklaven großer Leistung besitzen thermostatische Regulierung ihrer Ventile, vielfach auch Schaltuhren. Das ganze Sterilisierprogramm kann zu Beginn eingestellt werden. Selbstschreibende Fernthermometer ermöglichen eine genaue Kontrolle aller Vorgänge.

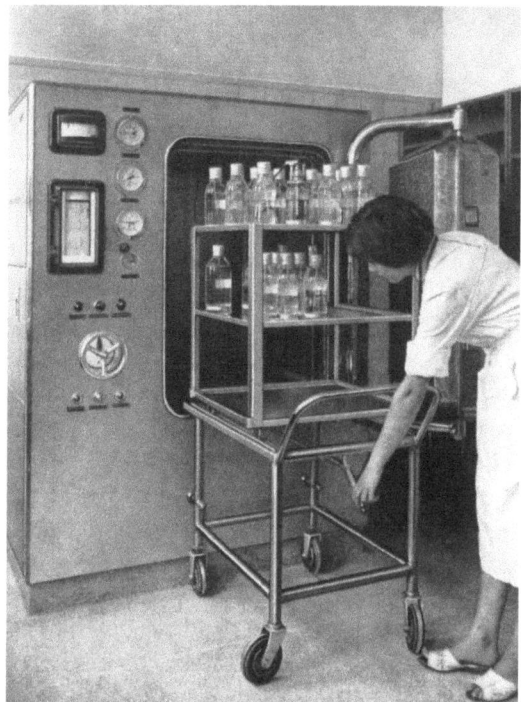

Die Dampfeinströmung erfolgt bei großen Autoklaven von oben durch geeignete Schlitze im Innenkessel. So wird eine zuverlässige Luftverdrängung bewirkt, da der spezifisch leichtere Wasserdampf die Kaltluft von oben nach unten verdrängt.

Wie schon erwähnt, ist das Verfahren „15 bis 20 Min. bei 120°" das übliche bei Anwendung eines Autoklaven. Es kann aber auch innerhalb eines Bereiches von 100 bis 140° sterilisiert werden. Diese Temperatur entspricht einem Überdruck von 0,0 atü bis ungefähr 3,0 atü. so daß alle Forderungen der Praxis zu erfüllen sind.

Das Material des Innenkessels eines Autoklaven ist meist V 4 A-Stahl oder eine Kupfer-Nickel-Legierung. Nach ihrer Herstellung muß eine Sterilisationskammer größerer Kapazität geglüht und anschließend langsam und gleichmäßig auskühlen gelassen werden. Dadurch werden Spannungen im Material vermieden, die vorzeitig zu Rissen führen könnten (Fa.

Abb. 306. Lösungs-Sterilisieranlage Nutzraum
650 × 700 × 750 mm
(Fa. Münchener Medizin Mechanik GmbH, München 25).

Röchling). Diese Qualitätsforderung ist nötig, da der gespannte Dampf und auch Salzlösungen, die beim Springen von Flaschen mit den Wandungen in Berührung kommen können, stark korrodierend wirken.

Grundsätzlich ist der Arbeitsgang immer der gleiche. Es erscheint erforderlich, auf einige Grundbedingungen in den nachfolgenden Ausführungen hinzuweisen. Wichtig ist, daß die Luft möglichst vollständig aus dem Apparat verdrängt wird, da schon relativ geringe Luftbeimengungen des Wasserdampfes die Dauer der Abtötungszeit der Kleinlebewesen sehr verlängern. Sie steigt z. B. von 5 Min. bei vollständiger Luftfreiheit bis auf 23 Min. bei einem Luftgehalt des Dampfes von 33% (F. Konrich 1938). Es ist wichtig, nach dem Einbringen des keimfrei zu machenden Materials in den Druckkessel zunächst bei geöffnetem Luftauslaßhahn Wasserdampf durch den Apparat strömen zu lassen, bis die Luft verdrängt ist. Danach wird in verhältnismäßig kurzer Zeit das Autoklaveninnere auf die gewünschte Temperatur gebracht. Dies kann durch Drosseln oder Verstärken des Stromes des gespannten Dampfes reguliert werden.

Der Manometerstand zeigt den im Dampfraum herrschenden Druck an. läßt jedoch nicht auf An- oder Abwesenheit von Luft schließen. Man benutzt deshalb mitunter ein Thermometer zur Kontrolle, welches in die Entlüftungsleitung (Abdampfleitung) eingebaut ist. Dies gibt verhältnismäßig zuverlässig die Temperatur des ausströmenden Dampfes an und erlaubt entsprechende Rückschlüsse auf die Verhältnisse beim Erhitzen im Apparat selbst.

Beim Abkühlen sinkt ein solches Thermometer rasch auf niedrige Temperaturen, während das Sterilisiergut noch kaum Wärme verloren hat.

Ist die richtige Temperatur erreicht, beginnt nach Drosselung des Ablaßventils noch nicht die eigentliche Entkeimungszeit. Je nach der Art des eingebrachten Sterilisationsgutes dauert es oft geraume Zeit, bis die gewünschte Temperatur das Material vollständig durchdrungen hat. Diese Ausgleichszeit ist am längsten bei fertig verpackten Verbandmitteln und Textilien. Bei Ampullen oder Flaschen, die mit wäßrigen Lösungen gefüllt sind, ist sie sehr verschieden. Sie erhöht sich von der Zeit 0 bei dünnwandigen Ampullen bis auf 22 Min. bei gefüllten, dickwandigen 1000-ml-Arzneiflaschen [Büchi, J.: Pharm. Acta Helv. **16**, 1 (1941)]. Je gleichartiger das Gut ist, welches in einer Charge zur Sterilisation gelangt, desto geringer sind die Zeitunterschiede und desto besser die Ergebnisse. Nach erfolgtem Temperaturausgleich beginnt die Sterilisationszeit, meist 15 bis 20 Min. bei 120°. Für das Keimfreimachen im Autoklaven müssen also für die verschiedensten Güter bestimmte Zeiten festgelegt werden. Dies ist möglich durch exakte Messungen, wie sie weiter unten beschrieben werden. Nach Ablauf der Entkeimungszeit folgt die Abkühlung des Dampfraumes samt Inhalt, wobei eine Reihe von Gesichtspunkten je nach der Beschaffenheit der Gegenstände, welche in dem Apparat sind, beachtet werden müssen. So sollen z. B. Verbandmittel oder allgemein Textilien trocken entnommen werden. Vorteilhaft entfernt man Feuchtigkeitsreste nach Öffnen des Ablaufhahnes, Ausströmen des gespannten Dampfes und hergestelltem Druckausgleich durch Anschalten von Vakuum, durch Kühlen mit Kaltluft oder Verwendung von Heißluft. Dabei sind Luftfilter zur Entkeimung der Luft vorzulegen. Mit Vorteil evakuiert man die Kammer nach abgeschlossener Sterilisation. Gleichzeitig läßt man nur in den Kammermantel Dampf einströmen, um das Sterilisationsgut zu erwärmen und dadurch zu trocknen.

Besondere Vorsicht ist bei Injektionen und Infusionen notwendig. Während Ampullen, besonders kleineren Inhaltes, rasch abkühlen und auch einen beträchtlichen Innendruck vertragen, ist das Entladen von größeren Behältern mit einiger Vorsicht vorzunehmen. Seltener wird man heute Kolben mit Watteverschluß sterilisieren und doch muß auf Komplikationen hingewiesen werden, die hierbei entstehen können. Der Druckausgleich muß sehr langsam erfolgen, da sonst der Inhalt des Gefäßes, das mit Watte verschlossen ist, plötzlich aufkocht und so der Verschluß herausgeschleudert wird. Bei der Sterilisation von fest verschlossenen Infusionsflaschen von 500 ml oder 1000 ml Inhalt entsteht ein ganz beträchtlicher Überdruck in den Flaschen. Bei zu raschem Wegnehmen des Außendruckes und vorzeitiger Öffnung des Autoklaven kann es zu erheblichen Explosionen kommen, die nicht nur zur Vernichtung des Materials führen, sondern auch das Bedienungspersonal sehr gefährden können. Es sind deshalb besondere Vorsichtsmaßnahmen zu treffen.

Bei Flaschen, die mit Aluschraubverschlüssen versehen sind, kann man vor dem Einsetzen in den Autoklaven den Schraubverschluß durch Zurückdrehen leicht lockern. Dadurch kann die Luft aus der Flasche beim Erhitzen entweichen. Bei der Abkühlung entsteht im Flascheninnern ein nahezu vollständiges Vakuum, wie an der Eindellung des Gummistopfens zu erkennen ist. Nach der Herausnahme der Flaschen aus dem Autoklaven wird der Schraubverschluß fest angezogen.

Die Hitzesterilisation von gefüllten Plastikflaschen oder Plastikbeuteln bedarf ebenfalls besonderer Vorkehrungen bei der Abkühlung, damit die weich gewordenen Gegenstände durch den Innendruck nicht zerreißen.

Die aufgezählten Beispiele sind die Begründung dafür, daß man das Abkühlen über einen längeren Zeitraum vornehmen muß. Bei sehr vielen Sterilisationen stehen dem aber große Bedenken entgegen, weil die Substanzen zu lange auf höherer Temperatur gehalten werden und dadurch Zersetzungen auftreten können (z. B. Glucose-, Fructoselösung).

Das Bedürfnis nach einer rascheren Abkühlung des Autoklaven-Inhaltes führte zur Konstruktion verschiedener Kühleinrichtungen. Sie arbeiten entweder mit Wasser oder mit Preßluft.

Im Vergleich zu Luft ist Wasser, seiner viel größeren Wärmekapazität und seiner besseren Wärmeleitfähigkeit wegen, das idealere Kühlmittel. Die Abkühlung soll in der Hitze eingeleitet und bei gleichmäßig abfallender Temperatur in möglichst kurzer Zeit zu Ende geführt werden. Der Kühlwasserablauf muß dabei genau so rasch erfolgen wie der Zulauf. Nachfolgend soll ein Sterilisationsapparat mit Abkühlungseinrichtung beschrieben werden (Abb. 307 u. 308).

Zur Sterilisation im gespannten Dampf bei 120° während 15 Min. mit nachfolgender Abkühlung auf 80° stehen 150 Flaschen zu einem halben Liter oder 80 Flaschen zu einem Liter in drei Etagen auf Wagen mit weitmaschingen, wabenförmigen Stahlrosten, die einen unbehinderten Ablauf des Kühlwassers gewährleisten. Auf diesen Rosten ist die Auflagefläche der Flaschen sehr klein. Dadurch wird der unerwünschte Wärmeübergang aus der Stahlunterlage, der zu Spannungen im Glas führen könnte, klein gehalten.

In der Mitte der untersten Etage des Sterilisationsgutes befindet sich stets eine Flasche mit einem Widerstandsthermometer, das eine genaue Kontrolle der Flascheninnentemperatur ermöglicht. Die Meßwerte aus den beiden Sterilisationskammern werden automatisch mit einem

Zweifarbenschreiber (Hartmann u. Braun AG, Frankfurt/Main, Gräfstraße 97) alle 10 Sek. auf ein Papierband übertragen, und können fortwährend abgelesen werden. Aus Sicherheitsgründen sollten Sterilisationsapparate für Infusionslösungen ohne eine solche Einrichtung heute nicht mehr betrieben werden. Mit Vorsicht zu gebrauchen (s. S. 431) sind Autoklaventhermometer, die in das Abstromventil eingebaut sind [Horsch, W.: Mitt. dtsch. pharm. Ges. *30*, 11 (1960)]. Sie messen die Temperatur des niedergeschlagenen bzw. abströmenden Dampfes, die weder beim Erhitzen noch beim Abkühlen identisch ist mit der des Sterilisationsgutes. Eigenen Beobachtungen zufolge werden $1^1/_2$ bis 2 Std. nach der Sterilisation 70 bis 80° abgelesen, während im Flascheninneren ungefähr 115° herrschen. Gleichzeitig mit dem Erhitzen des Sterilisationsgutes wird ein Teil des nämlichen Dampfes, der in die Kammer einströmt, dazu abgezweigt, das entmineralisierte Wasser, mit dem der Wasserbehälter gefüllt ist, auf 120° zu erhitzen. Die Kühlwassertemperatur kann an einem Fernthermometer abgelesen werden, das am Sterilisationsapparat angebracht ist. Vor dem Beginn der Abkühlung wird das heiße Wasser durch die Kühlwasserleitung gepumpt, um sie zu erwärmen.

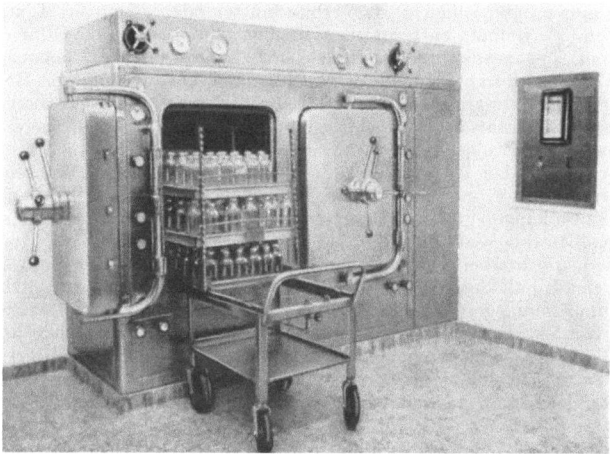

Abb. 307. Sterilisationsapparat mit Abkühlungseinrichtung. Die beiden Kammern sind unabhängig voneinander. Rechts, in einem Wandschränkchen, befindet sich der Temperaturschreiber.

Dadurch wird bei Beginn der Abkühlung ein merklicher Temperaturunterschied zwischen dem Sterilisationsgut und dem aus 4 Brauseköpfen gleichmäßig sprühenden „Kühlwasser" vermieden. Der Ablauf aus der Kammer fließt in den Wasserbehälter zurück und wird dort im Gegenstrom gekühlt. Eine Förderpumpe hält das Berieselungswasser während des Betriebes in stetem Kreislauf. Nach 15 bis 20 Min., einem Zeitraum, in dem die Flaschentemperatur auf 75 bis 80° sinkt, wird die Abkühlung abgebrochen. Der Apparat kann gefahrlos entleert und von neuem beschickt werden. Um die ordnungsgemäße Sterilisation einer Wagenfüllung zu dokumentieren, wird eine Flasche, die sich in der mittleren Etage an der Stirnseite befindet, mit einem Scotch-Band (Minnesota Mining & Manufacturing Company mbH, Düsseldorf, Immermannstr. 40) beklebt, auf das der Name des Präparates und das Datum mit Bleistift geschrieben sind. Während der Sterilisation erleidet der Teststreifen eine Verfärbung. Ihre Farbtiefe läßt auf Sterilisationstemperatur und -zeit rückschließen. Zusammen mit dem Belegstreifen des Zweifarbenpunktschreibers wird das Scotchband zwei Jahre aufbewahrt.

Wie die nebenstehende Abb. 309 zeigt, ergibt sich im Betrieb für 150 Flaschen zu einem halben Liter eine mittlere Verweildauer im Autoklaven von 75 Min., wenn der Apparat von Hand bedient wird. Die Verweildauer setzt sich aus dem Bedarf von 30 Min. für das Erhitzen der Lösungen auf 120°, aus der 20 Min. während Sterilisation und aus der Abkühlzeit von 15 bis 20 Min. zusammen. Der Vorteil ist überzeugend, wenn man bedenkt, daß die Abkühlung von 120° auf 80° im gleichen Apparat bisher, d. h. ohne besondere Vorrichtung, $8^1/_2$ Std. gedauert hat. Die Anzahl der Flaschen, die in der nämlichen Zeit sterilisiert werden können, kann demnach vervielfacht werden.

Nicht minder wertvoll aber ist, daß bei diesem Verfahren die Verweildauer in der Hitze auf ein Mindestmaß eingeschränkt wird. Dadurch erleiden dann auch z. B. die verschiedenen Zuckerlösungen in ihren unterschiedlichen Konzentrationen bei der Sterilisation praktisch keine Farbvertiefung mehr. Durch das Besprühen sind die Gefäße mit den Kappen, die

Sterilisationsgestelle und -kammern, stets sauber. Salzlösungen, die beim Zerspringen einzelner Flaschen frei werden, stellen, stark verdünnt mit dem Kühlwasser, keine Korrosionsgefahr mehr dar. Vom Bau eines solchen Apparates in V 4 A-Stahl kann daher abgesehen werden [vgl. dazu A. DETTER: Dtsch. Apoth.-Ztg *101*, 807 (1961)].

Eine andere Konstruktion neueren Datums verwendet gewöhnliches Leitungswasser bei Normaltemperatur. Dieses bildet, durch Düsenköpfe mit feinsten Öffnungen mittels des normalen Wasserleitungsdruckes eingespritzt, im Innenraum des Autoklaven einen ganz feinen Wassernebel, der sich im heißen Raum sofort erhitzt und gefahrlos das Abkühlen der Glasflaschen beschleunigt. Zum Schluß wird noch mit Ionenaustauschwasser gesprüht, um blanke Oberflächen zu erhalten (vgl. dazu SCHMITT: ADKA Kongreß 1968 Hamburg).

Kühlanlagen auf Preßluftbasis benötigen eine reichlich dimensionierte Kompressoranlage mit entsprechendem Windkessel, da die Wärmekapazität der Luft ungleich geringer ist als

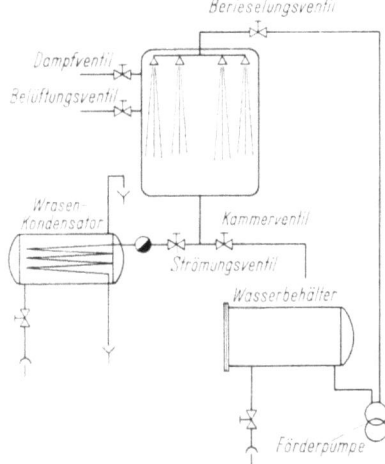

Abb. 308. Schematische Darstellung des Sterilisationsapparates mit Abkühlungseinrichtung.

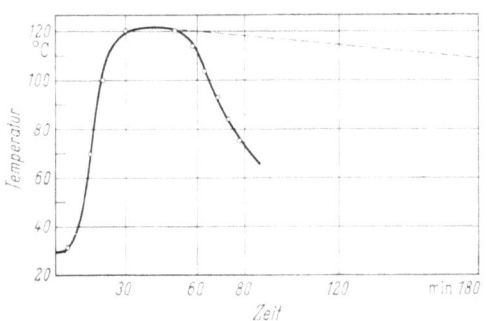

Abb. 309. Temperaturverlauf bei der Sterilisation mit nachfolgender Wasserkühlung. Die gebrochene Linie veranschaulicht die Abkühlung ohne Vorrichtung. Das Sterilisationsgut bestand aus 150 Flaschen mit 500 ml Inhalt.

bei Wasser. Für Plastikbeutel oder Plastikflaschen ist Druckluftkühlung besonders vorteilhaft, um ein Platzen oder Aufblähen der Behälter durch den Innendruck während der Kühlung sicher zu verhindern.

Nachfolgend die Daten einer Anlage, die sich schon längere Zeit im Betrieb sehr bewährte:

Stärke der Kompressor-Anlage: 7,5 PS
Leistung des Kompressors: 24 N m³/Std.
Kubikinhalt des Windkessels: 1 000 Liter
Betriebsdruck regelbar: 10—15 atü
Abkühlzeit von 120° auf ca. 55° bei einem Sterilisationsgut von 500 Flaschen zu 500 ml ca. 1—1¹/₂ Std.
Bruch nach der Abkühlung praktisch null.

Zur industriellen Fertigung großer Mengen von Einzelpackungen (z. B. Baby-Nahrung) konstruierte man Anlagen zur „kontinuierlichen Autoklavierung" mit Laufketten, Schleusenkammern zum Ein- und Austritt der Packungen. Diese durchlaufen eine Zone der Vorwärmung, dann die Zone der Sterilisation, in die gespannter Wasserdampf eingedrückt wird. Durch eine Zone der Abkühlung, Wasser unter Druck o. ä., verlassen sie sterilisiert durch eine Schleuse den Apparat. Leider birgt das Arbeiten mit Laufketten in der feuchten Atmosphäre, mit häufigem Druck- und Temperaturwechsel sowie mit zerbrechlichem Material zahlreiche Risiken des Verschleißes und häufiger Pannen.

Strömender Wasserdampf. Für thermolabile wäßrige Lösungen, die höhere Temperaturen nicht vertragen, kommt eine Behandlung mit strömendem Wasserdampf während 30 Min. in Frage. Auf völlige Luftverdrängung in den Apparaten ist bei diesem Verfahren ganz besonders zu achten. Jeder Drucktopf oder jeder Autoklav läßt sich natürlich auch für diese Sterilisationsart verwenden, es bleibt nur das Dampfauslaßventil geöffnet, damit die Temperatur 100°

nicht übersteigt. Um dieses Entkeimungsverfahren zu verbessern, kann es auch „fraktioniert" ausgeführt werden. Das Sterilisiergut wird an drei aufeinanderfolgenden Tagen je eine halbe Stunde lang im strömenden Wasserdampf auf 100° erhitzt. In der Zwischenzeit bewahrt man es entweder bei Raumtemperatur oder im Brutschrank bei 38° auf. Die erste Behandlung vernichtet die vegetativen Formen. Im Brutschrank sollen dann noch vorhandene Sporen auskeimen, die beim zweiten Erhitzen auf 100° abgetötet werden. Zur Sicherheit wird der Gang nochmals wiederholt.

Tyndallisation. Dieses Verfahren ist für Lösungen bestimmt, die 100° auch für kurze Zeit nicht vertragen. Man erhitzt in einem geeigneten Thermostaten nur auf 60 bis 65°, ungefähr eine Stunde, und zwar an drei aufeinanderfolgenden Tagen. In der Zwischenzeit bleibt das Sterilisiergut bei Zimmertemperatur stehen. Die theoretische Grundlage ist die gleiche wie beim vorstehenden Verfahren. Naturgemäß ist dieses Verfahren viel unsicherer als das Entkeimen mit gespanntem Wasserdampf. Ausdrücklich soll aber festgehalten werden, daß es sich um Verfahren handelt, die Keime mit feuchter „Hitze" abtöten. Ohne Gegenwart von Dampf bzw. Wasser wären die angegebenen niedrigen Temperaturen nahezu wirkungslos (GUILLOT, M.: Journées pharmaceutiques françaises 1951, S. 97).

Ausglühen. Eines der ältesten Verfahren der Entkeimung, das eine sichere Sterilität gewährleistet, ist das Ausglühen. Es ist naturgemäß nur für Gegenstände aus Porzellan oder Metall oder andere, feuerbeständige Materialien anwendbar. Innerhalb einer Glühzeit von 20 Sek. ist jeder Keim verbrannt. Abflammen von Gegenständen wie z. B. Waageschalen bei aseptischen Arbeiten muß sehr sorgfältig erfolgen, damit wirklich die gesamte Oberfläche von der Flamme erfaßt wird. Die häufigste Anwendung ist das Ausglühen der Platinöse beim bakteriologischen Arbeiten. Aber auch andere kleinere Gegenstände, wie Löffel oder Porzellangegenstände, können so vorteilhaft und rasch sterilisiert werden.

Heißluft. Dieses außerordentlich bequeme Entkeimungsverfahren ist bei allen Materialien anwendbar, die höhere Hitzegrade aushalten, also bei Flaschen, Tiegeln, überhaupt Porzellangegenständen, keramischen Filtern u. a. m. Es ist ferner zur Entkeimung von Ölen, Kohlenwasserstoffen, Glycerin vorgeschrieben, da diese Stoffe nicht mit Wasserdampf in Berührung kommen dürfen. Dieses Verfahren der „trockenen Hitze" vernichtet Keime durch Oxydationsvorgänge, verlangt auch eine wesentlich höhere Temperatur als die Entkeimung durch gespannten Wasserdampf. Versuche haben allerdings ergeben, daß längeres Erhitzen bei niedriger Temperatur kürzeres Erhitzen bei höherer Temperatur ersetzen kann. Je nach der Haltbarkeit des Sterilisiergutes gelangen Temperaturen von 140 bis 200° und auch darüber zur Anwendung. Man sollte sich aber immer genau orientieren, ob das betreffende Sterilisiergut auch die Temperatur, die man anwenden will, verträgt und ob nich evtl. Umsetzungen in dem Sterilisiergut erfolgen, die Komplikationen ergeben können (z. B. Glycerin).

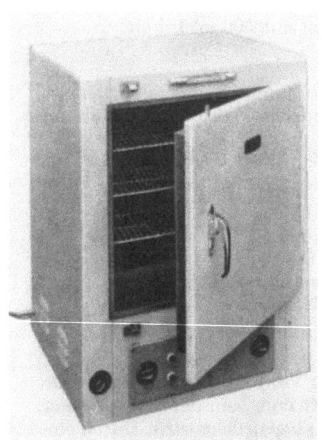

Abb. 310. Umluft-Frischluft-
Trockenschrank KTFU
(W. C. Heraeus GmbH, Hanau).

Für die Heißluftsterilisation sind Trockenschränke verschiedenster Größe im Handel, die teils mit Gasheizung, teils mit elektrischer Heizung ausgestattet sind. Aus Gründen der Sauberkeit und leichteren Einstellung ist letztere vorzuziehen. Die eckigen Formen haben den Vorteil guter Raumausnützung; die runden Formen gewährleisten eine gleichmäßige Temperaturverteilung im Inneren des Apparates. Die modernste Lösung stellen die Umluft-Trockenschränke mit intensiver, erzwungener Luftumwälzung dar. Diese Apparate sind mit einem speziellen temperaturfesten Lüftermotor ausgestattet. Durch ein verstellbares Klappensystem kann auf reine Umluft oder auch Frischluft — z. B. zum Trocknen von Flaschen oder Geräten — eingestellt werden.

Die Abb. 310 zeigt einen Umluft-Frischluft-Trockenschrank mit einem selbstregelnden Temperaturbereich von 40 bis 220°, einem Nutzungsrauminhalt von 80 Liter und einem Anschlußwert von 2,5 kW.

Heißluftsterilisatoren größerer Abmessung, die zur Vorsterilisation von Infusionsflaschen und Glasbehältern steriler Lösungen dienen, werden zweckmäßig in die Trennungswand zwischen dem Flaschenwaschraum und dem Raum für aseptische Abfüllung von Lösungen eingebaut. Sie besitzen Türen nach beiden Seiten. Man beschickt die Schränke vom Waschraum her mit gewaschenen und gespülten Flaschen, am besten abgedeckt mit Aluminiumkappen. Nach Schließen der Tür wird die elektrische Heizung angestellt und zunächst auf Frischluft

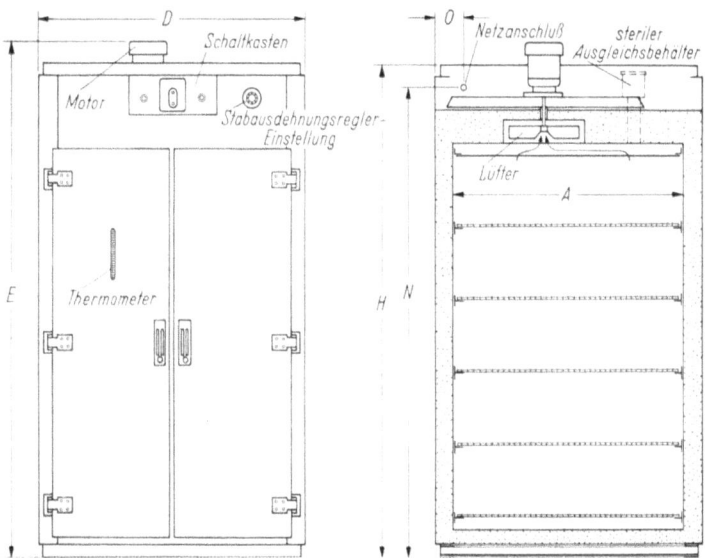

Abb. 311. Heißluftsterilisator Typ STU (W. C. Heraeus GmbH, Hanau).

Typ	Lichtmaße (mm)			Außenmaße (mm)							Anschlußwert in kW bei 220 °C	Anzahl der Einlagen
	A	B	C	D	E	F	H	J	N	O		
STU 1	750	1000	500	920	1780	1040	1705	875	1620	80	8	4
STU 2	1000	1350	750	1170	2080	1290	2000	1140	1910	80	12	5

geschaltet, damit die Flaschen trocknen können. Hernach wird mit Umluft gearbeitet und die Sterilisationstemperatur erreicht. Sobald die Ausgleichszeit und der Zeitraum der Entkeimung verstrichen sind, wird die Heizung abgestellt. Nach dem Erkalten können durch Öffnen der Türen des Sterilisators, die in den aseptischen Arbeitsraum führen, die sterilen Flaschen direkt von diesem aus entnommen werden. Hierbei tritt ein besonderes Problem auf, das beim Bau von Sterilisierräumen besonders zu beachten ist. Durch Wärmeausstrahlung der Trockenschränke steigt die Temperatur im Sterilisierraum stark an. Es ist zu bedenken, daß in diesem Raum schon eine Reihe von Arbeiten (Kochen, Sterilisieren u. a.) ausgeführt wird, welche Wärme abgeben. Aus diesem Grunde sollte man die Trockenschränke möglichst tief bauen, damit keine zu große Berührungsfläche zum Sterilisierraum besteht. Natürlich kann man Klimaanlagen einbauen, aber die Nachteile sind auch bekannt (z. B. Zugluft).

Die folgende Werkszeichnung Abb. 311 zeigt einen solchen Apparat geschlossen und im Durchschnitt. Der Lüftermotor, der die Luftumwälzung erzwingt, ist oben gut zu erkennen. Die einfachen Schaltelemente sind an der Vorderseite sichtbar. Der nutzbare Innenraum von über 1 m³ bei der größeren Type gestattet die gleichzeitige Heißluftsterilisation einer beträchtlichen Menge von Glasmaterial.

Für die Industrie wurden Anlagen entwickelt, die das Reinigen der Behälter und deren Trocknung sowie die nachfolgende Heißluftsterilisation in einem Arbeitsgang am laufenden Band ermöglichen. Nach einer vollautomatischen Waschmaschine schließt sich ein Tunnel an, welchen die Behälter, meist Fläschchen von 10 bis 50 ml Inhalt, die in geeigneten Untergestellen geordnet sind, auf einem Fließband passieren. In der Sterilisierzone des Tunnels wird durch elektrische Heizung (Infrarotstrahlen) eine durch Regler konstant gehaltene Temperatur von 240° (bis zu 300°) erzeugt und über etwa 20 Min. beim langsamen Durchfahren der Zone aufrechterhalten. In der anschließenden Kühlzone wird dann mit steril gefilterter Kaltluft auf Normaltemperatur heruntergekühlt. Zweckmäßigerweise ist der Tunnelausgang mit dem Abfüllraum verbunden und evtl. noch durch eine UV-Schleuse abgeschirmt (Kuntscher, H. u. W. Fahrig: Praxis der Ampullierung, 1960).

Besonderer Sorgfalt bedarf beim Heißluftverfahren die genaue Bestimmung der Ausgleichszeit. Durch die schlechte Wärmeleitfähigkeit dauert es bei verschiedenen Flüssigkeiten (z. B. Ölen, Paraffinen), aber auch bei den Pulvern (z. B. Talcum) sehr lange, bis im Innern des Sterilisiergutes die geforderte Temperatur erreicht ist. Auch Apparateteile, wie keramische Filter oder dgl., benötigen oft eine beträchtliche Zeit zum Anwärmen, vor allem, wenn sie feucht in den Trockenschrank kommen. Die erreichten Temperaturen sind mit Indikatorpapieren oder Indikatorröhrchen (Ampullen) ungefähr zu messen, die auch die Einwirkungszeit schätzen lassen. An den Farbänderungen erkennt man das richtige Vorgehen. Weiterhin läßt sich durch eingebrachte Sporenkulturen, die nachher auf Nährböden bebrütet werden, der Erfolg des Entkeimungsverfahrens kontrollieren.

Am besten ist die Verwendung von Thermoelementen, die beliebig im Sterilisiergut, z. B. auch im Inneren, anzubringen sind. Es ist zweckmäßig, sie mit Schreibgeräten (z. B. Punktschreiber) zu verbinden, die automatisch die Temperatur auf Papierstreifen oder -scheiben registrieren.

Chemische Verfahren. Verschiedene Arzneibücher gestatten zum Zwecke einer Konservierung den Zusatz bakterizider oder bakteriostatischer Substanzen zu Lösungen. Sie sind besonders bei der Anfertigung von Augentropfen oder bei der Herstellung von Injektionslösungen in Durchstichfläschchen, die eine mehrmalige Entnahme ermöglichen, gebräuchlich. Bei Lösungen, die in größeren Mengen in den menschlichen Körper gelangen, z. B. Tropfinfusionen, die zu 500 ml und mehr auf einmal intravenös zugeführt werden, ist die Verwendung dieser Stoffe unzulässig, da die Menge des Zusatzes ein erträgliches und ungefährliches Maß überschreiten würde.

Die Anwendung der chemischen Produkte erfolgt in erster Linien bei Präparaten, die durch Hitze überhaupt nicht sterilisierbar sind, weil sie keine höhere Temperatur ohne Zersetzung vertragen. Seit Jahrzehnten ist ein Zusatz von 0,5% Phenol bei Seren oder Vaccinen gebräuchlich. Derivate des Phenols oder seiner Homologen sind stärker wirksam. So gelangen Konzentrationen von 0,3% Kresol oder 0,2% Chlorkresol zur Anwendung. Chlorbutanol findet zu 0,5% Verwendung, während bei Benzalkoniumchlorid schon 0,05% genügen. Sehr verbreitet ist die Anwendung eines Oxybenzoesäureester-Gemisches, z. B. p-Hydroxybenzoesäuremethylester (Markenname: Nipagin M) zu 0,18% und p-Hydroxybenzoesäurepropylester (Markenname: Nipasol M) zu 0,02% — Summe 0,2% (Vorschrift der Food and Drug Administration USA). Endlich sind, von den angelsächsischen Ländern ausgehend, vielfach Phenylquecksilberverbindungen zugelassen, die schon in einer Verdünnung von 0,001 bis 0,002% wirken.

Die Auswahl der Zusätze im Einzelfall erfordert genaue Überlegungen und Versuche. Es dürfen keine Reaktionen mit dem Arzneistoff erfolgen, die zugesetzten Mengen, die zur Anwendung gelangen, müssen naturgemäß sehr klein sein, um bei dem Patienten keine Schädigung bzw. Nebenwirkungen hervorzurufen. Der Sinn dieser Zusätze ist, eine Konservierung der Lösungen zu bewirken, damit nicht, wie bei Augentropfen oder bei Durchstichflaschen zur wiederholten Verwendung möglich, nachträglich eine Kontaminierung eintritt. Das Vorgehen bei dieser Art der Keimfreimachung ist nicht immer einheitlich. So dauert es bei Sera und Impfstoffen, bei denen neben der Keimfiltration nur der Zusatz bakterizider Stoffe zur Wahl steht, mitunter tage- bzw. wochenlang, bis sich der Zusatz von 0,5% Phenol richtig ausgewirkt hat. Ein Vorteil des Zusatzes von keimtötenden Substanzen liegt darin, daß man bei wärmeempfindlichen Lösungen mit der Temperatur bei der Sterilisation heruntergehen kann [Steiger, K.: Pharm. Acta Helv. 25, 107 (1950)].

Keimfiltration. Für wärmeempfindliche Lösungen, die durch Hitzeeinwirkung geschädigt würden, ordnen die meisten Arzneibücher die Entkeimungsfiltration an. Mit Rücksicht auf die Problematik verschiedener Entkeimungsmethoden (s. S. 439) ist es jedenfalls zweckmäßig, *alle* Sterillösungen diesem Verfahren zu unterwerfen, um von vornherein möglichst alle Keime zu entfernen. Wie schon oben erwähnt, ist mitunter eine Kombination von Entkeimungsfiltration und nachfolgender Hitzesterilisation vorgeschrieben bzw. angebracht. Ausführliche Beschreibung der Keimfiltration s. S. 369.

Aseptisches Verfahren. Wenn die bisher angegebenen Verfahren nicht anwendbar sind, d. h. thermolabile Substanzen vorliegen und auch keine filtrierbaren Lösungen zur Verfügung stehen, wie z. B. bei Pulvern, Emulsionen, Salben und dgl., greift man zur aseptischen Zubereitung, die auch in die Pharmakopöen Eingang gefunden hat. Industriell hat dieses Verfahren im Zusammenhang mit der Sterilgewinnung fester Substanzen (s. S. 369) in den letzten Jahrzehnten ausgedehnte Bedeutung erlangt, besonders in der Antibiotica-Industrie.

Beim aseptischen Arbeiten ist grundsätzlich jedes Material, welches einen Sterilisationsprozeß verträgt, vor der Verarbeitung zu entkeimen. Ebenso sind alle Geräte und Behälter zu sterilisieren. Dann ist die hitzeempfindliche Substanz zuzumischen und das fertige Produkt in die sterilen Gefäße abzufüllen und keimdicht zu verschließen. Die Erzeugung hat in Räumen zu geschehen, die keimfreies Arbeiten ermöglichen (Verfahren s. S. 358).

Gas-Sterilisation. Das Bestreben, Gegenstände mit Gasen oder Dämpfen zu „reinigen", ist uralt. Abbrennen von Weihrauch, das Behandeln von Gegenständen mit Rauch in Epidemie-Zeiten gehört hierher. Zur Desinfektion von Räumen wird Formaldehyd seit Jahrzehnten angewandt.

Von den verschiedenen vorgeschlagenen gasförmigen Verbindungen hat der einfachste cyclische Äther, das Äthylenoxid (s. Bd. II, 1135), umfangreiche Verwendung gefunden. Hier sei erwähnt, daß es bei Zimmertemperatur gasförmig ist, einen stechenden Geruch besitzt, der in großer Verdünnung dem Chloroform ähnlich ist. Ferner ist es leicht entzündlich, verbrennt und explodiert mit Luft gemischt mit großer Heftigkeit. Leicht löslich ist es in Wasser, Alkohol und Äther. Die entkeimende Wirkung des Gases wird seiner Reaktionsfähigkeit mit den Keimproteinen, den stattfindenden Alkylierungen, Veresterungen, Ätherbildungen zugeschrieben [FRAENKEL-CONRAT, H.: J. biol. Chem. *154*, 227 (1944)]. Eine bestimmte Luftfeuchtigkeit (bzw. Gasfeuchtigkeit) ist für diese Reaktionen nötig. Die relative Feuchtigkeit soll ungefähr 30 bis 50% betragen. Eine mäßige Erwärmung des Sterilisiergutes auf ca. 50 bis 55° beschleunigt die Entkeimung wesentlich. Die Vorteile dieses Verfahrens liegen auf der Hand. Anscheinend werden nur wenige Arzneistoffe geschädigt. Die Durchführung kann bei mäßiger Feuchtigkeit und bei mäßiger Erwärmung erfolgen. Im allgemeinen bleiben nur geringe Rückstände. Es ist eine bakterizide und nicht nur bakteriostatische Wirkung vorhanden. Auf Grund des guten Durchdringungsvermögens scheint die Wirkung gegen alle Organismen, also auch Dauerformen, gewährleistet. Es dürfen aber auch nicht die Nachteile verschwiegen werden. Es ist ein relativ langsames Verfahren, wobei eine spezielle apparative Ausrüstung erforderlich ist. Zudem erschwert die Giftigkeit des Äthylenoxids die Anwendung. Auf die Explosionsgefahr wurde schon oben hingewiesen. Ferner ist es kein sehr billiger Rohstoff. Offen ist die Frage, inwieweit bei diesem Verfahren bei bestimmtem Sterilisiergut Polymerisationen bzw. Kondensationen erfolgen und so doch die Rückstände in dem behandelten Gut nicht so gering sind, wie man annehmen möchte.

Um mit Äthylenoxid relativ gefahrlos arbeiten zu können, wurden zwei Verfahren ausgearbeitet:

1. Äthylenoxid wird mit einem überwiegenden Prozentsatz eines inerten Gases, ursprünglich meist Kohlensäure, gemischt und in Gasflaschen zu etwa 80 atü in den Handel gebracht (Handelsnamen: Kartox, Karboxide). Diese Mischung ist nicht brennbar und gefahrlos. Sie hat aber den Nachteil, daß mit relativ hohem Druck gearbeitet werden muß, um die zur Keimtötung nötige Konzentration (den Partialdruck) in der Entkeimungskammer zu erreichen (5 bis 6 atü). In neuester Zeit konnte dieses Verfahren durch Verwendung anderer Zusatzgase als CO_2 entscheidend verbessert werden.

Nach der vorgeschriebenen Einwirkungszeit wird das Gas abgepumpt. Reste davon werden durch wiederholtes Durchleiten von steril gefilterter Luft entfernt. Der Vorteil dieses Verfahrens ist die Verwendung eines nichtbrennbaren und nichtexplosiven Gasgemisches. Sein Nachteil ist das Arbeiten bei einem Druck von 5 bis 6 atü, der bei Bedienungsfehlern schwerwiegende Folgen hat.

2. Aus der Entkeimungskammer wird die Luft nach Einbringen der Gegenstände evakuiert (ca. 95%). Dann läßt man Äthylenoxid in Gasform aus der Vorratsflasche durch einen Spezialverdampfer in die Kammer eintreten. Vorzuziehen ist die Verwendung einer Mischung von 90% Äthylenoxid und 10% CO_2 (Handelsname: Etox oder T-Gas). Der geringe Gehalt an Inertgas setzt zwar die Entflammbarkeit nur wenig herab, hat aber eine stabilisierende Wirkung auf das Gas und erleichtert die Entleerung der Gasflaschen. Wichtig ist der Hinweis, daß Äthylenoxid sehr reaktionsfähig ist und daher nur Spezialmaterial verwandt werden darf. Kupferarmaturen sind zu vermeiden.

Das *Druckverfahren* verlangt die Anschaffung entsprechender Autoklaven für höhere Drücke. Nach der Beschickung und Schließung des Apparates wird zunächst die Luft ausgepumpt und dann das Gas einströmen gelassen. Bei kleinen Apparaten (100 bis 200 Liter Inhalt) kann das Gas über ein Reduzierventil aus der Gasflasche direkt einströmen. Bei größeren Apparaten wird eine Vorkammer zwischengeschaltet, in der das Gas sich entspannt, mit Wasserdampf angereichert wird, um dann bis zu einem Druck von 5 bis 6 atü in die Entkeimungskammer gepreßt zu werden. Je nach dem Sterilisiergut wird eine Konzentration an Äthylenoxid von 500 bis 1000 mg pro Liter angewendet.

Für das *Vakuumverfahren* wurden ebenfalls betriebssichere Anlagen entwickelt. Entscheidend hierfür ist die strengste Vermeidung von explosionsgefährlichen Gas-Luft-Gemischen in jeder Phase des Arbeitsganges. Zu Beginn wird durch eine leistungsfähige Vakuumpumpe die Luft aus der Entkeimungskammer bis zu 95% abgesaugt. Dann wird mit Hilfe eines explosionssicher gebauten Verdampfers Äthylenoxid oder Etox zugeführt bis zu 500 bis 1000 mg Äthylenoxid pro Liter Rauminhalt. Der verbleibende Unterdruck in der Kammer verhindert

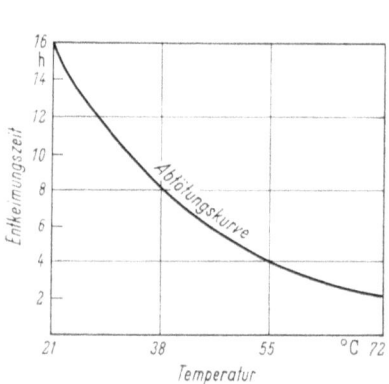

Abb. 312. Darstellung der Abhängigkeit zwischen Temperatur und Dauer der Einwirkung.

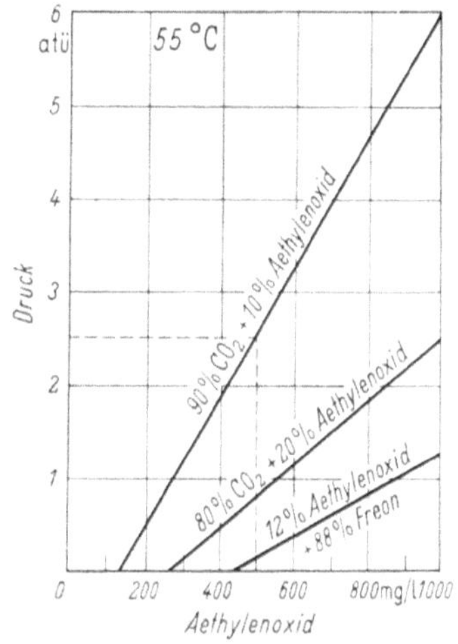

Abb. 313. Abhängigkeit der Literkonzentration des Äthylenoxid vom Druck bei den verschiedenen Gasgemischen.

ein allfälliges Ausströmen des Gases. Nach einer Einwirkungszeit von mehreren Stunden wird das Gas durch einen Adsorber gesaugt und unschädlich gemacht. Durch mehrmaliges Spülen mit steril gefilterter Luft werden die Gasreste entfernt.

Schon oben wurde darauf hingewiesen, daß die Feuchtigkeit des Gases und die Temperatur, bei der die Entkeimung vor sich geht, von ganz entscheidender Bedeutung sind, besonders was die Dauer der Sterilisierzeit anbelangt. Man konnte z. B. bei angetrockneten Sporen an Glasschalen u. dgl. beobachten, daß sie eine verhältnismäßig lange „Schwellzeit" ihrer Membrane im feuchten Gas benötigen, um für Äthylenoxid durchlässig zu werden. Damit die Einwirkungszeiten noch einigermaßen tragbar bleiben, soll zumindest bei Raumtemperatur gearbeitet werden, besser ist es aber — wenn das Sterilisiergut diese Wärme verträgt —, bei 50 bis 60° zu arbeiten. Aus der obenstehenden Kurve (Abb. 312) geht hervor, daß bei 72° 2 Std. Entkeimungszeit erforderlich sind, während bei 21° eine sechzehnstündige Einwirkung zur Abtötung der Keime erforderlich ist. Bei 55° ergibt sich ein verhältnismäßig erträglicher Mittelwert von 4 Std.

Durch Erhöhung des relativen Anteiles des Äthylenoxids am Gasgemisch kann man den hohen Druck von 5 bis 6 atü vermeiden. Wie die Abb. 313 zeigt, sind 2 Wege gangbar.

1. Erhöhung des Anteiles von Äthylenoxid z. B. auf 20%. Dadurch wird der 1000 mg/Liter-Gehalt schon bei 2½ atü erreicht. Allerdings ist ein Gas mit 20% Äthylenoxidgehalt mit Luft gemischt noch immer explosiv und bedarf daher entsprechender Vorsicht. Der Preis des Gases ist aber tragbar und bei Großverbrauchern, die über die nötigen Apparaturen und über das entsprechend geschulte Bedienungspersonal verfügen, kann es angewandt werden.

2. Das Kohlendioxid wird durch ein anderes, inertes Gas ersetzt, das ein wesentlich höheres Molekulargewicht hat. Dann ist auch bei gleicher gewichtsmäßiger Zusammensetzung der Partialdruck des Äthylenoxids im Gemisch wesentlich höher. Wird z. B. CF_3Cl (Markenname: Freon) als Inertgas verwendet, so ist bei einem Mischungsverhältnis 12% Äthylenoxid zu 88% Freon schon bei ca. 1,2 atü ein Gehalt von 1000 mg Äthylenoxid pro Liter in der Entkeimungskammer vorhanden. Obige Mischung ist nicht explosiv, aber auch nicht sehr billig. Sie eignet sich hauptsächlich für Apparaturen geringeren Inhaltes zur Entkeimung von kleineren Gegenständen, Instrumenten in Krankenhäusern und dgl. Die Abb. 314 u. 315 zeigen 2 Apparate zur Sterilisation mit dem Äthylenoxid—CF_3Cl-Gemisch (Markenname: CRY-OXYD Gas USA).

Beim kleineren Apparat wird eine Gasflasche angeschraubt, die eine einmalige Füllmenge enthält. Im größeren Gerät ist die Gasmischung in einer unten einmontierten Druckflasche vorrätig. Elektroheizkörper sind eingebaut, um im Bedarfsfalle den Kammerinhalt auf 50 bis 60° zu erwärmen. Ebenso ist eine Vorrichtung zur Gasbefeuchtung vorgesehen, um eine entsprechende relative Feuchtigkeit zu erzielen. Die Apparate regeln den ganzen Arbeitsablauf, wie Erzeugung des Anfangsvakuums, Gaseinströmung unter Regelung von Temperatur und Feuchtigkeit und Gasabzug nach Beendigung der Entkeimung. Zum Schluß wird ein Nachvakuum eingeschaltet, und es erfolgt eine Luftspülung. Ein Lichtsignal gibt die Beendigung des Arbeitsprozesses an. Unter Berücksichtigung der langen Einwirkungszeiten bei Zimmertemperatur, die bei ganz empfindlichen Gegenständen in Frage kommen können, kann das Programm bis auf 24 Std. ausgedehnt werden, so daß fast alle Wünsche zu erfüllen sind.

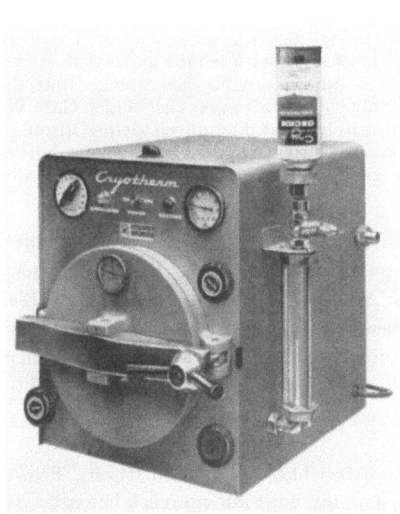
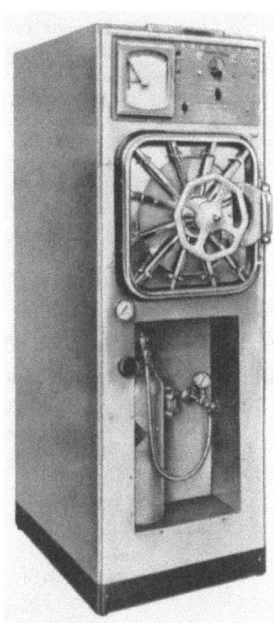

Abb. 314.   Abb. 315.

Abb. 314 u. 315. Cryotherm Apparate (American Sterilizer Company, Erie, Pennsylvania, USA).

Äthylenoxidentkeimung bewährte sich bei Verbandmitteln, Gummigegenständen (Katheter, Stopfen), Plastikgegenständen (wie Transfusions- und Infusionsbestecke), chirurgischen Instrumenten, aber auch bei verschiedenen Medikamenten, wie einzelnen Antibiotica u. a. m. Zu beachten ist, daß Gummiwaren noch einen Tag oder länger nach der Entkeimung Reste von Gas abgeben, das im Verlaufe der Einwirkung adsorbiert wurde. Bei Verbandmitteln muß völlige Entfernung aller Gasreste sichergestellt sein, da sonst Hautreizungen auftreten können (s. aber auch oben Nachteil des Verfahrens).

Besonders erwähnenswert ist vielleicht, daß Instrumente in Polyäthylenfolien eingesiegelt und dann der Einwirkung von Äthylenoxid ausgesetzt werden. Diese Folien sind zwar keimdicht, aber für das Gas gut durchlässig. Die Güte der Schweißnähte ist wichtig, damit nicht durch die wiederholte Behandlung mit Vakuum und Druck die Säckchen zerreißen.

Für Flüssigkeiten eignet sich die Sterilisation mit Äthylenoxid nicht. Die Eindringtiefe des Gases ist nicht befriedigend, so daß in tieferen Flüssigkeitsschichten keine vollständige Entkeimung möglich ist. Außerdem ist die vollkommene Entfernung des Gases oder seiner Zersetzungsprodukte in diesem Fall kaum möglich. Bei Pulvern ist dafür zu sorgen, daß Gas und Stoff innigst durchgemischt werden. Rotierende Mischtrommeln, die hermetisch zu verschließen sind, finden in der Industrie Anwendung.

Außer dem Äthylenoxid wird auch β-Propiolacton angewandt. Da dieser Stoff auf Grund seiner physikalischen Eigenschaften als Aerosol eingeblasen werden kann, ist praktisch die Heranziehung jedes geschlossenen Raumes, wie Autoklav oder dgl., möglich. Die verdünnte, wäßrige Zerstäubungsflüssigkeit kann nicht aufbewahrt werden, da sie rasch hydrolysiert. Eine Temperaturerhöhung ist nicht notwendig; schon bei Zimmertemperatur genügt eine

Konzentration von 0,2 bis 1%, wobei aber eine relative Feuchtigkeit von 75 bis 85% vorhanden sein muß.

Dieses Verfahren hat den Vorteil, daß eine Erwärmung über Zimmertemperatur hinaus nicht nötig ist. Dagegen darf aber das Sterilgut nicht feuchtigkeitsempfindlich sein. Ein weiterer Nachteil ist die Reizwirkung auf Schleimhäute und Augen, die entsprechende Schutzmaßnahmen erfordern.

Folgende Vorschriften haben sich bewährt:

Äthylenoxid: 1 200 mg/Liter, 10 bis 20% relative Feuchtigkeit, 6 atü bei 55°, während 45 Min. β-Propiolakton: 1,6 mg/Liter, während 2 Min. oder 0,1 mg/Liter, während 42 Min., bei 75 bis 85% relativer Feuchtigkeit (gewöhnlicher Druck und Zimmertemperatur) (K. STEIGER 1962).

Anmerkung: Die Möglichkeit, die Gasverfahren anzuwenden, muß in jedem Einzelfall überprüft werden. Da es sehr reaktionsfähige Stoffe sind, reagieren sie mit vielen Arzneimitteln. So wird bei Streptomycin ein Wirksamkeitsverlust bis zu 33% angegeben [KAYE, S. u. a.: J. Lab. clin. Med. *40*, 67 (1952)]. Die Umsetzung von Drogeninhaltsstoffen mit Aethylenoxid unter Bedingungen der Sterilisation haben ferner untersucht P. H. LIST und K. TERLINDEN [Pharm. Industrie *30*, 219 (1968)] und N. DIDING, L. WERGEMAN und G. SAMUELSSON [Acta Pharm. Suecica *5*, 177, 183, 199, 205 (1968)]. Bei Gegenständen muß die nötige Einwirkungszeit durch Versuche bestimmt werden, damit auch wirklich die ganze Außen- und Innenoberfläche komplizierter Geräte, wie Infusions- und Transfusionsbestecke und dgl. genügend lang mit dem Gas in Berührung sind. Auch ist die Wirkungsweise beider Gase verschieden. Während Äthylenoxid poröses Material gut durchdringt oder durch kleine Öffnungen Geräte durchströmt, ist dies bei β-Propiolacton nicht der Fall. Dieses ist aber wieder hervorragend geeignet, größere Räume wie Sterillabors zu entkeimen, wozu Äthylenoxid völlig ungeeignet wäre.

Entkeimung durch ionisierende Strahlen. Zwei Strahlungstypen sind zur Entkeimung verschiedenster Stoffe geeignet und finden besonders in angelsächsischen Ländern steigende Anwendung. Die eine Art sind β-Strahlen, beschleunigte Elektronen, die in Linearbeschleunigerno der in der Van de Graaff-Apparatur erzeugt werden. Die zweite Art sind γ-Strahlen, als deren Quelle in Reaktoren gewonnene künstliche radioaktive

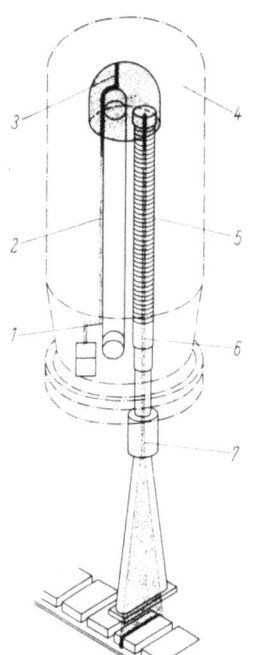

Abb. 316. Van de Graaff-Beschleuniger (schematisch). Prinzip.

1 Negative elektrische Ladung wird auf ein rasch bewegtes, isoliertes Band zerstäubt.

2 Das Band befördert auf mechanischem Wege die statische Ladung auf einen isolierten, halbkugelförmigen, hochgespannten Pol.

3 Am Pol wird die Ladung automatisch vom Band auf den Pol übertragen, wodurch eine hohe Potentialdifferenz zum unteren Ende des Beschleunigers (Rohres) der Elektronen erzeugt wird.

4 Der mit Hochspannung geladene Pol ist vom Gehäuse des Beschleunigers durch eine Atmosphäre von komprimiertem Stickstoff isoliert, um Lichtbogenbildungen zu vermeiden.

5 Eine Röhre aus Glas und Metall, die auf hohem Vakuum gehalten wird, stellt die einzige Bahn für die Elektronen dar, um aus der erhitzten Kathode zu entweichen.

6 Die Elektronen, die den Strahl hoher Energie bilden, werden zu extrem hohen Energien beschleunigt durch die Potentialdifferenz zwischen dem oberen Pol und dem unteren Ende des Beschleunigers (Rohres).

7 Dieser Elektronenstrahl ist gerastert durch die Wirkung von Elektromagneten (Magnetspulen), um die Gegenstände, die unten vorbeiziehen, gleichmäßig zu bedecken.

Isotope von Kobalt oder Cäsium (^{60}Co oder ^{137}Cs) dienen. In ihrer Wirkungsweise auf Keime sind beide Strahlungen sehr ähnlich. Die in Betracht kommenden Maßeinheiten s. Bd. I, 483 ff.

Die Nachteile beider Verfahren sind die hohen Kosten der Anlagen, die nur dann zu vertreten sind, wenn große Mengen gleichartiger Stoffe im kontinuierlichen Betrieb entkeimt werden. Da sehr energiereiche Strahlungen vorliegen, muß auch in jedem Einzelfall geprüft werden, ob das zu entkeimende Produkt nicht geschädigt oder chemisch verändert wird. Der große Vorteil beider Verfahren liegt darin, daß keine Erwärmung eintritt und daher hitzeempfindliche Stoffe nicht geschädigt werden. So behält Katgut bei der Bestrahlung seine ursprüngliche Festigkeit, während es durch Hitzeeinwirkung etwa 20% verliert.

Die Verfahren werden einerseits bei thermolabilen Stoffen angewendet, wie Antibiotica, Vitamine und dgl., andererseits bei Verbandstoffen, Nahtmaterial und ähnlichen, endlich bei der Aufbewahrung von menschlichen Geweben, wie in Knochenbanken, Adernbanken. Auch für die Sterilisation von Gegenständen aus Kautschuk, Plastik und Metall sind die Verfahren geeignet.

β-Strahlen. Die Eindringtiefe dieser Teilchenstrahlung ist nicht sehr groß. Sie beträgt bei einer Leistung des Apparates von 4 bis 8 MeV nur einige cm. Sie kann durch zweiseitige Bestrahlung des zu sterilisierenden Gutes oder durch rotierende Bestrahlung verbessert werden. Vorteilhaft ist, daß die Vorkehrungen gegen Strahlungsschäden infolge der geringen Eindringtiefe nicht so umfangreich und kostspielig sind wie bei γ-Strahlen. Lediglich gegen die Sekundär-Röntgenstrahlung ist durch entsprechend starkes Mauerwerk abzuschirmen. Während des Betriebes darf der Sterilisierraum nicht betreten werden. Nach Abschalten des Apparates ist der Zutritt gefahrlos.

Bei den gebräuchlichen Leistungen besteht auch keine Gefahr, daß eine kurzlebige Radioaktivität geringer Stärke in bestimmten Stoffen des bestrahlten Materiales auftritt. Für kleinere Gegenstände, wie Ampullen, flachverpacktes Nahtmaterial und dgl. ist die Methode sehr gut geeignet. Eine adsorbierte Dosis von ca. 3 000 000 reps ist ungefähr um 50% höher als notwendig, um auch die widerstandsfähigsten Sporen zu töten.

In Abb. 316 ist schematisch die Arbeitsweise eines Van de Graaff-Beschleunigers beschrieben. Das

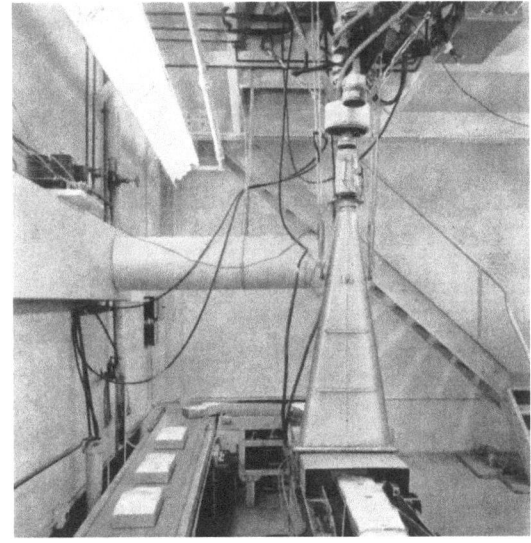

Abb. 317. $2^1/_2$ Kilowatt Van de Graaff-Elektronen-Beschleuniger, hergestellt von der High Voltage Engineering Corporation, Burlington, Massachusetts, USA.

Werkfoto Abb. 317 zeigt eine Anlage im Betrieb. Durch das trichterförmige Endstück des Apparates tritt der Elektronenstrahl aus und sterilisiert die unter ihm am laufenden Bande vorbeigeführten Gegenstände, im vorliegenden Fall fertig verpackte chirurgische Gummiartikel. Die Geschwindigkeit des Laufbandes muß entsprechend eingestellt werden, um eine genügende Einwirkungsdauer des Elektronenstrahles zu ermöglichen. Es läuft mit 0,5 cm bis einige cm pro Sekunde, ist also relativ schnell. Die Entkeimung durch die β-Strahlen ist in wenigen Sekunden vollzogen, ein großer Vorteil dieses Verfahrens.

γ-Strahlen. Der Vorteil der γ-Strahlen vor den β-Strahlen ist die viel größere Eindringtiefe. Sie beträgt 10 bis 15 cm pro MeV in Wasser, während β-Strahlen von 1 MeV nur Schichttiefen von 0,5 cm erreichen. Strahlenquellen sind künstliche Kobalt- oder Caesium-Isotope (^{60}Co und ^{137}Cs). Bestehende Anlagen arbeiten mit 50 bis 500 Kilocurie. Der außerordentliche Nachteil der Sterilisation mit γ-Strahlen ist die kostspielige Anlage, um Strahlungsschäden beim Bedienungspersonal zu vermeiden und um unter allen Umständen eine radioaktive Verseuchung der Umgebung auszuschließen. Konstruktiv fand man verschiedene Lösungen:

Bei einer bestehenden Anlage ist die Strahlungsquelle und das zu sterilisierende Material, das in röhrenförmigen, absolut dichten Metallbehältern gepackt ist, am Grunde eines 6 Meter tiefen Wassertanks angeordnet.

In anderen Anlagen ist das Sterilgut in Behälter mit rechteckigem Grundriß gepackt und wird mittels einer ferngesteuerten Transporteinrichtung um die Strahlungsquelle herumgeführt. Die Geschwindigkeit ist so bemessen, daß 2,5 Megarad zur Einwirkung gelangen, womit vollkommene Sterilität gesichert ist.

Entsprechend dicke Betonwände schirmen die Anlage nach außen ab. Eine Anlage der letzteren Art zeigen die folgenden Abbildungen: Die schematische Zeichnung demonstriert den Weg des in Kistchen verpackten Sterilgutes durch die Anlage. Das laufende Band führt zuerst zwischen den Betonwänden der Abschirmung durch, dann um die Strahlungsanlage (Cobalt 60) herum, in zwei Richtungen, und verläßt wieder zwischen Betonwänden die Anlage (Abb. 318). Auf dem Werkfoto der Anlage (Abb. 319) sieht man die Eintritt-Seite der Kistchen mit dem Sterilgut in die Anlage.

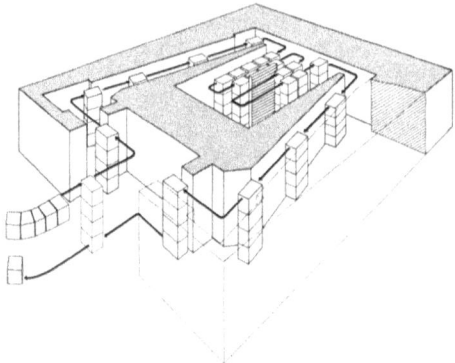

Abb. 318. „γ"-Strahlensterilisations-Anlage (Cobalt 60), schematisch. Weg des Sterilgutes durch die Anlage (Ethicon GmbH, Hamburg).

Anmerkung: Die Möglichkeit, Gegenstände oder Arzneistoffe mit diesen energiereichen Strahlen zu entkeimen, muß für jeden Einzelfall genau geprüft werden. Erfahrungsgemäß werden pulverförmige Arzneistoffe weniger leicht angegriffen als Suspensionen oder Lösungen. Bewährt haben sich beide Verfahren für chirurgisches Nahtmaterial und Gegenstände aus Metall, Kautschuk und bestimmtes Plastikmaterial. Sehr vorteilhaft ist die Möglichkeit, fertig in Plastiksäckchen verpackte Gegenstände zu sterilisieren. Dabei ist zu beachten, daß z. B. Polyäthylene die Strahlenbehandlung ohne weiteres vertragen, während Polyvinylfilme sich je nach der Bestrahlungsdosis immer dunkler färben und damit einen einfachen Indikator für die adsorbierte Strahlungsmenge abgeben (TRUMP, J. G.: Sterilisation of surgical materials, Symposium 1961).

Entkeimung durch UV-Bestrahlung. Das große Gebiet der UV-Strahlung umfaßt den Bereich von 10 bis 4000 Å. Jedoch wirkt nur ein kleiner Teil inaktivierend auf Keime — Strah-

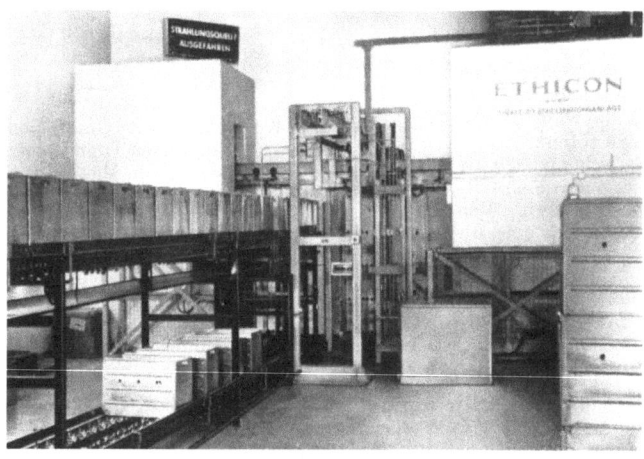

Abb. 319. „γ"-Strahlensterilisations-Anlage (Cobalt 60). Eintrittseite des zu sterilisierenden Gutes, in Kistchen verpackt (Ethicon GmbH, Hamburg).

lungen in der Nähe von 2650 Å. Man nimmt an, daß besonders die Nucleinsäuren durch die Absorption dieser Strahlen so verändert werden, daß die Vermehrungsfähigkeit der Keime aufgehoben wird.

Die Entkeimungslampen sind Quecksilberdampflampen mit niedrigem Dampfdruck. Sie senden im Bereich der bakteriziden Wirkung zwei Resonanzlinien des Quecksilberatoms aus, und zwar bei 2537 und 1850 Å, wobei aber die erstere ca. 80% der Gesamtstrahlung beträgt.

Die nötige Dosis zur Inaktivierung von Keimen schwankt je nach dem Einzelfall in weiten Grenzen. Es werden pro cm² Bestrahlungsfläche bis zu 100 Milliwattsekunden gerechnet, bei kurzen Bestrahlungszeiten auch ein Vielfaches. Bei der sehr geringen Eindringtiefe von 0,01 bis 0,2 Millimeter kann die UV-Entkeimung nur oberflächlich sein. Ihre Hauptanwendung findet sie in Apotheken und pharmazeutischen Betrieben zur Luftentkeimung in aseptischen Arbeitsräumen. Wichtig ist, daß das Ergebnis um so besser ist, je trockener und je staubfreier die Raumluft ist. Um eine Belästigung von Personen zu vermeiden, wird vielfach die UV-Entkeimung vor Beginn der Arbeit durchgeführt. Auch kann durch Deckenstrahler eine entsprechende Verteilung der Bestrahlung erreicht werden. Ist eine intensive UV-Bestrahlung auch während des Betriebes nötig (Antibiotica-Industrie), so müssen ausreichende Schutzmittel wie Brillen, Schutzanzüge und Handschuhe, getragen werden.

Für abgefüllte Infusions- oder Injektionslösungen ist das Verfahren infolge der geringen Eindringtiefe ungeeignet. Lediglich für die Entkeimung von Wasser wurden druckfeste UV-Lampen konstruiert, die direkt in die Flüssigkeit eingetaucht werden [Philips Ztschr. 2, H. 6 (1956)].

Verschiedene Entkeimungsverfahren. Versuche, mittels Hochfrequenzerhitzung oder Elektroosmose Sterilisationsmethoden auszuarbeiten, sind zwar von wissenschaftlichem Interesse, haben aber noch nicht zu praktischen Ergebnissen geführt. Auch versuchte man Geräte auf Basis der Ultraschallwirkung zu konstruieren. Diese werden hauptsächlich für Spritzen und ähnliche kleinere Geräte eingesetzt. In erster Linie handelt es sich aber bei der Ultraschallwirkung um eine schnelle und gute Auflockerung des Schmutzes.

Prüfung auf Sterilität

In den Arzneibüchern der einzelnen Staaten ist festgelegt, welche pharmazeutischen Stoffe, Zubereitungen und Materialien „in steriler Form", d. h. „frei von allen vermehrungsfähigen Mikroorganismen" (aeroben und anaeroben Bakterien nebst deren Sporen, Hefen, Pilzen, Viren, Rickettsien und Protozoen) oder im Fall von Lebendvakzinen frei von zusätzlichen Mikroorganismen, abzugeben sind. Im Interesse einer Schonung des Sterilisationsgutes müssen bei dieser Sterilisierung nicht selten Verfahrensbedingungen gewählt werden (z. B. hinsichtlich Dauer und Temperatur bei Heißluft- oder Dampfsterilisierung), die keinen uneingeschränkten Sterilisationserfolg garantieren. Nicht zuletzt deswegen ist in den einzelnen Pharmakopöen eine „Prüfung auf Sterilität" vorgeschrieben, und zwar oft unter Angabe bindender, mehr oder weniger detaillierter methodischer Hinweise.

Aber auch diesen auf mikrobiologischen Methoden beruhenden Sterilitätsprüfungen sind gewisse Grenzen gesetzt. So beschränken sich die entsprechenden Bestimmungen auf den Nachweis von aeroben und anaeroben Bakterien sowie von Hefen und Pilzen. Und selbst gegenüber diesen Keimen bestehen keine absoluten Erfassungschancen, da die Anzahl der geforderten Stichproben nur einen Bruchteil des zu prüfenden Gesamtmaterials beträgt. Auch können manche Mikroorganismen wegen unzulänglicher Kulturbedingungen einer Erfassung entgehen. Dies gilt z. B. für sehr langsam sich vermehrende Keime oder für kryophile Bakterien (z. B. manche Spezies von Achromobacter und Pseudomonas, falls die Kultivierung ausschließlich bei 37° stattfindet). Auch ist noch nicht endgültig entschieden, ob für einen optimalen Nachweis aerober und anaerober Bakterien die in verschiedenen Arzneibüchern empfohlene Verwendung eines einzigen Kulturmediums (Thioglykolat-Bouillon) ausreicht.

Was schließlich den Nachweis einer Kontaminierung von Arzneimitteln mit Viren oder Rickettsien betrifft, so fehlen in allen nachstehend angeführten Pharmakopöen entsprechende methodische Hinweise. Hierzu sei bemerkt, daß solche virologischen Untersuchungen zwar eine spezielle und kostspielige Technik voraussetzen (Züchtungsversuche auf Gewebekulturen und Bruteiern), daß aber die Möglichkeit für eine Kontamination mit Viren im allgemeinen weit geringer ist als mit Bakterien; am ehesten ist sie bei Arzneimitteln zu erwarten, die auf biologischem Material vom Mensch oder Tier basieren (z. B. bestimmte Vakzinen, Heilseren, Plasmakonserven). Eine Anleitung für entsprechende virologische Prüfungen geben WALL-

HÄUSSER und SCHMIDT (1967) im Rahmen einer ausführlichen Abhandlung „Prüfung auf Sterilität" (s. dort S. 467 ff.).

Die in den einzelnen Arzneibüchern enthaltenen Angaben und Bestimmungen zur „Sterilitätsprüfung" differieren zum Teil recht stark, nicht wenige sind unvollständig oder lassen neuere wissenschaftliche Erfahrungen unberücksichtigt oder aber sie stellen oft nur allgemein gehaltene Hinweise dar. Es fällt daher nicht leicht, die verschiedenen Richtlinien im einzelnen zu vergleichen. Eine solche Orientierung soll die folgende Darstellung ermöglichen. Hierfür sind die in 11 Pharmakopöen enthaltenen einschlägigen Angaben (bei möglichst wortgerechter Zitierung) meist tabellarisch einander gegenübergestellt; die thematische Reihenfolge ist so, wie sie im allgemeinen bei der praktischen Durchführung von Sterilitätsprüfungen auftritt.

1. Personelle, räumliche und apparative Voraussetzungen. Prüfungen auf Sterilität sollten nur von mikrobiologisch geschultem Personal vorgenommen werden. Nur so ist z. B. eine einwandfreie Beurteilung einer unsterilen Probe möglich, denn die ursächliche Klärung dieser mikrobiologischen Verunreinigung bedarf u. a. einer Differenzierung der Keime. Da die Untersuchungen ein äußerst sorgfältiges, aseptisches Arbeiten erfordern, sind hierbei sterilisierte Laborkleidung, Atemmaske, Haartuch und Überschuhe zu tragen.

Die Versuche sind in einem geeigneten, aseptischen Arbeitsraum durchzuführen [permanente Luft-Sterilfiltration mit -Umwälzung (Überdruck) bei abgedichteten Fenstern, indirekte UV-Bestrahlung, zwischenzeitliche Aerosoldesinfektion]. Der Keimgehalt der Raumluft ist mit Hilfe von Luftkeimsammlern (z. B. Membranfilter, Slit-Sampler, Gaswaschflaschen) stichprobenartig zu kontrollieren. Nach Möglichkeit soll der Prüfraum nur durch eine UV-Druckschleuse betreten werden können. Die Bruträume und die Nährbodenküche sollten unmittelbar an den Prüfraum bzw. die Prüfräume angrenzen.

Die benötigten Arbeitsgeräte (Pipetten, Filtergeräte, Scheren, Pinzetten, Petrischalen usw.) werden vorher sterilisiert und stehen genau wie die bereits in Röhrchen abgefüllten vorgeschriebenen Nährmedien in ausreichender Menge bereit. Die Wachstumskontrolle der Nährmedien mittels Bakterien- und Pilzteststämmen sowie die Testung des Prüfpräparats auf eine mögliche antimikrobielle Hemmwirkung ist außerhalb des aseptischen Prüfraums in einem gesonderten Raum vorzunehmen.

2. Nährmedien und Kulturbedingungen. In Tab. 1 (S. 458) sind die in den 11 verschiedenen Arzneibüchern für Sterilitätsprüfungen empfohlenen Nährmedien und Kulturbedingungen aufgeführt. Geringfügige Unterschiede in der Zusammensetzung der einzelnen Nährböden blieben hierbei unberücksichtigt (bzw. wurden als Fußnoten vermerkt), so daß insgesamt 13 verschiedenen Kulturmedien resultieren, und zwar für den Nachweis von Bakterien 4 flüssige und 3 halbstarre (pH-Werte zwischen 7,2 und 8,2 variierend) sowie für Hefen und Pilze 3 flüssige und 3 halbstarre Nährmedien (mit pH-Werten zwischen 5,5 und 6,5).

Abgesehen von den übereinstimmenden Angaben in USP XVII und Jap. 61 macht diese Gegenüberstellung deutlich, wie sehr die Auffassungen über eine optimale kulturelle Erfassung mikrobieller Verunreinigungen differieren. Zum Beispiel wird nur ein einziges Kulturmedium (Thioglykolat-Bouillon) allein oder zusammen mit anderen Medien von allen 11 angeführten Pharmakopöen empfohlen. Oder: Für den Nachweis von aeroben und anaeroben Bakterien werden z. B. im CF 65 sechs und in Ross. 9 vier verschiedene Medien angegeben, während 4 andere Richtlinien hierfür die ausschließliche Verwendung von Thioglykolat-Bouillon empfehlen. Unterschiede bestehen ferner hinsichtlich der Inkubationsbedingungen. So werden neben Bebrütungszeiten, die zwischen 5 und mindestens 10 Tagen liegen, folgende Bruttemperaturen angegeben: 35 bis 38° von drei, 30 bis 32° von vier und sowohl 20 bis 25° wie 35 bis 37° ebenfalls von vier Pharmakopöen. Aus diesen Temperaturdaten ist das Bestreben erkennbar, zwecks besserer Erfassung kryophiler Bakterien die Kultivierung entweder generell bei einer Temperatur von 30 bis 32° oder aber (bei doppeltem Versuchsansatz) sowohl bei (etwa) 37° wie bei 20 bis 25° vorzunehmen. Grundsätzlich werden diese 2 verschiedenen Inkubationstemperaturen in Helv. V gefordert, so daß hier ein Prüfsatz von 8 verschiedenen bakteriologischen Kulturen resultiert.

Während BP 68 überhaupt keine Angaben über Sterilitätsprüfungen auf Hefen und Schimmelpilze enthält, werden in den anderen 10 Richtlinien hauptsächlich Sabouraud-Bouillon (7mal) und Sabouraud-Agar (3mal) als Pilzmedien angeführt. Die Verwendung eines einzigen Mediums wird 7mal als ausreichend angesehen, wobei 5mal die Sabouraud-Bouillon genannt ist. Schließlich ist ersichtlich, daß auch bei den Pilzkulturen die Inkubationsdauer mit Zeiten von 5 bis 15 Tagen stark differiert.

Zur Orientierung seien Zusammensetzung und Herstellung der 5 in obigen elf Pharmakopöen weitaus am häufigsten empfohlenen Nährböden wiedergegeben:

1. Pepton-Nährlösung und

2. Pepton-Nähragar (gemäß DAB 7-BRD).

Na$_2$HPO$_4$ (Sörensen)	2,0 g
NaCl	3,0 g
Pepton	10,0 g
Fleischwasser*	1 000 ml

Agar	20 g
(in der Nährlösung einige Std. quellen lassen)	

} Zusatz für Herstellung von *Nähragar*

mit n NaOH leicht alkalisieren,
1 Std. bei 120° (Autoklav),
evtl. filtrieren, mit n HCl pH 7,2 bis 7,4 einstellen,
in Röhrchen (etc.) abfüllen,
sterilisieren (20 Min. 120°, Autoklav).

3. Thioglykolat-Bouillon (gemäß USP XVII).

L-Cystin	0,5 g
NaCl	2,5 g
Dextrose	5,5 g
Agar, granuliert	0,75 g**
Hefe-Extrakt	5,0 g
tryptisches Caseinpepton	15,0 g

alle Substanzen gründlich mischen,
im 100°-Wasserbad lösen in:

destill. Wasser	1 000 ml

Na-Thioglykolat	0,5 g
(oder: Thioglykolsäure	0,3 g)
pH 7,1 ± 0,1	
Resazurin (0,1%, frische Lsg.)	1,0 ml**

evtl. filtrieren, in Röhrchen abfüllen,
sterilisieren (20 Min. 120°, Autoklav).

Die Thioglykolat-Bouillon ist bei Raumtemperatur lichtgeschützt aufzubewahren. Falls im Röhrchen mehr als das oberste Drittel des Mediums (infolge O$_2$-Aufnahme) eine bräunliche Verfärbung zeigt, ist vor Verwendung die Bouillon etwa $^1/_4$ Std. zu kochen und wieder abzukühlen. Im oberen Teil des Mediums vermehren sich aerobe, im unteren Teil anaerobe Bakterien.

4. Sabouraud-Bouillon und

5. Sabouraud-Agar.

			oder:		oder:
Glucose	20 g		—		10 g
Maltose	—		20 g		10 g
Tryptisches Caseinpepton			5 g		
Peptisches Fleischpepton			5 g		

Agar	20 g
(einige Std. in der Lösung quellen lassen)	

} Zusatz für Herstellung von *Sabouraud-Agar*

Lösen im 100°-Wasserbad,
evtl. filtrieren; pH 5,5 bis 5,7.
Abfüllen und sterilisieren (20 Min. 120° — Autoklav)

Die Herstellung eines bestimmten Nährmediums erfolgt bei einigen Pharmakopöen nicht selten nach verschiedenen Rezepturen; auch können die hierfür benötigten Substrate je nach Herkunft qualitativ sehr unterschiedlich sein. Im Sinne einer wünschenswerten Verbesserung,

(Fortsetzung S. 459)

* Zur Gewinnung von Fleischwasser werden 500 g gehacktes, fettfreies Rindfleisch in 1 000 ml Wasser über Nacht bei ca. 5° stehen gelassen, sodann etwa 30 Min. bei 120° (Autoklav) erhitzt und nach Erkalten filtriert.

** Nach USP XVII ist es für die Testung von *trüben, viskosen Produkten* sehr vorteilhaft, eine frisch hergestellte (bzw. aufgekochte) Thioglykolat-Bouillon *ohne* Agar und *ohne* Resazurin zu verwenden.

Tabelle 1. Nährböden und Inkubationsbedingungen

Angaben der Pharmakopöe	Bakterien									Schimmelpilzen und Hefen							
	Pepton-Nährbouillon	Pepton-Nähragar	Thioglykolat-Bouillon	Glucose-Nitrat-Agar	Leber-Leberbouillon	Nährbouillon + Fleisch	Leberbouillon-Agar	Brutdauer (Tage)	Brut-temp. (C)	Sabouraud-Bouillon	Bierwürze-Lösung	Malzextrakt-Lösung	Sabouraud-Agar	Bierwürze-Agar	Malzextrakt-Agar	Brutdauer (Tage)	Brut-temp. (C)
	aerob	aerob u. anaer.		anaerob													
	I	II	III	IV	V	VI	VII			VIII	IX	X	XI	XII	XIII		
1. DAB 7- BRD	#	#	# 1)					10	37° 2)		#			#		10	20°
2. a) DAB 7- DDR b) A)	#		÷ 3)	+ 3)				10	30−32°	#						10	22−24°
3. ÖAB 9	# 4)	# 5)	#					≦10	37° 6)	#						15	20° 7)
4. Helv. V	# # 4)	# # 8)	÷ ÷	# # 5)	+ +			5	37° 20−25°	#						5	20−25°
5. Nord. 63	# #		#					10	35° 20−25°				#			10	20−25°
6. a) BP 68 b)	#		+ #			+		7	30−32°								
7. CF 65 C)	# 9) 10)	# 9) 10)	# 11)	#	#		#	7	≦37 ±1° 12)	# 9)		#		# 13)		≦7	24 ± 2°
8. USP XVII B)			#					≦7	30−32° 14)	# 15)						≦10	22−25° 16)
9. Jap. 61 C)			#					≦7	30−32°	#						≦10	24−26°
10. Ross. 9 17)	# #	# 4)	# 8) 18)		#			8	37° 22−24° 19)	#				#		8	22−24°
11. a) WHO, b) 1960 20)			# # #					7	30−32° 15−22° u. 35−37°					#		≦14	20−25°

Erläuterungen zur vorstehenden Tabelle:

= Unbedingt durchzuführende Kulturen.

+ = Unter 2 derartig gekennzeichneten, verschiedenartigen Nährmedien kann ausgewählt werden.

a) u. b) = Zwischen beiden Möglichkeiten kann gewählt werden.

1) = Doppelversuch.

2) = „Stabilisator-Lösungen für Blutkonserven" werden durch Beimpfung weiterer Kulturröhrchen auch bei 20, 32 sowie 56° bebrütet.

3) = Die Bouillon-Röhrchen der Möglichkeit b) werden mit Paraffinöl überschichtet.

4) = Mit Zusatz von 0,5% Glucose.

5) = Hochschichtagar.

6) = Bei Impfstoffen u. Hämoderivaten werden weitere Kulturröhrchen auch bei 2–4° u. bei 20° inkubiert.

7) = Wie bei 6), jedoch zusätzliche Kulturröhrchen bei 2 bis 4° u. bei 37°.

8) = Schrägagar.

9) = Mit oder ohne Zusatz von Hefe-Extrakt.

10) = Mit oder ohne Zusatz von Glucose.

11) = Statt Na-Glykolat kann die Bouillon auch Na-Hydrosulfit enthalten.

12) = In manchen Fällen (z. B. bei Produkten aus Blut) können Testkulturen bei Bruttemperaturen von unter 37° notwendig sein.

13) = Statt Malzextrakt kann auch Gerstenkeimschrot verwendet werden.

14) = Bei Nahtmaterial 14täg. Inkubierung.

15) = Nur erforderlich, falls die versiegelten Endbehältnisse nicht mindestens 15 Min. bei 100° erhitzt worden waren.

16) = Bei Watte, Mull, Op.-Tüchern u. Nahtmaterial 14täg. Inkubierung.

17) = Für alle 6 Nährböden ist Hottinger- oder Martin-Bouillon als Basalmedium vorgeschrieben.

18) = Wird (zusätzlich) nur verwendet, falls im Medikament Hg-Verbindungen als Konservierungsmittel enthalten sind bzw. falls Benzylpenicillin oder Streptomycin-Präparate geprüft werden sollen (s. Tab. 6).

19) = Nur 5täg. Inkubierung hingegen bei Prüfung von Gramicidin C, Vakzinen u. Suspensionen nach vorausgehender 3täg. Inkubierung in Gluc.-Bouillon bei 37°, Phenylpenicillin-Präparaten nach vorheriger 2–3täg. Inkubierung (37°) der Thioglykolat-B. mit Penicillinase.

20) = Zur wahlweisen Verwendung werden (unter Angaben der Rezepte) 12 weitere Nährmedien angegeben (2 für aerobe, 6 für aerob/anaerobe und 2 für anaerobe Bakterien sowie 2 für Hefen und Schimmelpilze.

A) = Tritt nach Zusatz der Probemenge zum Kulturmedium eine die makroskopische Auswertung störende Reaktion ein, so werden nach dem 5. Bebrütungstag mindestens 0,5 ml dieses Kulturgemischs in 10–20 ml frisches Medium übertragen; diese Subkultur wird nach weiterer 10täg. Bebrütung beurteilt.

B) = Falls durch die Prüfsubstanz das Nährmedium so getrübt wird, daß keine visuelle Beurteilung der Kultur mehr möglich ist, werden zwischen dem 3. und 7. Bebrütungstag hiervon geeignete Mengen auf ein frisches Medium verimpft; diese Subkulturen werden nach 7- bis 11täg. Bebrütung beurteilt.

C) = Wenn die makroskopische Beurteilung einer Kultur schwierig ist, werden hiervon Subkulturen auf frischen Mediumröhrchen durchgeführt, die bis zur Beurteilung mindestens 3 Tage bei 31° ± 1° (Bakterienkulturen) bzw. mindestens 10 Tage bei 25° ± 1° (Pilzkulturen) bebrütet werden.

(Fortsetzung v. S. 457)

Vereinheitlichung und Vereinfachung der Methodik erscheint es daher geboten, bei der Herstellung von Nährböden industrielle Fertigprodukte zu verwenden, da hierdurch Gewähr für eine gleichbleibend hohe Qualität der Nährmedien gegeben ist. (Lieferfirmen für Trockennährböden und in Röhrchen oder Flaschen abgefüllte Fertignährböden sind z. B.: BBL, Difco, Merck, OXOID.)

3. Wachstums- und Sterilitätskontrolle der Nährmedien. Sehr uneinheitlich sind die in den Arzneibüchern zu findenden Angaben über eine Prüfung der einzelnen Nährmedium-Ansätze auf ihre keimvermehrungsfördernde Qualität und auf Sterilität.

Nur etwa die Hälfte der 11 Pharmakopöen weist auf diese Notwendigkeit hin, von denen CF 65 nur einen entsprechenden kurzen Vermerk gibt und die übrigen einige methodische Hinweise enthalten, die in der Tab. 2 aufgeführt sind (s. S. 460). Zusätzliche Angaben, z. B. über Größe des Inokulums oder Inkubationsdauer (USP XVII hier ausgenommen) fehlen.

4. Entnahme und Zubereitung der Prüfmengen. Wie einige Angaben verschiedener Pharmakopöen insgesamt darauf hinweisen, ist vor der Vornahme der Sterilitätsprüfungen folgendes zu beachten:

Die zu prüfenden Arzneimittel sind den einzelnen Behältern unter aseptischen Bedingungen mittels steriler Instrumente (Injektionsspritze, Pipette, Spatel) zu entnehmen. Handelt es sich hierbei um Ampullen, so werden deren Hälse abgeflammt und mittels steriler Ampullenfeilen geöffnet; falls die Ampullen unter Vakuum stehen, erfolgt das Aufbrechen erst nach „Bandagierung" der Ampullenhälse mittels steriler Watte, um eine Kontaminierung des Inhalts durch Luftkeime zu vermeiden. Bei Verschluß mittels Gummikappen werden diese mit sterilem Wattebausch, der mit einem geeigneten Desinfektionsmittel getränkt wurde (z. B. 70-vol.-%igem Äthanol), desinfiziert.

Tabelle 2. Wachstums- und Sterilitätskontrolle der Nährmedien

Testkeime (gemäß Text)	DAB 7-DDR	BP 68	USP XVII	Jap. 61	WHO 1960
geeignete Mikroorganismen	+				
2—3 anspruchsvolle Stämme von Mikroorganismen			+		
kontaminierende Mikroorganismen					
aerobe und anaerobe Bakterien		+[1]			+
Staphylococcus aureus					+
Streptococcus pyogenes				+[2]	
anaerobe Sporenbildner					+
Clostridium tetani				+[2]	
kontamin. Hefen u. Pilze					+
Aspergillus niger				+[2]	
Candida albicans				+[2]	
Inkub.-Bedingungen			wie in Tab. 1		
Sterilitäts-Kontrolle			+		

[1] Inkl. saprophyt. Kontaminanten, pyogene Kokken und menschenpathogene Sporenträger
[2] Beispielhafte Spezies

Im voraus ist ferner klarzulegen, auf welche Weise die Arzneimittelprobe (bei Beachtung der vorgeschriebenen Mengenverhältnisse) in das Nährmedium eingebracht werden soll. Wässerige Arzneimittel, wasserlösliche Substanzen und mit Wasser mischbare Salben werden mit sterilem Wasser bzw. mit Nährbouillon oder mit flüssig gemachtem (15 Min. im 100°-Wasserbad) und sodann auf ca. 45° abgekühltem Nähragar gemischt oder aber auf der Oberfläche von Schrägagar ausgestrichen; ferner können sie mittels bakteriendichter Filter filtriert werden. — Ölige Arzneimittel und mit Wasser nicht mischbare Salben vermengt man unter kräftigem Schütteln mit der Nährbouillon unter vorteilhafter Erwärmung auf ca. 45° bzw. unter Zugabe eines sterilen Emulgators (z. B. Tween 80) oder man mischt sie mit flüssigem, auf ca. 45° abgekühltem Nähragar oder verdünnt sie, falls damit mischbar, mit sterilem Petroläther und filtriert hiernach mittels eines geeigneten, bakteriendichten Filters (Helv. V). — Feste, wasserunlösliche Substanzen werden in sterilem Wasser bzw. in Nährlösung suspendiert (und sodann wie wäßrige Arzneimittel behandelt) oder mit flüssigem, auf ca. 45° abgekühltem Nähragar vermengt.

5. Mischungsverhältnisse von Arzneimittel und Kulturmedium. Nach vorstehenden Anweisungen werden in einem geeigneten Kulturgefäß bestimmte Mengen einer Arzneimittelprobe mit einer bestimmten Menge Nährmedium gemischt. Dies gilt für alle vorgeschriebenen Nährböden bzw. Kultivierungen (s. Tab. 1). Wie der Tab. 3 zu entnehmen ist, machen hierzu die einzelnen Pharmakopöen sehr unterschiedliche Angaben. So kann z. B. (innerhalb gewisser Grenzen) mit zunehmender Abfüllmenge pro Endbehälter auch eine erhöhte Prüfmenge pro Kulturgefäß festgelegt sein (beide DAB 7, CF 65, USP XVII) oder es werden, gleichgültig, wie groß der Behälterinhalt ist, stets gleich große Prüfmengen verwendet (Helv. V, Nord. 63, BP 68, Ross. 9). Ferner kann je nach der Art der Zubereitung die vorgeschriebene Prüfmenge differieren (DAB 7-BRD, USP XVII).

Was nun die für eine bestimmte Prüfmenge zu wählende Menge an Nährmedium betrifft, so ist diese entweder genau angegeben oder sie ist aus Hinweisen abzuleiten, die einen Zusatz von soviel Nährmedium verlangen, daß die Prüfmenge höchstens 10% des gesamten Kulturgemisches beträgt bzw. daß die Prüfmenge nicht die Nähreigenschaften des Mediums zu beeinträchtigen vermag (diesbezügliche Kontrollversuche s. Tab. 7). — Zweifellos ist es vorteilhaft, wenn von vornherein die Volumina der Prüfgemische festgelegt und hierbei nur wenige Werte vorgesehen sind. Auf diese Weise ist eine wünschenswerte Begrenzung der Kulturgefäße auf wenige Normen möglich; in den Bestimmungen von 3 der 11 Pharmakopöen ist dies realisiert (s. Tab. 4).

6. Mindestzahl der Stichproben. Sowohl vorgenannte Sterilitätsprüfungen wie nachstehende Kontrollversuche betreffen eine bestimmte Menge bzw. eine bestimmte Behälteranzahl einer Arzneimittelcharge. Hierbei ist unter (Fabrikations-)Charge die Gesamtzahl der (End-)Behälter eines bestimmten Arzneimittels zu verstehen, die unter völlig gleichen

(Fortsetzung S. 463)

Tabelle 3. Mengenverhältnisse von Prüfsubstanz und Kulturmedium

Angaben der Pharmakopöe	Art der Prüfsubstanzen	Behälter-Inhalt	Probemenge (pro Kultur)	Nährbodenmenge (pro Kultur)
1. DAB 7-BRD	Inj.- u. Infus.-Lsg., Stabilisator-Lsg. f. Blutkonserven	$\leqq 2$ ml $> 2 - 10$ ml $> 10 - 50$ ml $> 50 - 1000$ ml	0,2 ml 0,5 ml 1,5 ml 5,0 ml	7,5 ml 15,0 ml 15,0 ml 30,0 ml
	Glycerin, Öle, Fette, Salben Emulsionen u. Susp. Pulver, Verbandsstoffe		0,5 g 0,25 g	10,0 ml 5,0 ml 30,0 ml (mind.)
2. DAB 7-DDR	Flüssigkeiten, Lösungen, Suspensionen	< 2 ml od. g < 10 ml od. g $10 - 50$ ml od. g $> 50^1$ ml od. g	zu gleichen Teilen auf die 2 bzw. 3 Kulturgläser verteilt 1,0 ml od. g 2,5 ml od. g 5,0 ml od. g	das (mind.) 10- bis 100-fache der jeweiligen Probemenge
3. ÖAB 9	Flüssigkeiten, wäßr. u. ölige Lsg., Suspensionen, Emulsionen, Fette	keine näheren Angaben	(höchstens) 10% des Kulturgemisches	(mindestens) 90%
4. Helv. V	Arzneimittel-Abfüllungen	0,5 ml 1 ml 2 ml > 3 ml	einheitlich 0,5 ml (Mindestzahl der Stichproben s. Tab. 5)	einheitlich 10 ml, nur bei Nitrat-Agar nach VEILLON 18 bis 20 ml
5. Nord. 63	Flüssigkeiten, Lösungen, Suspensionen, Salben		*betr. Bakterien:* ca. 1 ml bzw. g *betr. Pilze:* ca. 0,5 ml bzw. g	15 ml 7 – 8 ml
6. BP 68	Flüssigkeiten, Lösungen, Suspensionen, bestimmte Penicilline	< 2 ml bzw. < 100 mg $\leqq 2$ ml bzw. $\geqq 100$ mg	bei: 1 Kultur²: 1/1 Inh. 2 Kulturen: 2 × 1/2 Inh. 1 Kultur²: 2 ml bzw. 100 mg 2 Kulturen: 2 × 1 ml bzw. 2 × 50 mg	ausreichend groß, so daß durch den Zusatz der Probemenge die Nähreigenschaften des Mediums nicht beeinträchtigt werden
7. CF 65	Flüssigkeiten	< 5 ml > 100 ml	mind. 0,5 ml; notfalls 1/1 Inhalt max. 10 ml	mind. das 9fache der jeweiligen Probemenge
	Pulver in wss. oder öliger Lösung oder Emulsion		mind. 25 mg, notfalls 1/1 Inhalt	

Tabelle 3 (*Fortsetzung*)

Angaben der Pharmakopöe	Art der Prüfsubstanzen	Behälter-Inhalt	Probemenge (pro Kultur)	Nährbodenmenge (pro Kultur)
8. USP XVII	Flüssigkeiten und Suspensionen	< 10 ml 10—50 ml > 50 ml	mind. 1 ml, notfalls 1/1 Inh. mind. 5 ml mind. 10 ml	mind. 15 ml mind. 40 ml mind. 75—100 ml
	kristalline Substanzen und Pulver		300 mg, notfalls 1/1 Inhalt	mind. 40 ml
	Watte, Verbandstoffe u. ä.	1 Packung	250—500 mg	40 ml
9. Jap. 61	wss. od. ölige Lösungen	*betr.:* < 20 ml { Bakt. Pilze	1 ml 1 ml	15 ml 15 ml
		20—< 100 ml { Bakt. Pilze	5 ml 1 ml	40 ml 15 ml
		100—< 500 ml { Bakt. Pilze	2mal: 5 ml 5mal: 1 ml	40 ml 15 ml
		> 500 ml { Bakt. Pilze	3mal: 5 ml 5mal: 2 ml	40 ml 15 ml
	40%ige Glucose-Inj.-Lsg.	> 500 ml Pilze	10mal: 1 ml	15 ml
10. Ross. 9	Seren, Toxoide, Hormon-Präparate, Gramicidin C (1 ml mit 0,5 µg)		0,5 ml	20 ml
	Vakzinen, Suspensionen[3]		0,5—1 ml	50 ml
11. WHO, 1960	biologische und pharmazeutische Substanzen	*betr.:* unverteilte Großbehälter verteilte, versiegelte Endbehälter	5 ml ≦ 1 ml (max. 10 ml) bzw. ≦ 25 mg (max. 500 mg)	so groß, daß durch den Zusatz der Stichprobemenge die Nähreigenschaften des Mediums nicht beeinträchtigt werden

[1] Falls nur 1 Behälter zur Prüfung vorliegt, so ist das 5fache, falls 2—4 Behälter vorliegen, das 3fache der angegebenen Probemenge anzusetzen.

[2] Thioglykolat-Bouillon.

[3] Nach 3täg. Bebrütung (37°) dieser Stichproben in 50 ml Glucose (0,5%)-Nährbouillon werden hiervon die 6 in der Tab. 1 angegebenen Kulturen angelegt, die aber nur 5 Tage inkubiert werden.

Tabelle 4. Empfohlene Größe der Kulturgefäße

Menge der Kulturflüssigkeit	Gläschengröße	Nord. 63	Jap. 61	USP XVII
15 ml	18 × 200 mm	+[1]		
15 ml	20 × 150 mm		+[2]	+
40 ml	25 × 200 mm	+[1]	+	+·
75—100 ml	38 × 200 mm			+[3]

[1] Bei Pilzkulturen wird nur die Hälfte der angegebenen Mengen an Kulturflüssigkeit verwendet.

[2] Für den Nachweis von Pilzen sind spezielle Kulturgläschen angegeben.

[3] Etwa die gleiche Relation zwischen Oberfläche und Höhe des Nährmediums soll auch bei noch größeren Kulturmengen bestehen; bei Pilzkulturen soll die Oberfläche hingegen relativ etwas größer sein. Für anaerobe Kulturen in Thioglykolat-Bouillon werden die Fermentationsröhrchen nach SMITH oder DURHAM empfohlen.

(Fortsetzung v. S. 460)
apparativen, verfahrensmäßigen, räumlichen und zeitlichen Bedingungen sterilisiert, getrocknet oder aseptisch abgefüllt worden sind. Die insgesamt zu prüfenden Arzneimittelmengen stehen repräsentativ für die ganze Herstellungscharge und sind dementsprechend „zufällig verteilt" und stichprobenartig auszuwählen. Die Zahl bzw. Menge der Stichproben richtet sich nach der Größe der Charge, wobei die hierzu von den Pharmakopöen gegebenen Vorschriften, die in der Tab. 5 einander gegenübergestellt sind, wiederum sehr differieren. Im allgemeinen nimmt die Stichprobenzahl mit der Höhe der Chargenstückzahl zu; fast durchweg erfolgt allerdings nach unten und oben eine Begrenzung durch Festlegung von Mindestforderungen (meist 2 oder 3 bzw. 20 oder 30 Einheiten). Hervorgehoben sei lediglich der von BENTZON (1959) vorgeschlagene, recht befriedigende Gleitschlüssel von $0{,}4 \sqrt{n}$ (n bedeutet die Chargenstückzahl), der im DAB 7-DDR vorgeschrieben ist bzw. im WHO — T. R. S. empfohlen wird.

7. Sterilitätsprüfung bei antimikrobieller Aktivität des Arzneimittels.
Antibiotica, Chemotherapeutica und Konservierungsmittel bzw. Präparate u. dgl., denen solche Substanzen beigefügt worden sind, können keimtötend (bakterizid, sporozid, fungizid, viruzid) oder nur vermehrungshemmend (vor allem bakteriostatisch, fungistatisch) wirken. Dieser keimhemmende Effekt kann bis in sehr hohe Verdünnungsstufen reichen. Falls ein derart wirksames Arzneimittel durch Mikroorganismen verunreinigt ist, versagt die gewöhnliche Methodik für Sterilitätsprüfungen (s. Tab. 3). Von den eingangs erwähnten, nur sehr bedingt erfaßbaren Kontaminationsmöglichkeiten abgesehen, kann daher ein negativer Kulturbefund erst dann als Beweis für die Sterilität eines Arzneimittels gelten, wenn bei einer zusätzlichen Untersuchung keine antimikrobielle Aktivität festgestellt wird. Dieser Kontrollversuch (Bakterienhemmtest A oder B — s. Tab. 6) ist bei jeder Sterilitätsprüfung durchzuführen — auch bei solchen Arzneimitteln, die mit größter Wahrscheinlichkeit antimikrobiell nicht wirksam sind. Während die Sterilität nichthemmender Präparate nach der gewöhnlichen Methode (C) gemäß Tab. 3 geprüft wird, können antimikrobiell wirksame Arzneimittel nur unter der Voraussetzung getestet werden, daß diese Aktivität ausgeschaltet bzw. umgangen wird. Hierfür gibt es 3 verschiedene Möglichkeiten (D, E, F). Die diesbezüglichen Vorschriften der einzelnen Pharmakopöen sind in der Tab. 6 vermerkt. Zwar sind sie (einmal mehr) recht uneinheitlich und z. T. ungenügend, doch bieten sie wenigstens insgesamt Richtlinien für ein zweckmäßiges methodisches Vorgehen. Wie dieser Übersicht zu entnehmen ist, erfolgt fast ausnahmslos zunächst die Untersuchung auf antimikrobielle Aktivität mittels des 1-Röhrchen-Hemmtests (A), und zwar sowohl zeitlich vor (ÖAB 9, Helv. V, BP 68), gleichzeitig mit (DAB 7-BRD, DAB 7-DDR, Nord. 63) wie auch nachträglich zur (Jap. 61) üblichen Sterilitätsprüfmethodik C. Hierbei erscheint es allerdings wenig vorteilhaft, daß vor Versuchsbeginn kaum berücksichtigt wird, ob das Prüfmaterial voraussichtlich antimikrobiell wirksam oder unwirksam ist (was dem Hersteller ja allermeist bekannt ist). So werden z. B. voraussehbar keimhemmende Arzneimittel von verschiedenen Pharmakopöen (DAB 7-BRD, DAB 7-DDR, ÖAB 9, BP 68) zunächst dem Hemmtest A zugeführt, obwohl sie nach Vorschrift (und daher voraussehbar) mit dem Hemmtest B geprüft werden müssen. Oder man testet auf Grund der Vorschrift auch die voraussehbar positiven Fälle zunächst gleichzeitig nach Verfahren A und C und sieht sich nach dem Nachweis der Hemmwirkung gezwungen, sowohl Hemmtest wie Sterilitätsprüfung zu wiederholen, dieses Mal nach B bzw. D, E oder F. Auch ist es wenig verständlich, daß die Bestimmungen einer Pharmakopöe sogar einen nachträglichen Hemmtest vorsehen („falls Zweifel auftreten"). Es empfiehlt sich somit, dem Vorgehen von Helv. V und teilweise von Jap. 61 zu folgen, wonach Arzneimittel mit bekannter

(Fortsetzung S. 466)

Tabelle 5. Mindestzahl der Stichproben für Prüfung auf Sterilität

Angaben der Pharmakopöe	Art der Prüfsubstanzen	Zu prüfende Mindeststückzahl bzw. Mindestmenge bei einer Chargengröße von:			Zusätzliche Angaben
		bis zu 100 Behältern od. Einheiten (bzw. ml od. g)	zusätzlich (angefangenen) „x" weiteren Behältern	„n" Behältern	
1. DAB 7-BRD	1. Inj.- u. Infus.-Lsg., Stabil. Lsg. für Blutkonserven		keine Angaben[1]		
	2. Glycerin, Öle, Fette, Paraffine u. Salbengrundlagen	0,50 ml		bei n = > 100: „entsprechend erhöht"	
	3. Emuls. u. Susp.	0,50 g			
	4. Pulver	0,25 g			
	5. Verbandsstoffe		keine Angaben		
2. DAB 7-DDR	Lösungen und Zubereitungen, Suspensionen fester oder öliger Stoffe			$0,4\sqrt{n}$ min.: 3* max.: 30	* Hingegen bei Seren und Impfstoffen für Vet.-Medizin mind. 4 Bei Einzelfertigung von Inj.-Lsg. kann u. U. auf Steril.-Prfg. verzichtet werden
3. ÖAB 9	Arzneimittel in verschlossenen Behältern zu		bei x = 100:	bei n = > 10 000:	
	0,5 ml	9 Beh.	+3 ⎫ jeweils		
	1,0 ml	5 Beh.	+2 ⎱ bis max. 20	gleichbleibend 30	
	2,0 ml	3 Beh.	+1 ⎰ bzw. bis		
	3,0 ml u. mehr	2 Beh.	+1 ⎭ n = 10 000		
	Feste Stoffe, Fette u. fett. Zubereitgn., Verbandsstoffe				⎫ ⎬ 1 % der Charge ⎭
4. Helv. V	Abgefüllte Arzneimittel* zu		bei x = 100:	bei n = > 10 000:	* „Feste Arzneimittel" oder „mit Wasser mischbare Salben" werden nach Lösung oder Aufschwemmung in einer geeigneten Menge sterilem Wasser wie flüssige Arzneimittel behandelt.
	0,5 ml	9 Beh.	mind. ⎫ jeweils +3 ⎪ bis max.		
	1 ml	5 Beh.	+2 ⎬ 20, falls	gleichbleibend 30	
	2 ml	3 Beh.	+1 ⎪ n = oder		
	> 3 ml	2 Beh.	+1 ⎭ < 10 000		

Tabelle 5 *(Fortsetzung)*

Angaben der Pharma-kopöe	Art der Prüf-substanzen	Zu prüfende Mindeststückzahl bzw. Mindest-menge bei einer Chargengröße von:			Zusätzliche Angaben
		bis zu 100 Behältern od. Ein-heiten (bzw. ml od. g)	zusätzlich (angefangenen) „x" weiteren Behältern	„n" Behältern	
5. Nord. 63	gelöste und suspendierte Arzneimittel inkl. Salben	mind. 2 Einh.		bei n = >100: mind. 10* mind. 20**	* Nur bei erfolgter Sterilisierung der Behälter im Auto-klav oder Heißluft-schrank. — Falls durch stete Kontrol-len sichere Sterili-sation gewährleistet ist, kann die Stich-proben-Mindestzahl reduziert werden, desgleichen bei Char-gen mit kleinen Stückzahlen. ** Bei aseptischen Zubereitungen. — Bei kleinen Chargen-Stückzahlen Redu-zierung dieser Stich-proben-Mindestzahl möglich.
6. BP 68	Lösungen, Flüssigkeiten, Suspensionen, ölige Zuberei-tungen, Pul-ver			bei n = <1000 2% bei n = >1000 max. 20 Beh.	
7. CF 65	Flüssigkeiten, Lösungen und Suspensionen	3 Einh.	bei x = 50: jeweils +1 bis max. 10 Einh.*		* Bei großen Char-gen (wenigstens 500 Behälter zu jeweils wenigstens 250 ml) genügen 2 Stichpro-ben.
8. USP XVII	Flüssigkeiten, Lösungen u. Suspensionen a) versiegelte Behälter autokla-viert b) ander-weitig sterilisiert oder asep-tisch zube-reitet			mind. 10 Einh. mind. 20 Einh.	
9. Jap. 61	Flüssigkeiten und Lösungen	3 Stück	bei x = 50: jeweils +1 bis max. 10 Stück		

Tabelle 5 *(Fortsetzung)*

Angaben der Pharma-kopöe	Art der Prüf-substanzen	Zu prüfende Mindeststückzahl bzw. Mindest-menge bei einer Chargengröße von:			Zusätzliche Angaben
		bis zu 100 Behältern od. Ein-heiten (bzw. ml od. g)	zusätzlich (angefangenen) „x" weiteren Behältern	„n" Behältern	
10. Ross.	Produkte	bei nicht-aufgeteilten Großbehältern: je 1 Probe bei abgefüllten Produkten: mind. 3 Proben pro Großbehälter (repräsentativ) bei Penicillin- u. Streptomycin: bis 10000 Ampullen 3 Proben, für jeweils weitere 10000 Ampullen + 1 Probe			
11. WHO, 1960				$0,4 \sqrt{n}$ [2]	

[1] Hierzu im „Kommentar": „Im Hinblick auf die Mindestzahl der Proben sind statistische Forderungen zu berücksichtigen". Ferner: Von den Behältern einer Fabrikationscharge wird „eine entsprechende Anzahl" für die Sterilitätsprüfung entnommen. Bei in gespanntem Dampf (1 Atü) sterilisierten Arzneimitteln dürfte, unabhängig von der Chargengröße, eine Entnahme von 10(—20) Proben genügen (USP 1965). „Bei aseptisch abgefüllten Arzneimitteln sind von jeder Charge folgende Anzahl an Stichproben vorzunehmen (Helv. Add. 1955, Austr. 1960)":

Größe der Charge	Anzahl der zu prüfenden Gefäße
bis 100 Stück	2
pro weitere 100 Stück	je 1 Gefäß mehr
800—10000 Stück	10
10000—50000 Stück	20
über 50000 Stück	30

[2] Nach einem Vorschlag von M. W. BENTZON (zit. nach WHO, techn. Rep. Ser. *1960*, Nr. 200).

(Fortsetzung v. S. 463)
Hemmwirkung von vornherein mittels des (quantitativen und somit besser informierenden) Verdünnungshemmtests B untersucht werden, worauf sich eine der drei Sterilitätsprüf-methoden D, E oder F anschließt.

In der Regel gelten auch für die Methoden A, B, D, E und F die in der Tab. 3 für die Sterilitätsprüfmethode C vorgeschriebenen Prüfmengen bzw. Prüfprobe-Nährmedien-Mengen-verhältnisse; lediglich beim Hemmtest handelt es sich um Arzneimittel-Verdünnungen und beim Filterverfahren F tritt an die Stelle der Prüfsubstanz der Filterrückstand (s. Tab. 6, Fußnoten 1, 2 und 3).

Für die Durchführung der beiden Hemmteste A und B liegen meist nur unvollständige methodische Angaben vor. So fehlen z. B. ausreichende Spezifizierungen der vorgeschlagenen Teststämme. Den 4 im „Kommentar zum DAB 7-BRD" erwähnten Testkeimen dürfte der Vorzug zu geben sein, allerdings unter der Voraussetzung, daß es sich um weitestmöglich antibiotica-empfindliche, wohldeklarierte Stämme (möglichst einer international bekannten Stammsammlung) handelt. (Diese Stämme sind sorgsam aufzubewahren und von Zeit zu Zeit zu überprüfen.) Jeweils 1 Stamm von Staph. aureus und von E. coli dürfte ausreichen, um das ganze gebräuchliche Antibiotica-Spektrum zu erfassen (Ausnahmen z. B. Tuberculo-statica!). Ähnliches gilt für die beiden Stämme von Cand. albicans und Aspergillus niger gegenüber Mykostatica. Eine Verwendung weiterer Spezies (den Angaben folgend z. B. aerobe und anaerobe Sporenbildner, darunter Tetanus-Clostridien sowie Sporensuspensionen) dürfte nicht erforderlich sein, denn es handelt sich bei diesen Versuchen lediglich um eine Erfassung von antimikrobiellen Wirkstoffen, nicht aber um Sensibilitätstestungen von Bakterien oder um Wachstumskontrollen verschiedener Nährmedien (vgl. hierzu Abschnitt 3). — Die Wahl der Nährmedien richtet sich nach der Art der Testkeime. Bei vorgenannten 4 Teststämmen beispielsweise wäre die Verwendung von Pepton-Bouillon (oder -Agar) und von Sabouraud-Bouillon (oder -Agar) angezeigt. — In nicht wenigen der angeführten Pharmakopöen fehlen verschiedene Angaben weiterer Versuchsbedingungen: Inkubationsdauer (a) und -temperatur (b) zwecks Züchtung der Testkeime auf bestimmten Nährmedien (c), Verdünnungsgrad (d) bzw. Keimgehalt des Impfvolumens (e) sowie Menge (f), Inkubationsdauer (g) und -temperatur (h) des beimpften Prüfsubstanz-Nährmedium-Kulturgemischs. Nachstehend seien diese Daten für die genannten 4 Testkeime (Staph. aureus — E. coli und Cand. albicans — Asp. niger)

(Fortsetzung S. 470)

Tabelle 6. Methoden zum Ausschluß einer antimikrobiellen Aktivität des Arzneimittels

Angaben der Pharmakopöe	Methodik	Nährmedium der Stichprobenkultur	Testkeim	Impfmenge (Inkubation)

1. DAB 7-BRD
hierzu gemäß „Kommentar"
	(gleichz.) A
	falls hemmend: B
	     +D
	(vor) B
	     +D
	
	     oder F
	z. B. bei nicht-inaktivierbaren Antibiotica bzw. bei durch Penicillinase inaktivierbaren Penicillinen E
		Nährbouillon (1 Röhrchen)	Staphylococcus aureus
			
			bestimmte Keime, z. B. Staphylokokken Kolibakterien Candida albicans oder Saccharomyces Aspergillus niger
			
			penicillinempfindlicher Staphylokokkenstamm
				0,1 ml auf 1:10000 verd. Bouillon-Kultur
				
				auf 1:10000 verd. Kultur (37°C)

2. DAB 7-DDR	(gleichz.) A
	falls hemmend: B
	     +D
	falls bei 100-f. Menge Nährmedium noch hemmend: F¹
	     oder E
		Kultursatz wie bei Steril.-Prfg., doch mit doppelten Probemengen (2 bzw. 3 Röhrchen)	geeignete Mikroorganismen	Aufschwemmungen geringer Mengen (10 Tage)

3. ÖAB 9	(vor) A
	falls hemmend: B
	     +D
	     oder E
			keine näheren Angaben	

4. Helv. V	Arzneimittel mit *bekannter* antibakt. Wirkung:
	(vor) B
	     +D
	
	Arzneimittel mit *möglicher* antibakt. Wirkung:
	
	(vor) A
	
	falls hemmend: B
	     +D
	     oder E
	z. B. bei Hg-Verbindungen als Kons.mittel erfolgt ⌈oder F²
	z. B. bei wasserlöslichen oder mit Wasser mischbaren sowie bei öligen, mit Petroläther mischbaren Arzneimitteln oder eine andere gleichwertige Methode
		NM wie bei Steril.-Prfg. (bei Agarkulturen Verdünnung der Stichproben in Pepton-Gluc.-B.)
		
		Schrägagar (2 Röhrchen) Gluc.-Nährb. (2 Röhrchen)
		
		Inaktivierung durch Thioglykolat-Bouillon (speziell zwecks Nachweis von Anaerobiern)
			Staphylokokken u. Kolibakterien (für je 1 Röhrchen beider Nährmedien)	jeweils 1 Öse 1:100 in H₂O verd., höchstens 3 Tg. alter B.-Kulturen (3 Tage, 37°C)

Tabelle 6 *(Fortsetzung)*

Angaben der Pharmakopöe	Methodik	Nährmedium der Stichprobenkultur	Testkeim	Impfmenge (Inkubation)
5. Nord. 63	*(gleichz.)* A	Nährbouillon (2 Röhrchen)	Stapyhlococcus albus	je 1 Tropfen 24- std. B.-Kultur 1:1000 *(1. Röhrchen:* 10 T. bei 35 °C *2. Röhrchen:* 10 T. bei 20−25 °C)
		Thioglyk.-B. (1 Röhrchen)	Clostridium butyricum	1:100 (10 T. bei 35 °C)
		Malzextr.-B. (1 Röhrchen)	Rhodotorula rubra	1:1000 (10 T. bei 20−25 °C) jeweils verdünnt in NaCl-Lösung
	falls hemmend: E oder B + D Verwendung von höchstens 100 ml Bouillon/Proben-Gemisch			
6. BP 68	*(vor)* A falls hemmend: B + D⌋ oder E Zusatz einer ge-eigneten Sub-stanz, z. B. Peni-cillinase, zum Nährmedium oder F[3] z. B. Antibiotica (außer penicilli-nase-empfindl. Penicillinen)		keine näheren Angaben	
7. CF 65	(F ist möglich)		keine näheren Angaben	
8. USP XVII	*(nachtr.)* B	Thioglyk.-B (mehrere Röhr-chen)	geeignete, sensible Bakterien inkl. Spo-ren von Bazillen u. Clostridien	verdünnte Kulturen (mind. 7 Tage bei 30−32 °C)
		Sabouraud-B. (mehrere Röhr-chen)	Candida albicans	1:1000 in Sabou-raud-B. verdünnte, 24−48std. B.-Kul-tur (mind. 10 Tage bei 22−25 °C)
	falls hemmend: E falls E nicht möglich: B[4]			
9. Jap. 61	Flüssigkeiten mit *bekannter* bakteriostatischer oder fun-gistatischer Hemmwirkung: *(gleichz.)* E *(vor)* oder B+D Falls Steril.-Prfg. Gehalt an Hemmsubstanzen *vermuten* läßt: *(nachtr.)* A falls hemmend: Wiederholung mit einer „geeigneten Methode"		Clostridium tetani Streptococcus pyo-genes A Escherichia coli Aspergillus niger oder Cand. albicans	(mind. 3 Tage, 31±1 °C) 5täg. (25 ± 1 °C) Schrägagarkulturen (mind. 10 Tage, 25±1 °C)

Tabelle 6 *(Fortsetzung)*

Angaben der Pharmakopöe	Methodik	Nährmedium der Stichprobenkultur	Testkeim	Impfmenge (Inkubation
10. Ross. 9	*(gleichz.)* E Arzneimittel mit *Hg-haltigen* Konserv.-Mitteln	Thioglyk.-B. (1 Röhrchen à 20 ml)		(8 T bei 37°C)
	Benzylpenicillin (1 Amp. + 10 ml H₂O)	Thioglyk.- B. + ausreichend *Penicillinase* 15 Röhrchen à 20 ml	2—3 Tage 37°C vorinkubiert	(jeweils 5 Tage) (37°C)
	je 0,5 ml → → →	↓ 9 „ 1 „ ← 5 „	Staphylococcus aureus 209-P.	250 Keime/ml NM (37°C) (22—24°C)
	je 0,2 ml → *(gleichz.)* A *Streptomycin-Sulfat* bzw. Calciumchlorid-Komplex	Sabouraud-Agar: 5 Röhrchen gelöst in Thioglyk.-B. a) *zu 25 UA/ml* 10 Röhrchen à 20 ml b) *zu 2,5 UA/ml* 9 Röhrchen à 20 ml 1 Röhrchen à 20 ml ←	Staphylococcus aureus 209-P.	(22—24°C) (jeweils 8 Tage) { 5 Rö. (37°C) 5 Rö. (22—24°C) { 5 Rö. (22—24°C) 4 Rö. (37°C) 250 Keime/ml NM (37°C)
11. WHO, 1960	*(gleichz.)* E z. B. Na-Thioglykolat od. Hydrosulfit für gewisse Konservierungsmittel	geeignetes Medium	geeignete Testbakterien Candida albicans	sehr verdünnte Suspension
		(Kontr.-Röhrchen ohne Prüfsubstanz soll innerhalb 48 Std. Wachstum zeigen.)		
	(gleichz.) oder B +D Zur Ausschaltung des Hemmeffektes gewisser Antibiotica sind „spezielle Methoden" notwendig.	geeignetes Medium		

A = Keimhemmungstest *mittels 1-Röhrchen-Kultur* durch Beimpfen eines Stichproben-Nährmedium-Gemischs mit Testkeimen — zeitlich *vor, gleichzeitig mit* oder *nachträglich* zur Sterilitätsprüfung C (gemäß Tab. 3).

B = Keimhemmungstest *bei Verdünnung* einer Prüfprobe zur Ermittlung der Mindestkonzentration, ab welcher keine antimikrobielle Aktivität mehr besteht.

C = Sterilitätsprüfung *nach üblichem Verfahren* gemäß Tab. 3.

D = Sterilitätsprüfung *nach Verdünnung* der Prüfmenge zur Mindestkonzentration gemäß B.

E = Sterilitätsprüfung *nach Inaktivierung* der antimikrobiellen Wirkung durch Zusatz neutralisierender Substanzen zum Nährmedium.

F = Sterilitätsprüfung *nach Filtrierung* durch Kultivierung des Filterrückstandes.

(Fortsetzung v. S. 466)
gegeben: a = 24 (36) Std., b = 37 (20—25)°C, c = Pepton-Bouillon (Sabouraud-Bouillon), d = 1:10000 (1:1000) in physiol. NaCl-Lösg., e = 0,1 (0,1) ml, f = 15 (15) ml, g = 37 (20—25)°C, h = 10 (10) Tage, falls Wachstumshemmung vorliegt. — Als Wachstums-Kontrolle wird jeweils ein Kulturgefäß mit einem der Nährmedien (ohne Zusatz von Prüfsubstanz, jedoch von Verdünnungsmilieu zu gleichen Volumina) mit den entsprechenden Testkeimsuspensionen beimpft; nach 24 (48)-std. Bebrütung hat sich in der Regel starkes Wachstum eingestellt, was für den parallel laufenden Hemmtest als Bezugswert dient. Bei gleich schnellem und gleich starkem Wachstum der 2 jeweils vergleichbaren Kulturen ist der Hemmtest A negativ verlaufen und damit abgeschlossen.

Prinzipiell gleichartig wird der quantitative Hemmtest B durchgeführt. Die Herstellung der um den Faktor 2 differierenden Verdünnungsstufen des Arzneimittels erfolgt im allgemeinen mittels der entsprechenden Bouillon. Mit jeder Testkeimsuspension wird eine Verdünnungsreihe sowie ein Wachstumskontrollgefäß beimpft. Nach Bebrütung wird gegebenenfalls die minimale Hemmkonzentration abgelesen und protokolliert.

Die beim Verdünnungs-Hemmtest B ermittelte antimikrobiell unwirksame Mindestverdünnung bzw. Höchstkonzentration des Präparates wird bei der Sterilitätsprüfmethode D angewandt. Falls diese Mindestverdünnung sehr hoch ist, werden, um sie im Test zu verwirklichen, relativ sehr große Mengen an Nährmedien benötigt. Falls hierbei die in der Tab. 3 jeweils genannten höchsten Kulturmengen überschritten werden, muß eine Aufteilung auf mehrere Kulturgefäße erfolgen (s. Tab. 6, Fußnote 4).

Falls die vermehrungshemmende Wirkung eines Arzneimittels durch Zusatz gewisser Substanzen ohne Keimschädigung und Beeinträchtigung der Nährbodeneigenschaften inaktivierbar bzw. neutralisierbar ist, kann auch auf diese Weise eine Prüfung auf Sterilität (E) vorgenommen werden. Die Anwendungsmöglichkeiten dieses Verfahrens sind allerdings begrenzt, z. B. Inaktivierung von gewissen Penicillinen durch (sterile) Penicillinase (BP 68, Ross. 9, Kommentar zu DAB 7-BRD) oder von Hg-haltigen Konservierungsmitteln durch Thioglykolat-Bouillon (Helv. V, Ross. 9). In Kontrollversuchen ist nachzuweisen, daß die Aktivatormenge ausgereicht hat, um die Hemmwirkung des Arzneimittels völlig aufzuheben. Zu diesem Zweck wird pro Stichprobe ein solches Kulturgemisch (Nährmedium, Arzneimittel, Aktivator) mit einer hemmstoffempfindlichen Keimsuspension (gemäß Ergebnis des vorausgegangenen Hemmtests B) beimpft. Unter Umständen ist die erforderliche Inaktivator-Konzentration im Reihenverdünnungstest festzustellen.

Während nahezu alle genannten Pharmakopöen mehr oder weniger methodische Angaben für die Sterilitätsprüfmethoden D und E enthalten, wird nur in vier dieser Richtlinien („Kommentar zum DAB 7-BRD" nicht einbezogen) auf die Filtermethode F hingewiesen. Trotzdem dürfte letztere Methode vor allem dann vorzuziehen sein, wenn es sich um Sterilitätsprüfungen von löslichen, antimikrobiell hochwirksamen Präparaten handelt, d. h. hauptsächlich Antibiotica und Chemotherapeutica. Für dieses Verfahren werden in erster Linie Kunststoffmembranfilter (mittlerer Porendurchmesser 0,45 μm) benutzt, die in kleine Trichter oder in Spritzen eingespannt werden (Hersteller z. B.: Millipore Filtergesellschaft, Neu Isenburg; Sartorius Membranfilter GmbH, 34 Göttingen; Schleicher & Schüll, 3354 Dassel, Kreis Einbeck). Auch Ganzglasbakterienfilter verwendet man (z. B. von: Schott & Gen., 65 Mainz a/Rh; VEB Jenaer Glaswerk Schott und Gen., Jena). Die in 3 der Pharmakopöen enthaltenen methodischen Hinweise sind in der Tab. 6, Fußnoten 1, 2 und 3 wiedergegeben.

Fußnoten zu Tab. 6, S. 468/469.

[1] Mittels *Glasfilter*, das mit steriler, geeigneter Flüssigkeit ausgewaschen wird; die Waschflüssigkeit wird zu gleichen Teilen auf die 3 versch. NM gebracht und auf Sterilität geprüft.

Mittels *Membranfilter*, von dem nach Filtrierung gleiche Teile in jeweils 75 bis 100 ml NM eingebracht und zwecks Steril.-Prüfung bebrütet werden.

[2] Mittels Membranfilter (aus Asbest, Cellulose o. dgl.), das zur Entfernung von Arzneimittelresten mit sterilem, destilliertem Wasser oder einem anderen geeigneten Lösungsmittel (z. B. Petroläther bei öligen Arzneimitteln) gewaschen wird. Die Filterscheibe wird sodann in 9 gleich große Teile zerschnitten; je 1 Teil wird in eines der 9 verschiedenen NM gebracht und bebrütet.

[3] Die Porengröße des Membranfilters soll nicht größer als 0,45 μm sein. Nach Auswaschen (durch Nachfiltrieren) der Arzneimittelreste wird das Filter halbiert und die eine Hälfte aerob, die andere anaerob bebrütet.

[4] Falls hierbei ein sehr starker Hemmeffekt festgestellt wird, muß für die anschließende „Prüfung auf Sterilität" die Prüfsubstanz mit soviel Nährmedium verdünnt und inkubiert werden, daß in der gesamten Kulturflüssigkeit mindestens 1 ml (bei Lösungen und Suspensionen) oder 50 mg (bei festen Substanzen) Arzneimittel enthalten sind. Die einzelnen Kulturröhrchen sollen höchstens mit 100 ml Kulturflüssigkeit beschickt werden.

8. Versuchsplanung. Nicht in jedem Fall fällt es leicht, auf Grund der Daten und Vorschriften der einzelnen Pharmakopöen einen Versuchsplan aufzustellen. Recht einfach wird dies mit Hilfe vorliegender Tabellen und insbesondere anhand des in der Tab. 7 angegebenen Versuchsschemas für ein antimikrobiell unwirksames (wasserlösliches) Arzneimittel (gemäß den Bestimmungen des DAB 7-BRD).

Tabelle 7. Prüfung auf Sterilität eines vermutlich antimikrobiell unwirksamen Arzneimittels (Versuchsplanung in Anlehnung an DAB 7-BRD)

Prüfung von		Nährmedium (s. Tab. 1)		
		I. II. III. für Bakterien (10 Tage bei 37°)	IX. XII. für Pilze (10 T. bei 20°)	
A. Nährmedien allein	a. Wachstumskontrolle			
	Staph. aureus	● ● ●		
	Strept. pyogenes	● ● ●		
	Clostr. butyricum	● ● ●		
	Cand. albicans		●	●
	Aspergillus niger		●	●
	b. Sterilkontrolle	○ ○ ○	○	○
B. Nährmedien + Arzneimittel (Stichprobe 1)	a. Prüfung auf Hemmwirkung			
	Staph. aureus	●		
	Escherichia coli	●		
	Cand. albicans		●	
	Aspergillus niger		●	
	b. Prüfung auf Sterilität	○ ○ ○ ○	○	○

● mit Testkeimen beimpft;   ○ unbeimpft.

Wie die Tab. 7 deutlich macht, betrifft die Prüfung auf Sterilität zwei verschiedene, voneinander zu trennende Dinge, nämlich

A. die Nährmedien, und zwar deren Prüfung
a) auf Nährqualitäten und b) auf Sterilität sowie

B. das Arzneimittel, und zwar dessen Prüfung
a) auf antimikrobielle Hemmung und b) auf Sterilität.

Im einzelnen ist für die Versuchsplanung folgendes zu berücksichtigen:
Die Anzahl der

ad A: 1. unterschiedl. Kulturbedingungen   (s. Tab. 1)
2. Nährböden   (s. Tab. 1)
3. Teststämme f. Wachtums-Kontrollen (a)   (s. Abschn. 2)
4. Gefäße f. Steril.-Kontrollen (b)   (ein Gefäß je Medium)

Pro Nährbodencharge (in der Regel je 1 pro Versuchstag) sind 2 bis 3 derartige Ansätze angezeigt.
Ferner die Anzahl der

ad B: 1. unterschiedl. Kulturbedingungen   (s. Tab. 1)
2. Teststämme f. Hemmung (a)   (s. Tab. 6)
3. optimalen Nährmedien f. Testkeime (a)   (s. Tab. 6 + 1)
4. Nährböden (b)   (s. Tab. 1)
5. evtl. Doppelansätze (b)   (s. Tab. 1)
6. Probenmenge u. Mediummenge pro Kulturgefäß   (s. Tab. 3)
7. Stichproben   (s. Tab. 5)

Bei Teil B obigen Schemas handelt es sich um den 1-Röhrchen-Hemmversuch (A) und die gleichzeitige Sterilitätsprüfmethode C (s. Tab. 6). Im Falle einer Durchführung des quant. Hemmversuchs (B) tritt anstelle der einzelnen Kulturgefäße (s. Tab. 7; B, a) pro Testkeim eine Verdünnungsreihe des Arzneimittels in dem betr. Nährmilieu. — Sterilitätsprüfungen bei bekannter oder nach festgestellter Hemmwirkung erfolgen nach den Prüfmethoden D, E oder F bei prinzipiell gleichem Versuchsplan — Teil B.

Zwecks Vorsorge für Art und Menge der Nährmedien, Testkeimsuspensionen, sterile Glasgefäße, Geräte usw. muß rechtzeitig vor Versuchsdurchführung folgendes bekannt sein:

Art, Löslichkeit, Hemmwirkung (falls vorhanden, die Art derselben), Chargengröße des Arzneimittels sowie Arzneimittelmenge pro Einzelabfüllung.

9. Beurteilung der Prüfungsergebnisse. Wie und wie unterschiedlich die Befunde von Sterilitätsprüfungen durch die einzelnen Pharmakopöen beurteilt werden, zeigt der mit der Tab. 8 gegebene Überblick. (Zwecks besserer Übersichtlichkeit sind die bei den I. und II. Sterilitätsprüfungen resultierenden negativen Kulturbefunde nicht mit aufgenommen worden.) So wird z. B. von einigen Pharmakopöen (DAB 7-BRD, ÖAB 9, Jap. 61, WHO) bereits ein 1. Prüfergebnis unter der Voraussetzung als endgültig „unsteril" bewertet, daß bestimmte Bakterien festgestellt (anaerobe Sporenbildner) oder eine gesetzte Norm an positiven Stichproben überschritten wird (Wachstum bei 2 oder mehr bzw. bei 3 oder mehr Stichproben). Von anderen Pharmakopöen werden derartige Befunde noch insofern toleriert, als sie zu überprüfen sind. Bei dieser 2. Prüfung werden nun Arzneimittel als „unsteril" eliminiert, bei denen sich Wachstum bereits in 1 oder mehr als 1 bzw. in einigen Kulturgefäßen zeigt (DAB 7-BRD, ÖAB 9, Nord. 63, USP XVII, Ross. 9, WHO) oder aus deren Stichproben die gleichen Keime wie bei der Erstprüfung zu züchten sind (DAB 7-DDR, BP 68, CF 65, Ross. 9). Während eine 2. Wiederholungsprüfung, d. h. also eine III. Prüfung ohne gestellte Bedingungen nach wie vor bei Helv. V möglich ist, machen die restlichen Pharmakopöen (DAB 7-DDR, BP 68, CF 66, Ross. 9, WHO) dies davon abhängig, daß die bei der II. Prüfung nachgewiesenen Keimarten nicht mit denen der I. Prüfung identisch sind. Schließlich sei die in einigen Pharmakopöen enthaltene Bestimmung hervorgehoben, für die II. Prüfung doppelte Probenmengen bzw. eine doppelte Stichprobenanzahl zu verwenden.

In diesem uneinheitlichen Vorgehen sind gewisse Schwierigkeiten und Unsicherheiten in der Beurteilung spürbar, die letztlich darauf zurückzuführen sind, daß der Sterilisierbarkeit vieler Arzneimittel und ihrer Prüfbarkeit auf Sterilität gewisse Grenzen gesetzt sind. Gerade einige eingangs gemachten Hinweise erinnern daran, wie fragwürdig solche Begriffe wie „steril" oder „Sterilität" sein können, falls (mit Rücksicht auf das Sterilisationsgut) bei der Sterilisation nicht die Mindestbedingungen erfüllt werden, bei denen eine absolute Gewähr für Sterilität gegeben ist. Mit dieser vieldiskutierten Frage sehen sich alle Pharmakopöen bei der Beurteilung der Ergebnisse von Sterilitätsprüfungen konfrontiert, und es ist nicht uninteressant, die einzelnen Auffassungen hierzu miteinander zu vergleichen. So verwenden manche Pharmakopöen von der Problemstellung unbeeinflußt die beiden Worte „steril" und „unsteril" bzw. „nicht steril" in gewohnter Weise (DAB 7-DDR, ÖAB 9, Nord. 63, CF 65). Andere wiederum gebrauchen zwar die Bezeichnung „unsteril", vermeiden jedoch dessen Pendant (Helv. V, Ross. 9) bzw. umschreiben es (DAB 7-BRD: „Sterilität ist anzunehmen, falls ..."). Während in einem weiteren Arzneibuch (Jap. 61) die Nennung beider Begriffe (sei es als Adjektiv oder als Substantiv) ganz unterbleibt, sind sie in den restlichen 3 Richtlinien durch unverfängliche Formulierungen ersetzt [BP 68, WHO: „... passiert den Sterilitätstest (nicht)"; USP XVII: „... erfüllt die Forderungen auf Sterilität (nicht)"].

Es bestehen ganz offensichtlich Schwierigkeiten in der Wortfindung, da der Sinngehalt des Begriffs „steril" jede Einschränkung verbietet. Demgegenüber spielt sich in der experimentellen Wirklichkeit ein gleitender Übergang zwischen „steril" und „unsteril" ab. Es liegt somit ein Sachverhalt vor, dem man sprachlich mit diesen beiden alternativen Ausdrücken nicht ganz gerecht wird. Es besteht kein Zweifel, daß — wie obige Umschreibungen und Weglassungen dokumentieren — ein Bedürfnis zur direkten Ansprache dieses Zustands einer bedingten Sterilität bzw. einer Sterilität im Grenzbereich besteht. So wird z. B. auch im „Kommentar DAB 7-BRD" der Vorschlag gemacht, anstelle von „Prüfung auf Sterilität" den Begriff „Prüfung auf den Erfolg des Sterilisationsverfahrens" anzugeben. Dies scheint jedoch kein Ausweg zu sein, denn unter einem Sterilisationsverfahren ist letztlich eine Methode zu verstehen, die unter allen Umständen und in jedem Fall eine absolute Gewähr für Sterilität zu bieten hat. In Sonderfällen kann man gewiß mit weniger eingreifenden Maßnahmen mit Sicherheit ebenfalls Sterilität erzielen (z. B. 30 Min. Erhitzen einer Coli-Suspension in physiol. NaCl-Lsg. bei 65°), doch wird man ein solches Vorgehen nicht generell als Sterilisationsverfahren bezeichnen können. Sollte aber der Begriff „Sterilisationsverfahren" in dem gedachten verbreiterten Sinne verwendet werden, dann wäre wohl die isolierte Bezeichnung „bedingtes Sterilisationsverfahren" angemessen. Immerhin hat sich die Praxis einer möglichst schonenden Sterilisierung und einer Sterilitätsprüfung in bisheriger Form in der pharmazeutischen Groß-

Tabelle 8. Beurteilung der Prüfungsergebnisse

(sterile Befunde der I. und II. Prüfung ausgenommen)

+ = Keimwachstum nachgewiesen; − = Kein Keimwachstum nachgewiesen.

Angaben der Pharmakopöe	I. Prüfung	II. Prüfung (1. Wiederholung)	III. Prüfg. (2. Wiederh.)	Beurteilung
1. DAB 7- BRD	+ anaerobe Sporen- bildner			unsteril
	sonstige Keime			unsteril
	+ (alle oder einige Kulturgefäße	+ (alle oder einige Kulturgefäße)		
2. DAB 7- DDR	+	+ gleiche Keime wie bei I.		unsteril
		+ andere Keime als bei I. {	−	steril
			+	unsteril
3. ÖAB 9	+ 2 oder mehr Kulturgefäße			unsteril
	+ nur 1 Kultur- gefäß	+ 1 oder mehr Kulturgefäße		unsteril
4. Helv. V	+ 1 oder mehr Röhrchen	+ 1 oder mehr Röhrchen	−	„steril"
			+ 1 oder mehr Röhrchen	unsteril
5. Nord. 63	+	*Doppelte Stichprobenanzahl* +		unsteril
6. BP 68	+	+ gleiche Keime wie bei I.		unsteril
		+ andere Keime als bei I. {	−	„steril"
			+	unsteril
7. CF 65	+	*Doppelte Stichprobenanzahl* gleiche Keime als bei I.		unsteril
		+ andere Keime wie bei I. {	−	steril
			+	unsteril
8. USP XVII	+	*Doppelte Stichprobenanzahl* (Unters. unter persönl. Leitg. des Laborleiters!) +		unsteril
9. Jap. 61	+ (falls zweifelhaft, Vornahme von Subkulturen)			unsteril
10. Ross. 9	+	a) betr. unverteilte Groß- behälter *Doppelte Probemengen* + gleiche Keime wie bei I.		unsteril
		andere Keime als bei I. {	−	„steril"
			+	unsteril
		b) versiegelte Endbehälter *Doppelte Stichprobenanzahl* + alle Kulturgefäße		unsteril
		+ einzelne Kulturgef. {	−	„steril"
			+ 1 od. mehr Kultur- gef.	unsteril

Tabelle 8 *(Fortsetzung)*

Angaben der Pharmakopöe	I. Prüfung		II. Prüfung (1. Wiederholung)	III. Prüfg. (2. Wiederh.)	Beurteilung
11. WHO, 1960	a) unverteilte Großbehälter		entweder ———— oder Wiederholung:	————→	unsteril
	+ 1 oder mehr Kulturgefäße	− +			„steril" unsteril
	b) versiegelte Endbehälter				
	+ bei 3 oder mehr Stichproben		entweder ———— oder Wiederholung:	————→	unsteril unsteril
	+ bei 1 oder 2 Stichproben	−			„steril" unsteril
		+	mehr als 1 Kulturgefäß nur 1 Kulturgefäß, aber		
		+	andere Keime als bei I.	− +	„steril" unsteril

industrie bewährt (WALLHÄUSSER und SCHMIDT, 1967, S. 467). Trotzdem sollten solche Prüfungsbefunde nicht uneingeschränkt mit „steril" angegeben werden, da dies eine nicht gerechtfertigte Aufwertung bedeuten würde. Es sei vielmehr darauf hingewiesen, daß derart geprüfte Arzneimittel z. B. unter der Bezeichnung „sterilisiert DAB 7" in den Handel gebracht werden könnten.

10. Schlußbetrachtungen. Bei der Bedeutung, die der Sterilitätsprüfung von Arzneimitteln, insbesondere von Injektionspräparaten, in allen Ländern zukommt, ist es verwunderlich, wie ungenau oder unzureichend manche einschlägigen Vorschriften der nationalen Pharmakopöen sind. Nicht selten fällt es schwer, aus solchen Bestimmungen eine verbindliche Versuchsanordnung herauszulesen. Wie verschiedene Gegenüberstellungen verdeutlichen, differieren darüber hinaus die Angaben der verschiedenen Pharmakopöen auf zahlreichen Gebieten der mikrobiellen Methodik sehr beträchtlich. Es ist sehr zu wünschen, daß die in den verschiedenen Ländern gemachten Erfahrungen ausgetauscht werden und so dazu dienen, einheitliche Richtlinien zur „Prüfung auf Sterilität" zu erhalten.

Literatur: BENTZON, M. W.: Unveröffentlicht. Zit. Wld Hlth Org. techn. Rep. Ser. *1960,* Nr. 200. — WHO, techn. Rep. Ser. *1960,* Nr. 200 (Genf). Requirements for Biological Substances. 6. General Requirements for the Sterility of Biological Substances. Report of a Study Group. — WALLHÄUSER, K. H., u. H. SCHMIDT: Sterilisation, Desinfektion, Konservierung, Chemotherapie, Stuttgart: Thieme 1967.

Prüfung auf pyrogene Stoffe

Pyrogene sind außerordentlich hitzeresistent und werden innerhalb der normalen Sterilisationszeiten im strömenden oder gespannten Wasserdampf nicht zerstört. Das Entfernen einmal gebildeter Pyrogene aus Lösungen ist schwierig. Chemische Methoden, die sich auf Anwendung von Oxydationsmitteln, wie H_2O_2 oder $KMnO_4$ (in alkalischer Lösung) in der Hitze stützen, sind bei dest. W. möglich, aber kaum bei Arzneilösungen, da sie die Inhaltsstoffe meist schädigen. Besser lassen sich die störenden Stoffe durch Adsorption entfernen, z. B. Auskochen mit Tierkohle oder Filtrieren durch Asbest-Cellulose-Filter (s. Keimfiltrieren, S. 369). Hitzebehandlungen, wie trockene Hitze 200° 60 Min. oder Autoklavierung 121 bis 124° 120 Min., zerstören pyrogene Stoffe (DAB 7-DDR).

Die sicherste Methode, pyrogenfreie Produkte zu erzielen, besteht darin, von pyrogenfreien Lösungsmitteln und reinen Arzneistoffen auszugehen, durch aseptisches Arbeiten eine

Kontaminierung mit Keimen möglichst zu vermeiden und durch zügiges Arbeiten und eine unmittelbar anschließende Sterilisation die Bildung dieser Stoffe in der Lösung zu verhindern.

Zur Prüfung auf pyrogene Stoffe wurden biologische, bakteriologische und chemische Prüfungsmethoden vorgeschlagen, von denen aber nur eine biologische Methode Aufnahme in Arzneibüchern fand.

1. Biologische Methoden. a) *Messung der Körpertemperatur von Kaninchen.* Die zu prüfende Lösung wird Kaninchen unter bestimmten Kautelen in die Ohrvene eingespritzt; danach auftretende Temperatursteigerungen werden rectal gemessen. Diese müssen in bestimmten Grenzen bleiben, die in den Arzneibüchern verschieden normiert sind, um das Präparat als pyrogenfrei erklären zu können (s. Arzneibuchvorschriften, unten).

b) *Verminderung bzw. Vermehrung der Leukozyten (weißen Blutkörperchen) des Kaninchens.* Beim Vorliegen pyrogener Stoffe vermindert sich beim Kaninchen die normale Leukozytenzahl von ca. 13000/mm³ um ca. 4000 oder mehr ungefähr 45 bis 60 Min. nach der Injektion (in die Ohrvene). Später kommt es zu einer Leukozytose (Vermehrung der weißen Blutkörperchen) ungefähr 8 bis 16 Std. nach der Injektion, wobei die Leukozyten um bis zu 10000/mm³ zunehmen [CHAPMANN, C.: Quart. J. Pharm. *15*, 361 (1942)].

2. Bakteriologische Methode. Von der Überlegung ausgehend, daß zwischen der Menge der in einer Lösung vorhandenen Pyrogene und der Anzahl der *vor* der Sterilisation vorhandenen, lebenden Keime ein Zusammenhang besteht, wurde folgende Prüfung ausgearbeitet: Infusionslösungen zum parenteralen Gebrauch werden *vor* der Sterilisation durch ein Membranfilter bestimmter Porengröße filtriert, hierauf die Filterplatte auf eine Blut-Agar-Platte aufgebracht und diese bei 37° bebrütet. Nach 48 Std. Inkubationszeit wird die Zählung der Kolonien vorgenommen.

Die Autoren kamen zu dem Schluß, daß frisch bereitete, für den parenteralen Gebrauch bestimmte Lösungen, die 10000 und weniger Kolonien pro Liter aufweisen, unter den gegebenen Bedingungen als nicht pyrogenhaltig anzusprechen sind. Als Beweis hierfür wurde der Kaninchentest (auf pyrogene Stoffe), der nach der Sterilisation der Lösung im Autoklaven durchgeführt wird, herangezogen [MARCUS, ST., C. ANSELMO u. J. LUKE: J. Amer. pharm. Ass., sci. Ed. *49*, 616 (1960)].

3. Chemische Methoden. Mit Rücksicht auf die Umständlichkeit und Langwierigkeit der biologischen Methoden fehlte es nicht an Versuchen, einfache und rasche chemische Nachweismethoden für Pyrogene zu finden.

a) *Nachweis mit Ferri-Ferricyanid-Reagens bzw. Ferro-Ferrocyanid-Reagens.* In der Literatur finden sich Angaben, daß ähnlich wie beim Nachweis der Spuren von H_2O_2 in wäßrigen Lösungen durch Blaufärbung nach Zusatz obiger Reagentien auch bei Pyrogengehalt eine Blaufärbung auftritt. Parallelversuche mit dem biologischen Test konnten diese Angaben nicht bestätigen.

b) *Kaliumpermanganat-Test.* Es wurde die Probe nach der Helv. V zur Prüfung von Aq. dest. auf reduzierende Verunreinigungen benutzt, vom Gedanken ausgehend, daß Pyrogene oxidativ zerstört werden können: Die Mischung von 100 ml destilliertem Wasser + 10 ml verdünnter Schwefelsäure + 0,1 ml Kaliumpermanganat (0,1 n) darf auch nach 3 Min. langem Sieden nicht entfärbt werden. Es ergab sich tatsächlich eine Parallele zwischen Pyrogengehalt und rascherer Entfärbung. Die Durchführung ist natürlich nur bei Aq. dest. oder bei anorganischen stabilen Salzlösungen (z. B. NaCl) möglich, da Kohlenhydrate oder Proteine in der Lösung oxidativ zerstört würden und das Kaliumpermanganat sofort entfärbten. Ein genauer Beweis ist durch diese Probe nicht möglich. Bei positivem Ausfall kann — besonders bei sehr rascher Entfärbung — die Lösung allenfalls als pyrogenverdächtig bezeichnet werden (BÜTIKOFER, E.: Grundlagen zur Herstellung der Iniectabilia, Zürich 1954).

Arzneibuchvorschriften: *Prüfung auf pyrogene Stoffe.* Die Arzneibuchvorschriften werden so ausführlich gebracht, da die Bestimmungsmethode von sehr vielen Umständen abhängig ist und nebensächlich erscheinende Angaben sehr ausschlaggebend sein können.

DAB 7-BRD. Messung der Körpertemperatur vor und einige Stunden nach der intravenösen Injektion des zu prüfenden Arzneimittels. Die Prüfung wird nach folgender Vorschrift durchgeführt:

Die erforderlichen Spritzen, Kanülen und Glasgeräte werden nach gründlicher Reinigung durch 2stündige Heißluftsterilisation bei 180° vorbereitet.

Die Körpertemperatur der Kaninchen wird mit elektrischen Meßinstrumenten von 3 bis 6 mm Durchmesser bestimmt, deren Meßgenauigkeit ± 0,05° betragen muß. Die Temperaturfühler werden 6 cm tief in das Rectum eingeführt. Während der Injektion und der Temperaturmessung ist jede Erregung und starre Fixierung der Tiere zu vermeiden.

Zur Prüfung werden gesunde Kaninchen beiderlei Geschlechts von mindestens 1,5 kg Gewicht verwendet, die innerhalb einer Woche nicht an Gewicht abgenommen haben. Zweckmäßig ist die Zusammenstellung der Versuchsgruppen aus gleichgeschlechtlichen Tieren. Sie werden in gleichmäßig temperierten (± 3°), ruhigen Ställen in Einzelkäfigen gehalten. Die Körpertemperatur von Tieren, die erstmalig oder frühestens nach 3 Wochen erneut zu einer Prüfung auf pyrogene Stoffe herangezogen werden, wird 1 bis 3 Tage vor der Prüfung zwischen 8 und 16 Uhr in regelmäßigen, etwa 2stündigen Abständen gemessen. Tiere, deren Körpertemperaturen unter 38,5° oder über 39,7° liegen, sind für die Prüfung ungeeignet. Bei negativem Ausfall der Prüfung darf das Versuchstier frühestens nach 3tägiger, bei positivem Ausfall jedoch erst nach mindestens 3wöchiger Pause wieder verwendet werden.

Die Prüfung einer antigen wirkenden Substanz darf bei demselben Versuchstier nur einmal vorgenommen werden.

Am Prüfungstag bleiben die Tiere bis zum Ende der Messungen ohne Nahrung. Die Temperatur des Prüfraumes darf von der Stalltemperatur um höchstens ± 2° abweichen. Vor dem Versuch sind 2 Temperaturmessungen in halb- bis einstündigem Abstand vorzunehmen, um das Konstantbleiben der Körpertemperatur zu prüfen. Tiere mit Temperaturschwankungen von mehr als ± 0,3° dürfen für die Prüfung auf pyrogene Stoffe nicht herangezogen werden. Die Messung der Ausgangstemperatur für die Berechnung darf höchstens 30 Min. vor der Injektion der zu prüfenden Lösung erfolgen. Neben den behandelten Tieren wird eine Kontrollgruppe von 3 nichtbehandelten Kaninchen unter gleichen Bedingungen gemessen.

Die 20 bis 38° warme Prüflösung wird während des Vormittags 3 Kaninchen in die Ohrvene injiziert. Die zu injizierende Menge soll etwa $\frac{1}{10}$ der therapeutisch üblichen Dosis je kg Tier entsprechen, sofern bei einzelnen Arzneimitteln nichts anderes angegeben ist und die Eigenwirkungen der Flüssigkeiten berücksichtigt werden. Von Infusionslösungen sollen im allg. 25 ml, höchstens aber 50 ml je kg Kaninchen zugeführt werden. Bei der Prüfung von Wasser auf Pyrogenfreiheit sind 0,90 g frisch geglühtes NaCl zu 100 ml der Probe zu lösen. Nach der Injektion wird die Temperatur während $4\frac{1}{2}$ Std. fortlaufend gemessen, oder es werden in Abständen von 45 Min. 6 Einzelmessungen vorgenommen. Für jedes Tier wird die Temperatursteigerung ermittelt, die sich aus der Differenz zwischen dem Höchstwert aller Messungen und dem Ausgangswert ergibt.

Beträgt die Summe der Quadrate dieser 3 Werte weniger als 0,6, so ist das geprüfte Mittel als pyrogenfrei zu beurteilen. Ist die Quadratsumme 0,6 oder größer, aber nicht größer als 1,6, so wird die Prüfung auf 5 weitere Kaninchen ausgedehnt. Das geprüfte Mittel ist dann als pyrogenfrei zu beurteilen, wenn die Summe der Quadrate der 8 Temperaturmessungen nicht größer als 1,6 ist.

Beträgt die durchschnittliche Temperaturschwankung der Kontrolltiere mehr als ± 0,3°, so ist der Versuch zu wiederholen.

Eigenwirkungen von Arzneistoffen auf die Körpertemperatur sind zu berücksichtigen.

Über die Prüfung auf pyrogene Stoffe ist ein Kontrollbuch zu führen.

DAB 7-DDR. Die Prüfung erfolgt an Kaninchen durch rektale Messung der Körpertemperatur.

Versuchstiere. Die Prüfung ist an gesunden, 1,5 bis 3,5 kg schweren Kaninchen vorzunehmen. Bei Anwendung eines thermoelektrischen Meßgerätes dürfen nur Kaninchen des gleichen Geschlechtes verwendet werden.

Die Temperatur des Stalles, in dem die Kaninchen untergebracht sind, soll 20° betragen. Die Temperaturdifferenz zwischen Stall und Versuchsraum darf höchstens 2° betragen. Anderenfalls müssen die Kaninchen wenigstens 48 Std. vor Versuchsbeginn in einem entsprechend temperierten Raum untergebracht werden. Die Kaninchen sind vor Störungen, vor allem vor akustischen und optischen Reizen zu schützen.

Die Kaninchen erhalten vollwertiges Futter gleichbleibender Zusammensetzung und dürfen innerhalb 7 Tage vor den ersten Messungen höchstens 5% ihrer Masse verlieren. Sie werden in Einzelkäfigen gehalten oder mindestens 12 Std. vor Versuchsbeginn einzeln gesetzt. Zur gleichen Zeit wird das Futter entzogen und Wasser gereicht.

Zur gleichen Tageszeit, zu der die Prüfungen stattfinden, werden die Kaninchen nach den unter „Ausführung" angegebenen Bedingungen folgenden Vorprüfungen unterzogen:

An mindestens 3 Tagen sind über einen Zeitraum von mindestens 4 Std. in Abständen von höchstens 30 Min. Messungen der Körpertemperatur durchzuführen. Kaninchen, die am 3. Tag bei Verwendung von thermoelektrischen Meßgeräten Körpertemperaturen unter 38,0° oder über 39,4° bzw. bei Verwendung von Quecksilberthermometern Körpertemperaturen unter 38,9° oder über 39,8° zeigen, dürfen für die Prüfung nicht verwendet werden.

Jedem Kaninchen werden je 1000 g Masse 10,0 ml „Isotonische Natriumchlorid-Injektionslösung" injiziert. Kaninchen, die Erhöhung der Körpertemperatur von mehr als 0,4° zeigen, dürfen für die Prüfung nicht verwendet werden.

Jedes Kaninchen ist einer Vorprüfung auf Pyrogenempfindlichkeit zu unterziehen. Zu diesem Zweck sind die Kaninchen, wie unter „Ausführung" angegeben, zu behandeln. Anstelle der Prüflösung werden 10,0 ml einer Pyrogen-Standard-Lösung intravenös injiziert. Zur Herstellung der Pyrogen-Standard-Lösung wird Pyrogen-Standard der Deklaration entsprechend in „Isotonischer Natriumchlorid-Injektionslösung" gelöst. Kaninchen, die eine geringere als die der Deklaration entsprechende Temperaturerhöhung zeigen, dürfen für die Prüfung nicht verwendet werden.

Apparatur. Es sind Geräte zu verwenden, die die Ermittlung von Temperaturdifferenzen von mindestens 0,1° gestatten.

Injektionsspritzen und Kanülen sowie alle zur Herstellung der Prüflösung erforderlichen Gefäße werden gereinigt und zur Zerstörung pyrogener Verunreinigungen nach dem unter „Bestimmungen über die Ausführung der Sterilisation" angegebenen Verfahren behandelt.

Ausführung. Die Prüfung erfolgt an 3 Kaninchen. Als Prüflösung dient entweder eine annähernd isotonische, gegebenenfalls unter Verwendung von sterilem, pyrogenfreiem Natriumchlorid, „Isotonischer Natriumchlorid-Injektionslösung" oder „Wasser zur Injektion" hergestellte wäßrige Lösung oder eine gegebenenfalls unter Verwendung von „Erdnußöl zur Injektion" hergestellte ölige Lösung. Stark wirkende Substanzen werden so verdünnt, daß bei den Kaninchen weder Vergiftungserscheinungen noch substanzbedingte Änderungen der Körpertemperatur auftreten.

Die Temperaturfühler des thermoelektrischen Meßgerätes bzw. die Quecksilberthermometer werden rectal bis über den inneren Schließmuskel, mindestens 6 cm, jedoch bei allen Kaninchen gleich tief eingeführt. Bei Anwendung eines thermoelektrischen Meßgerätes werden die Kaninchen durch geeignete Vorrichtungen in normaler Körperlage festgehalten, damit die Temperaturfühler bis zur letzten Messung im Rektum verbleiben. Frühestens 60 Min. nach dem Einführen der Temperaturfühler darf die erste Messung erfolgen. Die Körpertemperatur der Kaninchen wird vor Injektion der Prüflösung mindestens 2mal im Abstand von 30 Min. gemessen. Ist die Differenz zwischen den Meßwerten größer als 0,2°, so sind die Kaninchen für die Prüfung nicht geeignet. Das Ergebnis der letzten Temperaturmessung wird als normale Körpertemperatur der Ermittlung der Temperaturerhöhung zugrunde gelegt.

Spätestens 15 Min. nach dieser Messung werden je 1000 g Kaninchen 10,0 ml der auf 20 bis 40° erwärmten wäßrigen Prüflösung vorsichtig in eine Ohrvene bzw. 0,50 ml der öligen Prüflösung intramuskulär injiziert.

Die Körpertemperatur wird bei intravenöser Injektion der Prüflösung 60, 90, 120, 180 und gegebenenfalls auch 150 Min., bei intramuskulärer Injektion 60, 120, 180, 240 und 300 Min. nach der Injektion gemessen.

Die Kaninchen können nach 3 Tagen erneut für eine Prüfung verwendet werden, wenn die Prüflösung frei von pyrogenen Verunreinigungen war. Anderenfalls sind die Kaninchen mindestens 14 Tage, bei Temperaturerhöhungen von mehr als 1,2° mindestens 21 Tage von den Prüfungen auszuschließen. Antigen wirkende Substanzen dürfen am gleichen Kaninchen nur einmal geprüft werden.

Auswertung. Die Auswertung wird an Hand der folgenden Tabelle vorgenommen.

	Die Prüflösung ist frei von pyrogenen Verunreinigungen, wenn $\Sigma\, y_i^2$ nicht größer ist als	Die Prüflösung ist nicht frei von pyrogenen Verunreinigungen wenn $\Sigma\, y_i^2$ größer ist als
Prüfung	0,47	1,40
1. Wiederholungsprüfung	1,10	1,60
2. Wiederholungsprüfung	1,70	1,70

Die Prüfung und die 1. Wiederholungsprüfung werden an jeweils drei Kaninchen wiederholt, wenn die Summe der Quadrate der maximalen Temperaturerhöhungen ($\Sigma\, y_i^2$) zwischen den in der Tabelle angegebenen Grenzwerten liegt. Die Prüfung wird auch dann wiederholt, wenn ein Kaninchen eine Temperaturerhöhung von 0,6° zeigt.

Bei der Auswertung der 1. bzw. 2. Wiederholungsprüfung werden die bei der Prüfung bzw. bei der Prüfung und 1. Wiederholungsprüfung ermittelten Temperaturerhöhungen berücksichtigt.

Eine Prüfung oder Wiederholungsprüfung ist ungültig, wenn der Mittelwert der Temperaturerhöhung von zwei Kaninchen geringer ist als 0,6° und das dritte Kaninchen eine Temperaturerhöhung zeigt, die 0,6° und mehr über diesem Mittelwert liegt.

Konzentration und Menge der für die Prüfung auf pyrogene Verunreinigungen in Antibiotica zu verwendenden Prüflösungen

Substanz	Konzentration der Prüflösung	Milliliter Prüflösung je 1000 g Kaninchen
Benzylpenicillin-Dibenzyl-äthylendiamin	500 I.E./ml	5,0
Benzylpenicillin-Kalium	500 I.E./ml	5,0
Benzylpenicillin-Natrium	500 I.E./ml	5,0
Benzylpenicillin-Procain	500 I.E./ml	5,0
Chloramphenicol	1,00 mg/ml	5,0
Chloramphenicolsuccinat-Natrium	1,30 mg/ml	5,0
Dihydrostreptomycinsulfat	2000 I.E./ml	5,0
Oxytetracyclinhydrochlorid	1000 I.E./ml	5,0
Streptomycinsulfat	2000 I.E./ml	5,0

Als Lösungsmittel ist „Isotonische Natriumchlorid-Injektionslösung" zu verwenden.

Helv. VI-Entwurf. Zur Prüfung werden gesunde, nicht albinotische, nicht gravide Kaninchen von möglichst gleichem Gewicht von mindestens 1,5 kg verwendet, denen wenigstens 3 Tage bis zum Beginn der Prüfung ein vollwertiges und einheitliches Futter verabreicht wurde. Diese Tiere sind zur Vermeidung von Aufregung in Einzelkäfigen bei 20° (± 2°) zu halten; sie dürfen während der Vorbereitungszeit keinen Gewichtsverlust zeigen.

Die Prüfung des Arzneimittels erfolgt an Serien von 3 oder mehr Kaninchen. Die gleichen Tiere dürfen für einen erneuten Versuch erst nach einer Ruhepause von mindestens 48 Std. vom Ende des vorangehenden Versuches an gerechnet, herangezogen werden, sofern in diesem Versuch keine pyrogene Reaktion eingetreten ist. Nach einer pyrogenen Reaktion ist eine Ruhepause von mindestens einer Woche einzuschalten.

Die Temperaturmessung erfolgt rectal mit einem Thermoelement oder einem kleinen geeichten Thermometer von höchstens 5 mm Durchmesser. Die mit flüssigem Paraffin eingefetteten Meßinstrumente werden in eine Tiefe von ca. 5 bis 6 cm, vom Analsphinkter an gerechnet, in den After eingeführt. Man führt in regelmäßigen Abständen und unter gleichbleibenden Bedingungen mindestens 2 Temperaturmessungen am Morgen vor Beginn des Versuches aus. Eine letzte Temperaturmessung wird unmittelbar vor Beginn des Versuches durchgeführt; sie ergibt die Normaltemperatur, die mindestens 38,5° und höchstens 39,8° betragen soll. Die Prüfflüssigkeit, die mindestens eine Temperatur von 20° haben muß, wird mit einer Geschwindigkeit von 4 bis 6 ml/Min. in eine Randvene des Ohres eingespritzt. Pro kg Kaninchen werden in der Regel 5 ml verabreicht. Ist diese Menge für das Tier toxisch, so kann die Dosis bis zur Toleranzgrenze herabgesetzt werden. Sind Wasser oder stark hypokryoskopische Lösungen zu prüfen, so wird die Flüssigkeit vor der Injektion bis zur Isokryoskopie mit Natriumchlorid versetzt, das durch Erhitzen auf 250° während 30 Min. pyrogenfrei gemacht wurde. Bei der Prüfung von Natriumcitratlösungen müssen pro 5 ml der zu injizierenden Flüssigkeit 0,5 ml pyrogenfreie Calciumgluconat-Injektionslösung 20% zugesetzt werden.

Die Temperatur wird rectal 30 Min., 1, 1½, 2, 3 und eventuell 4 Std. nach der Injektion gemessen.

Das Arzneimittel gilt als pyrogenhaltig, wenn die Injektion bei mindestens der Hälfte aller Kaninchen eine Temperaturerhöhung von 0,6° oder mehr, bezogen auf die Normaltemperatur, bewirkt hat oder wenn der Mittelwert der Temperaturerhöhungen aller Kaninchen 0,5° oder mehr beträgt. Je nach Kurvenverlauf muß, wenn nur 1 Kaninchen eine Temperaturerhöhung von 0,6° oder mehr aufweist oder wenn die Summe der Temperaturerhöhungen aller 3 Tiere mehr als 1,4° beträgt, der Versuch mit 3 weiteren Kaninchen wiederholt werden. In diesem Falle sind die Temperaturerhöhungen aller für das gleiche Arzneimittel getesteten Kaninchen zusammen zu beurteilen. Die Substanz gilt als pyrogenhaltig, wenn der Mittelwert der Temperaturerhöhungen 0,5° oder mehr beträgt.

Dieser Prüfung müssen alle Infusionsflüssigkeiten sowie Einzeldosen von Injektionsflüssigkeiten oder von festen Arzneimitteln mit Arzneistoffen genügen, bei denen die Gefahr pyrogener Reaktion besteht (z. B. organische Calciumsalze, Glucose, Natriumcitrat, durch Gärungsprozesse erhaltene Antibiotica).

Pl.Ed. II. Der Pyrogentest ist für solche Arzneistoffe bestimmt, die bei einer innerhalb 2 Min. erfolgten i.v. Injektion in Dosen von 10 ml/kg von den Test-Kaninchen vertragen werden. Für Produkte, die einer vorherigen Zubereitung bedürfen oder bestimmte Applikationsbedingungen erfordern, ist den zusätzlichen Angaben bei den Monographien zu folgen.

Temperaturmessung: Es sind exakte klinische Thermometer mit bekannter Einstellzeit oder andere Temperaturmeßgeräte gleicher Empfindlichkeit zu verwenden. Der Temperaturfühler wird in das Rectum des Versuchstieres mindestens 7,5 cm tief eingeführt und so lange dort belassen, bis das Temperaturmaximum erreicht ist. Dann wird abgelesen.

Versuchstiere. Man nimmt gesunde Kaninchen, die unter den Versuchsbedingungen mindestens 1 Woche ihr Gewicht gehalten haben. Die Tiere werden in einem gleichmäßig temperierten Raum einzeln gehalten und vor Erregung geschützt. Sie dürfen nur in Abständen von 48 Std. zu Pyrogentests herangezogen werden. War der vorhergehende Test positiv, so ist eine Pause von mindestens zwei Wochen einzuschalten. Soll ein Tier eingesetzt werden, das innerhalb der letzten 2 Wochen nicht im Versuch war, so ist es 1 bis 3 Tage vor dem Versuch durch einen Blindversuch ohne Injektion an die Bedingungen zu gewöhnen.

Ausführung. Der Test ist im gleichen Raum durchzuführen, in dem die Tiere leben, oder zumindest unter gleichen räumlichen Bedingungen. Während des Tests werden die Tiere nicht gefüttert, jedoch mit Wasser versorgt. Man bestimmt von jedem Tier die „Kontroll-Temperatur". In einem Versuch sind nur solche Tiere zu verwenden, deren Temperaturen um nicht mehr als 1° differieren und 39,8° nicht übersteigen. Von der „Kontroll-Temperatur" jedes Tieres aus werden jeweils auftretende Temperatursteigerungen berechnet. Alle Spritzen, Nadeln und Glasgefäße werden durch mindestens halbstündiges Erhitzen auf 250° oder durch andere geeignete Maßnahmen pyrogenfrei gemacht. Die Prüflösung ist auf 37° zu erwärmen.

In eine Ohrvene jedes von 3 Kaninchen werden 10 ml Prüflösung je kg Körpergewicht innerhalb 30 Min. nach der Kontroll-Messung injiziert, wenn in der Monographie nicht anders vorgeschrieben ist. 1, 2 und 3 Std. nach der Injektion ist die Körpertemperatur zu messen. Zeigt kein Kaninchen eine Temperatursteigerung von mehr als 0,6°, und ist die Summe der Temperatursteigerungen nicht größer als 1,4°, so gilt die Prüflösung als pyrogenfrei. Zeigen ein oder zwei Tiere eine Temperatursteigerung von mehr als 0,6° oder übersteigt die Summe 1,4°, so ist der Versuch mit 5 anderen Kaninchen zu wiederholen. Zeigen dann nicht mehr als 3 der insgesamt 8 Tiere einen Temperaturanstieg von 0,6° und mehr, und liegt die Summe der 8 Temperatursteigerungen nicht über 3,7°, so gilt die Prüflösung als pyrogenfrei.

ÖAB 9 läßt nach folgenden Verfahren prüfen:

Erforderliche Materialien und Reagentien. 1. Ein Instrument zur Messung der rectalen Temperatur, welches auf 0,1° genaue Werte anzeigt.

2. Eine Vorrichtung, welche eine Fixierung der Tiere in der normalen Körperlage ermöglicht.

3. Injektionsnadeln, Injektionsspritzen, Glasgefäße u. dgl., welche ein längeres Erhitzen auf 250° vertragen.

4. Ein Trockenschrank (Heißluftsterilisator), welcher auf eine Temperatur von 250° gebracht werden kann.

5. Pyrogenfreie blutisotonische Natriumchloridlösung: 0,9 g pyrogenfreies Natriumchlorid werden in 100 ml Wasser zur Injektion gelöst.

Auswahl und Haltung der Versuchstiere. Als Versuchstiere dienen gesunde Kaninchen beiderlei Geschlechts im Gewicht von 1 500 bis 3 000 g, welche innerhalb einer Beobachtungszeit von einer Woche bei gleichmäßiger Haltung keine nennenswerte Gewichtsabnahme gezeigt haben. Eine Wiederverwendung von Versuchstieren ist erst 3 Tage nach einer negativ bzw. 3 Wochen nach einer positiv verlaufenen Pyrogenprüfung gestattet. Versuchstiere, welche unter der Einwirkung pyrogener Substanzen einen Temperaturanstieg von 1,2° oder mehr gezeigt haben, dürfen nicht mehr zu einer Untersuchung herangezogen werden. Material mit antigener Wirkung darf an denselben Tieren nur ein einziges Mal geprüft werden. Kaninchen, welche länger als 3 Wochen nicht im Versuch standen, müssen vor Ausführung der Pyrogenprüfung einer Kontrolluntersuchung unterzogen werden. Bei dieser erhalten die Tiere eine intravenöse Injektion von 10 ml einer pyrogenfreien blutisotonischen Natriumchloridlösung je kg Körpergewicht. Nach der Injektion dieser Lösung darf die Temperaturänderung ± 0,5° nicht überschreiten.

Vorbehandlung der Injektionsnadeln, Injektionsspritzen, Glasgefäße und Reagentien. Um die erforderlichen Materialien steril und gleichzeitig pyrogenfrei zu machen, wird in folgender Weise vorgegangen:

Injektionsnadeln, Injektionsspritzen und Glasgefäße sind sorgfältig zu reinigen und anschließend durch mindestens 30 Min. bei 250° im Trockenschrank zu erhitzen. Falls Natriumchlorid benötigt wird, so ist pyrogenfreies zu verwenden.

Durchführung der Prüfung. Die Untersuchung hat in einem ruhigen Raum zu erfolgen, dessen Temperatur um nicht mehr als $\pm 3°$ von der Temperatur der Stallungen abweichen darf und während des Versuches auf $\pm 1°$ konstant bleiben soll. Unterscheidet sich die Temperatur des Untersuchungsraumes beträchtlich von der Stalltemperatur, so müssen die Tiere mindestens 18 Std. vor Versuchsbeginn in den Untersuchungsraum gebracht werden. 12 Std. vor der Injektion ist den Tieren das Futter, nicht jedoch das Trinkwasser zu entziehen. An 1 oder 2 der Injektion vorangehenden Tagen sind bei den Versuchstieren täglich 4 Temperaturmessungen in etwa einstündigen Intervallen vorzunehmen. Die Messungen sollen mit einem Temperaturmeßgerät, das eine Teilung nach 0,1° aufweist (Maximalthermometer, elektrisches Temperaturmeßgerät), vorgenommen werden. Das Thermometer oder die Sonde des Meßgerätes müssen mindestens 6 cm tief in das Rectum eingeführt werden. Es ist darauf zu achten, daß die Ablesung nicht verwertet wird, bevor das Meßgerät oder Thermometer einen feststehenden Wert anzeigt. Bei Anwendung von Sonden, welche während der ganzen Meßzeit im Rectum verbleiben, sind die Kaninchen in geeigneten Haltevorrichtungen in normaler Körperlage zu fixieren. Jede Erregung der Tiere ist zu vermeiden. Die Lage des Thermometers bzw. der Sonde soll während der Prüfung bei den einzelnen Tieren immer gleichbleiben. Kaninchen mit einer Rectaltemperatur von mehr als 39,8° und weniger als 38,3° sind vom Versuch auszuschließen. Die Temperaturwerte der Tiere einer Versuchsgruppe sollen untereinander um nicht mehr als 1° abweichen. Am Tag der Prüfung erfolgt die erste Messung 90 Min. vor der Verabreichung des zu prüfenden Präparates; die weiteren Ablesungen sind in Abständen von nicht mehr als 30 Min. vorzunehmen. Eine Messung hat unmittelbar vor der Injektion zu erfolgen. Der Mittelwert aus den beiden letzten vor der Injektion durchgeführten Messungen gilt als mittlere Ausgangstemperatur. Das zu prüfende, auf etwa 37° erwärmte Präparat, wird, wenn nichts anderes angegeben, in einer Dosis von 10 ml je kg Tiergewicht langsam intravenös (Ohrvene) verabreicht. Die Prüfung wird zuerst an einer Gruppe von 3 Kaninchen vorgenommen. Nach der Injektion haben die Ablesungen während eines Zeitraumes von 3 Std. in Abständen von nicht mehr als 30 Min. zu erfolgen. Die Differenz zwischen der mittleren Ausgangstemperatur und der höchsten nach der Injektion gemessenen Temperatur der einzelnen Tiere wird zur Beurteilung der Reaktion herangezogen.

Aus den in der Tabelle angegebenen Werten ist zu ersehen, ob das Präparat als zulässig (Spalte II) bzw. als nicht zulässig (Spalte III) bezeichnet werden kann. Liegt die Summe der bei den einzelnen Tieren gemessenen maximalen Temperaturdifferenzen zwischen den in Spalte II und III angegebenen Werten, so muß der Versuch an einer weiteren Gruppe von 3 Kaninchen wiederholt werden usw. Gegebenenfalls sind 4 Gruppen zu je 3 Kaninchen für eine Untersuchung erforderlich.

I	II	III
Zahl der Tiere	Präparat ist zulässig, wenn die Summe der Temperaturdifferenzen nicht übersteigt	Präparat ist unzulässig, wenn die Summe der Temperaturdifferenzen übersteigt
3	1,15°	2,65°
6	2,80°	4,30°
9	4,45°	5,95°
12	6,60°	6,60°

Das Verfahren ist nur bei Präparaten anzuwenden, welche bei intravenöser Verabreichung in einer Dosis von 10 ml je kg Tiergewicht vertragen und selbst keine Temperaturänderung hervorrufen. In bestimmten Fällen kann es notwendig sein, die zu untersuchenden Lösungen mit Wasser zur Injektion zu verdünnen, auf ein pH von annähernd 7 einzustellen oder durch Zusatz von pyrogenfreiem Natriumchlorid blutisotonisch zu machen.

Von Suspensionspräparaten bzw. von in Wasser schwer löslichen oder öligen Präparaten sind, wenn nicht anderes angegeben, je kg Tiergewicht 0,5 ml bzw. die bei den betreffenden Artikeln angegebene Menge intramuskulär zu verabreichen. Die Temperaturablesungen sind in diesem Fall auf einen Zeitraum von 5 Std. auszudehnen.

Hämoderivate oder andere proteinhaltige Lösungen werden in einem Volumen, das 400 bis 500 mg Protein je kg Kaninchen entspricht, aber 10 ml je kg Körpergewicht nicht übersteigen soll, bei einem Kollektiv von mindestens 3 Kaninchen intravenös injiziert. Bei keinem Tier darf ein Temperaturanstieg von mehr als 1,1° auftreten.

Ross. 9 hat folgende Bestimmung der Pyrogene: Die Bestimmung wird durchgeführt mit gesunden Kaninchen beider Geschlechter mit einem Gewicht von 1,5 bis 2,5 kg, die mit normalen Nahrungsrationen gehalten werden. Die Kaninchen werden 5 Tage vor dem Test ausgewählt und gewogen. Jedes Kaninchen wird in einen separaten Käfig gegeben. Beim Reinigen der Käfige und beim Abwägen der Tiere ist Vorsicht zu bewahren, um die Tiere nicht aufzuregen (vermeide Lärm, Klopfen, Schlagen, hastige Bewegungen). Die Kaninchen werden jeden zweiten Tag vor dem Füttern gewogen, insgesamt nicht weniger als dreimal. Während des Zeitraumes, der dem Test vorangeht, sollen die Kaninchen nicht an Gewicht verlieren. Tiere, die an Gewicht verlieren, sind für den Test nicht geeignet. Während der drei Tage, die dem Test vorangehen, wird die Temperatur von jedem Test-Kaninchen im Rectum gemessen. Die Temperatur wird jeden Tag in der Frühe vor dem Füttern bestimmt, mit Hilfe eines medizinischen Thermometers oder eines andern Instruments (elektrisches Thermometer), dessen Genauigkeit nicht geringer ist als die eines medizinischen Thermometers. Das Thermometer wird 4 bis 5 cm tief eingeführt (bis hinter den inneren Schließmuskel) für die Zeit, die notwendig ist, um die Maximaltemperatur zu erreichen, aber nicht kürzer als 5 Min. Die Ausgangstemperatur der Test-Kaninchen soll 38,2 bis 39,5° betragen. Tiere mit höheren oder tieferen Temperaturen sind für den Test ungeeignet.

24 Std. vor dem Test werden die Tiere in den Raum gebracht, in dem die Pyrogen-Bestimmung stattfindet. Die Bestimmung soll in einem getrennten, schalldichten Raum mit einer konstanten Temperatur von 18 bis 22° ausgeführt werden. Futter wird den Tieren am Vorabend des Tests vorenthalten. Am Tage des Tests werden sie nicht gefüttert (Wasser wird nicht vorenthalten!).

30 Min. vor der Applikation der Test-Lösung wird die Ausgangstemperatur bestimmt. Beim Abnehmen der Temperatur sollen die Kaninchen gegen unnötige Aufregung geschützt sein. Wenn die Temperaturmessung mit Hilfe von Instrumenten durchgeführt wird, die in das Rectum während der ganzen Dauer der Beobachtung eingeführt sind (Elektrothermometer), werden die Kaninchen in Spezialkäfige gebracht, die ihre Bewegungsfreiheit beschränken (aber nicht zu stark). Wasser zur Injektion oder Lösungen der Test-Substanzen werden in die Ohrvene der Kaninchen eingespritzt. Beim Prüfen von Wasser wird vorher eine 0,9% Kochsalzlösung daraus bereitet (0,9 g Natriumchlorid auf 100 ml Wasser). Das Kochsalz soll steril und apyrogen sein. Natriumchlorid wird im Heißluftsterilisator bei 250° durch 30 Min. oder bei 180° durch 2 Std. sterilisiert. Die Menge der isotonischen Lösung, die eingespritzt wird, entspricht 10 ml pro 1 kg Kaninchenkörper. Die ganze Menge wird innerhalb von 2 Min. appliziert, nachdem man vorher die Lösung auf 37° erwärmt hat.

Die Lösungen von zu prüfenden Arzneistoffen werden auf 37° erwärmt eingeführt; die Menge ist in den betreffenden Monographien oder Spezialvorschriften angegeben. Wenn Lösungen von Arzneistoffen „ex tempore" bereitet werden, werden eine isotone 0,9% apyrogene Natriumchloridlösung oder „Wasser zur Injektion" als Lösungsmittel verwendet. Zur Einführung der Lösungen in die Vene sind sterile und apyrogene Spritzen und Nadeln zu verwenden. Die Einspritzungen werden bei jedem Kaninchen mit einer separaten, eigenen Nadel durchgeführt. Die zu untersuchende Lösung wird an 3 Kaninchen geprüft. Die Lösung wird 30 Min. nach den Bestimmungen der Ausgangstemperatur injiziert. Nach der Injektion wird die Temperatur insgesamt dreimal in Intervallen von je einer Stunde abgelesen.

Wasser zur Injektion oder Lösungen von Arzneistoffen sind als pyrogenfrei zu bezeichnen, wenn ihre Applikation bei keinem der drei Kaninchen während aller drei Messungen eine Temperatursteigerung von mehr als 0,6° über die Ausgangstemperatur bewirkt. Wenn bei nur einem der drei Test-Kaninchen bei nur einer der drei Messungen die Temperatur mehr als 0,6° steigt, wird die Prüfung an 5 Kaninchen wiederholt. Wenn bei diesen Kaninchen nicht eines eine Temperaturerhöhung von 0,6° zeigt oder wenn eine Temperatursteigerung über 0,6° nur bei einem Kaninchen beobachtet wird, sind die Lösung oder das Wasser als pyrogenfrei zu bezeichnen; wenn bei 2 oder mehr Kaninchen die Temperatur um mehr als 0,6° steigt, sind die Lösung oder das Wasser als pyrogenhaltig zu bezeichnen und zur parenteralen Verwendung ungeeignet. Die Kaninchen, die für Prüfungen zur Verwendung kamen, können wiederholt Verwendung finden, aber nicht öfter als 5mal und nicht früher als 5 Tage nach einer Prüfung, bei der die Arzneistofflösung oder das Wasser pyrogenfrei waren und nicht früher als 2 Wochen im Falle sie pyrogenhaltig waren.

Die Pyrogenprüfung der Sera wird einem Spezialerlaß des Gesundheitsministeriums der UdSSR entsprechend durchgeführt.

Zusammenstellung der nach den Arzneibüchern zulässigen Temperaturerhöhungen

DAB 7-BRD:

3 Tiere: Summe der Quadrate der Temperatursteigerungen unter 0,6 — das Mittel gilt als pyrogenfrei. Summe der Quadrate der Temperatursteigerungen zwischen 0,6 bis 1,6, Ausdehnung der Prüfung auf 5 weitere Tiere.

8 Tiere: Summe der Quadrate der Temperatursteigerungen bis 1,6 — das Mittel gilt als pyrogenfrei.

DAB 7-DDR:

Prüfung:

3 Tiere: Quadrat der Temperatursteigerung unter 0,47 — pyrogenfrei; über 1,40 pyrogenhaltig zwischen den beiden Werten liegend 0,47 bis 1,40:

1. Wiederholung 3 Tiere: Werte wie oben berechnet für *alle* Tiere: unter 1,10 pyrogenfrei, über 1,60 pyrogenhaltig, bei Werten dazwischen 1,10 bis 1,60:
2. Wiederholung 3 Tiere: Werte wie oben berechnet für *alle* Tiere: unter 1,70 pyrogenfrei, über 1,70 pyrogenhaltig.

ÖAB 9, BP 68:

I Anzahl der Tiere	II Zulässige Temperatursteigerung (Summe)	III Unzulässige Temperatursteigerung (Summe)
3	1,15°	2,65°
6	2,80°	4,30°
9	4,45°	5,95°
12	6,60°	6,60°

Helv. VI — Entwurf:
3 Tiere: Mindestens 2 Tiere Temperaturerhöhung von je 0,6 oder mehr — pyrogenhaltig.
  1 Tier 0,6 oder mehr oder Summe bei allen 3 Tieren mehr als 1,4 — Wiederholung bei 3 weiteren Tieren.
  Summe der 6 Tiere: Wenn der Mittelwert der Temperaturerhöhung 0,5 oder mehr — pyrogenhaltig.
USP XVII, CF 65, Pl.Ed. II:
3 Tiere: Kein Tier mehr als 0,6° Temperaturerhöhung, Summe bei allen drei Tieren nicht mehr als 1,4 — pyrogenfrei.
  Wenn 1 oder mehrere Tiere eine Erhöhung von je 0,6 oder mehr zeigen oder die Summe 1,4 übersteigt, Wiederholung mit 5 andern Tieren.
8 Tiere: (Summe der 2 Versuche): Wenn nicht mehr als 3 Tiere je eine Steigerung von 0,6 oder mehr zeigen und die Gesamtsumme der Steigerungen nicht 3,7 übersteigt — pyrogenfrei.
Belg. — Suppl. III (1953):
3 Tiere: Bei 2 Tieren Temperatursteigerung je 0,6 oder mehr — pyrogenhaltig.
  Wenn nur bei einem Tier 0,6 oder Summe bei drei Tieren unter 1,4 — Wiederholung mit 5 Tieren.
5 Tiere: Mindestens 2 Tiere Steigerung je 0,6 oder mehr — pyrogenhaltig.
CsL 2:
3 Tiere: Bei 2 Tieren Temperatursteigerung von 0,6 oder mehr — pyrogenhaltig.
  Wenn nur bei einem Tier 0,6 oder mehr oder die Summe bei 3 Tieren 1,4 oder weniger — Wiederholung mit 5 Tieren.
5 Tiere: Mindestens 2 Tiere Steigerung je 0,6 oder mehr — pyrogenhaltig.
Nord. 63:
5 Tiere: Höchstens 1 Tier 0,6 oder mehr — pyrogenfrei.
  Alle Tiere müssen noch 24 Std. nach der Injektion leben.

Bezüglich der Temperaturmeßgeräte waren früher die Meinungen geteilt, ob die Messungen mit einem Quecksilber-Thermometer erfolgen sollten oder mit einem Thermoelement, das im After des Tieres liegen bleibt. Die Arzneibuchvorschriften lassen beide Arten der Messung zu.
Bei größeren Versuchsreihen haben sich Thermoelemente, verbunden mit Temperaturschreibern, sehr bewährt (s. USP XVII). Die kurvenmäßige Aufzeichnung der Rectaltemperatur während 3 bis 4 Std. gibt auch ein von momentanen Zufällen (z. B. Kotabsetzen) unabhängiges, genaues Bild des Temperaturverlaufes im gesamten Prüfungsintervall. Von entscheidender Bedeutung ist die Auswahl der Tiere nach ihren zu Beginn des Versuches bestehenden Körpertemperaturen. Bei tiefen Anfangstemperaturen, wie 37,2 bis 37,5°, kommt es nach der Injektion vielfach zu Temperaturerhöhungen auf 38° und mehr, wodurch eine Pyrogenreaktion vorgetäuscht wird. Wird hingegen das gleiche Präparat Tieren eingespritzt, die eine vorgeschriebene Anfangstemperatur von 38,0 bis 38,5° haben, so bewegen sich die Temperatursteigerungen meist in Grenzen von 0,1 bis 0,2° — das Präparat ist pyrogenfrei! Daher sind diesbezüglich die Arzneibuchvorschriften besonders genau zu beachten.

Kapseln

Kapseln [DAB 7-BRD, DAB 7-DDR. Capsulae Helv. V, ÖAB 9, Pl.Ed. II, Nord. 63, Jap. 61. Capsulae medicinales Ross. 9. Capsules BP 68, BPC 68, USP XVII, NF XII. Capsules médicamenteuses CF 65.

Kapseln sind einzeln dosierte Arzneiformen, deren Wirkstoffe meist zusammen mit geeigneten Hilfsstoffen in eine mehr oder weniger elastische Hülle eingeschlossen sind. Die Hülle kann aus Stärke, Gelatine, Glycerin-Gelatine oder anderen natürlichen oder synthetischen makromolekularen Stoffen bestehen. Sie muß in allen Fällen so beschaffen sein, daß sie sich bei 37° in Wasser löst oder zumindest so erweicht, daß die Wirkstoffe austreten können. In besonderen Fällen können Kapseln magensaftresistent gemacht werden.

Von überzogenen Tabletten und Dragees unterscheiden sich die Kapseln insofern als die Wirkstoff-Hilfsstoff-Mischungen immer in fließfähiger Form, also entweder als Pulver, Suspension oder Lösung eingeschlossen werden.

Der ursprüngliche Grund für die Einkapselung von Arzneistoffen war die Überdeckung eines unangenehmen Geschmackes und damit die Erleichterung des Einnehmens. Heute überwiegen als Grund die Vorteile der Kapseln gegenüber der Tablette und dem Dragee: Kapseln geben nach Auflösen oder Erweichen der Hülle den Wirkstoff in lockerer, fein zerteilter und damit gut resorbierbarer Form frei.

Weitere Vorteile, die je nach Art der Kapseln verschieden sein können, sind die schonende Verarbeitung, die gute Dosierbarkeit und die gute Haltbarkeit der Arzneistoffe.

Je nach Hüllmaterial sind zu unterscheiden
a. Stärke-Kapseln,
b. Weichgelatine-Kapseln,
c. Hartgelatine-Kapseln.

Schließlich stellen
d. die Mikrokapseln

eine sich mehr und mehr einbürgernde Form dar, die eher als Zwischenprodukt der Arzneiformung anzusehen ist (s. S. 499).

a. Stärkekapseln. Stärkemehlkapseln. Capsulae amylaceae. Cachets. Oblatenkapseln.

Stärkekapseln sind etwa 1873 von LIMOUSIN in Genf anstelle der vorher gebräuchlichen Einnahme-Oblaten eingeführt und später durch andere verbessert worden. Heute sind praktisch zwei Formen im Handel, die in besonderen Oblatenbäckereien aus Weizenstärke und Weizenmehl hergestellt werden (Kartoffelstärke ist weniger geeignet). Die eine besteht aus mehr oder weniger tiefen Näpfchen mit flachen Rändern, die nach der Füllung schwach angefeuchtet aufeinandergedrückt werden (Flanschtyp). Die andere besteht aus einem kleineren Unterteil und einem größeren Oberteil, die schachtelartig zusammengesteckt werden (engl. slip-over oder dry-closing type) (s. Abb. 320). Sie sind beide in verschiedenen Fassungsvermögen im Handel und können 0,2 bis 1,5 g Pulver mittlerer Dichte aufnehmen. Stark wirkende Arzneistoffe, die in Einzeldosen von weniger als 0,1 g verabreicht werden, sollten deshalb vor Abfüllung mit einem geeigneten Constituens wie Milchzucker verrieben werden.

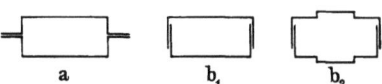

Abb. 320. Stärkekapseln.
a) Flanschform; b₁) flache Schachtelform; b₂) Schachtelform mit Knopf (Knopfform).

Vor Einnahme der Stärkekapseln sind diese kurz in kaltes Wasser zu tauchen, wodurch sie glitschig und leicht schluckbar werden.

Die Füllung von Stärkekapseln erfolgt rezepturmäßig von Hand, bei industrieller Fertigung maschinell.

Handabfüllapparate bestehen aus zwei Metallplatten mit Bohrungen zur Aufnahme der Kapsel-Unter- und Oberteile. In die Unterteile werden die abgewogenen oder volumenmäßig gemessenen Einzeldosen an Pulver (vgl. dazu auch Pulver, S. 531) eingefüllt und evtl. lose angedrückt. Dann wird die Platte mit den eingeklemmten Oberteilen aufgesetzt, nachdem beim Flansch-Typ die Ränder mit Wasser befeuchtet wurden, und leicht angepreßt. Nach Auseinandernehmen der Platten lassen sich die verschlossenen Kapseln mit den Fingern aus den Bohrungen drücken.

Die nur noch an wenigen Stellen durchgeführte maschinelle Abfüllung in Stärkekapseln geschieht im Prinzip ähnlich, nur daß die Kapselunterteile von unten in einen mit entsprechenden Bohrungen versehenen Fülltisch eingeführt werden. Ihre Ränder schließen dann bündig mit der Tischebene ab. Ein auf dem Tisch gleitender Fülltrichter läßt die Kapselunterteile randvoll mit dem rieselfähigen Füllgut laufen. Schließlich werden, wie bereits beschrieben, die Oberteile aufgesetzt. Bei dieser Art der volumenmäßigen Abfüllung muß eine Einzeldosis des Wirkstoffes bis exakt zum Füllvolumen des Kapselunterteils mit einem Constituens ergänzt werden.

Wegen der relativ geringen Stundenleistung der Maschinen, des noch viel Handarbeit erfordernden Arbeitsablaufes und der Empfindlichkeit der Stärkekapseln gegenüber mechanischer Beschädigung und Feuchtigkeit, ist die Stärkekapsel weitgehend von der Gelatinekapsel verdrängt worden.

b. Weichgelatine-Kapseln

Weichgelatine-Kapseln enthalten die Wirkstoff-Hilfsstoff-Mischung in einer elastischen Gelatinehülle unterschiedlicher, von der Herstellungsart abhängiger Wandstärke. Sie können, wieder in Abhängigkeit von der Herstellung, nahtlos oder mit einer Naht versehen sein. Der Inhalt ist meist flüssig und dann blasenfrei oder mit einer kleinen Luftblase eingeschlossen. Weniger häufig sind die mit Pulvern gefüllten Weichgelatine-Kapseln.

1. **Grundmasse der Kapselwandung.** α. *Gelatine.* Der wichtigste Bestandteil der Kapselwandung ist die Gelatine, die zumindest Arzneibuchqualität besitzen muß. Ihre Herstellung, Eigenschaften und Prüfung sind in Bd. VII B beschrieben.

β. *Weichmacher.* Da Gelatinegele durch Wasserverlust in spröde Trockengele übergehen, sind für Weichgelatinekapseln Zusätze von Stoffen, die Wasser zurückhalten, erforderlich. Als Weichmacher verwendet man entweder Glycerin oder Sorbitlösungen (z. B. Karion F).

γ. *Konservierungsmittel.* Gelatinegele stellen einen ausgezeichneten Nährboden für Mikroorganismen dar und müssen deshalb konserviert werden. USP XVII läßt für Gelatine zur Kapselherstellung einen Gehalt von 0,15% SO_2 zu. Im allgemeinen verwendet man zur Konservierung Mischungen der PHB-Ester (s. Bd. II, 926). Konservierungsmittelzusätze müssen den gesetzlichen Bestimmungen des jeweiligen Landes entsprechen.

δ. *Rezepturen für Kapselmassen.*

Allgemein brauchbare Vorschrift:
        22 kg Gelatine, grob gekörnt oder gepulvert
         9 kg Glycerin
         4 kg Karion F (Merck)
        17 g Solbrol (Nipa Laboratorien)
        48 kg Wasser

Mischung mit größerem Weichmacherzusatz:
        22 kg Gelatine
        13 kg Glycerin
        1,2 kg Karion F (Merck)
        18 g Solbrol (Nipa Laboratorien)
        45,8 kg Wasser

Mischung für Füllungen mit Maltosesirup:
        18 kg Gelatine
        15 kg Zucker
         9 kg Glycerin
        18 g Solbrol
        40 kg Wasser

Mischung für Herstellung in Globex Mark II-Maschinen (s. S. 490):
        16 kg Gelatine
         5 kg Glycerin
        2,5 kg Karion F
        12 g Solbrol
        36 kg Wasser

Durch Zusatz von löslichen Lebensmittelfarbstoffen oder von zugelassenen Farbpigmenten und Titandioxid kann die Kapselmasse beliebig klar oder opak gefärbt werden.

2. Kapselinhalt. Soweit der Kapselinhalt nicht wie beim Accogel-Verfahren (s. S. 489) in Pulverform abgefüllt wird, müssen Wirk- und Hilfsstoffe in geeigneten Flüssigkeiten gelöst oder feinst dispergiert werden. Diese Flüssigkeiten dürfen die Gelatinewandung und ihre Bestandteile weder auflösen noch chemisch oder physikalisch verändern. Es kommen in Frage fette Öle, Paraffinkohlenwasserstoffe, Polyäthylenglykole, daneben zuweilen höhere Alkohole und deren Ester, wie Aethyloleat, Aethyl- und Benzylbenzoat, Isopropylmyristinat und -palmitat sowie Glykolester. Alle verwendeten Dispersionsmittel müssen selbstverständlich physiologisch unbedenklich und von entsprechender Reinheit sein.

Manche Wirkstoffe lassen sich ohne Hilfsstoffe direkt abfüllen, wie z. B. Lebertran, Ricinusöl, Tetrachlorkohlenstoff, Tetrachloräthylen, Schwefelkohlenstoff u. a.

Werden Lösungen oder Dispersionen in Polyäthylenglykolen abgefüllt, so ist zu berücksichtigen, daß diese als stark hygroskopische Substanzen der Kapselwandung Wasser entziehen und sie somit spröde machen. Durch Zusatz einer entsprechenden Menge an Wasser zum Dispersionsmittel oder Erhöhung des Weichmacherzusatzes läßt sich ein Gleichgewicht stabilisieren.

Abzufüllende Suspensionen müssen den an Suspensionen allgemein zu stellenden Anforderungen genügen (s. S. 665).

v. CZETSCH-LINDENWALD und FAHRIG geben in ihrer Monographie „Arzneikapseln" folgende Rezepturen für Dispersionsmittel an:

α. Partiell hydrierte Pflanzenöle	50 T.	γ. Erdnußöl	44 T.
Lecithin	25 T.	Sorbitantrioleat (Span 85)	22 T.
Hydriertes Sojabohnenöl	12,5 T.	Tween 20	14 T.
Bienenwachs	12,5 T.	Tween 80	8 T.
β. Erdnußöl	70 T.	Lecithin	9,5 T.
Glycerinmono- und dioleat	17 T.	Hartfett	2,5 T.
Lecithin	9 T.	δ. Polyglykol 400	90 T.
Glycerinmonostearat	4 T.	Polyglykol 4000	2 T.
		Aerosil	8 T.

3. Herstellung. α. *Tauchverfahren.* Das älteste Verfahren zur Herstellung von Weichgelatinekapseln, das im Handbetrieb gelegentlich noch in der Apothekenrezeptur, im halbautomatischen Betrieb in einigen kleineren Produktionsstätten verwendet wird, ist das Tauchverfahren.

Dabei werden kugelförmige, ovale oder ampullenförmige Metallkörper, sog. Docken, die auf Metallplatten aufgereiht sind (s. Abb. 321), mit einem Gleitmittel (Paraffinöl oder Erdnußöl) bestrichen und in die geschmolzene Gelatinemasse getaucht. Der nach dem Herausziehen der Formen erstarrende Film kann durch wiederholtes Tauchen bis zur gewünschten Dicke verstärkt werden. Nach Abschneiden der Hälse lassen sich die elastischen Kapselhüllen leicht von den Formen abstreifen. Die auf Platten mit passenden Bohrungen aufgereihten Hohlkörper können dann mittels Spritzen, Büretten oder nach Art der maschinellen Ampullenfüllung gefüllt und mit einem Tropfen der geschmolzenen Gelatinemasse verschlossen werden. Der Verschluß wird nur dann dicht, wenn der obere Rand nicht vom Kapselinhalt benetzt wurde.

Abb. 322 zeigt solche Kapseln, während Abb. 323 die halbautomatische Herstellung der Hohlkörper und Abb. 324 die Abschneide- und Füllvorrichtung zeigen.

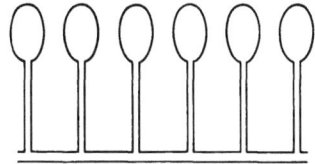

Abb. 321. Formen zur Herstellung von Weichgelatinekapseln nach dem Tauchverfahren (nach E. SANDELL: Grundriß der galenischen Pharmazie, Frankfurt/M.: Govi-Verlag 1962).

β. *Scherer-Verfahren.* Das heute bei weitem am häufigsten angewendete Herstellungsverfahren für Weichgelatinekapseln wurde von R. P. SCHERER, Detroit, entwickelt. In über die ganze Welt verstreuten Betrieben[1] stellt Scherer für die pharmazeutische Industrie deren Präparate in Kapselform her. Dazu liefern die Firmen entweder die fertige Rezepturmischung an oder Scherer stellt auch diese aus den Wirk- und Hilfsstoffen her und verkapselt sie schließlich.

---

[1] Bundesrepublik Deutschland: R. P. Scherer GmbH, Eberbach/Baden.

Abb. 325a und b zeigt den Aufbau einer Scherer-Kapselmaschine. Aus beheizten Gelatine-vorratsbehältern *a* fließt die geschmolzene Gelatinemasse über zwei ebenfalls beheizte Ver-teilerrinnen *b* auf rotierende, luftgekühlte Walzen *c*, von denen dann das jeweils entstandene, elastische Gelatineband *d* abgenommen und den Formwalzen *e* zugeführt wird. Diese Form-

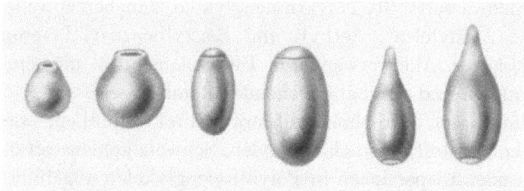

Abb. 322. Formen von Weichgelatinekapseln nach dem Tauchverfahren (nach G. MÜLLER: Öst. Apoth.-Ztg *1959*, Nr. 38, S. 529).

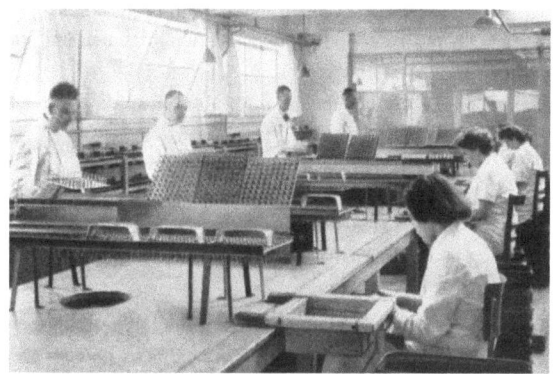

Abb. 323. Herstellung von Weichgelatinekapseln (Werkphoto der Fa. Trifax, AFD. Lambo-Bussum).

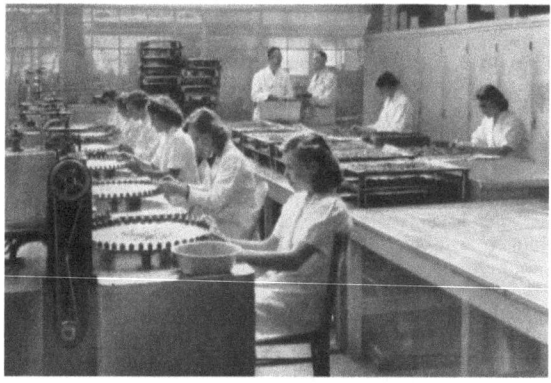

Abb. 324. Halbautomatische Kapselabschneide- und Füllmaschine der Fa. Trifax, AFD. Lambo-Bussum (Werkphoto).

walzen von höchster Präzision bilden mit den Füllkeilen *f* und der äußerst exakt arbeitenden Dosierungsvorrichtung *g* das Kernstück der Scherer-Maschinen. Es ist in Abb. 325c schema-tisch dargestellt und arbeitet folgendermaßen. Die beiden Gelatinebänder gelangen zwischen die mit geringem Abstand gegenläufig rotierenden Formwalzen, die in ihrer Mantelfläche halbe Hohlformen der zu fertigenden Kapseln mit erhabenen Rändern tragen. Im oberen Segment zwischen den Formwalzen ruht der erwärmte Füllkeil *f*. Seine Schneide reicht bis zu der Linie, wo sich die beiden Walzen nahezu berühren, und trägt Ausspritzdüsen für das

Füllgut. Die beiden Gelatinebänder laufen zwischen Füllkeil und Formwalzen zu der Berührungslinie der Walzen. Dort stanzen die erhabenen Ränder der einander gegenüberliegenden Halbformen die Kapseln aus den Bändern aus, wobei durch die vorangehende

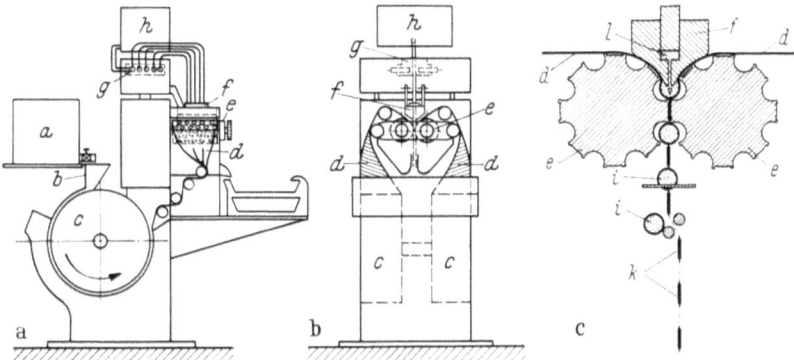

Abb. 325a – c. Vollautomatische Gelatinekapselmaschine, Bauart R. P. Scherer, Corp., Detroit.
a) und b) Seiten- und Vorderansicht; c) Arbeitsweise der Scherer-Kapselmaschine (schematische Skizze).

a beheizter Gelatine-Vorratsbehälter; *b* heizbare Verteilerrinne; *c* umlaufende, luftgekühlte Zylinder; *d* Gelatinefolie; *e* Formwalze; *f* Füllkeil; *g* Dosiervorrichtung; *h* Vorratsbehälter für Füllgut; *i* fertige Kapseln; *k* Gelatine-Band mit Stanzlöchern; *l* Füllstoff.

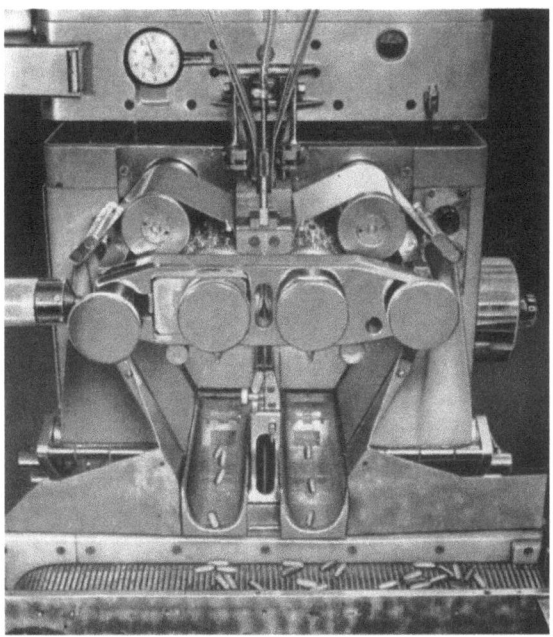

Abb. 326. Teilansicht der Scherer-Maschine (Werkphoto).

Erwärmung am Füllkeil die beiden Hälften zusammengeschweißt werden. Kurz bevor sich die Naht am oberen Ende schließt, spritzt eine Dosierpumpe *g* das flüssige oder pastöse Füllgut *l* in der vorgesehenen Menge zwischen die am Rand verklebten Kapselhälften und preßt diese auseinander in die Hohlformen der Walzen hinein. Im selben Augenblick ist die Naht auch am oberen Rand dicht verschweißt und die Kapsel *i* aus dem verklebten Doppelband ausgestanzt. Durch Auswerferstempel in den Formwalzen werden die gefüllten Kapseln in luftgekühlte Schalen ausgestoßen und Siebtrommeln zugeführt, die in einem Lipoidlösungsmittel rotieren, um die Kapseln zu waschen. Sie passieren dann Trockentrommeln, wo die anfangs noch sehr weichen Kapseln durch Entzug von etwa 60% ihres Wassergehaltes formbeständig werden.

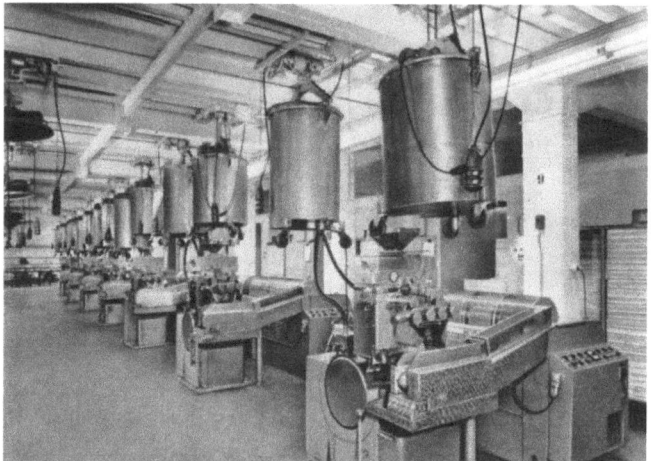

Abb. 327. Scherer-Maschinen im Betrieb (Werkphoto).

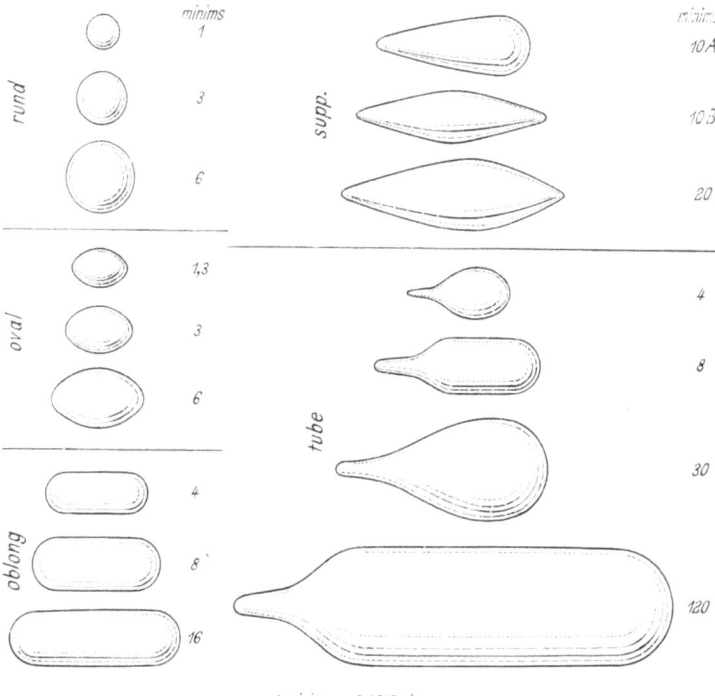

Abb. 328. Formen und Größen von Scherer-Kapseln (natürliche Größe).

Das beim Ausstanzen der Kapseln anfallende „Netz" k kann, wenn es sich um einfarbige Kapseln handelte, nach dem Entfetten umgeschmolzen und dem Prozeß wieder zugeführt werden. Bei verschieden gefärbten Kapselhälften wird das anfallende Netz verworfen.

Die Scherer-Kapseln zeichnen sich dadurch aus, daß ihr Inhalt vollkommen luftblasenfrei eingeschlossen ist und beim Zerfall der Kapseln im Magen-Darm-Trakt in gelöster oder feindispergierter Form leicht resorbierbar vorliegt. Die Dispergierung der Wirkstoffe in zumeist wasserfreiem Medium erhöht die Stabilität zusätzlich. Zur Resorptionsförderung können dem Dispersionsmittel Emulgatoren zugesetzt werden (s. S. 300). Über die Gestaltung der beiden Formwalzen lassen sich Form und Größe der Kapseln in weiten Grenzen variieren. Abb. 328 gibt eine Übersicht der gängigen Kapselformen und ihrer Größen.

Der Kapselinhalt wird fast stets in minims angegeben.

$$1 \text{ minim} = 0{,}06 \text{ ml} \quad \text{(s. dazu Bd. I, 19)}.$$

γ. Colton-Verfahren und Upjohn-Verfahren. Die beiden in den USA entwickelten Verfahren (A. Colton, Detroit; Upjohn, Kalamozoo/Mich.) arbeiten diskontinuierlich mit Formplatten,

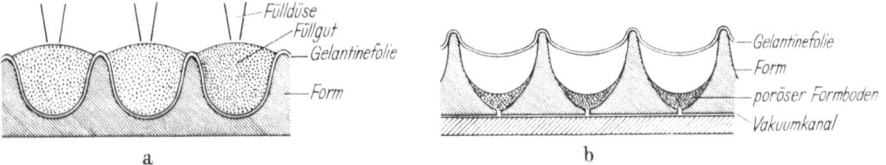

a   b

Abb. 329a u. b. Schematischer Querschnitt durch die Formplatten der Colton- (a) und Upjohn-Maschine (b) (aus v. CZETSCH-LINDENWALD/FAHRIG, l.c.).

auf die Gelatinefolien aufgelegt werden. Bei Colton werden diese Platten erwärmt, wodurch die Folie in die Formmulden einsinkt. Bei Upjohn wird die Folie durch einen porösen Boden eingesaugt (s. Abb. 329). Die so entstandenen Gelatinenäpfe werden anschließend wie beim Gießen von Suppositorien gefüllt und durch Auflegen einer zweiten Gelatinefolie verschlossen. Durch Aufpressen der Deckfolie werden die Ränder verschweißt und die Kapseln ausgestanzt. Die zunächst etwas unsymmetrisch geformten Kapseln werden unter Rollieren getrocknet, wobei sie rotationssymmetrisch werden. Sie besitzen im Gegensatz zu den Scherer-Kapseln eine nicht äquatorial verlaufende Schweißnaht.

δ. Accogel-Verfahren. Ähnlich wie beim Upjohn-Verfahren wird hier, allerdings kontinuierlich auf Formwalzen und nicht auf Platten, das Gelatineband durch Vakuum in die Hohlform eingesogen. Das Füllgut wird dann mit Hilfe einer Pumpe, einer Pulverfüllmaschine oder eines Füllschuhs — also auch pulverförmig — in die Mulden eingespeist. Auf die so gefüllte untere Form wird dann die zum Verschließen notwendige zweite Folie aus dem gleichen Material gelegt und durch eine zweite Formwalze angedrückt, wobei die Ränder verschweißt und die Kapseln ausgestanzt werden. Abb. 330 zeigt die Formwalzen, Abb. 331 die Gesamtansicht einer Accogelmaschine.

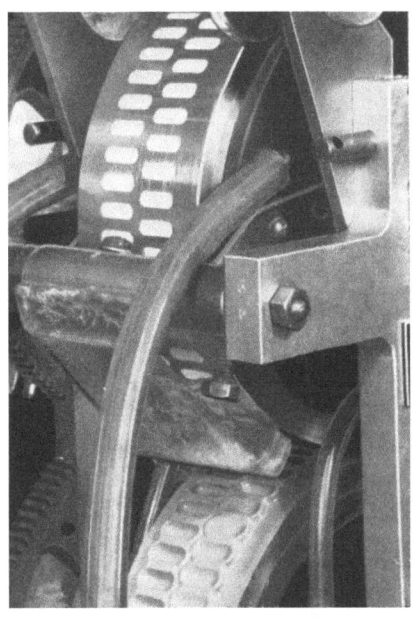

Abb. 330. Walzenaufsicht bei der Accogel-kapselmaschine (Werkphoto der Fa. Chemie Grünenthal, Stolberg).

ε. Tropf- oder Blasverfahren. Unter Ausnutzung der Grenzflächenspannung zwischen zwei nicht mischbaren Flüssigkeiten, die bei annähernd gleicher Dichte zur Kugelgestalt der inneren Phase führt (s. Grenzflächenspannung, S. 110), wurde von Globex International

Limited, St. Helier, Jersey (Kanalinseln), eine völlig andersartige Maschine zur Kapsel-
fertigung entwickelt.

In dieser sog. Mark II-Maschine werden, wie Abb. 332 schematisch zeigt, flüssiges Füllgut
und geschmolzene Gelatinemasse in einem konzentrischen Röhrensystem so geführt, daß von

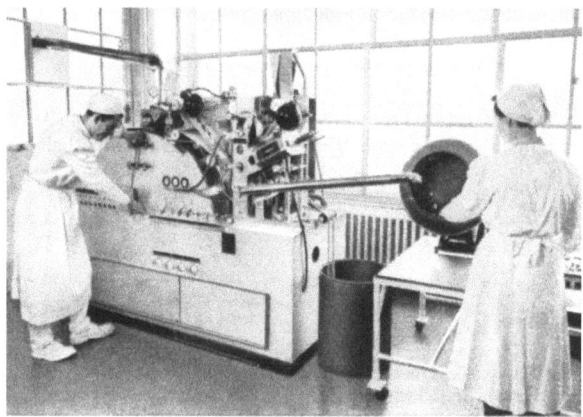

Abb. 331. Accogelmaschine (Werkphoto der Fa. Chemie Grünenthal, Stolberg).

einem verstellbaren Düsenkopf Tropfen definierter Größe in gekühltes Paraffinöl fallen. Da
die Dichte der Kühlflüssigkeit etwas geringer eingestellt ist als die der Tropfen, bilden sich
beim Absinken Kugeln aus, die beim Abkühlen von
anfangs etwa 60 auf 4° erstarren. Sie besitzen eine
Gelatinehülle, in die die flüssige Wirkstoff-Hilfsstoff-
mischung nahtlos und blasenfrei eingeschlossen ist.
Nach einiger Verweilzeit im Kühlbad werden die
Kapseln aus dem Sammelglas entnommen, mit einem
niedriger viskosen Öl gespült und mit diesem Öl
bei +3 bis −2° 12 Std. aufbewahrt. Erst dann erfolgen Waschen, Trocknen, Aromatisierung und evtl.
Härtung der Kapseln.

Der Vorteil dieses Verfahrens liegt darin, daß
keine kostspieligen Formwalzen benötigt werden.
Die Kapselgröße kann durch Verstellen oder Aus-
wechseln des Düsenkopfes von etwa 10 mg Inhalt
bis über 550 mg Inhalt beliebig eingestellt werden.
Der Verlust an Gelatine ist sehr gering. Allerdings
ist die Kapselform nicht variierbar. Dagegen können natürlich auch beliebig gefärbte Kapseln hergestellt werden.

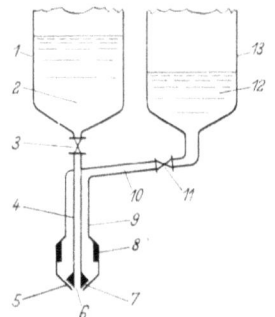

Abb. 332. Aufbau der Globex-Maschine
(schematisch) (aus v. CZETSCH-LIN-
DENWALD/FAHRIG, l.c.).
1 Behälter für Füllgut; *2* Füllgut;
3 Regulierhahn für Füllgut; *4* Zuleitungsrohr für Füllgut; *5* verstellbarer
Düsenmantel; *6* Austrittsöffnung für
Füllgut; *7* innerer Düsenkopf; *8* Ge-
winde zum Verstellen bzw. Auswech-
seln des Düsenmantels; *9* Mantelrohr
für Gelatinelösung; *10* Zuleitungsrohr
für Gelatinelösung; *11* Regulierhahn
für Gelatinelösung; *12* Gelatinelösung;
13 Behälter für Gelatinelösung.

4. Anwendung der Weichgelatine-Kapseln.
Weichgelatine-Kapseln werden zur Einhüllung
schlecht schmeckender, oral zu verabreichender
Medikamente verwendet. Sie erleichtern somit die
Einnahme. Außerdem bieten sie durch die in den
meisten Fällen luft- und wasserfreie Einbettung der
Wirkstoffe einen vorzüglichen Schutz gegen atmo-
sphärische Einflüsse. Auch sind Inkompatibilitäten von Wirkstoffen untereinander durch
Dispergierung in öligen Flüssigkeiten meist leicht auszuschließen.

Ein weiteres Anwendungsgebiet haben entsprechend geformte Weichgelatine-Kapseln
als Gelatine-Rectal- und -Vaginalkapseln gefunden. Sie erweichen am Applikationsort durch

Aufnahme des Schleimhautsekrets und geben den Wirkstoff sicher frei. Sie müssen dabei den an Suppositorien und Vaginalkugeln gestellten Anforderungen an die Zerfallszeit entsprechen.

c. Hartgelatine-Kapseln. Gelatine-Steckkapseln.

Hartgelatine-Kapseln oder Gelatine-Steckkapseln sind Hohlkörper verschiedener Größe, die aus reiner Gelatine mit oder ohne Farbzusatz gefertigt sind. Sie bestehen aus einem zylindrischen Unterteil mit halbkugelig geformtem Boden und einem ebensolchen Oberteil, dessen lichte Weite dem Außendurchmesser des Unterteils entspricht, und sind i. a. zur Aufnahme rieselfähiger fester Arzneistoffe bestimmt. In selteneren Fällen werden auch pastöse oder zähflüssige Massen abgefüllt.

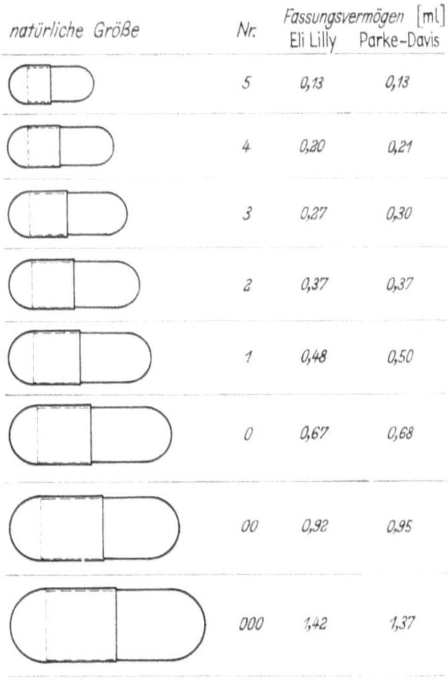

1. Herstellung der Leerkapseln. Die Herstellung der in ihren Größen (s. Abb. 333) leider nicht völlig angeglichenen Leerkapseln erfolgt maschinell und wird z. B. von den Firmen Parke-Davis u. Co., Basel, und Elanco, Abt. der Eli Lilly GmbH, Gießen, ausgeführt.

Die Bereitung der Gelatinelösung geschieht prinzipiell gleich der für Weichgelatine-Kapseln mit Ausnahme des Zusatzes von Weichmachern. Auch hier wird besonderer Wert auf die Reinheit der Gelatine gelegt. Als Färbemittel kommen Lebensmittelfarbstoffe und für opake Kapseln Titandioxidzusätze in Frage.

Die Fabrikation erfolgt durch das Tauchverfahren. Die Kapselformen, Docken genannt, bestehen aus rostfreiem Stahl und sind reihenweise auf Stäben angeordnet. Die Maschinen sind mit zahlreichen solchen Stabpaaren jeweils für Kapselböden und -deckel bestückt. Zunächst werden die Docken bis zu einer genau eingestellten Tiefe in die warme Gelatinelösung getaucht. An der Luft erstarrt dann die Gelatine an den um ihre Längsachse rotierenden Docken zu einem gleichmäßig dicken Film. Durch eine Transportkette bewegt passieren die Stäbe dann eine Trockeneinrichtung, in der die Kapseln innerhalb von etwa 45 Min. zunächst bei Raumtemperatur und zuletzt mit Warmluft bis auf eine Restfeuchte von 3% getrocknet werden. In getrennten Vorrichtungen werden dann mit Greifern die Kapselober- und -unterteile abgezogen, auf Drehtellern mit Bohrungen auf die gewünschte Länge abgeschnitten und zusammengesteckt.

Eine genaue Beschreibung der Maschinen findet sich bei v. CZETSCH-LINDENWALD und FAHRIG „Arzneikapseln".

natürliche Größe	Nr.	Fassungsvermögen [ml]	
		Eli Lilly	Parke-Davis
	5	0,13	0,13
	4	0,20	0,21
	3	0,27	0,30
	2	0,37	0,37
	1	0,48	0,50
	0	0,67	0,68
	00	0,92	0,95
	000	1,42	1,37

Abb. 333. Kapselgrößen.

2. Vorbereitung des Kapselinhaltes. In Hartgelatine-Kapseln lassen sich alle gut fließfähigen Schüttgüter wie Pulver, Granulate, Pellets u. a. ohne Schwierigkeiten abfüllen. Das gleiche gilt für nichtwäßrige, meist viskose Flüssigkeiten, die jedoch weitaus seltener in Steckkapseln eingeschlossen werden. Schlecht fließende Pulver erfordern jedoch den Zusatz eines Fließregulierungsmittels wie Aerosil oder bestimmte Metallseifen (s. Tabletten, S. 674). Kristalle, die nicht zu stark von der sphärischen Form abweichen, können meist ohne weitere Vermahlung verarbeitet werden.

Ist das Volumen der Wirkstoffeinzeldosis für die gewählte Kapselgröße zu klein, so muß mit einem Constituens, wie z. B. Milchzucker, auf das Füllvolumen aufgefüllt werden.

Dazu wird die z. B. für 30 Kapseln nötige Wirkstoffmenge in einen Meßzylinder eingeschüttet und mit Constituens bis zum 30fachen Volumen einer Einzelkapsel der gewählten

Größe aufgefüllt (d. h. z. B. bei Kapselgröße $2 = 30 \cdot 0,37$ ml $= 11,1$ ml). Man wählt die
Kapselgrößen jeweils möglichst klein aus. Nach gründlichem Mischen der aus dem Meß-
zylinder entleerten Wirk- und Hilfsstoffe kann das Pulver wie unten beschrieben in die
Kapseln eingefüllt werden [s. auch H. KÖHLER: APV Inf.-Dienst 2, 30 (1962)].

3. Füllen und Verschließen der Steckkapseln. α. *Rezepturmäßig.* Zur rezepturmäßigen
Füllung von Gelatine-Steckkapseln sind verschiedene einfache Vorrichtungen für alle 8 übli-

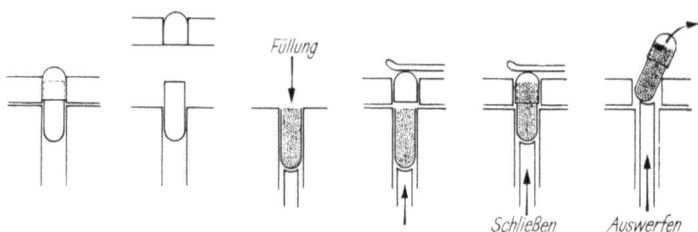

Abb. 334. Abfüllen und Verschließen von Steckkapseln (schematisch) (aus v. CZETSCH-LINDEN-
WALD/FAHRIG, l.c.).

chen Kapselgrößen im Handel. Abb. 334 zeigt schematisch den Arbeitsvorgang für die meisten
Maschinen. Abb. 335 und 336 zeigen die Handabfüllmaschine Chemipharm Modell 300 und
Modell 200 der Chemical and Pharma-
ceutical Industry Co. (Chemipharm),
New York.

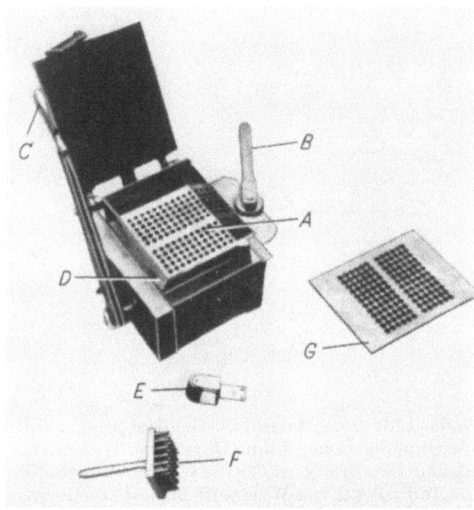

Abb. 335. Handabfüllmaschine Chemipharm, gebaut für jeweils eine Kapselgröße von 5—000.
A Lochplatte; B Hebel; C Handgriff; D Fülltrichter; E Verteilungswalze; F Hilfsgerät; G Ersatz-
lochplatte.

Das für jeweils 96 Kapseln der
Größe 0 bis 000 oder mit jeweils 144 Kapseln der Größe 5 bis 1 zu beziehende
Modell 300 arbeitet wie folgt:
In die Lochplatte (A in Abb. 335)
werden die Leerkapseln geschlossen, wie
sie geliefert werden, mit dem Bodenteil
nach unten eingesetzt. Der Hebel B
wird zur Stirnseite der Füllmaschine gedreht und hält den oberen Teil der
Kapsel fest. Der linke, lange Handhebel C wird nach vorne gedrückt. Auf
diese Weise werden die Kapseldeckel
abgezogen. Jetzt wird der zur Maschine
gehörige Fülltrichter D aufgesetzt, wie
dies in Abb. 335 zu sehen ist. In den
Trichter schüttet man die für 96 oder
144 Kapseln berechnete Menge Arzneistoff. Die gleichmäßige Verteilung erfolgt durch die Walze E. Zusätzlich läßt
sich mit Gerät F nachhelfen. Nach
Rückstellung des Handhebels C in
seine Ausgangsstellung schieben sich die
Deckel der Kapseln wieder genau auf
die Böden. Die Oberfläche der gefüllten
Substanz ist halbrund, so daß — bei
richtiger Auswahl der Größe — in der
Kapsel kein Hohlraum entsteht. Jetzt läßt sich die Lochplatte A mit den gefüllten und
verschlossenen Kapseln leicht aus der Maschine entnehmen. Durch Umdrehen der Platte
fallen die Kapseln heraus.

Von Kl. Küpper, Morenhoven, wird ein kleines Abfüllgerät für 30 Kapseln jeweils für eine
der üblichen Größen geliefert, das sich in der Rezeptur sehr gut bewährt.

β. *Industrielles Füllen und Verschließen der Steckkapseln* geschieht entweder in Maschinen,
die den oben beschriebenen ähnlich funktionieren oder in Rundläufern ähnlichen Typen.
Abb. 337 zeigt schematisch eine kontinuierlich arbeitende Anlage. Eine Reihe solcher Maschinen ist in v. CZETSCH-LINDENWALD/FAHRIG „Arzneikapseln" beschrieben.

4. Verschlußsicherung bei Steckkapseln. An den maschinellen Abfüllprozessen kann sich zur Sicherung des Kapselinhaltes vor dem Auslaufen bei Transport und Verpackung, aber auch zum Schutz gegen Luft- und Feuchtigkeitszutritt ein Banderolier- oder Versiege-

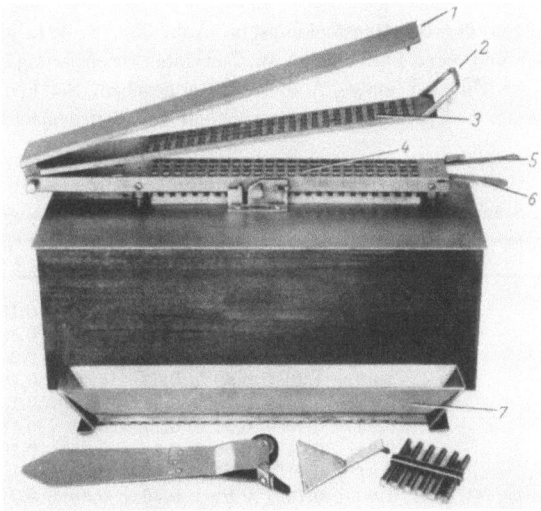

Abb. 336. Handfüllmaschine Modell 200 Chemiepharm mit auswechselbaren Platten, geeignet für die Größen 3, 2, 1 und 0.

1 Platte; *2* Handgriff; *3, 4* Lochplatten; *5, 6* Hebel; *7* Fülltrichter.

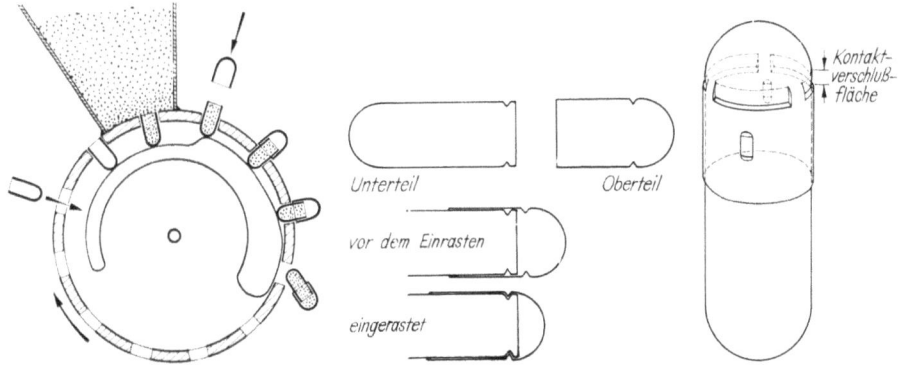

Abb. 337. Dispensierapparat für Steckkapseln (Prinzipskizze) nach E. SANDELL.

Abb. 338. Verschlußmechanismus der SNAP-FIT-Kapseln.

Abb. 339. Verschluß-mechanismus der LOK-CAPS-Kapseln.

lungsvorgang anschließen. Als Verschlußmaterial dienen entweder eine auf 60° erwärmte Gelatinelösung oder kalt zu verarbeitende Leime. Sie werden auf die Überwurfstelle der zuvor entstaubten Kapseln maschinell aufgetragen und anschließend im Warmluftstrom getrocknet. Verwendet man gefärbte Lösungen, so kann die Banderole gleichzeitig der Kennzeichnung der Kapseln dienen.

Da dieses Verfahren zusätzliche Arbeitsgänge erfordert und außerdem im Kleinstbetrieb zu aufwendig ist, wurden einfachere Verschlußmechanismen für Steckkapseln entwickelt. Die von Parke-Davis hergestellten *Snap-fit*-Kapseln verhindern durch das Einrasten des inneren Ringwulstes im Oberteil in die Ringfurche des Unterteils ein Auseinanderfallen der Kapselhälften. Abb. 338 zeigt den Mechanismus. Eli Lilly hat die sog. Lok-Caps entwickelt, deren Verschlußsystem in Abb. 339 schematisch dargestellt ist. Sie sind in Deutschland als S-Kapseln im Handel.

Beide Verschlußarten sichern die Kapseln, ohne sie banderolieren zu müssen, vor dem Auseinanderfallen und vor klimatischen Einflüssen auf den Inhalt.

5. Fassungsvermögen der Gelatinesteckkapseln. Abb. 333, S. 491, gibt die handelsüblichen Kapselgrößen und deren Füllvolumen an. Zur ersten Orientierung seien nachfolgend die ungefähren Füllgewichte für einige Arzneistoffe angegeben. Sie können jedoch, wie v. CZETSCH-LINDENWALD u. TAWASHI zeigten, erheblich von den gemachten Angaben abweichen.

Fassungsvermögen der Gelatinekapseln
(abhängig von der Stärke des Druckes, der beim Füllen der Kapseln angewendet wird)

Größe Nr.		000	00	0	1	2	3	4	5
Chininsulfat	g	0,65	0,40	0,30	0,25	0,20	0,15	0,10	0,05
Natriumbicarbonat	g	1,45	1,00	0,70	0,50	0,40	0,30	0,25	0,15
Acetylsalicylsäure	g	1,05	0,65	0,50	0,30	0,25	0,20	0,15	0,10
Wismutnitrat	g	1,80	1,30	0,90	0,65	0,50	0,40	0,25	0,15
Meprobamat	g	0,64	0,45	0,33	0,24	0,18	0,13	0,11	0,07
Sulfathiazol	g	0,93	0,58	0,37	0,27	0,21	0,16	0,11	0,08
Piperazinhydrat	g	0,94	0,61	0,40	0,29	0,25	0,19	0,15	0,11
Phenacetin	g	0,94	0,61	0,44	0,34	0,26	0,19	0,14	0,09
Diäthylbarbitursäure	g	1,00	0,70	0,51	0,36	0,28	0,21	0,16	0,11
Vit. D_2-Trockenkonzentrat;									
1 g = 80.000 I.E.	g	1,19	0,87	0,60	0,43	0,33	0,25	0,19	0,12

6. Anwendung der Gelatinesteckkapseln. Neben der sich ausdehnenden Verbreitung bei den Arzneispezialitäten verdrängt die Gelatinesteckkapsel zu Recht eine Reihe alter Arzneiformen. Vor allem die Pillen (s. S. 528) sollten wenn immer möglich durch Steckkapseln ersetzt werden. Der Entwurf der Helv. VI schreibt dies sogar zwingend vor und verlangt zudem, daß alle einzeldosierten Pulver statt in Convoluten in Hartgelatinekapseln abzufüllen seien.

d. Nachbehandlung von Gelatinekapseln

In manchen Fällen sollen oral applizierte Arzneiformen die Wirkstoffe erst im Dünndarm freigeben. Sie müssen deshalb magensaftresistent gemacht werden. Für Weich- und Hartgelatinekapseln bieten sich hier zwei Wege an: einmal das Überziehen der fertigen Kapseln mit einem im Magensaft unlöslichen Lack, zum andern die Härtung der Gelatine mit Formaldehyd.

Es sind zahlreiche Überzugslacke ausprobiert worden; so z. B. Celluloseacetatphthalat, Polyvinylacetatphthalat, Eudragit L und S u. a. Alle Versuche haben gezeigt, daß im Gegensatz zu den harten Dragees die Überzüge von den elastischen Kapseln relativ leicht abblättern oder rissig werden. Besonders schwierig ist das Überziehen nicht banderolierter Steckkapseln.

Weit besser ist die Behandlung der Gelatinekapseln mit Formaldehyd. Auch hier sind zahlreiche Verfahren beschrieben worden (s. Literatur). Am besten scheint sich die Behandlung mit Formalindampf zu bewähren, den man aus Paraformaldehydtabletten erhält. P. BOYMOND u. Mitarb. haben dieses Verfahren erstmalig in Pharm. Industrie *28*, 11 (1966) beschrieben.

Sie bewahrten die zu härtenden Gelatinekapseln in einer trockenen (60 bis 70% rel. Luftfeuchtigkeit) Atmosphäre von Formaldehyd über 6, 12 und 24 Std. auf. Der Formaldehyd bildete sich aus Paraformaldehydtabletten, die sich gleichzeitig, jedoch durch ein Drahtnetz getrennt, mit den Kapseln im Rezipienten befanden. Die Zerfallsgeschwindigkeit der behandelten Kapseln im Darmsaft hängt von der Einwirkungszeit, der Temperatur und natürlich von der Formaldehydkonzentration der Atmosphäre ab.

Von besonderer Bedeutung für die Formalinbehandlung von Gelatinekapseln ist die von W. COOPER [Pharm. J. *150*, 101 (1943)] zuerst gemachte Beobachtung, daß beim Lagern so vorbehandelter Kapseln eine Nachhärtung eintritt, die wie BOYMOND feststellte, um so länger fortschreitet, je intensiver die Behandlung war.

Es sind also jeweils eingehende Voruntersuchungen anzustellen.

Um Gelatinekapseln unempfindlich gegen Feuchtigkeit zu machen, oft aber auch um das Durchschlagen eines unangenehmen Geruchs (z. B. Knoblauch, Aneurin, Lebertran u. a.) zu vermeiden, werden sie siliconisiert. Dazu eignen sich kurz vernetzte Siliconharze, die rasch völlig aushärten (s. Bd. II, 1034).

e. Angaben der Pharmakopöen

DAB 7-BRD Kapseln. Capsulae. Kapseln sind Arzneizubereitungen, die in einer unter physiologischen Bedingungen löslichen oder verdaulichen Hülle — vorwiegend aus Gelatine oder Stärke — Arzneimittel enthalten.

Aussehen und Beschaffenheit. Kapseln eines Herstellungsganges müssen hinsichtlich Aussehen, Kapselhülle und Kapselinhalt gleichmäßig sein.

Gewichtsabweichung. Der Inhalt von 20 Kapseln wird einzeln bestimmt; hieraus wird das Durchschnittsgewicht berechnet. 18 Kapseln dürfen mit einer Abweichung von $\pm 10\%$ und 2 Kapseln mit einer Abweichung von $\pm 15\%$ vom Durchschnittsgewicht des Inhalts gefüllt sein. Alle Wägungen müssen mit einer Genauigkeit von $\pm 1\%$ erfolgen.

Zerfallszeit. 1. Gelatinekapseln: In 5 Erlenmeyerkolben von 100 ml Inhalt, die je 50 ml Pepsinlsg. von 37° ($\pm 2°$) enthalten, wird je eine Kapsel gegeben. Der Kolben wird so lange in einem Wasserbad von 37° ($\pm 2°$) gehalten und schwach umgeschwenkt, bis das Füllgut der einzelnen Kapseln auszutreten beginnt. Der Beginn der Freigabe des Füllgutes muß nach spätestens 15 Min. erfolgen, sofern nicht ein verlängerter oder verzögerter Zerfall beabsichtigt ist und entsprechende Angaben gemacht werden. — 2. Stärkekapseln: Die Kapseln müssen beim Eintauchen in W. von 20° innerhalb von 30 Sek. zu einer weichen Masse aufquellen und sich verformen. — 3. Kapseln zur rectalen oder vaginalen Anwendung: 5 Kapseln werden wie bei 1. geprüft. Anstelle der Pepsinlsg. ist W. von 37° ($\pm 2°$) zu verwenden.

DAB 7-DDR Kapseln. Capsulae. Kapseln sind geformte, elastische Hohlkörper, die der Aufnahme von dosierten Arzneistoffen dienen.

Stärkekapseln werden aus Stärke verschiedener Herkunft in Form von paarweise ineinanderschiebbaren, einseitig verschlossenen Zylindern hergestellt. Sie müssen weiß oder nahezu weiß aussehen und dürfen nicht brüchig sein.

Gelatinekapseln werden aus Gelatine mit oder ohne Zusatz von Glycerin, Saccharose oder anderen geeigneten Stoffen in Form von runden oder ovalen Hohlkörpern oder paarweise ineinanderschiebbaren, einseitig verschlossenen Zylindern hergestellt. Sie können mit geeigneten Farbstoffen oder Pigmenten gefärbt sein. Soll der Inhalt der Kapseln erst im Darm freigegeben werden, so sind diese mit Formaldehyd oder in anderer geeigneter Weise zu behandeln. Gelatinekapseln müssen einheitlich aussehen und eine glatte Oberfläche aufweisen.

Kapseln müssen den unter „Bestimmung der Zerfallbarkeit oder Löslichkeit von geformten Arzneizubereitungen" gestellten Anforderungen entsprechen.

Die Inhaltsmenge der Kapseln muß den unter Bestimmung der zulässigen Masseabweichung bei einzeldosierten Arzneizubereitungen gestellten Forderungen entsprechen.

Helv. V Capsulae. Oblaten. Gelatinekapseln. Cachets. Capsules gelatineuses. Kapseln sind Hüllen verschiedener Form, in welche feste oder flüssige Arzneimittel für orale Verwendung verabreicht werden.

Oblaten (Capsulae amylaceae). Sie werden aus Weizenmehl und Weizenstärke in Gestalt dünner, rundlicher, glatter oder in der Mitte vertiefter Plättchen hergestellt. Oblaten müssen rein weiß sein. In Wasser getaucht, müssen sie rasch zu einer weichen, geruchlosen Masse zusammenfallen.

Gelatinekapseln (Capsulae gelatinosae). Sie werden aus Gelatine, für harte Kapseln ohne Zusatz, für elastische Kapseln mit Zusatz von Glycerin oder Zucker bereitet. Sie haben die Gestalt rundlicher oder ovaler Hohlkörper oder bestehen aus ineinanderschiebbaren, einseitig geschlossenen Zylindern.

Gelatinekapseln müssen durchsichtig, geruchlos und ohne fremden Geschmack sein und sich in 100 T. W. von 36 bis 40° langsam zu einer klaren oder sehr schwach opalisierenden, farblosen, höchstens schwach sauer reagierenden Flüssigkeit lösen. Der Inhalt der Kapseln muß den Anforderungen, die an die betreffenden Arzneistoffe gestellt werden, entsprechen.

ÖAB 9 Capsulae. Kapseln. Kapseln sind zur Aufnahme von Arzneistoffen bestimmte verdauliche, indifferente, verschieden geformte Umhüllungen, die aus Stärke oder gebleichter Gelatine bestehen.

Capsulae amylaceae: Die Angaben des ÖAB 9 entsprechen den Angaben der vorgenannten Arzneibücher.

Prüfung auf Schwermetalle: 0,5 g Stärkekapseln werden verascht. Der Rückstand wird unter Erwärmen in 3 ml verd. Salzsäure gelöst. In der, wenn nötig filtrierten Lsg. dürfen nach Zusatz von 2 ml W., 5 ml verd. Ammoniak, etwa 20 mg Ascorbinsäure und 50 mg Kaliumcyanid Schwermetalle in unzulässiger Menge nicht nachweisbar sein (s. Bd. I, 253).

Capsulae gelatinosae: Auch hier entsprechen die Angaben des ÖAB 9 denen der vorgenannten Arzneibücher. Zusätzlich bemerkt ÖAB 9: Zur Aufnahme von Arzneistoffen, die erst im Darm zur Wirkung kommen sollen, sind mit Formaldehyd gehärtete Gelatinekapseln zu verwenden (gehärtete Kapseln). ÖAB 9 läßt bei Gelatinekapseln eine gleiche Prüfung auf Schwermetalle wie bei Stärkekapseln durchführen.

Pl. Ed. II Capsulae. Capsules. Kapseln bestehen aus einem in einer Hülle eingeschlossenen Medikament. Die Hülle muß in Wasser von 37° löslich sein. Weichkapseln sind kugelig, eiförmig oder oblong; Hartkapseln sind oblong.

Zusatzstoffe. Verdünnungsmittel, Farbstoffe oder irgendwelche andere zugesetzten Stoffe müssen indifferent sein und dürfen den therapeutischen Effekt des Wirkstoffes nicht beeinflussen.

Zerfall. Kapseln müssen dem Zerfallstest von Tabletten entsprechen; es werden jeweils 5 Kapseln verwendet. Die Kapseln gelten als zerfallen, wenn die Hülle gelöst ist und keine Partikel irgendeines festen Bestandteils auf der Gaze zurückbleiben (vgl. dazu Prüfungen von Tabletten, S. 839).

Gewichtsabweichung. Von 20 Kapseln wird das Gesamtgewicht bestimmt und das Durchschnittsgewicht der einzelnen Kapsel ermittelt. Das Gewicht jeder einzelnen Kapsel muß innerhalb 90 und 110% des Durchschnittsgewichtes liegen. Liegen die Kapseleinzelgewichte nicht alle innerhalb dieser Grenze, so ist jede Kapsel zu wiegen, ohne Verlust des Hüllenmaterials zu öffnen, der Inhalt zu entfernen und alle Teile der Hülle sorgfältig zu wiegen. Damit ist das Gewicht des Inhalts jeder Kapsel zu errechnen. Man wiederholt den Vorgang mit weiteren 19 Kapseln und berechnet das Durchschnittsgewicht des Inhalts der 20 Kapseln. Das Inhaltsgewicht jeder einzelnen Kapsel darf vom Durchschnittsinhaltsgewicht nicht mehr als 10% abweichen, mit der Ausnahme, daß in 2 Kapseln von den 20 das Gewicht um nicht mehr als 20% vom Durchschnittsgewicht abweichen darf. Der vereinigte Inhalt der 20 Kapseln wird wie in der jeweiligen Monographie beschrieben zur Gehaltsbestimmung verwendet.

Gehaltsbestimmung des Inhalts. Man bestimmt das Gewicht der wirksamen Bestandteile durch die in den jeweiligen Monographien beschriebenen Methoden; man berechnet, falls nötig, den Gehalt an wirksamer Substanz in den gemischten Inhalten der für die Gehaltsbestimmung genommenen Kapseln; man dividiert durch die Zahl der verwendeten Kapseln. Das Ergebnis muß innerhalb der in den jeweiligen Monographien angegebenen Grenzen liegen. Diese Grenzen sind so gestaltet, daß sie alle zulässigen Variationen erlauben einschließlich der Schwankungen der wirksamen Substanz selbst und der durch den Herstellungsprozeß der Kapseln bedingten.

Aufbewahrung. Kapseln müssen in gut verschlossenen Behältern kühl aufbewahrt werden.

Beschriftung. Das Etikett auf dem Behälter muß angeben 1. den Namen der Kapsel, 2. die Menge der in der Kapsel enthaltenen wirksamen Bestandteile, 3. den Namen der wirksamen Bestandteile, falls dies nicht schon aus dem Namen der Kapsel eindeutig hervorgeht.

BP 68 Capsulea. Kapseln bestehen aus einem in eine Hülle eingeschlossenen Medikament. Die Hülle besteht aus Methylcellulose oder ist aus Gelatine, die bei Weichkapseln Glycerin in geeigneter Menge oder bei Hartkapseln kein Glycerin enthält, hergestellt. Die Gelatinemasse kann ein Konservierungsmittel enthalten. Die Hülle muß in Wasser von 37° löslich sein.
Die weiteren Angaben der BP 68 entsprechen denen der Pl.Ed. II. Zur Bestimmung der Gewichtsabweichung gibt BP 68 zwei Methoden an. Methode A entspricht der der Pl.Ed. II mit der Ergänzung, daß Kapseln von einem Gewicht von mehr als 0,12 g um nur ± 7,5% vom Durchschnittsgewicht abweichen dürfen.
Methode B. Man wiegt 1 Kapsel, öffnet sie ohne Verlust des Hüllmaterials, preßt den Inhalt so weit wie möglich aus, wäscht die Hülle mit Äther, verwirft die Waschflüssigkeit und läßt die Hülle so lange stehen, bis kein Geruch nach Äther mehr feststellbar ist, und wiegt. Die Differenz zwischen den beiden Wägungen gibt das Gewicht des Inhalts. Der Vorgang wird mit weiteren 9 Kapseln wiederholt und das Durchschnittsgewicht der Inhalte der

10 Kapseln bestimmt. Das Inhaltsgewicht jeder einzelnen Kapsel darf vom Durchschnittsgewicht nicht mehr als 7,5% abweichen, mit der Ausnahme, daß das Gewicht des Inhalts einer Kapsel nicht mehr als 15% vom Durchschnittsgewicht abweichen darf.

Auch die Angaben über die Bestimmung des Gehalts an wirksamen Bestandteilen, die Aufbewahrung, und die Beschriftung entsprechen denen der PI.Ed. II.

BPC 68 Capsules. Kapseln bestehen aus einem in einer Hülle eingeschlossenen Medikament, und stellen eine geeignete Arzneiform dar, um ein schlechtschmeckendes Medikament zu applizieren. Die Hülle wird gewöhnlich aus einer Gelatinegrundmasse hergestellt, die Glycerin in Mengen enthält, die je nach der gewünschten Härte zu variieren sind. Außerdem enthalten sie ein geeignetes Konservierungsmittel. Weichkapseln werden verwendet, um flüssige und pastöse Medikamente einzuschließen, und können kugelig, eiförmig oder oblong sein; kleine kugelige Kapseln werden gelegentlich als Perlen bezeichnet. Hartkapseln werden zur Aufnahme fester Arzneistoffe gebraucht und sind oblong. Kapselhüllen, mit Ausnahme der darmlöslichen Kapseln, müssen in Wasser von 37° löslich sein. Kapseln werden in verschiedenen Größen hergestellt. Sie werden gewöhnlich mechanisch hergestellt und gefüllt. Substanzen, die einen nennenswerten Gehalt an Wasser haben oder ein anderes Gelatinelösungsmittel enthalten, sind nicht geeignet, direkt in Gelatinekapseln abgefüllt zu werden. Sie sollten so weit wie möglich getrocknet werden und dann mit flüssigem Paraffin, Weichparaffin oder einem geeigneten gehärteten Pflanzenöl vor der Abfüllung vermischt werden. Flüssige Extrakte werden gewöhnlich eingedickt und so eingestellt, daß eine 0,6-ml-Kapsel 2 ml des Originalextraktes entspricht. Flüssigkeiten, wie Kreosot, Zimtöl und Nelkenöl, die unverdünnt Magenbeschwerden verursachen können, sollten bis zum Vierfachen ihres Volumens mit einem geeigneten gehärteten Pflanzenöl vermischt werden. Ist die Einzeldosis der Wirksubstanz zu klein, um sie leicht abmessen zu können, so ist sie mit einem geeigneten inerten Verdünnungsmittel zu vermischen, bevor sie in Kapseln abgefüllt wird.

Darmlösliche Kapseln sind Kapseln, die so überzogen oder behandelt worden sind, daß die wirksamen Bestandteile nicht mit dem sauren Magensaft in Berührung kommen. Die verwendeten Materialien und Methoden müssen sicherstellen, daß der Zerfall der Kapsel im Magen ausgeschlossen ist, daß jedoch im alkalischen Milieu des Darmsaftes ein sofortiger Zerfall eintritt.

Angaben der Prüfung entsprechen denen von BP 68.

Cachets. Capsulae amylaceae. Cachets bestehen aus einem trockenen Pulver, das in eine Hülle eingeschlossen ist, und stellen eine geeignete Arzneiform zur Verabreichung eines Medikaments mit schlechtem Geschmack dar. Die Hüllen sind gewöhnlich aus einer Mischung von Reismehl und Wasser durch Ausformen eines Teiges in geeigneter Form und Trocknen hergestellt. Die so hergestellten Hüllen sind in 2 Formen erhältlich; der slip-over- oder dry-closing-type und der flanged-type, der durch Befeuchten der Ränder und Aufeinanderpressen der beiden Hälften in einer Maschine hergestellt wird.

Cachets sind in verschiedenen Größen zu erhalten und können 0,2 bis 1,5 g Pulver mittlerer Dichte aufnehmen.

Arzneimittel, deren Einzeldosen weniger als 60 mg wiegen, sollten durch Zusatz von Lactose auf etwa 200 mg verdünnt werden, bevor sie in Cachets abgefüllt werden. Hygroskopische Wirkstoffe sollten nicht in Cachets eingeschlossen sein.

Einheitlichkeit von Gewicht und Zusammensetzung. Methode A. Man nimmt eine Probe von 20 Cachets, entfernt den Inhalt jedes Cachets so weitgehend wie möglich und wiegt den Inhalt einzeln. Das Durchschnittsgewicht darf nicht mehr als 2,5% vom angegebenen Gewicht abweichen; das Gewicht von nicht mehr als 2 Cachets darf um mehr als 5% vom Durchschnittsgewicht und das Gewicht keiner der Kapseln darf um mehr als 10% vom Durchschnittsgewicht abweichen. Der gemischte Inhalt der 20 Cachets muß der Prüfung und der Gehaltsbestimmung der Substanz nach der Britischen Pharmakopöe entsprechen.

Methode B. Man bestimmt das Gewicht des Inhalts einer jeden von 20 Kapseln wie in Methode A beschrieben. Das Gewicht des Inhalts von nicht mehr als 2 Kapseln darf um mehr als 5% vom Durchschnittsgewicht und das Inhaltsgewicht keiner der Kapseln darf um mehr als 10% abweichen. Man mischt den Inhalt der 20 Kapseln und bestimmt den Prozentgehalt der wirksamen Bestandteile im Pulver nach der im Monographie angegebenen Methode. Aus den Zahlenwerten errechnet man den Gehalt an wirksamer Substanz in jeder der 20 Kapseln. Die Ergebnisse müssen innerhalb der in der Monographie angegebenen Grenzen liegen.

Behälter und Aufbewahrung. Cachets müssen in gut verschlossenen Behältern aufbewahrt und abgegeben werden, die sie vor Feuchtigkeit und Bruchgefahr schützen.

Beschriftung. Wenn Cachets abgegeben werden, soll auf dem Etikett vermerkt sein, wie sie einzunehmen sind.

USP XVII Capsules. Kapseln sind feste Einzeldosenformen, in denen das Arzneimittel entweder in eine harte oder eine weiche, lösliche Hülle eingeschlossen ist, die gewöhnlich aus

Gelatine besteht. Hartgelatinekapseln variieren in ihrer Größe von Nr. 5, der kleinsten, bis Nr. 000, die die größte darstellt, mit Ausnahme der für Veterinärzwecke verwendeten. Industriemäßig hergestellte Hartgelatinekapseln haben häufig eine bestimmte Färbung und Form oder sind anderweitig gekennzeichnet, um die Herstellungsstätte erkennen zu lassen. In der rezepturmäßigen Herstellung geben die Kapseln einen weiten Spielraum in der Auswahl der Verschreibung eines einzelnen Wirkstoffes oder einer Kombination von Wirkstoffen in der genau für den einzelnen Patienten festgelegten Dosierung durch den Arzt. Diese Flexibilität gibt den Kapseln eine Überlegenheit über die Tabletten als einzeldosierte Arzneiform.

Mischungen, die zum Zerfließen neigen, können nur dann in Kapseln abgefüllt werden, wenn sie mit einem geeigneten Adsorbens, wie Magnesiumcarbonat oder einer anderen geeigneten Substanz, verrieben werden. Stark wirkende Arzneistoffe in kleinen Dosen sollten vor der Abfüllung mit einem inerten Constituens verdünnt werden. Werden zwei miteinander unverträgliche Wirkstoffe zusammen verrieben, so ist es möglich, den einen der beiden in eine kleine Kapsel abzufüllen und diese dann mit dem anderen Wirkstoff zusammen in eine größere Kapsel zu packen.

Weichgelatinekapseln erfordern im allgemeinen fabrikationsmäßige Herstellungsmethoden. Die Gelatinehülle ist etwas dicker als die der Hartgelatinekapsel und wird durch Zusatz von Polyolen weichgemacht, wie beispielsweise Glycerin oder Sorbit. Die Hülle kann ein geeignetes Konservierungsmittel zur Verhütung von Pilzwachstum enthalten.

Diese Arzneiform wird für Öle und ölige Lösungen ebenso wie für pulverförmige Arzneistoffe verwendet; letztere werden entweder als trockene Pulver oder als ölige Suspensionen eingefüllt. Wasser kann wegen seiner Lösungseffekte auf die Gelatinehülle nicht eingefüllt werden.

Magensaftresistent gemachte Kapseln müssen den Angaben für die Bestimmung des Zerfalls von darmlöslich gemachten Tabletten entsprechen.

Kapseln sollen in dicht verschlossenen Behältern vor Feuchtigkeit geschützt aufbewahrt werden.

Ross. 9 *Capsulae medicinales.* Kapseln sind spezielle Umhüllungen für pulverförmige oder flüssige Arzneistoffe zum inneren Gebrauch. Sie sind entweder aus Stärke oder Gelatine hergestellt.

Stärkekapseln werden aus Stärke und Weizenmehl hergestellt. Sie haben die Form von dünnwandigen, niedrigen, zylindrischen, weißen Bechern von 13 bis 23 mm Durchmesser, sind weiß und mit einem Deckel von etwas größerem Durchmesser dicht verschlossen. Stärkekapseln müssen geschmack- und geruchlos und dürfen nicht zu zerbrechlich sein. In W. von Zimmertemperatur getaucht, müssen sie rasch erweichen, ohne zu zerfallen. Schüttelt man eine Kapsel mit 10 ml heißem W., so entsteht eine trübe Flüssigkeit mit Flocken ungelöster Kapselwandung. Filtriert man die heiße Flüssigkeit durch einen feuchten Wattebausch, so darf das Filtrat keine Reaktion auf Schwermetalle geben.

Gelatinekapseln (Capsulae gelatinosae) sind weich oder elastisch (Capsulae molles s. elasticae), hart (Capsulae durae), oder überzogen (Capsulae operculatae). Gelatinekapseln werden aus Gelatine, Wasser und Glycerin in verschiedenen Mengen, abhängig von der Natur der Kapsel (weich oder hart), hergestellt. Weiche und harte Gelatinekapseln sind kugelig, eiförmig oder oblong mit einem Fassungsvermögen von 0,1 bis 1,5 g für Flüssigkeiten oder feste Arzneisubstanzen. Steck-Kapseln sind dünne, hohle Zylinder mit gleichmäßiger Wandstärke, die an beiden Seiten halbkugelig verschlossen sind. Die Größen der Kapseln reichen von 5 bis 9,35 mm im Durchmesser und von 14 bis 25 mm in der Länge. Die Wandstärken sind 0,07 bis 0,12 mm. Gelatinekapseln sollen durchsichtig sein und müssen, wenn sie 10 Min. mit der 20fachen Menge W. von 35 bis 40° geschüttelt werden, eine Lsg. ohne fremden Geruch und Geschmack ergeben. Die Trübung der Lsg. darf nicht stärker sein als eine Standardtrüblsg. Nr. 3. 10 ml dieser Lsg. dürfen keine Reaktion auf Schwermetalle zeigen.

Glutoid-Kapseln (Capsulae glutoidales, S. 494) sind Gelatinekapseln, die mit Formalindämpfen oder einer alkoholischen Formalinlsg. behandelt wurden, um sie im Magensaft unlöslich zu machen.

Aufbewahrung. Kühl und trocken, vor Licht geschützt aufzubewahren.

CF 65 *Capsules médicamenteuses.* CF 65 nennt Hart- und Weichgelatinekapseln.

Prüfung. 1. Durchschnittsgewicht des Inhaltes. 10 Kapseln, die einen repräsentativen Querschnitt der hergestellten Charge darstellen, werden zusammen gewogen (Gewicht P). Jede Kapsel wird in geeigneter Weise geöffnet und der Inhalt entleert. Die Kapselhüllen werden mit Äther gewaschen, an der Luft getrocknet und gewogen (Gewicht P'). Das Mittelgewicht des Inhaltes einer Kapsel errechnet sich nach $(P - P')/10$ und darf vom angegebenen theoretischen Gewicht nicht mehr als $\pm 15\%$ bei Kapseln von weniger als 250 mg, um nicht mehr als 10% bei Kapseln von mehr als 250 mg abweichen. — 2. Zerfallszeit. Kapseln müssen der Zerfallsprüfung von Tabletten entsprechen. — 3. Prüfung auf Magensaftresistenz. Kapseln müssen der Prüfung auf Magensaftresistenz der Tabletten entsprechen.

Aufbewahrung. Kapseln müssen kühl und vor Feuchtigkeit geschützt aufbewahrt werden.

Nord. 63 Capsulae. Die Angaben der Nord. 63 entsprechen denen der übrigen Pharmakopöen.

Jap. 61 Capsulae. Die Angaben der Jap. 61 entsprechen denen der anderen Pharmakopöen für Hartgelatinekapseln und Weichgelatinekapseln.

Literatur: Kapseln. 1. v. CZETSCH-LINDENWALD, H., u. W. FAHRIG: Arzneikapseln, Aulendorf: Editio Cantor 1962. — 2. MÜNZEL, K., J. BÜCHI u. O.-E. SCHULTZ: Galenisches Praktikum, Stuttgart: Wissenschaftl. Verlagsgesellschaft 1959. — 3. SANDELL, E.: Grundrisse der galenischen Pharmazie, Frankfurt/M.: Govi-Verlag 1962. — 4. v. CZETSCH-LINDENWALD, H., u. R. TAWASHI: Pharm. Industrie *27*, 146 (1965). — 5. MÜLLER, G.: Dtsch. Apoth.-Ztg *102*, 1138 (1962). — 6. LEUPIN, K.: Pharm. Industrie *26*, 524 (1964). — 7. v. CZETSCH-LINDENWALD, H.: Pharm. Industrie *26*, 454 (1964). — 8. ECKERT, TH.: Arzneimittel-Forsch. *17*, 645 (1967). — 9. KUHN, TH.: Pharm. Ztg (Frankfurt) *108*, 130, 195 (1963). — 10. BOYMOND, P., J. SFIRIS u. P. AMACKER: Pharm. Industrie *28*, 11 (1966). — 11. ECKERT, TH., A. WIDMANN u. R. SEIDEL: Arzneimittel-Forsch. *19*, 821 (1969).

f. Die Mikroverkapselung

1. Definition. Unter Mikroverkapselung versteht man die Einhüllung feinzerteilter flüssiger oder fester Wirkstoffe mit einem Mantel aus Gelatine, natürlichen oder synthetischen Polymeren, Glas, Metall oder anderem Material. Man erhält so stets ein rieselfähiges Pulver — auch aus Flüssigkeiten — mit Teilchendurchmessern von 1 μm bis herauf zur Größe der vorstehend besprochenen Kapseln. Die nach verschiedenen Verfahren (s. u.) hergestellten Mikrokapseln sind in sich von relativ einheitlicher Korngröße.

Der Gewichtsanteil der Wandung an der Gesamtmasse kann zwischen etwa 2 und 30% variiert werden.

Zweck der Mikroverkapselung ist der Schutz von Wirkstoffen gegen Sauerstoff, Feuchtigkeit oder andere chemische Agentien, die Überführung einer Flüssigkeit in ein „trockenes" Pulver, die Fixierung flüchtiger Stoffe u. a. (s. Anwendung, S. 501).

2. Herstellung von Mikrokapseln. Die Verfahren der Mikroverkapselung bilden drei Gruppen, nämlich die Wandbildung durch

α. Koazervation
β. Reaktion in der Grenzfläche
γ. physikalische Methoden

α. *Wandbildung durch Koazervation.* In einer Lösung lyoaffiner Kolloide sind die Kolloidteilchen (Makromoleküle oder auch Mizelle) von einer diffusen Solvathülle umgeben, die durch teilweise Desolvatation mit Hilfe von Elektrolyten oder auch Nichtelektrolyten, durch pH-Änderung oder auch Temperaturänderung zu einer konkreten Solvathülle abgebaut werden kann. Da diese eine Grenzfläche besitzt, müssen die konkret solvatisierten Teilchen unter Abnahme der freien Grenzflächenenergie Kugelgestalt annehmen und sich gegebenenfalls als Tröpfchen ausscheiden. Abb. 340 veranschaulicht den Vorgang. Die Tröpfchen können sich dann vereinigen und ein gelierfähiges Koazervat bilden, das sich mit einer Phasengrenzfläche vom kolloidarmen oder auch kolloidfreien Dispersionsmittel absetzt.

Eine solche Koazervation kann z. B. dadurch erreicht werden, daß man eine erwärmte, relativ konzentrierte Gelatinelösung in ihrem isoelektrischen Punkt allmählich mit Alkohol gleicher Temperatur versetzt. Nach Überschreiten einer bestimmten Alkoholkonzentration wird die Mischung trübe. Unter dem Mikroskop sind zahlreiche Koazervattröpfchen zu erkennen, die bei nicht zu hoher Alkoholkonzentration zu einer Schicht zusammenfließen. Dieser von BUNGENBERG DE JONG als „einfache Koazervation" bezeichnete Vorgang steht der „Komplexkoazervation" gegenüber, die schon in verdünnten Solen abläuft und bei der Ladungsgegensätze eine aktive Rolle spielen. So erhält man ein Gelatinekoazervat auch durch Zusatz von Natriumsulfat zur Lösung.

Wird nun die Koazervation in Gegenwart eines zu verkapselnden flüssigen oder festen, im Kolloidsol fein zerteilten Stoffes (Emulsion oder Suspension) vorgenommen, so werden die dispergierten Teilchen vom Koazervat eingeschlossen. Durch Abtrennen des Koazervates

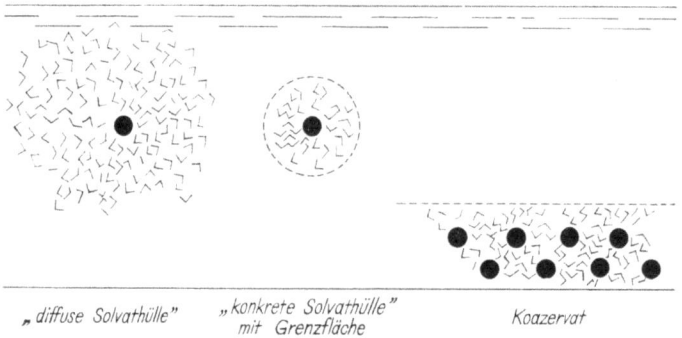

„diffuse Solvathülle"   „konkrete Solvathülle"   Koazervat
                            mit Grenzfläche

Abb. 340. Entstehung eines Koazervates (nach E. MANEGOLD, l.c.).

und Trocknen erhält man letztlich Gelatinekapseln mit sehr kleinem Durchmesser. Sie können durch nachträgliche Formolbehandlung noch gehärtet werden.

TANAKA u. Mitarb. [J. pharm. Sci. 52, 664 (1963)] geben zur Mikroverkapselung von Acetylsalicylsäure z. B. folgende Arbeitsvorschrift an:

30 g Gelatine (IP: pH 4,7 bis 5,0) werden zu 100 ml in dest. W. bei 60° vollständig gelöst. 20 g Acetylsalicylsäure werden in der Gelatine-Lsg. mit Hilfe von 300 ml 60° warmen Paraffinöl dispergiert. Die Mischung wird dabei in einem 2-l-Becherglas mit 180 U/Min. 5 Min. lang

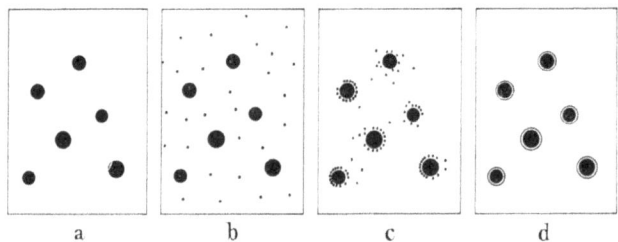

a   b   c   d

Abb. 341a—d. Erklärung s. Text.

gerührt. Dann kühlt man auf +5° ab und versetzt mit 150 ml abs. Isopropanol. Die abgeschiedenen Mikrokapseln werden abfiltriert und mit Isopropanol gewaschen. Die Kapseln werden 24 Std. bei 5° in einer 10%igen Formollsg. in Isopropanol aufbewahrt, wobei je g Kapseln 10 ml der Lsg. zu verwenden sind. Schließlich filtriert man und läßt die Mikrokapseln trocknen. Schematisch läßt sich die Wandbildung durch Koazervation wie in Abb. 341a bis d darstellen.

Abb. 341a: Die zu verkapselnde Substanz wird in der kolloiden Lösung emulgiert oder suspendiert.

Abb. 341b: Das Kolloid wird durch partielle Desolvatation mittels Alkohol oder Elektrolyten zu Tröpfchen geformt.

Abb. 341c: Die Tröpfchen werden vom dispergierten Stoff adsorbiert und bilden eine sich allmählich schließende Hülle um die einzelnen Partikelchen.

Abb. 341d: Das gebildete Koazervat wird durch geeignete Maßnahmen wie Trocknung, Polymerisation oder Kopolymerisation verfestigt.

β. Wandbildung durch Reaktion in der Grenzfläche. Das Verfahren geht davon aus, daß der einzuschließende Stoff in der Lösung eines geeigneten Monomeren fein dispergiert wird und dabei das Monomer an seiner Oberfläche adsorbiert. Fügt man nun der Dispersion den Polymerisationskatalysator zu, so kommt es an der Phasengrenzfläche zur Bildung eines Polymerisates, das die Kapselhülle bildet.

Man kann auch umgekehrt verfahren, indem man wie die Union Carbide Company z. B. Cellulosefibern in Toluol dispergiert, das den Katalysator enthält. Dieser wird von der Cellulose adsorbiert. Leitet man durch die Mischung einen Aethylen-Gasstrom, so werden die Cellulosefasern einzeln mit Polyaethylen ummantelt. Für pharmazeutische Produkte spielt dieses Verfahren bis jetzt noch eine untergeordnete Rolle.

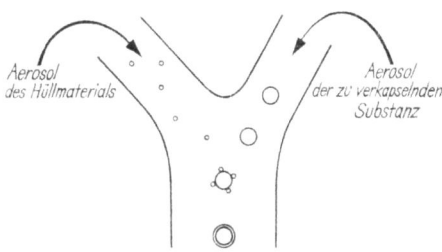

Abb. 342. Mikroverkapselung von Aerosolen mit solchen entgegengesetzter elektrostatischer Ladung.

γ. *Wandbildung durch physikalische oder mechanische Methoden.* Hierher gehört z. B. das Aufdampfen von Metallen im Hochvakuum auf die zu überziehenden Partikel. Pharmazeutisch von größerem Interesse ist jedoch das Überziehen von flüssigen oder festen Partikelchen durch elektrostatische Beladung, nach dem Wurster-Verfahren oder anderen.

Im ersten Fall werden zwei elektrostatisch entgegengesetzt geladene Aerosole zusammengeführt, wobei die Teilchen der einzuschließenden Substanz wesentlich größer sein müssen als die Hüllpartikel (s. Abb. 342).

Beim Wurster-Verfahren wird das zu ummantelnde Material in der Wirbelschicht von oben her mit einem Aerosol der Hüllsubstanz bedüst (s. Abb. 343). Das Aerosol schlägt sich auf den Feststoffteilchen (Flüssigkeiten können so nicht verkapselt werden) nieder. Lösungsmittel verdampfen und werden mit dem Abluftstrom entfernt.

Nach einem Zentrifugationsverfahren lassen sich sowohl Feststoff- als auch Flüssigkeitsteilchen ummanteln. Die feste oder flüssige Substanz wird dabei dem Zentrum einer rasch rotierenden Scheibe zugeführt. Die durch die Zentrifugalkraft von der Scheibe geschleuderten Teilchen müssen einen herabrieselnden Film der Hüllsubstanzlösung passieren und werden so mit der gewünschten Wandung überzogen (s. Abb. 344).

Neben diesen genannten Verfahren gibt es noch zahlreiche andere, die bislang jedoch für die pharmazeutische Mikroverkapselung von geringerer Bedeutung sind.

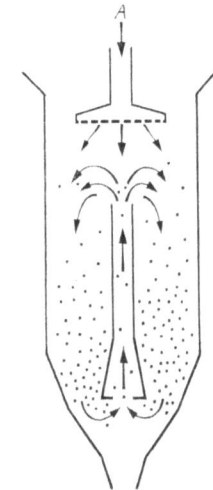

Abb. 343. Mikroverkapselung nach dem Wurster-Verfahren.

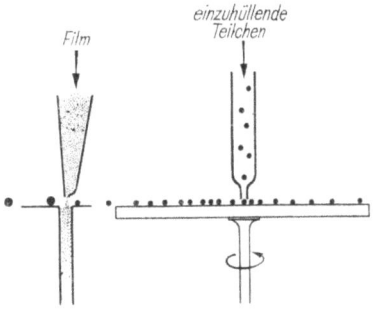

Abb. 344. Mikroverkapselung nach dem Zentrifugal-Verfahren.

3. Anwendung der Mikroverkapselung.

Die erste Anwendung fanden Mikrokapseln bei der National Cash Register Company, USA, zur Schaffung eines Kopierverfahrens ohne Kohlepapier. Dazu wurden Mikrokapseln hergestellt, die einen in Öl gelösten Leukofarbstoff enthielten. Auf die Rückseite eines Papierblattes (erstes Blatt des Schriftsatzes) aufgebracht sind diese mikroskopisch kleinen Teilchen nicht zu sehen. Das Kopierblatt besitzt eine mit dem farbbildenden Reagens imprägnierte Tonerdebeschichtung. Unter dem Schreibdruck platzen die Kapseln, geben den Leukofarbstoff frei, der von der Tonerdeschicht aufgesaugt und in ihr zum Farbstoff umgewandelt wird.

Inzwischen sind zahlreiche Stoffe, wie Katalysatoren, Enzyme, radioaktive Stoffe, flüchtige Verbindungen u. a. mit ebenso zahlreichen Hüllmaterialien mikroverkapselt worden. Auf pharmazeutischem Gebiet finden z. B. ätherische Öle in Gelatinehüllen als Aromaträger Verwendung. Sie geben das Aroma erst nach Auflösen der Hülle frei. Inkompabilitäten in Arzneiformen mit Wirkstoffkombinationen können durch Mikroverkapselung leicht vermieden werden. Sauerstoff und feuchtigkeitsempfindliche Stoffe lassen sich schützen. Flüssigkeiten können in rieselfähige, „trockene" Pulver verwandelt werden. Und schließlich können durch entsprechende Behandlung oder Auswahl des Hüllmaterials Retardformen von Wirkstoffen hergestellt werden.

Literatur: Mikroverkapselung. 1. MANEGOLD, E.: Allgemeine und angewandte Kolloidkunde, Heidelberg: Straßenbau, Chemie und Technik Verlagsgesellschaft mbH 1958. — 2. STAUFF, J.: Kolloidchemie, Berlin/Göttingen/Heidelberg: Springer 1960. — 3. TRAISNEL, M.: La micro-encapsulation, Verzameling der Voordrachten van het achtste Colloquium over industrielle Farmacie, Gent 1969. — 4. PAWLIK, K.: Eigenschaften und Anwendung mikroverkapselter Stoffe. Dtsch. Apoth.-Ztg *104*, 1555 (1964). — 5. TANAKA, N., S. TAKINO u. I. UTSUMI: J. pharm. Sci. *52*, 664 (1963). — 6. PHARES, R. E., u. G. J. SPERANDIO: J. pharm. Sci. *53*, 515 (1964). — 7. NIXON, J. R., S. A. H. KHALIL u. J. E. CARLESS: J. Pharm. Pharmacol. *20*, 528 (1968). — 8. CHANG, T. M. S., F. C. MacINTOSH u. S. G. MASON: Canad. J. Physiol. Pharmacol. *44*, 115 (1965).

Klistiere

Klistiere. Enemata. Enemas BPC 68. Einläufe.

Klistiere sind wäßrige oder ölige Lösungen oder Suspensionen zur rectalen Anwendung. Sie dienen als Anthelmintica, Purgativa, Sedativa oder wirken entzündungshemmend. Sie werden auch zur Unterstützung der Ernährung oder als Röntgenkontrastmittel für die unteren Darmabschnitte eingesetzt.

Sie müssen frisch bereitet werden. Etwaige feste oder ölige Substanzen müssen gleichmäßig dispergiert sein. Bei Applikationen größerer Volumina müssen Klistiere zuvor auf Körpertemperatur erwärmt werden.

Latwergen

Latwergen. Electuaria. Electuaires. Latwergen sind eine alte Arzneiform, die heute fast nur noch in einigen Spezialitäten verwendet wird. Es sind brei- oder teigförmige Zubereitungen aus festen oder flüssigen oder zähflüssigen Stoffen. Die festen Stoffe sind als feine Pulver zu verwenden und vor dem Zusatz der konsistenzgebenden Flüssigkeiten gut zu vermischen. Zur Aufbewahrung bestimmte Latwergen sind, sofern sie keine leichtflüchtigen Bestandteile enthalten, nach dem Mischen eine Stunde lang im Wasserbad zu erhitzen, um Fermente zu denaturieren.

Die zur Herstellung von Latwergen verwendeten festen Stoffe sind meist Pflanzenpulver, zuweilen auch Mischungen von Pflanzenpulvern mit anorganischen und organischen Arzneistoffen. Als Bindemittel werden meist Sirupe, Honig, Tamarindenmus oder Pflaumenmus verwendet.

Durch ihre Zusammensetzung unterliegen Latwergen leicht dem mikrobiellen Befall. Konservierung mit PHB-Estern (s. Bd. II, 926) oder Sorbinsäure (Bd. II, 1042) und das oben erwähnte Erhitzen im Wasserbad reichen meist nicht aus. Sie müssen, um den heutigen Vorstellungen einer hygienisch einwandfreien Arznei zu entsprechen, sterilisiert werden.

Allerdings erfüllen sie dann wegen des meist unbekannten Gehalts an Wirkstoffen noch immer nicht die Anforderungen, die an eine gut und zuverlässig wirksame Arznei zu stellen sind.

Linimente

Linimente DAB 7-DDR. Linimenta Helv. V, Nord. 63, Ross. 9, Jap. 61. Liniments BPC 68, CF 65.

Linimente sind Mischungen von Flüssigkeiten, Emulsionen, Suspensionen oder Gallerten zum Aufstreichen oder Einreiben in die Haut. Sie sollen lokal schmerzlindernd, hyperämisierend oder auch anregend wirken. Pharmazeutisch-technologisch gelten für diese Zubereitungen die unter Emulsionen (S. 239), Suspensionen (S. 665) oder Gallerten (S. 311) gemachten Ausführungen. Die Arzneibücher beschränken sich auf allgemeine Definitionen. So bezeichnen BPC 68, CF 65, Ross. 9, Jap. 61 u. a. Linimente als flüssige, halbflüssige oder gallertige, bei Körpertemperatur schmelzende homogene Mischungen, Emulsionen oder Suspensionen, die Seifen, Fette, Öle, Balsame o. ä. Stoffe gelöst in A. oder emulgiert in wss. Flüssigkeit enthalten. Feste Stoffe müssen in feinster Zerteilung eingearbeitet sein.

Linimente sind stets zum äußerlichen Gebrauch bestimmt und müssen bei unverletzter Haut durch kräftiges Reiben einmassiert (z. B. Rubefacientia = Hyperämisierende Mittel) oder bei verletzter Haut mit Hilfe lockerer Umschläge aufgelegt (z. B. Brandlinimente) werden.

Lösungen

Lösungen. Solutiones. Solutions. Solutés.

Lösungen sind Zubereitungen, die in W., A., alkoholisch-wss. Mischungen oder anderen Flüssigkeiten einen oder mehrere Wirkstoffe gelöst enthalten. Die Konzentration kann so sein, daß vor Applikation eine Verdünnung vorzunehmen ist. In diesem Fall sind dem Patienten genaue Anweisungen über Art und Menge des Verdünnungsmittels zu geben.

Lösungen können für äußerliche oder innerliche Verwendung bestimmt sein. Es kann sich aber auch um Reagentien, Desinfektionslösungen oder Lösungen zu anderen, nicht arzneilichen Zwecken handeln. In allen Fällen müssen sie deshalb so gekennzeichnet sein, daß ihr Verwendungszweck eindeutig aus der Beschriftung hervorgeht.

Die für Lösungen geltenden pharmazeutisch-technologischen Gesichtspunkte sind nachfolgend ausführlich dargestellt.

Sterile Lösungen sind in den Abschnitten Injektionslösungen und Infusionslösungen behandelt.

I. Definition

Lösungen sind im allgemeinsten Sinne submikroskopisch homogene, flüssige oder feste Zwei- oder Mehrkomponentensysteme. Im engeren Sinne werden jedoch als Lösungen nur solche Systeme angesehen, bei denen zwischen einer hochdispersen gelösten und einer kohärenten Komponente, dem Lösungsmittel, unterschieden werden kann. Dabei sollte das Lösungsmittel den größten Anteil der Gesamtmischung ausmachen.

Der Komponentenbegriff ist hier nicht unbedingt mit dem chemischen Stoffbegriff gleichzusetzen, sondern kann der Zweckmäßigkeit der jeweiligen Betrachtungsweise entsprechend festgelegt werden. Danach kann unter einer Komponente selbst wiederum eine homogene Mischung, d. h. Lösung, verstanden werden oder eine stofflich reine Flüssigkeit bzw. ein entsprechender Festkörper.

Gegenüber anderen Mischungen zeichnen sich Lösungen vor allem durch eine aktive gegenseitige Durchdringung der Komponenten aus. Danach bestehen zwischen den Komponenten keine Grenzflächen, so daß sich Lösungen von den übrigen dispersen Systemen entscheidend durch das Fehlen der bekannten Phasengrenzflächenphänomene unterscheiden. Im Idealfall ist die gelöste Komponente bis auf ihre chemisch kleinsten Einheiten, d. h. Moleküle oder Ionen, zerteilt, jedoch ist der Übergang zu den Mehrphasensystemen über die Assoziationskolloide gegeben.

Ähnlich wie bei den Gasgesetzen, die als Sonderfall das sog. ideale Gas herausstellen, kennt man bei den Lösungen auch eine ideale Lösung. Diese ist im allgemeinen eine stark verdünnte Lösung einer niedrigmolekularen nichtionogenen Substanz in einem niedrigmolekularen Lösungsmittel. Sie zeichnet sich durch Gesetzmäßigkeiten aus, die sich aus denen der idealen Gase übertragen lassen.

II. Konzentrationsangaben

Je nach Zweckmäßigkeit kann die Konzentration des gleichen Stoffes im Gemisch auf verschiedene Weise zum Ausdruck gebracht werden. Hierfür gelten die für Mischungen allgemein gebräuchlichen Formulierungen.

1. Massenbruch, Massengehalt oder Massenanteil.

Symbol γ (oder auch gelegentlich g).

Wird mit $m_1, m_2, m_3 \ldots m_n$ die Masse der in der Gesamtmischung vorhandenen jeweiligen Komponente $1, 2, 3 \ldots i$ bezeichnet, von denen die Komponente 1 die gelöste Komponente sei, deren Massenbruch γ_{m_1} interessiert, so gilt

$$\gamma_{m_1} = \frac{m_1}{m_1 + m_2 + m_3 \ldots m_n} = \frac{m_1}{\sum\limits_{i=1}^{n} m_i}. \tag{1}$$

2. Gewichtsanteil.

Anstelle des Massenbruchs wird im täglichen Sprachgebrauch häufig die Bezeichnung Gewichtsanteil verwendet. Dieser errechnet sich für die Komponente 1 aus den Einzelgewichten G_1 entsprechend

$$\gamma_{G1} = \frac{G_1}{G_1 + G_2 + G_3 \cdots + G_n} = \frac{G_1}{\sum\limits_{i=1}^{n} G_i}. \tag{2}$$

Mit der Erdbeschleunigung g geht dieser Ausdruck in

$$\gamma_{G1} = \frac{g \cdot m_1}{g \cdot \sum\limits_{i=1}^{n} m_i} \tag{3}$$

über, wonach der Gewichtsanteil grundsätzlich dem Massenbruch gleichgesetzt werden kann. Der Gewichtsanteil wird je nach Zweckmäßigkeit in der Technik im allgemeinen auf 100, 1 000 oder 10^6 Teile bezogen und danach in Prozent (%), Promille (‰) bzw. parts per million (ppm) ausgedrückt.

3. Molenbruch, molarer Anteil, molarer Gehalt oder auch Stoffmengengehalt.

Symbol x.

Sind in der Mischung die Komponenten $1, 2, 3 \ldots n$, deren Molmassen $M_1, M_2, M_3 \ldots M_n$ betragen, mit den Massen $m_1, m_2, m_3 \ldots m_n$ enthalten, so enthält die Mischung von jeder Komponente:

$$\frac{m_i}{M_i} = n_i \text{ Mole.} \tag{4}$$

Der Molenbruch der Komponente 1 errechnet sich dann nach

$$x_1 = \frac{n_1}{n_1 + n_2 + n_3 \ldots n_n} = \frac{n_1}{\sum\limits_{i=1}^{n} n_i}. \tag{5}$$

4. Volumenanteil, Volumengehalt.

Symbol γ_V.

Setzt sich die Mischung aus den Teilvolumen V_1, V_2, $V_3 \ldots V_n$ zusammen, so ist

$$\gamma_{V_1} = \frac{V_1}{V_1 + V_2 + V_3 + \cdots V_n} = \frac{V_1}{\sum\limits_{i=1}^{n} V_i}. \tag{6}$$

Die Größe γ_{V_1} ist jedoch nur mit besonderem Vorbehalt praktisch nutzbar.

5. Massenkonzentration.

Symbol q_m.

Ist V das Volumen der gesamten Lösung, so ist die Massenkonzentration der gelösten Komponente 1

$$q_{m1} = \frac{m_1}{V}. \tag{7}$$

6. Gewichtskonzentration.

Symbol q_G.

Diese ist für die Komponente 1 mit V dem Gesamtvolumen

$$q_G = \frac{G}{V}. \tag{8}$$

Die Gewichtskonzentration ist nicht mit der Massenkonzentration identisch! Auch die Gewichtskonzentration wird wie der Gewichtsanteil häufig in %, ‰ oder ppm durch Bezug auf 10^2, 10^3 bzw. 10^6 Einheiten ausgedrückt.

7. Molare Konzentration, Stoffmengenkonzentration, Molarität.

Symbol c.

Mit V dem Gesamtvolumen gilt für die Komponente 1

$$c_1 = \frac{n_1}{V}. \tag{9}$$

Die Molarität wird im chemischen Sprachgebrauch allgemein auf die Einheit von einem Liter Lösung bezogen (korrekter dann auch als Litermolarität bezeichnet), so daß

$$c_1 = 1\,000 \cdot \frac{n_1}{V}. \tag{10}$$

8. Molalität.

Symbol k.

Diese Größe unterscheidet sich von allen vorhergenannten vor allem dadurch, daß sie nicht auf die Gesamtlösung, sondern auf das Gesamtlösungsmittel bezogen wird. Ist die Masse des verwendeten Lösungsmittels m und sind in der Lösung n_1 Mole der Komponente 1 gelöst, so ist

$$k_1 = \frac{n_1}{m}. \tag{11}$$

Auch die Molalität wird in der Chemie auf die Einheit $1\,000$ bezogen, so daß

$$k_1 = 1\,000 \cdot \frac{n_1}{m} \tag{12}$$

ist. Hierfür hat sich auch die Bezeichnung Kilomolalität (bzw. fälschlicherweise Kilomolarität) eingeführt.

III. Einteilung der Lösungen

Entsprechend ihrem Aufbau und ihren physikalisch-chemischen Eigenschaften lassen sich flüssige, bzw. halbfeste Lösungen etwa folgendermaßen klassifizieren:

Lösungen in Lösungsmitteln niedriger Molmasse
  molekulardisperse Lösungen
Lösungen von Substanzen niedriger Molmasse
  nahezu ideale Lösungen
  reale Lösungen
Lösungen von Substanzen größerer Molmasse
Lösungen von Kettenmolekülen
Lösungen von verzweigten bzw. vernetzten Molekülen
Lösungen von Assoziations- bzw. Dispersionskolloiden
Lösungen in höhermolekularen Lösungsmitteln (Fluidoplaste)
  von niedrigmolekularen Stoffen
  von höhermolekularen Stoffen

IV. Eigenschaften von Lösungen

a. Nahezu ideale Lösungen

1. Allgemeine Gesetzmäßigkeiten. Die ideale Lösung läßt sich mit der Mischung idealer Gase insofern vergleichen, als für beide viele Gesetzmäßigkeiten gleich sind.

Eine der wesentlichsten Gesetzmäßigkeiten dieser Art ist die Additivität aller extensiven Größen. Unter einer extensiven Größe versteht man eine Eigenschaft einer Substanz, die ihrer Menge proportional ist. Als solche sind danach die Masse m, das Volumen V, die Molzahl n, aber auch die innere Energie U sowie die Enthalpie H anzusehen. Alle diese Größen setzen sich in einem idealen Gas oder einer reinen Flüssigkeit additiv aus beliebig vorstellbaren Teilmengen zusammen, so daß

$$
\begin{aligned}
&1.\ m_{ges} = m_1 + m_2 + m_3 \ldots \\
&2.\ V_{ges} = V_1 + V_2 + V_3 \ldots \\
&3.\ n_{ges} = n_1 + n_2 + n_3 \ldots \\
&4.\ U_{ges} = U_1 + U_2 + U_3 \ldots \\
&5.\ H_{ges} = H_1 + H_2 + H_3 \ldots
\end{aligned}
\tag{13}
$$

Bei idealen Gasen bzw. idealen Lösungen können nun die Teilmengen 1, 2 und 3 usw. auch aus verschiedenartigen Komponenten bestehen, ohne daß sich an den genannten Bezeichnungen etwas ändert. Dies setzt voraus, daß die gegenseitige Durchdringung der Mischungskomponenten ohne jegliche Wechselwirkung zwischen den Partnern vor sich geht, was zwangsläufig nur bei einer weitgehenden Gleichartigkeit der Komponenten möglich ist. Während diese Ähnlichkeit bei Gasen recht häufig gegeben ist, findet sie sich bei Lösungen nur in Sonderfällen. Hierzu gehören z. B. Lösungen von niederen Paraffinkohlenwasserstoffen ineinander, nahe verwandter Alkohole usw. Jedoch kann man in einer Näherung auch stark verdünnte Lösungen zu derartigen Systemen zählen, wenn man diese als Lösungen einer konzentrierten Lösung in dem reinen Lösungsmittel betrachtet.

Da mit der gegenseitigen Durchdringung der Komponenten die Aufenthaltswahrscheinlichkeit der Teilchen einer jeden Komponente auf ein größeres Volumen ausgedehnt wird, bzw. im ursprünglich eingenommenen Raum vermindert wird, ist jeder Lösungsvorgang grundsätzlich mit einer Entropieerhöhung des Gesamtsystems verbunden. Die Entropie darf daher nicht als extensive Größe aufgefaßt werden. Eine isotherme Entropieerhöhung einer Komponente ist gemäß

$$
\Delta S_i = \frac{\Delta Q_i}{T_i}
\tag{14}
$$

einem Gewinn an Wärmeenergie gleichzusetzen. Die innere Energie dieser Komponente ändert sich beim idealen Lösungsvorgang jedoch nicht, da diese Wärme für die isotherme Expansion als Arbeit wieder verbraucht wird. Der Mischvorgang bei der Bildung einer idealen Lösung stellt für jede der Komponenten eine Analogie zur isothermen Expansion eines idealen

Gases dar. Wenn auch durch die Zustandsänderung keine Änderung der inneren Energie erfolgt, liegt hier dennoch kein Kreisprozeß im Sinne des ersten Hauptsatzes der Thermodynamik für jede der einzelnen Komponenten vor, sondern nur eine einseitige Volumenvergrößerung. Da weiter keine Energieumsätze stattfinden, ergibt sich entsprechend den vorstehenden Beziehungen die gesamte innere Energie der Lösung rein additiv aus den inneren Energien der Komponenten.

Es ist jedoch zu beachten, daß beim Lösungsprozeß die freie Energie aller Komponenten eine Änderung erfahren muß, da die freie Energie f einer beliebigen Komponente i aus

$$f_i = U_i - T_i s_i \qquad (15)$$

hervorgeht. Die Bildung idealer Lösungen geht isotherm vor sich, so daß in diesem Fall die freie Energie einer jeden Komponente sich um den Betrag der Expansionsarbeit, der proportional der Entropieänderung ist, zunehmen muß. Damit ist auch die freie Energie im Gegensatz zur inneren Energie nicht als extensive Größe anzusehen.

Den extensiven Größen stehen die intensiven Größen gegenüber, die sich grundsätzlich nicht additiv aus den entsprechenden Eigenschaften der Teilkomponenten aufbauen können. Intensive Größen sind im wesentlichen mengenbezogene Größen. Hierzu gehören z. B. die Dichte ϱ, das spezifische Volumen V_s, die mittlere Molmasse $\overline{M}$, die mittlere molare innere Energie $\overline{U}_i$, ferner aber auch Größen, deren Mengenbezug aus ihren Definitionen oder Dimensionen nicht sofort erkennbar sind wie z. B. die Temperatur T.

Bei idealen Mischungen, sei es bei Gasen oder Lösungen, läßt sich die der Gesamtmischung zugehörige intensive Größe über direkte oder indirekte Umrechnung der intensiven Größen der Einzelkomponenten in extensive Größen vorausberechnen. So ist z. B. das spezifische Volumen V_s einer Teilkomponente i als dasjenige Volumen, das die Masseneinheit dieser Komponente in ungemischtem Zustand einnimmt, anzusehen. Durch Multiplikation mit der Gesamtmasse dieser Teilkomponente erhält man ihr Volumen V_i, das nun selbst eine extensive Größe darstellt. Durch Summierung der Teilvolumina und Division dieser Summe durch die Gesamtmasse erhält man dann das gesuchte spezifische Volumen $V_{s\,ges}$. Danach ist

$$V_{s\,ges} = \frac{V_{s1} \cdot m_1 + V_{s2} \cdot m_2 + V_{s3} \cdot m_3 \ldots V_{sn} m_n}{m_1 + m_2 + m_3 \ldots m_n} = \frac{\sum\limits_{i=1}^{n} V_{si} m_i}{m_{ges}}. \qquad (16)$$

Da sich die den Teilkomponenten zukommenden Konzentrationsanteile wie die Massenanteile γ (1), die Gewichtsanteile, die diesen gleichzusetzen sind (2), die Molenbrüche x (5) sowie die Volumenanteile γ_V in der Gesamtmischung zu 1 summieren, lassen sie sich bequem für die Berechnung von intensiven Größen der Gesamtmischung heranziehen, so ist z. B.

$$V_{s\,ges} = V_{s1} \gamma_{m1} + V_{s2} \gamma_{m2} + V_{s3} \gamma_{m3} \cdots + V_{sn} \gamma_{mn} = \sum\limits_{i=1}^{n} V_{si} \gamma_{mi}; \qquad (17)$$

$$\varrho_{ges} = \varrho_1 \gamma_{v1} + \varrho_2 \gamma_{v2} + \varrho_3 \gamma_{v3} \cdots + \varrho_n \gamma_{vn} = \sum\limits_{i=1}^{n} \varrho_i \gamma_{vi};$$

$$T_{ges} = T_1 \gamma_{m1} + T_2 \gamma_{m2} + T_3 \gamma_{m3} \cdots + T_n \gamma_{mn} = \sum\limits_{i=1}^{n} T_i \gamma_{mi};$$

$$\overline{M} = M_1 x_1 + M_2 x_2 + M_3 x_3 \cdots + M_n x_n = \sum\limits_{i=1}^{n} M_i x_i$$

usw.

Die Analogiegesetzmäßigkeiten idealer Lösungen zu denen der idealen Gase werden bei einigen charakteristischen Eigenschaften von Lösungen besonders augenfällig.

2. Der Dampfdruck einer idealen Lösung. Der Dampfdruck verhält sich wie eine intensive Größe, d. h., der Gesamtdampfdruck errechnet sich bei idealen Lösungen aus den Dampfdrücken $\dot{p}$ der reinen Komponenten nach RAOULT gemäß

$$p_{ges} = \dot{p}_1 x_1 + \dot{p}_2 x_2 + \dot{p}_3 x_3 \cdots + \dot{p}_n x_n, \qquad (18)$$

worin $\dot{p}_1 x_1$ oder allgemein $\dot{p}_i x_i$ als Partialdampfdruck bezeichnet wird. Ihm wird das Symbol p_i zugeordnet. Demnach verhalten sich die Partialdrücke p_1 wie extensive Größen. Da der

Partialdruck aber eine Größe ist, die nicht der reinen Teilkomponente vor dem Mischprozeß zugeordnet werden kann, wie z. B. die Masse oder das Volumen, sondern fiktiven Charakter hat und an den gemischten Zustand gebunden ist, ist er auch keine echte extensive Größe im Sinne der Definition.

Mit

$$P \cdot V = R \cdot T \quad \text{und} \quad P = \frac{R \cdot T}{V} \tag{19}$$

kann man für eine ideale Gasmischung den Gesamtdruck P_{ges} in Analogie zu (18) aus den Molenbrüchen x_i der Komponenten entsprechend

$$P_{ges} = x_1 \frac{RT}{V} + x_2 \frac{RT}{V} + x_3 \frac{RT}{V} \ldots x_n \frac{RT}{V} \tag{20}$$

ableiten. Danach kann jeder Komponente des Gasgemisches ein Partialdruck zugeordnet werden. Die Verwandtschaft zwischen (18) und (20) kommt dadurch zum Ausdruck, daß die Partialdampfdrücke in idealen Lösungen wie die Partialdrücke in den idealen Gasen von der Art der Mischungspartner völlig unabhängig ist. Ein wesentlicher Unterschied ist jedoch durch die individuell unterschiedlichen Dampfdrücke der reinen Komponenten der Lösungen gegeben.

Eine Lösung steht mit ihrem Dampf im Gleichgewicht, wenn dieser dem Dampfdruck der Lösung entspricht. Die einzelnen Komponenten der Lösung sind im Gasraum im Verhältnis ihrer Partialdrücke verteilt, so daß hier ein völlig anderes Mischungsverhältnis vorliegt. Die für den Dampfraum geltenden Molenbrüche x_i^D errechnen sich dann aus dem Molenbruch x_i der Komponente i in der Lösung, dem Dampfdruck der reinen Komponente $\dot{p}_i$ und dem Gesamtdampfdruck der Lösung P_{ges} entsprechend

$$x_i^D = \frac{\dot{p}_i \, x_i}{P_{ges}} \, . \tag{21}$$

Ist in einem Zweikomponentensystem die Komponente 1 eine in der flüssigen Komponente 2 gelöste Substanz praktisch vernachlässigbaren Dampfdruckes, z. B. eine organische feste Verbindung, so kann bei hinreichender Verdünnung die Gl. (18) ebenfalls verwendet werden. Sie vereinfacht sich dann zu

$$P_L = \dot{P}_2 x_2, \tag{22}$$

wenn unter P_L der Dampfdruck der Lösung ($= P_{ges}$) verstanden werden soll. Damit ist

$$\frac{P_L}{\dot{P}_2} = x_2 \tag{23}$$

und da

$$x_1 + x_2 = 1$$

ist

$$1 - \frac{P_L}{\dot{P}_2} = x_1 \, .$$

Damit ist

$$\frac{\dot{P}_2 - P_L}{\dot{P}_2} = x_1 \, ,$$

d. h., daß die relative Dampfdruckerniedrigung des Lösungsmittels dem Molenbruch der gelösten Komponente entspricht, bzw. die Dampfdruckerniedrigung $\Delta P = \dot{P}_2 x_1$ dem Dampfdruck des reinen Lösungsmittels und dem Molenbruch der gelösten Komponente direkt proportional ist.

3. Zustandsdiagramme binärer idealer Lösungen.
Lösungen stellen Systeme II. Ordnung dar, d. h., sie lassen sich durch ein zweidimensionales Zustandsdiagramm nicht eindeutig beschreiben. Da der Dampfdruck von Lösungen außer von der Temperatur auch vom jeweiligen Mischungsverhältnis der Komponenten abhängt, ist zur vollständigen Beschreibung der Zustandsmöglichkeiten eines binären Systems ein dreidimensionales Zustandsdiagramm erforderlich. Dieses wird jedoch im allgemeinen durch zweidimensionale Diagramme unter Festlegung einer konstanten Temperatur, eines konstanten Druckes bzw. eines konstanten

Mischungsverhältnisses umgangen. Zustandsdiagramme konstanten Druckes werden im folgenden getrennt als Siede- bzw. Schmelzdiagramm dargestellt.

α. *Die Dampfdruck- oder Siedediagramme.* Die Zustandsdiagramme idealer Lösungen unter konstanter Temperatur, die sog. Dampfdruckdiagramme, können aus dem in Abschn. 2 (S. 507) dargestellten unmittelbar abgeleitet werden.

In Abb. 345 ist schematisch der Verlauf der Abhängigkeit des Dampfdrucks einer nahezu idealen Kombination zweier vollständig mischbarer Flüssigkeiten vom Mischungsverhältnis

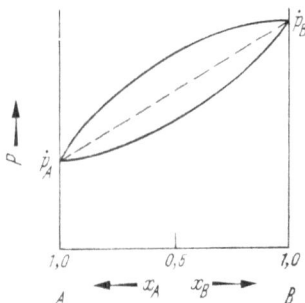 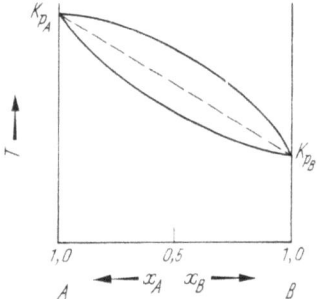

Abb. 345. Dampfdruckdiagramm zweier in jedem Verhältnis mischbarer Flüssigkeiten bei nahezu idealem Mischungsverhalten. (Dampfdruck der Mischung in Abhängigkeit vom Mischungsverhältnis.)

Abb. 346. Siedediagramm zweier in jedem Verhältnis mischbarer Flüssigkeiten mit nahezu idealem Mischungsverhalten. (Siedepunkt der gesamten Mischung in Abhängigkeit vom Mischungsverhältnis.)

wiedergegeben. Diesem Diagramm ist in Abb. 346 das entsprechende Siedediagramm als Zustandsdiagramm konstanten Druckes gegenübergestellt.

Das in Abb. 345 dargestellte Dampfdruckdiagramm und das Siedediagramm Abb. 346 zeigen eine Aufspaltung in zwei leicht gewölbte Äste. Diese Aufspaltung beruht auf der Tatsache, daß die quantitative Zusammensetzung des Dampfes aus dem Verhältnis der Partialdrücke resultiert und insofern grundsätzlich von der der Flüssigkeit abweichen muß. Somit ist der Dampfdruck einer Flüssigkeit bestimmter Zusammensetzung auch grundsätzlich anders als der eines Dampfes gleicher Zusammensetzung. Die obere der beiden Kurvenzüge ist in Abb. 346 den Dampfdrücken der flüssigen Phase, die untere dagegen denen der Gasphase zuzuordnen.

Entsprechend den Überlegungen bezüglich des Dampfdruckes ist auch das Siedediagramm Abb. 346 zu deuten. Jeder Flüssigkeit bestimmter Zusammensetzung ist ein Siedepunkt zuzuordnen, der von dem des Dampfes gleicher Zusammensetzung deutlich abweicht. Als Siedepunkt des Dampfes einer bestimmten Zusammensetzung kann entweder der ideale Kondensationspunkt oder aber der Siedepunkt einer Flüssigkeit angesehen werden, die mit dem Dampf der gegebenen Zusammensetzung im Gleichgewicht steht.

Das nahezu ideale Mischungsverhalten kommt in diesen Diagrammen dadurch zum Ausdruck, daß die beiden Kurvenäste ohne Ausbildung von Maxima oder Minima nahezu symmetrisch die direkte gradlinige Verbindung der Siedepunkte der reinen Komponenten umschließen. Die Aufspaltung der Dampfdruck- oder Siedediagramme hat eine wichtige technologische Bedeutung. Sie ermöglicht die Zerlegung derartiger Gemische in ihre Einzelkomponenten durch Kolonnendestillation. Dies soll anhand der Abb. 347 demonstriert werden.

Besitzt eine flüssige Mischung die Zusammensetzung a, so ist ihr die Siedetemperatur T_a zuzuordnen. Der dabei entstehende Dampf hat dann die Zusammensetzung b. Er ist also bezüglich der Komponente B höher konzentriert. Auf Grund des ungleichen Übertritts der Komponenten A und B in den Dampfraum kommt es dabei aber auch zu einer Verarmung der flüssigen Phase an B, so daß — wird der Siedevorgang aufrecht erhalten — die Konzentration von A in der flüssigen Phase laufend steigen und der Siedepunkt damit entsprechend dem unteren Ast des Siedediagramms zunehmen muß. Damit verschiebt sich aber auch fortlaufend die Dampfzusammensetzung zuungunsten der Komponente B in Richtung zu höheren Konzentrationen von A. Fängt man nun den Dampf im Bereich des Siedepunktes der flüssigen Phase um T_a auf und bringt ihn durch Abkühlen unter T_b zur Kondensation, so resultiert eine neue flüssige Mischung mit einer um *b* liegenden Zusammensetzung. Diese siedet vom ersten Dampfraum getrennt bei T_b unter Bildung eines Dampfes der Zusammensetzung *c*, der, auf T_c abgekühlt, zur flüssigen Mischung *c* kondensiert. Man erkennt, daß mit fortschreitender Zahl der Destillationsvorgänge die Zusammensetzung des letzten Destillates in Richtung *B* verschoben werden muß. Durch eine teilweise Rückführung der Kondensate ist schließlich eine vollständige Auftrennung der Komponenten möglich. Die Abb. 347 läßt gleichzeitig erkennen, daß die Anzahl der für eine gute Trennung der beiden Komponenten erforderlichen Schritte um so kleiner wird, je weiter die Siedekurven von Dampf und Flüssigkeit voneinander differieren.

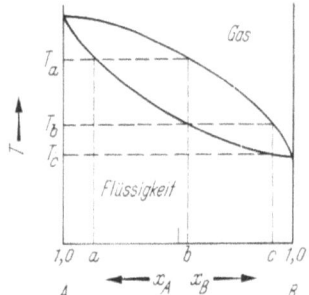
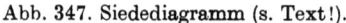

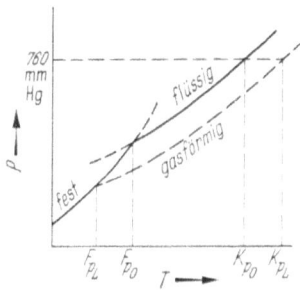

Abb. 347. Siedediagramm (s. Text!).

Abb. 348. Vergleich zwischen dem Zustandsdiagramm eines reinen Lösungsmittels mit dem einer verdünnten Lösung.

β. Das Zustandsdiagramm idealer binärer Lösungen mit konstantem Mischungsverhältnis — Siedepunktserhöhung, Schmelzpunktsdepression. Die Formel (23) bedingt eine Änderung des Zustandsdiagrammes eines Lösungsmittels bei Lösung einer zweiten Komponente in der Weise, daß der Phasenübergang flüssig-gasförmig des gesamten Diagramms verschoben wird. Die den jeweiligen Temperaturen zuzuordnenden Dampfdrücke sind entsprechend der Konzentration einer gelösten Komponente niedrigen Dampfdruckes erniedrigt, wobei die Differenz mit zunehmender Temperatur größer wird.

Die Abb. 348 zeigt in den ausgezogenen Kurvenzügen die Dampfdruckkurven der flüssigen bzw. festen Phase eines reinen Lösungsmittels. Die gestrichelte Linie gibt die unter dem Einfluß einer gelösten Substanz zu beobachtende Dampfdruckkurve der Flüssigkeit wieder. Man erkennt, daß die Siedetemperatur des reinen Lösungsmittels Kp.$_0$ entspricht, die der Lösung dagegen Kp.$_L$. Durch die gelöste Komponente ist also eine Siedepunktserhöhung erfolgt.

Da stets die Phase begünstigt ist, die den tieferen Dampfdruck besitzt, ist der Schnittpunkt der Dampfdruckkurve der Flüssigkeit und der des Festkörpers identisch mit dem Schmelzpunkt der Substanz. Dieser liegt im Falle des reinen Lösungsmittels entsprechend dem dargestellten Diagramm bei der Temperatur Fp.$_0$ Durch die Verschiebung der Dampfdruckkurve der Flüssigkeit bei der Aufnahme einer gelösten Substanz verlagert sich dieser Schnittpunkt so, daß als Schmelzpunkt eine tiefere Temperatur Fp.$_L$ resultiert. Unter dem Einfluß der gelösten Substanzen tritt danach eine Schmelzpunktsdepression auf.

Die Empirie hat gezeigt, daß die Siedepunktserhöhung wie auch die Schmelzpunktsdepression einer Lösung direkt proportional zur Konzentration des gelösten Stoffes ist. Die Parallele zu den theoretischen Überlegungen der Dampfdruckerniedrigung ist offensichtlich. Im Falle der Molalität als Konzentrationsmaß wird der Proportionalitätsfaktor der Siedepunktserhöhung als molale ebullioskopische Konstante K_E bezeichnet. Danach ist

$$\Delta \text{Kp.} = K_E \cdot k_1, \tag{24}$$

worin Δ Kp. die Siedepunktserhöhung und k_1 die Molalität der gelösten Substanz darstellt.

Der Proportionalitätsfaktor der Schmelzpunktsdepression wird dementsprechend als kryoskopische Konstante K_K bezeichnet.

$$\Delta \text{Fp.} = K_K \cdot k_1 \tag{25}$$

mit Δ Fp. der Schmelzpunktsdepression und k_1 der Molalität des gelösten Stoffes.

Aus den Betrachtungen zur Dampfdruckerniedrigung ist zu erwarten, daß die Konstanten K_E und K_K von der Art des Lösungsmittels abhängig sind. K_E sowie K_K folgen den ähnlichen Beziehungen

$$K_E = \frac{R \cdot T_E{}^2 \cdot M}{\Delta H_s} \quad \text{und} \quad K_K = \frac{R \cdot T_K{}^2 \cdot M}{\Delta H_F},$$

worin T_E die absolute Siedetemperatur des reinen Lösungsmittels, T_K die absolute Schmelztemperatur des reinen Lösungsmittels, R die allgemeine Gaskonstante, M die Molmasse des Lösungsmittels sowie ΔH_s und ΔH_f die Siede- bzw. Schmelzenthalpien des Lösungsmittels darstellen.

Nachfolgend sei eine Zusammenstellung der kryoskopischen und ebullioskopischen Konstanten mit den Schmelz- und Siedepunkten Fp. bzw. Kp., soweit sie im interessierenden Bereich liegen, wiedergegeben.

Schmelzpunkt Fp. (°C), kryoskopische Konstanten (°C kg Mol⁻¹), Siedepunkt Kp. (°C) und ebullioskopische Konstanten (°C kg Mol⁻¹) einiger Lösungsmittel

(Siehe auch Bd. I, S. 32; weiter siehe Tabellenbuch Chemie, Braunschweig: Vieweg & Sohn 1958, S. 305—306).
Über die analytische Bedeutung bzw. Methodik der Messungen s. Bd. I, S. 31.

	Fp.	K_K	Kp.	K_E
Aceton	—	—	56,1	1,48
Aethanol	—	—	78,3	1,04
Benzol	5,49	5,07	80,12	2,64
Campher	178,8	40,0	204	6,09
Cyclohexan	6,6	20,2	80,8	2,75
1,4-Dioxan	11,3	4,7	101,4	3,13
Essigsäure	16,6	3,9	118,1	3,07
Phenol	41	7,27	181,4	3,6
Wasser	0	1,86	100	0,52

4. Der osmotische Druck. Wird eine Lösung über eine semipermeable, für das Lösungsmittel durchlässige, für die gelöste Substanz jedoch undurchlässige Membran mit dem reinen Lösungsmittel verbunden, so tritt eine einseitig gerichtete Strömung des Lösungsmittels durch die Membran in Richtung zur Lösung ein. Damit erleidet die Lösung eine Verdünnung und zugleich eine Mengenzunahme. Ist der Behälter, in dem sich die Lösung befindet so gestaltet, daß der Druck der Lösung gegen die Membran durch die Mengenzunahme steigt, so kommt bei Erreichung eines von der Konzentration des gelösten Stoffes abhängigen Druckes die gerichtete Strömung des Lösungsmittels zum Stillstand, so daß in der Membran für das Lösungsmittel ein Diffusionsgleichgewicht vorliegt. Der Druck, der in diesem Gleichgewichtszustand von der Lösung auf die Membran ausgeübt wird, d. h. die Druckdifferenz zwischen den beiden Membranseiten, wird als der osmotische Druck der Lösung bezeichnet. Mit diesem Phänomen beschäftigten sich u. a. bereits NOLLET (1784), DUTROCHET (1828), TRAUBE (1867) und PFEFFER (1877). Nach VAN'T HOFF (1886) ist der osmotische Druck bei idealen Lösungen

$$\Pi = c \cdot R \cdot T, \tag{27}$$

worin c die Molarität der gelösten Substanz darstellt. Durch Umwandlung in

$$\Pi = \frac{n}{V} \cdot R \cdot T \tag{28}$$

ist bereits eine Parallele zu den Gesetzen der idealen Gase erkennbar. Der osmotische Druck ist demnach der Druck, der sich in dem Volumen der Lösungen einstellen würde, wenn die gelöste Substanzmenge als Gas das Lösungsvolumen allein ausfüllen würde, d. h. einer 1 molaren idealen Lösung wäre ein osmotischer Druck von 22,4 kp cm⁻² zuzuordnen. Danach kommt dem osmotischen Druck der Charakter eines Partialdruckes zu. Er folgt dementsprechend auch, wie der Partialdampfdruck, dem Additivitätsprinzip extensiver Größen, obgleich er selbst nicht als extensive Größe bezeichnet werden darf.

Die Analogie zu den idealen Gasen wird noch augenfälliger bei folgendem Vergleich: Schließt man einen mit Stickstoff gefüllten Tonzylinder an ein Manometer an und läßt diesen Zylinder in reinen Wasserstoff eintauchen, so tritt folgendes Phänomen ein: Da der Tonzylinder für den Wasserstoff erheblich durchlässiger ist als für den Stickstoff, findet wie beim Osmoseversuch an einer semipermeablen Membran eine gerichtete Strömung des Wasserstoffs von außen in den Tonzylinder statt, bis der Druck im Zylinderinneren soweit angestiegen ist, daß sich in der Zylinderwandung ein Diffusionsgleichgewicht einstellt.

Für den Wasserstoff liegt zu Beginn des Vorgangs an der Tonmembran ein Konzentrationsgefälle vor, das auf Grund der freien Beweglichkeit des Wasserstoffs nach dem ersten Fickschen Gesetz zu einer gerichteten Diffusion führen muß. Der Vorgang muß dann zum Stillstand kommen, wenn der Partialdruck des Wasserstoffs im Innern der Tonzelle gleich dem Partialdruck außerhalb der Zelle geworden ist. Nach Gl. (20) ist der Druck in der Zelle gleich der Summe der Partialdrücke des Wasserstoffs und des Stickstoffs. Ist entsprechend

$$P_{\text{ges}} = P_1 + P_2 = x_{\text{H}_2} \cdot P_{\text{ges}} + x_{\text{N}_2} \cdot P_{\text{ges}} \tag{29}$$

außerhalb des Tonzylinders reiner Wasserstoff, so ist mit

$$P_{\text{H(außen)}} = x_{\text{H}_2} \cdot P_{\text{ges(innen)}}$$

die Druckdifferenz an der Zylinderwand gleich dem Stickstoffpartialdruck innerhalb des Zylinders. Mit

$$\Delta P = P_{\text{N}_2} = x_{\text{N}_2} P_{\text{ges}} = \frac{n_{\text{N}}}{V} \cdot R \cdot T = c_{\text{N}} \cdot R \cdot T \tag{30}$$

stimmen die Gln. (27), (28) und (30) vollständig überein. Nimmt man danach an, daß das Phänomen der Osmose völlig analog zu dem des diskutierten Gasversuches ist, so ergibt sich die interessante Konsequenz, daß die osmotischen Vorgänge nur indirekt mit den gelösten Substanzen in Zusammenhang gebracht werden dürfen.

Da dem osmotischen Druck, wie bereits erwähnt, der Charakter eines Partialdruckes der gelösten Substanz zukommt, muß sich dieser zwangsläufig mit einem entsprechenden, im allgemeinen nicht diskutierten Partialdruck des reinen Lösungsmittels zu einem Gesamtdruck der Lösung addieren, der entstehen würde, wenn die gesamte Lösung gasförmig in ihrem Volumen untergebracht wäre. Der Partialdruck des Lösungsmittels in der Lösung ist nun um den Betrag des osmotischen Druckes kleiner als der des reinen Lösungsmittels außerhalb. Damit läuft die Diffusion bei der Osmose völlig unabhängig von der gelösten Substanz entsprechend dem Partialdruckgefälle des Lösungsmittels ab, bis der Druck in der Lösung um den Partialdruck der gelösten Substanz gestiegen ist, und damit der Partialdruck des Lösungsmittels innen den entsprechenden Druck außen erreicht hat.

Diese Analogie zeigt gleichzeitig, daß die Gesetze der Osmose grundsätzlich nur dann gelten können, wenn die Diffusion des Lösungsmittels einem reinen Konzentrationsausgleich entspricht, d. h. wenn das diffundierende Lösungsmittel nicht in extreme Wechselwirkung mit der gelösten Substanz tritt. Dies ist aber die Bedingung für den Zustand einer idealen Lösung, der näherungsweise bei stark verdünnten Lösungen dadurch verwirklicht ist, daß die Lösungsmittelmoleküle, die mit der gelösten Substanz in Wechselwirkung stehen, einen vernachlässigbar geringen Anteil aller Lösungsmittelmoleküle darstellen.

Erwartungsgemäß läßt sich der osmotische Druck unmittelbar in eine Beziehung zur Dampfdruckerniedrigung setzen (s. hierzu R. BRDICKA: Grundlagen der physikalischen Chemie, Berlin: VEB Verlag der Wissenschaften 1968, S. 334).

b. Reale Lösungen

Die Eigenschaften der realen Lösungen des moleculardispersen Bereiches unterscheiden sich von denen der idealen Lösungen durch merkbare Effekte, die auf verstärkte Wechselwirkungen zwischen den Mischungskomponenten zurückzuführen sind. Während mit fallender Konzentration unterhalb des Bereiches von 0,1 bis 0,01 m die meisten Lösungen idealen Lösungscharakter annehmen, sind oberhalb 1% nur noch wenige Mischungen als annähernd ideale Lösungen anzusehen. Dies äußert sich vor allem dadurch, daß Abweichungen in der Additivität einiger echter oder fiktiver extensiver Größen bei höheren Konzentrationen hervortreten.

1. Verstärkte Wechselwirkungen zwischen den Mischungskomponenten. In einer reinen Flüssigkeit bestehen zwischen den einzelnen Molekülen Wechselwirkungen, die den Charakter von Sekundärbindungen tragen. Als solche kommen neben Van der Waals-Londonschen Kräften Dipol-Dipol-, Ion-Dipolbeziehungen und Wasserstoffbrücken in Frage. Jeder Flüssigkeit kommt entsprechend ihrer Molekülart ein von der Temperatur abhängiger Aufbau zu, der im Idealfall durch eine räumlich statistische Verteilung sowohl der Bauelemente als auch der jeweiligen Sekundärbindungen ausgezeichnet ist. Dieser zufallsbedingte Aufbau gestattet ohne Änderung der inneren sowie der freien Energie Verschiebungen innerhalb des gesamten Systems. Dies bedingt die Fließfähigkeit. Auf Grund der statistischen Verteilung ist es sinnvoll, von einer mittleren Sekundärbindungsenergie zwischen den Molekülen zu sprechen. Die mittlere molare Sekundärbindungsenergie tritt bei den Phänomenen der Oberflächenspannung, der Dichte, dem Dampfdruck und vielem anderen in Erscheinung.

In Abweichung vom statistischen Idealfall gibt es dagegen auch Flüssigkeiten mit definierten Kristallstrukturen. Sie bilden den Übergang zu den idealen Festkörpern, den Kristallen, unterscheiden sich aber von diesen durch eine Vielzahl von Störzonen, die durch ständigen Bindungswechsel im Gesamtsystem ihre Lage mit hoher Geschwindigkeit laufend verändern. Dadurch kommt es auch zwangsläufig zu raschen Umorientierungen in den kristallinen Bezirken. Die gesamte statistische Verteilung der Störbezirke bleibt jedoch erhalten. Dadurch sind bei diesen kristallinen ebenso wie bei den amorphen Flüssigkeiten Formveränderungen ohne energetischen Aufwand möglich. Eine derartige Flüssigkeit stellt beispielsweise das Wasser dar.

Durch die gelöste Substanz treten im allgemeinen mehr oder minder starke Veränderungen im Lösungsmittel auf.

Es ist zu erwarten, daß nur in Sonderfällen die mittlere molare Sekundärbindungsenergie nicht geändert wird. Diese den idealen Lösungscharakter verursachenden Sonderfälle sind z. B. dann gegeben, wenn sich das Lösungsmittel und der gelöste Stoff nur geringfügig unterscheiden.

Verstärkte Wechselwirkungen zwischen verschiedenen Komponenten einer Lösung führen zu einer mehr oder minder starken Assoziatbildung zwischen Molekülen des Lösungsmittels und denen des gelösten Stoffes. Diese Assoziate bewegen sich innerhalb der Flüssigkeit etwa wie Schwärme, da infolge der höheren Sekundärbindungsenergie an den Molekülen des gelösten Stoffes die Wahrscheinlichkeit des Partnerwechsels hier geringer ist als im übrigen Verband der Lösung. Diese Assoziatbildung wird im allgemeinen als Solvatation und der Lösungsmittelmolekülmantel des gelösten Partikels als Solvathülle bezeichnet. Im speziellen Fall der wässrigen Lösung spricht man von einer Hydratation bzw. von einer Hydrathülle. Der Übergang von der energetischen Indifferenz der Mischungskomponenten gegeneinander, in der die Affinitäten zwischen verschiedenartigen Partnern der Lösung ebenso groß ist wie zwischen gleichartigen, bis zur eindeutigen chemischen Reaktion, ist durch die verschiedenartigsten Solvatisierungszustände mit unterschiedlichen Bindungsenergien völlig gleitend.

Durch die Solvatation oder auch Hydratation können die gelösten Partikel besondere physikochemische Eigenschaften im System hervorrufen. Es sei als Beispiel an die in höheren Konzentrationsbereichen zu beobachtenden Unterschiede zwischen den Ionenkonzentrationen und den Ionenaktivitäten, die u. a. auf eine geringere Hydratation der Ionen in konzentrierten Lösungen zurückzuführen ist, erinnert.

Besonders starke Veränderungen werden durch gelöste Substanzen in kristallinen Flüssigkeiten, wie z. B. dem Wasser, hervorgerufen. Diese können im einfachsten Fall zu einer Erhöhung der Störbereiche des kristallinen Gefüges bis zum völligen Zusammenbruch der Kristallinität führen. Darüber hinaus sind aber auch Änderungen der Kristallstruktur zu diskutieren. Da eine Solvat- oder Hydrathülle im allgemeinen einem bestimmten regelmäßigen Aufbau folgt, ist die Möglichkeit des Einbaus der Teilchen der gelösten Substanz über die Solvat- bzw. Hydrathülle in das kristalline Gefüge des Lösungsmittels gegeben. Dabei können je nach Konzentration die verschiedensten Modifikationen aufgebaut werden. Diese Theorie gibt u. a. eine Erklärung für Aussalzeffekte. Danach werden in Wasser gelöste Stoffe durch andere Stoffe aus der Lösung verdrängt, wenn eine gemeinsame Struktur nicht aufgebaut werden kann. Die Abscheidung der verdrängten Komponenten erfolgt über eine Dehydratisierung.

2. Zustandsdiagramme realer binärer Lösungen von Flüssigkeiten in Flüssigkeiten.

Dampfdruck- und Siedediagramme. Die entsprechenden Zustandsdiagramme idealer Lösungen wurden im Abschn. 3 (S. 508) diskutiert. Reale Mischungen von Flüssigkeiten, die in jedem Mischungsverhältnis beständige Lösungen ergeben, zeigen auf Grund der besonderen Wechselwirkungen der Mischungspartner häufig ausgeprägte Extremwerte in den Zustands-

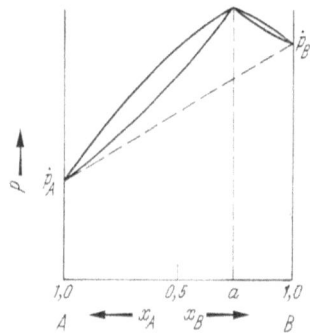

Abb. 349. Dampfdruckdiagramm mit Dampfdruckmaximum.

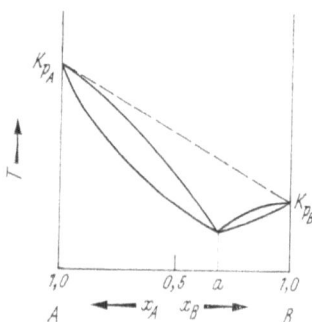

Abb. 350. Siedediagramm von Mischungen mit Dampfdruckmaximum.

diagrammen. Die Abb. 349 gibt ein Dampfdruck- und die Abb. 350 ein Siedediagramm mit einem deutlichen Dampfdruckmaximum bzw. Siedepunktminimum wieder.

Die Diagramme lassen erkennen, daß zwar auch eine Aufspaltung der Dampfdruck- und der Siedekurve eintritt, daß aber die Kurvenäste nicht symmetrisch zur geraden Verbindungslinie der Daten der reinen Komponenten verlaufen. Ein Dampfdruckmaximum hat zwangsläufig ein Siedepunktsminimum zur Folge.

Substanzgemische, die derartigen Dampfdruckdiagrammen folgen, sind nicht wie die nahezu idealen Gemische durch Destillation vollständig zu zerlegen. Durch die Existenz eines Dampfdruckmaximums wird die diesem Mischungsverhältnis entsprechende Kombination bei einer Destillation bevorzugt im Dampfraum auftreten, so daß letztlich im Grenzzustand der Möglichkeiten das Destillat die Mischung des höchstens Dampfdruckes enthält, die als azeotropes Gemisch bezeichnet wird. Im Destillationsrückstand befindet sich dann diejenige reine Komponente, die in der ursprünglichen Mischung gegenüber der azeotropen Mischung im Überschuß vorhanden war.

Das andere Extrem ist durch ein Dampfdruckminimum ausgezeichnet. Die entsprechenden Dampfdruck- und Siedediagramme sind in den Abb. 351 und 352 wiedergegeben.

Die beiden Diagramme zeigen, daß jede beliebige Mischung, die nicht dem durch a im Diagramm markierten azeotropen Mischungsverhältnis entspricht, einen höheren Dampfdruck bzw. eine niedrigere Siedetemperatur haben muß als die azeotrope Mischung. Auf Grund der auch hier vorhandenen Aufspaltung der Kurve kommt es im Verlauf der Destillation zu einer Verschiebung der Zusammensetzung des Destillationsrückstandes. Da diese grundsätzlich in Richtung zu Mischungsverhältnissen höherer Siedetemperaturen erfolgt, wird zunächst diejenige Komponente bevorzugt in die Gasphase übergehen, die gegenüber der azeotropen Mischung im Überschuß vorhanden war. Dabei wird sich sowohl die Zusammensetzung des Dampfes als auch der Flüssigkeit dem azeotropen Gemisch als Grenzzustand nähern. Mit Erreichen der azeotropen Mischung, die den niedrigsten Dampfdruck aller Kombinationsmöglichkeiten besitzt, geht die flüssige Phase ohne Änderung der Zusammensetzung in die Gasphase über. Man beachte, daß die Diagramme im azeotropen Mischungsverhältnis nicht aufgespalten sind.

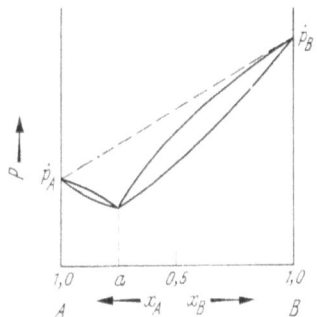   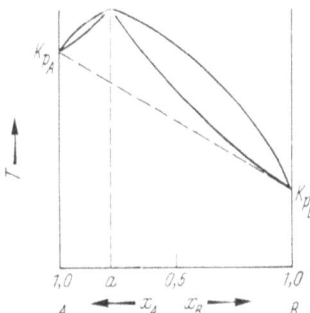

Abb. 351. Dampfdruckdiagramm mit Dampf-
druckminimum.   Abb. 352. Siedediagramm von Substanzgemischen mit Dampfdruckminimum.

C. Schmelzdiagramme

Der Phasenübergang flüssig-gasförmig wird bei Lösungen nur von der Besonderheit der Lösungskomponenten in der flüssigen Phase beherrscht. In der Gasphase treten die Affinitäten der ursprünglichen Lösungsbestandteile zueinander gegenüber der thermischen Bewegung soweit in den Hintergrund, daß einfache, in jedem Verhältnis stabile Gasmischungen aufgebaut werden können. Die Form der Dampfdruck- und Siedediagramme ist demnach einzig vom Charakter der Lösungen abhängig.

Der Phasenübergang flüssig-fest wird bei Lösungen dagegen sowohl vom Aufbau der flüssigen als auch von dem der festen Phase diktiert. Danach gibt es für binäre Lösungen folgende Möglichkeiten:

Der einfachste Fall ist durch das Schmelzdiagramm Abb. 353 wiedergegeben.

Das in der Abb. 353 dargestellte Schmelzdiagramm zeichnet sich durch eine lineare Abhängigkeit der Schmelztemperatur von der Konzentration der Mischungspartner aus. Es gelten die Beziehungen:

$$\text{Fp.}_L = \text{Fp.}_A \, x_A + \text{Fp.}_B \, x_B, \tag{31}$$

$$\text{Fp.}_L = \text{Fp.}_A + x_B \cdot \text{Fp.}_{A-B}, \tag{32}$$

worin Fp._L den Schmelzpunkt der Lösung, Fp._A den der reinen Komponente A, Fp._B den der reinen Komponente B, x_A und x_B den jeweiligen Molenbruch von A und B sowie $\varDelta \text{Fp.}_{A-B}$ die Differenz zwischen den Schmelzpunkten der Reinkomponenten bedeuten.

Nach dem Diagramm erstarrt die Lösung in jedem beliebigen Mischungsverhältnis bei einer entsprechenden Temperatur zu einem Festkörper, dessen Zusammensetzung mit der ursprünglichen Lösung übereinstimmt. Ein derartiges lineares Zustandsdiagramm ist nur dann möglich, wenn die beiden Komponenten sowohl in der flüssigen als auch in der festen Phase ideale Lösungszustände aufbauen. Ideale Lösungszustände bilden sich in der festen Phase unter ähnlichen Bedingungen wie in der flüssigen, d. h. die beiden Lösungspartner müssen beliebig gegeneinander austauschbar sein, ohne daß sich dabei an der Struktur oder an der inneren Energie des betreffenden Systems etwas ändert. Ist der entstehende Festkörper kristallin, so müssen die beiden Komponenten isomorph kristallisieren, so daß ein beliebiger Austausch ohne Strukturänderung möglich ist.

Aus den genannten Bedingungen geht bereits hervor, daß Mischungen mit derartigen Zustandsdiagrammen nur in speziellen Ausnahmefällen beobachtet werden können.

Ein aus der Abb. 353 abzuleitender, jedoch häufiger Typ eines Schmelzdiagramms ist in der Abb. 354 wiedergegeben.

Die Abb. 354 zeigt ein ausgeprägtes Minimum in der Fließpunktkurve. Dieser bei einem bestimmten Mischungsverhältnis zu beobachtende Schmelz- oder Erstarrungspunkt kann als Schnittpunkt zweier gekrümmter Kurvenzüge angesehen werden, die asymptotisch im Bereich zunehmender Reinheit der beiden Komponenten in die ideale (gestrichelte) Fließpunktcharakteristik übergehen.

Wenn auch keine Linearität vorliegt, so ist doch auch aus diesem Diagramm zu erkennen, daß jede beliebige flüssige Mischung bei einer entsprechenden Temperatur in eine gleichartig zusammengesetzte feste Mischung übergeht und umgekehrt. Die sich in einem Minimum treffenden gekrümmten Äste der Kurve deuten jedoch darauf hin, daß bei derartigen Stoffpaaren der flüssige Zustand durchweg dem festen gegenüber energetisch begünstigt ist, wobei mit einem bestimmten Mischungsverhältnis eine besonders große Instabilität der festen Phase auftritt. Hierfür können verschiedene Ursachen gegeben sein. So ist es möglich, daß in der flüssigen Form die Stoffkombination ein ideales Lösungsverhalten zeigt, in der festen dagegen

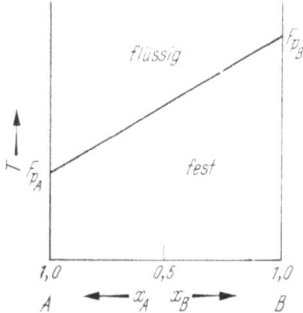

Abb. 353. Schmelzdiagramm.
Ideales Verhalten.

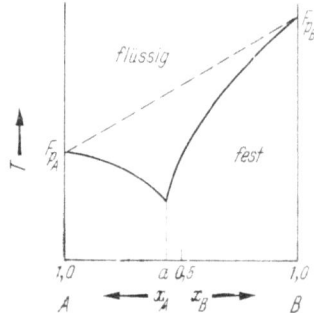

Abb. 354. Schmelzdiagramm einer Lösung mit ausgeprägtem Minimum.

die eine Komponente störend die Kristallisation der anderen Komponente beeinflußt. Die Störungen nehmen mit Erhöhung der Konzentration der Gegenkomponente zu und erreichen ihren Maximalwert bei dem Mischungsverhältnis, bei dem die gegenseitige Störung beider Komponenten den gleichen Energiebetrag erreicht hat.

Ein anderer Grund ist durch die Möglichkeit gegeben, daß die Stoffkombination in der festen Phase ein ideales Mischungs- oder auch Lösungsverhalten zeigt, in der flüssigen dagegen ein reales Lösungsverhalten mit verstärkten Wechselwirkungen der Komponenten gegeneinander vorliegt. Diese haben zur Folge, daß bei einem bestimmten Mischungsverhältnis die mittlere Sekundärbindungsenergie des Systems ein Maximum durchläuft, das mit einem Äquivalenzpunkt vergleichbar ist.

Zwischen diesen beiden extremen Möglichkeiten, die als Ursache des Phasendiagramms der Abb. 354 in Frage kommen, können die verschiedensten Kombinationen von realem Lösungsverhalten in der flüssigen und in der festen Phase liegen.

Schließlich soll noch ein dritter Diagrammtyp in der Abb. 355 wiedergegeben werden.

Dieses Diagramm unterscheidet sich von dem der Abb. 354 vor allem dadurch, daß der Bereich der festen Phase in drei Teile aufgeteilt ist. Zwischen den beiden Komponenten sind nur flüssige Lösungen existent. In der festen Phase liegen sie in mehr oder minder getrennter Form vor. Ein bestimmtes Mischungsverhältnis, die eutektische Mischung, zeichnet sich durch den tiefsten Flüssigkeitspunkt der eutektischen Temperatur aus. Lösungen dieser Zusammensetzung erstarren unterhalb der eutektischen Temperatur zu einem Festkörpersystem gleicher Zusammensetzung, bei dem jedoch die Mischungspartner im allgemeinen getrennt kristallisieren. Das anfallende Kristallisat besteht dann entweder aus einem Gemisch von Mikrokristallen oder aus einer mikroskopisch einheitlichen Masse, in der sich die Kristallisationsbezirke der beiden Komponenten getrennt in feinster Verteilung vorfinden.

Eine Lösung, die eine höhere Konzentration einer Komponente enthält, als es dem eutektischen Gemisch entspricht, scheidet beim Abkühlen unter den Umwandlungspunkt dieser Mischung zunächst die reine überschüssige Komponente ab. Dadurch verarmt die Lösung an diesem Bestandteil, so daß eine neue Mischung mit einem tiefer liegenden Umwandlungspunkt entsteht. Bei weiterer Abkühlung unter diese Temperatur scheidet sich dann ein weiterer Teil der Überschußkomponente ab. Damit nähert sich die Zusammensetzung der Lösung schließlich dem eutektischen Gemisch. Wenn sich das eutektische Gemisch in der Lösung eingestellt hat, ist das gesamte Material, das im Überschuß vorhanden war, in reiner Form auskristallisiert. Die Umwandlungsbereiche, in denen diese Kristallisationen stattfinden, sind im Diagramm (Abb. 355) mit I und II gekennzeichnet. Entlang des Kurvenzuges über I kommt nur die Komponente A und entlang des Kurvenzuges über II nur die Komponente B zur Abscheidung.

Unterhalb der eutektischen Temperatur sind in fester Form alle Mischungsverhältnisse nebeneinander beständig (III). Sie bilden jedoch im allgemeinen keine echten Lösungen wie bei den vorher besprochenen Systemen (Abb. 353 u. 354).

Dieser letzte Typ der Zustandsdiagramme (Abb. 355) spielt in der Praxis die weitaus größte Rolle. So folgen ihm z. B. die wäßrigen Salzlösungen. In der Technik macht man sich häufig dieses eigenartige Verhalten von Lösungen zunutze.
So kann z. B. eine Lösung durch Ausfrieren eines Teils des Lösungsmittels konzentriert werden. Hierbei bildet das Lösungsmittel die Überschußkomponente, die bei der Abkühlung in reiner Form als Festkörper abgeschieden wird. Die andere Möglichkeit, bei der die gelöste Substanz im Überschuß — gemessen an der eutektischen Mischung — vorhanden ist und sich bei Temperaturerniedrigung in reiner Form abscheidet, wird bei der Technik der Umkristallisation ausgenutzt.

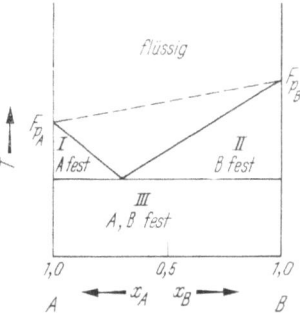

Abb. 355. Schmelzdiagramm mit Ausbildung eines Eutektikums.

Während für viele technologische Operationen das Vorliegen von Systemen, die dem Schmelzdiagramm der Abb. 355 entsprechen, unbedingt Voraussetzung ist, ist in bestimmten Fällen ein Lösungstyp anzustreben, der dem Diagramm der Abb. 353 oder dem der Abb. 354 folgt. Diese Typen sind z. B. für die Salbentechnologie ideal. Sie gewährleisten nämlich, daß eine einmal hergestellte Lösung auch bei häufigem Temperaturwechsel im Umwandlungsbereich des flüssigen und festen Aggregatzustandes grundsätzlich erhalten bleibt. Systeme, die der Abb. 355 folgen, führen dagegen zwangsläufig zu einer mehr oder minder raschen Abnahme der Dispersität.

d. Lösungsbegrenzungen, Löslichkeit

1. Phasenzustandsdiagramme. Das Diagramm der Abb. 355 zeigt bereits den Typ einer Stoffkombination, bei der unterhalb einer bestimmten Temperatur die Möglichkeiten der Mischungsverhältnisse begrenzt werden. Die Begrenzung der flüssigen Phase ist identisch mit der der Mischungsverhältnisse, d. h. oberhalb des höchsten Schmelzpunktes des Diagramms (Fp.$_B$) sind alle Mischungsverhältnisse existent. Von dieser Temperatur ab in Richtung tieferer Temperatur wird die Löslichkeit der Komponente B im Gesamtgemisch zunehmend eingeschränkt. Unterhalb des Schmelzpunktes der reinen Komponente A beginnt auch eine Einschränkung der Löslichkeit für die Komponente A. Der Grenzwert ist die eutektische Mischung bei der eutektischen Temperatur. Unterhalb dieser Temperatur sind keine Lösungen mehr existent. Das Diagramm (Abb. 355) kann somit gleichzeitig als Phasenzustands- oder auch Mischungsdiagramm betrachtet werden.

Neben dieser Art der Lösungsbegrenzung, bei der beide Lösungskomponenten einer gemeinsamen stabilsten Mischung dem eutektischen Gemisch zustreben, gibt es auch den direkt entgegengesetzten Typ, der durch eine sog. Mischungslücke ausgezeichnet ist. Die Abb. 356 gibt ein entsprechendes Phasenzustandsdiagramm wieder, das z. B. bei der Kombination Phenol—Wasser zu beobachten ist.

Substanzkombinationen dieser Art sind oberhalb einer sog. kritischen Mischungstemperatur T_k in jedem Verhältnis mischbar. Unterhalb dieser Temperatur wird die Löslichkeit für A in B und für B in A begrenzt, so daß zwischen zwei prinzipiell verschiedenen Lösungen unterschieden werden muß, nämlich solchen mit A und solchen mit B als ausgesprochenem Lösungsmittel. Der unter dem Kurvenzug liegende Bereich stellt das Gebiet der Mischungslücken dar. Mischungen dieses Bereiches trennen sich in zwei Phasen, die in ihrer Gesamtzusammensetzung der ursprünglichen Mischung entsprechen und gesättigte Lösungen von

A in *B* und von *B* in *A* der betr. Temperatur darstellen. Danach ist das Präparat Phenolum liquefactum als eine Lösung von Wasser in Phenol zu verstehen, die nach Abkühlung einer entsprechenden, oberhalb der kritischen Temperatur (70°) bereiteten Mischung entstanden ist. Bei den flüssig-flüssig-Systemen kommen Phasenzustandsdiagramme des Typs der Abb. 356 relativ häufig vor. Hierzu gehören u. a. viele in der Chromatographie genutzte Kombinationen wie z. B. Butanol–Wasser, Systeme, die mit Wasser gesättigte Lösungen bilden, in denen Wasser als Lösungsmittel vorliegt.

Das Phasendiagramm der Kombination Äther–Wasser weist ebenfalls eine Mischungslücke auf. So ist unter Normalbedingungen nur wenig Wasser in Äther und wenig Äther in Wasser löslich. Der Typ der Phasenzustandsdiagramme, dem diese Kombination zugehört, entspricht aber nicht der Abb. 356, sondern der nachfolgenden Abb. 357.

Im Gegensatz zu Abb. 356 zeigt die Abb. 357 ein Minimum im Phasenzustandsdiagramm. Hier sind nicht oberhalb sondern unterhalb der kritischen Mischungstemperatur T_k alle

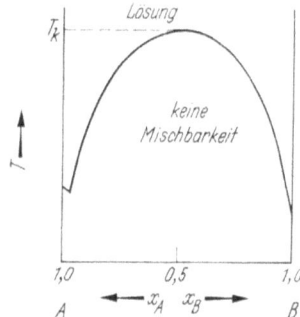

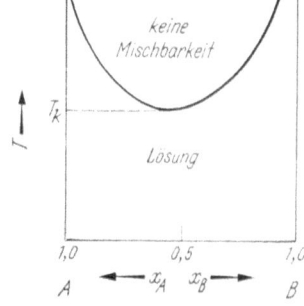

Abb. 356. Phasenzustandsdiagramm mit Mischungslücke. Kritische Mischungstemperatur im Maximum.   Abb. 357. Phasenzustandsdiagramm mit Mischungslücke. Kritische Temperatur im Minimum.

Mischungsverhältnisse erlaubt. Die Mischungslücken treten oberhalb der T_k auf und verbreitern sich zunehmend, d. h. die Löslichkeit der beiden Komponenten ineinander nimmt mit der Temperatur ab. Dieser Typ des Phasenzustandsdiagramms kommt seltener als der der Abb. 356 vor.

Eine Besonderheit der Mischungslückenbildung ist im Phasenzustandsdiagramm der Abb. 358 wiedergegeben. Diese Art kommt z. B. bei der Kombination Nicotin–Wasser vor.

Das in Abb. 358 dargestellte Diagramm enthält zwei kritische Mischungstemperaturen. Oberhalb T_{k_1} und unterhalb T_{k_2} sind die beiden Komponenten in jedem Verhältnis mischbar. Unterhalb von T_{k_1} nimmt zunächst die Löslichkeit der Komponenten ineinander ab, durchläuft ein Minimum, um bei weiter fallender Temperatur bei T_{k_2} wieder die unbegrenzte Mischbarkeit zu erreichen.

2. Die gesättigte Lösung. Befindet sich eine Lösung in dem Zustand, der einem der Punkte der Mischungsgrenze der Mischungsdiagramme entspricht, so ist sie als gesättigt zu bezeichnen. Dabei ist es gleichgültig, ob mit Überschreiten der Phasengrenze ein Festkörper oder eine flüssige Phase von der Lösung abgeschieden wird. Aus den Überlegungen der Abschnitte a (S. 506) und b (S. 512) geht hervor, daß das Gesamtsystem mit Überschreiten der Mischungsgrenze als homogene Lösung energiereicher wird, als ein in bestimmter Form aufgetrenntes.

Bei der Bildung getrennter Phasen tritt eine neue Phasengrenzfläche auf, die in die Energiebilanz mit eingeht. Da die Grenzflächenenergie gleich dem Produkt aus der Grenzfläche selbst und der Grenzflächenspannung ist, ist bei Bildung einer feinkristallinen Abscheidung bzw. einer hochdispersen flüssig-flüssig-Trennung in Form einer instabilen Emulsion diese Grenzflächenenergie höher als bei einer grobdispersen Abscheidung. Es ist daher durchaus möglich, daß die innere Energie einer Lösung höher ist als die eines entsprechenden grobdispersen Systems, jedoch noch unter der des zunächst entstehenden feindispersen liegt. In diesem Fall kann die Lösung, sofern der feindisperse Zustand nicht zu umgehen ist, die Mischungsgrenze überschreiten. Erst dann, wenn durch weitere Verschiebung auch der bei der Phasentrennung primär auftretende feindisperse Zustand der homogenen Lösung gegenüber energetisch begünstigt ist, tritt die Abscheidung ein. Der Lösungszustand zwischen der Sättigungsgrenze und der spontanen — auch feindispersen Abscheidung — wird als der einer übersättigten Lösung bezeichnet. Da bei der feindispersen Trennung die abgeschiedene Phase zunächst in Form kleiner Einheiten hoher Grenzflächenenergie auftritt, so daß sich weitere Mengen der abzuscheidenden Komponente unter Erniedrigung der Grenzflächenenergie des Systems bevorzugt dort abscheiden, bezeichnet man auch die feindisperse Trennung als spontane Keimbildung.

Prinzipiell liegen bei der Abscheidung eines Festkörpers oder einer flüssigen Komponente aus einer Lösung und der Erstarrung einer Schmelze die gleichen Gesetzmäßigkeiten vor. Der gesättigten Lösung entspricht eine Schmelze im Bereich des betreffenden Schmelzpunktes, der gesättigten Lösung die unterkühlte Schmelze. Die Verhältnisse lassen sich anhand des

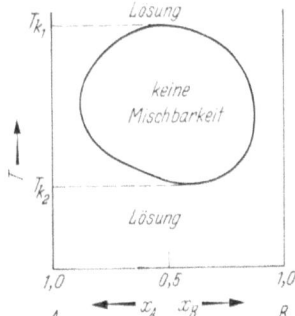
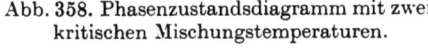

Abb. 358. Phasenzustandsdiagramm mit zwei kritischen Mischungstemperaturen.

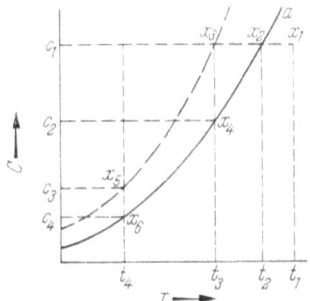

Abb. 359. Abhängigkeit der Sättigungskonzentration (a) und der Konzentration der spontanen Keimbildung (b) von der Temperatur.

Ostwald-Miersschen Diagramms am einfachsten demonstrieren, das in zwei verschiedenen Formen dargestellt werden kann, je nachdem ob die Erstarrung einer Schmelze oder die Abscheidung einer Komponente aus einer Lösung zur Diskussion steht.

Ein entsprechendes Diagramm ist in der Abb. 359 wiedergegeben.

Das in Abb. 359 dargestellte Diagramm zeigt die Abhängigkeit der Sättigungskonzentration einer Lösung von der Temperatur in der Kurve a. Gleichzeitig ist in der Kurve b die Abhängigkeit der Konzentration der spontanen Keimbildung von der Temperatur wiedergegeben. Der Bereich I stellt den Bereich stabiler, der Bereich II den übersättigter oder labiler Lösungen und der Bereich III das Gebiet instabiler Zustände dar.

Wird eine Lösung des Zustandes X_1 abgekühlt, so erreicht sie bei X_2 die Sättigungsgrenze. Sind keine Abscheidungskeime vorhanden, so kann bei weiterer Abkühlung ohne Konzentrationsänderung der Zustand X_3 erreicht werden. Erfolgt jedoch eine bis t_3 oder noch darüber hinausgehende Abkühlung, z. B. bis t_4, so findet ab t_3 die spontane Keimbildung statt, d. h. die Lösung scheidet einen Teil des gelösten Stoffes zunächst hochdispers ab. Mit der Keimbildung ist aber die Möglichkeit einer weiteren Abscheidung unter Wachstum der gebildeten Flüssigkeitstropfen bzw. Kristallkeime gegeben, so daß — bleibt die Temperatur bei t_3 — die Konzentration bis zur Sättigungsgrenze auf c_2 abfallen kann. Damit erreicht die Lösung mit X_4 wieder den stabilen Zustandsbereich. Erfolgt dagegen eine Abkühlung bis t_4, so läuft die Abscheidung entweder über X_3 und X_4 nach X_6 oder über X_3 und X_5 nach X_6 ab. In beiden Fällen wird die Konzentration c_5 erreicht. Ist das Abscheidungsprodukt stabil, d. h. koaguliert es nicht zu größeren Tröpfchen bzw. bildet keine Aggregate, so sind die aus den beiden Wegen hervorgehenden Abscheidungsprodukte unterschiedlich. Der erste Weg führt zu einem Produkt geringerer Dispersität als der zweite. Da der erste Weg bei langsamer, der zweite dagegen bei rascher Abkühlung durchlaufen wird, hat man es im allgemeinen in der Hand, ein bestimmtes Produkt gezielt herzustellen (s. auch Abschnitt Kristallisation).

Prinzipiell stellt nicht nur die Kurve a, sondern auch die Kurve b eine Sättigungsgrenze dar. In einer Sättigungsgrenze ist nämlich ein Zustand einer Lösung erreicht, in dem diese mit einem Abscheidungsprodukt bestimmter Energie im Gleichgewicht steht. Danach ist in der Grenze der spontanen Keimbildung der Gleichgewichtszustand mit einem Abscheidungsprodukt hoher Dispersität, d. h. großer Grenzflächenenergie gegeben, in der mit a bezeichneten

Sättigungsgrenze dagegen mit einem Abscheidungsprodukt geringer Dispersität, bei der die Grenzflächenenergie praktisch vernachlässigt werden kann.

Aus diesen Tatsachen folgt die wichtige Konsequenz, daß die Löslichkeit einer Substanz, die mit der Sättigungskonzentration gegeben ist, von ihrem Dispersitätsgrad abhängt. In einer Suspension bildet sich daher über einem mikronisierten Material eine höher konzentrierte Lösung aus als über einem grobdispersen. Diese Erkenntnis ist u. a. für Fragen der Resorption von Arzneistoffen aus Arzneizubereitungen unterschiedlicher Dispersität der Wirkstoffe von besonderer Bedeutung. Liegen in einer Suspension Feststoffpartikelchen verschiedener Größe vor, so entsteht in der Umgebung der kleineren Partikelchen eine höher konzentrierte gesättigte Lösung als in der Umgebung der größeren. Dadurch entsteht ein Konzentrationsgefälle, das sich durch Diffusion ausgleichen kann. Mit der Erhöhung der Konzentration im Bereich der größeren Partikelchen wird aber die dort vorliegende Sättigungsgrenze überschritten, so daß unter Wachstum der großen Teilchen die Lösung wieder verarmt. Infolge der Diffusion wird andrerseits in der Nähe der kleinen Partikelchen die Lösung-Sättigungsgrenze unterschritten, wodurch weiteres Material der kleineren Teilchen in Lösung geht. Eine heterodisperse Suspension ist daher durch ein stetiges Wachstum großer Partikelchen auf Kosten der kleinsten ausgezeichnet.

Die Löslichkeit von Feststoffen ist außer von der rein stofflichen Kombination zwischen der zu lösenden Substanz und dem Lösungsmittel und von der Dispersität, von der Kristallform und der Modifikation abhängig. Die Kristallform geht über die Grenzflächenenergie in die Gleichgewichtsbeziehungen ein. Jeder Kristallform kommt entsprechend der Lage der Flächen im Gitter eine unterschiedliche Grenzflächenspannung zu, so daß bei gleicher Größe unterschiedliche Grenzflächenenergien resultieren können. Kanten, Ecken und Spitzen sind sehr energiereich, ebenso wie alle in der Oberfläche befindlichen Fehlstellen. Die Lösung von Kristallen erfolgt daher auch von den energiereichsten Zentren aus, d. h. zunächst werden die Ecken und Spitzen abgerundet, sodann die Kristalle von den energiereichsten Flächen her abgebaut. Die Kristallmodifikation geht indirekt in die Löslichkeit ein, da die Kristallstruktur die Grenzflächenspannungen aller Flächen beherrscht.

Die Löslichkeit eines bestimmten Feststoffes wird im allgemeinen festgelegt, indem man diejenige Konzentration der interessierenden Lösung angibt, die mit dem unter Normalbedingungen entstehenden Kristallisat im Gleichgewicht steht. Auf diese Definition gehen die einschlägigen Tabellen, Angaben von Löslichkeitsprodukten und dgl. zurück.

e. Lösungsgeschwindigkeit

Die Lösungsgeschwindigkeit einer Substanz in einem Lösungsmittel ist von einer Reihe verschiedener Faktoren abhängig. Primär wird das zu lösende Material aus der Phasengrenzfläche vom Lösungsmittel aufgenommen. Dabei entsteht in der Phasengrenzfläche eine gesättigte Lösung, die den gelösten Stoff laufend durch Diffusion an das übrige Lösungsmittel abführt, um selbst durch weitere Aufnahme von Material aus der Grenzfläche im Sättigungszustand zu bleiben. Der Konzentrationsausgleich in der Nähe der Phasengrenzfläche erfolgt ausschließlich auf dem Wege der Diffusion — gleichgültig, ob in der übrigen Lösung durch Rühren oder andere Mechanismen ein rascher Ausgleich erfolgt. Da durch künstliche Bewegung der Lösung jedoch ein stoffunspezifischer Konzentrationsausgleich herbeigeführt werden kann, interessiert für die Festlegung der Lösungsgeschwindigkeit als substanzspezifische Größe in erster Linie der sich an der Phasengrenzfläche abspielende Diffusionsvorgang. Nach dem ersten Fickschen Gesetz ist

$$\frac{dm}{dt} = -qD\frac{dc}{dx}. \tag{33}$$

Damit ist für die Lösungsgeschwindigkeit festgelegt, daß die je Zeiteinheit in Lösung gehende Materialmenge von der Größe der Phasengrenzfläche (q), dem Diffusionskoeffizienten (D)

der Substanz in dem betr. Lösungsmittel und dem Konzentrationsgradienten proportional ist. Der Konzentrationsgradient ist bei Lösungsvorgängen einerseits durch die Schichtdicke, in der reine Diffusionsvorgänge ablaufen, und andrerseits den Unterschied zwischen der Sättigungskonzentration und der außerhalb der Diffusionsschicht vorliegenden Konzentration festgelegt. Da die Konzentration der Lösung außerhalb der Diffusionsschicht allmählich steigt, nimmt die Lösungsgeschwindigkeit während des genannten Prozesses laufend ab. Diese Konzentrationsänderung ist jedoch einerseits ebenfalls wiederum von der Lösungsgeschwindigkeit, andererseits aber auch von den besonderen substanzunspezifischen Bedingungen des Prozesses abhängig. Um die Lösungsgeschwindigkeit einer Substanz in einem gegebenen Lösungsmittel als rein stoffliche Größe abzuleiten, ist es zweckmäßig, als Konzentration der Lösung die des reinen Lösungsmittels in Ansatz zu bringen, so daß als Konzentrationsdifferenz praktisch die Anfangsbedingung, nämlich die Sättigungskonzentration, berücksichtigt werden muß.

Da sowohl in den Diffusionskoeffizienten als auch in die Sättigungskonzentration die Temperatur eingeht, ist damit die Temperaturabhängigkeit der Lösungsgeschwindigkeit berücksichtigt.

Zur Mengennormierung ist in der Gl. (33) für q die spezifische Oberfläche einzusetzen.

Eine derartige Festlegung der Lösungsgeschwindigkeit hat allerdings den Nachteil, daß die Dicke der Diffusionsschicht nicht eindeutig festgelegt werden kann. Nach verschiedenen Berechnungen liegt sie bei stark bewegtem Lösungsmittel in der Größenordnung um 10^{-2} bis 10^{-3} cm. Unabhängig von dieser theoretischen Ableitung kennt die Praxis verschiedene Lösungsgeschwindigkeitsangaben, die jedoch an bestimmte Lösungsmechanismen gebunden sind und u. a. nicht als rein substanzspezifische Größen angesehen werden dürfen.

V. Lösungen von Substanzen höherer Molmasse

Die Lösungen von Substanzen höherer Molmasse unterliegen prinzipiell den gleichen Gesetzmäßigkeiten wie die niedrigmolekularer Stoffe. Es ist jedoch zu berücksichtigen, daß alle Lösungsphänomene aus einem additiven Zusammenwirken aller Solvatisierungs- bzw. Hydratisierungserscheinungen am Gesamtmolekül abgeleitet werden müssen. So ist z. B. die Wasserlöslichkeit der Polyäthylenglykole nur über das Vorhandensein, wenn auch im einzelnen schwacher, so doch insgesamt zahlreicher hydratisierbarer funktioneller Gruppen zu verstehen.

Lösungen von höhermolekularen Substanzen sind nur unter ganz bestimmten Voraussetzungen stabil. Sie neigen oft unerwartet zu einer Phasentrennung. Derartige, zunächst überraschende Phasentrennungen treten z. B. auf, wenn nahe verwandte Stoffe extrem unterschiedlichen Molekulargewichtes miteinander gemischt werden. So kann man oft beobachten, daß Paraffinkohlenwasserstoffgemische, die oberhalb der höchsten Schmelztemperatur der Einzelkomponente völlig homogen sind, sich beim Abkühlen mehr oder minder langsam in eine feste und eine flüssige Phase auftrennen. Die Wechselwirkungen aller Moleküle der Mischung gegeneinander ist zwar von gleicher Art, unterscheidet sich jedoch quantitativ dahingehend, daß die Summe aller Sekundärbindungsenergien je Molekül bei den höhermolekularen größer sein muß als bei den niedrigmolekularen. Dadurch muß unterhalb des Schmelzpunktes der Komponente höhere Molmasse zwangsläufig durch allmählich fortschreitende Assoziierung der hochmolekularen Anteile und einer damit einhergehenden Phasentrennung ein Energiegewinn auftreten.

Liegen die Molmassen der festen und flüssigen Komponenten jedoch nahe beieinander oder zeichnet sich die Mischung durch ein breites Kontinuum von unterschiedlichen Molmassen aus, so ist die homogene Mischung im allgemeinen stabil. Im ersten Fall ist der energetische Unterschied der Assoziate beider Komponenten zu dem der Assoziate aus Molekülen reinen höhermolekularen Anteils nicht sehr groß. Die Wahrscheinlichkeit einer stabilen Wechselwirkung zwischen den Molekülen der beiden Komponenten führt zu stabilen Lösungen, aus denen unter ausgeprägter Schmelzpunktdepression die höhermolekularen Anteile in stabilen Mischformen gemeinsam mit den niedrigmolekularen erst bei stärkerer Abkühlung ausgeschieden werden. Der zweite Fall zeichnet sich vor allem dadurch aus, daß die Kristallisation einer hochmolekularen Komponente durch das kontinuierliche breite Spektrum der Bestandteile unterschiedlicher Molmasse extrem gestört wird.

Grundsätzlich ist dagegen die Bildung einer stabilen Lösung stets zu erwarten, wenn durch einen hohen Energiegewinn ausgezeichnete Wechselwirkungen zwischen der flüssigen und der festen Komponente einer Mischung d. h. echte Solvatisierungen in bedeutendem Umfang stattfinden.

Dies soll am bereits erwähnten Beispiel des Polyaethylenglykols veranschaulicht werden. Die Äthergruppen der Polyaethylenglykole z. B. stellen für Wasserstoffbrücken reine Protonenakzeptorgruppen dar. Die Polyaethylenglykole enthalten aber außer den endständigen Hydroxylgruppen keine funktionellen Gruppen, die als Donatorgruppen angesprochen werden können, so daß für die Wechselwirkung der Polyaethylenglykolmoleküle untereinander neben geringen Dipolbeziehungen vor allem Van-der-Waals-Londonsche Kräfte zu diskutieren sind. In wäßrigem Milieu dagegen kann an jeder Sauerstofffunktion eine Wasserstoffbrückenbindung durch Hydratation gebildet werden, so daß die Auflösung eines festen Polyaethylenglykols zugunsten der Bildung einer echten Lösung begünstigt wird.

1. Die Quellung. Der Lösungsvorgang hochmolekularer Substanzen unterscheidet sich im allgemeinen von dem niedrigmolekularer Stoffe durch ein Übergangsstadium, nämlich die Quellung. Beim Quellvorgang wird der Gesamtverband der festen Komponente durch Eindringen des Lösungsmittels bzw. der Quellflüssigkeit lediglich aufgelockert. Die Moleküle der festen Komponente verlieren dabei einen mehr oder minder großen Anteil gemeinsamer Haftbereiche ohne sich jedoch vollständig voneinander zu trennen. Erst bei größerem Lösungsmittelangebot ist eine vollständige Trennung möglich. Je nach Gestalt des ursprünglichen Verbandes der Moleküle innerhalb der zu lösenden Substanz können die Quellvorgänge zu unterschiedlichen Erscheinungen führen.

Bei Faden- oder auch Kettenmolekülen sind die festen Verbände häufig in Gestalt von Fransenmizellen aufgebaut. In diesem Falle verläuft die Quellung im allgemeinen über zwei Stufen. In der ersten Stufe wird der amorphe Anteil durch eindringendes Lösungsmittel aufgeweitet, während erst in einer zweiten Stufe der kristalline Verband der Moleküle innerhalb der Mizellen angegriffen wird. Es ist jedoch auch durchaus möglich, daß die Quellung des amorphen Intermizellarraumes nach größerem Lösungsmittelangebot bereits zu einer Auflösung der Kohärenz des gesamten Festkörpersystems führt, so daß schließlich eine kolloide Lösung von durch Lösungsmittel vollständig getrennten Fransenmizellen resultiert.

Stark verknäuelte Faden- oder Kettenmoleküle sowie Substanzen mit stark verzweigten Strukturen nehmen die Quellflüssigkeit in der Weise auf, daß sie in allen Raumrichtungen etwa die gleiche Volumenzunahme erfahren. In diesem Falle liegt eine isotrope Quellung vor. Auch leicht vernetzte Stoffe können derartigen isotropen Quellungen unterliegen. Die vollständige Auflösung ihres Verbandes zu einer Lösung ist jedoch nicht möglich. Der isotropen steht die anisotrope Quellung gegenüber, die vor allem bei gerichteten Systemen beobachtet wird. Gestreckte Verbände von Faden- oder Kettenmolekülen, auch ausgerichtete Mizellstrukturen, quellen im allgemeinen in Querrichtung zur Orientierung der Moleküle stärker als in Längsrichtung. Im Grenzfall ist sogar keine Quellung in Längsrichtung zu beobachten.

Gequollene Festkörpersysteme lassen sich auch als Gele ansprechen, wenn sie die Bedingung der Bikohärenz, d. h. der Kohärenz von Festkörper und Flüssigkeit erfüllen.

2. Der Lösungszustand. Mit dem Übergang von einem gequollenen Festkörper zu dessen Lösung geht die Kohärenz der Feststoffkomponente der Mischung verloren. Damit müssen sich zwangsläufig auch die mechanischen Eigenschaften des Gesamtsystems ändern. Infolge des Zusammenhaltens des Festkörpers wird im gequollenen System die mechanische Festigkeit im wesentlichen vom Festkörpergerüst beherrscht, wobei in die mechanischen Größen die Feststoffkonzentration unmittelbar eingeht. Gequollene Systeme sind daher plastisch verformbar, d. h. sie weisen erst nach einer vorausgegangenen elastischen Verformung eine Fließfähigkeit auf. Völlig anders sind dagegen die mechanischen Eigenschaften der Lösungen von Feststoffen. Infolge der ausschließlichen Kohärenz des Lösungsmittels, d. h. einer Flüssigkeit, sind derartige Systeme grundsätzlich nicht als plastisch zu bezeichnen. Sie sind bereits in Bereichen geringster Schubspannungen echt fließfähig. Der aufgenommene Festkörper kann allerdings entsprechend seiner Konzentration und der Form der gelösten Elemente das Fließverhalten beeinflussen.

Eine typische Beeinflussung des Fließverhaltens einer Lösung durch gelöste hochmolekulare Substanzen mit kettenförmigen Molekülen ist in dem pseudoplastischen Fließverhalten gegeben. Während im Ruhezustand die Moleküle in ungeordnetem Zustand vorliegen, richten sie sich bei einer Scherbeanspruchung nach der Bewegungsrichtung aus. Mit dieser Orientierung ist eine Zunahme der Fließfähigkeit des Gesamtsystems in der ursprünglichen Bewegungsrichtung, dagegen eine Abnahme in der quer zur Orientierung verlaufenden Richtung gegeben. Das pseudoplastische Fließverhalten dieser Lösung ist demnach durch den Übergang von dem Zustand isotroper mechanischer Eigenschaften zu dem der Anisotropie gekennzeichnet.

Ist die Lösung aus einer Trennung eines Fransenmizellverbandes hervorgegangen, so daß die gelösten Elemente Fransenmizellen darstellen, so werden die rheologischen Eigenschaften des Gesamtsystems von der Gestalt der Fransenmizellen beeinflußt. Auch in diesem Fall ist das Auftreten eines pseudoplastischen Fließverhaltens in bereits diskutiertem Sinn zu erwarten.

Grundsätzlich ist jedoch unabhängig von den Orientierungsmöglichkeiten der gelösten Moleküle die Viskosität einer Lösung von Makromolekülen höher als die des reinen Lösungsmittels. Hierfür wird einerseits die „innere Reibung" oder „Steifheit" der gelösten Elemente und andererseits ihre Ausdehnung quer zur Fließrichtung verantwortlich gemacht.[1]

Lösungen von Substanzen höherer Molmasse werden oft wegen der großen Dimensionen der dispergierten Teilchen und den sich daraus ergebenden besonderen Eigenschaften als kolloide Lösungen bezeichnet. Es bestehen jedoch gleitende Übergänge zwischen den beiden Extremen. Andererseits heben sich aber die Dispersions- und Assoziationskolloide von diesen deutlich ab, so daß es zweckmäßig erscheint den Begriff der kolloiden Lösung auf Systeme zu beschränken, die den letztgenannten vergleichbar sind.

VI. Kolloide Lösungen

Die kolloide Lösung unterscheidet sich grundsätzlich von der moleculardispersen oder auch echten Lösung dadurch, daß die gelöste Substanz in mehr oder minder großen Assoziaten bzw. Aggregaten im Lösungsmittel dispergiert ist. Man unterscheidet je nach Entstehung der gelösten Teilchen sog. Assoziationskolloide und Dispersionskolloide. Eine Lösung von Assoziationskolloiden entsteht aus einer moleculardispersen — also echten — Lösung durch Zusammenschluß von Molekülen der gelösten Substanz zu größeren Molekülverbänden, die als Schwärme im Lösungsmittel verteilt bleiben. Dispersionskolloide entstehen dagegen bei einer Zerteilung größerer Molekülverbände der zu lösenden Substanz in kleinere, die vom Lösungsmittel aufgenommen werden und mit ihm eine kolloide Lösung bilden.

Die Entstehung von Assoziationskolloiden ist im allgemeinen bei der Verteilung einer lyobipolaren Substanz in einem Lösungsmittel ausgeprägt polarer oder unpolarer Natur zu erwarten. Sie ist insbesondere anhand wäßriger Detergentienlösungen untersucht worden. Die Assoziation kann danach durch verschiedenartige Strukturen charakterisiert sein. Im niedrigen Konzentrationsbereich werden die gelösten Moleküle zunächst in die Grenzflächen der Lösung abgedrängt und orientieren sich dort in der Weise, daß die dem Lösungsmittel affinen funktionellen Gruppen in die Lösung, die dem Lösungsmittel fremden Molekülteile dagegen in die entgegengesetzte Richtung weisen. Nach Sättigung der Phasengrenzflächen treten vereinzelt in der Lösung vorhandene derartige Moleküle zunächst zu dimeren Assoziaten und schließlich zu sphärischen Mizellen zusammen. In den sphärischen Mizellen sind die dem Lösungsmittel verwandten funktionellen Gruppen bevorzugt nach außen, die dem Lösungsmittel fremden Gruppen dagegen nach innen gerichtet. Bei höheren Konzentrationen

---

[1] Siehe auch W. KUHN u. Mitarb.: Helv. chim. Acta 28, 1533 (1945); 28, 71, 609 u. 630 (1946). — FOX, T. G., u. S. LOSHAEK: J. appl. Physics 26, 1080 (1955). — BUECHE, F.: J. chem. Physics 20, 1959 (1952); 25, 599 (1956); J. appl. Physics 24, 423 (1953). — KLEIN, I.: Chemiker Ztg 89, 299 (1965).

können die sphärischen Kolloide schließlich in größere, palisadenförmig aufgebaute Strukturen übergehen. Voraussetzung für eine Stabilität derartiger Systeme ist, daß neben den für das Lösungsmittel fremden Molekülteilen Teile mit starker Solvatisierungstendenz vorhanden sind. Dies kann durch zahlreiche solvatisierbare funktionelle Gruppen oder einer bzw. weniger funktioneller Gruppen, die eine besonders hohe Affinität zum Lösungsmittel aufweisen, verwirklicht sein.

Da Solvatisierungen in unpolaren Lösungsmitteln auf Grund der schwachen Sekundärbindungsenergien im allgemeinen wesentlich schwächer ausgeprägt sind als Hydratisierungen, sind die erwähnten Phänomene im wäßrigen Lösungsmittel am deutlichsten zu beobachten.

Die Assoziationskolloide, vor allem in Form von sphärischen Mizellen, können Fremdmoleküle einschließen, die in dem betreffenden Lösungsmittel unlöslich sind, jedoch eine gewisse Affinität zu den inneren Mizellbausteinen haben. Damit können Substanzen, die zur Ausbildung von Assoziationskolloiden neigen, lösungsvermittelnde Eigenschaften zeigen.

Lösungen, die Assoziationskolloide enthalten, unterscheiden sich von solchen mit Dispersionskolloiden vor allem durch ihre Stabilität. Im Gegensatz zu Assoziationskolloiden neigen Dispersionskolloide zur Koagulation und damit zur makroskopischen Phasentrennung. Sie lassen sich nur durch besondere Kunstgriffe stabilisieren. Während Assoziationskolloide im allgemeinen als lyobipolare Substanzen angesprochen werden können, sind Dispersionskolloide im wesentlichen unipolar. Ihnen kommt im engeren Sinne der Definition von GRAHAM die Bezeichnung Sol zu. Die im vorigen Kapitel besprochene Auflösung einer in Fransenmizellen vorliegenden Festsubstanz unter Erhaltung der Kristallite entspricht der Bildung eines Dispersionskolloids. Die Instabilität eines derartigen Kolloids geht allein schon aus der möglichen Rückführung einer solchen Lösung in den gequollenen Festkörper, d. h., aus der möglichen Sol-Gel-Umwandlung hervor. STAUFF weist auf die oft fälschliche Bezeichnung Sol für die Assoziationskolloide hin. Dispersionskolloide lassen sich durch lyobipolare Substanzen stabilisieren, wobei komplexe Systeme entstehen.

Kolloide Lösungen lassen sich nur bedingt in ihren physikochemischen Eigenschaften mit denen echter Lösungen vergleichen. So weisen kolloide Lösungen ein dem osmotischen Druck vergleichbares Vermögen, Lösungsmittel anzuziehen, auf. Dies wird zur Unterscheidung von dem streng konzentrationsabhängigen osmotischen Druck als *onkotischer Druck* bezeichnet. Auch lassen sich dementsprechend Schmelzpunktsdepressionen und Siedepunktserhöhungen beobachten, die jedoch ebenso wie der onkotische Druck nicht in einfacher Weise aus der Konzentration der gelösten Substanz abgeleitet werden können.

Infolge der größeren Einheiten, in denen der gelöste Stoff im Lösungsmittel dispergiert ist, sind die Diffusionsgeschwindigkeiten von Kolloiden wesentlich langsamer als echt gelöster Substanzen. Auch werden nicht alle Membranen, die für echt gelöste Stoffe durchlässig sind, von Kolloiden durchwandert (vgl. Abschnitt Dialyse, S. 54).

Literatur: [1] STAUDINGER, H.: Organische Kolloidchemie, 3. Aufl., Braunschweig 1950. — [2] STAUFF, J.: Kolloidchemie, Berlin/Göttingen/Heidelberg: Springer 1960. — [3] MANEGOLD, E.: Kapillarsysteme, 2 Bde., Heidelberg: Straßenbau, Chemie und Technik Verlagsgesellschaft mbH 1955 u. 1960. — [4] WOLF, K. L.: Physik und Chemie der Grenzflächen, Berlin/Göttingen/Heidelberg: Springer 1959. — [5] EGGERT, J., L. HOCK u. G. M. SCHWAAB: Lehrbuch der physikalischen Chemie, Stuttgart: S. Hirzel 1969. — [6] BRDICKA, R.: Grundlagen der physikalischen Chemie, Berlin: VEB Verlag der Wissenschaften 1968.

VII. Lösungsvermittlung

Gelegentlich ist zu beobachten, daß schwerlösliche Substanzen in Lösungen bestimmter Stoffe eine bessere Löslichkeit aufweisen als in dem betreffenden reinen Lösungsmittel. Stoffe, die die Löslichkeit anderer verbessern, werden als Lösungsvermittler, im Falle wäßriger Lösungen auch als hydrotrope Substanzen [1] bezeichnet.

Das Phänomen der Lösungsvermittlung ist bisher vorzugsweise nur an wäßrigen Systemen untersucht worden. Prinzipiell sind auch Lösungsvermittlungen in nicht wäßrigen Lösungsmitteln möglich, doch sind diese Erscheinungen weniger ausgeprägt.

Die Lösungsvermittlung in wäßrigen Lösungen läßt sich über drei verschiedene Mechanismen erklären, zwischen denen es gewisse Übergänge gibt. Die Verschiedenartigkeit dieser Mechanismen macht es verständlich, daß zu den hydrotropen Substanzen Stoffe unterschiedlicher Art gehören.

1. Bildung von Komplexen und Molekülverbindungen. Komplexbildungsreaktionen, bei denen aus einer gut wasserlöslichen und einer schwer löslichen Substanz leicht lösliche Komplexe gebildet werden, sind aus dem Gebiet der anorganischen Chemie bereits seit langem bekannt. Es sei als Beispiel an die Reaktionen schwer löslicher Quecksilberhalogenide mit den entsprechenden Alkalihalogeniden erinnert, wie z. B. in der Reaktion

$$HgJ_2 + 2\,KJ \rightarrow K_2[HgJ_4].$$

Wie die Komplexbildung kann auch die Entstehung von Molekülverbindungen eine Lösungsvermittlung zur Folge haben. Dabei sei als Molekülverbindung ein Addukt verstanden, das nach streng stöchiometrischen Gesetzmäßigkeiten aufgebaut ist, bei dem jedoch die Reaktionspartner ausschließlich über Sekundärbindungen miteinander verknüpft sind. Die Summe der am Zusammenhalt des Adduktes beteiligten einzelnen Sekundärbindungsenergien entspricht der Gesamtbindungsenergie der Komponenten untereinander. Diese ist bei Molekülverbindungen relativ hoch, so daß sie auch in Lösung beständig sind. Erfolgt die Adduktbildung in der Weise, daß eine schwer lösliche und eine gut wasserlösliche Substanz miteinander reagieren, so wird — unter der Voraussetzung, daß die hydratisierbaren Gruppen der gut löslichen Komponenten bei der Adduktbildung nicht blockiert werden — im allgemeinen eine lösliche Molekülverbindung entstehen.

2. Aufnahme schwer löslicher Substanzen in Mizellen amphiphiler Stoffe. Amphiphile Substanzen bilden oberhalb einer bestimmten Konzentration, der kritischen Mizellbildungskonzentration, Mizellen, deren Hülle ausgesprochen hydrophil, der Kern dagegen lipophil ist. Auf Grund dieses bipolaren Charakters ist es nun möglich, daß schwer lösliche Stoffe, die eine ausreichende Affinität zum lipophilen Teil der Mizellbildner besitzen, mit in die Mizellen eingebaut werden. Diese Art von Lösungsvermittlung führt im Gegensatz zum erstgenannten Typ grundsätzlich zu einem Kolloid, d. h. keiner echten Lösung. Die lösungsvermittelnden Eigenschaften der bekannten Emulgatoren, wie z. B. Seifen, Fettsäureester der Polyäthylenglykolsorbitane werden nach diesem Mechanismus verständlich. Während die Komplex- und Molekülverbindungsbildungen grundsätzlich in stöchiometrischem Verhältnis ablaufen und an das Zusammentreffen ganz bestimmter Stoffkombinationen gebunden sind, gelten diese Voraussetzungen für die Lösungsvermittlung über amphiphile Substanzen im allgemeinen nicht. Die Wechselwirkungen dieser Lösungsvermittler mit den schwerlöslichen Stoffen sind unspezifisch und keinen Äquivalenzbeziehungen unterworfen.

3. Verbesserungen der Lösungsbedingungen durch strukturelle Änderungen des Lösungsmittels. Durch gelöste Stoffe kann die Kristallinität des Wassers entscheidend beeinflußt werden. Ordnet man die verschiedenartigsten löslichen Stoffe nach ihrer Ladungsverteilung, etwa nach der Größe e^2/r, worin e die über die Strecke r verschobene Ladung innerhalb der einzelnen Moleküle darstellt, so läßt sich nach W. LUCK [2] folgende Regel ableiten: Große Radien r stören die gitterartige Anordnungsmöglichkeit der Wassermoleküle und erhöhen damit die für eine Hydratation zur Verfügung stehenden Wassermoleküle. LUCK berichtet in diesem Zusammenhang von einer Erhöhung des hydrophilen Charakters des Wassers. Kleine Ionen dagegen, bei denen die Größe e^2/r groß ist, veranlassen das Wasser zu einer verstärkten Orientierung, so daß für Hydrationsvorgänge weniger Wassermoleküle zur Verfügung stehen als im reinen Lösungsmittel. Das Wasser erhält damit einen hydrophoberen Charakter. Der letztgenannte Vorgang führt zu einer Erklärung des Aussalzeffektes, der erstgenannte dagegen zur Interpretation lösungsvermittelnder Eigenschaften zahlreicher Stoffe. Zu diesen gehören vor allem mehrwertige Alkohole, mehrwertige Säuren oder Basen. Auch dieser Mechanismus läßt keine Stoffspezifität und keine strengen Äquivalenzbeziehungen erwarten.

Da lösliche makromolekulare Stoffe fixiert zahlreiche hydrophile Gruppen tragen, die bei einer Dispergierung dieser Stoffe in Wasser über die Hydratation Störstellen im Kristallgefüge des Wassers ebenfalls weitgehend fixieren, dürfte der lösungsvermittelnde Einfluß dieser Substanzen im wesentlichen dem hiergenannten Mechanismus folgen. Es sei besonders an die hydrotropen Eigenschaften der Polyäthylenglykole, des Polyvinylpyrrolidons und nicht zuletzt einiger Celluloseabkömmlinge sowie stark hydratisierter Eiweißkörper erinnert.

Literatur: [1] MANEGOLD, E.: Kapillarsysteme, Bd. 1, Heidelberg: Straßenbau, Chemie und Technik Verlagsgesellschaft mbH 1955, S. 687. — [2] LUCK, W.: Ber. Bunsenges. *68*, 895 (1964). — [3] Chemiker-Ztg *86*, 219 (1962). — [4] KHAWAM. M. N., R. TAWASHI u. H. v. CZETSCH-LINDENWALD: Sci. pharm. (Wien) *32*, 271 (1964) u. *33*, 90 u. 153 (1965). — [5] ULLMANN, E.: Arzneimittel-Forsch. *5*, 505 (1955).

Lotionen

Lotionen DAB 7-DDR. Lotiones Jap. 61. Lotiones BPC 68, NF XII, CF 65. Waschungen. Schüttelmixturen.

Lotionen sind flüssige, in der Regel Wasser oder Wasser und Alkohol enthaltende Zubereitungen zum äußeren Gebrauch, die Arzneistoffe in einem dem Verwendungszweck entsprechenden Zerkleinerungsgrad suspendiert enthalten und gegebenenfalls unter Verwendung geeigneter Hilfsstoffe hergestellt worden sind (DAB 7-DDR).

Früher wurden Lotionen vornehmlich als Cosmetica angewendet. Heute stellen sie häufig verordnete Arzneizubereitungen zur Behandlung der erkrankten Haut dar. Die inkorporierten, feinst zerteilten festen Wirkstoffe sollen nach Abtrocknen des wss. oder wss.-alkoholischen Dispersionsmittels einen feinen Puderfilm auf der Haut hinterlassen. Zu diesem Zweck setzt man häufig Haftmittel, wie Gummi arabicum, Glycerin u. a. zu. Während DAB 7-DDR unter Lotionen nur Suspensionen versteht, nennen USP XVII und NF XII auch Emulsionen vom O/W-Typ. Nach BPC 68 müssen Lotionen so hergestellt und konserviert werden, daß mikrobielles Wachstum während der Lagerung und des Gebrauchs ausgeschlossen sind.

Die zu beachtenden pharmazeutisch-technologischen Gesichtspunkte sind bei den Emulsionen (S. 293), Suspensionen (S. 665) und Pudern (S. 533) eingehend erläutert.

Lotionen werden ohne zu reiben auf die zu behandelnden Hautstellen mit einem weichen Pinsel, einem Schwämmchen oder mit Hilfe von weichem, saugfähigem Verbandmaterial aufgetragen. Nach CF 65 können Lotionen auch zur Behandlung von Schleimhäuten bestimmt sein.

Magmas s. Gele

Mazerate

Mazerate. Macerata ÖAB 9.

Mazerate sind Arzneizubereitungen, die durch Extraktion von Drogen mit Wasser bei Zimmertemperatur hergestellt werden (vgl. dazu Grundoperationen, S. 26).

Herstellung. Zur Bereitung eines Mazerates wird die Droge in einer Reibschale unter Verwendung eines Pistills mit so viel dest. W. kräftig durchgearbeitet, daß sie gut durchfeuchtet ist, und sodann 5 Min. stehen gelassen. Hierauf wird die so vorbehandelte Droge mit der erforderlichen bzw. vorgeschriebenen Menge dest. W. 1 Std. lang in einem bedeckten Porzellangefäß unter wiederholtem Umrühren extrahiert. Hernach wird durch Mull, auf dem eine dünne Schicht Watte liegt, abgesiht und leicht ausgepreßt. Der Auszug ist mit dest. W. auf das vorgeschriebene Gewicht zu ergänzen.

Mazerate aus Eibischwurzeln oder Leinsamen sind ohne Durcharbeiten der Droge mit dest. W. in einer Reibschale in der Weise herzustellen, daß 5 T. Droge mit 100 T. dest. W. übergossen und unter wiederholtem Umrühren 30 Min. lang in einem bedeckten Porzellangefäß extrahiert werden.

Wenn ein Mazerat aus einer alkaloidhaltigen Droge verschrieben ist, so hat die Zubereitung als Aufguß zu erfolgen (s. S. 204).

Die Drogen sollen entsprechend folgendem Zerkleinerungsgrad verwendet werden:

Leinsamen	in toto
Blätter, Blüten, Kräuter, Eibischwurzel	Sieb I
Condurangorinde	Sieb II

Von nicht stark wirkenden Drogen sind 10 T. in vorschriftsmäßig zerkleinertem Zustand mit 100 T. dest. W. zu verarbeiten. Von diesem Ansatzverhältnis bzw. dem Zerkleinerungsgrad darf nur dann abgewichen werden, wenn in der Verordnung des Arztes eine andere Angabe enthalten ist.

Bei stark wirkenden Drogen (Separanda) muß das Verhältnis der Drogenmenge zum Auszug vom Arzt angegeben sein. Fehlt diese Angabe, so ist die Verordnung des Arztes einzuholen.

Abgabe. Wegen der unvermeidlichen Kontamination der Mazerate mit Mikroorganismen und ihrer daraus resultierenden geringen Haltbarkeit sind sie stets frisch zu bereiten. Trübe Mazerate müssen die Aufschrift „Vor Gebrauch umzuschütteln" erhalten.

Mixturen

Mixturen. Mixturae Nord. 63. Mixtures BPC 68.

Mixturen sind flüssige Arzneizubereitungen zum innerlichen Gebrauch, die meist nach Löffelmassen oder in 5-ml-Dosen eingenommen werden. Sie werden durch Lösen oder Dispergieren eines oder mehrerer Arzneimittel in Wasser oder in anderen wss. Flüssigkeiten (Alkohol, Sirup usw.) hergestellt. Die zu beachtenden pharmazeutisch-technologischen Gesichtspunkte sind in den Abschnitten Lösungen (S. 503), Suspensionen (S. 665), Emulsionen (S. 293), Sirupe (S. 640) dargestellt.

Für bestimmte Mixturen sind die Bezeichnungen Linctus oder Lecksäfte (s. S. 642), Liquores oder Flüssigkeiten (s. S. 311), Solutiones oder Lösungen (s. S. 503) und Potiones oder Tränke (s. S. 869) gebraucht.

Ölzucker

Ölzucker. Eleosacchara Helv. V, ÖAB 9, Ned. 6, Nord. 63. Oleosaccharures.

Unter diesen Bezeichnungen versteht man Mischungen von ätherischen Ölen mit Zucker (in der Regel Saccharose), die es gestatten, kleine Mengen solcher Öle pulverförmigen und flüssigen Arzneizubereitungen in fein dispergierter Form zuzufügen.

Herstellung (ÖAB 9). Aetherisches Öl 1 Tr., Rohrzucker 2 g. Das ätherische Öl wird mit dem fein gepulverten Rohrzucker sorgfältig und gleichmäßig verrieben. Ölzucker sind bei Bedarf frisch zu bereiten.

Abgabe. Vor Licht geschützt, in Wachspapier oder in gut schließenden Behältnissen.

Ölzucker sind eine wenig stabile Arzneiform. Die ätherischen Öle unterliegen wegen der feinen Zerteilung auf der großen Oberfläche der Trägersubstanz sehr rasch der Oxydation. An ihrer Stelle lassen sich heute die mikroverkapselten ätherischen Öle weit besser verwenden (s. S. 499).

Pastillen

Pastillen. Pastilli ÖAB 9. Trochisci. Lozenges BPC 68.

Pastillen sind Arzneiformen, die ihre Wirkung im Mund- und Rachenraum entfalten und die deshalb langsam im Munde zergehen sollen. Sie können entweder durch Anteigen der Mischung aus Wirkstoffen und Hilfsstoffen mit Wasser oder wss. Alkohol, Ausrollen der Masse zu dünnen Platten und Ausstechen runder, rautenförmiger oder sechseckiger Täfelchen oder durch Pressen der Mischung auf Tablettenmaschinen unter hohem Druck hergestellt werden. Die gepreßten Pastillen entsprechen den Lutschtabletten und sind dort (S. 685) besprochen.

Als Hilfsstoffe für geformte Pastillen eignen sich Rohrzucker und Gummi arabicum oder Tragant evtl. mit Zusätzen von Aromastoffen und den in den einzelnen Monographien angegebenen Farbstoffen.

Eine Mischung für 100 Pastillen, der dann noch der Wirkstoff zuzusetzen ist, kann beispielsweise wie folgt zusammengesetzt sein:

Saccharose, fein gepulvert	100 g
Gummi arabicum, fein gepulvert	7 g
Wasser	q.s.

Die Einheitlichkeit des Gewichtes von Pastillen und die Dosierungsgenauigkeit der wirksamen Bestandteile muß denen von Tabletten entsprechen.

Pflaster s. Verbandmittel

Pillen

Pillen DAB 7-BRD, DAB 7-DDR. Pilulae ÖAB 9, Helv. V, Ned. 6, Ross. 9, Nord. 63, Jap. 61. Pills BPC 68, NF XII. Pilules CF 65.

Pillen sind aus einer plastischen Masse hergestellte, meist kugelförmige Arzneizubereitungen, die zur oralen Einnahme bestimmt sind und im allgemeinen zwischen 0,1 g und 0,25 g, evtl. bis 0,5 g wiegen. Kleinere Pillen nennt man Granula (s. S. 318), größere, die besonders in der Tierheilkunde verwendet werden, Boli (Bissen).

Pillen stellen eine sehr alte, vor Einführung von Tabletten und Dragees überwiegend gebrauchte, einzeldosierte Arzneiform dar, die aus verschiedenen, noch zu nennenden Gründen den heutigen Anforderungen nicht mehr entspricht. Dennoch finden sich in den meisten gültigen Arzneibüchern einschlägige Monographien. Nicht mehr aufgeführt werden Pillen in Helv. VI sein; ja es findet sich in den Entwürfen sogar die Anweisung, daß bei Verordnung von Pillen an deren Stelle stets Gelatinesteckkapseln zu bereiten seien.

Aus der sehr ausführlichen Monographie des ÖAB 9, die hier stellvertretend für die anderen Arzneibücher zitiert sei, geht die Vielschichtigkeit der Problematik dieser Arzneiform hervor.

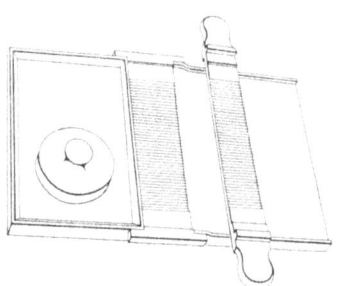

Abb. 360. Pillenmaschine mit Pillenroller und Strangbrett (Hersteller: J. Uhlmann, 7958 Laupheim/Württ.).

Herstellung (ÖAB 9). Die Arzneistoffe werden gemischt und mit geeigneten Bindemitteln und einer Flüssigkeit zu einer steifen, bildsamen Masse verarbeitet. Diese wird sodann zu einem Strang ausgerollt, abgeteilt und zu Pillen geformt[1]. Als Bindemittel kommen in Betracht: Hefeextrakt, Trockenhefe zur Pillenbereitung, Süßholzextrakt, Süßholzwurzel, enzymfreies arabisches Gummi, Tragant; nicht verwendet werden sollen: Eibischwurzel, Magnesiumoxid, Arabisches Gummi.

Zum Anstoßen der Masse verwendet man: dest. W., Glycerin, A., einfachen Sirup oder Tragantschleim (aus 1 g Tragant, 2 g dest. W. und 7 g Glycerin).

Enthält die Masse Arzneistoffe, die sich mit organischen Stoffen leicht zersetzen (z. B. Silbernitrat, Kaliumpermanganat), so müssen als Bindemittel weißer Ton oder Talk und gelbes Vaselin verwendet werden.

---

[1] Die dazu benötigten Geräte sind in Abb. 360 dargestellt.

Sind Balsame, ätherische Öle oder Substanzen, die sich beim Mischen verflüssigen, zu verarbeiten, so sind weißer Ton und gelbes Vaselin zu verwenden.

Als Quellungsmittel dürfen Stärke, Agar oder Pektin zugesetzt werden.

Zum Bestreuen der Pillen sind, wenn nichts anderes angegeben ist, Bärlappsporen zu verwenden. Pillen, die weißen Ton oder Talk enthalten, werden mit diesen bestreut.

Zum Überziehen der Pillen kann 1. eine Lsg. von 1 T. Tolubalsam in 4 T. Ae., 2. eine Mischung der Lsg. von 1 T. Tannin in 10 T. A. und von 4 T. Salicylsäurephenylester in 10 T. Ae. 3. eine Lsg. von 1 T. gebleichter Gelatine in 3 T. W. verwendet werden. Pillen können auch mit Kakaobutter oder Zuckermassen überzogen werden.

Ein magensaftresistenter Überzug der Pillen läßt sich durch Verwendung einer Lsg. von 20 T. Schellack und 4 T. Ricinusöl in 76 T. A. anbringen. Der Überzug muß mindestens 0,03 mm dick sein. Die Messung wird auf der Schnittfläche einer halbierten Pille unter dem Mikroskop vorgenommen (ÖAB 9).

Die Vielzahl der zur Verwendung zugelassenen Hilfsstoffe und ihre Eigenschaften machen deutlich, daß Unverträglichkeiten kaum zu vermeiden sind, und daß die Wirkstofffreigabe nicht in allen Fällen gewährleistet ist. Vor allem aber die Anwendung roher Drogen oder der häufig mikrobiell verunreinigten Hefeextrakte haben zusammen mit der primitiven manuellen Bereitungsweise die Pillen in letzter Zeit als abzulehnende Arzneiform erscheinen lassen. Vgl. dazu H. Böhme u. K. Hartke (l. c.).

Diese Anmerkungen betreffen nicht die Pillen, die maschinell durch Aufbauen einer Wirkstoff-Hilfsstoff-Mischung auf Nonpareille (s. S. 756) oder nach der Tropfmethode hergestellt werden, und mit den obengenannten Pillen nur die Form gemeinsam haben.

Nach der Tropfmethode lassen sich Pillen mit lipoidlöslichen Wirkstoffen, wie z. B. Vitamine in hydrierten Ölen (z. B. Oleum Arachidis hydrogenatum), herstellen. Die geschmolzene Pillenmasse tropft dabei aus einer geeichten Vorrichtung, die im Labormaßstab aus einem Tropftrichter bestehen kann, in eine Kühlflüssigkeit von nur wenig höherer Dichte als die der Pillenmasse. Die langsam absinkenden Tropfen erstarren dabei zu gleichförmigen Kugeln. Als Kühlflüssigkeit eignet sich bei gehärtetem Erdnußöl als Grundmasse 65%iger A. Eine komplette Apparatur ist unter dem Namen „Piluterm" nach J. Termansen von Schubert u. Co., Kopenhagen, im Handel. Unter geeigneten Maßnahmen zur Homogenisierung der geschmolzenen Masse können auch W/O-Emulsionen und Suspensionen nach der Tropfmethode zu Pillen verarbeitet werden.

Wasserlösliche Pillenmassen, wie Polyaethylenglykole, können nach dem gleichen Verfahren verarbeitet werden, wenn man zur Kühlung in eine unpolare Flüssigkeit eintropfen läßt. Wegen deren schlechterer Wärmeleitfähigkeit muß diese entsprechend tiefer gekühlt werden. Auch ist zu bedenken, daß Polyaethylenglykole mit zahlreichen Arzneistoffen unverträglich und hygroskopisch sind.

Prüfung (ÖAB 9). Gewicht: Wägt man 30 Pillen auf mg genau und ermittelt das Durchschnittsgewicht, so dürfen 27 Pillen um nicht mehr als $\pm$ 10%, die restlichen 3 Pillen um nicht mehr als $\pm$ 20% vom Durchschnittsgewicht abweichen.

Zerfallbarkeit: Über eine Kristallisierschale von mindestens 3 cm Höhe wird ein Netzgewebe mit einer Maschenweite von 3 mm gespannt. Die Schale stellt man in eine größere Kristallisierschale, welche mit einem Gemisch von 2,5 g Pepsin, 10 ml verdünnter Salzsäure und 1000 ml W. in der Weise gefüllt ist, daß die Flüssigkeit mindestens 1,5 cm über dem Netz steht. Beide Schalen werden bis an den Rand der größeren Schale in einen Thermostaten von etwa 40° gebracht. Sobald die Pepsin-Salzsäure-Mischung eine Temperatur von etwa 37° erreicht hat, werden 5 Pillen auf das Netz gelegt. Sie sind als zerfallen anzusehen, wenn sie durch das Netz gesunken sind, zerfallen auf dem Netz liegen oder bei leichtem Berühren mit einem Glasstab zerfallen. Die durchschnittliche Zerfallszeit darf höchstens 2 Std. betragen, sofern es sich nicht um Pillen mit einem magensaftresistenten Überzug handelt. Die Zerfallszeit keiner Pille darf den Durchschnittswert um mehr als 20% übersteigen.

Pillen mit einem magensaftresistenten Überzug dürfen bei dieser Prüfung während 3 Std. nicht zerfallen.

Zur Feststellung der Zerfallbarkeit von Pillen mit einem magensaftresistenten Überzug werden diese nach der Untersuchung in der Pepsin-Salzsäure-Mischung in derselben Versuchsanordnung in einer Mischung von 2,8 g Pankreatin, 15 g Natriumhydrogencarbonat und 1000 ml W. geprüft. Die Zerfallszeit keiner Pille darf den Durchschnittswert, der höchstens 2 Std. betragen darf, um mehr als 20% übersteigen.

Literatur: 1. Münzel, K., J. Büchi u. O.-E. Schultz: Galenisches Praktikum, Stuttgart: Wissenschaftl. Verlagsgesellschaft 1959. — 2. Gstirner, F.: Einführung in die Arzneibereitung, Stuttgart: Wissenschaftl. Verlagsgesellschaft 1968. — 3. Böhme, H., u. K. Hartke: Kommentar zum DAB 7, Stuttgart: Wissenschaftl. Verlagsgesellschaft 1969.

Preßsäfte, Succi

Nur wenige Arzneibücher führen Monographien über Preßsäfte. Die meisten geben unter der Arzneiform „Sirupe" u. a. die Verwendung frischer Preßsäfte zu deren Bereitung an. Allerdings wird die Mehrzahl der Sirupe durch Mischen oder Lösen von Arzneistoffen, Extrakten, Fluidextrakten oder Tinkturen mit bzw. in konzentrierten Zuckerlösungen gewonnen.

Nord. 63 führt die Arzneiform „Preßsäfte" als Monographie. Danach sind Succi durch Auspressen frischer Früchte erhaltene Säfte, die durch Gärung oder Zusatz von Pektin spaltenden Fermenten von Pektin befreit wurden. Nach Absetzenlassen von Trübstoffen werden die Säfte klar filtriert. Sie dürfen mit geeigneten, den Lebensmittelgesetzen entsprechenden Stoffen konserviert werden.

Die zur Gewinnung der Preßsäfte und Sirupe verwendeten sauren Früchte, wie Himbeeren, schwarze Johannisbeeren, Sauerkirschen, Holunderbeeren u. a. sind reich an Pektinen. Durch ihr hohes Wasserbindungsvermögen halten diese beim Auspressen der Früchte einen Großteil des Saftes zurück. Dadurch ist kein trockener Preßkuchen zu erhalten; die Saftausbeute bleibt gering. Andererseits führen pektinhaltige Säfte bei Zusatz von Zucker oder Alkohol in ausreichender Konzentration zur Gelierung der gesamten Masse. Dies beruht auf der Eigenschaft der Pektin-Fadenmolekeln, in saurem wäßrigem Milieu bei Gegenwart von Zuckern, Alkohol, Glycerin oder Sorbit sich zu dreidimensionalen Nebenvalenzgelen zusammenzulagern. Es ist anzunehmen, daß durch die Zusätze der genannten, stark hydrophilen Stoffe, die Hydratation und Aufladung der gelösten Pektinmolekel derart vermindert werden, daß sich Haftzonen zwischen ihren polaren Hydroxylgruppen ausbilden. Je höher das Molekulargewicht eines Pektins ist, um so fester sind die gebildeten Gele. Pektine sind kettenförmige, partiell mit Methanol veresterte Polygalakturonsäuren. Da sowohl Polymerisationsgrad als auch der Grad der Veresterung wechseln können und außerdem Art, Menge und Verteilung von Seitengruppen an den Fadenmolekeln verschieden sind, ist kaum anzunehmen, daß auch nur zwei Makromoleküle eines Präparates miteinander identisch sind.

Die Pektinenzyme
(aus K. Münzel, J. Büchi u. O.-E. Schultz: Galenisches Praktikum, Stuttgart: Wissenschaftl. Verlagsgesellschaft 1959)

Gruppe	Wirkungs-optima	Wirkung
Protopektinase		führt das unlösliche Protopektin, das im pflanzlichen Gewebe in unbekannter Weise verankert ist, in lösliches Pektin über.
Pektin-Esterasen (PE) Synonym: Pektase	pH 7	katalysieren die hydrolytische Spaltung der Estergruppen ($-COOCH_3$) im Pektinmolekül; Pektin + PE → Pektinsäure + Methanol
Pektin-Glykosidasen (PG)	pH 3,5 bis 4,2	katalysieren glykosidische Hydrolyse von Pektin und Pektinsäure in ihre Grundbausteine Galakturonsäure und Galakturonsäuremethylester: Pektin + PG → Galakturonsäure + Galakturonsäuremethylester; Pektinsäure + PG → Galakturonsäure
Pektinase		Der in den Enzympräparaten vorhandene Komplex von PE und PG

DAB 6 und Helv. V lassen die Pektine durch Gärung zu niedrigmolekularen, wasserlöslichen Bruchstücken ohne Gelierfähigkeit abbauen. Während DAB 6 die Gärung durch die natürlich auf den Früchten vorkommenden Hefen in Gang kommen läßt, beschleunigt man nach Helv. V den Prozeß durch Zusatz von Hefe und etwas Zucker. Dadurch können nicht so leicht Nebenreaktionen wie Essigsäuregärung ablaufen.

Besser jedoch ist der Zusatz von Pektinase, einer Pektinglykosidase, wie sie zusammen mit Pektinesterase in verschiedenen Handelspräparaten vorliegt.

Selbstverständlich können so gewonnene Fruchtsäfte allenfalls nur dann noch zur Gelee-bereitung verwendet werden, wenn man nachträglich wieder Pektinstoffe zusetzt, wobei mit einem noch wirksamen Pektinaseüberschuß im Saft zu rechnen ist.

Formelmäßig läßt sich der fermentative Abbau folgendermaßen darstellen:

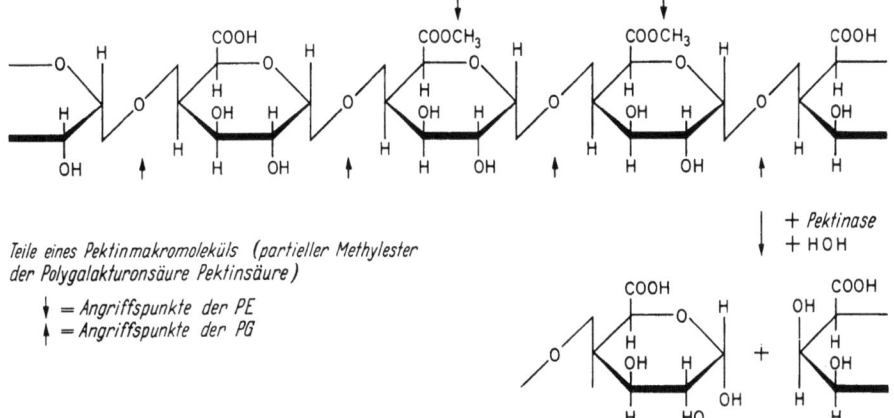

Teile eines Pektinmakromoleküls (partieller Methylester der Polygalakturonsäure Pektinsäure)

↓ = *Angriffspunkte der PE*
↑ = *Angriffspunkte der PG*

Handelsformen von Pektinase: Pectinol (Röhm und Haas, Darmstadt), Panzym Rapid (C. H. Boehringer Sohn, Ingelheim).

Pulver

Pulver DAB 7-DDR. Pulveres Helv. V, ÖAB 9, Ross. 9, Ned. 6, Jap. 61. Powders PI. Ed. II, BP 68, BPC 68, USP XVII, NF XII. Poudres CF 65.

Allgemeines. Pulver sind Haufwerke von zerteilten, trockenen festen Stoffen mit unter-schiedlicher mittlerer Korngröße und mehr oder weniger weit streuendem Korngrößenbereich. Sie sind als disperse Systeme fest/gasförmig zu betrachten, bei denen die zerteilte, innere Phase, der Feststoff, ebenfalls eine gewisse, wenn auch lockere Kohärenz zeigt. Die Feststoff-partikel berühren sich je nach ihrer Gestalt an Ecken, Kanten oder auch Flächen. Sie können dabei durch Kohäsionskräfte oder elektrostatische Ladungen verschieden stark aneinander haften. Diese Haftung und die Gestalt der Pulverkörner sowie die Kornzusammensetzung bedingen die Fließeigenschaften und die Schüttdichte eines Pulvers.

Die Bezeichnung trockener Haufwerke ist in der Technik meist anders als im pharmazeu-tischen Bereich. Nach S. KIESSKALT (l.c.) werden Haufwerke mit Korngrößen von 100 µm bis etwa 2 mm als Grieße, solche von ca. 10 µm bis 100 µm als Pulver und solche von 1 µm bis etwa 10 µm als Stäube bezeichnet. Gröbere Zerteilungen werden stückig genannt. Dagegen geben MÜNZEL, BÜCHI und SCHULTZ (l.c.) eine Tabelle mit 6 Gruppen an (s. S. 532).

Während grobe Pulver wegen des Gewichts der Einzelkörner weniger zum Agglomerieren neigen, bilden feine Pulver mit zunehmendem Zerteilungsgrad und der damit verbundenen Zunahme der Oberflächenenergie Flocken, Klumpen und Nester, die oft schwer zu zerstören sind (s. Suspensionen, S. 665).

Pulver können aus chemisch einheitlichen Stoffen oder aus rohen Drogen bestehen oder Mischungen verschiedener Haufwerke darstellen. Sie werden entweder durch Zerkleinern stückiger Güter mit geeigneten Geräten (s. S. 1) oder durch Kristallisieren, Fällen, Subli-mieren, sozusagen aufbauend, erhalten. Die in einem Verfahren erhaltenen Haufwerke zeigen eine stetige Kornverteilung. Gemischte Haufwerke, die nicht nachträglich einer weiteren Zerkleinerung ausgesetzt wurden, sind nicht stetig zusammengesetzt. Die Streuung der Kornverteilung wird in den meisten Fällen durch Klassieren eingeengt (s. S. 17).

34*

Gruppe	Benennung, Beispiele	Beschreibung
I	Elektronenmikroskopisches Pulver, kolloides Pulver Beispiel: Zinkoxid, kolloider Schwefel	Partikel oder Form der Partikel im Mikroskop nicht deutlich oder nicht richtig erkennbar, Partikel $< 1\ \mu m$
II	Mikroskopisches Pulver Beispiel: Milchzucker	Partikel im Mikroskop deutlich, auch in der Form erkennbar, aber von Auge in der gesamten Pulvermasse nicht unterscheidbar. Partikel zwischen 1 bis 100 und mehr μm
III	Makroskopisches Pulver, „kristallines" Pulver[1] Beispiele: Acidum acetylosalicylicum „crystallisatum"	Partikel im Pulverhaufen von Auge deutlich sichtbar; erkennbare Größe je nach Farbe, Form und Beleuchtung des Pulvers von 100 oder noch mehr μm an
IV	Feinkörniges „Pulver", feinkörnige trockene Zerteilung, kleine Körner	Partikel von 1 bis ca. 5 mm Durchmesser der Länge
V	Grobkörnige trockene Zerteilung, grobe Körner, sand- oder kiesförmige Zerteilung	Partikel > 5 mm
VI	Granulatkörner	Unregelmäßig gekörnte, ca. 1 bis 10 und noch mehr mm lange Aggregate aus Pulvern der Gruppe I bis III

[1] Der in der pharmazeutischen Praxis gebräuchliche Ausdruck „kristallines" Pulver ist insofern nicht korrekt, als auch mikroskopische Pulver nicht aus amorphen Partikeln, sondern ebenfalls aus Kristallen oder Kristallbruchstücken bestehen.

Pulver werden z. T. in Form einfacher oder gemischter Pulver, gegebenenfalls in Einzeldosen abgeteilt direkt als Arzneiform verwendet. Der größte Teil der Pulver stellt jedoch Zwischenprodukte in der Arzneibereitung, z. B. zur Herstellung von Tabletten, Dragees, Pillen, Suspensionen, Salben, Pasten u. a. dar. Die Prüfung der technologischen Eigenschaften von Pulvern ist unter „Prüfung der Hilfsstoffe" Bd. VII B dargestellt.

Einfache Pulver. Das zu wählende Zerkleinerungsverfahren für stückige Güter richtet sich einmal nach dem gewünschten Zerkleinerungsgrad, vornehmlich aber nach der Beschaffenheit des Gutes. Häufig sind die gewünschten Korngrößen nur durch mehrstufiges Zerkleinern zu erhalten, so z. B. bei der Herstellung von Drogenpulvern. Die Gesichtspunkte für die Auswahl geeigneter Geräte sind auf S. 15 beschrieben. Der Zerkleinerungsgrad muß dem Verwendungszweck angepaßt sein. Einheitliche Stoffe, die vom Patienten vor der Anwendung aufgelöst (Salze) oder zu einem Aufguß oder einer Abkochung bereitet werden (Drogen), können grob zerkleinert abgegeben werden. Besonders für hygroskopische Substanzen ist die grobkörnige Form dem feinen Pulver vorzuziehen. Dagegen sind Pulver zur äußerlichen Anwendung, die sog. Puder (s. u.), besonders fein zu vermahlen.

Gemischte oder zusammengesetzte Pulver. Homogene Mischungen von Pulvern können nur dann erreicht werden, wenn die Mischungskomponenten möglichst gleich in Korngröße und Dichte sind. Die zu beachtenden Gesichtspunkte sind im Kapitel „Vereinigen fest mit fest" eingehend beschrieben (s. S. 88).

Bei den zusammengesetzten Pulvern sind mögliche chemische und physikalische Unverträglichkeiten zu beachten. So dürfen die zur Herstellung von Brausepulvern, den sog. salia effervescentia, nötigen Komponenten keinesfalls feucht sein, da sonst die Entwicklung von Kohlensäure bereits im gemischten Pulver einträte. Ferner ist zu berücksichtigen, daß Mischungen hygroskopischer Stoffe mit kristallwasserhaltigen Verbindungen leicht zur Verflüssigung neigen. Es sind deshalb für Pulvermischungen möglichst kristallwasserarme bis -freie Substanzen zu verwenden. Allerdings ist hier zu berücksichtigen, daß manche kristallwasserfreien Verbindungen die nötige Wassermenge rasch aus der Luft wieder aufnehmen, was im Falle des Milchzuckers bei eingestellten Pulvern (s. u.) zu einer Gehaltsverminderung führt.

Eine weitere physikalische Inkompatibilität ist die in Pulvermischungen mögliche Schmelzpunktsdepression, die, wenn eine hohe kryoskopische Konstante einer der Substanzen vorliegt (s. Bd. I, 32 u. 70), zur Erweichung bis Verflüssigung der Mischung führen kann. Sollen solche Substanzen wie Campher, Menthol, Chloralhydrat einem Pulver beigemischt werden, so verreibt man sie einzeln, mit einem indifferenten Bestandteil der Mischung oder einem Hilfsstoff wie Aerosil und mischt erst dann.

Zu den gemischten Pulvern gehören auch die sog. Verreibungen, Triturationes. Es handelt sich hier um Mischungen stark wirkender Substanzen und Gifte mit indifferenten Stoffen zur leichteren Dosierung der hochwirksamen Verbindungen. Dabei ist das Mischungsverhältnis (1 zu 10 bis 1 zu 1000) für die homogene Mischung sehr ungünstig. Auf S. 89 ist das Vorgehen beim Mischen beschrieben. In manchen Arzneibüchern wird vorgeschrieben, solche Verreibungen mit gefärbtem Milchzucker vorzunehmen (Carminzucker), um Inhomogenitäten sichtbar zu machen. Ist der stark wirkende Bestandteil selbst gefärbt, so erübrigt sich diese Maßnahme.

Eingestellte Pulver, pulveres titrati, werden von einigen in der Rezeptur gebräuchlichen, stark wirkenden Drogen, deren Hauptwirkstoffe chemisch oder biologisch genau bestimmbar sind, hergestellt. Bei solchen eingestellten Drogenpulvern ist der Wirkstoffgehalt nach unten und oben begrenzt. Das Einstellen erfolgt entweder durch Zumischen von Drogenpulvern geringeren Gehalts oder durch Zusatz von Milchzucker. Bei eingestellten Pulvern ist auf einen konstanten Feuchtigkeitsgehalt zu achten, da sonst Wertminderungen unvermeidlich sind.

Abgeteilte Pulver. Sollen Pulver in Einzeldosen abgeteilt werden, so ist die Einzeldosis des Wirkstoffes mit so viel an indifferentem Constituens (z. B. Milchzucker) zu versetzen, daß das Pulvergewicht mindestens 100 mg beträgt. Das Abteilen der Einzelpulver aus der Gesamtmischung kann gewichtsmäßig oder volumenmäßig erfolgen. Am genauesten ist das Abwiegen der Einzelpulver. Wegen des erheblichen Zeitaufwandes werden Pulver oft auf Pulverschiffchen ausgeworfen und die Teile visuell auf ihre Mengengleichheit geprüft. Dieses Verfahren ist sehr ungenau und entspricht nicht den Anforderungen auf Dosierungsgenauigkeit der einzelnen Arzneibücher. Besser ist schon das Abmessen von Pulvervolumina mit der Pulverschere (s. Abb. 361). Heute setzt sich mehr und mehr das Abfüllen von Pulvern in Gelatinesteckkapseln durch, da hierbei ein ausreichend genaues Abmessen mit gleichzeitiger Verpackung der Pulver verbunden ist (s. S. 491).

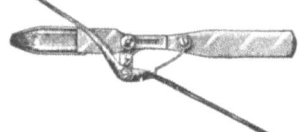

Abb. 361. Pulverschere.

Anders abgeteilte Pulver von 100 bis 200 mg Gewicht werden in Papierkapseln aufbewahrt und abgegeben. Enthalten sie hygroskopische Stoffe, so sind Kapseln aus Wachspapier zu verwenden.

Puder. Pulveres adspersorii. Pulveres inspersorii. Conspersi. Dusting powders. Poudres.

Puder sind äußerlich anzuwendende pulverförmige Arzneimittel, die meist aus mehreren Komponenten zusammengesetzt sind. Ihrer mittleren Korngröße entsprechend gehören sie zu den sedimentierten Stäuben. Sie sollen entweder kühlen, gleitfähig machen, Feuchtigkeit aufsaugen, also trocknen, oft auch nur überdecken und gelegentlich zugesetzte Medikamente zur Wirkung bringen. Demzufolge gelten für Pudergrundstoffe folgende Kennzahlen:

  Wasseraufnahmefähigkeit,
  Ölaufnahmefähigkeit,
  Adsorptionskraft,
  Kühlvermögen (Wärmeleitfähigkeit, Wärmekapazität),
  Deckkraft.

Die Wasseraufnahmefähigkeit wird nach ENSLIN als die Menge Wasser bezeichnet, die von 1 g Puder in der Enslin-Apparatur aufgesaugt wird (s. Bd. VII B). In der gleichen Weise ist die Ölaufnahmefähigkeit zu definieren. Sie wird zweckmäßig bei **37°** bestimmt.

Die Adsorptionskraft von Pudern wird wie bei Bolus alba (Bd. II, 1261) bestimmt.
Das Kühlvermögen ist bislang nur organoleptisch abzuschätzen.

Die Deckkraft läßt sich zwar mit den in der Textilindustrie verwendeten Leukometern messen, wird bei Pudern jedoch meist gegenüber dem deckkräftigen Titandioxid abgeschätzt.

Als Pudergrundlagen kommen Reis-, Mais- und Weizenstärke (Kartoffelstärke ist nur für besondere Gleiteffekte vorzusehen), Talcum, Bolus alba und Bolus rubra, Kieselgur, Aerosil, Magnesiumoxid, Magnesiumcarbonat, Zinkoxid, Titandioxid in Frage. Gelegentlich werden bestimmte Metallseifen den Pudergrundlagen zugesetzt. Sie haben jedoch schmierende Eigenschaften, die bei Pudern wenig geschätzt sind. Talcum, Kieselgur, Bolus u. a. sind natürlicherweise stark mikrobiell verunreinigt, so daß eine Heißluftsterilisation als Vorbehandlung nötig ist (s. S. 446).

Enthalten Puder Wirkstoffe, wie z. B. Schwefel, Sulfonamide u. a., so müssen diese in ihrer Feinheit den Grundlagen entsprechen. Flüssige Wirkstoffe wie z. B. Ichthyol werden auf Grundlagen aufgezogen.

Angaben der Pharmakopöen

DAB 7-DDR Pulver, Pulveres. Pulver sind Arzneistoffe oder Arzneizubereitungen zum inneren oder äußeren Gebrauch, deren Bestandteile gepulvert sind und die ungemischt oder gemischt, mit oder ohne Zusatz indifferenter Hilfsstoffe, abgeteilt oder nicht abgeteilt vorliegen.

Pulver müssen einen dem Verwendungszweck entsprechenden Zerkleinerungsgrad aufweisen, jedoch mindestens mittelgrob gepulvert sein. Die Bestandteile von gemischten Pulvern müssen annähernd den gleichen Zerkleinerungsgrad besitzen und gleichmäßig verteilt sein.

Abgeteilte Pulver sind einzeldosierte Pulver, die in der Regel in Falzkapseln aus Papier, Wachspapier oder einem anderen geeigneten Material abgefüllt sind. Sie müssen den unter „Bestimmungen der zulässigen Massenabweichung bei einzeldosierten Arzneizubereitungen" gestellten Forderungen entsprechen.

Nicht abgeteilte Pulver, die mit indifferenten Hilfsstoffen verdünnt sind, werden als Verreibungen (Triturationes) bezeichnet.

Nicht abgeteilte Pulver, die ausschließlich zum äußeren Gebrauch bestimmt sind, werden als *Puder* bezeichnet.

Helv. V Pulveres, Pulver, Poudres, Polveri. Einfache Pulver sind durch Zerkleinern (Stoßen, Reiben, oder Mahlen) von Arzneistoffen erhaltene Arzneiformen.

Blätter, Blüten, Rhizome, Rinden und Wurzeln müssen, wenn nichts anderes vorgeschrieben ist, vor dem Pulvern bei 40 bis 50° getrocknet werden.

Gummiharze und Safran sind vor dem Pulvern über Kalk zu trocknen.

Drogen, welche leicht flüchtige oder leicht veränderliche Substanzen enthalten, müssen vor dem Pulvern über Kalk getrocknet werden.

Das Zerkleinern von Salzen und Säuren muß in Geräten erfolgen, die an das zu pulverisierende Material möglichst wenig abgeben.

Der Zerkleinerungsgrad wird jeweilen in Klammern hinter dem Artikel mit römischen Zahlen, welches den in den allgemeinen Bestimmungen genannten Siebnummern entsprechen, bezeichnet. Das Zerkleinern eines bestimmten Zerkleinerungsgrades darf, wenn nichts anderes vorgeschrieben ist, auch die noch feineren Zerkleinerungsgrade enthalten.

Zusammengesetzte Pulver werden durch Mischen verschiedener einfacher Pulver von möglichst gleichem Zerkleinerungsgrad erhalten. Nach dem Mischen müssen die zusammengesetzten Pulver wiederum gesiebt und nochmals durchgemischt werden.

Venena enthaltende, zusammengesetzte, weiße Pulver. Vor dem Zumischen der anderen Bestandteile ist eine peinlich genaue Verreibung (Trituratio) des Venenums mit gefärbtem Milchzucker folgender Zusammensetzung zu machen:

Saccharum Lactis   99 T.
Carminum   1 T.

und zwar so, daß für 1 T. des Venenums 9 T. gefärbter Milchzucker verwendet werden. Man verreibt sorgfältig in einer Glasschale oder glasierten Porzellanreibschale den genau gewogenen, sehr stark wirkenden Arzneistoff mit einer gleichen Menge gefärbtem Milchzucker, mischt dann nach und nach die weiteren Mengen des gefärbten Milchzuckers zu, bis ein ganz gleichmäßiges Pulver entstanden ist, in dem beim Drücken mit dem Pistill keine einzelnen Teilchen mehr beobachtet werden können.

Eingestellte Pulver (Pulveres titrati) von stark und sehr stark wirkenden Drogen sind für die Rezeptur bestimmte Arzneiformen, welche auf eine bestimmte Menge aktiver Substanzen eingestellt sind.

Diese eingestellten Pulver sind abzugeben bzw. zu verwenden, wenn Pulver der betreffenden Drogen für sich oder in Rezepturzubereitungen verordnet werden.

ÖAB 9 Pulveres, Pulver. Pulver sind feste Arzneistoffe oder Mischungen derselben, deren Zerkleinerungsgrad den auf S. 22 angegebenen Anforderungen (Siebgröße IV bis VI) entspricht.

Einfache Pulver (Pulveres) erhält man durch sorgfältiges Zerkleinern (Stoßen, Reiben oder Mahlen) der getrockneten Arzneistoffe.

Zusammengesetzte Pulver (Pulveres compositi) erhält man durch sorgfältiges Mischen einfacher Pulver von möglichst gleichem Zerkleinerungsgrad. Nach dem Mischen müssen zusammengesetzte Pulver nochmals gesiebt und wieder durchgemischt werden.

Sind Pulver zur Abgabe in abgeteilter Form bestimmt, so dürfen die Gewichtsschwankungen der einzelnen Pulver die im folgenden angegebenen Grenzen nicht überschreiten. Zur Bestimmung wägt man 10 Pulver auf 2 Dezimalen genau und ermittelt das Durchschnittsgewicht eines Pulvers. Dieses darf um nicht mehr als $\pm 10\%$ von dem vorgeschriebenen oder angegebenen Gewicht eines Einzelpulvers abweichen. Das Gewicht jedes einzelnen Pulvers darf von dem ermittelten Durchschnittsgewicht nur um den in der folgenden Tabelle angegebenen Prozentsatz abweichen:

Durchschnittsgewicht	Größte zulässige prozentuelle Abweichung
0,20 g oder weniger	$\pm 15\%$
0,21 bis 0,50 g	$\pm 12\%$
0,51 bis 1,00 g	$\pm 10\%$
mehr als 1,00 g	$\pm 8\%$

Eingestellte Pulver (Pulveres titrati) sind für die Rezeptur bestimmte, mittelfein gepulverte (V), stark wirkende Drogen, die gegebenenfalls durch Verreiben mit extrahierter Droge oder mit Milchzucker auf einen bestimmten Gehalt an Wirkstoffen eingestellt sind. Zur Herstellung des Pulvers von Semen Strychni wird die Droge erst grob gepulvert (IV), sodann entfettet und hierauf mittelfein gepulvert (V). Eingestellte Pulver sind abzugeben bzw. zu verwenden, wenn die betreffenden Drogen für sich oder in Rezepturbereitungen verordnet sind.

Pl. Ed. II. Die Korngröße eines Pulvers ist verschieden und wird durch die Maschenweite eines Siebes ausgedrückt, die ein Pulver noch passieren kann. Folgende Bezeichnungen werden zur Beschreibung eines Pulvers gebraucht:

Grobes Pulver (10/44) ist ein Pulver, dessen Partikel Sieb Nr. 10 passieren müssen, von dem aber höchstens 40% durch Sieb Nr. 44[1] gehen dürfen.

Mittelgrobes Pulver (22/60): alle Teilchen müssen Sieb Nr. 22, höchstens 40% dürfen Sieb Nr. 60 passieren. Mittelfeines Pulver (44/85): alle Teilchen müssen Sieb Nr. 44, höchstens 40% dürfen Sieb Nr. 85 passieren. Feines Pulver (85): alle Teilchen müssen Sieb Nr. 85 passieren.

Sehr feines Pulver: alle Teilchen müssen Sieb Nr. 120 passieren.

Wenn die Korngröße eines Pulvers durch eine Zahl ausgedrückt ist, so bedeutet dies die Nummer des Siebes, dessen Maschen alle Pulverteilchen passieren müssen.

Wenn eine bestimmte Drogenmenge zerkleinert und gesiebt werden muß, darf kein Teil verworfen werden; es ist jedoch erlaubt, die letzten Anteile zurückzubehalten, wenn vorher eine etwa gleiche Menge eines Rückstandes einer früher zerkleinerten gleichen Droge zugesetzt wurde.

BP 68 entspricht Pl.Ed.II.

BPC 68 Powders. Pulver sind gewöhnliche Mischungen von zwei oder mehreren zerkleinerten Arzneistoffen zum inneren Gebrauch. Sie werden durch Mischen der kleineren Menge an Wirkstoff mit allmählich sich steigernden Mengen der anderen Komponenten erhalten und dann, gewöhnlich durch Sieb Nr. 60, abgesiebt. Danach wird nochmals leicht gemischt, da beim Sieben partielle Entmischung eingetreten sein könnte. Ist die Menge einer Komponente weniger als 60 mg oder kann die Substanz nicht genau abgewogen werden, so ist die entsprechend größere Menge einer Verreibung mit Milchzucker zu verwenden.

Wird eine kleine Menge eines stark wirkenden Arzneistoffes in Pulverform verordnet, so ist eine Verreibung mit einem geeigneten Verdünnungsmittel wie Milchzucker herzustellen, so daß eine Einzeldosis 120 mg beträgt. Die Verreibung ist in Einzeldosen abgeteilt abzugeben.

---

[1] Siebgröße s. S. 21.

Aufbewahrung. Bei hygroskopischen und flüchtigen Bestandteilen ist das Pulver dicht verschlossen aufzubewahren. Abgeteilte Pulver müssen doppelt verpackt sein. Die innere Packung besteht aus Wachs- oder Pergamentpapier; in Ausnahmefällen werden die Papierkapseln noch in Zinnfolie verpackt.

Puder. Dusting-powders. Conspersi. Puder sind gewöhnlich Mischungen von zwei oder mehr fein gepulverten Substanzen zum äußeren Gebrauch. Sie können wie unter „Pulver" beschrieben hergestellt werden. Talcum, Kaolin und andere Naturprodukte sind stark mit Bakterien, u. a. Clostridium tetani, Clostridium welchii und Bacillus anthracis, verunreinigt. Sie müssen deshalb vor dem Mischen mit anderen Substanzen bei 160° mindestens 1 Std. trocken sterilisiert werden.

Puder sollen nicht in offene Wunden oder auf große Flächen wunder Haut gestreut werden.

CF 65 Poudres. Pulver sind Zubereitungen aus pflanzlichen oder tierischen Drogen oder aus chemischen Verbindungen mit einem die Homogenität sichernden und die Verabreichung erleichternden Zerkleinerungsgrad. Zu ihrer Herstellung dienen die Zerkleinerung und die Klassierung.

Vor der Zerkleinerung müssen die pflanzlichen und tierischen Drogen unter Schonung der Wirkstoffe vorsichtig getrocknet werden.

Die Wahl des Zerkleinerungsverfahrens hängt einmal von der Art der Droge, zum andern von der gewünschten Korngröße ab. Letztere wird durch Klassierung bestimmt. Man verwendet dafür Metallsiebe oder Siebe aus anderem Material, die eine definierte Maschenweite garantieren.

Die zu verwendenden Siebe entsprechen mit ihren Nummern oder Moduln und den dazugehörigen Maschenweiten der von der Commission Internationale de Normalisation festgelegten Klassifikation.

CF 65 versteht unter grobem Pulver eine Korngröße von maximal 1,250 mm (Sieb Nr. 32), unter mittelfeinem Pulver maximal 0,315 mm (Sieb Nr. 26), unter feinem Pulver maximal 0,200 mm (Sieb Nr. 24) und unter sehr feinem Pulver maximal 0,125 mm (Sieb Nr. 22). Die hier aufgeführten Siebe sind die gewöhnlich in Apotheken gebrauchten.

Ein Pulver mit einer durch die Siebnummer festgelegten Korngröße darf auf dem entsprechenden Sieb einen Rückstand von höchstens 5% hinterlassen und es darf zu höchstens 40% das nächst kleinere Apotheken-Sieb passieren (d. h. von Nr. 32 → 26 → 24 → 22). [Nicht verständlich ist die Angabe, daß „sehr feines Pulver" zu höchstens 40% Sieb Nr. 21 ($\triangleq$ 0,100 mm) passieren darf.] Wenn nichts anderes angegeben ist, darf beim Zerkleinern und Klassieren weder ein Rückstand hinterbleiben noch eine Fraktion herausgeschnitten werden. Nach Möglichkeit sollen Drogen nicht in großen Mengen in zerkleinerter Form vorrätig gehalten werden, da sonst ihre Inhaltsstoffe Schaden nehmen.

Zur besseren Konservierung sollen Pulver nach ihrer Herstellung nochmals getrocknet und dann luftdicht und vor Licht geschützt aufbewahrt werden.

Zusammengesetzte Pulver werden durch Mischen mehrerer einfacher Pulver gewonnen. Das Mischen muß mit großer Sorgfalt bis zur Homogenität betrieben werden. Falls nötig, kann durch Zusatz einer kleinen Menge eines Farbstoffes wie Carmin die Homogenität überprüft werden.

Literatur: Kiesskalt, S.: Verfahrenstechnik, München: Hanser 1958. — Münzel, K., J. Büchi u. O.-E. Schultz: Galenisches Praktikum, Stuttgart: Wissenschaftl. Verlagsgesellschaft 1959. — Köhler, H. in „Arzneiformung. Probleme und Entwicklungen", Stuttgart: Wissenschaftl. Verlagsgesellschaft 1964. — v. Czetsch-Lindenwald, H., u. F. Schmidt-La Baume: Salben, Puder, Externa, Berlin: Springer 1944. — Winter, F.: Handbuch der gesamten Parfümerie und Kosmetik, Wien: Springer 1952.

Salben

Salben, Unguenta, werden entsprechend ihrer Zusammensetzung, ihrer Konsistenz oder nach dem Applikationsort verschieden benannt. In den Arzneibüchern sind folgende Bezeichnungen gebräuchlich:

Unguenta DAB 7-DDR, ÖAB 9, Nord. 63, Helv. VI. Ointments USP XVII, BP 68. Pommades, Pomata CF 65. Pomasti Lekovite masti Jug. II. Salben DAB 7-BRD.

Cerata Disp. Dan. 63, Cérats CF 65 für Salben, die aus einer Mischung von Wachs und Öl bestehen;

Cremores Nord. 63, Creams USP XVII, BP 68, Crèmes CF 65, Cremes DAB 7-BRD für Salben von besonders weicher Konsistenz, die größere Mengen an Wasser oder Öl enthalten;

Glycérolés, Glycérés, Glycerola CF 65 für glycerinhaltige Zubereitungen von halbfester Konsistenz;

Pastae ÖAB 9, Nord. 63, Pastes USP XVII, BP 68, Pâtes dermiques CF 65, Pasten DAB 7-BRD für Salben von besonders fester Konsistenz mit hohem Pulveranteil [s. dazu K. Münzel: Schweiz. Apoth.-Ztg 93, 523 (1955)];

Oculenta DAB 7-DDR, Nord. 63, Eye Ointments USP XVII, BP 68, Unguenta opthalmica ÖAB 9, Helv. VI für Salben zur Applikation in den Bindehautsack und an den Lidrändern.

Definition. Die hinsichtlich ihrer Zusammensetzung außerordentlich heterogene Arzneiform der Salben wird in den verschiedenen Arzneibüchern in der Regel unter Berücksichtigung von zwei Gesichtspunkten definiert:

1. des therapeutischen Anwendungsgebietes: Die Anwendung erfolgt durch Aufstreichen auf Haut, Schleimhaut oder Wundflächen;

2. der physikalisch-chemischen Beschaffenheit, z. B.: Salben sind streichfähige Arzneizubereitungen (DAB 7-BRD), Arzneimittel von halbfester Konsistenz (Nord. 63, USP XVII), Arzneizubereitungen, die bei Zimmertemperatur eine streichbare Konsistenz besitzen (ÖAB 9), Zubereitungen von weicher Konsistenz (CF 65), Gele von plastischer Verformbarkeit (DAB 7-DDR), thixotrope Gele mit Fließgrenze und von plastischer Verformbarkeit (Helv. VI).

Als *Salbengrundlagen* wird eine Vielzahl von Substanzen herangezogen, welche in Aussehen, Beschaffenheit und chemischer Zusammensetzung sehr unterschiedlich sind. Während ältere Arzneibücher vor allem Naturstoffe wie tierische und pflanzliche Fette sowie Wachse oder Kohlenwasserstoffe anführen, werden heute auch Isolierungs- oder Abwandlungsprodukte der genannten Naturstoffe, wie Fettalkohole und Fettalkoholderivate, oder Synthetica, wie Polyäthylenglykole und Polyäthylenglykolderivate oder Silicone, in einem größeren Ausmaß zur Herstellung von Salben verwendet.

Die große Anzahl der angebotenen Substanzen, von denen einige bereits in neuere Arzneibücher Eingang gefunden haben, führte zu einer überaus großen Differenzierung der Salbengrundlagen, welche um so mehr gefördert wird, als zahlreiche Hilfsstoffe, die sich als Emulgatoren, Netzer, Stabilisatoren und Gelbildner in mannigfachen Industriebereichen bewährt haben, auch für die Salbenbereitung Verwendung finden. Dabei hat sich gezeigt, daß im Falle medikamentöser Salben die Art der Grundlage nicht ohne Einfluß auf die Wirksamkeit des Arzneistoffes bleibt: Wechselwirkungen zwischen Arzneisubstanzen und den zu ihrer Verarbeitung notwendigen Trägerstoffen werden bei der Arzneiform der Salben in besonderem Maße deutlich (s. S. 558).

Um eine sinnvolle Abstimmung der Grundlage auf therapeutische Anforderungen zu gewährleisten, sind verschiedene Prinzipien für eine systematische Einteilung diskutiert worden.

Systematik der Salbengrundlagen. Für die Einteilung der Salbengrundlagen kommen vor allem zwei Gesichtspunkte in Betracht:

1. ein therapeutisches Einteilungsprinzip, wonach die Salbengrundlagen ihren Indikationsgebieten entsprechend in Decksalben, Schutzsalben, Kühlsalben, Penetrationssalben, Resorptionssalben, kosmetische Salben unterteilt sind (M. K. Polano [11]).

Das therapeutische Einteilungsprinzip gründet sich auf die Auswirkungen, die eine Anwendung der verschiedenen Salbengrundlagen zur Folge hat. Es gestattet vor allem dem Dermatologen zu differenzieren.

2. *physikalisch-chemische bzw. chemische Einteilungsprinzipien*, welche eine Gruppierung der Salben auf Grund ihres kolloidchemischen Charakters und ihrer chemischen Zusammensetzung vornehmen.

Für den Arzneimittelhersteller ist eine Klassifizierung nach chemischen und physikalisch-chemischen Eigenschaften von Bedeutung. Diese bestimmen das Herstellungsverfahren und lassen Rückschlüsse auf das therapeutische Verhalten der Zubereitung zu.

K. Münzel hat eine Systematik vorgeschlagen, die in konsequenter Weise kolloid-chemischen Erwägungen folgt, und die Arzneiform der Salben „als plastische Gele zur kutanen Applikation" definiert [Pharm. Acta Helv. *28*, 320 (1953); J. Soc. Cosmet. Chemists *19*, 289 (1968)].

Allerdings blieb die Definition von K. Münzel, nach der die Salben als disperse Systeme, bestehend aus einem festen und einem fl. Anteil, aufzufassen sind, für einzelne Präparate problematisch. Während für die fettfreien wasserhaltigen Gele, wie Glycerinsalbe, Methylcellulose- bzw. Bentonitgele oder Stearatsalben die Gelnatur der Zubereitungen unbestritten ist, wird diese für Vaselin, Glyceridfette, Polyäthylenglykolsalbe bezweifelt [Kern, W.: Dtsch. Apoth. i. Hessen *13*, 382 (1963); Lietz, G.: Mitt. dtsch. pharm. Ges. *31*, 89 (1966); APV Inf.-Dienst Mainz *15*, 77 (1969)].

Für die Bezeichnung der Salben als Gele sind Auslegungen heranzuziehen, welche neuere Untersuchungen über die Struktur der Gele berücksichtigen. So definiert J. Stauff (Kolloidchemie, Berlin/Göttingen/Heidelberg: Springer 1960) Gele als 2-Phasensysteme, wobei die kolloiddisperse Phase im flüssigen Dispersionsmittel ein zusammenhängendes Gerüst aufbaut. Dabei ergibt sich als wesentliches Merkmal, daß beide Phasen einander durchdringen und daß das System nicht mehr den Charakter einer Flüssigkeit hat. Dieser Definition entsprechend braucht ein Gel nicht aus zwei stofflich verschiedenartigen Komponenten gebildet zu sein, sondern kann auch aus einer, in verschiedenen Aggregatzuständen vorliegenden Substanz bestehen (z. B. feste und flüssige Kohlenwasserstoffe = Vaselin). Von den Autoren W. Kern und G. Lietz wird vor allem die Kohärenz der festen Kohlenwasserstoffe in Vaselin, der festen Anteile in Fetten und der festen Polyäthylenglykol-Anteile in Polyäthylenglykol-Salben in Frage gestellt. Die Diskussionen und Schlußfolgerungen von K. Münzel und die in jüngster Zeit von C. Führer [APV Inf.-Dienst Mainz *15*, 87 (1969)] durchgeführten mikroskopischen Untersuchungen rechtfertigen die Geltheorie. Danach können auch Kohlenwasserstoffe, Fette und Polyäthylenglykol-Salben der obigen Definition entsprechend als Gele bezeichnet werden, da hierbei jeweils die dispergierten festen Anteile über Dispersionskräfte Haftbereiche ausbilden. Dabei entsteht im flüssigen Dispersionsmittel ein zusammenhängendes Netz. C. Führer (l.c.) weist noch darauf hin, daß die Gerüststoffe dieser Salben in einem mehr oder minder feingliedrigen Flechtwerk (z. B. über Fransenmizellen als Kristallite), nicht jedoch in Form von definierten Partikeln (Kristallen) die gesamte Salbe durchziehen.

Bei Annahme einer gelartigen Beschaffenheit ergibt sich nach K. Münzel folgende Einteilung der Salbengrundlagen:

1. *Kohlenwasserstoffgele* bestehend aus festen und flüssigen Alkanen,
2. *Lipogele* bestehend aus flüssigen und festen Triglyceriden und Wachsen,
3. *Hydrogele* bestehend aus hydrophilen Kolloiden und Wasser,
4. *Polyäthylenglykolgele* bestehend aus höhermolekularen wachsartigen und niedrigmolekularen flüssigen Anteilen,
5. *Silicongele* bestehend aus Siliconölen und festen Fettstoffen. [Über die Verwendung von Siliconölen in Salben, Pasten und Cremes s. E. Ernst: Pharm. Ztg (Frankfurt) *101*, 546 (1956).]

Nach Inkorporierung von Wirkstoffen, W., wss. Lösungen oder weiteren Hilfsstoffen erfährt jede der angegebenen Gruppen eine Unterteilung in:

a) Lösungsgele	c) Emulsionsgele
b) Suspensionsgele	d) Suspensions-Emulsionsgele;

dabei ergibt sich die nachfolgende Differenzierung.

Systematik der Salben

[MÜNZEL, K.: Pharm. Acta Helv. *28*, 320 (1953)]

A. „Natürliche" Salbengrundlagen, bestehend aus in der Natur vorkommenden Stoffen oder Ausgangsprodukten

	Benennung	Beispiele
1	*Kohlenwasserstoff-Gele* (KW-Gele)	
11	Einfache KW-Gele	Vaselinum album et flavum Helv. V Vaselinum germanicum („Kunstvaselin": Paraffin. solid. 20, Paraff. liq. 80)
111	„Absorption bases"-KW-Gele	Ungt. cetylicum Helv. V
12	Lösungs-KW-Gele	Ungt. camphoratum Helv. IV (Camphora 10, Paraffin. solid. 8, Vaselin. alb. 82)
13	Suspensions-KW-Gele	Ungt. boricum Helv. V; Ungt. et Pasta Zinci Helv. V
14	Emulsions-KW-Gele (W/O-Verteilung)	Ungt. cetylicum cum aqua Helv. V Ungt. Plumbi subacetici Helv. V Ungt. Hydrargyri cinereum Helv. V
15	Suspensions-Emulsions-KW-Gele	Ungt. Hydrargyri oxydati flavi Helv. V Ungt. Hydrargyri album Helv. V Ungt. sulfuratum compositum Helv. V Ungt. Plumbi tannici Helv. V Ungt. Argenti colloidalis Helv. V
2	*Lipogele*	
21	Einfache Lipogele	Adeps suillus Helv. V Oleum Arachidis hydrogenatum Helv. V „Künstliche" Lipogele: Ungt. cereum Helv. V
211	„Absorption-bases"-Lipogele	Adeps Lanae
22	Lösungslipogele	Ungt. camphoratum Helv. V Ungt. resinosum Helv. V Ungt. Styracis Helv. V Ungt. Rosmarini comp. Helv. V Ungt. cantharidatum Helv. V
23	Suspensionslipogele	Ungt. salicylatum Helv. V Ungt. Plumbi iodati Helv. V Ungt. sulfuratum Helv. V Ungt. tartari stibiati Helv. V Gewisse Olea Zinci
24	Emulsionslipogele (W/O-Verteilung)	Lanolinum Helv. V Ungt. Kalii iodati Helv. V Ungt. refrigerans Helv. V — Suppl. I
25	Suspensions-Emulsions-Lipogele	
3	*Hydrogele*	
31	Einfache Hydrogele	
311	Anorganische Hydrogele	Magma Bentoniti USP XIV Mucilago Bentoniti PM[1]
312	Organische Hydrogele	
312.1	aus eiweißähnlichen Quellstoffen	Glycerin-Gelée (Gelatina 2, Glycerin. 25, Aqua conservans 73)
312.2	aus Kohlehydraten (Schleimsalben)	Ungt. Glycerini Helv. V Mucilago Tragacanthae PM[1] Mucilago Cellogeli PM[1]
312.3	aus einwertigen Seifen (Seifenhydrogele)	Linimentum saponato-camphoratum Helv. V

[1] Praescriptiones Magistrales, Ausg. 1951, Schweiz. Apothekerverein, Zürich.

Systematik der Salben (*Fortsetzung*)

	Benennung	Beispiele
32	Lösungshydrogele	Gel. Arnicae PM[1] (Al. acet.-tart. sol. 10, Tct. Arnicae 5, Mucilago Bentoniti 85)
33	Suspensionshydrogele	
331	Einfache Suspensionshydrogele	Gel antiseborrhoicum PM[1] (Sulfur praec., Bolus alba āā 10, Mucilago Bentoniti 80)
332	Abwaschbare Suspensionshydrogele („washable ointment bases")	Kosmetische Benennungen: Tagescrèmes, Vanishing Creams, „Mattcrème"
332.1	Stearat-Hydrogele (Stearat-Salben)	Ungt. cosmeticum Svenska F. 1925 (Acid. stearinic. 200, Sol. NaOH 70, Glycerin. 100, Spirit. 50, Ol. aether. 1,5, Aqua ad 100)
332.2	„Komplex-Emulgator"-Hydrogele	Lanettewachs SX 10, Aqua 90
332.21	„Trockene" Emulgator-Komplexe („Self emulsifying waxes")	Tegin (Monostearin + Kaliumstearat), Lanettewachs SX (Cetyl-Stearylalkohol + Na-Cetylsulfat); Cera emulsificans BP 1953, Cetylanum Dan. IX-Add. (beide wie Lanettewachs SX) Polawax (Cetyl-Stearylalkohol[1] + nicht ionogener Emulgator)
34	Emulsionshydrogele (O/W-Verteilung)	
341	Einfache Emulsionshydrogele	Ungt. nasale Ephedrini PM[1] (äth. Öl in Tragantschleim)
342	Abwaschbare Emulsionshydrogele	
342.1	vom Typ der Stearat-Hydrogele	
342.2	vom Typ der Komplex-Emulgator-Hydrogele	Ungt. hydrophilicum USP XIV Unguenta hydrophilica I—III PM[1]
35	Suspensions-Emulsionshydrogele	
351	Einfache Suspensions-Emulsionshydrogele	
352	Abwaschbare Suspensions-Emulsionshydrogele	
352.1	vom Typ der Stearat-Hydrogele	
352.2	vom Typ der Komplex-Emulgator-Hydrogele	Ungt. dexapans PM (Acid. salicylic. 3, Iodochloroxychinolin. 5, Ungt. hydrophilic. PM[1] ad 100)

B. Synthetische Salbengrundlagen (Kunststoff-Salben)

4	*Carbowaxgele (Polyäthylenoxydgele)*	
41	Einfache Carbowaxgele	Polyaethylene Glycol Ointment USP XIV (Carbowax 4000, Polyäthylenglykol 400 āā)
42	Lösungs-Carbowaxgele	
43	Suspensions-Carbowaxgele	
44	Emulsions-Carbowaxgele	
45	Suspensions-Emulsions-Carbowaxgele	Undecylene Ointment N. F. (Undecylenic acid 50, Zinc undecylenate 200, Polyethylene Glycol Ointment 750)
5	*Silicon-Gele*	
51	Einfache Silicongele	
52	Lösungssilicongele	
53	Suspensionssilicongele	
54	(Quasi-)Emulsions-Silicongele	
55	Suspensions-Emulsions-Silicongele	

[1] Siehe Fußnote S. 539.

Nach ähnlichen Gesichtspunkten klassifizieren A. N. MARTIN et al. [9] Zubereitungen von halbfester Konsistenz wie Gele, Salben, Zäpfchen; diese Autoren stellen den Gruppen der Organo- und Hydrogele Zubereitungen auf Emulsionsbasis gegenüber.

Klassifizierung der Grundlagen von halbfester Konsistenz [9]

	Benennung	Beispiele
1	*Organogele* a) Kohlenwasserstoffe b) Tierische und pflanzliche Fette c) Pflastersalben bzw. Salben auf Basis Metallseife d) Hydrophile Organogele	 Vaselin, Mineralöl-Polyäthylengel[1] Schmalz, hydrierte pflanzliche Öle, Kakaoöl Bleipflaster- bzw. Aluminiumstearat-Kohlenwasserstoffgel Polyäthylenglykolsalbe
2	*Hydrogele* a) Organische Hydrogele b) Anorganische Hydrogele	 Tragantgele, Pektingele, Celluloseäthergele Bentonitgele, Kieselsäuregele

3	*Zubereitungen auf Emulsionsbasis*
	 a) Emulgierbare Grundlagen
	    Typ Wasser-in-Öl (Absorptionsbasen)
	    Typ Öl-in-Wasser
	 b) Emulgierte Grundlagen
	    Wasser-in-Öl
	
	    Öl in Wasser
		
		 Wollwachs, hydrophilic Petrolatum, Wollwachsalkoholsalbe
		 Emulgierende Salben[2]
		
		 Wasserhaltiges Wollwachs, Rose Water Ointment USP XVI, Wasserhaltige Wollwachsalkoholsalben
		 Wasserhaltige emulgierende Salben[2]

[1] Plastibase (E. R. Squibb); Salbengrundlage „PL" (Chem. Fabr. von Heyden AG, München) s. S. 543.
[2] Siehe S. 544.

Im Zuge einer Bearbeitung der Untersuchungsmethoden für Salben hat die Deutsche Gesellschaft für Fettwissenschaft e. V. (DGF) eine Klassifizierung für streichfähige Dermatica vorgelegt. Dabei wird eine Aufteilung in 3 Gruppen vorgenommen, wobei für jede Gruppe eine spezielle Bezeichnung gilt, nämlich

A Salben = Wasserfreie Zubereitungen
B Krems = Wasserhaltige Zubereitungen (Emulsionen)
C Pasten = Puderhaltige Zubereitungen (Suspensionen).

Im einzelnen wird das nachfolgende Einteilungsschema empfohlen.

Klassifizierung der streichfähigen Dermatica
[Vorschlag der DGF, Fette, Seif., Anstr. *65*, 35 (1963)]

Benennung	Beispiele
A. *Salben* = Wasserfreie Zubereitungen	
1. Hydrophobe Salben (Unguenta hydrophobica) enthalten als Vehikel wasserfreie fettartige Grundmassen, in die sich nur geringe Mengen Wasser einarbeiten lassen.	Paraffin-Kohlenwasserstoffe, wie Vaselin; Triglyceride, wie Neutralfett
2. Hydrophile Salben (Unguenta hydrophilica) enthalten als Vehikel wasserfreie „fettartige" oder sonstige Grundlagen, die Emulgatoren enthalten oder wasserlöslich sind. Sie werden auch als „absorption bases" bezeichnet.	Wollwachsalkoholsalben, Hydrophile Salbe DAB 7, Polyäthylenglykolsalben

Klassifizierung der streichfähigen Dermatica (*Fortsetzung*)

Benennung	Beispiele
B. *Krems* = Wasserhaltige Zubereitungen (Emulsionen)	
1. Lipophile Krems (Cremores lipophilici) enthalten als Vehikel wasserhaltige W/O-Emulsions-Grundlagen und Quasi-Emulsionsbasen.	Wasserhaltige Wollwachsalkoholsalben, Lanolin DAB 7-BRD Kühlsalbe DAB 7-BRD
2. Hydrophile Krems (Cremores hydrophilici) enthalten als Vehikel wasserhaltige O/W-Emulsions-Grundlagen oder Schleime und Gallerten auf organischer oder anorganischer Basis.	Wasserhaltige hydrophile Salbe DAB 7-BRD, USP XVII Glycerinsalbe DAB 6 Bentonite Magma USP XVII
C. *Pasten* = Puderhaltige Zubereitungen (Suspensionen)	
1. Lipophile Pasten (Pastae lipophilicae) enthalten als Vehikel Puder-Grundstoffe in hydrophoben oder hydrophilen Salben-Grundlagen oder in lipophilen Krem-Grundlagen suspendiert.	Zinkpaste DAB 7-BRD, Pasta Zinci mollis DRF, Oleum Zinci DRF
2. Hydrophile Pasten (Pastae hydrophilicae) enthalten als Vehikel Puder-Grundstoffe in hydrophilen Krem-Grundlagen oder in hydrophilen Flüssigkeiten suspendiert.	Pasta Zinci Lanette, Lotio alba DRF

In einem Diskussionsbeitrag fordert W. Merz [Dtsch. Apoth.-Ztg *103*, 1394 (1963)], die Schleime und Gallerten in einer eigenen Gruppe unter der Bezeichnung *Hydrogele* = wasserhaltige, fettfreie Zubereitungen zu führen.

Die Arzneibücher sehen im allgemeinen von einer Klassifizierung ab. Eine Ausnahme bildet dabei USP XVII, in welcher eine systematische Einteilung in 4 Gruppen vorgenommen wird, nämlich:

> Lipophile Grundlagen
> Emulgierende Grundlagen (Absorptionsgrundlagen)
> Mit Wasser abwaschbare Grundlagen
> In Wasser lösliche Grundlagen

Zusammensetzung der Salbengrundlagen. *Lipophile Grundlagen* (Organogele). Sie bestehen im allgemeinen aus Kohlenwasserstoffen oder Glyceridfetten, wie Vaselin (Petrolatum, soft Paraffin, Petroleum Jelly), Schweineschmalz, hydriertes Erdnußöl oder Mischungen aus Fetten bzw. Ölen und Wachsen. Solche Grundlagen nehmen nur wenig Wasser auf, sind in Wasser unlöslich und mit Wasser allein nicht abwaschbar. Sie eignen sich zur Herstellung wasserfreier Salben; Arzneistoffe werden besonders aus Vaselin nur langsam abgegeben (Erzielung von Depotwirkung). Außer Vaselin, Schweineschmalz und hydrierten Fetten (Ol. Arachidis hydrogenatum Helv. VI, ÖAB 9)[1] werden von den Arzneibüchern verschiedene Mischungen aus Fettstoffen und Wachsen aufgeführt, z. B.:

Name	Zusammensetzung	Teile	Vorschrift aus
Unguentum cereum	Erdnußöl Gelbes Wachs	7 3	DAB 6
Unguentum cereum	Cera alba Ol. Olivar. Tinct. Benzoes	30 70 10	Helv. V
Ceratum	Cera alba Cetaceum Adeps benzoatus	20 20 60	Svec. 46

[1] Ein im Handel befindliches hydriertes Neutralfett mit einer Säurezahl < 1 ist Softisan 378 (Chem. Werke Witten, Dynamit Nobel AG). Über die Verwendung solcher Triglyceride als Salbengrundlagen berichtet F. Neuwald [Pharm. Ztg (Frankfurt) *106*, 978 (1961)] sowie K. Eberhardt [4].

(*Fortsetzung*)

Name	Zusammensetzung	Teile	Vorschrift aus
Unguentum cereum	Cera flava	10	
	Oleum Helianthi	30	
Unguentum cetacei	Cera alba	2	Ross. 8
	Cetaceum	4	
	Oleum Persicarum	14	
Unguentum simplex	Cera alba	20	Jug. II
	Adeps suillus	80	
White Ointment	Weißes Wachs	50	USP XVII
	Weißes Vaselin	950	
Unguentum aromaticum	Gehärtetes Erdnußöl	72	
	Gelbes Wachs	15	
	Lavendelöl	1	ÖAB 9
	Rosmarinöl	1	
	Wacholderöl	1	
Cérat à la Rose	Weißes Wachs	50	
	Vaselin	50	
	Carmin	0,5	CF 65
	Vaselinöl	2	
	Rosenöl	gtts. X	

Eine besondere Zubereitung ist die unter der Bezeichnung Plastibase [J. Amer. pharm. Ass., sci. Ed. *45*, 101 (1956)] bzw. Salbengrundlage „PL" (Heyden) im Handel befindliche Grundlage. Es handelt sich dabei um eine Mischung von gelartigem Charakter aus dickflüssigem Paraffin und einem Polyäthylen (M.G. 21 000), deren Viskosität innerhalb eines breiten Temperaturbereiches (von −15° bis +60°) nur geringe Änderung erfährt.

Wachshaltige Grundlagen (Cerate) vermögen Wasser besser zu binden als Vaselin oder Glyceridfette. Wachse, vor allem Bienenwachs, Walrat oder mikrokristalline Paraffinwachse bilden ein feinstrukturiertes Gelgerüst aus, wodurch nicht nur der flüssige Fettanteil der Grundlage festgehalten, sondern auch Wasser im Sinne einer Quasi-Emulsion in begrenzter Menge eingeschlossen wird, sofern die Einarbeitung während des Erstarrens der geschmolzenen Mischung geschieht. Wasserhaltige Wachssalben haben Kühlwirkung, da das Emulsionssystem instabil ist. Zusatz eines Emulgators, z. B. Glycerinmonostearat (DAB 7-BRD), erhöht die Stabilität, u. U. unter Herabsetzung des Kühleffektes. Auch wasserhaltige Cerate, welche meistens parfümiert, vorwiegend kosmetischen Zwecken dienen, werden von einer Reihe von Arzneibüchern aufgeführt, z. B.:

Name	Zusammensetzung	Teile	Vorschrift aus
Unguentum refrigerans	Cera alba	8	
	Cetaceum	10	
	Ol. Arachidis	57	Helv. V − Suppl. I
	Aqua dest.	20	
	Ol. Ricini	5	
Unguentum Cetacei simplex	Cera alba	50	
	Cetaceum	100	
	Ol. Arachidis	600	
	Aqua purif.	250	Disp.Dan. 63
Cérat cosmétique	Cetaceum	16	
	Weißes Wachs	8	
	Mandelöl	55	
	Rosenwasser	16	CF 65
	Benzoetinktur	4	
	Borax	0,5	
	Rosenöl	2 Tr.	

(*Fortsetzung*)

Name	Zusammensetzung	Teile	Vorschrift aus
Cérat de Galien	Weißes Wachs	130	
	Mandelöl	535	CF 65
	Rosenwasser	330	
	Borax	5	
Unguentum emolliens	Cera alba	7	
	Cetaceum	8	
	Ol. arachidis	55	Jug. II
	Aqua dest.	30	
	Pulv. conservans[1]	0,1	
Petrolatum Rose Water Ointment	Cetaceum	125	
	Weißes Wachs	120	
	Flüssiges Paraffin	560	USP XVII
	Borax	5	
	Gereinigtes Wasser	190	
Unguentum leniens	Weißes Wachs	8	
	Gehärtetes Erdnußöl	20	
	Erdnußöl	47	ÖAB 9
	Destilliertes Wasser	20	
	Rizinusöl	5	
Kühlsalbe	Gelbes Wachs	6,5	
	Walrat	8	
	Erdnußöl	60	DAB 7-BRD
	Glycerinmonostearat	0,5	
	Wasser	25	

[1] Pulv. conserv. Jug. II: p-Oxybenzoesäuremethylester 70 T., -propylester 30 T.

Emulgierende Fettgrundlagen (Absorptionsgrundlagen). Emulgierende Fettgrundlagen enthalten außer den genannten Fettstoffen (Vaselin, Paraffin, Glyceridfetten, Wachsen) noch *Emulgatoren*. Sie nehmen Wasser und wässerige Lösungen unter Ausbildung stabiler W/O-Emulsionen auf. Ihr Wasseraufnahmevermögen hängt vom Fettstoff sowie von Art und Menge des zugesetzten Emulgators ab. Die Menge an gebundenem Wasser (= disperse Phase) kann bis zu 80% betragen. Absorptionsgrundlagen sind ebenso wie die lipophilen Grundlagen in Wasser unlöslich und mit Wasser allein nicht abwaschbar. Sie eignen sich zur Herstellung wasserfreier und wasserhaltiger Salben. Arzneistoffe werden im allgemeinen aus solchen Grundlagen besser abgegeben als aus reinen Fettgrundlagen.

Ein besonders wirksames Emulgatorengemisch liegt im *Wollwachs* (Cera Lanae)[1] vor, welches neben Cholesterin noch freie höhere Fettalkohole enthält, die die emulgierende Wirkung des Cholesterins unterstützen. Die Wasseraufnahmefähigkeit des Wollwachses ist daher größer als diejenige eines Vaselin-Cholesteringemisches, die wasserhaltigen Zubereitungen sind stabiler. Setzt man das emulgierende Prinzip des Wollwachses (= Wollwachsalkohole) Fettstoffen zu, so erhält man Grundlagen mit hohem Wasserbindungsvermögen, die verträglicher und weniger zäh sind als Wollwachs und keinen Eigengeruch besitzen; zur Frage der Haltbarkeit s. S. 559.

Die angedeuteten Nachteile des Naturproduktes waren Anlaß, nicht nur die einzelnen Komponenten des Wollwachses zu isolieren, sondern auch das Naturprodukt durch chemische Umwandlung zu variieren. *Pharmazeutische Bedeutung haben bisher nur die Wollwachsalkohole erlangt*, während der flüssige Anteil des Wollwachses sowie hydrierte, acetylierte, äthoxylierte Derivate des Wollwachses und der Wollwachsalkohole vorwiegend für die Herstellung kosmetischer Präparate Verwendung finden [s. dazu SCHMITZ, B.: APV Inf.-Dienst Mainz *9*, 41 (1963); KITCHEN, G. F., u. E. W. CLARK: Pharm. Industrie *22*, 5 (1960)].

---

[1] Die ältere Bezeichnung „*Wollfett*" (Adeps Lanae) ist unzutreffend, da chemisch ein Wachs und kein Fett vorliegt.

Neben Wollwachs (Cera Lanae, Wollfett, Adeps Lanae, Lanolinium anhydricum, Lanoléin, Wool Fat) führen die Arzneibücher wasserfreie und wasserhaltige Zubereitungen verschiedener Zusammensetzung auf, welche Wollwachs, die isolierten Wollwachsalkohole (Alcoholes Lanae, Lanalcoli) oder eine Mischung von Wachsalkoholen in Kohlenwasserstoffgrundlagen enthalten[1], z. B.:

Name	Zubereitung	Teile	Vorschrift aus
Lanolinum	Wollfett	13	
	Wasser	4	DAB 7-BRD
	Flüssiges Paraffin	3	
Unguentum molle	Gelbes Vaselin	1	DAB 6
	Lanolin	1	
Wollwachsalkoholsalbe[1]	Wollwachsalkohole	6	
	Cetylstearylalkohol	0,5	
	Weißes Vaselin	93,5	DAB 7-BRD
Wasserhaltige Wollwachsalkoholsalbe	Wollwachsalkoholsalbe	50	
	Wasser	50	
Unguentum Alcoholum Lanae	Wollwachsalkohole	10	
	Weiches Paraffin	32	
	Dickflüssiges Paraffin	58	DAB 7-DDR
Unguentum Alcoholum Lanae aquos.	Wollwachsalkoholsalbe	50	
	Wasser	50	
Cera Lanae cum Aqua	Wollwachs	70	
	Destilliertes Wasser	20	
	Flüssiges Paraffin	10	
Unguentum Lanalcoli	Wollwachsalkohole	6	
	Gelbes Vaselin	10	ÖAB 9
	Hartparaffin	24	
	Flüssiges Paraffin	60	
Unguentum Lanalcoli aquosum	Wollwachsalkoholsalbe	50	
	Destilliertes Wasser	50	
Lanolinum	Adeps Lanae	70	
	Aqua	20	
	Oleum Olivar.	10	
Unguentum cetylicum	Alcohol cetylicus	4	
	Adeps Lanae	10	Helv. VI
	Vaselinum album	86	
Unguentum cetylicum cum Aqua	Unguent. cetylicum	60	
	Wasser	40	
Hydrous Wool Fat	Wollwachs	700	
	Destilliertes Wasser	300	
Simple Ointment	Wollwachs	50	
	Hartparaffin	50	
	Cetylstearylalkohol	50	
	Vaselin	850	
Paraffin Ointment	Weißes Wachs	20	BP 68
	Hartparaffin	30	
	Cetylstearylalkohol	50	
	Vaselin	900	
Woolalcohols Ointment[2]	Zus. wie Ungt. Lanalcoli		
Oily Cream	Zus. wie Ungt. Lanalcoli aquosum		
Lanolin	Wollwachs	70—75	USP XVII
	Wasser	25—30	

---

[1] GSTIRNER, F.: Pharm. Ztg (Frankfurt) *105*, 1438 (1960); KERN, W.: Öst. Apoth.-Ztg *14*, 255 (1962), Dtsch. Apoth. i. Hessen *14*, 376 (1962).
[2] Die Anteile an Hartparaffin, Vaselin und flüssigem Paraffin können nach Bedarf gegeneinander ausgetauscht werden.

(*Fortsetzung*)

Name	Zubereitung	Teile	Vorschrift aus
Hydrophylic Petrolatum	Cholesterin	30	
	Stearylalcohol	30	
	Weißes Wachs	80	USP XVII
	Weißes Vaselin	860	
Lanoléine hydratée	Wollwachs	75	CF 65
	Wasser	25	
Adeps Lanae cum Aqua	Adeps Lanae	750	
	Wasser	250	Nord. 63
Unguentum molle	Adeps Lanae	200	
	Vaselin	800	
Unguentum dermotheli simplex	Cera alba	80	
	Lanolinum anhydricum	360	
	Oleum arachidis	360	Disp.Dan. 63
	Aqua dest.	200	
Unguentum Adipis Lanae	Adeps lanae hydrosus	50	Jug. II
	Vaselinum flavum	50	
Unguentum oleosum	Alcohol cetylicus	50	
	Adeps Lanae	50	
	Cera alba	50	
	Stearinum	50	
	Cetaceum	100	
	Oleum ricini	700	
Unguentum emolliens	Ungt. oleosum	700	
	Aqua dest.	300	
Unguentum simplex	Alcohol cetylicus	40	
	Adeps lanae	100	
	Vaselinum album	860	Hung. V — Add. 58
Unguentum hydrosum	Ungt. simplex	500	
	Aqua dest.	500	
Occulentum simplex	Ungt. simplex	900	
	Paraffinnum liquid.	100	
Vaselinum cholesterinatum	Alcohol cetylicus	30	
	Cera alba	30	
	Adeps lanae	50	
	Cholesterinum	20	
	Vaselinum album	870	

Die Arzneibuchpräparate werden durch eine Reihe nationaler Formelsammlungen sowie eine große Anzahl handelsüblicher Produkte ergänzt. Dabei verwendet man an Stelle von Wollwachs bzw. Wollwachsalkoholen und -derivaten auch andere Emulgatoren und Emulgatorgemische (s. Emulsionen, S. 300) wie z. B. Mono- und Diglyceride der Fettsäuren oder Ester bzw. Äther verschiedener Zucker mit Fettsäuren bzw. Fettalkoholen.

Handelsübliche Absorptionsgrundlagen
(s. dazu H. v. CZETSCH-LINDENWALD u. H. P. FIEDLER: Hilfsstoffe für Pharmazie und angrenzende Gebiete, Aulendorf 1963)

Handelsname	Zusammensetzung	Herkunft
Alcolan Hychol Sterolan	Handelsbezeichnungen für verschiedene Wollwachsprodukte z. T. mit Kohlenwasserstoffen	Robison-Wagner Co. Inc. 628 Waverly Avenue, Mamaroneck, N. Y. (USA)
Amerchol Arlan Sterolatum	Handelsbezeichnungen für verschiedene Wollwachsprodukte z. T. mit Kohlenwasserstoffen	American Cholesterol Products Inc., Amerchol Park, Edison, N. Y. (USA)

Handelsübliche Absorptionsgrundlagen (*Fortsetzung*)

Handelsname	Zusammensetzung	Herkunft
Amphocerin E, K	Kombination von emulgierenden höhermolek. Fettalkoholen und Wachsestern (E) mit Kohlenwasserstoffen (K)	Dehydag, Düsseldorf 1, Postfach 2340
Aquaphil	Salbengrundlage aus Kohlenwasserstoffen und Wollwachsalkoholen	Wollwäscherei u. -kämmerei, Döhren/Hannover
Aquaphor	dto.	Duke Laboratories, Duke Place, South Norwalk Conn. (USA)
Cetalan	Salbengrundlage enth. höhere Fettalkohole, vornehml. Cetylmyristylalkohol	Medifarma Laboratorio Chimico-Farmaceutico, Mailand, Via Galla Placidia 12 (Italien)
Cremba Isocreme	Salbengrundlagen auf Wollwachsbasis	Croda Ltd., Cowick Hall, Snaith Goole, Yorkshire (England); Croda GmbH., Düsseldorf, Florastr. 17
Estarinum anhydr.	Monoglycerinester von Fettsäuren in Triglyceriden	Edelfettwerke W. Schlüter, Hamburg-Eidelstedt, Schnackenburgallee 202
Eucerinum anhydr.	Gemisch aus Wollwachsalkoholen und Paraffinkohlenwasserstoffen	P. Beiersdorf u. Co., Chemische Werke, Hamburg 20, Unnastr. 48
Eumolloin	dto.	L. Ritz, Hamburg 36
Forlan G, T	Salbengrundlagen auf Wollwachsbasis	R.I.T.A. Chemical Corp., 612 N Michigan Avenue, Chicago 11, Ill. (USA)
Gewacerin	Salbengrundlage aus Fettalkoholen hochmolekular 6% und Kohlenwasserstoffen 94%	Heilmittelwerke GmbH, Wien 3, Rennweg 12 (Österr.)
Vaselinum hydrosum	Kohlenwasserstoffe + Wasser 50%	
Iso-Lan Protegin	Salbengrundlagen auf Wollwachsbasis	Atlas-Goldschmidt AG, Essen
Lanafort	dto.	Pfaltz u. Bauer, Inc. Empire State Building N. Y. 1 (USA)
Vasenol-Salbengrundlage	enth. Wollwachsalkohole in Paraffinkohlenwasserstoff	Vasenol Werke A. Köpp KG, Oberndorf/Neckar
Vaselinum emulgebile	Sorbitan monooleat (Span 80) 5% Vaselin 95%	Samling av Benämningar MB 59, Stockholm 1959

Mit Wasser abwaschbare Grundlagen. Diese Grundlagen unterscheiden sich von den Absorptionsgrundlagen durch die Art der verwendeten Emulgatoren. Die lipophilen Bestandteile (Vaselin, Paraffin, Glyceridfette, Wachs) sind dabei mit *hydrophilen Emulgatoren* versetzt, welche ein Abwaschen der Grundlage von Haut, Haaren oder Kleidern ermöglichen. Nach Einarbeitung von Wasser entstehen Emulsionssalben vom Typ O/W, welche sich mit Wasser zu einer flüssigen Emulsion (Milch, Lotion) verdünnen lassen.

Wesentliche Bestandteile dieser Emulsionsgrundlagen sind die hydrophilen Emulgatoren (s. Emulsionen, S. 301) bzw. Emulgatorsysteme. Große Bedeutung kommt den Natriumsalzen saurer Schwefelsäureester von Fettalkoholen, z. B. Laurylalkohol, Cetylalkohol bzw. Cetylstearylalkohol zu. Kombination der Alkoholsulfate mit lipophilen Emulgatoren, wie Cholesterin, Cetylalkohol bzw. Cetylstearylalkohol oder Fettsäuremono- oder -diglyceriden (meistens im Verhältnis 1:10) führt zu Emulgatorsystemen (Emulgatorkomplexen, selbstemulgierenden

Wachsen)[1], welche ähnlich wie Alkalistearate mit 85 bis 90% Wasser Gele bilden. Damit wird die Viskosität des Systems erhöht, so daß der Salbencharakter der Zubereitung auch bei einem Wassergehalt von 70% noch erhalten bleibt. Eine Verflüssigung der Emulsion tritt erst bei 80 bis 90% an wäßriger Phase ein. Die mit solchen Emulgatorkomplexen hergestellten O/W-Emulsionen zeichnen sich durch große Stabilität aus. Beiträge zur Kenntnis der abwaschbaren Salben liefern K. MÜNZEL und K. AMMON [Pharm. Acta Helv. *28*, 341, 369 (1953); *29*, 1, 91, 171, 361 (1954); *30*, 1, 49, 321, 462 (1955); *31*, 140 (1956)].

Die genannten anionischen Fettalkoholsulfate können durch nichtionische Polyäthylenglykolderivate, bei antiseptischen Salben auch durch kationische Tenside (Invertseifen) ersetzt werden. Ein solcher Austausch ist vielfach notwendig, um Ionenreaktionen mit entsprechenden Arzneisubstanzen und damit Unverträglichkeitserscheinungen in medikamentösen Salben auszuschalten (s. S. 558).

Krems vom Typ O/W werden in der Kosmetik seit langer Zeit verwendet. Heute hat man erkannt, daß die sog. Tageskrems der kosmetischen Industrie auch bei der Behandlung von Hautkrankheiten als Arzneimittelträger wertvoll sind. Sie hinterlassen kein Fettgefühl auf der Haut, penetrieren besser als andere Grundlagen, kühlen, geben wasserlösliche Wirkstoffe rasch ab und sind mit Wasser abwaschbar. Ihre Haltbarkeit ist ohne Zusatz eines Konservierungsmittels gering. (Zur Problematik konservierender Zusätze s. S. 559.) Verdunstung der äußeren wäßrigen Phase (Eintrocknung) läßt sich durch Stoffe wie Glycerin, Äthylenglykol, Propylenglykol, Sorbit verzögern.

Emulgatorkomplexe und Emulsionsgrundlagen vom Typ O/W werden nur in neueren Arzneibüchern bzw. nationalen Formelsammlungen geführt, z. B.:

Name	Zusammensetzung	Teile	Netzer[1] Typ	Vorschrift aus
Emulgierender Cetylstearyl-alkohol	Cetylstearylalkohol	90	a	
	Cetylstearylschwefelsaures Natrium	10		
Hydrophile Salbe	Emulgierender Cetylstearyl-alkohol	30	a	DAB 7-BRD
	Dickflüssiges Paraffin	35		
	Weißes Vaselin	35		
Wasserhaltige hydrophile Salbe	Emulgierende Salbe	300	a	
	Wasser	700		
Alcoholes emulsificantes	Mischung aus vorwiegend Stearylalkohol	90%	a	
	Stearylalkoholsulfat	6%		
Unguentum emulsificans	Emulgierende Alkohole	300	a	
	Gelbes Vaselin	500		DAB 7-DDR
	Dickflüssiges Paraffin	200		
Unguentum emulsificans aquosum	Emulgierende Alkohole	210	a	
	Glycerol	50		
	Flüssiges Wachs	100		
	Wasser	639		
	Methylhydroxybenzoat	0,6		
	Propylhydroxybenzoat	0,4		

[1] a = anionisch; k = kationisch; n = nichtionogen.

---

[1] Die Herstellung von Emulgatorkomplexen (emulgierenden Wachsen) erfolgt in der Regel durch Eintragen des Netzers zusammen mit einer geringen Menge siedenden Wassers (s. Vorschriften) in die Schmelze des lipophilen Emulgators (z. B. Fettalkohols). Das Wasser wird unter ständigem Umrühren schnell verdampft und die Schmelze abgekühlt. Das entstehende emulgierende Wachs ist wasserfrei.

Über neuere Auffassungen zum Problem der Emulgatorkomplexe s. H. LOTH [Dtsch. Apoth.-Ztg *107*, 1527 (1967)] und K. MÜNZEL [J. Soc. Cosmet. Chemists *19*, 289 (1968)].

(Fortsetzung)

Name	Zusammensetzung	Teile	Netzer[1] Typ	Vorschrift aus
Unguentum hydrophilicum I	Cetanolum	10		
	Ol. arach. hydrog.	20		
	Polysorbitanum monostearylatum	5	n	
	Propylenglycolum	10		
	Methylium p-hydroxybenzoic.	0,07		
	Propylium p-hydroxybenzoic.	0,03		
	Aqua ad	100		Helv. VI
Unguentum hydrophilicum II	Cetanolum	10		
	Ol. arach. hydrog.	20		
	Natr. laurylsulfur.	1	a	
	Propylenglycolum	10		
	Methylium p-hydroxybenzoic.	0,07		
	Propylium p-hydroxybenzoic.	0,03		
	Aqua ad	100		
Stearolum emulsificans	Stearylalkohol	90		
	Natriumcetylsulfat	10	a	
	Dest. Wasser	5		
Unguentum emulsificans	Emulgierender Stearylalkohol	30	a	
	Flüssiges Paraffin	20		ÖAB 9
	Weißes Vaselin	50		
Unguentum emulsificans aquosum	Emulgierende Salbe	30		
	Dest. Wasser	70	a	
	p-Oxybenzoesäuremethylester	0,6		
	-propylester	0,4		
Emulsifying Wax	Cetylstearylalkohol	90		
	Laurylschwefelsaures Natrium[2]	10	a	
Emulsifying Ointment	Emulsifying Wax	300	a	
	Weißes Vaselin	500		BP 68
	Flüssiges Paraffin	200		
Aquous Cream	Emulsifying Ointment	300		
	p-Chlorkresol	1	a	
	Wasser	699		
Non-ionic Emulsifying Wax	Cetomacrogel 1000[3]	200	n	
	Cetylstearylalkohol	800		
Non-ionic Emulsifying Ointment	non-ionic Emulsifying Wax	300	n	BPC 63
	Weißes Vaselin	500		
	Flüssiges Paraffin	200		
Cationic Emulsifying Wax	Cetrimide[4]	100	k	
	Cetylstearylalkohol	900		
Cationic Emulsifying Ointment	Cationic Emulsifying Wax	300	k	BPC 63
	Weißes Vaselin	500		
	Flüssiges Paraffin	200		
Hydrophylic Ointment	Laurylschwefelsaures Natrium	10	a	
	Propylenglykol	120		
	Stearylalkohol	250		USP XVII
	Weißes Vaselin	250		
	Wasser	370		
Cetylanum	Gemisch aus Cetylstearylalkohol	90—94		Nord. 63
	Cetylstearyl-schwefelsaures Natrium	6—10	a	

[1] Siehe S. 548.
[2] oder ähnliche Natriumsalze sulfatierter höherer primärer aliphatischer Alkohole.
[3] Polyäthylenglykol—1000—monocethyläther.
[4] Gemisch aus Dodecyl-, Tetradecyl- und Hexadecyltrimethylammoniumbromid.

(Fortsetzung)

Name	Zusammensetzung	Teile	Netzer[1] Typ	Vorschrift aus
Unguentum emulsificans anionicum	Cera alba	30		
	Adeps lanae	100		
	Vaselinum album	340		
	Paraffinum liquid.	200		
	Alcohol cetylicus	300		
	Natriumlaurylsulf.	30	a	
	Aqua dest.	15		
Unguentum hydrophilicum anionicum	Ungt. emulsif. anion.	400	a	Hung. V — Add. 58
	Aqua dest.	600		
	Solutio conserv.	10		
Unguentum emulsificans non-ionicum	Cera alba	30		
	Adeps lanae	100		
	Vaselinum album	200		
	Paraffinum liquid.	250		
	Alcohol cetylicus	300		
	Sorboxaethenum (= Tween 60)	120	n	
Unguentum hydrophylicum non-ionicum	Ungt. emulsif. non-ion.	400	n	
	Aqua dest.	600		
	Solutio conserv.	10		

[1] Siehe S. 548.

Darüber hinaus ist eine große Anzahl Emulgatorkomplexe, d. h. Kombinationen lipophiler Emulgatoren mit Tensiden, vielfach als selbstemulgierende Wachse deklariert, handelsüblich. Sie ermöglichen — in Verbindung mit einem Fettstoff und Wasser — die Herstellung von Emulsionsgrundlagen vom Typ O/W, z. B.:

Handelsübliche Komplexemulgatoren und Salbengrundlagen

(s. dazu H. v. CZETSCH-LINDENWALD u. H. P. FIEDLER: Hilfsstoffe für Pharmazie und angrenzende Gebiete, Aulendorf 1963)

Handelsname	Zusammensetzung	Netzer[1] Typ	Herkunft
Aquarol	Emulsifying Wax BP	a	R. W. Greef u. Co., Ltd., 12 Finsbury Circus, London E. C. 2 (England)
Aqua-Xerol	Gemisch aus Glycerinmonostearat u. nichtionogenem Emulgator	n	dto.
Cefatin	Gemisch aus Fettsäuren und hochmolekularen Alkoholen	a	Chem. Fabrik Tempelhof, Preuss u. Temmler, Berlin 42, Oberlandstr. 65
Ceralanol	Gemisch aus Cetylstearylalkohol, Natriumlaurylsulfat u. Lezithin	a	Medifarma Laboratorio chimico Farmaceutico, Mailand, Via Galla Placidia 12 (Italien)
Ceramol	Gemisch aus Cetylstearylalkohol u. höheren Fettalkoholsulfaten	a	Aceto Chemical Comp., Inc. 40 Lawrence Str., Flushing 54, N. Y. (USA)

[1] a = anionisch; k = kationisch; n = nichtionogen; a/k = amphoter.

Handelsübliche Komplexemulgatoren und Salbengrundlagen (*Fortsetzung*)

Handelsname	Zusammensetzung	Netzer[1] Typ	Herkunft
Empiwax, Crodex, Polawax	Gemische aus Fettalkoholen u. nichtionogenen Emulgatoren	n	Croda Ltd., Cowick Hall, Snaithe Goole, York-
Cerawax	Emulsifying Wax BP	a	shire (England)
Collone	Emulgierwachse verschiedener Zusammensetzung	a, n	Worthly Low Mills, Leeds 12 (England)
Cremosan	Gemisch aus gesättigtem Fettalkohol u. nichtionogenem Emulgator	n	BASF, Ludwigshafen
Cyclogol Wax BPC	Non-ionic Emulsifying Wax BPC	n	Cyclo Chemicals Ltd., Manfield House, 376, Strand, London W.C. 2 (England)
Cyclonet Wax BP	Emulsifying Wax BP	a	
Cyclonet Wax DAB	Emulgierender Cetylstearylalkohol DAB 7-BRD	a	} dto.
Cycloton Wax BPC	Cationic Emulsifying Wax BPC	k	
Emulgade F	Gemisch aus höheren gesättigten Fettalkoholen u. Fettalkoholsulfaten	a	
Emulgade F	spez. enth. nichtionogene Netzer	n	Dehydag, Düsseldorf,
Lanette N	Emulgierender Cetylstearylalkohol DAB 7-BRD	a	Postfach 2340
Lanette W (früher SX)	Emulsifying Wax BP	a	
Softisan 601	Gemisch aus Teilestern des Glyzerins mit gesättigten Fettsäuren und nichtionogenen Emulgatoren	n	Chemische Werke Witten, Witten, Dynamit Nobel AG, Köln-Mülheim 1
Softisan 602	Ester aus gesättigten Fettsäuren und mehrwertigen Alkoholen, enth. in chemischer Bindung Stickstoffbase u. Phosphorsäure	a/k	dto.
Tegacid	Gemisch aus Mono- u. Diglyceriden der Stearinsäure u. nichtionogenen Emulgatoren	n	
Tegamine	Gemisch aus Mono- u. Diglyceriden der Stearinsäure und Dialkylaminoalkylfettamide	k	
Tegin	Gemisch aus partiellen Fettsäureestern des Glycerins u. 1,2-Propylenglykols und anionischen Netzern	a	Atlas Goldschmidt AG Essen
Tegomuls	Gemisch aus partiellen Fettsäureestern des Glycerins und Alkalistearate	a	
Unguentum Cordes	Salbengrundlage abwaschbar, Gemisch aus Paraffinkohlenwasserstoffen u. nichtionogenen Emulgatoren	n	Ichthyol-Gesellschaft, Hamburg-Lockstedt, Süderfeldstr. 25

[1] Siehe S. 550.

In Wasser lösliche Grundlagen[1]. Die Gruppe der fettfreien Grundlagen umfaßt Substanzen sehr unterschiedlicher chemischer Struktur. In bezug auf ihre Zusammensetzung lassen sich zwei Gruppen unterscheiden:

---

[1] Dieser Gruppe sind auch die in Wasser lediglich quellfähigen anorganischen und organischen Kolloide zugeordnet.

1. Hydrophile Kolloide (organischer oder anorganischer Natur), welche erst nach erfolgter Quellung in Wasser streichbare Konsistenz erlangen, wie z. B. Stärke in Glycerinsalbe oder Bentonit in Mucilago Bentoniti PM 66[1].

2. Polyäthylenglykole, welche in bestimmtem Mischungsverhältnis bereits im wasserfreien Zustand streichbare Konsistenz besitzen. Bei beiden Gruppen besteht eine Abhängigkeit der Konsistenz von der Menge des eingearbeiteten Wassers.

Salbengrundlagen auf Basis hydrophiler Kolloide eignen sich in allen Fällen, in welchen die Haut Fette und Vaselin schlecht verträgt. Wie im Falle der Emulsionsgrundlagen vom Typ O/W begegnet man einer Eintrocknung durch Stoffe, wie Glycerin, Glykole, Sorbit. Die Haltbarkeit organischer Gele läßt sich durch Zusatz von Konservierungsmitteln verbessern. Die Arzneistoffabgabe aus organischen und anorganischen Gelen ist im allgemeinen dann gut, wenn keine Wechselwirkungen, insbesondere Ionenreaktionen, zwischen Wirkstoffen und Gelbildnern auftreten (s. S. 558).

An Stelle der früher gebräuchlichen Glycerinsalbe, die auf Grund ihrer Zusammensetzung besonders leicht verderblich ist, werden heute die besser haltbaren Gele aus chemisch abgewandelten Naturprodukten, wie Celluloseäthern (Handelsnamen: Cellogel, Culminal, Methocel, Tylose), Alginaten (Handelsnamen: Algipone, Cohäsal, Kelco, Manucol, Manutex) oder aus synthetischen Makromolekularen, wie Polyacrylaten (Handelsnamen: Carbopol, Luviscol) bzw. aus den anorganischen natürlich vorkommenden Montmorilloniten wie Bentonit (Handelsnamen: Pharmagel, Veegum) bevorzugt.

Wegen ihrer vielfachen Nachteile (Nachhärtung, alkalische Reaktion, Reizwirkung) werden Stearinsalben heute in der Regel durch Emulgatorkomplexsalben ersetzt.

Die Pharmakopöen führen nur wenige Zubereitungen dieser Art. So finden sich vor allem in älteren Arzneibüchern verschiedene Vorschriften für Glycerinsalben; neuere Arzneibücher bzw. Formelsammlungen haben diese durch andere Hydrogele, wie Celluloseäthergel oder Bentonitgel ersetzt oder führen nur die Gelbildner auf und verzichten auf entsprechende Herstellungsvorschriften, z. B.:

Name	Zusammensetzung	Teile	Vorschrift aus
Unguentum Glycerini	Weizenstärke Wasser Glycerin Weingeist Tragant	10 15 100 5 2	DAB 6
Unguentum glyceroli	Amylum Tritici Aqua Glycerolum	10 q. s. 90	Helv. VI
Unguentum glyceroli	Weizenstärke Glycerin bei 120° 30 Min. autoklavieren	70 930	Nord. 63 (Dan. IX, Norv. V, Svcc. 46)
Unguentum Glycerini	Weizenstärke Wasser Glycerin	7 7 93	Ross. 8
Glycerolé d'Amidon	Weizenstärke Wasser Glycerin	10 10 130	CF 65
Unguentum Glyceroli	Weizenstärke Wasser Glycerin	8 12 80	Jug. II
Hydrogelum methylcellulosi	Methylcellulose Dest. Wasser Glycerin konserviert	50 850 100	Hung. V — Add. 58

---

[1] Praescriptiones Magistrales, Ausg. 1966, Schweiz. Apothekerverein, Zürich.

(*Fortsetzung*)

Name	Zusammensetzung		Teile	Vorschrift aus
Mucilago Methyl-cellulosi PM	Methylcellulosum		5	
	Propylenglycol.		20	
	Aqua conservans[1]	ad	100	PM 66
Mucilago Bentoniti PM	Bentonit.		12	
	Propylenglycol.		20	
	Aqua conservans[1]	ad	100	

[1] Aqua conservans = 0,1%ige wäßrige Lösung eines Gemisches des Methyl- und Propylesters der p-Hydroxybenzoesäure im Verh. 7:3.

Weitere Möglichkeiten auf dem Gebiete der Salbengrundlagen ergeben sich durch die *Polyäthylenglykole*, die je nach Polymerisationsgrad dickflüssig, salbenartig oder wachsartig sind. Neben dem internationalen Freinamen (Macrogel) sind verschiedene Bezeichnungen handelsüblich (Carbowax, Cremosan, Hydropol, Lanogen, Lutrol, Plurocol, Polywachs). Die günstigste Salbenkonsistenz wird durch Mischung fester und flüssiger Polyäthylenglykole erreicht. J. Büchi und Mitarbeiter [Pharm. Acta Helv. *25*, 37 (1950); *27*, 1 (1952)] heben das gute Lösungsvermögen dieser Salbengrundlage hervor. Die Arzneistoffabgabe der in molekularer Lösung oder in fein disperser Form vorliegenden Arzneistoffe ist nach Untersuchungen dieser Forscher gegenüber fetthaltigen Grundlagen wesentlich erhöht.

Allerdings können sich Polyätyhlenglykole auch ungünstig auf die Arzneistoffabgabe auswirken. Dies trifft dann zu, wenn der Arzneistoff durch dieses Vehikel komplex gebunden wird oder darin besonders gut löslich ist. Hierbei vermindert sich das kutane Eindringungsvermögen des Wirkstoffes wegen der geringeren Affinität zur Haut. Zu berücksichtigen ist auch das Wasseranziehungsvermögen der Polyäthylenglykole, welches die Bewegungsrichtung des Arzneistoffes vom Vehikel zum Hautgewebe ungünstig beeinflußt [Münzel, K.: Fortschr. Arzneimittel-Forsch. *10*, 315 (1966)].

Wasser läßt sich etwa bis zu 10% ohne wesentlichen Einfluß auf die Konsistenz der Salben einarbeiten; ein Zusatz von 5% an Cetylalkohol verbessert die Wasseraufnahmefähigkeit.

Neuere Arzneibücher führen Polyäthylenglykolsalben in verschiedenen Mischungsverhältnissen flüssiger und wachsartiger Polymerisationsprodukte, z. B.:

Name	Zusammensetzung	Teile	Vorschrift aus
Polyethylen Glycol Ointment	Polyäthylenglykol 4000	400	USP XVII
	Polyäthylenglykol 400	600	
Polyäthylenglykolsalbe	Polyäthylenglykol 1500	1	DAB 7-BRD
	Polyäthylenglykol 300	1	
Unguentum polyaethylenglycoli	Polyäthylenglykol 4000	40	ÖAB 9
	Polyäthylenglykol 400	60	
Unguentum polyaethylenglycoli	Polyäthylenglykol 4000	38	
	Polyäthylenglykol 400	57	Helv. VI
	Cetanolum	5	
Ointment of Macrogol	Polyäthylenglykol 4000	500	BPC 63
	Polyäthylenglykol 300	500	

Herstellung von Salben. *Wasserfreie Fettgrundlagen.* Sie können im einfachsten Fall durch *Mischen* hergestellt werden, wenn die einzelnen Bestandteile von weicher Konsistenz sind oder die festeren Fettstoffe sich mit den flüssigen Anteilen bei Zimmertemperatur homogen verarbeiten lassen.

Bei unterschiedlicher Konsistenz ist im allgemeinen ein *Schmelzvorgang* erforderlich. Dazu verflüssigt man die Bestandteile unter Vermeidung einer Überhitzung durch vorsichtiges Erwärmen, z. B. auf dem Wasserbad und rührt bis zum Erkalten. Gegen die vielfach vorgenommene Maßnahme, die schwerer schmelzbaren Bestandteile zuerst aufzuschmelzen, spricht die Tatsache, daß bei gleichzeitigem Zusammenschmelzen der Anteile sich sowohl der Effekt einer gegenseitigen Löslichkeit als auch Schmelzpunktserniedrigung vorteilhaft auswirken können.

Die Technik der Einarbeitung von Arzneistoffen, W. oder von Arzneistofflösungen richtet sich nach den chemischen und physikalisch-chemischen Eigenschaften der gewählten Salbengrundlagen und dem Verwendungszweck der Salbe. Dabei kann man eine Aufgliederung vornehmen in:

Lösungssalben

Suspensionssalben

Emulsionssalben

Lösungssalben. Die in therapeutischer Hinsicht günstigste Verteilung von Arzneistoffen ist deren Lösung in den Substanzen der Grundlage. Dabei ist aber zu berücksichtigen, daß die Löslichkeit von Arzneistoffen in Fettsubstanzen im allgemeinen gering ist, wie z. B. aus Untersuchungen von J. Büchi u. R. Schlumpf [Pharm. Acta Helv. *18*, 673 (1943); Helv. V, Kommentar] hervorgeht.

Zusammenstellung der Löslichkeiten von Substanzen in Vaselin und gehärtetem Erdnußöl

(nach J. Büchi u. R. Schlumpf)

	In Vaselinum album Helv. V	In Ol. Arachidis hydrogenatum Helv. V
Acidum salicylicum	0,03 – 0,06%	1,5 – 2,0%
Aethylium paraminobenzoicum	0,05 – 0,1%	0,5 – 1,0%
Atropinum (Base)	0,02 – 0,04%	0,5 – 0,75%
Atropinum sulfuricum	unlösl.	unlösl.
Cocainum (Base)	0,25 – 0,5%	1,75 – 2,0%
Cocainum hydrochloricum	unlösl.	unlösl.
Camphora	14 – 15%	20 – 21%
Diacetylaminoazotoluolum	0,1 – 0,5%	1,5 – 2,0%
Ephedrinum (Base, Semihydrat)	0,75 – 1,0%	9,0%
Iodochloroxychinolinum	unlösl.	0,25 – 0,4%
Iodoformium	0,8 – 1,0%	—
Iodum	0,8 – 1,0%	über 6%
Mentholum	18 – 20%	17 – 18%
Methylium paraoxybenzoicum	—	1,25 – 1,5%
Naphtholum	0,10 – 0,13%	7,0 – 7,5%
Phenolum	0,5 – 0,75%	14 – 15%
Pyrogallolum	unlösl.	2,25 – 2,5%
Resorcinum	unlösl.	5,75 – 6,0%
Sulfur praecipitatum	0,25 – 0,5%	0,25 – 0,3%
Thymolum	5,8 – 6,0%	29 – 30%

Eine Auflösung von Arzneistoffen in der Grundlage ist dann sinnvoll, wenn die Löslichkeit bei Normalbedingungen gewährleistet ist. Übersättigte Lösungen führen zu *Rekristallisationserscheinungen*, wobei Kristalle von bedeutender Größe entstehen können. Solche Kristallbildungen werden vor allem dann beobachtet, wenn die Auflösung in der noch warmen Schmelze vorgenommen wurde.

Rekristallisationserscheinungen sind auch dann zu beobachten, wenn Arzneistoffe, die sich durch gute W.-(Ae.)-Löslichkeit auszeichnen, in wenig W. (Ae.) gelöst, in die Grundlage eingearbeitet werden. W. Kern [DAB 6 – 3. Nachtr. (BRD), Kommentar] diskutiert in diesem Zusammenhang die Frage, ob entsprechende Vorschriften, z. B. DAB 6 – 3. Nachtr. (BRD) oder ÖAB 9, in allen Fällen richtig sind. So hat F. Neuwald [Pharm. Industrie *17*, 556 (1955)] gegen solche Vorschriften Bedenken erhoben, da die zunächst gelösten Substanzen durch Verdunsten des Lösungsmittels auskristallisieren können. DAB 7-BRD sowie ÖAB 9 verlangen daher, daß in Salben keine größeren Partikel nachweisbar sein dürfen.

Suspensionssalben. Schlecht lösliche, feste Arzneistoffe werden mit der Salbengrundlage zu Suspensionssalben verarbeitet. Nach DAB 7-BRD reibt man die fein gepulverten Substanzen mit wenig Salbengrundlage, die in besonderen Fällen etwas erwärmt werden darf, oder mit einem fl. Bestandteil der Salbe an und mischt nach gleichmäßiger Verreibung den Rest der Salbengrundlage zu.

Da die Teilchengröße der Arzneistoffe die Wirksamkeit der Salbe nicht unerheblich beeinflußt [SPEISER, P.: APV Inf.-Dienst Mainz *8*, 87 (1962); MÜLLER, F.: Pharmazie *18*, 803 (1963)], sollte eine *bestimmte Korngröße* der in Salben zu verarbeitenden Substanzen vorgeschrieben werden. Von einer verbindlichen Festlegung der Partikelgrößen sehen die meisten Arzneibücher ab. Im allgemeinen werden durch qualitative Angaben Richtlinien gegeben, z. B. im DAB 7-BRD, ÖAB 9: feines Pulver, wobei Sieb Nr. 6 (Teilchengröße bis 150 µm) verstanden wird; Ital. VI: sehr feines Pulv., Sieb Nr. 40 (Teilchengröße bis 150 µm); Nord. 63: fein pulverisierte Wirkstoffe; CF 65: feine Pulver; BPC 63: Wirkstoffe sind mit der geschmolzenen Grundlage fein zu verreiben. Eine mikroskopische Bestimmung der Teilchengröße fordert DAB 7-DDR: Es darf kein Teilchen sichtbar sein, dessen Ausdehnung > 60 µm ist. Auch Helv. VI fordert eine mikroskopische Prüfung: Die größte Abmessung der Pulverteilchen darf höchstens 200 µm betragen, dabei nur 10% der Teilchen Größenordnungen zwischen höchstens 100 und 200 µm.

Auf eine notwendige Normierung der Teilchengröße, vor allem für *Augensalben*, weisen eindringlich K. NORSTIG und J. ÖSTHOLM [Svensk. farm. T. *10*, 213 (1952)], G. LUKAS [Arch. Pharm. (Weinheim) *27*, 89 (1957)], W. DODEN und W. BÖKER [Klin. Mbl. Augenheilk. *135*, 305 (1959)], J. RICHTER und H. KLEIN [Pharmazie *14*, 74 (1959)] hin. P. SPEISER, l.c. gibt spezielle Hinweise für die Meßtechnik.

Einige Arzneibücher schreiben bereits entsprechende Prüfungen für Augensalben vor, z. B. ÖAB 9: In Augensalben dürfen unter dem Mikroskop keine Partikelchen mit einem Durchmesser über 20 µm erkennbar sein; Helv. VI normiert den Streubereich und fordert für 99% der Teilchen Korngrößen < 40 µm; in ähnlicher Weise verfährt DAB 7-DDR: 95% der Teilchen dürfen keine größere Ausdehnung als 30 µm und 5% der Teilchen keine größere Ausdehnung als 50 µm haben[1].

Hinsichtlich der *Lagerfähigkeit* von Salben und Salbenkonzentraten gibt W. KERN zu bedenken [DAB 6 — 3. Nachtr. (BRD), Kommentar], daß Suspensionssalben nur dann stabile Systeme darstellen, wenn der suspendierte Arzneistoff in der verwendeten Salbengrundlage vollkommen unlöslich ist. Ist das nicht der Fall, so kann bei der Lagerung Kristallwachstum auftreten. So konnte W. KERN [8] die teilweise Umwandlung von amorphem Schwefel in die kristalline Modifikation beobachten. Unverändert lagerfähig sind danach nur solche Zubereitungen, in denen die Teilchengröße der suspendierten Arznei- und Hilfsstoffe keine Änderung erfährt. H. SUCKER [Arch. Pharm. (Weinheim) *27*, 194 (1957)] stellt in diesem Zusammenhang die Forderung auf, daß Salben oder Salbenkonzentrate, in denen Veränderungen durch Kristallwachstum zu befürchten sind, nach einem bestimmten Zeitraum erneut durchgearbeitet (vermahlen) werden müssen.

Emulsionssalben. Die Technik der Einarbeitung von Wasser bzw. wässerigen Arzneistofflösungen in emulgierende Grundlagen richtet sich nach dem Typ des in der Grundlage enthaltenen Emulgators.

Emulsionssalben vom Typ W/O erfordern zur Herstellung stabiler Emulsionen einen größeren Energieaufwand als Salben vom Typ O/W, sie sind Temperatureinflüssen gegenüber empfindlicher. Die Einarbeitung des W. in Absorptionsgrundlagen kann entweder auf kaltem Wege durch portionsweises Einarbeiten von W. oder wäss. Arzneistofflösung erfolgen oder durch Vermischen der auf etwa 60° erwärmten Phasen und Kaltrühren der Mischung. Nach K.

---

[1] Zur Problematik der Dispersitätsmessungen s. W. REETZ und H. P. SPEISER [Pharm. Acta Helv. *44*, 65 (1969)].

MÜNZEL [Pharm. Acta Helv. *22*, 247 (1947); Öst. Apoth.-Ztg *16*, 539 (1962)] besitzen nur wenige W/O-Salben einen stabilen Dispersitätsgrad, sie scheiden W. ab, besonders wenn sie bei höheren Temp. lagern oder unter den Gefrierpunkt abgekühlt werden.

Zur Herstellung von O/W-Emulsionssalben ist auf jeden Fall Erwärmung beider Phasen, zweckmäßig auf 70° erforderlich. Die Fettphase wird mit der wäss. Phase versetzt und die Salbe bis zum Erkalten gerührt.

Nach O. SALZMANN [Fette, Seif., Anstr. *59*, 11 (1957)] beträgt die optimale Wassermenge für beide Emulsionen etwa 60%.

Arbeitsmethoden. Die Herst. von Salben kann in kleinem Maßstab mit Hilfe von Salbenschale und Pistill bzw. Salbenplatte und Spatel erfolgen. Die Bereitung größerer Mengen erfordert entsprechende Apparaturen.

Zur Vermahlung von Salben (auch im Rezepturmaßstab) haben sich die Dreiwalzenmühlen bewährt (s. Abb. 362), welche in verschiedenen Größen und Fabrikaten im Handel sind.

Die Salbe wird zwischen der ersten und der schneller rotierenden zweiten Walze aufgegeben und dort bei entsprechender Einstellung zu einem dünnen Film vermahlen. Dieser geht dann

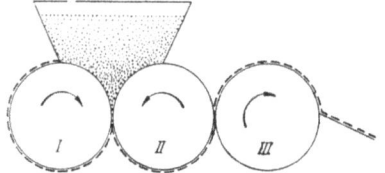
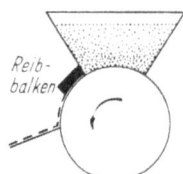

Abb. 362. Dreiwalzenmühle.   Abb. 363. Einwalzenmühle.

unter nochmaliger Vermahlung auf die noch schneller rotierende dritte Walze über und wird dort abgeschabt.

Bei einem anderen System, welches bevorzugt der Bearbeitung größerer Mengen dient, erfolgt die Vermahlung der Salbe an einer Stelle in einem breiteren Bereich zwischen einer rotierenden, horizontal pendelnden Walze und einem feststehenden, der Form der Walze angepaßten Balken (s. Abb. 363).

W. KERN [DAB 6 — 3. Nachtr. (BRD), Kommentar] räumt ein, daß es möglich ist, mit Hilfe von Mühlen gröbere Kristalle zu zertrümmern sowie Zusammenballungen (Nester) zu zerstören und Geschmeidigkeit und Homogenität der Salben zu fördern, er weist aber andererseits darauf hin, daß es kaum möglich ist, mit der Salbenmühle den gleichen Feinheitsgrad der inkorporierten Substanz zu erreichen, wie es der Fall ist, wenn die Substanz vor Zusatz der Salbengrundlage im Mörser gepulvert oder durch besondere Mühlen gemahlen wird.

Zur Herstellung der Augensalben wird daher gefordert, entsprechende Pulververreibungen zu verwenden (W. DODEN u. W. BÖKER, l. c.; P. SPEISER, l. c.).

Für eine maschinelle Herstellung von Emulsionssalben können auch Homogenisatoren oder elektrische Mischgeräte herangezogen werden (s. unter Emulsionen, S. 304).

Prüfung von Salbengrundlagen. *Konsistenz und Fließverhalten.* Die Prüfmethoden der Arzneibücher für Salben und Salbengrundlagen basieren im wesentlichen auf der chemischen Untersuchung von Grundstoffen und Zubereitungen bzw. Kennzeichnung durch Schmelz- oder Erstarrungsbereich. Solche analytischen Bestimmungen geben zwar wichtige Anhaltspunkte für die Beurteilung der Grundsubstanzen bzw. über die Zusammensetzung eines Gemisches, sie sagen aber nur wenig aus über den Gebrauchswert der Salben. Voraussetzung für ihre Verwendung ist die halbfeste Konsistenz. Physikalisch-chemisch handelt es sich um disperse Systeme aus festeren und flüssigen Anteilen, wobei nach K. MÜNZEL [J. Soc. Cosmet. Chemists *19*, 289 (1968)] die plastische Verformbarkeit dadurch zustande kommt, daß der festere Anteil über Haftpunkte ein zusammenhängendes Gerüst ausbildet. Das gilt sowohl für die hydrophoben Fett- und Kohlenwasserstoffgrundlagen als auch für die hydrophilen

Gele. In ersteren kann noch Wasser in feiner Zerteilung im Sinne einer W/O- oder O/W-Emulsion enthalten sein. Aussagen über technologische Eignung solcher Systeme erhält man durch rheologische Messungen (Erstellung von Fließkurven), s. dazu S. 100, Bd. I, 96, sowie G. KRAGH NIELSEN und K. MÜNZEL [Pharm. Acta Helv. *35*, 301 (1960)], W. FÜLLER und K. MÜNZEL [ebenda *37*, 38 (1962)], K. E. SCHULTE und A. M. KASSEM [ebenda *38*, 34, 86, 162, 358 (1963)], P. SCHALLER [ebenda, S. 430] und H. VOGT [Pharm. Industrie *25*, 12 (1963)]. Mit ihrer Hilfe lassen sich auch Auswirkungen verfolgen, welche sich aus der Verarbeitung (mechanisch oder thermisch) bzw. durch Lagerung oder durch Arzneistoffzusatz ergeben und die Plastizität und Thixotropie z. B. durch Viskositätsverminderung oder Nachhärtung beeinflussen, s. dazu F. GSTIRNER und Mitarbeiter [Pharm. Ztg (Frankfurt) *106*, 1313 (1961); Arch. Pharm. (Weinheim) *296*, 184, 487, 606 (1963); Pharm. Acta Helv. *38*, 235 (1962); Dtsch. Apoth.-Ztg *106*, 605 (1966)].

Konventionsmethoden, z. B. die Messung der Konsistenz mit Hilfe des *Penetrometers*, dessen sich USP XVII zur Prüfung von Vaselin bedient oder *Duktilitätsmessungen* [BOGS, U., u. G. KNEPPER: Pharmazie *10*, 1 (1955); FÜLLER, W., u. K. MÜNZEL: Pharm. Acta Helv. *34*, 246, 345 (1959)] haben wegen ihrer breiten Toleranz geringeren Aussagewert.

Wasseraufnahmefähigkeit von Absorptionsgrundlagen. Absorptionsgrundlagen haben nur ein begrenztes Wasseraufnahmevermögen, dessen Ausmaß von der Zusammensetzung der Grundlage abhängig ist. Sie können daher auf Grund ihrer Wasseraufnahmefähigkeit charakterisiert werden. Eine Bestimmung der maximalen Aufnahmefähigkeit erfolgt durch Ermittlung der *Wasserzahl*.

Die Bestimmung der Wasserzahl (die Menge an Wasser, die von 100 g Salbengrundlage bei Zimmertemperatur dauerhaft gebunden werden kann) stellt eine Konventionsmethode dar, die sich nur außerordentlich schwer normieren läßt und daher mit Ausnahme von ÖAB 9 und DAB 7-DDR in Pharmakopöen keine Aufnahme fand. Die Reproduzierbarkeit der Ergebnisse ist begrenzt; zur Bestimmung und Beurteilung der Wasserzahl s. P. CASPARIS und E. W. MEYER [Pharm. Acta Helv. *10*, 163 (1935)], H. v. CZETSCH-LINDENWALD und F. SCHMIDT-LA BAUME [2], K. MÜNZEL, J. BÜCHI und O.-E. SCHULTZ [10], K. EBERHARDT [4] und K. BLUM [1].

Den praktischen Erfordernissen angepaßt ist die Festlegung einer Mindestaufnahme von Wasser durch emulgatorhaltige Grundlage (DAB 7-BRD; Helv. VI).

Charakterisierung weiterer Eigenschaften. Es lassen sich u. a. folgende Prüfungsmethoden heranziehen: Bestimmung des *Emulsionstyps* (s. unter Emulsionen, S. 307); Ermittlung der *Spreitbarkeit* (MÜNZEL, K., J. BÜCHI u. O.-E. SCHULTZ [10]); Bestimmung der *Ölzahl* [KINSEL, A., u. J. PHILLIPS: J. Petrol. Ref. *27*, 428 (1948); BOGS, U., u. G. KNEPPER: Pharmazie *10*, 1 (1955); VAN DER POL, H. J.: Pharm. Weekbl. *95*, 3 (1960)]; Prüfung auf *Reizlosigkeit* (Akanthosetest, s. unten); Bestimmung der *Arzneistoffabgabe* [ULLMANN, E., u. K. THOMA: Arzneimittel-Forsch. *8*, 708 (1959)].

Eine *Analyse der Salbenbestandteile* kann nach R. SPRINGER und Mitarbeiter [Arch. Pharm. (Weinheim) *287*, 204 (1954); *289*, 418 (1956); *291*, 339 (1958); Dtsch. Apoth.-Ztg *97*, 896 (1957); Pharm. Ztg (Frankfurt) *104*, 1018 (1959)] sowie nach H. SUCKER [Dtsch. Apoth.-Ztg *104*, 727, 947, 1057, 1160, 1220, 1254, 1334, 1408 (1964); Arch. Pharm. (Weinheim) *297*, 543 (1964)] erfolgen.

Gesichtspunkte zur Auswahl von Salbengrundlagen. Die Auswahl der Salbengrundlage wird in erster Linie vom Verwendungszweck der Salbe bestimmt. Neben speziellen Anforderungen sind im allgemeinen 3 Gesichtspunkte zu beachten.

1. Die physiologische Indifferenz der Grundlage. Zu ihrer Beurteilung kann der von I. VON KENNEL und Mitarbeitern erarbeitete *Akanthosetest* herangezogen werden [s. dazu F. SCHAAF u. F. GROSS: Dermatolog. (Schweiz) *106*, 357 (1953)].

Besondere Anforderungen hinsichtlich der Reizlosigkeit der Grundlagen werden im Falle von *Augensalben* gestellt (FRIEDE, R.: Schweiz. Apoth.-Ztg *89*, 769 (1951); RICHTER, G.: Arzneimittel-Forsch. *7*, 419 (1957); v. CZETSCH-LINDENWALD, H.: Med. Welt *1961*, Nr. 23,

S. 1267; K. Münzel, J. Büchi u. O.-E. Schultz [10] sowie F. Gstirner [5]). Detaillierte Anweisungen hinsichtlich der Grundlagen, Arzneistoffe, W. (Sterilität), der Herst. (aseptisch) und der Konservierung w.-haltiger Salben gibt ÖAB 9.

2. Die therapeutischen Anforderungen an die Salben. In Abhängigkeit von ihrem Verwendungszweck als Decksalben, Schutzsalben, Kühlsalben, Penetrationssalben, Resorptionssalben (M. K. Polano [11]; Schmidt-La Baume, F., u. G. Lietz: Die Emulsionen in der Hauttherapie, Stuttgart 1951) ist eine Abstimmung der Salbenzubereitung unter Berücksichtigung vorwiegend physikalisch-chemischer Eigenschaften von Grundlage und Arzneistoff erforderlich. Da ohne experimentelle Überprüfung keine eindeutigen Angaben möglich sind, können die folgenden Hinweise lediglich eine Orientierung sein [s. dazu H. v. Czetsch-Lindenwald u. F. Schmidt-La Baume [2]; K. Münzel: Fortschr. Arzneimittel-Forsch. *10*, 315 (1966); W. Merz: APV Inf.-Dienst Mainz *15*, 63 (1969)]:

a. Wasserfreie Grundlagen sind im allgemeinen für fettlösliche Medikamente geeignet: *Vaselin* bewirkt überaus langsame Diffusion aller Arzneistoffe; diese penetrieren kaum; es ist daher geeignet zur Erzielung von Depotwirkung sowie für Medikamente, die nur oberflächlich wirksam sein sollen (z. B. Phenole, Cignolin, Chrysarobin). — *Glyceridfette* geben in der Regel lipophile Arzneisubstanzen (z. B. Jod, Schwefel, ätherische Öle, öllösliche Vitamine, Hormone, Salicylsäure) auch in tiefere Hautschichten gut ab.

b. Emulsionssalben und fettfreie Grundlagen führen demgegenüber meistens zu einer Steigerung der Arzneistoffabgabe (zur Arzneistoffabgabe aus Polyäthylenglykolsalben s. unten); dem Wassergehalt kann dabei große Bedeutung zukommen: *W/O-Emulsionen und Quasi-Emulsionen* geben fettlösliche Arzneistoffe besser ab als wasserfreie Fettgrundlagen; wasserlösliche Substanzen werden langsam abgegeben. — *O/W-Emulsionen und fettfreie Grundlagen* bewirken optimale Arzneistoffabgabe, insbesondere wasserlöslicher Substanzen (Möglichkeit einer perkutanen Resorption von Arzneistoffen). Die erleichterte Penetration stark wirksamer Substanzen (z. B. Phenol, Resorcin, Naphthol) kann zu unerwünschter Überdosierung führen [Ullmann, E.: Dtsch. Apoth.-Ztg *94*, 535 (1954)].

3. Berücksichtigung chemischer Reaktionsmöglichkeiten zwischen Salbengrundlage und Arzneistoff. Während in *lipophilen Grundlagen und Absorptionsbasen* relativ selten Reaktionen mit den Arzneistoffen eintreten, können insbesondere die gut abgabefähigen *Emulsionsgrundlagen vom Typ O/W* sowie die *wasserlöslichen Grundlagen* chemische Wechselwirkungen mit Arzneistoffen eingehen, welche die Abgabe oder Stabilität von Wirkstoffen vermindern. Solche' Unverträglichkeiten (Inkompatibilitäten) können z. B. durch Verfärbung von Salben, durch Brechen oder Verflüssigung von Emulsionen oder Entquellung hydrophiler Gele deutlich sichtbar werden. Vielfach läßt sich jedoch keine äußerlich erkennbare Veränderung der Zubereitung feststellen. Durch Ionenreaktion *anionischer Netzer* wie cetylstearylschwefelsaures Natrium oder stearinsaures Natrium wird die Wirksamkeit *kationischer Arzneistoffe* in Abhängigkeit von deren chemischen Eigenschaften herabgesetzt [Ullmann, E., u. K. Thoma: Arzneimittel-Forsch. *9*, 644 (1959)].

Die *anorganischen Gelbildner* Bentonit und Veegum vermindern bereits in sehr niedrigen Konzentrationen (1%) durch Ionenaustausch die Wirksamkeit *kationischer Arzneistoffe.* Bei der üblichen Konzentration von 5% bzw. 12% (USP XVII bzw. PM 66) verlieren inkorporierte Antiseptica wie Rivanol, Myxal, Riseptin, Trypaflavin, ihre Wirksamkeit [Thoma, K., E. Ullmann u. E. Wolferseder: Arch. Pharm. (Weinheim) *295*, 548 (1962)].

Organische Gelbildner (z. B. Cellulosederivate, Alginate) können ebenfalls durch Ionenreaktion oder auch durch Komplexbildung mit dem Arzneistoff dessen Wirksamkeit beeinflussen [Thoma, K., E. Ullmann, H. Macionga u. P. Loos: 23. Inter. Kongr. d. pharm. Wissensch., Münster 1963 sowie H. v. Czetsch-Lindenwald: Makromolekulare Stoffe in Pharmazie und Kosmetik, Heidelberg 1963].

Polyäthylenglykole und in Emulgatorkomplexen enthaltene *Polyäthylenglykolderivate* verursachen Unverträglichkeitsreaktionen, insbesondere mit Phenolen. Diese sind durch Komplexbildung verursacht. Solche in Wasser schwer löslichen Reaktionsprodukte besitzen in der Regel noch die unverminderte antibakterielle Wirksamkeit des betreffenden Phenols. Wirkungsverlust erfolgt erst nach Lösungsvermittlung des Komplexes durch das Polyäthylenglykolderivat. Das Ausmaß der Wertminderung ist dabei von den physikalisch-chemischen Eigenschaften der Phenole und dem Umfang ihrer Bindung an die Tensidmizellen abhängig. So vermindert sich die antibakterielle Aktivität der Solubilisate — entsprechend ihrem Verteilungsgleichgewicht zwischen Mizellphase und Wasser — mit zunehmender Lipophilie der Phenole. Aufrechterhaltung der Wirksamkeit setzt entsprechende Dosiserhöhung voraus: z. B. ist nach Solubilisation mit 5%igen Polyäthylenglykolstearatlösungen bei Phenol ~ die 2fache, bei Kresol ~ die 4fache, bei o-Cl-m-Kresol ~ die 8fache, bei Thymol ~ die 30fache, bei p-Cl-m-Xylenol ~ die 38fache, bei Hexachlorophen ~ die 800fache Erhöhung der Phenolkonzentration erforderlich [THOMA, K., E. ULLMANN u. O. FICKEL: Arch. Pharm. (Weinheim) *303*, 289, 297 (1970)]. Auf die Inaktivierung phenolischer Konservierungsmittel in Salbengrundlagen sei in diesem Zusammenhang verwiesen [DE NAVARRE, M. G., u. H. E. BALLEY: J. Soc. Cosmet. Chemists *7*, 427 (1956); *8*, 68, 371 (1957)].

Über Reaktionen von Polyäthylenglykolsalben mit Arzneisubstanzen und verschiedenen Kunststoffen (Salbenkruken) s. F. NEUWALD [Dtsch. Apoth.-Ztg *94*, 1258 (1954)], W. BEUTTNER und K. STEIGER [Schweiz. Apoth.-Ztg *96*, 293 (1958)] und W. HORSCH [Pharm. Zentralh. *99*, 99 (1960)].

Stabilisierung und Konservierung von Salbengrundlagen. Als Antioxydantien für Glyceridfette haben sich vor allem phenolische Körper bestimmter chemischer Konstitution gut bewährt; ebenso läßt sich durch solche Stabilisatoren die Peroxidbildung in Kohlenwasserstoffen verzögern [KERN, W.: Dtsch. Apoth. i. Hessen *14*, 376 (1962)]. Substanzen wie das natürliche Vitamin E (α-Tocopherol), Nordihydrogujaretsäure, Butylhydroxyanisol, Butylhydroxytoluol oder verschiedene Ester der Gallussäure, welche in ihrer Wirksamkeit durch Synergisten, z. B. Citronensäure, verstärkt werden, verzögern — den Fettstoffen in kleinen Mengen zugesetzt — Autoxydationsvorgänge erheblich und erhöhen damit die Haltbarkeit der Zubereitungen (vgl. dazu Bd. I, 1211). In ähnlicher Weise günstig wirken sich solche Stabilisatoren auf Wollwachs und die Wollwachsalkohole aus, welche gegenüber oxydativen Einflüssen besonders empfindlich sind [JANECKE, H., u. G. SENFT: Pharmazie *12*, 555, 673 (1957); Arch. Pharm. (Weinheim) *290*, 472 (1957); CLARK, E. W., u. G. F. KITCHEN: J. Pharm. (Lond.) *12*, 227 (1960); *13*, 121, 172 (1961) bzw. dtsch. Übers. Dtsch. Apoth.-Ztg *100*, 1428 (1960); *101*, 1639, 1644 (1961); NEUWALD, F., u. K. E. FETTING: Pharm. Ztg (Frankfurt) *108*, 1490 (1963)].

Die Genehmigung solcher Zusatzstoffe wird von den Pharmakopöen uneinheitlich behandelt: ÖAB 9 gibt nur bei Schweineschmalz einen Zusatz an, nämlich 0,01% Gallussäurepropylester; USP XVII empfiehlt im Falle von Vaselin und fl. Paraffin einen geeigneten Stabilisator; Nord. 63 läßt eine Stabilisierung von Vaselin mit 1 mg/100 g an Tocopherol zu; BP 68 gestattet für flüssiges Paraffin (nicht für Vaselin) 1 mg/100 g an Tocopherol oder Butylhydroxytoluol sowie für Wollwachs 20 mg/100 g an Butylhydroxyanisol oder -toluol, für Wollwachsalkohole 50 bis 100 mg/100 g dieser Stabilisatoren. Im DAB 7-BRD dürfen Salben, Salbengrundlagen und Salbengrundstoffe geeignete Stabilisatoren und Antioxydantien enthalten.

Problematisch ist die Frage der Konservierung wasserhaltiger Salbengrundlagen. Durch Zusatz von Antiseptica wie p-Chlorkresol (0,1% in Aqueous Cream BP 68) p-Hydroxybenzoesäureester (0,1% für die emulgierende Salbe ÖAB 9), Benzalkoniumchlorid (0,02% für Augensalben ÖAB 9), Sorbinsäure u. a. ist zwar ein wirksamer Schutz gegenüber einer mikrobiellen Kontamination möglich (K. MÜNZEL, J. BÜCHI u. O.-E. SCHULTZ [10]), andererseits können solche Zusätze aber auch allergische Erscheinungen verursachen, wie sie beispielsweise bei der äußerlichen Anwendung der p-Hydroxybenzoesäureester beobachtet wurden [BEIERSDORFF, H. U., u. F. KLASCHKA: Dtsch. Apoth.-Ztg *104*, 990 (1964)]. Auf die Möglichkeit einer Inaktivierung des Konservans durch Salbenbestandteile wurde bereits hingewiesen (s. S. 558).

Bezüglich der Verwendung aller Schutzstoffe (Antioxydantien und Konservierungsmittel) gilt die Forderung, die Verträglichkeit des Stabilisators mit den Arzneistoffen im System der Zubereitung jeweils zu überprüfen und sicherzustellen.

Literatur über das Gebiet der Salben: [1] BLUM, K.: Beiträge zur Verwendung neuartiger Hilfsstoffe in der Pharmazie. Analytische und technologische Untersuchungen neuerer Salbengrundlagen im Rahmen allgemeiner Studien auf dem Salbengebiet, Dissertation Braunschweig 1963. — [2] v. CZETSCH-LINDENWALD, H., u. F. SCHMIDT-LA BAUME: Salben, Puder, Externa. 3. Aufl., Berlin/Göttingen/Heidelberg: Springer 1950. — [3] v. CZETSCH-LINDENWALD, H.: Die äußeren Heilmittel. 1950—1955, Berlin/Göttingen/Heidelberg: Springer 1956. — [4] EBERHARDT, K.: Entwicklung und Prüfung eines Triglyzeridproduktes zur Verwendung als neue Fettsalbengrundlage unter Berücksichtigung verschiedener Vergleichsprodukte, Dissertation Hamburg 1960. — [5] GSTIRNER, F.: Grundstoffe und Verfahren der Arzneibereitung, Stuttgart 1960. — [6] GSTIRNER, F.: Einführung in die Arzneibereitung, Stuttgart 1968. — [7] SCHMITZ, B. in H. KAISER: Pharmazeutisches Taschenbuch, Stuttgart 1968. — [8] KERN, W.: Angewandte Pharmazie, 3. Aufl., Stuttgart 1951. — [9] MARTIN, A. N., I. SWARBRICK u. A. CAMMARATA: Physical Pharmacy, Philadelphia 1969. — [10] MÜNZEL, K., J. BÜCHI u. O.-E. SCHULTZ: Galenisches Praktikum, Stuttgart 1959. — [11] POLANO, M. K.: Skin Therapeutics, Amsterdam 1952. — [12] Remington's Practice of Pharmacy, 12. Ed., Easten 1961. — [13] SANDELL, E.: Grundriß der galenischen Pharmazie, Stockholm 1960, Frankfurt 1962. — [14] SCHIRM, M.: Tabellen für die galenische Pharmazie, Stuttgart 1958. — [15] SCHLUMPF, R.: Studien über die Salben, insbesondere ihre Herstellung und Prüfung, Dissertation Zürich 1942. — [16] SCHMIDT-LA BAUME, F., u. G. LIETZ: Die Emulsionen in der Hauttherapie, Stuttgart: Hirzel 1951. — [17] TRONNIER, H.: Über die Wirkungsweise indifferenter Salben und Emulsionssysteme an der Haut in Abhängigkeit von ihrer Zusammensetzung, Aulendorf: Edition Cantor 1964.

Sera und Impfstoffe

Sera und Impfstoffe sind Mittel, die zur passiven und aktiven *Immunisierung* dienen. Den damit erreichten Zustand bezeichnet man als *Immunität*. Darunter versteht man das Höchstmaß der spezifischen Abwehrbereitschaft eines Organismus gegenüber einem spezifischen Erreger. Man unterscheidet die natürliche von der erworbenen Immunität. Erstere besteht in einer rassenmäßig gebundenen Unempfindlichkeit oder Resistenz gegen Erreger. Diese natürliche oder unspezifische Immunität wird ergänzt durch spezifische Immunität, die eintreten kann infolge stummer Durchseuchung, durch Überstehen einer Infektion oder durch Immunisierung. Die Immunität ist das Ergebnis der Auseinandersetzung eines Organismus mit einem *Antigen*, die zur Bildung von Antikörpern geführt hat. Dabei ist ein Antigen ein Stoff, der die Bildung von Antikörpern veranlaßt, mit diesen aber auch reagieren kann. Ist nur die letztere Eigenschaft, das Bindungsvermögen mit einem Antikörper, vorhanden, dann bezeichnet man einen solchen Stoff als Halbantigen oder Hapten, Vollantigene sind Eiweißkörper oder hochmolekulare Abbauprodukte derselben, oder sie enthalten in einem Komplex oder Symplex Lipoide oder Kohlenhydrate zusammen mit einem Protein (Trägerprotein). Wir kennen mikrobielle Antigene. Es sind dies Bestandteile der Bakterien oder aber Stoffwechselprodukte von Bakterien. Letztere werden als Ekto- oder Exotoxine bezeichnet. Des weiteren bilden auch die Virusarten Antigene, da bekanntlich alle Virusarten Nucleoproteide enthalten. Schließlich kennen wir tierische und pflanzliche Antigene. Zusammengefaßt ist ein Antigen also eine Substanz, die die Fähigkeit hat, einen Organismus zur Bildung von Antikörpern zu veranlassen. Ein *Antikörper* ist ein Globulin, das in gewissen Zellen unter dem Einfluß eines Antigens entsteht. Das Antikörper-Globulin unterscheidet sich von anderen Serumglobulinen durch seine Spezifität zum Antigen. Die Antikörper werden gebildet einmal im Gefäßsystem durch Einwirken von Antigenen auf Globulin, was verbunden ist mit der Umwandlung eines unspezifischen Globulins in ein solches mit Antikörpereigenschaft. Andererseits besteht die Möglichkeit, daß Antigene an oder in Zellen gelangen, die Globulin synthetisieren. Durch das Einwirken des Antigens wird auch hier eine Modifikation des Globulinmoleküls im Sinne eines Antikörpers herbeigeführt. Die synthetisierenden Zellen sind vor allem in Leber und Milz, in den Lymphozyten, in der Haut und im Blut zu suchen. Die wichtigste Rolle in diesem Geschehen scheint die Milz zu spielen, da die Antigene zum größten Teil primär in die Milz gelangen. Nur bei der Zufuhr sehr großer Antigenmengen tritt die Bedeutung der Milz für die Antikörperbildung zugunsten anderer Ge-

webe zurück. Die Geschwindigkeit und Höhe der Antikörperbildung ist zum Teil abhängig
von der Antigenmenge, zum Teil von der Art des Antigens und schließlich vom Allgemein-
zustand des betreffenden Organismus. Über die Dauer dieser Vorgänge ist allgemein Gültiges
nicht auszusagen, die Immunität nach Zufuhr bakterieller Antigene pflegt schneller abzusinken als nach einer solchen von Virusantigen. Diesem Nachteil kann man entgegentreten
durch erneute Antigenzufuhr (injection de rappel), die einen sogenannten Boostereffekt aus-
löst, d. h. die Ausschüttung von Antikörpern. Zusammengefaßt sind Antikörper also Globuline, die unter der Einwirkung von Antigen durch Zellen des Reticulo-Endothelial-Systems
(RES) gebildet werden und die spezifisch mit einem Antigen reagieren. Eine solche Reaktions-
form ist z. B. die *Agglutination*, d. h. die Zusammenballung von Bakterien oder Viren in vitro in
Gegenwart spezifischer Antikörper, der Agglutinine. Eine weitere Form ist die Neutralisation
von Bakterientoxinen durch Antitoxine. Weitere Immunstoffe sind z. B. Bakteriolysine, d. h.
Stoffe, die Bakterien aufzulösen vermögen, oder Hämolysine, die rote Blutzellen zerstören.
Schließlich wären noch Präzipitine zu erwähnen, das sind Stoffe, die Bakterien oder Eiweiße
zu fällen vermögen. Alle diese Reaktionen und Stoffe sind Ausdrucksformen einer spezifisch
ausgerichteten Immunität, die künstlich auf zwei Wegen erzeugt werden kann. Der eine Weg
ist die *passive*, der andere die *aktive Immunisierung*. Bei der ersteren Form wird einem Organismus durch die Zufuhr von Antikörpern eine temporäre Immunität verliehen. Dies geschieht
mit Hilfe des Serums von Tieren, denen zu einem früheren Zeitpunkt Antigene einverleibt
wurden und die auf diese Antigenzufuhr mit der Bildung von Antikörpern reagiert haben.
Wir unterscheiden auf Grund der für die Antikörpererzeugung benutzten Antigene antitoxische,
antibakterielle und antivirale Sera. Bei den erstgenannten dienen Ektotoxine oder deren
apathogene Modifikation, die Toxoide oder andere giftige Substanzen, z. B. Schlangengifte,
als Antigen. Die Umwandlung eines Toxins in ein Toxoid erfolgt durch Zugabe von Formaldehyd. Bei antibakteriellen Sera werden lebende oder abgetötete, kein Ektotoxin bildende
Bakterien oder Bazillen als Antigen benutzt. Antivirale Sera werden fast ausschließlich von
Menschen gewonnen, die eine natürliche entsprechende Virusinfektion durchgemacht haben,
und deren Serum einen genügend hohen Antikörper-Titer aufweist. Eine Ausnahme bildet
das Antitollwutserum, das in der Regel von Pferden nach Behandlung mit Tollwut (Rabies)-
Vakzine erzeugt wird. Der Begriff der passiven Immunisierung deckt sich also mit der von
EMIL V. BEHRING eingeführten Serumtherapie. Auf dem Humansektor wird die Serumtherapie vor allem angewandt bei der Diphtherie, dem Tetanus, dem Botulismus, den verschiedenen Gasbrandformen und bei Vergiftungen durch tierische Gifte (Schlangen und
Skorpione). In letzter Zeit hat sich die Therapie mit humanem Rekonvaleszentenserum bzw.
seiner Modifikation in Form der daraus gewonnenen Gammaglobuline in zunehmendem
Maße eingebürgert. Zusammengefaßt besteht die passive Immunisierung also in der Zufuhr
antikörperhaltiger Sera. Der verliehene Schutz tritt sofort ein, ist zeitlich begrenzt und bewahrt nicht vor einer Zweiterkrankung. Es handelt sich im wesentlichen um eine therapeutische Maßnahme, um eine prophylaktische nur im eng begrenzten Sinne. Echte Prophylaxe
treiben wir mit der *aktiven Immunisierung*. Der Organismus wird durch die Zufuhr von
Antigenen, sei es in Form von bakteriellen Impfstoffen (ebenso von Virusimpfstoffen), sei es
in Form eines mit Hilfe von Formalin in ein Toxoid umgewandelten Toxins, zur Bildung
von Antikörpern veranlaßt. Diese Antikörper sind, im Gegensatz zu den passiv zugeführten,
arteigenes Eiweiß, das nur sehr langsam eliminiert wird. Dabei kann der Schutz durch Nach-
immunisierung jederzeit und beliebig verlängert werden. Zu bedenken ist allerdings, daß die
Bildung der Antikörper eine gewisse Zeit in Anspruch nimmt (BPI).

Sera

Nach Pl.Ed. I. Sera antitoxica sind ein antitoxisches Serum, ein natives Serum oder ein
Präparat aus nativem Serum, das die antitoxischen Globuline oder die Derivate derselben
enthält, welche die spezifische Eigenschaft besitzen, die von Mikroorganismen gebildeten
Toxine zu neutralisieren. Antitoxische Sera werden durch Abtrennen des Serums aus dem Blut
von Tieren gewonnen, die durch Injektionen steriler Kulturfiltrate des spezifischen Mikroorganismus immunisiert worden sind. Das native Serum kann flüssig oder getrocknet sein.

BP 63 bringt folgende Immunisierungs-Schemata für Kinder und für Reisende.

Für Kinder

Alter	Vakzine	Injektions-Intervall
1— 6 Monate	Diphtherie, Tetanus, Keuchhusten (1) Diphtherie, Tetanus, Keuchhusten (2) Diphtherie, Tetanus, Keuchhusten (3)	4—6 Wochen
7—10 Monate	Poliomyelitis (1) Poliomyelitis (2)	4 Wochen
15—18 Monate	Poliomyelitis (3)	
18—21 Monate	Diphtherie, Tetanus, Keuchhusten (4)	
während der ersten 2 Jahre, besser im 4.—5. Monat	Pocken[1]	
Schuleintritt	Poliomyelitis (4) und Diphtherie und Tetanus	
8—12 Jahre	Diphtherie und Tetanus, und Pocken	
über 12 Jahre	B.C.G.	

[1] Die Pockenimpfung soll von anderen Vor- oder Nachimpfungen mindestens 3 Wochen Abstand haben.

Für Reisende

Woche	Vakzine
1	Gelbfieber
4	Pocken
5	Pocken-Nachschau
7	Typhus, Paratyphus A und B, Tetanus (1)
10	Poliomyelitis (oral) (1)
13	Typhus, Paratyphus A und B, Tetanus (2)
16	Poliomyelitis (oral) (2)
22	Poliomyelitis (oral) (3)
39	Typhus, Paratyphus A und B, Tetanus (3)

Für Auffrisch-Impfungen werden folgende Zeiten angegeben:

Gelbfieber	alle 6 Jahre
Pocken	alle 3 Jahre
Typhus, Paratyphus A und B	jedes Jahr bei besonderer Infektionsgefahr, sonst alle 3 Jahre
Tetanus	alle 5 Jahre

Die antitoxischen Globuline oder deren Derivate, die die spezifischen Immunstoffe enthalten, können aus dem Serum durch fraktionierte Fällung, durch enzymatische Behandlung oder durch andere chemische oder physikalische Methoden gewonnen werden. Das gereinigte Präparat kann als Lösung oder in getrockneter Form verwendet werden. Das sterile Endprodukt, ob in Lösung oder getrocknet, wird in sterilisierte Behälter zu je einer Einzeldosis verteilt. Die Behälter müssen so verschlossen werden, daß eine Verunreinigung durch fremde Keime ausgeschlossen ist. Den flüssigen Präparaten kann ein bakteriostatisches Mittel in einer Konzentration, die das Wachstum von Mikroorganismen verhindert, zugegeben werden.

Nach Helv. V sind unter Sera im Sinne der Pharmakopöe nur Präparate zu verstehen, die für den Gebrauch an Menschen bestimmt sind. Sera sind danach von gesunden, unvorbehandelten oder spezifisch vorbehandelten (immunisierten) Tieren oder von Menschen entnommene, flüssige oder eingetrocknete Blutsera, die in der Regel spezifische Antikörper enthalten (Immunsera).

Als natives Serum bezeichnet Helv. V die Flüssigkeit, die nach der Blutgerinnung abgehebert wird und die mit Ausnahme des Fibrinogens noch alle Serumeiweißkörper enthält. Dabei darf der Gesamteiweißgehalt höchstens 9%, der Gesamtstickstoffgehalt höchstens 28,8 mg pro ml betragen.

Ein eiweißarmes Serum ist ein durch ein der oben angegebenen Verfahren gereinigtes, von den Albuminen und gewissen Globulinen befreites Serum. Der Gesamteiweißgehalt darf höchstens 5%, der Gesamtstickstoffgehalt höchstens 16,0 mg pro ml betragen.

Konzentriertes Serum schließlich ist ein an Antikörpern und Eiweiß angereichertes Serum, das durch Fällen eines Nativserums mit Natrium- oder Ammoniumsulfat und Auflösen des Niederschlages in weniger Flüssigkeit, als der ursprünglichen Serummenge entspricht, oder nach anderen Verfahren konzentriert wird. Zumeist stellen solche konzentrierten Sera gereinigte Sera dar. Der Gesamteiweißgehalt darf höchstens 12%, der Gesamtstickstoffgehalt 38,4 mg pro ml betragen. Trockenimmunsera müssen, nach den Vorschriften des Herstellers gelöst, bzgl. Gesamteiweiß und Gesamtstickstoff den an konzentrierte, flüssige Immunsera gestellten Anforderungen genügen. Sera werden auch mit isotonischer Kochsalzlösung verdünnt und mit indifferenten Grundmassen in Form von Salben, Pulvern usw. verwendet.

Die Sera dürfen höchstens 0,5% Phenol, 0,4% Rohkresol, 0,01% Merthiolat, 0,1% Oxychinolinsulfat oder angemessene Mengen anderer Konservierungsmittel enthalten.

Nach CF 65 wird besonderer Wert auf die Gesundheit der Tiere gelegt, von denen Blutsera gewonnen werden. Sie müssen auf die Mallein- und Tuberkulinprobe negativ reagieren. Brucellosetiere sollen ausgemerzt werden. Bevor Tiere zur Serumgewinnung herangezogen werden, müssen sie sieben Tage unter tierärztlicher Kontrolle in Quarantäne stehen. Weiter soll nach CF 65 für die Serumgewinnung zuerst mit Tetanus immunisiert werden. Später können die gleichen Tiere auch gegen andere Erreger immunisiert werden.

Beschreibung. Nach Pl.Ed. I sind flüssige, native Sera gelb oder gelblichbraun. Präparate von antitoxischen Globulinen sind gelblichbraun oder grünlichgelb. Hochgereinigte Präparate sind farblos oder nur ganz schwach gelblich gefärbt. Trockenpräparate sind weiße oder gelblichweiße Pulver. Mit Wasser zur ursprünglichen Konzentration gelöst, nehmen sie wieder Farbe und Aussehen der ursprünglichen Form an. Flüssige Präparate sind zunächst klar, können aber beim Altern eine schwache Trübung aufweisen. Diese Eigenschaft ist bei den nativen Sera besonders ausgeprägt, bei den antitoxischen Globulinpräparaten ist sie kaum, bei den hochgereinigten Präparaten praktisch nicht vorhanden. Flüssige Präparate sind fast geruchlos, abgesehen vom Geruch des eventuell zugesetzten Konservierungsmittels. Nach Helv. V und USP XVI können die nativen Seren einen leichten flockigen oder granulierten Bodensatz haben. Dabei dürfen nach USP XVI die festen Bestandteile 20% nicht überschreiten.

Identitätsreaktionen. Die Identitätsreaktionen für jedes antitoxische Serum werden in dem entsprechenden Einzelartikel beschrieben. Reaktion: pH der nativen Sera 7,0 bis 8,5, je nach der Konzentration des Bicarbonates im Plasma; pH der antitoxischen Globulinpräparate 6,0 bis 7,0.

Sterilität. Alle Formen müssen den allgemeinen Forderungen entsprechen, die folgendermaßen charakterisiert sind: Für die Prüfung werden flüssige Nährböden verwendet. (Nach USP XVI soll die Sterilität in flüssigem Thioglykolat- und in flüssigem Sabouraud-Medium geprüft werden.) Bei Präparaten, die Antiseptica enthalten, wird der wachstumshemmende Einfluß des Präparates dadurch neutralisiert, daß entweder der Probe soviel Nährboden zugegeben wird, daß hierdurch die wachstumshemmenden Stoffe bis zur Wirkungslosigkeit verdünnt werden, oder daß eine zur Neutralisation des wachstumshemmenden Effektes des bakterostatischen Mittels geeignete Substanz in ausreichender Konzentration zugegeben wird.

Die verwendeten Nährböden müssen den Beginn und den Unterhalt eines kräftigen Wachstums lebensfähiger Mikroorganismen einschließlich aerober und anaerober Bakterien, insbesondere der normalerweise für den Menschen pathogenen Arten, von denen bekannt ist, daß sie in ihren Nahrungsanforderungen anspruchsvoll sind, erlauben.

Prüfungsmethoden hierfür sind: Nährböden für aerobe und anaerobe Organismen werden mit dem Inhalt der einzelnen zu prüfenden zugeschmolzenen Behälter beimpft. Bei einem Behälterinhalt von 2 ml oder mehr wird 1 ml für jede Prüfung verwendet; ist der Inhalt kleiner als 2 ml, so wird er halbiert. Eine Hälfte wird für die Aerobierprüfung, die andere für die Anaerobierprüfung verwendet.

ÖAB 9 verlangt folgende Nährmedien: a) Hochschicht-Agar, b) Natrium-thioglykolat, c) Glucose-Bouillon und d) Peptonwasser mit Glucose oder Maltose. Dabei beträgt die Bebrütungsdauer der Medien a—c) 10 Tage bei 37°, des Mediums d) mindestens 15 Tage bei 20°.

Die beimpften Nährböden läßt man zur Inkubation 5 Tage bei 37° stehen. Wird nach dieser Zeit in keinem der Reagensgläser ein Wachstum von Mikroorganismen festgestellt, so entspricht die Probe den gestellten Forderungen. Wird Wachstum festgestellt, so müssen neue Proben entnommen und der Versuch muß wiederholt werden. Gegebenenfalls muß die Prüfung noch ein drittes Mal wiederholt werden. Wird Wachstum bei allen drei Prüfungen festgestellt oder wird derselbe Mikroorganismus in mehr als einer Bestimmung beobachtet, so entspricht die Probe nicht den gestellten Forderungen.

Außergewöhnliche Toxizität: Alle Formen müssen den Prüfungen auf außergewöhnliche Toxizität entsprechen. Dazu finden folgende zwei Bestimmungen Verwendung: 1. 0,5 ml werden unter die Haut einer gesunden, ungefähr 20 g wiegenden Maus injiziert; innerhalb von 6 Tagen dürfen sich weder ernstliche Symptome zeigen, noch darf der Tod eintreten. — 2. 5,0 ml werden einem 250 bis 400 g wiegenden, gesunden Meerschweinchen unter die Haut oder in die Peritonealhöhle injiziert; innerhalb von 6 Tagen dürfen sich weder ernstliche Symptome zeigen, noch darf der Tod eintreten.

Zusätzlich ist bei den antitoxischen Sera folgende Prüfung auszuführen: Einem normalen, gesunden Kaninchen werden 3,0 ml pro kg Körpergewicht intravenös injiziert; es dürfen keine ernsten Symptome auftreten.

Feste Bestandteile: Native Sera enthalten höchstens 10% feste Bestandteile. Präparate von antitoxischen Globulinen enthalten höchstens 20% feste Bestandteile.

Aufbewahrung. Flüssige Präparate antitoxischer Sera müssen bei einer möglichst niedrigen Temperatur oberhalb 0° aufbewahrt werden. Nach USP XVI ist dafür zu sorgen, daß das Material nicht einfriert mit Ausnahme der Pocken- und Gelbfieber-Vakzine, die unterhalb von 0° gehalten werden müssen. Das Ausmaß der Wertminderung solcher Präparate bei höheren Temperaturen ist je nach Art des Präparates verschieden. Bei nativen Sera, bei Globulinen und bei Präparaten, die durch einfache fraktionierte Aussalzung hergestellt wurden, kann die Minderung der Wirksamkeit während der ersten 5 Jahre bei 0° vernachlässigt werden, bei 5° beträgt sie jährlich höchsten 5% vom Wert des Vorjahres. Bei höheren Temperaturen ist die Wertminderung größer: Bei 15° etwa 10% pro Jahr, bei 20° bis fast 20% pro Jahr. Bei 37° können die Präparate in einem Jahre $^{1}/_{4}$ bis $^{1}/_{2}$ ihrer Wirksamkeit einbüßen. Durch enzymatische Behandlung gewonnene antitoxische Globuline sind bei pH 5,0 bis 6,5 am besten haltbar; bei Temperaturen zwischen 0 und 5° ist die Minderung der Wirksamkeit unbedeutend. Bis 15° beträgt sie höchstens 3% jährlich und bei 20° jährlich höchstens 5% vom Wert des Vorjahres. Bei 37° können die Präparate 10 bis 20% ihrer Wirksamkeit in einem Jahr verlieren.

Die festen Präparate sollen bei einer Temperatur aufbewahrt werden, die 20° nicht übersteigt. Bei niederen Temperaturen aufbewahrt, behalten feste Trockenpräparate von antitoxischen Sera ihre volle Wirksamkeit. Die Minderung der Wirksamkeit bei höheren Temperaturen (bis 20°) ist sehr niedrig.

Die Zahl der Internationalen Einheiten, die jeder Behälter antitoxischer Sera enthält, muß so groß sein, daß die auf der Anschrift angegebene Zahl am Ende der Laufzeit noch vorhanden ist, vorausgesetzt, daß Lagerung unter den oben angegebenen Bedingungen erfolgt.

Beschriftung. Die Aufschrift auf der Umhüllung einer Packung oder die Aufschrift auf dem Behälter muß folgende Angaben aufweisen:

1. Die Bezeichnung des Inhaltes und der Tierart, von der das Serum gewonnen wurde;
2. ob der Inhalt ein natives Serum oder ein antitoxisches Globulinpräparat in flüssiger oder getrockneter Form ist;
3. das Datum, bis zu dem der Inhalt verwendet werden darf;
4. die für die Aufbewahrung erforderlichen Bedingungen.

Die Aufschrift auf dem Behälter muß folgende Angaben enthalten:

1. Die Bezeichnung des Inhaltes;
2. die kleinste Gesamtmenge Internationaler Einheiten, die im Behälter enthalten ist;
3. entweder a) die Zahl Internationaler Einheiten in 1 ml oder 1 g oder b) bei flüssigen Präparaten das im Behälter enthaltene Gesamtvolumen in ml bzw. bei Trockenpräparaten das Gesamtgewicht in g;
4. Name und Konzentration des jeweils zugesetzten bakteriostatischen Mittels.

Die Aufschrift auf der Umhüllung der Packung und die Aufschrift auf dem Behälter müssen den Namen und die Fabrikationsnummer des Herstellers angeben.

Nach Helv. V dürfen nur solche Sera in den Verkehr gebracht werden, die in staatlich anerkannten Herstellungsstätten hergestellt und laut Bundesratsbeschluß über Kontrolle der Sera und Impfstoffe für die Verwendung an Menschen (vom 17. 12. 1931) amtlich geprüft wurden.

Die Kontrolle erstreckt sich auf den Gesundheitszustand der immunisierten Tiere, auf die Unschädlichkeit der Sera im Tierversuch, auf Keimfreiheit, Eiweißgehalt und Gehalt an spezifischen Stoffen, soweit diese kontrollierbar sind, und endlich auf den Gehalt an Konservierungsmitteln; sie bestimmt auch den Zeitpunkt, bis zu welchem ein Serumpräparat abgegeben und verwendet werden darf.

Helv. V schreibt für die Aufbewahrung noch den Schutz vor Licht vor.

Auf dem Etikett muß zusätzlich der Name und Wohnort der verantwortlichen Vertriebsfirma, bei Sera ausländischer Herkunft Name und Wohnort des Schweizer Vertreters angegeben sein. Herstellungs- und Verfallsdatum dürfen höchstens 5 Jahre auseinanderliegen. Überdies muß die äußere Umhüllung mit einer Vignette versehen sein, die vom Eidgenössischen Gesundheitsamt geliefert wird und die Kontrollnummer der amtlichen Prüfung trägt.

Bezüglich der Haltbarkeit vermerkt Helv. V, daß bei flüssigen Sera unter 2° gewisse Eiweißstoffe denaturieren, daher sollen Sera bei 2 bis 8° aufbewahrt werden.

Abgabe. Nach USP XVI und ÖAB 9 dürfen Impfstoffe und Hämoderivate nur in unversehrter Verpackung abgegeben werden.

Standardpräparate. Für fast alle Sera und Impfstoffe stehen internationale Standardpräparate zur Verfügung, wie aus folgender Tabelle zu ersehen ist, die der Pharmacopoea Internationalis entnommen ist.

Substanz	I.E. [mg]	Abgabeform
		Antigene
Alt-Tuberkulin	0,011 111 µl	Ampullen mit 2 ml Alt-Tuberkulin 90 000 I.E. pro ml
Proteinderivat, gereinigt, aus Säugetiertuberkulin	—*	Ampullen mit 10 mg gereinigtem Proteinderivat und 4 mg Salzen
Proteinderivat, gereinigt, aus Vogeltuberkulin	0,0000726	Ampullen mit 10 mg Proteinderivat und 26,3 mg Salzen 500 000 I.E. pro Ampulle
Tetanus-Toxoid	0,03	Ampullen mit 50 mg mit Alkohol gereinigtem Tetanus-Toxoid und Glykokoll, 833 I.E. pro Ampulle
Tetanus-Toxoid adsorbiertes	0,6667	Ampullen mit 80 mg Tetanus-Toxoid, adsorbiertem Aluminiumhydroxid, plus gleiche T. getrocknetes Meerschweinchen-Serum (120 I.E. pro Ampulle)
Diphtherie-Toxoid, einfach	0,5	Ampullen mit 50 mg (1739 Lf) mit Alkohol gereinigtem Diphtherie-Toxoid und Glykokoll, 100 I.E. pro Ampulle
Diphtherie-Toxoid, adsorbiert	0,75	Ampullen mit 80 mg (50 Lf) an Aluminiumhydroxid adsorbiertem Diphtherie-Toxoid und der gleichen Menge Meerschweinchenserum, getrocknet (107 I.E. pro Ampulle)
Schick-Test-Toxin (Diphtherie)	0,0042	Ampullen mit 0,005 mg (0,9 Lf) gereinigtem Diphtherie-Toxin, 1 mg Rindereiweiß und 2,74 mg Phosphatpuffersalzen, 900 I.E. pro Ampulle
Pertussis-Vakzine	1,5	Ampullen mit 52 mg getrockneter Vakzine (34,7 I.E. pro Ampulle)
Cholera-Antigen (Inaba)	--	Ampullen mit ungefähr 100 mg getrocknetem Antigen
Cholera-Antigen (Ogawa)	—	Ampullen mit ungefähr 100 mg getrocknetem Antigen
Cholera-Vakzine (Inaba)	—	Ampullen mit 20 mg getrockneter Vakzine, $1,6 \times 10^{10}$ Organsubstanz pro Ampulle
Cholera-Vakzine (Ogawa)	—	Ampullen mit 20 mg getrockneter Vakzine, $1,6 \times 10^{10}$ Organsubstanz pro Ampulle
Cardiolipin	—	Ampullen mit 4 ml, 8 ml oder 16 ml einer Lösung aus gereinigtem Cardiolipin in Äthanol (6,4 ml Cardiolipin pro ml, errechnet aus dem Phosphorgehalt)
Lecithin (Rinderherz)	—	Gläser mit 30 ml einer Lösung aus gereinigtem Rinderherzlecithin in Äthanol (30,3 mg Lecithin pro ml)
Lecithin (Ei)	—	Ampullen mit 4, 8 oder 16 ml einer Lsg. von gereinigtem Ei-Lecithin in A. (26,7 mg Lecithin/ml, berechnet aus dem Phosphor-Gehalt)
		Antikörper
Tetanus-Antitoxin	0,3094	Gläser mit 10 ml einer Lösung von getrocknetem, hyperimmunisiertem Pferdeserum in physiologischer Kochsalzlösung mit 66 v/v % Glycerol (5 I.E. pro ml)
Diphtherie-Antitoxin	0,0628	Gläser mit 10 ml einer Lösung von getrocknetem, hyperimmunisiertem Pferdeserum in physiologischer Kochsalzlösung mit 66 v/v % Glycerol (10 I.E. pro ml)
Antidysenterie-Serum (Shiga)	0,05	Gläser mit 10 ml einer Lösung von getrocknetem, hyperimmunisiertem Pferdeserum in physiologischer Kochsalzlösung mit 66 v/v Glycerol (200 I.E. pro ml)

* Die ursprüngliche I.E. von gereinigtem Proteinderivat aus Säugetiertuberkulin, die in 0,000 028 0 mg enthalten war, wurde von der WHO 1961 aufgehoben.

(*Fortsetzung*)

Substanz	I.E. [mg]	Abgabeform
Gas-Gangrän-Antitoxin (perfringens) Clostridium welchii Typ A antitoxin	0,3346	Gläser mit 90,35 mg getrocknetem hyperimmunisiertem Pferdeserum (270 I.E. pro Ampulle)
Gas-Gangrän-Antitoxin (vibrion septique)	0,118	Ampullen mit 59 mg einer getrockneten 1:3-Verdünnung von hyperimmunisiertem Pferdeserum in physiologischer Kochsalzlösung (phosphatgepuffert) 500 I.E. pro Ampulle
Gas-Gangrän-Antitoxin (oedematiens)	0,1135	Gläser mit 10 ml einer Lösung von getrocknetem, hyperimmunisiertem Pferdeserum in physiologischer Kochsalzlösung mit 66 v/v % Glycerol (20 I.E. pro ml)
Gas-Gangrän-Antitoxin (histolyticus)	0,2	Gläser mit 10 ml einer Lösung von getrocknetem, hyperimmunisiertem Pferdeserum in physiologischer Kochsalzlösung mit 66 v/v % Glycerol (20 I.E. pro ml)
Gas-Gangrän-Antitoxin (Sordelli)	0,1334	Gläser mit 10 ml einer Lösung von getrocknetem, hyperimmunisiertem Pferdeserum in physiologischer Kochsalzlösung mit 66 v/v % Glycerol (20 I.E. pro ml)
Staphylococcus α Antitoxin	0,2376	Gläser mit 10 ml einer Lösung von getrocknetem, hyperimmunisiertem Pferdeserum in phosphatgepufferter physiologischer Kochsalzlösung mit 0,01 w/v Thiomersal (20 I.E. pro ml)
Scharlachfieber Streptococcus Antitoxin	0,049	Ampullen mit 490 mg getrocknetem, hyperimmunisiertem Pferdeserum (10 000 I.E. pro Ampulle)
Schweinerotlauf-Serum (Anti-N)	0,14	Ampullen mit 87,9 mg getrocknetem, hyperimmunisiertem Pferdeserum (628 I.E. pro Ampulle)
Antipneumococcus-Serum (Typ 1)	0,0886	Gläser mit 10 ml einer Lösung von getrocknetem, hyperimmunisiertem Pferdeserum in physiologischer Kochsalzlösung mit 66 v/v % Glycerol (200 I.E. pro ml)
Antipneumococcus-Serum (Typ 2)	0,0894	Gläser mit 10 ml einer Lösung von getrocknetem, hyperimmunisiertem Pferdeserum in physiologischer Kochsalzlösung mit 66 v/v % Glycerol (200 I.E. pro ml)
Anti-Brucella abortus Serum	0,091	Ampullen mit 91 mg getrocknetem Rinderserum (1000 I.E. pro Ampulle)
Anti-Q-Fieber-Serum	0,1017	Ampullen mit 101,7 mg getrocknetem Rinderserum (1000 I.E. pro Ampulle)
Anti-Tollwut-Serum	1,0	Ampullen mit 86,6 mg getrocknetem hyperimmunisiertem Pferdeserum (86,6 I.E. pro Ampulle)
Anti-A-Serum zur Blutgruppenbestimmung	0,3465	Ampullen mit 88,7 mg getrocknetem Humanserum (256 I.E. pro Ampulle)
Anti-B-Serum zur Blutgruppenbestimmung	0,3520	Ampullen mit 90,1 mg getrocknetem Humanserum (256 I.E. pro Ampulle)
Syphilis-Human-Serum	3,617	Ampullen mit 177,4 mg getrocknetem Humanserum (49 I.E. pro Ampulle)
Cholera-Agglutinisierungsserum (Inaba)	—	Ampullen mit 0,6 ml monospezifischem Serum
Cholera-Agglutinisierungsserum (Ogawa)	—	Ampulle mit 0,6 ml monospezifischem Serum
Antipoliovirus Serum (Typ 1)	10,78	Ampullen mit 107,8 mg getrocknetem hyperimmunisiertem Affen-Serum (10 I.E. pro Ampulle)
Antipoliovirus Serum (Typ 2)	10,46	Ampullen mit 104,6 mg getrocknetem hyperimmunisiertem Affen-Serum (10 I.E. pro Ampulle)

(*Fortsetzung*)

Substanz	I.E. [mg]	Abgabeform
Antipoliovirus-Serum (Typ 3)	10,48	Ampullen mit 104,8 mg getrocknetem hyperimmunisiertem Affen-Serum (10 I.E. pro Ampulle)
Anti-Leptospira saxkoebing-Serum	—	Ampullen mit 0,5 oder 1,0 ml hyperimmunisiertem Kaninchenserum, getrocknet
Anti-Leptospira ballum AB-Serum	—	Ampullen mit 0,5 oder 1,0 ml hyperimmunisiertem Kaninchenserum, getrocknet
Anti-Leptospira canicola-Serum	—	Ampullen mit 0,5 oder 1,0 ml hyperimmunisiertem Kaninchenserum, getrocknet
Anti-Leptospira sejroe-Serum	—	Ampullen mit 0,5 oder 1,0 ml hyperimmunisiertem Kaninchenserum, getrocknet
Anti-Leptospira mini-AB-Serum	—	Ampullen mit 0,5 oder 1,0 ml hyperimmunisiertem Kaninchenserum, getrocknet
Anti-Leptospira grippotyphosa-Serum	—	Ampullen mit 0,5 oder 1,0 ml hyperimmunisiertem Kaninchenserum, getrocknet
Anti-Leptospira australis A-Serum	—	Ampullen mit 0,5 oder 1,0 ml hyperimmunisiertem Kaninchenserum, getrocknet
Anti-Leptospira icterohämorrhagica A-Serum	—	Ampullen mit 0,5 oder 1,0 ml hyperimmunisiertem Kaninchenserum, getrocknet
Anti-Leptospira icterohämorrhagica AB-Serum	—	Ampullen mit 0,5 oder 1,0 ml hyperimmunisiertem Kaninchenserum, getrocknet
Anti-Leptospira hyos-Serum	—	Ampullen mit 0,5 oder 1,0 ml hyperimmunisiertem Kaninchenserum, getrocknet
Anti-Leptospira autumnalis AB-Serum	—	Ampullen mit 0,5 oder 1,0 ml hyperimmunisiertem Kaninchenserum, getrocknet
Anti-Leptospira autumnalis A-Serum	—	Ampullen mit 0,5 oder 1,0 ml hyperimmunisiertem Kaninchenserum, getrocknet
Anti-Leptospira pomona-Serum	—	Ampullen mit 0,5 oder 1,0 ml hyperimmunisiertem Kaninchenserum, getrocknet
Anti-Leptospira bataviae-Serum	—	Ampullen mit 0,5 oder 1,0 ml hyperimmunisiertem Kaninchenserum, getrocknet
Anti-Leptospira semaranga-Serum	—	Ampullen mit 0,5 oder 1,0 ml hyperimmunisiertem Kaninchenserum, getrocknet
Anti-Leptospira hebdomadis-Serum	—	Ampullen mit 0,5 oder 1,0 ml hyperimmunisiertem Kaninchenserum, getrocknet
Anti-Leptospira andamana-Serum	—	Ampullen mit 0,5 oder 1,0 ml hyperimmunisiertem Kaninchenserum, getrocknet
Anti-Leptospira javanica-Serum	—	Ampullen mit 0,5 oder 1,0 ml hyperimmunisiertem Kaninchenserum, getrocknet
Anti-Leptospira pyrogenes-Serum	—	Ampullen mit 0,5 oder 1,0 ml hyperimmunisiertem Kaninchenserum, getrocknet

Diese immunbiologischen Substanzen werden vorrätig gehalten in dem Internationalen Laboratorium für Biologische Standardpräparate im Staten Seruminstitut, Kopenhagen. In Deutschland erfolgt die Prüfung von Sera, Impfstoffen und Tuberkulinen im Paul-Ehrlich-Institut in Frankfurt-Main.

Botulinum Antitoxin ist nach BP 68 ein Präparat, das Globulin und dessen Derivate enthält, die spezifisch imstande sind, Toxine von Cl. botulinum Typ A, B oder E oder einer Mischung von A, B und E zu neutralisieren.

Es darf nicht weniger als 500 E. pro ml enthalten und soll prophylaktisch durch s.c. oder i.m. Injektion mit nicht weniger als 10 000 E. Typ A und B und nicht weniger als 1 000 E. von Typ E benutzt werden, therapeutisch i.m. oder i.v. mit nicht weniger als 50 000 E. von jeweils Typ A und B und nicht weniger als 5 000 E. von Typ E.

Etikettierung. Das Etikett soll die Aufschrift „Bot/Ser" enthalten, dem der Buchstabe des Typs zugefügt ist.

Nach USP XVII ist die Bezeichnung **Botulism Antitoxin,** die übrigen Forderungen gehen nicht über BP 68 hinaus. Normale Packungsgröße mit 10000 E. von Typ A und B, für die passive Immunisierung i.m. oder i.v., prophylaktisch 2500 E., therapeutisch 10000 E. bis 50000 E.

DAB 7-DDR fordert zusätzlich die Prüfung von Anti-Hammel-, Anti-Rind- und Anti-Pferde-Serum im Agar-Loch-Test. Für die biologische Wirksamkeitsbestimmung werden neun Versuchsgruppen zu je 5 Mäusen gefordert, um eine genaue Wirksamkeitsbestimmung zu erhalten.

Serum Antibotuliques soll nach CF 65 Antikörper gegen die Typen A, B, C, D und E von Cl. botulinum enthalten. Im ml müssen mindestens 10000 antitoxische Einheiten Typ A, 500 E. Typ B und je 5000 E. von Typ C, D und E enthalten sein.

Botulismus Serum ist nach ÖAB 9 ein bivalentes natives oder konzentriertes Serum von Pferden, die mit dem Toxoid bzw. Toxin von Cl. botulinum Typ A und B immunisiert wurden. Dem Serum ist ein Konservierungsmittel zugesetzt.

Botulismus-Serum Fermo-Serum vom Pferd (Behringwerke). Das antitoxische Serum wird durch Behandlung von Pferden mit den Toxinen von Cl. botulium Typ A und B gewonnen.

Das Serum unterliegt vor Abgabe einer Prüfung auf Wertigkeit und Keimfreiheit. Es dient zur Behandlung von Fleisch-, Fisch- und Gemüsekonservenvergiftungen. Es enthält im ml 750 I.E. Anti-Cl. botulinum Typ A und 500 I.E. Anti-Cl. botulinum Typ B.

Gebrauchsdosis. 50 bis 100 ml i.m. ggf. Wiederholung dieser Dosis nach 12 bis 14 Std. In schweren Fällen können etwa 50 ml i.v. injiziert werden. Die endo-lumbale Serumanwendung mit 20 bis 40 ml Serum hat sich in schweren Fällen *besonders* bewährt.

Botulismus-Serum (SSW) enthält ein Gemisch der Antitoxine gegen die von Bacillus botulinus Typ A und B in Nahrungsmittelkonserven gebildeten Gifte.

Anwendung und Dosierung. Parenteral bei Nahrungsmittelvergiftungen durch B. botulinus.

Handelsformen. Ampulle zu 50 ml — USA: *Bivalent Botulism Antitoxin:* Globulin-Modified (equine origin) Antitoxin (Lederle).

Serum antidiphthericum nach Pl.Ed. I ist ein natives Serum oder ein Präparat aus nativem Serum, das die antitoxischen Globuline oder deren Derivate enthält, welche die spezifische Eigenschaft besitzen, das durch Corynebacterium diphtheriae gebildete Toxin zu neutralisieren.

Bezüglich Herstellung, Beschreibung, Reaktion, Sterilität, außergewöhnlicher Toxität, Wirksamkeit, fester Bestandteile, Aufbewahrung und Beschriftung siehe „Sera antitoxica" mit dem folgenden Zusatz:

Identitätsreaktion. Das Serum neutralisiert spezifisch das durch Corynebacterium diphtheriae gebildete Toxin, indem es dessen Wirkung auf empfängliche Tiere aufhebt.

Wirksamkeit. Die Wirksamkeit von nativem antitoxischem Serum beträgt mindestens 500 I.E. pro ml, diejenige von getrocknetem nativem Serum mindestens 5000 I.E. pro g. Antitoxische Globulinpräparate haben eine Wirksamkeit von mindestens 2000 I.E. pro ml., Trockenglobulinpräparate eine solche von mindestens 10000 I.E. pro g. ÖAB 9 schreibt für die Wirksamkeit von nativem antitoxischem Serum mindestens 350 A.E. vor, Helv. V für Sera vom Pferd mindestens 400, von anderen Tieren 250.

Diphtheria antitoxin USP XV. Sterile Lösung antitoxischer Substanzen, erhalten aus dem Blutserum oder Plasma gesunder, gegen Diphtherietoxin immunisierter Tiere. Di.-Antitoxin hat nicht weniger als 500 I.E. pro ml. Es wird geprüft nach dem offiziellen Wertigkeits-test und anderen Vorschriften des National Institute of Health und des U.S. Public Health Service.

Beschreibung. Transparente oder leicht opaleszierende Flüssigkeit mit leicht bräunlicher, gelblicher oder grünlicher Farbe, fast geruchlos oder mit einem Geruch nach dem jeweils verwendeten Konservierungsmittel. Es kann einen leichten, granulierten Bodensatz haben. Es muß frei sein von im Tierversuch nachweisbaren schädlichen Substanzen, darf nicht übermäßig viel Konservierungsmittel enthalten (nicht mehr als 0,5% Phenol oder 0,4% Kresol, wenn eines dieser beiden verwendet wird). Die festen Bestandteile dürfen nicht 20% überschreiten.

Wertigkeit. Die Wertigkeit wird ausgedrückt in antitoxischen Einheiten, die Einheit soll der des Standard-Diphtherie-Antitoxins, angegeben vom National Institute of Health und vom U.S. Public Health Service, entsprechen.

Das Etikett muß die Aufschrift „Diphtheria antitoxin" tragen und die Mindestmenge antitoxischer Einheiten in der Packung angeben, die Herstellungsnummer, Name, Adresse, Lizenz des Herstellers, die Tierart, wenn es nicht vom Pferd stammt, und das Datum, an dem nicht mehr das Minimum an I.E. enthalten ist. Bei 20% Überdosierung darf die Laufzeit 1 Jahr betragen, bei 30% 2 Jahre, bei 40% 3 Jahre und bei 50% 4 Jahre.

Verpackung und Aufbewahrung. Aufzubewahren ist Diphtherieantitoxin bei 2 bis 10°, vorzugsweise an der unteren Grenze. Es darf nur in der Originalpackung verkauft werden.

Gebräuchliche Dosis. Parenteral, therapeutisch 10 bis 80 000 I.E., prophylaktisch 1 000 bis 10 000 I.E.

Handelsformen. 1 000, 10 000, 20 000 und 40 000 I.E.

Die Anforderungen von DAB 7-DDR gehen nicht darüber hinaus, abgesehen von der Untersuchung mit Anti-Hammel, Anti-Rind- und Anti-Pferde-Serum.

Diphtheria antitoxin BP 68 wird aus nativem Serum hergestellt, das antitoxische Globuline oder deren Derivate enthält, die spezifisch die von Corynebacterium diphtheriae produzierten Toxine neutralisieren. Die.-Antitoxin hat nicht weniger als 10000 E. pro ml.

Etikettierung. Aufschrift „DIP/Ser".

Dosierung. Prophylaktisch s.c. oder i.m. 500 bis 2 000 E., therapeutisch i.m. oder i.v. 10 000 bis 100 000 E.

Serum antidiphthericum Helv. V. Vom Pferd stammend, muß das Serum in 1 ml mindestens 400, von anderen Tierarten mindestens 250 I. E. enthalten.

Serum Antidiphthérique CF 65 muß mindestens 500 E. pro ml betragen, in einem Behälter nicht unter 1 000 E.

Diphtherie-Serum (Heterologes Immunglobulin) (Behringwerke). Diphtherie-Serum vom Pferd wird nur als Fermo-Serum hergestellt. Es werden bestimmte Eiweißkörper des nativen Serums einem fermentativen Prozeß unterworfen. Damit werden nicht antitoxisch wirkende Eiweißstoffe aus dem Serum entfernt, antitoxintragende Pseudoglobulinmoleküle werden verkleinert, der Dispersitätsgrad wird erhöht. Dies führt zur Verringerung der Viskosität und damit zur Beschleunigung der Resorption. Die Serumkrankheit und anaphylaktische Reaktionen werden durch Verwendung von Fermo-Serum auf ein Mindestmaß herabgedrückt.

Handelsformen. Vom Pferd: 2 000 I.E./ml, Amp. mit 5 ml = 10 000 I.E.; 4 000 I.E./ml, Amp. mit 5 ml = 20 000 I.E. — Vom Rind: 1 000 I.E./ml, Amp. mit 10 ml = 10 000 I.E. — Vom Hammel: 1 000 I.E./ml, Amp. mit 10 ml = 10 000 I.E.

Sämtliche Sera sind auf Wirksamkeit, Unschädlichkeit, Eiweiß- und Phenolgehalt staatlich geprüft.

Diphtherie-Serum (Dessau).

Anwendung und Dosierung s. Allgemeiner Teil.

Handelsformen. Vom Hammel: 400 A.E./ml, Nr. III H Amp. mit 5 ml = 2 000 A.E., Nr. IV H Amp. mit 10 ml = 4 000 A.E.; 1 000 A.E./ml, Nr. VI TH Amp. mit 6 ml = 6 000 A.E., Nr. X TH Amp. mit 10 ml + 10 000 A.E.; 2 000 A.E/ml, Nr. X CH Amp. mit 10 ml = 20 000 A.E. — Vom Rind: 200 A.E./ml, Nr. IV R Amp. mit 10 ml = 2 000 A.E.

Diphtherie-Trypto-Serum (Dessau) ist ein von Pferden gewonnenes, durch fermentativen Abbau gereinigtes Nativserum.

Es hat den Vorteil der besseren Verträglichkeit; die Möglichkeit eines anaphylaktischen Schocks, der Serumkrankheit und anderer Komplikationen sind nach Verwendung von Diphtherie-Tryptoserum wesentlich geringer als nach Nativserum.

Handelsformen. Vom Pferd: 500 A.E./ml, Nr. VIII D Amp. mit 8 ml = 4000 A.E.; 1000 A.E./ml, Nr. VI T Amp. mit 6 ml = 6000 A.E., Nr. X T Amp. mit 10 ml = 10000 A.E.; 2000 A.E./ml, Nr. X C Amp. mit 10 ml = 20000 A.E.; 3000 A.E./ml, Nr. V E Amp. mit 5 ml = 15000 A.E.

Diphtherie-Aphylakto-Serum (SSW). Die unter dem Namen Aphylakto-Serum geführten Diphtherie-Sera zeichnen sich dadurch aus, daß bei ihnen der anaphylaktogene Faktor weitgehend ausgeschaltet ist, so daß bei diesen Sera Anaphylaxie und Serumerkrankungen auf ein Mindestmaß beschränkt sind. Aphylakto-Serum wird im Tierversuch auf Anaphylaxiefreiheit geprüft.

Anwendung und Dosierung s. Allgemeiner Teil.

Handelsformen. Vom Pferd: 500 A.E., Nr. VIII D, 8 ml = 4000 A.E.; 1000 A.E., Nr. VI DD, 6 ml = 6000 A.E., Nr. X DD = 10 ml = 10000 A.E.; 2000 A.E 10 C 10 ml = 20000 A.E. — Vom Hammel: 400 A.E., 10 ml = 4000 A.E.; 500 A.E., Nr. VIII D/H, 8 ml = 4000 A.E.; 1000 A.E. Nr. VI DD/H, 6 ml = 6000 A.E., Nr. X DD/H, 10 ml = 10000 A.E.; 2000 A.E. Nr. 1/C/H, 10 ml = 20000 A.E.

USA: *Diphtheria antitoxin, Diphtheria therapy*: Diphtheria Antitoxin (equine), purified, concentrated (Lilly); Diphtheria Antitoxin USP (refined and concentraded globulin) (National Drug); Diphtheria Antitoxin, refined and concentrated, (equine origin) (Wyeth).

Serum antidysentericum univalens et monovalens Helv. V. Die Pharmakopöe führt S. antidys. monovalens und multivalens. Das monovalente Anti-Shigella dysenteriae-Serum vom Pferd muß mindestens 400 A.E. pro ml enthalten. Das S. antidys. multivalens ist ein zu therapeutischen Zwecken bestimmtes Gemisch von S. monovalens und Sera, welche von Pferden gewonnen wurden, die mit abgetöteten Bakterien der Ruhrgruppe (Sh. dysenteriae, Sh. paradys. FLEXNER usw.) immunisiert worden sind. In einem ml müssen mindestens 200 Anti-Shig.-dys.-Einheiten enthalten sein.

Serum antierysipelatosum suum ad usum humanum Helv. V, Schweinerotlauf-Serum ÖAB 9, ist ein von Pferden, die mit lebenden Kulturen von Erysipelothrix rhusiopathiae immunisiert worden sind, gewonnenes Serum. Das Serum muß in 1 ml mindestens 100 deutsche Schweinerotlaufserum-Einheiten enthalten.

Es wird auch in CF 65 geführt.

Erysipeloid-Serum (Dessau) wird von Schweinen gewonnen, die mit Rotlaufbakterien hyperimmunisiert wurden. 1 ml enthält 100 I.E.

Anwendung und Dosierung. In leichten Krankheitsfällen von menschlichem Rotlauf 10 ml, in schweren Krankheitsfällen 20 ml i.m. und z. T. s.c. unter und rings um den Krankheitsherd.

Handelsform. Ampulle zu 10 ml.

Rotlauf-Aphylakto-Serum (human) (SSW). Es enthält 100 E. pro ml.

Anwendung und Dosierung. Bei Erysipeloid, das durch Schweinerotlaufbakterien hervorgerufen wird, wird die befallene Wundgegend mit Serum s.c. umspritzt, außerdem Lokalbehandlung mit feuchtem Serum-Verband.

Handelsform. 10 ml.

Serum antioedematiens Pl.Ed. I. Gasgangränserum (Oedematiens-Serum) ist ein natives Serum oder ein Präparat aus nativem Serum, das die antitoxischen Globuline oder deren Derivate enthält, welche die spezifische Eigenschaft besitzen, das durch Clostridium oedematiens gebildete Alpha-Toxin zu neutralisieren.

Bezüglich Herstellung, Beschreibung, Reaktion, Sterilität, außergewöhnlicher Toxizität, Wirksamkeit, fester Bestandteile, Aufbewahrung und Beschriftung siehe „Sera antitoxica" mit folgendem Zusatz:

Identitätsreaktion. Das Serum neutralisiert spezifisch das durch Cl. oedematiens gebildete Alpha-Toxin, indem es dessen Wirkung auf empfängliche Tiere aufhebt.

Wirksamkeit. Die Wirksamkeit von nativem antitoxischem Serum beträgt mindestens 1000 I.E. pro ml, diejenige von getrocknetem nativem Serum mindestens 10000 I.E. pro g.

Antitoxische Globulinpräparate haben eine Wirksamkeit von mindestens 4000 I.E. pro ml, Trockenglobulinpräparate eine solche von mindestens 20000 I.E. pro g.

Serum antigangreneux monovalent CF 49 oedematiens. Das monovalente Anti-Oedematiens Serum muß mindestens 1000 I.E. pro ml enthalten.

BP 63 verlangt mindestens 3750 E. pro ml. Das Etikett muß die Bezeichnung Oed./Ser tragen.

Serum antiperfringens PI.Ed. I. Gasgangränserum (Perfringens-Serum) ist ein natives Serum oder ein Präparat aus nativem Serum, das die antitoxischen Globuline oder deren Derivate enthält, welche die spezifische Eigenschaft besitzen, das durch Clostridium perfringens (normalerweise unter dem Namen Bacillus Welch, Typus A bekannt) gebildete Alpha-Toxin zu neutralisieren.

Bezüglich der Herstellung, Beschreibung, Reaktion, Sterilität, außergewöhnlicher Toxizität, Wirksamkeit fester Bestandteile, Aufbewahrung und Beschriftung siehe „Sera antitoxica" mit folgendem Zusatz:

Identitätsreaktion. Das Serum neutralisiert spezifisch das durch Cl. perfringens (normalerweise unter dem Namen Bacillus Welch, Typ A bekannt) gebildete Alpha-Toxin, indem es dessen Wirkung auf empfängliche Tiere aufhebt.

Wirksamkeit. Die Wirksamkeit von nativem antitoxischem Serum beträgt mindestens 300 I.E. pro ml, diejenige von getrocknetem, nativem, antitoxischem Serum mindestens 3000 I.E. pro g. Antitoxische Globulinpräparate haben eine Wirksamkeit von mindestens 1200 I.E. pro ml, Trockenglobulinpräparate eine solche von mindestens 6000 I.E. pro g.

Nach DAB 7-DDR soll die Titerreserve 30% der deklarierten Wirksamkeit betragen. Die Wirksamkeitsprüfung erfolgt an Mäusen in 9 Kollektiven zu je 6 Tieren mit abgestuften Dosen des Antitoxins.

Serum antivibriosepticum PI.Ed. I. Gasgangrän-Serum (Septicum-Serum) ist ein natives Serum oder ein Präparat aus nativem Serum, das die antitoxischen Globuline oder deren Derivate enthält, welche die spezifische Eigenschaft besitzen, die durch Clostridium septicum (normalerweise unter dem Namen Vibrio septicae bekannt) gebildeten, für Mäuse tödlichen Toxine zu neutralisieren.

Bezüglich Herstellung, Beschreibung, Reaktion, Sterilität, außergewöhnlicher Toxizität, Wirksamkeit fester Bestandteile, Aufbewahrung und Beschriftung siehe „Sera antitoxica" mit folgendem Zusatz:

Identitätsreaktion. Das Serum neutralisiert spezifisch das für Mäuse tödliche, durch Cl. septicum gebildete Toxin, indem es dessen Wirkung auf empfängliche Tiere aufhebt.

Wirksamkeit. Die Wirksamkeit von nativem antitoxischem Serum beträgt mindestens 300 I.E pro ml, diejenige von getrocknetem, nativem, antitoxischem Serum mindestens 3000 I.E pro g. Antitoxische Globulinpräparate haben eine Wirksamkeit von mindestens 1200 I.E pro ml, Trockenglobulinpräparate eine solche von mindestens 6000 I.E. pro g.

Gasgangrene antitoxin (septicum) muß nach BP 68 mindestens 1500 E. pro ml enthalten.

Septicum Antitoxin DAB 7-DDR muß mindestens 1200 I.E./ml enthalten. Die Titerreserve muß 30% der deklarierten Wirksamkeit betragen. Die Bestimmung der biologischen Wirksamkeit erfolgt im Mäuseversuch an 9 Kollektiven zu je 6 Tieren, denen steigende Dosen von Septicum-Antitoxin, gemischt mit einer Standarddosis von Septicum-Toxin, injiziert werden. Aus der Absterbekurve ergibt sich die Wirksamkeit.

Gasgangrene-Antitoxin (Oedematiens) BP 68. Es wird hergestellt aus nativem Serum das antitoxische Globuline und deren Derivate enthält, die spezifisch das α-Toxin, produziert von Cl. oedematiens, neutralisieren können.

Stärke. Mindestens 3750 E./ml.

Etikettierung. „Oed/Ser".

Dosierung. i.m. oder i.v. Injektion, prophylaktisch 10000 E., therapeutisch nicht weniger als 30000 E.

Gasgangrene-Antitoxin (Septicum) BP 68. Es wird hergestellt aus nativem Serum, das antitoxische Globuline und deren Derivate enthält, die spezifisch das α-Toxin von Cl. septicum, auch bekannt als Vibrion Septique, neutralisieren können.

Stärke. Nicht weniger als 1500 E./ml.

Etikettierung. „Sep/Ser".

Dosierung. i.m. oder i.v. Injektion, prophylaktisch 5000 E., therapeutisch nicht weniger als 15000 E.

Gasgangrene-Antitoxin (Welchii-perfringens) BP 68. Es wird hergestellt aus nativem Serum, das antitoxische Globuline und deren Derivate enthält, die spezifisch das α-Toxin von Cl. welchii neutralisieren können.

Stärke. Nicht weniger als 15000 E./ml.

Etikettierung. „Wel/Ser".

Dosierung. i.m. oder i.v. Injektion, prophylaktisch 10000 E., therapeutisch nicht weniger als 30000 E.

Mixed Gasgangrene-Antitoxin BP 68. Gemischtes Gasgangrän-Antitoxin wird hergestellt durch Mischen der Gasgangrän-Antitoxine Welchii, Oedematiens und Septicum.

Wertigkeit. Native antitoxische Sera und Herstellungen von antitoxischen Globulinpräparaten müssen mindestens haben:

> 1000 I.E./ml Antitoxinum Welchii,
> 1000 I.E./ml Antitoxinum Oedematiens,
> 500 I.E./ml Antitoxinum Septicum.

Dosierung. Die Sera werden i.m. oder i.v. durch Injektion verabreicht.

Prophylaktisch	*Therapeutisch*
10000 I.E. Antitoxinum Welchii	mindestens 30000 I.E.
10000 I.E. Antitoxinum Oedematiens	mindestens 30000 I.E.
5000 I.E. Antitoxinum Septicum	mindestens 15000 I.E.

Serum antigangrenosum Helv. V. Es wird gewonnen von Pferden, die immunisiert werden mit Clostridium perfringens, Cl. septicum, Cl. oedematiens oder Cl. histolyticum. Dabei muß in einem ml nativem Serum mindestens enthalten sein:

> 100 I.E. Antitoxinum perfringens,
> 50 I.E.   „   septicum,
> 40 I.E.   „   oedematiens,
> 10 I.E.   „   histolyticum.

Darüber hinaus gibt es noch gewisse Sera, die eine Anticlostridium sporogenes-Quote enthalten.

Serums antigangreneux CF 65 müssen Antikörper gegen folgende Erreger des Gasbrandes enthalten:

Welchia perfringens	Typ A
	Typ B (agui)
	Typ C (w. agui variatio paludis)
Cl. septicum	(früher Vibrion septique)
Cl. oedematiens	
Cl. histolyticum	
Cl. sordellii	

Diese Sera können als Roh- oder getrocknete Sera gebraucht werden, die monovalenten Seren müssen mindestens folgenden Gehalt an I.E. im ml haben:

Anti-Perfringens A	= 300 I.E. Anti-perfringens-α
Anti-Perfringens C	= 300 I.E. Anti-perfringens-β
Anti-Septicum	= 300 I.E. Anti-septicum
Anti-Oedematiens	= 1000 I.E. Anti-oedematiens
Anti-Histolyticum	= 500 I.E. Anti-histolyticum
Anti-Sordellii	= 300 I.E. Anti-sordellii

Ein plurivalentes Serum soll in geeigneten Mengen folgende monovalenten Seren in der Mischung enthalten:

Anti-Perfringens A	=	100 I.E.
Anti-Septicum	=	100 I.E.
Anti-Oedematiens	=	50 I.E.
Anti-Histolyticum	=	25 I.E.

Gereinigte Sera sollen als monovalentes Serum enthalten:

Anti-Perfringens A	=	600 I.E.
Anti-Septicum	=	600 I.E.
Anti-Oedematiens	=	2000 I.E.
Anti-Histolyticum	=	800 I.E.

In dem plurivalenten Serum sind die entsprechenden Zahlen 200, 200, 100 und 50 I.E. einzusetzen.

Gasödem-Serum, Fermo-Serum vom Pferd (Behringwerke). Das antitoxische, polyvalente Gasödem-Serum ist ein gereinigtes, konzentriertes Serum-Gemisch. Es enthält Antitoxine gegen Cl. perfringens (Gasbrandbazillus WELCH-FRAENKEL), Cl. septicum (Pararauschbrandbazillus, Vibrio septicus), Cl. novyi (Bazillus oedematiens Novyi) und Cl. histolyticus (Bazillus histolyticus).

Das Serum dient zur möglichst frühzeitigen Prophylaxe beim Verdacht von Gasödem sowie zur Therapie.

Es enthält pro ml 400 I.E. Anti-perfringens,
250 I.E. Anti-septicus,
300 I.E. Anti-novyi,
20 I.E. Anti-histolyticus.

Dosierung. Prophylaktisch mindestens 20 ml i.v. in der Narkose, therapeutisch 400 ml und mehr pro Tag i.v. Der intramuskulären oder subkutanen Applikation ist zu widerraten.

Handelsformen. Ampulle mit 20 ml enthält 8000 I.E. Anti-perfringens, 5000 I.E. Antisepticus, 6000 I.E. Anti-novyi, 400 I.E. Anti-histolyticus. Die Ampulle mit 50 ml enthält in derselben Reihenfolge 20000 I.E., 12500 I.E., 15000 I.E. und 1000 I.E. Das Serum unterliegt mit Ausnahme der Anti-histolyticus-Quote der staatlichen Prüfung.

Gasödem-Aphylakto-Serum (SSW) ist ein polyvalentes Gasödemserum vom Pferd. 20 ml enthalten mindestens 3000 A.E. Anti-perfringens, 1000 A.E. Anti-vibriosepticus, 1000 A.E. Anti-oedematiens und 1000 I.E. Anti-histolyticus. Die Quoten von Perfringens, Vibrio septicus und Oedematiens sind staatlich geprüft. Es dient zur Prophylaxe und Therapie bei Gasödeminfektionen.

Dosierung. Prophylaktisch 10 bis 10 ml i.m., therapeutisch 20—50—100 und mehr ml i.m. oder i.v.

Handelsformen. Ampulle zu 20 ml. — USA: *Gas Gangrene Antitoxin, Gas gangrene therapy:* Gas gangrene Antitoxin polyvalent (Lederle); Gas-Gangrene Antitoxin (equine) combined, concentrates (Lilly); Gas-Gangrene Antitoxin (trivalent) (National Drug, Parke, Davis); Gas-Gengrene (polyvalent) Antitoxin (pentavalant) (Wyeth).

Serum antimeningococcicum Helv. V. Vor allem zu therapeutischen Zwecken bestimmtes, von mit abgetöteten oder lebenden Kulturen oder mit Bakterienextrakten verschiedener Typen von Diplococcus intracellularis meningitidis hyperimmunisierten Pferden gewonnenes Serum.

Ital. VI führt das Antimeningokokkenserum auch.

Masern Immunglobulin USP XVII ist eine sterile Lösung von Globulinen, die aus dem Blutplasma normaler gesunder menschlicher Spender stammen. Es ist hergestellt aus dem Immunserum-Globulin, das nach etwaiger Verdünnung den Masern-Antikörper-Anforderungen des U.S. Public Health Service entspricht. Es enthält ein geeignetes Konservierungsmittel.

Beschreibung. Eine transparente oder leicht opaleszente Flüssigkeit, farblos oder bräunlich durch denaturiertes Hämoglobin, fast geruchlos, es kann leicht granuläre Ablagerungen während der Aufbewahrung ausbilden.

Aufbewahrung. Bei 2 bis 10°.

Laufzeit. Nicht länger als 3 Jahre.

Packungsgröße. 2 ml und 10 ml.

Zur passiven Immunisierung durch i.m. Injektion, prophylaktisch entweder mit 0,02 ml pro kg Körpergewicht oder mit 0,022 bis 0,045 ml pro kg Körpergewicht.

Masern Immun Globulin human „Haemoderivate" (Immuno GmbH, Heidelberg). 16%ige Lösung der Globulinfraktion menschlichen Plasmas. Es wird gewonnen aus dem Blut eines Kollektivs ausgewählter Spender. Der Titer an Masern-Virus-neutralisierenden Antikörpern wird auf die Referenzglobulinfraktion des National Institute of Health, Bethesda, USA, eingestellt.

Indikation. Prophylaxe und Therapie der Masern.

Dosierung. 0,2 ml pro kg Körpergewicht i.m. bis 5 Tage nach dem Kontakt.

Therapie. Zur Mitigierung der Masern mit Ausbildung von Immunität 0,04 ml pro kg Körpergewicht i.m. bis 5 Tage nach Kontakt. Bei bereits ausgebrochener Erkrankung 0,05 bis 1,0 bis 2,0 ml pro kg Körpergewicht i.m. Zur Verhütung der Infektion und von Nebenwirkungen bei aktiver Masernimpfung mit Lebendvakzine werden 0,02 ml pro kg Körpergewicht i.m. gleichzeitig mit Masernvakzine an anderen Körperstellen injiziert.

Handelsform. Durchstichflaschen 2 ml.

Milzbrandserum nach ÖAB 9 und Helv. V (Serum antianthracicum ad us. humanum) ein antiinfektiöses (antibakterielles) Hyperimmunserum von Pferden oder Rindern. Es wird auch in CF 65 ohne besondere Anforderungen geführt.

Milzbrand-Serum vom Rind ad. us. hum. (Behringwerke) ist ein antiinfektiöses Serum, gewonnen von Rindern, die mit hochvirulenten Stämmen des Bac. anthracis immunisiert wurden. Das Serum ist gereinigt und konzentriert.

Anwendung. Prophylaktisch i.m.

Dosierung. Einzeldosis 20 bis 40 ml i.m., in fortgeschrittenen Fällen kann sie evtl. mehrfach wiederholt werden.

Handelsform. Ampulle mit 10 ml.

Mumps Hyperimmun Globulin human „Haemoderivate" (Immuno GmbH, Heidelberg). 16%ige Lösung der Globulinfraktion menschlichen Plasmas. Es wird gewonnen aus dem Blut von Spendern, die gegen Mumps aktiv immunisiert wurden.

Indikation. Prophylaxe bei Exposition gegen Mumps und zur Verminderung von Komplikationen, besonders bei älteren Kindern und Erwachsenen.

Dosierung. Prophylaktisch 0,15 ml pro kg Körpergewicht i.m.

Therapie. Bei Prodromalerscheinungen oder bei bereits manifester Erkrankung kann unter Umständen durch hohe Dosierung, die nicht unter 0,3 ml pro kg Körpergewicht liegen sollte, eine Mitigierung erreicht werden. Es muß i.m. injiziert werden.

Handelsform. Durchstichfläschchen 2 ml.

Peritonitisserum, Serum antiperitonicum, Helv. V, ist ein zu prophylaktischen und therapeutischen Zwecken bestimmtes Gemisch von antitoxischem, gegen das Toxin von Cl. perfringens gerichtetem und antiinfektiösem, gegen Escherichia coli gerichtetem Pferdeserum. In 1 ml müssen mindestens 100 I.E. Anti-perfringens enthalten sein.

Peritonitis-Serum (SSW) ist ein polyvalentes Coli-Gasbrand-Antitoxin vom Pferd, dessen Perfringens-Anteil 2000 I.E. in 20 ml bildet.

Anwendung und Dosierung. Alle Peritonitisfälle und solche, bei denen eine Gasbrandinfektion möglich ist. 50 bis 100 ml i.p. nach der Operation und 20 bis 50 ml i.m., im Bedarfsfall Wiederholung an mehreren Tagen.

Handelsform. Packung mit 20 ml.

Pertussis-Hyperimmun-Globulin (Behringwerke) ist eine sterile Lösung der hoch gereinigten Gamma-Globulin-Fraktion, die aus dem Blut gesunder, gegen Pertussis aktiv immunisierter Spender gewonnen wird. Die Lösung hat einen Eiweißgehalt von 16% mit einem Reinheitsgrad von mindestens 95% und Glykokoll als Stabilisator. Die Wirksamkeit wird im passiven Mäuseschutztest geprüft und standardisiert.

Indikation. Pertussis-Prophylaxe und -Therapie.

Dosierung. Pertussis-Hyperimmun-Globulin darf nur i.m. verabreicht werden.

Prophylaxe. Einmalige Injektion von 0,2 ml pro kg Körpergewicht, evtl. gleiche Dosis nochmals nach 2 bis 3 Wochen.

Therapie. 0,2 ml pro kg Körpergewicht, pro Dosis 2- bis 4mal im Abstand von 24 Std. je nach Befund.

Handelsform. Ampullen mit 2 ml.

Pertussis-Hyperimmun-Globulin human „Haemoderivate" (Immuno GmbH, Heidelberg).

Handelsform. Durchstichfläschchen 2 ml.

Beschreibung, Indikation und Anwendung siehe unter „Pertussis-Hyperimmun-Globulin (Behringwerke)".

Pertussis-Hyperimmun-Globulin (PHG), Asid GmbH, München.

Handelsform. Mehrentnahmefläschchen zu 2 ml.

Beschreibung, Indikation und Anwendung siehe unter „Pertussis-Hyperimmun-Globulin (Behringwerke)".

Pneumokokkenserum, Serum antipneumococcicum multivalens Helv. V ist ein vor allem zu therapeutischen Zwecken bestimmtes Serum, hergestellt aus einer Mischung von S. antipneumococcicum univalens gegen Typ I und univalens gegen Typ II, gewonnen von Pferden oder Kaninchen. Das Serum muß mindestens 200 Felton-Einheiten der beiden Serumkomponenten in 1 ml enthalten. Weiter führt Helv. V die entsprechenden univalenten Sera an. Als Antigen dienen abgetötete Kulturen von Diplococcus lanceolatus pneumoniae vom Typ I bzw. II. Die monovalenten Sera müssen mindestens 400 Felton-Einheiten pro ml enthalten. CF 49 führt ebenfalls ein Serum antipneumococcique.

Vaccinia Hyperimmun Globulin human „Haemoderivate" (Immuno GmbH, Heidelberg). 16%ige Lösung der Globulinfraktion menschlichen Plasmas, gewonnen aus dem Blut von ausgewählten Spendern, die nach einer Auffrisch-Pockenimpfung über einen hohen Antikörpertiter verfügen. Pro Fläschchen sind 1 000 WHO-Einheiten (WHO Standard-Globulin „Kopenhagen" im Neutralisationstest) enthalten.

Indikation und Dosierung. Zur Prophylaxe bei Pockenexposition: 20 bis 100 WHO-E. pro kg Körpergewicht i.m. (gleichzeitig mit aktiver Schutzimpfung).

Indikation und Dosierung bei der Pockenschutzimpfung. Zur Prophylaxe gegen Komplikationen nach der Pockenschutzimpfung 20 bis 100 WHO-E. pro kg Körpergewicht i.m. Zur Therapie von Komplikationen nach der Pockenschutzimpfung siehe Gebrauchsanweisung.

Handelsform. Durchstichfläschchen 2 ml.

Poliomyelitisserum, Serum antipoliomyeliticum Helv. V. Zu prophylaktischen und therapeutischen Zwecken bestimmtes, von Tieren (Hyperimmunserum) oder von Menschen (Serum von Rekonvaleszenten oder von Kontaktpersonen) gewonnenes, gegen das Poliomyelitisvirus gerichtetes, antiinfektiöses Serum. Hyperimmunserum (Pettit-Serum) wird von Pferden oder von Affen gewonnen, die mit einem in Tierpassagen fortgezüchteten Polio-Virus immunisiert worden sind. Rekonvaleszenten-Serum wird während der ersten Monate der Genesung von Menschen gewonnen, welche die Kinderlähmung überstanden haben. Serum von Kontaktpersonen stammt von Menschen, die aus der Umgebung von Poliokranken ausgewählt werden und die offensichtlich von der Krankheit verschont geblieben sind.

Gewinnung der von Menschen stammenden Polio-Sera. Je nach Alter und Gesundheitszustand des Spenders werden diesem durch einen Aderlaß 50 bis 500 ml Blut entnommen. Dieses wird in einem sterilen Gefäß aufgefangen und zur Gewinnung während einer Stunde bei gewöhnlicher Temperatur und anschließend während eines Tages bei 2° bis 8° aufbewahrt. Dann wird das Serum unter sterilen Kautelen so abgehebert, daß keine roten Blutkörperchen mitgerissen werden. Bis die Ergebnisse der Untersuchung auf Lues und der Sterilitätsprüfung vorliegen, bleibt das Serum bei einer Temperatur von 2 bis 8°. Schließlich müssen wenigstens 6 verschiedene Serumproben gemischt werden. Diese Mischung wird vorteilhaft mit 0,01% Merthiolat versetzt, durch Filterkerzen oder ein Seitz-EK-Filter filtriert und hierauf unter sterilen Kautelen in Mengen von 10 oder 20 ml in sterile Ampullen abgefüllt, die sofort zugeschmolzen werden.

Spezialbestimmung betreffend Verwendung. Von Menschen stammendes trübes Polio-Serum, welches beim Öffnen der Ampulle einen verdächtigen Geruch besitzt oder eine übermäßige, flockige Ausscheidung aufweist, die nach halbstündigem Erwärmen in einem Wasserbad von 50° nicht verschwindet, darf nicht verwendet werden. Veränderlichkeit: Vom Menschen stammendes Polio-Serum kann, auch wenn es keimfrei ist, mit der Zeit einen geringfügigen Niederschlag aufweisen.

Bezugsquellen. Vom Menschen gewonnenes Polio-Serum befindet sich nicht im Handel. Es wird zur Zeit von einigen Kliniken hergestellt, aufbewahrt und abgegeben, u. a. Kantonspitäler in Aarau, Basel, Bern, Chur, Lausanne, Luzern, Münsterlingen, St. Gallen und Hygieneinstitut der Universität Zürich.

Serum antiscarlatinosum Helv. V. Zu prophylaktischen, therapeutischen und diagnostischen Zwecken bestimmtes, von mit dem Toxin oder dem Toxoid und den lebenden oder abgetöteten Bakterien aus Kulturen von Streptococcus haemolyticus scarlatinae immunisierten Pferden gewonnenes, antitoxisches und antiinfektiöses Serum.

Bei Verwendung als Diagnosticum werden 0,02 bis 0,2 ml intracutan zum Nachweis des Schultz-Charltonschen Phänomens injiziert.

Nach BP 63 ist *Scharlachfieber-Antitoxin* ein Nativserum oder ein Präparat aus Nativserum, das die antitoxischen Globuline oder deren Derivate enthält, die spezifisch das erythrogene Toxin (Scarletfevertoxin) neutralisieren können, das durch den Streptococcus pyogenes gebildet wird. Nativserum muß mindestens 1 000 A.E pro ml aufweisen.

Dosierung. Prophylaktisch werden 1 500 bis 3 000 A.E. injiziert, therapeutisch 3 000 bis 40 000 A.E.

Polyvalentes Crotalus Antivenin USP XVII ist die sterile Herstellung aus einem lyophilisierten, spezifische Schlangengifte neutralisierenden Globulin. Sie werden erhalten durch die Immunisierung von gesunden Pferden gegen 4 Vipernarten: Crotalus atrox, Crotalus adamanteus, Crotalus terrificus und Bothrops atrox (Fam. Crotalidae).

Beschreibung. Eine leicht cremefarbene Substanz, die unter dem Mikroskop Honigwabenähnliche Strukturen erkennen läßt. Es wird standardisiert im biologischen Mäuseversuch. Gemessen wird die Fähigkeit, die Gifte folgender Schlangenarten zu neutralisieren:

      Crotalus atrox   (Western Diamond Back),
      Crotalus terrificus (South American Rattlesnack),
      Bothrops atrox   (South American Fer de Lance).

Aufbewahrung. Sie erfolgt in Einzeldosenbehältern; vor großer Wärme zu schützen. Laufzeit bei 10%iger Überdosierung 5 Jahre.

Packung. Es wird abgegeben in einer Packung, die außer dem Anti-Venin in Trockenform für 10 ml die notwendigen Bestandteile für die Auflösung und die Applikation enthält.

Anwendung. Zur passiven Immunisierung durch i.m. oder i.v. Injektion von 10 ml verflüssigtem Anti-Venin.

Schlangengiftserum. Nach Helv. V ein zu therapeutischen Zwecken bestimmtes, von Pferden, die mit steigenden Mengen der Gifte oder der Anavenine verschiedener Schlangenarten immunisiert wurden, gewonnenes antitoxisches Serum.

Nach ÖAB 9 ist *Schlangenbiß-Serum* (gegen den Biß europäischer Vipern) ein natives oder konzentriertes Serum von Pferden, die mit Toxoiden bzw. Toxinen europäischer Giftschlagen immunisiert wurden.

Serums Antivenineux CF 65 sind Anti-Toxine gegen Vipera Aspis und Vipera Berus. Sie müssen mit 1 ml mindestens 3 tödliche Dosen pro kg Kaninchen neutralisieren. 1 ml aller anderen Schlangengift-Sera müssen 25 bis 30 tödlicher Dosen pro 20 g Maus neutralisieren, wenn dieses Gift i.v. zugeführt wurde.

Schlangengift-Serum vom Pferd, Fermo-Serum (Behringwerke). Es hat polyvalenten Charakter und ist gegen die Gifte der wichtigsten Giftschlangen einzelner Erdteile wie Europa, Afrika (Nord- und Zentralafrika), Mittel- und Südamerika, Vorderer und Mittlerer Orient oder gegen die Gifte bestimmter Giftschlangengattungen gerichtet.

Anwendung. Das Etikett der Ampullen und die äußere Verpackung nennen die Schlangen, gegen deren Gifte das Serum wirksam ist. Infolge der möglicherweise sehr schnellen tödlichen Wirkung von tropischen Schlangengiften soll die Serumapplikation i.v. erfolgen, nach Bißverletzungen durch europäische Giftschlagen Serum i.m., notfalls auch i.v.

Handelsformen. Europa: Ampulle mit 10 ml. Übersee: Dreierpackung mit je 1 Ampulle zu 10 ml. — USA: *Antivenin* (Crotalidae): polyvalent, equine origin, north and south american antisnakebite serum, Snake bite therapy (Wyeth); *Antivenin* (Latrodectus mactans): Lyovac Black widow spider antivenin (Merck, Sharp & Dohme).

Spinnengiftserum „Butantan" trivalent vom Pferd (Behringwerke). Das Serum besteht aus einer Mischung gereinigter monovalenter Spinnengiftantisera und einer Quote Skorpiongiftantisera. Sämtliche Quoten werden durch Hyperimmunisierung von Pferden mit den Giften verschiedener tropischer Spinnenarten und Skorpione gewonnen.

Indikation. Spinnenbisse und Skorpionstiche.

Dosierung. Das Serum sollte möglichst bald nach dem Biß i.m. injiziert werden. Je nach Schwere des Falles 1 × 5 ml oder 1 × 10 ml. Eventuell kann nach 6 Std. eine Wiederholungsdosis von 10 ml angezeigt sein.

Handelsform. Ampulle mit 5 ml.

Staphylococcus Antitoxin BP 68 ist ein Präparat aus nativem Serum, das antitoxische Globuline oder deren Derivate enthält, die die tödlichen, hautnekrotisierenden und hämolytischen Eigenschaften des Toxins von Staph. aureus neutralisieren können. Es muß mindestens 1000 E. pro ml enthalten.

Dosierung für therapeutische Zwecke. 10000 bis 100000 E. i.m. oder i.v.

Etikettierung. „Sta/Ser".

Staphylokokken-Antitoxin, Immunglobulin vom Rind (Behringwerke) wird aus dem Blut von Rindern, die mit Staphylokokken-Hämolysin und PV-Leukozidin immunisiert worden sind, gewonnen. Es enthält mindestens 1000 I.E. Anti-, -Hämolysin sowie 500 I.E. Anti-PV-Leukozidin pro ml.

Indikation. Schwere Staphylokokken-Infektionen, besonders bei Anzeichen eines tropischen Zustandes. Die Applikation erfolgt vorzugsweise i.v.

Dosierung. Sie ist abhängig vom Alter, vom Körpergewicht und den toxischen Erscheinungen. Säuglinge: 10 bis 15 ml i.v.; Kinder: 15 bis 20 ml i.v.; Erwachsene: 60 bis 80 ml i.v. Falls erforderlich, kann die gleiche Dosis im Abstand von etwa 24 Std. erneut gegeben werden.

Handelsform. Ampulle mit 10 ml.

Tetanusserum. Nach PI.Ed. I ist Tetanusserum ein natives Serum oder ein Präparat aus nativem Serum, das die antitoxischen Globuline oder deren Derivate enthält, welche die spezifische Eigenschaft besitzen, das durch Clostridium tetani gebildete Toxin zu neutralisieren.

Bezüglich Herstellung, Beschreibung, Reaktion, Sterilität, außergewöhnlicher Toxizität, Wirksamkeit, fester Bestandteile, Aufbewahrung und Beschriftung siehe „Sera Antitoxica" mit den folgenden Zusätzen:

Identitätsreaktion. Das Serum neutralisiert spezifisch das durch Clostridium tetani gebildete Toxin, indem es dessen Wirkung auf empfängliche Tiere aufhebt.

Wirksamkeit. Für prophylaktische Zwecke: Die Wirksamkeit von nativem antitoxischem Serum beträgt mindestens 500 I.E. pro ml, diejenige von getrocknetem, nativem antitoxischem Serum mindestens 5000 I.E. pro g. Antitoxische Globulinpräparate haben eine Wirksamkeit von mindestens 1500 I.E. pro ml, Trocken-Globulinpräparate eine solche von mindestens 7500 I.E. pro g. — Für therapeutische Zwecke: Die Wirksamkeit von nativem antitoxischem Serum beträgt mindestens 1000 I.E. pro ml, diejenige von getrocknetem, nativem antitoxischem Serum mindestens 10000 I.E. pro g. Antitoxische Globulinpräparate haben eine Wirksamkeit von mindestens 3000 I.E. pro ml, Trocken-Globulinpräparate eine solche von mindestens 15000 I.E. pro g. — USP XVI schreibt für Tetanusantitoxin nicht weniger als 400 A.E. pro ml vor.

Es gibt auch ein lyophilisiertes Präparat, das im Trockenzustand nicht mehr als 20% Gewichtsteile des flüssigen Präparates haben darf.

Im Handel sind Packungen mit 1500, 3000, 5000, 10000, 20000 und 40000 N.I.H.-Einheiten. Prophylaktisch werden injiziert 1500 bis 10000 E., therapeutisch 10000 bis 100000 E. Laufzeit s. Diphtherie Antitoxin. Die Laufzeit für das Trockenpräparat ist höchstens 5 Jahre vom Herstellungsdatum an. BP 68 fordert für natives antitoxisches Serum 1000 I.E. pro ml bei prophylaktischer Anwendung. Für therapeutische Zwecke müssen antitoxische Globuline mindestens 3000 I.E. enthalten.

Dosierung. Prophylaktisch mindestens 1500 I.E., therapeutisch mindestens 50000 I.E.

Serum antitétanique liquide CF 65 muß als Rohserum oder als getrocknetes Serum 150 I.E. Antitoxin pro ml enthalten. In einem Behälter dürfen nicht weniger als 1500 E. enthalten sein.

Helv. V verlangt für **S. antitetanicum** vom Pferd mindestens 500 I.E. pro ml, von anderen Tierarten stammende Sera müssen mindestens 250 I.E. enthalten. **Tetanus Serum ÖAB 9**: Vom Pferd muß mindestens 250 I.E. pro ml enthalten sein, vom Rind oder Schaf mindestens 125 I.E. pro ml.

DAB 7-DDR fordert 500 I.E. pro ml mit 30% Titerreserve. Der Eiweißgehalt für natives Tetanus-Antitoxin darf höchstens 12 g pro 100 ml = einem Stickstoffgehalt von 1,920 g pro 100 ml und bei gereinigtem Tetanus Antitoxin 20 g Protein pro 100 ml bzw. 3,20 g Stickstoff pro 100 ml nicht überschreiten. Als Konservierungsmittel sind höchstens 0,5% Phenol bzw. 0,01% Thiomersal enthalten.

Die biologische Wirksamkeit wird an Gruppen von gesunden, 16 g schweren Mäusen festgestellt, die eine Verdünnungsreihe von Tetanus-Toxin mit steigenden Konzentrationen von Anti-Toxin injiziert bekommen.

Die Laufzeit für lyophilisiertes Tetanus-Antitoxin ist 5 Jahre, für natives 3 Jahre.

USP XVII führt weiter **Tetanus Immun-Globulin human.** Es ist eine sterile Lösung der Globuline aus dem Blutplasma erwachsener menschlicher Spender, die mit Tetanus-Toxoid immunisiert worden waren. Es muß mindestens 15 und höchstens 18 g Protein pro 100 ml enthalten. 90% davon müssen Globulin sein. Es enthält ein geeignetes Konservierungsmittel und kann Glycerin als Stabilisator enthalten.

Verpackung und Aufbewahrung wie bei anderen Sera. Die Laufzeit beträgt höchstens 3 Jahre.

Packungsgröße: 250 und 500 E. Tetanus-Antitoxin.

Zur passiven Immunisierung i.m., prophylaktisch 250 E., therapeutisch 1500 E. oder mehr.

Tetanus-Serum (Asid) (Tetanus-Zymoserum vom Pferd, Tetanus-Serum vom Rind Tetanus-Serum vom Hammel). Durch enzymatische Reinigung wird ein großer Teil der prophylaktisch und therapeutisch unwirksamen Proteinfraktion beseitigt und gleichzeitig die Molekülgröße der antitoxinhaltigen Globuline vermindert. Sera vom Rind und Hammel sind noch nicht als gereinigte Sera verfügbar.

Dosierung. Zur Prophylaxe mindestens 3000 I.E. i.m. Tetanus-Zymoserum.

Handelsformen. Tetanus-Zymoserum vom Pferd: Amp. mit 0,5 ml I.E. = 1500 I.E., Amp. mit 1,0 ml I.E. = 3000 I.E., A.P. mit 25 Amp. zu je 0,5 ml, A.P. mit 25 Amp. zu je 1,0 ml, A.P. mit 100 Amp. zu je 0,5 ml.

Tetanus-Serum vom Rind: A.P. mit 25 Amp. zu je 1,5 ml; A.P. mit 100 Amp. zu je 1,5 ml.

Tetanus-Serum vom Hammel: 1000 I.E. in 1 ml, Amp. mit 1,5 ml = 1500 I.E.

Alle Sera sind staatlich geprüft, von allen Handelsformen stehen Anstaltspackungen zur Verfügung.

Tetanus-Hyperimmun-Globulin (Asid GmbH, München). Sterile Lösung der Gamma-globulinfraktion aus dem Blut gesunder, gegen Tetanus aktiv immunisierter Spender. 1 ml enthält ca. 0,16 g Eiweiß mit einem Reinheitsgrad von 95%.

Indikation. Prophylaxe und Therapie des Tetanus.

Dosierung. Tetanus-Hyperimmun-Globulin darf nur i.m. gegeben werden. Bei Tages-dosen über 10 ml sollte die Injektionsmenge geteilt und getrennt injiziert werden.

Handelsformen. Amp. zu 2 ml mit 250 I.E. Antitoxin, Amp. zu 5 ml mit 1000 I.E. Anti-toxin, Amp. zu 5 ml mit 1500 I.E. Antitoxin.

Tetanus-Serum (Behringwerke) antitoxisches Serum vom Pferd bzw. Rind bzw. Hammel gegen das Toxin von Cl. tetani.

Beschreibung siehe Diphtherie-Fermo-Serum.

Anwendung und Dosierung. Prophylaktisch: bei allen Verletzungen, bei denen die Möglich-keit einer Tetanusinfektion besteht, soll sofort die Schutzdosis von mindestens 3000 I.E. s.c. oder i.m. gegeben werden.

Therapie. Bei Infektionsverdacht werden neben einmaligen Applikationen von 20000 bis 50000 I.E. i.m. oder i.v. Gesamtdosen von 100000 I.E. bis zu 200000 I.E. pro kg Körper-gewicht angewendet.

Handelsformen. Vom Pferd: 3000 I.E. in 1 ml (Fermo-Serum). Amp. mit 0,5 ml = 1500 I.E. A.P. mit 25 Amp. zu 0,5 ml, A.P. mit 100 Amp. zu 0,5 ml, Amp. mit 1 ml = 3000 I.E., A.P. mit 25 Amp. zu 1,0 ml; 5000 I.E in 1 ml (Fermo-Serum). Amp. mit 5 ml = 25000 I.E. — Vom Rind: 1000 I.E./ml. Amp. mit 1,5 ml = 1500 I.E., A.P. mit 25 Amp. zu 1,5 ml, A.P. mit 100 Amp. zu 1,5 ml, Amp. mit 10 ml = 10000 I.E. — Vom Hammel: 1000 I.E./ml. Amp. mit 1,5 ml = 1500 I.E.

Tetanus-Hyperimmun-Globulin (Behringwerke) ist eine sterile Lösung der Gamma-Globulin-Fraktion, die aus dem Blut gesunder, gegen Tetanus aktiv immunisierter Spender gewonnen wird. Die Lösung besitzt einen Eiweißgehalt von etwa 16% und einen Reinheitsgrad von 95%.

Indikation. Prophylaxe und Therapie des Tetanus.

Dosierung. Tetanus-Hyperimmun-Globulin darf nur i.m. angewendet werden, bei einer Gesamtdosis über 10 ml ist die Injektionsmenge zu teilen und an verschiedenen Körperstellen zu applizieren.

Prophylaxe. 250 I.E. Antitoxin/2 ml i.m. als Simultan-Impfung mit 0,5 ml Tetanol.

Therapie. Sofort 5000 bis 10000 I.E. Antitoxin, Wiederholungen mit 3000 I.E. je nach Krankheitsbild.

Handelsformen. Amp. zu 2 ml mit 250 I.E. Tetanus-Antitoxin, Amp. zu 5 ml mit 1000 I.E. Tetanus-Antitoxon, Amp. zu 5 ml mit 1500 I.E. Tetanus-Antitoxin.

Weitere Präparate, deren Beschreibung, Indikation und Anwendung dem genannten ent-spricht, sind:

Tetanus-Humanserum (Hyland).

Handelsform. 1 Op = 250 I.E.

Tetanus-Hyperimmun-Globulin human (Molter GmbH, Heidelberg).

Handelsformen. Ampullen mit 250 und 500 I.E.

Tetanus-Hyperimmun-Globulin human „Haemoderivate" (Immuno GmbH, Heidelberg).

Handelsformen. Bei dem lyophilisierten Präparat sind nach Auflösen in der angegebenen Menge Lösungsmittel 250 I.E. pro ml enthalten.
Packungen mit 250 I.E. menschlichen Tetanus-Toxins. Packungen mit 1000 I.E. A.P. mit 25 × 250 I.E.

Tetanus-Serum (Dessau).

Vom Hammel: 500 I.E./ml Nr. I MH Amp. mit 3 ml = 1500 I.E.; 1000 I.E./ml Nr. I MMH Amp. mit 1,5 ml = 1500 I.E., Amp. mit 4,5 ml = 4500 I.E.; 2000 I.E./ml Nr. IV MMH Amp. mit 5ml = 10000 I.E., Amp. mit 10 ml = 20000 I.E. — Vom Rind: 300 I.E./ml Nr. I R Amp. mit 5 ml = 1500 I.E.; 500 I.E./ml Nr. I MR Amp. mit 3 ml = 1500 I.E.,

Nr. II MR Amp. mit 10 ml = 5000 I.E.; 1000 I.E./ml Nr. I MMR Amp. mit 1,5ml = 1500 I.E.,
Nr. II MMR Amp. mit 10 ml = 10000 I.E.

Tetanus-Trypto-Serum (Dessau).

Vom Pferd: 500 I.E./ml Nr. I M Amp. mit 3 ml = 1500 I.E.; 1000 I.E./ml Nr. I MM Amp.
mit 1,5 ml = 1500 I.E., Nr. I MM Amp. mit 3 ml = 3000 I.E., Nr. II MM Amp. mit 10 ml
= 10000 I.E.; 1500 I.E./ml Nr. I MM Amp. mit 1 ml = I.E., Nr. II MM Amp. mit 3 ml
= 4500 I.E., Nr. III MM Amp. mit 10 ml = 15000 I.E.; 2000 I.E./ml Nr. IV MM Amp. mit
10 ml = 20000 I.E.; 3000 I.E./ml Nr. VI MM Amp. mit 10 ml = 30000 I.E.; 5000 I.E./ml
Nr. X MM Amp. mit 5 ml = 25000 I.E., Nr. XX MM Amp. mit 10 ml = 50000 I.E.

Tetanus-Aphylakto-Serum vom Pferd (SSW).

Bei den Aphylakto-Sera ist der anaphy-
laktogene Faktor weitgehend ausgeschaltet, sie werden im Tierversuch auf Anaphylaxiefreiheit geprüft.

Handelsformen. 600 A.E. = 300 I.E./ml Nr. I 5 ml = 3000 A.E. (1500 I.E.); 1000 A.E.
= 500 I.E./ml Nr. I M 3 ml = 3000 A.E. (1500 I.E.); 2000 A.E. = 1000 I.E./ml Nr. I M
1,5 ml = 3000 A.E. (1500 I.E.), Nr. II M 3 ml = 6000 A.E. (3000 I.E.), Nr. M 10 ml =
20000 A.E. (10000 I.E.), 4000 A.E. = 2000 I.E./ml Nr. IV MM 10 ml = 40000 A.E. (20000
I.E.); 6000 A.E. = 3000 I.E./ml Nr. VI MM 5 ml = 30000 A.E. (15000 I.E.); 10000 A.E.
= 5000 I.E./ml Nr. X MM 5 ml = 50000 A.E. (25000 I.E.).

Tetanus-Serum vom Hammel (SSW).

Auf chemischem und physikalischem Wege weitgehend von Ballasteiweiß befreit.

Handelsformen. 600 A.E. = 300 I.E./ml, Nr. I/H 5 ml = 3000 A.E. (1500 I.E.); 1000 A.E.
= 500 I.E./ml, Nr. IM/H 3 ml = 3000 A.E. (1500 I.E.); 2000 A.E. = 1000 I.E./ml, Nr. I
MM/H 1,5 ml = 3000 A.E. (1500 I.E.).

USA. *Tetanus and Gas Gangrene Antitoxin* (globulin-modified: equine origin): Tetanus;
gas gangrene; prophylactic treatment (Lederle). — *Tetanus Antitoxin, Tetanus biological
preparation*: Tetanus Antitoxin, equine origin (Cutter); Tetanus Antitoxin (globulin modified,
equine origin) (Lederle); Tetanus Antitoxin (equine), purified, concentrated (Lilly); Tetanus
Antitoxin USP (National Drug); Tetanus Antitoxin 1% solution (National Drug); Tetanus
Antitoxin refined and concentrated (Parke, Davis); Tetanus Antitoxin, pepsin-digestion
refined (Pitman-Moore); Tetanus Antitoxin, refined and concentrated (equine origin) (Wyeth).
— *Tetanus Antitoxin-Gas Gangrene Antitoxin, combined*, Tetanus biological preparation:
Tetanus-Gas-Gangrene (polyvalent) Antitoxin (equine) combined concentrated (Lilly);
Tetanus Gas-Gangrene Antitoxin polyvalent (National Drug); Tetanus Gas-Gangrene Anti-
toxin (combined), prophylactic (Parke, Davis); Tetanus and Gas Gangrene (polyvalent)
Antitoxin, refined and concentrated (Wyeth).

Tollwut Antiserum, Rabies Antiserum BP 68 ist ein Präparat aus nativem Serum, das
die antiviralen Globuline oder deren Derivate enthält, die das Rabies Virus neutralisieren
können. Es muß mindestens 80 E. pro ml enthalten. Es kann hergestellt werden durch
die Serumgewinnung aus dem Blut von Tieren, die mit einem geeigneten Rabies-Virus-
Stamm immunisiert wurden. Die Globuline oder ihre Derivate erhält man durch Enzym-
behandlung oder fraktionierte Präzipitation oder durch andere chemische oder physikalische Methoden. Ein Bakterizid kann enthalten sein, es muß enthalten sein bei Mehrfach-
Entnahmeflaschen.

Beschreibung. Eine fast immer farblose oder ganz schwach gelbliche Flüssigkeit, die keine
Trübung aufweist. Meist geruchlos oder mit dem Geruch des zugefügten Bakterizids.
Trockenformen dürfen nicht mehr als 20% w/v Feuchtigkeit enthalten, wenn die Bestim-
mung durch Trocknen von 2 ml bei 105° erfolgte.

Abnorme Toxizität. 1. Injiziere 0,5 ml s.c. an eine gesunde Maus, die nicht mehr als 30 g
wiegt. Es dürfen keine Krankheitssymptome auftreten, und das Tier darf nicht innerhalb
von 4 Tagen sterben. — 2. Injiziere 5 ml s.c. an ein gesundes Meerschweinchen von 250 bis
350 g, das keine Vorbehandlung mit irgendeinem Material bekommen hat, die den Test stören
könnte. Es dürfen keine Symptome oder der Tod innerhalb von 4 Tagen eintreten.

Aufbewahrung. Rabies Antiserum soll bei Temperaturen zwischen 2 und 10° aufbewahrt
werden; vor Licht und vor Frost schützen.

Etikettierung. Das Etikett des Behälters und der Verpackung soll enthalten: 1. den Namen
des Präparates, 2. die Zahl E./ml, 3. den Gesamtinhalt des Gefäßes, 4. die Laufzeit, 5. eine
Herstellungsnummer.

Außerdem muß das Etikett des Gefäßes vor der Verpackung den Namen und die Menge des zugefügten Bakterizids und der Tierspezies, von der das Antiserum gewonnen wurde und den Zusatz „Rab/Ser" enthalten.

Serum antirabique CF 65 geht nicht über die Forderungen von BP 68 hinaus.

Tollwut-Serum vom Pferd (Behringwerke). Das Tollwut-Serum wird von Pferden gewonnen, die mit Virus fixe, Stamm Novi Sad, hyperimmunisiert worden sind. Es liegt als Fermo-Serum vor.

Anwendung. Injektion möglichst frühzeitig nach Bißverletzung tollwütiger Tiere. Die Serummenge muß auf einmal gegeben werden, eine Wiederholung ist nicht zu empfehlen. Applikation nur i.m. auf mehrere Körperstellen verteilt. Das Wundgebiet wird zweckmäßig intensiv umspritzt.

Dosierung. Mindestens 40 I.E. (0,2 ml pro kg Körpergewicht).

Handelsform. Amp. mit 5 ml, 1 ml enthält mindestens 200 I.E.

Vakzinen

Wir unterscheiden bakterielle und virale Vakzinen. Zu den ersteren gehören u. a. Bacillus Calmette-Guérin-Vakzine, Cholera-V., Pest-V., Typhus- und Typhus-Paratyphus A- und B-V. Keuchhusten-V. Zu den Virusvakzinen zählen die Pocken-, die Gelbfieber- und die Tollwut-Vakzine. Nach BP 68 sind bakterielle Vakzinen entweder sterile Suspensionen von Bakterien ein steriler Extrakt, Derivate oder eine Suspension von lebenden Bakterien. Eine bakterielle Vakzine kann entweder einfach, nur aus einer Spezies, oder zusammengesetzt sein, durch Mischen von 2 oder mehreren Einfachvakzinen aus mehreren Spezies oder Varietäten von Bakterien. Bakterielle Vakzinen werden hergestellt aus Kulturen, die ausgesucht sind nach folgenden Gesichtspunkten:

a) daß die Bakterien identisch sind, auch hinsichtlich ihres spezifischen Charakters, mit der gewünschten Antigenzusammensetzung der Vakzine,

b) ihrer Freiheit von Verunreinigungen.

Jede Kultur wird auf einem festen Nährboden unter entsprechenden Bedingungen gezüchtet, die gewachsenen Kolonien werden abgeschwemmt mit steriler, phys. NaCl-Lösung oder einer entsprechenden Lösung; oder sie wird auf flüssigen Nährböden unter entsprechenden Bedingungen gezüchtet. Für die Herstellung der Vakzine wird entweder die Gesamtkultur oder die daraus auf physikalischem, chemischem oder biochemischem Wege erhaltenen Teile benutzt. Für eine sterile Vakzine wird die Bakteriensuspension oder die Kultur oder das Derivat oder der Extrakt der Kultur erhitzt, unter geeigneten Bedingungen für jede Bakterienart oder für die Herstellung, so daß die Organismen abgetötet werden; oder Suspension, Kultur, Derivat, Kulturextrakt werden anderen Prozessen als dem Erhitzen unterworfen, welche ein steriles Präparat ergeben, das die spezifischen antigenen Eigenschaften der Spezies oder Varietät des Bakteriums, von dem die Vakzine hergestellt wird, enthält. Ein geeignetes Bakteriostaticum kann zugefügt werden und muß zugefügt werden, wenn die Vakzine in Mehrdosenbehälter abgefüllt wird, und zwar in solcher Dosierung, daß einem Bakterienwachstum vorgebeugt wird. Das fertige Produkt wird unter aseptischen Bedingungen in vorher sterilisierte Gefäße abgefüllt, die bakteriendicht verschlossen werden. Bei der Herstellung einer Vakzine aus lebenden Kulturen müssen während der gesamten Herstellung die schärfsten aseptischen Bedingungen eingehalten werden, um eine mikrobielle Verunreinigung zu verhindern. Die Bakterienzahl pro ml jeder Bakterienart oder Spezies, aus denen die Vakzine besteht, wird bestimmt durch Zählen in einer geeigneten Zählkammer oder durch eine andere geeignete Methode; es kann auch die Zahl der Bakterien in einem ml des Endproduktes bestimmt werden. Lebende Bakterien werden durch eine Bakterienzählmethode ermittelt. Die Zusammensetzung einer Vakzine wird vorgenommen auf Grund der so ermittelten Bakterienmengen.

Beschreibung. Bakterielle Vakzinen sind klare, farblose oder gelbe Flüssigkeiten oder Suspensionen weißer oder grauer Partikelchen in farblosen oder gelben Flüssigkeiten.

Abnormale Toxizität. Von sterilen Vakzinen wird der Teil, der der ersten menschlichen Dosis entspricht, subcutan normalen Meerschweinchen von 250 g Gewicht injiziert. Es dürfen weder schwere Allgemeinerscheinungen, noch örtliche Nekrosen, Abszesse oder der Tod innerhalb von 7 Tagen eintreten.

Sterilität. Die Vakzinen müssen den allgemeinen Bedingungen (s. Sera Antitoxica) entsprechen.

Aufbewahrung. Bakterielle Vakzinen sollen bei möglichst niedrigen Temperaturen um 0° aufbewahrt und Temperaturen über 20° nicht ausgesetzt werden. Sie dürfen nicht einfrieren.

Beschriftung. Das Etikett auf dem Gefäß oder auf der Verpackung soll folgende Angaben aufweisen: 1. Gesamtmenge in ml im Gefäß, 2. Name und Prozentsatz des zugefügten bakteriziden oder bakteriostatischen Mittels. Das Etikett auf dem Gefäß muß den Namen des Produktes und die Anzahl der Bakterien jeder Spezies bzw. Varietät im ml tragen. Nach Helv. V dürfen Vakzinen höchstens 0,5% Phenol, 0,4% Rohkresol, 0,01% Merthiolat oder angemessene Mengen anderer geeigneter Konservierungsmittel enthalten. Antigene werden auch mit indifferenten Grundmassen in Form von Salben, Seifen, Pulvern, Pillen, Stuhlzäpfchen, Vaginalkugeln usw. verwendet. Zur Prüfung der Unschädlichkeit werden Meerschweinchen subcutan mit der 5fachen Menge der für den Menschen vorgesehenen Höchstdosis geimpft und 6 Tage beobachtet, Mäuse von 15 g mit 0,5 ml subcutan geimpft und 24 Std. beobachtet. Es dürfen keine schweren Krankheitssymptome auftreten.

Nur solche Antigene dürfen in den Verkehr gebracht werden, welche in staatl. anerkannten Herstellungsstätten hergestellt und lt. Bundesratsbeschluß über die Kontrolle der Sera und Impfstoffe für die Verwendung am Menschen (vom 17. Dez. 1931) amtlich geprüft wurden. Weiter müssen nach Helv. V Antigene folgendermaßen gekennzeichnet sein: Auf jedem Behälter muß der Name des Herstellers, die Bezeichnung des Inhaltes und die Nr. des Herstellungssatzes angegeben sein. Die Packung muß außerdem folgende Angaben tragen: Name und Wohnort der verantwortlichen Vertriebsfirma (bei Antigenen ausländischer Herkunft: Name und Wohnort des Schweizer Vertreters), Konzentration oder immunisierender Wert, soweit diese meßbar sind, Art und Menge des Konservierungsmittels, das Herstellungs- und Verfallsdatum, nach dessen Ablauf das Präparat weder abgegeben noch verwendet werden darf. Herstellungs- und Verfallsdatum dürfen, sofern bei den einzelnen Antigenen nichts anderes vorgeschrieben ist, höchstens 5 Jahre auseinanderliegen. Überdies muß die äußere Umhüllung mit einer Vignette versehen sein, die vom eidgenössischen Gesundheitsamt geliefert wird und die Kontrollnummer der amtlichen Prüfung trägt. Bei Antigenen, die nicht als klare Flüssigkeit verwendet werden sollen, muß die Packung ferner die Aufschrift tragen „Vor Gebrauch umzuschütteln". CF 49 unterscheidet wäßrige und ölige Vakzinen, einfache und polyvalente sowie gemischte Vakzinen, die aus Bakterien und Anatoxinen bestehen. Für die Vorbehandlung werden Äther, Jod, Formol oder Temperaturen zwischen 56 und 70° angegeben. Vakzinen dürfen nur durch staatlich anerkannte Hersteller produziert werden. Die Vorschriften von USP XVI und Ital. VI decken sich mit dem bisher Aufgeführten. Was bisher von bakteriellen Vakzinen gesagt worden ist, gilt generell auch für andere Antigene. Dazu rechnen die Virusvakzinen und die nach BP 63 als Prophylactics bezeichneten Toxoide, nach CF 65 als Anatoxine bezeichnet. Abweichungen werden bei den jeweiligen Vakzinen bzw. Toxoiden aufgeführt.

Bacillus Calmette-Guérin-Vaccine BP 68.

Die BCG-Vakzine ist eine Suspension lebender Keime des Original BCG-Stammes. (Apathogene Variante von Mycobact. tuberculos. var. bovis.)

Der Stamm ist so zu halten, daß er seine Sensibilisierungseigenschaft gegen Tuberkulin und seine relative Apathogenität gegenüber Menschen und Laboratoriumstieren behält. Bezüglich Beschreibung, Aufbewahrung, Beschriftung gelten die allgemeinen Bestimmungen mit folgenden Zusätzen: Die Bakterien werden in oder auf einem geeigneten Medium nicht länger als 14 Tage gezüchtet. Die Kultur wird in einem sterilen, flüssigen Medium aufgenommen, das die Antigenität und Lebensfähigkeit der Vakzine erhält, anschließend Abfüllung in vorher sterilisierte Glasgefäße, die bakteriendicht verschlossen werden.

Die Vakzine kann auch gemacht werden, indem ein lyophilisiertes Produkt lebender Bazillen in geeigneter Konzentration wieder aufgelöst wird. Das Präparat ist abgefüllt in sterile Glasgefäße, in denen es getrocknet worden war, und wird wieder verflüssigt unmittelbar vor Gebrauch durch Zugabe des notwendigen Volumens eines geeigneten sterilen Verdünnungsmittels.

Die Vakzine wird unter solchen Bedingungen hergestellt, daß eine Verunreinigung mit anderen Bakterien, besonders durch virulente Tuberkelbakterien (durch Luft, Wasser, Material oder Personal) verhindert wird. Die Vakzine verändert sich sehr schnell und ist 14 Tage nach Herstellung nicht mehr gebrauchsfähig. Aus diesem Grunde können Sterilitäts-, Virulenz-, Toxizitäts- und Hautsensibilisierungstest nicht abgewartet werden, bevor die Vakzine in den Handel kommt. Sollte sich aber einer dieser Teste als positiv erweisen, nachdem die Vakzine im Gebrauch ist, dann sind alle Anstrengungen zu machen, um weiteren Gebrauch zu verhindern. Die Vakzine kann auch als lyophilisiertes Präparat hergestellt werden. Solche Trockenvakzinen behalten ihre Wirksamkeit für 12 Monate, wenn sie zwischen +2° und +10° aufbewahrt werden. Von Trockenvakzinen müssen alle geforderten Teste vor Abgabe durchgeführt sein.

Hautsensibilisierende Wertigkeit. Die Injektion von 0,5 ml der flüssigen oder wieder verflüssigten Vakzine soll bei Meerschweinchen, die bis dahin keinerlei Berührung mit verwandtem Material gehabt haben, innerhalb von 4 Wochen zu einer Tuberkulinreaktion führen. Dazu werden 10 E. Alttuberkulin in 0,1 ml intracutan injiziert; innerhalb von 24 bis 48 Std. muß eine Hautreaktion mit Verhärtung, Ödem bzw. Erythem von mindestens 5 mm Durchmesser auftreten.

Toxizität. Die intracutane Injektion von 0,1 ml flüssiger Vakzine oder verflüssigter Trockenvakzine an gesunden Albinomeerschweinchen darf innerhalb von 3 Wochen nur ein nicht-eitriges Knötchen verursachen, aber keine lokalen Nekrosen.

Virulenz. Injiziere 5 ml einer flüssigen Vakzine oder 1 ml einer trockenen Vakzine, die mit $1/5$ des auf dem Etikett angegebenen Volumens wieder verflüssigt worden ist, i.m. an 6 gesunden Meerschweinchen von höchstens 300 g. Die Vakzine ist abgabefähig, wenn keines der Tiere innerhalb von 42 Tagen nach der Injektion stirbt oder wenn eines stirbt, das bei der Sektion als Tbc-frei erkannt wird. Sind zwei Tiere, aber nicht mehr!, in diesem Zeitraum gestorben und als Tbc-frei bei der Sektion gefunden worden, soll der Test an 6 weiteren Meerschweinchen wiederholt werden. Die Vakzine kann freigegeben werden, wenn keines der Tiere der zweiten Gruppe stirbt oder nur eines, das aber frei von Tbc ist.

Etikettierung. Etikett oder Außenverpackung des Gefäßes müssen folgende Angaben tragen: 1. Name, 2. Aufschrift „Tub/Vac/BCG", 3. daß das Produkt eine lebende Kultur von BCG ist, 4. das Datum der Fertigstellung; dieses Datum ist der Termin, an dem die Kultur für die Herstellung der BCG-Vakzine geerntet wurde, 5. die Bedingung der Aufbewahrung, 6. daß die flüssige Vakzine innerhalb von 14 Tagen und die trockene Vakzine innerhalb von 12 Monaten nach der Herstellung verbraucht werden muß, 7. die Trockenvakzine muß die Angabe über die hinzuzufügende Flüssigkeit enthalten, 8. daß nach Öffnung des Gefäßes die nicht sofort verbrauchte Vakzine vernichtet werden muß, 9. die Herstellungsnummer.

Nach ÖAB 9 darf der Impfstoff nur an Ärzte abgegeben werden, die zur Vornahme der BCG-Impfung ermächtigt sind.

In der USP XVII ist bei gleichen Anforderungen als Gebrauchsdosis 0,1 ml Vakzine intradermal angegeben oder 1 Tropfen Vakzine auf die Oberfläche der Haut mittels der Mehrfach-Punktiermethode.

CF 65 fordert für die Züchtung einen Nährboden mit folgender Zusammensetzung:

L-Asparagin	—	4 g
Glycerin p.a.	—	60 g
Citronensäure	—	2 g
Dikaliumphosphat	—	0,5 g
Magnesium-Sulfat	—	0,5 g
Eisencitrat	—	0,05 g
Wasser ad.	—	1 000 g

Diese Lösung wird auf pH 7,2 eingestellt!
Folgende Bakterienmengen werden für die Immunisierung benötigt: p.o. = 5 mg, Scarification = 75 mg, intracutan = 1 oder 0,5 mg, s.c. = 0,01 mg.

Die übrigen Forderungen für die flüssige bzw. trockene Form gehen nicht über die von BP 68 hinaus.

Percutane BCG Vakzine. Hinsichtlich der Beschreibung sei auf BCG-Vakzine verwiesen. Die percutane BCG-Vakzine wird jedoch nur als Trockenvakzine abgegeben und wird unmittelbar vor Gebrauch durch Zufügen eines notwendigen Volumens einer geeigneten sterilen Flüssigkeit gebrauchsfertig gemacht.

Bezüglich der Eigenschaften und der Etikettierung ist auf „Tub/Vac/BCG" zu verweisen. Die Etikettierung ist als „Tub/Vac/BCG (perc)" zu kennzeichnen. Anwendung prophylaktisch durch percutane Inokulation.

BCG-Trockenimpfstoff für die Punktiermethode nach ROSENTHAL (Behringwerke). BCG-Trockenimpfstoff nach ROSENTHAL ist ein Lebendimpfstoff zur aktiven Immunisierung gegen Tuberkulose nach der Multipunktiertechnik.

Handelsform. Packung mit Trockensubstanz für 1 ml und 1 Amp. mit 1 ml physiol. Kochsalzlösung. 1 ml des gelösten Impfstoffes enthält 8,1 mg Bakterien; nach Auflösung muß der Impfstoff sofort verbraucht werden.

BCG-Trockenimpfstoff zur intracutanen Injektion (Behringwerke) ist ein Lebendimpf-stoff zur aktiven Immunisierung gegen Tuberkulose. Er wird aus Oberflächenkulturen des schwedischen BCG-Stammes hergestellt. Er ist in einem Stabilisatorsystem gefriergetrocknet. 1 ml des gelösten Impfstoffes enthält 0,27 mg Bakterien, und am Ende der Laufzeit noch mindestens 10^6 lebende BCG-Keime. Nach der Auflösung muß der Impfstoff sofort verbraucht werden.

Anwendung. Nur tuberkulin-negative Personen werden geimpft, einmalige Injektion streng intracutan im oberen Drittel der Außenseite des li. Oberschenkels oder Oberarmes.

Dosierung. 0,1 ml intracutan.

Handelsformen. Packung mit BCG-Trockenimpfstoff für 1 ml + 1 Amp. mit 1 ml physiol. Kochsalzlösung (10 Einzeldosen). Packung mit BCG-Trockenimpfstoff für 5 ml + 1 Fl. mit 5 ml physiol. Kochsalzlösung (50 Einzeldosen).

Brucella-Vakzine, Antigenum brucellicum ad usum humanum Helv. V ist eine zu therapeutischen Zwecken bestimmte sterile Aufschwemmung abgetöteter Reinkulturen von Brucella abortus Bang (Bang-Impfstoff) oder Brucella melitensis (Maltafieber-Impfstoff) in isotonischer NaCl-Lösung.

Prüfung. Klare, farblose oder trübe, nach dem Aufschütteln homogene, grauweiße, milchige Flüssigkeit, die höchstens den Geruch eines Konservierungsmittels aufweisen darf.

Aufbewahrung. Herstellungs- und Verfallsdatum dürfen höchstens 3 Jahre auseinander-liegen.

Bang-Vakzine (SSW) gegen Infektion mit Brucella abortus Bang.

Bis zu 5 Injektionen s.c. oder i.m. mit 2tägigem Abstand, Amp. zu 1 ml.
USA. *Undulant Fever Vaccine:* Brucellosis therapy (Parke, Davis).

Cholera-Vaccine BP 68 ist eine sterile Suspension geeigneter Stämme von Vibrio cholerae.

Sie enthält in 1 ml nicht weniger als 8 000 Millionen Keime. Zu den allgemeinen Bedin-gungen kommen noch folgende: Sie besteht aus gleichen Teilen von Vakzinen, die hergestellt wurden aus Glattformen der beiden serologischen Haupttypen Inaba und Ogawa. Sie enthält entweder einen einzelnen Stamm oder mehrere Stämme beider Typen. Werden mehrere Stämme jeden Typs verwandt, sollten sie so ausgesucht sein, daß sie außer dem hitzestabilen O-Antigen der Typen Inaba bzw. Ogawa noch andere O-Antigene enthalten. Jeder Stamm soll einzeln gezüchtet werden. Die Bakterien werden ohne bakterizides Mittel durch eine Stunde Erhitzen auf 56° abgetötet oder durch Behandlung mit einem bakteriziden Mittel.

Etikettierung. ,,Cho/Vac''.

USP XVII fordert von den verwendeten Stämmen, daß der Inaba-Stamm dem vom Natio-nal-Institut of Health angegebenen Stamm 35-A-3 in seinen antigenen Eigenschaften ent-spricht, der Ogawa-Stamm dem des Stammes 41 vom NIH. Zur Zeit der Herstellung muß die Vakzine 8 Milliarden Cholerakeime enthalten. Als Konservierungsmittel dürfen nicht mehr als 0,5% Phenol oder 0,4% Kresol enthalten sein. Die Laufzeit ist begrenzt auf 18 Monate.

Handelsformen. 1, 5 und 20 ml.

Anwendung. Zur aktiven Immunisierung s.c. oder i.m. 0,5 ml, 7 Tage später 1 ml, wenn notwendig nach 6 Monaten Wiederholung mit 0,5 ml.

Vaccin Anticholérique CF 65 soll ebenfalls die Typen Inaba und Ogawa enthalten. Sie kann in flüssiger oder lyophilisierter Form abgegeben werden. Zu gleichen Teilen gemischt mit Anti-Cholera-Serum soll sie bei einer Verdünnung von 1:100 die Mikroorganismen aggluti-nieren, so daß die überstehende Flüssigkeit klar wird.

ÖAB 9 geht nicht über diese Forderungen hinaus.

Cholera-Impfstoff (Behringwerke). Der Impfstoff enthält in 1 ml je 4 Mrd. inaktivierter Choleravibrionen der Stämme Inaba und Ogawa.

Anwendung. Zur Schutzimpfung gegen Cholera.

Dosierung. Zur Grundimmunisierung 2malige s.c. Injektion im Abstand von etwa 14 Tagen, erste Injektion 0,5 ml, zweite Impfung 1,0 ml. Bei besonderer Seuchengefährdung Nachimpfung nach 3 bis 6 Monaten mit 1 ml.

Handelsformen. Ampulle mit 1 ml (8 Milliarden Choleravibrionen). A.P.: Fl. mit 15 ml. USA: Cholera Vaccine, Cholera therapy; Cholera Vaccine (India strains) (Lederle); Cholera Vaccine (Lilly, National Drug, Wyeth).

Gonokokken-Vakzine Helv. V ist eine zu therapeutischen und diagnostischen Zwecken bestimmte sterile Aufschwemmung von Reinkulturen von Neisseria gonorrhoeae in isotonischer NaCl-Lösung, die ein Konservierungsmittel enthalten muß.

Gono-Yatren (polyvalente Gonokokken-Yatren-Vakzine) ist eine Suspension verschiedener von Patienten gewonnener Gonokokkenstämme mit Zusatz von 3% Natriumsalz der Jodoxychinolinsulfonsäure. Früher verwendet zur Behandlung der chronischen und komplizierten Go., heute beschränkt sich seine Anwendung im wesentlichen auf die spezifische Provokation.

Dosierung. Zur Provokation 1 ml = $^1/_2$ Ampulle i.v.

Handelsform. Schachteln mit 6 Ampullen zu je 2 ml (100 Millionen Keime pro ml).

Vaccigon-Mixtum (SSW), Gonokokken-Vakzine + Esch. Coli + Strepto- und Staphylokokken-Vakzine zur spezifischen und Provokationstherapie der Go. in steigender Dosierung. Injektion i.m. oder i.v. mit 5 ml, Stärke I—III.

Keuchhusten-Vakzine, Pertussis Impfstoff ÖAB 9, Pertussis-Vakzine (Whooping-Cough) BP 68 ist eine sterile Suspension abgetöteter Bordetella pertussis, aufgenommen in physiologischer Kochsalzlösung oder einer anderen geeigneten blutisotonischen Lösung. Sie soll in ihrer Wirksamkeit einer Standardvakzine mit 20 Milliarden Organismen pro ml entsprechen. Sie enthält ein geeignetes Bakterizid in einer Konzentration, die die antigene Wirksamkeit der Vakzine nicht beeinträchtigt.

Sie kann nach folgender Methode hergestellt werden: Eine 24- bis 72-Stundenkultur eines oder mehrerer Stämme von B.p. in einem geeigneten flüssigen Medium wird in blutisotonischer Salzlösung suspendiert. Die Suspension wird zentrifugiert, der Überstand verworfen. Die Bakterien werden abgetötet entweder mit einer 0,25%igen v/v Formaldehyd-Lösung oder durch Erhitzen auf 56°. Zu diesem Zeitpunkt ist die Konzentration etwa 10 bis 20mal so stark wie die des Endproduktes. Um die Toxizität herabzusetzen, muß die Konzentratvakzine ungefähr 3 Monate in der Kälte aufbewahrt werden. Die Endverdünnung wird in einer blutisotonischen Salzlösung vorgenommen, die ein geeignetes Bakterizid enthält. Die Vakzine kann auch aus Bakterien, die auf einem geeigneten festen Nährboden gezüchtet wurden, hergestellt werden.

Wirksamkeit. Die Wirksamkeit muß im Vergleich zu einer Standardvakzine im intrazerebralen Infektionstest festgestellt werden. Sie darf nicht weniger als die Hälfte einer Standardvakzine mit 20 Milliarden Keimen betragen.

Nach USP XVII muß Pertussis Vakzine eine Wertigkeit von mindestens 12 Schutzeinheiten pro Einzel-Immunisierungsdosis besitzen, basierend auf der Standardvakzine des National Institute of Health. Die Laufzeit beträgt 18 Monate unter Aufbewahrung auf 2 bis 10°.

Normale Dosierung. 3 parenterale Injektionen von 0,5 oder 1,0 ml entsprechend der Deklaration mit 4 bis 6 Wochen Zwischenraum.

Handelsform. 7,5 ml.

Nach Helv. V muß Antigenum pertussicum (einfacher Keuchhusten-Impfstoff) in 1 ml 4 Milliarden Keime enthalten. Kombinierter Keuchhusten-Impfstoff muß 4 Milliarden Haemophiluskeime und 1 Milliarde Begleitkeime (Staph. pyogenes, Strept. hämolyt., Strept. viridans usw.) enthalten. Die Laufzeit ist höchstens 3 Jahre.

Unter adsorbierter Pertussis Vakzine führt die USP XVI noch solche, die durch Alaun präzipitiert bzw. an Aluminiumhydroxid oder Aluminiumphosphat adsorbiert sind.

Die übrigen Vorschriften sind die gleichen. Eine Impfdosis darf nicht mehr als 0,85 mg Aluminium enthalten.

Handelsform. 7,5 ml.

Dosierung. Wie bei nicht adsorbierter Vakzine.

Zur aktiven Immunisierung durch 3 i.m. Injektionen, gewöhnlich mit 0,5 ml und 4 Wochen Abstand.

Pertussis Impfstoff DAB 7-DDR muß im ml mindestens 20 bis 24 Mrd. Keime enthalten und die Wirksamkeit von mindestens 4 I.E. Der Gehalt von Aluminiumverbindungen, berechnet auf Aluminium, darf höchstens 0,20 g je 100 ml betragen. Die Keimzahlbestimmung erfolgt photometrisch mit dem Trübungsstandard bei 570 nm Wellenlänge, 1 I.E. des Trübungsstandards entspricht 1 Mill. Keime pro ml. Zusätzlich zur Wirksamkeitsprüfung an der Maus verlangt DAB 7-DDR die klinische Prüfung auf Verträglichkeit an mindestens 20 Probanden.

Die Laufzeit beträgt höchstens 2 Jahre.

Vaccin anticoquelucheux adsorbé CF 65 soll mindestens 5 Mrd. Keime von Bordetella Pertussis enthalten.

Tussitropin (Asid) entgifteter, polyvalenter Keuchhustenimpfstoff (5 Mrd. Keime/ml) mit einem Zusatz von abwehrsteigernden unspezifischen Eiweißkörpern.

Dosierung. Säuglinge, Kinder und Erwachsene 0,5, 1,0 und 1,5 ml i.m. oder s.c. in 1- bis 3tägigem Abstand.

Indikation. Prophylaxe des Keuchhustens.

Handelsform. Flasche mit 3 ml.

P-Impfstoff, Pertussis-Adsorbat-Impfstoff zur aktiven Immunisierung gegen Keuchhusten(Behringwerke). Der P-Impfstoff besteht aus schonend abgetöteten entgifteten Keuchhustenbakterien (Bordetella pertussis). Die Bakterien sind an Aluminiumhydroxid und Aluminiumphosphat adsorbiert.

Die Keimzahl beträgt etwa 30 Mrd. pro ml, bezogen auf den Standard des N.I.H. (Bethesda, USA).

Indikation. Zur Grundimmunisierung gegen Pertussis im Säuglings- und Kindesalter bis zu 2 Jahren.

Dosierung. Dreimalige i.m. Injektionen von je 0,5 ml im Abstand von je 4 bis 6 Wochen.

Handelsform. Ampulle zu 0,5 ml.

Tussivaccin (SSW). Vakzine aus Keuchhustenbazillen, prophylaktisch und therapeutisch gegen Keuchhusten, i.m. nach Gebrauchsanweisung. Amp. Stärke I—III.

(Misch)-Tussivaccin (SSW). Enthält Keuchhustenbakterien, Pneumo-, Strepto- und Staphylokokken in steigender Dosis zur Keuchhustentherapie und -prophylaxe i.m. in Abständen von 3 bis 4 Tagen. Amp. Stärke I—III.

USA: *Pertussis Vaccine*, Pertussis immunization: Pertussis Vaccine (Lederle; Parke, Davis); Pertussis Vaccine fluid (Lilly); Pertussis Vaccine (Whooping cough bacterin) (Wyeth). — *Pertussis Vaccine*: Aluminium phosphate adsorbed, Pertussis immunization (Parke, Davis).

Pest-Vakzine, Plague Vaccine BP 68 ist eine Suspension geeigneter Stämme von Pasteurella pestis.

1 ml enthält 3000 Mill. Keime. Zu den allgemeinen Bedingungen kommen folgende Zusätze: Sie wird hergestellt von Kapselformen der P.p. in der Weise, daß die Fertigvakzine den größtmöglichen Gehalt an Kapselbakterien enthält. Dies wird durch folgende Methode erreicht: Ein oder mehrere Stämme von P.p. werden bei 37° in oder auf einem geeigneten Medium gezüchtet. Das Wachstum wird laufend überwacht und abgeerntet, wenn das Kapselwachstum sichtlich auf dem Höhepunkt ist. Die geerntete Kultur wird in phys. NaCl-Lösung mit 0,5% (v/v)-Formaldehyd suspendiert und 24 Std. bei Raumtemperatur gehalten. Das Konzentrat wird bei 2 bis 10° aufbewahrt und bei Bedarf auf 3000 Mill. Keime pro ml verdünnt, mit 0,5% (w/v)-Phenolendkonzentration in NaCl-Lösung. Das Endprodukt darf nicht mehr als 0,025% (w/v)-Formaldehyd enthalten.

Etikettierung. „Plaque/Vac".

Indikation. Zur Injektionsprophylaxe gegen Pest.

Nach USP XVII darf Plague-Vaccine nicht weniger als 2 Milliarden abgetöteter Pestbakterien enthalten. Zur Aufbewahrung wird ein geeignetes Konservierungsmittel vorgeschrieben. Die Laufzeit ist höchstens 18 Monate.

Indikation. Zur aktiven Immunisierung, s.c. Injektion von 0,5 ml und 1 ml mit 7 Tagen Zwischenraum.

Handelsform. 22 ml.

Vaccin antipesteux CF 65 ist eine lebende Vakzine, die aus einer wäßrigen Suspension des Stammes EV 76 von Pasteurella pestis besteht. Sie soll 1 Mrd. Mikroorganismen im ml enthalten und in Ampullen zu 1 ml oder in 10 ml Ampullen abgefüllt werden.

Sie muß innerhalb von 15 Tagen nach der Herstellung verbraucht werden (die Lebend-Pest-Vakzine wird nicht über Apotheken abgegeben).

USA: Plague Vaccine: Plaque therapy (Cutter).

Scharlach Adsorbat Impfstoff ist nach ÖAB 9 eine sterile Mischung von einem keimfreien Kulturfiltrat bestimmter β-hämolysierender A-Streptokokken und Aluminiumhydroxid oder einem anderen geeigneten Adsorbens, der ein Konservierungsmittel zugesetzt ist.

Staphylokokken-Vakzine, Antigenum staphylococcicum Helv. V ist eine zu therapeutischen Zwecken bestimmte, sterile, polyvalente Aufschwemmung ausgewählter Stämme von Staph. pyogenes in phys. NaCl-Lösung.

Die Vakzine muß ein Konservierungsmittel enthalten. Die Laufzeit ist 3 Jahre.

Vaccin antistaphylococcique CF 65 besteht aus einer Suspension von mehreren pathogenen Staphylokokken-Stämmen, die möglichst mehreren Antigentypen zugehören sollen, in isotonischer Kochsalzlösung. Die Keime werden durch Erwärmen (62° für 1 h) abgetötet, bis die Vakzine keine lebenden Keime mehr enthält. Sie soll pro ml 6 Mrd. Keime enthalten.

Staphar, Therapeutische Staphylokokken-Vakzine (Behringwerke) enthält 500 Mill. Keime/ml einer Vielzahl von inaktivierten Staphylokokken-Stämmen.

Anwendung. Bei allen Staphylokokkenerkrankungen, wöchentlich 3mal s.c. oder i.m. in steigenden Dosen von $0,5-2,0-3,0$ ml.

Handelsform. 6mal 1 ml Ampullen.

Staphylosan (SSW). Autolysierte, hochpolyvalente Staphylokokken-Vakzine gegen alle lokalisierten, subakuten und chronischen Staphylokokkeninfektionen.

Dosierung. Beginn mit Stärke I, mit steigenden Dosen nach Abklingen der leichten prognostisch günstigen Reaktionen.

Handelsform. Ampulle mit je 1 ml der Stärke I—III.

Vaccin Antistreptococcique (Streptokokken-Vakzine) CF 65 besteht aus einer Suspension einer Reihe von Streptokokken-Stämmen in isotonischer Natrium-Chlorid-Lösung. Die Streptokokken sollen möglichst von verschiedenen Antigen-Gruppen stammen. Sie werden durch Wärme abgetötet, im allgemeinen 1 h bei 60°, unter Umständen auch durch Formaldehyd. 1 ml der Vakzine soll 6 Mrd. Mikroorganismen enthalten.

Typhus-Impfstoff ÖAB 9, Typhoid Vaccine USP XVI ist eine sterile Suspension von abgetöteten Typhus-Bakterien (Salmonella typhosa) eines Stammes mit hoher antigener Wirksamkeit in isotonischer Natriumchlorid-Lösung oder einem anderen geeigneten Verdünnungsmittel. Sie enthält etwa 1 Milliarde Typhuskeime pro ml, der Gesamt-Stickstoffgehalt pro ml soll nicht mehr als 35 mcg betragen. Sie kann Phenol bis 0,5% oder Kresol bis 0,4% als Konservierungsmittel enthalten.

Handelsform. 1,5 ml.

Anwendung. Subkutan, 3 Injektionen von 0,5 ml mit 7 bis 28 Tagen Zwischenraum.

Typhus-, Paratyphus A- und Paratyphus B-Impfstoff ÖAB 9, **Typhoid Vaccine** USP XV, **Typhus-Paratyphus A- und B-Vakzine** BP 68 ist eine sterile Suspension von Salmonella typhi, S. paratyphi A und B.

Sie enthält in 1 ml 1000 Millionen S. typhi, 500 oder 750 Millionen S.p.A. und 500 oder 750 Millionen S.p.B. Zu den allgemeinen Vorschriften kommt folgende Ergänzung. Die verwendeten Stämme müssen in Glattform vorliegen und volles somatisches O-Antigen besitzen, S. typhi auch Vi-Antigen. Es müssen entweder ein oder mehrere Stämme jeder Spezies enthalten sein. Die Bakterien werden durch Hitze oder ein Bakterizid abgetötet. Alkoholbehandelte Vakzinen werden in 25% Alkohol abgegeben, kein anderes Bacteriostaticum wird zugefügt. Die Aufbewahrung erfolgt bei 2 bis 4°. Die Vakzine darf nicht einfrieren. Das Etikett muß einen Vermerk über die erforderliche Aufbewahrung zur Erhaltung der antigenen Eigenschaften tragen.

Dosierung. Prophylaktisch, subkutan. Alkoholbehandelte Vakzinen: 1. Dosis 0,25 ml, 2. Dosis nach 7 bis 28 Tagen 0,5 ml. Vakzinen, die anders als mit Alkohol behandelt worden sind: 1. Dosis 0,5 ml, 2. Dosis nach 7 bis 28 Tagen 1 ml. Außerdem führt BP 68 eine Typhus-Paratyphus-Vakzine, die außer den genannten noch S. paratyphi C enthält. S.p.C. muß die Vi-Antigene enthalten.

Nach USP XVI muß die Typhus-Paratyphus A-B-Vakzine im ml mindestens 1000 Millionen S. typhi und je 250 Millionen der beiden Paratyphus-Spezies enthalten, pro ml nicht mehr als 55 mcg Stickstoff. Die Laufzeit ist 18 Monate.

Dosierung. Subkutan 3mal 0,5 ml im Abstand von jeweils 7 bis 28 Tagen.

Handelsformen. 1,5, 5,0, 7,5, 15,0 und 20,0 ml. Nach CF 49 muß die Vakzine 1,8 Milliarden S. typhi und je 1,2 Milliarden von S. paratyphi A und B enthalten. Helv. V schreibt keine bestimmte Keimzahl vor. Die Laufzeit beträgt 3 Jahre.

Typhus-, Paratyphus A-, Paratyphus B- und Paratyphus C-Vaccine BP 68 ist eine sterile Suspension von Salmonella typhi, paratyphi A, B und C. Je ml enthält sie 1000 Mill. Typhusbazillen, 500 oder 750 A-, B- und C-Bakterien.

Verwendet werden dürfen nur Glattstämme, die reich an O- und H-Antigenen sind und im Falle von S. typhi und S. paratyphi C soll sie auch Vi.-Antigen enthalten.

Die Bakterien werden durch Hitze abgetötet.

Etikettierung. „TABC/Vac".

Anwendung. Zur Prophylaxe bei fieberhaften Erkrankungen des Magen-Darm-Kanals.

Typhus-, Paratyphus A- und B- und Cholera-Vakzine BP 68 ist eine sterile Suspension von S. typhi, paratyphi A und B und V. cholera. Sie enthält in 1 ml 1000 Mill. Typhusbazillen, je 500 oder 750 Mill. Paratyphus A- und B-Bazillen sowie 8000 Mill. Choleravibrionen.

Bezüglich der Herstellung und aller weiterer Vorschriften s. Typhus-Paratyphus A und B sowie Cholera-Vakzine.

Etikettierung. „TAB Cho/Vac".

ÖAB 9 geht über diese Forderungen nicht hinaus

Typhus-, Paratypus A- und B- und Tetanus-Vakzine BP 68 ist die Mischung einer sterilen Suspension von S. typhi, paratyphi A und B mit Tetanus-Vakzine in einfacher Lösung. Sie enthält in 1 ml 500 oder 1000 Mill. S. typhi, je 250 oder 500 Mill. S. paratyphi A und B sowie 0,9 ml einer Tetanus-Vakzine.

Bezüglich Herstellung und sonstige Vorschriften siehe einzelne Vakzinen.

Identifizierung. Wenn sie geeigneten Tieren injiziert werden, stimulieren sie die Bildung von Tetanus-Antitoxin und von Antikörpern gegen S. typhi. Zusätzliche Vorschriften bestehen für abnormale Toxizität und Wertigkeit. Zur Prüfung der abnormalen Toxizität wird 5 gesunden Meerschweinchen zwischen 250 und 350 g eine Dosis s.c. appliziert, die der beim Menschen anzuwendenden äquivalent ist. Es dürfen keine schweren Allgemeinerscheinungen, lokale Nekrosen oder Abszeßbildung auftreten, keines der Tiere darf innerhalb von 7 Tagen sterben und keines innerhalb von 21 Tagen Symptome eines Tetanus zeigen.

Wertigkeit. Mindestens 9 Meerschweinchen von nicht weniger als 250 g werden zweimal im Abstand von 4 Wochen mit $1/10$ der menschlichen Dosis s.c. immunisiert. Spätestens 2 Wochen nach der 2. Injektion muß das Serum von mindestens $2/3$ der Meerschweinchen im ml 0,05 E. Tetanus-Antitoxin enthalten. Als Alternative gilt, wenn das Serum von mindestens $1/3$ der Meerschweinchen nicht weniger als 0,5 E. Tetanus-Antitoxin pro ml enthält.

Etikettierung. „TABT/Vac".

Anwendung. Zur Injektionsprophylaxe bei Tetanus und Magen-Darm-Entzündungen.

Vaccin antityphoparatyphoïdique A et B CF 65 muß 750 Mill. S. typhi, 250 Mill. Paratyphi A und 500 Mill. B enthalten.

TAB-Impfstoff, Typhus-Paratyphus-Adsorbat-Impfstoff (Behringwerke) wird aus besonders ausgewählten Typhus- und Paratyphus A- und B-Bakterien hergestellt, die inaktiviert und an Aluminiumhydroxid adsorbiert wurden. In 1 ml Impfstoff sind enthalten 500 Mill. S. typhi und je 125 Mill. S. paratyphi A und B.

Dosierung. Applikation von 2mal 1 ml s.c. im Abstand von 4 Wochen, bei fortdauernder Exposition Auffrischungsimpfung nach 12 Monaten mit 1 ml bzw. 0,5 ml.

Handelsformen. Ampulle mit 1 ml, A.P.: Flasche mit 15 ml.

Typhoral, Dragée zur oralen Schutzimpfung gegen Typhus und Paratyphus A und B (Behringwerke) enthält zu je $1/3$ inaktiviertes, aufgeschlossenes Bakterienmaterial aus insgesamt 100 Mrd. Keimen von S. typhi und S. paratyphi A und B.

Indikation. Orale Impfung gegen Typhus und Paratyphus A und B.

Dosierung. Nüchtern an 3 Tagen je 3 Dragées. Wiederholung nach 3 Monaten.

Handelsformen. Packung mit 9 Dragées, A.P. mit 99 Dragées.

Typhus-Paratyphus-Volkheim-Impfstoff (SSW) enthält Salmonella typhi und paratyphi B, s.c., i.m., Fl. mit 10 und 25 ml.

USA: *Typhoid Vaccine:* Typhoid immunization (Lilly). — *Typhoid-Paratyphoid Vaccine, combined,* Typhoid-paratyphoid immunization: Typhoid-paratyphoid Vaccine (Cutter, Lederle, Lilly); Typhoid-Paratyphoid Vaccine USP (National Drug); Typhoid and Paratyphoid Vaccine (Parke, Davis); Typhoid-Paratyphoid Vaccine combined (Wyeth).

Virus-Vakzinen werden hergestellt, indem die Viren in der Gewebekultur, z. B. auf Affennierengewebe, in der Eikultur, z. B. in der Amnionhöhle, oder auf entsprechenden Wirtstieren vermehrt werden. Anschließend werden die Rohvakzinen in den meisten Fällen durch Zentrifugation oder Präzipitation weitestgehend von Begleit- bzw. Ballaststoffen befreit. Wir kennen zwei große Gruppen von Virus-Vakzinen, nämlich solche aus abgetöteten Viren und solche aus lebenden Viren. Für die letztgenannten werden Stämme verwandt, die in den meisten Fällen durch chemische Beeinflussung oder durch entsprechende Tierpassagen in bezug auf ihre Pathogenität abgeschwächt sind, diese Viren sind für den Menschen dann praktisch apathogen. Solche sog. attenuierten Stämme werden selbstverständlich für die Impfstoffproduktion nur angesetzt, wenn die Abschwächung als fixierte Eigenschaft vorliegt. Beispiele für abgetötete Virus-Impfstoffe sind die Fleckfiebervakzine, Tollwutvakzine und der Poliomyelitis-Impfstoff nach SALK. Beispiele für Virusimpfstoffe aus lebenden abgeschwächten Viren sind Gelbfiebervakzine, Pockenvakzine und der Poliomyelitisimfpstoff nach SABIN.

Über die speziellen Eigenschaften der jeweiligen Vakzine siehe den entsprechenden Absatz.

Fleckfieber-Vakzine (Typhus Vaccine BP 68 und USP XVI) ist eine sterile Suspension abgetöteter Rickettsien eines oder mehrerer Stämme der Epidemic Typhus Rickettsien, Rickettsia prowaceki, von ausgesuchter Antigenität. Die Rickettsien werden erhalten durch Züchtung auf der Dottersackmembran des Hühnerembryo. Typhus Vakzine besteht aus gereinigtem Material, das aus der wäßrigen Suspension infizierter Dottersackmembranen gewonnen wird.

Sie darf höchstens 0,25% Phenol enthalten und hat eine Laufzeit von 18 Monaten. Die Packung muß den Vermerk tragen: „Hergestellt von Hühnerembryomembranen, infiziert mit Fleckfieberrickettsien".

Gebrauchsdosis. Subkutan, für die aktive Immunisierung 1,0 ml, muß einmal im Laufe von 7 bis 10 Tagen wiederholt werden. Bei Infektionsgefahr ist eine Boosterdosis alle 4 bis 6 Monate angezeigt.

Nach BP 68 soll die Fleckfieber-(Typhus-)Vakzine nach folgender Methode hergestellt werden: Kleine Mengen virulenter Rickettsien werden in den Dottersack 7 Tage alter, befruchteter Eier injiziert. Nach 9 bis 13 Tagen Bebrütung, wenn eine schwere Dottersackinfektion besteht, werden die Dottersäcke sobald als möglich nach dem Tode des Embryonen unter aseptischen Kautelen gesammelt. Die Dottersäcke werden zweckentsprechend behandelt, um den größten Teil der Rickettsien freizusetzen. Dann wird das Material in physiol. NaCl-Lösung oder einer anderen geeigneten blutisotonischen Lösung suspendiert, zu der Formaldehyd in einer Konzentration von 0,2 bis 0,5% zugefügt wird. Diese Suspension enthält zwischen 10 und 15% (w/w) Dottersackgewebe; sie wird gereinigt durch Behandlung mit Äther oder Trichlor-trifluor-äthan. Die resultierende Flüssigkeit wird unter aseptischen Kautelen in vorher sterilisierte Behälter verteilt, die bakteriendicht verschlossen werden. Die Vakzine kann auch aus den Lungen kleiner Nager gewonnen werden, die durch Inhalation massiver Rickettsiendosen Rickettsien-Pneumonien bekommen haben, oder aus der Peritonealhöhle von Gerbils[1], die intraperitoneal mit Rickettsien infiziert wurden.

Identifizierung. Schützt Laboratoriumstiere spezifisch gegen epidemisches und murines Fleckfieber.

Toxizität. Es ist nicht toxisch bei Meerschweinchen oder Mäusen nach s.c., i.p., oder i.v. Applikation.

Wertigkeit. Die Vakzine ist vollwertig, wenn das Serum von immunisierten Meerschweinchen nach einer Verdünnung von 1:16 Mäuse gegen das Toxin des murinen Fleckfiebers schützt oder wenn es nach Verdünnung von 1:32 Mäuse gegen das Toxin des epidemischen Fleckfiebers schützt.

Etikettierung. „Typhus/Vac".

Handelsformen nach USP XVII. 1,0 und 20 ml.
USA: Typhus Vaccine (epidemic type): Typhus immunization (Lederle). — Typhus Vaccine: Typhus Vaccine (Lilly).

Vaccin Anti-Rickettsies CF 65 ist eine Formol-Vakzine, die in isotonischer Kochsalzlösung Rickettsien, Rickettsien-Extrakte und Extrakte des Lungengewebes enthält, auf dem die Rickettsien gezüchtet wurden. Die Lungenkultur von epidemischen und murinen Fleckfieber-Rickettsien erfolgt auf den Lungen von Kaninchen, die intratracheal infiziert wurden. Die Stämme müssen durch Kaninchen-Kaninchen-Passagen abgeschwächt sein. 5 Tage nach der Infektion werden die Tiere getötet. Die Lungen werden in einer 2% Formollösung aufgenommen, und zwar so suspendiert, daß 50 g homogenisiertes Lungengewebe in 1000 ml aufgenommen werden. Grobe Gewebeteilchen werden durch Zentrifugation entfernt.

Hinsichtlich der Wirksamkeit verlangt CF 65, daß das Serum vakzinierter Tiere mindestens in einer Verdünnung von 1:80 spezifische Rickettsien-Antikörper agglutiniert.

Gelbfieber-Vakzine, Yellow-Fever-Vaccine BP 68 ist eine serumfreie, wäßrige Suspension von Hühnerembryogewebe, das mit dem Gelbfiebervirus, bekannt als 17 D, infiziert ist.

Dieses Virus ist pathogen für Mäuse, hat aber, trotz seiner Apathogenität für den Menschen, seine Eigenschaften als wirksames Antigen behalten. Die Vakzine wird unmittelbar vor dem Gebrauch wiederhergestellt durch Auflösen des Trockengutes im verschlossenen Behälter mittels NaCl-Lösung p.i. oder einer anderen geeigneten blutisotonischen Lösung. Sie kann hergestellt werden nach folgender Methode: Kleine Virusdosen werden den Embryonen befruchteter, 7 bis 9 Tage bebrüteter Hühnereier injiziert. Nach weiterer Bebrütung für 3 bis 4 Tage werden die Embryonen gesammelt, in Chargen gepoolt, gemahlen und mit Aqua p.i. extrahiert. Die so erhaltene Suspension wird zentrifugiert und die überstehende Flüssigkeit in Ampullen verteilt. Die Vakzine wird gefriergetrocknet und die Behälter vor Zuschmelzen des Glases mit reinem, trockenem, sterilem Stickstoff gefüllt. Strikteste Asepsis muß während all dieser Arbeitsgänge eingehalten werden.

Identifizierung. 1. Bei intrazerebraler Überimpfung auf empfängliche Mäuse ruft sie eine für die Gelbfiebervirusinfektion charakteristische Enzephalitis hervor, die gewöhnlich innerhalb 21 Tagen tödlich ausgeht. 2. Bei intrazerebraler Injektion auf gesunde, empfängliche Rhesusaffen ruft sie spezifische Antikörperbildung hervor, die im entsprechenden Virusneutralisationstest nachgewiesen werden kann.

Toxizität. 10 Humandosen der Vakzine dürfen nach i.p. Injektion bei 300- bis 500-g-Meerschweinchen innerhalb von 7 Tagen keine toxischen Symptome hervorrufen.

Behälter. Die verschlossenen Behälter müssen den Vorschriften über die Alkalinitätsgrenze von Glas entsprechen.

---

[1] Afrikanische, hamsterähnliche Mäuseart.

Beschreibung. Eine trockene, cremefarbene bis rötlichgelbe feste Masse, die aussehen kann wie kleine Klumpen, Schuppen oder Pulver. Leicht löslich in Wasser und phys. NaCl-Lösung.

Wertigkeit. Serienmäßige Verdünnung des Inhaltes einer Ampulle wird Mäusen intrazerebral injiziert und die Menge bestimmt, die den Tod von rund der Hälfte einer ausreichenden Zahl erwachsener Mäuse verursacht, wobei die Tiere innerhalb von 21 Tagen die spezifischen Kennzeichen einer Gelbfieberenzephalitis aufweisen müssen. Diese Anzahl ist bekannt als LD 50, und die Anzahl von LD 50, die in einem ml enthalten sind, wird auf diese Weise für jede Charge der Vakzine bestimmt.

Aufbewahrung. Getrocknete Gelbfiebervakzine wird im Dunkeln bei Temperaturen von rund 0° aufbewahrt und behält dann ihre Wertigkeit für mindestens 12 Monate, bei tieferen Temperaturen für längere Zeit. Bei Zimmertemperatur verliert sie die Wertigkeit in einigen Tagen.

Etikettierung. Das Etikett auf dem versiegelten Behälter oder auf der Verpackung muß folgende Angaben aufweisen: 1. Daß das Produkt eine lebende, getrocknete Kultur des 17 D-Gelbfiebervirus ist, hergestellt vom infizierten Hühnerembryo, 2. Herstellungsdatum, 3. Aufbewahrungsbedingungen, 4. die Menge der Vakzine in Behälter, 5. die Menge und Zusammensetzung des Lösungsmittels, das für die Wiederherstellung der Vakzine beigegeben ist, 6. die Menge, die mindestens 500 LD 50 entspricht, 7. „Yel/Vac".
USP XVII schreibt für die Verpackung und Aufbewahrung vor: Abzufüllen in stickstoffgefüllten, mit der Flamme versiegelten Ampullen und zu lagern bei Temperaturen vorzugsweise unter 0°, aber niemals über +5°. Während des Versandes muß es verpackt sein in einem geeigneten Behälter in festem CO_2 oder auf jeden Fall muß garantiert sein, daß die Temperatur unter 0° bleibt. Die Laufzeit beträgt 1 Jahr.

Anwendung. Zur aktiven Immunisierung durch s.c. Injektion von 0,5 ml.

Vaccin Antiamaril CF 65. Die Anforderungen gehen nicht über BP 68 hinaus.

Influenza-Vaccine BP 68 ist eine wäßrige Suspension von geeigneten Influenza-Virusstämmen, die durch Inaktivierung ihre antigenen Eigenschaften behalten haben, aber nicht mehr infektiös sind. Geeignete Stämme werden laufend durch die WHO empfohlen.

Identifizierung. 1. Sie hämagglutiniert rote Blutkörperchen, diese Hämagglutination wird gehemmt durch geeignete spezifische Antisera. — 2. Wenn sie Mäusen, Kaninchen oder anderen geeigneten Tieren injiziert wird, stimuliert sie die Produktion von Antikörpern gegenüber den Influenza-Viren, die bei der Herstellung der Vakzine benutzt worden waren.

Abnormale Toxizität. Nach s.c. Applikation von 5 ml an gesunden Meerschweinchen zwischen 250 und 350 g dürfen weder schwere Allgemeinschäden, lokale Nekrosen noch Abszeßbildungen auftreten, noch darf innerhalb von 7 Tagen ein Tier sterben.

Virus-Inaktivierung. Beimpfe 10 bis 13 Tage alte befruchtete Hühnereier in der Allantoishöhle. Nach 3 Tagen bei 33 bis 37° darf in keinem der Eier Virus gewachsen sein.

Hämagglutinationsaktivität. Man stelle Serien-Verdünnungen der Vakzine mit neutraler gepufferter NaCl-Lösung her. Zu 0,25 ml jeder Verdünnung werden 0,25 ml einer 0,5%igen v/v Suspension geeigneter, gewaschener roter Blutkörperchen zugefügt, die von drei oder mehr Hühnern gepoolt worden waren. Die Mischungen bleiben dann 1 Std. bei 20 bis 25° stehen.
Die Vakzine ist geeignet, die eine 50%ige Hämagglutination, gemessen an den sedimentierten Zellen bei einer Verdünnung von mindestens 1:2500 bzw. 1:5000 aufweist.

Etikettierung. „Flu/Vac".
Nach USP XVII wird die Wirksamkeit ausgedrückt in virus-neutralisierenden Antikörpern der Maus, sie wird deklariert als chicken-cellagglutination-titer (CCA/ml).
Die Aufbewahrung erfolgt bei 2 bis 10°, die Laufzeit beträgt nicht mehr als 18 Monate.

Handelsformen. 1,0, 5,0 und 10,0 ml.

Dosierung. 2mal 1 ml s.c. im Abstand von 2 Monaten.

Vaccin Inactivé contre la Grippe CF 65 soll im ml mindestens 500 hämagglutinierende Einheiten der verschiedenen Antigen-Typen enthalten.
Das Antikörper-haltige Serum für diesen Versuche stammt für jeden Typ von mindestens 3 s.c. immunisierten Frettchen, denen es 15 Tage nach Immunisierung entnommen worden ist. Die Laufzeit beträgt 18 Monate.

Grippe-Impfstoff Asta, Polyvalenter Influenza-Adsorbat-Impfstoff (Asta AG). Die Zusammensetzung des polyvalenten Impfstoffes

Stamm A/PR 8	1600 VG/ml
Stamm A$_2$/Ann Arbor 1/65	800 VG/ml
Stamm A$_2$/Hongkong 1/68	800 VG/ml
Stamm B/Belfast 847/61	1600 VG/ml

(VG = Virusgehalt)

aus inaktivierten A- und B-Stämmen berücksichtigt die Erreger, die bei Influenza-Epidemien maßgebend waren. Virsusstämme neuer Epidemien werden bei der Zusammensetzung jeweils berücksichtigt. Die Stämme sind an Aluminiumhydroxid adsorbiert.

Indikation. Aktive Immunisierung gegen Grippe.

Dosierung. Die Impfdosis beträgt 0,5 ml i.m. für Erwachsene und Kinder, in den Oberarm. Wiederholungsimpfungen in 1jährigem Abstand empfohlen.

Handelsformen. Packungen mit 1 Amp. zu 0,5 ml, A.P. = 5 Amp. zu 0,5 ml, A.P. = 1 Amp.-Fl. zu 10 ml, A.P. = 1 Amp.-Fl. zu 50 ml.

Es wird außerdem von der Firma Asta ein monovalenter Impfstoff angeboten, der nur 1600 VG des A$_2$/Hongkong 1/68-Stammes enthält.

Begrivac, Grippe-Virus-Adsorbat-Impfstoff (Behringwerke) zur aktiven Immunisierung gegen die echte Virusgrippe. Die Wirksamkeit des bivalenten Impfstoffes entspricht den Empfehlungen der WHO und des NIH.

Typ A$_2$ der Antigenität des Virus A$_2$/Singapur und A$_2$/Hongkong	300 CCA/ml
Typ B	300 CCA/ml

(CCA = chicken cell agglutinating NIH)

Der Impfstoff enthält die Erreger der epidemisch und sporadisch auftretenden Virusgrippe in abgetöteter, gereinigter und konzentrierter Form. Das Rohvirus wird auf der Chorio allantois bebrüteter Hühnereier vermehrt, vom Eialbumin weitgehend gereinigt und inaktiviert. Zur Steigerung der immunisierenden Wirkung wird das Virus an Aluminiumhydroxid adsorbiert.

Dosierung. Vorzugsweise i.m., gegebenenfalls tief s.c. Jugendliche und Erwachsene: 1 × 0,5 ml; Kinder: 2 × 0,5 ml im Abstand von 4 bis 6 Wochen. Auffrischungsimpfung nach 12 Monaten mit 0,5 ml.

Handelsformen. Amp. mit 0,5 ml, Fl. mit 7,5 ml, Fl. mit 50 ml.

Fractivac, Masern-Impfstoff-Adsorbat (Behringwerke), Impfstoff zur aktiven Immunisierung gegen Masern. Fractivac ist eine Suspension von nicht mehr vermehrungsfähigen Spaltprodukten des Masernvirus Stamm Nr. 1677, Dr. G. ENDERS. Durch Tween-Äther-Spaltung wird das Virus in seine immunisatorisch wirksamen Bestandteile zerlegt. Nach der Reinigung Zusatz von Aluminiumhydroxid als Adjuvans, um die immunisierende Wirkung zu verstärken.

Anwendung. Schutzimpfung gegen Masern vom 3. Lebensmonat an in epidemiefreien Zeiten.

Dosierung. Eine Impfdosis enthält mindestens 1000 HAE (hämagglutinierende Einheiten). Grundimmunisierung 3 Injektionen zu je 0,5 ml i.m. oder tief s.c. im Abstand von 4 bis 6 Wochen. Auffrischimpfung mit 1 × 0,5 ml nach 1 Jahr.

Handelsform. Amp. zu 0,5 ml.

Pocken-Vakzine, Pockenschutzimpfstoff ÖAB 9, Smallpox Vaccine BP 68 und USP XVII ist eine Herstellung von Vakzinematerial, erhalten von den Läsionen, die durch Verimpfen des Vaccina-Virus auf der Haut lebender Säugetiere, auf den Membranen von Hühnerembryonen oder auf geeigneten Gewebekulturen erzielt wurden.

Sie wird hergestellt unter Bedingungen, die, so weit als möglich, eine bakterielle Verunreinigung ausschließen. Das Vakzinematerial, übertragen in sterile Gefäße, wird mit

Glycerin behandelt, mit oder ohne ein anderes Bakterizid, um die Gesamtzahl an lebenden Bakterien oder anderen Mikroorganismen auf eine Zahl von nicht mehr als 1 000 pro ml herabzudrücken. Sie wird getestet auf die Abwesenheit von Bacillus anthracis, Escherichia coli, Clostridium tetani und Beta-hämolytischen Streptokokken. Außerdem kann das Vakzinematerial mit Trichlor-fluor-äthan oder einem anderen geeigneten Protein-Lösungsmittel extrahiert werden, dann zentrifugiert und die überstehende Flüssigkeit mit 0,4% w/v Phenol oder einem anderen geeigneten Bakterizid behandelt werden. Genügend Glycerin und bakteriologisches Pepton werden zugefügt bis zur Endkonzentration von 40% v/v bzw. 1% w/v. Geeigneter Farbstoff wird zugesetzt.

Unabhängig von der Herstellungsmethode wird die Vakzine unter −10° aufbewahrt, bis sie in sterile Gefäße abgefüllt und eingesiegelt wird. Eine Trockenvakzine kann mit den Lyophilisationsverfahren hergestellt werden.

Beschreibung. Eine viskose, farblose Flüssigkeit, die undurchsichtig weiße Bestandteile in Suspensionen enthält, oder, wenn Brillantgrün bei der Herstellung verwendet wurde, eine grünliche Flüssigkeit, oder ein fast weißes Pulver.

Identifizierung. Sie ruft die charakteristischen Läsionen des Vaccinia-Virus auf der skarifizierten Kalbshaut hervor, ebenso beim Schaf, Kaninchen. Es werden genaue Vorschriften für die Prüfung auf Milzbrand, Tetanus, Coli und Streptokokken gemacht. Andere lebende Bakterien oder Mikroorganismen dürfen nicht mehr als 500/ml enthalten sein.

Wertigkeit. NaCl-Lösung oder eine andere geeignete Lösung wird als Verdünnungsmittel benutzt und der Wertigkeitstest darf höchstens 12 Monate vor der Abgabe gemacht werden. Die Chorio-Allantois-Membran verschiedener Gruppen von nicht weniger als 5 Hühner-Embryonen werden 11 bis 13 Tage vorbebrütet, dann mit 0,1 ml von mindestens 2 geeigneten Verdünnungen beimpft. Anschließend wird weitere 48 Std. bebrütet. Eine der Verdünnungen soll mindestens 10 und höchstens 100 Plaques im Mittel produzieren. Damit ist bewiesen, daß die Vakzine mindestens 100 Mill. Virusinfektions-Einheiten pro ml liefert.

Aufbewahrung. Pocken-Vakzinen sollen vor Licht geschützt werden und unter −10° bis zum Gebrauch aufbewahrt werden. Unter diesen Bedingungen kann eine Haltbarkeit für mindestens 12 Monate angenommen werden. Werden sie bei +2° bis +10° aufbewahrt, dann wird nur eine volle Wertigkeit für 14 Tage zu erwarten sein. Getrocknete Pocken-Vakzinen sollten bei einer Temperatur nicht über +10° aufbewahrt sein.

Behälter. Die Behälter sollen aus Glas oder anderem geeigneten Material sein, das den Alkali-Grenzwertbestimmungen für Glas entspricht.

Etikettierung. 1. „Var/Vac". 2. Das Gewebe oder Tier, von dem die Präparation stammt. 3. Die getrocknete Pocken-Vakzine soll auf dem Etikett den Aufdruck „Trocken-Pocken-Vakzine" enthalten.

Wirkung und Gebrauch. Zur Prophylaxe der Pocken. Sie soll angewendet werden durch Inokulation nach Scarification oder unter Druck. Es sollten nur 0,02 ml auf die Haut aufgebracht werden.

USP XVII schreibt vor, daß die Suspension in 40- bis 60%iger Glycerinwasser- oder Sorbitwasserlösung erfolgen muß und bis zu 0,5% Phenol enthalten kann. Die Vakzine darf nur in lizensierten Unternehmen hergestellt werden, von denen folgende Vorbedingungen erfüllt sein müssen: Die Vakzine darf nur hergestellt werden von Tieren, die weder krank sind, noch verdächtig auf Erkrankung mit einer ansteckenden Krankheit, mit Ausnahme der Pocken. Tiere, die für die Züchtung der Pocken benutzt werden, müssen tuberkulinnegativ sein und vor der Vakzination wenigstens 7 Tage in Quarantäne unter täglicher tierärztlicher Inspektion stehen, um jegliche Erkrankung auszuschließen. Nachdem die Vakzine geerntet wurde, soll bei jedem Tier die Sektion durchgeführt werden.

Trocken-Vakzine kann Spuren von Polymyxin-B-Sulfat enthalten, außerdem Dihydrostreptomycinsulfat und Neomycinsulfat.

Aufbewahrung. Flüssige Vakzine bei Temperaturen unter 0°, niemals über 5°, Trocken-Vakzine bei Temperaturen, die 25° nicht übersteigen.

Laufzeit. Für flüssige Vakzine 3 Monate, für Trocken-Vakzine 18 Monate.

Anwendung. Zur aktiven Immunisierung, der Inhalt eines Kapillarröhrchens durch die Multipunkturmethode percutan.

Handelsformen. Flüssige Vakzine: Packungen, die 1, 5 und 10 Kapillarröhrchen enthalten. Trocken-Vakzine: Gewöhnlich in Packungen mit 10 oder 100 Immunisierungsdosen.

Nach CF 49 darf die Rohvakzine nicht über 1000 Fremdkeime pro ml enthalten, ebensowenig Anaerobier und Streptokokken. Die Rohvakzine (Pulpe brute) kann bei −15° 10 bis 20 Jahre aufbewahrt werden. Die Fertigvakzine unter gleichen Bedingungen weniger als 1 Jahr. Wird die Fertigvakzine der Kühltruhe entnommen, muß sie in spätestens 1 Monat verbraucht sein. Nach Helv. V soll die Vakzine an einem trockenen Ort bei 0° bis + 5° aufbewahrt werden, Herstellungs- und Verfallsdatum dürfen höchstens 3 Monate auseinanderliegen.

Masern-Lebend-Impfstoff Schwarz-Stamm (Behringwerke). Impfstoff aus weitgehend abgeschwächtem Masernvirus aus dem Edonston-Stamm gewonnen. Der lyophil getrocknete Impfstoff enthält mindestens 1 000 $GKID_{50}$ (Gewebekultur-Infekt.-Dosis 50%) Masernvirus pro Dosis (0,5 ml). Die Virusvermehrung erfolgt auf Hühnerembryonen. Pro Dosis Restmengen von je 50 γ Neomycin B Sulfat und Streptomycin. Der Impfstoff entspricht den Vorschriften des NIH, Bethesda (USA), sowie der deutschen staatlichen Kontrolle.

Indikation. Aktive Immunisierung gegen Masern vom 12. Lebensmonat an.

Dosierung. 1 × 0,5 ml gelöster Impfstoff s.c. am Oberarm.

Handelsform. Packung mit Trockensubstanz für 0,5 ml (= 1 Impfdosis) + Lösungsmittel und steriler Einmalspritze.

Vaccinia-Antigen, Impfstoff aus inaktiviertem Vaccinia-Virus zur Vorimmunisierung vor Pockenimpfung (Behringwerke). 1 ml Vaccinia-Antigen enthält mindestens 10^6 $GKID_{50}$. Zur Verstärkung der immunisierenden Wirkung ist Aluminiumhydroxid zugesetzt.

Indikation. Vorimmunisierung vor Pockenimpfung, zur Verhütung neuraler Komplikationen bei überalterten Erstimpflingen, sowie zur Verringerung stärkerer Lokalreaktionen nach Pocken-Wiederimpfungen.

Anwendung. Vorimpfung mindestens 1 Woche vor der Vakzination mit aktiver Pockenlymphe, Intervall kann verlängert werden. Beim Abstand von mehr als 4 Wochen ist eine Wiederholung der Vorimpfung erforderlich.

Dosierung. 1 ml i.m.

Handelsform. Amp. mit 1 ml.

Poliomyelitis-Vakzine ist nach USP XVII eine sterile Suspension von inaktiviertem Poliomyelitis-Virus der Typen 1, 2, und 3. Die Virusstämme werden getrennt auf Affennierengewebe gezüchtet und nach der Inaktivierung in der notwendigen Dosierung zusammengegeben. Die Polio-Vakzine enthält ein gebräuchliches Konservierungsmittel. Es wird dem endgültigen Produkt kein Protein zugefügt, das in der Lage wäre, beim Menschen allergische Effekte hervorzurufen. Wird zu irgendeinem Zwischenprodukt tierisches Serum verwendet, dann darf seine Konzentration im letzten Medium nicht höher als 1:1 Million sein. Antibiotica zur Bakterienhemmung sollen während der Produktion in möglichst niedrigen Konzentrationen benutzt werden, es sollen nicht mehr als 200 E. Penicillin pro ml zugesetzt werden.

Beschreibung. P.V. ist eine klare rötliche Flüssigkeit mit einem leichten Geruch nach dem Konservierungsmittel.

Nach ÖAB 9 kann der Impfstoff ein Adsorbens bzw. ein Adjuvans enthalten. Hier werden außerdem noch folgende Kombinationsimpfstoffe geführt: Poliomyelitis-Diphtherie-Pertussis-Tetanus-Impfstoff, Poliomyelitis-Diphtherie-Tetanus-Impfstoff, Poliomyelitis-Tetanus-Impfstoff. In diesen Mehrfachimpfstoffen müssen die Pertussis, Diphtherie- und Tetanus-Komponente jeweils staatlich geprüft sein.

Aufbewahrung. Bei 2 bis 10°, Laufzeit 6 Monate.

Handelsformen. 1 und 9 ml.

Gebrauchsdosis. s.c. 2 × 1,0 ml mit 2 bis 6 Wochen Abstand, 1 × 7 Monate später die gleiche Dosis.

Poliomyelitis Vaccine BP 68 ist eine wäßrige Suspension geeigneter Stämme von P. Viren Typ 1, 2 und 3, gewachsen auf Affennieren-Gewebekulturen und mit einer wirksamen Methode inaktiviert.

Herstellung. Das Virus jeden Typs wird unter aseptischen Bedingungen in Affennieren-Zellkulturen gezüchtet (die Zellkulturen dürfen nicht aus fortlaufender Zucht stammen!). Wenn Tierserum in der Erstkultur benutzt wird, darf seine Konzentration in der Endvakzine nicht höher sein als 1:1 000 000.

Der Nährboden für die Erhaltungszucht, wenn er sich von dem der Erstkultur unterscheidet, darf kein Protein enthalten, aber darf Phenolrot als Indikator und Antibiotica, mit Ausnahme von Penicillin, in der niedrigst wirksamen Dosis enthalten. Die Virussuspension wird durch bakteriendichtes Filter gegeben. Vor der Inaktivierung muß jede Suspension auf ihren Gehalt an infektiösem Virus geprüft werden und darf nur benutzt werden, wenn mindestens 30 Mill. infektiöse Dosen (TCID 50) von Typ 1 und 3 und 10 Mill. von Typ 2 enthalten sind.

Eine TCID 50 ist der Gehalt von Virus, der in 50% der Gewebekulturröhrchen eine Infektion verursacht. Innerhalb von 72 Std. nach der Filtration wird die Inaktivierung begonnen durch Zugabe von Formaldehyd-Lösung in einer Konzentration von rund 1:10000. Diese Mischung läßt man 12 Tage bei 37° stehen. Während dieser Zeit wird der Fortschritt der Inaktivierung verfolgt durch Virus-Titration zum geeigneten Zeitpunkt. Um die endgültige Inaktivierung festzustellen, müssen von jeder monovalenten Suspension mindestens 500 ml auf Gewebekulturen überimpft werden. Dieses Verfahren wird nach 3 Tagen wiederholt und die Suspension wird als inaktiviert angesehen, wenn keine Probe infektiöses Virus enthält.

Die 3fach Vakzine wird hergestellt durch Mischen der inaktivierten Suspension jeden Virustyps in geeigneten Mengen. Das freie Formaldehyd wird entfernt durch Zugabe von Natrium-meta-bisulfit. Eine Probe von mindestens 1500 ml muß für weitere Teste auf infektiöses Virus beiseite gestellt werden. Die Herstellung wird beendet durch die Zufügung geeigneter Bakterizide.

Die Vakzine darf nicht benutzt werden, bevor sie frei von infektiösem Virus befunden wurde.

Beschreibung. Eine klare Flüssigkeit, die einen rötlichen Ton hat, wenn Phenolrot als pH-Indikator während der Produktion benutzt wurde.

Identifizierung. Nach Injektion an Versuchstieren verursacht sie die Bildung von neutralisierenden Antikörpern gegen die Poliomyelitis-Viren Typ 1, 2 und 3 im zirkulierenden Blut.

Abnormale Toxizität. 1. Die auf dem Etikett angegebene Dosis wird unbehandelten, gesunden Meerschweinchen zwischen 250 und 350 g Gewicht injiziert. Es dürfen weder schwere Allgemeinschäden noch Nekrosen, Abszeßbildungen oder der Tod innerhalb von 7 Tagen auftreten. — 2. Die auf dem Etikett angegebene Dosis wird mindestens 5 Mäusen zwischen 17 und 22 g Gewicht i.p. injiziert, es dürfen keine schweren Krankheitserscheinungen eintreten, noch eines der Tiere innerhalb von 10 Tagen sterben.

Wirksamkeit. Mindestens 12 gesunden Rhesus-Affen (Macaca mulatta) oder einer anderen geeigneten Macaca-Spezies, die zwischen 2 und 4 Kilo wiegen, wird 3× mit einwöchigen Intervallen 1 ml injiziert. Nicht später als 2 Wochen nach der 3. Injektion soll für jeden Virus-Typ der Gehalt an neutralisierenden Antikörpern im Serum eines jeden Affen bestimmt werden; die Methode ist besonders vorgeschrieben. Das geometrische Mittel des Antikörpergehaltes für jeden Virus-Typ darf nicht unter 0,5 E. pro ml liegen.

Prüfung auf Abwesenheit infektiösen Virus. Die intracerebrale, intramuskuläre und intraspinale Injektion in nicht weniger als 20 Macacairus (Cynomolgus) Affen oder entsprechend empfänglichen Affen unter Cortisonbehandlung darf virologisch, histologisch und klinisch keinerlei Erscheinungen einer Poliomyelitis hervorrufen.

Aufbewahrung. Wenn sie unter den Bedingungen, wie sie für Vakzinen vorgeschrieben sind, aufbewahrt wird, behält sie ihre Wirksamkeit für mindestens 12 Monate.

Etikettierung. 1. „Pol/Vac" (inaktiviert). 2. Den Namen jedes Antibioticums, das in der Vakzine enthalten ist.

Gebrauch. Es wird zur Prophylaxe gegen Poliomyelitis benutzt.

Virelon, Poliomyelitis-Adsorbat-Impfstoff zur aktiven Immunisierung gegen die spinale Kinderlähmung (Behringwerke) ist eine Suspension von nicht mehr vermehrungsfähigen Poliomyelitis-Viren der Typen I, II und III (Mahoney; MEF 1, Saukett). Zur Verstärkung der immunisierenden Wirkung ist eine Adsorption an Aluminiumhydroxid vorgenommen. Eine Injektionsdosis enthält je Typ mindestens 10^7 $GKID_{50}$.

Indikation. Aktive Schutzimpfung für alle Lebensalter.

Anwendung und Dosierung. Eine komplette Impfung gegen Poliomyelitis besteht aus 3 Injektionen zu je 0,5 ml i.m. oder tief s.c., der Abstand zwischen den ersten beiden Injektionen beträgt 4 bis 6 Wochen, zwischen der zweiten und dritten mindestens 7 Monate.

Aufbewahrung und Haltbarkeit. Infolge der Anwesenheit eines organischen Indikators ist Virelon rot gefärbt. Tritt ein Farbumschlag nach Zitronengelb oder Blau auf, so ist der Impfstoff nicht mehr verwendbar.

Handelsformen. Amp. zu 0,5 ml, Schachtel mit 10 Amp. zu 0,5 ml, A. P. Flasche mit 7,5 ml.

Tri-Virelon, Poliomyelitis-Diphtherie-Tetanus-Adsorbat-Impfstoff (Behringwerke) enthält neben der Poliomyelitis-Komponente 10^7 $GKID_{50}$ noch Diphtherie- und Tetanus-Toxoid, mindestens je 30 I. E.

Indikation. Grundimmunisierung im Kindesalter bis zum 12. Lebensjahr während des Winterhalbjahres.

Anwendung und Dosierung. Tri-Virelon wird 2mal im Abstand von 6 bis 12 Wochen i.m. oder tief s.c. mit je 1,0 ml injiziert. Zur Erreichung einer soliden Poliomyelitisimmunität ist eine weitere Injektion nach 12 Monaten erforderlich.

Aufbewahrung und Haltbarkeit. s. Virelon.

Handelsformen. Amp. zu 1 ml, Schachtel mit 10 Amp. zu 1 ml, A. P. Flasche mit 15 ml.

Quatro-Virelon, Poliomyelitis-Diphtherie-Pertussis-Tetanus-Adsorbat-Impfstoff (Behringwerke) enthält neben den Poliomyelitis-Antigenen und dem Diphtherie- und Tetanus-Toxoid noch eine Pertussisquote: 15 Mrd. inaktive Pertussiskeime/Injektionsdosis (s. P-Impfstoff).

Anwendung und Dosierung. Diese Impfstoffkombination ist vor allem für die ersten zwei Lebensjahre vorgesehen (wegen der Pertussis-Quote). Die Dosierung beträgt 3mal 1 ml i.m. im Abstand von 4 bis 6 Wochen, nach etwa 1 Jahr erfolgt eine Auffrischimpfung ebenfalls mit 1 ml Quatro-Virelon. Weitere Auffrischungen im Abstand von 5 Jahren werden mit Impfstoff ohne B. pertussis-Komponente durchgeführt. Alle Poliomyelitis-Impfstoffe (Behringwerke) werden staatlich geprüft, das gleiche gilt für die Diphtherie- bzw. Tetanus-Quote.

Handelsformen. Amp. zu 1 ml, Packung mit 10 Amp. zu 1 ml, A.P. Flasche mit 15 ml.

Quinto-Virelon, Masern-Poliomyelitis-Diphtherie-Pertussis-Tetanus-Adsorbat-Impfstoff (Behringwerke) enthält neben den Poliomyelitis-Antigenen, dem Diphtherie- und Tetanus-Toxoid und den inaktivierten Pertussiskeimen noch mindestens 1 000 HAE. inaktiviertes Masernvirus (Masern-Adsorbat-Impfstoff).

Anwendung und Dosierung. Zur Grundimmunisierung bis zum Alter von 2 Jahren, Beginn ab 3. Lebensmonat.

3× je 1 ml i.m. im Abstand von je 4 bis 6 Wochen, Auffrischimpfung: 1 ml i.m. nach 9 bis 12 Monaten.

Handelsformen. Amp. zu 1 ml, Packung mit 10 Amp. zu 1 ml.

USA: Poliomyelitis Vaccine: Poliomyelitis prophylaxis (Lilly; Parke, Davis; Pfizer; Pitman-Moore). — Poliomyelitis Vaccine, Aluminium phosphate adsorbed: Poliomyelitis Vaccine (Parke, Davis). — Trinfagen Vaccine, multipla antigen (Pitman-Moore). Enthält Diphtherie- und Tetanus-Toxoid und Poliomyelitis Vaccine (Typ I, II und III) für die booster-Injektion von 5- bis 8jährigen Kindern.

Polio (Bayer). Inaktivierte Poliomyelitis-Viren der Typen I, II und III, adsorbiert an Aluminiumhydroxid. 1 Injektionsdosis enthält je Typ 10^7 $GKID_{50}$.

Indikation. Zur aktiven Immunisierung gegen spinale Kinderlähmung.

Dosierung. Laut Gebrauchsanweisung.

Handelsformen. Schachtel mit 1 Amp. zu 0,5 ml, A.P. mit 10 Amp.

Polio D. T. (Bayer). Der Impfstoff enthält außer den inaktivierten Poliomyelitis-Viren noch Diphtherie(30 I. E./ml)-, Tetanus(30 I. E./ml)-Adsorbat-Impfstoff.

Indikation. Zur aktiven Immunisierung gegen Poliomyelitis, Diphtherie, Tetanus.

Dosierung. Laut Gebrauchsanweisung.

Handelsformen. Schachtel mit 1 Amp. zu 1 ml, A.P. mit 10 Amp.

Polio D. P. T. (Bayer). Poliomyelitis(s. o.)-Diphtherie(30 I. E./ml)-Pertussis(15 Mrd. inaktivierte Pertussiskeime/ml)-Tetanus(30 I.E./ml)-Adsorbat-Impfstoff.

Indikation. Zur aktiven Immunisierung gegen Poliomyelitis, Diphtherie, Pertussis und Tetanus.

Dosierung. Laut Gebrauchsanweisung.

Handelsformen. Schachtel mit 1 Amp. zu 1 ml, A.P. mit 10 Amp.

Polio-Masern-D. P. T. (Bayer). Poliomyelitis(s. o.)-Masern(1000 HAE. inaktiviertes Masernvirus/ml)-Diphtherie(30 I.E./ml)-Pertussis(15 Mrd. inaktivierte Pertussiskeime/ml)-Tetanus(30 I.E./ml)-Adsorbat-Impfstoff.

Indikation. Zur aktiven Immunisierung gegen Poliomyelitis, Masern, Diphtherie, Pertussis und Tetanus.

Dosierung. Laut Gebrauchsanweisung.

Handelsformen. Schachtel mit 1 Amp. zu 1 ml, A.P. mit 10 Amp.

Poliomyelitis Vaccine oral (Lebend-Vakzine) BP 68 ist eine wäßrige Suspension geeigneter, lebender, abgeschwächter Stämme der Poliomyelitis-Viren 1, 2 und 3, die auf Affennieren-Gewebekulturen gezüchtet wurden. Sie enthält einen Stabilisator. Sie kann einen der drei Virustypen oder eine Kombination der drei enthalten.

Herstellung. Sie beruht auf einer Virus-Aussaat-Methode, und die Endvakzine darf nicht mehr als 3 Subkulturen der Vakzine enthalten, von der die Laboratoriums- und klinischen Teste gemacht wurden, um den Stamm als geeignet zu testen. Die Züchtungsbedingungen entsprechen denen, wie sie bei den inaktivierten Vakzinen genannt wurden. Der Nährboden darf jedoch kein Serum enthalten. Die Wachstumstemperatur soll 35° nicht überschreiten.

Die Virussuspension wird innerhalb 6 Tagen nach der Beimpfung abgeimpft und auf Identität, Bakterien- und Pilzsterilität und auf Freisein von anderen Viren geprüft. Die Virussuspensionen, die diese Teste bestanden haben, werden gepoolt und durch bakteriendichte Filter filtriert. Die filtrierte Vakzine wird auf Identität und Viruskonzentration geprüft. Außerdem wird sie verglichen mit Vakzinen, die die Ausgangsteste in Labor und Klinik bestanden haben, und wird weiter auf ihre Neurovirulenz durch intraspinale Injektion bei Macaca-Cairus (Cynomolgus-Affen) oder entsprechend empfänglichen Affen geprüft.

Die Vakzine darf erst benutzt werden, wenn sich in diesen Testen gezeigt hat, daß sie sich nicht signifikant von der Referenz-Vakzine unterscheidet.

Beschreibung. Eine klare Flüssigkeit mit einer rötlichen Färbung, wenn Phenolrot als pH-Indikator während der Produktion benutzt wurde. Sie kann aber auch farblos oder andersfarbig sein, wenn sie für den Gebrauch beim Menschen verdünnt wird.

Identifizierung. Wenn sie mit spezifischem Poliomyelitis-Virus Antiserum gemischt werden, sind Gewebekulturen nicht zu infizieren. Die Bestimmung über die abnormale Toxizität entspricht der der inaktivierten Vakzine.

Virus-Titer. Jede Vakzine muß auf ihren Gehalt an infektiösem Virus geprüft werden, in dem für jede 0,5 $\log_{10}$ (Verdünnung) 10 Kulturen benutzt werden. Der angenommene Virus-Titer muß dem festgestellten entsprechen.

Prüfung auf Abwesenheit von Fremd-Viren. Nachdem die Vakzine mit spezifischem Poliomyelitis Antiserum neutralisiert wurde, darf die neutralisierende Mischung nach Verimpfung auf Gewebekulturen keine Fremd-Viren enthalten.

Aufbewahrung. Orale Poliomyelitis Vakzine soll gefroren aufbewahrt werden. Unter diesen Bedingungen behält sie ihre Wirksamkeit für mindestens 2 Jahre. Wenn sie aufgetaut wird und bei Temperaturen von 0 bis +4° gehalten wird, ist eine Wirksamkeitsabnahme nicht vor 12 Monaten zu erwarten. Wird sie höheren Temperaturen ausgesetzt, nimmt sie rapide ab und bei ungefähr 20° verliert sie erwartungsgemäß ihre Wirksamkeit innerhalb von 7 Tagen.

Etikettierung. 1. Virus-Titer. 2. Den oder die Typen des Poliomyelitis-Virus. 3. Die Dosis. 4. Die Zahl der Dosen im Behälter. 5. Daß die Vakzine nicht für die Injektion ist. 6. „Pol/ Vac (oral)".

Gebrauch. Zur Prophylaxe der Poliomyelitis durch den Mund.

Poliomyelitis-Vaccine oral USP XVII geht nicht über die Forderungen von BP 68 hinaus.

Packungsgrößen. 0,5 bis 200 ml.

Etikettierung. Es ist anzugeben, in welcher Menge eine Dosis enthalten ist.

Anwendung. Zur aktiven Immunisierung. Mit Abständen von 4 bis 6 Wochen wird jeder Typ einer monovalenten Vakzine gegeben, es folgt im Abstand von weiteren 4 bis 6 Wochen eine Dosis der trivalenten Vakzine, oder wenn 2 Dosen auf einmal gegeben werden, folgt mit 8 Wochen Abstand die trivalente Vakzine.

BP 68 führt weiter eine **Diphtherie-Tetanus-Poliomyelitis-Vaccine.** Das ist eine Mischung von Diptherie-Formol-Toxoid, Tetanus-Vakzine in einfacher Lösung und inaktivierter Poliomyelitis-Vakzine. Alle Vorschriften entsprechen den bei den Einzelbestandteilen angegebenen.

Etikettierung. „DTPol/Vac".

Anwendung. Durch Injektion für die Prophylaxe gegen Diphtherie, Tetanus und Polio-myelitis, nur wenn die Verstärkung der primären Immunisierung erreicht werden soll.

Eine weitere Kombinationsform ist die **Diphtherie-Tetanus-Pertussis-Poliomyelitis-Vakzine.** Sie besteht aus Diphtherie-Formol-Toxoid, Tetanus-Vakzine in einfacher Lösung, Pertussis-Vakzine und Poliomyelitis-Vakzine inaktiviert. Die Anforderungen bezüglich Herstellung usw. entsprechen denen der Einzelvakzinen.

Etikettierung. „DTPerPol/Vac".

Anwendung. Zur Injektionsprophylaxe gegen Diphtherie, Tetanus, Keuchhusten (Pertussis) und Poliomyelitis.

Oral-Virelon, Poliomyelitis-Lebendimpfstoff „Sabin" (Behringwerke). Er ist hergestellt aus den von SABIN abgeschwächten Poliomyelitisviren aller drei Virustypen (Typ I LSc, 2ab; Typ II P 712, Ch, 2ab; Typ III Leon 12a₁b). Diese abgeschwächten Poliomyelitisviren vermehren sich im Darmtrakt des Impflings und verursachen eine Antikörperbildung, ohne daß Krankheitserscheinungen erzeugt werden. Das mit dem Stuhl ausgeschiedene Sabin-Virus hat sich bei vielen Millionen Impflingen und Kontaktpersonen als gefahrlos erwiesen.

Anwendung und Dosierung. Der gebrauchsfertig in flüssiger Form gelieferte Impfstoff wird entweder durch direktes Einträufeln in den Mund oder nach Aufträufeln auf ein Stück Würfelzucker oder in destilliertem Wasser oder Sirup peroral verabreicht. Bei Benutzung der beigegebenen Pipette ist die Dosis 1 Tr.

Impfschema: Typ I/II/III (trivalent) — 2× im Abstand von 6 bis 8 Wochen.

War nu n g! Der Impfstoff dient nur zum oralen Gebrauch und darf *in keinem Fall injiziert* werden.

Handelsformen. Typ I/II/III (trivalent).

> Flasche mit   100 Impfdosen (3,5 ml),
> Packung mit 10 × 100 Impfdosen (10 × 3,5 ml),
> Flasche mit   20 Impfdosen (2,1 ml),
> Flasche mit   1 Impfdose (1,0 ml).

Polio-Bayer-Oral (Bayer). Vermehrungsfähige abgeschwächte Poliomyelitis-Virus-Stämme (SABIN) Typ I — LSc, 2ab; Typ II — P 712, Ch, 2ab; Typ III — Leon, 12a₁b.

Indikation. Schluckimpfstoff zur aktiven Immunisierung gegen spinale Kinderlähmung.

Dosierung. Laut Gebrauchsanweisung. Typ I/II/III (trivalent).

Handelsform. Packungen und Preise auf Anfrage.

USA: Poliovirus Vaccine, Types I, II and III, live oral (SABIN): Poliomyelitis Vaccines, oral (Pfizer, Wyeth); Orimune Poliovirus vaccine, live, oral (SABIN) (Lederle).

Tollwut Vakzine (Rabies Vaccine BP 68) ist eine Suspension abgetöteten Rabies-Virus in nicht sekundär infiziertem Hirngewebe, das von Tieren (Schaf, Kaninchen) stammt, die vorher intracerebral mit einem geeigneten Virusstamm infiziert waren. Die Hirngewebe-suspensionen in NaCl wird mit Phenol oder anderen chem. Substanzen so lange behandelt, bis sie nicht mehr infektiös für Mäuse ist, sie wird dann mit blutisotonischer Salzlösung auf einen Gehalt von 5% (w/v) an Hirnmaterial verdünnt. Die Vakzine muß empfängliche Tiere gegen eine Rabies-Virus-Infektion schützen und darf in geeigneten Tests nicht mehr infektiös sein.

Etikettierung. Auf dem Behälter oder der Verpackung muß der Aufdruck „Rab/Vac" enthalten sein.

Abwesenheit von infektiösem Virus. 1. 2 gesunde Meerschweinchen von 350 g, die nicht in irgendeiner spezifischen Weise vorbehandelt wurden, bekommen eine Injektion von 0,2 ml intracutan. Es dürfen weder Anzeichen einer Erkrankung des Zentralnervensystems noch der Tod eines Meerschweinchens innerhalb von 14 Tagen eintreten. — 2. 5 gesunde Mäuse zwischen 17 und 20 g müssen die intracutane Injektion von 0,03 ml einer 1:4 Verdünnung in Kochsalz ohne irgendwelche Anzeichen überleben.

Für die *abnormale Toxizität* wird die Verträglichkeit von 2 ml i.p. bei 2 gesunden Meer-schweinchen von höchstens 350 g oder von 0,4 ml i.p. bei 5 gesunden Mäusen zwischen 17 und 20 g gefordert.

USP XVII geht über die Forderungen von BP 68 nicht hinaus. Die Laufzeit beträgt für flüssige Vakzine 6 Monate, für trockene Vakzine 18 Monate.

Handelsformen. Es gibt Packungen mit 7 und 14 Einzeldosen.

Anwendung und Dosierung. Zur aktiven Immunisierung durch s.c. Injektion von jeweils 2 ml einer 5%igen Suspension oder deren Äquivalent täglich für 14 bis 21 Tage.

Die Anforderungen von DAB 7-DDR unterscheiden sich nur insofern, als sie die Prüfung auf Wirksamkeit an Mäusen vorschreiben.

Der Impfstoff muß einen Schutz gegenüber der intracerebralen Infektion mit Tollwut-Test-Virus bewirken.

Die Verträglichkeit muß an mindestens 10 Probanden klinisch geprüft werden; die Laufzeit beträgt 1 Jahr.

Vaccin Antirabique CF 65 ist eine 5%ige Aufschwemmung von Hirnmaterial, das von Tieren stammt, die mit *Virus fixe* infiziert waren. Die Vakzine wurde mit einer 1%igen Phenollösung behandelt. Um die Vakzine herzustellen, wird der von LOUIS PASTEUR am 19. November 1882 isolierte Virus-Stamm benutzt, der seither über Kaninchen passiert worden ist.

Wird die Tollwut-Vakzine bei +2° bis +5° aufbewahrt, ist die Laufzeit 5 Monate. Kann diese Temperatur nicht gehalten werden, erniedrigt sich die Laufzeit auf 3 oder 2 Monate, letztere vor allen Dingen in Klimazonen höherer Temperaturen. Jede Vakzine, die gefroren ist, muß zurückgewiesen werden.

Alle Anforderungen entsprechen denen von BP 68.

Tollwut Vaccine ad us. hum. (nach HEMPT) (Behringwerke). Vakzine aus abgetötetem Virus, das vorher im ZNS von Kaninchen zur Vermehrung gebracht wurde. Die Abtötung wird besonders schonend vorgenommen, so daß die antigene Wirksamkeit der einer Lebendvakzine entspricht.

Anwendung. Für komplette Impfbehandlung kommen nur solche Personen in Frage, die von tollwütigen oder tollwutverdächtigen Tieren gebissen worden sind. Dosierung: Bei leichten bis mittelschweren Bißverletzungen 5 Injektionen zu je 4,0 ml mit je 24 Std. Abstand, s.c. infraclaviculär, unter die Bauchhaut oder an der Außenseite des Oberarms. Bei schweren Verletzungen 6 Injektionen zu je 4 ml. Die Applikationsstelle soll jeweils variiert werden. In allen Fällen ist 1 Monat nach der ersten Injektion eine Auffrisch-Impfung mit 4 ml s.c. vorzunehmen.

Handelsformen. Schachtel mit einer Ampulle zu 4 ml, Schachtel mit 6 Ampullen zu 4 ml. — USA: *Rabies Vaccine*, USP: Rabies prophylactic (National Drug). — *Rabies Vaccine (Duck embryo), dried killed virus:* Rabies prophylactic (Lilly).

Toxoide — Anatoxine

Unter Toxoiden, im französischen Sprachgebrauch Anatoxine genannt, versteht man Mittel zur Erzielung einer Immunität, die aufgebaut sind auf dem Prinzip der Entgiftung von Toxinen mit Hilfe von Formol. Bei diesem Vorgang findet eine Aufhebung der Giftigkeit statt; die antigene Wirksamkeit und damit die Fähigkeit zu immunisieren bleibt erhalten. Das Toxin wird in ein Toxoid umgewandelt. Die Umwandlung ist nur möglich bzw. bisher in die Praxis umgesetzt bei echten Ekto-Toxinen, d. h. echten Stoffwechselprodukten von Bakterien. Die Hauptvertreter dieser Bakterien sind die Diphtheriebakterien (Corynebacterium diphtheriae), Staph. aureus und die Tetanus-Bazillen (Clostridium tetani). Man kennt einfache Toxoide, des weiteren Toxoidkombinationen, z. B. Diphtherie- und Tetanus-Toxoid, und schließlich Kombinationen von Toxoiden mit bakteriellen Impfstoffen, z. B. Diphtherie-Tetanus-Typhus-Impfstoff oder Diphtherie-Tetanus-Keuchhusten-Impfstoff. Dabei hat sich gezeigt, daß die Kombination eines Toxoids mit einem bakteriellen Impfstoff zu erhöhter Antikörperproduktion führt. Schließlich wäre noch zu erwähnen, daß man auch Toxoide an unspezifische Mittel wie Alaun, Aluminiumphosphat oder Aluminiumhydroxid adsorbieren kann. Solche Impfstoffe werden als Depotimpfstoffe bezeichnet. Im einzelnen werden folgende Toxoide für die aktive Immunisierung gebraucht:

Diphtheria Vaccine BP 68, Diphtheria Toxoid USP XVII, Vaccin Antidiphthérique CF 49, Antigenum diphthericum detoxicatum Helv. V, Diphtherie Adsorbat Impfstoff ÖAB 9.

Diphtheria Vaccine BP 68 wird hergestellt aus Diphtherie-Toxin, das durch das Wachstum von Corynebacterium diphth. produziert wird. Folgende Formen existieren:

a. Formoltoxoid (F.T.),

b. Alaunpräzipitiertes Toxoid (A.P.T.),

c. Gereinigtes Aluminiumphosphat Toxoid (P.T.A.P.),

d. Gereinigtes Aluminiumhydroxid Toxoid (P.T.A.H.),

e. Toxoid Antitoxinflocken (T.A.F.).

Identifizierung. Alle Formen führen zu einer aktiven Immunität bei gesunden weißen oder leicht gefärbten Meerschweinchen nicht unter 250 g. Die aktive Immunität wird getestet, indem eine oder mehrere Test-Dosen von Schick-Test-Toxin intracutan injiziert werden oder durch Bestimmung des Gehaltes an zirkulierenden Di-Antitoxinen.

a. Formoltoxoid (F. T.) wird hergestellt durch Behandlung des Diphtherie-Toxins mit Formaldehyd-Lösung.

Wirksamkeit. Es enthält die auf dem Etikett angegebene Dosis, mindestens jedoch 50 Flokkungseinheiten (50 L. F.). 10 gesunde weiße oder leicht gefärbte Meerschweinchen, nicht unter 250 g, werden 2mal mit einem Zwischenraum von nicht mehr als 4 Wochen immunisiert durch Injektion von $1/_{20}$ der Dosis, die auf dem Etikett angegeben wurde und die mit Kochsalzlösung auf 1 ml verdünnt wurde.

Nicht später als 3 Wochen nach der 2. Injektion werden den Meerschweinchen je 0,2 ml einer Verdünnung von Diphtherie-Toxin intracutan injiziert, die 5 Toxin-Test-Dosen (0,005 L. F.) entspricht. 48 Std. nach der Injektion dürfen höchstens zwei Meerschweinchen eine positive Schick-Reaktion aufweisen.

Toxin-Test-Dosis. Die TTD entspricht der Menge Diphtherie-Toxins, die 0,001 spezifische Flockungseinheiten (0,001 L. F.) enthält und einen sterilen Gehalt von freiem Toxin, daß $1/_{20}$ dieser Dosis oder weniger (0,000 05 L. F.) bei weißen oder leicht gefärbten Meerschweinchen, nicht unter 250 g, nach intracutaner Injektion lokale Reaktionen vom Schick-positiven Typ verursacht.

Spezifische Toxizität. Die 5fache Dosis der auf dem Etikett angegebenen darf keines von 5 gesunden Meerschweinchen zwischen 250 und 350 g töten innerhalb von 30 Tagen nach der Injektion.

Etikettierung. „Dip/Vac/F. T.".

b. Alaunpräzipitiertes Toxoid A. P. T. wird hergestellt, indem genügend Alaun zum Formol-Toxoid gegeben wird, um ein Präzipitat zu bekommen. Dieses Präzipitat wird abgetrennt, gewaschen und in Kochsalz oder einer anderen geeigneten blutisotonischen Lösung aufgenommen. Die antigenen Eigenschaften von A.P.T. werden durch Phenol oder Kresol beeinträchtigt, deshalb dürfen Bakterizide dieses Typs nicht zu A.P.T. zugefügt werden.

Es muß mindestens 25 L. F. in einer Dosis enthalten. Meerschweinchen, die mit $1/_{50}$ der auf dem Etikett angegebenen Dosis 2mal immunisiert wurden im Abstand von 4 Wochen, sollen nicht später als 3 Wochen nach der 2. Injektion auf ihren Antitoxingehalt im Serum geprüft werden. Alle 10 zu verwendenden Meerschweinchen sollen Antikörper aufweisen, das geometrische Mittel darf nicht unter 2 E/ml liegen.

Etikettierung. „Dip/Vac/A. P. T.".

c. Gereinigtes Aluminiumphosphat-Toxoid P. T. A. P. wird hergestellt, indem gereinigtes Formol-Toxoid mit mindestens 1 500 L.F. im mg Proteinstickstoff zu einer Suspension von Aluminiumphosphat in Kochsalz oder einer anderen geeigneten blutisotonischen Lösung zugefügt wird.

Die Endsuspension enthält in der auf dem Etikett angegebenen Dosis nicht mehr als 15 mg $AlPO_4$ und nicht weniger als 25 L. F. vollkommen oder teilweise adsorbiert. Das pH liegt zwischen 6 und 6,5, die antigenen Eigenschaften von P. T. A. P. werden durch Phenol oder Kresol beeinträchtigt. Bakterizide dieses Typs dürfen nicht zu P. T. A. P. zugefügt werden.

Wirksamkeit. Sie entspricht der von A. P. T.

Etikettierung. „Dip/Vac/P. T. A. P.".

d. Gereinigtes Aluminiumhydroxid-Toxoid P. T. A. H. wird hergestellt, indem man gereinigtes F.T. mit nicht weniger als 1 500 L.F./mg Proteinstickstoff zu einer Suspension von Aluminiumhydroxid in Kochsalz oder einer anderen geeigneten blutisotonischen Lösung zufügt.

Die Endsuspension enthält in der auf dem Etikett angegebenen Dosis nicht mehr als 15 mg Aluminiumhydroxid und nicht weniger als 25. L. F. ganz oder teilweise adsorbiert. Das pH liegt zwischen 6,0 und 7,0.

Bezüglich des Zusatzes von Phenol oder Kresol gilt das bei A. P. T. Gesagte, das gleiche hinsichtlich der Wirksamkeit und der Toxizität.

Etikettierung. „Dip/Vac/P. T. A. H.".

e. Toxoid-Antitoxinflocken T. A. F. werden hergestellt, indem Diphtherie-Toxin durch Zusatz von Formaldehyd-Lösung völlig entgiftet wird und zu diesem entgifteten Toxoid eine Menge von Diphtherie-Antitoxin gegeben wird, so daß daraus Flocken entstehen, die ca. 80% des Toxoids entsprechen. Diese Flocken werden gewaschen und dann in Kochsalz oder einer anderen geeigneten blutisotonischen Lösung suspendiert.

Wertigkeit.

1. Sie enthält in der auf dem Etikett angegebenen Dosis mindestens 100 L. F. des Original-Toxoids.

2. 9 weißen oder leicht gefärbten gesunden Meerschweinchen von mindestens 250 g werden 2mal mit einem Abstand von höchstens 4 Wochen $^1/_{10}$ der auf dem Etikett angegebenen Dosis (auf 1 ml verdünnt mit Kochsalz) injiziert. Spätestens 3 Wochen nach der 2. Injektion wird diesen Tieren intracutan 0,2 ml einer Verdünnung von Diphtherie Toxin injiziert, die einer Toxin-Test-Dosis (0,01 L. F.) entspricht und 0,2 ml einer Verdünnung, die 0,002 L. F. enthält.

48 Std. nach der Injektion darf auf eine Toxin-Test-Dosis bei höchstens $^1/_3$ der Tiere eine positive Schick-Reaktion auftreten, oder bei Behandlung von 2 Toxin-Test-Dosen dürfen nicht mehr als $^2/_3$ Schick-positiv sein.

Etikettierung. „Dip/Vac/T. A. F.".

Anwendung. Zur Injektionsprophylaxe gegen Diphtherie.

Für die erste Immunisierung werden verwendet A. P. T., P. T. A. P. oder P. T. A. H
Für die Wiederholungsimpfung kann jede andere Form der Diphtherie-Vakzine verwendet werden.

Diphtherie-Pertussis-Vakzine ist eine Mischung von Diphtherie-Vakzine Formoltoxoid und Pertussis-Vakzine, die Wirksamkeit entspricht der der einzelnen Vakzinen.

Etikettierung. „D/Per/Vac".

Zur Injektionsprophylaxe bei Diphtherie und Keuchhusten.

Diphtherie-Tetanus-Vakzine ist eine Mischung von Diphtherie-Vakzine Formoltoxoid und Tetanus-Vakzine in einfacher Lösung oder die genannten Toxoide adsorbiert an Aluminiumhydroxid oder Aluminiumphosphat.

Identifizierung, Toxizität und Wirksamkeit entsprechen der der einzelnen Vakzinen.

Etikettierung soll je nach Inhalt folgende Bezeichnung aufweisen:

DT/Vac/F. T.
DT/Vac/A. P. T.
DT/Vac/P. T. A. P.
DT/Vac/P. T. A. H.

Anwendung. Zur Injektionsprophylaxe gegen Diphtherie und Tetanus. Für die Erstimmunisierung sollen A. P. T., P. T. A. P. oder P. T. A. H. benutzt werden, für die Wiederholungsimpfung kann jede Form benutzt werden.

Diphtherie-Tetanus-Pertussis-Vakzine ist eine Mischung von Diphtherie- und Tetanus-Vakzinen, zu der noch Pertussis-Vakzine zugefügt ist. In dieser Form sind keine Adsorbate bei Diphtherie und Tetanus vorgeschrieben in Form von A. P. T., P. T. A. P. und P. T. A. H.

Identifizierung, Toxizität und Wirksamkeit entsprechen den bei den einzelnen Vakzinen beschriebenen Anforderungen.

Etikettierung. „DT/Per/Vac".

Es wird als Injektionsprophylaxe gegen Diphtherie, Tetanus und Pertussis gebraucht.

Die USP XVII fordert, daß nicht mehr als $^1/_6$ der menschlichen Immunisierungsdosis von Diphtherie-Toxoid den Meerschweinchen eine Immunität verleiht, die mit 10 MLD Diphtherie-Test-Toxin belastbar ist. Die adsorbierten Diphtherie-Toxoide sollen mit höchstens $^1/_2$ der menschlichen Immunisierungsdosis nach 3 bis 4 Wochen im Serum einen antitoxischen Titer von mindestens 2 Einheiten (NIH) erzeugen.

Spezifische Toxizität. Injiziere mindestens 4 gesunden Meerschweinchen von 300 bis 400 g s.c. die Dosis von D. T. (Diphtherie-Toxin), die dem 5fachen der menschlichen Immunisierungsdosis entspricht, aber mindestens 2 ml. Keine lokalen, aber allgemeine Symptome einer Diphtherie-Toxin-Vergiftung dürfen innerhalb von 30 Tagen auftreten.

Aufbewahrung. Bei Temperaturen zwischen 2 und 10°. Die Laufzeit ist nicht länger als 2 Jahre.

Behälter. Alle Formen werden in sterile Glasbehälter abgefüllt, die bakteriendicht verschlossen werden. Ist der Behälter so verschlossen, daß er die Entnahme verschiedener Dosen zu verschiedenen Zeiten gestattet, müssen diese Formen ein geeignetes Bactericidum in einer Konzentration enthalten, die das Wachstum von Mikroorganismen verhindert. Im einzelnen gelten folgende Bestimmungen: Eine Schick-Test-Dosis ist die Quantität Di.-Toxin, die 0,001 der spezifischen Flockungsdosis (0,001 L.F.) enthält und einen solchen Gehalt an freiem Toxin, daß normale Meerschweinchen 48 Std. nach i.c. Injektion von $^1/_{20}$ oder weniger dieser Dosis (0,00005 L.F.) Lokalreaktionen vom Schick-positiven Typ aufweisen.

Packungsgrößen. Beim Toxoid 7,5 bis 15 ml, beim Adsorbat 1,5 bis 5 ml.

Dosierung. Beim Toxoid s.c. 3 Injektionen von 0,5 oder 1 ml mit mindestens 4 Wochen Zwischenraum. Beim adsorbierten Toxoid i.m. oder s.c. 2 Injektionen mit 0,5 oder 1 ml mit mindestens 4 Wochen Zwischenraum und eine 3. Auffrischdosis 6 bis 12 Monate später.

Nach USP XVII werden folgende Diphtherie-Impfstoffe geführt: Diphtheria toxoid und adsorbed Diphtheria toxoid. Unter letzteren werden vier Formen zusammengefaßt: Alaun präzipitiertes, an Aluminiumhydroxid oder Aluminiumphosphat adsorbiertes und Aluminiumhydroxid präzipitiertes Diphtherie-Toxoid.

USP XVII führt außerdem noch kombinierte Diphtherie- und Tetanustoxoide sowie Diphtherie- und Tetanustoxoide in Kombination mit Pertussis Vakzine.

Darüber hinaus ist in ÖAB 9 enthalten: Diphtherie-Pertussis-Scharlach Adsorbat-Impfstoff, Diphtherie-Scharlach Adsorbat-Impfstoff und Diphtherie-Scharlach-Tetanus Adsorbat-Impfstoff. Die Dosierung und Applikation entspricht der von BP 68. CF 49 führt außer den normalen Anatoxinen die Vaccin mixte Antidiphthérique, Antitetanique et Antityphoidique et Antiparatyphoidique A und B an. Diese kombinierte Vakzine muß im ml je 12 A.E. Diphtherie- bzw. Tetanus-Antitoxin, 1,5 Mrd. Typhusbakterien und je 70 Mill. Paratyphusbakterien A und B enthalten.

Dosierung. Subkutan 3 Injektionen zu je 2,0 ml mit je 15 Tagen Intervall.

Helv. V gibt ein Antigenum Diphthericum Detoxicatum, ein Antigen. Diphther. Praecipitatum seu adsorptum und ein Antigenum Diphthero-tetanicum an. Die adsorbierten Impfstoffe dürfen nicht mehr als 1,2 mg Aluminium im ml enthalten. Im übrigen decken sich die Bestimmungen mit den bisher angeführten.

USP XVII weist folgende Handelsformen auf: Diphtherie Toxoid: 7,5 15 ml. — Adsorbiertes Di.-Toxoid: 1,5 und 5 ml. — Adsorbiertes Di-Tetanus-Toxoid: 1,0 und 5 ml. — Adsorbiertes Di-Tetanus-Toxoid mit Pertussis Vaccine: 1,5 und 7,5 ml.

Dosierung für alle genannten Impfstoffe: 3 × 0,5 oder 1,0 ml (entsprechend der Beschriftung) intrakutan mit 3 bis 4 Wochen Abstand.

Schick-Test-Toxin. Zur Untersuchung der Empfänglichkeit für Di. dient das Schick-Test-Toxin. Nach BP 68 ist es ein Sterilfiltrat von Nährbouillon, auf der Diphtheriebakterien gezüchtet wurden, das dann so verdünnt ist, daß 0,2 ml die Testdosis enthalten. Das Sterilfiltrat wird mit physiol. NaCl-Lsg. verdünnt, daß die verdünnte Flüssigkeit blutisotonisch ist; oder mit einer sterilen, wäßrigen Lösung, die 1,5% (w/v) einer Mischung von 57 g Borax, 85 g Borsäure und 99 g NaCl enthält; oder mit einer anderen Lösung, die gleich gut die Wasserstoffionenkonzentration stabilisiert und die Mischung blutisotonisch macht.

Identifizierung. Es verursacht Lokalreaktionen nach intrakutaner Injektion bei normalen Meerschweinchen. Diese Reaktionen bleiben nach vorheriger Mischung mit genügend Antitoxin aus.

Prüfung der Testdosis. Sie wird mit folgenden 2 Versuchen gemessen. Die Ergebnisse werden 24 bis 48 Std. p.I. abgelesen. 1. Bindungsvermögen: Mischungen von Schick-Toxin mit verschiedenen Antitoxinmengen werden Meerschweinchen i.c. injiziert. Eine Testdosis, gemischt mit $^1/_{1250}$ oder mehr von 1 A.E. verursacht eine positive Hautreaktion (Schick-Reaktion). Bei Mischung mit $^1/_{750}$ oder weniger darf keine Reaktion auftreten. — 2. Toxizität: $^1/_{25}$ Schick-Test-Dosis verursacht an der Haut des normalen Meerschweinchens eine positive Schick-Reaktion, kleinere Dosen, kleinere Reaktionen.

Aufbewahrung. Schick-Test-Toxin, verdünnt mit NaCl-Lösung, ist sehr unstabil. Es verliert selbst unter Eis in einigen Tagen seine Wertigkeit. Bei Verdünnung mit Boratpuffer (Herstellung s. o.) und Aufbewahrung unter +25° behält es seine Wertigkeit mindestens 2 Monate.

Dosierung. Diagnostisch: intrakutan 0,2 ml. Nach USP XVII wird Schick-Test-Toxin als Diagnostic Diphtheria-Toxin bezeichnet. Es soll $^1/_{50}$ der kleinsten letalen Dosis von Diphtherietoxin in 0,1 ml enthalten und als verdünntes Toxin in den Handel kommen. Die kleinste letale Dosis (MLD) von D.D.T. ist definiert als der kleinste Toxingehalt, der, subkutan 250 bis 280 g schweren Meerschweinchen verabreicht, den Tod aller Tiere verursacht. 75% müssen innerhalb von 72 bis 96 Std. nach der Applikation sterben.

Dosierung. Intrakutan zur Bestimmung der Empfänglichkeit: 0,1 ml der Lösung, die $^1/_{50}$ der MLD enthält. Helv. V führt außer dem Antigenum diphthericum toxicum dilutum (Schick-Test) noch Antigenum diphthericum toxicum concentratum. Dieses konzentrierte Diphtherie-Toxin ist für den R e h t e s t bestimmt. Es soll in zugeschmolzenen Kapillaren, die nicht mehr als 0,2 ml enthalten dürfen, vor Licht geschützt, aufbewahrt werden. Herstellungs- und Verfallsdatum dürfen nicht länger als 3 Monate auseinanderliegen.

Außer dem Schick-Test wird eine S c h i c k - T e s t k o n t r o l l e angegeben. Es handelt sich um ein auf 85° erhitztes Toxin. Anwendung ebenfalls i.c. in der gleichen Dosierung wie der Schick-Test. Die S.T.K. wird zur Ausschaltung unspezifischer Reaktionen benutzt.
(USP XVII: Inactivated Diagnostic Diphtheria-Toxin; BP 68: Schick-Control).

Diphtherie-Adsorbat-Impfstoff DAB 7-DDR soll in 1 ml Substanz die Wirksamkeit von mindestens 125 I.E. besitzen. Der Gehalt an Aluminium-Verbindungen darf nicht höher sein als 0,20 g pro 100 ml. Der Phenolgehalt darf nicht mehr als 0,24 bis 0,30 g/100 ml, der Thiomersalgehalt nicht mehr als 0,008 bis 0,010 g pro 100 ml betragen. Die Substanz muß klinisch an mindestens 20 Probanden auf Verträglichkeit geprüft werden; die Laufzeit beträgt 3 Jahre.

Außerdem enthält DAB 7-DDR eine Kombination
Diphtherie-Pertussis-Tetanus-Adsorbat-Impfstoff. 1 ml Substanz muß die Wirksamkeit von mindestens 50 I.E. Diphtherie-Adsorbat-Impfstoff, 50 I.E. Tetanus-Impfstoff und 4 I.E. Pertussis-Impfstoff enthalten. Die übrigen Anforderungen entsprechen den bei dem Einzel-Impfstoff genannten.

Die Substanz muß klinisch an mindestens 20 Probanden auf Verträglichkeit geprüft werden; die Laufzeit beträgt 2 Jahre.

Diphtherie-Tetanus-Adsorbat-Impfstoff ist in 2 Varianten angegeben. Zur Immunisierung von Kindern bis zum vollendeten 6. Lebensjahr hat 1 ml Substanz die Wirksamkeit von mindestens 50 I.E. Diphtherie-Adsorbat-Impfstoff und 50 I.E. Tetanus-Impfstoff. Für die Immunisierung von Kindern vom 7. bis 14. Lebensjahr hat 1 ml Substanz mindestens 50 I.E. Tetanus-Impfstoff und 30 I.E. Diphtherie-Adsorbat-Impfstoff, enthält aber höchstens 25 Flockungseinheiten Diphtherie-Toxoid. Die übrigen Anforderungen entsprechen denen der Einzelimpfstoffe.
Die Behälter für die Substanz zur Immunisierung von Kindern vom 7. bis 14. Lebensjahr müssen mit einem roten Diagonalstreifen gekennzeichnet sein. Klinische Verträglichkeitsprüfung an 20 Probanden wird gefordert. Die Laufzeit ist 3 Jahre.

Diphtherie-Toxoid (Asid GmbH, München). Adsorbat-Impfstoff zur aktiven Immunisierung gegen Diphtherie. Diphtherie-Toxoid ist an Aluminiumhydroxid adsorbiert.

Handelsformen. Amp. mit 0,5 ml, Flasche mit 7,5 ml.

Diphtherie-Toxoid (Asid GmbH, München) ist weiter enthalten in den Kombinationsimpfstoffen, die in folgenden Formen im Handel sind: Di-Tetatoxoid und Di-Te-Tuss.

Dosierung. Nach staatlicher Vorschrift.

Handelsformen. Amp. mit 0,5 ml, Packung mit 10 Amp. zu 0,5 ml, Flasche mit 7,5 ml.

Diphtherie-Adsorbat-Impfstoff Al. F. T. (Behringwerke). An Aluminiumhydroxid adsorbiertes Di-Formol-Toxoid mit 150 I.E./ml.

Dosierung. Kleinkinder bis zum 6. Lebensjahr pro Inj. 0,5 ml, Schulkinder bis zum 12. Lebensjahr 0,3 ml, ältere Schulkinder 0,2 ml, Erwachsene 0,1 ml. Die Injektion muß bei allen Altersstufen nach 4 bis 6 Wochen wiederholt werden. Nach etwa 12 Monaten ist eine 3. Impfung (Dosis dem Lebensalter entsprechend) vorzunehmen. Injektion i.m. oder tief s.c.

Handelsformen. Schachtel mit 1 bzw. 10 Ampullen zu 0,5 ml, A. P.: Flasche zu 7,5 ml.

DT-Impfstoff, Diphtherie-Tetanus-Adsorbat-Impfstoff (Behringwerke) enthält Diphtherie- und Tetanus-Toxoid mit je 100 I.E./ml an Aluminiumhydroxid adsorbiert.

Dosierung. Kinder bis zum 12. Lebensjahr 2 × je 0,5 ml i.m. oder tief s.c. im Abstand von 12 Wochen, nach 12 Monaten 0,5 ml.

Handelsformen. Amp. mit 0,5 ml, Packung mit 10 Amp. zu 0,5 ml, Flasche mit 7,5 ml, Flasche mit 50 ml.

Impfstoffe zur kombinierten Impfung gegen Diphtherie, Masern, Poliomyelitis, Tetanus, Keuchhusten (Behringwerke).

Folgende Kombinationen stehen zur Verfügung:

Diphtherie-Tetanus-Poliomyelitis-Impfstoff (s. Tri-Virelon).

Diphtherie-Pertussis-Tetanus-Poliomyelitis-Impfstoff (s. Quatro-Virelon).

Masern-Poliomyelitis-Diphtherie-Pertussis-Tetanus-Adsorbat-Impfstoff (s. Quinto-Virelon).

Handelsformen. Amp. zu 1 ml, Packung mit 10 Amp. zu 1 ml, A. P.: Flasche mit 15 ml (außer Quinto-Virelon).

Die in diesem Abschnitt genannten Impfstoffe werden im Paul-Ehrlich-Institut, Frankfurt/ Main, staatlich geprüft.

DPT-Impfstoff, Diphtherie-Pertussis-Tetanus-Adsorbat-Impfstoff (Behringwerke) enthält Diphtherie-Toxoid ca. 100 I.E., Tetanus-Toxoid 100 I.E., Pertussiskeime Phase I inaktiviert 30 Mrd., Zusatz von Aluminiumhydroxid und Aluminiumphosphat.

Dosierung. Säuglinge und Kleinkinder bis zu 2 Jahren 3 × je 0,5 ml im Abstand von 4 bis 6 Wochen. Nach einem Jahr 1. Auffrischimpfung mit 0,5 ml i.m.

Handelsformen. Amp. mit 0,5 ml, A. P. mit 10 Amp. zu 0,5 ml, A. P.: Flasche mit 7,5 ml.

Di-Toxoid (Dessau), Diphtherie-Adsorbat-Impfstoff zur aktiven Schutzimpfung gegen Diphtherie.

Handelsformen. Ampulle mit 1 ml, Flasche mit 2, 5 und 25 ml.

Di-Teta-Toxoid (Dessau), Diphtherie-Tetanus-Adsorbat-Impfstoff zur gleichzeitigen aktiven Schutzimpfung gegen Diphtherie und Tetanus.

Handelsformen. Ampulle mit 1 ml, Flasche mit 5 ml.

Diphtherie-Dresden-(SSW)-Adsorbat-Impfstoff zur aktiven Immunisierung gegen Diphtherie.

Handelsformen. 0,5 und 5 ml, staatlich geprüft.

Diphtherie-Pertussis-Tetanus-Adsorbat-Impfstoff Dresden (SSW). Zur gleichzeitigen Immunisierung gegen Diphtherie, Keuchhusten und Tetanus. Amp. zu 1 ml, Flasche mit 5 ml, staatlich geprüft.

Diphtherie-Tetanus-Adsorbat-Impfstoff Dresden (SSW). Zur gleichzeitigen Immunisierung gegen Diphtherie und Tetanus. Amp. zu 1 ml, Flasche zu 5 ml, staatlich geprüft.

USA: *Diphtheria Toxoid,* Diphtheria Immunisation: Diphtheria toxoid, plain (fluid) (Cutter); Diphtheriatoxoid U.S.P. (plain) (National Drug). — *Diphtheria Toxoid, Alum pricipitated,* Diphtheria immunization; Diphtheria Toxoid Alhydrox (Cutter); Diphtheria Toxoid Aluminium phosphate adsorbed (Parke, Davis); Diphtheria Toxoid Alum precipitated USP (National Drug); Diphtheria Toxoid, Aluminium phosphate adsorbed, ultrafined (Wyeth). — *Diphtheria Toxoid and Tetanus Toxoid* (Alum precipitated), combined, Diphtheria and tetanus combined immunization: Diphtheria-Tetanus Toxoid, Alhydrox (Cutter); Diphtheria Tetanus Toxoids combines, plain (fluid) (Cutter); Diphtheria and Tetanus Toxoids, combined, purogenated (Lederle); Diphtheria and Tetanus Toxoids combined, Alum precipitated (Lilly); Diphtheria and Tetanus Toxoids combined, fluid (Lilly); Diphtheria and Tetanus Toxoids combined USP (Alum precipitated) (National Drug); Diphtheria and Tetanus Toxoids, combined (Parke, Davis); Diphtheria and Tetanus Toxoids, combined (Aluminium phosphate adsorbet) (Parke, Davis); Diphtheria-Tetanus Toxoids, combined (Pitman-Moore); Diphtheria and Tetanus Toxoids combined (Aluminium phosphate adsorbed, ultrafined, pediatric)

(Wyeth). — *Diphtheria Toxoid, Tetanus Toxoid and Pertussis Vaccine, combined* Diphtheria, tetanus and pertussis immunization, combined: Dip-Pert-Tet, Alhydrox, purified (Cutter); Dip-Pert-Tet, plain (fluid) (purified) (Cutter); Tri-Immunol (Lilly); Tri-Solgen ™ (Lilly); Diphtheria and Tetanus Toxoids and Pertussis Vaccine combined, Alum precipitated, USP (National Drug); Diphtheria and Tetanus Toxoids and Pertussis Vaccine, combined (plain) (National Drug); Diphtheria-Tetanus-Pertussis, combined (Parke, Davis); Triple-Antigen (Wyeth); Infagen (Pitman-Moore); Triogen (Parke, Davis).

Staphylococcus-Toxoid BP 68 wird erzeugt durch die Behandlung von Staph. α-Toxin mit Formaldehyd-Lösung. Dadurch wird seine spezifische Toxizität komplett entfernt oder auf einen niedrigen Spiegel herabgesetzt.

Identifizierung. Nach Injektion stimuliert es bei Meerschweinchen, Kaninchen und Menschen die Produktion von Staph. α-Antitoxin im zirkulierenden Blut.

Wertigkeit. Mindestens 9 gesunden Meerschweinchen von nicht weniger als 250 g Gewicht wird s.c. 2× im Abstand von 4 Wochen 1 ml injiziert. 2 Wochen nach der 2. Injektion muß das Serum von mindestens $^2/_3$ der geprüften Meerschweinchen mindestens 0,5 E. Staph. α-Antitoxin im ml enthalten oder das Serum von mindestens $^1/_3$ der Meerschweinchen muß mindestens 1 E. im ml enthalten.

Spezifische Toxizität. 1. Das Toxoid wird 1:4 mit Kochsalz-Lösung verdünnt, dann wird eine Mischung gleicher Teile dieser Verdünnung und einer 2%igen Suspension gewaschener roter Kaninchenerythrozyten 1 Std. bei 37° bebrütet, es darf keine Hämolyse auftreten. — 2. Die i.v. Injektion von 2,5 ml/kg Körpergewicht an 2 gesunde Kaninchen darf nicht zum Tod der Tiere innerhalb von 3 Tagen führen.

Aufbewahrung. Unter geeigneten Bedingungen bleibt die Wertigkeit 2 Jahre nach der Herstellung erhalten.

Etikettierung. „Sta/Tox".

Anwendung. Zur Injektionsprophylaxe von Staphylokokken-Infektionen.

Staphylokokken-Toxoid-Adsorbat-Impfstoff (Behringwerke) ist ein an Aluminiumhydroxid adsorbiertes Gemisch von Staphylokokken-Hämolysin- und PV-Leukozidin-Formol-Toxoiden.

Indikation. Aktive Immunisierung gegen Staphylokokkeninfektion, insbesondere bei Schwangeren und prophylaktische Immunisierung Erwachsener vor Operationen.

Dosierung nach Gebrauchsanweisung, jeweils Dosis 0,5 ml i.m.

Handelsform. Amp. mit 0,5 ml.

Tetanus-Vaccine BP 68 wird hergestellt aus dem Tetanus-Toxin, das beim Wachstum von Cl. tetani produziert wird. Es gibt Tetanus-Vakzine als einfache Lösung, als alaunpräzipitiertes Toxoid, als gereinigtes Aluminiumphosphat-Toxoid und als gereinigtes Aluminiumhydroxid-Toxoid.

Identifizierung. Alle Formen stimulieren bei Tieren, denen sie injiziert werden, die Produktion von Tetanus-Antitoxin im zirkulierenden Blut oder steigern den Gehalt dieses Antitoxins, wenn bereits welches vorhanden ist.

Aufbewahrung. Bei geeigneter Aufbewahrung, s. Vakzine allgemein, behalten sie ihre Wertigkeit für 2 Jahre nach der Herstellung.

Tetanus Vakzine in einfacher Lösung wird hergestellt durch Behandlung von Tetanus-Toxin mit Formaldehyd-Lösung.

Wertigkeit. Mindestens 9 gesunden Meerschweinchen zwischen 250 und 350 g wird entweder eine einmalige 5fache Dosis injiziert, wie sie auf dem Etikett vorgeschrieben ist oder 2 Dosen mit einem Zwischenraum von nicht mehr als 4 Wochen. Diese beiden Dosen sollen $^1/_{10}$ der auf dem Etikett angegebenen Dosis entsprechen.

Einige Meerschweinchen sollten die einfache Injektion und die übrigen die zweimalige Injektion bekommen. Spätestens 6 Wochen nach der einfachen Injektion oder, wenn 2 Injektionen gegeben wurden, nicht später als 2 Wochen nach der 2. Applikation, muß das Serum von mindestens $^2/_3$ der Meerschweinchen weniger als 0,05 E. Tetanus-Antitoxin im ml enthalten oder das Serum von mindestens $^1/_3$ der Meerschweinchen mindestens 0,5 E. im ml.

Spezifische Toxizität. Die 5fache Dosis von der auf dem Etikett angegebenen darf bei s.c. Injektion an 5 Meerschweinchen zwischen 250 und 350 g keine Tetanus-Symptome innerhalb von 21 Tagen verursachen.

Etikettierung. „Tet/Vac/F. T.".

Alaunpräzipitierte Tetanus-Vakzine wird hergestellt durch Behandlung von Tetanus-Vakzinen in einfacher Lösung mit genügend Alaun, um ein geeignetes Präzipitat herzustellen. Dieses Präzipitat wird abgetrennt und gewaschen. Es wird suspendiert in Kochsalz-Lsg. oder einer anderen geeigneten blutisotonischen Lösung.

Die Anforderungen bezüglich Wertigkeit und spezifischer Toxizität entsprechen denen der einfachen Lösung.

Etikettierung. „Tet/Vac./A. P. T.".

Gereinigtes Toxoid Aluminiumphosphat wird hergestellt durch Hinzufügen von gereinigtem Toxoid zu einer Suspension von Aluminium-Phosphat in Kochsalz-Lsg. oder einer anderen geeigneten blutisotonischen Lösung.

Wertigkeit und spezifische Toxizität s. einfache Lösung.

Etikettierung. „Tet/Vac/P. T. A. P.".

Gereinigtes Toxoid Aluminiumhydroxid wird hergestellt durch Zufügen eines gereinigten Toxoids zu einer Suspension von Aluminiumhydroxid in Kochsalz-Lsg. oder einer anderen geeigneten blutisotonischen Lösung.

Wertigkeit und spezifische Toxizität s. einfache Lösung.

Etikettierung. „Tet/Vac/P. T. A. H.".

Anwendung und Wirkung. Es wird zur Injektionsprophylaxe gegen Tetanus benutzt. Für die Erstimmunisierung sollten alaunpräzipitierte Vakzine, gereinigtes Aluminiumphosphat-Toxoid oder gereinigtes Aluminiumhydroxid-Toxoid benutzt werden. Für die Auffrischimpfung kann jede Form benutzt werden.

Wenn Tetanus-Vakzine verschrieben ist, und es ist keine Form angegeben worden, soll P. T. A. P. oder P. T. A. H. abgegeben werden.

Tetanus-Pertussis-Vakzine ist eine Mischung von Tetanus-Vakzine in einfacher Lösung und Pertussis-Vakzine. Die Herstellung entspricht der der einzelnen Vakzinen. Ebenso die Anforderungen bezüglich der Wertigkeit und spezifischen Toxizität.

Etikettierung. „TPer/Vac".

Anwendung. Zur Injektionsprophylaxe von Tetanus und Pertussis.

Nach USP XVII muß die Toxizität des Tetanustoxoids so niedrig sein, daß die 5fache Menge der größten Humandosis, jedoch nicht weniger als 2,0 ml, keine Tetanussymptome beim Meerschweinchen innerhalb von 21 Tagen verursacht. Die antigenen Eigenschaften müssen so hoch sein, daß nicht mehr als $1/3$ des Gesamttoxoidvolumens, das für eine menschliche Immunisierung notwendig ist, mindestens 80% aller Meerschweinchen 6 Wochen nach Toxoidinjektion gegen den Tod durch 10 MLD Tetanus-Testtoxin schützt. Die Laufzeit beträgt 2 Jahre.

Gebräuchliche Dosierung. s.c. 1 ml oder 0,5 ml (nach Deklaration), in 3 bis 4 Wochen zu wiederholen.

Unter absorbiertem Tetanus Toxoid sind in USP XVI zusammengefaßt: Alaunpräzipitiertes sowie an Aluminiumhydroxid bzw. Aluminiumphosphat adsorbiertes und Aluminiumhydroxid präzipitiertes Tetanustoxoid.

Packungsgrößen. 1,5 ml, 7,5 ml und 15 ml.

Anwendung. Zur aktiven Immunisierung s.c. 3 Injektionen von 0,5 ml mit mindestens 4 Wochen Zwischenraum.

Antigen-Wertigkeit. Mindestens 4 gesunde Meerschweinchen von 450 bis 550 g erhalten s.c. höchstens die Hälfte der erforderlichen Human-Dosis. 6 Wochen später werden die immunisierten Tiere entblutet, das Serum gepoolt. Der Antitoxin-Gehalt dieses Serums muß mindestens 2 E. pro ml betragen, gemessen am „Reference Standard Tetanus Antitoxin" des N. I. H.

Tetanus Adsorbat Impfstoff DAB 7-DDR muß in 1 ml Substanz die Wirksamkeit von mindestens 125 I.E. haben. Die Laufzeit beträgt 3 Jahre, die klinische Verträglichkeit an mindestens 20 Probanden wird gefordert.

Tetatoxid, Adsorbat-Impfstoff zur aktiven Immunisierung gegen Tetanus (Asid GmbH, München). An Aluminiumhydroxid adsorbiertes, gereinigtes Tetanus-Formol-Toxoid.

Dosierung. Zur Grundimmunisierung 2 × 0,5 ml im Abstand von mindestens 4 Wochen s.c. oder i.m., die 3. Indikation zu 0,5 ml nach 12 Monaten.

Handelsformen. Amp. mit 0,5 ml, A. P. mit 10 und 100 Amp. zu 0,5 ml, Injektionsflasche mit 7,5 ml und 50 ml.

Tetanol, Tetanus-Adsorbat-Impfstoff (Behringwerke) stellt ein an Aluminiumhydroxid adsorbiertes, gereinigtes und konzentriertes Tetanus-Formol-Toxoid mit mindestens 150 I. E. pro ml dar. Durch die Adsorption an Aluminiumhydroxid ist eine ausgesprochene, spezifische Wirkungssteigerung eingetreten. Tetanol-Kombinationsimpfstoffe sind gebräuchlich.

Anwendung. Zur Prophylaxe des Tetanus werden 2 × 0,5 ml i.m. im Abstand von 6 bis 12 Wochen injiziert. 3. Injektion mit 0,5 ml nach 12 Monaten. Auffrischimpfung wird nach 5 Jahren empfohlen.

Handelsformen. Amp. mit 0,5 ml, A. P. mit 10 und 100 Amp. zu 0,5 ml, A. P. mit 7,5 ml und 50 ml (s. auch Kombinationsimpfstoffe).

Tetatoxoid „Dessau" zur aktiven und aktiv-passiven (simultanen) Schutzimpfung gegen Tetanus.

Handelsformen. Amp. zu 1 ml, Flasche mit 5, 10 und 20 ml.

Tetanus-Schutzimpfstoff (SSW) zur aktiven Immunisierung gegen Tetanus. Ampulle zu 1 und 5 ml, Flasche zu 25 ml.

USA: *Tetanus Toxoid, Tetanus biological preparation:* Tetanus Toxoid plain (fluid) (purified) (Cutter); Tetanus Toxoid, Alhydrox (purified) (Cutter); Tetanus Toxoid fluid purogenated (Lederle); Tetanus Toxoid fluid (Lilly); Tetanus Toxoid, USP (National Drug); Tetanus Toxoid plain (Parke, Davis); Tetanus Toxoid, fluid purified, ultrafined (Wyeth). — *Tetanus Toxoid, Alum precipitated, Tetanus biological preparation:* Tetanus Toxoid purogenated (Lederle); Tetanus Toxoid, Alum precipitated (Lilly); Tetanus Toxoid, Alum precipitates, USP (National Drug); Tetanus Toxoid, Aluminium phosphate adsorbed (Parke, Davis); Tetanus Toxoid, Alum precipitated, refined (Pitman-Moore); Tetanus Toxoid, Aluminum phosphate adsorbed, ultrafined (Wyeth).

Weitere Vakzinen und mikrobiologische Präparate

Colifer (Asta) (lebende, gefriergetrocknete, funktionstüchtige Colibakterien). Die gefriergetrockneten Colibakterien werden durch besondere Anordnung unmittelbar vor der Anwendung in der beigefügten Bouillon frisch kultiviert.

Anwendung. Dysbacterie, Dyspepsie, Dysfermentie usw.

Dosierung. Oral morgens nüchtern 1 Teelöffel mit einem Vehikel wie Milch oder Wasser, rektal gleiche Menge möglichst hoch instillieren, Dauer 2 bis 6 Wochen, Flasche zu 60 ml.

Colioral-Kapseln (BAG = Biologische Arbeitsgemeinschaft GmbH, Lich, Oberhessen) enthalten in entsprechendem Träger feinstverteilt lebende Colibakterien verschiedener antagonistischer und biologisch hochwertiger Stämme.

Indikationen. Dysbakterie des Darmes, Colitis mucosa und als Zusatzbehandlung bei chronischen Erkrankungen.

Dosierung. Peroral in steigenden Dosen über längere Zeit.

Handelsform. Packung mit 20 Kapseln.

Coli-Spritzvakzine (BAG). Fremdeiweißfreie Aufschwemmung abgetöteter Colibakterien zur Umstimmung und Unterstützung der Behandlung mit Coli-Kapseln peroral.

Dosierung. s.c. in steigenden Dosen.

Handelsformen. Ampullen verschiedener Stärke.

Biostreptosan (BAG). Streptokokken-Lebendvakzinen, die je nach dem speziellen Anwendungsgebiet aus besonderen apathogenen Streptokokken hergestellt sind. Es werden 10 verschiedene Formen geliefert (A, E, G, I, M, N, O, P, W und Heparstreptan).

Das Indikationsgebiet erstreckt sich von entzündlichen Erkrankungen der Augen (A) über entzündliche Erkrankungen der Haut (E), entzündliche Erkrankungen der Mundhöhlen und Mandeln (G und I), Mastitis (M), Rhinitis und Sinusitis (N), entzündliche Erkrankungen des äußeren und des Mittelohres (O), Parodontose und Periodontitis (P) bis zur Behandlung offener Wunden (W).

Dosierung. Individuell nach Gebrauchsanweisung, äußerlich bzw. lokal.

Handelsformen. Bei G, M und W Tropfflaschen mit 20 und 50 ml, sonst Tropfflaschen mit 10 und 20 ml, Ampullen zu 1,2 ml für Biostreptosan P.

Mutaflor (Hageda). Antagonistisch hochwertige, lebende Colibakterien in darmlöslichen Kapseln.

Anwendung. Dyspepsien, Colitiden usw.

Dosierung. Je nach Fall peroral. Packungen mit 20 Kapseln der Stärken „normal", „schwach", Kinder.

Anningzochin (Laves) ist eine wäßrige Aufschwemmung lebender Kaltblüter-Tuberkelbakterien.

Anwendung und Dosierung. Indikationsgebiete sind die beginnenden und mittelschweren Tuberkulosen. Die immunbiologische Behandlung der Tuberkulose nach FRIEDMANN ist individuell zu dosieren.

Handelsformen. Ampulle zu 1 ml „ganz schwach" — „schwach" — „stark".

Bioregulan (Laves) ist ein Colibiogenkonzentrat (Stoffwechselprodukte von Escherichia coli) mit Cholin als Darmregulans.

Zusammensetzung. 0,1 g Coli-Stoffwechselprodukte, 0,05 g Cholin, 0,05 g Aloe und 0,1 g Fol. Sennae.

Anwendung. Obstipationen verschiedener Genese, Störungen der Darmmotilität.

Dosierung. 4 bis 6 Tage je 2 bis 4 Dragees abends. Dose mit 25 und 125 Dragees.

Colibiogen „inj." und „oral" (Laves) sind Stoffwechselprodukte hochwertiger Colibakterien, denen durch besondere Verfahren die Eiweißkomponente entzogen ist.

Anwendung und Dosierung. Zur Entallergisierung der Darmschleimhaut, zur Behandlung leichter Colitiden und Obstipation täglich 2,0 ml i.m. mehrfach wiederholt oder 5 ml oral.

Colivit „flüssig" (Laves) ist ein Präparat aus lebenden, hochwertigen Colibakterien, zur oralen Applikation.

Zur Substitutionstherapie bei primären und sekundären Dysbakterien nach Antibiotica- und Sulfonamidtherapie, chronischen Verdauungsstörungen, Dyspepsien, Colitis, Enteritis und Ruhr usw.

Dosierung. Täglich 5,0 ml morgens nüchtern über längere Zeit, evtl. im Wechsel mit Colibiogen.

Handelsformen. Amp. mit 5,0 ml, Flaschen zu 100 ml.

Colivit-Tabletten (Laves). 1 Tablette enthält 2×10^{12} Coli-Bakterien, Milchzucker, Stärke und Diatomeenerde.

Indikation. Zur Substitution hochwertiger Coli-Bakterien bei Darmerkrankungen und dysbiotischen Zuständen.

Anwendung. Morgens nüchtern 2 Tabletten.

Handelsform. Dose mit 40 Tabletten.

Coli-Dragees (SSW) enthalten getrocknete lebens-, vermehrungs- und widerstandsfähige Colibakterien zur Substitutionstherapie bei Coli-Mangel- und Ausfallserscheinungen, Dysbakterie, Dyspepsie, bakteriell bedingter Opstipation, Coli-Allergien, nach Antibiotica- und Sulfonamidtherapie.

Dosierung. $3 \times$ täglich 2 Dragees.

Handelsform. 30 Dragees.

Ponndorf-Hautimpfstoff A (SSW) besteht aus Extrakten der Autolysate von Tuberkelbakterien beider Typen.

Zur immunbiologischen Therapie bei vorwiegend echten pulmonalen Tbc.-Prozessen, Organ- und Knochen-Tbc. Mischinfektionen auf Tbc.-Grundlage, nicht stationäre Stadien der kindlichen Tuberkulose.

Dosierung. Individuell, s. Gebrauchsanweisung.

Handelsform. 3 Kapillaren für je eine Impfung, Impfgabe.

Trichophytin-Vakzine (SSW, Südmedica). Zur Diagnose und Therapie von Trichophytien bzw. Epidermophytien. Intrakutane Injektionen, Beginn 1:50 bis unverdünnt. Amp. mit 1 und 5 ml.

USA: *Adenovirus Vaccine,* Adenovirus vaccine (Parke, Davis) besteht aus Adenoviren Typ 3, 4 und 7 für die Prophylaxe akuter Infektionen des Respirationstraktes und der Conjunctiva. — *Adnogen,* Adenovirus Vaccine (Pitman-Moore). — *Arthritis Vaccine,* Arthritis Vaccine. Suspension abgetöteter Bakterien verschiedener Typen einschließlich Streptokokken, zur Anwendung bei der Behandlung von Arthritiden: B.I.P. (Bacterial intravenous protein) (Cutter); Rheumatoid Arthritis Vaccine (Lederle); Streptococcus Vaccine (Arthritis strain) (Lilly); Streptococcus Vaccine (intravenous) (Lilly); Strepto-Staphylovatox (National Drug); Streptococcus Immunogen Arthritis (Parke, Davis); Arthritis Vaccine (Sherman). — *Bacid* (U.S. Vitamin & Pharm.), Antidiarrheal, Lactobacillus acidophilus preparation. Enthält lebende Bazillen zur Bekämpfung von Schädigungen der Darmflora nach Antibiotikatherapie. — *Catarrhalis Serobacterin Vaccine mixed* (Merck, Sharp & Dohme), Sensitized catarrhalis vaccine, mixed enthält N. catarrhalis, D. pneumoniae, K. pneumoniae, Strepto- und Staphylokokken zur Vorbeugung gegen Komplikationen bei Infektionen des oberen Respirationstraktes. — *Catarrhalis Vaccine combined,* Respiratory vaccine therapy. Es handelt sich um Suspensionen abgetöteter Bakterien, die Infektionen des oberen Respirationstraktes verursachen. Anwendung zur Prophylaxe und Therapie der entsprechenden Infektionen: Neisseria catarrhalis combined respiratory vaccine (Barry); Catarrhalis combined vaccine (Lederle); Catarrhalis influenca bacterial vaccine (Lederle); Catarrhalis vaccine, combined (Lilly); Catarrhalis combined vaccine (National Drug); Neisseria catarrhalis Immunogen (combined) (Parke, Davis); Catarrhal Vaccine (combined) (Sherman); *Colon Vaccine (combined) Van Cott Improved* Vaccine (Sherman) ist eine Suspension abgetöteter Strepto-, Pneumo- und Staphylokokken sowie von E. coli für die Behandlung bakterieller Mischinfektionen. — *Entoral* Cold Vaccine, oral (Lilly). Enthält abgetötete Pneumo- und Streptokokken, H. influenzae und N. catarrhalis. — *Friedlander Vaccine,* respiratory vaccine therapy (Sherman). Enthält abgetötete Friedländer Bazillen, Strepto-, Pneumo- und Staphylokokken sowie N. catarrhalis. — *Immunovac oral Vaccine* (Parke, Davis), Immunovac respiratory vaccine (parenteral), Cold vaccine preparation. — *Influenza Vaccine (bacterial), combined* (Sherman), Common cold therapy. Enthält abgetötete Pneumo-, Strepto- und Staphylokokken sowie H. influenzae. — *Mixed Vaccine-Respiratory Infections* (Cutter), Respiratory vaccine therapy. Enthält N. catarrhalis, H. influenzae, K. pneumoniae sowie Pneumo-, Strepto- und Staphylokokken. — *Mumps Vaccine.* Mumps therapy (Lederle), formaldehyd-inaktivierte Virus Vaccine, gewonnen aus der Allantoisflüssigkeit. s.c. oder i.m. 2mal 1 ml im Abstand von 1 bis 4 Wochen. — *Mumps Vaccine,* Mumps vaccination (Lilly). — *Oravax,* cold vaccine, oral (Merrell). Enthält H. influenzae, K. pneumoniae, N. catarrhalis, Pneumo-, Strepto- und Staphylokokken. — *Pertussis (whooping cough) combined vaccine* (Sherman), Pertussis immunization. Enthält H. pertussis, N. catarrhalis, Pneumo- und Streptokokken. — *Respiratory* UBA, Respiratory vaccine therapy (Lilly). Enthält nicht denaturierte Antigene von Pneumo-, Strepto- und Staphylokokken sowie von H. influenzae und N. catarrhalis. — *Respiratory Vatox,* Cold vaccine therapy (National Drug). Enthält Staphylo-, Strepto- und Pneumokokken, Staphylokokkentoxid und Streptokokkentoxin. — *Rheumatism Phylacogen,* Arthritis vaccine (Parke, Davis). Enthält modifizierte Bakterienantigene von Strepto- und Staphylokokken zur Behandlung des chronischen und akuten Gelenkrheumatismus. — *Rheumatoid Arthritis Vaccine,* Arthritis therapy (Lederle). — *Rocky Mountain spotted feeervaccine* (Lederle). Rocky mountain spotted fever immunization. Vakzine hergestellt aus Hühnerembryonengewebe für die aktive Immunisierung. — *Shervac oral cold vaccine,* cold vaccine preparation (Sherman). Enthält Pneumo-, Staphylo- und Streptokokken sowie N. catarrhalis, B. friedlander, H. influenzae. — *Staphylococcus Ambotoxoid,* Staphylococcus biological preparation (Squibb). — *Staphylococcus Toxoid,* Staphylococcus biological preparation. Enthält entgiftete bakterienfreie Filtrate von Staph. aureus und albus zur Steigerung der Antikörperbildung (Lederle; Parke, Davis). — *Staphylococcus Toxoid Immunogen* (Parke, Davis), Staphylococcus biological preparation. — *Staphylococcus Toxoid-Vaccine Vatox* (National Drug), Staphylococcus biological preparation. — *Staphylococcus Vaccine*, Staphylococcus biological preparation (Lilly, Sherman). — *Staphylococcus-Streptococcus UBA* (Lilly), Staphylococcus biological preparation. — *Vacagen*, cold vaccine oral (Merck, Sharp & Dohme).

Tuberkuline

Nach PI.Ed. I, BP 68 und ÖAB 9 ist Alttuberkulin (Old-Tuberculin, Tuberculinum pristinum, concentrated Tuberculin, crude Tuberculin, Tuberculin Koch) das konzentrierte Filtrat eines flüssigen Mediums, auf dem Mycobacterium tuberculosis var. hominis oder bovis gewachsen ist. Die Bakterien werden auf einem flüssigen Nährmedium gezüchtet, das 5% (v/v) Glycerin enthält. Die Züchtungsdauer beträgt 6 Wochen oder mehr bei 37°. Die Kulturflüssigkeit, von der die Bakterien entweder vorher abfiltriert wurden oder nicht, wird konzentriert durch Evaporierung auf einem Wasserbad auf $1/10$ ihres Originalvolumens und durch Filtration geklärt. Wenn der vorgeschriebene Wertigkeitstest zeigt, daß das auf diese Weise konzentrierte Präparat hochwertiger als eine Lösung mit 100000 Einheiten (TE.) pro ml ist, dann muß die Wertigkeit durch Hinzufügen einer entsprechenden Menge 50%igen (v/v)-Glycerinwassers auf diese Konzentration herabgesetzt werden. Zeigt der Test (Intrakutantest) am tuberkulös infizierten Meerschweinchen, daß die Wertigkeit unter 100000 TE. pro ml liegt, dann wird das Präparat zurückgewiesen. Das fertige, sterile Produkt wird in sterilisierte Glasbehälter abgefüllt, die bakteriendicht verschlossen werden.

Identifizierung. Kleine Dosen rufen an weißen oder leicht gefärbten Meerschweinchen von mindestens 250 g, die mit Mycobact. tbc. infiziert worden waren, am Ort der intracutanen Injektion Rötung und Schwellung hervor. Größere Dosen produzieren eine Nekrose am Injektionsort.

Wertigkeit. Die allgemeine Wertigkeit darf nicht unter 90% und nicht über 111% der festgestellten Wertigkeit liegen, die Standardabweichung darf höchstens zwischen 70 und 140% liegen.

Aufbewahrung. A.T. soll bei Temperaturen zwischen 2 und 10°, vor Licht geschützt, aufbewahrt werden. Im unverdünnten Zustand ist die Wertigkeit für mindestens 8 Jahre erhalten. Wenn es verdünnt ist, ist es weniger stabil und nimmt, abhängig vom Grade der Verdünnung und vom Verdünnungsmittel, in der Wertigkeit ab.

Etikettierung. Das Etikett des Behälters und der Verpackung soll tragen 1. die Bezeichnung des Präparates, 2. den Gesamtinhalt des Behälters, 3. die Zahl der Einheiten pro ml, 4. eine Herstellungsnummer oder andere Angaben, aus denen man auf die Herstellung schließen kann.

Das Etikett auf dem Behälter oder auf der Verpackung soll tragen 1. das Herstellungsdatum, 2. die Lieferzeit, 3. die Aufbewahrungsbedingungen und Name und Menge jeden zugefügten Bakterizids.

Dosierung. Diagnostisch durch intracutane Injektion mit Dosen von 0,1 ml, die im ml 10, 50, 100 oder 1000 E. enthalten (das sind 1, 5, 10 oder 100 E. pro 0,1 ml).

Tuberkulin PPD (Purified Protein Derivative of Tuberculin) wird durch fraktionierte Präzipitation mit Ammoniumsulfat, Trichloressigsäure oder einem anderen geeigneten Eiweißfällungsmittel aus einem flüssigen synthetischen Medium gefällt, auf dem Mycobact. tbc. gewachsen war, die dann durch Filtration entfernt worden waren.

Tuberkulin PPD wird geliefert als Flüssigkeit, als Pulver, hergestellt durch Gefriertrocknung der Flüssigkeit, oder als sterile Tabletten mit Lactose oder einem anderen geeigneten Mittel als Tablettengrundlage. Die Flüssigkeit enthält 100 E. pro ml, das Trockenpulver 40000 E. pro mg. Abfüllung in sterilen Behältern, die durch Ausschluß von Mikroorganismen versiegelt sind.

Beschreibung. Eine farblose oder ganz schwach gefärbte Flüssigkeit, ein trockenes cremefarbenes Pulver oder Tabletten.

Löslichkeit. Das Pulver ist in Lösungen von Alkalihydroxiden löslich.

Identifizierung. Wie bei A.T.

Säuregrad. Das pH der flüssigen Form liegt zwischen 7,0 und 8,0.

Toxizität. Die s.c. Injektion von 50 000 E. (0,5 ml) an gesunde Meerschweinchen darf keine schweren Veränderungen hervorrufen.

Wertigkeit. Wie bei A.T.

Aufbewahrung. PPD soll bei 2 bis 10°, vor Licht geschützt, aufbewahrt werden. Konzentrierte Lösungen mit 0,5 w/v Phenol behalten ihre Wirksamkeit für 8 Jahre. Verdünnte Lösungen sind weniger stabil, und die Stabilität hängt ab von der Herstellungsart des PPD und dem benutzten Verdünnungsmittel. In der Trockenform behält es seine Wertigkeit unbegrenzt.

Etikettierung. Wie bei A.T.

Dosierung. Wie bei A.T.

Nach ÖAB 9 muß Rinder Alt-Tuberkulin Koch mindestens 100 000 Tuberkulin-Einheiten pro ml (TE./ml) enthalten.

Beschreibung. Trockenes, cremefarbenes Pulver oder braune Flüssigkeit. Löslichkeit: Die Pulverform ist löslich in Verdünnungslösungen aus Alkali in Wasser.

Identifizierung. 1. PPD ergibt die typische Proteinreaktion, 2. PPD erzeugt in kleinen Dosen Rötung und Schwellung auf der Seite der intracutanen Injektion bei tuberkulösen Meerschweinchen; größere Dosen verursachen Nekrosen, 3. beim Normalmeerschweinchen entstehen keine Reaktionen. Acidität oder Alkalität: Die flüssige Form hat ein pH von 6,8 bis 7,0. Toxizität: 0,5 ml mit 100 000 TE. pro ml dürfen, normalen Meerschweinchen subkutan injiziert, keine Reaktionen verursachen.

Aufbewahrung. Verdünnte Lösungen von Tuberkulin PPD sind instabil. Sie sollten am Herstellungstag benutzt werden. Trockenpräparate und konzentrierte Lösungen sind haltbar, sie sollten bei möglichst niedrigen Temperaturen über dem Gefrierpunkt aufbewahrt werden.

Warnung. Tuberkulin PPD kann toxische Effekte hervorrufen, wenn es inhaliert wird. Daher muß man beim Umgang mit der Pulverform besondere Vorsicht walten lassen.

Anwendung und Dosierung. Diagnostisch durch intrakutane Injektion, 0,1 ml mit Dosen von 1, 10 oder 100 TE.

Tuberkulinpräparate

Behringwerke AG:

Tuberculinum Koch (Alt-Tuberkulin) staatl. geprüft.

Herstellung und Zusammensetzung s. allgemeine Tuberkuline.

Anwendung und Dosierung. Zu diagnostischen Zwecken mit den Methoden nach MENDEL-MANTOUX. Die Anwendung erfolgt intracutan mit den Dosen von 1, 10 oder 100 I.E. (entspricht Alttuberkulinverdünnungen von 1:10 000, 1:1 000 oder 1:100) jeweils in 0,1 ml.

Handelsform. Fläschchen mit 1 ml.

Tuberkulin „GT" (Gereinigtes Tuberkulin „Hoechst") staatl. geprüft.

Herstellung und Zusammensetzung s. allgemeine Tuberkuline.
Es wird hergestellt in den Stärken 0,1, 1, 10, 100 und 1000. Diese Einheiten sind, nach Auflösung des Trockenpulvers in der vorgeschriebenen Lösungsmittelmenge, in 0,1 ml enthalten.

Indikation. Zur Diagnose der Tbc und zur zuverlässigen Bestimmung der Allergielage.

Anwendung und Dosierung. Siehe A.T.

Handelsform. Normalpackungen mit den Stärken 0,1, 1, 10, 100 und 1 000 mit entsprechender Lösungsflüssigkeit.

Tubergen Tuberkulin-Testkörper 10 I.E. (Behringwerke) ist ein Testkörper aus Kunststoff, dessen 4 Spitzen mit gereinigtem Tuberkulin versehen sind. Die Wirksamkeit pro Einstichstelle entspricht etwa 10 I.E.

Indikation. Tuberkulintestung.

Dosierung. Einmal-Gerät.

Handelsformen. Packung mit 10 Testkörpern, Packung mit 20 × 10 Testkörpern.

Dr. Fresenius KG, Bad Homburg v. d. H.:

Die Tuberkulinpräparate, Salben und Lösungen werden hergestellt aus staatl. geprüften Tuberkulinen der Behringwerke AG.

Perkutan-Tuberkulin-Salbe „Hamburger" für die Moroprobe und die Pflastermethode.

„Hamburger" forte. Standardpräparate für Reihenuntersuchungen, 200 000 T. E./g. Tuben zu 1, 2 und 10 g.

„Hamburger" mite. 20fach verdünnte forte-Salbe, 40 000 T. E./g. Tuben zu 1 g.

Perkutan-Tuberkulin-Salbe „S". Hergestellt aus gereinigtem Tuberkulin. 1,0 g = 2 Mill. T. E.

Indikation. Zur Pflasterprobe.

Handelsform. Tube mit 3 g.

Spezialpflaster für diagnostische Tuberkulinproben. Rollen zu 5 und zu 1 m. Forschungsinstitut für Impfstoffe „Dessau":

Tuberkulin, gereinigt. Für die intracutane Testung nach MENDEL-MANTOUX. Bezüglich Herstellung und Zusammensetzung s. allgemeine Tuberkuline.
Amp. mit 10, 30 und 100 T.E. in verschiedenen Packungen.

Lederle Arzneimittel, Abt. der Cyanamid GmbH, München:

Tuberkulin Tine-Test. Aktivität pro Test-Einheit entspricht 5 I. E. Alt-Tuberkulin.

Indikation. Zur Tuberkulin-Testung.

Dosierung. Nach Anweisung.

Handelsformen. Packung mit 10 Test-Einheiten. Packung mit 25 Test-Einheiten.
USA: *Tuberculin, Old (O.T.)*, diagnostic agent: Tuberculin old, human for Mantoux test (Lilly); Tuberculin old, human concentrated (Lilly); Tuberculin old for Mantoux test (Parke, Davis); Tuberculin old (Parke, Davis); Tuberculin old (Koch's old tuberculin) (Wyeth). — *Tuberculin Patch Test (Vollmer)*, diagnostic agent (Lederle). — *Tuberculin, purified protein derivative* (P.P.D.), diagnostic agent: Tuberculin P.P.D. Tablets Stärke I und II sowie mittlere Stärke und Pufferlösung für Tablets (Merck, Sharp & Dohme); Tuberculin Tablets P.P.D. Stärke I und II sowie mittlere Stärke und Verdünnungsflüssigkeit für Tablets (Parke, Davis); *Tuberculin Tine Test (Rosenthal)*, diagnostic; tuberculin test agent (Lederle).

Präparate zur Erhöhung der Abwehrkraft und zur Steigerung der unspezifischen Resistenz

Abijou (SSW). Sterile Milch zur parenteralen Eiweißtherapie.

Anwendung und Dosierung. Insbesondere bei Gelenkschwellungen, Keratitiden, Iritiden, Ophthalmogonorrhoe, Bubo inguinalis, Purpura hämorrhagica. Täglich 10 ml i.m.

Handelsformen. Amp. zu 2, 5 und 10 ml.

Cobratoxin (Asid GmbH, München) ist eine stabilisierte, wäßrige Injektionslösung von 1500 ME Cobra-Toxinen in 1,0 ml.

Anwendung und Dosierung. Bekämpfung starker Schmerzzustände, bei Neuritiden und Neuralgien, tabischen Krisen und Schmerzen infolge maligner Tumoren.
Die Behandlung beginnt mit 0,1 ml s.c., langsam bis zum Wirkungseintritt steigern. Höchstdosis 1,0 ml.

Handelsform. Flasche mit 2 ml.

Epileptasid (Asid GmbH, München) ist eine sterile, wäßrige Injektionslösung mit 20 Mäuseeinheiten Crotalustoxin (Crotalus horridus, amerik. Waldklapperschlange) in 1,0 ml.

Anwendung. Epilepsie, Chorea minor, Migräne, Kephalalgien zentraler und allergischer Genese.

Dosierung. Bei Epilepsie wöchentlich 1× s.c. von 0,2 ml an mit steigenden Dosen bei Chorea minor. Kephalalgien, Migräne beginnend mit 0,3 ml, ansteigend bis 1,0 ml mit 3- bis 4tägigem Abstand.

Handelsformen. Packung mit 5 Ampullen zu 1,0 ml, Flasche mit 5,0 ml.

Viprasid (Asid GmbH, München). Wäßrige Injektionslösung des Toxins der Vipera ammodytes, 20 ME pro ml.

Anwendung und Dosierung. Arthritiden, Myalgien, neuralgische und rheumatische Beschwerden. 2× wöchentlich 0,1 bis 0,3 bis 1 ml intracutan bzw. s.c. in steigender Dosis (s. ausführlichen Prospekt).

Handelsformen. Injektionsflasche mit 3 und 5 ml, Packung mit 5 Amp. zu 1 ml.

Vipracutan (Asid GmbH, München). 100 ml Emulsion enthalten 125 ME. Vipera ammodytes-Toxin. Äußerliche Anwendung bei neuralgischen und rheumatischen Beschwerden, Prellungen und Quetschungen, Arthritiden.

Handelsformen. Flasche mit 30 und 50 g, A.P. mit 1 kg.

Euflamin (Behringwerke), polyvalenter Antigenkomplex zur spezifisch-unspezifischen Behandlung von Adnexitis, Arthritis und anderen infektbedingten entzündlichen Erkrankungen nicht akuter Verlaufsformen.

Es besteht aus Antigenen der an diesen entzündlichen Erkrankungen beteiligten Keime und wird durch ein unspezifisches Antigengemisch aus Eiweißstoffen und Lipoiden wirkungsvoll verstärkt. Der Gehalt an wirksamen Antigenen wird in Einheiten ausgedrückt: Eine Antigen-Einheit enthält 1,25 mg unspezifisches Antigen und 50 Millionen Keime in aufgeschlossener Form.

Anwendung und Dosierung. Es werden die Stärken 1 bis 6 von Euflamin-schwach i.m. oder s.c. und anschließend die Stärken 7 bis 12 von Euflamin-stark injiziert. Der Abstand zwischen den einzelnen Injektionen soll 2 bis 3 Tage betragen, treten stärkere Reaktionen auf, sind von den nächstfolgenden Stärken nur 0,5 oder 0,75 ml zu injizieren.

Handelsformen. Euflamin-schwach Schachtel mit 6 Ampullen zu 1 ml der Stärke 1 bis 6: Euflamin-stark Schachtel mit 6 Ampullen zu 1 ml der Stärke 7 bis 12.

Febrivaccin (SSW) ist ein intravenös anzuwendendes Fiebermittel aus abgetöteten Strepto-, Staphylo- und Gonokokken und zwei besonders ausgewählten Colistämmen sowie B. pyocyaneum.

Anwendung. Zur Erzeugung künstlichen Fiebers durch i.v. Injektion in steigender Dosierung.

Handelsformen. Ampulle zu 1 ml mit 100, 250 und 500 Einheiten.

MES-Acton (SSW) ist ein eiweißfreier Extrakt aus mesenchymreichen Organen junger gesunder Tiere.

Anwendung und Dosierung. Zur Aktivierung des Mesenchyms, zur Schmerzbekämpfung, Steigerung der Abwehrkraft und Hebung des allgemeinen Körperzustandes. 2- bis 3mal wöchentlich 0,5 bis 1,0 ml i.m., s.c. oder i.c.

Handelsformen. Ampullen zu 0,5 bis 1,0 ml, Flasche mit 5 ml.

Neo-Pyocyanase (SSW) ist ein biologisches „Desinfizienz" aus Pyocyaneus-Kulturen mit Geruchskorrigentien, das durch seinen Gehalt an bakterienauflösenden Fermenten unter Erhaltung der gesunden Zellen wirksam wird.

Anwendung. Lokal bei entzündlichen Erkrankungen der oberen Luftwege und Anginen, zur Wundregeneration nach Verbrennungen.

Handelsformen. Flasche mit 15 und 50 ml.

Omnadin (Hoechst) zur Mobilisierung der Abwehrkräfte des Körpers. Enthält Eiweißkörper, Lipoide und Fette.

Anwendung. Zur Aktivierung der unspezifischen Körperabwehr bei sämtlichen infektiösen Erkrankungen.

Dosierung. 2 ml i.m. oder s.c. täglich, je nach Fall über kürzere oder längere Zeit.

Handelsformen. Amp. zu 2 ml, Schachtel mit 3 × 2 ml, 12 × 2 ml, A.P. mit 100 Amp.

Pyrifer (Asta). Fiebererregende Wirkstoffe aus nicht pathogenen Stämmen der Coligruppe.

Anwendung. Unspezifische Therapie bei Infektionskrankheiten, rheumatischen, allergischen Erkrankungen, Durchblutungsstörungen usw.

Dosierung. In steigenden Dosen i.v. je nach Reaktionsweise.

Handelsform. Amp. zu 1 ml mit 8 verschiedenen Stärken.

Rheumakutin-Hautimpfstoff B (SSW) ist ein Autolysat von Staphylo-, Strepto- und Pneumokokken, Influenza-Bakterien, bovinen und humanen Tuberkelbakterien mit haut-reaktivem Tuberkulin.

Indikation. Akuter und chronischer Gelenkrheumatismus, beginnende Arthrosis defor-mans, allgemeine Indikationen der Reiztherapie.

Dosierung. Individuell, nach Gebrauchsanweisung.

Handelsform. 1 × 3 Kapillaren für je eine Impfung, Impfgabel.

Serum nach Bogomoletz (SSW, Südmedica) ist ein anti-reticuloendotheliales Serum, gewonnen durch Injektionen von Mesenchymgewebe, anschließend lyophil getrocknet.

Anwendung und Dosierung. Bei allen Erkrankungen, die eine Umstimmung des Organismus und eine Steigerung des reticuloendothelialen Systems erfordern, s.c. mit steigenden Dosen, beginnend mit 0,05 ml in Abständen von 3 bis 5 Tagen.

Handelsformen. Serie I: Ampullen 1 bis 6 mit je 6 Amp. Lösungsflüssigkeit; Serie II: Am-pullen 7 bis 12 mit je 6 Amp. Lösungsflüssigkeit.

Vaccineurin (SSW). Neurotropes Bakterienautolysat zur i.m. Behandlung von Neural-gien, Neuritiden (Ischias), Nervenlähmungen; bei Ulcus ventriculi et duodeni und für pyro-gene Reaktionen i.v. in etwa 10facher Verdünnung. — Amp. zu 1 ml der Serien 1 bis 3.

Vaccineurin mit Pycoyaneus für hartnäckige Fälle und Wiederholungsfälle, i.m., Serie A mit 6 Amp. zu 1 ml, in steigenden Dosen, Serie B ebenso.

Vaccineurin (Südmedica). Autolysat von Staphylokokken und B. prodigiosum. Zur spezifischen und unspezifischen Reizkörpertherapie bei Neuritiden, Neuralgien, Paresen, Ulcus ventriculi et duodeni, Asthma bronchiale, Herpes zoster.

Dosierung. i.m. bzw. i.v. individuell. i.m. zur intensiven Reiztherapie. Amp. zu 1 ml mit verschiedenen Konzentrationen. Serie I bis III. i.m. zur Wiederholungskur Amp. zu 1 ml mit steigenden Konzentrationen und Zusatz von Pyocyaneus. i.v. Amp. mit herabgesetzten Konzentrationen zu 1 ml zur pyrogenen Reaktionstherapie.

Xifal-Milch (SSW). Mildwirksame Kombination steriler Milch mit dosiertem Bakterien-eiweiß.

Folge- und Späterkrankungen nach Infektionen. Amp. mit 2 und 5 ml.

USA: *Bar-Progen,* antigen, non-specific (Barry) enthält Milchproteine zur Steigerung der unspezifischen Resistenz. — *Foreign Protein Solution,* non-specific protein preparation (Barry). — *Niodolin,* non-specific protein preparation (Lincoln) zur Behandlung der Sinusitis und Infektionen des Respirationstraktes. — *Omnadin,* non-specific protein preparation (Winthrop). — *Typhoid and Paratyphoid Vaccine,* non-specific protein therapy (Lederle) enthält abgetötete Bazillen von S. typhi sowie S. Paratyphi A und B, für die unspezifische intravenöse Therapie von Arthritis, rheumatischem Fieber usw. — *Typhoid H Antigen,* foreign protein therapy (Lilly) für die Fiebererzeugung.

Blutgruppen

Für die Einführung der Bluttransfusion in die Therapie war die Entdeckung der mensch-lichen Blutgruppen durch LANDSTEINER im Jahre 1901 von grundlegender Bedeutung. Erst mit Hilfe der Blutgruppen- und Faktorenbestimmung gelang es, Licht in das Dunkel der Transfusionszwischenfälle zu bringen. Versuche, arteigenes und fremdes Blut zu übertragen, sind so alt wie die Menschheit selbst. Weitere Impulse gingen von der Auffindung des Rhesus-(RH-)Systems durch WIENER in den 40er Jahren aus. Da der gesamte Komplex inzwischen den Charakter eines Spezialgebietes angenommen hat, sollen nur die wichtigsten Tatsachen in Kürze gestreift werden.

Die Entdeckung der menschlichen Blutgruppen beruht auf dem Befund, daß menschliche rote Blutkörperchen (rBk), wenn sie mit dem Serum eines fremden Menschen zusammen-gebracht werden, in manchen Fällen zusammengeballt werden (Agglutination). Das mensch-liche Serum enthält also Stoffe (Agglutinine), die arteigene rBk angreifen. Diese Agglutinine sind spezifisch gegen agglutinable Substanzen in den rBk gerichtet. Das Anti-A(α) des Serums eines Menschen ist gegen die Eigenschaft A der rBk eines anderen gerichtet, das Anti-B (β) des einen gegen B der rBk eines anderen Individuums. Außerdem gibt es Menschen, deren rBk diese beiden Eigenschaften haben, also AB, das entsprechende (homologe) Serum enthält keine Agglutinine. Die rBk anderer Menschen haben keine agglutinablen Eigenschaften, das entspricht der Blutgruppe 0, das homologe Serum weist Anti-A—Anti-B ($\alpha\beta$) auf.

Das gleiche Blut hat danach folgende Eigenschaften in:

rBk	Serum
0	Anti-A, Anti-B
A	Anti-B
B	Anti-A
AB	—

Damit sind die 4 sogenannten klassischen Blutgruppen des Menschen gekennzeichnet. Die Agglutinine des Serums sind in jedem Falle mit Stoffen gekoppelt, die rBk aufzulösen vermögen, den sogenannten Hämolysinen. Diese Hämolysine sind ebenfalls spezifisch ausgerichtet. Bei entsprechender Konzentration lösen sie die spezifischen rBk auf. Auf Grund dieser Tatsache ist es erklärlich, daß die Agglutinine und Hämolysine des Serums eines Menschen nur gegen die rBk anderer Menschen gerichtet sind, das gleiche gilt für die Ausrichtung der agglutinablen Substanzen der rBk. Wären die homologen Eigenschaften im Serum und den rBk eines Menschen vorhanden, würde dies zur Autoagglutination und zur Haemolyse führen und wäre mit dem Leben unvereinbar.

Neben den klassischen Blutgruppen A, B, 0, dazu gehören die Untergruppen von A (A$_1$, A$_2$, A$_3$), ist eine Reihe von weiteren Eigenschaften des Serums und der rBk bekannt geworden. Man bezeichnet sie als Rh-System und als Blutfaktoren. Das Rh-System (Rh/rh), nach anderer Nomenklatur mit C/c, D/d, E/e bezeichnet, spielt für die Bluttransfusion ebenfalls eine Rolle. Die Blutfaktoren, in erster Linie M, N und P, sind wichtig für forensische Zwecke (Vaterschaftsbestimmung zum Beispiel). Die Blutgruppen und -faktoren werden mit Hilfe spezifischer Antisera bzw. spezifischer rBk bestimmt. Dies kann im Reagensglas oder auf dem Objektträger geschehen. Die Antisera werden vom Menschen oder von entsprechend vorbehandelten Tieren gewonnen, die rBk von Menschen mit den jeweiligen rBk-Eigenschaften. Nach BP 68 muß für die Bestimmung der A-, B-, 0- und der Rh-Gruppen das Blut des Spenders sowohl untersucht werden auf Agglutinogengehalt der rBk, als auch auf Agglutinine des Serums. Zu diesem Zweck werden wenige ml Frischblut ohne Anticoagulantien entnommen. Nach dem Absetzen wird das Serum abgetrennt und der Blutkuchen in 0,9%iger (w/v) NaCl-Lösung aufgenommen. Diese Suspension wird zentrifugiert und mit NaCl-Lösung eine 2- bis 3%ige (v/v) rBk-Suspension hergestellt. Mit der rBk-Suspension wird der Test gegen ein bekanntes Serum auf Agglutinogene durchgeführt, mit dem Serum gegen bekannte rBk der Test auf Agglutinine. Es ist zu beachten, daß mit Anti-A-Serum bei Vorliegen der Blutgruppe AB schwache Reaktionen auftreten können. Besonders wird hingewiesen auf die Sorgfalt, die man bei der Diagnose der Blutgruppe walten lassen muß.

Anti-A-Serum BP 68 wird vom Menschen oder von Tieren gewonnen, die immunisiert wurden. Es agglutiniert A-Agglutinogen, d. h. die Blutgruppen A und AB, einschließlich der Untergruppen A$_1$, A$_2$, A$_1$B und A$_2$B, agglutiniert nicht 0 und B.

Wertigkeit. Es muß mindestens 64 Einheiten Anti-A-Agglutinine/ml enthalten, getestet gegen A$_1$, A$_2$ und A$_2$B rBk. Bei vergleichender Testung mit Standardserum darf es nicht mehr als ein Viertel schwächer sein.

Die Standardherstellung des Anti-A-Blutgruppen-Serums ist das 1. Internationale Standard von 1950 und besteht aus einem lyophilisierten menschlichen Hyperimmunserum und enthält 2,886 E./mg. Es kann bezogen werden vom „National Institute of Medical Research, Mill Hill, London".

Beschreibung. Flüssiges Anti-A-Serum ist eine klare oder leicht opaleszierende Flüssigkeit. Es kann ein Bakterizid enthalten, wenn es in flüssiger Form aufbewahrt wird, aber nicht, wenn die Aufbewahrung in gefrorenem Zustand erfolgt, weil die Bakterizide sich im Gefrierzustand als schädlich für das Serum gezeigt haben.

Das Trockenserum ist ein leicht gelbliches oder tief cremefarbenes Pulver.

Etikettierung. Das Etikett muß enthalten 1. den Namen Anti-A-Serum, 2. die Anzahl der Einheiten agglutinierender Antikörper pro ml, 3. die Herstellungsnummer, 4. die Laufzeit, 5. die Aufbewahrungsbedingungen, 6. wenn das Serum ein Bakterizid enthält, daß es nicht gefroren werden darf.

Avidität. Wenn es auf einem Objektträger mit der gleichen Menge einer 5- bis 10%igen A_1, A_2 oder A_2B rBk-Suspension gemischt wird, muß die Agglutination jeder Mischung mit bloßem Auge in höchstens der doppelten Zeit sichtbar sein als beim Standardserum.

Aufbewahrung. Flüssiges Serum ohne Bacteriostaticum bei $-22°$, mit Bacteriostaticum bei $+4°$. Getrocknetes Serum nicht über $+20°$.

Anti-B-Serum. Hier gelten in BP 68 und USP XVI die entsprechenden Bestimmungen wie für das Anti-A-Serum. Nach USP XVII kann es künstlich gelb-rot-orange gefärbt werden. Es agglutiniert menschliche rBk, die die B-Agglutinogene enthalten, d. h. die Blutgruppen B und AB einschließlich der Untergruppen A_1B und A_2B. Es darf nicht menschliche rBk agglutinieren, die kein B-Agglutinogen enthalten, d. h. die Blutgruppen 0 und A einschließlich der Untergruppen A_1 und A_2.

Bezüglich Wirksamkeit, Beschreibung, Avidität, Aufbewahrung und Etikettierung gilt sinngemäß das gleiche wie für das Anti-A-Serum. Die Standard-Präparation ist lyophilisiertes menschliches Hyperimmunserum mit 2,841 E./mg. Es ist ebenfalls vom „National Institute of Medical Research, Mill Hill, London" zu beziehen.

Agglutinierendes Blutgruppentestserum Anti-A DAB 7-DDR wird in 2 Formen, nämlich Anti-A und Anti-A-forte, abgegeben. Dabei soll bei Verwendung von Test-Blutkörperchen A_1 der Titer Anti-A 1:64 und von Anti-A-forte 1:256 betragen. Die Titer für Agglutinogene gegen Testblutkörperchen A_2, A_1B und A_2B liegen entsprechend niedriger.

Die Avidität wird geprüft durch Bestimmung der Zeit, die zum Zusammenbringen von Testblutkörperchen und Serum erforderlich ist, und die benötigt wird bis zum Entstehen des Agglutinates. Bei Verwendung von Testblutkörperchen A_1 beträgt die Zeit bis zum Beginn der Agglutination mit Anti-A normal 60 Sek., bis zur 3^+Reaktion 3 Min., mit Anti-A-forte 15 Sek. bzw. 2 Min.

Anti-A-Blutgruppentestserum muß in Gefäßen mit blauem Etikett verpackt sein, die flüssige Form ist nach 1 Jahr, die lyophilisierte Form nach 3 Jahren nicht mehr brauchbar.

Agglutinierendes Blutgruppentestserum Anti-A und Anti-B DAB 7-DDR. Der spezifische Titer gegenüber Testblutkörperchen A_1 muß mit normal Anti-A- und Anti-B-Serum 1:64, mit Anti-A-forte und Anti-B-forte 1:256 betragen, gegenüber Testblutkörperchen B 1:32 bzw. 1:256.

Die Werte für die Aviditätsbestimmung entsprechen den bei Anti-A beschriebenen.

Die Sera müssen in Gefäßen mit weißem Etikett verpackt werden, die Laufzeit beträgt 1 Jahr für natives und 3 Jahre für lyophilisiertes Serum.

Agglutinierendes Blutgruppentestserum Anti-B DAB 7-DDR. Der Titer gegenüber Testblutkörperchen B mit normal Anti-B ist 1:32, mit Anti-B-forte 1:256, die Werte für die Aviditätsbestimmung entsprechen den bei Anti-A beschriebenen. Die Sera müssen in Gefäßen mit gelbem Etikett verpackt werden, die Laufzeit für natives Anti-B-Serum beträgt 1 Jahr, für lyophilisiertes Serum 3 Jahre.

Für die Bestimmung von Rh-Gruppen bei Spendern gibt BP 68 noch besondere Vorschriften an, vor allem deshalb, weil die Hämagglutinine des Rh-Systems ja nur unter pathologischen Bedingungen im menschlichen Blut vorhanden sind. Die Entnahmetechnik ist die gleiche wie bei der Bestimmung der A-B-0-Gruppen.

Um Rh-negatives Blut auszusondern, wird zunächst Anti-D-Rh-Serum (Kochsalz agglutinierend) oder Anti-D-Rh-Serum (Albumin agglutinierend) getestet. Nur die Blutproben, die negativ bleiben, werden weiter mit Anti-C-Rh-Serum und Anti-E-Rh-Serum untersucht, weil diese Sera außerordentlich selten sind und geschont werden müssen. Es empfiehlt sich, für eine möglichst sparsame Routinearbeit nur mit Volumina von 0,01 ml Serum, Blutkörperchen-

Suspension und in gewissen Fällen mit bovinem Serum zu arbeiten. Für Unerfahrene empfiehlt es sich allerdings, mit Volumina von 0,04 ml an aufwärts zu arbeiten.

Methoden. Es ist notwendig, jedes Anti-Rh-Serum auf seine Spezifität zu kontrollieren, indem es simultan mit den rBk seiner Rh-Gruppe getestet wird. Mit ihnen muß es positiv reagieren, mit den anderen Rh-Gruppen muß es negativ reagieren.

1. Anti-D-Rh (Kochsalz agglutinierend), Anti-C-Rh-, Anti-E-Rh-Serum. Mit einer Pasteur-Pipette mit 0,01 ml Graduierung wird 0,01 ml Serum auf dem Boden eines 50 × 6 mm randlosen Reagensglases plaziert. 0,01 ml Blutkörperchen-Suspension wird dann an die Wand des Röhrchens ungefähr 4 mm oberhalb des Serums abgesetzt und die beiden gemischt und für 2 Std. bei 37° inkubiert. Zum Ablesen werden die abgesetzten Blutkörperchen vorsichtig mit einer Pasteur-Pipette aufgenommen, mit dem Pipettenende auf einen Objektträger ausgebreitet und mikroskopisch mit einer Vergrößerung zwischen 50 und 100× geprüft. Bei Benutzung von Anti-D-Rh-Serum liegen die D-positiven Blutkörperchen in dicken Klumpen vor, die D-negativen Blutkörperchen sind unagglutiniert, entsprechende Resultate werden mit Anti-C- und Anti-E-Rh-Serum erhalten, aber da die Agglutination im allgemeinen sehr schwach ist, müssen die abgesetzten Blutkörperchen mit einem Minimum von Bewegung und Manipulation auf den Objektträger gebracht werden.

2. Anti-D-Rh-Serum (Albumin agglutinierend). Vorgehen wie in Methode 1. bis zum Ende der Bebrütung bei 37°. Dann läßt man einen Teil eines 20%igen w/v Rinderalbumins an der Innenseite des Röhrchens herabgleiten und bebrütet ohne Schütteln oder Rühren das Röhrchen für eine weitere halbe Stunde. Ablesung wie unter Methode 1.

Reagentien
Anti-D-Rh-Serum (Kochsalz agglutinierend) wird gewonnen von einem oder mehreren Menschen, die mit D-Agglutinogen der Rh-Gruppe immunisiert wurden. Es agglutiniert menschliche rBk mit D-Agglutinogen in einer 0,9%igen w/v NaCl-Lösung, jedoch keine menschlichen rBk, die kein D-Agglutinogen enthalten, unabhängig davon, ob sie die Agglutinogene A, B, C oder E enthalten.

Wertigkeit. Das Serum soll bei Prüfung in einem Speziallabor Anti-D-Agglutinin in solchen Mengen enthalten, daß es rBk mit bekanntem D-Agglutinogen-Gehalt bei einer Verdünnung von 1 : 32 agglutiniert.

Beschreibung. Eine klare oder leicht milchige, gelbliche oder farblose Flüssigkeit ohne Bodensatz. Es kann ein Bakterizid enthalten sein, jedoch nur von solcher Zusammensetzung oder Konzentration, daß keine Denaturierung eintritt.
Getrocknetes Anti-D-Rh-Serum ist ein schwach gelbliches Pulver.

Aufbewahrung. Anti-D-Rh-Serum (Kochsalz agglutinierend) soll in einem sterilen, versiegelten Behälter vor Licht geschützt aufbewahrt werden. Es soll so abgefüllt werden, daß keine Denaturierung oder bakterielle Infektion eintreten kann. Flüssiges Anti-D-Rh ohne Bakterizid kann in gefrorenem Zustand aufbewahrt werden, vorzugsweise bei Temperaturen unter −22°. Flüssiges Anti-D-Rh mit Bakterizid soll nicht gefroren werden und bei +4° gehalten werden, da Bakterizide das Serum in gefrorenem Zustand schädigen. Getrocknetes Anti-D-Rh soll bei Temperaturen nicht über +20° aufbewahrt werden.

Etikettierung. Das Etikett muß enthalten: 1. Anti-D-Rh-(Kochsalz agglutinierend), 2. Agglutinations-Titer, 3. Herstellungsnummer, 4. Laufzeit, 5. Aufbewahrungsbedingungen.

Anti-D-Rh-Serum (Albumin agglutinierend). Die Gewinnung ist wie bei Kochsalz agglutinierend. Es agglutiniert menschliche rBk in einer besonders hergestellten 20%igen w/v Lösung bovinen Albumins.

Wertigkeit. Bei Prüfung durch ein Speziallabor soll es mindestens 32 E. Anti-D-Agglutinin pro ml, gegen Rh-D positive Blutkörperchen gemessen, aufweisen. Wenn eine Parallel-Titration mit wieder verflüssigtem Standard von inkomplettem Anti-Rh_0-(Anti-D-)Blutgruppen-Serum durchgeführt wird, darf der Titer des Serums nicht niedriger sein als die Hälfte des Standard-Serums.
Das Standard-Serum für inkomplettes Anti-Rh_0-(Anti-D-)Blutgruppen-Serum ist das erste Internationale Standard von 1966 und besteht aus einem lyophilisierten Hyperimmun-Menschen-Serum mit 1053 E. pro mg. Es kann vom „National Institute of Medical Research, Mill Hill, London" bezogen werden.
Die übrigen Vorschriften decken sich mit denen von Anti-D-Rh-Serum (Kochsalz agglutinierend).

Etikettierung. Anti-D-Rh (Albumin agglutinierend).

3. Anti-C-Rh-Serum wird von einer oder mehreren Personen gewonnen, die mit dem C-Agglutinogen der Rh-Gruppe immunisiert wurden. Es darf in einer 0,9%igen w/v NaCl-Lösung nur solche Blutkörperchen agglutinieren, die das C-Agglutinogen enthalten.

Wertigkeit. Das Serum soll bei Testung in einem Speziallabor soviel Anti-C-Agglutinin enthalten, daß es noch in einer Verdünnung 1:8 rBk mit C-Agglutinogen agglutiniert.

Die übrigen Forderungen hinsichtlich Sterilität, Aufbewahrung sind entsprechend Anti-D-Rh-Serum.

Etikettierung. Anti-C-Rh-Serum.

Im Hinblick auf die Seltenheit von Anti-C-Rh-Serum ist es manchmal notwendig, eine Mischung von Anti-C-Rh-Serum und Anti-D-Rh-Serum zu benutzen, um rBk mit Anti-C-Agglutinogen zu entdecken, die vorher Anti-D-Rh negativ waren.

4. Anti-E-Rh-Serum wird ebenfalls von einem oder mehreren mit E-Agglutinogen immunisierten Menschen gewonnen und darf nur menschliche rBk mit E-Agglutinogen in 0,9%iger w/v NaCl-Lösung agglutinieren, nicht solche mit A, B, C oder D-Agglutinogen.

Wertigkeit. Es muß noch in einer Verdünnung von 1:8 rBk mit E-Agglutinogen agglutinieren, die übrigen Forderungen entsprechen den wie bei Anti-D-Rh beschriebenen.

Etikettierung. Anti-E-Rh-Serum.

Das bei Anti-C-Rh Gesagte über die Mischung von Anti-C-Rh- und Anti-D-Rh-Serum gilt sinngemäß für eine Mischung von Anti-E-Rh- und Anti-D-Rh-Serum zur Prüfung von E-Agglutinogen in rBk, die vorher mit Anti-D-Agglutinogen negativ waren.

Manchmal wird für das Rh-Blutgruppen-System auch noch eine andere Nomenklatur benutzt, in der Anti-C-Rh mit Anti-Rh', Anti-D-Rh mit Anti-Rh$_0$ und Anti-E-Rh mit Anti-Rh'' bezeichnet wird.

Blutgruppenspezifische Substanzen A und B sind nach USP XVI sterile isotonische Lösungen von Polysaccharid-Aminosäure-Komplexen, die in der Lage sind, den Titer von Anti-A und Anti-B Isoagglutininen der Blutgruppe 0 herabzusetzen. Die blutgruppenspezifische Substanz A wird gewöhnlich aus Schweinemagenmucin isoliert, die Substanz B aus dem glandulären Teil der Pferdemagenmucosa. Beide enthalten ein Konservierungsmittel, ihr pH liegt zwischen 6,0 und 6,8. Die Laufzeit ist nicht länger als 2 Jahre.

Handelsform. 10 ml, um zu 500 ml Blut der Gruppe 0 zugesetzt zu werden.

Dosierung und Anwendung. i.v., 1 Transfusionseinheit (10 ml) in 500 ml 0-Blut.

Für die Blutgruppen- und Blutfaktorbestimmungen sind folgende Seren und Reagentien im Handel:

Anti-A-, Anti-B- und Anti-AB-(Blutgruppe 0-)Seren; zur Bestimmung der A-Untergruppen: Anti-A$_1$- und Anti-A$_2$-Seren.

Testseren zur Bestimmung der Rh-Faktoren, konglutinierend, inkomplett oder zum Teil agglutinierend, komplett: Anti-D-, Anti-C-, Anti-E-, Anti-CD-, Anti-DE-, Anti-CDE-, Anti-c-, Anti-C^w-, Anti-e-Seren.

Testseren zur Bestimmung weiterer Blutkörperchenmerkmale: Anti-M-, Anti-N-, Anti-S-, Anti-s-, Anti-P-, Anti-Kell-, Anti-Lewis^a-, Anti-Lewis^a-, Anti-Duffy^b-, Anti-Kp^a-, Anti-Kp^b-, Anti-Kidd^a-, Anti-Kidd^b-, Anti-Lutheran^a-, Anti-Lutheran^b-, Anti-Bu^a-, Anti-Wr^a-, Anti-Sk^a-, Anti-Sk^b-, Anti-U-, Anti-V-, Anti-Di^a-Seren.

Anti-Seren für den Coombs-Test: Anti-Humanglobulin-Serum (Coombs-Serum) zur Erfassung von inkompletten Antikörpern im direkten oder indirekten Coombs-Test.

Test-Seren zur Bestimmung weiterer Blutkörperchenmerkmale im Coombs-Test: Anti-Kell-, Anti-Cellano-, Anti-s-, Anti-Duffy^a-, Anti-Duffy^b-, Anti-D + D^u-Seren.

Agglutininfreies Humanserum der Blutgruppe AB, Rh-positiv.

Das Serum ist frei von Antikörpern, die eine Agglutination oder Hämolyse normaler menschlicher Erythrozyten hervorrufen können.

Rinderalbumin 20-, 22- und 30%ig dient als Supplement zum Nachweis inkompletter Antikörper gegen fast alle Erythrozytenmerkmale.

Enzympräparate, die im Fermenttest die Reaktion zwischen Antigen und entsprechenden Antikörpern begünstigen.

Testblutkörperchen in gebrauchsfertigen Suspensionen mit sämtlichen Blutgruppenmerkmalen.

Testseren zur Bestimmung der erblichen Serumeigenschaften aus der Globulinfraktion des menschlichen Serums: Anti-Gc-, Anti-Gm-, Anti-InV-Seren, Anti-Hp-Seren, dazu die entsprechenden Kontrollsera.

Eldonkarten für ABO und Rh$_0$(D)-Blutgruppenbestimmung und für Papain-, ABO- und Coombs-Verträglichkeitsproben.

Dokumentationskarten (Dokutest) aus Spezialfolie für verschiedene Blutgruppen-Untersuchungen.

Lieferfirmen sind:
Aquila GmbH, Pinneberg: vertritt die Präparate der Nordisk Insulin Laboratorien. — Asid-Institut GmbH, München: Vertriebsfirma der Dade-Reagents Inc., Miami, USA, Europazentrale: Merz und Dade AG, Bern, Schweiz. — Behringwerke AG, Marburg. — BiotestSerum-Institut-GmbH. — Cilag-Chemie GmbH, Alsbach a. d. Bergstraße, Abt. Ortho-Bluttestseren (Ortho Pharmaceutical Corp., Raritan, N. J., USA. — Certified Blood Donor Service, Inc., Jamaica, N. Y.: Vertrieb in Deutschland durch die Fa. Seruminstitut Dr. Hans Molter, Heidelberg. — Dade-Reagents Inc., Miami, USA: Vertrieb in Deutschland durch AsidInstitut GmbH, München. — Dr. E. Fresenius KG, Bad Homburg v. d. H., Testseren „Fresenius". — Staatl. Institut für Immunpräparate und Nährmedien Berlin-Weißensee (DDR), Testseren „Berlin". — Fa. Hyland: Vertrieb in Deutschland durch die Travenol International, München. — Nordisk Insulin Laboratorien: Vertrieb in Deutschland durch die Aquila GmbH, Pinneberg. — Serum-Institut Dr. Hans Molter, Heidelberg, Lieferant der amerikanischen Testsera der Fa. Certified Blood Doner Service Inc., Jamaica, USA. — Sächsisches Serumwerk AG, Dresden. — Südmedica GmbH, München. — Travenol International, München, Vertrieb für die Fa. Hyland.
USA: *Anti-RH Typing Sera* (Human), diagnostic agent (Lederle). — *Blood Grouping Serums* (human) liquid, diagnostic agent (Lederle).

Blutersatz[1] und aus Blut erzeugte Arzneimittel

Der Blutersatz in Form der Transfusion von Vollblut oder einzelnen Serumbestandteilen wurde in den letzten Jahren in zunehmendem Maße in die Therapie eingeführt. Im folgenden Abschnitt sollen die hier in Frage kommenden Präparate besprochen werden. Der Blutersatz kann vorgenommen werden in Form der direkten Frischblutübertragung, wie sie an den Krankenhäusern mit eigenen oder durch die Blutbanken zur Verfügung gestellten Spendern gehandhabt wird. Oder es werden Vollblut- bzw. Serumkonserven übertragen. Vollblutkonserven stammen fast ausschließlich aus Blutbanken. Sie haben den Nachteil der wesentlich kürzeren Haltbarkeit, der bedingt ist durch die Alterungserscheinungen der zellulären Bestandteile. Diesem Alterungsprozeß verfallen zuerst, und dies sehr schnell, die Leukozyten, später die rBk und zuletzt die Lymphozyten. Außerdem hat sich herausgestellt, daß der Ersatz der zellulären Bestandteile des Blutes häufig eine untergeordnete Rolle spielt. An Stelle der Infusion des Gesamtserums kann der Ersatz einzelner Serumbestandteile treten, z. B. in Form von Albuminlösungen oder Gamma-Globulin. Diese spielen außerdem eine besondere Rolle in der Infektionsprophylaxe, besonders der Virusinfektionen (Masern, Poliomyelitis). Der so verliehene Schutz ist allerdings zeitlich begrenzt.

Citrated whole human blood ist nach USP XVII Blut, welches unter strengsten aseptischen Kautelen gewonnen wurde. Seine Gerinnung wird durch Zusatz einer entsprechenden Menge Citrat-Dextrose-Lösung verhindert. Die Spender unterliegen schärfsten Bestimmungen hinsichtlich ihres Gesundheitszustandes.

Beschreibung. CWHB ist eine tiefrote, opake Flüssigkeit, aus der die rBk innerhalb 24 bis 48 Std. absetzen, es entsteht dabei eine klare gelbliche oder rötliche überstehende Flüssigkeit. Wurde das Blut bald nach einer Mahlzeit des Spenders entnommen, kann sich eine fetthaltige Oberflächenschicht bilden.

Verpackung und Aufbewahrung. Es muß im Entnahmegefäß aufbewahrt werden. Es sollen Behälter der Typen I oder II aus farblosem, durchsichtigem Glas benutzt werden oder aus geeignetem plastischem Material. Der Verschluß muß so eingerichtet sein, daß vor Gebrauch eine Vorprobe angestellt werden kann. Zusätzliche Prüfungen auf Sterilität und Pyrogenfreiheit müssen ausgeführt werden. Aufbewahrung bei 1° bis 6°, vorzugsweise an der unteren Grenze. Vertrieb im ungeöffneten Behälter. Die Laufzeit beträgt höchstens 21 Tage nach Blutentnahme.

Handelsformen. 250 und 500 ml, gebräuchliche Dosierung 500 ml i.v. BP 68 schreibt bei *Whole human blood*, das im übrigen dem CWHB entspricht, die genaue Zusammensetzung der Citrat-Dextrose-Lösung vor, Na-Citrat 2,0 bis 2,5 g, Dextrose 3,0 g, Aqu. pro inj. ad 120,0. Diese Menge ist ausreichend für 420 ml Blut.
BP 68 schreibt noch vor, daß WHB einem Spender dann nicht entnommen werden darf, wenn der Hb-Gehalt dieses Blutes, gemessen an der Cyanmethämoglobin-Lösung für fotometrische Hämoglobinometrie [British Standard 3985 (1966)], bei weiblichen Spendern unter 12,5% w/v und bei männlichen Spendern unter 13,3% w/v liegt. Bei einer Entnahme

---

[1] Vgl. auch dazu S. 273.

sollen nicht mehr als 420 ml entnommen werden. Das WHB soll nach den oben genannten Vorschriften nicht weniger als 9,7% w/v Hb enthalten.

Alle Präparationen, die aus menschlichem Blutplasma oder Serum gewonnen sind, dürfen nach BP 68 nur durch Geräte infundiert werden, die in der Sektion 3 oder Sektion 4 des British Standard 2463 (1962) — Transfusionsgeräte für medizinischen Gebrauch — beschrieben sind.

Die übrigen Bestimmungen decken sich mit denen der USP XVII.

ÖAB 9 verlangt bei der Blutkonserve, daß der Verschluß des Behälters so gesichert sein muß, daß jeder Eingriff in diesen eindeutig erkennbar ist (Siegel, Verschlußkappe). An der Blutkonserve muß ein mit Blut, das dem Spender zum Zeitpunkt der Herstellung der Blutkonserve entnommen wurde, gefülltes Proberöhrchen fixiert sein. Dieses Gefäß muß die Konserven-Nummer, die Blutgruppe und den Rhesusfaktor aufweisen.

Nach DAB 7-DDR hat CWHB eine Laufzeit von 21 Tagen. Die Deklaration muß Namen und Vornamen des Blutspenders, die laufende Nummer der Blutkonserve, Blutgruppe des Blutspenders im ABO-System und die Rh-Gruppe enthalten. Weiter muß der Tag der Blutentnahme und die Laufzeit angegeben werden. Das Etikett muß den Vermerk „zum einmaligen Gebrauch" enthalten.

Concentrated human red blood corpuscles BP 68 werden hergestellt aus einer oder mehreren Präparationen von menschlichem Gesamtblut, die nicht älter als 14 Tage sind und deren jede direkt dem Blut des vorgesehenen Impflings entsprechen muß. Es sind mindestens 40% des Plasmas und der Lösung des Anticoagulans vom Gesamtblut zu entfernen.

Beschreibung. Eine tiefrote Flüssigkeit bei der Herstellung, später können die rBk ein Sediment bilden.

Hb-Wert. Es muß mindestens 15,5% w/v Hb enthalten. Die Herstellung muß unter aseptischen Bedingungen erfolgen.

Aufbewahrung. Im sterilen Behälter, versiegelt, bei 4 bis 6°. Der Gebrauch muß innerhalb von 12 Std. nach der Herstellung erfolgen.

Concentrated human red blood corpuscles BP 68 entsprechen den *Packed Human Blood Cells* in USP XVII.

Dried human plasma BP 68 ist hergestellt durch Trocknung eines Pools der überstehenden Flüssigkeit menschlichen Vollblutes. Um die Kreuzneutralisation der Hämagglutinine zu sichern, werden die überstehenden Flüssigkeiten so gepoolt, daß das Verhältnis von AO-, B- und AB-Gruppenspendern in der Mischung wie 9:9:2 ist. Neben dem Schutz vor jeglicher bakterieller Verunreinigung muß eine Behandlung zur Zerstörung des Erregers der homologen Serumhepatitis vorgenommen werden. Erfolgt dies nicht, dürfen die Sera von höchstens 10 Spendern gepoolt werden. Die Trocknung erfolgt durch Lyophilisation oder ein anderes Verfahren, so daß ein in Wasser leicht lösliches Produkt entsteht. Diese Vorgänge dürfen nicht zur Eiweißdenaturierung führen. Nach Lösung im Ausgangsvolumen in Wasser müssen mindestens 4,5% (w/v) Protein enthalten sein, dabei muß innerhalb von 10 Min. völlige Lösung eingetreten sein.

Identifizierung. 1. Durch Präzipitation mit Serumproteinen vom Menschen, nicht mit Serumproteinen von Huf- oder Nagetieren. — 2. Zu 1,0 ml werden 0,2 ml einer 2,5%igen (w/v)-Lösung wäßrigen $CaCl_2$ gegeben; es entsteht eine Koagulation, die durch Bebrütung bei 37° beschleunigt werden kann.

Gehaltsbestimmung. 0,2 ml einer Lösung in soviel W., wie es auf dem Etikett vorgeschriebenen Vol. W. für Injektion entspricht, werden in ein Rundbodenzentrifugenglas gefüllt. Dazu kommen 5 ml W. nach Mischung 0,2 ml einer 7,5%igen (w/v) Natriummolybdat-Lsg. und 0,2 ml einer Mischung von einem T. stickstofffreier schwefeliger Säure mit 30 T. W. Diese Mischung wird geschüttelt und 5 Min. zentrifugiert. Der Überstand wird weggegossen, das umgedrehte Röhrchen auf Filtrierpapier gesetzt und ablaufen gelassen. Auf den Rückstand im Röhrchen kommen 3 T. einer 30%igen (w/v) Lsg. von Kupfer-Sulfat und 1 ml stickstofffreier schwefeliger Säure; 10 Min. kochen. Nach Abkühlen wird 1 g wasserfreies Natriumsulfat und 10 mg Selen zugefügt, 1 Std. gekocht und dann abgekühlt. Dann wird das Ganze in eine Ammoniak-Destillationsapparatur überführt, 6 ml gesättigter Natronlauge zugefügt und Dampf durch die Flasche geschickt. Nach einer Destillation von 7 Min. wird das Destillat in einer Mischung von 5 ml einer gesättigten Borsäure-Lsg., 5 ml W. und 1 Tr. einer gesättigten Methylenrot-Lsg. in Alkohol (95%), die 0,1% Methylenblau enthält, aufgefangen und mit n/70 Salzsäure titriert. Jeder ml n/70 Salzsäure entspricht 0,001 25 g Protein.

Trocknungsverlust. Wenn es über Phosphorpentoxid bei einem Druck nicht über 0,02 Torr für 24 Std. getrocknet wird, darf der Gewichtsverlust 0,5% nicht übersteigen.

Aufbewahrung. Die Aufbewahrung muß unter Stickstoff, vor Licht geschützt, bei 10 bis 20° erfolgen. Das Etikett muß den Namen, den Prozentsatz des Anticoagulans und anderer evtl. Zusätze tragen, die Wassermenge, die zur Herstellung der gebrauchsfertigen Lösung notwendig ist, den Eiweißgehalt der fertigen Lösung und die Anordnung, daß diese sofort verwendet werden muß. Die weiteren Vorschriften entsprechen den bei Serumpräparaten gebräuchlichen.

Die Forderungen von USP XVII entsprechen der BP 68. Es werden hier außerdem noch *flüssiges und gefrorenes normales menschliches Plasma* geführt, die im ÖAB 9 als Plasma-konserve bezeichnet wird.

Die Aufbewahrung von flüssigem Plasma soll bei 15 bis 30° ,die des gefrorenen unter −18° erfolgen. Das gefrorene Plasma muß auf jeden Fall bis zum Gebrauch im gefrorenen Zustand gehalten werden und soll dann im Wasserbad von 37° verflüssigt werden.

Die Laufzeit beträgt für flüssiges Plasma nicht mehr als 2 Jahre, für gefrorenes 5 Jahre.

Handelsformen. 5, 250 und 500 ml.

Anwendung. 500 ml i.v., wenn notwendig, wiederholen.

Human-Trockenplasma DAB 7-DDR darf nur in 500-ml-Blutkonservenflaschen mit paraffinierten Verschlüssen unter Stickstoff bei Temperaturen unter 20° aufbewahrt werden.

Von 100 auf einer Gefriertrocknungsanlage hergestellten Behältnissen mit Human-Trockenplasma sind jeweils 2 dem Deutschen Institut für Arzneimittelwesen zur Prüfung einzusenden.

Plasma humain normal citraté desséché CF 65 entspricht den Anforderungen von BP 68.

Plasmaproteinlösung, human ist nach ÖAB 9 eine sterile pyrogenfreie Lösung humaner Plasmaproteine mit Zusatz geeigneter Stabilisatoren.

Dried human serum BP 68 wird aus flüssigem menschlichem Serum nach einem herkömmlichen Verfahren dargestellt. Es muß mindestens 6,5% (w/v)-Protein enthalten. Die übrigen Vorschriften entsprechen denen von Dried human plasma und WHB.

Erythrozyten-Konserve ÖAB 9 ist ein steriles pyrogenfreies Erythrozyten-Konzentrat, das aus nicht mehr als 2 bis 3 blutgruppen- und rhesusfaktor-gleichen, höchstens bis zu 7 Tage alten Blutkonserven hergestellt wurde. Die Aufbewahrung entspricht derjenigen der Blutkonserve. Aus der Signierung muß die Konserven-Nummer, Stabilisator und Herstellungstag der Blutkonserven, die zur Bereitung der Erythrozytenkonserve verwendet wurden, das Herstellungsdatum, die Uhrzeit und die approximative Verwendbarkeitsdauer in Stunden hervorgehen.

Human Normal Immunoglobulin Injection BP 68 ist ein Präparat, das die meisten γ-g-Globuline normalen menschlichen Plasmas zusammen mit geringen Anteilen anderer Plasma-Proteine enthält. Es enthält außerdem die Antikörper normaler Erwachsener. Es kann gewonnen werden durch Präzipitation mit geeigneten organischen Lösungsmitteln aus dem gepoolten flüssigen Plasma von mindestens 1500 Spendern. Die Präzipitation muß unter kontrollierten Bedingungen von pH, Ionenkonzentration und Temperatur ablaufen. Zu keinem Zeitpunkt dieses Produktionsschemas darf ein Bakterizid oder Antibioticum hinzugefügt werden. Die abgetrennten Globuline werden in einer 0,8%igen (w/v) Lösung von NaCl oder einem anderen geeigneten Vehikel aufgelöst, das 0,01% (w/v) Thiomersal oder ein anderes geeignetes Bakterizid in geeigneter Konzentration enthält. Die Lösung wird sterilisiert durch Filtration und in Ampullen abgefüllt, die dann bakteriendicht versiegelt werden. Die Lösung soll mindestens 14,5%, aber nicht mehr als 15,5% (w/v) Protein enthalten.

Beschreibung. Eine klare, schwach gelbliche oder leicht bräunliche Flüssigkeit, die eine leichte Undurchsichtigkeit zeigen kann und gelegentlich einzelne Partikel.

Identifizierung. 1. Durch Präzipitations-Test mit spezifischen Antisera, da es nur Proteine menschlichen Ursprungs enthält. — 2. Durch Elektrophorese: durch Bestimmung der Wanderungsgeschwindigkeit in Natrium-Barbitursäure-Puffer bei pH 8,6 und einer Ionenkonzentration von 0,1 müssen mindestens 90% des Proteins die Geschwindigkeit der langsamsten Komponenten menschlichen Plasmas haben. — 3. Bei Prüfung in der Ultrazentrifuge unter Benutzung eines 1%igen v/v Phosphat-Puffers von pH 6,0 bis 8,0 und einer Ionenkonzentration von mindestens 0,2, enthalten mindestens 80% des Proteins einen Sedimentations-Koeffizienten von ca. 7, nicht mehr als 15% des Proteins dürfen einen Sedimentations-Koeffizienten von ca. 10 und nicht mehr als 5% des Proteins einen solchen von 3 bis 5 haben.

Das Präparat darf einen kleinen Proteinanteil mit einem Sedimentations-Koeffizienten von ca. 19 haben.

Azidität oder Alkalinität. pH 6,4 bis 7,2.

Stabilität. Bei Prüfung in der Ultrazentrifuge nach einer Aufbewahrung von einem Monat bei 37°, darf kein sichtbarer Anstieg des Proteinanteils bestehen.

Gehaltsbestimmung. 1 ml wird mit 15 ml einer Kochsalzlösung verdünnt und dann der bei getrocknetem menschlichem Plasma beschriebene Nachweis durchgeführt, bei Benutzung von 1,5 ml der genannten Verdünnung.

Aufbewahrung. Bei Temperaturen zwischen 4 und 6°.

Etikettierung. 1. Menge des Präparates, die einen bestimmten Proteingehalt hat, 2. nur für i.m. Injektion.

Dosierung. Bei i.m. Injektion ein Volumen, das den folgenden Proteinanteilen entspricht:
für die Vorbeugung bei Masern 250 mg für Kleinkinder unter 1 Jahr;
bis 750 mg für Kinder von 3 Jahren und darüber;
für die Unterdrückung der Masern 250 mg;
für die Vorbeugung der Röteln bei graviden Frauen 750 mg;
für die Vorbeugung der infektiösen Hepatitis 250 mg bis zu 10 Jahren, 750 mg über 10 Jahre.

Human Normal Immunoglobulin Injektion enthält in 1,7 ml 250 mg Protein.

Falls menschliches γ-Globulin pro inj. oder menschliches γ-g-Immunglobulin verschrieben wurde oder verlangt wird, soll menschliches Normal-Immunglobulin pro Injektion abgegeben werden.

Human Normal Immmunoglobulin Injection BP 68 entspricht **Immun Serum Globulin (Human)** USP XVII. Die Anforderungen gehen nicht über BP 68 hinaus.

Immune Serum Globuline Serum-Immunglobulin, human ÖAB 9 ist nach USP XVII eine sterile Lösung von Globulinen, welche zahlreiche im menschlichen Erwachsenen-Serum normalerweise vorhandene Antikörper enthält, versetzt mit einem gewöhnlichen Konservierungsmittel. Jede Charge von ISG stammt aus dem Originalplasma oder Serum-pool, das aus dem venösen oder Plazentarblut von mindestens 1 000 Individuen hergestellt ist. Nicht weniger als 90% des Gesamtproteingehaltes sind Globuline. ÖAB 9 führt Serum-Immunglobulin, human, auch lyophilisiert.

Beschreibung. ISG ist eine transparente oder leicht opaleszente Flüssigkeit, farblos oder bräunlich infolge des denaturierten Hämoglobins, es ist fast geruchlos. Beim Stehen kann es einen leicht körnigen Bodensatz aufweisen. Laufzeit: 3 Jahre.

Handelsformen. 2 und 10 ml.

Anwendung. Intramuskulär, prophylaktisch bei Masern 0,22 ml/kg oder 0,045 ml/kg, bei infektiöser Hepatitis 0,02 ml/kg.

Normal human serum albumin Albuminlösung, human. ÖAB 9 ist nach USP XVII eine sterile Herstellung von Serumalbuminen, die durch Fraktionierung des Blutes gesunder menschlicher Spender gewonnen wird; nicht weniger als 96% des Gesamtproteingehaltes ist Albumin. Die Lösung enthält in 100 ml Serumalbumin, die hinsichtlich des osmotischen Druckes 500 ml normalen menschlichen Blutplasma entsprechen (5 g entsprechend 100 ml). Es kann auch in Trockenform vorliegen. Es enthält kein Konservierungsmittel, die flüssige Form jedoch als Stabilisator entweder 0,16 mMol Natriumacetyl-tryptophanat oder je 0,08 mMol Natriumacetyltryptophanat und Natrium-caprylat pro Gramm Albumin. Wurde das Serumalbumin von Plasma mit einem Quecksilberkonservierungsmittel gewonnen, darf das Gramm Albumin höchstens 20 γ Quecksilber enthalten.

Beschreibung. NHSA ist eine etwas viskose, klare, bräunliche Flüssigkeit und geruchlos. Getrocknetes NHSA ist leicht gelb oder tief cremefarben gefärbt. Der Wassergehalt von getrocknetem Serumalbumin muß so gering sein, daß bei vollständiger Trocknung über Phosphorpentoxid bei Raumtemperatur und Druck der Gewichtsverlust höchstens 1% beträgt.

Aufbewahrung. Flüssiges NHSA bei 2 bis 10°, Aufbewahrung für kürzere Zeit bei höherer Temperatur ist nicht schädlich, getrocknetes NHSA kann bei Raumtemperatur nicht über 37° aufbewahrt werden. Laufzeit: Flüssiges NHSA nicht mehr als 5 Jahre, getrocknetes nicht mehr als 8 Jahre.

Handelsformen. Flüssiges NHSA 20 und 50 ml entsprechend 100 und 250 ml Plasma, 250 und 500 ml entsprechend 250 und 500 ml Plasma.

Anwendung. i.v., das Äquivalent von 25 g Albumin.

Serum Albumin Humaine CF 65 darf enthalten:

0,04 mMol Natriumacetyl-tryptophanat oder

0,04 mMol Natriummandelat (Phenylglykolat) oder

0,02 mMol Natrium-caprylat allein oder zusammen mit

0,02 mMol Natriumacetyl-tryptophanat oder

0,02 mMol Natriummandelat.

Das Serum Albumin soll in sterilisierter Lösung vor Gebrauch mindestens 10 Std. auf 60° ($\pm$ 0,5°) erwärmt werden.

Pertussis-Hyperimmunglobulin, human ÖAB 9 ist eine sterile pyrogenfreie Lösung der γ-Globulinfraktion der Blutflüssigkeit von Spendern, die gegen Pertussis geimpft wurden. Es enthält einen Stabilisator und ein Konservierungsmittel. Das gleiche Präparat ist auch in lyophilisierter Form verfügbar.

Poliomyelitis-Immunglobulin, human ist nach ÖAB 9 eine sterile pyrogenfreie Lösung der γ-Globulinfraktion der menschlichen Blutflüssigkeit, die neutralisierende Antikörper gegen Poliomyelitis-Virus aufweist. Sie enthält einen Stabilisator und ein Konservierungsmittel. Desgleichen ist ein lyophilisiertes Poliomyelitis-Immunglobulin in dem ÖAB 9 enthalten.

Im Laufe der letzten Jahre konnte ein erheblicher Teil der Faktoren dargestellt werden, die die Gerinnung im hemmenden oder fördernden Sinne beeinflussen. Abweichungen vom normalen Gehalt des Blutes an diesen Faktoren können zu schweren Erkrankungen, wie Hämophilie = Blutkrankheit in ihren verschiedenen Formen, oder zu Thrombosen führen.

Antihemophilic Human Plasma (Antihaemophilic Plasma, human, ÖAB 9) ist nach USP XVII normales menschliches Plasma, das schnellstens aufbereitet wurde, um die antihämophilen Eigenschaften des Originalblutes zu erhalten. Die Zeit zwischen Blutentnahme und dem Einfrieren des Plasmas darf nicht mehr als 6 Std. betragen.

AHP wird in gefrorenem oder getrocknetem Zustand vertrieben. Gefrorenes AHP wird im endgültigen Gefäß eingefroren, es ist nicht gepoolt und enthält keine zusätzlichen Substanzen. Getrocknetes AHP wird unter Vakuum gefriergetrocknet, es wird vor dem Einfrieren gepoolt und enthält ebenfalls keine zusätzlichen Substanzen.

Beschreibung. Getrocknetes AHP ist leicht gelb bis tief cremefarben, es zeigt mikroskopisch eine wabenförmige Struktur ohne Tendenz zu zerfließen. Der Wassergehalt muß so niedrig sein, daß beim Trocknen über Phosphorpentoxid der Gewichtsverlust nicht mehr als 1% beträgt.

Verpackung und Aufbewahrung. Gefrorenes AHP soll in farblosen durchsichtigen Behältern vom Typ I und II aufbewahrt werden bei Temperaturen unter $-18°$. Erst unmittelbar vor Gebrauch wird es im Wasserbad bei 37° wieder verflüssigt. Die Aufbewahrung von getrocknetem AHP erfolgt bei 2 bis 10°.

Laufzeit für gefrorenes AHP nicht mehr als 1 Jahr, für getrocknetes nicht mehr als 5 Jahre.

Handelsformen. Gefrorenes AHP 100 und 250 ml Behälter, getrocknetes 50, 100 und 250 ml Behälter.

Anwendung. i.v. zwischen 60 und 120 ml pro Tag in Abhängigkeit von der Gerinnungszeit.

Human Fibrin Foam (menschlicher Fibrinschaum) BP 68 ist ein trockener künstlicher Schwamm aus menschlichem Fibrin. Er wird durch Zusatz von Thrombin zu menschlicher Fibrinogenlösung gewonnen. Dabei setzt sich der Fibrinschaum ab, der dann lyophilisiert wird. Nach dem Lyophilisieren wird das Präparat für 3 Std. bei 130° erhitzt.

Beschreibung. Feiner weißer Schwamm mit festem Gefüge, in Wasser unlöslich, Aufbewahrung unter sterilen Kautelen, vor Licht geschützt, bei 10 bis 20°.

Human Fibrinogen (Fibrinogen, human ÖAB 9) ist nach BP 68 ein Trockenpräparat des löslichen Bestandteiles aus flüssigem menschlichem Plasma, der nach Zugabe von Thrombin in Fibrin umgewandelt wird. Das Molekulargewicht ist 330 bis 350 000. HF wird hergestellt durch Präzipitation mit organischen Mitteln unter der Kontrolle von pH und Temperatur. Wiederauflösung in einer Lösung von Natriumchlorid und Natriumcitrat, Lyophilisierung. Wenn es in der vorgeschriebenen Wassermenge wieder aufgelöst ist, muß die Lösung mindestens 1%, höchstens 1,5% w/v Fibrinogen enthalten (dieses bildet mindestens 65% des Gesamtproteingehaltes). Es darf ferner nicht mehr als 1,8% NaCl und nicht mehr als 0,74% Natriumcitrat enthalten.

Beschreibung. Weißes Pulver, das in Salzlösung in Form einer farblosen Flüssigkeit leicht löslich ist. Identifizierung: 1. In frisch hergestellter Lösung (in wäßrigem Puffer bei pH 8,0) liegt die Wanderungsgeschwindigkeit im elektrischen Feld zwischen der von β- und γ-Globulin. 2. Die frisch hergestellte Lösung gerinnt nach Zugabe von Thrombin. Aufbewahrung und Etikettierung entsprechend den üblichen Anforderungen.

USP XVII geht nicht über diese Anforderungen hinaus, schreibt aber die Abfüllung in unter Vakuum luftdicht verschlossenen Behältern vor.

Packungen: 1 bis 2 g.
Es dient als Gerinnungsfaktor und wird mit 2 g i.v. injiziert, normaler Dosisbereich 2 bis 6 g.

Human Thrombin BP 68 ist das Enzym, das menschliches Fibrinogen in Fibrin umwandelt. Es wird aus menschlichem Plasma gewonnen durch Präzipitation mit geeigneten Salzen und organischen Lösungsmitteln unter Kontrolle von pH, Ionenkonzentration und Temperatur. Das menschliche Plasmaprothrombin wird durch Zugabe minimaler Mengen von Ca-Ionen und von Thromboplastin in Thrombin verwandelt. Die Lösung wird durch Filtration geklärt und dann lyophilisiert. 1 mg muß mindestens 10 Gerinnungsdosen enthalten.

Beschreibung. Cremefarbenes Pulver, das in Form einer schwach gelben Flüssigkeit in physiol. NaCl-Lösung leicht löslich ist.

Identifizierung. Bei Zugabe der oben beschriebenen Lösung zu Citratplasma tritt die Gerinnung ohne Hinzufügen von Ca-Ionen auf.

Prüfung. Eine Gerinnungsdosis Thrombin ist die Menge, die 1 ml einer 0,1% (w/v)-Lösung menschlichen Fibrinogens in physiol. NaCl-Lösung in 15 Sek. gerinnen läßt. Eine Lösung wird geprüft, indem man die Zeit mißt, die 0,2 ml einer NaCl-Aufschwemmung von Thrombin benötigen, um 0,8 ml einer 0,125% (w/v)-Lösung menschlichen Fibrinogens zur Gerinnung zu bringen. Ein Vorversuch zur Bestimmung der Gerinnungsdosen besteht darin, daß man 15 durch die Gerinnungszeit in Sek. dividiert und mit dem Prozentsatz der Stärke der Thrombinlösung multipliziert. Die Wertigkeit wird dann gesichert durch Herstellung einer entsprechenden Lösung, die in 15 Sek. die Gerinnung herbeiführt.

Aufbewahrung. Unter Stickstoff, vor Bakterien, Feuchtigkeit und Licht geschützt, zwischen 10 und 20°. Etikettierung: Sie muß enthalten die Anzahl der Gerinnungsdosen, die Aufbewahrungsbedingungen und die Laufzeit.

Thromboplastin USP XVII ist ein Pulver, das aus mit Aceton extrahiertem Hirn- oder Lungengewebe frisch getöteter Kaninchen hergestellt wurde. Es kann NaCl und $CaCl_2$ in angemessener Menge enthalten. Es wird in Form einer Suspension zur Bestimmung der Prothrombin-Zeit und Aktivität des Blutes benutzt, einer wichtigen Probe bei der Anticoagulantientherapie. Die Gerinnungszeit normalen menschlichen Plasmas mit Thromboplastin beträgt in Anwesenheit einer ausreichenden Menge Ca-Ionen 11 bis 16 Sek.

Beschreibung. Trockenpulver, das in Wasser eine einheitliche Suspension bildet. Trockengewicht: Bei Trocknung im Vakuum für 6 Std. (bei 60°) darf der Gewichtsverlust 5% nicht übersteigen.

Verpackung und Aufbewahrung. In fest verschlossenen Behältern nicht über 5°. Jede Packung muß eine genaue Anweisung für die Herstellung der Suspension, für die Herstellung einer Aktivitätseichkurve, für die Umrechnung der Prothrombinzeit in Sek. in Prozent Prothrombinaktivität und für die Durchführung des Testes enthalten.

Gamma-Globulin (Asid-Institut GmbH, München) ist eine sterile Lösung der aus Menschenserum rein dargestellten Gamma-Globulin Fraktion. Der Reinheitsgrad beträgt 95 bis 100%, der Proteingehalt der Lösung 16%.

Anwendung und Dosierung. Zur Prophylaxe und Therapie bei Masern, Masernenzephalitis, Varizellen, Herpes zoster, Röteln, Mumps, infektiöser Mononukleose, Poliomyelitis, Hepatitis epidemica, Serum-Hepatitis, postvakzinalen Komplikationen, Streptokokken und Staphylokokken-Infekten, Antikörpermangelsyndrom. Anwendung: i.m. zwischen 0,15 und 1,0 ml/kg.

Handelsformen. Ampullen mit 2 und 5 ml.

Pertussis-Hyperimmun-Globulin (PHG) (Asid) wird aus dem Blut von gesunden, mit Keuchhustenvakzine aktiv immunisierten Erwachsenen durch Serumfraktionierung gewonnen. Die Pertussis-Antikörper sind in der Gamma-Globulin-Fraktion enthalten. PHG-Asid ist eine 1%ige Lösung dieser Antikörperglobuline.

Anwendung und Dosierung. Zur Prophylaxe: 2 ml pro 10 kg i.m., evtl. Wiederholung nach 14 bis 20 Tagen. Zur Therapie: 2 ml pro 10 kg, Wiederholung bei Bedarf in Abständen von 24 bis 48 Std.

Handelsform. Mehrfachentnahmefläschchen zu 2 ml.

Rhesoneutral (Asid). Zur Prophylaxe einer Sensibilisierung gegen das Merkmal D bei D-negativen Müttern.

Wird aus dem Serum von Blutspendern mit hohem Gehalt an Anti-D-Antikörpern gewonnen. Anti-D-γ-G-Globulin $= 100\ \mu$g/ml.

Anwendung und Dosierung. Das Präparat wird D-negativen Müttern nach jeder Geburt und jedem Abort verabreicht, wenn noch keine Sensibilisierung gegen D besteht, die Gefahr einer solchen jedoch gegeben ist. Spätestens 72 Std. nach der Geburt sollten 2 ml Rhesoneutral i.m. gegeben werden, siehe Gebrauchsanweisung.

Handelsformen. Amp. mit 1 ml (100 g Anti-D-γ-G-Globulin), Amp. mit 2 ml (200 g Anti-D-γ-G-Globulin).

ACC 76 (Behringwerke). Spezifisches Hämostypticum zur intravenösen Anwendung.

ACC 76 ist ein Gemisch von Convertin (Faktor VII) und Accelerin (Faktor V), gewonnen aus menschlichem Serum. Daneben enthält es noch die Faktoren IX (Christmas-Faktor) und X (Stuart-Faktor).

Es fördert die Konvertibilität des Prothrombins und beschleunigt die Thrombinbildung. Die Wirkung tritt nach i.v. Injektion sofort ein.

Anwendung. Therapie der hämorrhagischen Diathesen, Hepatopathien, Leukämien und weiterer Bluterkrankungen.

Dosierung. Langsam i.v., bei Blutungen Verabreichung von 4000 E. evtl. nach 2 bis 3 Std. wiederholen. Kleinkinder 1000 E. sehr langsam i.v., Wiederholung in mehrstündigem Abstand.

Handelsformen. Karton für 1 Flasche mit 4000 E. ACC 76 mit einer Flasche zu 50 ml physiologischer Kochsalzlösung, steril, pyrogenfrei. — Kleinkinder-Dosis: 1 Fläschchen mit 1000 E. ACC 76 und 1 Fläschchen zu 20 ml physiologischer Kochsalzlösung, steril, pyrogenfrei.

Akrithrombin (Behringwerke), zur lokalen Blutstillung. Hochaktives Thrombinkombinationspräparat mit konstantem Thrombingehalt.

Anwendung. Lokal mit Hilfe eines Tupfers oder in Form eines Sprays. Die Anwendung ist auch möglich in Form eines mit Akrithrombin getränkten Gelatinetampons. Fertige Gelatinetampons, Marbagelan und Gelastypt (Behringwerke), können mit Akrithrombinlösung getränkt werden.

Handelsform. Flasche mit 1000 N.I.H.-Einheiten.

Antihämophiles Globulin (Behringwerke). Spezifisches Hämostypticum zur i.v. Anwendung bei Hämophilie A. AHG ist eine Eiweißfraktion aus normalem menschlichem Plasma, die dem Blut von Hämophilie-A-Patienten fehlt oder vermindert ist. 700 mg AHG entsprechen der Aktivität von ca. 300 ml Frischblut. Die Anwendung von AHG ist nur bei Hämophilie-A und bei hämorrhagischer Diathese mit AHG-Mangel indiziert.

Anwendung und Dosierung. Die i.v. Applikation von 700 mg AHG, gelöst in 20 ml physiologischer Kochsalzlösung reicht im allgemeinen aus; bei schweren Fällen Wiederholung im Abstand von 1 bis 2 Std.

Handelsformen. Packung mit 1 Infusionsflasche zu 700 mg AHG, 1 Fläschchen zu 20 ml physiol. Kochsalzlösung, steril, pyrogenfrei, 1 Einmal-Infusionsgerät mit Filtereinsatz, 1 Überleitungsgerät.

Anti-Rh$_0$ (D)-Globulin [IgG-Anti-D (Rh$_0$)] (Behringwerke) ist eine sterile Lösung der hochgereinigten γG-Globulin-Fraktion aus menschlichem Serum mit hohem Rh$_0$-(D)-Antikörpergehalt. 1 ml $= 100$ mg Eiweiß, Gammaglobulingehalt 95%. 1 ml Anti-Rh$_0$-(D)-Globulin enthält ca. 100 μg Anti-Rh$_0$-(D)-Globulin.

Indikation. Prophylaxe der Rh-Sensibilisierung, Verhütung des Morbus hämolyticus neonatorum.

Dosierung. Individuell, der Mutter 2 ml i.m. nach der Geburt, spätestens aber innerhalb von 72 Std. p. part.

Nachdosierung von 1 ml eventuell notwendig.

Handelsformen. Amp. mit 1 ml, Amp. mit 2 ml.

Boviserin (Behringwerke) ad us. hum. Zur oralen Serumtherapie, wird gewonnen von gesunden Rindern und stellt das gesamte Blutserum ohne Konservierungsmittel dar.

Anwendung und Dosierung. Eiweißmangelschäden, Ernährungsstörungen, Infektionskrankheiten usw. Bei Säuglingen 25 bis 50 ml täglich peroral, größeren Kindern und Erwachsenen 50 bis 200 ml peroral pro Tag.

Handelsform. Flasche mit 100 ml.

Gamma-Globulin (Behringwerke) ist eine sterile Lösung der hochgereinigten Gamma-Globulin-Fraktion des menschlichen Serums mit einem Gehalt von 16% Eiweiß, der Reinheitsgrad beträgt mindestens 95%.

Anwendung. Vor allem zur Prophylaxe und Mitigierung von Masern, Hepatitis epidemica und Varizellen — weiter bei chronischen fieberhaften Erkrankungen oder in deren Rekonvaleszentenstadium, zur Prophylaxe von Komplikationen z. B. nach Pockenschutzimpfungen. Therapeutisch auch bei Pertussis und infektiöser Mononukleose und zur Prophylaxe von Röteln, zur Therapie der Poliomyelitis.

Dosierung. Siehe Gebrauchsanweisung. Als niedrigste Dosis sind 0,2 ml pro kg i.m. anzusehen, in schweren Fällen evtl. tägliche Wiederholung. Die Dosis kann bis auf 1 bis 2 ml pro kg gesteigert werden.

Handelsformen. Amp. mit 2 und 5 ml.

Gamma-Venin (Behringwerke), lyophil getrocknet, ist ein fermentativ behandeltes menschliches Globulin. Nach Zugabe des beiliegenden Lösungsmittels enthält die Lösung bei physiol. Kochsalzgehalt in 1 ml 50 mg Eiweiß, d. h. mindestens 95% Gamma-Globulin. Gamma-Venin ist frei von Konservierungsmitteln und besitzt das volle Spektrum der im menschlichen Erwachsenen-Serum enthaltenen Antikörper.

Anwendung. GV dient zur Substitution bei A-Gamma-Globulinämie, Hypogamma-Globulinämie und Antikörpermangelsyndrom, Staphylo-, Strepto- und Pneumokokkeninfektionen, Viruskrankheiten (schwere Pockenimpfreaktion, Hepatitis epidemica, Virus-Pneumonie, Virus-Enzephalitis). — Zur Prophylaxe bei Poliomyelitis, Masern, Varizellen, Hepatitis epidemica, Mumps, Röteln.

Dosierung. Das gelöste Präparat liegt als 5-%-Lösung vor, je nach Schwere der Erkrankung 1 bis 3 ml pro kg Körpergewicht als einmalige Dosis. Die Applikation kann, wenn erforderlich, wiederholt werden, unter Umständen i.m.

Handelsformen. Packung mit 1 Flasche zu 250 mg + 5 ml aqua dest., Packung mit 1 Flasche zu 500 mg + 10 ml aqua dest., Packung mit 1 Infusionsflasche zu 2,5 g + 50 ml aqua dest.

Humanalbin (Behringwerke). Plasmaproteinlösung zur intravenösen Anwendung. Es ist eine 5%ige Lösung menschlicher Serumproteine und eine isoonkotische, isotonische Infusions-Lösung.

Indikation. Schock-Prophylaxe und -Therapie.

Dosierung. Laut Gebrauchsanweisung, Erwachsene 250 bis 500 ml i.v., Kinder mindestens pro Infusion 10 ml pro kg Körpergewicht.

Handelsformen. Infusionsflasche mit 50 ml, Infusionsflasche mit 250 ml.

Human-Albumin 20% (Behringwerke), salzarm, zur intravenösen Injektion. Es wird aus menschlichem Blutserum durch Kristallisation gewonnen und stellt eine klare Lösung der hochgereinigten Albuminfraktion des Serums dar. HA 20% ist annähernd isoviskös mit dem Gesamtplasma, hat aber etwa die 4fache osmotische Wirksamkeit. 100 ml Lösung entsprechen etwa 400 ml Blut-Plasma. HA ist frei von Antikörpern und Koagglutininen, ebenso von Krankheitserregern jeglicher Art.

Anwendung. HA 20% zur Ausschwemmung von Ödemen infolge von Hyperalbuminämie, Schock, Blutersatz, Prophylaxe des Kernikterus.

Dosierung. Individuell, i.v., bei akuten Hypalbuminämien $2-3 \times 10-50$ ml der 20% Lösung in Abständen von 4 bis 6 Std. oder zuerst 30 bis 50 ml HA 20%, anschließend Humanalbin im Dauertropf. Bei chronischen Hypalbuminämien täglich 25 bis 50 ml HA 20%.

Handelsformen. Amp. zu 10 ml, Infusionsflasche zu 50 ml.

Human-Fibrinogen Konzentrat (Behringwerke). Proteinfraktion in Trockenform, hergestellt aus normalem menschlichem Blut mit 1 g gerinnungsfähigem Fibrinogen pro Dosis (entspricht 500—1 000 ml menschlichem Frischblut).

Anwendung und Dosierung. Kongenitale Afibrinogenämie infolge Bildungsstörung, verstärkter Fibrinolyse oder intravasaler Mikrokoagulation in der Gynäkologie. Symptomatische Fibrinogenopenie.

Human-Fibrinogen sollte hauptsächlich nur bei schweren lebensbedrohlichen Blutungen infolge Fibrinogenmangels angewendet werden (keine sichere Gewähr für Virusfreiheit — Nachweis von Fibrinogenmangel mit Hilfe von Test-Thrombin, Behringwerke).

Es wird zunächst der Inhalt von 1 bis 2 Packungen verabreicht, bei Bedarf weitere Infusionen. Bei sehr schweren Blutungen Gabe von 2 bis 8 g Fibrinogen.

Handelsformen. Packung mit 1 Infusionsflasche zu 1 g und Flasche mit 50 ml physiol. Kochsalzlösung, Infusions- und Überleitgerät.

Seretin (Behringwerke). Konserve aus Humanserum für die Infusionstherapie. Es enthält in 250 ml die wesentlichen Bestandteile des Serums von etwa 500 ml Frischblut. Es ist frei von Konservierungsmitteln, von Bakterien, Viren, von Protozoen und Isoagglutininen.

Anwendung. Bei Schockzuständen (Operationen, Trauma, Verbrennung), bei Hypoproteinämien (Leberzirrhose, nephrotisches Syndrom, kachektische Patienten) wird Seretin langsam infundiert, insbesondere bei Dauertropfinfusion.

Handelsformen. Amp. mit 20 ml, Infusionsflasche mit 50 und 250 ml.

Streptase[1] (Behringwerke). Stabilisierte Rein-Streptokinase zur i.v. Anwendung ist eine aus dem Kulturfiltrat β-hämolytischer Streptokokken der Gruppe C gewonnene, hochgereinigte Streptokinase. Es ist frei von anderen Streptokokken-Stoffwechselprodukten, wie Streptolysin O bis S, Streptodornase, Streptokokkenhyaluronidase und DPN-ase. Die Wirksamkeit wird in I. E. angegeben. Die Behandlung mit Streptase hat die intravasale Auflösung von Thrombin und Embolie als Ziel.

Anwendung. Zur Therapie venöser und arterieller Thrombosen, Thrombophlebitis, Lungenembolien (Zentral- und Astvenenthrombosen des Auges, thromboembolischer Krankheitsbilder in Geburtshilfe und Gynäkologie, zerebraler Thrombosen, Myocardinfarkt). Wesentlich ist die möglichst frühzeitige Anwendung.

Dosierung. i.v. Anwendung laut Gebrauchsanweisung.

Kontraindikationen. Hämorrhagische Diathesen, kurz zurückliegende Ulcusblutungen, schwere Sepsis, Endocarditis lenta, Streptokokkeninfektionen, Blutungen, die durch Überdosierung evtl. auftreten können, lassen sich durch Zufuhr von 10 bis 20 ml Epsilon-Aminocapronsäure, Behringwerke, stillen.

Handelsformen. Packung mit 100 000 I.E., Packung mit 250 000 I.E., Packung mit 750 000 I.E., A.P. mit je 10 × der oben angegebenen Einheiten.

Mit Hilfe eines einfachen Streptokinase-Resistenz-Testes kann die für den Patienten erforderliche Streptase-Dosis ermittelt werden.

Handelsformen. Streptase für diagnostische Zwecke: Schachtel mit 4 Flaschen zu 5 000 I.E. Epsilon-Aminocapronsäure (Behringwerke): Injektionsflasche mit 20 ml und 50 ml.

Thrombinum purum (Behringwerke). Spezifisches Ferment der Blutgerinnung. Es wird gewonnen aus Rinderplasma mit besonders hohem Reinheitsgrad.

1 mg Th. p. entspricht 300 E. des N.I.H.

Anwendung. Zur lokalen Stillung von innerlichen und äußerlichen Blutungen. Achtung! Nicht i.v. injizieren.

Handelsform. Flasche mit 100 N.I.H.-Einheiten.

Velyn (Behringwerke). Schluckthrombin zur Blutstillung. Weißes lockeres Pulver aus Thrombin, einem Vasokonstriktor, Phosphatpuffer und einer Milchkomponente.

---

[1] Streptase ist zwar kein Bestandteil des Blutes, gehört aber von der Anwendung her in die Reihe der hier abgehandelten Präparate.

Anwendung. Peroral bei allen Blutungen des Magen- und Darmtraktes (hämorrhagische Gastritis, Magengeschwürblutungen, Ösophagusblutungen).

Dosierung. 1 Beutel Velyn (1600 N.I.H.-Einheiten Thrombin), gelöst in einer Tasse Wasser oder Tee, wird möglichst auf einmal genommen. Im Notfalle mehrfache Wiederholung.

Handelsformen. Schachtel mit 6 Beuteln zu je 1600 N.I.H.-Einheiten A. P. mit 30 und 150 Beuteln zu je 1600 N.I.H.-Einheiten

Für die Bestimmung von Gerinnungsfaktoren siehe unter Reagentien und Diagnostica.

Anti-Rh 300, 200, 100 „Biotest" (Biotest-Seruminstitut GmbH). Anti-D-Serum lyophilisiert mit 100 γ, 200 γ oder 300 γ Anti-D und je 1 Amp. aqua dest. 2 bzw. 5 ml.

Indikation und Dosierung. Zur Prophylaxe der Neugeborenenerythroblastose. Spätestens 48 Std. nach der Entbindung wird der Rh-negativen Mutter (Kind Rh-positiv, ABO-homospezifisch) Anti-Rh i.v. injiziert.

Handelsformen. Amp. mit 100 γ, 200 γ, 300 γ.

Biseko Serumkonserve (Biotest-Seruminstitut GmbH). Keimfreies menschliches Serum, frei von konservierenden Zusätzen, frei von Isoagglutininen. Albumin-Globulin-Verhältnis entspricht dem des normalen Serums.

Anwendung und Dosierung. Ersatz der Blutproteine, Schock, Kollaps, Tumorerkrankung, Hypoproteinämie, Nieren- und Lebererkrankungen, Dyspepsie, Exsikkose, Infektionen, Operations-Vor- und Nachbehandlung.

Bis 2000 ml in 24 Std. nach Möglichkeit i.v.

Handelsformen. Amp. zu 20 und 50 ml, Infusionsflasche mit 120 und 250 ml.

Humanalbumin (Biotest-Seruminstitut GmbH) 5- und 20%ig, ist eine keimfreie filtrierte Lösung gereinigten Humanalbumins in 5%iger Glucoselösung ohne Konservierungsmittel.

Anwendung und Dosierung. Bei Schock, Kollaps, Blutverlusten, Verbrennungen usw., Ersatz von Albumin.

5%ig bis 1000 ml in 24 Std. als Infusion (200 bis 250 ml in 30 Min.), 20%ig bis 250 ml in 24 Std., langsam i.v. 2 ml pro Min.

Handelsformen. 5%ig Amp. zu 50 ml, Infusionsflasche zu 250 ml, 20%ig Amp. zu 10 und 20 ml, Infusionsflasche zu 50 und 100 ml.

Humanserum (Biotest-Seruminstitut GmbH). Menschliches Serum mit physiologischen Salzen, Protein 25 g/l.

Handelsformen. Amp. mit 50 ml, Infusionsflasche mit 120 und 250 ml.

Anwendung und Dosierung s. „Biseko".

Rh₀ GAM (Cilag-Chemie GmbH).

1 Injektionsflasche zu 1 ml enthält mindestens 300 µg Rh_0 (D)-Antikörper und 150 mg Human-Gamma-Globulin.

Anwendung und Dosierung. Verhütung der Bildung von aktiven Antikörpern bei einer Rh_0(D)-negativen Mutter, die ein Rh_0(D)-positives Kind geboren hat, i.m. Injektion innerhalb von 72 Std. nach der Geburt oder Fehlgeburt.

Handelsform. Packung für eine Behandlung.

Human-Albumin (Forschungsinstitut für Impfstoffe, Dessau). Humanalbumin zur intravenösen Injektion wird durch Fraktionierung des menschlichen Serums oder Plasmas gewonnen. Es ist eine kochsalzisotone, sterile, pyrogenfreie, unkonservierte Lösung, frei von Antikörpern und Isoagglutininen.

Anwendung. Zur Auffüllung des Blutvolumens nach Blut- oder Plasmaverlusten, Bekämpfung von Hypoalbuminämien, Verbrennungen, Compressio cerebri, Präeklampsie und Eklampsie.

Dosierung. Da Humanalbumin 20% eine etwa 4fache osmotische Wirksamkeit ausübt, entsprechen 100 ml etwa 400 ml Blutplasma.

Handelsformen. Humanalbumin 5% Ampulle mit 20 ml, Infusionsflasche mit 120 und 300 ml; Humanalbumin 20% Ampulle mit 10 und 50 ml.

Human-Gamma-Globulin (Forschungsinstitut für Impfstoffe, Dessau) wird durch Fraktionierung aus dem Retroplazentarblut gesunder Frauen gewonnen. Es enthält ca. 16% Globulin, davon ca. 90% Gamma-Globulin.

Anwendung. Zur prophylaktischen und therapeutischen Anwendung bei Viruserkrankungen, bei bakteriellen Allgemeininfektionen, bei toxisch schwer geschädigten Patienten, Antikörpermangelsyndrom, Rekonvaleszenzstadium fieberhafter Erkrankungen.

Dosierung. I.m. zwischen 0,2 und 2,0 ml/kg. Der Schutz beträgt im allgemeinen 3 bis 10 Wochen, wenn notwendig, ist die Applikation nach 3 bis 5 Wochen zu wiederholen.

Handelsformen. Ampulle mit 2 und 5 ml.

Oroseran (Forschungsinstitut für Impfstoffe, Dessau) ist ein von Pferden gewonnenes natives keimfreies Serum zur oralen Serumtherapie. Es ist frei von Phenol oder sonstigen Konservierungsmitteln. Es fördert die menschliche Plasmaeiweißsynthese.

Anwendung. Säuglingsheilkunde: Frühgeburtenaufzucht, Intoxikationen, Ernährungsstörungen, Dyspepsien. — Kinderheilkunde: Infektiöse Durchfallerkrankungen, chronische Ernährungsstörungen. — Innere Medizin: Eiweißmangelschäden aller Art.

Handelsformen. Flasche mit 100 und 500 ml.

Fibrinogen, getrocknet (Human) (Hyland, Vertrieb in Deutschland durch Travenol Internat., München). Das gereinigte Fibrinogen stammt aus dem Plasma gesunder Blutspender.

Anwendung und Dosierung. Vor der Anwendung Schnelltest zur Bestimmung der Hypofibrinogenämie. Bei Fibrinogenmangel in der Gynäkologie, in der Chirurgie, Mangelernährung, Verbrennungen, Infektionen, langsam i.v. infundieren. Normaldosis 2 bis 8 g. Präparat ist unter Umständen nicht virusfrei.

Handelsform. O.P. Fibrinogen getrocknet und Amp. mit 30 ml aqua dest. zur Lösung.

Human-Albumin 20%ig und 25%ig, salzsarm (Hyland: Travenol Internat.) wird aus gemischtem menschlichem Normalplasma gewonnen. Die Lösung enthält pro 100 ml 20 bzw. 25 g Human-Albumin.

Indikationen. Hypoproteinämie, Verbrennungen, Schock, Prophylaxe und Therapie von Hirnödemen.

Dosierung. i.v., individuell nach Gebrauchsanweisung. Übliche Anfangsgabe bei 20% 3 ml, bei 25% 2,2 ml pro kg Körpergewicht.

Handelsformen. 20%ig = O.P. mit 20 und 50 ml; 25%ig = O.P. mit 20 und 50 ml.

Plasma-Protein-Fraktion (Human) (Hyland: Travenol Internat.) ist eine 5-%-Lösung einer Proteinfraktion aus menschlichem Plasma. 85 bis 90% Albumin, kein Gamma-Globulin. Die Lösung ist osmotisch einem gleichen Volumen-Plasma äquivalent.

Anwendung und Dosierung. Regulierung der Hypotonie infolge Flüssigkeitsverlust, Schock, Verbrennungen. Keine Blutgruppen-Isoagglutinine und keine Antikörper gegen bekannte Blutfaktoren. Individuelle Dosierung nach Gebrauchsanweisung. Die Anfangsdosis liegt bei 250 bis 500 ml, Wiederholung nach 30 Min. zulässig.

Handelsform. Packung mit 6 E. zu je 250 ml.

Albumin human 5% (Immuno GmbH, Heidelberg, Verkauf für Deutschland von Präparaten des Österreichischen Inst. für Haemoderivate, Wien). Isotone Lösung der Albuminfraktion des menschlichen Plasmas, Hitze-inaktiviert, ohne Berücksichtigung der Blutgruppe verwendbar.

Anwendung und Dosierung. Hypoproteinämie, Schock, Verbrennungen; Applikation i.v. Infusionsgeschwindigkeit je nach Fall von 2 bis 4 ml/Min. bis 250 ml innerhalb von 15 bis 30 Min.

Handelsformen. Infusionsflasche mit 100 und 250 ml.

Albumin human 20% („Haemoderivate", Immuno) ist eine Albuminfraktion des menschlichen Plasmas. 50 ml AH 20% erzielen den kreislauffüllenden Effekt einer Vollblutkonserve von 400 ml. Es wird aus dem Blut gesunder Spender gewonnen, ist salzarm, Hitzeinaktiviert, enthält weder Isoagglutinine noch Antikörper.

Anwendung und Dosierung. Akuter Blutverlust, Schock, Trauma, Ödeme, gestörte Eiweiß-synthese, Hypoproteinämien, Aufzucht von Frühgeburten. Applikation meistens langsam i.v., höchstens 2 ml/Min. Einzeldosis 1 ml pro kg Körpergewicht, höchstens 2 ml pro kg Körpergewicht in 60 Min.

Handelsformen. Fläschchen mit 10 und 50 ml.

Antihämophiles Globulin human, lyophilisiert (Kryopräzipitat) („Haemoderivate" Immuno). Hergestellt aus Einzelspenderplasma, es enthält den stabilisierten Faktor VIII.

Anwendung und Dosierung. Zur Faktor VIII-Substitution bei Hämophilie A., i.v. In-fusion, erst unmittelbar vor Gebrauch lösen. Dosis je nach Fall, Kontrolle des Faktor VIII-Spiegels im Blut.

Handelsformen. Infusionsflasche mit 100, 250 und 500 E., 1 Flasche Lösungsmittel, Infusionsgerät.

Antihämophiles Plasma human, lyophilisiert (Gerinnungsaktives Trockenplasma, „Haemoderivate", Immuno) wird hergestellt aus dem Blut besonders ausgewählter Spender unter Erhaltung der vollen Aktivität aller im Plasma vorhandenen Gerinnungsfaktoren, keine Isoagglutinine.

Anwendung und Dosierung. Bei Hämophilie, durch i.v. Applikation. Spezielle Dosierung s. Gebrauchsanweisung.

Handelsform. Flasche mit Trockenmaterial, deren Inhalt nach Zusatz von pyrogenfreiem aqua dest. 50 oder 100 ml Infusionslösung ergibt.

Anti-Rh$_0$ (D) Immunglobulin human („Haemoderivate", Immuno, Wien) wird aus Plasma von mindestens 1000 Spendern durch Fraktionierung hergestellt, lyophilisiert.

Anwendung und Dosierung. Zur Prophylaxe der Rh$_0$(D)-Sensibilisierung. Verhütet fetale Erythroblastose in allen Formen. Applikation spätestens 72 Std. post partum oder abortum, tief i.v. der Rh-negativen Mutter. Siehe Gebrauchsanweisung.

Handelsformen. Durchstichfläschchen mit 125 und 250 Mikrogramm und Lösungsmittel.

Fibrinogen human („Haemoderivate", Immuno, Wien) lyophilisiert, wird durch Frak-tionierung von humanem Plasma in weitgehend gereinigter Form hergestellt. Die Stabili-sierung erfolgt durch schonende Gefriertrocknung.

Anwendung. Substitution der Fibrinogenfraktion des Blutes.

Dosierung je nach Fall, i.v. Infusion.

Handelsform. 1000 mg Fibrinogen, Lösungsmittel und Infusionsbesteck.

Gamma-Globulin human („Haemoderivate", Immuno, Wien) wird aus dem gepoolten Plasma vieler Spender hergestellt; es ist eine 16%ige, isotone Lösung mit stabilisierenden Zusätzen und hohem Antikörpergehalt.

Anwendung und Dosierung. Bei Poliomyelitis, Hepatitis epidemica, Masern, Scharlach, Mumps, Röteln, Pfeiffersches Drüsenfieber, Varizellen, Herpes zoster, Keuchhusten, Virus-pneumonie, bakterielle Infektionen. Es muß i.m. injiziert werden. Prophylaktische und therapeutische Anwendung individuell nach Gebrauchsanweisung.

Handelsformen. Amp. mit 2 ml, Fläschchen mit 5 und 10 ml.

Plasma-Fraktion Cohn I human („Haemoderivate", Immuno, Wien), lyophilisiert aus Einzelspender-Plasma, enthält die in der Fraktion I nach COHN enthaltenen Plasmaproteine; Fibrinogenfraktion, Antihämophiles Globulin (Faktor VIII), sowie den „Antiblutungsfaktor" und übrige Plasmaproteine.

Anwendung und Dosierung. Alle Blutungen, verursacht durch Faktor VIII-Mangel. Do-sierung nach Gebrauchsanweisung. Lösung des Präparates unmittelbar vor Gebrauch. Appli-kation durch i.v. Infusion.

Plasma-Protein-Lösung 3,5% human (PPL) („Haemoderivate", Immuno, Wien), Hitze-inaktiviert, human, ist eine Serumkonserve aus dem Blut gesunder menschlicher Spender. Es ist frei von Erregern der homologen Serumhepatitis, von Iso- und Hämagglutininen und enthält die Albumine und die hitzestabilen Globuline des menschlichen Blutes.

Anwendung und Dosierung. Bei akutem Blutverlust, Trauma, Schock als Infusion.

Handelsformen. Infusionsfläschchen mit 50, 100 und 250 ml.

Weiterhin stehen aus dem Österreichischen Institut für Hämo-Derivate, Wien, folgende Spezial-Hyperimmun-Globuline menschlichen Ursprungs zur Verfügung:

Pertussis-Hyperimmun-Globulin, human „Haemoderivate",

Masern-Immun-Globulin, human, „Haemoderivate",

Vaccinia-Hyperimmun-Globulin, human, „Haemoderivate",

Mumps-Hyperimmun-Globulin, human, „Haemoderivate",

Tetanus-Hyperimmun-Globulin, human, „Haemoderivate".

Handelsform. Amp. bzw. Fläschchen mit 2 ml.

Antihaemophilie-Faktor-Konzentrat AHF Kabi (Deutsche Kabi GmbH), hergestellt aus frischem Humanplasma, von größerem Spenderpool zur Verringerung des Hepatitis-Risikos.

4 g Trockensubstanz enthalten u. a.: Koagulationsfaktor VIII 300 AHF-Einheiten, Fibrinogen ca. 1,7 g. Bei Langzeitbehandlung Blutgruppe beachten.

Indikation. Hämophilie A, akute Blutungen, präoperative Behandlung, Blutungsprophylaxe.

Dosierung nach Gebrauchsanweisung, Bestimmung des AHF im Plasma wird zur Behandlung empfohlen.

Handelsform. 1 Packung mit Zubehör à 300 AHF-Einheiten.

Human-Albumin 20%ige Lösung (Deutsche Kabi GmbH). 100 ml enthalten 20 g Serum/Albumin des menschlichen Blutplasmas.

Indikation. Albumintherapie, Schock, Blutersatz, Carcinosen, Hirnödem, Verbrennungen, Dermatosen usw.

Dosierung. i.v., individuell nach dem Krankheitsbild, s. Gebrauchsanweisung.

Handelsformen. Flaschen zu 50 und 100 ml.

Human Fibrinogen (Deutsche Kabi GmbH). Trockensubstanz mit ca. 90% koagulationsfähigem menschlichem Fibrinogen.

Anwendung. Fibrinogenmangel, bei Leberschäden, Traumen, Schock, Verbrennungen, Carcinomen, starken Blutungen, vorzeitige Placentalösung, große chirurgische Eingriffe.

Dosierung. i.v., normal 2 bis 8 g, wenn nicht höhere Dosen erforderlich sind.

Handelsformen. Packung mit Infusionsflaschen à 1 g und 2 g Fibrinogen, Flasche à 100 ml Aqua dest. und komplettes Infusionsbesteck.

Human-Gamma-Globulin 16%ige Lösung (Deutsche Kabi GmbH). Es handelt sich um hochgereinigte humane Gamma-Globulin-Fraktionen, die die Antikörper des menschlichen Serums enthalten.

Indikation. Hypo- und Agammaglobulinämie, bakterielle Infektionen, Virusinfektionen, Verbrennungen.

Dosierung krankheitsabhängig, im allgemeinen mindestens 0,2 ml/kg Körpergewicht, i.m. oder s.c.

Handelsformen. Amp. zu 2 und 5 ml.

Immunglobulin Anti-D (Deutsche Kabi GmbH) ist hochgereinigt mit mindestens 200 µg Anti-D pro Ampulle aus hochtitrigen menschlichen Seren gewonnen. Eiweißgehalt 10%. Geringes Hepatitis-Risiko.

Indikation. Prophylaxe der Rh-Sensibilisierung, Verhütung des Morbus hämolyticus neonatorum.

Dosierung richtet sich nach der Menge des eingeschwemmten fetalen Blutes. Meistens sind 200 µg Anti-D in 2 ml Lösungsmittel ausreichend. Applikation innerhalb 72 Std. post partum oder post abortum i.m. an die Mutter.

Handelsform. 1 Amp. Trockensubstanz = 200 µg Anti-D, 1 Amp. aqua dest. = 2 ml.

Varidase (Lederle Arzneimittel, Abt. der Cyanamid GmbH, München). Flasche mit Streptokinase und Streptodornase zur physiologischen Wundreinigung durch enzymatische Verflüssigung fibrinöser, hämorrhagischer oder eitriger Exsudate und Blutkoagula, Abszesse, Osteomyelitis, eitrige Cystitis, Empyen, Thrombosen, Aerosol-Therapie.

Dosierung s. Prospekt.

Handelsformen. Flasche mit 25 000 E., Flasche mit 125 000 E., A.P. mit 12 und 60 Flaschen zu 25 000 E., A.P. mit 12 Flaschen zu 125 000 E.

Varidase oral (Lederle).

1 Tablette = 10 000 E. Streptokinase und 2 500 E. Streptodornase.

Indikation wie Varidase.

Dosierung. 4× täglich 1 Tablette.

Handelsformen. Packung mit 12 Tabletten, A.P. mit 12 und 60 × 12 Tabletten.

Albumin Human 25%ige Lösung, salzarm (Dr. K. Molter GmbH, Serum-Inst., Heidelberg) wird aus gepooltem, normalem menschlichem Plasma gewonnen, Hitze-inaktiviert, ohne Isoagglutinine und sonstige Antikörper. 50 ml entsprechen der kreislauffüllenden Wirkung von 400 ml Vollblut.

Anwendung und Dosierung. Albuminmangel, Ödeme, Ascites, Verbrennungen, Schock, Hirnödem, Aufzucht von Frühgeburten, Ernährungsstörungen. Applikation meistens langsam i.v., nicht mehr als 2 ml pro Min.

Handelsform. Durchstechflasche zu 50 ml.

Antihämophiles Globulin, human, lyophilisiert (Molter) ist ein stabilisiertes und hochgereinigtes Faktor-VIII-Konzentrat aus menschlichem Plasma, standardisiert in AHF (antihemophilic Factor) Einheiten.

Indikation. Hämophilie A bei Haemorrhagien als auch zur Blutungsprophylaxe, Faktor-VIII-Mangel.

Dosierung individuell nach Gebrauchsanweisung. Pro kg Körpergewicht führen 4 AHF-Einheiten zu einem Anstieg des Faktor VIII-Spiegels um 8 bis 10% des Normalwertes. Werte durch Gerinnungsteste kontrollieren.

Das Präparat ist nicht unbedingt virusfrei und enthält Spuren der Isoagglutinine Anti-A und Anti-B.

Handelsform. Originalpackung mit 1 Flasche Antihämophiles Globulin, hum. lyophilisiert, 1 Flasche mit 30 ml Lösungsmittel, 1 Infusionsbesteck.

Antihämophiles Plasma human (Molter). Lyophilisiertes Frischplasma aus Blut besonders ausgewählter Spender.

Anwendung. i.v. bei plasmatisch bedingten Gerinnungsstörungen.

Handelsform. Originalpackung mit 1 Flasche Antihämophiles Plasma hum. lyophilisiert, 1 Flasche mit 100 ml Lösungsmittel, 1 Infusionsbesteck.

Fibrinogen human, lyophilisiert (Molter), wird im Fraktionierungsverfahren nach Cohn in weitgehend gereinigter Form aus Humanplasma gewonnen. Eine Infusionsflasche enthält ca. 1 g der humanen Fibrinogenfraktion. Die gesamte Proteinmenge beträgt ca. 3,5 g. Virusfreiheit kann nicht unbedingt garantiert werden.

Indikation. Gestörte Fibrinogensynthese, pathologischer Fibrinogenverlust, beschleunigter Fibrinogenabbau.

Dosierung. Normaldosis 3 bis 4 g, es können in Einzelfällen auch 8 g oder mehr gegeben werden. Individuelle Dosierung durch Laborkontrollen.

Handelsform. Originalpackung mit 1 Flasche mit 1 g Fibrinogen hum. lyophil., 1 Flasche mit 50 ml Lösungsmittel, 1 Infusionsbesteck mit Filter.

Gamma-Globulin human 16%ige Lösung (Molter). Globulinfraktion des menschlichen Plasmas.

Anwendung. Prophylaxe und Therapie von Viruserkrankungen, A- bzw. Hypogamma-Globulinämie, i.m. Anwendung.

Handelsformen. 2 und 5 ml.

Plasma Fraktion I COHN human (Molter) enthält isolierte humane Plasmaproteine in nativer Form, in erster Linie Fibrinogen, Antihämophiles Globulin (Faktor VIII) und geringe Mengen der übrigen Plasmaproteine. Das Präparat kann wegen der Thermolabilität der Gerinnungsfaktoren nicht unbedingt virusfrei gemacht werden.

Indikation. Fibrinogen-Substitution bei Hypofibrinogenämie, Hämophilie A.

Anwendung. Das Präparat darf erst unmittelbar vor Gebrauch gelöst werden. Eine Infusionsflasche enthält 1 g Fibrinogen. Applikation i.v.

Handelsform. 1 Flasche Plasma Fraktion I COHN hum. lyophil., 1 Flasche mit 50 ml Lösungsmittel, 1 Infusionsbesteck mit Filter.

Fibrolan (Parke, Davis und Co.). Trockensubstanz: Fibrinolysin (bovin) und Desoxyribonuclease (bovin) als Lösung und Salbe.

Indikation. Zur enzymatischen Wundreinigung, Verflüssigung und Auflösung von Exsudaten und Nekrosen, Blut und Fibringerinnseln in Blase und Nierenbecken post operativ.

Dosierung. Lokale Anwendung, nicht zur parenteralen Injektion, nach Gebrauchsanweisung.

Handelsformen. Packung mit Durchstechflasche, A.P. mit 50 Durchstechflaschen, Salbe: Tube mit 10 und 30 g, A.P. mit 300 und 1500 g.

Es gibt noch eine Fibrolan-Salbe mit Chloromycetin.

Fibrinolysin, human Lyovac (Pharma-Stern) ist eine Fraktion des menschlichen Blutplasmas, die nach besonderem Verfahren hergestellt wird.

Anwendung und Dosierung. Es dient zur Behandlung von Venenthrombosen, Lungenembolien, arteriellen Thrombosen und ist als intravenöse Infusion zu verwenden. Die Normaldosis sind 50 000 MSD-Einheiten, bei Bedarf bis zu 600 000 MSD-Einheiten pro Tag.

Handelsform. Flasche zu 100 ml (50 000 MSD-Einheiten).

Normalserum (Sächsisches Serumwerk AG, Dresden) zur unspezifischen Immuntherapie und zur Blutstillung, i.m., s.c. Vom Pferd 5, 10 und 50 ml; vom Rind, Ziege, Hammel oder Schwein 5 ml.

Vital-Serum peroral (Sächsisches Serumwerk AG, Dresden) ist ein Aminosäure-Polypeptid-Präparat.

Indikationen. Ernährungsstörungen und Infektionskrankheiten des Säuglings- und Kindesalters, Gastritis, Ulcus ventriculi et duodeni, Eiweißmangelzustände und Blutverluste, Kachexie, Pankreasinsuffizienz, Rekonvaleszenz.

Dosierung. Kinder 50 bis 60, Säuglinge 30 bis 40, Erwachsene je 50 ml 2mal tgl.

Handelsformen. Flasche zu 120 und 250 ml.

Vital-Serum rectal (Sächsisches Serumwerk AG, Dresden) ist ein Serumgemisch mit Aminosäuren und hypotonischer Lösung.

Anwendung und Dosierung. Zur Förderung und Beschleunigung der Wundregeneration, bei akuten und chronischen Blutverlusten, Nahrungsmangelödem. Halbstündiges Tropfklistier u. U. mehrfach wöchentlich mit 120 bis 250 ml.

Handelsformen. Flasche zu 120 und 250 ml.

USA: *Actase Fibrinolysin (human),* Fibrinolysin preparation (Ortho) ist eine Fraktion des normalen menschlichen Plasmas, aktiviert durch Streptokinase; für die Behandlung der Thrombose etc. — *Albumin (human) salt-poor,* Human albumin (Cutter). — *Albumisol 5% concentration,* eine sterile wäßrige Lösung menschlichen Serum-Albumins. Albumisol 25% concentration (salt-poor), Plasma expander (Merck, Sharp & Dohme). — *Aminosol 5% solutions,* Amino acid preparation (Abbott) ist ein modifiziertes Fibrin-Hydrolysat; Aminosol 5% solution; Aminosol 5% with dextrose USP 5% solution; Aminosol 5% with dextrose 5% in alcohol 5%; Aminosol 5% with fructose 10% solution. — *Aqua Mephyton,* antihemorrhagic therapy; prothrombin deficiency therapy (Merck, Sharp & Dohme). — C.P.H. (protein *hydrolysate*), protein hydrolysate (amino acid) preparation (Cutter): C.P.H. 5% in Wasser; C.P.H. 5% in dextrose 5%; C.P.H. 5%, dextrose 5%, alcohol 5%; C.P.H. $^1/_3$%. dextrose

$3^1/_3\%$. — *Fibrinogen (Human) irradiated*, Fibrinogen Preparation (Merck, Sharp & Dohme) aus normalem menschlichem Plasma, zur Vorbeugung gegen Hämorrhagien. — *Gamulin*, Immune globulin (Pitman-Moore), menschliches Poliomyelitis Immunglobulin, zur Vorbeugung oder Abschwächung von Masern, infektiöser Hepatitis, Poliomyelitis, Hypo-gamma-Globulinämie, Hypoproteinämie. — *Gelfoam*, Hemostatic (Upjohn) speziell behandelte Gelatinelösung als Hämostaticum. — *Hyparotin*, Mumps hyperimmune globulin (Cutter). Gammaglobuline von Menschen, die mit Mumpsvakzine hyperimmunisiert worden sind. Zur passiven Prophylaxe des Mumps und bei Komplikationen. — *Hyper-TET*, Tetanus hyperimmune globulin; tetanus prophylaxis (Cutter). Gammaglobulin von Menschen, die mit Tetanustoxoid hyperimmunisiert worden sind, für die passive Tetanusprophylaxe. — *Hypertussis*, Pertussis immune globulin; human pertussis therapy (Cutter). Gammaglobulin von Menschen, die mit Phase I Pertussis Vakzine hyperimmunisiert worden sind, für die passive Prophylaxe und Behandlung des Keuchhustens. — *Immune Serum Globulin (Human)*, Measles, poliomyelitis immunotherapy Gammaglobuline des gepoolten menschlichen normalen Plasmas zur passiven Prophylaxe oder Abschwächung von Masern, Poliomyelitis u. a. Infektionen: Poliomyelitis Immune Serum Globulin (Human) (Cutter); Immune Serum Globulin (Human) (Hyland); Poliomyelitis Immune Globulin (Human) (Lederle); Poliomyelitis Immune Globulin, Human (Immune-G) (Parke, Davis); Immune Serum Globulin (Human) (Philips Roxane). — *Mumps Immune Globulin (Human)*, Mumps hyperimmune globulin (Hyland) von Menschen, die mit Mumps Virus Vakzine hyperimmunisiert worden sind, zur Prophylaxe und Therapie. — *Normal Human Plasma (irradiated)*, blood transfusion aid (Hyland): Normal Human Plasma, Liquid (irradiated); Normal Human Plasma, Dried (irradiated). — *Normal Human Serum Albumin (Salt-Poor)*, Albumin, Human (Cutter). — *Normal Serum Albumin (Human) Salt-Poor*, (Hyland) Shock therapy; plasma expander; *Poliomyelitis Immune Globulin (Human)*, Poliomyelitis prophylaxis Gammaglobulinfraktion des normalen menschlichen Plasmas mit Anreicherung der Antikörper zur passiven Vorbeugung oder Abschwächung der Masern, Hepatitis und Poliomyelitis: Poliomyelitis Immune Globulin (Human) (Breon, Cutter, Hyland, Merck, Sharp & Dohme, Pitman-Moore). — *Thrombolysin Lyovac* (Merck, Sharp & Dohme), Fibrinolysin preparation; intravascular thrombi therapy. — *Varidase*, Buccal tablets, 12,000 units, Enzyme (Lederle) Streptokinase Streptodornase Gemisch. — *Varidase Instramuscular, Enzyme* (Lederle). — *Varidase Local, Enzyme* (Lederle). — *Varidase* with Carboxymethylcellulose (CMC) Jelly, Enzyme (Lederle).

Anhang: Biologische (serologische) Reagentien und Diagnostica

Im folgenden sind diejenigen Präparate angeführt, die zur Diagnostik von Infektionskrankheiten benötigt werden. Weiter wurden in diese Tabelle Präparate zur Bestimmung von Blutgerinnungsfaktoren aufgenommen. Die Laboratoriumsdiagnose der Infektionskrankheiten kann grundsätzlich vorgenommen werden durch Kulturverfahren zur Züchtung der in Frage kommenden Erreger oder/und durch serologische Reaktionen, mit deren Hilfe man Antikörper gegen die in Frage kommenden Erreger nachweist. Es seien nur genannt: die Komplement-Bindungs-Reaktion, die Agglutinations-Reaktion, die Hämagglutinations-Reaktion, die Präzipitations-Reaktion und die Agglutinations-Lyse-Reaktion. Des weiteren kann ein Erregernachweis geführt werden mit Hilfe des Tierversuchs.

Serologische Reagentien und Diagnostica

Asid-Institut GmbH, München, DADE Reagentien:

Infectious Mononucleosis Test, Objektträgertest zum Nachweis der infektiösen Mononucleose. VDRL-Antigen für die Lues-Diagnose zum Objektträgertest mit Serum und Liquor. Positives serologisches Kontrollserum für die Standardtests auf Syphilis (STS). Latex-Partikel-Standard.

Gerinnungsphysiologische Reagentien:

Aktiviertes Thromboplastin, stabiler, flüssiger Extrakt reinen Kaninchenhirns; Aktiviertes Cephaloplastin, flüssiger Ersatz des Plättchenfaktors 3, eine stabile Kaninchenhirn-Cephalin-Suspension für den Thromboplastinbildungstest (TGT) oder zur Bestimmung der partiellen Thromboplastinzeit (PTT); CNP (Citrat-Normal-Plasma), Normalwertkontrolle bei der Citrat-Technik; SNP (Standardisiertes Normal-Plasma), Normalwertkontrolle bei der Oxalat-Technik für Gerinnungsuntersuchungen; CCA (Coagulation-Control, abnormal); Prothrombinfreies Kaninchenplasma für den Quick- und Prothrombinverbrauchstest.

Asta-Werke AG, Chemische Fabrik, Brackwede (Westf.):

Bakteriologisch-virologische Diagnostika:

Influenza-Virus-Antigen Asta für die KBR, Hämagglutinations-Hemmteste nach HIRST und DRESCHER.

Trockenplasma Asta zur Differenzierung von Mikrokokken für die Plasma-Koagulase-Reaktion.

Listeria-Antigen-Asta und Listeria-Serum Asta, Serotyp 1 und 4b, für die Widal- bzw. Gruber-Reaktion, KBR und andere Seroreaktionen.

Listeria-Proteolipid Asta zur Intrakutan-Reaktion.

Baltimore Biological Laboratory (BBL), Vertrieb in Deutschland durch Biotest-Serum-Institut GmbH, Frankfurt/Main:

a) Sämtliche gebräuchliche Trockennährböden (rund 300 Nährböden);

b) Peptone, Agar und andere Nährbodenbestandteile;

c) Gebrauchsfertige Nährböden in Röhrchen und Petrischalen;

d) Gebrauchsfertige Nährböden bzw. Nährbodenbestandteile für Gewebekulturen;

e) Testplättchen zur bakteriologischen Resistenzbestimmung (etwa 70 verschiedene Sorten);

f) Reagentien zur Bestimmung des Streptolysin-0-Spiegels;

g) Agglutinierende Seren zur Diagnose der Typhus-, Paratyphus- und Enteritis-Gruppe, der Shigellen-, der Klebsiellen- und der Koli-Gruppe.

Behringwerke AG, Marburg (Lahn):

A. Reagentien für den Lues-Nachweis. Für die Wassermann-Reaktion: Rinderherz-Extrakt mit Cholesterin Ambozeptoren; konserviertes Meerschweinchenkomplement, lyophil getrocknetes Meerschweinchenkomplement; Cardiolipin-Antigen für die KBR; Cardiolipin-Antigen für die MFR; Extrakt für die Flockungsreaktion nach KAHN; Extrakt für die Cito-chol-Reaktion; Extrakt für die Klärungsreaktion II nach MEINICKE.

Spirochaeten-Antigen nach ROEMER-SCHLIPKÖTTER, Spirochäten-Antigen für die KBR.

B. Antigene für Komplementbindungsmethoden. Influenza-Antigene (Typ A, Typ B, Typ C) Para-Influenza 1-Antigen, Antigene zur Feststellung folgender Leptospirosen:

L. canicola,
L. grippotyphose,
L. ictero-haemorrhagiae,
L. pomona,
L. sejrö.

Ornithose-Antigen; Q-Fieber-Antigen; Poliomyelitis-Antigen Typ I, II, III; Mumps-Antigen.

C. Agglutinierende Sera. Coli-Sera Anti-O und Anti-OK (B, L). Agglutinierende polyvalente Salmonellen-Sera, adsorbiert. Serum I = Gruppen A—E 4, Serum II = Gruppen F — 60.

Faktoren-Sera. Salmonella-Faktoren-Sera und Shigella-Sera für die Objektträgeragglutination zum Nachweis pathogener Darmbakterien.

Salmonella-Faktoren-Sera. O-Sera: 2 — 4,5 — 5 — 6, 7, 8 — 7 — 8 — 9 — Vi — 3, 10, 15 — 11 — 13, 23 — 14, 24, 25 — 15 — 16 — 17 — 19 — 20 — 21.
H-Sera: a — b — c — d — eh — enx — f — gm — i — k — lv — p — q — r — s — t — v — y — z 6 — z 10 — z 29 — 1, 2 — 5 — 6 — 7.
Schwarm-Sera: 1, 2, 5 — enx.

Shigella-Sera. Shiga-Kruse, Schmitz, Kruse-Sonne Glattform und Flachform, Flexner-Typen-Sera I — II — III/6 — IV— V — VI, Flexner-Gruppenserum 3, 4 — 7, 8, 9, Flexner-Serum, polyvalent (Bl — A — D — F — G — H — L — X — Y), Boyd-Serum, polyvalent, Large-Sachs-Serum, polyvalent.

Leptospiren-Sera vom Kaninchen. Canicola, Grippotyphosa, Ictero-haemorrhagiae, Pomona, Sejrö, Meningokokken-Mischserum, Proteus OX 19-Serum.

Präzipitierende Trockensera. Anti-Gans, Anti-Hammel, Anti-Huhn, Anti-Hund, Anti-Kaninchen, Anti-Katze, Anti-Mensch, Anti-Pferd, Anti-Reh, Anti-Rind, Anti-Schwein.

Präzipitierendes Milzbrand-Serum.

Präzipitierende Sera zur Gruppendifferenzierung der Streptokokken der Gruppen A, B, C, D, E, F, G, H, K, L, N, P, Q.

Fluorescein-markierte Seren. Coli-Antisera, lyophil getrocknet, Tollwut-Serum, lyophil getrocknet.

Poliomyelitis-Typenseren für die Typisierung isolierter Poliomyelitisvirusstämme.

D. Bakterien-Aufschwemmungen zur Gruber-Widal-Reaktion (Antigene für die Agglutinations-Reaktion).

Salmonella-Aufschwemmungen. S. abortus equi, S. cholerae suis var. Amerika, S. cholera suis var. KUNZENDORF, S. dublin, S. enteritidis, S. london, S. newport, S. paratyphi A, S. paratyphi B, S. paratyphi C, S. typhi, S. typhi murium.

Shigella-Aufschwemmungen. Sh. dysenteriae Typ 1 (SHIGA-KRUSE), Sh. dysenteriae Typ 2 (I. SCHMITZ), Sh. sonnei (KRUSE-SONNE), Sh. flexneri polyvalent.

Listeria-Aufschwemmungen.

E. Reagentien zur Bestimmung von Gerinnungsfaktoren. Thrombokinase aus Affenhirn „schnellöslich", lyophil getrocknet, Thrombokinase aus Kaninchenhirn, lyophil getrocknet Calciumchlorid-Lösung m/40, Fibrinogen vom Rind, für die Gerinnungszeitbestimmung nach der Einphasenmethode und die Zweiphasen-Prothrombinbestimmung. Calcium-Thromboplastin, lyophil getrocknet, zur Einphasengerinnungszeit nach QUICK. Test-Thrombin zur Bestimmung der Plasma-Thrombin-Gerinnungszeit. Plasmathrombokinase-Bildungstest und Reagens zur Bestimmung der partiellen Thromboplastin-Zeit (PTT-Reagenz).

F. Präparate für die Immunelektrophorese und für die Geldiffusion nach Ouchterlony. Standard-Humanserum, stabilisiert und standardisierte Human-Plasmaproteine für immunologische Plasmaprotein-Bestimmungen.

Plasmaprotein-Antisera für die immunologische Bestimmung von Plasmaproteinen: Polyvalente und spezifische Antisera gegen Human-Plasmaproteine vom Kaninchen, vom Pferd, von der Ziege und spezifische Antisera gegen tierische Plasmaproteine.

Plasmaprotein-Antisera, Fluorescein-markiert: (Globulin-Fraktion), Anti-Human-Plasmaproteine vom Kaninchen, von der Ziege und Anti-tierische Plasmaproteine.

Plasmaprotein-Antisera, spezifische Antisera gegen Human-Immunglobuline.

Partigen-Fibrinogen zur quantitativen Bestimmung von Fibrinogen.

Trägermaterial: Reinagar und Agarose; Cubogelahn, Reinagar-Gelkonzentrat, gebrauchsfertig; Partigen, Immundiffusionsplatten für quantitative Bestimmungen.

G. Verschiedenes. Bakterienstämme (einzelne Bakterienstämme können, soweit vorhanden, für Vergleichsversuche abgegeben werden).

Cephalin-Cholesterin-Reagens für den Hanger-Test (Leberfunktion).

Echinokokken-Antigen, Normalserum 1:10 vom Pferd, Rind und Hammel.

Rheuma-Diagnostika: Latex-RF-Reagens zur Bestimmung des Rheumafaktors, Latex-CRP-Reagens zur Bestimmung des C-reaktiven Proteins, Latex-ASL-Reagens zur Bestimmung des Anti-Streptolysin 0 im Objektträger-Schnelltest, Standard-Human Antistreptolysin-0-Serum für die Antistreptolysin-Reaktion (ASR), Streptolysin-0-Reagens für die Antistreptolysin-Reaktion (ASR). Staphylolysin-Reagens und Anti-Staphylolysin-Serum, standardisiert für die Anti-Staphylolysin-Reaktion (AStaR). Kaninchenblut, konserviert, 15% Suspension von Kaninchenblutzellen.

Chromosomenbesteck, Reagentien zur Chromosomenbestimmung.

H. Testsera für die Blutgruppenbestimmung s. Blutgruppen.

I. Proteinpräparate. Serum-Albumin vom Rind 20%ige und 30%ige Lösung (staatlich geprüft, für den Rh-Nachweis).

K. Nährböden für die bakteriologische Diagnostik (in Trockenform). *1. Trockenprodukte für die Herstellung fester Nährböden:* Bierwürze-Agar. Brillantgrün-Phenolrot-Laktose-Agar. Bromthymolblau-Laktose-Agar. modif., nach WINKLE. Clauberg II-Agar (s. auch Zusätze). Desoxycholat-Zitrat-Laktose-Agar nach LEIFSON. Dextrose-Agar 2%. DUBOS-Agar (s. auch Zusätze). Fuchsin-Laktose-Agar nach ENDO. Kligler-Eisen-Agar. Lackmus-Laktose-Agar mit Kristallviolett nach DRIGALSKI-CONRADI. Lackmus-Laktose-Agar ohne Kristallviolett nach DRIGALSKI-CONRADI. Laktose-Agar 2%. Löfflers Serum-Nährboden. Malachitgrün-Agar nach LÖFFLER. Metachromgelb-Laktose-Agar nach GASSNER. Nähragar. Nährgelatine. Neutralrot-Agar nach OLDEKOP. Sabouraud-Maltose-Agar. Trockengalle. Überalkali-Agar. Wismutsulfit-Agar nach WILSON-BLAIR. — *2. Trockenprodukte für die Herstellung flüssiger Nährböden:* Adonit-Pepton-Lösung. Arabinose-Nährboden nach SEELEMANN. Arabinose-Nutrose-Lösung. Arabinose-Pepton-Lösung. Barsiekow-Lösung I (Dextrose-Nutrose-Lösung). Barsiekow-Lösung II (Laktose-Nutrose-Lösung). Dextrose-Lösung 2%. Dulcit-Nährböden nach SEELEMANN. Dulcit-Pepton-Lösung. EIJKMANNsche Nährlösung (konzentriert). Fuchsin-Glyzerin-Bouillon nach STERN. Hottinger-Verdauungsbrühe, modifiziert nach HERRMANN. Lackmus-Molke. Laktose-Bouillon 2%. Laktose-Nährboden nach SEELEMANN. Maltose-Pepton-Lösung. Mannit-Pepton-Lösung. Nährbouillon (gepuffert). Rhamnose-Molke. Rhamnose-Nutrose-Lösung. Saccharose-Nutrose-Lösung. Salizin-Pepton-Lösung. Selenit-Laktose-Lösung zur Anreicherung. Tetrathionat-Nährboden mit Metachromgelb nach PREUSS. Dgl. mit Kristallviolett nach PREUSS. Thioglykolat-Bouillon. — *3. In Röhrchen abgefüllte Fertignährböden:* Eiernährboden nach HOHN (Substrat 4). Eiernährboden nach HOHN mit Hämatinzusatz. Eiernährboden nach LUBENAU. — *4. Zusätze:* Tellur-Blut-glycerolat-Gemisch für Clauberg II-Agar. Tween-Albumin-Lösung für Dubos-Agar. Ölsäure-Albumin-Lösung für Dubos-Agar.

L. Nährböden für Gewebekulturen. Eagle's-Trocken-Nährmedium, LE-Trocken-Nährmedium (Lactalbumin-Hydrolysat in Earle's Salzlösung).

Biotest-Serum-Institut GmbH, Frankfurt (Main):

1. Reagentien für den Lues-Nachweis. Extrakte und Reagentien für die Wassermann-Reaktion, Cardiolipin-, Kahn- und Citochol-Reaktion.

2. Vertrieb des BBL-Programmes (Baltimore Biological Laboratory) in Deutschland.

Fa. Chem. Fabrik und Serum Institut „Bram" GmbH, Berlin:

Antigene und Reagentien für den Lues-Nachweis. Lues-Frischbluttest „Bram".

Nährböden für die bakteriologische Diagnostik in Trockenform. Nähragar, Standard-Keimzähl-Agar, Nährbouillon (gepuffert), Nährgelatine, Aesculinbouillon, Bierwürzeagar, Brillantgrün-Phenolrot-Agar, Bromthymolblau-Laktose-Agar, Chinablau-Milchzuckeragar nach BITTER, Desoxycholat-Citrat-Agar nach LEIFSON, EIJKMANNsche Nährlösung nach LEIFSON, Eisenagar nach KLIGLER, Fuchsin-Laktose-Agar nach ENDO, Fuchsin-Laktose-Agar nach ENDO für Membranfiltermethode, Gallebouillon, Gassner-Salizin-Nährboden (Lass-Agar), Harnstoff-Bouillon nach PÜSCHEL, Lackmus-Laktose-Agar nach v. DRIGALSKI und CONRADI mit und ohne Kristallviolett, Leberbrühe, Milchzuckeragar 2%, Milchzucker-bouillon 2%, Rindergalle (Trockengalle), Sabouraud-Maltosegar, Sabouraud-Maltose-Bouillon, Sabouraud-Dextrose-Bouillon, Selenit-F-Anreicherungsnährböden nach LEIFSON-HYNES, Serumnährböden (Löffler-Serum), Serum-Tellur-Nährböden nach CONRADI und TROCH, Serum in Trockenform (Pferdeserum), Shigella-Salmonella Agar, Spezialnähragar zur Testung von Sulfonamiden und Antibiotica, dazu Teststamm Stap. aureus L 2 a V, Strepto-kokkennährböden nach SEELEMANN, Thioglykollatbouillon nach BREWER, Traubenzucker-agar 2%, Traubenzuckerbouillon 2%, Trypsin-Bouillon, Tetrathionat-Kristallviolett-Nähr-böden nach PREUSS, Wasserblau-Metachromgelb, Lactose-Agar nach GASSNER.

Nährböden der „Bunten Reihe". Adonit-Pepton-Lösung, Arabinose-Pepton-Lösung, Barsiekow-Lösung I und II, d-Tartrat-Nährboden, Dulcit-Pepton-Lösung, Glycerin-Fuchsin-Bouillon, Hetsch-Lösung I und II, Indol-Nährboden nach NEISSER-PRINGSHEIM, Lackmus-molke, Laktose-Saccharose-Adonit-Nährboden, Rhamnose-Molke nach BITTER, Rhamnose-Pepton-Lösung, Saccharose-Pepton-Lösung, Salicin-Pepton-Lösung, Xylose-Nährboden.

Gebrauchsfertige Nährböden. Eier-Nährboden nach HOHN „Substrat 4", Löffler-Serum erstarrt, Nähr-Gelatine erstarrt, Serum-Nährboden (LÖFFLER) flüssig, Tetrathionat-Nähr-boden nach MÜLLER.

Grundsubstanzen zur Nährboden-Herstellung. Fleischextrakte, Agar-Agar, plv. DAB 6, Gelatine, plv. Nährböden in Einweg-Petrischalen: Nähragar, Standard-Keimzähl-Agar, Brillantgrün-Phenolrot-Laktose-Agar, Wasserblau-Metachromgelb-Laktose-Agar.

Fa. Dr. E. Fresenius KG, Bad Homburg v. d. H.:

Reagentien für den Lues-Nachweis. Antigene für die Wassermannreaktion: Rinder-herz-Extrakt, Treponemen-Antigen. Ambozeptoren. Konservierte Hammelblutkörperchen. Konserviertes Meerschweinchen-komplement, lyophilisiertes Meerschweinchenkomplement mit Lösungsmittel, Cardiolipin-antigen für die Komplementbindungsreaktion nach KOLMER, lyophilisiertes Lues-Kontroll-serum. Antigene für die Flockungsreaktionen: Cardiolipinantigen für den VDRL-Test. Cito-cholextrakt nach SACHS-WITEBSKY. Kahn-Extrakt für den Routine-Test nach KAHN. Sachs-Georgi-Extrakt für die Lentocholreaktion. Antigen für Klärungsreaktionen: Meinicke-Extrakt für die Meinicke-Klärungsreaktion II. M.K.R. Soda- und Kochsalz-Stammlösung. Tuberkulinpräparate: siehe Abschnitt Tuberkuline. Antiseren gegen Humanplasmaproteine für die Immunelektrophorese, von Hammel, Ziege und Kaninchen.

Trockennährböden „Berlin". Nährbouillon, Selenitbouillon, Nähragar, Endoagar, Kligler-Eisen-Agar-Desoxycholat-Citrat-Agar I, Metachromgelb-Laktose-Agar nach GASSNER, Phenolrot-Brillantgrün-Agar, Gentianaviolett-Galle-Bouillon, Saboraud-Bouillon, Thio-glykolat-Bouillon.

Forschungsinstitut für Impfstoffe „Dessau":

Brucella abortus Trocken-Antigen. Zur Serodiagnostik bei Brucellose mittels Agglutinationsreaktion sowie KBR und Flockungsreaktion.
Handelsform. 1 Ampulle.

Diagnostisches Listeria-Serum. Zur Differenzierung fraglicher Listeriastämme mittels Objektträger Agglutination.
Pipettenflasche mit 3 ml.

Listeria-Trockenantigen (Koch-Antigene O, I, II und OV). Zur Serodiagnostik der Listeriose mittels langsamer Agglutination.
Ampulle mit 0,2 g.

Tuberkulose Antigen. Für die Hämagglutinationsreaktion nach MIDDLEBROOK und LYFCS
Ampulle mit 5 ml.

Zymosan. Zur Properdinbestimmung im Serum und zur Herstellung von properdinfreiem Serum.
Röhrchen mit 1 und 5 g.

Difco-Laboratories, Detroit; Vertrieb in Deutschland durch Fa. Otto Nordwald, Hamburg:

Anti-Sera für die serologische Identifizierung der Streptokokken, der Salmonellen, E. coli, Leptospiren, Candida albicans und Dermatophyten.
Außerdem stehen Trockennährböden für flüssige und feste Nährmedien zur Verfügung.

Präparate der Fa. Hyland (Vertrieb in Deutschland durch Travenol International, München):

Reagentien zur Lues-Seradiagnostik. Kolmer Cardiolipin-Antigen; Mazzini Cardiolipin-Antigen; Reiter-Spirochäten-Protein-Antigen für KBR; Meerschweinchen-Komplement, getrocknet; Ambozeptor; Antigen für Cardiolipin-Mikro-Flockung (VDRL-Reaktion); positives Kontrollserum.

Reagentien für die Seradiagnostik der infektiösen Mononukleose. Rinder-Erythrozyten-Antigen; Meerschweinchen-Nieren-Antigen; positives Kontrollserum.

Reagentien zur Anti-Streptolysin O-Titration. Streptolysin O-Reagens und Antistreptolysin O-Standard.
Latex-Teste: CR-Teste (zum Nachweis des C-reaktiven Proteins); RA-Test (zum Nachweis des Rheumafaktors); LE-Test (zum Nachweis des Lupus-erythematodes-Faktors); HCG-Schwangerschafts-Test (Objektträger-Schnelltest); TA-Test (zum Nachweis der Thyreoglobulin-Autoantikörper); GG-Test (zur Bestimmung des Gammaglobulins); FI-Test (zum Nachweis der Hypofibrinogenaemie).

Reagentien für die Prothrombinzeitbestimmung. Thromboplastin, getrocknet; Prothrombinfreies Rinderplasma, getrocknet; Prothrombin-Standard und Antikoagulans-Lösung nach OWREN; Thromboplastin-Kontrolle, getrocknet, für den Quick-Test.

Immunochemische Reagentien. Beta-L-Test, zur Bestimmung des Beta-Lipoproteid-Spiegels im Serum; Plasma-Fraktion II (human, getrocknet) Gamma-Globulin; IEP-Anti-Human-Serum von der Ziege und vom Pferd für die Immunelektrophorese; Antiseren für die Immundiffusion (s. Spezial-Antisera Liste, Hyland), die gleichen Seren werden auch mit Fluorescein markierter Globulin-Fraktion geliefert; Plasma-Fraktionen vom Mensch, Rind, Kaninchen, Schaf, Pferd, Meerschweinchen, Kücken. Hämoglobin-Kontrollen für die Elektrophorese. Bovines Insulin-Anti-Serum von Meerschweinchen.
Hyland-Agar-Gel IEP System: Geräte und Reagentien zur immunelektrophoretischen Analyse menschlicher Serumproteine.
Immuno-Plate Teste: Komplette Testpackungen zur quantitativen Bestimmung spezifischer menschlicher Serumproteine und Ergänzungsplatten ohne Standardseren.
Bakteriologische Spezialitäten: Koagulase-Plasma, zur Diagnose von Staph. aureus; Antigene für die Widal-Reaktion (Objektträger und Röhrchentest):
Typhus-H-Antigen, Typhus-O-Antigen, Paratyphus-A-Antigen, Paratyphus-B-Antigen, Brucella-Antigen, Proteus-OX-2-Antigen, Proteus-OX-19-Antigen, Proteus-OX-K-Antigen.
Weitere Präparate: Präzipitierendes-Anti-Human-Serum, getrocknet, für den Nachweis von Menschenblut; Freund's Adjuvans, komplett.

Deutsche Kabi GmbH, München:

Blutfraktionen für die Forschung. Albumin, Coeruloplasmin, Fibrinogen human und bovin, Gamma-Globulin, Haptoglobin, Plasmin (Lösung und Trockensubstanz), Plasminogen, Transferrin (Lösung und Trockensubstanz).

Fa. Meinicke-Extrakte, L. Meinicke, München-Grünwald:

Extrakte und Reagentien zur Serumdiagnose der Lues. Original-Standardextrakt für die Meinicke-Klärungsreaktion (M.K.R. II), Original-Extrakt für die Meinicke-Trübungsreaktion (M.T.R.) stark und schwach, Cardiolipin-Extrakt für die V.D.R.L.-Flockungsreaktion, Sitolipin-Extrakt für die V.D.R.L.-Flockungsreaktion, Extrakt für die Flockungsreaktion nach KAHN, Extrakt für die Citochol-Reaktion, Extrakt für die Müller-Ballungs-Reaktion, Cardiolipin-Extrakt für die Komplement-Bindungsreaktion, Sitolipin-Extrakt für die Komplementbindungsreaktion, Rinderherzextrakt für die Wassermann-Reaktion, Basalmedium für den Treponema pallidum-Immobilisierungs-Test (T.P.I. Nelson-Test), Hammelblutkörperchen-Aufschwemmung (5%ig), konserviertes Meerschweinchen-Komplement, Ambozeptoren, M.K.R.-Sodastammlösung, M.K.R.-Kochsalzstammlösung.

Extrakte zur Serumdiagnose der Tuberkulose. Original-Extrakt für die Meinicke-Tuberkulose-Reaktion (M.Tb.R.) alkoholisch, wäßrig-konzentriert, wäßrig-stark, wäßrig-schwach.

Extrakte zur Serumdiagnose der Bruzellose. Original-Extrakt für die Meinicke-Abortus-Bang-Reaktion.

Außerdem werden geliefert: Original-Mastix-Lumbotest nach EMANUEL, Pallida-Antigen nach GÄATHKENS und FÜHNER, Luesleber-Extrakt für die Wassermann-Reaktion, Menschenherz-Extrakt für die Wassermann-Reaktion.

Helisen-Extrakte zur Diagnose und Therapie allergischer Krankheiten: Gräserpollen- und Blütenpollen-Misch-Extrakte, Gruppen-Extrakte: Tierhaare, Fleisch, Fisch, Vegetabilien, Hülsenfrüchte, Mehl, Federn, Ei, Wolle und Baumwolle, Hausstaub und Schimmelpilze, Matratzenfüllstoffe, Getreidepollenmischextrakt.

Sonderanfertigungen, Helisen-Gruppentestlösungen zur intracutanen Allergie-Diagnostik. Test und Kurpackungen.

Fa. E. Merck, Darmstadt:

Nährböden für die bakteriologische Diagnostik in Trockenform. Standard I und Standard II Nährbouillon. Standard I und Standard II Nähragar. Nährbodenzusätze in Tablettenform: Endo-Tabletten.

Drigalski-Tabletten mit oder ohne Kristallviolett. Bromthymolblau-Milchzuckertabletten. Brillantgrün-Phenolrot-Milchzuckertabletten.

Indolreagens nach KOVACS. Methylrot (Indikator).

Gentianaviolett-Galle-Trockennährboden nach KESSLER-SWENARTEN, Kaliumtetrathionat-Anreicherungsnährböden für die Typhus- und Paratyphus-Diagnostik (nach MUELLER, KAUFFMANN, PREUSS), polytoper Eisen-III-Zucker-Harnstoff-Nähragar nach KLIGLER, BADER, HOTZ, l(+)Arabinose natürlich für Bakteriologie

l(+)Arabinose natürlich für Bakteriologie
  Dulcit   ,,   ,,   ,,
 d-Glucose und Lactose   ,,   ,,
 Maltose, d(−) Mannit, l(+) Rhamnose, Saccharose, Salicin
 unter Tabletten: Chinablau-Milchzucker.

Pilznährboden nach SABOURAUD, Agar Agar gereinigt für Bakteriologie, Bromthymolblau-Indikator, Caseinhydrolysat pankreatisch, Fleischextrakt, Gelatine, Hefeextrakt, Lackmuslösung nach KUBEL u. TIEMANN, NaCl reinst nach DAB 6, Pepton aus Casein tryptisch, Pepton aus Fleisch tryptisch.

Dr. K. Molter GmbH, Seruminstitut, Heidelberg:

Thrombotest-Reagentien (Vertrieb der Fa. Nyegaard und Co. A/S — Oslo). Thrombotest „Nyco", zur Kontrolle des Gerinnungsstatus, Überwachung der Antikoagulantientherapie; Normotest „Nyco", zur Feststellung von Störungen des exogenen Gerinnungssystems.

Rheuma-Diagnostica: Rheuma-Latex-Test, zum Nachweis des Rheumafaktors; CRP-Latex-Test und CRP-Antiserum zum Nachweis des C-reaktiven Proteins; Streptolysin-O-Reagens und Antistreptolysin-O-Standard zur Bestimmung des Antistreptolysin-O-Titers.

Plasmaprotein-Antisera: Gc-Gruppen zur Typenbestimmung; polyvalente und monovalente Human-Plasmaprotein-Antiseren vom Pferd und Kaninchen.

Fa. Chem. Fabrik Promonta GmbH, Hamburg: Pallidaantigen nach GAEHTGENS und FÜHNER und Reagens für die Pallida-Reaktion nach GAETHGENS.

Diagnostische Antisera, (SSW) Salmonella-Shigella-Sera, Abortus-Bang-Serum, Proteus X 19, Coli-Sera, Amboceptor mit hohem Titer.

Diagnostika, die in den USA im Handel sind: Brucella Abortus Antigen, diagnostic agent (Lederle); Brucellergen, diagnostic agent (Merck, Sharp & Dohme); Coccidioidin, diagnostic aid (Cutter). — Diphtheria toxin for the Schick test, control, diagnostic aid: Diphtheria toxin for Schick test (dilutes) (Lilly); Diphtheria toxin for Schick test, diluted USP (National Drug); Diphtheria toxin for the Schick test (Parke, Davis); Diphtheria toxin for Schick test, diluted (Wyeth). — E. Coli diagnostic serum (OB serums), diagnostic agent (Lederle); Equine encephalomyelitis (eastern) diagnostic antigen, diagnostic aid (Lederle); Equine encephalomyelitis (western) diagnostic antigen, diagnostic aid (Lederle); Histoplasmin, diagnostic aid (Parke, Davis); Influenza virus diagnostic antigen, diagnostic aid (Lederle); Lygranum C.F and control, diagnostic agent (Squibb); Lygranum S. T. and control, diagnostic agent (Squibb); Lymphocytic Chroiomeningitis Diagnostic Antigen (soluble type), diagnostic agent (Lederle); Lymphogranuloma Venerum skin test antigen, (Chick embryo origin) Frei antigen, diagnostic agent (Lederle); Mumps diagnostic antigen (Viral type), diagnostic agent (Lederle); Mumps skintest antigen, mumps diagnostic aid (Lilly); Paratyphoid antigens, diagnostic agents (Lederle); Pateurella tularensis antigen, diagnostic agent (Lederle); Proteus OX 19 antigen, (febrile antigen diagnostic), diagnostic agent (Lederle); Psittacosis diagnostic antigen (soluble type), diagnostic agent (Lederle); Q Fever diagnostic antigen, diagnostic agent (Lederle); spotted fever diagnostic antigen (soluble type), diagnostic agent (Lederle); Rocky mountain spotted fever diagnostic antigen (soluble type), diagnostic agent (Lederle); Salmonella febrile antigens, diagnostic agent (Lederle): Group A (somatic 1, 2, 12), Group B (somatic 1, 4, 5, 12), Group C (C_1 und C_2) (somatic 6, 7, 8), Group D (Typhoid O) (somatic 9, 12), Group E ($E_{1,2,3,1}$) (somatic 3, 10, 15). — Scarlet fever streptococcus toxin for Dick test, diagnostic aid (Wyeth); Shigella grouping sera, diagnostic agent (Lederle); St. Louis encephalitis diagnostic antigen, diagnostic agent (Lederle); Trichinella extract, diagnostic agent (Lederle); Typhoid H antigen, diagnostic agent (Lederle).

Sirupe

Sirupe DAB 7-BRD, DAB 7-DDR. Sirupi Helv. V, ÖAB 9, Ned. 6, Ross. 9, Syrups BPC 68, USP XVII, NF XII. Syrupi Nord. 63, Jap. 61. Sirops CF 65.

Sirupe sind flüssige Zubereitungen zum oralen Gebrauch, die einen hohen Anteil (50 bis 65%) an Zuckern, zumeist Saccharose, enthalten. Sie können Zusätze von reinen Wirkstoffen oder von Drogenauszügen enthalten und stellen dann Arzneisirupe dar (engl. medicated syrups), oder sie enthalten Pflanzensäfte und werden dann meist als Fruchtsirupe oder aromatische Sirupe zur Geschmacksverbesserung von Arzneien verwendet. Reine konzentrierte Zuckerlösungen werden als einfacher Sirup (sirupus simplex) bezeichnet.

Die *Herstellung* von Sirupen erfolgt entweder durch Auflösen von Zuckern in Wasser, wäßriger oder wäßrig-alkoholischer Wirkstofflösung, Drogenauszügen oder Fruchtsäften (s. Preßsäfte, S. 530) durch Erhitzen bis zum Sieden. Sie setzt voraus, daß die Wirkstoffe eine solche Hitzebehandlung (ca. 105°) aushalten. Häufig werden die Wirkstoffe oder ihre Lösungen mit dem einfachen Sirup gemischt, wobei u. U. auf 50 bis 60° erwärmt wird.

Setzt man alkoholische Wirkstofflösungen oder alkoholhaltige Drogenauszüge zu, so treten meist Trübungen auf, die wegen des Verlustes an Wirkstoffen nicht durch eine ohnehin schwierige Filtration entfernt werden sollten.

Dagegen ist nach Angabe der meisten Arzneibücher der frisch bereitete, noch heiße Sirup zu filtrieren oder zu kolieren. Zuvor sollte der beim Aufkochen entstandene Schaum beseitigt werden.

Als Ansatzgefäße dienen am besten Schalen aus rostfreiem Stahl oder unbeschädigte Emailgefäße.

Sirupe können auch auf kaltem Wege im Perkolator hergestellt werden. Man füllt dazu den Zucker auf eine Watteschicht in den Perkolator und gießt die Flüssigkeit auf, die man zunächst einmal rasch durchlaufen läßt. Danach gießt man sie erneut auf den Zucker und läßt den Sirup langsam abtropfen. Die ersten Anteile werden, wenn sie nicht klar sind, wieder in den Perkolator zurückgegossen.

Zuckerlösungen nahe der Sättigungskonzentration unterliegen ihrer starken osmotischen Wirkung wegen nicht dem mikrobiellen Verderb. Da jedoch z. B. durch Kondensatbildung im oberen Teil des Gefäßes leicht Verdünnungen entstehen könnten, die dann für Schimmelpilze, Hefen und Bakterien gute Nährböden darstellen, sind Sirupe noch heiß in saubere, trockene, möglichst sterilisierte (DAB 7-DDR) Gefäße abzufüllen. Die Gefäße müssen ganz gefüllt sein und nach dem Erkalten gut umgeschüttelt werden, um Konzentrationsunterschiede auszugleichen. — Um die Haltbarkeit zu erhöhen, ist meist ein Zusatz von Konservierungsmitteln wie PHB-Ester gestattet (s. Angaben der Pharmakopöen).

Bei der hohen Zuckerkonzentration besteht die Gefahr des Auskristallisierens von Zucker. Deshalb werden als Kristallationsverzögerer häufig Glycerin, Sorbit oder andere Polyole zugesetzt. Während diese Zusätze von einigen Arzneibüchern sogar ausdrücklich erlaubt sind, dürfen polysaccharidhaltige Süßungs- und Dickungsmittel nicht zugesetzt werden. Hierher gehört der sog. Glucosesirup, Stärkesirup oder Kapillärsirup, ein durch partielle Hydrolyse von Stärke erhaltenes Gemisch von Glucose, Maltose, Oligosacchariden und Dextrinen in Wasser.

Zweifelhaft ist der Zusatz künstlicher Süßstoffe zu Sirupen. Während dies einige Pharmakopöen (z. B. ÖAB 9, Helv. V) ausdrücklich untersagen und Sirupe auf Abwesenheit fremder Süßstoffe prüfen lassen, erlaubt DAB 7-BRD den Zusatz „natürlicher oder künstlicher Aromatisierungs-, Farb- und Süßstoffe". Die Verwendung von Süßstoffen sollte jedoch auf, allerdings dann zuckerfreie, Arzneien für Diabetiker beschränkt bleiben. Um ihnen Sirupkonsistenz zu verleihen, werden glucosefreie Dickungsmittel eingesetzt.

Angaben der Pharmakopöen

DAB 7-BRD. Sirupe sind flüssige Zubereitungen, die aus Lösungen süßschmeckender Mono- und Disaccharide in hohen Konzentrationen bestehen und Arzneizusätze oder Pflanzenauszüge enthalten können. Polysaccharide und polysaccharidhaltige Zubereitungen dürfen als Süßungsmittel zur Herstellung von Sirupen nicht verwendet werden.

Sirupe können, falls nichts anderes angegeben ist, natürliche oder künstliche Aromatisierungs-, Farb- und Süßstoffe sowie Konservierungsmittel enthalten, die physiologisch unbedenklich sein müssen.

DAB 7-DDR. Sirupe sind dickflüssige Zubereitungen zum inneren Gebrauch, die mindestens 50% Saccharose enthalten. Zur Herstellung wird die Saccharose in W., in Drogenauszügen oder in Fruchtsäften gelöst, oder es werden Arzneistoffe oder Zubereitungen in einfachem Sirup gelöst oder mit diesem gemischt.

Die Saccharose wird, wenn nichts anderes angegeben ist, in der heißen Flüssigkeit unter Rühren gelöst. Die Lsg. wird 2 Min. im Sieden gehalten und vom Schaum befreit. Danach wird sie mit zum Sieden erhitztem W. auf die vorgeschriebene Menge ergänzt. Die heiße Lsg. wird in sterilisierte, trockene, dem Verbrauch angemessene Gefäße abgefüllt. Die Gefäße sind vollständig zu füllen, sofort zu verschließen und nach dem Erkalten zu schütteln.

Helv. V. Sirupe sind dickflüssige Arzneizubereitungen zu oraler Verwendung, welche Zucker und allfällige weitere Zusätze enthalten.

Herstellung. Die Sirupe werden erhalten durch Auflösen von Zucker in Wasser, in Pflanzensäften oder Pflanzenauszügen oder durch Mischen von Extrakten mit Zuckersirup.

Das Klären der Sirupe kann durch Kolieren durch Flanell, Filtration oder ausnahmsweise durch längeres Schütteln mit gewaschener Filtrierpapiermasse und nachfolgende Filtration erfolgen. Die Sirupe sind in trockene Flaschen abzufüllen und, wenn nötig, zu sterilisieren.

Prüfung. Sirupe müssen klar sein (ausgenommen Mandelsirup). Sirupe dürfen, wenn nichts anderes vorgeschrieben ist, keine künstlichen Süßstoffe und keine Konservierungsmittel enthalten.

Die Mischung von 50 ml Sirup mit 50 ml W. wird mit so viel verdünnter Schwefelsäure angesäuert, daß die Mischung stark sauer reagiert. Hierauf wird mit 50 ml einer Mischung gleicher Volumen Ae. und PAe. kräftig ausgeschüttelt, der klare Ae.-PAe.-Auszug abgehoben und das Lösungsmittel im Wasserbad abdestilliert. Ein verbleibender Verdampfungsrückstand darf weder süß schmecken (Saccharin) noch sich durch 1 Tr. Ferrichlorid violett färben (Salicylsäure).

Aufbewahrung. Mit Ausnahme von Sirupus Ferri iodati concentratus, Sirupus Ferri iodati dilutus, Sirupus Rubi idaei, Sirupus simplex: Vor Licht geschützt, in gut verschlossenen Gläsern, an einem kühlen Orte.

ÖAB 9. Sirupe sind wäßrige, dickflüssige Arzneizubereitungen, die Rohrzucker in hoher Konzentration enthalten und zur oralen Verwendung bestimmt sind.

Herstellung. Sirupe werden hergestellt, indem man Rohrzucker in Wasser, Pflanzensäften oder Pflanzenauszügen löst oder Pflanzenauszüge oder Arzneistoffe mit einfachem Sirup mischt.

Die zur Verarbeitung mit dem Rohrzucker bestimmten Flüssigkeiten müssen möglichst weitgehend geklärt sein und sind mit dem Rohrzucker unter kurzem Aufwallen zum Sirup zu verkochen. Wenn der Zusatz von p-Hydroxybenzoesäureestern als Konservierungsmittel vorgeschrieben ist, so sollen diese am Ende des Kochprozesses hinzugefügt werden. Künstliche Süßstoffe dürfen bei der Bereitung nicht Verwendung finden.

Prüfung. 50 ml Sirup werden nach dem Verdünnen mit dem gleichen Volumen W. mit 5 ml verd. Salzsäure und einer Mischung von 15 ml Ae. und 25 ml PAe. ausgeschüttelt. Der Ae.-PAe.-Auszug wird filtriert und in einem Kölbchen auf dem Wasserbad eingedampft. Den Rückstand löst man in 2 ml M.

p-Hydroxybenzoesäureester. 1 ml der methylalkoholischen Lösung wird auf dem Wasserbad eingedampft. Man löst den Rückstand unter Erwärmen in 5 ml W. Erhitzt man 3 ml dieser Lsg. mit 1 ml Millons Reagens zum Sieden, so färbt sich die Lösung rot.

Künstliche Süßstoffe. Der Rest der für die vorhergehende Prüfung bereiteten wss. Lsg. wird auf das Fünffache seines Volumens mit W. verdünnt. Die Lsg. darf nicht süß schmecken.

Salicylsäure. Erhitzt man den Rest der bereiteten methylalkoholischen Lsg. mit 10 Tr. konz. Schwefelsäure, so darf kein Geruch nach Salicylsäuremethylester auftreten.

Stärkesirup. Werden 0,5 g Sirup mit der gleichen Menge W. verdünnt, so darf auf Zusatz von 2 Tr. konz. Salzsäure und 10 ml A. keine milchige Trübung auftreten.

Schwermetalle. 2 g Sirup werden verascht. Den Rückstand übergießt man mit 1 ml konz. Salpetersäure, dampft zur Trockne ein und glüht bei dunkler Rotglut. Der erhaltene Rückstand wird mit 5 ml verd. Salzsäure auf dem Wasserbad digeriert. Die abfiltrierte Lsg. versetzt man mit 2 ml Ammoniak und verdünnt mit W. auf 10 ml. Die, wenn nötig, filtrierte Lsg. darf nicht blau gefärbt sein; in ihr dürfen nach Zusatz von etwa 20 mg Ascorbinsäure und 50 mg Kaliumcyanid Schwermetalle in unzulässiger Menge nicht nachweisbar sein.

Aufbewahrung. In dicht schließenden, möglichst vollständig gefüllten Gefäßen; in Mengen über 1 kg an einem kühlen Ort.

BPC 68. Sirupe sind konz. wss. Lsg. von Saccharose oder anderen Zuckern, denen Medikamente oder Aromastoffe zugesetzt sein können. Um in Arzneisirupen die Kristallisation des Zuckers zu verzögern oder um Wirkstoffe besser zu lösen, werden gelegentlich Glycerin, Sorbit oder andere Polyole zugesetzt.

Arzneisirupe stellen eine geeignete Form von Stammlsg. zur rezepturmäßigen Arzneibereitung dar.

Aromatische Sirupe sind gewöhnlich frei von Arzneistoffen und dienen als Trägerflüssigkeiten oder Geschmackskorrigentien in der Rezeptur. Sie werden besonders zum Überdecken von bitterem oder salzigem Geschmack in der Arzneibereitung verwendet.

Verd. Zucker-Lsg. fördern das Wachstum von Schimmel, Hefen u. a. Mikroorganismen. Die Geräte zur Sirupbereitung sollen deshalb besonders sauber sein. Als Lösungsmittel ist frisch destilliertes Wasser zu verwenden. Alle Arbeiten sind so zu verrichten, daß eine mikrobielle Kontamination des Präparates möglichst ausgeschlossen ist.

Verdünnung von Sirupen. Falls in der jeweiligen Monographie nichts anderes angegeben ist, so muß das für ein Kind verschriebene Präparat mit einfachem Sirup so verdünnt werden, daß die Einzeldosis 5 ml oder ein ganzes Vielfaches davon beträgt, damit sie mit einem 5-ml-Meßlöffel abgemessen werden kann.

Aufbewahrung. Sirupe sollten frisch bereitet werden, wenn mikrobieller Verderb nicht ausgeschlossen werden kann. Fruchtsirupe können längere Zeit aufbewahrt werden, wenn sie bis zum Sieden erhitzt, in sterile Flaschen abgefüllt und diese keimdicht verschlossen werden.

Zu den Sirupen im weiteren Sinne sind auch die in BPC 68 als *Linctuses* bezeichneten Arzneiformen zu rechnen. Sie sind den in der Kinderheilkunde teilweise noch gebräuchlichen Lecksäften gleichzusetzen.

Nach BPC 68 sind Linctus viskose wss. Zubereitungen, die meist Rohrzucker und Arzneimittel mit beruhigenden, auswurffördernden oder schlaffördernden Eigenschaften enthalten. Sie werden in kleinen Dosen verabreicht und sollen langsam, ohne Zugabe von W. genommen werden.

Verdünnung von Linctus. Sie sollen wie bei den Sirupen auf 5-ml-Dosen eingestellt werden.

Nord. 63. Sirupe sind stark zuckerhaltige, flüssige Zubereitungen zum oralen Gebrauch. Werden sie aus Wirkstofflsg. oder Drogenauszügen bereitet, so sind sie, falls nichts anderes angegeben ist, wie folgt herzustellen. Die zum Sirup zu verarbeitende Flüssigkeit muß vor Zusatz des Zuckers klar sein. Der Zucker wird darin unter höchstens schwachem Erwärmen gelöst. Wenn nichts anderes vorgeschrieben, wird die entstandene Lsg. aufgekocht oder bis zum Entfernen evtl. vorhandenen Alkohols erhitzt und mit siedendem W. zum vorgeschriebenen Gewicht ergänzt. Falls nötig, wird koliert oder filtriert. Sirupe, die Drogenauszüge enthalten, sollen noch heiß in nicht zu große, sterile Flaschen abgefüllt und keimdicht verschlossen werden.

Sirupe müssen, wenn nichts anderes angegeben ist, klar sein. Konservierende Zusätze müssen den Lebensmittelgesetzen entsprechen.

Ned. 6. Sirupe sind wss. oder wss.-alkoholische Lsg. von 62,8 bis 63,5% Saccharose, soweit nicht ausdrücklich anderes vorgeschrieben ist.

Gehaltsbestimmung. Man wiegt 25,0 g des Sirups in einen 100-ml-Meßkolben, fügt 50 ml W., einige Tr. Aluminiumhydroxidsuspension und tropfenweise, unter Schütteln, basische Bleiacetat-Lsg. so lange hinzu, bis ein weiterer Tr. keine Trübung mehr verursacht. Dann füllt man auf 100,0 ml mit W. auf, schüttelt um und filtriert, wobei die ersten 10 ml des Filtrats verworfen werden.

50,00 ml des Filtrats gibt man in einen 55-ml-Meßkolben und füllt mit einer Mischung aus 79 T. Salzsäure und 21 T. W. auf 55,00 ml auf. Man mischt das Ganze und erwärmt 10 Min. lang im Wasserbad von 68 bis 70°. Dann kühlt man rasch auf etwa 20° ab und entfärbt die Lsg. falls nötig durch Zusatz von höchstens 100 mg Aktivkohle. Nun bestimmt man die optische Drehung der ursprünglichen Lsg. in einem 20-cm-Rohr (P_1) und die der invertierten Lsg. in einem 22-cm-Rohr (P_2) bei der Temperatur t, die bei beiden Messungen gleich sein und zwischen 10 und 25 °C liegen muß.

Der Saccharosegehalt berechnet sich nach.

$$x = 300 \cdot \frac{(P_1 - P_2)}{(144 - 0,5\,t)}.$$

Ross. 9. Zur Herstellung von Sirupen wird einfacher Zuckersirup verwendet, der durch Auflösen von Zucker in W. unter Erhitzen erhalten wird.

Sirupe werden durch Mischen von einfachem Sirup mit den Extrakten und Infusen oder Fruchtextrakten nötigenfalls unter Erhitzen bereitet.

Sirupe werden durch eine dicke Watteschicht koliert oder, falls nötig, durch Papier filtriert. Heiß bereitete Sirupe werden noch heiß filtriert.

Alkohol zur Konservierung muß den vollständig erkalteten Sirupen zugesetzt werden.

Aufbewahrung. In ganz gefüllten, gut verschlossenen Glasgefäßen vor Licht geschützt aufzubewahren.

CF 65. Sirupe sind wss. Zubereitungen, die einen hohen Prozentsatz Zucker enthalten. Dieser verleiht ihnen ihre Konsistenz und unter bestimmten Bedingungen ihre Haltbarkeit.

Allgemein bestehen Sirupe zu zwei Dritteln ihres Gewichts aus Zucker. Ihre Dichte liegt demzufolge bei 20° bei etwa 1,32 und im Siedebereich (ca. 105°) bei etwa 1,26.

Zur Herstellung nimmt man reine Raffinade. Die Menge ist für jeden Fall genau festgelegt, sollte jedoch 45% nicht unterschreiten. Bei der Bereitung kann ein Teil der Saccharose hydrolysiert werden; das gleiche kann im Laufe der Lagerung auftreten und hängt von der Zusammensetzung des Sirups ab. Es ist besonders bei sauren Sirupen der Fall, wo u. U. die gesamte Saccharose hydrolysiert wird.

Als Lösungsmittel für die Bereitung von Sirupen dienen i. a. W. und wss. Lösungen.

Bestimmte Sirupe werden durch Mischen von einfachem Sirup oder aromatischem Sirup mit konz. Lsg. der Arzneistoffe oder Extrakte oder auch mit Tinkturen hergestellt. In gewissen Fällen wird der fein zerteilte Wirkstoff im Sirup dispergiert.

Wo eine Klärung von Sirupen nötig ist, kann dies durch Zusatz von Filterflocken, Eiklar oder von anderen Filtrationshilfsmitteln (s. S. 46) geschehen.

USP XVII und **NF XII.** Sirupe sind flüssige Zubereitungen von Arznei- oder Aromastoffen in konz. wss. Lsg. eines Zuckers, gewöhnlich Saccharose. Besteht der Sirup aus reiner wss. Lsg., so wird er „einfacher Sirup" genannt. Um die Rekristallisation des Zuckers zu verzögern und um die Löslichkeit von Wirkstoffen zu erhöhen, werden dem Sirup gelegentlich Glycerin, Sorbit oder andere Polyole zugesetzt. Enthält der Sirup Wirkstoffe, so wird er als Arznei-Sirup (medicated syrup) bezeichnet; z. B. Chlorpheniramin-maleat-Sirup.

Sirupe können Konservierungsmittel enthalten, um Bakterien- und Pilzwachstum zu verhindern. Sie müssen in dichten Gefäßen aufbewahrt werden. Viskose, künstlich gesüßte Lsg., die keinen Zucker enthalten, werden gelegentlich als Arzneiträger für Diabetiker verwendet.

Jap. 61. Sirupe sind flüssige, oral anzuwendende Zubereitungen. Sie bestehen aus Zuckerlösungen oder viskosen Flüssigkeiten oder Suspensionen von Arzneimitteln, die Saccharose oder andere Zucker oder Süßstoffe enthalten. Wenn nichts anderes vorgeschrieben ist, werden Sirupe durch Lösen oder Mischen von Arzneistoffen mit wss. Lsg. von Saccharose, anderen Zuckern oder Süßstoffen oder einfachem Sirup nötigenfalls in der Siedehitze erhalten.

Sie werden gegebenenfalls noch heiß filtriert. Sirupe können auch in Form von Suspensionen der Arzneistoffe hergestellt werden.

Wenn nichts anderes angegeben ist, dürfen Glycerin, Sorbit, Aromatica, Konservierungsmittel, Suspensionshilfsmittel oder Fruchtsäfte zugesetzt werden. Sie müssen dicht verschlossen aufbewahrt werden.

Suppositorien

Suppositorien. Suppositoria. Stuhlzäpfchen. Suppositories. Supposotoires. Zäpfchen.

Definition. Nach DAB 7-BRD sind Suppositorien[1] verschieden geformte Arzneizubereitungen, die zum Einführen in den Mastdarm oder die Scheide bestimmt sind und bei der Anwendung erweichen, sich verflüssigen oder zerfallen.

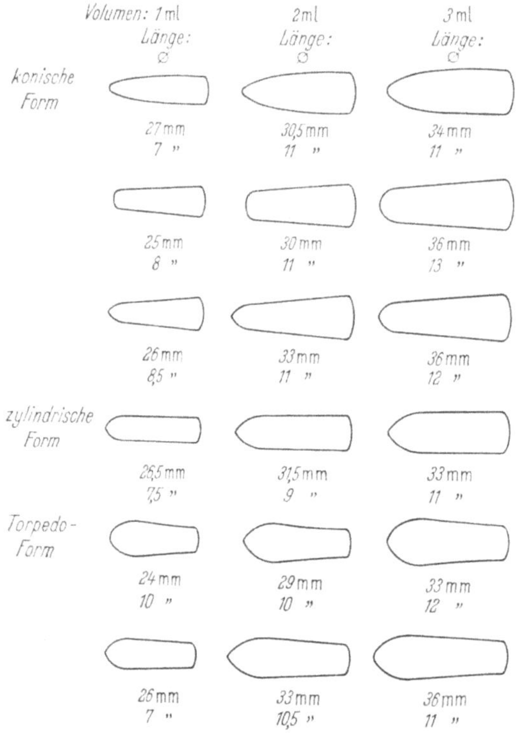

Abb. 364. Gebräuchliche Formen und Maße von Suppositorien.

ÖAB 9 definiert: „Zäpfchen sind zum Einführen in den Mastdarm bestimmte konische, torpedo- oder eiförmige Arzneizubereitungen, in deren Grundmasse die Arzneistoffe gleichmäßig verteilt sind. Sie sollen bei Körpertemperatur erweichen oder sich verflüssigen".

Ross. 9 dagegen sagt: „Suppositorien sind einzeldosierte Arzneiformen, die bei Zimmertemperatur fest sind und bei Körpertemperatur schmelzen oder sich auflösen. Sie sind zur Einführung in Körperhöhlen bestimmt. Folgende Suppositorienarten sind zu unterscheiden: Rectal-S., *Suppositoria rectalia*, Vaginal-S., *S. vaginalia*, und Stäbchen, *bacilli*". Als Grundmassen erlauben die Arzneibücher im allgemeinen Kakaobutter, Hartfett und für Globuli vaginales Glycerin-Gelatine[2]. Auch hier faßt Ross. 9 am weitesten und sagt: „Als Grundmassen werden Kakaobutter, pflanzliche und tierische Fette, hydrierte Öle, Mischungen aus Fetten, Wachs und Walrat, harzfreies Ozokerit, Hartparaffin, Glycerin-Gelatine und Glycerin-Seifen-Gele, Polyäthylenoxide u. a. verwendet".

Die heute im Handel befindlichen halbsynthetischen Fette (s. Adeps solidus, Bd. II, 1091), die den Anforderungen des DAB 7-BRD und anderer Pharmakopöen weitgehend entsprechen, erlauben nahezu jedes Problem der Zäpfchenherstellung zu lösen. Daneben sind mit den Polyäthylenglykolen (s. Bd. II, 243) genügend wasserlösliche Grundmassen vorhanden, um auch hochschmelzende, nach Applikation sich auflösende Suppositorien (z. B. zur Anwendung

---

[1] In den verschiedenen Arzneibüchern werden Suppositorien sehr unterschiedlich definiert. Manche beziehen die Bezeichnung ausschließlich auf die Stuhlzäpfchen, andere schließen Vaginalglobuli, Urethralstifte u. a. Arzneiformen mit ein.

[2] DAB 7-BRD läßt bei Rezepturschwierigkeiten jedoch eine beliebige andere Grundmasse zu.

in den Tropen) herstellen zu können[1]. Die äußere Gestalt der Suppositorien ist zylindrisch-konisch, konisch, torpedo- oder eiförmig. Die gebräuchlichsten Formen und Maße sind in Abb. 364 dargestellt.

Herstellung. Je nachdem, ob die Arzneistoffe in fester oder gelöster Form einer lipophilen oder hydrophilen Grundmasse einverleibt werden müssen, ist zwischen Suspensions-, Emulsions- und Lösungs-Suppositorien zu unterscheiden. Emulsions-Suppositorien, bei denen wässerige Arzneistofflösungen in eine Fettgrundlage emulgiert werden, sind leichter verderblich als „trockene" Zäpfchen. Außerdem deuten die Modellversuche von MÜHLEMANN und NEUENSCHWANDER[2] darauf hin, daß die Resorption der Arzneistoffe aus Suspensions-Suppositorien rascher erfolgt als aus Emulsions-Suppositorien.

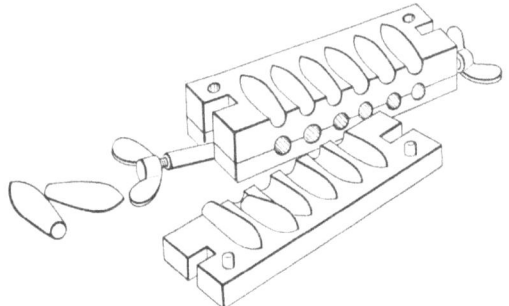

Abb. 365. Suppositorien-Gießform, längsgeteilt.

Die Herstellung kann durch Ausgießen der Mischung von geschmolzener Grundmasse und Arzneistoff in Gießformen, Pressen der festen, zerteilten (geraspelten) Mischung in Preßformen oder durch manuelles Ausformen erfolgen. Das Gießverfahren ist das am meisten angewendete, während manuelles Ausformen praktisch nicht mehr vorkommt.

Gießverfahren. Gießformen bestehen zum größten Teil aus Metallblöcken (Aluminium, vernickeltem oder verchromtem Messing oder Eisen, seltener Zinn), die mit einer oder mehreren Reihen von Bohrungen entsprechender Form versehen sind. Sie lassen sich gewöhnlich in der Ebene der Bohrungsachsen jeder Reihe auseinandernehmen (Abb. 365). Andere Gießformen sind horizontal geschnitten, so daß sich das Oberteil der Form z. B. in Höhe des größten Durchmessers torpedo-

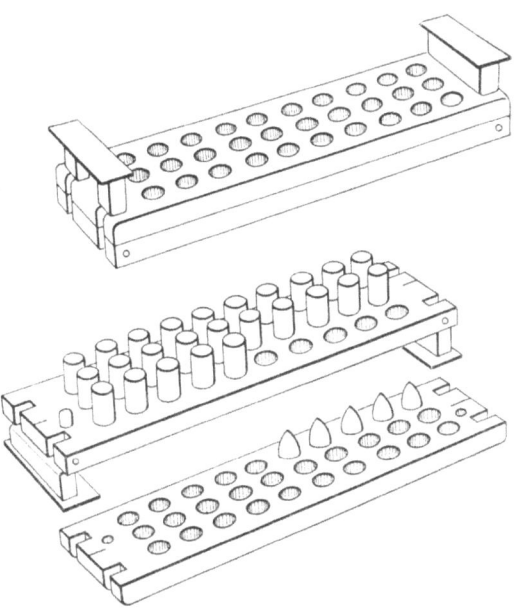

Abb. 366. Suppositorien-Gießform, quergeteilt.

förmiger Zäpfchen abheben läßt (Abb. 366). Die Teile einer Gießform werden durch Flügelschrauben so zusammengepreßt, daß die Schnittflächen für die viskose Schmelzmasse dicht schließen. Die Größe der Bohrungen bestimmt das Zäpfchengewicht. Letzteres wird von den Arzneibüchern festgelegt. DAB 7-BRD: „Suppositorien zur rectalen Anwendung haben im allgemeinen ein Gewicht von etwa 2 g, sofern sie bei Kindern angewendet werden von etwa 1 g, Suppositorien zur vaginalen Anwendung ein Gewicht von etwa 3 g".

---

[1] Die Herstellung tropenfester Suppositorien ist nicht einfach durch Anwendung hochschmelzender Polyäthylengrundlagen zu lösen, da deren Wasserlöslichkeit mit steigendem mittleren M.G. abnimmt (s. Polyäthylenglykole, Bd. II, 243). Dadurch reicht dann die im Rectum vorhandene Flüssigkeitsmenge nicht mehr aus. Vgl. dazu allgemeine Literatur S. 665.
[2] MÜHLEMANN, H., u. R. H. NEUENSCHWANDER: Pharm. Acta Helv. *31*, 305 (1956).

Da die Dichten der Suppositorienmassen verschieden sind, ist es richtiger, das Fassungsvermögen der Formen in ml anzugeben. Die einzelnen Bohrungen einer Gießform dürfen in ihrem Fassungsvermögen nicht mehr als $\pm 2\%$ differieren. Suppositorien werden nach Gewicht verordnet und rezeptiert, jedoch nach Volumen dosiert. Dabei ist sowohl die Dichte der Grundmasse in den seltensten Fällen gleich 1 und ebenso selten gleich der des inkorporierten, einen bestimmten Anteil der Masse verdrängenden Arzneistoffs. Für eine ausreichende Dosierungsgenauigkeit müssen daher zwei Faktoren bekannt sein:

1. der Eichfaktor der Gießform,
2. der Verdrängungsfaktor des Arzneistoffes.

Eichfaktor. Man bestimmt den Eichfaktor der Gießform ein für allemal für verschiedene Suppositorienmassen: z. B. Oleum Cacao, Adeps solidus und Polyäthylenglykolgrundmasse. Es ist nicht nötig, verschiedene Hartfettarten einzubeziehen, da deren Dichteunterschiede unbedeutend sind. Die gereinigte, trockene Form wird mit der eben geschmolzenen Masse ausgegossen (bei Kakaobutter muß die Form mit flüss. Paraffin oder Seifenspiritus ausgepinselt sein; s. unten), läßt erstarren und bestimmt das Gewicht der gesamten Zäpfchen E. Gesamtgewicht E dividiert durch die Anzahl N ergibt das Durchschnittsgewicht $\bar{E}$ eines Zäpfchens. $\bar{E}$ ist dann gleich dem Eichfaktor der Form für die verwendete Masse. Zweckmäßigerweise prägt man der Form die für die 3 genannten Grundmassen ermittelten Eichfaktoren ein.

Verdrängungsfaktor. 1 g eines in einer Zäpfchengrundmasse unlöslichen Arzneistoffes, der also darin suspendiert wird, verdrängt ein seiner Dichte entsprechendes Volumen der Grundmasse. Das Gewicht der verdrängten Grundmasse ist wiederum von deren Dichte abhängig. Daraus ergibt sich für den Verdrängungsfaktor

$$f = \frac{\text{Dichte der Grundmasse}}{\text{Dichte des Arzneistoffes}}.$$

Ist f einer Substanz z. B. 0,5, so heißt dies, daß 1 g dieser Substanz das Volumen von 0,5 g der Grundmasse einnimmt. Da jedoch die Dichte von Pulvern (u. zwar die effektive Dichte samt eingeschlossener Luft) kaum bekannt ist, zweitens die Pulver in der geschmolzenen Grundmasse nicht immer absolut unlöslich sind und die Grundmassen in ihrer Dichte variieren, sind die Verdrängungsfaktoren für die wichtigsten Arzneistoffe und verschiedene Grundmassen experimentell ermittelt worden (s. Tabelle S. 647). Für unbekannte Verdrängungsfaktoren verfährt man folgendermaßen:

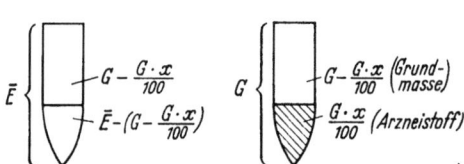

Abb. 367. Schematische Darstellung zur Errechnung des Verdrängungsfaktors.

Zunächst muß der Eichfaktor $\bar{E}$ der verwendeten Form ermittelt werden. Dann stellt man eine beliebige Menge einer Mischung aus $x\%$ Arzneistoff und Grundmasse her und gießt N Suppositorien aus. Beträgt ihr Gewicht G_N, so ist

$$f = \frac{100(N \cdot \bar{E} - G_N)}{G_N \cdot x} + 1.$$

Die Gleichung läßt sich nach Münzel[1] mit Hilfe von Abb. 367 wie folgt ableiten ($G = G_N/N$ = Gewicht eines einzelnen Suppositoriums aus Grundmasse mit $x\%$ Arzneistoff):

$$\frac{G \cdot x}{100} \text{ Gramm Arzneistoff verdrängen } \bar{E} - \left(G - \frac{G \cdot x}{100}\right) \text{ Gramm Grundlage,}$$

$$1 \text{ g Arzneistoff verdrängt } \frac{\bar{E} - \left(G - \dfrac{G \cdot x}{100}\right)}{\dfrac{G \cdot x}{100}} = \frac{100(\bar{E} - G)}{G \cdot x} + 1 = f \text{ Gramm Kakaobutter.}$$

Werden für x die in der nachstehenden Tabelle aufgeführten Prozentzahlen eingesetzt, so vereinfacht sich die Gleichung wie dort angegeben.

[1] Münzel, K.: Pharm. Acta Helv. *28*, 163 (1953).

Berechnungsformeln für den Verdrängungsfaktor f bei variablem Wert x

(= Prozent Arzneistoff)

x	f
10%	$\dfrac{10\,N\bar{E} - 9\,G_N}{G_N}$
20%	$\dfrac{5\,N\bar{E} - 4\,G_N}{G_N}$
25%	$\dfrac{4\,N\bar{E} - 3\,G_N}{G_N}$
$33\frac{1}{3}$%	$\dfrac{3\,N\bar{E} - 2\,G_N}{G_N}$
50%	$\dfrac{2\,N\bar{E} - G_N}{G_N}$

Die Verdrängungsfaktoren lassen sich genauer bestimmen, wenn für x nicht zu kleine, sondern mittlere Werte (z. B. 25%) gewählt werden.

Vgl. dazu: Büchi, J.: Die Dosierungsgenauigkeit bei Suppositorien. Pharm. Acta Helv. *20*, 403 (1945). — Jensen, V. G., u. E. Jørgensen: Die Herstellung von Suppositorien durch Pressen. Dansk T. Farm. *24*, 9 (1950); ref. Schweiz. Apoth.-Ztg *88*, 713 (1950). — Münzel, K.: Die Dosierung von Suppositorien in der Rezeptur. Schweiz. Apoth.-Ztg *91*, 681 (1953). — Fryklöf, L. E., u. E. Sandell: Das Gießen von Suppositorien in der Rezeptur. Svensk farm. T. *60*, 105 (1956); ref. Pharm. Acta Helv. *32*, 299 (1957).

Verdrängungsfaktoren f für Arzneistoffe in Kakaobutter

(aus K. Münzel, J. Büchi und O.-E. Schultz: Galenisches Praktikum, Stuttgart: Wissenschaftl. Verlagsgesellschaft 1959)

Arzneistoff	f bezogen auf Kakaobutter	Arzneistoff	f bezogen auf Kakaobutter
Acidum boricum	0,67	Glycerinum concentratum	0,77
Acidum gallicum	0,68	Ichthyol	0,91
Acidum salicylicum	0,71	Jodoformium	0,28
Alumen	0,57	Mentholum	1,53
Argentum proteinicum	0,61	Morphinum hydrochloricum	0,85
Balsamum peruvianum	0,83	Natrium bromatum	0,54
Barbitalum	0,81	Oleum Ricini	1,0
Bismutum oxyiodogallicum	0,25	Opium pulvis	0,77
Bismutum subcarbonicum	0,40	Paraffinum solidum	1,0
Bismutum subgallicum	0,37	Phenobarbitalum	0,84
Bismutum subnitricum	0,33	Phenolum	0,90
Bismutum subsalicylicum	0,29	Plumbum aceticum	0,46
Camphora	1,49	Plumbum iodatum	0,20
Cera alba seu flava	1,0	Procainum	0,80
Cetaceum	1,0	Pulveres ad suppositoria anti-	
Chininum hydrochloricum	0,83	haemorrhoidalia, Ph. Helv. V	0,42
Chloralum hydratum	0,67	Resorcinum	0,71
Cocainum hydrochloricum	0,76	Salolum	0,71
Dimethylaminoantipyrinum	0,78	Sulfanilamidum	0,60
Extractum Belladonnae	0,75	Sulfathiazolum	0,62
Extractum Hamamelidis fluidum	0,90	Theocin	0,60
Euphyllin	0,88	Unguentum Hydrargyri cinereum	0,71
Ferrum reductum	0,08	Zincum oxydatum	0,15—0,25
Folium Digitalis	0,61	Zincum sulfuricum	0,5
Glycerinum	0,78		

Für Rezepturzwecke schlägt MÜNZEL[1] eine Dosierungsmethode vor, die es erlaubt, ohne Kenntnis von Verdrängungsfaktoren und Eichfaktoren hinreichend genau dosierte Suppositorien zu gießen. Das Prinzip der Methode besteht darin, daß zuerst die gesamte Arzneistoffmenge für die vorgesehene Anzahl Zäpfchen, gemischt mit einer unzulänglichen vorläufigen Menge an Grundmasse, soweit ausreichend ausgegossen wird. Überstehende, erstarrte Mischung wird vorsichtig abgeschabt, geschmolzen und weiter ausgegossen. Dann füllt man die Gießform mit reiner Grundmasse bis zur vorgesehenen Anzahl Zäpfchen auf. Man hat nun das richtige Verhältnis von Masse zu Arzneistoff, letzteren aber noch ungenügend verteilt. Die Zäpfchen werden deshalb nochmals geschmolzen, homogen gemischt und erneut ausgegossen. Abb. 368 veranschaulicht die Methode. MÜNZEL schlägt vor, zum Ausgleich von Verlusten die Rezeptur für jeweils 1 Zäpfchen im Überschuß anzusetzen.

K. STARKE[2] schlägt eine einfache, aber ausreichend genaue Methode vor, die es gestattet, Suppositorien nach dem Klarschmelzverfahren ohne Kenntnis der Verdrängungsfaktoren herzu-

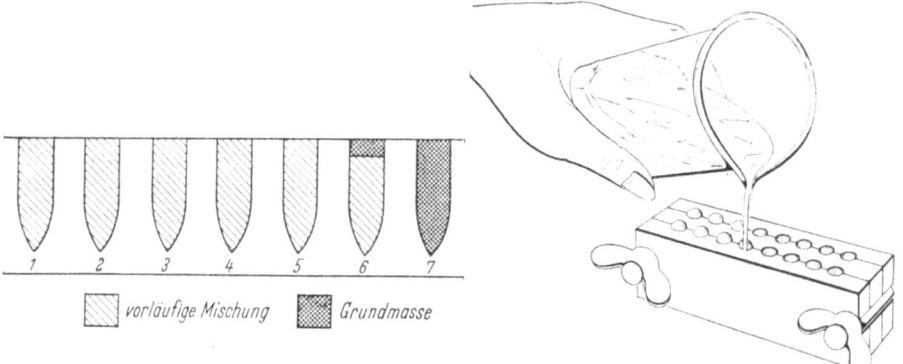

Abb. 368. Dosierungsmethode nach MÜNZEL.   Abb. 369. Ausgießen von Suppositorien.

zustellen. Es beruht darauf, daß man das relative Volumen einer bestimmten Zahl Zäpfchen in der zu verwendenden Gießform bestimmt, indem man z. B. 10 oder 100 Zäpfchen je nach Größe der Gießform genau ausgießt (zum Ausgießen nur Erlenmeyer oder Weithalsflaschen benutzen, niemals Reibschalen mit Pistill, da nur auf erstere Art eine genaue Dosierung zu erzielen ist). Eine exakte Füllung der Form erreicht man dadurch, daß man anfangs übervoll gießt und nach dem Erkalten glatt abstreift. Diese 10 bzw. 100 Suppositorien bringt man in das Gefäß, das man später zum Gießen verwenden will, und läßt im Wasserbad vorsichtig schmelzen. In die völlig geschmolzene Masse taucht man nun bis zum Boden einen Meßstab, der es ermöglicht, unmittelbar über dem Meniskus eine festsitzende Markierung anzubringen.

STARKE schlägt vor, für jede Suppositorienanzahl (10, 50, 100 o. dgl.) eine Stricknadel vorzusehen, die als Markierung der betreffenden Miniskushöhe den inneren Metallkörper einer Lüsterklemme trägt. Zur Herstellung von N Suppositorien gibt man den feinst gepulverten Arzneistoff auf den Boden des Gefäßes, stellt die entsprechende Stricknadel senkrecht ein und gießt geschmolzene Grundmasse bis zur Markierung auf. (Besser ist, den Arzneistoff mit wenig Masse anzureiben, die Mischung in das Gefäß zu geben und dann erst mit Grundmasse aufzufüllen.) Durch Schütteln oder Rühren wird die Mischung homogenisiert und in die Form evtl. mit Hilfe einer Gummifahne vollständig ausgegossen.

Das Ausgießen. In der Rezeptur werden die geschmolzenen Mischungen direkt in die Bohrungen der Gießform bis zur Ausbildung einer kleinen Kuppe, die nach Erstarren abgeschnitten und in das Schmelzgefäß zurückgegeben wird, gegossen (Abb. 369). In Defektur und Industrie

───────────
[1] MÜNZEL, K.: Die Dosierung von Suppositorien in der Rezeptur. Schweiz. Apoth.-Ztg *91*, 681 (1953).
[2] STARKE, K.: Ein einfaches Verfahren zur Herstellung von Suppositorien, ohne Berücksichtigung des Verdrängungsfaktors. Dtsch. Apoth.-Ztg *94*, 84 (1954).

verwendet man oft Gießformen mit Gießrand, die bis zum Überlaufen der Bohrungen gefüllt werden. Nach Erstarren der Masse und Abnehmen des Gießrandes wird der Überschuß abgestrichen und in das Schmelzgefäß zurückgegeben.

Zum Ausgießen der Mischung muß diese erstens geschmolzen und zweitens während des ganzen Gießvorganges homogen sein. Das Schmelzen sollte man nie über freier Flamme, sondern stets im Wasserbad bei einer nur wenige Grade über dem Schmelzpunkt der Masse liegenden Temperatur vornehmen. Während moderne Suppositorienmassen (s. Adeps solidus) gegen kurzzeitiges Überschreiten der Schmelztemperatur um 10 bis 20° unempfindlich sind, treten bei Oleum Cacao über 36° instabile Modifikationen auf, deren Erstarrungspunkt (Ep.) unter 20° liegt. Dadurch wird die Erstarrungszeit erheblich verlängert. Die instabilen Modifikationen (α- und β'-Kristalle) gehen entweder allmählich von selbst wieder in die stabilere β-Form über oder können durch Animpfen der auf 34 bis 35° abgekühlten Schmelze mit ungeschmolzener Kakaobutter beschleunigt rückverwandelt werden. Kakaobutter hat im Gegensatz zu den modernen Grundmassen weiterhin den Nachteil, daß sie ihr Volumen beim Erstarren nicht verringert, so daß die Formen vor dem Gießen mit flüssigem Paraffin oder Seifenspiritus ausgestrichen werden müssen (s. auch Pflege der Suppositorienformen, S. 650). Bei Adeps solidus und den Polyäthylenglykolen ist dies nicht nötig.

Die Erstarrungszeit und die Viskosität der Schmelze sind für die Sedimentation eines inkorporierten festen Arzneistoffes (Suspensionssuppositorien) von Bedeutung. Die Sedimentation eines Pulvers in einer Flüssigkeit erfolgt nach dem Stokesschen Fallgesetz:

$$v = \frac{2 r^2 (\varrho_K - \varrho_{Fl}) g}{9 \eta}.$$

Darin bedeuten:

v = Fallgeschwindigkeit (Sedimentationsgeschwindigkeit);
r = Radius der festen Teilchen;
ϱ_K = Dichte des Pulvers;
ϱ_{Fl} = Dichte der Flüssigkeit (der geschmolzenen Masse);
g = Erdbeschleunigung;
η = Viskosität (der geschmolzenen Masse).

Aus der Gleichung geht hervor, daß die Sedimentationsgeschwindigkeit bei gegebenen Dichten der Substanzen um so größer ist, je größer die Pulverteilchen und je geringer die Viskosität der Schmelze sind. Während des Erstarrens nimmt die Viskosität so stark zu, daß schließlich v praktisch gleich 0 wird. Man muß also bestrebt sein, bei Suspensions-Suppositorien das Intervall zwischen Schmelz- und Erstarrungspunkt der Grundmasse klein zu wählen (s. Tabelle S. 652). Allerdings darf dann nicht in eine vorgekühlte Form ausgegossen werden, da sonst die Masse schon während des Eingießens erstarrt und runzelige Zäpfchen entstehen.

Für Zäpfchen mit weitem Intervall zwischen Fp. und Ep. (z. B. Ol. Cacao) hat sich das sogenannte Cremeschmelzverfahren (im Gegensatz zum sonstigen Klarschmelzverfahren) bewährt, bei dem die Mischung nur bis zu einer cremigen, eben noch gießbaren Konsistenz erwärmt wird.

Aus Gründen der Sedimentationsgeschwindigkeit einerseits, andrerseits aber zur besseren Resorption müssen in fester Form inkorporierte Arzneistoffe vor der Verarbeitung feinst gepulvert und durch Sieb 7 des DAB 7-BRD (= 0,100 mm Maschenweite) gesiebt werden.

Preßverfahren. In Rezeptur und Defektur werden Suppositorien häufig durch Pressen der Arzneistoff-Grundlagen-Mischung in Formen hergestellt. Als Formen dienen solche für Einzelfüllungen oder Pressen zur Anfertigung mehrerer Zäpfchen bei einmaligem Füllen (Abb. 370 u. 371a, b).

In jedem Fall muß der Wirkstoff mit der geraspelten Grundmasse vor dem Pressen homogen gemischt werden. Dies ist jedoch praktisch nie zu erreichen, wodurch das Preßverfahren dem Gießverfahren in der erzielbaren Qualität der Zäpfchen unterlegen ist.

Schmelzpreßverfahren. Im industriellen Maßstab lassen sich Zäpfchen auf entsprechenden Maschinen leichter und schneller pressen als gießen. Um den Nachteil der Inhomogenität der preßfertigen Masse zu beheben, wird die Arzneistoff-Grundlagen-Mischung einer ganzen Charge zuerst homogen geschmolzen und kaltgerührt. Die brockige Masse wird dann unter Druck in Formen gepreßt.

Pflege der Formen. Suppositorienformen zum Gießen oder Pressen müssen ihre polierte innere Oberfläche behalten, da sonst beim Gießverfahren die erstarrten Zäpfchen in der Form haften; beim Preßverfahren bekommen sonst die Zäpfchen eine streifige, matte Oberfläche.

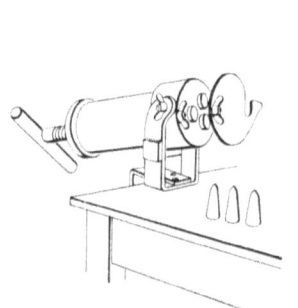

Abb. 370. Suppositorienpresse „Knilli" der
Firma Lötschert.

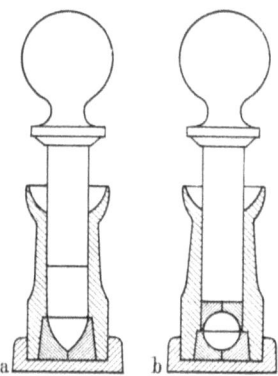

Abb. 371a u. b.
Suppositorienpresse (a), Vaginalkugelpresse (b).

Das Reinigen der Formen ebenso wie das Abstreichen überstehender Gußmasse sollte nie mit Metallspateln oder Messern erfolgen. Am besten eignen sich Kunststoffschaber. Die Bohrungen der geöffneten Gießformen lassen sich mit einem schräg abgeschnittenen Druckschlauch leicht und gut reinigen. Alte Reste von Suppositorienmassen müssen nach jeder Verwendung sofort mit warmem Wasser unter Zusatz von Netzmitteln entfernt werden, da Arzneistoffe häufig die Korrosion fördern.

Grundmassen[1]. Die Auswahl der richtigen Grundmasse für die Rezeptur eines Zäpfchens sollte in erster Linie nach therapeutischen Gesichtspunkten getroffen werden. Es ist jedoch über die Resorptionsgeschwindigkeit von Arzneistoffen aus verschiedenen Grundmassen noch zu wenig bekannt, so daß die technologischen Überlegungen in den Vordergrund rücken.

So ergeben sich zunächst 6 allgemein zu beachtende Punkte:

1. Fettlösliche oder wasserlösliche Grundmasse. Physiologische Erwägungen scheiden, wie gesagt, vorläufig noch aus. Wasserlösliche Grundmassen des Polyäthylenglykoltyps haben einen sehr viel höheren Schmelzpunkt (sie sollen sich am Applikationsort lösen) als Fettgrundmassen und eignen sich daher für Zäpfchen in warmen Klimaten. Allerdings ist ihre Hygroskopizität (s. 4.) zu berücksichtigen.

2. Haltbarkeit der Zäpfchen. Fette Grundmassen unterliegen dem Fettverderb. Trockene Suppositorien sind haltbarer als Emulsionssuppositorien. Grundmassen mit hoher Jodzahl (also mehr ungesättigten Anteilen) verderben rascher. Die sich zunächst bildenden Peroxide übertragen den Sauerstoff auch auf Arzneistoffe. Die Peroxidzahl der verwendeten Grundmasse muß also möglichst tief liegen, bei reduzierenden Arzneistoffen unter 0,5.

3. Wasseraufnahmevermögen. Sollen Emulsions-Suppositorien hergestellt werden, so braucht man Grundmassen mit Emulgatoreigenschaften. (Wasserlösliche Grundmassen sind zur Aufnahme hoher Anteile an Arzneistofflösung nicht geeignet. Sie verflüssigen sich!)

---

[1] Siehe dazu L. Pennati u. K. Steiger-Trippi: Subsidia Pharmaceutica. Galenische Präparate *4*, 58, S. 11 (1958).

Fettgrundmassen, die Mono- und Diglyceride enthalten — und damit eine hohe OH-Zahl besitzen — eignen sich dazu (s. Tabelle S. 652).

4. Schmelzpunkt und Erstarrungspunkt der Masse. Viele Arzneistoffe, wie Menthol, Campher, Eucalyptol, Ichthyol u. a., setzen den Schmelzpunkt der Mischung erheblich herab. In solchen Fällen sind hochschmelzende Grundmassen auszuwählen. Das Intervall zwischen Schmelz- und Erstarrungspunkt (s. Tabelle S. 652) bietet die Möglichkeit, Rezepturschwierigkeiten, die auf zu rascher Sedimentation spezifisch schwerer Arzneistoffe beruhen, zu beheben.

5. Hygroskopizität. Hygroskopische Arzneistoffe können nicht mit ebenfalls hygroskopischen Grundmassen verarbeitet werden.

6. Unverträglichkeiten. a) Alkalisch reagierende Stoffe verseifen in Gegenwart von Wasser allmählich Fett-Grundmassen. — b) Lösliche Schwermetallsalze und Gerbstoffe fällen Gelatine. — c) Phenole, Jod, Silber- und Quecksilbersalze, Wismutoxyjodidgallat, Sulfonamide u. a. reagieren mit Polyäthylenglykolen.

Hilfsstoffe. Durch geschickte Auswahl der in vorstehender Tabelle aufgeführten Suppositoriengrundmassen lassen sich nahezu alle gelegentlich auftretenden Rezepturschwierigkeiten beheben. Darüber hinaus steht eine Reihe von Hilfsstoffen zur Verfügung, so daß praktisch kein Problem unlösbar ist.

1. Viskositätsbeeinflussende Stoffe:
   Aerosil,
   Aluminiumstearat,
   Bentonit,
   Glycerinmonostearat,
   Sojalecithin.

Die genannten Stoffe sind Gelbindner, die schon in geringer Konzentration die Viskosität der Schmelze beträchtlich erhöhen. Dadurch wird die Sedimentationsgeschwindigkeit inkorporierter Teilchen sehr stark verringert. Die zuzusetzenden Mengen der Hilfsstoffe liegen um 1%.

2% Aluminiumstearat z. B. erhöhen nach F. NEUWALD die Viskosität einer Suppositorienmasse $\eta^{40°}$ von ursprünglich 33 cP auf 177 cP. Mit der gleichen Menge Aerosil können selbst Zäpfchen aus Ferrum pulveratum und Oleum Cacao homogen hergestellt werden (dieses Beispiel ist nur technologisch interessant).

2. Schmelzpunkterhöhende Stoffe:
   Cetylalkohol,
   Stearylalkohol,
   weißes und gelbes Wachs,
   Walrat.

Beim Auftreten starker Schmelzpunktsdepressionen durch bestimmte Arzneistoffe wählt man Suppositorien-Grundmassen mit hohem Schmelzpunkt aus. Reicht dies nicht aus oder sind solche Massen nicht vorhanden, so können die genannten Stoffe eingesetzt werden. Die anzuwendende Konzentration richtet sich nach dem Grad der Depression des Schmelzpunkts.

3. Schmelzpunkterniedrigende Stoffe:
   Ricinusöl,
   Neutralöl (Mygliol 812, Witten).

Durch hohen Wirkstoffanteil werden Suppositorien letztlich einen oft stark erhöhten Schmelzpunkt erhalten. Es empfiehlt sich deshalb, die Wirkstoffe vorher mit einem der Öle anzureiben[1] evtl. unter Zusatz einer kleinen Menge der Grundmasse. Dann erst bringt man mit der restlichen Grundmasse auf das erforderliche Gewicht und schmilzt.

---

[1] Das Anreiben der pulvrigen Wirkstoffe mit einem der gen. Öle ist allgemein empfehlenswert.

Handelsübliche Suppositoriengrundmassen *

Name	Zusammensetzung gemäß Deklaration	Hersteller	Schmelz-bereich in °C	Erstarrungs-punkt in °C	Verseifungs-zahl	Jodzahl	Wasser-aufnahme-vermögen %**	Bemerkungen
Agrasup A		Agra S. A., Lamiaco, (Vizcaya), Spanien	35—36			4		fettlöslich
Agrasup H			39—40			3,6		fettlöslich
Butyrum Tego E	Propylenglykol-mono- und -distearat	Atlas-Goldschmidt, Essen	32,5—34,5	ca. 32	185—195	<5		fettlöslich
Carbowaxe s. Poly-äthylenglykole								
Cebes s. Palmkernstearin								
Copraol	Von den niedrig schmelzenden Anteilen befreites, gereinigtes Cocosfett		34—37	30			37,5	
			30,3	28			33	fettlöslich
Cromolane s.Polyäthylenglykole								
DHW I	Gemische aus speziellen gehärteten Fettalko-holen und Fetten	Deutsche Hydrierwerke (Dehydag), Düsseldorf	33—36	32—33	195—200	<8	50	Säurezahl: <1; Hydroxylzahl ca. 25.
DHW II			37,5—39,5	36—37,5	135—140	<12	50	Säurezahl: <1; Hydroxylzahl ca. 50.
Estarinum	Gemisch von Mono- u. Triglyceriden höherer gesättigter Fettsäuren aus Palmkernöl gewon-nen	Edelfettwerke GmbH, Hamburg-Eidelstedt	35—35,5	28			45	fettlöslich
Estarinum A			33—35	29—31	225—240	<1		Säurezahl: <0,5
Estarinum B			33,5—35,5	31,5—33,5	225—240	<1	25	Säurezahl: <0,3
Estarinum C			36—38	33—35	225—235	<1		Säurezahl: <0,3
Estarinum D			40—42	38—40	220—230	?		Säurezahl: <0,3
Estarinum E			35—37	30—32	220—230	<2,5		Säurezahl: <0,4
Estarinum AB			29—31	26,5—28,5	235—245	<1		Säurezahl: <0,3
Estarinum BB			33,5—35,5	32—33	225—240	<1		Säurezahl: <0,3
Estarinum BC			33,5—35,5	31—33	225—240	<1,5		Säurezahl: <0,3
Estarinum BD			32,5—35,5	32—34	225—240	<1		Säurezahl: <0,3

Präparat	Zusammensetzung	Hersteller						Bemerkungen
G—2151	Polyoxyäthylenstearate	Atlas-Goldschmidt, Essen	42—42,5 35—40	39,5			ca. 50	Neue Bezeichnung: Myrj 51. wasserlöslich
G—2152			46—46,5 38—43	39,5				Neue Bezeichnung: Myrj 52. wasserlöslich
Hexadienol	Halbfeste Substanz hauptsächlich bestehend aus $CH_3—CH=CH—CH=CH—CH_2OH$	Hexene-Ol Laboratory, Inc., Cleveland, Ohio	ca. 35					Hydrophile, aber in Wasser unlösliche Substanz. In Mischungen mit hydriertem Baumwollsamenöl und anderen Fetten gebraucht, fettlöslich
Idronal H	Polymerisationsprodukte von Aethylenoxid mit Wasser		40—45					pH (5% sol.): 6,6—6,7. wasserlöslich
Idronal W Idronal HL	Polyäthylenglykol-Sorbitan-Fettsäureester		39—40					pH (5% sol.): 6,8—7,0. wasserlöslich Emulsionstyp
Idropostal	Polymerisationsprodukt von Aethylenoxid und Fettsäureglyceriden	Medifarma S. A., Mailand	53,5					Als Zusatz zu Glycerinsuppositorien an Stelle von Natriumstearnt wasserlöslich
Idropostal G								
Idrowachs	Polymerisationsprodukte von Aethylenoxid mit Wasser							wasserlöslich
Imhausen Massen s. Witepsol								
Massa Estarinum s. Estarinum								
Massuppol	Glycerinester der Laurinsäure + geringe Mengen eines Monostearinsäureesters	Crook & Lan, Wormerveer/Niederlande	34—36 34—35	31—32,5 32,5	240—250	<2 1,6	33—50 45	fettlöslich
Monolen	Monostearinsäureester des α-Propylenglykols		33—34					pH (10% sol.): 7—8. wasserlöslich

* Die Übersicht ist teilweise Subsidia Pharmaceutica entnommen. ** Hier ist das aus der Wasserzahl errechnete maximale Aufnahmevermögen angegeben. Für formbeständige Suppositorien kann nur weniger W. eingearbeitet werden (ca. $1/2$ bis $2/3$).

Handelsübliche Suppositoriengrundmassen (*Fortsetzung*)

Name	Zusammensetzung gemäß Deklaration	Hersteller	Schmelzbereich in °C	Erstarrungspunkt in °C	Verseifungszahl	Jodzahl	Wasseraufnahmevermögen %	Bemerkungen
Myrj 51 s. G 2151 Myrj 52 s. G 2152								
Neosuppostal N Neosuppostal Es	Kombination von Suppostal mit einem Polymerisationsprodukt von Aethylenoxid und Fettsäureglyceriden	Medifarma S. A., Mailand	37—39 39,0—40,5 38—42	36—37 38—39	111 117	17,9 16,7	ca. 50	wasser- und fettlöslich
Noutril	Polymerisationsprodukte von Aethylenoxid mit Wasser							wasserlöslich
Ol. Cottonis hydrogenatum	Besteht aus Cotoflakes (= vollständig hydriertes Baumwollsamenöl) u. Cotmar (= teilweise hydriertes Baumwollsamenöl)	Procter & Gamble Co., Cincinnati, Ohio	58—62 35—39			ca. 7 ca. 70		fettlöslich
Palmkernstearin (= Cebes)	Aus Fruchtkernen der Ölpalme gewonnene Fette. Meist Triglyceride der Stearinsäure Härtegrad 32 Härtegrad 37	Aarhus, Oliefabrik, Aarhus, Dänemark	33,5—34 52,5	26—27,5 29,5—30		5,9 5,9	bis 37 bis 37	fettlöslich
Polyäthylenglykole Carbowax 1000 Polyglykol 1000	Polymerisationsprodukte von Äthylenoxid mit Wasser von verschiedener Molekülgröße	Carbowaxe: Union Carbide International, New York Polyglykole: Farbwerke Hoechst, Frankfurt/Main		37—40 35—40				Carbowax 1000: LD_{50} für Ratten 42 g/kg wasserlöslich
Carbowax 1540 P 34 Polyglykol 1500				43—46 40—44 44—48				Carbowax 1540: LD_{50} für Ratten 51,2 g/kg Carbowax 1540 = 1,151 P 34 = 1,20—1,21 Polyglykol 1500 = 1,15 wasserlöslich

Name	Zusammensetzung	Hersteller						Bemerkungen
Polyglykol 2000				48—52				Carbowax 4000: LD$_{50}$ für Ratten 59 g/kg; d 20° Carbowax 4000 = 1,204 (d 20°
Carbowax 4000				53—56				
P 90				50—54				P 90 = 1,20—1,21 wasserlöslich
Polyglykol 4000				53—58				
Carbowax 6000				60—63				Carbowax 6000: LD$_{50}$ für Ratten > 50 g/kg wasserlöslich
Polyglykol 6000				55—60				
Rectonal F	Mischung aus verschiedenen gesättigten Fettsäureglyceriden und aus einem Ester des Cetylalkohols		35,8—36,8		200	5	~4	fettlöslich
Rectonal S			37,2—37,8		180	2	~6	fettlöslich
Rectonal NR			36,6—37,2		164	1	44	Emulsionstyp
S 36	Ein synthetisches Triglycerid	Etablissements Nyco, Aubervilliers/Seine	33,5—36	30—32	230—240	<4		Für die Verarbeitung von wäßrigen Lösungen Grundmasse für Stoffe, die den Schmelzpunkt herabsetzen fettlöslich
S 36 EM								
S 39 (= Supane)								
Scurol	Polymerisationsprodukte von Äthylenoxid mit Wasser	Etablissements Rhône-Poulenc, Paris	60					d$_{15°}$: 1,17—1,20 wasserlöslich
Solubase	Polymerisationsprodukte von Äthylenoxid mit Wasser							
Stadimol s. Witepsol W 35								pH (5% sol.): 4—7 wasserlöslich
Supane s. S 36								
Supex			35,5		207—230	2—8		Cremefarbige Masse fettlöslich
Suppobasin	Wasserlösliche synthetische „Wachse"	Pharm.-Werke VEB, Dr. Remmler, Berlin	53					Braungelbliche Masse wasserlöslich

Handelsübliche Suppositoriengrundmassen (*Fortsetzung*)

Name	Zusammensetzung gemäß Deklaration	Hersteller	Schmelzbereich in °C	Erstarrungspunkt in °C	Verseifungszahl	Jodzahl	Wasseraufnahmevermögen %	Bemerkungen
Suppocire A	Halbsynthetische Glyceride	Gattefossé-sfpa Paris, Lyon	35—36,5		230—240	< 2		Peroxidzahl < 10
Suppocire B			36—37,5		230—240	< 2		„
Suppocire C			38—40		225—235	< 2		„
Suppocire D			42—45		220—240	3		„
Suppocire AS$_2$X	Halbsynthetische, teilweise äthoxylierte Glyceride		35—36,5		215—230	< 2		Peroxidzahl < 10 gut emulgierbar
Suppocire BS$_2$X			36—37,5		215—230	< 2		
Suppocire H			35,5—37,5		200—220	< 2	~50	
Suppocire L			38—39		200—220	< 2		
Supponal O (= Suppogen O)	Polymerisationsprodukte von Äthylenoxid mit Wasser	Anorgana, Gendorf	57—59					pH (10% sol.) = 8,9. Ähnlich wie Polyglykol 4000.
Supponal ON (= Suppogen ON)			37—42					pH (10% sol.) = 4,6. Ähnlich wie Polyglykol 1000. wasserlöslich
Suppopharm R	Polymerisationsprodukte von Äthylenoxid mit Wasser	Pharmasan GmbH, Halle, Deutschland	54—60					wasserlöslich
Suppositol H	Durch Hydrierung von Kokosnußöl gewonnenes Fett	Fritz Wetz, Hamburg-Wilhelmsburg	34—37		180—188	59—63		H = Handelsübliche Qualität
Suppositol S			33—37					S = Schnell erstarrend
Suppositol T				31,5				T = Tropenqualität
Suppositol R			38—38,5				~30	R = Raspatum fettlöslich
Suppostal N	Hydrierte, emulgierfähige pflanzliche Fette, Kohlenwasserstoffe, ungesättigte Fettsäuren, Oxycholesterin und Cetyl-Myristylalkohol	Medifarma S. A., Mailand	38,4—39,2	37,5—39	81	18,8	~33	N = Normalqualität
			37—38				~50	
			37—37,5	36—38	99	20	~33	
			55,5—58					
Suppostal O			37—38,2	36—38	81,2	18,2	~33	O = Typ für fette Öle
Suppostal Es			38,5—39,5	37—39	99	20	~33	Es = Exporttyp fettlöslich

Supprobe III	Zusammensetzung / Hersteller	33	31	240–245	6,3	50	fettlöslich
	Mischung von 44,5% Super Coa, 44,5% Extra Coa, 10,0% Calvetta, 1,0% Monostearin[1] — Unilever, Rotterdam	33,5–35,5	32,5–34,5	240–245	<7	gering	Universell, bes. im Großbetrieb anwendbar
Witepsol H 15	Triglyceride nahrungsüblicher Fettsäuren mit variierten Anteilen der entsprechenden Partialester — Dynamit Nobel, Werk Witten, Witten/Ruhr	32–33,5	29–31	230–240	<7	,,	Niedrig schmelzd.; bes. für Festigkeit erhöhende Wirkstoffe
Witepsol H 12		33,5–35,5	31,5–33,5	240–245	<7	~20	Mit Schutzstoffanteil, filmbildend auf Schleimhäuten
Witepsol H 19		33,5–35,5	27–30	230–240	<7	~20	Universell für Großproduktion
Witepsol W 25		33,5–35,5	27–30	225–240	<7	~40	Universell für Industrie u. Apotheke
Witepsol W 35 (= Stadimol)		33,5–35,5	29–32	225–235	<7	~40	Universell, bes. für Schnellrezeptur geeignet
Witepsol W 45		33,5–35,5	29–32	225–235	<7	~45	Speziell für Wirkstoffe hoher Dichte, u. zu Globuli u. Styli
Witepsol S 55		33,5–35,5	27–30	220–230	<7	~45	Niedrig schmelzend; bes. f. Festigkeit erhöhende Wirkstoffe
Witepsol S 52		32–33,5	27–29	220–230	<7	~50	Niedrig schmelzend; mit Schutzstoff; f. Vaginalzäpfchen
Witepsol S 58		32–33,5	32–34	ca. 220	<7		Hoch schmelzend; f. Fp. erniedrigd. Wirkstoffe.
Witepsol E 75		37–39	33–35	220–230	<7	gering	Hoch schmelzend; mit Schutzstoff
Witepsol E 79		36–38	36–38	220–230	<7	~30	Bes. hoch schmelzend; bei extrem. Fp.-Depression
Witepsol E 85		42–44		220–230	<7	gering	
Tween 61	Polyäthylensorbitan-monostearat — Atlas Powder Co., Wilmington, Del., USA	35–39					Ist besonders für Mischungen mit anderen Massen geeignet wasserlöslich u. fettlöslich
Wecobee Base R	E. Drew & Co., New York, USA	38–39	31–32	238–242	4		fettlöslich

[1] Fette der Lebensmittelindustrie, die als Kakaobutter-Ersatz im Handel sind.

Nicht mehr im Handel sind:

Name	Zusammensetzung gemäß Deklaration	Hersteller
Cremolan 34 Cremolan 90	Polyäthylenglykole	Badische Anilin- u. Sodafabr., Ludwigshafen
Lasupol	Ester der Phthalsäure mit höheren gesättigten Fettalkoholen, besonders Cetylalkohol	Deutsche Hydrierwerke, Rodleben
Lipositoria	Haltbare, lipoid- und wasserlösliche Masse aus Cholesterin + Kohlehydraten	Frankfurter Arzneimittelfabrik, Frankfurt/Main
Ol. Arachidis hydrogenatum (ad suppositoria)	Durch Hydrierung von Erdnußöl gewonnenes Fett	Astra Fett- und Öl-Werke AG, Steffisburg, Schweiz
Postonal Postonal W	Polymerisationsprodukte von Äthylenoxid mit Wasser	Farbwerke Hoechst, Frankfurt/Main
Schlüter 200	Reine Pflanzenfette mit Emulgatorzusatz	W. Schlüter GmbH, Hamburg
Stadasuppol	Kombination aus Lecithin + Triäthanolaminstearat + Emulgade F (= Gemisch aus Cetyl + Stearylalkohol + Fettalkoholsulfonaten)	Deutsche Hydrierwerke (Dehydag), Düsseldorf
Suppolan	Paraffinkohlenwasserstoffe mit celluloseglykolsaurem Natrium und Phosphatiden	Excorna, Mainz

4. Emulgatoren und Netzer:
   Wollwachs,
   Sojalecithin,
   Polyäthylenglykole und ihre Derivate (z. B. Tweens, Cremophore u. a.).

Wo die Emulgatorwirkung der in einer fetten Grundmasse vorhandenen Partialester des Glycerins nicht ausreicht oder wo solche überhaupt fehlen (z. B. Kakaobutter), sind für die Herstellung von Emulsionssuppositorien Emulgatoren zuzusetzen. Als oberflächenaktive Stoffe eignen sie sich aber auch dazu, die am Applikationsort geschmolzene Masse in innigen Kontakt mit der Schleimhaut zu bringen. Sie werden folglich als Netzer bei lokal wirkenden Suppositorien (Salbenstifte) eingesetzt[1].

5. Aufziehmittel:
   Aerosil,
   Magnesiumcarbonat,
   Milchzucker.

Flüssige oder zähflüssige Arzneistoffe, wie z. B. Ichthyol, Extracta spissa, Liquor Carbonis detergens u. a. Liquores, lassen sich leicht in Zäpfchengrundlagen einarbeiten, wenn man sie vorher auf ein indifferentes Pulver aufzieht. Dem Magnesiumcarbonat sind Milchzucker und vor allem Aerosil vorzuziehen, da ersteres zum allmählichen Verhärten der gelagerten Suppositorien führt. Außerdem besteht die Gefahr der Verseifung der Fettgrundlage.

6. Lösungsmittel. Als Lösungsmittel für Arzneistoffe dienen nur
   Alkohol,
   Wasser,
   Glycerin.

7. Konservierungsmittel und Antioxydantien:
   Sorbinsäure und ihre Salze,
   Parahydroxybenzoesäureester,
   α-Tocopherol (0,03%) (z. B. als Oxynex 2388 = α-Toxopherol + Synergisten).

---

[1] Vgl. dazu J. M. PLAXCO et al.: J. Pharm. Sci. 56, 809 (1967).

Über die Anwendung dieser Hilfsstoffe s. die entsprechenden Kapitel im pharmazeutisch-chemischen Teil des Werkes (Bd. I, 1211; Bd. II, 648, 926, 1042).

8. Farbstoffe[1]:
Azulen-Öl-Lösung,
Carotine,
öllösl. Chlorophyll,
Lactoflavin.

Gefärbte Suppositorien spielen in Deutschland noch eine untergeordnete Rolle. Wo jedoch Farbstoffe verwendet werden, müssen sie den lebensmittelrechtlichen Bestimmungen entsprechen und reizlos verträglich sein.

Prüfung der Suppositorien. Suppositorien müssen einerseits am Applikationsort zuverlässig schmelzen oder sich auflösen, andrerseits müssen sie eine für den Transport und die Applikation ausreichende Festigkeit aufweisen. Da Schmelzeigenschaften und Konsistenz der verwendeten Grundmasse keinen Aufschluß über das endgültige Verhalten der Zäpfchen geben, müssen die Zäpfchen selbst entsprechend geprüft werden.

Da je nach Art das Suppositorium am Applikationsort schmilzt (Fettgrundmasse), quillt und sich löst (Glycerin-Gelatine-Masse), sich löst (Polyäthylenglykol-Grundmasse), zerfällt (Tablette, Preßkörper, s. Vaginaltabletten) oder durch Platzen der Hülle den flüssigen Wirkstoff freigibt (Gelatine-Rectalkapsel, s. Kapseln), wird allgemein die Zerfallszeit geprüft. Nach Büchi und Oesch[2] müssen Suppositorien, die während 30 Min. in einem 37° warmen Wasserbad gehalten werden, derart weich sein, daß sie eine Verteilung und Emulgierung im Darm und damit eine Resorption der Wirkstoffe oder deren örtliche Wirkung nicht erschweren oder unmöglich machen.

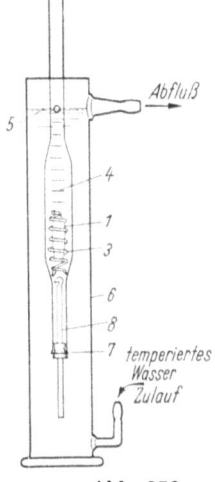

Abb. 372.
Suppositorien-Schmelz-Prüfer
DBP 1033931 (Erweka-Apparatebau GmbH, Frankfurt/M.).

Prüfung der Zerfallszeit von Suppositorien. Für die Zerfallsprüfung sind verschiedene Geräte vorgeschlagen worden.

1. Suppositorien-Schmelz-Prüfer DBP 1033931.

Hersteller: Erweka-Apparatebau GmbH, Frankfurt/M.

Das Gerät (s. Abb. 372) besteht aus einem wassergefüllten, auf konstanter Temperatur gehaltenen Röhrchen 4, das im oberen, sich verjüngenden Teil graduiert ist, und einem Käfig 3 zum Festhalten des Zäpfchens 1 unterhalb der Wasseroberfläche. Der Käfig wird nach Einführen des Zäpfchens mit Hilfe eines ein Röhrchen 8 tragenden Stopfens verschlossen. Das Prüfrohr mit eingelegtem Zäpfchen befindet sich in einem von temperiertem Wasser durchströmten Glaszylinder 6, so eingehängt, daß die Nullmarke der Skala 5 mit dem Wasserspiegel im Glaszylinder übereinstimmt. Dabei strömt das aus einem Thermostaten kommende temperierte Wasser (37°) in das Prüfrohr ein. Vom Einstellen des Niveaugleichheit an wird der zeitliche Verlauf des Schmelzens mit der Uhr gemessen. Sollte — bedingt durch den Charakter der Suppositorienmasse oder durch die Rezeptur — kein eigentliches Schmelzen bei der eingestellten Meßtemperatur erfolgen, so läßt sich der Grad der Erweichung durch Abtasten des Zäpfchens mit einem Metalldraht in bestimmten Zeitabständen beurteilen.

2. Zerfallsprüfer für Suppositorien (vorgeschlagen für Helv. VI).

Das Gerät besteht aus einem in Abb. 373 gezeigten beiderseits offenen Glaszylinder von 50 bis 51 mm Durchmesser und 50 bis 60 mm Höhe, in den zwei über 3 Bügel miteinander fest verbundene Lochplatten eingehängt werden, zwischen die das zu prüfende Suppositorium eingelegt wird. Fünf solcher Prüfzylinder werden nach Helv. VI in ein mit Wasser gefülltes,

---

[1] Vgl. dazu H. Lehmann: Dtsch. Apoth.-Ztg *108*, 1337 (1968).
[2] Büchi, J., u. P. Oesch: Pharm. Acta Helv. *19*, 365 (1944).

durchsichtiges Gefäß mit genügend großem, flachem Boden (Kristallisierschale, Aquarium, Plexiglaswanne) gestellt, das so hoch sein muß, daß der obere Rand der Prüfzylinder mindestens 2 cm unter der Wasseroberfläche liegt. Das Wasser wird auf $37 \pm 2°$ gehalten. In jedem Prüfzylinder befindet sich ein Suppositorium. Jeweils nach 10 Min. werden die 5 Glasringe mit den Metalleinsätzen, ohne sie aus dem Wasser herauszunehmen, einer nach dem andern umgedreht[1]. Ein Zerfall ist eingetreten, wenn in der vorgeschriebenen Zeit

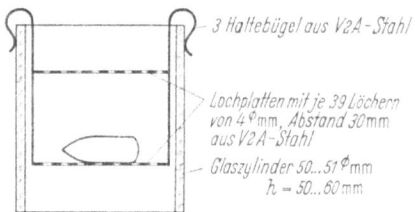

Abb. 373. Zerfallsprüfer für Suppositorien (Helv. VI, Vorschlag).

a) die Bestandteile der Suppositorien je nach ihrer Dichte durch die Lochplatten zu Boden gesunken oder zur Wasseroberfläche gestiegen sind,

b) die Bestandteile, die nicht absanken oder aufschwammen, durchgehend weich sind und keinen festen Kern mehr einschließen (Prüfung mittels Glasstab),

c) das Suppositorium zwar seine zusammenhängende Gestalt noch besitzt, aber durchgehend weich geworden ist (Prüfung mittels Glasstab),

d) das Suppositorium sich im Wasser völlig gelöst hat.

3. Apparat zur Bestimmung des Schmelzverhaltens von Suppositorien (künstlicher Darm) nach W. HENNIG[2] (Abb. 374).

Das Gerät besteht aus einem mit Zu- und Ablaufhähnen versehenen Metallgehäuse, das an seinen Stirnseiten je einen Rohrstutzen von etwa 2 cm Durchmesser trägt. Durch 4 parallele Glaswände werden 3 hintereinanderliegende Kammern abgeteilt. Die an der Rückseite befindliche Wand besteht zur besseren Verteilung des Lichtes der da-

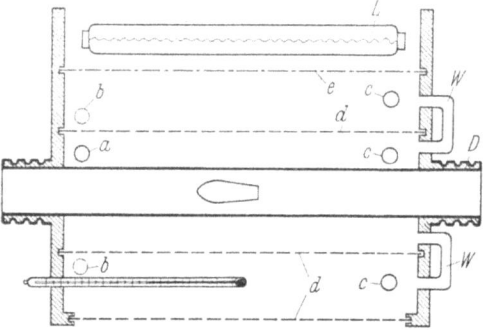

Abb. 374. Apparat zur Bestimmung der Schmelzzeit von Suppositorien in einem Kunstdarm nach W. HENNIG.

hinter angebrachten Lampe aus Milchglas. Die 3 Kammern sind durch Rohre miteinander verbunden. Über die Rohrstutzen an der Stirnseite des Gehäuses zieht man einen vorgequollenen Cellophan-Schäldarm (Firma Kalle AG, Wiesbaden-Biebrich), der die innere Kammer nach außen dicht abschließt, jedoch so viel Feuchtigkeit durchtreten läßt, daß seine innere Oberfläche von einem Flüssigkeitsfilm überzogen ist. Unter dem Druck des aus dem Thermostaten durch das Gerät strömenden Wassers werden die Darmwände sanft aufeinandergepreßt.

Schließt man den obenliegenden Zufuhrhahn a bei geöffneten, untenliegenden Ablaufhähnen b, so öffnen sich durch den entstehenden Unterdruck die Wände des Kunstdarmes. Nun kann mit Hilfe eines Glasrohres ein Zäpfchen eingeführt werden. Mit Öffnen des Hahnes a beginnt man die Zeit bis zum Zerfall zu messen (Stoppuhr). Aus dem Thermostaten strömt Wasser von 37° durch die Kammern. Das zwischen den Darmwänden eingeschlossene Zäpfchen beginnt unter dem gelinden Druck zu erweichen. Geschmolzene Grundmasse fließt durch die Schrägstellung des Geräts nach unten aus, während der immer kleiner werdende feste Kern fixiert bleibt. Man beobachtet gegen den erleuchteten Hintergrund und stoppt die Zeit beim Verschwinden des letzten Kernschattens.

Mit diesem sehr sinnvollen Gerät lassen sich die natürlichen Verhältnisse weitgehend simulieren. Neben der Schmelzzeit kann auch die Verteilung fester Arzneistoffteilchen in der abfließenden Schmelze gut beobachtet werden. Auch Zäpfchen mit wasserlöslicher Grundlage zerfließen auf Grund der feuchten inneren Oberfläche des Kunstdarmes.

Prüfung der Bruchfestigkeit von Suppositorien.

1. Suppositorien-Bruchfestigkeits-Tester. Gebrauchsmuster Nr. 1753042, Chemische Werke Witten (Abb. 375).

---

[1] Es gibt von Fa. Siegfried AG, Zofingen, Schweiz, eine Apparatur, die das gleichzeitige Wenden gestattet, ohne daß man ins Wasser fassen muß.

[2] HENNIG, W.: Über die rektale Resorption von Medikamenten, Zürich: Juris-Verlag 1959.

Hersteller: Erweka-Apparatebau GmbH, Frankfurt/M.

An einem Stativ *1* ist eine Plattform *2* angebracht, auf die das zu prüfende Zäpfchen *3* gestellt wird. Ein Gestänge *4* mit Traverse, in die ein Kunststoffstück mit einem der Zäpfchenspitze angepaßten Konus eingesetzt ist, wird auf das Zäpfchen gehängt. Diese Traverse mit Gestänge wird auf ein Gewicht von 600 g gebracht, indem man in die verschraubbare Hülse *5* die notwendige Menge Schrot einfüllt. Die weitere Belastung erfolgt durch Scheibengewichte *6* von 200 g in bestimmten Zeitabständen (beispielsweise von Minute zu Minute). Eine lotrechte Aufstellung des Gerätes, einstellbar durch Schrauben an der Stativplatte *7* und kontrollierbar durch ein angebrachtes Lot, vermeidet Reibungsfehler, die andernfalls durch das

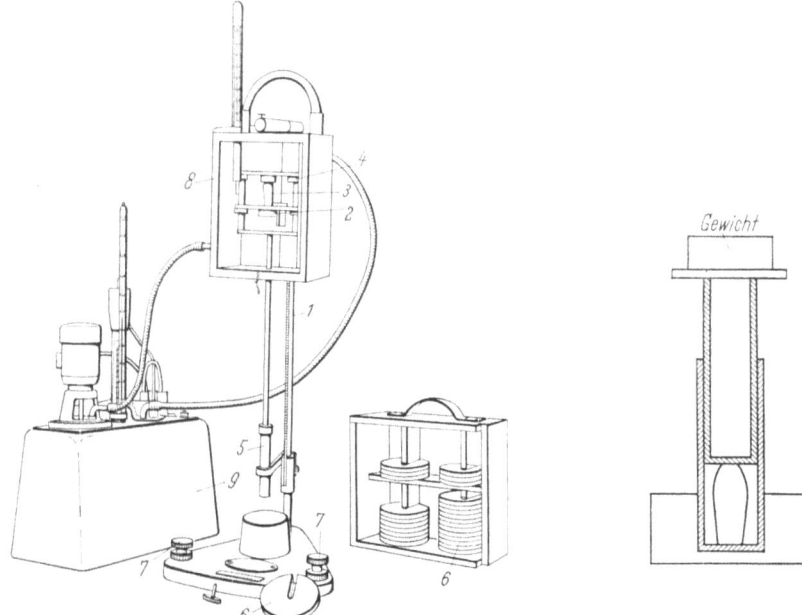

Abb. 375. Suppositorien - Bruchfestigkeits - Tester, Gebrauchsmuster Nr. 1753042 (Erweka-Apparatebau GmbH, Frankfurt/M.).

Abb. 376. Vorrichtung zur Prüfung der Druckfestigkeit von Suppositorien.

hängende Gewicht auftreten. Umschlossen wird das Zäpfchen und der obere Teil des Gestänges samt der Traverse von einem doppelwandigen Kasten *8*, der mit einer einschiebbaren Glasscheibe versehen ist; diese gestattet die Beobachtung. Der Kasten kann an einen Thermostaten *9* angeschlossen werden, so daß eine Temperierung möglich ist. Das Gerät ermöglicht genaue Messungen der Druckbeständigkeit von Zäpfchen. Büchi und Oesch[1] fordern, daß die Bruchfestigkeit von Suppositorien bei 22° mindestens 600 g entsprechen muß. Sollen die Zäpfchen bei einer Temperatur von 26° und darüber noch formstabil sein, so muß die Bruchfestigkeit (gemessen bei 22°) mindestens 1200 bis 1400 g betragen.

2. Vorrichtung zur Prüfung der Druckfestigkeit von Suppositorien nach Büchi und Oesch[2] (Abb. 376).

Ein Zäpfchen mit vollkommen ebener Grundfläche, dessen Spitze zudem ebenfalls waagrecht abgeschnitten wurde, wird in die Mitte eines dickwandigen Hohlzylinders aus Glas gestellt, der etwa einen Durchmesser von 2 cm besitzt. Auf das Zäpfchen wird ein massiver genau passender Zylinder aus Hartholz gesetzt, der am oberen Ende eine Platte trägt, auf die Gewichte aufgelegt werden können. Innerer Zylinder und Platte sollten, wenn möglich, zusammen 100 g wiegen. Durch allmähliches Auflegen von Gewichten, z. B. 50 g oder 100 g, in regelmäßigen Zeitabständen, z. B. jede Minute, wird diejenige Belastung bestimmt, bei der das Zäpfchen zusammensinkt. Es sind nur solche Bestimmungen gültig, bei denen das Zäpfchen nicht seitlich ausweicht, was durch eine ebene Grundfläche und eine flache Spitze weitgehend vermieden werden kann. — Die Druckfestigkeit wird in Gramm angegeben.

[1] Büchi, J., u. P. Oesch: Pharm. Acta Helv. *18*, 333 (1943).
[2] Büchi, J., u. P. Oesch: Pharm. Acta Helv. *19*, 365 (1944).

Gewichtsabweichung (DAB 7-BRD).

10 Suppositorien werden gewogen; hieraus wird das Durchschnittsgewicht berechnet. Anschließend werden die Suppositorien einzeln gewogen. 9 Suppositorien dürfen um höchstens $\pm 5\%$, 1 Suppositorium darf um höchstens $\pm 10\%$ vom Durchschnittsgewicht abweichen. Alle Wägungen müssen mit einer Genauigkeit von $\pm 1\%$ erfolgen[1].

Verpackung der Suppositorien. Neben der herkömmlichen Art, Suppositorien manuell oder maschinell in dünne Aluminiumfolie einzuwickeln und in Schiebeschachteln zu verpacken (Abb. 377a), werden heute Zäpfchen vielfach in Alu-Folie oder Kunststoff (Abb. 377b u. c) ein-

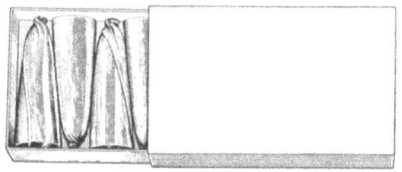
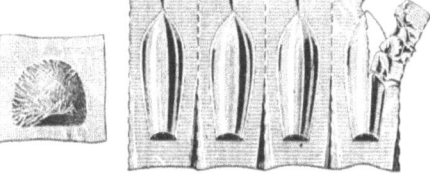

Abb. 377a. Alu-Folie, maschinelle Einwick-   Abb. 377b. Suppositorien und Vaginalkugel,
lung in Schiebeschachtel.   eingeschweißt in Alu-Folie.

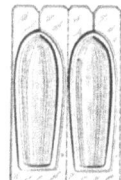
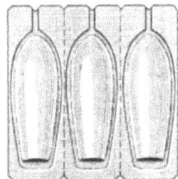
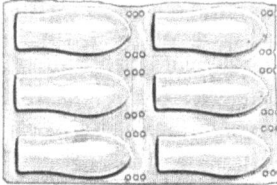

Abb. 377c. Suppositorien, eingeschweißt in Kunststoff.

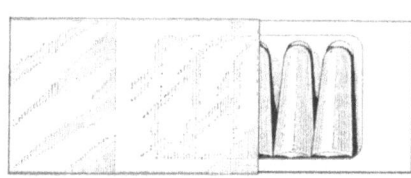
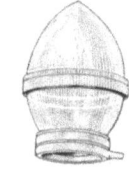
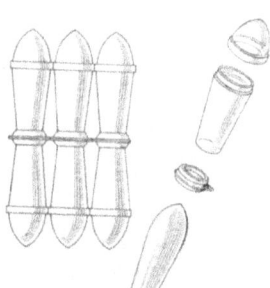

Abb. 377d. Kunststoff-Schiebeschachtel.   Abb. 377e. Suppo-Steril-Form.

geschweißt. Sehr einfach sind Kunststoff-Schiebeschachteln mit geprägtem Boden, in die die Zäpfchen nackt eingelegt werden (Abb. 377d). Besonders interessant sind neuerdings Kunststoffbehälter, die gleichzeitig Gießform und Verpackung darstellen (Abb. 377e—h). Abb. 377e zeigt die von Laboratoire C. E. F. A., Neuilly sur Seine, hergestellten „Suppo-Steril-Formen". Sie bestehen aus einer Kappe, die die Hülle für die Spitze bis zur dicksten Stelle des torpedoförmigen Zäpfchens bildet, einem schwach konischen Rohr, das das übrige Zäpfchen umschließt, und einem tellerförmigen Deckel, der als Verschluß für gleichzeitig 2 Zäpfchenformen dienen kann. Die Deckel bilden einen langen, zusammenhängenden Strang, von dem die benötigte Anzahl abgeschnitten wird. Es gibt Größen von 1, 2 und 3 ml Inhalt. Die geschmolzene Masse wird direkt in die aus Kappe und Rohr gebildete Form ausgegossen. Nach Verschließen sind die Suppositorien abgabebereit.

Gleiche Formen gibt es für Vaginal-Globuli.

---

[1] Vgl. dazu auch J. SETNIKAR u. V. PIETRA: J. pharm. Sci. *58*, 112 (1969).

Anwendung. Suppositorien im weitesten Sinne, also einschließlich der Vaginalkugeln und Arzneistäbchen, sollen im allgemeinen eine lokale Wirkung am Applikationsort entfalten. Die so applizierten Arzneistoffe sind Adstringentien, Antiseptica, Lokalanaesthetica, Anthelmintica, Laxantia u. a. Rectalsuppositorien, die nur örtlich wirken sollen, z. B. die zahlreichen Hämorrhoidalzäpfchen, werden deshalb häufig auch als Salbenstifte bezeichnet, die sich durch besondere Spreitbarkeit der Masse auszeichnen (s. S. 658).

Daneben aber können Suppositorien auch eine Fernwirkung entfalten, indem die nach dem Schmelzen, Erweichen oder Lösen der Grundmasse freigesetzten Arzneistoffe von der Schleim-

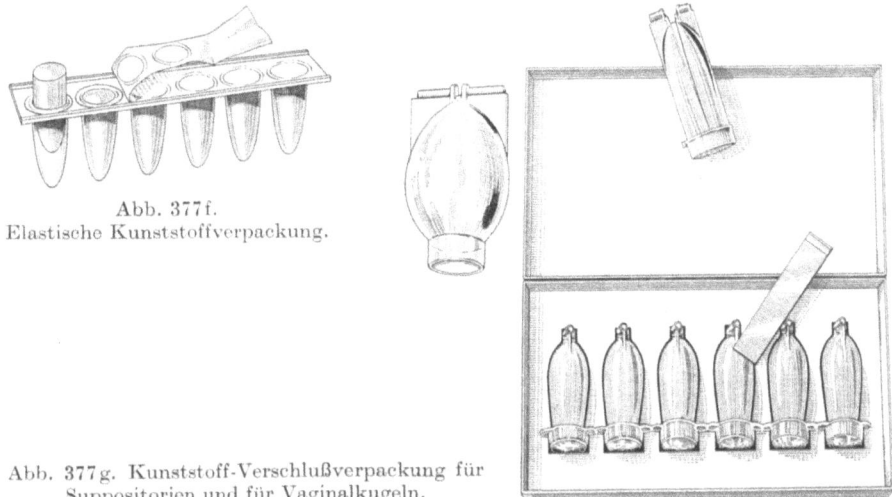

Abb. 377f.
Elastische Kunststoffverpackung.

Abb. 377g. Kunststoff-Verschlußverpackung für Suppositorien und für Vaginalkugeln.

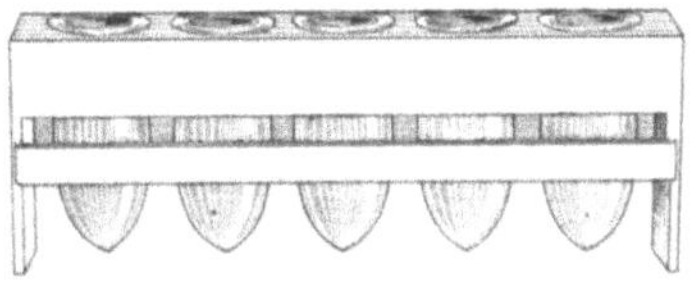

Abb. 377h. Verbundfolie mit Schiene.

haut des Applikationsortes resorbiert werden. Die Resorption im Rectum sollte dabei den Vorteil haben, daß die Arzneistoffe unter Umgehung der Leber in den großen Kreislauf und damit unverändert und ohne Belastung der Leber an den Wirkungsort gelangen. W. HENNIG[1] hat eingehende Untersuchungen darüber durchgeführt und festgestellt, daß dies nur für die Arzneistoffe gilt, die im unteren Teil des Rectums, dem Ampullenfundus, resorbiert werden, da dieser Teil des Rectums von einem Venensystem umschlossen ist, das schließlich zur Vena cava führt. Die bei der Applikation eines Zäpfchens nach dessen Erweichen unvermeidlich in den oberen Teil der Ampulle sich ausbreitende Masse läßt dagegen die resorbierten Arzneistoffe über die Vena portae in den kleinen Kreislauf und damit wie bei oraler Applikation in die Leber gelangen.

Obwohl hier also kein eindeutiger Vorteil gegenüber der oralen Applikation von Medikamenten mit einer gewissen Fernwirkung besteht, ist die Anwendung von Suppositorien angezeigt bei Patienten, die Medikamente schlecht schlucken können (Kinder, Patienten mit Schluckbeschwerden u. a.) oder die magenempfindlich sind.

Ferner können rectal Arzneistoffe appliziert werden, die sich im sauren Milieu des Magens zersetzen.

Der weitaus größte Teil der Suppositorien aber dient der lokalen Wirkung (s. o.).

---

[1] HENNIG, W.: Über die rektale Resorption von Medikamenten, Zürich: Juris-Verlag 1959.

Globuli vaginales. Scheidenzäpfchen. Vaginalkugeln. Ovula. Vaginal Suppositories. Ovules.
Vaginalkugeln sind zur Einführung in die Scheide bestimmte kugel-, zungen-, torpedo-
oder eiförmige Arzneizubereitungen, in deren Grundmasse die Arzneistoffe gleichmäßig
verteilt sind. Sie sollen bei Körpertem-
peratur erweichen oder sich verflüssigen
(ÖAB 9).

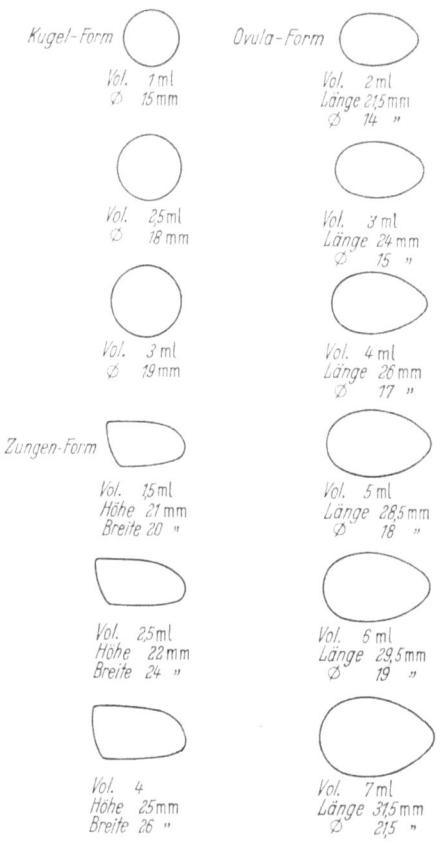

Die intravaginalen Arzneiformen, die je
nach Gestalt als Globuli oder Ovula bezeichnet werden, unterscheiden sich von
den Suppositorien praktisch nur durch
Form und Gewicht (s. Abb. 378). Sie werden in Größen von etwa 3, 4, 5 und 6 g
hergestellt. Als Grundmassen können praktisch alle bei den Suppositorien aufgeführten verwendet werden. Doch dient in den
meisten Fällen dazu Glyceringelatine, da
vaginal applizierte Arzneimittel stets im
wässerigen Milieu der Vaginalschleimhaut
örtliche Wirkung entfalten sollen (z. B.
Bakterizide). Für Glyceringelatine-Ovula
kommt nur das Gießverfahren, für die
anderen Grundmassen auch das Preßverfahren in Frage. Demzufolge gelten
hier die gleichen Überlegungen der Sedimentation von Arzneistoffen, der Wahl
der Massen und der Dosierungsgenauigkeit wie bei den Suppositorien. Für die
exakte Dosierung von Glyceringelatine-
Ovula eignet sich die Methode von
K. STARKE am besten (s. S. 648). Die Gießformen für Vaginalkugeln sind meist so
konstruiert, daß ein Gußzapfen übersteht,
der abgeschnitten werden muß (Abb. 379).

Abb. 378. Formen von Vaginal-Suppositorien.

Dadurch ist es notwendig, einen entsprechenden Überschuß von Arzneistoff und
Grundmasse zu verwenden. Zur Ermittlung
dieses für jede Form verschiedenen prozentualen Überschusses gießt man eine größere
Zahl von Globuli aus beliebiger Grundmasse aus und ermittelt das Durchschnittsgewicht einer Kugel mit Gußzapfen

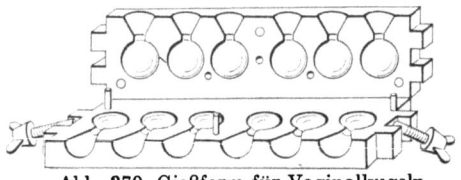

Abb. 379. Gießform für Vaginalkugeln.

(a). Dann entfernt man von allen Kugeln
die Gußzapfen und ermittelt das Durch-
schnittsgewicht einer Kugel (b). Der prozentuale Anteil der Gußzapfen am Gesamtgewicht
ist dann

$$x \, (\%) = \frac{100 \, (a - b)}{b}.$$

Zur allgemeinen Bereitung von Vaginalkugeln auf Glycerin-Gelatine-Basis gibt USP XVII
folgende Vorschrift:

Der Arzneistoff wird in ein tariertes Gefäß eingewogen, mit W. auf 10 g gebracht und darin
gelöst oder suspendiert. Dann fügt man 70 g Glycerin zu und mischt. Zu dieser Mischung
gibt man 20 g grobkörnige Gelatine, mischt sorgfältig ohne Luft einzurühren und erwärmt

auf dem Wasserbad bis zum Schmelzen der Gelatine. Die geschmolzene Masse gießt man in Formen aus.

USP XVII führt zwei Gelatine-Sorten (A und B), die je nach Arzneistoff sorgfältig ausgewählt werden müssen. Type A hat einen IP von pH 7 bis 9 und Kationencharakter. Der isoelektrische Punkt von B liegt bei pH 4,7 bis 5; sie hat Anionencharakter. ÖAB 9 schreibt zur Bereitung vor:

> Als Grundmasse für Vaginalkugeln dient in der Regel, wenn nichts anderes vorgeschrieben, eine Mischung von 1 T. gebleichter Gelatine, 2 T. W. und 5 T. Glycerin. Zur Bereitung wird die Gelatine in W. quellen gelassen, dann setzt man das Glycerin zu und erwärmt auf dem Wasserbad. Sobald vollständige Lösung eingetreten ist, ersetzt man das verdampfte Wasser und mischt gut durch. Die verordneten Arzneistoffe sind in Pulverform, in Lösung oder nach Anreiben mit einer geeigneten Substanz in der flüssigen Grundmasse gleichmäßig zu verteilen. Die Mischung wird in geeignete Formen ausgegossen.

Die Gelatine-Konzentration (USP XVII 20%; ÖAB 9 12,5%) bedingt die Konsistenz der Arzneiform. Sie kann im Bedarfsfall zwischen etwa 7 und 22% variiert werden. Unlösliche, pulverige Arzneistoffe, die von sich aus die Festigkeit der Globuli steigern, verlangen einen geringeren Gelatineanteil. Bei hygroskopischen Arzneistoffen und solchen, die die Konsistenz herabsetzen, sind höhere Gelatinekonzentrationen angebracht.

Zu beachten ist, daß Glycerin-Gelatine einen guten Nährboden für Mikroorganismen darstellt. Zur längeren Aufbewahrung ist den Mischungen deshalb Nipagin (s. Bd. II, 926) zuzusetzen.

Nicht alle Arzneistoffe können mit Glycerin-Gelatine zu Vaginalkugeln oder Suppositorien verarbeitet werden. Säuren, Alkalien und Metallsalze führen allmählich zur Verflüssigung der Gelatine.

Prüfung. Die Prüfung entspricht der der Suppositorien (s. S. 659).

Aufbewahrung. Kühl und in dicht schließenden Gefäßen.

Abgabe. Vaginalkugeln dürfen in geeigneten Folien verpackt abgegeben werden.

Allgemeine Literatur: HENNIG, W.: Über die rektale Resorption von Medikamenten, Zürich: Juris-Verlag 1959. — v. GRAFFENRIED, D.: Untersuchungen über die Abgabe von Arzneistoffen aus Suppositorien in Abhängigkeit von der Arzneistoffkonzentration. Diss. Pharm. Inst. Bern 1961. — v. CZETSCH-LINDENWALD, H.: Suppositorien, Aulendorf: Editio Cantor 1958. — NEUWALD, F.: Fortschritte auf dem Gebiet der Suppositorien-Grundmassen. Pharm. Ztg (Frankfurt) *104*, 670 (1959). — v. CZETSCH-LINDENWALD, H.: Aktuelle Fragen der Suppositorienherstellung. Öst. Apoth.-Ztg *16*, 157 (1962). — SUCKER, H.: Fettsäureanalyse von Suppositorienmassen und Emulgatoren durch Anwendung der Papierchromatographie von Acylhydroxamsäure. Dtsch. Apoth.-Ztg *101*, 441—443 (1961). — LÜDDE, M., u. K. H. LÜDDE: Verdrängungsfaktor und Räumigkeit von Zäpfchen und Zäpfchenmassen. Pharm. Praxis, Beilage z. Pharmazie *1962*, S. 171. — RITSCHEL, W. A., u. MR. F. ANTONY: Zur Verarbeitung einiger Antibiotika in Suppositorien. 1. Mitteilung: Verdrängungsfaktoren rektal verwendeter Antibiotika. Pharm. Industrie *23*, 117—120 (1961). — MÜNZEL, K.: Die Dosierung von Suppositorien bei defekturmäßiger Herstellung. Pharm. Acta Helv. *28*, 163—168 (1953). — MÜNZEL, K.: Die Dosierung von Suppositorien in der Rezeptur. Schweiz. Apoth.-Ztg *91*, 681—688 (1953). — NEUWALD, F., u. P. ACKAD: Untersuchungen über die Tropentauglichkeit von rektalen Arzneizubereitungen. Dtsch. Apoth.-Ztg *105*, 1245 (1965). — LEHMANN, H., u. N. HÖRIGER: Über die Herstellung von Glycerin-Suppositorien als Defekturarbeit. Dtsch. Apoth.-Ztg *105*, 1247 (1965).

Suspensionen

Definition. Suspensionen sind disperse Systeme, deren innere (disperse) Phase aus Feststoffpartikeln und deren äußere Phase (Dispersionsmittel, Vehikel) aus einer Flüssigkeit bestehen. Die Teilchengröße der dispergierten Feststoffe liegt in den Grenzen zwischen 0,1 μm bis etwa 100 μm [HIESTAND, E. N.: J. pharm. Sci. *53*, 1 (1964); POLDERMANN, J.: Amer. J. Hosp. Pharm. *19*, 611 (1962)]. Unterhalb von 0,1 μm beginnt der Bereich der kolloiddispersen Systeme. Zu der Arzneiform Suspension werden nur solche Präparate gezählt, die sich durch eine zusammenhängende äußere Phase auszeichnen und im allgemeinen ohne zusätzliche Schubspannung, allein unter dem Einfluß der Schwerkraft von selbst zu fließen beginnen, wie z. B. Lotionen oder Schüttelpinselungen, Magmata, Schüttelmixturen usw. Die durch sinkenden Flüssigkeitsanteil hoch- und höchstkonzentrierten („festen") Produkte, z. B. Suspensionssalben, Pasten, Pillen, Zäpfchen usw., die physikalisch-chemisch gesehen zwar zu dem grobdispersen System der Suspensionen gehören, bilden gegenüber den „pharmazeutischen Suspensionen" gesonderte Arzneiformen (s. unter den entsprechenden Kapiteln). Je nach externem, oralem oder parenteralem Anwendungsbereich liegt der Feststoffanteil einer derartig definierten Arzneiform Suspension etwa zwischen 0,5% und 40%. Ihre grundlegende Eigenschaft sollte die langsame Sedimentation der Pulverpartikel und deren leichte Aufschüttelbarkeit sein, um Fehldosierungen zu vermeiden [MÜHLEMANN, H., u. H. SAGER: Pharm. Acta Helv. *21*, 83 (1946)].

Besteht die disperse Phase aus Partikeln mit sehr engem Korngrößenbereich, so liegt eine monodisperse Suspension vor, ist der Korngrößenbereich weiter, so spricht man von einer polydispersen Suspension.

Physikalisch-chemische Grundlagen. Suspensionen entfernen sich als heterogene Systeme, als Mischungen von fest in flüssig mit unterschiedlicher Dichte der beiden Phasen immer wieder von dem Zustand, in den man sie ursprünglich gebracht hat, sobald das Homogenisieren eingestellt wird. Dieses Verhalten von Feststoff-Flüssigkeits-Gemischen hängt weitgehend von ihrer Zusammensetzung, der Grenzflächenspannung, der Teilchengröße sowie den Fließeigenschaften der flüssigen Phase ab.

Der Zerteilungsgrad der suspendierten Pulverpartikel wird neben der Korngröße auch durch die Benetzungsfähigkeit seitens der flüssigen Phase bestimmt. Die Feststoffteilchen können entweder lyophil sein, d. h. sie werden durch das Dispersionsmittel benetzt, oder lyophob sein, d. h. sie sind nicht oder nur schwer benetzbar. Bei der Nichtbenetzbarkeit ist die Grenzflächenspannung derart hoch, daß keine Flüssigkeitsmoleküle an der Pulveroberfläche adsorbiert werden können, sich also keine Solvathülle ausbildet. Damit bleiben ursprünglich vorhandene Partikelaggregate weitgehend erhalten, was eine grobe Dispersität bedingt, die nur durch geeignete mechanische Dispergierungsmethoden verbessert werden kann. Bei diesem Solvatationsverhalten ist es möglich, daß Luft an der Partikeloberfläche adhäriert wird, Pulverkorn und Luft jetzt eine geringere Dichte als das Dispersionsmittel aufweisen und es somit zur Erscheinung der Flotation kommt. Derart aerophile Arzneistoffe sind u. a. Talcum, Magnesiumstearat, Sulfonamide, Salol, basisches Wismutsalicylat usw. Durch Zusatz geeigneter Netzmittel kann diese hier negative Eigenschaft aufgehoben werden, indem die Grenzflächenspannung zwischen fester und flüssiger Phase erniedrigt wird und sich die Pulverpartikel mit einer Solvathülle umgeben.

Ebenso wie bei den Flüssigkeiten unterscheidet man bei den Pulvern zwischen hydrophilen und lipophilen Substanzen. In der Anstrichmitteltechnik belegt man diese Eigenschaften bei den anorganischen Farbpulvern mit den Fachausdrücken oxophil und carbophil, und zwar bezeichnet man analog hydrophile, sauerstoffhaltige Substanzen (Calciumcarbonat, Titandioxid, Bariumsulfat) mit oxophil, lipophile, sauerstofffreie (Ruß, Schwefel, Sulfide) mit carbophil. Diese Pigmente sind in hydrophilen und lipophilen Flüssigkeiten unlöslich und bilden als Suspensionen Mal- und Anstrichfarben.

Neben den thermodynamischen Kräften wirken zwei prinzipiell verschiedene, den Zustand einer Suspension primär bestimmende Kräfte auf die Pulverteilchen ein. Es sind dies:

1. *Kräfte zwischen den Partikeln* (Coulombsche, Van der Waals-London-, Adhäsions-Kräfte).

2. *Kräfte, die von außen auf die Partikel einwirken* (Brownsche Molekularbewegung, Gravitation).

Je größer der Dispersionsgrad, d. h. je kleiner die Partikel der inneren Phase einer Suspension sind, um so größer ist die Grenzfläche zwischen den Feststoffpartikeln und dem Dispersionsmittel. Die daraus resultierende hohe Grenzflächenenergie sucht das System durch

Zusammenlegung der dispersen Phase zu verringern. Dieser Grenzflächenverkleinerung wird durch Ausbildung von Solvathüllen entgegengewirkt. Bei lyophoben Teilchen kann dies unter Zusatz von Netzern oder durch Naßvermahlung (s. S. 17) sowie durch gleichsinnige Aufladung der Partikel geschehen. Im letzteren Fall kommt es zur Ausbildung einer elektrochemischen Doppelschicht, wobei die Teilchen durch freie Valenzen an ihrer Oberfläche oder durch Adsorption von Ionen geladen sein können. Je nach Elektrolytgehalt bewegen sich beim Anlegen eines elektrischen Feldes die Partikel entweder mit der elektrochemischen Doppelschicht oder mit der adsorbierten Ionenschicht. Das Potential, das nun durch die tangentiale Verschiebung des beweglichen Teils der Doppelschicht meßbar wird, bezeichnet man nach FREUNDLICH als Zeta-Potential oder auch elektrokinetisches Potential ζ [MANEGOLD, E.: Kolloidkunde I, Heidelberg 1956, S. 70; NASH, R. A., u. B. H. HAEGER: J. pharm. Sci. *55*, 829 (1966)]. Die Bedeutung dieses Potentials für die Suspensionen wurde von MARTIN, HAINES, STANKO, DeKAY und FISCHER beschrieben [MARTIN, A. N.: J. pharm. Sci. *50*, 513 (1961); HAINES, JR., B. A., u. A. N. MARTIN: J. pharm. Sci. *50*, 753 (1961); STANKO, G. L., u. H. G. DeKAY: J. Amer. pharm. Ass., sci. Ed. *47*, 104 (1958); FISCHER, E. W.: Kolloid-Ztg *160*, 120 (1958)]. Die Einnahme des energieärmsten Zustandes durch Grenzflächenverringerung wird jedoch nicht durch die gleichartige Aufladung der Partikel allein, sondern vielmehr durch die Wechselwirkung zwischen abstoßenden und anziehenden Kräften behindert [HAMAKER, H. C.: Rec. Trac. chim. *55*, 1015 (1936); *56*, 727 (1937); MARTIN, A. N.: J. pharm. Sci. *50*, 513 (1961)]. Die Anziehungskräfte sind im wesentlichen Van der Waals-London- sowie elektrostatische Kräfte.

Für die Feststoffphase vieler Suspensionen liegt das Maximum der Korngrößenverteilungskurve im allgemeinen über 10 μm, daher kann in solchen grobdispersen Systemen keine Brownsche Molekularbewegung beobachtet werden. Diese wird erst bei Suspensionen mit einer Teilchengröße von 2 μm bis 5 μm wirksam, stellt dann allerdings einen Stabilitätsfaktor dar, was bei parenteral verabreichten Zubereitungen der Fall sein dürfte (E. F. BURTON in A. E. ALEXANDER: Colloid Chemistry, Vol. I, 1926, S. 165).

Die auffallendste Zustandsänderung einer Suspension wird durch die Schwerkraft bewirkt. Daraus folgt, durch die Dichteunterschiede zwischen suspendierten Teilchen und Dispersionsmittel bedingt, eine gegen den Erdmittelpunkt gerichtete Bewegung des schwereren Anteils nach den Prinzipien des Stokesschen Gesetzes. Es erfolgt also entweder eine Flotation oder eine Sedimentation der dispersen Phase. Das Sedimentationsverhalten einer Suspension wird vornehmlich von der Größe der vorliegenden Teilchenverbände bestimmt. Unter dem Begriff des Sedimentationsverhaltens werden die Sedimentationsgeschwindigkeit der festen Phase, die Art der Sedimentbildung, die Größe des gebildeten Sedimentvolumens und der Packungszustand desselben verstanden. Bewegen sich die einzelnen Partikel weitgehend unabhängig voneinander im Dispersionsmittel, sind sie also weder aggregiert noch geflockt, so ist eine Suspension kolloidchemisch betrachtet stabil. Sie unterliegt jedoch ebenfalls der Einwirkung der Schwerkraft und sedimentiert. Für die Fallgeschwindigkeit eines annähernd kugelförmigen Partikels mit einem Radius > 1 μm gilt dann das Stokessche Gesetz:

$$v = \frac{2r^2(\varrho_1 - \varrho_2)\,g}{9\eta} \;[\text{cm} \cdot \text{sec}^{-1}].$$

v = Sedimentationsgeschwindigkeit;
r = Teilchenradius;
g = Erdbeschleunigung;
η = Viskosität;
ϱ_1 und ϱ_2 = Dichte der dispersen Phase und des Dispersionsmittels.

Die Voraussetzung, daß sich die einzelnen Partikel während des Sedimentationsvorganges in keiner Weise gegenseitig beeinflussen, ist nur in niedrigkonzentrierten Suspensionen erfüllt, in denen vorhandene Aggregate noch durch Zusatz eines Netzmittels zerteilt werden. Für die Auswertung von Sedimentationsanalysen kann dann diese Formel gegebenenfalls unter Berücksichtigung der Partikelform benutzt werden. Ferner ist erkennbar, daß die Teilchengröße in besonderem Maße die Sedimentation beeinflußt, so daß aus dieser Sicht eine sehr weitgehende Mikronisierung zweckmäßig erscheint. Die damit verbundene Grenzflächenvergrößerung kann aber die chemische Stabilität des Arzneistoffes beeinflussen; weiterhin neigen sehr feine Partikel mit ihrer aktivierten Oberfläche in der Regel stärker zur Agglomerierung als gröbere und schließlich wird die Pharmakokinetik der Wirkstoffe besonders bei injizierbaren und Oralsuspensionen nachhaltig beeinflußt, so daß der Zerkleinerungsgrad der dispersen Phase dem Verwendungszweck angepaßt sein sollte.

Vom Vorgang der Sedimentation her gibt es nun zwei Unterscheidungsmöglichkeiten [WOLFF, R.: Kolloid-Ztg *150*, 71 (1957)]. Bei einer *aufstockenden, unbehinderten oder freien Sedimentation* einer kolloid-chemisch stabilen Suspension bilden die größten Partikel die

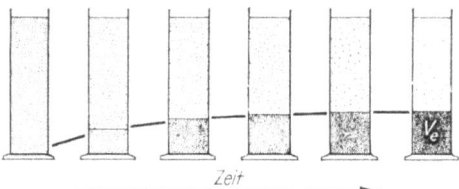

Abb. 380. Die aufsteigende, unbehinderte oder freie Sedimentation [nach F. BRINER u. K. STEIGER-TRIPPI: Pharm. Acta Helv. *36*, 549 (1961)]. V_e = Endvolumen.

Merkmale: 1. Sedimenthöhe nimmt zu. — 2. Konzentration in der überstehenden Flüssigkeit nimmt ab. — 3. Suspendierte Teilchen fallen aus der Suspension auf den Grund und schichten sich zum Sediment auf. — 4. Überstehende Flüssigkeit ist immer trüb.

untere Schicht des vom Gefäßboden her anwachsenden Sediments. Die Sedimenthöhe nimmt zu, die Konzentration in der überstehenden Flüssigkeit nimmt ab, diese bleibt aber durch langsam sich absetzende Teilchen kleinsten Durchmessers getrübt (s. Abb. 380). Das Sedimentvolumen steigt bald nicht mehr an, da sich die feinsten Teilchen in Packungslücken zwischen gröbere Partikel einlagern. Jetzt kommt es zur Kuchenbildung („caking") durch Verschwinden

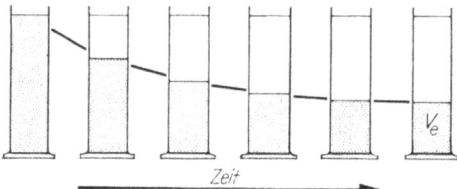

Abb. 381. Die absinkende, absetzende oder behinderte Sedimentation (nach F. BRINER u. K. STEIGER-TRIPPI, wie Abb. 380). V_e = Endvolumen.

Merkmale: 1. Sedimenthöhe nimmt ab. — 2. Konzentration des Sediments nimmt zu. — 3. Suspendierte Teilchen sinken immer mehr zusammen. — 4. Überstehende Flüssigkeit meist klar.

der Solvatationshüllen und Aufbau von Nebenvalenzbindungen, durch Zurückgehen der Ladung der Partikel, durch Kristallwachstum an den Berührungsstellen sowie durch Zusammenbacken bei Anwesenheit von Schleimstoffen. Die beim Aufschüttelungsvorgang entstehenden hydrodynamischen Strömungen treffen auf eine relativ glatte und feste Oberfläche, so daß das Sediment schichtweise abgetragen wird, wobei noch starke Anziehungskräfte zwischen den dichtgepackten Teilchen einer Redispergierung entgegenwirken. Eine derartige Arzneiform erfüllt nicht mehr die an sie einleitend gestellten Anforderungen.

Die zweite Art der Sedimentation ist die *absinkende, absetzende oder behinderte Sedimentation* geflockter Suspensionen bei relativ hoher Konzentration der festen Phase (Abb. 381). Eine geflockte Suspension enthält Teilchenanhäufungen, die ursprünglich als Einzelpartikel oder in kleinen Gruppen im flüssigen Medium verteilt waren. Durch Rühren oder Schütteln können die Flocken teilweise zerstört werden. Nach Beendigung des Rührvorganges bilden sie sich jedoch zurück. Es wird nun zwischen perikinetischer Flockung monodisperser Suspensionen, bei der die Teilchen infolge der Brownschen Molekularbewegung zusammenstoßen und koagulieren, und der orthokinetischen Flockung polydisperser Suspensionen unterschieden [WIEGNER, G.: Kolloid-Ztg 8, 257 (1923)].

Die Voraussetzung für eine orthokinetische Flockung ist ein Strömungsgefälle zwischen den schneller absinkenden großen Partikeln und den langsamer sedimentierenden kleineren Teilchen. Je stärker z. B. durch Rühren Strömungsgeschwindigkeitsänderungen hervorgerufen werden, um so größer ist die Flockungsneigung, was fast ausschließlich bei grobdispersen Suspensionen mit kleinen Gleichmäßigkeitszahlen der Partikel vorkommt. Die bei einer derartigen Flockung untereinander verbundenen Teilchengruppen bilden ein kohärentes, poröses System, das den gesamten Raum der Suspension einnimmt. Diese poröse Säule sinkt unter dem Einfluß der Gravitationskraft langsam in sich zusammen, bis das Endvolumen erreicht ist, das infolge seines lockeren Aufbaus auf Erschütterungen empfindlich reagiert. Bei abnehmender Sedimentationshöhe ist die überstehende Flüssigkeit meist klar. Eine exakte Beschreibung der Sedimentationsgeschwindigkeit ist bei der Flockung trotz wiederholter Versuche bislang nicht befriedigend möglich [HIGUCHI, T.: J. Amer. pharm. Ass., sci. Ed. 47, 658 (1958); KOZENY, J.: S.-B. Akad. Wiss. Wien, math.-nat. Kl. 136, 271 (1927)]. Ein geflocktes Sediment kann durch einen wesentlich geringeren Aufwand an mechanischer Energie aufgeschüttelt werden, bedingt durch den lockeren Zusammenhalt und der unregelmäßigen Oberfläche.

Die beiden Sedimentationsarten der unbehinderten und der behinderten Sedimentation stellen natürlich Grenzfälle dar, zwischen denen alle Übergänge in der Sedimentation einer Suspension gegeben sein können.

Zum Unterschied von den sich erst in der Flüssigkeit bildenden Flocken, treten Aggregate (s. S. 666), die schon im trockenen Pulver vorliegen, nach ihrer Dispergierung während der Sedimentation nicht wieder zusammen.

Für die Beurteilung der Sedimentation eignen sich im wesentlichen zwei Werte: das Endvolumen und die Halbwerts- oder auch Halbsetzzeit. Das Endvolumen V_e ist der Raum, den

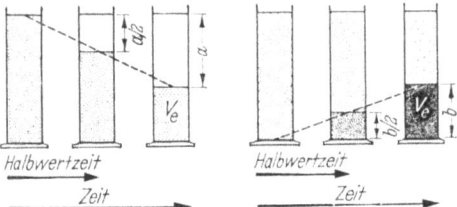

Abb. 382. Definition der Halbwertszeit (nach F. BRINER u. K. STEIGER-TRIPPI, wie Abb. 380).

das Sediment einnimmt, wenn die Sedimentation abgeschlossen ist und sich von außen keine Veränderung mehr zeigt. In der Praxis wäre hier jedoch die Angabe des Zeitpunktes der Bestimmung notwendig, da sich das Endvolumen häufig auch nach längerem Stehenlassen noch verändern kann (Abb. 382).

Die Ausführung der Bestimmung erfolgt in einem 250-ml-Meßzylinder ähnlich der Methode mit dem Andreasenzylinder. Die Beurteilung erfolgt dann anhand von Sedimentationskurven.

Die Halbsetzzeit ist die Zeit, in der die Sedimentobergrenze die Hälfte ihres Weges (von oben nach unten bei absetzender oder umgekehrt bei aufstockender Sedimentation) zurückgelegt hat. Diese Größe gibt damit empirisch Auskunft über die mathematisch nicht zu erfassende Sedimentationsgeschwindigkeit. Die Ermittlung erfolgt graphisch aus den Sedimentationskurven (Markierungen) (Abb. 383).

Eine weitere Größe zur Charakterisierung einer Sedimentation ist der Suspensionsquotient [HAINES, JR., B. A., u. A. N. MARTIN: J. pharm. Sci. 50, 753 (1961); RITSCHEL, W. S., u. C. RITSCHEL-BEURLIN: Öst. Apoth.-Ztg 15, 435 (1961)]. Er gibt das Verhältnis des Endvolumens (V_e) zum Gesamtvolumen (V_0) einer Suspension an. Das Verhältnis ist unabhängig von den Dimensionen der verwendeten Meßgefäße. Bei doppelt logarithmischer Darstellung ist der Suspensionsquotient linear von der prozentualen Feststoffkonzentration abhängig und gestattet somit deren graphische Bestimmung bei bekannter Größe des Endvolumens bzw. die Bestimmung des Endvolumens bei bekannter Feststoffkonzentration (Abb. 384). Ferner

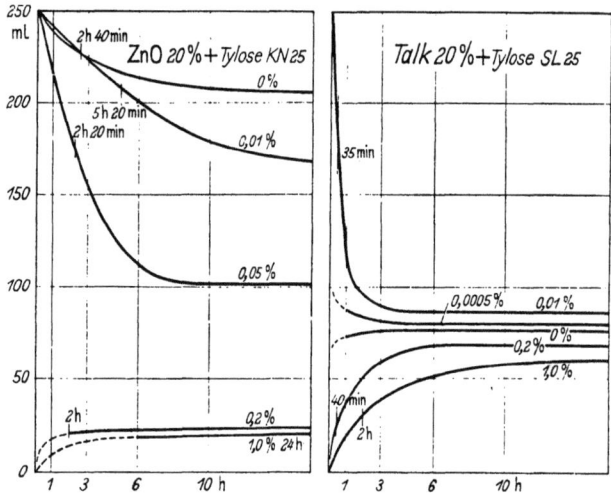

Abb. 383. Beispiele für absinkende und aufstockende Sedimentation (nach F. BRINER u. K. STEIGER-TRIPPI, wie Abb. 380).
Die Markierungen weisen auf die Stelle, an der die Sedimentobergrenze die Hälfte ihres Weges zurückgelegt hat und geben die Halbwertszeit an.

kann durch Extrapolieren der Geraden zum Wert des Suspensionsquotienten theoretisch diejenige Grenzkonzentration der festen Phase ermittelt werden, bei der eine Sedimentation nicht mehr eintritt. Die folgende Abbildung zeigt die Abhängigkeit des Suspensionsquotienten zweier wäßriger Talk-Suspensionen von der prozentualen Feststoffkonzentration in doppelt logarithmischer Darstellung (nach P. ROHDEWALD: Diss. Münster 1962, S. 47).

Für den Fall der Flockung läßt der Suspensionsquotient nur eine qualitative Aussage zu. Ein brauchbarer Parameter hierfür ist der Flockungsgrad β, der das Verhältnis des Endvolumens in einem geflockten System zum Endvolumen in einem nichtgeflockten System angibt.

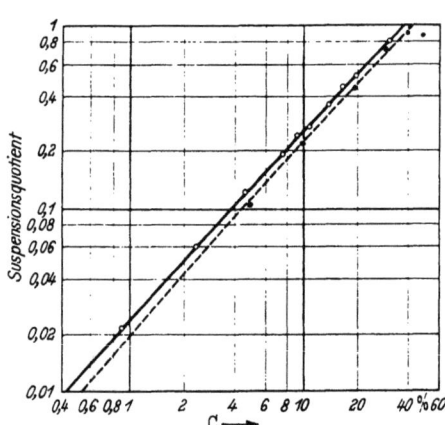

Abb. 384. Abhängigkeit des Suspensionsquotienten von der Feststoffkonzentration (Erklärung s. Text).

Stabilisierung von Suspensionen. Die Maßnahmen zur Erreichung einer stabilen Suspension mit leichter Aufschüttelbarkeit und fehlender Kuchenbildung, kann man unter folgenden zwei Gesichtspunkten zusammenfassen:

1. Erhöhung der Benetzungsfähigkeit der Partikel und gezielte Flockung durch Zugabe von amphiphilen Hilfsstoffen oder geeigneten Elektrolyten.

2. Erhöhung der Viskosität des Dispersionsmittels zur Einschränkung des Sedimentationsbestrebens.

Stark flockige, grießartige Suspensionen, die visuell einen schlechten Eindruck hinterlassen und sich auf der Haut wie auch auf der Zunge unangenehm bemerkbar machen, sind minderwertiger Qualität. Die Benetzungsfähigkeit der Pulverteilchen sowie ihre Desaggregierung durch Zusatz von grenzflächenaktiven Stoffen wurde eingangs bereits erläutert. Dabei wirken aber nach P. ROHDEWALD kationenaktive Netzer (z. B. Zephirol) flockend und zwar stärker flockend als anionaktive (z. B. Leukichthol) und diese wieder stärker als nichtionogene Stoffe (z. B. Tween 20). Ebenso nehmen in gleicher Richtung die Endvolumina ab. Diese Stoffe müssen also in geringer Konzentration die abstoßenden Kräfte zwischen den Partikeln abschwächen, vielleicht durch Verdrängen der potentialbestimmenden oberflächlich adsorbierten Ionen und damit durch Erniedrigung des Zeta-Potentials (s. S. 667). Nach Überschreiten des Flockungsmaximums durch Konzentrationserhöhung des fällenden Agens, d. h. durch stärkere Anreicherung von oberflächenaktiven Molekülen an der Grenzfläche, kommt es dann wieder zu einem raschen Ansteigen des Dispersitätsgrades.

Da dieses nun entflockte System häufig dichtgepackte, schwer aufschüttelbare Sedimente bildet, ist der Einsatz von Netzmitteln in Suspensionen u. U. nicht zu empfehlen. Dies gilt im allgemeinen nur für größere Partikel, z. B. Talcum, Zinkoxid u. a., bei denen sich die Teilchen durch ihr Eigengewicht sehr eng zusammendrücken. Bei sehr fein zerteilten Stoffen wird der mit der Ausbildung von Solvatationshüllen verbundene Radienzuwachs durch das geringere Gewicht des Einzelpartikels wirksam. Die Sedimentation wird verzögert, und das Sedimentationsvolumen zeigt höhere Werte. In oral, vor allem aber parenteral applizierten Suspensionen ist jedoch die Verwendung derartiger Hilfsstoffe in den entsprechenden Konzentrationen von deren physiologischer Unschädlichkeit abhängig.

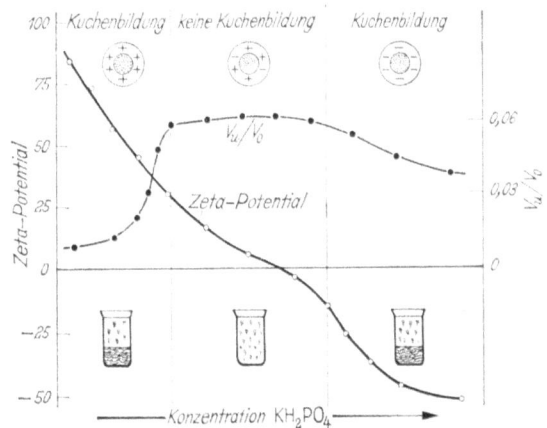

Abb. 385. Veränderung des Sedimentationsquotienten und des Zeta-Potentials in Abhängigkeit von der Elektrolytkonzentration (Erklärung s. Text).

Die Flockung [WILSON, R. G., u. B. ECANOW: J. pharm. Sci. 52, 757, 1031 (1963); 53, 787 (1964)] wirkt sich durch die Agglomeratbildung beschleunigend auf die Sedimentation aus, während die Aufschüttelbarkeit u. U. verbessert und die Kuchenbildung vermieden wird. Um das Aussehen der Suspension bzw. die Flockengröße mit der Aufschüttelbarkeit des Sediments in Einklang zu bringen, sollte man bei der Bereitung eine kontrollierte Flockung durch einen bestimmten Zusatz von Elektrolyten, amphiphilen Substanzen oder polymeren Stoffen zu erhalten suchen. Da die Agglomeration u. a. durch Ladungsverlust erklärt wird, kann die Flockungstendenz durch Zusatz von Elektrolyten, z. B. von Citraten, Tartraten, Phosphaten, Oxalaten, Pikraten u. a. mehr, in niedrigen, eng begrenzten Konzentrationsbereichen zurückgedrängt werden. Die Veränderung des Sedimentationsquotienten und des Zeta-Potentials in Abhängigkeit von der Elektrolytkonzentration in einer Wismutsubnitrat-Suspension zeigen folgende Kurven nach MARTIN und SWARTBRICK (aus SPROWLS: American Pharmacy, 6th Ed., Lippincott 1966, S. 205) (Abb. 385).

Ein Beispiel für einen derartigen Elektrolytzusatz ist das Calciumhydroxid im Kummerfeldschen Waschwasser des Erg. B. 6. Über die Verwendung ionischer und nichtionischer, oberflächenaktiver Substanzen wurde bereits gesprochen. Ein Anwendungsbeispiel dafür ist das Lecithin in der Procain-Penicillin-Suspension des DAB 7-DDR.

Eine weitere Stabilisierungsmöglichkeit in diesem Sinne ist der Zusatz von Polymeren, die entlang ihrer Kette aktive Gruppen tragen, welche als flockendes Agens wirken. Durch Adsorption der Makromoleküle mit ihren polaren Gruppen an der Partikeloberfläche treten Zeta-Potentiale auf [FISCHER, E. W.: Kolloid-Ztg 160, 120 (1958)]. Es besteht allerdings die Gefahr, daß klebenden makromolekularen Stoffen eine Verkleisterung des Sediments eintritt. Andrerseits ist es möglich, mit Hilfe von polymeren Stoffen die Pulverpartikel zu überziehen (s. unter Koacervate, S. 499) um somit eine Kuchenbildung bei der Sedimentation auszuschalten.

Nach dem Stokesschen Gesetz (s. S. 667) übt die Viskosität der äußeren Phase einen erheblichen Einfluß auf das Sedimentationsbestreben der festen Partikel aus.

Die Fließeigenschaften einer Suspension hängen bei kleinem Pulveranteil in erster Linie vom rheologischen Verhalten des Dispersionsmittels ab. Zur Viskositätserhöhung können der äußeren Phase Hilfsstoffe zugesetzt werden, z. B. Sirupe, Glycerin, natürliche Schleim-stoffe, Aerosil, Bentonit, PÄG, CMC, PVP, Dextrane u. a., wodurch entweder das idealviskose Verhalten bestehen bleibt oder pseudoplastische oder plastische Eigenschaften des Vehikels erhalten werden. Die Zusätze verzögern zwar das Absetzen der festen Phase und erhöhen durch Filmbildung die Haftfestigkeit, was besonders für äußerlich anzuwendende Zuberei-tungen von Bedeutung sein kann, bewirken aber neben einer Verschlechterung der Fließ-eigenschaften insbesondere bei zunehmender Konzentration und Lagerzeit infolge ihrer Klebrigkeit die Kuchenbildung.

Ein Spezialfall liegt vor, wenn Stoffe, die ein thixotropes Gelgerüst aufbauen, zugesetzt werden, z. B. Bentonit in Magma Bentoniti USP XVII oder bei öligen Dispersionsmitteln, z. B. Aluminiummonostearat in der sterilen Procain Penicillin G Suspension der USP XVII.

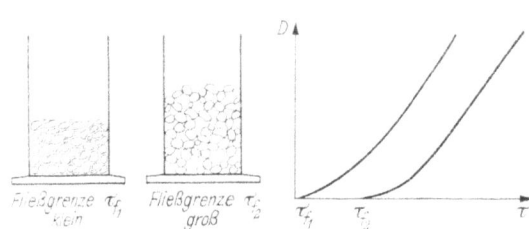

Abb. 386. Schematische Darstellung zweier Sedimente und der zu ihnen gehörenden Fließgrenzen.

Die Zubereitung versteift sich da-bei so weit, daß eine Sedimentation verhindert wird. Durch geringe Scherkräfte wird aber das Gelgerüst reversibel abgebaut, und es entsteht ein fließfähiges, gut dosierbares Präparat. Die beim Zusatz dieser Hilfsstoffe auftretenden Verände-rungen lassen sich durch Betrach-ten der entsprechenden Fließgren-zen erfassen. Ist die Fließgrenze groß, so daß sich bei Einwirkung schwacher Kräfte die Suspension nicht verändert, läßt sich das Sedi-ment im allgemeinen besser auf-schütteln, da die Teilchen an den Berührungsstellen mehr oder weniger aneinanderhaften und beim Sedimentieren netz- oder kettenförmige Formationen bilden, wohingegen sich bei kleiner Fließgrenze ein schlecht aufschüttelbares Sediment ergibt (s. Abb. 386).

Experimentell sind Art und Konzentration des Hilfsstoffes, die den geeigneten Fließpunkt ergeben, zu ermitteln. Die Fließgrenze darf einerseits nicht so hoch sein, daß die Fließfähigkeit zu stark eingeschränkt wird, andrerseits nicht so niedrig, daß das Gewicht eines Partikels eine Schubspannung ausübt und es somit zu einer mehr oder weniger behinderten Sedimen-tation kommt. Bei der Verwendung von Suspensionsvermittlern zur Steigerung der Viskosität ist auf Inkompatibilität dieser vielfach selbst ionogenen Substanzen mit einer Unzahl von Arzneistoffen entgegengesetzten Ionentyps hinzuweisen [NAKASHIMA, J. Y., u. O. H. MILLER: J. Amer. pharm. Ass., pract. Pharm. Ed. XVI 8, 496, 506 (1955); zitiert nach Pharm. Ztg (Frankfurt) 103, 158 (1958)].

Die Verringerung der Sedimentationstendenz ist gemäß dem Stokesschen Gesetz auch durch Angleichung der Dichte möglich. Zur Anhebung der Dichte der in der Regel spezifisch leichteren äußeren Phase können z. B. Sorbit, Zucker, Salze u. a. Verwendung finden. Der Einfluß der Dichtedifferenz verliert mit zunehmender Dispersität des Feststoffes an Bedeu-tung, da bei Partikelgrößen unterhalb von etwa 2 bis 5 µm die Teilchen durch Brownsche Mole-kularbewegung in Schwebe gehalten werden.

Neben der physikalischen Stabilisierung bedürfen Suspensionen als meist vorzügliche Nährböden für Mikroorganismen auch einer Konservierung, wobei die Konservierungsmittel in der wirksamen Konzentration physiologisch unbedenklich sein müssen. Bei ihrer Auswahl ist auch auf mögliche Inkompatibilitäten mit den Arznei- und Hilfsstoffen der Suspensionen zu achten.

Herstellung. Hinsichtlich der Technologie der Zerkleinerung und der Prüfung von Pul-vern sei auf die entsprechenden Kapitel verwiesen (s. S. 1). Suspensionen werden in der Regel durch Anreiben des Feststoffes mit einer kleinen Menge Flüssigkeit und allmählicher Verdünnung bis zum Endvolumen hergestellt. Dabei ist durch den Zerkleinerungsgrad der Pulverpartikel der Dispersitätsgrad der inneren Phase bereits vorgegeben. Besteht das Dis-persionsmittel aus mehreren Flüssigkeiten, so wird im allgemeinen die Komponente mit der höchsten Viskosität zum Anreiben verwendet. Die fertige Suspension kann dann durch maschinelle Verfahren, z. B. durch Mixer, Homogenisatoren, Korundscheibenmühlen, Perl-mühlen, Ultraschall [SCHEIKH, M. A., L. C. PRINCE u. R. J. GERRAUGHTY: J. pharm. Sci. 55, 1048 (1966)], Ultra-Turrax [FABIAN, E., u. H. HOLLAND: Dtsch. Apoth.-Ztg 108, 1077 (1968)] u. a., verfeinert werden.

Prüfung. Zur Prüfung von Suspensionen zeigt sich in den vorhergehenden Erläuterungen, daß im wesentlichen folgende Meßgrößen als Kriterien zu erfassen sind:

1. Aufschüttelbarkeit des Sedimentes und Dosiergenauigkeit.
2. Halbsetzzeit bzw. Sedimentationsgeschwindigkeit.
3. Suspensionsquotient.
4. Fließgrenze.
5. Fließverhalten.

In den Pharmakopöen sind diese Punkte lediglich in der Forderung nach einer guten Redispersion der inneren Phase zusammengefaßt.

Anwendung. Suspensionen gelangen im externen, oralen und parenteralen Bereich zur Anwendung. Äußerlich, d. h. cutan zu applizierende Suspensionen werden häufig auch als Schüttel- oder Trockenpinselungen bzw. als Lotionen (s. S. 526) bezeichnet. Eine besondere Darreichungsform sind die Augensuspensionen (s. S. 243). Oral anzuwendende Suspensionen werden schlechthin als Suspensionen oder auch als Schüttelmixturen bezeichnet. Hierzu gehören insbesondere die Sulfonamid-, Penicillin-, Chloramphenicol- sowie die Barbitursäuresuspensionen, aber auch die Vitaminmixturen, die Bariumsulfatsuspensionen und viele andere mehr. Bei der Herstellung anderer Arzneiformen werden vielfach Suspensionen als Zwischenformen verwendet, wie z. B. bei der Kapselherstellung nach dem Scherer-Verfahren (s. S. 485), bei einigen Methoden zur Koacervatherstellung (s. S. 499), bei der Dragierung in der Dragierpigmentsuspension (s. S. 802) oder bei den Umhüllungsverfahren nach WURSTER (s. S. 769) in der Sprühsuspension. Ebenso haben andere Arzneiformen häufig Suspensionscharakter wie z. B. einige Säfte, Mixturen und die Magmata. Eine große Bedeutung besonders in technologischer und pharmakokinetischer Hinsicht haben die parenteral anzuwendenden Suspensionen.

Angaben der Pharmakopöen

DAB 7-DDR. Suspensionen sind flüssige Zubereitungen zum inneren Gebrauch, die Arzneistoffe in einem dem Verwendungszweck entsprechenden Zerkleinerungsgrad suspendiert enthalten und gegebenenfalls unter Verwendung geeigneter Hilfsstoffe hergestellt worden sind. Nach dem Schütteln müssen die suspendierten Bestandteile gleichmäßig verteilt sein. Suspensionen sind vor der Abgabe und dem Gebrauch zu schütteln.

USP XVII. Suspensions. Suspensionen sind Zubereitungen fein zerteilter, unlöslicher Arzneistoffe dispergiert in flüssigen Vehikeln. Die Feststoffphasen bestehen aus feinst gepulverten Arzneistoffen, die für die Suspendierung in flüssigen Vehikeln geeignet sind. Ein Beispiel für einen sofort verwendbaren Suspensionstyp ist die „Orale Trisulfapyrimidin Suspension", in der die drei Sulfapyrimidine in einer geschmackskorrigierten Flüssigkeit dispergiert bereits in einer geeigneten oralen Darreichungsform vorliegen. Die „Orale Tetracyclin Suspension" hingegen besteht aus fein zerteiltem Tetracyclin vermischt mit den suspensionsvermittelnden Hilfsstoffen. Diese wird vor der Abgabe zur oralen Applikation an den Patienten vom Apotheker mit der vorgeschriebenen Menge W. versetzt und geschüttelt. Einige Suspensionen sind steril und zur Injektion bestimmt. Auch hier kann man die beiden bereits beschriebenen Typen finden: die eine Zubereitung erfordert den Zusatz einer vorgeschriebenen Menge frischen, doppelt destillierten W. oder anderer geeigneter Lösungsmittel vor der parenteralen Anwendung, wohingegen die andere einen bereits in einer passenden Flüssigkeit suspendierten Arzneistoff darstellt und sofort für den Gebrauch bereitsteht. Ein Beispiel für den zweiten Typ ist die „Sterile Procain Penicillin G Suspension". Suspensionen werden nie intravenös oder intrathekal injiziert. Eine weitere Art der sterilen Suspensionen ist für die Anwendung am Auge bestimmt und wird daher mit einer besonders fein zerteilten Feststoffphase bereitet. Für Augensuspensionen, die in Mehrfachdosenbehälter verpackt werden, wird ein bakteriostatischer Zusatz verlangt. Durch seine physikalischen Eigenschaften bedingt, neigt der Feststoffanteil dazu, in der Flüssigkeit, in der er verteilt ist, abzusinken, da seine Dichte im allgemeinen größer ist als die des Dispersionsmittels. In einigen Fällen kann durch einen zugesetzten inerten Suspensionsvermittler eine derartige Sedimentation durch Erhöhung der Dichte des Dispersionsmittels, der Viskosität oder der Fließgrenze verzögert werden. In der „Sterilen Procain Penicillin G Suspension mit Aluminiumstearat" verhindert ein thixotropes Gel die Sedimentation. Es ist wichtig, Suspensionen vor jedem Gebrauch zu schütteln, um die gleichmäßige Verteilung des Feststoffes in der äußeren Phase sicherzustellen und damit eine gleichmäßige und richtige Dosierung zu erreichen. Geeignete Konservierungsstoffe sollten zugesetzt werden, um die Zubereitung vor bakterieller Kontamination zu schützen.

Literatur: [1] MÜNZEL, K., J. BÜCHI u. O.-E. SCHULTZ: Galenisches Praktikum, Stuttgart: Wissenschaftl. Verlagsgesellschaft 1959. — [2] GSTIRNER, F.: Grundstoffe und Verfahren der Arzneibereitung, Stuttgart: Enke 1960. — [3] GSTIRNER, F.: Einführung in die Arzneibereitung, 3. Aufl., Stuttgart: Wissenschaftl. Verlagsgesellschaft 1968. — [4] MARTIN, A. N., S. SWARBICK u. A. CAMMARATA: Physical Pharmacy, 2. Aufl., Philadelphia: Lea & Febiger 1969. — [5] STAUFF, J.: Kolloidchemie, Berlin/Göttingen/Heidelberg: Springer 1960. — [6] MANEGOLD, E.: Allgemeine und angewandte Kolloidkunde, Bde. I u. II, Heidelberg: Straßenbau, Chemie und Technik Verlagsgesellschaft mbH 1956 u. 1958. — [7] „Fortschritte der Verfahrenstechnik", Bd. 8, Weinheim: Verlag Chemie 1969. — [8] „Remingtons Pharmaceutical Sciences XIII", Easton 1965, S. 455. — [9] SONNTAG, H., u. K. STRENGE: Koagulation und Stabilität disperser Systeme, Berlin: VEB Verlag der Wissenschaften 1970. — [10] BRINER, F., u. K. STEIGER-TRIPPI: Pharm. Acta Helv. *36*, 495 u. 548 (1961). — [11] ROHDEWALD, P.: Die Beeinflussung der Stabilität kutan applizierter Suspensionen, Diss. Münster 1962. — [12] HORSCH, W.: Arzneim. Standardisierung *14*, 47—54 (1968). — [13] MÜNZEL, K.: Pharm. Acta Helv. *24*, 402 (1949). — [14] MÜNZEL, K.: Dtsch. Apoth.-Ztg *101*, 29 (1961). — [15] MARTIN, A. N., B. C. SAMYN, J. Y. OLDSHUE u. K. J. FREDERICK: J. pharm. Sci. *50*, 513—531 (1961). — [16] GSTIRNER, F., u. J. KNIPP: Pharm. Ztg (Frankfurt) *108*, 61 (1963). — [17] GSTIRNER, F.: Dtsch. Apoth.-Ztg *98*, 645 (1958). — [18] ŽAČEK, H.: Pharmazie *15*, 361 (1960); *16*, 404 (1961); *18*, 134, 308, 619, 766 (1963). — [19] ŽAČEK, H.: Sci. pharm. (Wien) *32*, 224—235 (1964). — [20] Discussions of the Faraday Society, „Caogulation and Flocculation", No. 18 (1954). — [21] ROHDEWALD, P.: Sci. pharm. (Wien) *37*, 195, 215, 257, 273 (1969).

Tabletten und Dragees

Tabletten

Tabletten (Tabulettae) DAB 7-BRD, DAB 7-DDR. Tabulettae (Tabletten) ÖAB 9. Tablets USP XVII, NF XII, BP 68. Tablets (Tabellae) BPC 68. Compressi PI.Ed. II. Compressi (Pulveres compressi, Tabulettae) Helv. V. Tablettae (Tabletter) Dan. IX, Suec. 46. Tablettae (Compressi, Tabletter) Nord. 63. Comprimés (Comprimata) CF 65. Tabulae compressae Ned. 6.

Der Name „Tabletten" wurde 1877 durch JOHN WYETH in den USA eingeführt. Näheres zur Geschichte siehe [1—3] und Tabelle S. 675.

Zusammenfassende Veröffentlichungen siehe [4—11], Literaturübersichten siehe [12, 13].

Definition, Nomenklatur

„Tabletten sind feste, verschieden geformte Arzneizubereitungen, die aus kristallinen, gepulverten oder granulierten Arzneistoffen in der Regel unter Zusatz von Füll-, Binde-, Spreng-, Gleitmitteln oder anderen Hilfsstoffen durch Pressen hergestellt werden."

Diese zwar kurze und sehr allgemein gehaltene, nur durch wenige spezielle Hinweise noch ergänzte Definition des DAB 7-BRD entspricht im wesentlichen dem Begriff „Tabletten" in seiner heutigen Auslegung. Sie schafft zugleich eine klare Abgrenzung gegenüber den Vorläufern der Tabletten, den früheren Pastillen (Pastilli, Trochisci), die nicht durch Pressen aus trockenem Material, sondern durch Ausstechen, Ausschneiden oder Ausformen aus feuchter, angeteigter Masse und anschließendes Trocknen hergestellt wurden. Dem grundlegenden verfahrenstechnischen Unterschied wird die in einigen Arzneibüchern gewählte Bezeichnung „Compressi, Comprimés, Comprimata" (= Preßlinge, Preßkörper) weit besser gerecht als die gebräuchlichere Bezeichnung „Tabulettae" oder „Tablettae" (von tabuletta = Täfelchen, Brettchen), die lediglich auf die für Tabletten keinesfalls charakteristische und ihnen auch nicht allein zukommende flache Form anspielt.

Trotz der Verschiedenheit beider Zubereitungen werden die Begriffe Tabletten und Pastillen in der Nomenklatur der Arzneibücher nicht immer streng auseinandergehalten. Die Ursache dürfte darin zu sehen sein, daß die entwicklungsgeschichtlich weitaus jüngere Arzneiform „Tablette" zunächst nur als eine Abart der Pastille galt und unter dieser Bezeichnung Eingang in die pharmazeutische Literatur fand. Durch die in den ersten Jahrzehnten unseres Jahrhunderts einsetzende, teilweise sprunghafte Entwicklung der maschinell gepreßten Tablette zur auch heute noch vorherrschenden Arzneiform, wurde die Pastille und mit ihr einige andere Arzneiformen, wie abgeteilte Pulver, Pillen, Cachets, Globuli, Bacilli, fast völlig verdrängt und die Bezeichnung Tablette zum neuen Oberbegriff.

So fassen z. B. USP XVII, BP 68 und BPC 68 sowohl die aus trockenem Material gepreßten als auch die aus angeteigter Masse ausgeformten Zubereitungen unter dem Begriff

Zur Geschichte der Arzneiform „Tablette" (aus [11])

Zeit	Eingeführt oder erwähnt	Form oder Herstellung
Antike	Griechen	Katapotia
Antike	Römer	Pilulae
850—923	RHAZES (AL-RAZI) (Persien)	Pillen mit *Psyllium*samen
980—1037	AVICENNA (Persien)	Versilberte und vergoldete Pillen
10. Jh.	AL-ZAHRAWIE (Arabien)	Pastillenformen
1448	Apotheker aus Florenz	Versilberte und vergoldete Pillen in Europa
1606	JEAN DE RENOU (Frankreich)	Tabellae
1837	M. LABELONIE (Frankreich)	Pillen mit Zuckerüberzug (Dragees)
1837	ADOLPHE FORTIN (Frankreich)	Patent No. 5116 für Herstellung von Zuckerüberzügen für Pillen
1838	M. DESCHAMPS (Frankreich)	Honig und Acaciapulver für Pillenüberzüge
1840	ERNEST MAYER und FELIX ROMAN (Frankreich)	Patente No. 6222 und No. 6449 für Herstellung von Pillenüberzügen aus Zucker und Acaciapulver
1843	WILLIAM BROCKEDON (England)	Patent für Tablettenpresse Brit. Pat. No. 9977
1848	U.S. Dispensatory, 12th Ed.	Dragee-Herstellung
1874	J. A. McFERRAN (Amerika)	Tablettenpresse US-Pat. No. 152666
1875	JOSEPH P. REMINGTON (Amerika)	Tablettenmaschine
1876	J. DUNTON (Amerika)	Tablettenpresse US-Pat. No. 174790
1878	ROBERT FULLER (Amerika)	Tablettenherstellung
1896	P. J. NOYES (Amerika)	Manteltablettenpresse US-Pat. No. 568488
1917	F. J. STOKES (Amerika)	Manteltablettenpresse US-Pat. No. 1248571
1937	KILIAN (Deutschland)	Brit. Pat. No. 464903 für Presscoating

Tabletten (tablets) zusammen. Zusätzlich kennt BPC 68 noch Pastilles (Pastilli) und Lozenges (Trochisci), von denen letztere wiederum entweder durch Pressen oder durch Ausformen hergestellt werden. Im allgemeinen Sprachgebrauch werden die heute fast ausschließlich durch Pressen hergestellten Lutschtabletten zur Mund- und Rachendesinfektion auch bei uns vielfach noch als Pastillen bezeichnet.

Bedeutung, Vorteile

Gemeinsam mit den Dragees (Tabulettae obductae, Compressi obducti), die lediglich eine spezielle Abart der Tabletten sind und sich von diesen prinzipiell nur durch einen zusätzlichen Überzug unterscheiden, stehen die Tabletten heute an der Spitze aller Arzneiformen und finden auch in allen modernen Arzneibüchern entsprechende Berücksichtigung in Form von Sammel- und Einzelmonographien (s. Tabelle S. 676).

Ihre Vormachtstellung gegenüber anderen Arzneiformen sowie ihre Wertschätzung bei Hersteller, Arzt und Verbraucher verdankt die Tablette im wesentlichen nachstehend genannten Fakten, von denen einzelne allerdings nur für gewisse Sonderformen zutreffen:

1. rationelle Herstellung und Konfektionierung großer und größter Mengen,

2. exakte Dosierbarkeit,

3. Verarbeitbarkeit nahezu aller festen Arzneistoffe,

4. nach Bindung an geeignete Adsorbentien auch bedingte Verarbeitbarkeit von flüssigen und halbfesten Substanzen möglich,

5. durch Verwendung spezieller Hilfsstoffe in vielen Fällen steuerbare Resorption,

6. Schutz empfindlicher Wirkstoffe gegenüber der Einwirkung von Magensaft (durch magensaftresistente Zubereitung),

7. hohe Stabilität empfindlicher Wirkstoffe durch trockene Verarbeitung,

8. angenehme Einnahme durch Zerfallenlassen in Wasser, leichte Aromatisierung oder als Kautablette,

9. bequeme Handhabung und sichere Anwendung,

10. saubere und handliche Verpackung,

11. günstige Preisgestaltung.

Die Entwicklung neuer Tablettenformen, vor allem der Mehrschicht- und Manteltabletten, erschließt auch für die Zukunft neue galenische Möglichkeiten und weitere Anwendungsgebiete.

Zahl der Tabletten-Einzelmonographien in verschiedenen Arzneibüchern

USP XVI (1960)	133
USP XVII (1965)	116
NF XI (1960)	126
NF XII (1965)	139
BP 58	119
BP 63	177
BP 68	227
BPC 63	46
BPC 68	54
Nord. 63	129
PI.Ed. I/2 u. Suppl. (1955/60)	51
PI.Ed. II	104
Helv. V u. Suppl.	25
DAB 7-BRD (1968)	16

Allgemeine Angaben der Arzneibücher

Der rasche technische Fortschritt auf diesem Gebiet mag dazu beigetragen haben, daß selbst neuere Arzneibücher nicht immer eine erschöpfende Darstellung über Tabletten enthalten. Die Angaben variieren von völlig ungenügenden, praktisch unverbindlichen Formulierungen über präzise allgemeine Angaben bis zu exakt ausgearbeiteten, detaillierten Herstellungs- und Prüfungsvorschriften.

Die Frage der zweckmäßigen Gestaltung einer Arzneibuch-Monographie über „Tabletten" wird von STUMP [14] dahingehend beantwortet, daß einerseits der weiteren Entwicklung keine Hindernisse durch zu eng gefaßte Formulierungen entgegenstehen sollten, daß andererseits die Formulierungen aber nicht den Charakter bindender Vorschriften verlieren dürften. Letztgenannte Forderung darf allerdings nicht darüber hinwegtäuschen, daß auch die modernsten Tabletten-Monographien den heutigen Erkenntnissen über die verschiedenen, die Resorption beeinflussenden Faktoren keine Rechnung tragen und dies wohl auch in Zukunft nicht werden tun können.

Von allen Arzneibüchern enthält die Dan. IX den wohl ausführlichsten allgemeinen Artikel über Tabletten. Da dieser auch auf die wichtigsten Grundlagen der Tablettenfertigung eingeht, sei er nachfolgend, soweit er die Herstellung betrifft, in freier Übersetzung wiedergegeben, auch wenn die Dan. IX heute nicht mehr offizinell ist:

Dan. IX: Tablettae, Tabletter. Tabletten sind dosierte Arzneizubereitungen zur innerlichen Anwendung, dazu bestimmt, ganz oder nach vorheriger Auflösung in Flüssigkeit geschluckt oder in der Mundhöhle resorbiert zu werden. Tabletten werden durch Komprimieren hergestellt. Sie haben runde oder ovale Form mit ebenen oder mehr oder weniger konvexen Flächen.

Bei der Herstellung von Tabletten ist Rücksicht darauf zu nehmen, daß die Tablettenmasse die technischen Anforderungen erfüllt, die beim Tablettieren der verschiedenen Stoffe auftreten. Für die maschinelle Herstellung von Tabletten ist es deshalb oft erforderlich, eine Granulierung der vorgeschriebenen Stoffe mit einem oder mehreren der in der Pharmakopöe genannten indifferenten Stoffe vorzunehmen, z. B. mit Gelatine, löslicher Stärke, Gummi arabicum, Glycerin, Kartoffel-, Weizen-, Maranta-, Reisstärke, Milchzucker, Glucose, Bolus alba, pulverisiertem Agar, Rohrzucker, pulverisiertem Carrageen, Talcum, Stearin, Kakao-butter und Paraffin. Die angeführten Stoffe werden als Binde-, Füll-, Spreng- oder Gleitmittel zugesetzt.

Die zur Herstellung einer bestimmten Anzahl Tabletten vorgeschriebenen Arzneimittel werden in der Regel — wenn sie kristallin und in Wasser nicht leicht löslich sind — durch Sieb Nr. 20 (s. Tabelle) gegeben, sorgfältig mit der vorgeschriebenen oder notwendigen Menge Füll- und Sprengmittel gemischt und gleichmäßig mit der eben notwendigen Menge Flüssigkeit durchfeuchtet.

Siebe Dan. IX

Sieb-Nr.	Maschenweite mm	Abweichung %	Drahtstärke mm
20	0,35	± 7	0,18
15	0,45	± 7	0,22
10	0,70	± 5	0,30
5	1,60	± 5	0,55
4	1,95	± 5	0,65

Je nach den Umständen — unter Berücksichtigung der Löslichkeit der Stoffe — ver-wendet man dazu Wasser, Weingeist, Äther, Petroläther oder Mischungen aus diesen. Häufig benutzt man als Bindemittel einen oder mehrere der obengenannten indifferenten Stoffe, die in der Flüssigkeit gelöst oder gleichmäßig in ihr verteilt werden. Verwendet man zum An-feuchten wäßrige Flüssigkeiten, wie z. B. Gelatinelösung, so läßt sich deren Verteilung dadurch erleichtern, daß zuletzt eine geringe Menge Äther zugesetzt wird.

Das Granulat wird hergestellt, indem man die richtig durchfeuchtete Masse durch ein grobes Sieb, in der Regel Sieb Nr. 4 oder Nr. 5 schüttelt. Die Korngröße ist hauptsächlich vom Feuchtigkeitsgehalt der Masse abhängig, weshalb im allgemeinen darauf zu achten ist, daß nicht mehr Granulierflüssigkeit zugegeben wird, als für eine gute Körnung erforderlich ist. Das feuchte Granulat wird in dünner Schicht ausgebreitet, bei gewöhnlicher Temperatur teilweise getrocknet und durch ein Sieb geringerer Maschenweite als das zuerst benutzte gegeben, evtl. unter vorsichtigem Zerreiben der auf dem Sieb zurückbleibenden Körner. Das Granulat wird dann wiederum in dünner Schicht ausgebreitet und meist bei gewöhnlicher Temperatur, evtl. auch im Kalktrockenkasten oder bei schwacher Wärme getrocknet. Aus einer etwas stärker angefeuchteten Masse kann ein Granulat auch so hergestellt werden, daß man die Masse durch ein Sieb drückt, das nicht gröber als Nr. 10, für Tabletten mit einem Durchmesser unter 7 mm nicht gröber als Nr. 15 sein darf. Die durchgedrückte, kurzfädige Masse wird in dünner Schicht ausgebreitet, bei gewöhnlicher Temperatur teilweise getrocknet und dann durch ein Sieb mit größerer Maschenweite als das zuerst benutzte gerieben, wobei man soweit wie möglich die Bildung von Pulver vermeidet. Das Granulat wird wiederum in dünner Schicht ausgebreitet und meist bei gewöhnlicher Temperatur, evtl. auch im Kalk-trockenkasten oder bei schwacher Wärme getrocknet. Enthält das Granulat danach eine größere Menge an Pulver, so wird dieses abgesiebt, erneut granuliert, getrocknet und dem übrigen Granulat wieder zugemischt.

Dem auf die eine oder andere Weise möglichst verlustfrei hergestellten Granulat wird die vorgeschriebene oder erforderliche Menge Gleitmittel, evtl. mit anderen Stoffen gemischt, zugesetzt. Die Masse wird sorgfältig gemischt, wenn notwendig gesiebt und gewogen. Aus dem fertigen Tablettengranulat werden die Tabletten so gepreßt, daß in den einzelnen Tabletten das Medikament in der erforderlichen Menge enthalten ist. Dabei muß das Gewicht des bei der Herstellung eingetretenen Verlustes (z. B. durch Anhaften am Sieb), dividiert durch die der festgestellten Stoffmenge entsprechende Anzahl Tabletten, berücksichtigt werden.

Der beim Komprimieren anzuwendende Druck ist so zu bemessen, daß die Tabletten die angegebene Prüfung auf die Zerfallszeit (s. Prüfungsvorschrift, S. 839) halten, zugleich aber genügend widerstandsfähig gegenüber mechanischen Einwirkungen sind.

In einzelnen Fällen werden Tabletten aus unvollständig getrocknetem Granulat gepreßt; solche Tabletten müssen nach dem Tablettieren getrocknet werden.

In gewissen Fällen kann zur Herstellung einer kleineren Anzahl von Tabletten eine Mischung der vorgeschriebenen Stoffe mit einer geeigneten Menge von gewöhnlichem Tablettengranulat, Granulatum simplex ad tablettas, sowie der erforderlichen Menge Talcum verwendet werden. Die vorgeschriebenen Stoffe müssen, sofern sie kristallin und nicht leicht löslich in Wasser sind, zuvor durch ein Sieb Nr. 20 geschlagen werden.

Bei manchen Tabletten, besonders wenn es sich um eine geringe Anzahl handelt, kann eine Granulierung auch vermieden werden, indem man die vorgeschriebenen Stoffe mit einer entsprechenden Menge Sprengmittel, z. B. ca. 20% Kartoffelstärke, und einer ausreichenden Menge Gleitmittel, z. B. 5 bis 10% Talcum, mischt.

Wird eine Apparatur ohne automatische Dosierung benutzt, dann wird das Granulat oder die Mischung zum Tablettieren in die vorgeschriebene Anzahl gleichgroßer Teile geteilt.

Für Tabletten kann ein Überzug aus indifferenten, meist wohlschmeckenden Stoffen oder aus Stoffen, die den Zerfall im Magensaft verhindern, vorgeschrieben sein.

Ist bei den in der Pharmakopöe beschriebenen Tabletten angegeben, daß von der Vorschrift nicht abgewichen werden darf, so sind die Tabletten in genauer Übereinstimmung mit der angegebenen Vorschrift herzustellen; es ist dann nicht erlaubt, andere als in der Vorschrift genannte Hilfsstoffe zu verwenden. Die übrigen Vorschriften in der Pharmakopöe sind Beispiele, nach denen Tabletten gefertigt werden *können*; bei ihnen ist es erlaubt, unter Verwendung eines oder mehrerer der in der Pharmakopöe genannten indifferenten Stoffe andere Vorschriften zur Herstellung von Tabletten mit dem vorgeschriebenen Arzneigehalt zu benutzen, sofern die Tablettenform oder -größe sowie das Bruttogewicht mit der Vorschrift übereinstimmen und die Tabletten, die genannte Prüfung auf die Zerfallszeit halten. Nicht zulässig ist bei den in der Pharmakopöe beschriebenen Tabletten dagegen die Verwendung von Farbstoffen sowie von Paraffin, Stearin, Kakaobutter und anderen ätherlöslichen Stoffen, wenn dies nicht in der Vorschrift angegeben ist.

Werden zur Herstellung von Tabletten in der Vorschrift nicht angegebene indifferente Stoffe verwendet, so soll deren Art und Menge auf dem Rezept vermerkt werden. Ebenso sollen Form und Größe der Tabletten, wenn in der Vorschrift nicht angegeben, auf dem Rezept angegeben werden. Nach den Prüfungsvorschriften (s. S. 823) folgt eine kurze Bemerkung zur Aufbewahrung:

Tabletten sowie **vorrätig** gehaltene Granulate von verschiedenen Ansätzen dürfen nicht zusammen in einem Behälter aufbewahrt werden. Auf Behältern, in denen fertiges Granulat aufbewahrt wird, ist der Gehalt an Arzneistoff in einer angegebenen Gewichtsmenge zu vermerken.

Tablettae orales, Sugetabletter. Lutschtabletten sind dosierte Arzneizubereitungen, dazu bestimmt, sich in der Mundhöhle langsam aufzulösen oder zu zerfallen und in Mund und Rachen eine lokale Wirkung zu entfalten. Lutschtabletten werden durch Komprimieren in runder Form mit flachen oder mehr oder weniger konvexen Flächen hergestellt.

Lutschtabletten werden hergestellt durch Komprimieren auf einer Tablettenpresse nach der für Tablettae, Dan. IX, Bd. III, S. 341, beschriebenen Technik, unter Zusatz von Rohrzucker und gelegentlich Kakaopulver oder anderen wohlschmeckenden Stoffen sowie gleichzeitig von einem oder mehreren der vorher genannten indifferenten Stoffe, wie Binde-, Füll- oder Gleitmittel. Bei der Wahl der Hilfsstoffe ist zu berücksichtigen, daß sich die Tabletten durch Lutschen nur langsam auflösen bzw. im Mund zerfallen sollen.

Lutschtabletten werden unter Anwendung von starkem Druck gepreßt. Werden zur Herstellung von Lutschtabletten in den Vorschriften nicht angegebene indifferente Stoffe verwendet, so sollen deren Art und Menge auf dem Rezept vermerkt werden. Ebenso soll die Größe der Tabletten, wenn sie nicht in der Vorschrift angegeben ist, auf dem Rezept vermerkt werden.

Lutschtabletten aus verschiedenen Ansätzen dürfen nicht im gleichen Behälter aufbewahrt werden.

Lutschtabletten sollen bei der Abgabe mit einem Etikett „Zum Lutschen bestimmt" versehen werden.

Die 95 Einzelmonographien machen Angaben über Gehalt, Tablettengewicht, -durchmesser und -form, genaue Rezeptur und Verarbeitung, qualitative und quantitative Bestimmung, Aufbewahrung und Dosierung.

DAB 7-BRD: Tabletten (Tabulettae). Die zu Beginn bereits gegebene Definition wird ergänzt durch die Feststellung, daß der Zusatz von Farbstoffen, Geschmackskorrigentien und Stabilisatoren zulässig ist, daß die als Zusatz verwendeten Stoffe physiologisch unbedenklich sein müssen und die Inhaltsstoffe der Tabletten nicht nachteilig beeinflussen dürfen.

Nach einer kurzen Aufzählung der Tablettenarten entsprechend ihrem Verwendungszweck folgen Anforderungen über Aussehen, Gewichtsabweichung, Zerfallszeit und Löslichkeit.

In den 16 Einzelmonographien werden keinerlei Hinweise auf die Herstellung gegeben, die Artikel gliedern sich in Angaben über Gehalt, Gewichtsabweichung und Zerfallszeit, Prüfsubstanz (d. h. Zahl der zur Prüfung zu verwendenden Tabletten), Prüfung auf Identität, gegebenenfalls auch auf Reinheit, Gehaltsbestimmung, gebräuchliche Dosierung und Aufbewahrung.

DAB 7-DDR: Tabletten (Tabulettae). Die Herstellung geschieht in der Regel durch Granulierung nach den in der Monographie „Granulate" gegebenen Vorschriften (Feucht- oder Trockengranulierung) und Verpressung in die gewünschte Dosierung und Form. Hilfsstoffe müssen mit den Arzneistoffen verträglich und für den Organismus unschädlich sein- Farbstoff- oder Pigmentzusatz ist nur erlaubt, wenn von einem Arzneistoff Tabletten mit unterschiedlicher Dosierung, aber äußerlich nicht unterscheidbarer Form hergestellt werden.

Tabletten können auch als Mehrschicht- oder Manteltabletten ausgebildet sein. Sie müssen glatte Flächen, unversehrte Kanten und ein einheitliches Aussehen aufweisen sowie von ausreichender mechanischer Festigkeit sein.

Einzelmonographien werden im DAB 7-DDR nicht gegeben.

USP XVII: Tablets. USP XVII unterscheidet zunächst rein verfahrensmäßig gepreßte Tabletten (compressed tablets) und geformte Tabletten (molded tablets). Erstere sind je nach Menge der Wirkstoffe und Verwendungszweck sehr verschieden in Größe und Form. Außer dem Wirkstoff können sie Füll-, Binde-, Gleit- und Sprengmittel (z. B. Stärke), sowie — vor allem zum Zwecke der Identifizierung — auch zugelassene Farbstoffe enthalten. Die Herstellung erfolgt fast ausschließlich maschinell im großtechnischen Maßstab.

Tablet triturates sind üblicherweise kleinere Tabletten von runder, flacher Form. Sie werden durch Ausformen der angeteigten Masse, neuerdings aber auch durch Pressen hergestellt. Als Füllmittel dient Glucose oder ein Lactose-Saccharose-Gemisch wechselnder Zusammensetzung, zum Anfeuchten verdünnter Alkohol, dessen Konzentration um so höher sein soll, je größer die Wasserlöslichkeit des Arzneistoffes ist, oder bei Verarbeitung wasser- oder alkoholempfindlicher Wirkstoffe auch andere Binde- bzw. Anfeuchtungsmittel.

Die USP macht ferner allgemeine Angaben über Spezialtabletten, ohne daß sie entsprechende Einzelmonographien enthält:

Hypodermische Tabletten (hypodermic tablets) zur Bereitung von Injektionslösungen. Sie können durch Ausformen oder Pressen gefertigt werden und müssen sich in Wasser völlig klar lösen.

Buccal- oder Sublingual-Tabletten sind kleine flache Tabletten, die nur zur buccalen bzw. sublingualen Applikation ganz weniger Arzneistoffe, z. B. Glycerintrinitrat und einige Steroidhormone, Verwendung finden. Buccaltabletten sollen sich langsam, Sublingualtabletten dagegen schnell lösen bzw. zerfallen.

Dispensier-Tabletten (dispensing tablets) sind keine Darreichungsform, sondern dienen lediglich als Dispensierhilfe zur bequemen weiteren Verarbeitung stark wirkender Arzneimittel. Herstellung kann durch Ausformen oder Pressen erfolgen.

Brausetabletten (soluble effervescent tablets) werden nur genannt als volkstümliche Darreichungsform für Süßstofftabletten, wobei der Brauseeffekt das Lösen beschleunigt.

Kurz erwähnt werden schließlich Überzüge (coatings) aus Zucker und filmbildenden Stoffen, magenresistente Überzüge (enteric coatings) sowie Mehrschichttabletten bzw. Manteldragées zur Verarbeitung unverträglicher oder feuchtigkeitsempfindlicher Wirkstoffe, ferner *Tabletten mit Depotwirkung* als *delayed-action tablets, repeat-action tablets* und *sustained-release tablets.*

Die 116 Einzelmonographien enthalten Angaben über zulässige Gehaltsschwankungen, Prüfung auf Identität, Zerfallszeit, zulässige Gewichtsabweichungen, Gehaltsbestimmung, Verpackung und Lagerung sowie übliche Dosierung und Hinweise auf die Stoffklasse. Angaben über Maße und Gewichte werden nicht gemacht.

NF XII. Die allgemeine Monographie entspricht der der USP XVII. Unter „General notices" wird ergänzend der Hinweis gegeben, daß (Kapseln und) Tabletten unter Verwendung von geeigneten Füllstoffen, Farbstoffen, Gleit- und Bindemitteln, wie Stärke, Lactose, Saccharose und anderen unschädlichen Stoffen hergestellt werden können. Tabletten einer Charge müssen gleichmäßig in Zusammensetzung und Aussehen sein. Adsorbentien wie Bentonit dürfen für Tabletten, die nur kleine Wirkstoffmengen enthalten, z. B. herzwirksame Glykoside, Alkaloide und synthetische Oestrogene, nicht verwendet werden. Tabletten können überzogen, die Überzüge gefärbt werden.

Die 139 Einzelmonographien entsprechen in ihrer Gliederung denen der USP XVII.

Für Desoxycorticosteronacetat, Oestradiol und Testosteron sind *Pellets* (Implantate) angeführt, die ohne Zusatz irgendeines Hilfsstoffes gepreßt werden und dem Sterilitätstest für feste Stoffe entsprechen müssen. Ferner *Tyrothricin-Troches* (Pastillen) ohne nähere Erläuterung.

BP 68: Tablets. Es werden ebenso wie in USP XVII gepreßte und geformte Tabletten (compressed tablets, moulded tablets oder tablet triturates) unterschieden.

Erstere sind von runder Form, entweder flach oder bikonvex. Herstellung der Granulate kann erfolgen durch Feuchtgranulation, Trockengranulation und vorherige Brikettierung. Als Beispiele für Füll- und Bindemittel werden genannt Lactose, Saccharose, Glucose, Glucosemonohydrat, Stärke, Gummi arabicum, Natriumchlorid. Zum Befeuchten können dienen Wasser, Aethylalkohol, Isopropylalkohol, Gummi arabicum- und Stärkeschleim, wäßrige Lösungen von Stärkesirup, Glucosemonohydrat, Saccharose und Gelatine in verschiedenen Konzentrationen und Mischungen. Die Trocknungstemperatur für die Granulate soll 60° nicht überschreiten. Als Sprengmittel wird Stärke erwähnt, als Gleitmittel Stearinsäure, Stearate, Talk und Paraffinöl. Alle Hilfsstoffe müssen in den verwendeten Mengen unschädlich und therapeutisch indifferent sein.

Unter trockener Granulation versteht BP 68 bereits die Herstellung der Arzneistoffe in granulierter oder entsprechend kristallisierter Form während des eigentlichen Fabrikationsprozesses. In geeigneter Form anfallende Stoffe müssen erforderlichenfalls nur noch abgesiebt und gut getrocknet werden. Wasserlösliche Wirkstoffe können so direkt gepreßt werden, wasserunlösliche können Zusatz eines Spreng- und auch Gleitmittels erforderlich machen.

Geformte Tabletten sind von runder, flacher Form und werden durch Einstreichen der angefeuchteten Masse in entsprechende Formen aus Vulkanit, Metall oder anderem geeigneten Material hergestellt. Als Füllmittel dienen u. a. Lactose und Glucose, zum Anfeuchten Aethanol-Wasser-Mischungen geeigneter Konzentration.

Geschmacksstoffe sind, auch für alle Arten von Überzügen nur zugelassen, soweit in den Monographien angegeben. Über die Verwendung von Farbstoffen wird im Unterschied zu BP 63 nichts mehr ausgesagt. Für einige Tabletten sind Schokoladengrundlage, bestehend aus 15 Teilen nichtalkalisiertem Kakaopulver, 15 Teilen Saccharose und 70 Teilen Lactose, vorgeschrieben.

Die 227 Einzelmonographien enthalten — teilweise nur von Fall zu Fall — Angaben über obligate oder fakultative Überzüge (s. Tabelle), zulässige Gehaltsschwankungen, Zerfallszeit, Identifizierung, Gehaltsbestimmung, Beschriftung, Aufbewahrung, Anwendung und Dosierung. Die Durchmesser für Tabletten ohne Zucker-, Film- oder magensaftresistenten Überzug sind in einer Tabelle im Anhang vorgeschrieben.

Vorschriften über Zusammensetzung bzw. Herstellung werden gegeben für lösliche Acetylsalicylsäuretabletten, Aluminiumhydroxid-Tabletten, zusammengesetzte Codein-Tabletten, lösliche zusammengesetzte Codein-Tabletten.

Vorgeschriebene und mögliche Überzüge für die Tablettenpräparate BP 68

Bezeichnung der Tablette	·Zuckerüberzug	Filmüberzug	„Press-coated"	Magenresistenter Überzug
Acetomenaphthone	o			
Amitriptyline	x	x		
Benzylpenicillin	o	o		
Bisacodyl	x			x
Busulphan	x		x	
Strong Calciferol	x u. Schokoladenbasis			
Cascara	o			
Chlorambucil	x		x	
Chlorcyclizine	o			
Chloroquine Phosphate	o			
Chloroquine Sulphate			o	
Chlorpromazine	x			
Choline Theophyllinate			x	
Cyclophosphamide	x		x	
Desipramine	x			
Dextromethorphan	x			
Emetine and Bismuth Iodide	x			x
Ergotamine	x			
Erythromycine	x	(x)		x
Erythromycine Stearate		x		
Ethionamide	o			
Ethopropazine	x			
Ferrous Gluconate	x			
Ferrous Succinate	o			
Ferrous Sulphate	o			
Hydroxychloroquine	x			
Imipramine	x			
Mepyramine	x			
Methyldopa		x		
Methylergometrine	x			
Methyprylone	o			
Nortriptyline		x		
Novobiocin	o		o	
Nystatin	x			
Orphenadrin — HCl	x			
Oxyphenbutazon	x			
Oxytetracycline	x			
Perphenazine	x			
Phenelzine	x			
Phenindamine	x			
Phenylbutazon	x			
Phenytoin	x			
Phytomenadione	o			
Primaquine	x			
Promazine	x			
Promethazine — HCl	x			
Propantheline	x			
Quinalbarbitone	x			
Quinine Bisulphate	o			
Quinine Sulphate	o			
Sodium Aminosalicylate	x			
Sulthiame		x		
Tetracycline	x			
Thioridazine	x			
Tranylcypromine	x			
Triclofos		x		
Trifluoperazine	x			
Viprynium	x			

x = obligat, o = fakultativ. Kursiv = *beide* Überzüge obligat.

Dichloralphenazone-, Phenethicillin- und Spironolactone-Tabletten enthalten Pfeffer-minzöl als Geschmackskorrigens, Niclosamide-Tabletten Süßstoff und Geschmackskorrigens. Für Glycerintrinitrat-Tabletten ist als Füllstoff Mannit vorgeschrieben, für Isoprenalin-Tabletten der Zusatz von 1% Citronensäure und 1% Natriummetabisulfit.

Natriumcitrat-Tabletten dürfen nicht mehr als 5% Stärke und 1% Magnesiumstearat enthalten.

Auf Schokoladenbasis sind Calciferol- und Phenolphthalein-Tabletten herzustellen.

Von Desoxycorticosteronacetat (Deoxocortonacetat) und Testosteron werden durch Schmelzen oder Pressen ohne Zusatz von Hilfsstoffen sterile Implantationstabletten (Implants) hergestellt, die einzeln in sterile Behältnisse abzufüllen sind.

BPC 68: Tablets (Tabellae). Der allgemeine Teil entspricht in etwa der BP 68, ebenso die Gliederung der 54 Monographien. Für die Mehrzahl der Tabletten werden Angaben über Zusammensetzung bzw. Herstellung gemacht. Ein Teil kann mit einem Zuckerüberzug versehen werden, für Ammoniumchlorid-Tabletten ist ein magensaftresistenter, auch gefärbter Überzug freigestellt. Trimeprazine-Tabletten können vor der Zuckerdragierung mit einem Überzug aus Polyvinylacetat abgedeckt werden.

Neben den eigentlichen Tabletten kennt BPC 68 noch *Lozenges, Pastilles* und *Solution tablets.*

Lozenges (Trochisci): Lutschtabletten werden hergestellt

a. aus angeteigter, aromatisierter, hauptsächlich aus Saccharose, Gummi arabicum oder Tragant bestehender Grundmasse durch Ausstechen bzw. Abteilen und anschließendes Trocknen (moulded Lozenges),

b. nach Art der gepreßten Tabletten unter Verwendung geeigneter Füllmittel. Um ausreichend harte Tabletten zu erzielen, ist ein hoher Preßdruck notwendig (compressed Lozenges).

Außer für eine Grundmasse werden Vorschriften für Benzalkonium-, zusammengesetzte Benzocain-, Betamethasone-, zusammengesetzte Wismut-, Formaldehyd-, Hydrocortison-, Süßholzextrakt- und Penicillin-Lozenges gegeben.

Pastilles (Pastilli): Anwendung ebenso wie Lozenges zum Lutschen. Herstellung auf Basis Glyceringelatine oder Gummi arabicum-Saccharose-Mischung. Als einzige Vorschrift Pastilli Scillae opiati.

Solution-tablets (Solvellae): Lösungstabletten dienen zur Bereitung von äußerlich oder auf den Schleimhäuten anzuwendenden Lösungen und sollen in Wasser vollständig löslich sein. Gifthaltige Lösungstabletten können mit einem geeigneten Farbstoff gefärbt und von abweichender Form sein. Herstellung entsprechend den üblichen Tabletten; die verwendeten Hilfsstoffe sollen jedoch in Wasser löslich sein. Zusatz von Borsäure als Gleitmittel soll 5% nicht überschreiten, nach Möglichkeit überhaupt vermieden werden. Als Füllmittel dient normalerweise Natriumchlorid. Zwei Einzelvorschriften für Mundspülwasser und gepufferte Benzylpenicillin-Lösung werden angeführt.

Pl. Ed. II: Compressi. Tabletten sind feste, flache oder bikonvexe, gewöhnlich runde Scheiben, hergestellt durch Pressen oder Formen eines Arzneimittels oder einer Mischung von Arzneimitteln, mit oder ohne Füllstoff, Adsorbens oder Bindemittel, einer Granulierflüssigkeit, eines Fließmittels oder eines Sprengmittels wie Stärke.

Einheitlichkeit des Gewichts. 20 Tabletten werden gewogen und das Durchschnittsgewicht ermittelt. Wenn das Einzelgewicht bestimmt ist, dürfen nicht mehr als 2 Tabletten vom Durchschnittsgewicht prozentual mehr abweichen, als in der folgenden Tabelle angegeben ist, und keine Tablette darf mehr als das Doppelte vom angegebenen Prozentsatz abweichen.

Toleranz der Gewichtsabweichung für nicht überzogene Tabletten.

Tablettendurchschnittsgewicht mg	Abweichung %
13 oder weniger	15
von 13 bis 130	10
von 130 bis 324	7,5
mehr als 324	5

Nord. 63: Tablettae (Compressi, Tabletter). Tabletten sind gewöhnlich von kreisrunder Form mit planen Flächen und abgeschrägten Kanten und werden normalerweise durch Komprimieren hergestellt.

Erlaubt sind Hilfsstoffe, wie Binde-, Füll-, Spreng- oder Gleitmittel, die allerdings indifferent sein müssen und den fertigen Tabletten, soweit nichts anderes vorgeschrieben ist, keinen fremden Geruch oder Geschmack verleihen und sie nicht verfärben dürfen. Damit die Tabletten den Anforderungen der Prüfungsvorschrift entsprechen, können die Arzneistoff-Hilfsstoff-Mischungen im allgemeinen einer Vorbehandlung z. B. einer Granulierung, unterzogen werden. Für kleinere Mengen kann Granulatum simplex ad tablettas verarbeitet werden, indem man es mit dem Wirkstoff und einem Gleitmittel mischt.

Die 129 Einzelmonographien machen Angaben über Gehalt, Tablettengewicht, -durchmesser und -form, genaue Rezeptur und Verarbeitung, qualitative und quantitative Bestimmung, Aufbewahrung und Dosierung.

Wenn nichts anderes angegeben ist, sind jedoch Änderungen sowohl der Herstellungsmethode als auch der Art und Menge der Hilfsstoffe erlaubt, nicht aber Änderungen des Tablettengewichts, der Form und der Größe.

Helv. V: Compressi (Tabulettae, Pulveres compressi). Das Arzneibuch kennt nur durch Pressen hergestellte Tabletten. Als Hilfsstoffe dürfen nur indifferente Stoffe verwendet werden. Helv. V unterscheidet:

Tabletten zur oralen Verwendung.

Tabletten zur Bereitung von Injektionslösungen. Sie müssen sich in Wasser völlig klar lösen.

Tabletten zur Bereitung sonstiger, nicht zur Injektion bestimmter Lösungen. Sie müssen sich in den in Betracht kommenden Solventien klar oder nahezu klar lösen. Gifthaltige, zur äußerlichen Anwendung bestimmte Lösungstabletten müssen mit einem blauen, wasserlöslichen Farbstoff gefärbt sein.

In 15 Einzelartikeln liegen Angaben über Dosierung, Darstellung, Prüfung, Aufbewahrung und Abgabe vor.

ÖAB 9: Tabulettae (Tabletten, Compressi). Tabletten werden durch Pressen hergestellt. An Hilfsstoffen werden genannt Füllmittel (z. B. Stärke, Milchzucker, Rohrzucker), Bindemittel (z. B. Stärkekleister, Dextrin, Pektin, Agar, Gelatine, Cellulosederivate), Sprengmittel (z. B. Stärke, Pektin, Agar, Cellulosederivate) und Gleitmittel (z. B. Talk, Magnesiumstearat, Zinkstearat).

Unter Hinweis auf den Artikel „Granulate" wird feuchte und trockene Granulation erwähnt.

Gifthaltige Tabletten zur Bereitung äußerlich anzuwendender Lösungen müssen einen mit blauer Farbe löslichen Farbstoff enthalten. Als Einzelartikel nur Quecksilber(II)-chlorid- und Quecksilberoxycyanid-Tabletten.

CF 65: Comprimés (Comprimata). Sie werden durch Verpressen eines oder mehrerer Arzneistoffe ohne oder mit Zusatz von Hilfsstoffen hergestellt und sind von unterschiedlicher, meist aber runder, flacher Form.

Es folgen Hinweise auf verschiedene Arten, wie orale Tabletten (auch Brausetabletten), Sublingual-, Implantations- und Injektionstabletten.

Zur Herstellung sind die Bestandteile (Wirkstoff, Füllmittel, Binde-, Spreng- und Gleitmittel) falls erforderlich zu pulverisieren und sorgfältig zu mischen. Wenn eine Direktpressung nicht durchführbar ist, ist eine Trocken- oder Feuchtgranulierung durchzuführen. Comprimés (auch dragierte) können mit den auf S. 1399ff. des CF 65 genannten Farbstoffen angefärbt werden. Die Aufbewahrung muß vor Wärme und Feuchtigkeit geschützt erfolgen.

Einzelmonographien sind im CF 65 nicht angeführt.

Die in einer gesonderten Monographie beschriebenen „Tablettes" (Tabulettae) entsprechen demgegenüber den eigentlichen Pastillen. Sie enthalten in einer vorwiegend aus Zucker bestehenden Grundmasse geringe Mengen Arzneistoff und sind normalerweise zum Lutschen bestimmt. Sie sind meist 1 g schwer und von rechteckiger Form. Die Herstellung geschieht durch Ankneten von Wirkstoff und Puderzucker mit einem Gummi-arabicum- oder Tragant-schleim, Ausschneiden und Trocknenlassen, kann aber auch nach dem üblichen Herstellungs-verfahren für Comprimés erfolgen. Aromatisierung mit geeigneten ätherischen Ölen, zuweilen auch mit Tinkturen und aromatischen Wässern. Färbung ist ebenso wie bei Comprimés gestattet.

Ross. 9. Das Arzneibuch kennt nur durch Pressen hergestellte Tabletten, die von flacher oder bikonvexer, runder, ovaler oder anderer Form sein können. Als Füllmittel für Tabletten mit sehr geringem Wirkstoffgehalt dienen Rübenzucker, Milchzucker, Traubenzucker und Natriumchlorid, als sonstige Hilfsstoffe ohne nähere Unterscheidung Wasser, Aethanol, Zuckersirup, Stärkekleister, Gelatinelösung, Stärke, Pektin, Acetylcellulose, Talk, Paraffin, Stearinsäure, Calcium- und Magnesiumstearat sowie Natriumhydrogencarbonat allein oder in Mischung mit Wein- und Citronensäure.

Die Gesamtmenge der sonstigen Hilfsstoffe (außer Füllmittel) soll nicht mehr als 20% des Gesamtgewichts von Wirkstoff und Füllmittel betragen. Wenn nicht anders erwähnt, soll der Zusatz von Talcum 3%, von Paraffin 2%, von Stearinsäure, Calcium- und Magnesium-stearat 1% des Tablettengewichts nicht überschreiten, für den Talcum-Gehalt ist eine generelle Bestimmung vorgeschrieben.

Das Überziehen von Tabletten kann mittels des üblichen Dragierverfahrens oder durch Ummantelung erfolgen (nur 5 Dragéepräparate).

Tabletten mit einem Durchmesser über 9 mm sollen mit Bruchkerbe versehen sein. Die Höhe der Tabletten soll zwischen 30 und 40% des Durchmessers liegen.

Speziell gefärbt werden gifthaltige, zur äußerlichen Anwendung bestimmte Tabletten. Nicht zerfallende Tabletten sind als solche zu kennzeichnen und müssen vor Verwendung zerbrochen oder verrieben werden.

Die 115 Einzelmonographien enthalten folgende Angaben:

Zusammensetzung, wobei Füllmittel teils freigestellt, teils qualitativ und quantitativ vorgeschrieben sind. Das Tablettengewicht ist nur in den entsprechenden Fällen angegeben und dann einzuhalten.

Aussehen und Eigenschaften, einschließlich abweichender Zerfallszeiten.

Identitätsprüfungen.

Gehaltsbestimmung sowie von der Norm abweichende, zulässige Gehaltsschwankungen.

Aufbewahrung, z. B. vorsichtig (Liste B) oder unter Verschluß (Liste A). Ferner vor Licht geschützt, gut verschlossen, maximale Lagerungstemperatur, Verfallszeit und Intervall für erforderliche Nachprüfung.

Maximaldosis (für Tabletten mit starkwirkenden Inhaltsstoffen).

Die Tablettenarten nach ihrem Verwendungszweck

Zur besseren Übersicht und zur Komplettierung der so unterschiedlichen Arzneibuch-angaben sind nochmals die verschiedenen Tablettenarten entsprechend ihrem Verwendungs-zweck zusammengestellt, ohne damit näheres über ihre pharmazeutisch-technologische Charakteristik auszusagen. Eine vollständige und exakte Systematik ist allerdings problema-tisch, da sich viele Überschneidungen ergeben. Auch die Nomenklatur wird verschieden ge-handhabt, so werden z. B. 1, 3 und 10 als Peroraltabletten, 2 und 4 als Oraltabletten, 6 und 7 als Parenteraltabletten sowie 5, 8 und 9 als extern anzuwendende Tabletten zusammengefaßt.

Übliche deutsche Bezeichnung	Lateinische und sonstige Bezeichnungen	Beschreibung
1. Tabletten	Tablettae Tabulettae Compressi Helv. V Compressi perorales	Sofern die Bezeichnung Tabletten nicht als Oberbegriff ausgelegt wird, versteht man darunter Tabletten, die als solche oder nach dem Zerfallenlassen in Wasser geschluckt werden und deren Wirkstoffe im Magen oder Darm zur Resorption kommen oder eine lokale Wirkung entfalten sollen.

Fortsetzung der Tabelle von S. 684

Übliche deutsche Bezeichnung	Lateinische und sonstige Bezeichnungen	Beschreibung
2. Lutsch-tabletten [15, 16, 17]	Compressi buccales Helv. V — Suppl. II Tablettae orales (Oriblettae, Suge-tabletter Dan. IX) Dulciblettae Troches NF XII Lozenges (Trochisci) BPC 68 Compressi orales Pastillen	Meist wohlschmeckend aromatisierte, zucker-haltige Tabletten, die sich beim Lutschen langsam lösen, dazu bestimmt, Arzneistoffe im Mund-Rachen-Raum lokal zur Wirkung zu bringen. Zur Verzögerung der Auflösung sehr hart und/oder mit Zusatz von Lösungs-verzögerern gepreßt.
3. Kautabletten	Compressi manducabilis Dulciblettae Dan. IX — Add.	Meist angenehm aromatisierte, zum Zer-kauen und anschließenden Schlucken ge-dachte Tabletten, u. a. für Vitamine und Antacida verwendet.
4. Sublingual-Tabletten Buccal-Tablet-ten [18, 19]	Compressi sublinguales resp. buccales Sublingual or buccal tablets USP XVII Lingualettae (Lingvalete) Jug. II	Meist kleine, hart gepreßte Tabletten, die sich unter der Zunge oder in den Backen-taschen mehr oder weniger schnell lösen und ihre Wirkstoffe über die Mundschleimhaut zur Resorption bringen sollen.
5. Lösungs-tabletten [20, 21]	Compressi solubiles Compressi ad solutio-nem Solution tablets (Solvellae) BPC 68 Solublettae Dan. IX, Jug. II	Vollständig oder fast vollständig in Wasser oder den entsprechenden Lösungsmitteln lösliche Tabletten zur Herstellung von inner-lich (oral) oder äußerlich anzuwendenden Lösungen.
6. Injektions-Tabletten [22, 23]	Compressi ad injectabile Hypodermic tablets USP XVII Injectablettae (Injec-tabletter) Dan. IX	Vollständig und klar in Wasser lösliche, sterile oder zumindest aseptisch herzustel-lende Tabletten zur ex tempore-Bereitung von Injektionslösungen.
7. Implanta-tions-Tablet-ten [24, 25]	Compressi implantabiles Implantate Subcutan-Tabletten Pellets NF XII Implants BP 68	Meist kleine, runde, ovale, minen- oder stäbchenförmige, sterile, vielfach nur aus dem reinen Wirkstoff gepreßte Tabletten, die subcutan implantiert werden und bei nur langsamer Resorption als Depot wirken.
8. Vaginal-Tabletten	Compressi vaginales	Meist speziell geformte, zur lokalen intra-vaginalen Anwendung bestimmte Tabletten, die neben den Wirkstoffen hauptsächlich wasserlösliche Hilfsstoffe enthalten. Auch Resorption bestimmter Wirkstoffe über die Vaginalschleimhaut möglich.
9. Augen-Tabletten		Kleine, mehr oder weniger rasch lösliche, sterile Tabletten zum Einlegen in den Binde-hautsack, heute fast völlig durch Augen-tropfen abgelöst.
10. Brause-Tabletten	Compressi effer-vescentes Soluble effervescent tablets USP XVII	Vielfach wohlschmeckend aromatisierte, in Wasser unter Aufbrausen sehr schnell zer-fallende Tabletten bzw. sich lösende Ta-bletten zur angenehmeren Einnahme ver-schiedener Arzneimittel in Form einer „Brauselimonade".
11. Teetabletten	Aufgußtabletten	Aus gepulverten Drogen, mit oder ohne Zu-satz weiterer Arzneistoffe, gepreßte Ta-bletten, die mit siedendem Wasser übergossen einen trinkfertigen Tee ergeben.

Fortsetzung der Tabelle von S. 685

Übliche deutsche Bezeichnung	Lateinische und sonstige Bezeichnungen	Beschreibung
12. Dispensier-tabletten	Dispensing tablets USP XVII	Enthalten jeweils exakt dosierte Mengen starkwirkender Arzneistoffe und dienen der bequemeren Verarbeitung derselben in Rezeptur und Defektur.
13. Reagentien-Tabletten		Zur raschen Herstellung von Reagenslösungen für analytische, mikrobiologische und diagnostische Zwecke.

Spezielle Tablettenarten nach technologischen bzw. funktionellen Gesichtspunkten

Im Unterschied zur vorstehenden Übersicht beziehen sich sonstige Bezeichnungen, wie z. B. Pillentabletten, Kapseltabletten, Schicht-, Mehrschicht- und Manteltabletten, Retardtabletten, magensaftresistente Tabletten, Filmtabletten, nicht auf die Anwendungsart, sondern lediglich auf spezielle Tablettenformen, -arten bzw. -funktionen, die vielfach, vor allem in den USA, noch durch besondere, teilweise geschützte Namen gekennzeichnet werden (s. Tabelle).

Markengeschützte und durch besondere Namen gekennzeichnete Tablettenarten bzw. -formen[1]
[Ergänzter Auszug aus Schweiz. Apoth.-Ztg *101*, 536 (1963)]
D = Deutschland, F = Frankreich, GB = Großbritannien, S = Schweiz, Sch = Schweden, USA = Vereinigte Staaten.

Name	Firma (Land)	Charakterisierung
Bitabs	Wander (S)	Manteltablette mit verlängerter Wirkung
Caplet	Winthrop (USA)	Kapselförmige Tablette
Compretten	MBK (D)	Normale Tabletten, lediglich Herkunftsbezeichnung
Diskets	Lilly (USA)	Mehrschichttabletten
Dospan	Merrell (GB)	Tablette mit verzögerter Wirkstoffabgabe
Dulcets	Abbott (USA)	Aromatisierte Kautablette (für Kinder)
Durabond	Neisler	Tabletten mit verzögerter Wirkstoffabgabe
Duratab	Wynn (USA)	Tabletten mit verzögerter Wirkstoffabgabe
Duretter	Hässle (Sch)	Tabletten mit verzögerter Wirkstoffabgabe
Emplets	Parke Davis (USA)	Magenresistent überzogene Tabletten
Encoats	Merrell (USA)	Magenresistent überzogene Tabletten
Endurets	Geigy (USA)	Manteltabletten mit verlängerter Wirkung
Enseals	Lilly (USA)	Magenresistent überzogene Tabletten
Enterabs	Abbott (USA)	Magenresistent überzogene Tabletten
Evolan	Sauter (S)	Schaumentwickelnde Vaginaltabletten
Extentabs	Robins (USA)	Tabletten mit verzögerter Wirkstoffabgabe
Filmtabs	Abbott (USA)	Tabletten mit Filmüberzug
Gradumet	Abbott (USA)	Tabletten mit verzögerter Wirkstoffabgabe
Infatabs	Parke Davis (USA)	Aromatisierte Kautabletten für Kinder
Inlay-Tabs	Smith-Dorsey (USA)	Mehrschichttabletten
Ionexten	Aspro-Nicholas (GB)	Tablette mit verzögerter Wirkstoffabgabe
Juvelets	Smith-Dorsey (USA)	Tabletten für Kinder
Latabs	Wyeth (USA)	Tabletten mit verlängerter Wirkung
Lentérule	Specia (F)	Gescheckte Tablette mit verlängerter Wirkung
Linguetten	Ciba (S)	Sublingual-Tabletten
Lontabs	Ciba (USA)	Manteltabletten mit verlängerter Wirkung
Medilets	Schering (USA)	Farbig gesprenkelte Tabletten
Membrettes	Wyeth (USA)	Sublingual-Tabletten
Merseal	Merck, Sharp & Dohme (USA)	Tabletten mit Filmüberzug

[1] Die generelle Weglassung des Markenschutzvermerks bedeutet nicht, daß kein Warenzeichenschutz besteht.

Fortsetzung der Tabelle von S. 686

Name	Firma (Land)	Charakterisierung
Nu-Seals	Lilly (GB)	Magenresistent überzogene Tabletten
Prestabs	McNeil (USA)	Manteltabletten mit verlängerter Wirkung
Savorets	Lilly (USA)	Aromatisierte Tabletten
Soloid	Burroughs-Wellcome (USA)	Rasch lösliche Tabletten
Solvets	Lilly (USA)	Lösungstabletten
Spacetabs	Sandoz (S)	Gescheckte Tabletten mit verlängerter Wirkung
Spantabs	SKF (USA)	Tabletten mit verzögerter Wirkstoffabgabe
Spuman	Luitpold (D)	Schaumentwickelnde Vaginaltabletten
Sub-U-Tabs	Abbott (USA)	Sublingual-Tabletten
Tabloid	Burroughs-Wellcome (USA)	Normale Tabletten, lediglich Herkunftsbezeichnung
Tablongets	Boehringer-Ingelheim (D)	Manteltabletten mit verlängerter Wirkung
Tabule	Neisler (USA)	Kapselförmige Tabletten
Timespan	Hoffmann-La Roche (USA)	Tabletten mit verzögerter Wirkstoffabgabe
Wyseals	Wyeth (USA)	Tabletten mit Filmüberzug
Zestabs	Hoffmann-La Roche (USA)	Aromatisierte Tabletten

Auf einige spezielle Tablettenarten, die teilweise erst in den letzten Jahren erhebliche Bedeutung erlangt haben, sei nachfolgend noch näher eingegangen.

Drageekerne. Technologisch handelt es sich prinzipiell um übliche Tabletten, die sich nur durch ihre meist bikonvexe Form von den normalen Tablettenformen unterscheiden. Im Hinblick auf ihre weitere Verarbeitung sollen sie nachstehenden Forderungen entsprechen:

a. ausreichende Druck- und Abriebfestigkeit gegenüber den mechanischen Beanspruchungen des Dragiervorganges,

b. geeignete Form, um ein gleichmäßiges, rollendes Schleifen im rotierenden Dragierkessel sicherzustellen und das Verkleben der Kerne beim Anfeuchten mit der Dragierflüssigkeit zu vermeiden: keine planen, sondern nur gewölbte Oberflächen, keine zu große Steghöhe,

c. genügende Formstabilität, auch beim Befeuchten mit wäßrigen Dragierflüssigkeiten, damit nicht durch Quellungserscheinungen des Kerns die Drageehülle beschädigt bzw. gesprengt wird.

Film-Tabletten (Film coated tablets). Tabletten für Filmüberzüge müssen im wesentlichen den Anforderungen an Drageekerne entsprechen, sofern der Überzug im Dragierkessel aufgebracht werden soll. Bei Anwendung eines der modernen Wirbelbettverfahren können auch normale flache Tablettenformen überzogen werden, wobei auch Gravuren gut sichtbar bleiben. Darüber hinaus sind für Filmtabletten noch folgende Vorteile anzuführen:

a. erheblich kürzere Herstellungszeit bei geringeren Materialkosten als für konventionelle Dragees,

b. Geruchs- und Geschmacksabdeckung,

c. Erhöhung der Stabilität luft- und feuchtigkeitsempfindlicher Inhaltsstoffe,

d. höhere mechanische Festigkeit ohne wesentliche Gewichts- und Volumenzunahme,

e. gefälligeres Aussehen durch Glanz- und Farbgebung.

Magensaftresistente Tabletten (Enteric coated tablets). Die Anforderungen an magensaftresistent zu überziehende Tabletten entsprechen denen bei Drageekernen. Wichtig ist vor allem die Vermeidung scharfer Kanten bzw. Stege, um einen gleichmäßigen Überzug und damit eine reproduzierbare Magensaftresistenz zu erzielen. Erforderlichenfalls müssen Kanten vorher abgeschliffen oder nach üblichem Dragierverfahren abgedeckt werden.

Mantel- und Mehrschichttabletten [26, 27, 238]. Diese erst im letzten Jahrzehnt technisch zur Produktionsreife entwickelten, in den Arzneibüchern noch selten (z. B. BP 68) berücksichtigten Tablettenformen stellen einen wesentlichen Fortschritt, nach COOPER und GUNSEL

[28] sogar einen „revolutionären Wechsel" auf dem Gebiet der Tablettierung (und Dragierung) dar und müssen deshalb etwas ausführlicher behandelt werden. Galenisch sind beide Tablettenformen noch keinesfalls erschöpfend bearbeitet und bieten daher sicherlich noch viele interessante Entwicklungsmöglichkeiten.

Manteltabletten [26—34, 238], auch als „press-coated tablets", „dry coated tablets" oder „tablet within a tablet" bezeichnet, bestehen aus einem nach Art normaler Tabletten gepreßten Kern, der in einem zweiten Arbeitsgang auf Spezialmaschinen (s. S. 724) mit einer Mantelschicht umpreßt wird.

Das Verfahren, analog als „press-coating", „dry-coating", Trocken- oder Preßdragierung oder auch Ummantelung bezeichnet, arbeitet vollautomatisch auf trockenem Weg, stellt also eine echte Tablettierung dar und unterscheidet sich somit grundsätzlich vom üblichen Dragiervorgang. Durch Aufpressen einer zweiten Mantelschicht in einem weiteren Arbeitsgang sind auch sog. Doppelmanteltabletten erhältlich. Es lassen sich flache, schwach und stark gewölbte sowie kapselförmige Tabletten herstellen, wobei in jedem Fall die Mantelwölbung auf die Kernwölbung abgestimmt sein muß. Im allgemeinen soll der Mantel-Wölbungsradius 0,5 bis 1 mm größer sein als der Kern-Wölbungsradius, der wiederum mindestens das 1,1fache, besser das 1,5fache des Kerndurchmessers betragen soll. Der Manteldurchmesser soll je nach Kerndurchmesser 2 bis 3 mm größer als dieser sein (s. Tabelle).

Richtwerte für Kern- und Mantelmaße von Manteltabletten bei verschiedenem Kern-Wölbungsradius (Maße in mm)

(nach Kilian & Co. GmbH: Richtlinien für die Formgebung von Manteltabletten mit der Spezial-Rundläuferpresse Type Prescoter)

Kerndurchmesser	7		8		9		10		11		12		13	
Kern-Wölbungsradius	10	9	12	10	13	11,5	15	12,5	16	13,5	18	15	19	16
Manteldurchmesser	9	10	10	11	12	13	13	13	14	14	15	16	16	17
Mantel-Wölbungsradius	11		13		14		16		17		19		20	

Im Aussehen sind Manteltabletten weniger glatt und glänzend als Dragees und lassen im Gegensatz zu letzteren stets noch die bei gewölbten Preßlingen üblichen Kanten erkennen. Für spezielle Zwecke können Manteltabletten in konventioneller Weise dragiert oder anderweitig überzogen werden.

Als Vorteile gegenüber bisherigen Tablettier- und Dragierverfahren sind u. a. zu nennen:

1. Kerne mit hygroskopischen oder feuchtigkeitsempfindlichen Wirkstoffen können ohne zusätzliche Schutzlackierung, die meist die Zerfallbarkeit ungünstig beeinflußt, auf trockenem Wege ummantelt werden.

2. Unverträgliche Arzneistoffe können getrennt in Kern und Mantelschicht eingearbeitet und somit auseinandergehalten werden. Bei doppelter Ummantelung ist entweder Zwischenschaltung einer Isolierschicht oder auch getrennte Einarbeitung von drei unverträglichen Stoffen möglich. Das bei der üblichen Dragierung bisweilen zwangsläufig durchgeführte Aufdragieren eines mit dem Kern unverträglichen weiteren Wirkstoffes ist dagegen wesentlich ungenauer und erfordert einen nicht unbeträchtlichen Mehraufwand an Material und Arbeitszeit.

3. Möglichkeit zur Herstellung von Depottabletten mit verzögerter Wirkstoff-Freigabe in zwei oder drei Stufen durch spezielle Aufbereitung der Granulate für Kern und Mantelschichten.

4. Herstellung von Mehrkomponenten-Tabletten mit magensaftlöslicher Mantelschicht und magensaftresistentem Kern.

5. Ummantelung des Kerns mit einem magensaftunlöslichen Überzug im Preßverfahren bei regelbarer und weitgehend gleichmäßiger Schichtdicke [35].

6. Herstellung von Tabletten mit zuckerfreien Überzügen (für Diabetiker).

7. Durch Wegfall spezieller Schutzschichten keine Verzögerung des Zerfalls.

8. Gute Unterscheidungs- und Identifizierungsmöglichkeiten durch unterschiedliche Färbung von Kern und Mantelschicht sowie durch zusätzliche Prägung.

9. Bei genügender Maschinenauslastung Zeitersparnis und damit Kostensenkung gegenüber dem konventionellen Dragierverfahren. Geringerer Raumbedarf.

Mehrschichttabletten [26—28, 36—38, 238], auch „multilayer tablets" oder Sandwich-Tabletten genannt, bestehen aus zwei bis drei Schichten, die auf Spezialmaschinen aus verschiedenen Granulaten zu einer Einheit verpreßt werden. Ihre Vorteile entsprechen teilweise denen der Manteltabletten und liegen hauptsächlich in der Möglichkeit zur eleganten Verarbeitung unverträglicher Arzneistoffe und zum Aufbau von zwei- bis dreistufigen Depottabletten.

Tabletten mit verzögerter Wirkstoff-Abgabe [39—44]. Von oral einzunehmenden Arzneiformen mit Depotwirkung zählen Tabletten bzw. Dragees neben den neuerdings stärker in den Vordergrund tretenden Pellet-Präparaten in Hartgelatinekapseln zu den gebräuchlichsten und erfreuen sich wachsender Beliebtheit.

Nach Art ihres Wirkungsmechanismus unterscheidet man eine wiederholte, zeitlich gestufte Abgabe mehrerer Einzeldosen (repeat action [45]) und eine langsam, mehr oder weniger gleichmäßig vor sich gehende Abgabe aus einer gegenüber der normalen Einzeldosis meist erhöhten Wirkstoffmenge (verzögerte, protrahierte Wirkstoffabgabe; mit graduellen Unterschieden u. a. auch als slow, sustained, timed, prolonged oder protracted release bezeichnet).

Da die Wirkstoffabgabe je nach vorliegendem Depotprinzip von verschiedenen, auch individuellen Faktoren abhängig ist, läßt sie sich nicht immer mit genügender Genauigkeit steuern. Depottabletten sind deshalb unangebracht, wenn eine sehr genaue Dosierung erforderlich ist (z. B. herzwirksame Glykoside), wenn die therapeutische Breite, d. h. der Unterschied zwischen wirksamer und toxischer Dosis gering ist, wenn der Arzneistoff selbst schon eine lange biologische Halbwertszeit aufweist, ferner bei sehr ungleichmäßiger Resorption des Wirkstoffs in den verschiedenen Abschnitten des Gastrointestinaltrakts sowie aus technischen Gründen bei Einzeldosen über 200 bis 300 mg. Die mathematische Auswertung oraler Depotpräparate ist zunächst jedenfalls mehr theoretischer Natur und kann nur in Verbindung mit ausgedehnten Resorptions- und Ausscheidungsuntersuchungen angegangen werden.

Abgesehen von chemischen Möglichkeiten, wie z. B. Bindung des Wirkstoffs an Ionenaustauscher oder Komplexbildung mit hochmolekularen Kolloiden, kommen zur Erzielung eines Depoteffektes die folgenden galenischen Methoden in Betracht.

1. Einbettungsverfahren. Der Wirkstoff wird mit ausreichenden Mengen geeigneter wasserunlöslicher Hilfsstoffe innig gemischt, gegebenenfalls in deren Schmelze dispergiert und anschließend granuliert, so daß er praktisch in letzteren eingeschlossen ist.

Als spezielle Hilfsstoffe finden u. a. Verwendung pflanzliche und tierische Fette und Wachse, hydrierte Fette und Öle, Glycerinstearate und -palmitate, höhere Fettsäuren, Fettsäureester und Fettalkohole, filmbildende Lacke oder Kunststoffe sowie die verschiedenartigsten Mischungen aus diesen. Ihre Depotwirkung beruht darauf, daß sie entweder magensaftresistent sind und den Arzneistoff erst im Dünndarm nach und nach freigeben, daß sie im Magendarmkanal allmählich abgebaut bzw. verdaut werden, oder daß sie unlöslich und unverdaulich sind und der Arzneistoff durch Lösungs- und Diffusionsvorgänge freigesetzt wird.

Durch Kombination von unbehandelten mit verschieden behandelten Granulaten, die entweder gemischt oder getrennt (zu Mantel- und Mehrschichttabletten) verpreßt werden, läßt sich der gewünschte Depoteffekt erzielen.

2. Umhüllungsverfahren. Die Wirkstoffpartikel selbst oder kleine, den Arzneistoff enthaltende Formkörper (z. B. Granulatkörner, Pellets, Mikropillen, Mikrotabletten) werden mit einer Hüllschicht überzogen, die generell aus den bereits genannten, die Wirkstoffabgabe verzögernden Hilfsstoffen bestehen kann.

Da die für den Depoteffekt verantwortliche Hüllschicht beim Komprimieren leicht beschädigt oder zerstört werden kann, sind die nach diesem Verfahren hergestellten Zuberei-

tungen weniger für Tabletten geeignet und werden in erster Linie zur Abfüllung in Steckkapseln eingesetzt.

3. Gerüst- oder Matrix-Verfahren. Prinzipiell handelt es sich ebenfalls um ein Einbettungsverfahren. Im Unterschied zu diesem zerfällt die fertige Tablette im Verdauungstrakt jedoch
nicht, sondern bleibt als vernetzte, mehr oder weniger feste bis schwammige Matrix erhalten,
aus der die Wirkstoffe durch Lösungs- und Diffusionsvorgänge ausgelaugt werden [46, 47].
Es findet also keine wiederholte, sondern eine einmalige, verzögert verlaufende Freisetzung
statt.

Als inerte, unlösliche Gerüstsubstanzen sind verschiedene Arten von Kunststoffen, wie
z. B. Polyvinylacetat, Polyvinylchlorid, Methacrylsäureester, Acrylsäure- und Styrol-Poly-
merisate und Mischpolymerisate empfohlen worden, vielfach in den verschiedensten Kombinationen mit Cellulosederivaten, Polyvinylpyrrolidon, Zein und anderen Prolaminen, Sor-
bitanestern, Polyglykolen und -derivaten, hydrophoben Metallseifen und unlöslichen Füllmitteln.

Weitere Abstufungen des Depoteffektes sind möglich durch Vereinigung der genannten
Prinzipien untereinander oder in Verbindung mit entsprechenden Dragierverfahren.

Formen und Maße (Abb. 387 u. 388)

Wesentlich für die Wahl der Tablettenform ist in erster Linie der Verwendungszweck,
daneben spielen aber auch ästhetische Gesichtspunkte und propagandistische Gründe eine
Rolle. Schließlich können pharmazeutisch-technische Belange die Wahl der Form beeinflussen
oder erzwingen, ist doch bekannt, daß beispielsweise unter sonst gleichen Herstellungs-
bedingungen bikonvexe Tabletten eine geringere Gesamt- und Oberflächenhärte und damit
Bruchfestigkeit besitzen als flache Tabletten [48] und auch leichter deckeln als diese [49].

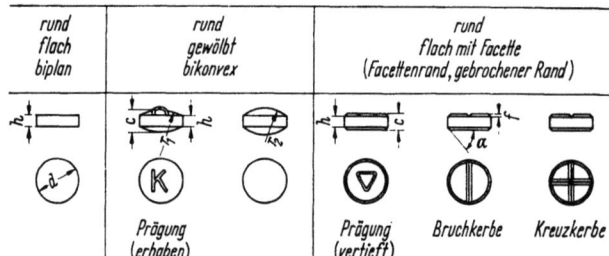

Abb. 387. Nomenklatur der Tablette.

c Tablettenhöhe, Tablettendicke; *d* Tablettendurchmesser; *f* Facettenhöhe; *h* Steghöhe (bei
biplanen Tabletten = Gesamthöhe); r_1, r_2 Wölbungsradien (Radius der Kugelkalotte, welche
die Wölbung darstellt. Je kleiner „*r*", um so stärker die Wölbung); α Facettenwinkel.

Als Folge ihrer abgerundeten Form können gewölbte Tabletten andererseits aber höhere
Abriebfestigkeit aufweisen.

Die am besten zu handhabende, daher gebräuchlichste und auch in den Arzneibüchern
meistgenannte ist die runde Tablette. Gegenüber der früher üblichen, von den Pastillen über-
nommenen, ganz flachen Form mit scharfer rechtwinkliger Kante bevorzugt man heute die
flache Form mit gebrochener Kante (Facettrand), die neben einem gefälligeren Aussehen auch
weniger empfindlich ist und daher gewisse verarbeitungstechnische Vorteile bietet. Für Dragees, als sog. „Drageekerne", kommen in erster Linie runde, normal bis stark bikonvex
gewölbte, bisweilen aber auch ovale, eiförmige, oblonge (kapselförmige) oder kugelförmige
Preßlinge zur Verarbeitung, die in ihren Eigenschaften speziell auf die Beanspruchung durch
den anschließenden Dragierungsprozeß ausgerichtet sein müssen. Sonstige, mehr oder weniger
ausgefallene Formen finden nur hin und wieder Verwendung und bieten im allgemeinen keine
Vorteile.

Tablettengröße und -gewicht sind in erster Linie abhängig von Wirkstoffmenge und Verwendungszweck. Der Durchmesser runder Arzneitabletten beträgt normalerweise 5 bis 16 mm.

Kleineres Format, bis zu 2 mm, haben vor allem Implantations- und Augentabletten. Durchmesser von 20 bis 30 (—40) mm findet man häufig bei Brause-, Kau-, Tee- und Dispensiertabletten.

Der für ein gegebenes Tablettengewicht bei normaler Tablettenhöhe passende Durchmesser [50, 51] ist u. a. von einer Reihe physikalischer Eigenschaften der Wirk- und Hilfsstoffe bzw. des Granulates abhängig. Richtwerte sind aus der folgenden Tabelle ersichtlich.

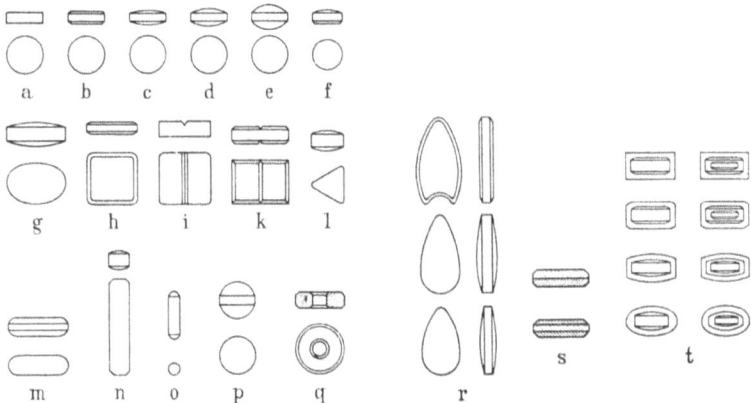

Abb. 388a—t. Tablettenformen.

a) Rund, flach (biplan); b) rund, flach, mit Facette; c) rund, leicht gewölbt (bikonvex); d) rund, normal gewölbt; e) rund, stark gewölbt (dragéegewölbt); f) rund, flach-konvex; g) oval, gewölbt; h) quadratisch, flach mit Facette; i) quadratisch, flach mit Bruchkerbe; k) rechteckig, flach mit Facette und Bruchkerbe; l) dreieckig, gewölbt; m) oblong (Kapselform); n) stäbchenförmig; o) minenförmig (Implantationstablette); p) kugelförmig (Pillentablette); q) ringförmig mit Facette; r) verschiedene Vaginaltabletten; s) Zwei- und Dreischichttablette; t) verschiedene Mantel- und Doppelmanteltabletten.

Geeigneter Durchmesser in Abhängigkeit vom Tablettengewicht [10]

Tablettengewicht g	Durchmesser mm	Tablettengewicht g	Durchmesser mm
0,06—0,10	6	0,40—0,55	12
0,10—0,12	7	0,55—0,70	13
0,12—0,15	8	0,70—0,80	14
0,15—0,20	9	0,80—0,90	15
0,20—0,30	10	0,90—1,00	16
0,30—0,40	11		

In den Arzneibüchern fehlen Richtlinien über Form, Größe und Gewicht teilweise völlig, so z. B. in DAB 7-BRD, ÖAB 9, PI.Ed. II und USP XVII. BP 68 und BPC 68 geben im Anhang für alle nicht zu überziehenden Tabletten, teilweise in mehreren gebräuchlichen Dosierungen, den Durchmesser an, lassen das Tablettengewicht aber offen. Dan. IX und Suec. 46 schreiben in ihren Monographien vielfach Durchmesser und Gewicht, teilweise auch die Form der Tabletten vor und machen damit wohl die genauesten Angaben unter den gebräuchlichen Arzneibüchern.

Vorschläge zur Vereinheitlichung bzw. Normung der Tabletten-Durchmesser sind verschiedentlich gemacht worden [52, 53, 54]. Ihre Verwirklichung auf nationaler oder gar internationaler Ebene ist jedoch nicht abzusehen (s. nachstehende Tabelle und Abb. 389), zumal eine generelle Normung auch gar nicht erwünscht scheint, wie aus einem internen Bericht (zitiert in [14]) der F.I.P. hervorgeht:

44*

Tabletten-Normen

Normalzahlreihe R 10	R 20	BP 63	US-Stand.	Zoll = mm	Dan. IX	Suec. 46	TGL 2825-56 (DDR)	BIEDE-BACH [55]	Tschech. Norm	DIN 55480	KAHLE [54] 1	2
		n/32 inch (Zoll)										
3	3						3		3		3	
	3,5											
4	4				(4)						(4)	
	4,5				(4,5)		4,5					
		6/32		4,76								
5	5				5			5	5 + K		5	5
	5,5											
		7/32	7/32	5,56								
6	6				6	6	6	6			6	
		8/32	8/32	6,35								
					(6,5)							
	7							7	7 + K	7		7
		9/32	9/32	7,14								
		10/32	10/32	7,94								
8	8				8	8	8	8	8 (K)	8	8	
		11/32	11/32	8,73								
	9				9			9	9			9
		12/32	12/32	9,52								
10	10				10	10	10	10	10 (K)	10	10	
		13/32	13/32	10,32								
	11							11		11		11
		14/32	14/32	11,11								
		15/32		11,91								
					12	12	12	12	12 + K	12		
12,5	12,5											
		16/32	16/32	12,7								
								13	13	13	13	13
					13,5	13,5						
	14									14		
		18/32	18/32	14,29								
						15	15			15		
		20/32	20/32	15,88								
16	16									16	16	
	18									18		
										19		
			24/32	19,05								
20	20				20				20	20	20	
	22									22		
										23		
										24		
25	25										25	
										26		
	28											
32	32										32	
	36											
40	40										40	

( ) = nur als Pillenkerne.

„Standardisierungen der Tabletten nach Größe, Form, Gewicht und Färbungen sind nicht wünschenswert, da die Eigenart der Tabletten einen gewissen Sicherheitsfaktor darstellt, der nicht beseitigt werden sollte. ... Vom Standpunkt einer internationalen Zusammenarbeit und gegenseitiger internationaler Anerkennung würden Standardisierungen einen freien Umlauf solcher Arzneiformen hemmen. Soweit Standardisierungen notwendig sind, um Qualität, Reinheit und Wirksamkeit eines Tablettenpräparates zu garantieren, gehören derartige Bestimmungen in die Monographien der Arzneibücher. Spezifische Forderungen sollen sich jeweils nur auf die Einzelprodukte beziehen, nicht aber auf die Arzneigruppe der Tabletten als Ganzes."

Die mit einer Normung zwangsläufig verbundenen Nachteile, insbesondere Herabsetzung der Betriebssicherheit in Fabrikation und Konfektionierung infolge verminderter Unterscheidungsfähigkeit verschiedener Präparate bei gleicher äußerer Form, ferner erhöhte Verwechslungsgefahr bei der Verabreichung sowie erschwerte Identifizierung von Tablettenresten bei Vergiftungsfällen, können u. a. durch charakteristische Prägungen ausgeglichen werden, wie sie vor allem aus Sicherheitsgründen, aber auch als zusätzliche Werbemaßnahme, bereits vielfach benutzt werden (Abb. 390). Da über die Tablettenoberfläche herausragende Prägungen (erhabene Prägungen) einem erhöhten Abrieb unterliegen und Schwierigkeiten bei der maschinellen Abfüllung bieten können, werden fast ausschließlich vertiefte Prägungen bevorzugt.

Abb. 389. TGL-Norm 2825-56 für Tablettenformen

Dieser Standard gilt für Tabletten, die zum peroralen Gebrauch und zur Zubereitung von Lösungen bestimmt sind. Er gilt nicht für stäbchen-, walzen-, kegel-, ei- und kugelförmige Preßlinge wie Suppositorien, Wundstäbchen und dergleichen.

Maße in mm

A flach	B flach mit Fase	C flachgewölbt	D mittelgewölbt[1]	E starkgewölbt[1,2]

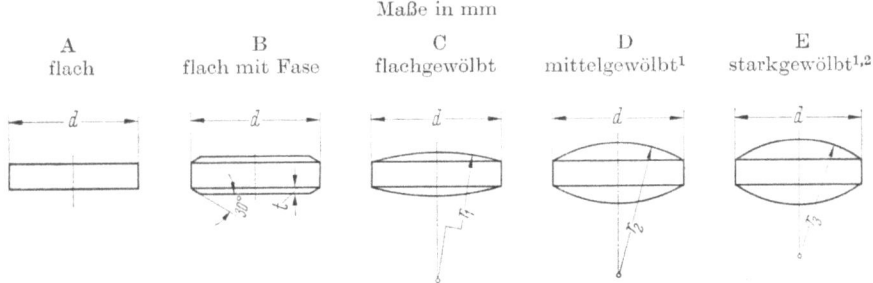

Bezeichnung der Tablettenform D von Nenndurchmesser $d = 8$ mm:

Tablettenform D 8 TGL 2825-56

Nenndurchmesser d	t	r_1	r_2	r_3
3		6	3	2
4,5	0,25	9	4,5	3
6		12	6	4,5
8		16	8	5
10	0,3	20	10	7
12	0,4	25	12	9
15	0,5	32		

Die Tabletten können mit Betriebsnamen, Warenzeichen, Wirkstoffgehalt und dergleichen durch Prägung gekennzeichnet werden.

---

[1] Für Verpackungsmaschinen wenig geeignet.
[2] Nur für leicht preßbare Stoffe verwenden.

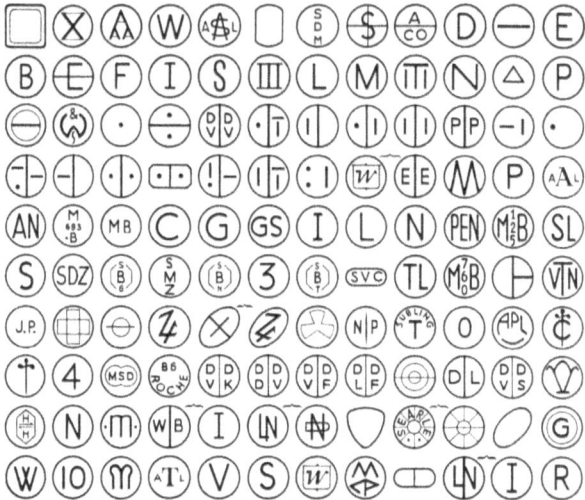

Abb. 390. Beispiele für charakteristische Prägungen von Tabletten [aus Chem. and Drugg. *169*, 699 (1958)].

Grund- und Hilfsstoffe [56]

Da sich nur sehr wenige Arzneistoffe in reiner Form direkt verpressen lassen, wird zur Herstellung von Tabletten eine Reihe von Hilfsstoffen benötigt bzw. eingesetzt, deren Zahl mit der stetigen Entwicklung neuer synthetischer Produkte laufend zunimmt.

Ihre Aufgabe ist es, in Verbindung mit der richtig gewählten Aufbereitungmethode die Bildung einwandfreier Preßlinge mit den jeweils gewünschten Eigenschaften, auch aus Arzneisubstanzen mit schlechter Tablettierfähigkeit, zu gewährleisten.

Die Hilfsstoffe, sofern ihnen keine speziellen physiologischen Aufgaben zufallen, wie z. B. Resorptionsverzögerung oder -beschleunigung, sollen möglichst indifferent in chemischer und therapeutischer Hinsicht sowie reizlos verträglich sein. Sie sollen hydrophil und mit Ausnahme der Bindemittel nicht oder nur mäßig in der Granulierflüssigkeit löslich sein und schließlich Aussehen, Geschmack und Geruch der Tabletten nicht ungünstig beeinflussen.

Über die zulässigen Mengen an Hilfsstoffen im Verhältnis zum Arzneistoff machen die Arzneibücher, außer bei Gleitmitteln, keine Angaben. Awe und Stepke [57] streben zwar an, für Tabletten mit einem Arzneistoffgehalt von mindestens 0,2 g, die also ohne Verwendung von Füllmitteln gepreßt werden können, einen Zusatz von maximal 10% der Arzneistoffe nicht zu überschreiten, doch wird sich dieses Verhältnis — zumindest für die industrielle Großproduktion auf schnellaufenden Maschinen — nur in den seltensten Fällen einhalten lassen. Sofern spezielle Füllstoffe benötigt werden, dürfte die Menge der Hilfsstoffe durchschnittlich bei 20% der Wirkstoffmenge liegen, besonders schwierig zu verpressende Materialien können aber weit höhere Zuschläge erfordern.

Die Gesamtheit der für eine Tabletten-Vorschrift eingesetzten Hilfsstoffe wird auch als „Aufstockung" bezeichnet, das ist also die Differenz zwischen Wirkstoffgehalt und Tablettengewicht.

Die Einteilung der Hilfsstoffe in Gruppen entsprechender Funktion (s. Tabelle) wird nicht ganz einheitlich gehandhabt, eine scharfe Abgrenzung ist indessen auch nicht in allen Fällen möglich.

Füllstoffe. Die beiden wichtigsten Füllstoffe und Tablettenhilfsstoffe überhaupt sind Stärke und Milchzucker. Als Füllmittel werden sie entweder allein, häufiger in Mischung oder auch als Trägergranulat eingesetzt, z. B. in Form des Granulatum simplex Dan. IX, bestehend aus 70 T. Kartoffelstärke und 30 T. Milchzucker. Auf Trägergranulate wird man immer dann zurückgreifen, wenn kleinere Mengen leichtflüchtiger oder extrem feuchtigkeitsempfindlicher bzw. hitzelabiler Wirksubstanzen zur Verarbeitung stehen. Die Zumischung

Die Tablettenhilfsstoffe (in Anlehnung an MÜNZEL [56])

Gruppe	Zweck bzw. Funktion	Beispiele	Anwendung
Füllstoffe Streckmittel Constituentia Diluents	Ergänzung kleiner Wirkstoffmengen auf die geeignete oder gewünschte Tablettengröße, Bildung des Tablettenkörpers	Stärke (verschiedene Sorten) Milchzucker Rohrzucker Glucose, Fructose Mannit, Sorbit Calciumhydrogenphosphat Natriumchlorid, Kaliumchlorid Borsäure (nur äußerlich) Harnstoff Polyäthylenglykole	Pulverförmig oder granuliert als Standardgranulate
Bindemittel Plastifizier-, Granulationsmittel Binders Adhesives	Zusammenkitten von Pulverpartikeln zu Granulatkörnern	Wasser Zuckersirup Stärkesirup (corn syrup, Glucosum liquidum) } für Krustengranulate Äthanol Isopropanol Methanol Stärke u. -derivate Gelatine Gummi arabicum Dextrin Alginate Guar-Gummi Carboxymethylcellulose Methylcellulose Polyvinylpyrrolidon Veegum } für Klebstoffgranulate	wäßrige Lösung versch. Konzentration wäßrige Lösung versch. Konzentration rein oder in Mischungen verschiedener Konzentration mit Wasser wäßriger Kleister bzw. Lösung 2—10% wäßrige oder alkohol. Lösung 2—10% wäßrige Lösung 10—30% wäßrige Lösung bis 10% wäßrige Lösung bis 10% wäßrige Lösung bis 10% wäßrige Lösung 1—5% wäßrige Lösung 1—5% wäßrige oder alkohol. Lösung 2—20% wäßrige Dispersion
Bindemittelverteiler	Verteilen durch ihren Dampfdruck die Granulierflüssigkeiten gleichmäßiger	Äther	Einarbeiten beim Granulieren

Die Tablettenhilfsstoffe (*Fortsetzung*)

Gruppe	Zweck bzw. Funktion	Beispiele	Anwendung
Adsorptionsmittel Adsorbents	Aufsaugen von flüssigen und weichen Arzneimitteln, wie ätherische Öle, öllösliche Vitamine, Fluid- und Spissumextrakte	Stärke Milchzucker Kaolin Bolus Bentonit Kolloide Kieselsäure (Aerosil)	Verarbeitung als Verreibung
Feuchthaltemittel Humectants	Vermeiden zu starkes Austrocknen der Granulate, wirken damit der Neigung zum „Deckeln" entgegen und verbessern die Zerfallbarkeit durch Zurückhalten von Feuchtigkeitsspuren im Innern der Tablette	Glycerin Polyäthylenglykole (Mol.-Gew. 200—400) Stärke	Einarbeiten in Granulat (als 1—4% Zusatz zur Granulierflüssigkeit)
Hydrophilisierungsmittel Zerfalls- beschleuniger	Hydrophilisieren von aerophilen (lipophilen) Arzneistoffen zur Verbesserung der Benetzungsfähigkeit und damit des Zerfalls	Cetylalkohol Monostearin Oberflächenaktive Stoffe Aerosil Stärke Milchzucker	Einarbeiten in Granulat (als ätherische Lösung Einarbeiten in Granulat Einarbeiten in Granulat oder nachträglicher Zusatz
Zerfallsverzögerer Gegensprengmittel Antinetzer	Verzögerung des Zerfalls bzw. der Lösung vor allem von Lutschtabletten durch Hydrophobierung	Stearin Paraffinum solidum Hydrierte Fette Adeps neutralis Kakaobutter	Einarbeiten in Granulat (als ätherische Lösung)
Resorptions- beschleuniger	Verbesserung der Resorption durch die Schleimhäute des Verdauungstraktes	Oberflächenaktive Stoffe wie quartäre Ammoniumverbindungen, Natriumlaurylsulfat, Saponine	

Gruppe	Zweck bzw. Funktion	Beispiele	Anwendung
Sprengmittel Disintegrants	Unter Einwirkung wäßriger Flüssigkeit Zerfall der Tablette in Granulatkörneraggregate und schließlich Pulverpartikel	Stärke Alginsäure und Alginate Agar-Agar pulv. verschiedene quellfähige Pflanzenschleime Formaldehydgelatine und -casein gepulverte Spongien Bentonit, Veegum Synthetische Ionenaustauscherharze Carbonate und Hydrogencarbonate (allein oder in Verbindung mit Citronen-, Wein- und anderen Säuren) Magnesiumperoxyd Cellulosederivate	pulverförmig 10—20% pulverförmig 3—10% pulverförmig 3—10% pulverförmig 3—10% pulverförmig 1—3%
Gleitmittel Fließregulierungs-mittel Glidants	Gleichmäßiges freies Fließen des Granulates zur gleichmäßigen Füllung der Matrizenbohrung	Talcum Stärke Aerosil Milchpulver entfettet Metallseifen Stearintalk 1 + 9 und andere Mischungen Borsäure (nur äußerlich) Polyäthylenglykole	Zusatz zum Granulat bis 10% Zusatz zum Granulat bis 10—20% Zusatz zum Granulat bis 1% Zusatz zum Granulat bis 10% Zusatz zum Granulat bis 1—2% Zusatz zum Granulat verschieden Zusatz zum Granulat bis 5% Zusatz zum Granulat bis 5%
Schmiermittel Matrizengleitmittel Lubricants Gegenklebemittel Antiadhäsionsmittel Anti-adherents Anti-adhesives	Herabsetzung der Gleitreibung in der Matrizenbohrung Verhinderung des Klebens der Tabletten an Stempeln und Matrizenwand	Talcum Metallseifen Stearin, Stearinsäure Monostearin Paraffinum liquidum Paraffinum solidum Kakaobutter Silicone	wie bei Gleitmitteln in ätherischer Lösung oder als Verreibung mit Talcum als Silicontalk

pulverförmiger Arzneistoffe zum Granulat bedingt allerdings eine gewisse Entmischungs-
gefahr durch Vibration und Schüttelbewegungen auf der Tablettenpresse.

Stärke, in erster Linie Kartoffel-, Mais- und Weizenstärke, aber auch Reis-, Maranta-
und andere Stärke, wird auf Grund ihrer vielfältigen Funktionen von MÜNZEL [56] zu Recht
als „Tablettenhilfsstoff par excellence" bezeichnet. Ihre wichtigste Rolle als Constituens ist
die eines Wasserregulators der Tablette, bedingt durch ihren bei durchschnittlich 15%
liegenden Wassergehalt und ihre Fähigkeit, Wasser adsorptiv in Abhängigkeit von der
relativen Feuchtigkeit der Umgebung zu binden. Dadurch behalten stärkehaltige Granulate
unter den üblichen Trocknungsbedingungen immer eine zur Tablettierung erforderliche bzw.
ausreichende Restfeuchtigkeit.

Als Bindemittel wird auf Grund ihrer höheren Klebkraft in erster Linie Kartoffelstärke
in Form eines 2 bis 10%igen Kleisters verwendet. Von *Stärkederivaten* wird für den gleichen
Zweck häufig die durch Säureeinwirkung erhaltene sog. „lösliche Stärke" (Amylum solubile),
meist in 10%iger Lösung, benutzt, in Amerika bisweilen auch der durch hydrolytischen Abbau
gewonnene Stärkesirup (corn sirup, Glucosum liquidum) in 25- bis 50%iger Lösung. Da
letzterer hygroskopisch ist und schlecht trocknet, ist seine Einsatzmöglichkeit als Granulier-
mittel nur begrenzt. Auch über die Verwendung von Dextranen als Tablettenhilfsstoffe wurde
berichtet [73].

Infolge ihrer Adsorptionsfähigkeit und ihres hydrophilen Charakters erfüllt die Stärke
praktisch auch die Funktionen eines Adsorptions-, Feuchthalte- und Hydrophilisierungs-
mittels, ohne daß sie speziell dafür eingesetzt würde.

Außerordentliche Bedeutung kommt den verschiedenen Stärkearten als wirksames und
billiges, daher wohl gebräuchlichstes Sprengmittel zu [58, 59]. Ihre Wirkung beruht nach
MÜNZEL [56] auf der in Berührung mit Wasser zwar nicht starken, aber rasanten Quellung,
die sich auf die umliegenden Tablettenpartikel überträgt und ihren mechanischen Zusammenhalt lockert bzw. zerreißt. Das Quellungsvermögen erklärt sich aus dem kolloidphysikalischen
Aufbau der Stärkekörner, deren äußere Schalen aus Fransenmicellen mit 90% wasserresisten-
tem Amylopektin und 10% Amylose bestehen. Letztere quillt in Berührung mit kaltem Wasser
rasch auf und drückt dabei die Micellen handorgelartig auseinander. Wird das in den Fransenmicellen eingelagerte Wasser durch Trocknung bei 30 bis 40° entfernt, so zeigt diese „getrocknete Stärke" im allgemeinen eine bessere Sprengwirkung als ungetrocknete Stärke. Durch
schärferes Trocknen bei höherer Temperatur kann dagegen die Sprengwirkung u. U. völlig
zunichte gemacht werden.

Von anderer Seite wird die Wirkung der Stärke nicht in deren Quellbarkeit gesehen [60],
sondern in einer Erhöhung der Porosität der Tabletten durch die sphärische Form der Stärkekörner [61].

Erfahrungsgemäß dürften Mais- [62, 63], Maranta- und Kartoffelstärke [64] der Weizenstärke und anderen Stärkearten [65,66] in ihrer Sprengwirkung überlegen sein [67]. Auch
Sagostärke verhielt sich günstig [68]. Verallgemeinern läßt sich diese Feststellung jedoch
nicht. So fanden HOLSTIUS und DE KAY [58], daß keine von 8 geprüften Stärkesorten als
die beste bezeichnet werden könnte, daß der Zerfall vielmehr vom Zusammenwirken von
Arznei-, Binde- und Sprengmittel in unübersichtlicher Weise abhängig war.

Schließlich sind Stärke und Stärkederivate von SETH und MÜNZEL [69] auch als aus-
gezeichnete Gleitmittel erkannt worden, die das Fließvermögen von Tablettenmassen zum
Teil um das Doppelte erhöhen gegenüber Talcum. Die beste Wirkung als Gleitmittel zeigt
Kartoffelstärke, doch stehen ihr die anderen in die Untersuchung einbezogenen Stärkearten
(Mais-, Reis-, Weizen- und Marantastärke) und Stärkederivate (Amylum solubile Dan. IX,
Amylum non mucilaginosum [70, 71] und andere veräktherte Stärken) nicht nennenswert
nach. Die Fließeigenschaften der Stärke selbst können durch einen Zusatz von ca. 1% Magnesiumoxid verbessert werden [72]. Trotz ihrer hervorragenden Gleitwirkung können Stärkesorten das Talcum in der Tablettenfabrikation leider nicht völlig ersetzen, da ihnen keine
gleichzeitige Schmierwirkung zukommt, wie dies beim Talcum der Fall ist.

Milchzucker, obgleich neben Stärke das gebräuchlichste Constituens, läßt sich in handelsüblicher Qualität nicht ohne vorherige Granulation und ohne Zusatz von Gleit- und Schmiermitteln verpressen. Seine Fließeigenschaften sind, abgesehen von grob kristalliner Ware, schlecht; beim Komprimieren treten hohe Reibungskräfte an der Matrizenwand und Kleben an den Stempeln auf. Abhilfe konnte hier weitgehend durch die Einführung von sprühgetrocknetem Milchzucker (spray dried lactose) geschaffen werden. Letzterer wird aus der abzentrifugierten Mutterlauge des zweiten, bereits gereinigten Milchzuckerkristallisates durch Sprühtrocknung gewonnen und enthält daher größere Mengen an Verunreinigungen (Proteine, Fett, andere Zucker, Asche) als das kristallisierte Produkt.

Die mit sprühgetrocknetem Milchzucker durch Feuchtgranulation hergestellten Tabletten zeigen durchwegs bessere physikalische Eigenschaften als die mit gewöhnlichem Milchzucker gefertigten. Außerdem läßt sich sprühgetrockneter Milchzucker unter Zusatz von Gleit- und Schmiermitteln ohne Granulation verpressen [74]. Nachteilig ist lediglich eine vor allem bei längerer Lagerung bei erhöhter Temperatur auftretende bräunliche Verfärbung, die durch Acetat-, Phosphat-, Tartrat- und Citrationen katalysiert wird [75] und in geringerem Maß ebenso bei gewöhnlichem Milchzucker zu beobachten ist.

Auch wasserfreier Milchzucker läßt sich nach neueren Untersuchungen ausgezeichnet direkt tablettieren [76].

Die bei der Verarbeitung von Milchzucker mit Aminsalzen, z. B. Amphetaminsulfat, beobachtete dunklere Verfärbung konnte dagegen als eine allgemeine basenkatalysierte Reaktion erkannt werden, die über die Freisetzung der Base aus ihrem Salz durch Hydrolyse alkalischer Gleitmittel, z. B. Magnesiumstearat, eingeleitet wird [77]. Durch Verwendung neutraler oder saurer Gleitmittel, wie Glycerinmonostearat oder Stearinsäure, kann eine Verfärbung vermieden werden. Inkompatibilitäten sind auch mit weiteren Wirkstoffen bekannt geworden [78, 79, 80].

Zum Granulieren von Milchzucker können die üblichen Bindemittel oder auch auf Grund seiner nur mäßigen Wasserlöslichkeit Wasser und Wasser-Alkohol-Gemische verwendet werden. Für klar lösliche Milchzuckertabletten, die auch den homöopathischen Vorschriften genügen[1], wird die Granulierung mit einer 2%igen Glucoselösung und Zusatz von 3 bis 5% Polyaethylenglykol 6000 in Pulverform als Gleit- und Schmiermittel empfohlen [81]. Eine ähnliche Vorschrift, 2% Stärkesirup, 2% Polyaethylenglykol 4000 oder Mischung aus 4% Natriumbenzoat und 1% Natriumacetat, wird auch von anderer Seite gegeben [20].

Aerophilen, schlecht preßbaren Granulaten trocken zugemischt, bewirkt Milchzucker eine Erhöhung der Adhäsion und führt so vielfach noch zu brauchbaren Tabletten. Gleiches gilt für die Herstellung von Granulaten auf trockenem Wege (Brikettierung).

Cellulosepulver [83] in Form der sogenannten mikrokristallinen Cellulose (Avicel) hat sich neuerdings neben Stärke und Milchzucker als Tablettenconstituens besonders bewährt. Es wird vor allem zur Direktverpressung und zur Brikettierung mehr und mehr eingesetzt, da es gleichzeitig als Bindemittel wirkt und außerdem — besonders in Kombination mit Stärke — Tabletten mit ausgezeichneten Zerfallszeiten ergibt [82].

Rohrzucker dient in erster Linie als Füllmittel für Lutschtabletten. Er läßt sich ebenfalls nicht direkt verpressen, da er stark an den Stempeln klebt. Er wird daher — vorwiegend in Form von Puderzucker — auf feuchtem Wege zu Granulaten verarbeitet, zur Verminderung der Klebrigkeit oft auch mit anderen geeigneten Füllmitteln, z. B. Stärke, verschnitten. Wegen der guten Wasserlöslichkeit der Saccharose können als Granulationsmittel keine rein wäßrigen Flüssigkeiten verwendet werden. Bedingt geeignet sind Spiritus dilutus und alkoholische Gelatinelösung. Ersterer gibt infolge Fehlens von eigentlichen Bindemitteln meist zu weiche Tabletten, letztere hat den bekannten Nachteil, daß sie mit ausreichend hohem Alkoholgehalt nur als saure oder alkalische Lösung verarbeitet werden kann und außerdem

---

[1] Nach Angabe des HAB soll die Herstellung homöopathischer Arzneitabletten lediglich durch Druck mittels Tablettenmaschine aus den nach §§ 7 bis 9 hergestellten Verreibungen, also ohne Verwendung irgendeines Binde- oder Gleitmittels erfolgen. Einwandfreie Tabletten lassen sich auf diese Weise jedoch nicht fertigen.

geschmacklich nicht neutral ist. Sehr gut bewährt hat sich dagegen eine Mischung (3:1) aus 5%iger alkoholischer Polyvinylpyrrolidon-Lösung und 5%iger wäßriger Methylcellulose-Lösung, wenn gleichzeitig zur Erhöhung der Festigkeit 1,5 bis 5% Polyvinylpyrrolidon in Pulverform mitgranuliert wird [84]. Durch Variation des PVP-Gehalts läßt sich zudem die Härte und damit die Lösungsgeschwindigkeit der Tabletten beeinflussen. Als Bindemittel wird Saccharose bisweilen in Form von Zuckersirup unterschiedlicher Konzentration, auch in Kombination mit Gummi arabicum-Schleimen und anderen eingesetzt.

Glucose findet allein oder im Gemisch mit Milchzucker gern als Excipiens für Vaginaltabletten Verwendung. Ihre leichte Wasserlöslichkeit erfordert ähnliche Granulationsbedingungen wie bei Saccharose.

Mannit eignet sich infolge seines angenehm süßen (etwa 70% der Süßigkeit von Saccharose), etwas kühlenden Geschmacks ausgezeichnet für Kau- und Lutschtabletten [85]. Sein geringer Feuchtigkeitsgehalt von 0,1 bis 0,3% und sein ausgesprochen nichthygroskopisches Verhalten lassen ihn besonders als Excipiens für feuchtigkeitsempfindliche Wirkstoffe prädestiniert erscheinen. Seine nur mäßige Wasserlöslichkeit (ca. 22 g/100 g H_2O bei 25°) bedingt ferner eine technologisch günstige Verarbeitung, allerdings sind gegenüber den üblichen Füllstoffen etwas höhere Gleitmittelzusätze erforderlich. Gewisse Vorteile soll auch ein über den Schmelzfluß entweder durch gewöhnliche Erstarrung oder durch Sprüherstarrung gewonnenes Produkt haben, in das bereits in der Schmelze thermostabile Wirkstoffe eingearbeitet werden können [86]. Offizinell in Glycerintrinitrat-Tabletten BP 63.

Sorbit wird zwar für zuckerfreie Lutschtabletten vorgeschlagen [17], ist wegen seiner Hygroskopizität und seiner extremen Wasserlöslichkeit als alleiniges Tablettenconstituens aber wenig geeignet. Als mildes Feuchthaltemittel kann Sorbit jedoch manchmal Vorteile gegenüber Glycerin bieten.

Inosit zeigt ähnlich günstige Tablettiereigenschaften wie Mannit und kann daher in gleicher Weise, z. B. für Kautabletten, eingesetzt werden [87].

Calciumhydrogenphosphat ($CaHPO_4 \cdot 2 H_2O$) wird in angelsächsischen Ländern gern als Füllmittel oder auch als Trägergranulat eingesetzt. Es gibt je nach Verarbeitungsweise vielfach sehr harte Granulate, die meist etwas erhöhte Gleit- und Schmiermittelmengen benötigen. Beispielsweise für Calciferol-Tabletten bzw. -Kautabletten Dan. IX bzw. DAK 50 verwendet.

Magnesiumoxid findet als Magnesium oxydatum ponderosum oder als Granulat, z. B. Magnesii oxydum granulatum ad tablettas Dan. IX, Granulatum Magnesiae ad tablettas, vor allem Verwendung zur Herstellung von Acetylsalicylsäure enthaltenden Tabletten, so u. a. für Acetylsalicylsäure-Tabletten der Dan. IX und Suec. 46, Kodeifen- und Fenacetyl-Tabletten Dan. IX.

Natriumchlorid dient in erster Linie als Constituens für lösliche und Injektionstabletten, wobei gleichzeitig auf einfache Weise die Isotonie der fertigen Lösung berücksichtigt werden kann. Als Reinsubstanz sowie mit geeigneten Arzneistoffen läßt es sich bei Vorliegen einer entsprechenden gleichmäßigen Kristallform mit einer Korngröße von 0,5 bis 1,5 mm nach Trocknen bei ca. 40° ohne Zusatz verpressen [88].

Verschiedene wasserlösliche Stoffe. Von sonstigen wasserlöslichen Stoffen werden für den gleichen Zweck verschiedentlich verwendet:

Kaliumchlorid, z. B. in Chloramin-, Hexylresorcin- und Procain-Solubletten Dan. IX.

Kaliumsulfat, z. B. in Oxychinolinsulfat-Solubletten Suec. 46.

Harnstoff, z. B. in Phenylquecksilberacetat-Solubletten und Chiniofon-Tabletten Dan. IX.

Borsäure, weniger als Constituens, sondern mehr als Gleitmittel für Lösungstabletten zur äußerlichen Anwendung.

Feste Polyaethylenglykole mit Molekulargewichten von 4000 bis 20000 lassen sich sehr vielseitig für Implantate, Lutsch-, Lösungs- und Injektionstabletten als wasserlösliche Füll-,

Binde- und Gleitmittel [154], aber auch für sonstige Tabletten einsetzen, wobei eine Feuchtgranulation vielfach nicht erforderlich ist [17, 21, 25, 89, 90]. Als alleiniges Füllmittel für lösliche Tabletten neigen die niedrigermolekularen Sorten (4000 bis 6000) zum Kleben an den Stempeln und geben weichere, aber besser lösliche Tabletten als die höhermolekularen Sorten (über 10000). Da Polyaethylenglykole fast immer die Zerfallzeit der Tabletten ungünstig beeinflussen, soll ihr Zusatz als Gleitmittel möglichst klein gehalten werden. Im Gemisch mit feinkörnigem Polyaethylenglykol lassen sich ohne Granulation u. U. Stoffe verpressen, die auf die übliche Weise nicht oder nur äußerst schwierig zu Tabletten zu verarbeiten sind.

Bindemittel [91, 92]. Bindemittel haben die Aufgabe, nicht direkt tablettierfähige Substanzen bzw. Wirkstoff-Hilfsstoff-Mischungen einmal überhaupt erst komprimierbar zu machen und zum anderen den Tabletten eine ausreichende Härte und mechanische Widerstandsfähigkeit zu verleihen. Als Bindemittel oder Granulierflüssigkeiten zur Feuchtgranulation dienen entweder Lösungsmittel, in denen die zu granulierende Substanz — bei Gemischen zumindest eine der Komponenten — begrenzt löslich ist oder Klebstofflösungen. Die erforderliche Menge Granulierflüssigkeit kann je nach Substanz sehr stark variieren und muß von Fall zu Fall experimentell ermittelt werden. Als Lösungsmittel werden vorwiegend Wasser, Aethanol, Isopropanol und auch Methanol verwendet, entweder allein oder in Mischungen geeigneter Konzentration. Sie bilden auf der Oberfläche der befeuchteten Pulverpartikel eine konzentrierte Lösung, die nach Verdunsten des Lösungsmittels eine mehr oder weniger feste, die Pulverteilchen verbindende Kruste hinterläßt (sog. Krustengranulate). Brauchbare Krustengranulate lassen sich nur durch optimal auf die Löslichkeit der zu granulierenden Stoffe abgestimmte Lösungsmittel bzw. -gemische erzielen. Sehr gut lösende Flüssigkeiten führen leicht zu übermäßig feuchten, schmierenden Massen, die sich nur schwierig weiterverarbeiten lassen und häufig Granulate von unerwünschter Härte liefern. Mit schlecht lösenden Flüssigkeiten wird dagegen keine ausreichende Verkrustung erzielt, die Granulate werden zu weich oder zerfallen sogar nach dem Trocknen wieder zu Pulver.

So ist beispielsweise Wasser als Granulierflüssigkeit für den leicht löslichen Rohrzucker in Form von Puderzucker kaum brauchbar, für den nur mäßig löslichen Milchzucker dagegen geeignet und für das praktisch unlösliche, zudem noch lipophile Phenacetin wiederum völlig unbrauchbar.

Mit einer konzentrationsabhängigen Wirkungsweise stehen Zucker- und Stärkesirup an der Grenze zwischen Lösungsmitteln und Klebstoffen und führen demgemäß zu gemischten Krusten-Klebstoff-Granulaten. Im Gegensatz zu Krustengranulaten soll bei den mit Hilfe von Klebstofflösungen zusammengekitteten sog. Klebstoffgranulaten der zu granulierende Stoff in der Granulierflüssigkeit möglichst wenig löslich sein, da andernfalls nicht die zur Erzielung eines genügend festen Granulats erforderliche Menge Klebstofflösung eingearbeitet werden kann.

Allgemein sollen also wasserlösliche Stoffe mit alkoholischen und wasserunlösliche Stoffe mit wäßrigen Klebstofflösungen granuliert werden. Die Verwendung von Klebstofflösungen hat den Vorteil, daß auf hydrophile oder lipophile Eigenschaften des Arzneistoffs kaum Rücksicht genommen zu werden braucht. Ganz allgemein geben Klebstofflösungen mechanisch festere Granulate [93] und führen zu härteren, dafür aber schlechter zerfallenden Tabletten als Krustengranulate [56]. Vor allem die Bindemittel mit hoher Klebkraft, wie z. B. Gummi arabicum, Dextrin, Gelatine und gewisse Pflanzenschleime, können in dieser Hinsicht unangenehm überraschen [94, 95, 96]. Man wird deshalb versuchen, mit der geringstmöglichen Menge an Bindemittel auszukommen. Dazu ist es fast immer vorteilhaft, das Bindemittel in Form einer Klebstoff-*Lösung* zu verarbeiten, da es in dieser Form durch gleichmäßigere Verteilung weit besser zur Wirkung kommt als bei Zusatz in Pulverform und nachträglichem Befeuchten der Gesamtmasse mit dem Lösungsmittel. Sehr eingehend wurde die Beeinflussung von Zerfall und mechanischen Eigenschaften der Tabletten durch Bindemittel und Granulatform auch von MÜNZEL und KÄGI untersucht [49, 97].

Gelatine ist das neben Stärke und Stärkederivaten (s. S. 698) am häufigsten benutzte Bindemittel. Sie wird üblicherweise in 2- bis 10%iger Lösung angewandt. Zu achten ist auf beste, praktisch farb-, geruch- und geschmacklose Qualität mit hoher Bindekraft. Um eine Beeinträchtigung der Klebkraft zu vermeiden, sollen Gelatinelösungen nicht zu hoch und zu lange erhitzt und auch nicht wiederholt aufgewärmt werden. Zur Gewährleistung einer gleichmäßigen Verteilung müssen vor allem die höherprozentigen Gelatinelösungen warm verarbeitet werden, wobei es sich u. U. sogar empfehlen kann, auch die Pulvermasse bereits vorzuwärmen. Zur Herabsetzung der Viskosität, die beim isoelektrischen Punkt der Gelatine (Type A = Pharmagel A: pH 7,0 bis 8,2; Type B = Pharmagel B: pH 4,7 bis 5,0) am höchsten ist, kann es auch erforderlich bzw. zweckmäßig werden, den pH-Wert der Gelatinelösung mehr in den sauren oder alkalischen Bereich zu verlagern, wodurch sich naturgemäß aber mit einer Reihe von Arzneistoffen Inkompatibilitäten ergeben können.

Leicht wasserlösliche Stoffe können normalerweise nicht mit einer wäßrigen, sondern nur mit einer alkoholischen Gelatinelösung granuliert werden [94]. Letztere hat den bereits erwähnten Nachteil, daß sie mit ausreichend hohem Alkoholgehalt auch wiederum nur als saure oder alkalische Lösung hergestellt werden kann. Eine alkalische Gelatinelösung eignet sich indessen nach MÜNZEL [56] zur Befeuchtung lipophiler Arzneistoffpulver.

Gummi arabicum, als 10- bis 30%iger Schleim aus desenzymierter Ware, hat zwar eine außerordentliche Klebkraft, setzt aber vielfach den Tablettenzerfall sehr stark herab [95]. Seine Verwendung sollte sich daher nur auf spezielle Fälle beschränken und ist im Grunde genommen kaum noch gerechtfertigt. Ähnliches gilt für Dextrin, Tragant, Pektin und Quittenschleim.

Cellulosederivate. Von Cellulosederivaten wurde der mit neutraler Reaktion lösliche Cellulose-methylaether, die Methylcellulose, bereits 1942 von KAABER [98] als Bindemittel für Tablettengranulate vorgeschlagen und auch später wiederholt empfohlen [99, 100, 101].

Für Carboxymethylcellulose (Natrium-Cellulose-glykolat) setzen sich besonders AWE und FREUDENSTEIN [96] ein. Sie heben als Vorteil gegenüber Gelatine u. a. die Farb- und Geschmacklosigkeit, die große Bindekraft sowie den günstigen Einfluß auf die Zerfallbarkeit hervor, der auch von anderer Seite schon festgestellt worden war [95]. Den Nachteil der leicht alkalischen Reaktion von Carboxymethylcellulose-Schleimen versuchen AWE und FREUDENSTEIN in speziellen Fällen durch Behandlung der Granulate mit einer gesättigten aetherischen Citronensäurelösung auszugleichen.

An weiteren Celluloseaethern finden bisweilen auch Hydroxyaethylcellulose und Aethylhydroxyaethylcellulose Verwendung, die als nichtionogene Stoffe und auch auf Grund gewisser Lösungseigenschaften in speziellen Fällen Vorteile bringen können.

Von sonstigen natürlichen pflanzlichen Hydrokolloiden wurden als Bindemittel vereinzelt Guar-Gummi [102], Carrageen [101] und Alginsäure bzw. -derivate [101, 103] eingesetzt, von denen letztere häufiger jedoch als Sprengmittel Verwendung finden.

Polyvinylpyrrolidon (PVP) wird auf Grund seiner guten adhaesiven Eigenschaften sowie seiner chemischen Stabilität und weitgehend biologischen Indifferenz neuerdings gern und in immer größerem Maßstab als Tablettenbindemittel verwendet. In vergleichenden Untersuchungen konnte seine Gleichwertigkeit bzw. sogar Überlegenheit gegenüber den üblichen Bindemitteln gezeigt werden [104].

Infolge seiner guten und raschen Löslichkeit sowohl in Wasser als auch in einer großen Zahl organischer Lösungsmittel kann es den verschiedensten Granulationsproblemen angepaßt und vor allem auch in wasserfreier Lösung für feuchtigkeitsempfindliche Arzneistoffe eingesetzt werden. Die Verwendung organischer Lösungsmittel ermöglicht darüber hinaus sehr schonende Trocknungsbedingungen. Trotz der großen Bindekraft des PVP tritt bei den üblichen, normalerweise ausreichenden Mengen von 0,5 bis 5% des Tablettengewichts keine merkliche Verzögerung des Zerfalls ein, dieser wird vielfach sogar durch die gute Wasserlöslichkeit des PVP begünstigt. Eine langsame Auflösung, wie sie z. B. bei Sublingual-, Buccal-, Implantations- und Lutschtabletten erwünscht ist, kann unschwer durch eine höhere PVP-Konzentration erreicht werden. Zu diesem Zweck setzt KÖHLER [84] der Tablettenmasse PVP in trockener Form zu und granuliert mit einer wäßrig-alkoholischen PVP-Methylcellulose-Lösung. Durch Granulation mit PVP-Lösung konnten KÖHLER und RUDOLF [105] auch qualitativ hochwertige Kohletabletten herstellen.

Gleichmäßigkeit und gute Fließeigenschaften der mit PVP gefertigten Granulate lassen diese neuerdings häufig für die Hüllschicht von Manteltabletten Verwendung finden.

Durch Zusatz von PVP in Pulverform oder noch besser durch Besprühen mit PVP-Lösung in Methylenchlorid können Tablettenmassen mit hydrophoben Anteilen u. U. ohne Brikettierung trocken verpreßt werden.

Zu erwähnen ist schließlich die stabilisierende Wirkung von PVP auf verschiedene Arznei-stoffe, wie beispielsweise Ascorbin- und Acetylsalicylsäure. Als Nachteil muß auf die mögliche Störung von Analysenverfahren hingewiesen werden. In ungünstigen Fällen, in denen das üblicherweise verwendete Polyvinylpyrrolidon (Kollidon 25) zum Kleben der Tablettenmasse führt, kann durch Verwendung einer Type mit höherem mittlerem Molekulargewicht (z. B. Kollidon 30) oder auch eines Mischpolymerisates mit Polyvinylacetat (z. B. Luviskol VA 64) Abhilfe geschaffen werden.

Polyvinylacetat (PVA) wird als 10%ige Lösung in 95%igem Aethanol, gegebenenfalls unter Zusatz von Aethylacetat oder Aceton, vor allem zur Granulierung feuchtigkeits-empfindlicher Wirkstoffe, wie z. B. Penicillin und Bacitracin vorgeschlagen [106].

Polyaethylenglykole siehe bei Füllmitteln (S. 700).

Veegum, als 10%ige Suspension, ist nach PATEL und RANA [107] Stärkekleister, Gummi arabicum und Zuckersirup als Bindemittel für wasserlösliche und -unlösliche Arzneistoffe überlegen.

Für die Direktpressung und auch für die Trockengranulierung (Brikettierung) können — wie vereinzelt schon erwähnt — einige der genannten Stoffe ebenfalls vorteilhaft als Binde-mittel, gegebenenfalls gleichzeitig als Füllmittel, in Form des trocken zugesetzten Pulvers verwendet werden, so vor allem Polyvinylpyrrolidon, feste Polyaethylenglykole, Cellulose-derivate, mikrokristalline Cellulose sowie Amylose [108].

Bindemittelverteiler. Auf Bindemittelverteiler, d.h. Flüssigkeiten (in erster Linie Aether), die durch ihren hohen Dampfdruck auch in schwierigen Fällen eine gleichmäßige Einarbeitung der Granulierflüssigkeit erleichtern sollen, kann durch geschickte, auf die Eigenschaften der Substanz abgestimmte Auswahl von Bindemitteln und anderen Hilfsstoffen in Kombination mit geeigneten Verarbeitungsmethoden heute praktisch verzichtet werden.

Adsorptionsmittel. Als Mittel zur Adsorption flüssiger oder halbflüssiger Arzneisubstanzen, wie aetherische Öle, Vitaminöle, Fluid- und Spissumextrakte u. ä., sind in vielen Fällen bereits die üblichen Füllstoffe, wie Stärke, Milchzucker, Cellulosepulver und Magnesiumoxid brauch-bar. Auch Kaolin, Bolus, Veegum und Bentonit [109] können geeignet sein, wobei von Fall zu Fall die Gefahr einer Freigabeverzögerung, einer Wirkungsminderung oder sogar eines völligen Wirkungsverlustes durch entsprechende Prüfungen ausgeschlossen werden muß.

Zur Einarbeitung extrem hoher Flüssigkeitsanteile sind indessen auch die zuletzt genannten Stoffe nicht ausreichend. Für diesen Zweck kommt heute praktisch nur noch die als Aerosil (Cab-o-sil) bekannte kolloide Kieselsäure zum Einsatz, die auch anderweitig zu den vielseitig-sten Hilfsstoffen in der modernen Arzneibereitung zählt (s. Bd. I, 1031). Als hochdisperses Produkt mit einer Oberfläche von 50 bis 400 m²/g (mittlere Oberfläche 200 m²/g) bildet Aerosil noch mit 40% wäßriger Flüssigkeit verrieben ein scheinbar trockenes, mehr oder weniger fließfähiges Pulver. Ebenso lassen sich die sonst nur schwierig zu handhabenden Spissum-Extrakte als pulverförmige Aerosil-Verreibung leicht in Tablettenmassen einarbeiten. Zur Trockenhaltung hygroskopischer Stoffe ist ein Aerosil-Zusatz von 2 bis 5% meist aus-reichend. Obgleich die außerordentlich große Oberfläche die Möglichkeit einer Adsorption von Arzneistoffen nahelegt, sprechen die sich aus der näheren Kenntnis der physikalisch-chemischen Struktur des Aerosils [110, 111] ergebenden theoretischen Voraussetzungen gegen

eine solche. Dies konnte von GSTIRNER und KNIPP [112], die in einer Studie mit 56 Arzneistoffen aus den verschiedensten Verbindungsklassen in keinem Falle eine Adsorption feststellen konnten, voll und ganz bestätigt werden.

Ähnlich gute Adsorptionseigenschaften weisen auch die zum großen Teil aus SiO_2 bestehenden Produkte Celite und Micro-Cel auf, die beide aus Kieselgur (Diatomeenerde)
gewonnen werden.

Feuchthaltemittel. Der richtige Feuchtigkeitsgehalt der Tablettenmasse ist ein wichtiger
Faktor für ein günstiges Preßverhalten [113] und die physikalischen Eigenschaften der
fertigen Tabletten [114]. MÜNZEL und SETH [113] fanden für Tabletten aus Granulatum simplex einen optimalen Feuchtigkeitsgehalt von 10,5 bis 12,8%, für Phenacetin-Tabletten einen
solchen von 3,0 bis 3,7%, wobei sie die bedeutsame Rolle der Stärke als Wasserregulator
wiederum bestätigen konnten. Die genannten Werte lassen sich aber nicht verallgemeinern,
da sie für jede Tablettenart verschieden und von der jeweiligen Vorschrift abhängig sind,
wie dies BISGARD für die Tabletten der Dan. IX gezeigt hat [115].

Bei lipophilen bzw. aerophilen Stoffen ist die Wirkung der Stärke allein häufig nicht ausreichend, um ein zu starkes Austrocknen zu verhindern (Neigung der Tabletten zum „Deckeln").
Meist setzt man dann der Granulierflüssigkeit soviel Glycerin zu, daß dessen Menge 1 bis 2%
des Tablettengewichts beträgt. Anstelle von Glycerin können in manchen Fällen auch die
schwächer wirksamen, da weniger hygroskopischen flüssigen Polyäthylenglykole mit einem
Molekulargewicht von 200 bis 400 verwendet werden. Auch Sorbit in Form seiner ca. 70%igen
wäßrigen Lösung kann geeignet sein.

Hydrophilisierungsmittel. Sie sollen die Benetzbarkeit lipophiler Tablettenmassen fördern
und damit bessere Preßbarkeit und Zerfallbarkeit bewirken. Vielfach wird dies bereits durch
Zusatz hydrophiler Hilfsstoffe, wie Stärke, Milchzucker oder Aerosil zu erreichen sein. Die
vielzitierte Verwendung von üblicherweise 1% Cetylalkohol hat den Nachteil, daß dieser in
aetherischer Lösung auf die Tablettenmasse aufgebracht werden muß.

Eine weit stärkere Hydrophilisierung läßt sich durch Zusatz von Netzmitteln erzielen
[116], von denen eine ganze Reihe bereits Verwendung gefunden hat, so z. B. Tween 20 [117],
Tween 60 [118], Tween 80 [119], Fettalkoholsulfate [120], Fettsäure-monoglycerinester [121],
Sulfobernsteinsäurederivate [116] sowie Triacthanolaminoleat und -stearat [119]. Wirksam
sind sie jedoch nur bei ausgesprochen lipophilen Stoffen, während sie bei leicht oder auch
schwerer wasserlöslichen Stoffen keinen merklichen Einfluß auf die Zerfallszeit haben.

Die große Zahl von Netzmitteln bringt allerdings die Gefahr der Verwendung pharmako-
logisch und toxikologisch nicht ausreichend beurteilter Stoffe mit sich. Da auch der Einfluß
der Netzmittel auf die Wirkstoffresorption bisher nur in den seltensten Fällen abgeklärt ist,
sollte ihr Einsatz nur mit großer Zurückhaltung und nach strenger Prüfung erfolgen.

Die für eine Rezeptur optimale Netzmittelmenge läßt sich bei Beachtung gewisser
Voraussetzungen durch Bestimmung des sog. Benetzungsfaktors (s. Tabelle) annähernd
ermitteln. Dieser gibt an, wieviel Gramm einer lipophilen Substanz von 1 g eines Netzmittels
benetzt werden und kann nach RITSCHEL und RAHMAN [122] in Anlehnung an die bekannte
Lycopodiummethode folgendermaßen bestimmt werden:

1 g der zu prüfenden, zuvor durch ein 100-mesh-Sieb (Maschenweite ca. 0,15 mm) gesiebten Substanz wird in einem 250-ml-Erlenmeyerkolben mit 50 ml destilliertem Wasser
versetzt. Dann gibt man aus einer Bürette langsam und unter sehr vorsichtigem Umschwenken
zur Vermeidung von Schaumbildung die 0,1 bis 1%ige Netzmittellösung zu, wobei gegen
Ende der Titration das Volumen mit Wasser auf 100 ml aufzufüllen ist. Die Berechnung erfolgt
auf das unverdünnte Tensid.

Zerfallsverzögerer. Anstelle der früher gebrauchten hydrophoben Stoffe, wie Paraffinum
solidum, Stearin und Kakaobutter, werden heute, wenn überhaupt, besser Neutralfette
benutzt. Noch eleganter ist die Verwendung der zwar wasserlöslichen, bei Einsatz entsprechender Mengen den Zerfall aber beträchtlich verzögernden Polyaethylenglykole oder auch von
Polyvinylpyrrolidon [84].

Benetzungsfaktoren einiger Wirk- und Hilfsstoffe

Sieb 100 mesh = 0,15 mm, Titration mit 0,1%iger bzw. 1%iger* Tensidlösung (nach RITSCHEL und RAHMAN [122])

Substanz	Benetzungsfaktoren					
	Teepol 410	Lissapol D	Texapon P	Texapon L-100	Renex 35	Natrium-laurylsulfat
Acetylsalicylsäure	175,4	132,3	285,7	51,5	588,2	76,3
Aktivkohle*	7,9	15,6	12,2	6,5	15,1	6,9
Aluminiumhydroxyd	10,8	21,5	19,4	15,9	60,6	11,0
Aluminiumstearat*	1,15	1,01	0,97	1,34	1,84	1,07
Calcium phenylbutazon	48,3	81,3	61,7	89,2	195,1	94,2
Dijodhydroxychinolin	3,4	22,9	18,1	40,6	65,9	8,5
Magnesiumstearat*	1,03	1,16	1,25	1,06	2,6	1,18
Meprobamat	34,1	27,7	36,1	23,2	108,6	43,8
Paracetamol	119,0	285,7	196,0	62,5	416,6	116,3
Phenacetin	48,7	99,0	28,9	15,3	285,7	25,4
Phenobarbiton	74,6	135,1	146,2	97,8	924,8	84,7
Phenylbutazon	16,7	24,8	23,8	14,0	91,7	32,7
Phthalylsulfathiazol	69,9	172,4	142,8	57,4	285,7	72,9
Riboflavin	169,5	500,0	476,1	119,0	1 111,1	232,5
Salicylamid	86,9	161,2	109,8	18,9	238,0	47,8
Salicylsäure	61,7	204,0	108,6	32,7	909,1	79,3
Succinylsulfathiazol	250,0	400,0	188,4	119,0	424,8	204,0
Sulfadiazin	75,7	217,2	82,6	68,9	303,0	75,1
Sulfadimidin	146,2	212,7	133,3	67,1	414,8	185,1
Sulfaguanidin	98,0	303,0	370,3	48,0	384,6	102,0
Sulfamerazin	84,7	135,1	103,0	37,3	250,0	78,1
Sulfanilamid	93,4	222,2	80,6	44,0	163,9	73,5
Sulfathiazol	119,0	916,6	238,0	69,9	303,0	153,9

Resorptionsbeschleuniger. Technologisch gesehen handelt es sich nicht um Tablettenhilfsstoffe im eigentlichen Sinne, da die Beeinflussung eines aus der Tablette bereits freigesetzten Wirkstoffs schließlich unabhängig von der ursprünglichen Arzneiform ist. Als Resorptionsbeschleuniger werden gelegentlich oberflächenaktive Stoffe eingesetzt, für deren Verwendung prinzipiell das bei Hydrophilisierungsmitteln Gesagte gilt. Bekannt ist auch, daß durch Sorbit beispielsweise die Resorption von Cyanocobalamin, Thiamin sowie Calcium, Strontium und Eisen verbessert werden kann.

Sprengmittel. Als Sprengmittel eignen sich indifferente, bei Berührung mit wäßrigen Flüssigkeiten rasch quellende Stoffe. Vergleichende Untersuchungen an einer Anzahl von Quellstoffen hat SAGER [123] mit Hilfe von Wasseraufnahme-Kurven durchgeführt.

Von geringer Bedeutung als Sprengmittel sind gasentwickelnde Stoffe bzw. Mischungen, wie z. B. Magnesiumperoxid (O_2-Entwicklung) Natriumbicarbonat oder Calciumcarbonat mit Wein- oder Citronensäure (CO_2-Entwicklung), eine Mischung, die häufig für Brausetabletten Verwendung findet.

Da der Tablettenzerfall in zwei Stufen verläuft — zunächst in die Granulatkörner und erst dann in kleinere Partikel — ist es zweckmäßig, einen kleineren Teil des Sprengmittels der Tablettenmasse *vor* und den restlichen Teil *nach* der Granulation zuzusetzen und damit beiden Zerfallsstufen Rechnung zu tragen [124]. Bei hydrophoben Tablettenmassen kann die Wirkung der Sprengmittel durch Zusatz von Hydrophilisierungsmitteln erhöht werden.

Da der Tablettenzerfall von einer Reihe von Faktoren der verschiedensten Art abhängig ist [125, 126], kann durch vergleichende Untersuchungen kein „allgemein bestes Sprengmittel" festgelegt werden, das günstigste ist für jede Vorschrift experimentell zu ermitteln. Aus diesem Grunde seien nachfolgend anstatt vergleichender Ergebnisse nur die wichtigsten der als Sprengmittel verwendeten bzw. untersuchten Stoffe aufgezählt.

Über Stärke als gebräuchlichstes Sprengmittel s. S. 698.

Alginsäure und -derivate [62, 64, 103, 127], Agar-Agar [128], Cellulose [129, 130], Methyl-cellulose [62, 131], Carboxymethylcellulose [64, 96, 127, 132], Guar-Gummi [59, 102], ge-pulverte Spongien [133, 134], getrockneter Citrus-Pulp [133, 134], Formaldehydgelatine, Formaldehyd-Casein [132, 135], Bentonit [133, 136], Veegum [62, 137], Montmorillonit [138], Amberlite XE 88 [139].

Gleit-, Schmier- und Trennmittel. Die Differenzierung der früher nur unter dem Sammel-begriff „Gleitmittel" zusammengefaßten Hilfsstoffe in sich stofflich zwar teilweise über-schneidende, funktionell aber eindeutig getrennte Gruppen hat zeitweilig zu einer gewissen Begriffsverwirrung geführt [140, 69]. MÜNZEL und KÄGI [90] unterscheiden die eigentlichen Gleitmittel, die die Gleitfähigkeit der Tablettenmasse verbessern, die Antiadhaesions- oder Gegenklebemittel, die das Anhaften an Stempel und Matrize verhindern, sowie Stoffe, die beide Funktionen gleichzeitig erfüllen. GELBRECHT [119] spricht von Fließregulierungs-, Matrizengleit- und Gegenklebemitteln, STRICKLAND [141] von Gleitmitteln (glidants), Schmier-mitteln (lubricants) und Gegenklebemitteln (anti-adherents, anti-adhesives). Die neueste Definition gibt schließlich KÖHLER [142]:

Fließregulierungsmittel sind Stoffe, die durch Herabsetzung der interpartikulären Reibung wie auch der Haftreibung an einer Wandfläche (Trichterwand) ein gleichmäßiges, freies Fließen des Granulats aus dem Fülltrichter in die Matrize ermöglichen.

Schmiermittel sind Stoffe, die die Gleitreibung aller in der Matrizenbohrung gleitenden Teile herabsetzen, also die Reibung Metall auf Metall (Stempel/Matrize) und Tablettenmasse auf Metall (beim Ausstoß der Tablette). Für Gegenklebemittel wird schließlich der aus der Technik entlehnte Begriff „*Formentrennmittel*" gewählt, da es sich bei Tabletten ja um einen in einer Form gepreßten Formling handelt. Fließregulierungs-, Schmier- und Trennmittel werden zum sog. „FST-Komplex" zusammengefaßt [143].

Bei den *Fließregulierungsmitteln* handelt es sich nach KÄGI [49] um pulverförmige, durch den Preßdruck nicht oder nur schwer deformierbare Substanzen, wie Talcum, Stärke, lösliche Stärke, Aerosil, Borsäure, Metallseifen [142], Polyaethylenglykole, in gewissen Fällen Zucker und Natriumchlorid, sowie das von AWE und GELBRECHT [119, 144] vorgeschlagene Mager-milchpulver.

Ihre Wirkung beruht auf einer Verringerung der Adhäsion zwischen den Granulatkörnern einerseits und diesen und der Gefäßwandung andererseits. Durch Einlagerung der pulver-förmigen Fließregulierungsmittel in die Vertiefungen der rauhen Granulatoberfläche [145] wird diese außerdem geglättet, was zu einem rascheren und gleichmäßigeren Fließen und damit zur Erhöhung der Dosierungsgenauigkeit führt.

Zur Bestimmung des Fließvermögens von Granulaten wurde von NELSON [146] der Rei-bungswinkel ermittelt, das ist der von der interpartiellen Reibung abhängige Basiswinkel des beim Ausfließen auf eine ebene Unterlage gebildeten konusförmigen Haufens. MÜNZEL und KÄGI [90] bestimmen die Fließfähigkeit ebenso wie AKAY [147] mittels eines Ausfluß-trichters, eine Methode, die in abgeänderter bzw. vereinfachter Form auch von MELICHAR und MALÝ [148, 149] und von KÖHLER und HIRSCHMANN [142] übernommen wurde. Die Aus-wertung erfolgt durch Berechnung des Gleitfaktors (von KÖHLER als Fließfaktor bezeichnet), das ist das Verhältnis der durchschnittlich ausgeflossenen Menge des mit Gleitmittel ver-setzten Granulats zur durchschnittlichen Ausflußmenge des gleichen Granulats ohne Gleit-mittelzusatz:

$$\text{Gleitfaktor } f = \frac{\bar{x}\,\text{g (Granulat + Gleitmittel)}}{\bar{x}\,\text{g reines Granulat}}.$$

Für $f > 1$ bedeutet dies demnach eine Verbesserung, für $f < 1$ hingegen eine Ver-minderung der Fließfähigkeit.

Von verschiedener Seite durchgeführte Untersuchungen über die Gleit- und Schmiermittel-wirkung [90, 142, 149, 150] beziehen sich immer nur auf die von den Verfassern als „Standard-granulate" zugrunde gelegten unterschiedlichen Zubereitungen und lassen daher weder eine vergleichende Betrachtung noch eine grundsätzliche Übertragung auf andere Arten von Granulaten zu. KÄGI [49] konnte beispielsweise keinen wesentlichen Wirkungsunterschied der von ihm geprüften Gleitmittel bei hydrophilen Milchzucker- und lipophilen Phenacetingranulaten feststellen. Bei einer Gleitmittelmenge von 5% (ein Zusatz von 3 bis 5% kann als Faustregel gelten) standen Polyäthylenglykol 6000 und Talcum immer an der Spitze, gefolgt von Magnesiumstearat-Talk 10%, Calciumstearat-Talk 10% und Stearin-Talk 5% in wechselnder Position, sowie Calcium- und Magnesiumstearat. Stearinsäure und Paraffin brachten dagegen eine Verschlechterung des Fließverhaltens. Bei dem an sich schon gut fließenden kristallisierten Natriumchlorid führten praktisch alle obigen Stoffe zu einer verminderten Fließfähigkeit.

In der Praxis ist Talcum [151] nach wie vor das am meisten gebrauchte Fließregulierungsmittel, obgleich es verschiedentlich für Haut- und Schleimhautschädigungen verantwortlich gemacht wird (bei GELBRECHT [119]). Aus diesem Grunde beschränkt z. B. das Ungarische Arzneibuch den Talcumzusatz auf maximal 3%, das Russische Arzneibuch läßt Talcum in Tabletten sogar quantitativ bestimmen, während die Dan. IX im allgemeinen 5%, vereinzelt auch bis zu 10% zuläßt. Der von AWE und GELBRECHT [119, 144] aus dem gleichen Grunde vorgeschlagene Ersatz des Talcums durch entfettetes Milchpulver hat sich nicht einführen können. Indessen wird die vernünftige Verwendung von Talcum als Tablettenhilfsstoff in den erforderlichen geringen Mengen medizinisch kaum zu beanstanden sein. Beachtet werden muß dagegen u. U. das Adsorptionsvermögen von Talcum für verschiedene Arzneistoffe [152, 153].

Sehr gute Fließregulierungsmittel sind auch Stärke [69] und Aerosil [143], denen allerdings eine gleichzeitige Schmierwirkung fehlt, wie sie dem Talcum eigen ist. Als wasserlösliche Gleitmittel [154] für Lösungstabletten u. ä. kommen praktisch nur die höhermolekularen Polyaethylenglykole in Betracht [21, 90], vorgeschlagen wurden u. a. auch Polyaethylenglykolmonostearat und -laurat [155].

Mischungen von Talcum mit Metallseifen (z. B. Pulvis lubrificans [156], Talcum stearatum A.P.V. [157]) und Stearinsäure (z. B. Stearintalk ACO [158] und Talcum stearatum DAK [159]) sowie Mischungen mit Cetylalkohol (Talcum cetylicum A.P.V. [157]) und Siliconemulsion (Silicontalk [157, 160, 161]) stellen bereits kombinierte Fließregulierungs- und Schmier- bzw. Trennmittel dar, ebenso wie der FST-Komplex der A.P.V. [143], der aus 70% Stärke und 30% eines Gemisches aus 8% Talcum, 1% Aerosil und der günstigsten, jeweils experimentell zu ermittelnden Menge Metallseife besteht.

Von den genannten Stoffen sind die Metallseifen, vor allem Magnesium- und Calciumstearat, die gebräuchlichsten. Sie haben aber einige Nachteile und sollten daher nur dann eingesetzt werden, wenn die Eigenschaften der Tablettenmasse dies unbedingt erfordern. So wirken sie sich infolge ihrer Lipophilie nachteilig auf die Zerfallbarkeit der Tabletten aus, sie sind als Seifen chemisch nicht indifferent und mit verschiedenen Arzneistoffen unverträglich, so z. B. mit Acetylsalicylsäure [162] und anderen sauren Stoffen. Außerdem können sie analytische Untersuchungen von Tabletten infolge Emulsionsbildung stören, weshalb sie in der Dan. IX für einige Tabletten nicht verwendet werden dürfen. Der besonders bei Lutschtabletten störende seifige Geschmack, vor allem von Stearaten, kann durch Verwendung des völlig geruch- und geschmackfreien Calciumarachinats vermieden werden [142].

Die eigentlichen *Schmiermittel* [163], die sich teilweise aber wieder mit Fließregulierungs- und Trennmitteln überschneiden, können nach STRICKLAND und Mitarbeitern [164] eingeteilt werden in hydrodynamische und grenzflächenwirksame Mittel. Erstere bilden unter der Einwirkung des Preßdrucks eine zusammenhängende flüssige Trennschicht zwischen den gleitenden Teilen, wobei ihr Wirkungsgrad in erster Linie von ihrer Viskosität abhängig ist. Zu ihnen zählen z. B. flüssige und feste Paraffinkohlenwasserstoffe, Ceresin und Bienenwachs. Zur zweiten Gruppe gehören bipolare Stoffe, wie höhere Fettsäuren und ihre Metallsalze, also z. B. Magnesiumstearat, deren Wirkung mit der Länge ihrer Kohlenstoffkette zunimmt und die als Hochdruckschmiermittel den Stoffen der ersten Gruppe in ihrer Schmierwirkung überlegen sind. Dazu kommt schließlich Talcum als Typ des mineralischen, durch seinen laminaren Aufbau wirksamen Schmiermittels [165, 166].

Alle als Schmiermittel wirksamen Stoffe stellen auf Grund ihres Wirkungsmechanismus gleichzeitig Formentrennmittel dar, indem sie einen Oberflächenfilm zwischen Tablettenkörper und Preßwerkzeug bilden. Als spezielle Trennmittel ohne Schmierwirkung sind die

Silicone anzusehen [157, 160, 161, 167]. Trennmittel können aber auch Stoffe wie Aerosil und Stärke sein, indem sie „klebrige" Granulate durch einen monopartikulären Überzug gegenüber der Form isolieren.

Über die Beeinflussung der Tabletteneigenschaften durch Art und Menge von Fließregulierungs-, Schmier- und Trennmitteln und anderen Hilfsstoffen siehe bei MÜNZEL und KÄGI [49, 97].

Sonstige Hilfsstoffe. Sonstige Hilfsstoffe, wie Antistatica, Geschmackskorrigentien [168], Farbstoffe [169, 170], Stabilisatoren u. a. sind auf spezielle Fälle beschränkt, so daß hier nicht im einzelnen darauf eingegangen werden kann.

Unverträglichkeiten [171]

Die Vielzahl der Wirk- und Hilfsstoffe, dazu die anzuwendende Verfahrenstechnik, können zu mannigfachen — auch bei großer Erfahrung nicht immer voraussehbaren — chemischen, physikalischen und pharmakokinetischen Inkompatibilitäten führen, auf deren vielschichtige Problematik hier nicht eingegangen werden kann. Lediglich auf einige allgemeingültige Möglichkeiten zu ihrer Vermeidung bzw. Behebung sei stichwortartig hingewiesen:

1. Erstellung möglichst einfacher, überschaubarer Rezepturen;
2. Direktpressung bzw. Trockengranulation feuchtigkeitsempfindlicher Wirkstoffe, gegebenenfalls mit geeigneten Träger- oder Füllgranulaten;
3. Getrennte Granulation miteinander unverträglicher Wirkstoffe, wobei die gegenseitige Isolierung der Granulate durch zusätzliche Schutzüberzüge noch verstärkt werden kann;
4. Getrennte Granulation und Verarbeitung zu Mehrschicht- oder Manteltabletten, wobei hier durch neutrale Zwischenschichten eine noch wirksamere Isolierung erreicht werden kann.

Die Herstellung von Tabletten [172—177]

Unter Tablettieren versteht man nach KÄGI [49] das Überführen einer pulverförmigen, kristallinen oder granulierten „trockenen Zerteilung" zur geformten Tablette mit Hilfe von Tablettenmaschinen (Tablettenmaschinen s. S. 714). Die Verarbeitung auf Tablettenmaschinen bedingt gewisse Eigenschaften der zu tablettierenden Masse, die diese nur in den wenigsten Fällen besitzt und die deshalb durch besondere Aufbereitung, meist Granulierung des Arzneistoffs erreicht werden müssen. Dabei sind von Fall zu Fall das unterschiedliche Verhalten der zu verarbeitenden Wirkstoffe und die gewünschten Eigenschaften der fertigen Tabletten zu berücksichtigen. Die Ausarbeitung entsprechender Vorschriften unter Verwendung geeigneter Hilfsstoffe kann durch experimentelle Ermittlung gewisser Charakteristika der zu tablettierenden Masse zwar erleichtert werden [178], beruht aber auch heute noch weitgehend auf empirischen, in der Praxis erworbenen Erfahrungen, die inzwischen durch wissenschaftliche Arbeiten vielfach exakt bestätigt werden konnten.

Für die Herstellung bzw. Aufbereitung kommen folgende Verfahren zur Anwendung:

1. Tablettierung ohne Granulierung
2. Granulierung
    a. trockene Granulierung
    b. feuchte Granulierung.

Die *Vorbereitung* von Wirk- und Hilfsstoffen für die Granulierung bzw. Tablettierung kann je nach Zustand des Materials und der an die fertige Arzneiform zu stellenden Anforderungen eine Reihe von Arbeitsgängen umfassen, die im engeren Sinne nicht zur eigentlichen Tablettenherstellung gehören. Es sind dies vor allem

Herstellung von Granulierlösungen oder -suspensionen,

Mahlung von Wirk- und Hilfsstoffen auf eine für die jeweilige Vorschrift optimale Partikelgröße,

Siebung zur Erzielung homogener Korngrößenklassen,

Mischung von Wirk- und Hilfsstoffen mit der Sicherstellung einer gleichmäßigen Verteilung.

Obgleich jeder einzelne dieser und eventueller ähnlicher Arbeitsgänge einschließlich ihrer Ergebniskontrolle von entscheidender Bedeutung für die Qualität der fertigen Tabletten sein kann, ist ihre eingehende Beschreibung an dieser Stelle nicht möglich, zumal es sich um allgemeine technische Verfahrensweisen handelt. Eine pharmazeutisch-technologisch orientierte Darstellung, speziell im Hinblick auf die Tablettenherstellung findet sich bei RITSCHEL [11].

Direktes Pressen von Arzneistoffen [179, 180]. Nur wenige Arzneistoffe besitzen ausreichende interpartikuläre Adhäsionskräfte bei gleichzeitigem gutem Fließvermögen, um direkt verpreßt zu werden. Zu ihnen gehören Ammoniumchlorid, -bromid und -jodid, Kaliumchlorid [181], -bromid, -jodid, Kaliumchlorat, Kaliumpermanganat, Kaliumsulfat, Natriumchlorid, -bromid und -jodid, Zinksulfat, Borsäure, Chloralhydrat, Harnstoff, Hexamethylentetramin, Salicyl- und Acetylsalicylsäure, wobei die Preßfähigkeit u. a. aber von Kristallform und -größe abhängig sein kann. Generell scheinen im kubischen System kristallisierende Substanzen direkt preßbar zu sein [182]. Theoretisch müßte indessen jede kristalline Substanz zu tablettieren sein, sofern der Preßdruck hoch genug ist, um eine genügende Adhäsion zu bewirken. Hier setzt jedoch der bei ca. 10 000 kg/cm² liegende durchschnittliche Druck der üblichen Tablettenmaschinen eine Grenze. Inwieweit sonstige Faktoren, wie chemische Struktur, Dichte, Feuchtigkeits- bzw. Kristallwassergehalt des Stoffes, Luftfeuchtigkeit und -temperatur eine Rolle spielen, ist nicht mit Sicherheit bekannt.

Obgleich viele der direkt preßbaren Substanzen leicht wasserlöslich sind, werden ihnen doch Sprengmittel zugesetzt, da sich andernfalls die aus ihnen gefertigten Tabletten infolge der starken Verkleinerung der Oberfläche nur sehr langsam auflösen würden [49].

Mit Zusatz von geeigneten Hilfsstoffen, wie trockenen Bindemitteln, Schmier- und Trennmitteln läßt sich eine ganze Reihe weiterer Substanzen ohne Granulierung verpressen. Mangelnde Fließfähigkeit der Masse kann neuerdings durch Verwendung sogenannter Rührflügelfüllschuhe ausgeglichen werden, bei denen auch schlecht fließendes Preßgut mittels entsprechender Rührflügel oder ähnlicher Vorrichtungen in die Matrize eingestrichen wird [183].

Granulierung [93, 147][1]. Unter Granulierung versteht man das Überführen von Pulverteilchen in Granulatkörner. Ein Granulatkorn ist ein „zusammengekittetes" asymmetrisches Aggregat aus Pulverpartikeln (ganzen Kristallen, Kristallbruchstücken, Drogenpartikeln), das keine harmonische geometrische Form aufweist, sondern nur andeutungsweise eine kugel-, stäbchen-, zylinderförmige oder andere Gestalt erkennen läßt. Seine Oberfläche ist in der Regel uneben und zackig, oft gerauht, das Granulatkorn selbst oft mehr oder weniger porös [184]. Granulate schließlich sind Anhäufungen von Granulatkörnern.

Gegenüber Pulvern weisen Granulate für die Tablettierung folgende Vorteile auf:

bessere Fließfähigkeit;

gleichmäßigere Matrizenfüllung und damit höhere Dosierungsgenauigkeit;

leichtere Bildung festerer Preßkörper infolge der unregelmäßigen, sich ineinander verkeilenden Oberflächen der Granulatkörner.

Sowohl bei der trockenen wie auch bei der feuchten Granulierung werden die Pulverpartikel zuerst zu groben Aggregaten verdichtet, die dann zum eigentlichen Granulat dispergiert werden, wobei die Dispergierung aber nie bis zum ursprünglichen Dispersitätsgrad zurückgeht. Die Unterscheidung bzw. Benennung der Granulate kann entweder nach morphologischen oder kolloidphysikalischen Gesichtspunkten erfolgen (s. Tabelle S. 710).

Da von den guten Tablettierungseigenschaften des Granulats in hohem Maße die Qualität der fertigen Tabletten abhängt, stellt die Granulation den wichtigsten Arbeitsgang bei der Tablettenherstellung dar. An ein gutes Granulat werden im allgemeinen folgende Anforderungen gestellt:

---

[1] Siehe dazu auch Granulate, S. 312.

gute Fließfähigkeit bei Vermeidung von Klumpenbildung;

gleichmäßige Körnung in bezug auf Form und Größe der Granulatkörner;

nicht zu hoher Anteil (üblicherweise maximal 10 bis 20%) pulverförmiger Bestandteile;

optimaler, für jedes Granulat verschiedener Feuchtigkeitsgehalt zur Vermeidung von Tablettierungsschwierigkeiten, wie Kleben oder Deckeln;

ausreichende Festigkeit zur Vermeidung des Zerfalls in Pulver; gleichzeitig aber gute Zerfallbarkeit der einzelnen Granulatkörner zur Sicherstellung einer raschen und ausreichenden Resorption.

Schema der Granulatherstellung; Unterscheidung bzw. Benennung der Granulate (aus [7])

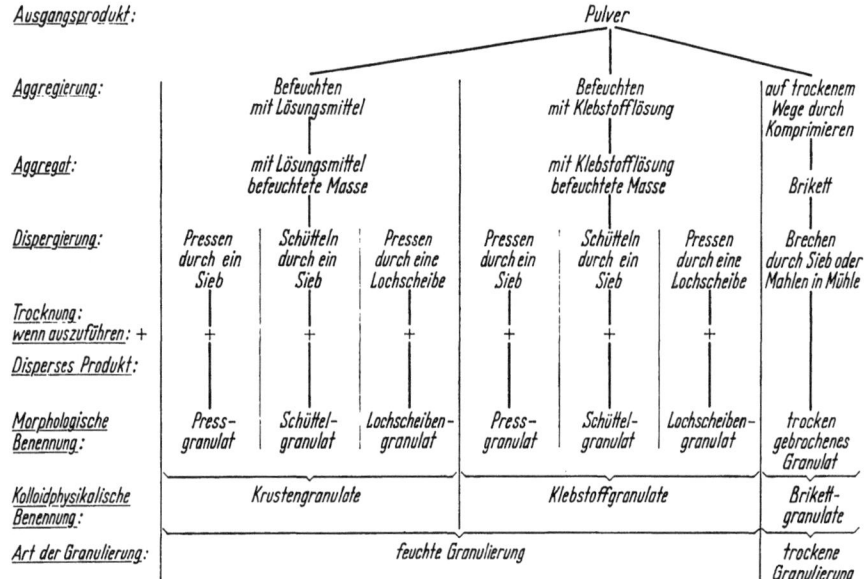

Spezielle Belange sind darüber hinaus bei Granulaten für Manteltabletten zu beachten [26]:

Der Feuchtigkeitsgehalt von Kern- und Mantelgranulaten sollte niedriger als bei normalen Tabletten liegen, wenn zwischen den Inhaltsstoffen von Kern und Mantel Unverträglichkeiten bestehen oder der Kern besonders feuchtigkeitsempfindlich ist.

Die Form des Kerngranulats sollte gröber als beim Mantelgranulat sein, um somit Kerne mit leicht poröser Oberfläche zu erzielen, die eine bessere Bindung mit der Mantelmasse ermöglichen.

Die maximale Korngröße des Mantelgranulats sollte unter 1 mm liegen und zwecks ordnungsgemäßer Füllung nicht mehr als die Hälfte der Dicke der seitlichen Mantelschicht betragen.

Höhere Staubanteile unter 0,075 mm sollten vermieden werden, dagegen sollten ausreichende Anteile zwischen 0,075 und 0,15 mm vorhanden sein, um eine gleichmäßige Füllung zu erzielen.

Das Mantelgranulat muß eine ausreichende Bindungsfähigkeit innerhalb der Mantelmasse einerseits und zwischen Mantel und Kern andererseits gewährleisten und zudem elastisch genug sein, um einer eventuellen geringen Expansion des Kerns ohne Schaden widerstehen zu können. Die Fließeigenschaften des Mantelgranulats müssen besonders gut sein, um eine optimale Ausnutzung der hohen Preßgeschwindigkeit zu ermöglichen.

Für Mehrschichttabletten wird ferner eine möglichst einheitliche Korngröße aller Granulate gefordert, die sich indessen nach der vorgesehenen Schichtdicke richten muß. Die besten Fließeigenschaften und die höchste Dosierungsgenauigkeit ergeben Schüttelgranulate [93, 147, 185], gefolgt von Lochscheibengranulaten, wobei allerdings auch die für einen gegebenen Tablettendurchmesser optimale, aus der folgenden Tabelle ersichtlichen Korngröße eine Rolle spielt [186].

Optimale durchschnittliche Korngröße des Granulats für verschiedene Tablettendurchmesser

Tablettendurchmesser mm	Korngröße mm
unter 5	0,4 — 0,5
6 — 7	0,5 — 0,6
8 — 9	0,6 — 0,8
10 — 11	0,8 — 1,0
12 — 13	1,0 — 1,2
14 — 15	1,2 — 1,5
über 15	1,5 — 2,0

Einen Anhalt über die „Packungsdichte" eines Granulats gibt das Verhältnis von Korngewicht zu Kornvolumen, der sog. Füllfaktor (f) bzw. die aus diesem durch Berücksichtigung der Dichte (d) der granulierten Substanz abgeleitete sog. „relative Füllung" [93]:

$$\text{rel. Füllung in \%} = \frac{f \cdot 100}{d}.$$

Sie gibt an, wieviel Prozent des vom Granulat eingenommenen Raumes von Substanz ausgefüllt sind.

Zur Prüfung der Festigkeit von Granulaten haben ebenfalls wiederum MÜNZEL und AKAY eine auf Bestimmung des Schüttelverschleißes beruhende Methode angegeben und entsprechende Untersuchungen ausgeführt. Dabei zeigten Klebstoffgranulate immer eine größere Festigkeit als Krustengranulate, ebenso waren — bei sonst gleicher Zusammensetzung — feinere Granulate widerstandsfähiger als gröbere Granulate.

Trockene Granulierung (Brikettierung, Precompressing, double compressing, slugging [187, 188, 189]). Bei diesem Verfahren, das vor allem zur Verarbeitung feuchtigkeitsempfindlicher und thermolabiler Wirksubstanzen Anwendung findet [57], wird die trockene, pulverförmige Tablettenmasse ohne Zusatz von Flüssigkeit (und meist auch von Bindemitteln) unter hohem Druck zu großen, rohen Formlingen, den sog. Briketts oder Slugs, verpreßt. Diese werden durch Brechen oder Mahlen zum Brikettgranulat zerkleinert, das dann — nach Absieben zu hoher Pulveranteile — erforderlichenfalls unter Zusatz von Spreng- und Gleitmitteln zur endgültigen Tablette komprimiert wird. Lassen sich auch bei hohem Druck keine genügend festen Briketts herstellen, so können Binde- bzw. Adhäsionsmittel in Pulverform zugemischt werden, z. B. mikrokristalline Cellulose, feste Polyaethylenglykole, Polyvinylpyrrolidon, Rohrzucker, Milchzucker, Calciumcarbonat u. a.

Die oft sehr schlechte Fließfähigkeit von zur Verarbeitung kommenden Pulvermischungen kann ebenso wie bei der Direktpressung mit Hilfe von Vibratoren oder durch Einsatz spezieller Rührflügelfüllschuhe behoben werden. Sehr voluminöse, viel Luft enthaltende Pulver können u. U. eine zweite Brikettierung erforderlich machen, falls die Briketts bei der ersten Pressung noch nicht genügend hart werden. Im Notfall kann das Verfahren auch dazu dienen, aus einer mangelhaften Charge durch Mahlen und erneutes Verpressen doch noch brauchbare Tabletten zu erhalten.

Feuchte Granulierung (s. auch Bindemittel, S. 701). Bei der Feuchtgranulierung wird die „Verkittung" durch Granulierflüssigkeiten erreicht, die entweder reines Lösungsmittel oder Klebstofflösungen sind und dementsprechend zu Krusten- oder Klebstoffgranulaten führen.

Sintergranulate, die durch teilweises Schmelzen der Substanz und nachfolgende Krustenbildung beim Abkühlen gewonnen werden, spielen in der pharmazeutischen Praxis keine Rolle. Reine Schmelzgranulate, durch Brechen einer völlig geschmolzenen und wieder erstarrten, zur Hauptsache aus Zucker bestehenden Masse hergestellt, bilden die Grundlage z. B. des Collett-Verfahrens.

Im einzelnen verlaufen die Arbeitsgänge der Feuchtgranulation etwa folgendermaßen:

Evtl. Mischen der Wirksubstanzen bzw. der Wirksubstanz mit Füllmitteln und anderen Hilfsstoffen.

Anfeuchten der Pulvermischung. Für Preß- und Lochscheibengranulate gilt dabei, daß um so längere Granulatwürstchen entstehen, je feuchter die Masse ist, daß umgekehrt die Masse um so feuchter sein muß, je größer die Maschenweite bzw. der Lochdurchmesser ist. Die optimale Flüssigkeitsmenge wird häufig im Vorversuch ermittelt werden müssen, wobei zu beachten ist, daß beim Durchkneten von Hand mehr Flüssigkeit benötigt wird als beim maschinellen Kneten. Einen Anhalt für einige gebräuchliche Granulatgrundlagen bzw. Füllstoffe gibt die nachstehende Tabelle. Das Anfeuchten geschieht üblicherweise in Mischern oder Knetern geeigneter Bauart, kann aber auch durch Aufsprühen der Granulierflüssigkeit in einem Dragierkessel vorgenommen werden [190].

Dispergieren der feuchten Masse mittels Sieb oder Lochscheiben, entweder durch Pressen oder Schütteln (nur Sieb). Maschen- bzw. Lochweite soll der gewünschten Korngröße entsprechen.

Trocknen der Granulatkörner bei nicht zu hoher Temperatur (je nach Material 25 bis 50°), entweder an der Luft, im Exsikkator, in Trockenschränken oder kontinuierlich arbeitenden Trockentunnels, in Vakuumtrocknern [191], in Rotations- und Wirbeltrocknern unterschiedlicher Konstruktion, durch Infrarotbestrahlung [192, 193, 194], Radiofrequenz-Bestrahlung [195] u. a.

Die Trocknungsbedingungen müssen so gestaltet werden, daß eine gewisse, zur erfolgreichen Tablettierung notwendige Restfeuchtigkeit des Granulats erhalten bleibt [113, 114]. Bei hydrophilen Stoffen ist dies im allgemeinen bei den üblichen Trocknungstemperaturen von 35 bis 50° sowieso der Fall, da ihr Feuchtigkeitsgehalt von der relativen Feuchtigkeit der Umgebung abhängig ist. Bei lipophilen (aerophilen) Stoffen kann zu starke Trocknung durch exakte Überwachung des Trocknungsvorganges, durch Zusatz hydrophiler Hilfsstoffe oder auch durch 1 bis 3% Glycerin als Feuchthaltemittel vermieden werden.

Erforderliche Menge Granulierflüssigkeit für verschiedene Substanzen (aus [10])

Substanz	ml Granulierflüssigkeit für jeweils 3 kg Substanz						
	Aethanol 50%	Wasser	Stärkekleister 10%	Gelatinelösung 10%	Gummi arabicum-Lösung 10%	Glucoselösung 50%	Methylcellulose 400 cp (Methocel 400) 2%
Mannit	1000	750	810	550	670	580	575
α-Lactose	700	400	460	290	400	325	400
β-Lactose	600	360	455	250	380	310	360
Glucose	1000	650	650	500	690	500	835
Saccharose	460	300	290	200	225	300	290
Mannit 10% + α-Lactose 90%	750	450	570	275	450	400	350
Mannit 50% + α-Lactose 50%	850	475	650	400	475	400	480
Saccharose 10% + α-Lactose 90%	520	350	350	190	350	320	325
Mannit 50% + Saccharose 50%	600	340	390	260	325	320	480

Zurüsten des getrockneten Granulats je nach Trocknungsverfahren:

a. Zerteilen des leicht zusammengebackenen Granulats in die Granulatkörner durch vorsichtiges Passieren durch ein Sieb. Dabei soll die Maschenweite im allgemeinen größer oder zumindest nicht kleiner sein als die zur Feuchtgranulation benutzte, um einen unerwünscht hohen Pulveranteil zu vermeiden. Aus dem gleichen Grund kann es empfehlenswert sein, bereits das nur angetrocknete Granulat nochmals zu sieben und dann fertig zu trocknen. Der Pulveranteil soll im allgemeinen 20% nicht überschreiten, seine optimale Menge ist für jede Vorschrift verschieden [196].

b. Absieben zu hoher Pulveranteile und eventuelles Nachgranulieren derselben.

c. Zermahlen zu großer Körner, auch um einen gewissen, für die Pressung vorteilhaften Pulveranteil zu erhalten. Aufbereiten des Granulats zur tablettierfertigen Tablettenmasse durch schonendes Untermischen der restlichen Hilfsstoffe, vor allem Spreng-, Fließregulierungs-, Schmier- und Trennmittel.

Spezielle Granulationsverfahren. Neben dem geschilderten „klassischen" Verfahren der Feuchtgranulation kommen heute mehr und mehr moderne, zeitsparende Verfahren zur Anwendung, die teilweise auch auf kontinuierliche Arbeitsweise vervollkommnet werden können. In erster Linie sind hier zu nennen die verschiedenen, sehr schonenden Verfahren nach dem Luft-Suspensions-Prinzip, wie Wurster-Verfahren [197, 198], Glatt-Verfahren [199, 200] und ähnliche, bei denen die im Wirbelbett in Bewegung gehaltene Masse in einem Arbeitsgang gemischt, mit der eingesprühten Granulierflüssigkeit befeuchtet und im Luftstrom getrocknet wird. Andere Einstufenverfahren arbeiten unter Verwendung von Rotations-Vakuumtrocknern [191] oder auch von Dragierkesseln [190]. Schließlich sind noch zu erwähnen die Sprüh- oder Zerstäubungstrocknung [201] sowie die Sprüherstarrung [202].

Die eigentliche Tablettierung. Das eigentliche Tablettieren, d. h. die Verdichtung der preßfertigen Tablettenmasse zu Tabletten, bietet bei sachgemäßer Aufbereitung der Tablettenmasse im allgemeinen keine besonderen Schwierigkeiten.

Zum Komprimieren dienen zwei Typen von Maschinen, die Exzenter- und die Rundläuferpressen (s. S. 718). Da beide Typen infolge ihrer verschiedenartigen Konstruktion und Arbeitsweise unterschiedliche Kompressionscharakteristika besitzen [203], weisen auch die auf ihnen hergestellten Tabletten einige Unterschiede ihrer physikalischen Eigenschaften auf, für die nicht der Preßdruck als solcher, sondern der Druckverlauf verantwortlich gemacht werden muß [204]. Über den Einfluß physikalischer und mechanischer Faktoren auf den Tablettierungsvorgang, teilweise im Vergleich mit ähnlichen Vorgängen auf dem Gebiet der Pulvermetallurgie, haben u. a. FINHOLT [205], TRAIN [206], SHOTTON und GANDERTON [207], MÜNZEL und KÄGI [208], SETH [209] sowie SETH und MÜNZEL [210] berichtet. Letztere treffen folgende Einteilung:

1. Physikalische Faktoren
   a. Eigenschaften der Partikel
      aa. Aerophiles oder hydrophiles Verhalten des Arzneistoffes
      bb. Größenverteilung der Partikel
      cc. Kristallstruktur des Arzneistoffes
      dd. Bindende Eigenschaften der Partikel
   b. Tablettengröße und -form
   c. Größe des Preßdrucks
   d. Feuchtigkeitsgehalt der Partikel
   e. Atmosphärische Bedingungen
2. Mechanische Faktoren
   a. Art und Richtung des Preßdrucks (abhängig vom Maschinentyp)
   b. Geschwindigkeit des Preßvorgangs
   c. Eigenschaften von Matrize und Stempel, wie
      aa. Qualität der Politur der Oberfläche
      bb. Material der Matrize und der Stempel
      cc. Form und Größe der Matrize und der Stempel

Die sich während des Verdichtungsvorganges abspielenden physikalischen Erscheinungen [211, 212] und ihre Bedeutung für die Tablettenherstellung wurden erst in den letzten Jahren, häufig mit Hilfe elektronischer Meß- und Registriergeräte, zu klären versucht [203, 213—217], ihre Erforschung kann aber noch keinesfalls als abgeschlossen gelten.

Grob gesehen führt die Komprimierung zunächst zu einer dichteren Packung der Partikel unter gleichzeitiger Reduzierung der inneren Hohlräume. Weiteres Pressen bewirkt eine Deformierung, und zwar eine plastische Deformierung der Partikel, wodurch, ebenso wie durch Zerbrechen der Granulatkörner, eine Vergrößerung der Gesamtoberfläche stattfindet. Mit wachsendem Preßdruck nimmt die Dichte des Preßlings proportional dem Logarithmus des Preßdrucks zu. Die Verfestigung schließlich tritt wahrscheinlich durch mechanische „Verkeilung" und Anwachsen der Adhäsionskräfte ein. Dabei nähern sich Härte und Dichte des Preßlings Grenzwerten, die auch bei weiterer Erhöhung des Preßdrucks nicht überschritten werden und wobei die „Grenzdichte" nicht die Dichte des kompakten Stoffes erreicht. Höherer Druck führt nur noch zu einer elastischen Verformung, die sich bei Nachlassen des Drucks in eine „elastische Erholung" umkehrt, in deren Verlauf sich der Preßling unter gleichzeitiger Vergrößerung der inneren Hohlräume wieder leicht ausdehnt.

Schwierigkeiten, die bisweilen bei der Tablettierung auftreten können, sind vor allem das Kleben und Deckeln der Tabletten.

Kleben (sticking) nennt man das Haften von Tablettenmasse an Stempeloberflächen (picking) oder Matrizenwand (binding). Es kann seine Ursache haben in einem zu feuchten Granulat, in zu niedrigem Preßdruck, in verkratzten bzw. schlecht polierten Oberflächen von Stempeln und Matrizen oder in schlechter Passung (zu viel Spielraum) von Stempel und Matrize. Möglichkeiten zur Behebung des Klebens bestehen je nach Ursache in

> weiterer Trocknung des Granulats,
> Erhöhung des Preßdrucks,
> Zusatz von Formentrennmitteln,
> Überarbeitung bzw. Austausch des Preßwerkzeugs.

Deckeln (capping, splitting, in weniger ausgeprägter Form auch nur Rißbildung [125, 218, 219]) ist das Abplatzen meist der oberen Tablettenschicht beim Ausstoßen der Tablette aus der Matrize. Ursachen können u. a. sein zu trockenes Granulat, zu hoher Preßdruck, Adsorption von Luft an aerophile Stoffe, zu hoher Pulveranteil der Tablettenmasse, ausgeschlagene Matrizen, zu hohe Preßgeschwindigkeit. Beseitigung je nach Ursache durch

> nachträgliches Anfeuchten des Granulats oder bei stark aerophilen Stoffen Einarbeiten von 1 bis 3% Glycerin als Feuchthaltemittel,
> Zusatz von Stearintalk oder Stearinsäure (in ätherischer Lösung),
> Verminderung des Preßdrucks,
> Absieben oder Nachgranulieren des abgesiebten Pulveranteils,
> Austausch ausgeschlagener Matrizen,
> Herabsetzung der Preßgeschwindigkeit,
> Verarbeitung über Brikettgranulat,
> Verwendung von Matrizen, deren Bohrungen gegen den Oberstempel hin leicht konisch erweitert sind (sog. Vorweite) und dadurch das Entweichen der Luft und das Ausstoßen der Tabletten erleichtern.

Insgesamt sind die beim Tablettieren am häufigsten auftretenden Komplikationen, ihre Ursache und mögliche Behebung in nachstehender Tabelle (nach RITSCHEL [11]) nochmals zusammengestellt.

Gesamtablauf und einzelne Phasen der Tablettenherstellung bleiben prinzipiell immer dieselben, ganz gleich, ob die Herstellung im Labormaßstab, in Großproduktion oder vielleicht sogar weitestgehend kontinuierlich erfolgt, wie dies KOVAC [220] dargestellt hat.

Maschinen und Geräte [221, 222]

Von den zur Tablettenherstellung benötigten Maschinen und Geräten können hier nur die wichtigsten zweckgebundenen Spezialmaschinen, vor allem also Tablettenpressen berücksichtigt und die bekanntesten Fabrikate und Typen ohne Anspruch auf Vollzähligkeit und ohne Werturteil tabellarisch vorgestellt werden. Sonstige Maschinen sollen anschließend nur kurz aufgezählt werden. Die Vielzahl der auf dem Markt befindlichen Fabrikate, vom kleinen, evtl. sogar handbetriebenen Labormodell bis zum Hochleistungsmodell für den Großbetrieb, verbietet zwangsläufig die Besprechung einzelner Maschinen und erfordert eine Beschränkung auf Darstellung einiger grundsätzlicher Typen. Ebenso kann auf die technischen Daten und die Handhabung der verschiedenen Maschinentypen nicht eingegangen werden, näheres hierzu siehe bei RITSCHEL [11].

Tablettenmaschinen [223, 224, 225]. Sie sind das unerläßliche Requisit zur Formung von Tabletten. Entsprechend ihrer Arbeitsweise unterscheidet man Exzenter- und Rundläufermaschinen. Erstere werden vorteilhaft zur Fertigung kleinerer Chargen verschiedener Tabletten eingesetzt, da ihre Preßwerkzeuge schnell auszuwechseln sind und die Maschineneinstellung leicht und kurzfristig zu handhaben ist. Rundläufer kommen vor allem für die industrielle Produktion großer Chargen zum Einsatz.

Die Leistung der Tablettenpressen reicht je nach Größe und Bestückung der Maschine von wenigen hundert bis zu etwa 30000 Tabletten pro Stunde bei Exzenterpressen und von

Übersicht über die am häufigsten möglichen Komplikationen beim Tablettieren sowie über deren Ursache und Behebung (nach RITSCHEL [11])

Komplikation	Ursache	Behebung
Knallen der Maschine	*Granulatbedingt:* zu hohe Feuchtigkeit	Nachtrocknen des Granulats, Tablettieren in trockenem Raum
	ungenügende Schmiermittelwirkung	Erhöhung des Schmiermittelzusatzes oder Austausch des Schmiermittels
	Maschinenbedingt: schlechter „Sitz" der Preßwerkzeuge	Ausbau und Neueinbau der Preßwerkzeuge
	ausgeleierte Preßwerkzeuge	Austausch der Preßwerkzeuge
	ausgeschlagene Stempelränder	Reparatur der Preßwerkzeuge
Kleben an den Stempeln	*Granulatbedingt:* zu hohe Feuchtigkeit	Nachtrocknen des Granulates, Tablettieren in trockenem Raum
	Eutektikum	Umarbeiten des Granulates, neue Vorschrift
	zu geringe Kohäsion	mehr Bindemittel, Änderung der Granulatform (z. B. auf Preßgranulat), Absieben des Pulveranteiles, mehr Preßdruck
	ungenügende Formentrennmittelwirkung	Erhöhung des Formentrennmittelzusatzes oder Austausch des Formentrennmittels
	physikalische Eigenschaften	hochglanzpolierte Stempel oder solche aus Speziallegierungen
	Maschinenbedingt: schadhafte Preßflächen	Auswechseln der Stempel, sorgfältiges Polieren der Preßflächen
	Gravuren	Verzicht auf Gravur oder Änderung der Granulatvorschrift
	zu geringer Preßdruck	vorsichtig Preßdruck ansteigen lassen
Deckeln	*Granulatbedingt:* zu geringe Feuchtigkeit	Besprühen mit 1—3%iger Glycerinlösung; Einbau hygroskopischer Stoffe, z. B. Sorbit, in die Formel
	zu hohe Feuchtigkeit	Nachtrocknen des Granulates
	ungenügende Bindemittelwirkung	Umgranulieren
	bestimmte Kristallformen	Verarbeitung als Pulver
	zu stark aerophile Stoffe	Behandeln mit Äther; bessere Matrizenentlüftung; trockene Granulation (Vorpressen); Hydrophilierungsmittelzusatz
	zu hohe Porosität	Vorpressen in Maschinen mit Vordruck, Kompression weit oben in der Matrizenbohrung und gute Matrizenentlüftung; Änderung der Vorschrift auf Brikettgranulat
	zu hoher Pulveranteil	Absieben; Umgranulieren eventuell mit mehr Bindemittel; Trockengranulieren (Vorpressen)

Übersicht über die am häufigsten möglichen Komplikationen beim Tablettieren sowie über deren Ursache und Behebung (*Fortsetzung*)

Komplikation	Ursache	Behebung
Noch: Deckeln	zu starke interpartikulare Bindung	Zusatz von Schmiermitteln
	ungeeignete Granulatform	Wahl einer anderen Granulatform; Austausch von Hilfsstoffen
	Maschinenbedingt: zu hoher Preßdruck	Verringerung des Preßdruckes
	schlecht eingesetzte Werkzeuge	Ausbau und sorgfältige Reinigung
	ausgemergelte Preßwerkzeuge	Austausch der Preßwerkzeuge
	beschädigte Stempelränder	Austausch der Preßwerkzeuge
	zu hohe Preßgeschwindigkeit	Verringerung der Preßgeschwindigkeit
	schlechte Matrizenentlüftung	Verpressung auf anderen Maschinen, Austausch der Preßwerkzeuge oder Umgranulieren
	Gravuren	Änderung der Granulatzusammensetzung, Granulatform und Korngröße
Ungenügende Tablettenfestigkeit	*Granulatbedingt:* ungeeignete Granulatform	Umgranulieren, Festigkeit nimmt vom Schüttel- über Preß- und Lochscheiben- zum Brikettgranulat allgemein zu
	ungeeignete Korngröße	Umgranulieren auf kleinere Korngröße
	zu hohe Porosität	Änderung der Granulatform und/oder Erhöhen des Preßdruckes
	ungenügende Bindemittelwirkung	Erhöhung des Bindemittelzusatzes in der Granulierflüssigkeit
	Feuchtigkeitsgehalt	Besprühen des Granulates, wenn zu niedrig (Deckeln); Nachtrocknen des Granulates, wenn zu hoch (Kleben)
	ungeeigneter Gleitmittelzusatz	Austausch des Gleitmittels (Fließregulierungs-, Schmier- und Formentrennmittel) gegen geeignete Stoffe
	Maschinenbedingt: zu geringer Preßdruck	Erhöhen des Preßdruckes
	Tablettenform	höhere Druckfestigkeit allgemein bei flachen Tabletten; höhere Abriebfestigkeit bei bikonvexen Tabletten
	Art der Tablettenmaschinen	Wahl der Maschine; für größere Festigkeiten Exzenterpressen
Ungenügende Tablettenzerfallbarkeit	*Granulatbedingt:* zu geringe Sprengmittelwirkung	Erhöhung des Sprengmittelzusatzes; Änderung der Verteilung zwischen äußerer und innerer Phase; Austausch des Sprengmittels
	zu hoher Bindemittelanteil	Verringerung des Bindemittelanteiles

Übersicht über die am häufigsten möglichen Komplikationen beim Tablettieren sowie über deren Ursache und Behebung (*Fortsetzung*)

Komplikation	Ursache	Behebung
Noch: Ungenügende Tablettenzerfallbarkeit	aerophile oder lipophile Stoffe	Zusatz eines Hydrophilierungsmittels
	zu hoher Gleitmittelzusatz	Verringerung des Fließregulierungs-, Schmier- und Formentrennmittelzusatzes, sofern es sich um lipophile Stoffe handelt
	ungeeignete Granulatkorngröße	Umgranulieren durch möglichst grobe Maschenweite
	ungeeignete Granulatform	Umgranulieren; Herstellen eines Schüttelgranulates (oder anderen Feuchtgranulates)
	zu geringe Porosität	geringerer Preßdruck; Herstellen eines Schüttelgranulates; Aerosil-Zusatz
	Maschinenbedingt: zu hoher Preßdruck	Verringerung des Preßdruckes
Dosierungsschwankung	*Granulatbedingt:* ungeeignete Granulatkorngröße	Umgranulieren oder Zerkleinern des Granulates auf kleinere Korngrößen
	zu hoher Pulveranteil	Absieben; Umgranulieren (evtl. mit mehr Bindemittel); Trockengranulation (Vorpressen)
	ungeeignete Granulatform	Umgranulieren auf Schüttel- oder Brikettgranulat
	ungünstiges Verhältnis zwischen Schütt- und Stampfvolumen	Änderung der Dichte, der Granulatform und der Korngröße
	zu geringer Fließmittelanteil	Zusatz eines Fließregulierungsmittels
	zu hohe Granulatfeuchtigkeit	Nachtrocknen, Verpressen in trockenem Tablettierraum
	Maschinenbedingt: ungünstige Füllapparatbewegung	Dämpfung der Vibrationen und Schüttelbewegungen des Fülltrichters
	zu hohe Preßgeschwindigkeit	Verringerung der Preßgeschwindigkeit
	lockerer Unterstempel	Kontrolle aller Fixier- und Stellschrauben
Doppelfüllung	entgegengesetztes Drehen am Handrad, nicht entfernte Preßlinge oder Bruchstücke, Kleben der Preßlinge am Oberstempel	einwandfreies Granulat, sorgfältige Überwachung der Tablettenpresse; Ausrüstung mit Druckausgleichsvorrichtung
Doppelgravur (nur bei Rundläufer)	Drehen der Unterstempel um ihre eigene Achse	Anbringen von Federn oder Führungsrinnen; Zentrieren des Berührungspunktes zwischen Schaftkopf und Führungsschiene

ca. 10000 bis über 700000, in Einzelfällen bis über 1 Million Tabletten pro Stunde bei den mit Mehrfachwerkzeug bestückten Hochleistungsrundläufern. Der Preßdruck beträgt je nach Maschinentype 2000 bis 20000 und mehr kg/cm², für die üblichen Arzneimitteltabletten

wird der erforderliche bzw. optimale Druck im allgemeinen zwischen 5000 und 10000 kg/cm²
liegen.

Exzenterpressen (Tabelle) besitzen nur eine feststehende Matrize mit einer bis mehreren
Matrizenbohrungen und dementsprechend einen Ober- und einen Unterstempel mit der gleichen
Zahl von Einsatzstempeln. Der bei größeren Maschinen beweglich mit dem feststehenden
Fülltrichter verbundene Füllschuh gelangt beim Anheben des Oberstempels durch Schiebe-
oder Drehbewegung in die Füllstellung über die freiliegende Matrizenbohrung (Abb. 391).
Das Füllvolumen ist durch die zu diesem Zweck regulierbare Stellung des Unterstempels
gegeben. Der Preßdruck wird mit Hilfe einer Exzenterscheibe erzeugt und mittels einer
Schubstange auf den Oberstempel übertragen, wobei der Unterstempel während des durch

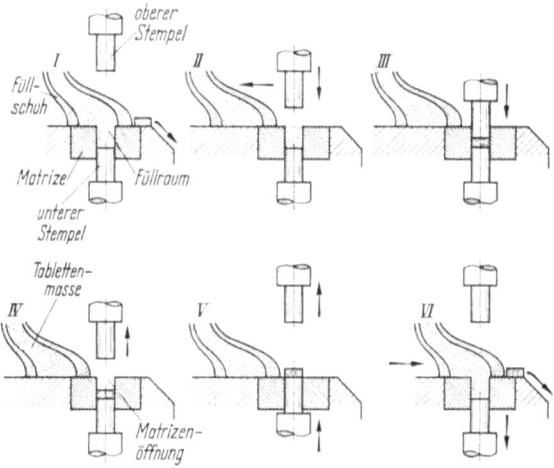

Abb. 391. Verlauf der Pressung einer Tablette (schematisch).

den Oberstempel ausgeübten Preßdrucks in seiner Stellung fixiert bleibt (Abb. 392). Der Druck
erfolgt also nur einseitig durch den Oberstempel. Die ungleiche Druckverteilung bewirkt
demgemäß unterschiedliche Härte von Ober- und Unterseite der Tablette, wobei — wahrscheinlich durch einseitige Stauchung der Tablettenmasse gegen den Unterstempel hin —
die Unterseite signifikant härter ist [204]. Die Eindringtiefe des Oberstempels und damit
der ausgeübte Druck kann durch Verstellung des Exzenters reguliert werden.

Nachteile der Exzentermaschine sind ihre verhältnismäßig geringe Leistung sowie der
stoßartig erfolgende Preßvorgang [203], der besonders bei aerophilen und damit lufthaltigen
Tablettenmassen das rechtzeitige Entweichen der Luft verhindern und somit zur verstärkten
Deckelbildung führen kann.

Abweichend von Exzenterpressen mit dem geschilderten klassischen Kompressionsverlauf
sind auch solche im Handel, bei denen eine Vorverdichtung der Preßmasse und/oder eine beidseitige Pressung, also durch Ober- *und* Unterstempel, erfolgt. Dadurch erhalten die Tabletten
ein gleichmäßigeres Gefüge, ähnlich wie die auf Rundläufern gepreßten Tabletten.

Rundläuferpressen [226] (s. Tabelle) besitzen stets eine größere Zahl (bis zu 40 und mehr)
von Matrizen und dementsprechend von Stempelpaaren — zusammen als Werkzeugsätze bezeichnet —, die kreisförmig in einem horizontal rotierenden Matrizentisch (Revolver) angeordnet sind. Die Füllung geschieht durch feststehende Füllvorrichtungen, unter denen die
Matrizen hindurchlaufen. Während einer Umdrehung des Matrizentisches können dabei je
nach Maschinenkonstruktion bis zu vier Füll- und Preßstellen passiert werden. Der Preßdruck
wird über eine obere und untere Druckrolle von Ober- und Unterstempel gleichzeitig ausgeübt
(Abb. 393), wobei die Verdichtung anfangs schneller, im Bereich des Maximums aber wesentlich langsamer erfolgt als bei Exzentermaschinen [203]. Dadurch wird das Entweichen von

Luft aus der Tablettenmasse erleichtert und die Gefahr des Deckelns herabgesetzt. Noch vollständiger kann man die Entfernung der Luft auf Maschinen erreichen, die mit einer gewissen Druckverzögerung (Verweildruck) oder mit zweistufig verlaufender Vor- und Haupt-

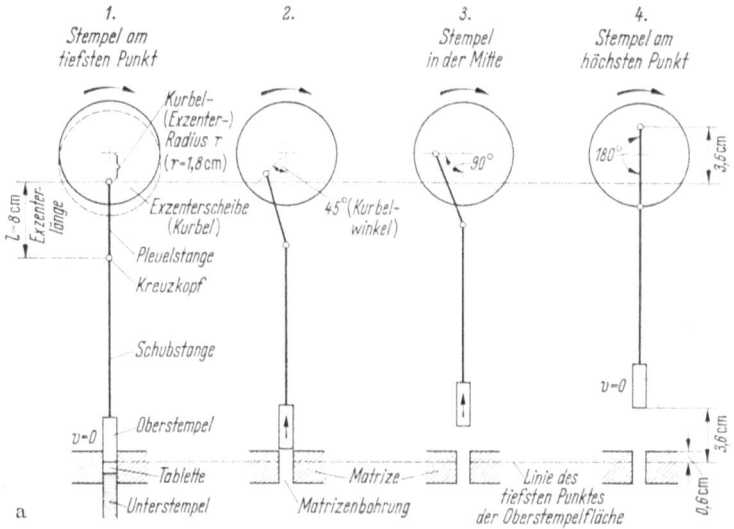

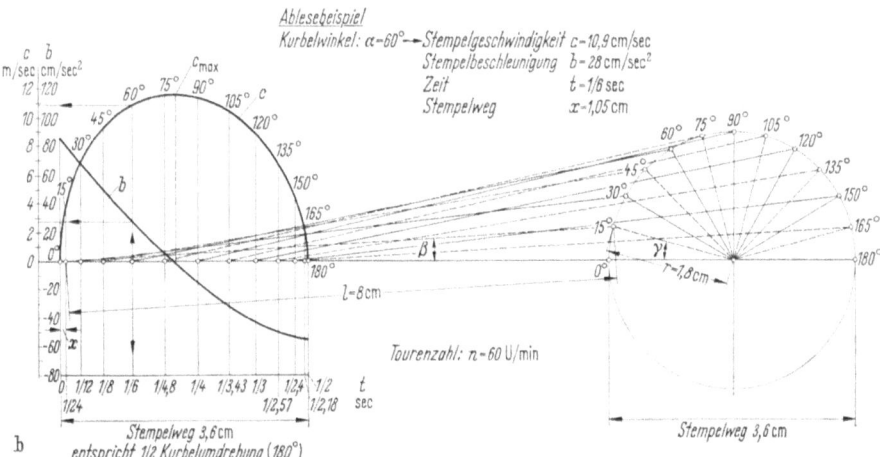

Abb. 392a u. b. Verlauf des mechanischen Preßvorganges in der Exzentermaschine (aus [204]). a) Schematische Darstellung des mechanischen Preßvorganges; b) Diagramm und Formeln zur Ablesung bzw. Berechnung des Stempelweges, der Stempelgeschwindigkeit, der Stempelbeschleunigung und der Stempelzeit. Dargestellt ist die Aufwärtsbewegung des oberen Stempels, die Abwärtsbewegung ergibt die spiegelbildlich gleiche Kurve im rückwärtigen Ablauf. c Stempel-Geschwindigkeit; b Stempel-Beschleunigung; t Stempel-Zeit; x Stempel-Weg.

Stempelweg $x = r \cdot (1 - \cos a) + 1 \cdot (1 - \cos \beta)$;

Stempelgeschwindigkeit $c = r \cdot \dfrac{\pi \cdot n}{30} \cdot \dfrac{\sin(\alpha + \beta)}{\cos \beta}$;

Stempelbeschleunigung $b = \dfrac{r \cdot \pi^2 \cdot n^2}{30^2} \cdot \dfrac{\cos(\alpha + \beta)}{\cos \beta} + \left[\dfrac{r}{l} \cdot \dfrac{\cos^2 \alpha}{\cos^3 \beta} \right]$.

Vergleichende Maschinentabelle von Exzenterpressen (aus [11])

Hersteller	Type	Max. Stempel-Ø mm	Max. Fülltiefe mm	Hubzahl pro min	Max. Preßdruck t	Kraftbedarf PS	Anzahl Tabletten/h einstempelig ca.	Nettogewicht ca. kg
Diaf	TM 20	20	19	50—100	—	1	3000—6000	340
	TMD 30	30	22	40—80	—	0,75	2400—4800	325
Dühring	KE*	30	20	40—60	4	1	2400—3600	210
	AKE**	40	35	40—60	6	1,5	2400—3600	295
Englor	A/B	20	17	—	0,7	Handbetrieb	—1000	12
	TPK 12	14	15	50—90	1,2	0,6	3000—5400	75
	KM 3	30	22	30—60	3,5	1,5	1800—3600	300
	KM 4	80	50	20—40	15	2,5	1200—2400	900
Fette	Exacta I	15	16	25—75	1,5	0,75	1500—4500	255
	Exacta II	40	50	20—45	8	2	1200—2700	625
	Exacta III	80	70	—	25	—	—	2200
Kilian	KS	18	16	25—80	2,5	1	1500—4800	280
	KIS	35	32	15—45	5	1,3	900—2700	330
	K III	80	60	12—40	20	3	720—2400	1100
Korsch	EK—O	20	20	30—70	3	0,5	1800—4200	125
	EK—I	30	30	40—60	8	1,5	2400—3600	395
	EK—II	50	40	40—60	12	2	2400—3600	560
	EK—III	60	50	40—60	20	3	2400—3600	1220
	EK—IV	80	70	30—50	45	4	1800—3000	1725
	EK—V	100	100	20—50	80	10	1200—3000	2900
Manesty	Hand	12,7	11,1	—	0,5	Handbetrieb	—1000	47
	E 2	12,7	14,2	42—85	—	1	2500—5100	305
	F 3	22,2	17,4	42—85	4	2	2500—5100	460
	2 C	38,1	38,1	28—56	10	2,5	1680, 3360	1430
	35 T	76,2	57,1	12—36	35	3	720—2100	1700
Stokes	Eureka A	12,5	11,1	30—75	1,5	Handbetrieb	—6000	—
	Eureka A—3	12,5	11,1	85—130	1,5	0,25	1800—4500	—
	Eureka E	12,5	12,5	60—95	2	0,5	5100—7800	—
	Eureka F	19	17,5	60—95	4	1	3600—5700	—
	Eureka T	51	32	20—60	12	2	1200—3600	—

* Demapharm I.   ** Demapharm II.

Vergleichende Maschinentabelle von Rundläuferpressen (aus [11])

Hersteller	Type	Max. Stempel-⌀ mm	Max. Fülltiefe mm	Matrizenscheibe Upm	Werkzeug-sätze	Max. Preßdruck t	Kraftbedarf	Anzahl Tabletten/h einstempelig ca.	Netto-gewicht ca. kg
Diaf	RTM	25,4	22,2	20–30	16		2 PS	18000–30000	865
Fette	Perfecta I	16	16	15–45	12	8	2 PS	10500–32500	450
	Perfecta II	20	16	10–30	24	8	2 PS	14500–43000	790
					20			12000–36000	
					18			10500–32500	
	Perfecta III	25	40	4–12	41	20	7,5 PS	20000–60000	
					31			15000–45000	
					21			10000–30000	
				6–18	41			30000–90000	
					31			22000–67000	
					21			15000–45000	
	Perfecta IV	30	30	12, 16, 20	12	6	2 PS	8500, 11200, 14500	1380
	Perfecta IV B	35	40	12–20	12	10	2 PS	17000–28800	1500
	Perfecta V	60	60	8, 10, 12, 15	12	10	3–4 PS	5700, 7200, 8500, 10800	4000
	Perfecta XI	13	16	15–45	15	4	2 PS	13500–40500	500
				20–60				18000–54000	
	*Perfecta 31	13	16	12–36	41	6	4 PS	59000–177000	1200
Horn	ER 16/S	18	16	10–50	16	6	1,5 kW	9500–48000	1200
	ER 14/S	20	16	10–50	14	6	1,5 kW	8500–42000	1200
	ER 16/U	18	16	20–52	16	4	1,1 kW	19000–50000	600
	DR 19/S	25	18	6–18	19	8	2,2 kW	13500–41000	980
	DR 21/S	23	18	6–18	21	8	2,2 kW	15000–45000	980
	DR 23/S	18	18	6–18	23	8	2,2 kW	16500–50000	980
	B 2 M/S	18	18	6–12	39	8	3 kW	28000–56000	1560
	*B 2 M/S-S	18	18	10–22	39	8	4 kW	45000–100000	1600
Kilian	Pharma I	16	16	20–55	15	4	2 PS	18000–50000	500
	Eifel 14	32	38	9–26	14	8,5	3 PS	8000–22000	820
	Eifel 20	20	38	10–27	20	8,5	3 PS	12000–32500	820
	Eifel H	20	20	17–42	20	8,5	3 PS	20000–50000	820
	Eifel H/III	20	20	25–66	20	8,5	3 PS	30000–80000	820
	*Eifel 24	16	20	24–70	24	8,5	3 PS	35000–100000	820
	DP I D	35	38	12, 18, 24	27	12	11 PS	20000, 30000, 40000	2900

* Schnelläufer.

Vergleiche Maschinentabelle von Rundläuferpressen (*Fortsetzung*)

Hersteller	Type	Max. Stempel-ø mm	Max. Fülltiefe mm	Matrizenscheibe Upm	Werkzeug-sätze	Max. Preßdruck t	Kraftbedarf	Anzahl Tabletten/h einstempelig ca.	Netto-gewicht ca. kg
Kilian	DP I D	20	38	13, 20, 27	41	12	11 PS	33 000, 50 000, 66 000	2 900
	DP II S	70	80	12	10	25	10 PS	7 500	4 000
		50	80	12	15	25	10 PS	11 000	4 000
		35	80	12	20	25	10 PS	15 000	4 000
	*NRD 33	22	20	25—73	33	10	5,4 PS	50 000—145 000	1 900
	*NRD 39	16	20	25—73	39	10	5,4 PS	60 000—170 000	1 900
Korsch	Ph 12	18	20	10—50	12	6	2,5 PS	7 200—36 000	530
	Ph 14	16	20	10—50	14	6	2,5 PS	8 400—42 000	520
	Ph 16	13	20	10—50	16	6	2 PS	9 600—48 000	510
	RK 12	60	25	5—20	12	15	5 PS	3 500—14 000	1 250
	RK 14	40	40	5—20	14	15	4 PS	4 000—16 500	1 250
	RK 20	25	40	10—30	20	15	3 PS	12 000—36 000	1 200
	RK 24	20	25	10—30	24	12	3 PS	14 500—43 000	1 200
	RK 32	15	25	10—30	32	10	2 PS	19 000—57 500	1 175
Manesty	B 3 B	15,8	17,4	22—44	16	6,5	1,5 PS	21 000—42 000	585
	BB 3 B	10,3	17,4	22—40	23	6,5	1,5 PS	30 000—60 000	585
	*	15,8	17,4	14—28	27	6,5	2 PS	45 500—91 000	800
	**	10,3	17,4	14—28	33	6,5	2 PS	55 500—111 000	800
	D 3 B	25	20	10—31	39	8,5	2 PS	65 500—131 000	800
	D 3 RY	25	20	13—37	16	10	2 PS	10 000—30 000	755
	DX 2	15,8	17,4	14—40	16	10	2 PS	13 000—36 000	820
		31,75	26,98	20—40	23	10	3 PS	19 000—54 000	820
		23,8	26,98	20—40	13	10	3 PS	15 500—31 000	1 140
		15,8	26,98	20—40	16	10	3 PS	19 000—38 000	1 140
	RS 2	34,9	50,8	7—15	20	10	3 PS	24 000—48 000	1 140
		47,6	50,8	7—15	21	15	5 PS	9 500—19 000	2 790
		63,5	50,8	7—15	19	15	5 PS	8 500—17 000	2 790
	Deltapreß	25	20	19—37	14	15	5 PS	6 300—12 600	2 790
		15	20	19—37	16	10	2 PS	18 000—36 000	1 120
	*Rotapress	11,1	17,4	12—48	23	6,5	2 PS	27 000—54 000	1 120
	*	15,8	17,4	12—48	55	6,5	5 PS	79 000—316 000	2 185
	**	19	20,6	12—48	45	6,5	5 PS	64 800—259 000	2 185
	*	25,4	20,6	12—48	37	8	7,5 PS	53 300—213 000	2 185
	*			12—48	29	10	7,5 PS	41 700—167 000	2 185

kompression arbeiten. Der gleichmäßig zwei-seitig ausgeübte Preßdruck des Rundläufers führt im Gegensatz zur Exzenterpresse zu Tabletten mit annähernd gleicher Härte von Ober- und Unterseite.

Im einzelnen ist die Arbeitsweise eines Rund-läufers aus Abb. 393 ersichtlich: Die Vertikal-

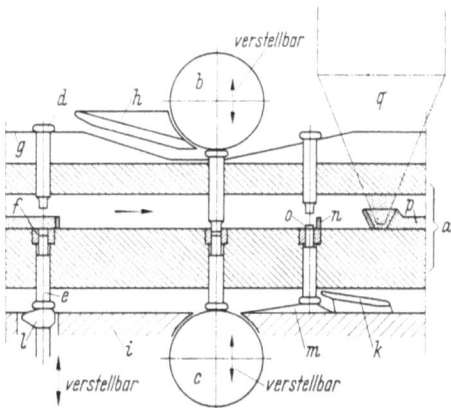

Abb. 393. Arbeitsweise einer Rundläufer-Tablettenmaschine (aus [227]).

a Matrizenscheibe (rotierend); *b* Druckrolle oben; *c* Druckrolle unten; *d* Oberstempel; *e* Unterstem-pel; *f* Matrize; *g* Oberstempelkurve; *h* Nieder-druckstück; *i* Unterstempelgleitbahn; *k* Nieder-zugschiene; *l* Dosierstück; *m* Aushebebahn; *n* Ta-blettenabstreifer; *o* Tablette; *p* Füllschuh; *q* Zu-führungstrichter.

bewegung der in Führungen des Revolvers (*a*) laufenden Stempelpaare (*d, e*) wird durch Kurven-stücke und Niederzugschienen (*g, h, k, m*) ge-steuert. Die Matrizenbohrung wird beim Passie-ren des Füllschuhs (*p*) bei tiefster Unterstempel-stellung gefüllt. Das regulierbare Dosierstück (*l*) hebt den Unterstempel bis zur eingestellten Füllhöhe an, wobei das überschüssige Granulat auf dem Matrizentisch abgestrichen wird. Unter-stempel und damit auch Füllmasse senken sich wieder leicht, der Oberstempel taucht in die Matrize (*f*) ein, wird durch die Niederdruck-schiene (*h*) unter die Druckrolle (*b*) geleitet und erhält von dieser den erforderlichen Druck. Zur gleichen Zeit wird der Unterstempel von der Druckrolle (*c*) gegen den Oberstempel gehoben und somit die Tablette durch beidseitigen Druck gepreßt. Während der Oberstempel wieder aus der Matrize gezogen wird, stößt der angehobene Unterstempel die Tabletten aus, die vom Ab-streifer erfaßt und über eine Rutsche bzw. eine Entstaubungsvorrichtung in das Auffanggefäß geleitet werden. Einstellung des Preßdrucks er-folgt über die exzentrisch gelagerten Druckrollen.

Mehrschichttablettenpressen [26, 27, 228] (s. Tabelle) zur Herstellung von Zwei- und Drei-

Hersteller	Type	Max. Stempel-ø mm	Max. Fülltiefe mm	Matrizenscheibe Upm	Werkzeug-sätze	Max. Preßdruck t	Kraftbedarf	Anzahl Tabletten/h einstempelig ca.	Netto-gewicht ca. kg
Stokes	B—2	16	17,5	22—40	16	4	1,5 PS	21 000 — 35 000	
	BB—2	11	17,5	20—40	22	4	1,5 PS	26 500 — 54 000	
	*	16	17,5	28—52	27	4	2 PS	45 000 — 84 000	
	D—3	11	17,5	28—52	37	7	2 PS	63 000 — 114 000	
	DS—3	24	20,5	13—24	16	10	3 PS	11 500 — 21 000	
	DD—2	30	27	12—22	15	15	7,5 PS	10 500 — 20 000	
	DDS—2	30	35	9—31	23	15	7,5 PS	13 000 — 43 000	
		30	52	9—15	23	4		7 000 — 21 500	
	*540	16	17,5	7—36	41	10		36 000 — 180 000	
	*533	27	35	14—38	33	10		54 000 — 150 000	
	*	30	35	13—37	27			42 000 — 120 000	
	*552	13	17,5	—49	51			— 300 000	

* Schnelläufer

schichttabletten sind spezielle Rundläufer, bei denen die Granulate für die verschiedenen Schichten nacheinander in die gleiche Matrize dosiert werden. Dabei wird jedes Granulat vor Zugabe des nächsten einer Vorkompression unterworfen, um eine saubere Trennung gegenüber der nachfolgenden Schicht zu erzielen (Abb. 394). Dem gleichen Zweck dienen zwischen die einzelnen Füllvorgänge geschaltete Absaugvorrichtungen für zurückbleibende Granulatreste.

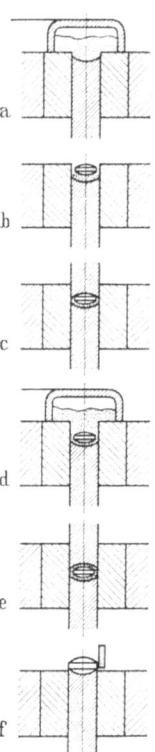

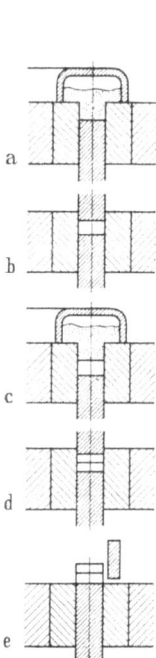

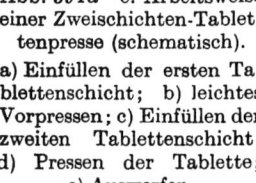

Abb. 394a—e. Arbeitsweise einer Zweischichten-Tablettenpresse (schematisch).
a) Einfüllen der ersten Tablettenschicht; b) leichtes Vorpressen; c) Einfüllen der zweiten Tablettenschicht; d) Pressen der Tablette; e) Auswerfen.

Abb. 395a—f. Arbeitsweise einer Manteltablettenpresse (Kilian-Prescoter, schematisch).
a) Erste Füllung der Matrize mit Mantelmasse für die untere Mantelhälfte; b) der Kern gelangt von der Zuführungsscheibe auf die erste Matrizenfüllung, gleichzeitig senkt sich der Unterstempel; c) der Oberstempel fällt in freiem Fall und drückt den Kern in die Mantelmasse; d) der Oberstempel hebt sich, die Matrize passiert die zweite Füllstelle und der Unterstempel wird zum Dosierpunkt gehoben; e) Verpressungsprozeß an den Druckrollen; f) die Manteltablette ist fertig und wird ausgehoben.

Die Vorkompression kann durch freien Fall der Oberstempel oder durch variablen Druck mittels Druckrollen erfolgen. Die gemeinsame Fertigpressung der vorkomprimierten Schichten zur einheitlichen Tablette geschieht auf die beim Rundläufer übliche Weise durch Passage von Ober- und Unterstempel zwischen zwei gegenständigen Druckrollen. Zur Dosierungskontrolle der verschiedenen Schichten können diese durch spezielle Einstellungen der Maschinen während des Betriebes einzeln entnommen werden. Durch entsprechende Umstellung gestatten Mehrschichttablettenpressen auch die Herstellung normaler Tabletten, für die gegebenenfalls die Vorkompression als Progressionsdruck günstig ausgenutzt werden kann.

Manteltablettenpressen [26, 27, 229] (s. Tabelle) sind im Grunde genommen ebenfalls Weiterentwicklungen normaler Rundläufer-Tablettenmaschinen. Prinzipiell unterscheidet man bei ihnen drei Typen:

Modifizierte Rundläufer, denen die bereits anderweitig gefertigten Kerne mittels verschiedenartiger Vorrichtungen zur Ummantelung (Abb. 395) zugeführt werden (Kilian, Stokes, Colton).

Synchron gekoppelte Rundläufer, von denen der erste die Pressung der Kerne, der zweite die direkt anschließende Ummantelung vornimmt. Koppelung von drei derartigen Rundläufern ermöglicht doppelte Ummantelung (Manesty).

Zur Zeit noch in Entwicklung stehende Maschinen, die mittels spezieller doppelter Preßwerkzeuge zunächst aus Mantelgranulat einen schüsselförmigen Formkörper vorpressen, dessen Höhlung dann mit der Kernmasse gefüllt wird. Letzteres wird ebenfalls vorkomprimiert, worauf dann wieder Mantelgranulat aufgefüllt wird, das bei der abschließenden Fertigpressung gleichsam als Deckel auf den gefüllten Formkörper aufgepreßt wird.

Auf die technisch vielfach sehr interessanten konstruktiven Einzelheiten der verschiedenen Maschinen, ihre Arbeitsweise im einzelnen sowie ihre Vor- und Nachteile kann hier nicht näher eingegangen werden. Eine ausführliche Darstellung einschließlich einiger Rezepturbeispiele findet sich bei MYLIUS [26], der darüber hinaus auch auf grundsätzliche, allgemeingültige Probleme bei der Herstellung von Manteltabletten hinweist.

Kern- und Manteltabletten müssen in ihren Abmessungen so aufeinander abgestimmt sein, daß der Kerndurchmesser 2 bis 3 mm kleiner als der Durchmesser der Manteltablette ist.

Die Dicke der Kerne ist abhängig von der Form und sollte bei planen Tabletten etwa $0,3 \times$ Kerndurchmesser in mm und bei gewölbten Tabletten bis zu $0,5 \times$ Kerndurchmesser in mm betragen.

Das Gewicht der Mantelmasse soll nicht kleiner als das des Kerns, kann jedoch bis etwa dreimal größer sein.

Die exakte Zentrierung des Kerns in der Mantelmasse ist Voraussetzung für deren gleichmäßige Dosierung und Dicke. Die Zentriergenauigkeit beeinflussende Faktoren sowie eine Methode zur Messung der Zentriergenauigkeit wurden von LACHMAN und Mitarbeitern [230] beschrieben. Als wichtigster Faktor wird von ihnen die Korngrößenverteilung des Mantelgranulats genannt.

Die optimale Preßgeschwindigkeit muß für jede Manteltablette gesondert ermittelt werden. Sie ist mit entscheidend für genaue Zentrierung und Dosierung. In gleicher Weise muß der Preßdruck individuell auf jedes Material abgestimmt werden. Zu niedriger Druck ergibt zu weiche Tabletten mit schlechter Bindung zwischen Kern und Mantel, zu hoher Druck kann durch nachträgliche Expansion des Kerns zum Aufreißen der Mantelschicht führen.

Tablettierwerkzeuge [231, 237]. Der Einsatz von Hochleistungs-Tablettenpressen erfordert zwangsläufig auch entsprechendes Hochleistungswerkzeug. Einen ausführlichen Überblick über Anforderungen an das Material solcher Werkzeuge, ihre Herstellung, Prüfung, Behandlung und Pflege hat JANSON [232] gegeben.

Den hohen Anforderungen genügen die normalen Kohlenstoffstähle bei weitem nicht mehr. In der Hauptsache kommen heute mit Chrom, Mangan, Vanadium, teilweise auch mit Wolfram legierte Spezialstähle zur Verarbeitung, von denen einige besser zur Herstellung von Matrizen, andere mehr zur Stempelherstellung geeignet sind. Für Sonderfälle, beispielsweise zur Verpressung gewisser stark schmirgelnder Drogenpulver, finden spezielle, Wolfram-, Tantal- oder Titancarbid enthaltende Hartmetalle Verwendung. Letztere können in Ausnahmefällen auch zur Plattierung der Stempelflächen benutzt werden, wenn eisenhaltige Stähle wegen Korrosionsgefahr vermieden werden müssen. Im allgemeinen begnügt man sich zu diesem Zweck aber mit der Hartverchromung, mit der man gleichzeitig die Lebensdauer des Werkzeugs erhöhen kann.

Außerordentlich wichtig ist die den Herstellungsprozeß abschließende Feinbearbeitung des Werkzeugs, sowohl was die Maßgenauigkeit betrifft (je nach Größe und Verwendungszweck einige tausendstel bis wenige hundertstel Millimeter), als auch hinsichtlich einer sorgfältigen Bearbeitung der Oberfläche. die auch bei mikroskopischer Betrachtung keine Rillen oder Riefen erkennen lassen darf. Selbst mikroskopisch feine Riefen können vor allem bei Materialien, die von sich aus schon zum Kleben an den Stempeln neigen, nach kurzer Preßzeit zu belegten Stempeln und damit zu matten oder sogar unebenen, ausgerissenen Tablettenoberflächen führen. Für stark klebende Tablettenmassen haben SIEGEL und Mitarbeiter [233] die Verwendung mit Teflon belegter Stempel beschrieben. Die ebenfalls empfohlene Siliconisierung der Preßwerkzeuge [234] hat sich wegen des leichten Abriebs auch eingebrannter Siliconfilme praktisch nicht bewährt.

Vergleichende Maschinentabelle von Rundläufer-Spezialpressen (aus [11])

Hersteller	Type	Max. Stempel-ø mm	Max. Fülltiefe mm	Matrizenscheibe Upm	Werkzeugsätze	Max. Preßdruck t	Kraftbedarf	Anzahl Tabletten/h einstempelig ca.	Nettogewicht ca. kg
Fette	MS Perfecta II S	20	16	8—24	24	8	2 PS	11 500—34 500	790
Horn	MS B2M/S-ZW	18	18	6—12	39	8	3 kW	14 000—28 000	1 600
	MS DSRM	20	20		44		4 kW	20 000	3 000
Kilian	MS RU-ZS	20	18	10—27	20	8	3 PS	12 000—32 500	875
	MS RU-3 S	20	15	10—21	20	8,5	3 PS	12 000—25 000	
	M Prescoter	20	16	10—27	20	8,5	3 PS	12 000—32 500	875
Manesty	MS Layerpress	15,8	17,4	9—32	39	6,5	3 PS	21 000—75 000	1 520
		11,1	17,4	9—32	47	6,5	3 PS	25 000—90 000	1 520
	M Drycota	20,6	20,6	11—31	16		2 PS	10 500—30 000	1 725
		20,6	20,6	14—39	16		2 PS	13 500—37 500	1 800
		15,8	20,6	11—31	23		2 PS	16 000—43 000	1 740
		15,8	20,6	14—39	23		2 PS	19 500—54 000	1 820
	M Bicota	20,6	20,6	14—40	16	8,5	3 PS	13 500—37 500	2 560
		15,8	20,6	14—40	23	8,5	3 PS	19 500—54 000	2 560
Stokes	MS Multilayer	16	17,5	14—26	27			21 500—42 000	
		16	17,5	14—26	33			28 500—51 000	
		11	17,5	14—26	37			31 500—57 000	

Zur selbsttätigen Schmierung der Unterstempel in der Matrize sind verschiedene Konstruktionen in Gebrauch. Die bekanntesten, häufig umstrittenen, weil bei vielen Preßmassen entbehrlich, sind das Wickeln der mit einer flachen, einige mm breiten umlaufenden Nut (Hinterdrehung) versehen Unterstempel mit paraffinölgetränkten Wollfäden sowie die mittels

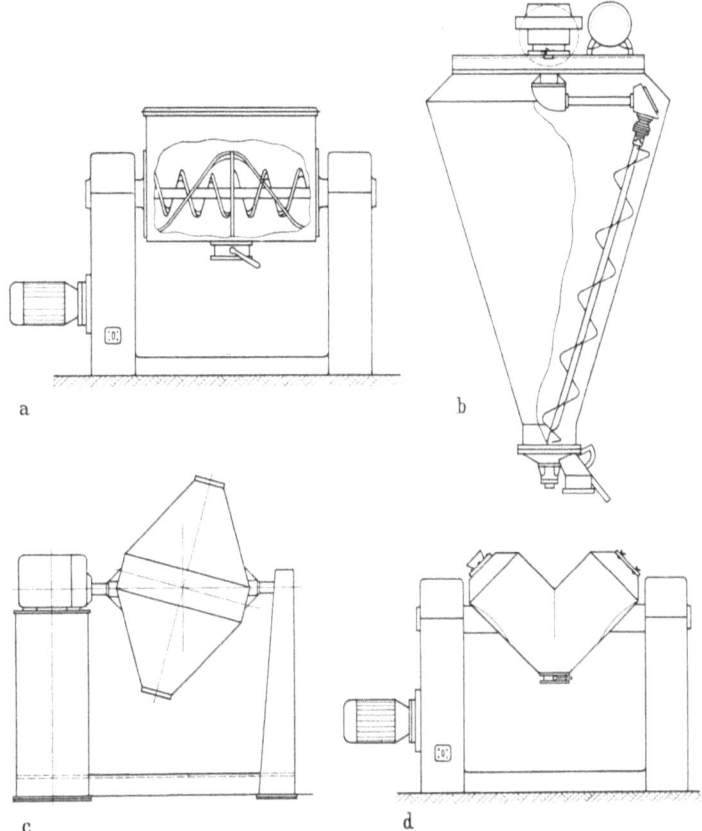

Abb. 396a—d. Verschiedene Mischer.
a) Schnellaufender Trommelmischer; b) umlaufender Spiralmischer; c) Doppelkonusmischer; d) V-Mischer.

einer eingelegten, getränkten Lochscheibe aus Filz selbstschmierenden Matrizen. Diese Vorrichtungen sollen gleichzeitig verhindern, daß Tablettenmasse zwischen Unterstempel und Matrizenwand in das Innere der Maschine gelangt. Zu diesem Zweck sind auch hochgebaute, freiliegende Matrizentische sowie Abdichtung der Unterstempelführungen (Unterstempelschäfte) mittels Gummimanschetten gebräuchlich.

Zur Pflege der Preßwerkzeuge gehört neben einer zweckmäßigen, vor Rostansatz schützenden Aufbewahrung als wichtigstes eine regelmäßige Wartung und Reinigung, verbunden mit sorgfältiger Kontrolle auf übermäßige Abnutzung und eventuelle Beschädigungen. Die ersten Verschleißerscheinungen zeigen sich an den am stärksten beanspruchten Stellen. An den Stempeln verlieren die Preßflächen ihren Glanz, scharfe Kanten beginnen sich zu runden. Bei den Matrizen zeigt sich in Höhe der Preßstelle eine ringförmige Aufrauhung in der Bohrung. Zu diesem Zeitpunkt ist bereits die erste Überholung, d. h. ein Nachpolieren des Werkzeugs erforderlich, sollen sich die ersten Verschleißerscheinungen nicht schnell zu irreparablen Schäden auswachsen. Notwendigkeit und zweckmäßige Durchführung eines entsprechenden Kontrollprogramms für Tablettierwerkzeuge wurde von SWARTZ und Mitarbeitern dargelegt [235].

Mischer und Kneter (Abb. 396). Zum Mischen und Kneten von Tablettenmassen kommen alle auch anderweitig zu diesem Zweck gebräuchlichen Geräte und Maschinen in Betracht. Zur trockenen Vormischung der Wirk- und Hilfsstoffe dienen meist entweder Trommelmischer mit schnellaufenden Mischwerkzeugen verschiedener Konstruktion, geschlossene Planetenrührwerke, umlaufende Spiralmischer oder auch direkt die zum anschließenden Feuchtgranulieren im allgemeinen verwendeten langsamlaufenden Z-Kneter (vgl. dazu S. 88).

Für die Endmischung des getrockneten Granulats mit den restlichen Hilfsstoffen empfehlen sich vor allem die sehr schonend arbeitenden sogenannten Kubus-, Tetraeder-, Konus-, Doppelkonus-, V-Mischer, die zusätzlich noch als Taumelmischer ausgebildet sein können.

Granuliermaschinen. Einfachste Geräte für kleine bis mittlere Mengen sind stabile Siebe entsprechender Maschenweite, durch welche die feuchten Tablettenmassen mittels Schüttelbewegungen durchpassiert werden (Schüttel-, Schwingsiebe) oder von Hand durchgerieben

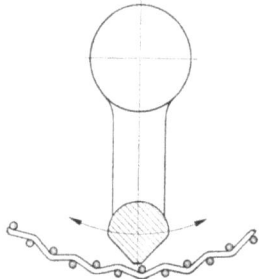

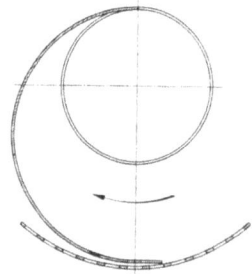

Abb. 397. Oszillierender Stabrotor.   Abb. 398. Rundlaufender Lamellenrotor.

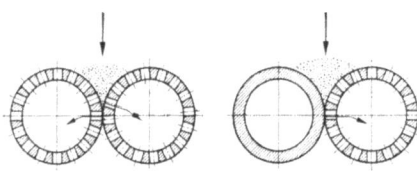

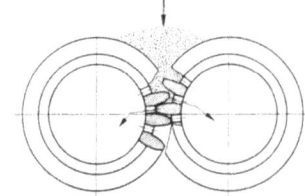

Abb. 399.   Abb. 400.
Granulierung mittels glatter Lochwalzen.   Granulierung mittels gezähnter Lochwalzen.

werden (auch für Trockengranulate). Zur Feuchtgranulation verwendet man im allgemeinen dünndrahtige Siebe, die das oft klumpige Gut besser zerteilen und die weniger zum Verstopfen infolge Schmierens der feuchten Masse neigen als die zur Trockengranulation vorteilhafteren dickdrahtigen Siebe mit ihrer insgesamt rauheren, besser angreifenden Oberfläche.

Weiterentwicklungen der Handgranuliermethode stellen die mit Sieben arbeitenden Granuliermaschinen dar. Am gebräuchlichsten sind solche mit oszillierenden oder rotierenden, abgeschrägten Rotorstäben (Abb. 397), durch welche die sich in den Winkelöffnungen befindliche Masse durch das Sieb gerieben bzw. gedrückt wird. Für Feucht- und Trockengranulation gilt das oben über Siebe Gesagte in gleicher Weise.

Einen weiteren Typ stellen die mit dünnwandigen Lochblenden arbeitenden Granuliermaschinen dar, bei denen das zu granulierende Gut entweder nach Art eines Fleischwolfes mittels einer Schnecke, mittels rotierender stabiler Reibschaufeln oder mittels eines federnden Lamellenrotors (Abb. 398) durch die Lochscheiben getrieben wird. Derartige Lochscheibengranulate sind meist mehr oder weniger stäbchenförmig und normalerweise härter als Siebgranulate.

Noch festere Granulate werden schließlich nach dem Wälzdruckverfahren gewonnen. Bei diesem wird die zu granulierende Masse durch die meist konischen Löcher zweier gegenläufiger

Hohlwalzen oder auch von einer geschlossenen Walze durch die Löcher einer zweiten Hohlwalze hindurchgepreßt (Abb. 399). Das Granulat wird mittels Abstreifern von der inneren Zylinderwand abgestrichen und läuft aus den vorn offenen Zylindern ab. Durch verschiedene Umlaufgeschwindigkeiten beider Walzen, durch ihre Wandstärke und die Form der konischen Löcher können die auf die Masse einwirkenden Scher- und Druckkräfte variiert werden.

An Stelle der glatten Lochwalzen werden auch gezähnte oder gerillte Walzen verwendet, bei denen die Bohrungen am Grund der Zähne bzw. Rillen sitzen (Abb. 400). Durch die ineinandergreifenden Zähne oder Rillen findet eine noch stärkere, bereits der einer Tablettenmaschine nahekommende Verdichtung des Materials statt. Je nach Eigenschaften können auf diese Weise u. U. auch trockene Materialien granuliert werden.

Von sonstigen zur Granulierung benutzten Maschinen seien schließlich noch die Schlaghammermühlen sowie Pellet-Mühlen [236] erwähnt.

Literatur: [1] SCHROFF, E.: Pharm. Ztg (Frankfurt) 77, 801 (1932). — [2] SONNEDECKER, G., u. G. GRIFFENHAGEN J. Amer. pharm. Ass., pract. Pharm. Ed. 18, 486, 553 (1957). — [3] VAN ITALLIE, P. H.: J. Amer. pharm. Ass., pract. Pharm. Ed. 20, 724 (1959). — [4] SILVER, J. A., u. R. CLARKSON: Manufacture of compressed tablets, F. J. Stokes Machine Co., Philadelphia 1944. — [5] LITTLE, E., u. K. A. MITCHELL: Tablet making, Liverpool: Northern Publ. 1949. — [6] ARENDS, J.: Die Tablettenfabrikation und ihre maschinellen Hilfsmittel, 5. Aufl., Berlin/Göttingen/Heidelberg: Springer 1950. — [7] MÜNZEL, K., J. BÜCHI u. O.-E. SCHULTZ: Galenisches Praktikum, Stuttgart: Wissensch. Verlagsges. 1959. — [8] GSTIRNER, F.: Grundstoffe und Verfahren der Arzneibereitung, Stuttgart: Enke 1960. — [9] Remington's Practice of Pharmacy, 12. Ed., Easton, Pennsylvania: Mack Publ. 1961. — [10] ROTTEGLIA, L.: Le Compresse Farmaceutiche, Milano: Società Editoriale Farmaceutica 1962. — [11] RITSCHEL, W. A.: Die Tablette, Aulendorf/Württ.: Editio Cantor 1966. — [12] KÄMPF, P.: Pharm. Acta Helv. 10, 195 (1935). — [13] EVANS, A. J., u. D. TRAIN: A bibliography of the tabletting of medicinal substances, London: The Pharmaceutical Press 1963. — [14] STUMP, A.: Pharm. Industrie 19, 427 (1957). — [15] MOELLER, H. W.: J. Amer. pharm. Ass., pract. Pharm. Ed. 20, 720 (1959). — [16] TROTTER, G. F. u. a.: Amer. J. Pharm. 128, 50 (1956). — [17] ØSTRUP, P.: Arch. Pharm. Chemi 67, 105 (1960); 68, 573 (1961). — [18] GIALDI, F., u. R. PONCI: Farmaco, Ed. prat. 8, 318 (1953). — [19] KATZ, M., u. M. BARR: J. Amer. pharm. Ass., sci. Ed. 44, 472 (1955). — [20] SPERANDIO, G. J., u. H. G. DE KAY: J. Amer. pharm. Ass., sci. Ed. 41, 245 (1952). — [21] RAY, H. W., u. H. G. DE KAY: J. Amer. pharm. Ass., pract. Pharm. Ed. 14, 430, 456 (1953). — [22] SPERANDIO, G. J.: J. Amer. pharm. Ass., pract. Pharm. Ed. 10, 572 (1949). — [23] MATSUMURA, K. u. a.: Drug Stand. 23, 92 (1955). — [24] PARKES, A. S.: J. Endocr. 4, 386 (1946). — [25] PATEL, K. S., u. E. P. GUTH: J. Amer. pharm. Ass., sci. Ed. 43, 754 (1954). — [26] MYLIUS, G.: Pharm. Industrie 22, 524, 568 (1960). — [27] WAGNER, TH.: Pharm. Industrie 24, 417 (1962). — [28] COOPER, J., u. W. GUNSEL: Drug Cosmet. Ind. 79, 38, 188 (1956). — [29] BAETZ, J.: Pharm. Industrie 16, 514 (1954). — [30] MITCHELL, K. A.: Manufact. Chem. 26, 107 (1955). — [31] ROBINSON, C. W.: Manufact. Chem. 26, 164 (1955). — [32] WINDHEUSER, J., u. J. COOPER: J. Amer. pharm. Ass., sci. Ed. 45, 542 (1956). — [33] COOPER, J., u. D. PASQUALE: Pharm. J. 181, 397 (1958). — [34] SIVIC, J.: Dtsch. Apoth.-Ztg 99, 177 (1959). — [35] BLUBAUGH, F. C. u. a. und C. M. GRUBER u. a.: J. Amer. pharm. Ass., sci. Ed. 47, 857, 862, 867, 969 (1958). — [36] TSEVDOS, T. J.: Drug Cosmet. Ind. 78, 38 (1956). — [37] HERMANN, E., u. H. LUNDGAARD: Farm. Tid. (Kbh.) 69, 753 (1959). — [38] GWILT, J. R.: Pharm. J. 184, 26 (1960). — [39] BLYTHE, R. H.: Drug Stand. 26, 1 (1958). — [40] LAZARUS, J., u. J. COOPER: J. Pharm. Pharmacol. 11, 257 (1959). — [41] EDKINS, R. P.: J. Pharm. Pharmacol. 11, 54 T (1959). — [42] ROBINSON, M. J.: Drug Cosmet. Ind. 87, 466 (1960). — [43] SWINTOSKY, J. V.: Drug Cosmet. Ind. 87, 464 (1960). — [44] LAZARUS, J., u. J. COOPER: J. pharm. Sci. 50, 715 (1961). — [45] COOPER, J.: Drug Cosmet. Ind. 81, 312 (1957). — [46] COOPER, J.: J. mond. Pharm. (La Haye) 4, 16 (1961). — [47] LAZARUS, J. u. a.: J. pharm. Sci. 53, 798 (1964). — [48] SETH, P. L., u. K. MÜNZEL: Pharm. Industrie 22, 7 (1958). — [49] KÄGI, W.: Dissertation ETH Zürich 1963. — [50] SMITH, A. N.: Pharm. J. 162, 346, 381 (1949). — [51] MOE, E., u. V. WUERTZEN: Farm. Tid. (Kbh.) 54, 621 (1944). — [52] STROMBERGER, C.: Pharmazie 2, 312 (1947). — [53] DAUM, W.: Pharm. Industrie 18, 457 (1956). — [54] KAHLE, W.: Pharm. Industrie 20, 522 (1958). — [55] BIEDEBACH, F. u. a.: Pharm. Ztg (Frankfurt) 102, 1043 (1957); 103, 79, 104, 129 (1958); 104, 1469 (1959); 105, 215 (1960); 107, 128 (1962). — [56] MÜNZEL, K.: Mitt. dtsch. pharm. Ges. 23, 88 (1953); Dtsch. Apoth.-Ztg 93, 320 (1953). — [57] AWE, W., u. K. H. STEPKE: Pharm. Ztg (Frankfurt) 105, 693, 1109 (1960); 106, 1251 (1961). — [58] HOLSTIUS, E. A., u. H. G. DE KAY: J. Amer. pharm. Ass., sci. Ed. 41, 505 (1952). — [59] PATEL, R. P., u. G. J. JOSHI: Indian J. Pharm. 21, 136 (1959). — [60] INGRAM, J. T., u. W. LOWENTHAL: J. pharm. Sci. 55, 614 (1966); 57, 187, 393 (1968). — [61] CURLIN, L. C.: J. Amer. pharm. Ass., sci. Ed. 44, 16 (1955). — [62]

FIROUZABADIAN, A., u. C. L. HUYCK: J. Amer. pharm. Ass., sci. Ed. *43*, 248 (1954). — [63] KEN-NON, L., u. J. V. SWINTOSKY: J. Amer. pharm. Ass., sci. Ed. *47*, 396 (1958). — [64] BERRY, H., u. C. W. RIDOUT: J. Pharm. Pharmacol. *2*, 619 (1950). — [65] PATEL, R. P., u. R. N. PA-TEL: Indian J. Pharm. *28*, 244 (1966). — [66] MITAL, H. C., u. J. OCRAN: Pharm. Acta Helv. *43*, 493 (1968). — [67] SPENGLER, H., u. J. JUD: Pharm. Acta Helv. *18*, 565 (1943). — [68] PA-TEL, R. P., u. D. T. CHIKHLIA: Indian J. Pharm. *25*, 220 (1963). — [69] SETH, P. L., u. K. MÜNZEL: Pharm. Industrie *20*, 145 (1958). — [70] SCHÖLLER, C., u. H. P. FIEDLER: Arznei-mittel-Forsch. *2*, 336 (1952). — [71] AICH, A.: Arzneimittel-Forsch. *3*, 300 (1953). — [72] CRAIK, D. J.: J. Pharm. Pharmacol. *10*, 73 (1958). — [73] HÜTTENRAUCH, R. u. a.: Pharm. Zentralh. *107*, 820 (1968). — [74] GUNSEL, W. C., u. L. LACHMAN: J. pharm. Sci. *52*, 178, (1963). — [75] KOSHY, K. T. u. a.: J. pharm. Sci. *54*, 549 (1965). — [76] BATUYIOS, N. H.: J. pharm. Sci. *55*, 727 (1966). — [77] CASTELLO, R. A., u. A. M. MATTOCKS: J. pharm. Sci. *51*, 106 (1962). — [78] RITSCHEL, W. A., u. M. RAHMAN: Sci. pharm. (Wien) *33*, 105 (1965). — [79] RITSCHEL, W. A., u. M. RAHMAN: Sci. pharm. (Wien) *34*, 76 (1966). — [80] PRIZE, K. E. u. a.: Drug Stand. *23*, 80 (1955). — [81] SETH, P. L., u. K. MÜNZEL: Schweiz. Apoth.-Ztg *99*, 265 (1961). — [82] REIER, G. E., u. R. F. SHANGRAW: J. pharm. Sci. *55*, 510 (1966). — [83] GRAF, E. u. a.: Mitt. dtsch. pharm. Ges. u. pharm. Ges. DDR *38*, 165 (1968). — [84] KÖH-LER, H.: Dtsch. Apoth.-Ztg *102*, 507 (1962). — [85] DAOUST, R. G., u. M. J. LYNCH: Drug Cosmet. Ind. *93*, 26 (1963). — [86] KANIG, J. L.: J. pharm. Sci. *53*, 188 (1964). — [87] NASIR, S. S., u. L. O. WILKEN, jr.: J. pharm. Sci. *55*, 794 (1966). — [88] HERSEY, J. A. u. a.: J. Pharm. Pharmacol. *19*, 24 S (1967). — [89] MILLER, B., u. L. CHAVKIN: J. Amer. pharm. Ass., sci. Ed. *43*, 486 (1954). — [90] MÜNZEL, K., u. W. KÄGI: Pharm. Acta Helv. *29*, 53 (1954). — [91] Binders for tablet making, Laboratory Information Bulletin No. 2, F. C. Stokes Machine Co., Philadelphia 1955. — [92] DONAGHY, L. S.: Drug. Cosmet. Ind. *83*, 304 (1958). — [93] MÜNZEL, K., u. K. AKAY: Pharm. Acta Helv. *25*, 271, 278, 368, 402 (1950); *26*, 17, 221, 271, 277 (1951). — [94] TOFT-MADSEN, C. J.: Farm. Tid. (Kbh.) *53*, 890, 904 (1943). — [95] SWIN-TOSKY, J. V. u. a.: J. Amer. pharm. Ass., sci. Ed. *44*, 112 (1955). — [96] AWE, W., u. H. J. FREUDENSTEIN: Dtsch. Apoth.-Ztg *97*, 906 (1957). — [97] MÜNZEL, K., u. W. KÄGI: Pharm. Acta Helv. *32*, 321 (1957). — [98] KAABER, G. G.: Farm. Tid. (Kbh.) *52*, 219 (1942). — [99] N. N.: Pharm. J. *150*, 67 (1943). — [100] MILNE, G. R.: Chem. and Drugg. *139*, 276 (1943). — [101] GRIFFIN, J. C., u. C. L. HUYCK: J. Amer. pharm. Ass., sci. Ed. *44*, 251 (1955). — [102] EATHERTON, L. E. u. a.: Drug Stand. *23*, 42 (1955). — [103] GERDING, T. G., u. H. G. DEKAY: Drug Stand. *23*, 132 (1955). — [104] LEHRMAN, G. P., u. D. M. SKAUEN: Drug Stand. *26*, 170 (1958). — [105] KÖHLER, H., u. R. RUDOLF: Dtsch. Apoth.-Ztg *101*, 324 (1961). — [106] RITSCHEL, W. A.: Pharm. Industrie *23*, 17 (1961). — [107] PATEL, R. P., u. A. S. RANA: Indian J. Pharm. *19*, 4 (1957). — [108] KWAN, K. C., u. G. MILOSOVICH: J. Pharm. Sci. *55*, 340 (1966). — [109] CHALABALA, M. u. a.: Čs. Farm. *3*, 307 (1954). — [110] BRÜNNER, H.: Pharm. Industrie *20*, 581 (1958). — [111] WAGNER, E., u. H. BRÜNNER: Angew. Chem. *72*, 744 (1960). — [112] GSTIRNER, F., u. J. KNIPP: Pharm. Industrie *24*, 475 (1962). — [113] SETH, P. L., u. K. MÜNZEL: Pharm. Industrie *21*, 9 (1959). — [114] SETH, P. L., u. K. MÜNZEL: Pharm. Industrie *21*, 417 (1959). — [115] BISGÅRD, J.: Farm. Tid. (Kbh.) *63*, 338, 354, 386 (1953). — [116] COOPER, B. F., u. E. A. BRECHT: J. Amer. pharm. Ass., sci. Ed. *46*, 520 (1957). — [117] MÜNZEL, K.: Pharm. Acta Helv. *29*, 277 (1954). — [118] BIEDEBACH, F.: Pharm. Ztg (Frankfurt) *105*, 1270 (1960). — [119] GELBRECHT, H.: Neue Betrachtungen zur Tablettenherstellung, Frankfurt/Main: Govi-Verlag 1956. — [120] AWE, W., u. H. GELBRECHT: Pharm. Ztg (Frankfurt) *91/100*, 1271 (1955); *101*, 1112 (1956); Pharm. Industrie *18*, 584 (1956). — [121] BIEDEBACH, F.: Dtsch. Apoth.-Ztg *93*, 349 (1953). — [122] RITSCHEL, W. A., u. M. RAHMAN: Aust. J. Pharm. *45*, S 52 (1964). — [123] SAGER, H.: Pharm. Acta Helv. *24*, 334 (1949). — [124] TERMANSEN, J. B.: Farm. Tid. (Kbh.) *51*, 293 (1941). — [125] FORLANO, A. J., u. L. CHAVKIN: J. Amer. pharm. Ass., sci. Ed. *49*, 67 (1960). — [126] WARD, J. B., u. H. TRACHTENBERG: Drug Cosmet. Ind. *91*, 35 (1962). — [127] JAMINET, F. u. a.: J. Pharm. Belg. *49*, 95 (1967). — [128] FRIIS, V., u. C. TOBIASSEN: Dansk T. Farm. *6*, 3 (1932). — [129] BEQUETTE, R. J., u. C. L. HUYCK: Drug Cosmet. Ind. *81*, 166 (1957). — [130] FAKOUHI, T. A. u. a.: J. pharm. Sci. *52*, 700 (1963). — [131] NIELSEN, G. N.: Arch. Pharm. Chemi *53*, 531 (1946). — [132] AWE, W. u. a.: Pharm. Acta Helv. *35*, 311 (1960). — [133] GROSS, H. M., u. C. H. BECKER: J. Amer. pharm. Ass., sci. Ed. *41*, 157 (1952). — [134] CRISAFI, R. C., u. C. H. BECKER: J. Amer. pharm. Ass., sci. Ed. *47*, 363 (1958). — [135] AWE, W., u. K. STEPKE: Pharm. Industrie *21*, 368 (1959). — [136] GRAN-BERG, C. B., u. B. E. BENTON: J. Amer. pharm. Ass., sci. Ed. *38*, 648 (1949). — [137] NAIR, A. D., u. V. N. BHATIA: J. Amer. pharm. Ass., sci. Ed. *46*, 131 (1957). — [138] KEE-NENG WAI u. a.: J. pharm. Sci. *55*, 1244 (1966). — [139] VAN ABBE, N. J., u. J. T. REES: J. Amer. pharm. Ass., sci. Ed. *47*, 487 (1958). — [140] GELBRECHT, H.: Dtsch. Apoth.-Ztg *98*, 799 (1958). — [141] STRICKLAND, jr., W. A.: Drug Cosmet. Ind. *85*, 318 (1959). — [142] KÖHLER, H., u. J. HIRSCHMANN: Dtsch. Apoth.-Ztg *102*, 1465 (1962). — [143] KÖHLER, H.: APV Inf.-Dienst *1*, 14 (1963). — [144] AWE, W., u. H. GELBRECHT: Pharm. Industrie *18*, 540 (1956). — [145] WOLFF, J. E. u. a.: J. Amer. pharm. Ass., sci. Ed. *36*, 407 (1947). — [146] NEL-

SON, E.: J. Amer. pharm. Ass., sci. Ed. *44*, 435 (1955). — [147] AKAY, K.: Dissertation ETH Zürich 1950. — [148] MELICHAR, M., u. J. MALÝ: Acta facult. pharm. bohemosl. *2*, 165 (1959); MALÝ, J.: Acta facult. pharm. bohemosl. *5*, 115 (1961). — [149] MALÝ, J.: Pharm. Industrie *25*, 257, 573 (1963). — [150] PATEL, B. C., u. E. P. GUTH: Drug Stand. *23*, 37 (1955). — [151] MYLIUS, G.: Dtsch. Apoth.-Ztg *101*, 1243 (1961). — [152] STEENBERG u. THORSELL: Arch. Pharm. Chemi *49*, 208 (1942). — [153] HEUBNER: Arch. Pharm. Chemi *49*, 419 (1942). — [154] MALÝ, J., u. A. JAROS: Pharm. Industrie *29*, 399 (1967). — [155] SMILEK, M. u. a.: Drug Stand. *23*, 87 (1955). — [156] BIEDEBACH, F.: Pharm. Ztg (Frankfurt) *102*, 1043 (1957); *103*, 79, 104, 129 (1958). — [157] MERZ, W.: Dtsch. Apoth.-Ztg *98*, 223 (1958). — [158] ACO-Tabletkartotek 1945, Apotekens Kompositionslaboratorium Stockholm. — [159] DAK-Präparater 1950, Kopenhagen. — [160] MERZ, W.: Dtsch. Apoth.-Ztg *95*, 1243 (1955). — [161] MERZ, W.: Pharm. Industrie *21*, 497 (1959). — [162] RIBEIRO, D. u. a.: J. Amer. pharm. Ass., sci. Ed. *44*, 226 (1955). — [163] STRICKLAND jr., W. A. u. a.: J. Amer. pharm. Ass., sci. Ed. *45*, 51 (1956). — [164] STRICKLAND jr., W. A. u. a.: J. Amer. pharm. Ass., sci. Ed. *49*, 35 (1960). — [165] TRAIN, D., u. J. A. HERSEY: J. Pharm. Pharmacol. *12*, 97 T (1960). — [166] DOLIQUE, M.: J. Pharm. Belg. *15*, 229 (1960). — [167] VEGAN, N. T.: Medd. norsk farm. Selsk. *23*, 169 (1961). — [168] ENDICOTT, C. J., u. H. M. GROSS: Drug Cosmet. Ind. *85*, 176 (1959). — [169] LACHMAN, L., C. J. SWARTZ, T. URBANYI u. J. COOPER: J. Amer. pharm. Ass., sci. Ed. *49*, 163, 165 (1960); J. pharm. Sci. *50*, 141, 145 (1961); *51*, 321, 326 (1962). — [170] TUCKER, S. J., u. F. A. OYER: J. pharm. Sci. *50*, 803 (1961). — [171] RITSCHEL, W. A.: Pharm. Industrie *28*, 205 (1966). — [172] CLARKSON, R.: Drug Cosmet. Ind. *66*, 270 (1950). — [173] BERG, A. M.: Pharm. Weekbl. *87*, 517 (1952). — [174] BURLINSON, H.: J. Pharm. Pharmacol. *6*, 1055, 1073 (1954). — [175] LIVINGSTONE, J. L.: Manufact. Chem. *32*, 443 (1961). — [176] STEPHENSON, D.: Pharm. Weekbl. *96*, 689 (1961). — [177] KÖHLER, H.: Dtsch. Apoth.-Ztg *98*, 887 (1958). — [178] KAPLAN, L. L., u. J. E. WOLFF: Drug Cosmet. Ind. *88*, 584 (1961). — [179] MILOSOVICH, G.: Drug Cosmet. Ind. *92*, 557 (1963). — [180] HÜTTENRAUCH, R., u. U. SCHMEISS: Pharmazie *23*, 473 (1968). — [181] LAZARUS, J., u. L. LACHMAN: J. pharm. Sci. *55*, 1121 (1966). — [182] JAFFE, J., u. N. E. FOSS: J. Amer. pharm. Ass., sci. Ed. *48*, 26 (1959). — [183] KIBBE, W.: Drug Cosmet. Ind. *88*, 170 (1961). — [184] STRICKLAND jr., W. A. u. a.: J. Amer. pharm. Ass., sci. Ed. *45*, 482 (1956). — [185] NIELSEN, K.: Dansk T. Farm. *9*, 174 (1935). — [186] ARAMBULO, A. S. u. a.: J. Amer. pharm. Ass., sci. Ed. *42*, 690, 692 (1953). — [187] SILVER, J. A.: Drug Cosmet. Ind. *39*, 446 (1936). — [188] PECK, W. C.: Pharm. J. *143*, 27, 57 (1939). — [189] JAMINET, F., u. H. HESS: Pharm. Acta Helv. *41*, 39 (1966). — [190] TUERCK, P. A. u. a.: J. Amer. pharm. Ass., sci. Ed. *49*, 344, 347 (1960). — [191] COOPER, J. u. a.: J. pharm. Sci. *50*, 67 (1961). — [192] PATEL, B. N. u. a.: J. Amer. pharm. Ass., sci. Ed. *38*, 247, 250 (1949). — [193] FOWLER, H. W.: J. Pharm. Pharmacol. *4*, 932, 937 (1952). — [194] SHAHEEN, R. G., u. H. G. DEKAY: Drug Stand. *23*, 104 (1955). — [195] BIKIN, H. u. a.; J. Amer. pharm. Ass., sci. Ed. *38*, 245 (1949); *39*, 441 (1950). — [196] TUCKER, S. J., u. H. M. HAYS: J. Amer. pharm. Ass., sci. Ed. *48*, 362 (1959). — [197] CHILSON, F.: Drug Cosmet. Ind. *84*, 217 (1959). — [198] WURSTER, D. E.: J. Amer. pharm. Ass., sci. Ed. *48*, 451 (1959); *49*, 82 (1960). — [199] CONTINI, S., u. K. ATASOY: Pharm. Industrie *28*, 144 (1966). — [200] a) WOLF, G.: Pharm. Industrie *30*, 552 (1968); b) LISKE, T., u. W. MÖBUS: Pharm. Industrie *30*, 557 (1968). — [201] RAFF, A. M. u. a.: J. pharm. Sci. *50*, 76 (1961). — [202] HESS, H., u. E. LANG: Pharm. Acta Helv. *38*, 604 (1963). — [203] FÜHRER, C.: Dtsch. Apoth.-Ztg *102*, 827 (1962); Pharm. Industrie *25*, 674, 733 (1963); Dtsch. Apoth.-Ztg *105*, 1150 (1965); Sci. pharm. (Wien) *32*, 154 (1964); ERIKSON, G., u. C. FÜHRER: Pharm. Zentralh. *106*, 75 (1967). — [204] SETH, P. L., u. K. MÜNZEL: Pharm. Industrie *22*, 392 (1960). — [205] FINHOLT, P.: Farm. Tid. (Kbh.) *68*, 665, 681 (1958). — [206] TRAIN, D.: J. Pharm. Pharmacol. *8*, 745 (1956); TRAIN, D., u. J. N. CARRINGTON: J. Pharm. Pharmacol. *11*, 261 T (1959); LEWIS, C. J., u. D. TRAIN: J. Pharm. Pharmacol. *17*, 1, 33 (1965). — [207] SHOTTON, E., u. D. GANDERTON: J. Pharm. Pharmacol. *12*, 87 T, 93 T (1960); *13*, 144 T (1961). — [208] MÜNZEL, K., u. W. KÄGI: Sci. pharm. (Wien) *24*, 237 (1956). — [209] SETH, P. L.: Dissertation ETH Zürich 1956. — [210] SETH, P. L., u. K. MÜNZEL: Pharm. Industrie *20*, 7, 50, 345 (1958). — [211] ENGELBRECHT, E.: Pharm. Industrie *25*, 120, 181, 262 (1963). — [212] SETH, P. L., u. P. SPEISER: Pharm. Acta Helv. *41*, 385 (1966). — [213] HIGUCHI, T. u. a.: J. Amer. pharm. Ass., sci. Ed. *41*, 93 (1952); *42*, 194 (1953); *43*, 344, 685 (1954); *54*, 111 (1965); ELOWE, L. N. u. a.: J. Amer. pharm. Ass., sci. Ed. *43*, 718 (1954); NELSON, E. u. a.: J. Amer. pharm. Ass., sci. Ed. *43*, 596 (1954); *44*, 223, 494 (1955); STRICKLAND, jr., W. A. u. a.: J. Amer. pharm. Ass., sci. Ed. *45*, 51, 482 (1956); *49*, 35 (1960); SALISBURY, R., u. T. HIGUCHI: J. Amer. pharm. Ass., sci. Ed. *49*, 284 (1960); WINDHEUSER, J. J. u. a.: J. pharm. Sci. *52*, 767 (1963); RANKELL, A. S., u. T. HIGUCHI: J. pharm. Sci. *57*, 574 (1968). — [214] RIAD, M. A., u. K. F. ZOBEL: Pharm. Industrie *24*, 370 (1962). — [215] BOGS, U., u. H. MOLDENHAUER: Pharmazie *18*, 704 (1963). — [216] MARSHALL, K.: J. Pharm. Pharmacol. *15*, 413 (1963). — [217] HÖFER, J., u. F. GSTIRNER: Pharm. Industrie *26*, 21, 162 (1964). — [218] BUSSE, L. W., u. A. H. UHL: J. Amer. pharm. Ass., sci. Ed. *29*, 415 (1940). — [219] FÜHRER C.: Pharm. Zentralh. *105*, 136 (1966). —

[220] Kovac, G. M.: Drug Cosmet. Ind. *91*, 171, 297 (1962). — [221] Clarkson, R.: Drug Cosmet. Ind. *66*, 408, 524 (1950). — [222] Carless, J. E.: Manufact. Chem. *32*, 205 (1961). — [223] Baetz, J.: Pharm. Industrie *12*, 124 (1950). — [224] N. N.: Chem. and Drugg. *169*, 396 (1958). — [225] Mallee, J. P.: Drug Cosmet. Ind. *101*, H. 1, S. 98 (1967). — [226] Shotton, E. u. a.: J. Pharm. Pharmacol. *15*, 106 T (1963). — [227] Ullmanns Encyklopädie der technischen Chemie, Bd. 4, 3. Aufl., München/Berlin: Urban & Schwarzenberg 1953, S. 7. — [228] N. N.: Chem. and Drugg. *176*, 254 (1961). — [229] Chilson, F.: Drug Cosmet. Ind. *82*, 363 (1958). — [230] Lachman, L. u. a.: J. pharm. Sci. *52*, 379 (1963). — [231] Gaskell, J. C.: Chem. and Drugg. *173*, 403 (1960). — [232] Janson, H.: Pharm. Industrie *16*, 379 (1954); *17*, 21 (1955). — [233] Siegel, S. u. a.: J. pharm. Sci. *52*, 604 (1963). — [234] Ferrand, M.: J. Pharm. Franc. 1952, S. 185. — [235] Swartz, C. J. u. a.: J. pharm. Sci. *51*, 1181 (1962). — [236] Gardner, J. E., u. S. J. Dean: Drug. Stand. *25*, 140 (1957). — [237] Köhler, H.: Dtsch. Apoth.-Ztg *107*, 355 (1967). — [238] Janson, H.: Dtsch.Apoth.-Ztg *104*, 1125 (1964).

Dragees

Dragees, überzogene Formlinge, Dragieren

Das Dragieren von Pillen ist wahrscheinlich von Rhazes (al-Razi) (850—923) mit dem Schleim der Samen von Plantago Psyllium zuerst vorgenommen worden. Man glaubt, daß das Wort Dragée sich vom Griechischen τὰ τραγήματα (tragémata), das Naschwerk, ableite; ferner: τρώγω (trógo), ich nasche, knappere, knacke, τραγεῖν (trageín), naschen. Das Überziehen von Pillen mit Gold und Silber wird Avicenna (Abu-Ali-Ebnessina, A. D. 980 bis 1037, Buchara) zugeschrieben. Im 17. Jahrhundert wurden von de Renou in Paris Gold und Silber verwendet, um den bitteren Geschmack der Pillen zu verdecken. Diese versilberten Pillen wurden in wohlriechenden Kräutern dispensiert, damit die Pillen den Geruch annahmen. Im 17. Jahrhundert wurden Drogen durch Einlegen in konzentrierten Sirup von dem französischen Apotheker M. Charas überzuckert (confitures). Das Überziehen der Pillen mit feingepulvertem Talkum, das sog. „Pearl coating" wurde ebenfalls schon frühzeitig eingeführt.

Zuckerdragees haben ihren Ursprung als Zuckerwaren in Frankreich (1560 in Verdun); etwa um 1830—40 wurde dies Verfahren auch für pharmazeutische Zwecke eingeführt. Ab 1820 wurden farbige Zuckerdragees angefertigt. Gelatine für Überzüge wandte 1838 bereits Garot an. M. Deschamps führte im gleichen Jahr für das Überziehen von Pillen Honig und Gummi arabicum ein.

Magensaftresistente Überzüge für Pillen gehen auf Unna [Pharm. Zentralh. *25*, 577 (1884)] zurück. 1878 wurde Ch. Carter ein Patent erteilt für die Herstellung von Manteltabletten, die sich aber erst später durch die Entwicklung moderner Mantel-Preßmaschinen einführen konnten [Remginton's Practice of Pharmacy, 12. Ed., 1961, S. 490; Sonnedecker, G., u. G. Griffenhagen: J. Amer. pharm. Ass., pract. Pharm. Ed. *18*, 486—488, 553—554 (1957)].

Eine stetig wachsende Bedeutung erlangte das parmazeutische Dragee aber erst in diesem Jahrhundert durch die Massenfabrikation in der pharmazeutischen Industrie. Durch diese erhielt — u. a. neben der wissenschaftlichen Entwicklung der Arzneimittel — die Tabletten- und Drageefabrikation ihre heutige Bedeutung und verfahrenstechnische Entwicklung.

Nebenstehende Monographien und Aufzeichnungen stehen in Arzneibüchern, z. T. abgehandelt in den Monographien „Tabletten", z. T. in eigenen Monographien.

Nur im DAB 7-DDR werden überzogene Granulate erwähnt, überzogene Substanzen aber in keinem Arzneibuch, obwohl auch diese sich eingebürgert und bewährt haben. Die zitierten Arzneibücher geben neben einem allgemeinen Text Angaben, z. T. Vorschriften für die Prüfung der Dragees: „Gewicht", „Gehalt", „Zerfallszeit", „Zerfallszeiten für magensaftresistente, dünndarmlösliche Dragees" und selten „Lösungszeiten", z. T. auch Vorschriften für die Benutzung von Lebensmittelfarben. Bei der Herstellung von Dragees sind die Angaben der Arzneibücher stets genau zu beachten. Falls in den Arzneibüchern Rezepturen für Auftragslösungen, Einstreupulver usw. nur als Beispiele gegeben werden, ist hiergegen nichts einzuwenden. Sie dürfen aber nicht die Verwendung anderer Vorschriften ausschließen, die z. B. den Kernbestandteilen richtiger angepaßt sind oder den therapeutischen Belangen besser entsprechen.

Allgemein wird in den Arzneibüchern verlangt, daß alle Stoffe, die zum Dragieren benutzt werden, indifferent sind.

Selten wird erwähnt, daß die Größe der Dragees so bemessen sein muß, daß sie unzerkaut resp. unzerteilt geschluckt werden können. Auch spezielle Angaben findet man vereinzelt,

Arzneibücher	Benennungen
BP 68	Sugar Coating, Compression Coating, Enteric Coating, Film Coating
BPC 68	Sugar Coats, Compression Coats, Film Coats, Enteric Coats — Coating Processes, Pan Coating, Compression Coating, Airsuspension Coating
CF 65	Comprimés enrobés, comprimés dits dragéifiés, comprimés à enrobage entérique
CsL 2 — Add.	T. obductae, T. politae, T. obductae compressae, Dragee, T. obductae enterosolventes
DAB7-BRD	überzogene Tabletten u. Pillen, Dragees, Mantel Tabletten, lackierte Tabletten, magensaftresistente überzogene Tabletten u. Pillen, magensaftlösliche überzogene Tabletten u. Pillen.
DAB7-DDR	Dragees, Tabulettae obductae (Manteltabletten), überzogene Tabletten oder Formlinge, überzogene Granulate
Helv. V — Kommentar (1956)	überzogene Tabletten, Dragees, Confetti medicinale, Lutschdragees, magensaftresistent überzogene Tabletten.
Helv. VI	Compressi obducti, überzogene Tabletten, Dragées, Dragées Confetti medicinali
Jug. II	prevucene tablete (drazeji)
NF XII	wie USP XVII + Plastic Coatings, Plain Coated Tablets, Enteric Coated Tablets
ÖAB 9	Tabulettae obductae, überzogene Tabletten, Compressi obducti, Dragées, magensaftresistent überzogene Tabletten
Pl.Ed. I — Suppl.	Compressi obducti, Tabulettae obductae Dragees
Ross. 9	Coated Tablets, T. obductae, Dragee = Coated Pills, Compression Coated
USP XVII	Coatings (Sugar, Film) Enteric Coatings, Dry-Coated, Press-Coated

so in Ross. 10, daß die Dragees nicht mehr als 3% Talkum und nicht mehr als 1% Stearinsäure enthalten. Die Dicke der Dragees soll 30 bis 40% vom Durchmesser betragen [Noso-VICKAJA, S. A., u. E. E. BORSUNOV: Med. Prom. S.S.S.R. *20* (1), 57 (1966)].

ÖAB 9 nennt Tabulettae obductae „... feste, verschieden geformte Arzneizubereitungen, bei denen Kerne (Tabletten) mit einem ... Überzug versehen sind". Nach der Beschreibung des Verfahrens der Zuckerdragierung ist weiterhin vermerkt, daß Dragees „auch nach anderen geeigneten Verfahren (z. B. Preßverfahren, Eintauchverfahren) hergestellt werden" können. CsL 2 charakterisiert Tabulettae obductae als „... Tabletten (Kerne) ..., die wegen des Geschmackes, des Aussehens oder der Haltbarkeit oder für bestimmte therapeutische Zwecke mit einem entsprechenden Überzug versehen sind". Für die Drageedecke sind neben den üblichen klassischen Dragierhilfsmitteln „andere geeignete Stoffe" ebenfalls zugelassen. Der Überzug soll im allgemeinen 70%, zum Zwecke der Haltbarmachung und für besondere therapeutische Zwecke 120% des Kerngewichtes nicht übersteigen.

Dan. IX enthielt, Nord. 63 gibt einige Dragier-Vorschriften z. B. für magensaftresistente Überzüge für das Andecken der Kerne, für die Drageepuderschicht, für die Glättungsschicht, und für die Farbdecken (weiß, grün und braun) und für das Glänzen der Dragees (s. unter den entsprechenden Vorschriften). Nach Auskunft der Danmarks Apotekerforening (K. JACKE-ROTT, 1965) ist nicht gesetzmäßig vorgeschrieben, daß nur diese Vorschriften verwendet werden dürfen.

Eine generelle Bestimmung (Nord. 63) fordert, daß Art und Menge der in der Pharmakopöe vorgeschriebenen Geruchs- und Aromastoffe nicht geändert werden dürfen.

Über die Prüfungen der Dragees s. S. 823.

Unter Dragieren versteht man das Überziehen von Kernen (Arzneisubstanzen und Arzneiformlingen) mit einer diese lückenlos umhüllenden gleichmäßigen Schicht. Diese Schicht kann trocken durch Umpressen des Kernes (Press-coating, Manteltabletten) (s. S. 724) oder feucht durch Überziehen des Kernes mit verschiedenartig zusammengesetzten Lösungen erstellt werden.

Wenn wenige aufgetragene Schichten nur einen dünnen Überzug über den Kern bilden, spricht man von *Film-Dragieren, Lackieren* (Film-coating). Erst bei vielen Drageeschichten, die einen dicken Überzug bilden, spricht man von *„Dragieren"* im eigentlichen Sinn; in diesen Fällen ist also das Gewicht der Drageehülle etwa dem Gewicht des Kernes gleich, beträgt also 50% vom Endgewicht des fertigen Dragee. Die Übergänge vom „Film-Dragieren" zum „Dragieren" sind fließend, zwischen diesen liegen die *Dünnschichtverfahren.* Je nach dem Zweck und den Gründen des Dragierens wird das geeignete Verfahren ausgewählt. K. Münzel [Pharm. Acta Helv. *38*, 65 (1963)] weist auf die Schwierigkeit hin, die Weiterentwicklungen des Dragierens unter dem Wort „Dragee" zu kennzeichnen und zu erklären.

K. Münzel unterscheidet zwischen „Lackdragees", deren Überzug aus einer eindeutig erkennbaren, evtl. eingefärbten Lackdecke besteht, und „Lacktabletten", deren Decke aus einer oder wenigen praktisch nicht ohne weiteres erkennbaren Schichten besteht [Erbe, S.: APV Inf.-Dienst *4*, 120—126 (1964)] (s. auch S. 760). Die englischen Bezeichnungen sind kurz und klar und werden deswegen in der deutschen Fachsprache häufig benutzt.

coated	= dragiert
sugar-coated	= zuckerdragiert
thin-layer coated	= dünnschichtdragiert
film-coated	= filmdragiert
protectiv-coated	= schutzdragiert
enteric-coated	= magensaftresistent, dünndarmlöslich dragiert
retard-coated	= dragiert zur verzögerten Abgabe des Arzneimittels.

Auf dem Arzneimittelsektor werden dragiert:

1. Tabletten, Pillen, evtl. Pastillen oder Gelatine-Kapseln, Kaugummi.
2. Suppositorien in geeigneter ovaler Form als Tropenschutz [Bibard, J.: Ann. pharm. franç. *13*, 502 (1955)] (kaum gebräuchlich).
3. Granulate spez. Art.
4. Samenkörner (z. B. Leinsamen).
5. Nonpareille (Zuckerkügelchen, Streukügelchen).
6. Pulverpartikel = Mikrodragees, Beadlets.

Um diese sog. Drageekerne wird die Drageehülle aufgebaut. Sie kann aus den verschiedensten Substanzen bestehen und auch therapeutische Wirkstoffe enthalten.

Für die Herstellung der Drageeschichten stehen nachfolgende Methoden zur Verfügung:

1. Klassische Dragiermethode — Kesseldragierung (Pan-Coating).
   a) Auftragen der Dragierflüssigkeit mit Schöpflöffel.
   b) Auftragen der Dragierflüssigkeit mit Spritzdüse.
   c) Automatisches Dragieren.
2. Eintauchverfahren (z. B. bei Gelatinekapseln) (selten angewendet).
3. Mantelpressung (Press-Coating).
4. Wurster-Wirbelbettverfahren.
5. Koazervation für Pulver u. a.
6. Selfcoating für Pulver.

Die Dragierung von Formlingen erfolgt aus nachfolgenden Überlegungen und Gründen:

1. Vom therapeutischen Standpunkt: a) Erzeugung magensaftresistenter, dünndarmlöslicher Überzüge. b) Erzeugung einer Mehrphasenwirkung von Arzneimittelgemischen. Regulierte Wirkstoffabgabe.

2. Chemische Überlegungen: Schutz gegen äußere Einflüsse wie Luftfeuchte, Sauerstoff, Licht. Besonders erwähnenswert das Trennen von unverträglichen Substanzen durch Verarbeitung im Kern und in der Drageehülle.

3. Technische Überlegungen: Erhöhung der Festigkeit gegen mechanische Beanspruchung bei Weichkernen, so bei hygroskopischen Substanzen im Kern, z. B. Extrakte. Diese Tabletten sind durch Einwirkung der Feuchtigkeit der Luft nicht gut haltbar, und sie werden durch das Überziehen geschützt. Auch kann man durch das Dragieren fleckige Tablettenkerne, die aus verschiedenen Gründen entstehen können, überdecken. Ein Hauptgrund ist wohl der, daß man gezwungen ist, die verschiedenen Substanzen in Sondergranulaten zu verarbeiten; beim Mischen dieser Granulate entsteht dann kein einheitlich aussehendes Gemisch. Diese Erscheinung bleibt auch nach dem Pressen der Tabletten bestehen. Bei den technischen Gründen muß auf die allgemeine verbesserte Lagerungshaltbarkeit hingewiesen werden.

4. Psychologische und wirtschaftliche Überlegungen: a) Kennzeichnung wird erleichtert. b) Das Schlucken der Arznei wird erleichtert. c) Geschmacks- und Geruchserscheinungen können abgedeckt werden. d) Den Präparaten kann man ein gefälliges Aussehen mit schönen Farben geben.

An einwandfreie Dragees wird eine Reihe von Anforderungen gestellt:

1. Die im Dragee verarbeiteten Wirkstoffe müssen voll zur Wirkung gelangen.

2. Die Zerfallzeit der Dragees soll zweckentsprechend sein.

3. Die mechanische Festigkeit (besonders zu beachten bei presscoated Dragees) muß gut sein.

4. Die Dosierungsgenauigkeit muß zumindest den allgemeinen Richtlinien der Arzneibücher entsprechen und bedarf besonderer Beachtung bei aufdragierten Arzneistoffen. Die speziellen Angaben über Tabletten in den Einzelmonographien müssen berücksichtigt werden.

5. Es soll eine genügende Lagerungshaltbarkeit und weitgehende Klimafestigkeit gewährleistet sein.

6. Die Größe der einzelnen Dragees soll möglichst gleichmäßig sein; dies ist besonders notwendig, wenn die Dragees mit Hochleistungsabfüllmaschinen verpackt, in Folienverpackungsmaschinen eingesiegelt oder maschinell bedruckt werden.

7. Die Form und Größe der Dragees soll so gewählt sein, daß sie leicht ganz geschluckt werden können.

8. Das Aussehen der Dragees soll gefällig, der Geschmack und Geruch soll nicht unangenehm sein.

9. Die Farbe der Dragees soll von Herstellungscharge zu Herstellungscharge stets gleichmäßig ausfallen.

Das direkte „Coatieren" von Pulverpartikeln wird vielfach angewendet (z. T. werden Substanzen, z. B. Vitamin C, schon in der „coated Form" von der Industrie geliefert),

a) um die Substanz gegen andere Arzneisubstanzen oder Hilfsstoffe abzuschirmen,

b) um gegen Luft (O_2, CO_2) und Luftfeuchte Schutz zu geben,

c) evtl. um veränderte Löslichkeitsverhältnisse zu schaffen (Retard-Wirkung),

d) zur Geschmacksverbesserung, z. B. bei bitteren Substanzen in Tabletten, die ohne Wasser zerkaut eingenommen werden,

e) um pulverigen Abrieb der Substanzen zu vermeiden, wenn ein Granulat als solches zur Einnahme bestimmt ist, wie auch bei diesen, um das Aussehen zu verbessern und eine Geschmacksverdeckung der Arzneisubstanz zu gewährleisten.

Das gleiche gilt für Einzelgranulate bei Arzneimittelgemischen.

Den Vorteilen der Dragierung und den evtl. Notwendigkeiten, die zum Dragieren zwingen, stehen auch einige Nachteile gegenüber. Im allgemeinen bewirkt jede Dragierung eines Arzneistoffes oder Arzneiformlings eine Verlängerung der Zerfallbarkeits- resp. der Lösungszeit und damit eine Verzögerung der Resorbierbarkeit und des Wirkungseintritts.

Auf Nachteile der normalen Zuckerdragierung weist u. a. K. Münzel hin [Pharm. Acta Helv. *38*, 65 (1963)]:

1. Mißlungene Dragierungen verursachen durch nachfolgendes Abwaschen, Trocknen und Neudragierungen erhebliche Kosten, evtl. auch Mindergehalte der Wirkstoffe.

2. Farbveränderungen können durch Dragierhilfsstoffe oder durch Reaktion mit Arzneistoffen u. a. eintreten.

3. Bei Mischfarben leichte Variation von Charge zu Charge.

4. Mögliche Variationen in Schichtdicke und Endgewicht.

5. Durch verbliebene Feuchtigkeit oder Lösemittel im Kern (aus den Dragierlösungen) können Risse in den Dragees auftreten bzw. ein Platzen der Dragees erfolgen.

6. Erhöhung der Zerfallszeiten durch die Dragierung, speziell bei evtl. notwendigen Isolierlacken um den Kern bzw. Schutzlacken um das Dragee.

7. Die Vergrößerung des Formlings; die Zuckerdragierung erhöht das Tablettengewicht beträchtlich, erfordert deshalb größere Verpackungsvolumina und bewirkt gesteigerte Transportkosten.

8. Auch kann man als Nachteil der Zuckerdragierung erwähnen, daß die Arzneiform wegen des schönen Aussehens, das bonbonähnlich wirkt, und auf Grund des meist anfänglich süßen Geschmackes Kinder zum „Naschen von Dragees" verführt. So können gelegentlich Ver-

giftungen verursacht werden. Auch für Diabetiker kann die Zuckerdragierung u. U. einen gewissen Nachteil bedeuten.

Zu einem großen Teil rühren die Mängel der Zuckerdragierung vom Hauptdragierstoff *Zucker* her. Seine eingetrockneten Schichten sind hart, spröde und völlig unelastisch. Zudem ist Zucker hygroskopisch und invertiert unter dem Einfluß von Säuren zu Glucose und Fructose, beides Hexosen, deren Gegenwart die Kristallisation des Zuckers erschwert, wenn nicht gar verhindert. Der Vorgang der Zuckerdragierung dauert ferner zeitlich lange, weil er in einem langsamen feinkörnigen Auskristallisieren des Zuckers aus hochkonzentrierten Sirupen besteht, denen oft noch Schutzkolloide, wie z. B. Gummi arabicum, zugesetzt sind; eine sehr rasche Verdampfung des Lösemittels, des Wassers, ist nicht so wichtig wie bei den modernen Lacklösungen die Verflüchtigung des organischen Lösungsmittels: denn die Glätte der Zuckerschicht entsteht durch langsamen Materialabtrag als Folge von Schleif- und Poliervorgängen.

Das Dragieren ist ein arbeitsreicher Prozeß. Speziell aus diesen Gründen ist man bestrebt, kostensenkende, arbeitskräftesparende Herstellungsverfahren in der pharmazeutischen Industrie durchzuführen:

1. durch Verwendung von großen Dragierkesseln (120 bis 180 cm ⌀) und größer, und evtl. eingebauter „baffles" oder Rührarme,
2. durch Automation des Dragierprozesses,
3. durch Einführung neuer Verfahren:
   a) Press-Coating
   b) Wurster-Verfahren, Wirbelbettverfahren,
4. durch die Ausarbeitung der sog. Schnell- oder Kurzverfahren, die entweder
   a) nur wenige Drageeschichten benötigen (Filmdragieren),
   b) oder verfahrenstechnisch den Dragierprozeß vereinfachen und kürzer gestalten,
5. durch Kombination einiger dieser technologischen Möglichkeiten.

Durch diese neuen Verfahren und durch die Automation will man außerdem zum Teil auch einige der erwähnten Nachteile des normalen Dragierverfahrens ausschalten oder mindern, da diese oft in technischer Beziehung durch menschliche Unachtsamkeit entstehen.

Zuckerwarendragees

Zum Teil werden in der pharmazeutischen Praxis Kaudragees [siehe z. B. J. Büchi u. R. Alther: Nitroglycerin als Kaudragees. Pharm. Acta Helv. *31*, 121—139 (1956)] und Lutschdragees hergestellt, z. T. speziell für die Anwendung bei Kindern. Für die Herstellung dieser Dragees werden oft Verfahren benutzt, die in der Zuckerwarenindustrie gebräuchlich sind.

Die „Verkehrsbestimmungen" für Zuckerwaren definieren Dragees wie folgt:

„Dragees sind mit Zucker oder mit Zuckerlösung unter Zusätzen von Stärkesirup, Stärkezucker sowie sonstigen Nahrungs- und Genußmittelstoffen, auch Heilmitteln, ferner mit Geschmacks- und Farbstoffen usw. entweder ohne Einlagen aufgezogene oder mit Einlagen in gleicher Weise hergestellte Zuckerwaren. Die Einlagen sind entweder flüssige, gefüllte oder feste Kerne aus Zucker, Traubenzucker, Konserve ... usw. oder vegetabilische Kerne und Samen, z. B. Haselnüsse, sonstige zu Nahrungs-, Genuß- oder Heilmitteln geeignete Samen und Kerne. ... Der Zusatz von Mehl ist nicht gestattet; jedoch sind bei Dragees mit Einlagen geringe Spuren von Stärkemehl, die bei der nötigen Verarbeitung der Einlagen zurückbleiben, nicht zu beanstanden."

In diesem Zusammenhang interessieren Arzneidragees natürlich nicht. Sie sind auch nicht zu den Zuckerwaren zu rechnen.

Diese Verkehrsbestimmungen führen in den Sortentafeln der Zuckerwaren unter S Dragees folgende Gruppen auf:

Gruppe I   Dragees mit Walzen-Karameleinlage.
Gruppe II   Dragees mit gegossenen Einlagen und hohle Karameldragees
Gruppe III   Perlen und Kugeln
Gruppe IV   Warm hergestellte und gekrauste Dragees
Gruppe V   Geleedragees bzw. gleichwertige Dragees
Gruppe VI   Feinstgefüllte Dragees mit Schokolade-, Marzipan-, Nugat- oder gleichwertigen Füllungen, ferner Sansibarnüsse (Dragee-Haselnüsse) usw.
Gruppe VII   Nonpareille.
Gruppe VIII   Milch- und Rahm-(Sahne-)Dragees.

Für die Herstellung werden folgende Angaben gemacht:

Der Vorgang des Dragierens besteht darin, daß man Kerne mit beliebiger Zusammensetzung in Drageekesseln mit einer gleichmäßigen Zuckerschicht überzieht. Als Kerne kommen alle möglichen Zuckerwarenarten, Samenkerne, flüssig gefüllte Einlagen, Schokoladenlinsen und auch kleine Zuckerkristalle in Frage. Bei den Drageekesseln handelt es sich um schrägstehende Kupferkessel, die mit etwa 20 U/Min. rotieren. Beim Kaltdragieren werden die Kerne im sich drehenden Drageekessel mit einer Zucker-Stärkesirup-Lösung benetzt und mit gerade so viel gemahlenem Zucker und Puderzucker bestreut, daß eine harte und trockene Zuckerdecke entsteht. Sobald die erste Zuckerdecke trocken ist, werden weitere Schichten in gleicher Weise aufgetragen, bis die gewünschte Dicke der Zuckerdecke erreicht ist. Die Dragees werden nun auf Horden getrocknet und in einem Drageekessel mit Bienenwachs „geglänzt‟.

Bei empfindlichen Drageekernen, z. B. flüssig gefüllten Einlagen, wird zunächst eine Gummiarabicum-Zucker-Schicht aufgetragen, die den Einlagen eine höhere Bruchfestigkeit verleiht. Beim Warmdragieren werden die im beheizten Drageekessel laufenden Kerne mit einer heißen übersättigten Zuckerlösung überzogen. Durch Aufblasen von trockener Luft wird der Überzug getrocknet. Auch hier werden mehrere Schichten aufgetragen. Nach diesem Verfahren werden heute meist die gebrannten Mandeln hergestellt. Auf die geschälten und gerösteten süßen Mandeln wird eine Decke von teilweise karamelisiertem Zucker aufgetragen.

Statt mit Zucker kann man auch mit Schokolade oder Kuvertüre dragieren. Hierzu wird flüssige Kuvertüre zu den im Drageekessel laufenden Kernen gegeben. Auch hier wartet man mit dem Auftragen der nächsten Schicht so lange, bis die aufgezogene Schicht erstarrt ist.

Bei Liebesperlen und Nonpareille dienen kleine Zuckerkristalle als Drageekerne.

Für die Untersuchung der Zuckerwarendragees und deren Beurteilung werden folgende Angaben gemacht:

Da die Drageekerne aus praktisch beliebigen Zuckerwarenarten bestehen können, ist es nicht möglich, einen für alle Fälle passenden Untersuchungsgang anzugeben. Wird in der Bezeichnung der Dragees auf Milch oder Sahne hingewiesen, so ist der Gehalt an Milchfett zu ermitteln.

Soweit Dragees als „Milch-‟, „Sahne‟- oder „Rahmdragees‟ bezeichnet werden, müssen sie den Anforderungen an Milch- oder Sahnekaramellen genügen, d. h. neben 2,5% bzw. 4% Milchfett eine entsprechende Menge fettfreier Milchtrockenmasse enthalten.

Der Gehalt an Milchfett ist auf das Gesamtgewicht der Ware (Decke + Kern) zu beziehen.

Silber- oder Golddragees müssen, sofern sie ausdrücklich als solche bezeichnet werden, mit Silber oder Gold überzogen sein.

Literatur: FINCKE, A.: Zucker und Zuckerwaren, Bd. 5, Berlin: A. W. Hayn's Erben 1957. Enthält auch wichtige Hinweise auf allgemeine Untersuchungsverfahren für Zuckerwaren. — GRIMM, G.: Die Bonbonkocherei im Groß- und Kleinbetrieb, 3. Aufl., Nordhausen: H. Killinger Verlag. — Konditor-Zeitung Trier (Verlag N. Besselich): Die Tablettenfabrikation und andere Süßwarenerzeugnisse. — Konditor-Zeitung Trier: Die gesamte Drageefabrikation, 2. Aufl. — ROTHGANG, G.: APV Inf.-Dienst *13*, 126—131 (1967). — MÜNCHOW, F.: Bonbon- und Drageeherstellung, Leipzig: Fachbuchverlag 1959.

Dragees im Gesetz (AMG — BRD), in der Rechtsprechung und in Patenten

Dragees im Gesetz.

1. Die Frage, ob das pharmazeutische Dragee als Arzneiform „apothekenpflichtig‟ ist, regelte sich bisher nach der Kaiserlichen Verordnung von 1901. Auf Grund gerichtlicher Urteile wurde festgelegt, daß Dragees mit gepreßtem Kern den Tabletten gleichgestellt werden, also außerhalb der Apotheken nicht „feilgehalten oder verkauft‟ werden dürfen (§ 1, Verzeichnis A 9). Aufgezogene Dragees hingegen konnten bislang auch außerhalb der Apotheken verkauft werden, weil die „Zubereitung Dragee‟ nicht in der Kaiserlichen Verordnung aufgeführt war.

Am 19. 9. 1969 trat die „Verordnung über die Zulassung von Arzneimitteln für den Verkehr außerhalb der Apotheken‟ in Kraft. Im § 1 wird bestimmt:

1. Folgende Arzneimittel im Sinne des § 1 Abs. 1 des Arzneimittelgesetzes, die vom Hersteller oder demjenigen, der sie sonst in den Verkehr bringt, dazu bestimmt sind, zur Beseitigung oder Linderung von Krankheiten, Leiden, Körperschäden oder krankhaften Beschwerden zu dienen, werden für den Verkehr außerhalb der Apotheken zugelassen:

Im § 1 unter 3. wird bestimmt: Pflanzen und Pflanzenteile in Form von Dragees oder Tabletten als Arzneispezialität unter Zusatz arzneilich nicht wirksamer Stoffe oder Zubereitungen aus Stoffen, wenn sie aus höchstens vier der in der Anlage 1c zu dieser Verordnung bezeichneten Pflanzen und Pflanzenteilen hergestellt sind und der Durchmesser des Drageekerns oder der Tablette mindestens 3 mm beträgt.

Während nach der bisherigen Regelung die Darreichungsform das maßgebende Kriterium für die Apothekenpflicht oder Freiverkäuflichkeit war, kommt es nunmehr in erster Linie auf die physiologische Wirksamkeit der Stoffe an [Pharm. Ztg (Frankfurt) *114*, 1415—1425 (1969); Bundesgesetzbl. I v. 18. 9. 1969, S. 1625 u. 1651].

2. In den „Verkehrsbestimmungen für Zuckerwaren" aus den Jahren 1926 und 1929 werden für die Zuckerwarendragees bestimmte Anforderungen festgelegt.

In einem Strafverfahren [Dtsch. Apoth.-Ztg *92*, 266, 365 (1952)] und der Stellungnahme dazu [Pharm. Industrie *14*, 275 (1952)] wurde festgestellt, daß die Vorschriften der Verkehrsbestimmungen für Zuckerwaren für pharmazeutische Dragees keine Geltung haben. Es wird nur die selbstverständliche Forderung gestellt, daß die Drageehülle nicht gesundheitsschädlich sein darf. Diese Auffassung wird überall bestätigt, z. B. L. MIDDENDORF [Pharm. Industrie *14*, 275 (1952)].

F. SCHLEMMER, München, Deutsches Arzneimittelprüfungsinstitut, sagt: Besondere Bestimmungen hinsichtlich der Unbedenklichkeit der zum Dragieren verwendeten Stoffe bestehen nicht. Jeder Hersteller hat sich selbst deren absoluter Unschädlichkeit zu versichern. Hier greift auch das Verbot gemäß § 6 des Arzneimittelgesetzes vom 16. Mai 1961 für die BRD ein.

Die pharmazeutischen Dragees sind also nur den Vorschriften der Arzneibücher und den pharmazeutischen Vorschriften unterworfen.

3. Für das Färben der Dragees sind die Farbstoffe der Mitteilung 11 der Deutschen Farbstoffkommission (März 1962, Steiner Verlag, Wiesbaden) nicht obligatorisch. F. SCHLEMMER hat verschiedentlich darauf hingewiesen, daß die Farbstoffverordnung für Lebensmittel (DFG) nicht bindend für Arzneimittel ist, wie ferner auch, daß das Sortiment der Lebensmittelfarbstoffe für die besonderen pharmazeutischen Bedürfnisse nicht ausreichend ist. DAB 7-BRD verlangt von Farbstoffzusätzen, daß diese physiologisch unbedenklich sind und die Inhaltsstoffe der überzogenen Formlinge nicht nachteilig beeinflussen. In den EWG-Richtlinien hat der Ausschuß für Gesundheitswesen sich dafür ausgesprochen, daß Arzneimittel nur dann gefärbt, verschönert, wohlschmeckend oder besserschmeckend gemacht werden sollen, wenn dies für ihre bestimmungsmäßige Verwendung und zum Vermeiden von Verwechslungen nötig erscheint, damit Kinder nicht in Versuchung kommen, Arzneimittel zu schlucken, weil sie schön aussehen oder angenehm schmecken, also um Vergiftungsfälle auszuschließen [EWG-Richtlinien; Pharm. Ztg (Frankfurt) *111*, 1891 (1966)].

Auf Grund der Angaben im DAB 7-BRD und des § 6 des AMG ist es für die BRD angeraten, für das Färben von Arzneimitteln sich nur der zugelassenen Lebensmittelfarbstoffe zu bedienen (s. auch S. 796).

Nach Auskunft des Bundesgesundheitsamtes, Berlin-Dahlem, enthält das Arzneimittelgesetz für die Verwendung von Farbstoffen zur Färbung von Arzneimitteln keine besonderen Bestimmungen. Es gelten vielmehr auch für diesen Fall die umfassenden Vorschriften des § 6 AMG, die es untersagen, Arzneimittel in den Verkehr zu bringen, die dazu geeignet sind, bei bestimmungsgemäßen Gebrauch die Gesundheit von Mensch und Tier zu schädigen. Die Verantwortung hierfür trägt der Hersteller.

Das Bundesgesundheitsamt empfiehlt jedoch, zur Färbung von Arzneimitteln nur solche Farbstoffe zu verwenden, die als Lebensmittelfarbstoffe durch die Farbstoffverordnung vom 19. 12. 1959, zuletzt geändert durch Verordnung vom 12. 11. 1968 freigegeben bzw. in die EWG-Richtlinie über die Stoffe, die Arzneimitteln zum Zwecke der Färbung hinzugefügt werden dürfen, aufgenommen sind.

Im „Gesetzblatt der DDR" (16. 12. 1963, Teil II Nr. 106, S. 828/831) sind die in der DDR gesetzlich zulässigen Lebensmittelfarbstoffe aufgeführt. Die Färbung von Arzneimitteln ist nicht nur mit diesen Farbstoffen erlaubt. Natürlich werden in der pharmazeutischen Industrie im wesentlichen die in der Anordnung genannten Farbstoffe verwendet. Auf Grund des Arzneimittelgesetzes der DDR sind auch die Farbstoffe, soweit sie in Arzneimittel Eingang finden, als Arzneimittel im Sinne des Arzneimittelgesetzes zu betrachten, d. h. daß jeder Farbstoff, der zur Färbung von Arzneimitteln verwendet wird, beim Ministerium für Gesundheitswesen registriert und demnach auch zugelassen sein muß (Mittlg. Deutsches Institut für Arzneimittelwesen, Berlin/DDR, 1965).

Da die synthetischen Farbstoffe nach toxikologischen Gesichtspunkten ausgewählt wurden, ist keine Rücksicht auf die mögliche Farbpalette, auf das Farbsortiment und geeignete physikalisch-chemische Eigenschaften genommen, Faktoren, die für Arzneimittel-Herstellung aber wichtig sind. Zu beachten ist auch, daß die Farbstofflisten der BRD und DDR verschieden sind. In den USA besteht neben der Liste der zugelassenen synthetischen Lebensmittelfarbstoffe außerdem eine solche für erlaubte Farbmittel für Arzneimittel und Kosmetika (s. auch S. 799).

Nachteilig bei den künstlichen Farbstoffen ist, daß sie nur aus sauren anionischen Farbstoffen bestehen, deshalb u. U. mit kationischen Verbindungen inkompatibel sind. Ferner fehlt z. B. eine synthetische grüne Farbe. Manche, z. B. Indigotin, sind nicht besonders lichtecht, was bei der Mischung von Gelb und Blau oft zu unliebsamen Störungen führt.

Die Farbdrogen und ihre Anreicherungsprodukte (Cochenille, Karamel, Curcuma, Anatto, Chlorophyll) sind uneinheitlich, oft unrein und z. T. in der Farbe ziemlich instabil. Erweitert wurde das Sortiment der künstlichen Lebensmittel-Farbstoffe durch wasserlösliche Carotinoidpräparate [Pharm. Industrie *25*, 173—177 (1963)].

Im DAB 7-BRD werden ebenfalls nicht die Lebensmittelfarbstoffe für obligatorisch erklärt.

Für Exportpräparate muß die Verwendung von Farbstoffen für Dragees entsprechend den Ländervorschriften und den dort geltenden Arzneibüchern genau geprüft werden (Deutsche Farbstoffkommission, Mitteilung 6, 2. Aufl., Wiesbaden: Steiner Verlag 1957).

Patente: Für Dragierverfahren und Dragiersubstanzen ist eine unübersehbare Anzahl von Patenten im In- und Ausland beantragt und erteilt. Es ist stets abzuklären, ob ausgearbeitete Herstellungsvorschriften keine Patente verletzen. Als Auswahl gibt K. Münzel [Pharm. Acta Helv. *38*, 141—146 (1963)] folgende Patentschriften an:

Patentschriften[1]

Nr.	Anmelder	Inhalt
	Deutsche Patentschriften	
644759	I.G. Farbenindustrie Frankfurt a. M.	Magensaftresistente filmbildende Kunststoffe aus Mischpolymerisaten (z. B. Styrol + Maleinsäureanhydrid).
859931	Röhm und Haas, Darmstadt	Mischpolymerisate z. B. aus Methacrylsäureamid — Methacrylsäure, die je nach der Größe des Amid-Anteils magensaftlösliche oder magensaftresistente Filme ergeben.
939047	Hoffmann-La Roche, Basel	Mischung aus einem Polymerisat mit sauren Gruppen (z. B. Polymethacrylsäure) und einem lipophilen Polymerisat (z. B. Polyvinylacetat) zur Herstellung magensaftresistenter Überzüge.
1000569	Dr. W. Awe, Braunschweig	Schnellverfahren zur Herstellung von Arznei- oder Lebensmitteln in Drageeform mit sehr niedrigen Zerfallszeichen (z. B. Sirupe mit Natrium-Celluloseglykolat).
1056786	Abbott, Chicago	Wasserlösliche Tablettenüberzüge (Dragierlösungen mit Lacksubstanz, Polyäthylenglykol, Farbe, Weichmacher usw.).
1063758	Upjohn, Kalamazoo (Mich.)	Im Darmtrakt lösliche Arzneimittelschutzumhüllungen (z. B. Styrol-Maleinsäureanhydrid-Mischpolymere).
1078824	Farbenfabriken Bayer, Leverkusen	Umhüllung von Arzneimitteln mit magensaftresistenten darmlöslichen Schutzschichten (z. B. Mischpolymerisat aus Maleinsäurebutylhalbester + Styrol + geringe Mengen Acrylsäure).
1079280	Merck, Rahway, N.J.	Überzugsmasse für Tabletten oder Pillen (wäßrige Lösungen von Gelatine und Zucker mit bestimmtem Gewichtsverhältnis der beiden Bestandteile).
1081607	Farbenfabriken Bayer, Leverkusen	Verfahren zur Umhüllung von Arzneimitteln (Mischpolymerisate wie in Nr. 1078824 mit Zusatz fester Zuckerester, z. B. Ester der Saccharose mit Stearinsäure usw.).
1090381	Röhm und Haas, Darmstadt	Verfahren zum Überziehen von Arzneiformen mit im Magen löslichen Dragiermassen; Mischpolymerisate oder Polymerisatgemische von z. B. Aminoestern der Acrylsäure und Fettalkoholestern der Acrylsäure.
1094929	Chas. Pfizer, Brooklyn, N. Y.	Verfahren zum Dragieren von Zuckerkernen; Überziehen bzw. Bestreuen von feinkörnigen, mit alkoholischer Polyvinilpyrrolidon-Lösung benetzten Zuckerkristallen mit Arzneistoffpulver.

[1] Da diese Aufstellung 1963 veröffentlicht ist und auch nur eine Auswahl darstellt, ist bei allen Arbeiten auf diesem Gebiet auf neu erteilte Patente zu achten.

G. S. Banker [J. pharm. Sci. *55*, 81—89 (1966)] erwähnt, daß 1966 bereits etwa 1000 pharm. Patente angemeldet wurden, die sich z. B. mit Polymeren als Hilfsstoffe befassen; eine große Zahl dieser Stoffe wird für Filmüberzüge vorgeschlagen.

Patentschriften (*Fortsetzung*)

Nr.	Anmelder	Inhalt
1 106 454	Smith, Kline and French, Philadelphia, Pa.	Überzugsmittel für Arzneistoffe; Lösungen aus gehärtetem Ricinusöl + Äthylcellulose in Chloroform; der Überzug bewirkt verzögerte Freigabe des Arzneistoffes im Magen-Darmkanal.
1 108 857	Tanabe Seiyaku, Osaka (Japan)	Überzüge für orale Arzneimittel; Polyvinylpyridine oder Mischpolymere von Vinylpyridinen mit z. B. Styrol oder Methylacrylat zur Bildung säurelöslicher Überzüge.
1 118 932	Abbott, Chicago Ill.	Dragierlösung für feste Arzneistoffe, Lacklösungen aus filmbildendem Kunstharz + Farbstoff mit Zusatz von Tannin oder Albumin zur Komplexierung des Farbstoffes.
1 120 635	O. Mathieson, New York, N. Y.	Verfahren zur Herstellung eines Überzugsfilms auf Tabletten; Dragierung mit Lösungen von z. B. β-Pinenharzen in organischen Lösungsmitteln.
		Belgische Patente
576 260	Frosst and Co.	Magensaftresistenter Überzug aus Polyvinylacetylphthalat.
588 078	O. Mathieson, New York	Ähnlich wie D. A. S. 1 120 635.
593 353	Abbott, Chicago	Dragierlösungen aus Acrylsäurepolymeren und Polyäthylenglykolen.
593 354	Abbott, Chicago	Dragierlösungen aus Vinylacetat-Polyvinylpyrrolidon-Kopolymeren und Polyäthylenglykol.
593 355	Abbott, Chicago	Dragierlösungen aus z. B. Cellulose-acetat oder -propionat und Polyäthylenglykol.
609 248	Upjohn, Kalamazoo	Dragierlösungen mit z. B. Methylcellulose und Polyäthylenglykol in wäßrig alkoholischen Lösungen; Aufsprühen im Wirbelbett.
614 496	Abbott, Chicago	Procédé et appareil pour l'enduisage des particules ou des tablettes à partir d'un fluide; Überziehen im Wirbelbett-Apparat.
615 247	Marion Lab	Coating for medicinal tablets; Dragierung mit Zein.
		Britische Patente
742 007	Smith, Kline and French, Philadelphia	Improvements in or relating to method of forming coated Pharmaceutical Pellets (Patent für die als „Spansules" bekannte Arzneiform; z. T. langsam verdaubare Überzüge aus Monostearin und Wachsen).
742 544	Kodak Ltd., London	Enteric products (Verwendung von Cellulose-acetatphthalat).
756 900	E. Lilly, Indianapolis	Improvements in or relating to composite enteric-coated tablets; Kern mit Medikamenten, der z. B. mit Celluloseacetatphthalat magensaftresistent überzogen ist; die darauf dragierte Zuckerhülle enthält ebenfalls Medikamente.
760 403	Abbott, Chicago	Improvements in or relating to enteric coating; Verstärkung von Celluloseacetatphthalat-Filmen durch Einstreuen von mineralischen Füllern (z. B. Talk).
762 229	Abbott, Chicago	Improvements in or relating to coated tablets and to composition adapted for application to tablets; Celluloseacetatphthalat usw. als filmbildende Substanz mit weiteren Hilfsstoffen (ähnlich wie D.A.S. 1 056 786 und U.S. Pat. 2 881 085).

Patentschriften (*Fortsetzung*)

Nr.	Anmelder	Inhalt
776139	CIBA, Basel	Lackdragierung aus Kunstharzen spezieller Zusammensetzung zusammen mit Schellack; s. auch U. S. Pat. 2858252.
782962	Chas. Pfizer, Brooklyn	Coated pharmaceutical Pellets; Herstellung von „Mikrodragées", indem auf Nonpareilles-Körner mit Hilfe von verschieden gefärbtem Zuckersirup usw. Vitamine, Mineralien und Spurenelemente aufgestreut werden; später Mischung der verschiedenfarbigen Körner.
820495	Upjohn, Kalamazoo	Magensaftresistenter Überzug aus Styrol-Maleinsäureanhydrid-Kopolymeren.
857864	Ch. E. Frosst and Co., Quebec (Canada)	Magensaftresistenter Überzug aus Polyvinylacetylphthalat.
878234	Röhm und Haas, Darmstadt	Wie D. A. S. 1090381.
888131	Tanabe Seiyaku, Osaka	Wie D. A. S. 1108857.
889161	Ch. E. Frosst and Co., Quebec (Canada)	Verbesserung und Erweiterung von Brit. Pat. 857864.
899053	Abbott, Chicago	Method and composition for coating tablets; wasserdurchlässiger Überzug aus festem Polyäthylenglykol und z. B. Cellulose-acetat, -butyrat, -propionat.
899390	O. Mathieson, New York	Ähnlich wie D. A. S. 1120635.
899900	Wisconsin Alumni Research Foundation, Madison	Process for coating particles; Patentierung des Wurster-Apparates.
907309	Abbott, Chicago	Water permeable tablet coating and method of application; Filme aus Polyäthylenglykol und Methylmethacrylsäure-Methacrylsäure-Kopolymeren.
907310	Abbott, Chicago	Tablet coating composition and method of applying; Filmüberzug aus einem Kopolymer des Polyvinylpyrrolidonvinylacetats und aus Polyäthylenglykol.

Amerikanische Patentschriften

2066105	Whintrop Chem., New York	Magensaftresistenter Überzug aus einem Mischpolymerisat von Styrol und Maleinsäureanhydrid.
2196768	Eastman Kodak, Rochester, N. Y.	Celluloseacetatphthalat als magensaftresistenter Überzug.
2205111	Abbott, Chicago	„Harz" aus Stearinsäure und Phthalsäureglycerid als magensaftresistenter Überzug.
2433244	Parke, Davis, Detroit	Magensaftresistenter Überzug aus Schellack + Celluloseacetatphthalat.
2455790	Eastman Kodak, Rochester	Magensaftresistenter Überzug aus Polyvinylphthalat und Gelatine.
2540979	Smith, Kline and French, Philadelphia	Magensaftresistenter Überzug aus Celluloseacetatphthalat mit darauf dragierter Schicht aus Monostearin + Bienenwachs.
2693436	Upjohn, Kalamazoo	Coating material for tablets and coated tablets; Dragierung mit Hydroxyäthylcellulose, Zucker und TiO_2.
2693437	Upjohn, Kalamazoo	Coating material for tablets and coated tablets; Dragierung mit Natriumcarboxymethylcellulose, TiO_2 und Zucker.
2702264	Hoffmann-La Roche Nutley, N. J.	Ähnlich wie D. A. S. 939047.
2714084	V. Hermelin, Olivette, Mo.	Magensaftresistente Dragierung aus trockenem Kieselsäure-Gel, Ricinusöl und Stearinsäure.

Patentschriften (*Fortsetzung*)

Nr.	Anmelder	Inhalt
2738303	Smith, Kline and French, Philadelphia	„Mikrodragees" mit verschiedenen Überzügen, die den Arzneistoff enthalten und eine verzögerte Wirkstoffabgabe ergeben; die Mikrodragees sind in einer Gelatinesteckkapsel vereinigt (Spansules).
2791509	H. B. Cosler, Evanston, Ill.	Method of producing Zein-coated confectionary.
2816061	University of Illinois Foundation	Sodium Carboxymethylcellulose coating.
2816062	University of Illinois Foundation	Hydroxyethyl Cellulose tablet coating.
2853420	H. Lowey, Larchmont, N. Y.	Ethyl cellulose coating for shaped medicinal preparations; mit Äthylcellulose überzogene Partikel, die verzögert den Wirkstoff abgeben sollen, werden in einer Tablette eingebettet.
2853421	Merck and Co., Rahway	Gelatin pan coating; ähnlich wie D. A. S. 1079280.
2858252	CIBA, Summit	Endoalkylene-tetra-hydrophthalic-acid resin enteric coating compositions.
2881085	Abbott, Chicago	Thin film coating for tablets and the like; Verwendung von Celluloseacetatphthalat mit Polyäthylenglykolen, Farblacken usw. (s. auch Brit. Pat. 762229 und D. A. S. 1056786).
2897121	Upjohn, Kalamazoo	Magensaftresistenter Überzug aus Styrol-Maleinsäureanhydrid-Kopolymer.
2897122	Ch. E. Frosst and Co., Quebec	Wie Brit. Pat. 857864.
2925365	Smith, Kline and French, Philadelphia	Coloring pharmaceutical forms and compositions therefore; Verwendung von Pigmenten und Lackpigmenten in Dragiersirupen.
2940901	Eastman Kodak, Rochester	Coated medicaments; Verwendung von Celluloseacetatdiäthylaminoacetat als magensaftlöslicher Überzug.
2949402	American Cyanamid Company, New York	Tablet coating; Verwendung einer organischen Lösung mit Celluloseacetatphthalat und Hydropropylglycerol.
2954322	O. Mathieson, New York	Äthanolische Dragierlösung mit Polyvinylpyrrolidon und Schellack.
2954323	Abbott, Chicago	Thin film coating for tablets and the like; Erweiterung von Patent 2881085 durch Ausdehnung auf Kopolymere aus Maleinsäureanhydrid und Äthylen.
2976214	Tanabe Seiyaku Co., Osaka, Japan	Sealing coat for tablets and similar articles; Verwendung von Polymerisaten mit Aminogruppen als magensaftlösliche Überzüge.
2993837	Ch. E. Frosst and Co. Quebec (Canada)	Enteric coated tablets; Verwendung von Polyvinylacetatphthalat als magensaftresistenter Überzug.
3030273	Abbott, Chicago	Plastic tablet coating; ähnlich wie D.A.S. 1118932, Albumin und Tannin als Komplexbildner zur Stabilisierung der wasserlöslichen Farbstoffe.
3041243	Tanabe Seiyaku Co., Osaka, Japan	Sealing coat for tablets and the like; ähnliche wie D.A.S. 1108857.
3054433	CIBA, Basel	Epoxy-resin enteric coated tablet and composition; Verwendung von Kunststoffen, deren Überzüge gegen Luftfeuchtigkeit, (z. B. in den Tropen) wesentlich resistentere Dragees ergeben; die damit überzogenen Formlinge zerfallen im Magensaft.
3054724	Smith, Kline and French, Philadelphia	Coloring discrete solids and composition therefore; Verwendung von Lackpigmenten der F-, D- und C-Farbstoffe zusammen mit z. B. TiO$_2$ in Zuckersirup.

Fabrikationsanlagen

Räume für die Drageefabrikation. Für die Einrichtung einer Dragierabteilung können nur allgemeine Angaben gemacht werden, weil die Herstellungsmengen, Herstellungsaufgaben und Herstellungsverfahren natürlich den Ausschlag für die Gestaltung der Abteilung geben. Wie sich dieses spezielle Arbeitsgebiet ausgeweitet hat, soll kurz an Hand einer Übersicht erläutert werden.

Für eine *große Dragierabteilung* sind neben dem Rohstofflager und dem Rohstoffemballagenlager getrennte Arbeitsräume für die Herstellung der Sirupe, der Auftragpuder, der feuergefährlichen Lösungen (z. B. Lacklösungen), der Farblösungen sowie für das Auftragen der Lacklösung und für die Andeckungen empfehlenswert. Für die eigentliche Zuckerdragierung und für die End- und Farbendragierung sind ebenfalls eigene Räume angezeigt. Ein Spülraum für Arbeitsgeräte und das Fertigwarenlager seien abschließend erwähnt.

Zweckmäßig wird es oft sein, die erwähnten Räume sinngemäß zusammenzufassen und evtl. durch Leichtbau-Trennwände aufzuteilen und gegeneinander abzuschirmen. In den Arbeitsräumen ist es günstig, Schallschluckwände und -decken zu benutzen, um den beim Dragieren entstehenden Lärm zu mindern. Ein Arbeitsraum für den Fabrikationsleiter, verbunden mit einem kleinen Labor für die laufende Fabrikationskontrolle, ist zweckmäßig. Auch dieser Raum sollte mit Schallschluckmaterial ausgekleidet sein.

Die Grundrißaufteilung muß organisch mit den Zulieferabteilungen (z. B. Drageekerne aus der Tablettenabteilung) verbunden werden. Bei der Gesamtplanung sind neben den fachlichen Anforderungen betriebswirtschaftliche Faktoren für den rationellsten Arbeitsablauf zu berücksichtigen.

Die fundamentale Planung des Raumbedarfs erfordert sehr wesentliche kaufmännische Überlegungen (weil die fixen Kosten sich kalkulatorisch auswirken), planwirtschaftliche Gedanken (in bezug auf z. B. Herstellungsmengen, Anzahl der Präparate, Verfahrenstechnik, z. B. mehr oder minder automatische Dragierung, Rezepturen und evtl. in bezug auf die elektronische Auswertung der Maschinenstunden, der Produktionsergebnisse usw.) wie auch natürlich die Berücksichtigung der fachlichen Gesichtspunkte. Es gelten auch hier die vom RKW (Rationalisierungs-Kuratorium der Deutschen Wirtschaft) ausgesprochenen Empfehlungen (Das Chefgespräch, April 65):

a) Vermeidung von überhöhten Investitionen und Anlagekosten. Die Anlagen sollen in Kapazität, Leistungsfähigkeit und Ausstattung so gut wie möglich den langfristigen Erfordernissen entsprechen.

b) Die Gesamtkapazität soll die erwartete Marktentwicklung berücksichtigen und in sich in quantitativer und qualitativer Leistungsfähigkeit übereinstimmen.

c) es müssen Überkapazitäten wie auch Engpässe vermieden werden.

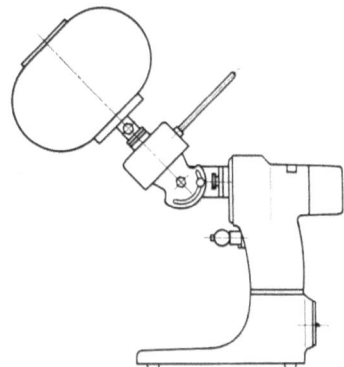

Abb. 401. Dragierkessel „Stada" — Allzweck-Gerät nach H. Köhler (Erweka-Apparatebau GmbH, Frankfurt/M.).
Kesselfassungsvermögen 3—5 kg Kerne, 40 cm ⌀, Spezialgetriebe — Tourenzahl von 15 bis 40 U/Min., Neigungswinkel des Kessels von 0—90° verstellbar.

Dragierkessel und Polierkessel. *Material:* Sie werden meistens hergestellt aus: 1. Kupfer (Hüttenblech C-Cu, Reinheitsgrad 99,5% bei 950 mm ⌀, Bodenschale 2 mm, Deckelschale 1,5 mm). — 2. Stahl, rostfrei (V2A, V4A), speziell für Vitaminpräparate, gewisse Organprodukte und sehr saure oder sehr alkalische Präparate. — 3. Eisen, galvanisiert oder emailliert (z. B. für homöopathische Fertigungen) (weniger im Gebrauch). — 4. Aluminium. — 5. Glas (für Silber- und Golddragees).

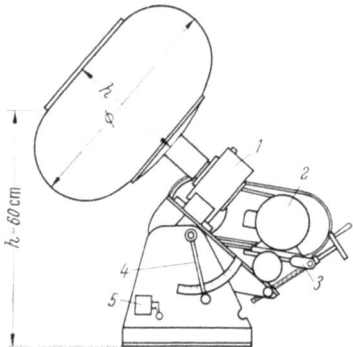

Abb. 402. Drageekessel Modell VII für 15 kg Nutzinhalt (W. Brucks, Alfeld/Leine).

1 Schneckengetriebe; *2* Drehstrommotor; *3* Spannvorrichtung für den Antrieb; *4* Spannhebel für Dragierwinkelverstellung; *5* Wendeschalter für Rechts- und Linkslauf.

Kesseldurchmesser:

für   5 kg Nutzinhalt   35   cm Durchmesser 21,5 cm Höhe
„   10 „   „   50   „   „   28,5 „   „
„   15 „   „   57,5 „   „   32   „   „
„   20 „   „   65   „   „   35   „   „

Glaskesseldurchmesser: Abmessungen wie Kupferkessel, Cu-Blechdicke 2,0 mm, Cu-Reinheitsgrad mindestens 99,75%

13 Drehzahlbereiche, durch Umlegung des Perlonriemens, 14—50 U/Min.

Kesselachse verstellbar: 0—60°

Kraftbedarf: 0,4 PS/220—380 Volt/10 Amp.

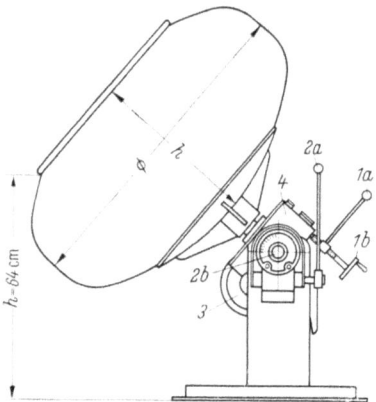

Abb. 403. Drageekessel Modell VIII für 130 kg Nutzinhalt (W. Brucks, Alfeld/Leine).

1a Schalthebel zum Einstellen der Geschwindigkeiten; *1b* Spannschraube für Keilriementrieb; *2a* Hebel zum Einstellen des Dragierwinkels; *2b* Skalenscheibe für den Dragierwinkel; *3* Keilriemenscheibe.

Kesseldurchmesser: 120 cm, Kesselhöhe: 64 cm

Cu-Blechdicke 2,5 mm, Cu-Reinheitsgrad mindestens 99,75%

3 Drehzahlbereiche: 12, 20, 24 U/Min. oder nach Wahl

Kippbar: 0—90°

Kraftbedarf: 2,0 PS/220—380 Volt/15 Amp.

Die Kessel werden meist elektrisch direkt angetrieben, seltener über Transmissionen. Je nach der Menge der zu dragierenden Kerne ergibt sich die Größe und Anzahl der zu verwendenden Kessel. Wenn der Kessel für die zu dragierende Menge zu groß ist, rollen die Kerne nicht — ist der Kessel zu klein, springen die dragierten Kerne aus dem Kessel, wenn sie an

Größe zunehmen. Als Regel kann man annehmen, daß das Volumen der Kerne um 35 bis 50%
— das Gewicht der Kerne um 70 bis 100% zunimmt.

Kesselgrößen: Für kleine Mengen und Laboratoriumsversuche (2 bis 3 Kilo Kerne = 4 bis
5 Kilo Dragees) werden Kessel mit ca. 30 bis 35 cm ⌀ benutzt. Diese Dragierkessel sind meist

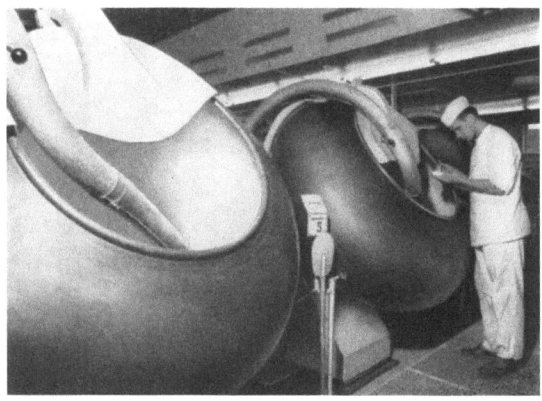

Abb. 404. Dragierkessel (E. Merck AG, Darmstadt).

Kesseldurchmesser: 160 cm, Kesseltiefe: 80 cm
Feststehender Dragierwinkel etwa 42° zur Waagerechten
Kesseldrehzahl: elektrisch schaltbar 12, 16 und 24 U/Min.
Kesselinhalt: Kerne von 100 bis 125 kg Dragées von 200 bis 250 kg
Teilweise Verwendung von austauschbaren „Dragierarmen"
Mit Luftabsaugehauben zum staubarmen Arbeiten
Mit Warm-Kaltluftgebläse, von Raumtemperatur bis +80°C einstellbar, Luftpressung max.
130 mm WS, Luftmenge von 2 bis 8 m³/Min. einstellbar.

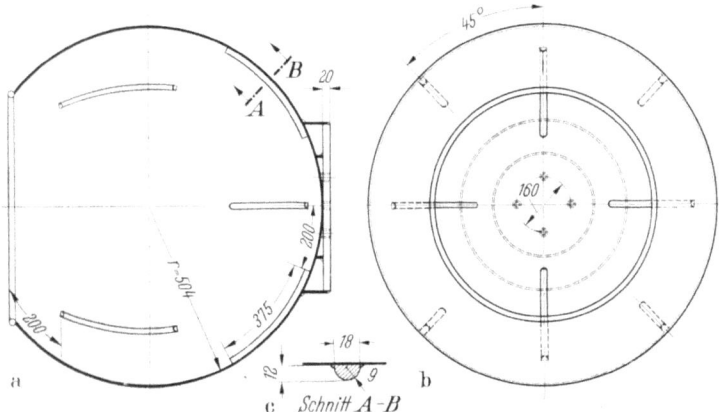

Abb. 405a—c. Dragierkessel mit eingebauten „baffles" (Umwälz-Rippen) (A. Colton Co.,
Detroit, Mich./USA).

a) Seitenansicht; b) Vorderansicht; c) Rippen-Querschnitt.

in der Neigungsachse verstellbar, so daß die Kesselneigung dem herzustellenden Produkt
angepaßt werden kann. Auch die Tourenzahl ist meist variabel (zwischen 14 und 50 U/Min.)
(Abb. 401). [Vgl. u. a. KERN, W.: Angewandte Pharmazie, 3. Aufl., Stuttgart 1951; MÜNZEL,
K.: Pharm. Ztg (Frankfurt) *90*, 567 (1954); Soos, E.: Öst. Apoth.-Ztg *9*, 216 (1955)].

Für mittlere Fabrikationsmengen 10 bis 40 Kilo Kerne = 20 bis 80 Kilo Dragees werden
Kessel mit ca. 40 bis 100 cm ⌀ verwendet.

Für große Fabrikationsmengen benutzt man Kessel ab 120 cm ⌀ (ca. 75 kg Kerne =
130 kg Dragees), z. B. 160 bis 180 cm ⌀ (ca. 100 bis 125 kg Kerne = 200 bis 250 kg Dragees)
(Abb. 402 bis 404).

Baffles, Dragierarme, Umwälzbleche: Kessel werden, speziell bei der Automation des Dragierprozesses, vorteilhaft mit sog. „baffles" ausgerüstet. Diese „baffles" sind eingebaute Rippen, die die Handarbeit des Umwälzens der Dragees ersetzen und die Zirkulation des Materials im Kessel bewirken. Entsprechend den rippenförmigen „baffles" werden auch „Umwälzbleche" in die Drageemaschinen eingebaut (Abb. 405 bis 408).

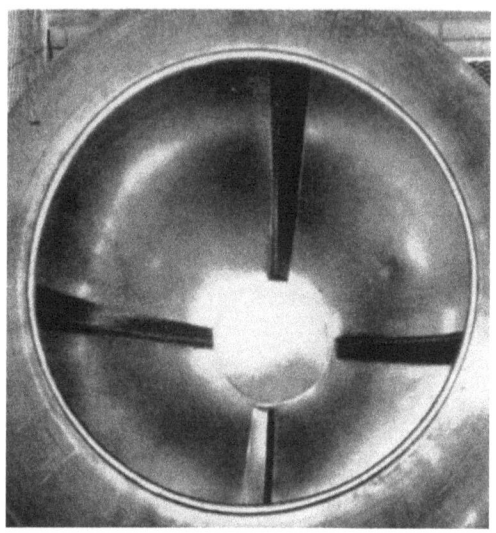

Abb. 406. Dragierkessel mit eingebauten „baffles" [nach L. Lachman u. J. Cooper: J. pharm. Sci. *52*, 491 (1963)].

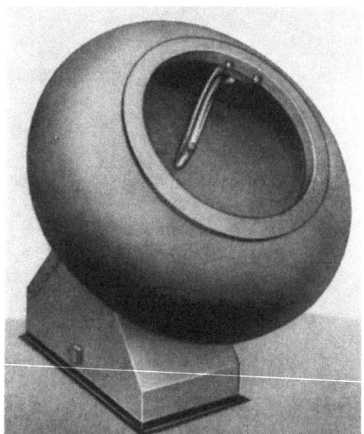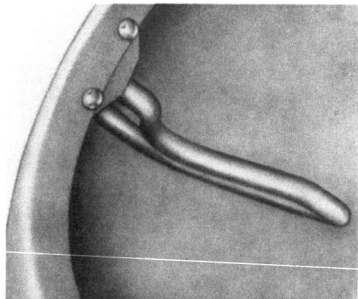

Abb. 407. Drageekessel mit Dragier- und Polierarm (W. Brucks, Alfeld/Leine).

Auch A. Knecht, Boehringer-Ingelheim [Pharm. Industrie *30*, 222—223 (1968)] berichtet über das Einbringen eines „Strömungsstörers" in die Dragierkessel, wodurch alle Dragees einer Kesselfüllung bei der Befeuchtung und Trocknung für die Gewichtszunahme und den Hüllenaufbau gleiche Chancen haben. Die reine Dragierzeit konnte unter Beibehaltung der registrierten Zusammensetzungen auf 10 bis 14 Std. reduziert werden mit einer deutlichen Qualitätsverbesserung der Dragees (Reduzierung der relativen Standardabweichung, der einzelnen funktionellen Hüllen und wartungsfreie Dragierung unabhängig vom „Fingerspitzengefühl" der Drageure). Ferner ist durch den eingebauten „Strömungsstörer" die Möglichkeit der programmierten Durchführung des gesamten Prozesses gegeben.

Kesselformen: In Deutschland ist die Form der Kessel meist „zwiebelförmig" (Abb. 409 b), seltener „kugel-" (Abb. 409 c) oder „birnen-förmig" (Abb. 409 d). In Amerika werden eckige Kessel (Abb. 409 a), wie auch z. B. umgekehrt birnenförmige (Abb. 409 e) benutzt.

In Amerika werden auch Kessel benutzt, die Betonmischmaschinen ähneln. Sie stehen senkrecht und besitzen oft im Innern eine große Öffnung für eine Absaugvorrichtung. Diese

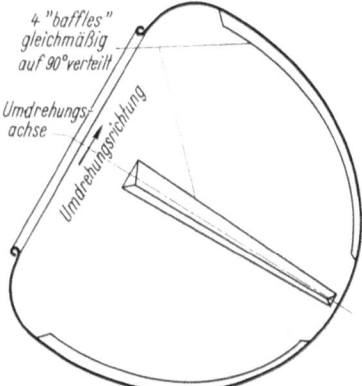

Abb. 408. Schematische Darstellung eines Dragierkessels mit eingebauten „baffles" (nach L. LACHMAN u. J. COOPER, l.c.).

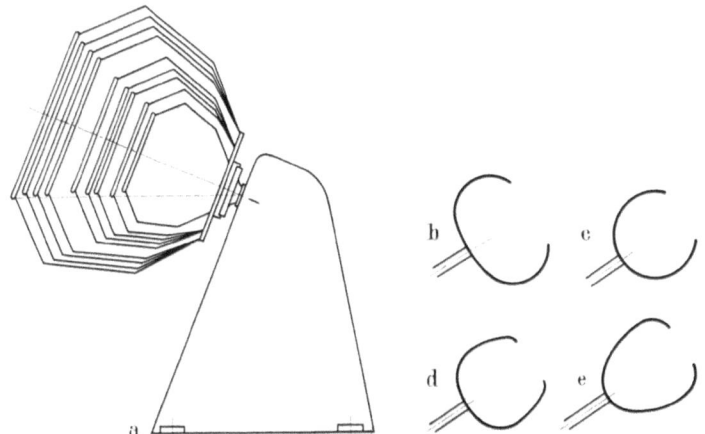

Abb. 409 a—e. Drageekesselformen.
a) Eckig; b) zwiebelförmig; c) kugelförmig; d) birnenförmig; e) umgekehrt birnenförmig.

Kessel haben z. T. eingebaute flossenartige Bleche, die die Dragees umwälzen, da ein handmäßiges Durchgreifen bei der Größe der Kessel und den Mengen Dragees nicht mehr möglich ist [HESS, C. W.: Pharm. Industrie *21*, 21 (1959)] (Abb. 410 u. 411).

Das Verhältnis Durchmesser zu Tiefe des Kessels ist abhängig von den Kesselformen, also z. B.

1,9 :1 (950 mm ∅ :500 mm Tiefe)
1,65:1 (950 mm ∅ :570 mm Tiefe)
1,85:1 (1 200 mm ∅ :640 mm Tiefe)
2 :1 (1 600 mm ∅ :800 mm Tiefe)

In Amerika wird als erprobtes Verhältnis angegeben

1,4/1,5:1 (ca. 950 mm ∅ :680 mm Tiefe),

wobei die andersartige Form der Kessel zu berücksichtigen ist (CLARKSON, R.: Tablet Coating, Drug Markets, New York 1951). W. DAUM [Pharm Industrie *18*, 457—470 (1956)] schlägt eine Normung von Drageemaschinen vor.

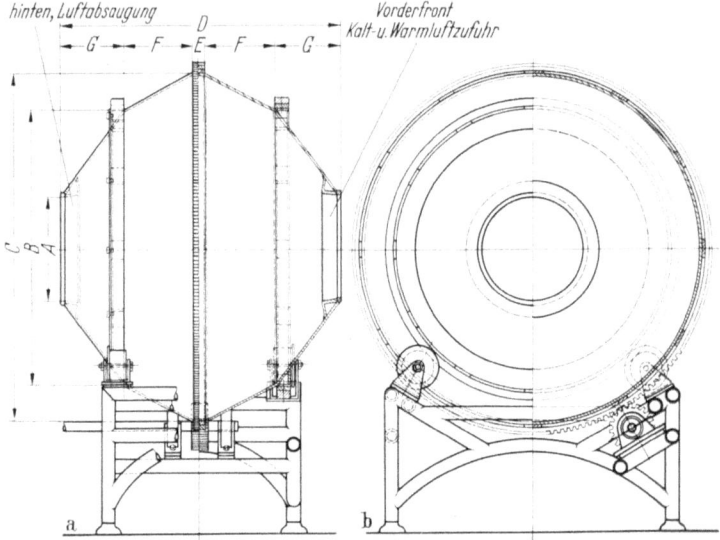

Abb. 410a u. b. Dragierkessel [A. J. D'ANGELO — US-Pat. 2652805 (1953)] (Smith, Kline & French Laboratories, Philadelphia, Pa./USA). Umdrehung: 5—10 U/Min.

a) Seitenansicht; b) Vorderansicht.

$A = 49,53$ cm (19.5 in.); $B = 125,7$ cm (49.5 in.); $C = 160,0$ cm (63.0 in.); $D = 129,5$ cm (51.0 in.); $E = 6,35$ cm (2.5 in.); $F = 33,02$ cm (13.0 in.); $G = 28,58$ cm (11.25 in.).

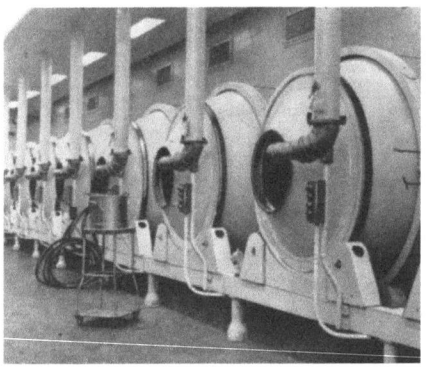

Abb. 411. Dragierabteilung von Smith, Kline & French Laboratories, Philadelphia.

Bei der normalen Zuckerdragierung werden 150 bis 175 kg leichte Kerne bis zu 300 kg Endgewicht Dragees pro Kessel hergestellt. Bei Dünnschicht-Dragees (film-coating) resp. schweren Kernen (z. B. ferr. sulf.) werden bis zu 300 kg Kerne pro Kessel dragiert. Da durch die hintere Öffnung abgesaugt wird (Exhaustor), erleichtert ein staubfreies Arbeiten den Herstellungsprozeß. Einige Kessel sind für spezielle Dragierprozesse mit besonders konstruierten „baffles" ausgerüstet (pers. Mitteilung R. H. BLYTHE — c/o SKF).

Kesselachsenwinkel: Die Kesselachse besitzt je nach der Form des Kessels einen Winkel von 25 bis 45° zur Horizontalen. Es gibt Kessel mit verstellbarer Achse von 0° horizontal bis zur Senkrechten 90° und darüber hinaus zum Auskippen des Inhalts (BRUCKLACHER, M.: Dragées, Ullmanns Encyklopädie der technischen Chemie, Bd. 4, 3. Aufl., München/Berlin: Urban & Schwarzenberg 1953, S. 10). Bei den automatischen Sprühverfahren wird je nach der Kesselform und nach evtl. eingebauten „baffles" der Kesselachsen-Winkel bestimmt. Bei normalen Kesseln wird mit einem kleinen Kesselachsen-Winkel gearbeitet, um ein gleichmäßiges Befeuchten und Rollen der Kerne zu gewährleisten. Es empfiehlt sich aus diesem Grunde, Kessel mit verstellbarem Achsenwinkel zu benutzen, um eine optimale Einstellung zu gewährleisten. Bei über Band gesteuerter automatischer Entleerung der Kessel auf muldenförmige Fließbänder ist auch dieses für den schwenkbaren Kesselachsenwinkel zu berücksichtigen.

Rollcharakteristik: Die Bewegung der Kerne im Kessel ist abhängig von der Form des Kessels und dem Winkel der Kesselachse. Bei horizontaler Kesselachse ist die Bewegung der Kerne am einfachsten. Die Kerne werden an der Kesselwand gehoben und strömen an der

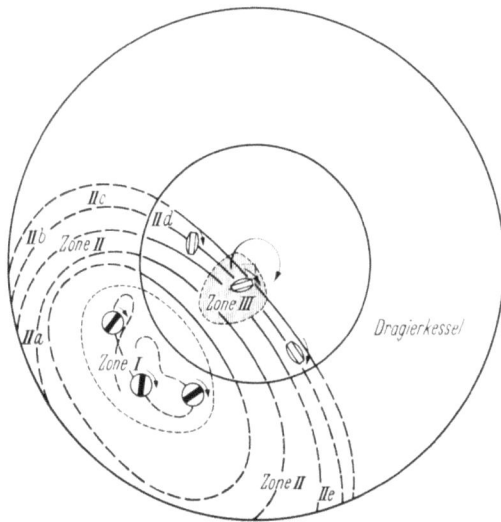

Abb. 412. Rollcharakteristik und Bewegungsformen der Kerne im Dragierkessel (nach H. SCHNEIDER: Diss. ETH Zürich 1965) (Erklärungen s. Text).

Oberfläche des Kernhaufens parallel zum tiefsten Punkt des Kernhaufens zurück. Wenn die Kesselachse schräggelagert ist, wird die strömende Bewegung der Kerne komplizierter und die Mischwirkung intensiver. Die Kerne vollführen eine doppelte Kreisbewegung, wobei sich an der Oberfläche ein fast stehender Knotenpunkt bildet. Zu dieser Doppelbewegung gesellt sich noch das unregelmäßige Rollen der einzelnen Kerne, diese dreifache Bewegung ergibt die gute Mischwirkung, eine Reibung und Schleifwirkung (WEICHHERZ/SCHRÖDER: Fabrikationsmethoden für galenische Arzneimittel und Arzneiformen, Wien 1930).

Mit der Rollcharakteristik der Kerne im Dragierkessel befassen sich auch SCHNEIDER und SPEISER [SCHNEIDER, H.: Diss. ETH Zürich 1965; SCHNEIDER, H., u. P. SPEISER: Pharm. Acta Helv. *43*, 394—410 (1968)].

Auf Grund kinematographischer Beobachtungen in Zeitlupe (Abb. 412) geben die Autoren eine schematische Darstellung der Rollvorgänge im Dragierkessel.

Zone I. An der Oberfläche dieser sog. „Wirbelzone" sind andere Bewegungsabläufe feststellbar als in der umgebenden übrigen Drageemasse. Die Drageebewegung ist hier gekennzeichnet durch

eine kreiselartige Rotationsbewegung um die eigene Achse, ohne daß Ober- und Unterseite vertauscht werden.
Die kreiselnden Dragees durchlaufen die Zone I schlangenlinienförmig.
Verglichen mit Dragees der übrigen Zonen bleiben die Dragees in Zone I relativ lange an der Oberfläche der rotierenden Drageemasse.

Zone II. Sie umgibt allseits die flächenmäßig nur etwa halb so große Zone I und stellt die für den Dragiervorgang wichtige Zone dar. Dies ist sowohl aus den Bewegungsformen als auch aus den Energieverhältnissen der einzelnen Dragees ersichtlich.

Bewegungsformen: Ein einzelnes Dragee verweilt längere Zeit auf einer geordneten, annähernd elliptischen Bahn innerhalb der rotierenden Masse. Diese elliptischen Bahnen verlaufen zum Teil sichtbar an der Oberfläche der Drageemasse, zum Teil larviert in der Tiefe der rotierenden Masse. Dabei überschlagen sich die Dragees ständig, was sich in der Pro-

jektion als stetiger Wechsel zwischen Ober- und Unterseite auswirkt. In der rotierenden
Drageemasse ist zudem ein Geschwindigkeitsgefälle nachweisbar. Die kleineren „Ellipsenbahnen", die in der Nähe des Rotationsmittelpunktes der Zone I liegen, werden von einem
Dragee in der gleichen Zeit durchlaufen wie die größten Ellipsenbahnen, die zur Hälfte entlang
der Kesselrückwand verlaufen.

Energieverhältnisse: Ein bewegtes Dragee wird im rotierenden Kessel durch Zentrifugalkräfte an die Kesselwand gedrückt. An dieser wird es ein Stück hochgehoben. Schließlich
kommt das Dragee so zu liegen, daß der Einfluß der Schwerkraft nicht mehr durch den Druck
an die Kesselwand aufgehoben wird, wobei das Dragee sich von der Kesselwand löst (Zone
II b). Auf Grund der Massenträgheit und der kinetischen Energie steigt das von der Kesselwand gelöste Dragee noch etwas höher und verliert dabei an kinetischer Energie. Schließlich
hört das Steigen auf, und der der Erdanziehung entgegengesetzte Bewegungsvektor wird —
wie beim schiefen Wurf — Null. Am höchsten Ort im Dragierkessel weist das Dragee maximale
potentielle Energie auf (Zone II c), und es beginnt gleich anschließend die Fallbewegung
(Zone II d). Durch die Erdanziehung wird das fallende Dragee beschleunigt, bis es auf die
benachbarten Dragees oder die Kesselwand aufprallt und den Großteil seiner Energie als
Stoßkraft beim Aufprall verbraucht (Zone II e). Schließlich bewegt sich das Dragee wieder mit
der Kesselwand fort, wird hochgehoben, und der Zyklus beginnt von neuem.

Zone III. Diese kleine, aber wichtige Zone liegt an der dem Drageur zugekehrten Oberfläche der Drageemasse. Begrenzungspunkte sind

der Drehpunkt der Kesselrückwand und
die Mitte der der Kesselrückwand zugekehrten Oberfläche von Zone II.

Ort der Sirupzugabe: In Zone III weisen die Dragees große kinetische Energie und ge-
ordnete Fallbewegung auf. Die Gefahr irreversibler Aggregierungen von befeuchteten Dragees
ist hier gering. Zone III ist folglich der geeignetste Ort für eine Sirupzugabe. Nach Verlassen
der an der Oberfläche liegenden Zone III tauchen die feuchten Dragees in die Tiefe der rotierenden Drageemasse unter (Zone II e).

Tourenzahl und Kraftbedarf

Durchmesser	U/Min.	PS
30 — 35 cm	15—50 36	0,4
50 — 60 cm	12,.20, 24	0,75
70 — 100 cm	10—30 12, 20, 24, 30, 60	0,75 — 1
120 cm	12, 20, 24 8—40	2,0
140 cm	10, 15, 20	3,0
180 cm und größer	8 7$^1/_2$—11	3,0

Die günstigste Tourenzahl ergibt sich wiederum aus der Kesselform und der Kesselachse,
wie auch je nach der Verfahrenstechnik und den Herstellungsvorschriften. Aus diesem Grunde
variieren die Angaben über die Tourenzahlen erheblich. Gelegentlich werden Kessel benutzt,
die für 2 oder 3 verschiedene Tourenzahlen eingerichtet sind, oder stufenlos regelbare Getriebe
besitzen. Empfehlenswert für manche Fälle (weiche Gelatinekapseln, weiche Kerne) ist auch
die Leerlaufschaltung, um anfangs mit der Hand mühelos die Kessel langsam drehen zu können.
Wichtig kann die Leerlaufschaltung sein bei Stromausfall während des Dragierens, um mit
der Hand die Kessel weiter in Drehung halten zu können, bis die Gefahr des Verklebens der
Dragees behoben ist. Außerdem ist die Leerlaufschaltung angenehm, wenn auch nicht notwendig, bei den $^1/_4$ Kesselumdrehungen für die letzten Zuckersirupdecken.

Glaskessel. Für spezielle Zwecke, z. B. für das Versilbern von Dragees, werden Glaskessel
benutzt, die mit einem Fassungsvermögen von 5 bis 20 kg hergestellt werden.

Polierkessel. Das Polieren der fertigen Dragees kann im Anschluß an die Dragierarbeiten
im gleichen Kessel vorgenommen werden. Meist benutzt man aber zum Polieren spezielle
Polier- oder Glanzkessel. Die Größe der Kessel richtet sich nach den Herstellungsmengen. Es

ist zweckmäßig, zwei bis drei Polierkessel, jeweils für weiße, mittelgetönte und dunkle Dragees zu verwenden, sofern diese verschiedenen Tönungen bei der Fabrikation benötigt werden.

Es gibt folgende Arten von Polierkesseln (Abb. 413):

a) normale Dragierkessel mit einer Wachsschicht, die direkt auf das Kupferblech des Kessels aufgetragen wird;

b) normale Dragierkessel, die mit Leinen im Innern ausgeklebt sind, das dann mit Wachslösung getränkt wird;

c) Spezial-Leinen-Polierkessel aus galvanisiertem Eisen, die im Innern mit Leinen, Molton oder Filz bespannt sind, das mit Wachslösung getränkt wird (Abb. 413b).

Die Größen dieser Kessel sind z. B.: ⌀ 91 cm/Tiefe 35,5 cm und ⌀ 71 cm/Tiefe 28 cm.

d) Gelegentlich wird auch vorgeschlagen, starke Papptönnchen mit Leinen auszukleben, dies mit Wachslösung zu tränken und diese Poliertrommeln in die Öffnung eines normalen Dragierkessels hineinzupassen.

Die Kesselachse und die Tourenzahl ist die gleiche wie bei den Dragierkesseln — gelegentlich wird mit horizontaler Kesselachse und auch mit höheren (60 U/Min.) Tourenzahlen gearbeitet.

Beheizung der Kessel. Etwa 15 bis 20% der Drageekessel werden mit Beheizung hergestellt, 80 bis 85% sind ohne Beheizung. Die Beheizung der Kessel wird mit Gas oder elektrisch (selten mit Dampf) vorgenommen. Bei der Dampf- und Gasbeheizung besteht die Gefahr der Überhitzung der Sirupschichten. Die elektrische Beheizung erfolgt durch Heizelemente bei stufenloser, thermostatischer Regelung der Kesseltemperatur.

Zur indirekten Beheizung werden häufiger Infrarotstrahler empfohlen, die man im oberen Teil des Kessels anbringt. Die Ansichten über die Nützlichkeit der Infrarottrocknung sind verschieden. Sie ist nicht nur abhängig von den verwendeten Infrarotstrahlern, sondern auch von den Auftragsschichten und den Mengen, die dragiert werden [SHAHEEN, R. G., u. H. G. DE KAY: Drug Stand. 23, 104—111 (1955)]. Wenn Infrarotstrahler im Dragierkessel verwendet werden, soll nur mit kalter Luftzufuhr gearbeitet werden (Simpson, Colton Company, New York). Die G. Steinberg KG, Kressbronn/Bodensee, heizt bei der automatischen Dragierung die Kessel durch Infrarotstrahler von unten zur Beschleunigung des Trocknungsprozesses. Durch die Reflex-Spiegelung der gebündelten Infrarotstrahler, welche durch die Trommel und durch das Dragiergut strahlen, wird eine wesentliche Beschleunigung des Trocknungsprozesses erzielt.

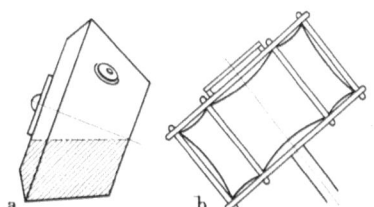

Abb. 413a u. b. Polierkessel (nach R. CLARKSON: Tablet Coating, New York 1951).

a) Polierkessel aus rostfreiem Stahl mit und ohne Deckelverschluß und evtl. Seitenöffnung zum Entleeren. Größe: 91 cm bis 183 cm (A. Colton Com., Detroit, Mich./USA) — b) Polierkessel: Metallgehäuse, Innenwand mit Leinen, Segeltuch ziemlich eng ausgespannt. Größe: ⌀ 91 cm, Tiefe 36 cm.

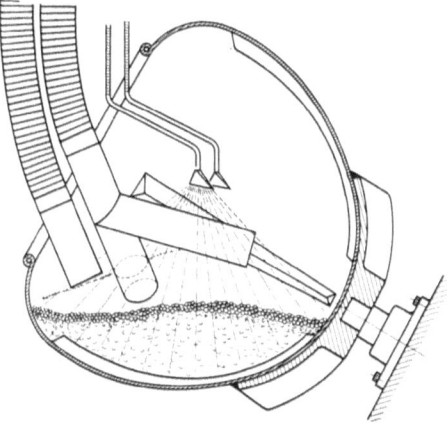

Abb. 414. Schematische Darstellung des Y-Anschlusses an das Kalt-Warmluftgebläse zur gleichmäßigen Verteilung des Luftstromes auf das Dragiergut (nach L. LACHMAN u. J. COOPER, l. c.).

Sehr häufig wird die indirekte Beheizung der Kessel mit einem Heißluftgebläse vorgenommen. L. LACHMAN und J. COOPER [J. pharm. Sci. 52, 491—92 (1963)] empfehlen (speziell für die Automation des Dragierprozesses) ein „Y-attachment" für die Heißluftzufuhr, um die Trocknung der Kerne gleichmäßiger zu gewährleisten (Abb. 414).

Die Arbeitszeiten werden durch ein Heiß- und Kaltluftgebläse erheblich verkürzt, und eine wirksame Trocknung der befeuchteten Dragees gesichert, die z. T. auch verhütet, daß Feuchtigkeit in den Kern gelangt.

Das Gebläse kann als Rohrsystem im Dragierraum mit beweglichen Zuleitungen zu den einzelnen Kesseln als Warm- und Kaltluftleitung mit Mischventil und Mengenregulator angebracht werden. Der Vorteil einer stationären Anlage, die an eine Dampfheizung angeschlossen werden kann, liegt darin, daß die Luft außerhalb des Dragierraums bereits entfeuchtet, entstaubt und beheizt wird.

Eine andere Möglichkeit ergibt sich durch die Verwendung von entweder fest angebauten oder fahrbaren Warm-Kaltluftgebläsen. Diese Einzelgeräte sind normalerweise nicht mit einem Luftentfeuchter versehen, sondern entnehmen die Luft ungefiltert dem Dragierraum. Technisch sind diese Einzelgebläse mit einem gegen Staub gut gekapselten Gebläsemotor ausgerüstet. Zur Lufterhitzung sind Heizpatronen, thermostatisch reguliert auf ± 2°C, eingebaut (Abb. 415). Die G. Steinberg KG benutzt für ihre Automation der Dragee-Herstellung ein Spezialwarmluftgebläse mit Durchfluß-Strahlungsverfahren mit 7 Temperaturstufen von Raumtemperatur — ohne Heizung — über 500 Watt bis 3 000 Watt.

Die Luftzufuhr soll mit wenig Druck, aber in ausreichender Menge erfolgen. Die Luftpressung beträgt 100 bis 150 mm WS. — auch 200 bis 400 WS. Die empfohlene Luftmenge richtet sich nach der Kesselgröße und nach dem Dragierverfahren. Sie beträgt zwischen 3 und 8 m³/Min. Zweckmäßig ist eine Regulierung der Luftmenge mittels eines Dämpfers oder einer beim Lufteintritt angebrachten Drosselklappe, die die Luftmenge um 20% verringern kann. Die Temperatur der Warmluft richtet sich nach dem anzufertigenden Präparat. Meist werden Temperaturen zwischen 50 und 70°C benutzt. REMINGTON und ROTTEGLIA empfehlen keine höheren Temperaturen als 50°, um einerseits thermolabile Substanzen nicht zu beeinflussen, andererseits soll der Trocknenprozeß nicht zu schnell verlaufen, um eine feinkörnige Kristallisation des Zuckers zu gewährleisten. Die relative Luftfeuchte der eingeblasenen Luft soll möglichst bei 35% liegen. Die Austrittsöffnung des Luftzufuhrrohres hat einen Durchmesser von ca. 10 bis 15 cm, sie kann evtl. durch verschieden geformte Ansatzstutzen je nach den Bedürfnissen des Fabrikationsvorganges variiert werden.

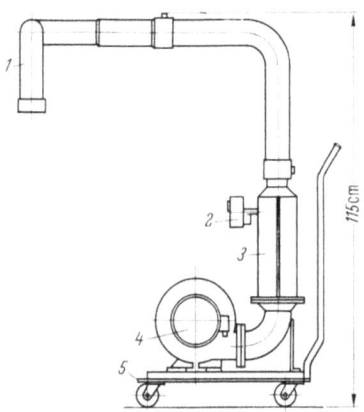

Abb. 415. Fahrbares Kalt- und Warmluftgebläse (W. Brucks, Alfeld/Leine). *1* Luftführungsleitung mit flexiblem Ausblasende; *2* Thermostat; *3* Heizkörpergehäuse mit eingebauter Heizpatrone; *4* Ventilator; *5* Grundplatte in fahrbarer Ausführung. Luftleistung: 3, 4, 5, 8 und 15 m³/Min. Luftpressung: 100, 130 und 150 mm WS Heizpatrone: 2 000, 3 000, 4 500 und 6 000 Watt Lufterwärmung bis 60° ± 2°. Rohrende schwenkbar um 300°.

Für kleine Kessel (ca. 30 cm ⌀) und dementsprechend kleine Drageemengen kann als Warm-Kaltluftgebläse ein Haartrockner benutzt werden, wie dies auch z.B. für den Stada-Dragierkessel [siehe z. B. K. MÜNZEL: Pharm. Ztg (Frankfurt) *90*, 567 (1954)] erwähnt wird. Zu bedenken ist aber bei der Verwendung der Haartrockner, daß der Gebläsemotor nicht staubgekapselt und nicht für längeren pausenlosen Gebrauch konstruiert ist.

Exhaustor-Anlage. Eine Exhaustor-Anlage hat die doppelte Aufgabe, feuchte Luft und Staub abzusaugen. Die Drageepuder stäuben beim Auftragen auf die feuchten Kerne oft recht stark. Dieser Staub macht sich bei den Arbeiten für das Personal und den Betrieb störend bemerkbar. Unangenehm ist der Staub besonders, wenn in den einzelnen Kesseln verschiedenfarbige Dragees in einem Raum in Arbeit sind — so können z. B. weiße oder hellfarbige Dragees durch dunklen Farbstaub unbrauchbar werden. Organische Lösungsmittel sollen ebenfalls abgesaugt werden. Die Luftabsaugung muß in Relation stehen zu der eingeblasenen Luft, also mehr Luft absaugen, als eingeblasen wird.

Die Exhaustor-Anlage ist meist stationär über den Kesseln angebracht. Entweder ist der Rohransatz über den Kesseln mit einer Abzugshaube versehen, oder ein Gelenk im Rohrsystem ermöglicht die Einführung des Rohres in den Kessel, evtl. durch einen Holz- bzw. Kunststoffdeckel, der die Kesselöffnung verschließt.

Luftentfeuchter-Klimaanlage. Die Trockenlaufzeiten im Kessel wie auch evtl. die Auftragsmengen der Dragierlösungen und Puder sind abhängig von der Luftfeuchtigkeit und der Raumtemperatur und natürlich auch von den Auftragsmengen der Dragiermischungen. Durch Luftentfeuchter oder durch Klimaanlagen ergeben sich günstigere und gleichmäßigere Arbeitsbedingungen mit einer größeren Erfolgssicherheit für die Qualität der Dragees. Hygrometer zur Messung der Luftfeuchte können nützlich sein. Die Registrierstreifen des Hygrometers können mit den anderen Arbeitsunterlagen (Arbeitszettel etc.) oft Rückschlüsse erlauben bei einer mißlungenen Charge, nicht günstigem Ausfall von Stabilitätstesten usw.

Durch das Auftragen der Dragierlösungen und Abdunsten der Lösungsmittel ergibt sich — speziell wenn keine Exhaustor-Anlage vorhanden ist — automatisch selbst bei Einsatz von Luftentfeuchtern oder Klimaanlagen eine laufend wechselnde Luftfeuchte mit erheblichen Spitzen im Wassergehalt der Luft im Arbeitsraum. Der Einsatz dieser Apparate bewirkt eine Einengung von Mißerfolgen beim Dragieren, aber hauptsächlich eine Verkürzung der Trockenlaufzeiten durch schnelleres Abdunsten der Dragierlösungen, und trägt somit zur Rationalisierung des Dragierprozesses bei. Gemindert wird die Abdunstfeuchtigkeit durch eine gute Exhaustor-Anlage und durch das Einblasen von trockener Luft (50 °C — 35 % relative Feuchte). Luftentfeuchter bestehen aus einem Verdampfer, einer Kältemaschine, einem Ventilator, einem Kondensator und dem Wasseraufnahmegefäß. Klimaanlagen besitzen neben dem Entfeuchter eine Entstaubungsvorrichtung für die Luft sowie ein Kühl- und Heizaggregat, um gleichbleibende Temperaturen zu gewährleisten.

Trockenschränke und Trockenraum. Zum Trocknen der Dragees im Verarbeitungsprozeß und während der Nacht werden, je nach dem Herstellungsverfahren, Trockenschränke oder Trockenräume mit fahrbaren Hordengestellen und Horden benutzt. Die Temperatur beträgt 30 bis 60 °C. Man verwendet Lufttrockner, in denen das Trockengut durch die hindurchstreichende erhitzte Luft erwärmt wird. Der Wirkungsgrad der Trockner ist abhängig von der Zirkulation der warmen Luft, die über die Horden hinweggeht. Um Nebenarbeiten zu sparen, wird heute häufig die Trocknung im Kessel durchgeführt, evtl. automatisch gesteuert (s. S. 814).

Sirupkocher. Zum Sirupkochen, zum Kochen der verschiedenen Lösungen, die beim Dragieren verwendet werden, benutzt man zweckmäßigerweise Kessel, die ein Überhitzen, Karamelisieren oder ein Anbrennen verhindern. Die Größe der Kessel richtet sich nach dem notwendigen Verbrauch, soll also einem Nutzinhalt von etwa 10 bis 100 l entsprechen. Die Kessel können mit Dampf, Gas oder elektrisch beheizt werden, möglichst mit einer thermostatischen Regulierung bis 150 ± 2 °C. Ein Wasserbad erleichtert das Warmhalten der Sirupe bzw. Lösungen. Für das Messen der Temperaturen der Sirupe oder der Dragierlösungen bewähren sich die Zuckerthermometer. Für das Aufbewahren der Lösungen benötigt man Kannen, verzinnt oder besser aus rostfreiem Stahl. Für die automatische Herstellung der Zuckerlösungen und der Dragiersuspensionen wird ein universeller Auflöse- und Mischautomat von der Fa. G. Steinberg KG hergestellt, der neben einer erheblichen Arbeitszeitverkürzung und präziser Produktionskontrolle prozentual genau dosierte und exakt temperierte Lösungen oder Suspensionen herstellt.

Werkzeuge zum Aufdragieren. Zum Aufdragieren benutzt man Füllöffel mit ca. 100 cm³ Füllvermögen oder Spritzpistolen. Zum Auftragen der Lösungen werden statt der Schöpflöffel beim Handdragieren gelegentlich, beim automatischen Dragieren fast stets Versprühungsapparate benutzt (s. auch Automation, S. 815). Man unterscheidet zwei Arten von

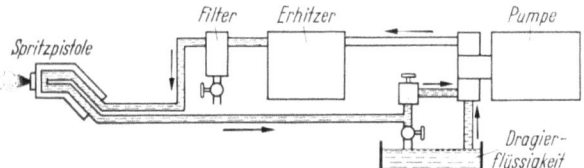

Abb. 416. Schema eines Druckversprühers (airless spray system)
(nach L. LACHMAN u. J. COOPER, l. c.).

Spritzpistolen: Luftversprühen (air-spray) und Druckversprühen (airless-spray). Beim Luftversprühen enthält die Luft nur ca. 1% der Auftragsflüssigkeit, durch den Luftdruck wird überdies viel Dragierflüssigkeit aus dem Kessel geblasen, außerdem ergibt sich durch Verdunsten des Lösungsmittels eine Abkühlung und hierdurch eine Kondensation von Luftfeuchte, die manche Störungen des Auftragprozesses mit sich bringen kann. Das Druckversprühen vermeidet die oben angegebenen Nachteile, ist bei Verwendung von brennbaren Lösungsmitteln fast nicht explosionsgefährdet, auch kaum gesundheitsschädlich im Gegensatz zur Luftversprühung. Die Größe der Düse und deren geometrische Struktur bestimmen den Sprühfluß und den Versprühungswinkel. Außerdem benötigt man, weil praktisch kein Material außerhalb des Kessels gelangt, nur ein Drittel des Auftragsmaterials gegenüber der Luftversprühung [LACHMAN, L., u. J. COOPER: J. pharm. Sci. **52**, 493 (1963)] (Abb. 416 bis 418).

Zusätzliche Maschinen und Werkzeuge. Für die Herstellung der Drageepudermischung, zum Zerkleinern von verklumptem Puderzucker usw. benötigt man Mühlen und Mischer, die entsprechend den Anforderungen der Dragierabteilung ausgewählt und dimensioniert sein müssen.

Zur Herstellung von Suspensions-Dragierlösungen, wie auch evtl. zum Lösen der Farben und Herstellung der Farbsirupe speziell bei Verwendung von Pigmentfarben, benötigt man elektrische Schnellrührer, deren Art und Größe wiederum bestimmt werden durch Methodik und Mengen.

Bei der Handdragierung, speziell aber bei automatischen Versprühungen der Dragiersuspensionen, ist die Teilchengröße der festen Bestandteile der Dragee-Einstreupuder und der Suspensionen von erheblicher Bedeutung: erstens wegen der Dicke der Einzeldrageeschichten — bei zu großer Teilchengröße ergeben diese „rauhe" Kerne —, zweitens zu große Teilchengrößen beim Auftragen mit Spritzpistolen — manuell oder automatisch — können zu Verstopfungen der Düsen führen. Aus diesem Grunde werden zur Verarbeitung der Suspensionen Drei-Walzen-Salbenmühlen, Homogenisierungsmaschinen, Korundscheibenmühlen etc. empfohlen.

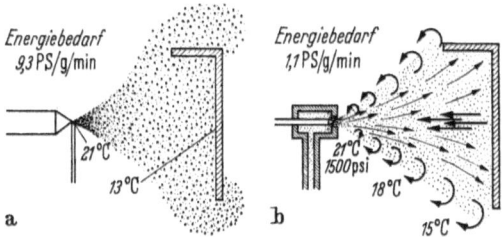

Abb. 417 a u. b. Sprühcharakteristiken einer Flüssigkeit bei Raumtemperatur für a) Luftversprühung, b) Druckversprühung
(nach L. Lachman u. J. Cooper, l. c.).

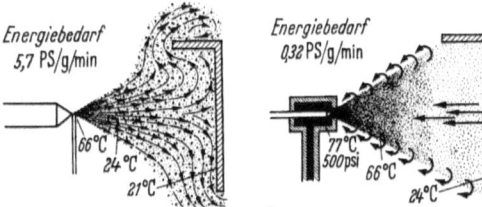

Abb. 418 a u. b. Sprühcharakteristiken bei erhitzten Flüssigkeiten für a) Luftversprühung, b) Druckversprühung (nach L. Lachman u. J. Cooper, l. c.).

Zum Absieben der Kerne und zum Aussortieren von Kernbruchstücken wie auch zum Entstauben der Kerne sind Tablettenentstauber oder schrägstehende Schüttelsiebe oft vorteilhaft zu verwenden.

Automatische Waagen, Klein- und Großwaagen, sind für die verschiedenen Zwecke notwendig.

Zum Sieben der Drageepudermischungen benötigt man geeignete Siebe oder Siebmaschinen.

Für die Herstellung von Nonpareille und zum Aufziehen von Pillen im Dragierkessel wie auch evtl. zum Aussieben von verschieden großen Dragees aus einem Kessel benötigt man ca. 12 Lochsiebplatten aus Metall oder Kunststoff, 1 mm dick mit einem passenden Holzrahmen. Die Lochplatten sollen Bohrungen (je nach dem Verwendungszweck) von ca. $^1/_2$ bis 7 mm besitzen.

Diverse Kleingeräte. Je nach der Verfahrenstechnik und den persönlichen Gepflogenheiten werden die verschiedensten Kleingeräte benutzt, z. B. Schaufeln zum Auftragen der Pudermischungen, Holzkellen zum Umrühren im Dragierkessel, Schublehren zur Größemessung der Dragees, Schiebewagen für Sirupe und Auftragspuder, um diese von Kessel zu Kessel fahren zu können, Gefäße zum Aufbewahren und zur Herstellung von Lösungen, z. T. explosionsgeschützte Gefäße für feuergefährliche Auftragslösungen, Koliertücher, Bronzekoliersiebe, Filtrierpapiere zum Kolieren und Filtrieren der Dragierlösungen und Farblösungen usw.

Aussuchtische. In manchen Firmen werden die hergestellten Dragees visuell geprüft und hierbei schlechte Dragees oder Drageebruchstücke aussortiert. Man benutzt für diese Arbeiten Auslesetische, wie sie in der Kaffeeindustrie verwendet werden, oder besser speziell für diesen Zweck konstruierte Apparate, die erst die Dragees von einer Seite zeigen, diese dann wenden, damit die andere Seite beobachtet werden kann. Schlechte Dragees und Drageebruchstücke werden am besten vermittels eines Staubsaugers, der mit einer Spezialdüse versehen ist, aus den guten Dragees aussortiert (z. B. C. E. King & Sons Ltd., Staines, Middlesex/England) (Abb. 419).

Einen Drageesortierer „DS 3" zum vollautomatischen Verlesen von Dragees und Drageekernen (wie auch Tabletten und Gelatinekapseln) stellt z. B. die Firma S. Seidenader, 8 München 5, Fraunhoferstr. 13 her. Aus dem Behälter werden die Dragees durch eine verstellbare Schleuse auf die Sortierkanäle geleitet (Abb. 420). Je 2 Walzen bilden einen Sortierkanal, der durch 2 Drehgriffe auf die Drageestärke eingestellt wird. Beide Walzen drehen sich nach oben und die Dragees wandern auf den rotierenden Walzen in einer Reihe hintereinander. Der Walzenabstand wird oben eng und unten weit eingestellt. Alle Dragees, die zu schwach sind, fallen als Ausschuß auf die obere Ablaufrutsche. Die guten Dragees fallen auf die mittlere Ablaufrutsche, die zu starken Dragees werden nach unten abgeleitet. Arbeitsverlauf vollautomatisch, Leistung mit 3 Sortierkanälen bis zu 22 kg/Std., mit 5 Sortierkanälen bis zu 36 kg/Std.

Bedruckmaschinen. Das Bedrucken der Dragees wird nur selten durchgeführt. Von Krankenhausapothekern wird dieses aber häufig vorgeschlagen, damit beim Dispensieren im Krankenhaus aus Klinikpackungen keine Verwechslungen vorkommen können. Auch in anderen Fällen dürfte das Bedrucken der Dragees günstig für den Patienten, aber auch bei Vergiftungsfällen sein. Dagegen spricht, daß naturgemäß ein weiterer kostenerhöhender Arbeitsgang vorhanden ist, wie auch, daß ein Bedrucken nur möglich ist bei großen Chargen je einer Größe. Das Bedrucken hat also die Aufgabe, die Kennzeichnung der Dragees exakter zu gestalten, als dieses form- und farbmäßig möglich ist.

Bedruckmaschinen werden z. B. hergestellt von der Firma Hartnett (Spiral Werkzeuge und Maschinen AG, Basel 2), die Bedruckmaschinen mit einer stündlichen Leistung von 50000 bis 200000 Stück liefert. Es können beide Seiten bedruckt werden, Ober- und Unterseite evtl. auch in verschiedenen Farben. Für den Druck werden die Lebensmittel-Drucktinten „OKIE" benutzt, die sich z. T. auch für die Anwendung auf polierten oder gewachsten Dragees eignen (s. Abb. 421). Außerdem werden z. B. von der Firma H. Strunck & Co., Köln-Ehrenfeld, Drageebedruckmaschinen hergestellt (s. Abb. 422).

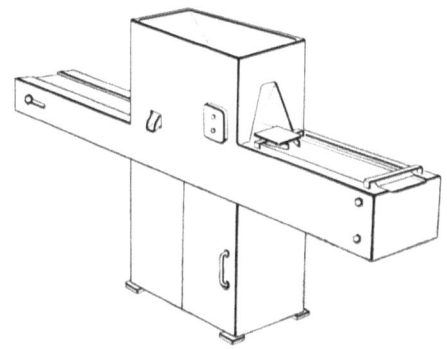

Abb. 419. Tabletten-Dragee Kontrollband (C. E. King & Sons Ltd., Staines, Middlesex/England; Vertretung Deutsche Vereinigte Schuhmaschinen GmbH, Frankfurt/M. 9).

Aggregate, Dragiermaschinen usw. für halb- und vollautomatische Dragierung. Diese werden ausführlich erwähnt in den Ausführungen über „Film-Dragieren" (s. S. 760) und „Halb- und Vollautomatische Dragierung" (s. S. 814).

Art und Beschaffenheit der Kerne für Dragierungen.
1. Nonpareille, mit Angaben zur Herstellung
2. Substanzen
3. Granulate
4. Pillen
5. Tablettenkerne.

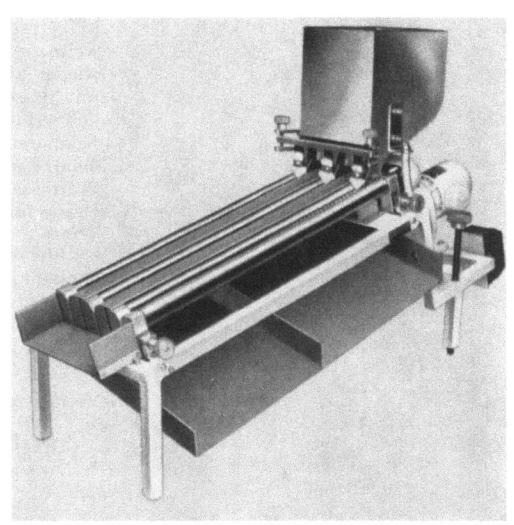

Abb. 420. Dragee-Sortierer DS 3 (W. Seidenader, München 5).

Nonpareille. Globuli Sacchari homoeopathici. Zur Herstellung von Nonpareille nimmt man die gewöhnliche Raffinade und siebt erst den feinen Staub und dann das grobe Korn ab. Es bleibt so der Korpus (Mittelkorn) übrig. Dieses Mittelkorn gibt man in eine trockene Blechmulde und kandiert mit folgender Lösung:
$1/_2$ Kilo Gummi arabicum wird in 1 Liter W. aufgelöst, sauber abgeschäumt und dazu 2 Liter Läuterzucker (Zuckersirup ca. 29° Bé) und zuletzt $1/_2$ Kilo Mais- oder Weizenpuder gegeben. Diese Mischung kocht man einmal auf. Auf den vorbereiteten Zucker gibt man so viel davon, daß der Zucker überall feucht wird — nicht mehr — und arbeitet mit den Händen gut durch, damit alles gedeckt wird. Ist nun der Zucker wieder trocken geworden, was bald der Fall ist, so siebt man ihn durch ein passendes feines Sieb und gibt ihn flach ausgebreitet auf saubere, mit Papier ausgelegte Kästen, die man in einen gut beheizten Wärmeschrank gibt, wo sie

einige Tage stehen bleiben. Der ganze Auftrags- und Trockenvorgang wird dann nochmals
wiederholt. Der Korpus-Zucker muß stets zweimal kandiert und getrocknet werden. Nun

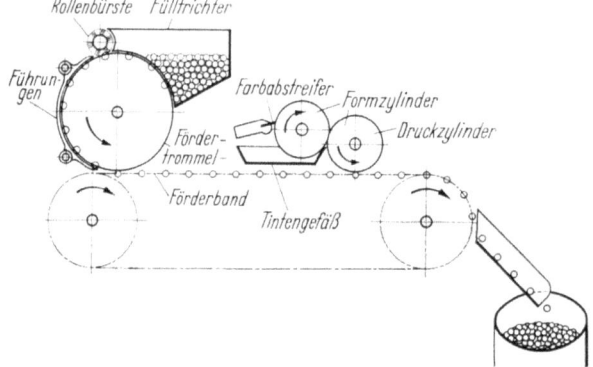

Abb. 421. Dragee-Bedruck Hochleistungsmaschine (R.W. Hartnett Co., Philadelphia, Pa./USA).

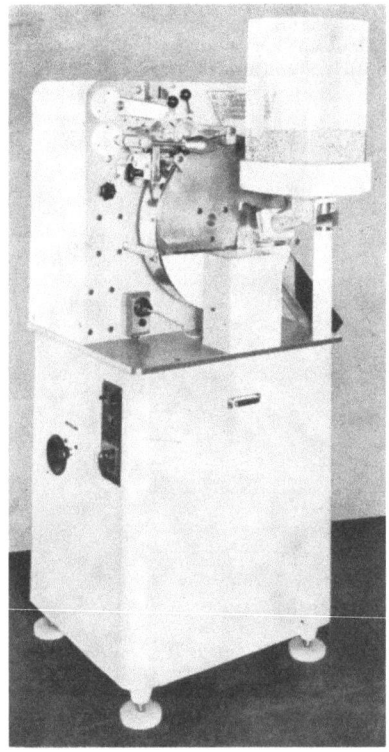

Abb. 422. Dragee-Bedruckmaschine
(H. Strunck & Co., Köln-Ehrenfeld 1).
Stundenleistung bis 200000 Stck., je nach
Drageegröße.

erfolgt das Dragieren. Der Kessel muß warm und
der Auftragszucker kalt sein. Letzterer muß tags
zuvor gekocht (84° Bé) werden, damit er genügend erkalten kann. Jede Decke soll stets gut
staubig trocken laufen, bevor die nächste Decke
aufgetragen wird. Wenn sich der Zucker stellenweise zusammenklumpt, muß man ihn hin und
wieder absieben. Im übrigen muß das Absieben
mit passenden Sieben oder Sieblochplatten täglich erfolgen, um eine gleichmäßige Größe der
Nonpareille zu erhalten. Die in Arbeit befindliche Ware soll über Nacht stets im heißen
Wärmeschrank getrocknet werden (Die gesamte
Drageefabrikation, 2. Aufl., Konditorzeitung
Trier).

Für die Herstellung von Nonpareille wurden
bei dem APV-Lehrgang an der Zentralfachschule
der deutschen Süßwarenwirtschaft, Solingen-
Gräfrath, 199 (ROTHGANG, G.: APV Inf.-Dienst
1967, S. 126 – 131) folgende Rezepturen gegeben
und die Herstellung demonstriert:

Verfahren A. Einlage: 25,0 kg Hagelzucker (Raffi-
nade R 2)
Dragierlösung: 19,4 kg Zuckerlösung 105°
(68%)
0,3 kg Gummi arab.
0,3 kg Wasser
Auftragsmenge: 250 ml
Pudermischung: 1 T. Weizenmehl Typ
550; 1 T. Weizen-
stärke
Auftragsmenge: 0,2 kg
Kessel: gasbeheizt
Verfahren B. Einlage: 30,0 kg Nonpareille
Dragierlösung: wie A.
Auftragsmenge: 250 ml
Kessel: Warmluftgebläse
60°C.

Mehl und Stärke sind in der Süßwaren-Industrie je nach dem Land nicht immer erlaubt.
Statt Gummi arabicum kann man auch Gelatine verwenden: 250 g Gelatine, 2 l Wasser und
4 l Läuterzucker ergeben eine gleichwertige Gummierungsmasse (Konserventechnisches
Taschenbuch 1950; zit. nach F. MÜNCHOW: Bonbon- und Drageeherstellung, Leipzig 1959).

Nonpareille kann von Süßwarenbetrieben und homöopathischen pharmazeutischen Firmen in den verschiedensten Größenklassen bezogen werden. Meist ist es ratsam, die Gleichheit der Größe durch Absieben zu verbessern. Aus dem Durchschnittsgewicht von 50 Streukügelchen errechnet man die Anzahl und das Gewicht der benötigten Menge für den Fabrikationsgang, z. B. für das Aufziehen von Pillen. Die Nonpareille werden benutzt als Kerne für aufgezogene Pillen, zur Herstellung der Mikro-Dragees für Kapseln usw.

Die Nonpareille-Herstellung ist ein alter Dragier-Prozeß der Zuckerwarenindustrie (Liebesperlen) und der Homöopathie (Streukügelchen).

Für die *Streukügelchen der Homöopathie* schreibt das HAB 34 vor, daß diese aus reinstem „Rohrzucker" bereitet werden müssen (die in Arbeit befindliche 3. Auflage des HAB wird auch „Rübenzucker" gestatten). Die Streukügelchen müssen sich klar in Wasser lösen, und sollen ein gutes Aufsaugevermögen beim Befeuchten mit der mindestens 60% Weingeist enthaltenden, flüssigen Potenz besitzen.

Folgende Größen werden als homöopathische Arzneiträger verwandt:

Von Nr. 1 wiegt 1 Stück 1 Milligramm; 1000 Stück wiegen 1 Gramm
Von Nr. 2 wiegt 1 Stück 2 Milligramm; 500 Stück wiegen 1 Gramm
Von Nr. 3 wiegt 1 Stück 4 Milligramm; 250 Stück wiegen 1 Gramm
Von Nr. 4 wiegt 1 Stück 5 Milligramm; 200 Stück wiegen 1 Gramm
Von Nr. 5 wiegt 1 Stück 1 Zentigramm; 100 Stück wiegen 1 Gramm
Von Nr. 6 wiegt 1 Stück 4 Zentigramm;   25 Stück wiegen 1 Gramm
Von Nr. 7 wiegt 1 Stück 1 Dezigramm;   10 Stück wiegen 1 Gramm
Von Nr. 8 wiegt 1 Stück 2 Dezigramm;   5 Stück wiegen 1 Gramm
Von Nr. 9 wiegt 1 Stück 33 Zentigramm;   3 Stück wiegen 1 Gramm
Von Nr. 10 wiegt 1 Stück 5 Dezigramm;   2 Stück wiegen 1 Gramm

Die gewöhnlich gebrauchte Größe ist bisher Nr. 3.

Im neuen HAB werden Globuli nicht mehr aufgeführt. Bei Bedarf werden jedoch Globuli nur noch in einer einzigen Größe hergestellt, und zwar 120 Stück = 1 g (Mittlg. der Fa. Dr. Willmar Schwabe, Karlsruhe-Durlach, 1965).

Pulversubstanzen, die überzogen werden sollen, müssen eine möglichst gleichmäßige Korngröße besitzen, die, wie bei der Nonpareille-Herstellung, durch Siebung gewährleistet ist. Sehr feine Pulver können durch Trocken- oder Feuchtgranulierung zu Mikrogranulaten gleicher Korngrößen verarbeitet resp. durch Herstellung von Mikrodragees auf Nonpareille auf gleiche Korngröße gebracht und anschließend überzogen werden. Bei einer Zuckerdragierung dürfte es zweckmäßig sein, die Substanzen wie bei der Nonpareille-Herstellung vor dem Überziehen zweimal zu kandieren, ein Vorgang, der bei Lackdragierung meist nicht notwendig ist.

Granulate, sowohl Preß- wie Feuchtgranulate, werden ebenfalls zum Schutz filmdragiert oder zuckerdragiert, um das direkte Einnehmen der Granulate (geschmacksverbessernd, größere mechanische Haltbarkeit usw.) angenehmer zu gestalten. Filmschutz-Überzüge der Granulate geben den Granulaten je nach Art der Schutzschicht verschiedene Eigenschaften: Verbesserung der Härte und der Gleitfähigkeit, Schutz vor chemischen Veränderungen an der Luft oder vor Reaktionen mit Begleitsubstanzen in Tabletten, Geschmacksverdeckung, Magensaftresistenz und die Möglichkeit, die Granulate verschieden schnell löslich zu gestalten (timed-released-Form) usw. werden in der Tabletten- und Kapsel-Herstellung häufig verwendet.

Pillen werden ebenfalls für die Drageeherstellung als Kerne benutzt. Die Pillen werden hergestellt als übliche Pille aus plastischem Material und durch Trocknung gut gehärtet, als gepreßte Pille (also eine runde oder fast runde bikonvexe Tablette) oder als aufgezogene Pille. Die aufgezogene Pille besitzt wie das Mikro-Dragee als Kern meist ein Nonpareille-Körnchen, auf das die Arzneisubstanz als mehr oder minder dicke Schicht aufdragiert wird, meist nur mit Sirup, aber auch mit anderen Dragierflüssigkeiten. Als Kern können auch Grieß gleicher Korngröße wie auch Mohnsamen im Gegensatz zur Süßwarenindustrie benutzt werden.

H. WELTI [Pharm. Acta Helv. *39*, 139 — 149 (1964)] weist darauf hin, daß 50 000 Globuli sacchari homoeopathici (Nonpareille) à 0,0134 Gramm 670 Gramm wiegen und ein Volumen von 760 ml einnehmen. Der Wirkstoff wird auf die Streukügelchen mit Dragiersirup aufdragiert, entweder in Form einer feinen Pulververreibung oder in Form einer dem Dragiersirup zugesetzten Lösung. Es wurde festgestellt, wie viel des zum Aufdragieren benutzten Wirkstoffes beim Dragieren verlorengeht. Im Gegensatz zu der bisherigen Faustregel, daß der Verlust etwa 10% beträgt, stellte WELTI Verluste von 3,8 bis 44,8% fest. Der Wirkstoffverlust hängt ab von der Kesselgröße, der Auftragungsart des Wirkstoffes und der Trocknungsart. Als Schlußfolgerung ergibt sich, daß — wenn ein Wirkstoff aufdragiert wird — eine Gehaltsbestimmung unerläßlich ist.

Abführpillen aus pflanzlichen Extrakten und pflanzlichen Pulvern wie auch Knoblauchpillen — beide Präparate werden auch als Perlen bezeichnet — werden meist in dieser Form als aufgezogene Pille hergestellt, und anschließend zuckerdragiert. Bei Knoblauchpillen wird

nach dem Aufziehen der Pillen eine Zwischenschutzschicht aufgetragen zur Geschmacks-
und Geruchsverdeckung. Aus Billigkeitsgründen wird hierzu meist Wasserglas benutzt.

Tabletten-Kerne. Beschaffenheit der Kerne: Die meisten pharmazeutischen Dragees besitzen als Kerne gepreßte Tabletten, deren Herstellung bei genauer Dosierung der Medikamente und guter Zerfallbarkeit maschinell einfach ist. Die Form der
Tabletten soll dem Dragierprozeß angepaßt sein, um gute Dragees
zu ergeben. Die Tabletten sollen mit tiefkonkaven Stempeln gepreßt werden, so daß hoch-konvexe Preßlinge mit möglichst dünnen Rändern entstehen. Je dünner die Ränder (Stege) sind, desto
einfacher und wirtschaftlicher ist das Dragieren — es sind weniger
Decken notwendig, um die Kerne zu runden, außerdem werden die
Decken gleichmäßiger, und der Dragierprozeß erfordert weniger Zeit
(Abb. 423).

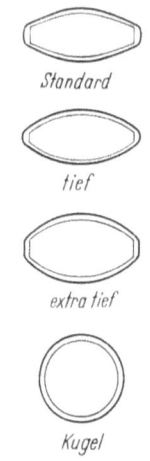

Standard

tief

extra tief

Kugel

Abb. 423.
Dragee-Kern-Formen.

C. W. Hess [Pharm. Industrie *21*, 480 (1959)] erwähnt, daß
Drageekerne, um Verwechslungen auszuschließen, mit der gleichen
Farbe gefärbt werden können entsprechend den Endfarben der
Dragees.

G. Rothgang (APV Inf.-Dienst *1963*, S. 78—87) berechnet auf
Grund des Volumens und der Oberfläche des Drageekerns den Bedarf
an Dragiermitteln. Diese Berechnungen gestatten die Überprüfung
von Dragee-Rezepturen im Hinblick auf eine größere Rentabilität
und die Dragierzeit (Abb. 424).

K. Münzel [Pharm. Acta Helv. *38*, 82—84 (1963)] weist darauf
hin, daß bei Lackdragees die Anzahl ml oder mg Lacklösung bzw.
mg Trockensubstanz pro cm² und pro Aufguß oder pro gesamte
Dragierung in den Arbeitsvorschriften angegeben werden sollte.
Diese Berechnungsart erfordert die Kenntnis der Oberfläche einer
Tablette und die Gesamtheit aller zu lackierenden Tabletten. Die
Formeln zur Berechnung der Oberfläche runder Kerne sind der
Abb. 426 zu entnehmen.

Bei Zuckerdragees bildet das Kerngewicht die Basis von 100%, das Endgewicht der Dragees
meist 170 bis 200%. Aus diesem Grunde sollte das Kerngewicht höchstens 0,4 bis 0,5 Gramm
betragen, wenn die Dragees geschluckt werden sollen, denn sonst wird das Volumen der Dragees

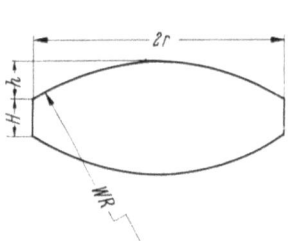

Abb. 424. Dragee-Rohkern
(nach G. Rothgang, l. c.).

Volumen: $\pi(r^2 H + r^2 h + 1/3 h^3)$.
Oberfläche: $2\pi(rH + r^2 + h^2)$.

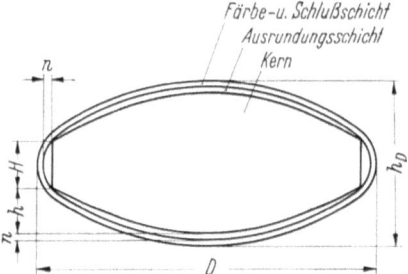

Färbe- u. Schlußschicht
Ausrundungsschicht
Kern

Abb. 425. Aufbau eines Dragees
(nach G. Rothgang, l. c.).

n Verlängerung der Halbachsen für umschrie-
benes Ellipsoid; D Drageedurchmesser;
h_D Drageehöhe.

zu groß. Bei notwendigem größerem Kerngewicht muß überlegt werden, ob Film- oder Dünnschichtverfahren als Dragierung angewandt werden können. Einige Pharmakopöen beschränken
das Drageegewicht auf 1 g.

Drageeherstellung — Dragierung

Je nach der Schichtdicke der Drageehülle kann man in etwa unterscheiden:

1. das Filmdragee — film-coated (Lacktabletten, Lackdragees)
2. das Dünnschicht-Dragee
3. das Normaldragee
   als Zuckerdragee — sugar-coated
   als zuckerarme und zuckerfreie Dragees

Die Übergänge sind fließend, oft werden die ersten beiden als film-coated, thin-layer-coated zusammengefaßt.

Bei den Filmdragees kann man meist auch von lackierten Tabletten sprechen (s. S. 760). Da die Schichtdicke bei Filmdragees meist nur 40 bis 100 μm beträgt, ist der Volumenzuwachs des Kernes sehr gering. Die Gewichtserhöhung ist ca.

$$\text{Kern} \; + \; \text{Hülle} \qquad == \text{Gesamt}$$
$$\text{Gew.-\%} \qquad 100\% \; + \; \text{ca. 1 bis 10\%} \qquad == \text{ca. 101 bis 110\%}$$

Dünnschichtdragees sollen im allgemeinen den Dragees im Äußeren ähnlich sein, also dem Präparat ein schönes Aussehen geben, evtl. wie das normale Dragee eine Schutzfunktion für

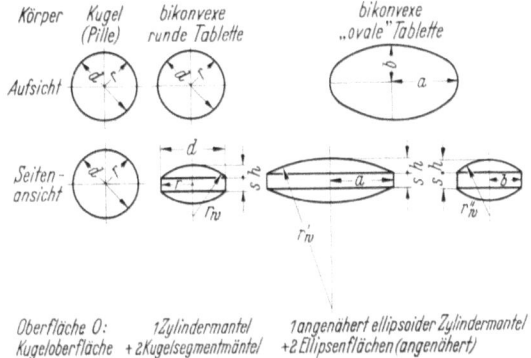

Abb. 426. Die Berechnung der Oberfläche von kugeligen sowie runden und „ovalen" bikonvexen Formlingen (nach K. MÜNZEL, l. c.).

$d = 2r$ Durchmesser; r Radius; r_w Wölbungsradius; r'_w, r''_w großer und kleiner Wölbungsradius der bikonvexen „ovalen" Tabletten; s Steghöhe; h Kalottenhöhe bzw. Höhe der Tablettenkappe; a, b Halbachsen der „Ellipse".

den Kern besitzen. Bei den Dünnschichtdragees beträgt das Gewicht der Drageehülle etwa 10 bis 30%.

$$\text{Kern} \; + \; \text{Hülle} \qquad = \text{Gesamt}$$
$$\text{Gew.-\%} \qquad 100\% \; + \; \text{ca. 10 bis 30\%} \qquad = \text{ca. 110 bis 130\%}$$

G. RCTHGANG (l.c.) berechnet aus dem Kernvolumen (Steghöhe ca. 1 mm) den Gewichts- und Volumenzuwachs des Dragees, bei größtmöglicher Einsparung an Material und damit an Zeit (Abb. 426). Die Grenzen dieser Rationalisierung des Zuckerdragierens sind:

	Vol.-%	Gew.-%
Rohkern	100%	100%
Ausglätten	10— 15%	15— 22%
Farbschicht	7— 20%	7— 20%
Gesamt	117—135%	122—142%

Die nach diesen Berechnungen hergestellten Dragees ergeben z. T. Dünnschichtdragees der oberen Gewichtsgrenze. Die Dünnschichtverfahren wurden eingeführt, um den Dragierprozeß zeitlich zu kürzen, also speziell zur Kostensenkung und Rationalisierung; daher werden beim automatischen Dragieren meistens „Dünnschicht-Verfahren" benutzt. Wegen der geringen Volumenvergrößerung sind diese Verfahren besonders für größere Drageekerne geeignet. Auch als Verfahren für schnell zerfallende Dragees wegen der geringen Schichtdicke ist das Verfahren zu empfehlen.

Die normalen Zuckerdragees haben das beste Aussehen. Für Diabetikerpräparate und für feucht-warme Klimata sind auch zuckerfreie oder zumindest zuckerarme Dragierverfahren entwickelt worden.

Durch die Drageehülle wird das Gewicht der Kerne um 70 bis 100%, das Volumen um ca. 30 bis 50% vergrößert.

$$\begin{array}{ll} & \text{Kern} \; + \; \text{Hülle} & = \text{Gesamt} \\ \text{Gew.-\%} & 100\% \; + \; \text{ca. 50 bis 100\%} & = \text{ca. 150 bis 200\%} \end{array}$$

Filmdragieren, Film-coating. (Protective coats — water-proofing, sealing — protection speciales, enrobages spéciaux, le coperture speciale).

Alle bei diesen Verfahren benutzten Stoffe müssen physiologisch unbedenklich sein, sie dürfen nicht die Kerninhaltsstoffe in irgendeiner Weise ungünstig beeinflussen (resp. diese nicht die Filme) und müssen den Zweck der Anwendung möglichst vollkommen sicherstellen. Alle Filmbeschichtungen verzögern mehr oder minder die Zerfallszeit der Formlinge und damit auch die Lösungs- und Resorptionszeit, sowohl durch die geringe Porosität des Kernes gegenüber der normalen Tablettenpressung als auch speziell durch die Filmschicht selbst. Diese Zerfallsverzögerungen sind in den meisten Fällen therapeutisch unbedenklich, wie in-vivo- und klinische Versuche ergeben. Sie sind je nach der Filmsubstanz und der Verfahrenstechnik wenn nötig in engen Grenzen zu halten. Die Zerfalls-, Lösungszeit- und Resorptionsverzögerung ist aber bei der Neuentwicklung von Vorschriften stets genau zu untersuchen. Falls Kernbestandteile durch die Filmsubstanzen oder Zusätze und Lösungsmittel chemisch oder physikalisch beeinflußbar sind oder Kernbestandteile die Filmsubstanzen beeinflussen (z. B. hohe Konzentrationen löslicher Elektrolyte, alkalische Substanzen bei Lackgrundstoffen mit Carboxylgruppen, saure Substanzen bei solchen mit Aminogruppen), müssen die Kerne mit nicht reaktionsfähigen Unterschichten vordragiert werden. Dies kann ebenfalls angebracht sein, um die Stege der Tabletten zu runden, um ein Brechen der Lackschichten an den Kanten oder verstärkten Lackabrieb an diesen Kanten zu vermindern.

Pillen und Tabletten wurden schon früher gelackt. Durch den Einsatz einer Vielzahl neuer Substanzen bildete sich der Begriff und die Technik des sog. Filmdragierens, das z. T. das Zuckerdragieren verdrängt hat.

Lacke sind feste, in organischen Lösungsmitteln lösliche, organische Stoffe meist makromolekularer Natur, die nach dem Verdunsten des Lösungsmittels einen Film, ein gleichmäßiges mehr oder minder poröses Häutchen bilden. Diese membranartige Schicht besteht aus dem Filzwerk der Makromoleküle der Lacksubstanzen, deren physikalische Eigenschaften, wie Härte, Glanz, Farbe, Elastizität, Porosität, Haftfestigkeit, Lichtbeständigkeit, durch Hilfsstoffe beeinflußt werden können.

Unlösliche und unverdauliche Lacküberzüge müssen dünn, porös und wasserdurchlässig sein, damit der Kerninhalt herausgelöst werden kann. Meist entstehen nach Eindringen von Wasser durch den Quellungsdruck des Kernes Risse in der Lackhülle, durch die der Arzneistoff in Lösung gehen kann. (Es ist aus diesem Grunde richtiger, statt der Zerfallsprüfungen Löslichkeitsprüfungen durchzuführen.)

Unbestreitbare Vorteile der Filmdragierung sind u. a.: Materialersparnis, Einsparung von Arbeitszeit, geringere Transportkosten, weil Filmdragees leichter als Zuckerdragees sind. Prägungen und Bruchkerben bleiben oft sichtbar, sie besitzen ein gutes Aussehen, sie sind leicht schluckbar, weil sie kleiner als Zuckerdragees sind. Farbvariationen sind möglich. Lackdragees sind härter, widerstandsfähiger gegen Transportbeanspruchung (Abrieb) als Tabletten, sie besitzen eine gewisse Stabilität gegen Licht, Luft, Luftfeuchte und Temperatur. Lacküberzüge bewirken eine Verdeckung von bitterem Geschmack oder nicht angenehmem Geruch der Tablettenkerne und lassen sich besser als Tabletten ohne Lacküberzüge. Lacküberzogene Tabletten stauben nicht usw. (siehe H. M. Gross u. C. J. Endicott: Drug Cosmet. Ind. *86*, 170 (1960); zit. nach K. Münzel: Pharm. Acta Helv. *38*, 77—78 (1963)]. K. Münzel weist auf mögliche Nachteile hin. Substanzen im Kern saugen das Lacklösemittel auf, halten es fest, verändern oder erweichen den Kern, bringen ihn evtl. durch Quellung zum Zerfall. Arzneistoffe oder Hilfsstoffe (z. B. Polyvinylpyrrolidon), die im Lacklösemittel löslich sind, bewirken z. B. diese Erscheinungen. Die Lacksubstanzen oder deren Lösemittel können mit dem Arzneistoff unverträglich sein. Die chemische Verträglichkeit muß deshalb in Vorversuchen geklärt werden.

Die Ebenmäßigkeit, Schönheit und Eleganz der Zuckerdragees wird nicht (heute z. T.) erreicht. Bei großen Chargen trocknen die Kerne nicht schnell genug, werden klebrig und reißen sich gegenseitig Lackfetzen ab. Aus diesem Grunde sollten Lacklösungen mit luftlosen Zerstäubungseinrichtungen als Sprühregen aufgetragen werden. 15 Aufsprühungen, die Filmdragees mit glatter Oberfläche ergeben, benötigen etwa 4 Std. Arbeitszeit. Da die Resorption der Arzneistoffe, trotz günstiger Zerfallszeiten, in manchen Fällen im Magen-Darmkanal um Stunden verzögert werden kann, muß die Resorption in pharmakologischen und klinischen Versuchen abgeklärt werden. Die chemische Zusammensetzung des Kerns kann die Eigenschaften des Films (u. U. sein Gelingen überhaupt) weitgehend beeinflussen, evtl. sogar zerstören, so daß die Notwendigkeit eines normalen Vordragierens besteht. Man unterscheidet magensaftlösliche und magensaftunlösliche Lackierungen.

Eine elegante Methode des Filmdragierens als Feuchteschutz bei guter Löslichkeit in saurem Magensaft besteht nach K. MÜNZEL [Pharm. Acta Helv. *38*, 135 (1963)] in der Schaffung von dick auftragbaren, in saurem Magensaft rasch löslichen Lackstoffen. Dieses sind Polyelektrolyte mit zahlreichen basischen Aminogruppen, (die aber bei subacidem oder anacidem Magensaft schwer oder kaum löslich sind). Es wird auf die Arbeiten von T. IDA [J. pharm. Soc. Japan *78* (1958) und *79* (1959)] verwiesen, der folgende Stoffe dieser Art geprüft hat:

Lackgrundstoff	Lösemittel	Konzentration in % (Gew./Gew.)
Benzylamino-methyl-cellulose	Chloroform + Methanol 3 + 1	10
Dodecylamin-N-lactosid	Methanol	10
Polyvinylpiperidylacetacetal	Methanol	20
Vinyldiäthylamino-vinylacetal-Kopolymer	Methanol	20
Acetylcellulose-p-aminobenzoat	Aceton	5
Sucrose-aminobenzoat	Aceton	20
Mannitol-p-aminobenzoat	Aceton	20

Überzüge von 60 bis 100 μm Dicke ergaben Feuchteschutz der Tabletten und sicherten u. U. auch die chemische Stabilität in Granulaten mit nachfolgender Pressung. Die Filme ergaben hohe Elastizitäts-Moduli von 10^{10} dyn · cm^2 und Viskositätskoeffizienten von $10^{14}-10^{15}$ P. Das Einstreuen von Pulvern erhöht die Viskoelastizität, die Filme nähern ihre Eigenschaften denen von Elastomeren. Der Zusatz von Weichmachern hingegen ergibt einen Abfall der Viskoelastizität.

Filmdragees. Als Beispiel der Herstellung ansprechender Lacküberzüge sei auf die Forschungsergebnisse der Firma Abbott (US-Pat. 2 881085) [zit. nach K. MÜNZEL: Pharm. Acta Helv. *38*, 79−80 (1963)] hingewiesen. Eine Lacklösung dieser Art setzt sich beispielsweise wie folgt zusammen:

CAP	50,0 g	Sucaryl-Natrium	10 g
Carbowax 4000	150,0 g	Vanillin	2 g
Ricinusöl	2,5 g	Bienenwachs	10 g
Span 80	3,0 g	Äthanol	120 ml
D und C Yellow Nr. 11	0,5 g	Aceton ad	1 000 ml
(Chinolingelb SS)			

Seit 1953 werden bei Abbott keine Zuckerdragees mehr hergestellt, die Unkosten der Lackdragierung sollen etwa 0,2% des Verkaufspreises ausmachen.

In der oben zitierten Arbeit gibt K. MÜNZEL nachfolgende Zusammenstellung für die Bestandteile einer Lacklösung:

Bestandteile einer Lacklösung für das Überziehen von Tabletten

Bestandteil	Eigenschaften und Aufgaben	Beispiele
Filmbildner	Physiologische Verträglichkeit in Tierversuchen abzuklären. Bildung dünner, zusammenhängender Filme, die in gleicher Qualität reproduzierbar (besser Kunst- als Naturstoffe) und auf allen dragierbaren Tablettenformen anwendbar sind; Konzentration so niedrig, daß Lösung nicht zu viskos wird	Celluloseacetatphthalat (CAP); andere Celluloseester mit mono- oder divalenten aromatischen Carbonsäuren
Hydrophilisator	Macht den Film wasserdurchlässig und evtl. in Wasser zerfallbar	Polyäthylenglykol 6000 (Carbowax 6000)

Bestandteile einer Lacklösung für das Überziehen von Tabletten (*Fortsetzung*)

Bestandteil	Eigenschaften und Aufgaben	Beispiele
Weichmacher	Erhöht Flexibilität und Elastizität des Films; reduziert Klebrigkeit; lipophile Weichmacher in begrenzter Menge verwenden, da sie Film zu weich und wasserabstoßend machen	Ricinusöl, flüssiges Paraffin, vegetabilisches Öl, Propylenglykol
Tensid (grenzflächenaktive Substanz)	Verbessert Benetzungsvermögen und Spreitbarkeit des Films	Tweens, sulfurierte Fettalkohole
Farbstoff	Färbung	Wasserlöslicher Lebensmittelfarbstoff (funktioniert unter Umständen im Lacklösemittel als Pigment); verlackte Farbstoffe; anorganische Pigmente; hohe Pigmentbeladung macht den Film matt
Weißpigmente	Hohe Deckkraft, hohe Farbaufhellung	Titandioxid (Kristallmodifikation Anatas)
Süßstoff, Aroma, Parfüm	Geschmackskorrigentien	Sucaryl, Saccharin, Vanillin
Lösemittel	Wasserfrei; flüchtig, aber nicht so rasch flüchtig, daß Film uneben wird; Vehikel für Filmbildner und die andern Hilfsstoffe	Äthanol, Aceton
Polier- und Glanzmittel	Glanzerzeugung	Bienenwachs, Cetanol, gehärtete Fette

E. ROTTEGLIA (Le Compresse Farmaceutiche, 2. Ed., Milano 1966, S. 254) gibt für das Filmdragieren (Coperture speciali) z. B. folgende Vorschriften an:

1. Carbowax 4000 bis 6000 gelöst in Aethanol resp. Isopropanol 5% [GANZ, E. H., u. L. CHAVKIN: J. Amer. pharm. Ass., sci. Ed. *43*, 483 (1954)].

2. Carboxymethylcellulose 1 g, Aqua dest.   80 g
Carbowax 6000   20 g, Isopropanol   20 ml,
Farbstoff, wasserlöslich q.s. [COLOD, W. H., u. C. L. HUYCK: Drug Cosmet. Ind. *77*, 620 (1955)].

3. Carboxymethylcellulose 5%, Aethanol 50% [DOERR, D. W. et al.: J. Amer. pharm. Ass., sci. Ed. *43*, 433 (1954)].

4. Derivate der Aminocellulose z. B. Benzylaminocellulose 10%, gelöst in Chloroform 3 T., Methanol 1 T. (s. S. 761).

5. PVP 5 g, Acetyl-monoglycerid 5 g, Carbowax 6000 2,0, Aethanol (70°) ad 100,0 [AHSAN, S. S., u. S. M. BLAUG: Drug Stand. *26*, 29 (1958)].

6. Zein 15 g, Tween 20 resp. 80 3 g, Isopropanol 91% 82 g [WINTERS, E. P., u. D. L. DEARDORFF: J. Amer. pharm. Ass., sci. Ed. *45*, 125 (1956); *47*, 608 (1958)].

7. Silicon (s. Bd. II, 1034) [APV Inf.-Dienst *1961*, S. 116; NEUHOFF, E. W.: Pharm. Industrie *20*, 548 (1958)].

8. Eudragit-Lacke (s. Bd. II, 242).

9. Harze, Lacke etc. (s. S. 781).

10. Für die Herstellung von Lacktabletten, die mit Polyvinylpyrrolidin granuliert sind, wird z. B. folgender Lacküberzug empfohlen: Titandioxid 0,037 kg, Triacetin 0,015 kg, Butylacetyl-ricinoleat 0,010 kg, Eudragit L 0,300 kg, Eudragit S 0,370 kg, abs. Alkohol 0,268 kg. Auf 30 kg Kerne (0,5 g 12 mm ⌀) wird im sechseckigen Polierkessel (⌀ 1 m) bei 7 bis 15 U/Min. mit der Spritzpistole ca. 8mal 50 ml, also ca. 0,4 kg auf die rollenden Kerne aufgetragen mit den üblichen Trocken-Pausen.

11. Für das Film-coating mit Aethylcellulose gibt A. G. DARAGAN [Das Apothekenwesen, Moskau: Medicina 1966; ref. in Pharm. Industrie *28*, 848 (1966)] als Lösemittel Toluol–Alkohol 8:2 an.

H. HESS und H. J. JANSSEN [Pharm. Acta Helv. *44*, 581—601 (1969)] geben folgende Gründe an für die Herstellung von „lackierten Tabletten" bzw. „Filmdragees":

1. *Lackierung aus verpackungstechnischen Gründen.* Diese wird bei Tablettenpräparaten, die stark wirksame Arzneistoffe (z. B. Hormone) enthalten, durchgeführt, um das mit der Verpackung beschäftigte Personal vor der Einwirkung des Tablettenstaubes zu schützen.

Die Preßlinge werden hier nur mit einer sehr dünnen, farblosen und praktisch unsichtbaren Lackschicht überzogen, die den Zerfall des Preßlings in Wasser bzw. in Magensaft höchstens geringfügig beeinflußt.

2. *Lackierung zwecks Erzielung einer für den Patienten ansprechenderen Form.* Diese Lackierung wird als Ersatz für eine Zuckerdragierung durchgeführt. Die lackierten Preßlinge weisen gegenüber gewöhnlichen Tabletten die gleichen Vorzüge auf, wie sie auch den Zuckerdragees eigen sind, nämlich ein eleganteres Aussehen, Verdeckung eines evtl. vorhandenen schlechten Geschmacks und leichtere Schluckbarkeit. Sie zeigen jedoch gegenüber Zuckerdragees eine Reihe von Vorteilen.

Die Preßlinge werden in diesem Falle mit einer gut sichtbaren und in der Regel gefärbten (evtl. auch nur opakweißen) Lackschicht überzogen. Erwünscht ist eine möglichst geringe Beeinflussung des Zerfalls des Preßlings durch den Lack. Für diese Darreichungsform kommen die Bezeichnungen „Filmdragees" oder „Lackdragees" in Betracht.

3. *Lackierung zwecks Erzielung einer Magensaftresistenz.* Diese Lackierung bezweckt entweder, daß der in einem Preßling enthaltene Arzneistoff erst nach Passieren des Magens freigegeben wird, oder daß er vor der Einwirkung des sauren Magensafts geschützt wird.

In diesem Falle kann die Lackschicht ebenfalls sichtbar und gefärbt sein. Die lackierten Preßlinge können als magensaftresistente „Filmdragees" oder „Lackdragees" bezeichnet werden. Ferner werden die Vorteile gegenüber den Zuckerdragees erwähnt, die teils für den Produzenten, teils für den Verbraucher von Bedeutung sind:

Rationellere Fabrikation. — Wesentlich geringere Gewichts- und damit Größenzunahme der zu überziehenden Preßlinge. — Teilbarkeit (wo erwünscht), da Bruchkerben nicht zugedeckt werden (diese ist allerdings abhängig vom Kern und seinen Dimensionen sowie von der Dicke der Lackschicht); ein evtl. vorhandener schlechter Geschmack kommt in diesem Fall zwar zum Vorschein, wird aber nicht in dem Maße spürbar wie bei unlackierten Tabletten. — Eingeprägte Markierungen und Firmenbezeichnungen sind durch den Lackfilm sichtbar; damit entfällt eine anschließende Bedruckung. — Bessere Haltbarkeit in feuchtem Klima, somit weniger Verpackungsprobleme. — Keine ungünstige Beeinflussung feuchtigkeitsempfindlicher Wirkstoffe, da das Überziehen in nichtwäßrigem Medium erfolgt.

Die wünschenswerten *Eigenschaften der Filmbildner bzw. Filmüberzüge* werden in Erinnerung gerufen:

1. Die Lacksubstanz muß in gebräuchlichen und leicht flüchtigen organischen Lösungsmitteln löslich sein.

2. Der Film darf beim Antrocknen nicht klebrig werden.

3. Der Lackfilm muß schon in dünner Schicht, vorzugsweise bei einer Stärke von 25 bis 50 µm (= 0,025 bis 0,05 mm), die gewünschten Eigenschaften aufweisen.

4. Der Lackfilm muß auch nach längerer Lagerung gute mechanische Eigenschaften (Elastizität, Abriebfestigkeit) aufweisen, er darf nicht spröde werden, und die Löslichkeit muß konstant bleiben.

5. Eine Widerstandsfähigkeit gegen Feuchtigkeit ist erwünscht; die Filmdragees dürfen beim Berühren nicht kleben.

Es müssen Lackformulierungen für verschiedene Verwendungszwecke verfügbar sein, nämlich für

magensaftresistente Überzüge (oder allgemein: Überzüge für kontrollierte Freigabe); *nicht magensaftresistente Überzüge*; hier soll der Zerfall des Dragees oder die Wirkstoff-Freigabe gegenüber dem unlackierten Preßling möglichst wenig verzögert sein.

Magensaftresistente und nicht magensaftresistente Überzüge werden in der Arbeit diskutiert, wie auch der Zusatz von Füllstoffen, Weichmachern, Farb- und Aromastoffen. Zur Färbung muß bei Filmdragees mit Pigment-Farbstoffen gearbeitet werden, die eine Korngröße von höchstens 1 bis 2 µm besitzen. Erwünscht ist eine Korngröße noch größerer Feinheit. Infolge ihres geringen Brechungsindexes im Vergleich zum Substrat ist die Deckkraft der Buntpigmente selbst im Bereich der Lichtwellenlänge gering. Die anorganischen Pigmente werden meist wegen ihrer großen Deckkraft verwendet und sollten deshalb ihr Korngrößenmaximum im Bereich von 0,4 bis 0,8 µm besitzen. Für die Lösungsmittel machen HESS und JANSSEN folgende Angaben: Die Wahl der für die Filmdragierung verwendeten Lösungsmittel richtet sich weitgehend nach den Löslichkeiten der Filmbildner. Andererseits müssen die Lösungsmittel flüchtig sein, dürfen also nicht in den Überzügen verbleiben. Am meisten werden heute Gemische aus chlorierten Kohlenwasserstoffen (Methylenchlorid, Chloroform) und Alkoholen (Methanol, Äthanol, Isopropanol) verwendet, welche sich für die Cellulose-Derivate gut eignen. Auch Alkohol-Aceton- sowie Alkohol-Essigester-Mischungen werden vielfach verwendet, z. B. für die Polymerisate mit Methacrylsäure. Betriebliche Überlegungen (Explosionsgefahr, Gesundheitsschädigungen, Preis) spielen bei der Auswahl ebenfalls eine Rolle. In praktisch allen Fällen müssen die Filmdragees noch im Trockenschrank bei 30 bis 40° nachgetrocknet werden, um die letzten Reste von Lösungsmitteln auszutreiben.

Bei der Festlegung der Trocknungsbedingungen ist die Gaschromatographie als Nachweismethode für Lösungsmittelspuren ein wertvolles Hilfsmittel.

Auftragen der Lacklösungen. Das Auftragen von Lacklösungen erfordert eine andere Dragiertechnik [FALCK, W., u. G. ROTHGANG: Pharm. Industrie *22*, 441 (1960); ROTHGANG, G.: APV Inf.-Dienst *1961*, S. 108] als das Dragieren mit Zuckersirup. Die bedeutend geringere Konzentration der flüssigen Lacke an Festkörpern, die Flüchtigkeit des Lösungsmittels, das Anquellen der schon angetrockneten Filmschichten bei erneutem Auftrag erfordern besondere Maßnahmen und Aufmerksamkeit.

Für die Herstellung der Lacklösungen bewähren sich hochtourige Mischer oder geschlossene Kugelmühlen. Wegen der Lösungsschwierigkeiten der künstlichen Lacke werden z. B. Eudragit-Lacke als fertige Lösungen auf den Markt gebracht.

Fertige Lacklösungen sind nicht immer zweckmäßig — die großen Anteile verhältnismäßig billiger Lösungsmittel stellen erhöhte Ansprüche an das Verpackungsvolumen und die Transportkosten. Sie sind einem vielseitigen Drageur eher hinderlich, dafür sind folgende Gründe verantwortlich:

Eine notwendige Erhöhung der Konzentration des gelösten Lacks läßt sich nur durch Abdestillieren des Lösungsmittels erreichen. Besteht es aus nicht azeotropen Gemischen von zwei und mehr Lösemitteln, so ist dies nicht möglich, ohne auch das Verhältnis der beiden Lösungsmittel zu ändern.

Das feuergefährliche Lösungsmittel will in einem Großbetrieb aus Sicherheitsgründen durch ein nicht brennbares ersetzt werden, z. B. Chloroform oder Methylenchlorid. Zwar sind diese gesundheitsgefährdend; doch sind große Dragierkessel fast stets mit entprechenden Absaugvorrichtungen versehen.

Das Lösungsmittel ist mit dem Arzneistoff oder einem Hilfsstoff inkompatibel und sollte mit einem verträglichen ausgewechselt werden können. Zwar ließe sich zusätzlich eine Zuckerisolierung anbringen; sie kompliziert jedoch den Arbeitsgang. Da die fertigen Lösungen oft bereits einen Weichmacher enthalten, ist man in der Wahl der Konzentration und der Art des Weichmachers nicht mehr frei.

Alle weiteren Zusätze (andere Lackgrundstoffe, Pigmente, Hydrophilisatoren, Geschmackskorrigentien usw., u. U. sogar im Lack zu lösende oder zu suspendierende Arzneistoffe) werden schon rein berechnungsmäßig komplizierter oder je nachdem auch präparativ schwieriger durchführbar, als wenn das Lackrezept von Grund auf aus den Bestandteilen hergestellt werden könnte [MÜNZEL, K.: Pharm. Acta Helv. *38*, 81—82 (1963)].

Das Auftragen der Lacklösungen ergibt sich aus Erlernen, Erfahrung und Fingerspitzengefühl. Im Dragierkessel (evtl. mit „baffles") lassen sich Lacklösungen in kleinen Mengen und besonders sorgfältig ohne oder mit Streupulvern mit der Kelle aufgießen oder mit der Spritzpistole aufsprühen.

Die kritische Phase des Verklebens, Anquellens der unteren Lackschichten und Ausreißens der Lackschichten wird durch Aufblasen von Warmluft überbrückt. Wenn Talk, wasserunlösliche Pigmente, Stearate etc. vor dem Beginn der Klebeperiode eingestreut werden, lassen sich größere Lackportionen auftragen. Diese Einstreuungen verfestigen das Knäuelwerk der Lack-Fadenmoleküle und können die Wasserlöslichkeit und Zerfallbarkeit oft in unzulässigem Maße verhindern.

Bei Filmüberzügen und anderen Kernschutzschichten sind die Eigenschaften der Lösungsmittel für die Lacke etc. zu beachten. Da die Lösungsmittel abdunsten, muß z. B. bei feuergefährlichen oder explosiven Lösungsmitteln auf Schutzmaßnahmen geachtet werden und zusätzlich eine sehr gute Absaugung gewährleistet sein. Bei z. B. Methanol als Lösungsmittel muß auch die Giftigkeit der Abgase berücksichtigt werden. Diese zwei Beispiele mögen auf die Wichtigkeit dieses Problems hinweisen.

Technik und Apparaturen zum Lackdragieren. *Für kleine Mengen (Offizin, Versuchschargen).* Zur Herstellung eines farbigen Filmüberzuges auf ca. 2 kg Kerne in der Offizin, im Krankenhaus oder als Versuchscharge macht G. ROTHGANG (APV Inf.-Dienst *1968*, S. 223—225) folgende Angaben:

1. Geräte: Sprühpistole, Erweka-Kessel, Warmluftgebläse, Abzug.
2. Lackmenge: Die empfohlenen Mengen beruhen auf der Berechnung von 8 mg Eudragit E/cm² Tablettenoberfläche. Eine optische Volldeckung ganz schlechten Untergrundes bedarf bis zu 4 mg Titandioxid für 1 cm² Oberfläche. Zur Aufstellung von Rezepturen kann nachfolgende Formel beitragen:

$$\frac{(d \cdot h + \frac{1}{2}d^2) \cdot 31{,}4 \cdot n}{\text{Kerngewicht (mg)}} = x.$$

d = Tablettendurchmesser (mm); n = mg Lack oder Titandioxid/cm²;

h = Tablettenhöhe (mm); x = g Lack oder Titandioxid für 1 kg Tabletten.

Normalchargen.

1. Dragierkessel-Verfahren (nicht automatisch und automatisch, wie auch in Spezialkesseln).
Die Kesselherstellung der Filmdragees mit Auftragen der Lacklösungen mit einer Kelle oder
einer Spritzpistole ergibt meist keine besonders gut aussehenden Filmdragees. Hieraus erklärt
sich die erwähnte Kritik in früheren Arbeiten. Bei Filmüberzügen (z. B. magensaftresistente
Lacküberzüge), die anschließend weiter zuckerdragiert werden, war und ist das Aussehen dieser
Lackhüllen nicht entscheidend, sondern nur ihre Wirksamkeit und Zweckerfüllung, so daß
in diesen Fällen manuelle Auftragungen durchgeführt werden können.

Um aber gut aussehende Filmdragees herzustellen, wurden etwa seit 1960 Versuche
unternommen, durch Automation des Auftragprozesses — also technologische Überlegungen —
und neue Rezepturen einwandfreie Filmdragees zu fertigen. Siehe auch Halb- und vollautomatische Dragierung, S. 815.

L. LACHMAN und J. COOPER beschreiben eine patentierte (Ciba, Pharmaceutical Co.,
Summit, N.J.), programmgesteuerte Anlage zum Filmdragieren, die auch für Zuckerdragie-

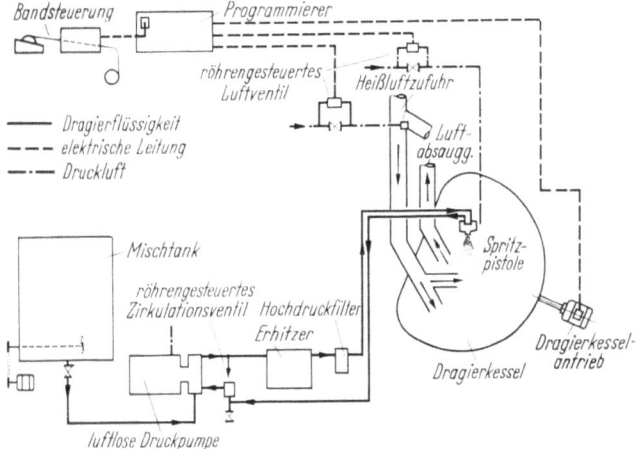

Abb. 427. Schema für eine programmierte automatische Dragierung „airless-Spray"
(nach L. LACHMAN u. J. COOPER, l. c.).

rungen zu verwenden ist [J. pharm. Sci. *52*, 490—496 (1963)]. Diese Anlage wurde speziell
geschaffen, um die Technik des Filmdragierens mit wasser- und magensaftlöslichen oder
magensaftresistenten Überzügen exakt, d. h. ohne die menschlichen Fehlerquellen des handwerklichen Auftragens programmgesteuert mit Zeitverkürzung herzustellen (Abb. 427).

Eine Suspension von Filmlösung und Talcum (10% Talcum in einer 10%igen Lösung von
CAP mit Diäthylphthalat als Weichmacher in einem Lösungssystem von wasserfreiem Äthanol-
Aceton) wird in exakter, elektronisch kontrollierter Menge luftfrei durch hydraulischen Druck
auf die Kerne aufgetragen. Ebenso wird automatisch über Lochstreifen u. a. der Start des
Kessels, die Zufuhr von Warmluft und der Abschluß der Kesseldrehung gesteuert. Die Kessel
sind mit „baffles" (s. S. 745) versehen, die eine Handumwälzung der Kerne zur Verteilung der
Dragierlösung unnötig machen.

Die angeführte Arbeit gibt über alle Einzelheiten sorgfältige, genaue Erklärungen und
einen exakten Vergleich des handwerklichen und programmgesteuerten Filmdragierens. Für
200 Auftragsschichten werden bei 85 Kilo Kernen ca. 60 Min., für 350 Decken ca. 90 Min.
benötigt. Als Vorteile dieser automatischen Anlage geben die Autoren an: gleichmäßige
Drageeschichten mit gleichen physikalischen Eigenschaften (z. B. Zerfallbarkeit etc.),
gleiche Eigenschaften von Charge zu Charge, Verkürzung der Zeit, Verringerung des
Materialverbrauchs, keine Bildung von Nonpareilles und Ankleben dieser an die fertigen
Dragees.

Weil sich kaum Kesselbelag bildet, können diese meist ohne Auswaschen der Kessel mit
weiteren Chargen beschickt werden.

S. D. MODY et al. [J. pharm. Sci. *53*, 949—952 (1964)] entwickelten speziell für „film-
coating" ein automatisiertes System mit hydraulischer Versprühung der Auftragslösungen
entsprechend den folgenden Abbildungen (Abb. 428 u. 429).

Röhm & Haas GmbH, Darmstadt, empfehlen (Firmenschrift 1969) für farbig oder
weißpigmentierte Lacküberzüge auf Tabletten die Eudragit-E-Lackfilme. Diese sind in alka-

lischem Milieu unlöslich und damit geschmacksdicht. Im Magensaft lösen sie sich schnell auf.

Lack-Pigmentsuspension (Feststoffanteile ca. 15%).

A. Eudragit E (12,5%ige Lacklösung)	800,0 g
Pigmentsuspension (30%ig)	1 000,0 g
Isopropanol	700,0 g
	2 500,0 g

Für die Verarbeitung in Wirbelschichtapparaturen empfiehlt sich eine weitere Verdünnung auf ca. 10% Feststoffgehalt durch Zusatz von 1 250 g Isopropanol.

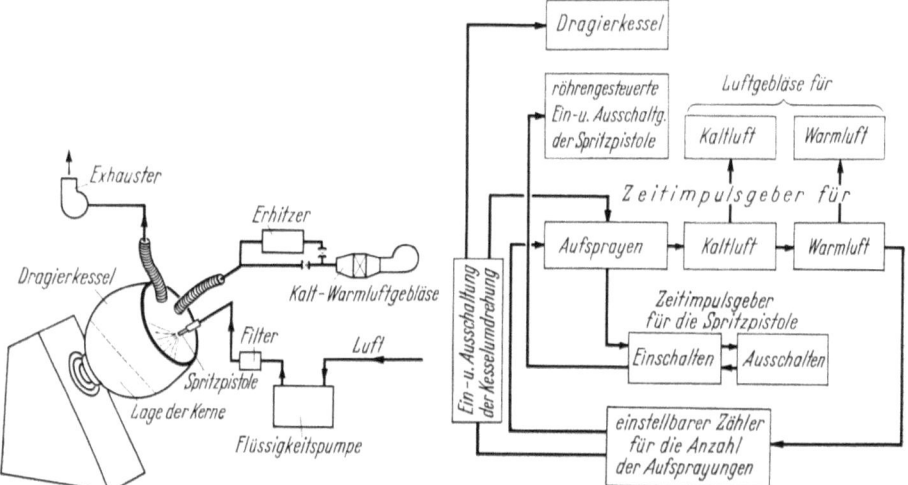

Abb. 428. Schematische Darstellung des hydraulischen Dragier-Systems.

Abb. 429. Schematische Darstellung des Kontrollsystems für den automatischen Dragierprozeß.

Die Pigmentsuspension wird gesondert hergestellt und hat folgende Zusammensetzung (Feststoffanteile ca. 30%)

Talcum	160,0 g
Titandioxid und Buntpigment	125,0 g
Polywachs 5 000 bis 6 000	15,0 g
Wasser	30,0 g
Isopropanol	670,0 g
	1 000,0 g

Zu den in Isopropanol suspendierten Pigmenten (Talcum, Titandioxid, Buntpigment) wird das Polywachs als wäßrige Lösung hinzugefügt und das ganze möglichst fein vermahlen. Hierzu eignen sich besonders Kugelmühlen, aber auch Perlmühlen, Korundscheibenmühlen, Konusmühlen, Ultraturrax und andere Dispergiersysteme.

Farbige Lacküberzüge mit Eudragit L. Eudragit L-Lackfilme sind bei einer Schichtdicke von ca. 30 μm im sauren Milieu unlöslich und wasserundurchlässig, damit auch magensaft-resistent. Eudragit L-Lackfilme zeigen gegenüber Eudragit E eine geringere Wasserdampf-durchlässigkeit, so daß besonders feuchtigkeitsempfindliche oder hygroskopische Substanzen hiermit besser geschützt werden können.

Lack-Pigmentsuspension (Feststoffanteile ca. 15%).

B. Eudragit L (13,75%ige Lacklösung)	600,0 g
Pigmentsuspension (30%ig)	1 000,0 g
Aceton	250,0 g
Isopropanol	650,0 g
	2 500,0 g

Beide Rezepturen sind bei weißen Kernen (8 mm ⌀; 4 mm hoch; 200 mg Gewicht) für 10 kg Kerne ausreichend und entsprechen einem Eudragit-Auftrag — bei Suspension A von

10 mg, bei Suspension B von 6 mg pro cm² Tablettenoberfläche. Zur Erzielung einer Magensaftresistenz ist bei Suspension B eine Auftragsmenge von ca. 25 mg Eudragit L pro cm² Oberfläche erforderlich. In diesem Falle überzieht man die Kerne erst mit einer ungefärbten Eudragit L-Lösung folgender Vorschrift:

C.	Eudragit L (13,75%ige Lacklösung)	1 900,0 g
	Polywachs 5 000 bis 6 000	40,0 g
	Wasser	80,0 g
	Isopropanol	1 980,0 g
		4 000,0 g

und benutzt erst für das letzte Drittel die Auftragsmenge mit der pigmentierten Lösung B.

Zur Stabilisierung der Tablettenoberfläche bei weichem Kernmaterial ist es zweckmäßig, die Kerne zunächst mit reinem Eudragit zu isolieren, und zwar verwendet man hierzu ca. 50 g Eudragit-Lösung 1:1 verdünnt mit Isopropylalkohol für 1 kg Kerne mittlerer Größe. Dadurch entsteht eine harte und abriebfeste Oberfläche. Prägungen auf Tabletten bleiben bei diesen Filmüberzügen erhalten.

Talcum und Titandioxid sollen möglichst feinkörnig sein ($< 10 \, \mu$m). Gute, pharmazeutische Qualitäten erfüllen im allgemeinen diese Forderung. Verwendung von sog. Mikrotalcum ist vorteilhaft. Als Buntpigmente kommen vorzugsweise sog. Lebensmittelfarblacke, das sind auf anorganische Träger fixierte und damit wasserunlösliche Lebensmittelfarbstoffe, in Frage. Aber auch Eisenoxidpigmente und Metallpulver, soweit für pharmazeutische Zwecke zugelassen, sind gut geeignet. Das Mischungsverhältnis Titandioxid zu Buntpigment wird von dem gewünschten Farbton bestimmt.

Verarbeitungshinweise. Um eine gleichmäßige und gute Verteilung der Lack-Pigmentsuspension auf den Kernen zu erhalten, ist es zweckmäßig, diese im Sprühverfahren aufzutragen. Dabei können die Kerne sowohl in einem Dragierkessel als auch in einem Wirbelbett bewegt werden. Wichtig ist, daß der auf die Tablettenoberfläche auftreffende Lack dort sofort antrocknen kann und in feuchtem Zustand keiner stärkeren Beanspruchung durch Druck oder Reibung ausgesetzt ist. Insbesondere in Dragierkesseln mit großem Fassungsvermögen soll das Gebläse so angeordnet sein, daß es die frisch besprühten Kerne weitgehend trocknet, solange sie sich noch nahe der Oberfläche befinden. Oft ist es auch vorteilhaft, die Kerne auf ca. 40° vorzuwärmen. Alle Sprühsysteme, die eine genügend feine Verteilung des Lackes gewährleisten, sind anwendbar. Mit Druckluft betriebene Zweistoffdüsen erfordern geringen apparativen Aufwand und arbeiten schon mit 0,5 bis 2 atü optimal, die Fördermenge ist leicht regulierbar. Bei Einstoffdüsen (sog. Airless-Verfahren) ist der Verlust durch Vernebelung geringer, der erforderliche Druck erheblich höher (20 bis 100 atü). Die Auftragsgeschwindigkeit muß durch Wahl einer entsprechend feinen Düse eingestellt werden. Der Lackauftrag soll möglichst kontinuierlich erfolgen. Werden die Kerne jedoch feucht, so muß man unterbrechen und gut abtrocknen. Luftzufuhr und Luftabfuhr sind reichlich zu bemessen, so daß die Lösungsmitteldämpfe sicher entfernt werden. Die Wärmezufuhr ist auf die zur Verdunstung der Lösungsmittel erforderliche Wärmemenge abzustimmen. Im Dragierkessel soll die Temperatur der Kerne 20 bis 40° betragen. In Wirbelschichtapparaturen arbeitet man vorzugsweise bei einer Zulufttemperatur von 40 bis 60°.

Die Auftragsgeschwindigkeit soll, berechnet auf reine Eudragit-Lösung, zwischen 0,1 und 0,2 mg pro cm² Tablettenoberfläche pro Min. liegen. Dies sind bei mittleren Kernen ungefähr 2,5 bis 4 g Lack-Pigmentsuspension für 1 kg Kerne pro Min. Bei Wirbelschichtapparaturen kann man vom Beginn des Auftrages bis zu einem Drittel der Gesamtmenge die hohe Auftragsgeschwindigkeit wählen. In Dragierkesseln wird man mehr an die untere Grenze der Auftragsgeschwindigkeit gehen und, falls erforderlich, zeitweise unterbrechen, um die Kerne gut zu trocknen. In Wirbelschichtapparaturen ist bei wenig stabilen Kernen ein längeres Wirbeln nach Abschluß des Sprühauftrages zu vermeiden, da die Kanten beschädigt werden können. Man läßt die Lacktabletten dann besser an der Luft ausgebreitet vollständig trocknen.

Glätten und Glänzen. Um eine glatte und glänzende Oberfläche zu erhalten, werden die Lacktabletten nach beendetem Auftrag der Lackpigmentsuspension noch mit einer 10%igen wäßrigen Polywachs-6000-Lösung leicht befeuchtet (ca. 5 g pro kg Kerne), im Dragierkessel bis zur beginnenden Glanzbildung unter langsamer Rotation geschliffen und anschließend durch Einblasen von Warmluft getrocknet. In Wirbelschichtapparaturen kann bei stabilen Tabletten, die genügend kantenfest sind, der Glanz durch Fortsetzen des Wirbelns erzielt werden.

Die Manesty Machines Ltd., Speke Liverpool 24, konstruierte die ACCELA-COTA (Abb. 430), deren zylindrischer Teil aus durchlöchertem, rostfreiem Stahl besteht. Durch diese Löcher wird während des Arbeitsprozesses warme und klimatisierte Luft durch die rollenden Kerne geblasen, so daß alle Kerne dem Luftstrom ausgesetzt sind. R. R. LURVEY u d F. J. WILLIAMS (Eli Lilly Company, USA) berichteten in der A. Ph. A. Academy of Pharmaceutical Sciences, Industrial Pharmaceutical Technology Section im Oktober 1969 über die Vorteile dieses Durchlüftungsverfahrens, welches den Trocknungsprozeß erheblich und damit den Gesamtdragierprozeß verkürzt. Außerdem bewirkt die die Kerne durchwirbelnde Luft eine Erhöhung des Dragiermaterials, das sich beim Versprühen auf die Kerne sehr gleichmäßig aufsetzt und so zu gewichtsmäßig sehr einheitlichen Dragees führt mit ebenfalls einer weiteren

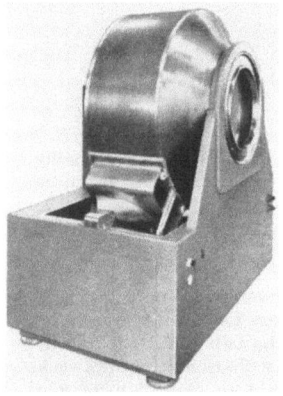

Abb. 430. ACCELA-COTA
(Manesty Machines Ltd.).

Zeitverkürzung des Gesamtprozesses. Die durchwirbelnde Luft und die Konstruktionsform des Kessels ergeben eine sehr gleichmäßige Bewegung der Kerne ohne tote Punkte oder tote Zonen. Die ACCELA-COTA werden in zwei Größen hergestellt für ca. 12 kg und 70 kg Arbeitskapazität. Nach einer Mitteilung von K. W. Hargrove, c/o Manesty, eignet sich die ACCELA-COTA besonders zur Herstellung der Filmdragees.

H. Hess und H. J. Janssen [Pharm. Acta Helv. 44, 581 bis 601 (1969)] schreiben in bezug auf die Technologie der Lackdragierungen:

Die ersten Filmdragierungen wurden von Hand in normalen Dragierkesseln durchgeführt. Seither sind die meisten Betriebe zu Sprühverfahren übergegangen. Dies hat den Vorteil, daß das Auftragen gleichmäßig erfolgt und die Kerben bzw. Monogramme nicht aufgefüllt werden.

Beim Sprühverfahren wird der Lackfilm so aufgebaut, daß eine sehr große Zahl (d. h. mehrere hundert bis mehr als tausend) kurzer Sprühstöße verabfolgt wird. Jedes Einsprühen wird von einem Warmluftstoß gefolgt (falls nicht ohnehin ununterbrochen getrocknet wird); auf diese Weise erreicht man im Kessel nie Verhältnisse, die das Ankleben begünstigen. Abb. 431 zeigt eine entsprechende Installation

mit automatischer Steuerung. Offensichtlich läßt sich dieses für die Filmdragierung ideale Verfahren von Hand schlecht nachahmen; das fortwährende Aufgießen geringer Lackmengen bedeutet eine große Belastung des Personals. Für das automatisierte Aufsprühen im Dragierkessel hat sich die Druckzerstäubung (luftfreie Zerstäubung) mit intermittierenden Sprüh-

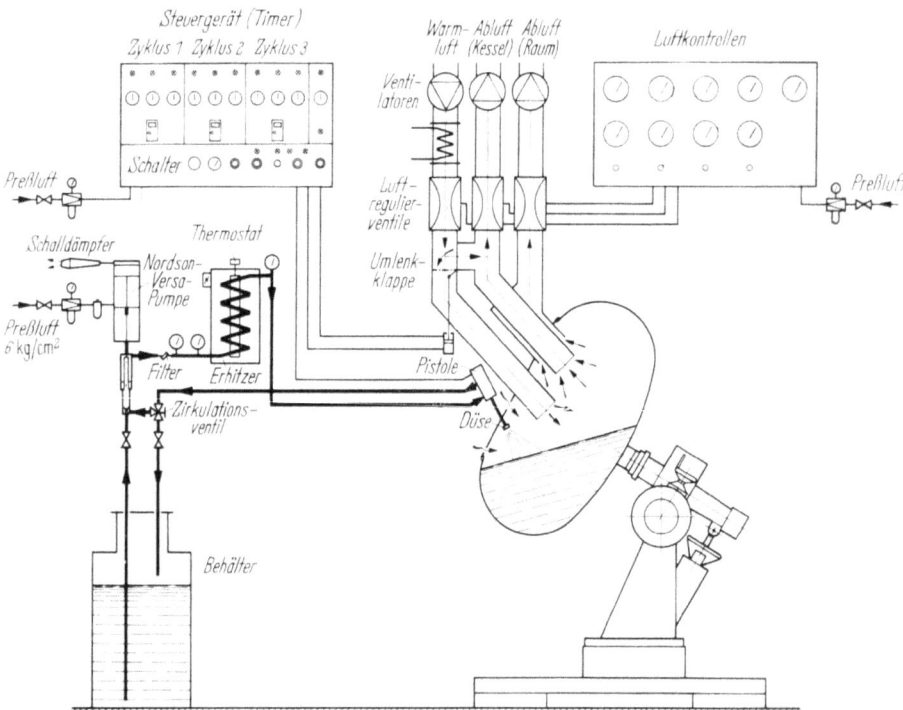

Abb. 431. Automatische Sprühdragierung (Ciba Pharmazeutische Entwicklung).

und Trockenzyklen bewährt. Die Steuerung kann durch Lochstreifen oder durch Zeituhren erfolgen. Dauer und Anzahl der Zyklen hängen weitgehend von der verwendeten Düse, der Ansatzgröße und der Lackformulierung (Lösungsmittel!) ab. Heute werden bereits vollständige Dragiersprühanlagen angeboten, die sich auch für die Zuckerdragierung eignen.

Alle automatisierbaren Verfahren sind für den pharmazeutischen Produktionsbetrieb in zweifacher Hinsicht von großem Interesse. Einmal wird auf diese Weise eine gleichbleibende Qualität der Produkte gewährleistet, auf der anderen Seite wird das Dragieren aus der handwerklichen „Geheimsphäre" in einen wissenschaftlich und technisch durchschaubaren Vorgang versetzt.

Neben den diskontinuierlichen Sprühverfahren sind auch schon kontinuierliche versucht worden. Während sich das genannte Verfahren noch des rotierenden Dragierkessels bedient, beginnen die auf dem Wirbelschichtverfahren beruhenden Umhüllungen an Bedeutung langsam zuzunehmen. Bei diesem „Luft-Suspensions-Verfahren" werden die zu überziehenden Kerne in einem Luftstrom in der Schwebe gehalten und dabei sprühlackiert. Besprühen und Trocknen erfolgen gleichzeitig und kontinuierlich. Da zur „Fluidisierung" der Kerne große Luftmengen nötig sind, erfolgt die Trocknung wesentlich rascher als im Dragierkesselverfahren; allerdings werden die Kerne auch stärker beansprucht.

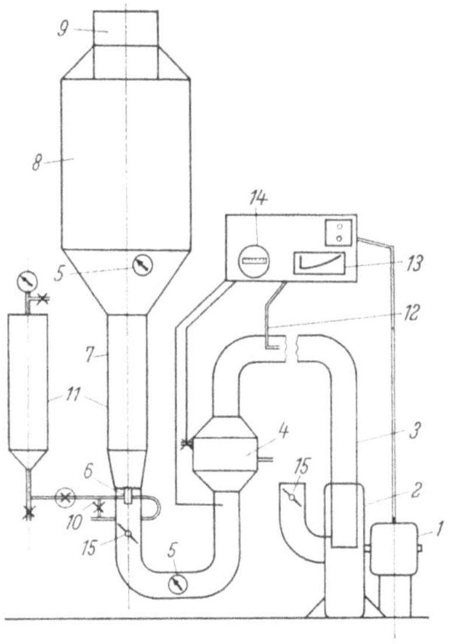

2. Wirbelbett-Verfahren, Wirbelschicht-Fließbettverfahren, Luft-Suspensionsverfahren, Luft-Suspensionsbeschichtung, Air-Suspension Technique [Wurster-Wirbelbettverfahren, WARF, Copertura Wurster, Glatt-Wirbelschicht-Sprühlackierung, Southwest Research Institute (SWRI-)Verfahren, Illinois-Institute of Technology-Methode].

D. E. Wurster beschrieb [J. Amer. pharm. Ass., sci. Ed. *48*, 451—454 (1959)] ein Wirbelbettverfahren (Air-Suspension Technique). Es besteht darin, daß die zu überziehenden Pulverpartikel, auch Tabletten oder Dragéekerne in einer Säule erwärmter Luft schwebend gehalten und gleichzeitig im Kreislauf an einer Zerstäubungsdüse vorbeigeführt werden. Die Umhüllungsflüssigkeit wird in Form eines Nebels aufgesprüht. Im allgemeinen werden für das Auftragen der Filmüberzüge auf diese Weise je Partie etwa 15 bis 30 Min. benötigt.

Abb. 432. Wurster-Wirbelbettverfahren.

1 Motor; *2* Gebläse; *3* Luftleitung; *4* Heizaggregat; *5* Thermometer; *6* Zerstäubungsdüse; *7* Dragierzylinder; *8* Absetzkammer; *9* Abzug; *10* Leitung für Dragierlösung; *11* Behälter für Dragierlösung; *12* Pilotrohr; *13* Durchflußmesser; *14* Temperaturregler; *15* Luftdämpfer.

Das Verfahren eignet sich zur Automatisierung mit höherer Gleichmäßigkeit und Genauigkeit. Mit Hilfe des Wurster-Apparates lassen sich rasch lösliche oder magensaftresistente Überzüge auftragen, z. B. Polyäthylenglykole von hohem Molekulargewicht, Methylcellulose, Zein, CAP usw. Das Recht auf Anwendung des Wurster-Verfahrens wird von der Wisconsin Alumni Research Foundation, Madison/USA, in Lizenz vergeben. Hersteller der Wurster-Apparate für alle Länder mit Ausnahme von Nord- und Südamerika: Kilian & Co. GmbH, Köln (vgl. Abb. 432).

Es werden z. Z. drei Modelle geliefert:

6 Zoll	0,5 bis 4 Kilo	Fassungsvermögen
12 Zoll	8 bis 16 Kilo	Fassungsvermögen
18 Zoll	45 bis 50 Kilo	Fassungsvermögen

R. E. Singiser und W. Lowenthal [J. pharm Sci. *50*, 168—170 (1961)] konnten nach dieser Methode in kurzer Zeit (30 bis 60 Min.) bis zu 40 Kilo Ammoniumchlorid-Tabletten 0,5 einwandfrei (Test USP) mit CAP-Lack überziehen.

K. Münzel [Pharm. Acta Helv. *38*, 139—140 (1963)] äußert u. a.: „Der Wurster-Apparat ist noch keineswegs so weit entwickelt, daß er für Großproduktionen in Frage kommt. Die Vorteile dieser Apparatur zeigen sich in der Raschheit, mit der lackiert werden kann, im geringen Verlust an Dragierlösung und in der Möglichkeit, auch für die Kesseldragierung ungeeignete Tablettenformen zu überziehen. Nachteile sind die — vorläufig noch — geringe Produktionskapazität, die Tatsache, daß der gegenseitige Abrieb der Kerne nicht geringer ist als in der Dragiertrommel, so daß auch hier nur hart gepreßte Kerne brauchbar sind, die teure Einrichtung — die Kosten erhöhen sich weiterhin, weil für den Gebrauch der Apparatur Tantiemen zu bezahlen sind. Auch Pulver und Granulate lassen sich mit einigen apparativen Änderungen (Staubfang-Aufsatz) in diesem Apparat überziehen. Schwierigkeiten macht hier die Gefahr der Agglomeration der Partikel, die durch zu große Tropfen der Überzugslösung oder durch zu langsames Trocknen begünstigt wird. Die versprühten Tröpfchen müssen deshalb so klein wie möglich sein. Bei geeignetem Arbeiten lassen sich Partikel bis zu 20 bis 30 μm ⌀ herunter überziehen.

P. I. SETH (APV Inf.-Dienst *1961*, S. 68—71) beschreibt die Apparatur und gibt folgende Anwendungsbeispiele:

Beschichtung von feinen Pulverpartikelchen schlecht haltbarer Substanzen, wie z. B. Vitamine als Substanz oder sonstige Präparate, um dadurch ihre Zersetzung oder chemische Unverträglichkeit mit anderen Substanzen zu vermeiden.

Herstellung von Granulat für Tablettenfabrikation mit sehr guten Fließeigenschaften.
Aufbringung von Überzügen, die das eigentliche Präparat gesteuert freigeben.
Aufbringen farbiger oder farbloser Filme auf Kerne und Tabletten.
Aufbringen von Dragierschichten, die Medikamente enthalten.
Aufbringen von zahlreichen Schichten in einem einzigen Arbeitsvorgang.
Beschichtung von konvexen oder konkaven Tabletten.

J. H. WOOD und J. SYARTO [J. pharm. Sci. *53*, 877—881 (1964)] gehen ausführlich auf die Technik des Film-Überziehens (Wurster-Verfahren) von Aspirin mit Aethyl- und Methylcellulose (+ Glycerin als Weichmacher) ein und prüfen die Ergebnisse mit „in vitro"-und „in vivo"-Testen auf die verzögerte Abgabe der Arznei-Substanz.

Die Firma Upjohn hat sich zum Auftragen in der Wurster-Apparatur eine Mischung patentieren lassen (DBP 1 248 864), die aus 50 bis 95% Methylcellulose und 5 bis 50% Polyaethylenglykol (M.G. 200 bis 9000) gelöst in Aethanol, Methanol und Chloroform besteht, z. B.

Methylcellulose USP, 10 cp	88 g
Polyaethylenglykol 1 000	22 g
Farbstoff	1 g
Methanol	845 g
Chloroform	ad 2 200 g

Die Firma Abbott (ENDICOTT et al., Canad. Pat. 709 377) ließ sich folgenden Filmüberzug patentieren:

Methyloxypropylcellulose 50 cp	24 g
Carboxyliertes Polyvinylacetat 9 bis 11 cp	6 g
Mischung gleicher Teile Methylenchlorid und Aethanol	ad 1 000 ml

(Sprühdauer ca. 15 Min. bei 30°, Nachtrocknung bei 45°).

Von COLETTA und RUBIN (Bristol-Myers) [J. pharm. Sci. *53*, 953—55 u. 877—881 (1964)] verwendeten zum Überziehen Mischungen aus Methylcellulose (wasserlöslich) und Aethylcellulose (wasserunlöslich), z. B.

Aethylcellulose 10 cp	60 g
Methylcellulose 50 cp	50 g
Glycerin	24 ml
Farbstoff	50 mg
Methylenchlorid	1 800 ml
Isopropanol	1 800 ml

(120 g Lsg. für 2 kg kristalline Acetylsalicylsäure 20 bis 40 mesh Kristalle = 6% Überzug, die mit der Wurster-Apparatur oder in Dragierkesseln aufgetragen werden kann.)

Durch Verändern des Verhältnisses Aethyl- zu Methylcellulose kann die Lösungszeit der überzogenen Kristalle variiert werden. Es sei erwähnt (s. W. SCHMIDT: APV Inf.-Dienst *1968*, S. 194—205), daß die Wirbelbett-Verfahren sich zum Teil auch zur Herstellung von Tabletten-Granulaten eignen.

Die erstmals von WURSTER beschriebene Wirbelbett-Apparatur wurde in der Folgezeit von verschiedenen Autoren abgewandelt.

WURSTER erzeugt das Wirbelbett dadurch, daß er einen Teil des Wirbelbetts einen stärkeren Luftstrom zuführt als dem anderen Teil.

HEISER, LOWENTHAL und SINGISER (Abbott) bewirken eine senkrechte Kreisbewegung der Teilchen des Wirbelbetts dadurch, daß sie das Wirbelgas nur auf einen kleinen zentralen Teil des nach unten hin trichterförmig verengten Säulenquerschnitts zusammen mit der Überzugsflüssigkeit einblasen. Die Vorteile dieses modifizierten Verfahrens sollen darin liegen, daß weniger Überzugsmaterial an der Säulenwand haftet, die Überzüge gleichmäßiger und glänzender sind und der Luftbedarf geringer ist. Das Verfahren entspricht im übrigen dem Wurster-Verfahren und arbeitet auch mit ähnlichen Überzugsmaterialien.

CALDWELL und ROSEN (Smith, Kline & French) haben festgestellt, daß das in der Wurster-Anlage erzeugte Wirbelbett hoher Dichte dann Schwierigkeiten macht, wenn größere Mengen insbesondere von stark klebrigen Überzügen aufgetragen werden sollen. In ihrer Apparatur wird das Wirbelbett aus dem unteren zylindrischen Teil in den von WURSTER als Auffangraum benutzten erweiterten oberen Teil verlegt. Die Partikel bewegen sich in der Mitte mit dem Luftstrom nach oben und fallen außen wieder herunter. Die Düsen sind außerhalb des Hauptstromes im unteren trichterförmigen Teil so angeordnet, daß die Sprühstrahlen den herabfallenden Partikeln entgegengerichtet sind. Durch geeignete Beheizungsvorrichtungen können in der Apparatur geschmolzene fettartige Substanzen als Überzugsmedium eingesetzt werden, und ein in den unteren zylindrischen Teil eingeführtes Venturi-Rohr gestattet außerdem das Einbringen pulverförmiger Stoffe.

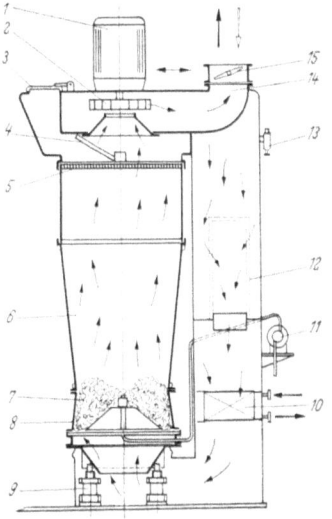

Die Chargengröße ist im Bereich von 1 bis 40 kg variierbar; optimale Verhältnisse herrschen bei 10 bis 25 kg.

Von einem gleichzeitig mit wäßrig-alkoholischer Gelatinelösung durch das Venturi-Rohr eingebrachten Pulver werden bis zu 82% auf den Pellets fixiert. Der Rest wird in einem nachgeschalteten Zyklon zurückgewonnen.

Für die Herstellung von überzogenen Tabletten und Kapseln sowie von überzogenen Pellets mit verzögerter Wirkstoffabgabe (Spansules) hat sich die Wirbelbett-Apparatur als sehr gut geeignet erwiesen, da sie nicht nur rationell arbeitet, sondern gleichzeitig besonders gut reproduzierbare Ergebnisse liefert.

Der schon seit längerem bekannte Wirbelbett-Trockner von W. Glatt, Lufttechnische Anlagen und Apparatebau, 7859 Haltingen, wurde neuerdings dahingehend umgestaltet, daß er zum Granulieren und auch zur Wirbelschicht-Sprühlackierung verwendet werden kann.

Abb. 433. Apparatur von Glatt zur Wirbelschicht-Sprühlackierung (nach W. SCHMIDT: APV Inf.-Dienst *1968*, S. 203).

1 Motor; *2* Turbine; *3* Ex-Klappe; *4* Abklopfvorrichtung; *5* Viledon-Filter; *6* Entspannungszone; *7* Sprühdüse; *8* Materialbehälter; *9* pneum. Zylinder; *10* Lufterhitzer; *11* Dosierpumpe; *12* Vorfilter; *13* Preßluftanschluß; *14* Luft Ein- u. Austritt; *15* Luftklappe.

Abb. 433 zeigt diese Anlage. Aufbau und Arbeitsweise sind aus der Schema-Zeichnung ersichtlich. Das Überzugsmittel wird aus 3 Zweistoffdüsen auf die im Wirbelbett rotierenden Tabletten, Granulate oder Pulversubstanzen aufgesprüht. Chargen von 10 bis 50 kg sollen innerhalb von 6 bis 15 Min. fertiggestellt sein; die Tagesleistung wird mit maximal ca. 1 000 kg angegeben.

Als Filmbildner haben sich die bekannten Stoffe bewährt, wie Cellulosederivate, Polyaethylenglykole, Eudragit-Lacke usw. Ein besonderer Vorteil der Glatt-Apparaturen kann darin gesehen werden, daß sie wahlweise auch als normale Wirbelbett-Trockner verwendet werden können.

H. G. ZELLER [Pharm. Industrie *31*, 11—15 (1969)] beschreibt eine modifizierte Glatt-Apparatur (Typ WSG 15 mit 4,2 kW Turbinenleistung, einer Drehzahl von 2920 U/Min. bei einer Förderleistung von 3150 m³ Luft/Std. und einer Luftgeschwindigkeit von 23 m/Sek.). Diese modifizierte Glatt-Apparatur ermöglicht bei optimaler Chargengröße von 20 bis 25 kg Formlinge mit einer Arbeitskraft täglich bis zu 500 kg Lackdragees von 120 mg Gewicht herzustellen mit durchschnittlich ca. 2,5 mg Überzug pro Preßling bei sehr gutem Finish der so hergestellten Lackdragees. Es wurden vergleichende Untersuchungen durchgeführt im normalen Dragierkessel mit Lösungsauftrag a) mit der Kelle und b) mit der Spritzpistole und c) in der modifizierten Glatt-Apparatur.

Der geringste Zeitaufwand und die pharmazeutisch geprüfte beste Qualität der Lackdragees wird mit dem WSG 15 erreicht. Es können auch Isolationsschichten, die häufig für die Zuckerdragierung notwendig sind, z. B. magensaftresistente Überzüge, mit dem WSG 15 aufgetragen werden.

Als Überzugsmaterialien für das Filmdragieren lassen sich grundsätzlich alle gängigen Lacke, soweit sie mit einer Zweistoffdüse versprüht werden können, auftragen. Sehr rationell kann mit schnelltrocknenden Materialien, die kurze Klebephasen aufweisen, gearbeitet werden. Stark klebende Filmbildner verlangen eine entsprechend hohe Verdünnung.

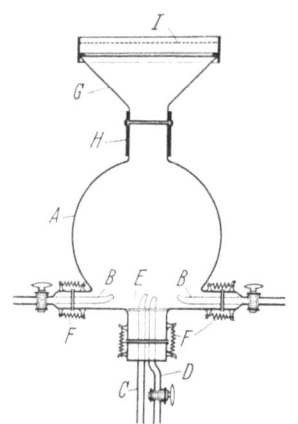

Abb. 434. Experimentier-Wirbel-
kammer
(nach W. A. RITSCHEL, l. c.).

A „Coatierungs"-Raum; B Preß-
luftdüsen; C Saugrohr; D Spray-
rohr; E Gummiplatte; F Federn
für die Schliffverbindungen; G Pul-
vertrichter; H Plastikschlauch;
I Metallring mit Gazebespannung.

Mit gutem Erfolg wurden u. a. folgende Lacktypen verarbeitet:

Lösungen von Methacrylsäure-Vinylacetat-Misch-polymerisaten (Eigenentwicklungen der Firma Hoff-mann-La Roche),
Aethylcellulose,
Celluloseacetat-phthalat,
Zein,
Mischpolymerisate aus Polyvinylpyrrolidon-Vinyl-acetat,
zusammen mit Celluloseacetat, sowie
Eudragit E und S.

Zum Einfärben eignen sich Farbpigmente, wobei auf hinreichende Feinheit der Pigmentteilchen geachtet werden muß.

Folgende mögliche Lackrezepturen werden angegeben:

1. Mischpolymerisat aus Polyvinyl-		
pyrrolidon-Vinylacetat (PVP/VA-335)	0,120 kg	
Celluloseacetat	0,150 kg	
Ricinusöl	0,060 kg	
Aceton	ad 3,0 l	
2. Celluloseacetatpthalat	0,200 kg	
Ricinusöl	0,100 kg	
Methanol	0,300 kg	
Methylenchlorid	3,000 kg	
3. Aethylcellulose N 22	0,200 kg	
Tetrachlorkohlenstoff	6,000 kg	

Als Farbpigment wurde u. a. mit Erfolg verarbeitet:
Dispersed Red. Nr. 11652, zusammen mit Titandioxid, oder die schon fertigen Farb-suspensionen
Typ Opaspray der Fa. Colorcon Inc. West Point, Pennsylvania.

Die „Sprühmischtrommel Budenheim" besteht aus einer horizontal liegenden Doppel-konustrommel. Im Inneren befinden sich 24 Schaufeln so angeordnet, daß sie je nach Dreh-richtung der Trommel das Material nach außen (beim Mischvorgang) oder nach innen (beim Entleeren) fördern. Die Sprüheinrichtung ist so angeordnet, daß sie durch die stirnseitige Öffnung im Trommelmantel unter ca. 15° auf das Produkt sprüht. Eine Absaugevorrichtung ist ebenfalls angebracht. Lösungen oder mäßig dicke Pasten können auf die in Bewegung befindlichen Pulver im Sprühmischverfahren aufgetragen werden.

W. A. RITSCHEL [Pharm. Industrie 24, 415—417 (1962)] berichtet über das „Koatieren" von empfindlichen Substanzen als Schutz gegen Klimaeinflüsse, gegen Unverträglichkeit mit anderen Substanzen oder um „freifließende" Substanzen zu erhalten. Benutzt wurden 0,5 bis 5% Siliconöl in organischen Lösungsmitteln und eine 1-Liter-Versuchsapparatur. Prüfungen der Versuchsergebnisse werden nicht mitgeteilt (Abb. 434).

Beim „Southwest Research-Institute (SWRI-)Verfahren" handelt es sich, wie bei WURSTER, um einen mechanischen Umhüllungsprozeß. Das zu umhüllende Gut wird ins Zentrum einer rasch rotierenden Scheibe gegeben, wobei die Aufteilung in kleine Teilchen erfolgt. Diese Teilchen werden nun durch Zentrifugalkraft an die Peripherie eines zur rotierenden Scheibe konzentrisch laufenden Zylinders getragen. Die Zylinderwand besitzt einen Kranz von kleinen, runden Öffnungen, die mit einem flüssigen Film von Umhüllungsmaterial über-spannt sind. Das nach außen getriebene Teilchen dringt durch die Öffnung und reißt dabei den Film mit sich, der sich anschließend — da noch flüssig — um das Teilchen legt. Aus parallelen darüber und darunter verlaufenden Rinnen fließt neues Wandmaterial kontinuierlich zu den Öffnungen und überspannt diese immer wieder. Der Verkapselungsvorgang spielt sich gleich-zeitig an allen Öffnungen in rascher Folge ab. Die umhüllten Teilchen fallen entweder in ein Härtungsbad, oder die noch flüssige Kapselwand wird durch Falltrocknung in warmer Luft verfestigt. Die wesentlichen Prozeßvariablen sind die Rotationsgeschwindigkeit des per-forierten Zylinders, die Rotationsgeschwindigkeit der zur Verteilung verwendeten Scheibe, die Viskosität des Wandmaterials und, wenn flüssig, die Viskosität des Kernmaterials, als auch die zwischen Kern und Wand auftretenden Oberflächenspannungen (vgl. dazu auch Mikroverkapselung, S. 499).

Bei der „Illinois-Institute of Technology-Methode" werden Kernsubstanz und Wandmaterialien in getrennten Gefäßen in Aerosole übergeführt und elektrisch verschiedenartig aufgeladen. Beim Zusammenbringen der beiden Aerosole erfolgt eine spontane Umhüllung. Das Wandmaterial muß zu diesem Zeitpunkt flüssig sein. Um dies zu erreichen erfolgt die Umhüllung durch anschließende Abkühlung. Wichtige Prozeßvariablen sind die Benetzbarkeit von Kern und Wand, Oberflächenspannungen und die Leitfähigkeit der verwendeten Materialien (HIMMEL, R. K.: APV Inf.-Dienst *1968*, S. 206—219) (vgl. auch Mikroverkapselung, S. 499).

Kernschutzschichten.

Diese werden vor dem eigentlichen Dragierprozeß oder gelegentlich nach der Andeckschicht aufgetragen.

Es sind Schutzschichten:

1. zur Kernhärtung,
2. als Fettschutz,
3. als Feuchteschutz,
4. als chemischer Schutz,
5. als magensaftresistente Schutzschicht,
6. um eine Mehrphasenwirkung des Dragees zu ergeben.

Diese Schutzschichten werden teilweise auch — nicht weiter dragiert — als Filmdragierung verwendet.

Schutzschichten zur Kernhärtung. Meist wird man durch entsprechende Ausarbeitung der Tablettenvorschrift, durch geeignete Hilfsstoffe und entsprechenden Preßdruck, evtl. auch durch die Überlegung, ob Exzenter-Pressen oder Rundläufer-Pressen geeignet sind, genügend harte Kerne herstellen.

Wenn die Hartpressung aus irgendeinem Grunde nicht erwünscht oder nicht möglich ist, wird ein Filmdragieren mit dem Mischpolymerisat aus Vinylpyrolidon und Vinylacetat (z. B. Luviskol VA 64) empfohlen [SCIUK, J.: Pharm. Industrie *24*, 586—588 (1962)]. Eine 10- bis 20%ige Lösung von Luviskol in Äthanol, Isopropanol, Aceton oder anderen Lösungsmitteln wird auf die Kerne aufgesprüht, um die Fixierung und Festigung durchzuführen. Die Wahl des Lösungsmittels und die Auftragsmethodik mit sofortigem Zuführen von Warmluft und Einstreuen von wenig Talkum ist von Bedeutung. Die Zerfallzeiten der so gehärteten Kerne sollen praktisch unverändert sein [vgl. auch W. RUTZ (APV Inf.-Dienst *1962*, S. 121—122), der Luviksol-Filmüberzüge zur Geschmacksabdeckung und als Schutz für oxidativ-empfindliche Stoffe empfiehlt]. E. ROTTEGLIA [Medicamenta (Madr.) *9*, 263—268 (1957); zit. in Pharmazeutisches Jahrbuch 1957] verwendet zum Überziehen eine 20- bis 25%ige Lösung von Polyvinylpyrrolidon in Äthyl- oder Isopropylalkohol. Der Überzug besitzt gegenüber Schellack- und Sandarak-Überzügen zahlreiche Vorteile, auch den des schnellen Zerfalls.

W. L. SCHALKER und M. C. VINCENT [J. pharm. Sci. *53*, 818—821 (1964)] empfehlen Überzüge mit Dioctyl-Na-sulfosuccinat (DSS) für Tabletten und Dragees als Schutzschicht gegen Hitze, Licht und Trauma.

15—25% DSS in Alkohol	20
Na-benzoat	2—15
Propylenglykol	0,5
Alkohol 70% (Gew./Gew.)	ad 100
+ evtl. Farbe 0,25%	

5 Decken in 15 Min.-Intervallen mit Kaltlufttrocknung, evtl. glätten mit 70% Alkohol, vorher bei Tabletten evtl. einige Schellack-Decken (20,0/40 ml), zum Schluß mit Wachs glänzen. Die Ergebnisse dieser Überzüge wurden geprüft: Schütteltest, Stabilität 6 Monate 15 bis 37°, indirektes Sonnenlicht, Feuchtigkeitstest, Zerfallstest.

S. J. TUCKER [J. pharm. Sci. *54*, 662 (1965)] macht darauf aufmerksam, daß DSS-Überzüge erstens abführend wirken und zweitens als „oberflächen-aktive" Substanz die Resorption der Arzneimittel beeinflussen können. Dieses Beispiel soll darauf hinweisen, daß die Anwendung jedes Hilfsstoffes sehr kritisch in vielen Richtungen durchdacht werden muß, worauf z. B. J. Büchi [u. a. Pharm. Acta Helv. *39*, 1—19 (1964)] oft warnend hinweist.

Natürlich ist bei der Auswahl der Vorschriften zu beachten, daß die Lösungsmittel z. B. der künstlichen oder natürlichen Lacke nicht die Kernbestandteile erweichen. Meist sind diese Lösungsmittel äußerst schwierig aus dem Kern zu entfernen und bewirken dann oft ein Durchschlagen der Kernbestandteile in die Drageehülle, wie auch andere unliebsame Erscheinungen [Münzel, K.: Pharm. Acta Helv. *38*, 65—85 (1963)]. K. Gubitz [Dtsch. Apoth.-Ztg *105*, 82—84 (1965)] berichtet, daß H. Köhler eine Isolierung der Kerne vor dem Andecken mit Substanzen, die in organischen Lösungsmittel gelöst sind, nicht empfiehlt. Diese Lösungsmittel werden oft durch die Poren der Preßlinge schneller aufgesaugt als Wasser und dunsten nur sehr langsam ab. Köhler empfiehlt, diese Überzüge erst nach dem Andecken der Kerne aufzubringen.

Eine Kernhärtung kann auch erreicht werden durch Auftragen von Andeckschichten (s. S. 787) in einem langsam laufenden Dragierkessel (5 bis 15 U/Min.) oder in Leerlaufschaltung mit langsamer Handkesseldrehung.

Schutzschichten für Fettpillen etc. Pillen, die auf der Grundlage fester Fettstoffe hergestellt sind, z. B. mit dem Piluterm-Apparat — bedürfen einer Schutzandeckung, damit die hydrophile Drageedecke haften kann. Durch Auftragen einer Schicht von Monostearin wird die Oberfläche der Pille hydrophil gemacht, während der lipophile Teil des Monostearin-Moleküls an die Oberfläche des Fettstoffes gebunden ist.

Für 10 000 Pillen (70 mg 5,2 mm ∅) benötigt man 0,1 g Monostearin, 0,1 g Hydrochinon in 20 g Äthanol 99,5%.

Die Lösung wird auf 50° erwärmt, im Dragierkessel aufgetragen und mit Kaltluft getrocknet (Termansen, DAK Laboratorium Kopenhagen, Herstellung und Dragierung von Pillen mit festen Fettstoffen als Grundmasse — Piluterm-Apparat — 1952) — DAK Praeparater 1950 (Danmarks Apothekerforening) gibt unter DAK 50, S. 116, 1—8 (1955) folgende Vorschrift: Acidum citricum siccatum 0,01 g, Monostearinum 0,01 g, N.D.G.A. antioxidant 0,01 g, Äthanol 2 g.

Diese Schutzschichten können außer bei Fettpillen Bedeutung besitzen bei Tablettenkernen, die fetthaltige Grundstoffe enthalten (z. B. um eine verzögerte Wirkstoffabgabe zu gewährleisten) wie auch bei Tabletten, die als Feuchtigkeitsschutz eine Leinölandeckung erhielten usw.

Schutzschicht für Feuchtigkeitsempfindliche Substanzen. Bei hygroskopischen Produkten wie z. B. Trockenextrakten, organotherapeutischen Substanzen, Leberextrakten, Hefeextrakten, hygroskopischen Salzen, Gallensalzen, Theobrominsalzen, kolloiden Chemikalien u. a. m. besteht die Gefahr, daß die Tablettenkerne Wasser aus den Dragierlösungen aufnehmen, und daß diese Feuchtigkeit bei größter Sorgfalt durch Trocknen nicht mehr aus den Kernen entfernt werden kann und dann zu unerwünschten physikalischen oder chemischen Reaktionen im Kern führt. Nach einigen Monaten, evtl. schon nach wenigen Wochen, zeigen sich Verfärbungen der Dragees, dunkle Linien an den Drageerändern, Risse, und in schweren Fällen platzen die Dragees.

Bei hygroskopischen Präparaten sollte möglichst in entfeuchteten Räumen gearbeitet und die Tabletten oder Drageekerne mit einem Feuchte-Schutzfilm versehen werden. Man kann unterscheiden: Feuchteschutz, der nur für Drageekerne mit anschließendem Weiterdragieren benutzt wird und Feuchteschutz, der sowohl für Drageekerne als auch für Tabletten (als Filmdragierung) geeignet ist. Zur ersten Gruppe gehören:

1. Die konzentrierte Sirup-Methode: hierbei wird heiß ein konzentrierter Sirup (10 Kilo Zucker, 5 Kilo Wasser) aufgetragen. Als Einstreupuder benutzt man eine Mischung von 80% leichtem Magnesiumoxid und 20% Stärke.

2. Wird als Feuchteschutz eine Gelatine-Lösung aufgetragen mit Einstreuen von calcinierter Magnesia (Remington's Practice of Pharmacy) oder Gelatine-Lösung mit Einstreuen von Gummi arabicum-Pulver. Nach 3 bis 4 Decken werden die Kerne in heiße Stärke auf Hürden geschüttet und einige Stunden getrocknet.

3. Ein russisches Patent benutzt als Feuchtigkeitsschutz Huminsäuren aus Torf (Remington's Practice of Pharmacy).

4. Die Ölmethode: hierbei werden die hygroskopischen Kerne mit einem Ölfilm versehen, der wasserabweisend wirkt. Für diesen dünnen Ölfilm benutzt man Leinöl oder Erdnußöl. Man formt aus dem Öl mit Magnesiumoxid einen Ball, den man zu den langsam rotierenden Kernen im Kessel gibt.

Zur zweiten Gruppe gehören: die Harze, Lacke, Silicone usw.

1. Schutzschichten aus natürlichen Harzen und Lacken; hier verwendet man wasserfreie Lösungen von Schellack, Sandarac, Mastix u. a.

Vorschriften: a. Lösungen

	A	B	C
	15,63	15	58
Schellack	3,6 kg	2,5 kg	25,0
wasserfreier Spiritus	5,0 l	5,0 l	70,0
Ricinusöl			5,0

[Z. B. nach CLARKSON, R., D. B. HAWKINS et al.: J. Amer. pharm. Ass., sci. Ed. *42*, 424—430 (1953).]

Die obigen Schellacklösungen A und B können ebenfalls mit Ricinusöl plastischer gemacht werden, indem auf einen halben Liter der Schellacklösung 15 cm³ Ricinusöl gegeben werden. Es wird empfohlen, nicht mehr als drei Schellackschichten als Schutzschicht anzuwenden, um die Zerfallszeit nicht zu lang werden zu lassen. Auch ist therapeutisch zu beachten, ob die teilweise Magensaftunlöslichkeit eine technologische Kontraindikation sein kann. H. HESS und H. J. JANSSEN [Pharm. Acta Helv. *44*, 584—585 (1969)] weisen darauf hin, daß Schellack bei genügender Schichtdicke bereits magensaftresistent ist und die unangenehme Eigenschaft besitzt, bei Lagerung zu polymerisieren, wodurch die Zerfallszeit ansteigt.

Dtsch. Apoth.-Ztg *96*, 277 (1956) gibt folgende Vorschrift als Feuchtigkeitsschutz: Die Drageekerne erhalten zunächst einen Überzug einer Lsg., bestehend aus 1 T. Wachs gelöst in 3 T. Äther. Anschließend wird mit einer Lsg., bestehend aus 8,0 Keratin, gelöst in einer Mischung aus je 50,0 Salmiakgeist und Weingeist dragiert. Statt der Salmiak-Weingeist-Lsg. kann man auch 100,0 Eisessig verwenden.

Es muß jedoch darauf hingewiesen werden, daß Dragees mit diesem Überzug im Magensaft nicht löslich sind, sondern erst im Darm.

Dan. IX gibt folgende Vorschriften:
Resina Sandaraca 20 g, Äthanol 95%, 80 g.
Balsamum tolutanum 16,5 g, Äthanol abs. 25 g, Äthyläther 58,5 g.

E. ROTTEGLIA gibt zusätzlich folgende Vorschriften:
a) Resina Sandaraca 30 g, Therebintina laricina 3 g, Äthanol 95%, 67 g und b) Schellack 2 g, Therebintina laricina 4 g, Resina Sandaraca 20 g, Colophonium 20 g, Äthylalkohol 95%, 75 g.

Zum Einstreuen bei den Schutzschichten aus natürlichen Harzen und Lacken verwendet man Talcum oder eine Mischung aus Talcum, Mais- oder Reisstärke und Gummi arabicum, evtl. mit Zusatz von Puderzucker.

Vorschriften: b. Einstreupulver

1	2	a	b	3
Talcum	Maisstärke	1	25	Puderzucker
	Talcum	1	50	Maisstärke
	Gummi arab.	1	25	Talcum
				Gummi
				arab. ãã

Als Feuchteschutz können auch die magensaftresistenten Überzüge (mit wenigen Decken) benutzt werden, wie dieses auch z. T. die obigen Vorschriften sind. Stets sind aber dann Löslichkeitsprüfungen durchzuführen.

2. Auf die wasserlöslichen Schutzlackdragierungen ist in dem Abschnitt „Filmdragees" (S. 760) eingegangen. Die hier angegebenen Substanzen können ebenfalls als Feuchteschutzfilm auf die Kerne dragiert werden, z. B. Silicone, Polyelektrolyte mit basischen Aminogruppen z. B. Eudragit E. Letzteres bildet einen in Speichel unlöslichen Lack, der erst im sauren Bereich quillt und sich löst. Bei der Silicon-Methode wird meist eine Lösung von Silicon-Harz in Aceton vorgeschlagen [LEISS, F., u. K. H. PETER: Arzneimittel-Forsch. *4*, 571, 614, 664 (1954). — Silicone, Manufacturing Chemist *24*, 439 (1953). — MOHAN, T. H., u. C. L. HUYCK: Tableting Studies. J. Amer. pharm. Ass., pract. Pharm. Ed. *16*, 302 (1955)].

E. W. NEUHOFF [Pharm. Industrie *20*, 548—549 (1958)] gibt folgende Arbeitsmethode: Aus dem 70%igen Konzentrat (HK 15 A, Wacker-Chemie, München) wird mit Aceton eine

7- bis 10%ige Lsg. hergestellt. Für 25 kg Kerne werden bei laufendem Kessel 2 × 1,5 l der 7- bis 10%igen Lsg. mit der Spritzpistole aufgetragen, bei sehr staubigen Kernen in kleinsten Mengen aufgegossen. Die Kerne werden evtl. mit Heißluft auf etwa 30 bis 40° vorgewärmt, nach jeder Decke bläst man Warmluft (50 bis 60°) 50 bis 60 Min. lang ein.

Bei der Eudragit E-Methode empfiehlt G. ROTHGANG [APV Inf.-Dienst 4, 116 (1961)] Isolieren von Rohkernen gegen Feuchtigkeitseintritt beim Dragieren: Die Schicht ist nur kurzzeitig der Einwirkung der Dragierflüssigkeit ausgesetzt. Bei Einnahme der Arznei soll die Lösungszeit nicht merklich beeinflußt werden. Eine Schicht von 2 mg Lack/cm², in zwei Portionen aufgegeben, genügt. Stark poröser Untergrund erfordert einen höheren Lackeinsatz, leicht löslicher Untergrund erfordert mehrfaches Isolieren: man bringt zwei bis mehrere 2-mg/cm²-Schichten, die durch Einstreuschichten aus Zuckersirup und Talkum getrennt werden, auf.

Remington (Practice of Pharmacy) erwähnt einen patentierten Wasserschutz. Er besteht aus einer Aceton-Lösung mit 20% w/v Polyaethylenglykol 6 000, 1 bis 3% w/v CAP oder 20% w/v Glycerinmonostearat +2% w/v CAP.

Kernschutzschichten als Isolierschichten bei Substanzen chemischer Unverträglichkeit
Wenn gewisse Arzneistoffe sich im Kern auf Grund von chemischer Unverträglichkeit nicht gemeinsam verarbeiten lassen, kann man z. B. einen Teil der Arzneistoffe in den Kern verarbeiten, diesen mit einer Schutzschicht umhüllen, den anderen Teil der Arzneistoffe in die Drageehülle eindragieren. Als Schutzandeckungen werden normalerweise dieselben Schutzandeckungen wie bei Feuchtigkeitsschutz benutzt.

Magensaftresistente, dünndarmlösliche Schutzüberzüge. Bereits 1884 wurden von UNNA Schutzschichten mit Keratin (VOLCKRINGER, J.: Evolution et Unification des formulaires et des Pharmacopées, Paris 1953), 1890 durch CEPPI solche mit Salol 4 [Ref. Nr. 2175, Pharm. Acta Helv. 30, 18 (1955)] eingeführt.

Magensaftresistente Überzüge werden z. B. in folgenden Fällen empfohlen:

1. für Arzneimittel, die bei längerer Einwirkung die Magenschleimhaut reizen, z. B. Anthelmintica, Arsen-, Quecksilber-, Eisen-, Phosphor-Verbindungen, Khellin usw.;

2. für Arzneimittel, die mit Pepsin und Peptonen unlösliche Praecipitate bilden — sofern dies therapeutisch nicht erwünscht ist — und dadurch die Verdauung behindern, z. B. Alkali, Tannin, adstringierende Schwermetallsalze, Wismutsalze;

3. für Arzneimittel, die durch den Magensaft zersetzt oder inaktiviert werden, z. B. Drüsenpräparate, Bleisalze, Silber, Antibiotica;

4. für Arzneimittel, die in möglichst konzentrierter Form erst im Darm wirksam werden sollen, z. B. Darmantiseptica, Aspidium, Santonin, Pankreatin;

5. für Arzneimittel, die Übelkeit und Erbrechen hervorrufen können, z. B. Emetin, Atebrin, Stilboestrol, evtl. Sulfonamide, Ichthyol;

6. besondere Bedeutung besitzen diese Überzüge für Arzneimittel, die aus therapeutischen Gründen erst nach einiger Zeit wirksam werden sollen (delayed action, repeat action), siehe z. B. P. SPEISER (APV Inf.-Dienst 1964, S. 53—67) und K. MÜNZEL [Pharm. Acta Helv. 40, 65—84 (1965)].

In vielen Fällen sind diese Überzüge nicht zu empfehlen. Daß die „enteric"-Form oft unnötigerweise angewendet wird und oft auch nicht erwünscht ist, beweist der „Council on Pharmacy and chemistry of the American Medical Association" in der Weigerung, „enteric"-forms of diaethylstilbestrol or digitalis anzuerkennen, sofern diese nicht haltbarer, therapeutisch wirksamer oder weniger toxisch sind (SCOVILLE's: The Art of Compounding, Philadelphia 1951).

Die Resorption von Arzneimitteln, die schwache Säuren oder schwache Basen sind, oder deren Salze, findet zu einem erheblichen Teil im Magen in der undissoziierten Form statt [Remington's Practice of Pharmacy, 12. Ed., 1961, S. 497. — KLIE, H. E.: Pharm. Ztg (Frankfurt) 109, 1018—1022 (1964)], so daß durch „enteric"-Schichten u. U. eine erhebliche Verzögerung des Wirkungseintritts stattfindet, evtl. ein Teil der Arzneimittel gar nicht zur Wirkung gelangt.

Die Möglichkeit, eine wirklich einwandfreie magensaftresistente und dünndarmlösliche Schutzschicht zu garantieren, wird erheblich durch die ungleichmäßigen physiologischen Bedingungen im Magen und Darm kompliziert. Viele Vorschriften für magensaftresistente, dünndarmlösliche Überzüge basieren auf der Annahme, daß der Magensaft sauer (pH 1,7—2,0—3,5), der Dünndarmsaft alkalisch (bis pH 8) reagiert.

Die Reaktion des Magensaftes ist nicht selten weniger sauer und kann anacid werden. Die Reaktion des Dünndarmsaftes ist nicht immer alkalisch. Die Säure des Magensaftes nimmt mit zunehmendem Alter des Menschen meist ab.

Ein weiterer physiologischer Unsicherheitsfaktor ist die Verweildauer im Magen. Diese Zeit kann schwanken zwischen wenigen Minuten bis zu 12 Std. Als mittlere Zeit wird mit 4 Std. (3 bis 5 Std.) gerechnet. Die Dragees verlassen einen leeren Magen schneller als einen vollen. Die Verweildauer im Magen ist am kürzesten bei Kohlenhydratkost (ca. 2,7 Std.), am längsten bei Fettkost (ca. 8,5 Std.); außerdem spielt für die Verweildauer eine Rolle die Beschäftigung und das Temperament des Patienten, die Zeit der Einnahme wie auch die Flüssigkeitsmenge, die während der Mahlzeit aufgenommen sein sollen.

Auch die enzymatische Tätigkeit im Magen und Darm ist Schwankungen unterworfen (z. B. pH-abhängig, Einfluß des Speisebreis usw.).

Hieraus folgt, daß magensaftresistente, dünndarmlösliche Arzneiformen möglichst 2 Std. vor den Mahlzeiten gegeben werden sollen, sofern dies nicht aus anderen Gründen unzweckmäßig ist wie z. B. bei den verdauungsfördernden Pankreasfermentpräparaten. Die Drageeform und Drageegröße scheinen kaum einen Einfluß auf die Verweildauer im Magen zu haben. Auf Grund dieser physiologischen Tatsachen sind immer neue Versuche unternommen und beschrieben worden, Schutzschichten herzustellen, die trotz der physiologischen und technologischen Unsicherheitsfaktoren möglichst verläßlich sind.

R. Schuler [Dtsch. Apoth.-Ztg 101, 497—498 (1961)] stellt an magensaftresistente Drageeüberzüge folgende Forderung: 1. mindestens 2 Std. unlöslich in der höchsten im Magen vorkommenden Säurekonzentration (ca. 0,6%); 2. der Überzug soll sich auch im neutralen oder alkalischen Milieu nicht allzu schnell lösen, diese Zeit soll zwischen 30 und 60 Min. betragen; 3. der Überzug muß physiologisch indifferent sein (auch bei Dauerapplikation und darf selbst keine pharmakologische Wirkung entfalten).

Die Idealforderung an magensaftresistente, dünndarmlösliche Überzüge sind [Kanig, J. L.: Drug Stand. 22, 113—121 (1954)]:

1. Absolut unlöslich im Mageninhalt, Zerfall in weniger als einer Std. im Dünndarm.

2. Schutzschicht gleichmäßig dick, ohne Risse, ohne Brüche (im Gegensatz zu der Bearbeitung hygroskopischer Kerne, auf die die Schutzschichten direkt aufgetragen werden, werden bei magensaftresistenten Überzügen oft erst einige Dragierdecken gegeben, um die scharfen Ränder der Kerne zu glätten und somit die Schutzschicht gleichmäßig zu gestalten).

3. Nicht permeabel für Magensaft.

4. Haltbar gegen mechanische Einflüsse (Abrieb, Abplatzen, u. a.).

5. Physiologisch indifferent und nicht toxisch.

6. Haltbar gegen mechanischen Abrieb durch die Magenperistaltik.

7. Verträglich mit den Kerninhaltsstoffen.

8. Verarbeitung des Überzugs soll wirtschaftlich tragbar, technisch nicht zu kompliziert und der Überzug haltbar bei normaler Lagerung sein.

9. Gute „in-vitro"-Prüfungsergebnisse (Remington's Practice of Pharmacy); s. Prüfungen S. 839.

10. Gute „in-vivo"-Prüfungsergebnisse, die eine einwandfreie Resorption des Medikamentes und klinische Wirksamkeit garantieren; s. Prüfungen S. 861.

Um dieses Ziel zu erreichen, hat man die drei folgenden Methoden angewendet oder durch Kombinationen derselben versucht, das Idealziel zu gewährleisten:

1. Unabhängig von dem pH nur den Zeitfaktor des Zerfalls festzulegen.

2. Die Wirkungsweise und den Eintritt des Zerfalls auf Grund des pH zu bestimmen. Als Beispiel sei auf die Eudragit-Lacke verwiesen (Rothgang, G.: APV Inf.-Dienst 1961, S. 108—117). Die speziellen Eigenschaften der Eudragit-Lacke L, S und E werden erreicht durch den Einbau funktioneller Gruppen in das Lackmolekül (s. Bd. II, 242). Durch den Einbau von Säuregruppen bei Eudragit L und S erhält der Lackkörper folgende Lösungs- und Quellungseigenschaften:

L quillt nicht unter pH 5,7, löst sich bei pH 7
S quillt nicht unter pH 6,5, löst sich bei pH 8
E löst sich bei pH 2 bis 5

(Durch den Einbau basischer Gruppen bei Eudragit E wird ein im Speichel unlöslicher Lack gebildet, der erst im sauren Bereich quillt und sich löst.)

Eudragit E ist ein kationisches Polymerisat aus Dimethyl-aminoäthylmethacrylat und anderen neutralen Methacrylsäureestern. Die tertiären Aminogruppen sind schwach basisch und in saurer Lösung zur Salzbildung befähigt; daher lösen sich Eudragit E-Lackfilme im Magensaft auf. In neutralen und alkalischen wss. Lösungen sind Eudragit E-Filme für Wasser und niedrigmolekulare gelöste Substanzen durchlässig. Das Lösungsmittel besteht zu ca. 60% aus Isopropanol und ca. 40% aus Aceton. Der Flammpunkt der Lacklösung liegt bei $-15\,°C$; nach der Verordnung über brennbare Flüssigkeiten (VbF) fällt sie in die Gruppe B.

Eudragit L und S sind anionische Polymerisate aus Methacrylsäure und Methacrylsäure-estern. Durch verschiedene Mischungsverhältnisse zwischen Säure und Estern erhält man bei der Copolymerisation Produkte, die sich mehr oder weniger leicht in Alkalien unter Salz-bildung lösen. Im sauren pH-Bereich sind Eudragit L- und S-Filme in wss. Lösungen wasser-undurchlässig, so daß weder Wasser hinein- noch Wirkstoff hinausdiffundieren können, bevor der Formling in das neutrale bis schwach alkalische Milieu des Darms gelangt, in dem sich der Lackfilm auflöst. Die gebrauchsfertigen Lacklösungen werden entweder mit reinem Isopropylalkohol als Lösungsmittel geliefert oder enthalten einen Anteil an Aceton und. werden dann als Eudragit L (Aceton) bzw. Eudragit S (Aceton) bezeichnet. Acetonhaltige Lacklösungen besitzen eine geringere Viskosität bei gleichem Feststoffgehalt; das Verhältnis der Lösungsmittelbestandteile Isopropanol und Aceton beträgt ca. 40:60. Der Flammpunkt dieser Lösungen liegt bei $-17\,°C$, die Lacklösungen in Isopropanol haben einen Flammpunkt von $+8\,°C$. Alle Eudragit L/S-Lacke fallen in die Gruppe B der Verordnung über brennbare Flüssigkeiten (VbF) (Eudragit-Broschüre Röhm & Haas, Darmstadt, 1969).

3. Die enzymatische Wirkung für den Zerfall im Darm auszunutzen:

a) *Lipasen:* die Öle und Fette (im Magen hydrophobierend) sind verseifbar und emulgierbar mit Bildung von Komplexen der Galle und des Cholesterols.

b) *Esterasen:* Zerfall der Lackschicht durch enzymatische Hydrolyse.

Die Chemie der magensaftresistenten Polymerisate ist von H. KLÄUI [Schweiz. Apoth.-Ztg **95**, 153 (1957)] behandelt worden. Es sind immer Polyelektrolyte mit Carboxylgruppen, die im sauren Milieu undissoziiert und daher nicht hydrolisierbar sind, im alkalischen Bereich aber quellbare, lösliche Salze bilden. Die Anwesenheit von sauren Gruppen der magensaftresistenten Substanzen bewirkt die Unlöslichkeit der magensaftresistenten Schicht im sauren Magensaft (pH 1,5 bis 3,5), die Löslichkeit im weniger sauren bis alkalischen Darmsaft. Der Dissoziations-grad einer schwachen Säure ist abhängig von dem pH der Lösung und der relativen Säure-stärke der Substanz, die als pK_a-Wert angegeben wird (= Dissoziationskonstante der Sub-stanz).

Nach der Gleichung $R-COOH + OH^- \rightleftharpoons R-COO^- + H_2O$ ergibt sich, daß normaler-weise unter pH 2 bis 3 praktisch alle Säure in der undissoziierten Form vorliegt bei sehr geringer Wasserlöslichkeit. Bei einem pH, das zwei Einheiten über dem pK_a-Wert der schwa-chen Säure liegt, wird im allgemeinen die Substanz hundertprozentig in der dissoziierten Form vorliegen und damit wasserlöslich sein (Remington's Practice of Pharmacy).

Die Zahl dieser synthetisierbaren makromolekularen Lacke ist sehr groß. Durch die Zahl und die Verteilung der Carboxylgruppen, durch ihre teilweise Veresterung u. a. m. können die physikalisch-chemischen Eigenschaften der Lacke (pH-Empfindlichkeit, Quellbarkeit, Löslichkeit) variiert werden. Besonders bewährt hat sich das von C. J. MALM et al. [J. Amer. pharm. Ass., sci. Ed. **40**, 520—525 (1951)] patentierte *Celluloseacetatphthalat = CAP* (East-man Kodak u. Co.) [PARMENTIER, B.: Pharm. Industrie **22**, 248—249 (1960)]. Das CAP (wie auch andere synthetische Lacke) ist wegen der Konstanz seiner Eigenschaften leichter verwendbar und besser als das Naturprodukt Schellack. *Schellack* ist wegen seiner unter-schiedlichen Zusammensetzung (Säurezahl schwankend zwischen 28,0 bis 75,0, mittleres Molekulargewicht schwankend zwischen 600 bis 2000) stark in den Hintergrund gedrängt worden.

Das CAP hat den Vorteil, daß es als Bulk-Substanz geliefert wird. J. GLOBUS (J. Pharm. Belg. *1949*, S. 110) nimmt an, daß CAP-Lacke, da sie sofort nach Passage des Pylorus schnell aufgelöst werden, als Ester in Gegenwart von Esterasen gespalten werden.

K. MÜNZEL [Pharm. Acta Helv. *38*, 129ff. (1963)] weist darauf hin, daß der Begriff magen-saftresistent im viel zu absoluten Sinne verstanden wird und führt einige einschränkende Feststellungen auf:

Der Begriff bedeutet nicht, daß der Formling für unbeschränkte Zeit oder sehr lange Zeit (mehr als 3 Std.) im Magensaft unzerfallbar bleiben müßte oder, daß während der ganzen Verweildauer im Magen überhaupt keine Spur des Arzneistoffes in den Magen aus dem Dragee hinausgelange.

Ferner ist zu bedenken, daß der Verlauf und Erfolg der Lackdragierung in einer Charge größere Streuungen ergibt und von Charge zu Charge wechseln kann. Die Prüfung sollte aus diesem Grund bei 20000 Kernen mindestens mit 30 bis 40 Stück vorgenommen werden. Die visuelle Kontrolle des Zerfalls kann zu Fehlschlüssen führen, da oft die Tablettenform erhalten bleibt, der Wirkstoff aber in beträchtlicher Menge hinausdiffundiert — aus diesem Grunde sollte die Zerfallsprüfung durch eine Lösungszeitprüfung (Halbwertszeit) analytisch ausgeführt ersetzt werden.

Ferner ist zu bedenken, daß die konstanten Versuchsbedingungen der „in-vitro"-Prüfungen „in-vivo" nicht bestehen und so einen weiteren — u. U. beträchtlichen — Unsicherheitsfaktor ergeben, der den Begriff „magensaftresistent" belastet.

Vorschriften für magensaftresistente, dünndarmlösliche Überzüge. Für das Auswählen (Screening) von evtl. geeigneten polymeren Film-Substanzen machen B. J. MUNDEN, H. G.

DeKay und G. S. Banker [J. pharm. Sci. *53*, 395—401 u. 790—797 (1964)] wesentliche Angaben: Die Filmbildung wurde geprüft durch Eintauchen eines Glas-Objektträgers. Film-Teststreifen wurden hergestellt mit einem Film-Ziehapparat der Herkules Powder Co. oder in Petri-Schalen durch Aufgießen auf Quecksilber, das in den Petri-Schalen enthalten war. Geprüft wurden die mechanischen Eigenschaften der Filme, wie Zugfestigkeit, Elastizitäts-modul, Zerreißfestigkeit und Längendehnung. Ferner wurden die Teststreifen auf Löslichkeit, Magensaftresistenz, thermische Eigenschaften, Wasserdampfdurchlässigkeit, O_2-Durchlässig-keit, Photooxydation, Feuchtigkeits-Absorption geprüft, neben der Prüfung dieser Film-substanzen auf Placebo-Dragees in bezug auf Zerfallbarkeit, Abrieb und Tablettenhärte. (Die Filmüberzüge wurden als zehnprozentige Lösung + 1% Sorbitanmonooleat + 0,01% künstlichen Farbstoff in Kesseln — ca. 30 cm ∅, 36 U/Min. — aufgetragen.)

Für Versuche zum Lackdragieren von ca. 200 bis 300 Tabletten machen D. B. Hawkins und H. O. Thompson [J. Amer. pharm. Ass., sci. Ed. *42*, 424—430 (1953)] wie auch H. E. Klie [Pharm. Industrie *20*, 417—421 (1958)] Angaben. Letzterer empfiehlt für diese Klein-mengenversuche einen Kleinkessel 80 mm ∅, 20 und 40 U/Min. mit verstellbarer Kessel-achse, der an dem JEL-Tabletten-Prüfgerät (J. Engelmann AG, Ludwigshafen a./Rh.) an-gebracht ist.

Remington (1965, S. 604) gibt eine Aufstellung von 50 verschiedenen Substanzen resp. Substanzgruppen (mit Literatur-Nachweis und positiver bzw. negativer Bewertung), die für magensaftresistente Überzüge benutzt wurden. H. Kläui gibt eine Zusammenstellung von synthetischen makromolekularen Lacken [Schweiz. Apoth.-Ztg *95*, 153—162 (1957)].

J. L. Kanig [Drug Stand. *22*, 113—121 (1963)] erwähnt, daß 1954 ca. 100 Patente für magensaftresistente Überzüge erteilt waren.

K. Münzel [Pharm. Acta Helv. *38*, 129 (1963)] schreibt, daß die Zahl der Veröffentlichun-gen über magensaftresistente Überzüge Legion ist. Eine große Zahl dieser Vorschriften ist patentiert (s. S. 739), der Gebrauch z. T. lizenzpflichtig, weitere Vorschriften sind gehütete Geheimnisse der Herstellungsbetriebe.

Die Aufzählung einiger Vorschriften ist also nur Auswahl und Beispiel.

Ex-tempore-Herstellung magensaftresistenter Überzüge in der Rezeptur. 1. Keratinierte Pillen Unna: Die Pillen werden hergestellt mit Schweineschmalz und Wachs als Pillengrund-lage. Diese Pillen werden mit folgender Keratin-Lösung überzogen.

a) Keratin	7,0	b) Keratin „Unna" (Merck)	10,0
Acid. acet. glac.	100,0	Liq. ammon. caustic.	100,0
		Spirit. dilut.	100,0

(Hamburger Magistral-Formeln)

2. Eudragit-Lacke L und S eignen sich für Rezepturzwecke, wie auch

3. CAP als zehnprozentige acetonische Lösung:

K. Münzel [Schweiz. Apoth.-Ztg *93*, 94—96 (1955)] empfiehlt das Zwei-Erlenmeyer-Verfahren: ca. 50 kugelförmige, auf einem Sieb mittels eines Kaltluftstromes entstaubte Kerne werden in einem $^1/_2$-Liter-Erlenmeyerkolben — für 100 bis 200 Kerne werden 1-Liter-Erlenmeyerkolben benutzt — mit einer ausreichenden Menge Überzugsflüssigkeit durch eine ununterbrochene, aus dem Handgelenk kommende, elastisch federnde, rotierende Drehbewe-gung gleichmäßig befeuchtet. Die Menge der zuzusetzenden Flüssigkeit ist so zu bemessen, daß einerseits keine trockenen Flecken mehr auf den Kernen sichtbar sind, andererseits die Pillen oder Kerne aber während des Rotierens keine Neigung zum Zusammenklumpen zeigen. Eine solche Befeuchtung ergibt eine Überzugsschicht. Sollten die Kerne an der Wandung oder aneinander haften, so darf kräftig, aber nur kurz geschüttelt werden. Falls dies wenig nützt, weil zu viel Flüssigkeit zugegeben wurde, sollen die Kerne in den zweiten trockenen Erlenmeyerkolben umgefüllt werden, wo mit dem Rotieren fortgefahren wird. Wenn die Kerne auch bei ruhendem Erlenmeyerkolben kaum mehr aneinander kleben, darf mit dem Föhn unter Rotieren der Kerne Kaltluft eingeblasen werden. Um glatte Überzüge zu erhalten, ist es vorteilhafter, nicht zu rasch zu trocknen und deshalb einen Luftstrom erst beim Härter-werden der Schichten zu gebrauchen. Auf diese Weise werden ca. 10 Schichten aufgelegt, die einen harten, glänzenden Überzug ergeben, der in der Regel während mindestens 3 Std. gegenüber künstlichem Magensaft bei 37° resistent ist und im künstlichen Darmsaft spätestens innerhalb 15 Min. den Kern freigibt. Ein Erlenmeyerkolben dient also stets als trockener Reservebehälter, der beim Zugeben von zu viel Flüssigkeit die Kerne aus dem anderen Kolben aufnimmt. Auch Gelatine-Kapseln (eiförmig) werden durch die Celluloseacetatphthatlsg. nicht beeinflußt. Es können somit sehr gut magensaftresistente Gelatine-Kapseln der oben erwähnten Form hergestellt werden.

Als Überzugsflüssigkeit empfiehlt MÜNZEL für diese Überzüge:

Celluloseacetatphthalat	10 T.
Aether aceticus	45 T.
Spiritus 95 Vol.-%	45 T.

E. L. PAROTT [J. Amer. pharm. Ass., *NS 1*, 158—159 (1961)] empfiehlt für die Ex-tempore-Herstellung magensaftresistenter Überzüge ein Tauchverfahren. Die zehnprozentige CAP-Lsg. in Aceton wird in ein Fläschchen geschüttet; der Formling wird in die Lsg. getaucht und mit einer Pinzette herausgenommen und am Flaschenrand zuviel anhängende Lösung abgestreift. Nachdem der Formling ca. 1 Min. zwischen der Pinzette gehalten ist, wird auf einem Gazesieb nachgetrocknet.

MÜNZEL und PAROTT prüften die nach ihren Verfahren mit ihren Vorschriften überzogenen Formlinge und erhielten einwandfreie Werte für die Magensaftresistenz und Dünndarmlöslichkeit.

Neben der CAP-Lsg. wird auch eine Mischung von n-Butylstearat 45 g, Carnaubawachs 30 g und Stearinsäure 25 g (78°) empfohlen, oder eine Mischung von n-Butylstearat 70 T., Carnaubawachs 30 T. (78°) [J. Amer. pharm. Ass., pract. Pharm. Ed. *14*, 504—515 (1953)]. Von der CAP-Lsg. nach PAROTT werden 3 Decken, von der Wachsschmelze werden 2 Decken auf die Formlinge aufgetragen.

Kesseldragierung der magensaftresistenten, dünndarmlöslichen Überzüge. *1. Kleinmengen-Verfahren für die Defektur und für Versuchschargen.* Für die Verarbeitung von Lacken in kleinen Dragierkesseln (2 kg Kern-Inhalt) in der Apotheke oder für Versuchschargen gibt G. ROTHGANG (APV Inf.-Dienst *1968*, S. 220—225) Anleitungen und Vorschriften. Als Geräte werden benutzt: Erweka-Kessel, Föhn und ein Abzug, da mehrere Liter Lösungsmittel abgedunstet werden müssen. Zur Ausrundung des Kerns und damit die Lackhülle vom Kern nicht nachteilig beeinflußt wird, wird oft vor dem Lackieren bei normalen magensaftresistenten Zucker-Dragees erst eine Andeckung vorgenommen.

Verwendet werden hierfür:

Gummilösung:

Gummi arab.	36 T.
Isopropylalkohol	15 T.
Wasser	49 T.

Gummi mit Alkohol durchfeuchten, dann Wasser einrühren. Nach etwa 3 Std. durchsieben. Die Lsg. ist gebrauchsfertig.

Sirup:

1 Teil Gummilsg.
9 Teile Zuckersirup
Durch Rühren mischen.
Eingestreut wird Talcum.

Dann wird die Lacklösung in etwa 20 Portionen, je ca. 42 g, aufgetragen.

Lacklösung:

1 Teil Eudragit L	0,28 kg
1 Teil Eudragit S	0,28 kg
1 Teil Isopropylalkohol	0,28 kg

Isopropylalkohol unter Rühren in den Eudragit-Lack eingießen.

Die Lackmenge ist auf einen Bedarf von 25 mg Eudragit (handelsübliche Lösung) pro cm² Tablettenoberfläche (2 kg Kerne) bezogen.

$$\frac{(d \cdot h + {}^1\!/_2 d^2) \cdot 0{,}785}{\text{Kerngewicht (mg)}} = x.$$

d = Tablettendurchmesser (mm);
h = Tablettenhöhe (mm);
x = kg Eudragit für 1 kg Kerne.

Schicht	Herstellung
1. Eudragit Isolierschicht	$1 \times {}^2\!/_3$, $1 \times {}^1\!/_3$ der Lackmenge unverdünnt (14 g und 7 g)
2. Einstreuschichten	10 ×
3. Eudragit L/S-Lösung (berechnet 25 mg Eudragit/cm²)	in 20 Portionen auftragen

Der Vorschlag ist auf 2 kg Tablettenkerne von 1,1 cm² Oberfläche und 140 mg Gewicht bezogen (∅ 7 mm, gesamte Höhe 3,6 mm).

Isolierschicht. Zweck dieser Schicht ist es, eine Isolierung des Kernes zu erreichen und gleichzeitig die Oberfläche zu verfestigen. Sie kann entfallen, wenn ein fester, für den folgenden Einstreuvorgang unempfindlicher Kern vorliegt.

Herstellung der Einstreuschicht (Andeckschicht). Gummisirup auf die schnellaufenden, warmen Kerne geben. Sobald alle Kerne benetzt sind, 42 g Talcum mit Handsieb einstreuen. Kerne gut ablaufen lassen, nach jeder dritten Schicht gut mit Föhn oder Gebläse trocknen.

Herstellung der magensaftresistenten Schicht mit Eudragit L/S-Lösung. 42 g Lacklösung über die Kerne gießen. Kurz vor beginnendem Verkleben Magnesiumstearat mit Handsieb einstreuen (ca. 20 bis 30 g). Wenn die Kerne frei laufen, mit Luft von Raumtemperatur trocknen. Sorgfältige Trocknung zwischen 40 und 60° über mehrere Std. ist erst nach dem letzten Auftrag erforderlich.

Prüfung der richtigen Arbeitsweise. Man nimmt nach jedem fünften Lackauftrag 10 Dragees, trocknet diese 2 Std. bei 40° und stellt fest, ab wann die Dragees länger als 2 Std. in einer 0,08 n Salzsäure beständig sind. Damit kann man rasch die Zunahme der Magensaftbeständigkeit und den Erfolg der Arbeitsweise prüfen.

2. *Normalchargen* (ab z. B. 10 kg Kerne) (s. auch Film-Überzüge, S. 760).

Auftragen der magensaftresistenten Überzüge. Gelegentlich wird empfohlen, vor dem Auftragen der magensaftresistenten Überzüge eine Zwischendecke zu geben (z. B. Na-Alginat 3%) [Berry & Ridout, J. Pharm. Pharmacol 2, 619 (1950)], um die scharfen Ränder der Kerne zu glätten und zu runden, damit die magensaftresistenten Überzüge gleichmäßiger in der Dicke, ohne schwache Stelle an den Kernrändern sind, wie auch evtl. im Dünndarm ein schnelleres Aufbrechen der Schutzschicht zu bewirken.

Das Auftragen der Schutzschichtlösungen wird im Dragierkessel mit dem Schöpflöffel oder der Spritzpistole vorgenommen, oder automatisch wie bei Filmdragees, s. S. 765. In den Vorschriften ist es zweckmäßig, die Anzahl der ml oder mg Lacklösung bzw. mg Trockensubstanz pro cm² und pro Aufguß oder pro gesamte Dragierung anzugeben.

Für das *Lacküberziehen* der Kerne ist die günstigste Tourenzahl der Kessel (meist schneller als bei der Zuckerdragierung üblich) für die benutzten Kessel zu ermitteln, wie auch die günstigste Viskosität der Lacklösung (für Druckluft-Spritzpistolen z. B. bei Eudragit-Lacken: 20 Sek. Auslaufzeit im 4 mm DIN-Becher). Je nach der Zusammensetzung der Lacklösung und der zu lackierenden Menge ist zu entscheiden, ob die Druckluft — oder die luftfrei arbeitende Impuls-Spritzpistole vorteilhafter ist. Das schnellere Trocknen des Lackes bei Druckluftpistolen infolge der mitgeschleuderten Luft kann ein Vorteil, aber auch ein Nachteil sein.

Bei einem anschließenden Dragierprozeß soll bei den dann verwendeten Vorschriften für den Auftragspuder berücksichtigt werden, daß die Dragees magensaftresistent sein sollen. Zum Teil wird empfohlen, diesem Auftragspuder z. B. kein Calciumcarbonat oder Stoffe zuzusetzen, die unter dem Einfluß der Magensalzsäure ein schnelles Zerfallen der Drageeschicht bewirken. Gelegentlich wird empfohlen, drei besondere Schutzdecken anschließend an die magensaftresistenten Schichten vor dem Andecken als Zwischenschicht aufzudragieren, z. B. nach CAP-Schichten eine Lösung von 25 T. Glycerinmonostearat, 75 T. Bienenwachs in Tetrachlorkohlenstoff (Remington's Practice of Pharmacy).

Als Filmmaterial kommen in Frage:

1. *Keratin* in essigsaurer oder ammoniakalischer Lösung wird im Glaskessel aufgetragen, meist mit Einstreuen von Graphit. Die Kerne sollen vorher mit Kakaobutter oder Wachs überzogen werden.

2. *Salol*-Überzüge, die — physiologisch nicht indifferent — durch die Esterasen des Darms zu Salycilsäure und Phenol hydrolysiert werden (Salol 2,0 Acid. Tannic. 0,5 Äthyläther 10,0), sind wie das Keratin nur noch selten gebräuchlich.

3. Auch das früher gebräuchliche *Collodium* und

4. *Wasserglas* werden heute nur noch selten verwendet, evtl. z. B. für den Massenartikel Knoblauchperlen.

5. *Natürliche Harze und Lacke, Wachse, Fettalkohole u. a.*

Als *Einstreupuder* benutzt man: Talcum, Magnes. stearat, Calc. stearat, Aluminiumpalmitat etc., auch in Mischungen. Die Schichtdicke soll etwa 30 bis 40 µm betragen (5 bis 10 Decken je nach Vorschrift und Auftragstechnik).

a) Schellack, s. auch
   Vorschriften S. 755

b) Schellack 1,8 kg
   Sandarak 1,8 kg
   A. abs. 5,0 l
   (evtl. + Ricinusöl)

c) Schellack 4 T.
   Wollfett 1 T.
   A. 95% 15 T.

d) Schellack 1250,0
   A. 95%
   Liq. Ammon caust.
   āā ad 5 l

e) Bals. tolut. 165,0
   A. abs. 250,0
   Äther 585,0
   (Dan. IX)

f) Lösung A
   Cetylalkohol 2,25 kg
   Sandarak 6,00 kg

denat. Alkohol abs.
   10,00 kg
Lösung B
Tolubalsam 2,0 kg
Aceton 1,0 kg
Puder z. Einstreuen
Kaolin 2,5 kg
Talcum 1,0 kg
Puderzucker 1,1 kg
Gummi arab. plv. 0,4 kg
mischen und sieben
(Sieb V) + Calcium-
stearat evtl. zusätzlich
einstreuen (CLARKSON:
Tablet Coating).

g) Mastix 25%
   Methylpropylketon 75%
   einstreuen
   Magnes. stearinic.

h) Salol 22,5 T.
   Stearinsäure 2,5 T.

Schellack
10% alkoholische
Lsg. 10 T.

i) Schellack 235,0
   Monoolein 35,0
   Terpineol 23,5
   Vanillin 2,5
   Methanol 370,0
   Äther 234,0
   (Dan. IX)

k) Schellack oder
   Mastix 10%
   Cetylalkohol 10%
   Aceton 80%

l) Sandarak 200,0
   A. abs. 800,0
   (Dan. IX)

m) Balsam tolutan 7,0
   Schellack 2,0
   Sapo medic. 1,0
   A. 95% 50,0

6. *Fett-Schutzschicht* als magensaftresistenter Überzug.

a) Myristinsäure 68%
   Opalwachs (hydriertes Ricinusöl) 25%
   Ricinusöl 2%
   Cholesterin 1%
   Na-Taurocholat 4% (gelöst in z. B. Alkohol)

Dieser Überzug soll etwa 8 Std. der Einwirkung des Magensaftes standhalten wegen der relativen Unangreifbarkeit von Fetten und Fettsäuren im Magensaft, sich im Darmsaft unabhängig von dessen Reaktion rasch auflösen (Ester-Spaltung), wobei das Taurocholat die Fettstoffe emulgiert (COUVREUR).

b) Stearinsäure 8,0
   Hammeltalg 6,0
   Tolubalsam 2,0
   Na-Taurocholat 1,0
   Alkohol
   Aceton āā 60 cm³
   Einstreupuder
   Calciumstearat

c) Stearinsäure 55,5 T.
   Karnauba-Wachs 24,25 T.
   Vaseline 1,75 T.
   Agar-Agar-Plv. 13,9 T.
   Ulmen-Rinde Plv. 4,9 T.
   Benzol 200,0 T.

7. *Kunststoffe, synth. polymere Substanzen, Mischpolymerisate, Cellulose-Abkömmlinge.*
Zum Teil bilden die wasserlöslichen sauren Gruppen dieser Stoffe mit dem Darmalkali wasserlösliche Salze, die Ester-Gruppen werden von den Pankreasesterasen verseift. So ist zum Teil bei dieser Schutzschicht ein doppelter Angriffspunkt im Darm gegeben. Die Mischpolymerisate werden in leicht flüchtigen organischen Lösungsmitteln gelöst auf die im Dragierkessel rollenden Kerne gegossen oder gespritzt.

Gewisse Zusätze, wie z. B. Weichmacher, die einen gleichmäßigen porenfreien Verlauf des entstehenden Films sichern — oder fette Öle, die im Magen hydrophobierend wirken, aber im Dünndarm leicht verseift werden — erwiesen sich als vorteilhaft [MIDDENDORF, L.: Pharm. Industrie *14*, 183—188 (1952)].

a) Acrylat-Polymerisate (ROTHGANG, G.: APV Inf.-Dienst *1961*, S. 108ff.).

Eudragit Lack: pH =	5,7	6	6,5	7	7,5	8	
L:	720	ca. 100	ca. 30	15	15	15	Min.
S:	720	720	720	120	ca. 25	15	lösl.

25 mg Lack/cm² Talcum oder Mg-Stearat einstreuen (20 Decken) (s. auch K. MÜNZEL, E. ROTTEGLIA).

b) Cellulose-acetat-phthalat = CAP, ZAP.

1. CAP 8,0
   Isopropanol 44,0
   Benzol 44,0
   Diäthylphthalat 4,0
   _____
   100,0
   statt Benzol auch Äthylacetat, Isopropanol, āā

2. CAP 10,0
   Ricinusöl (Triacetin) 0,5
   Methanol 12,5% 89,5
   Chloroform 87,5% ad 100,0
   evtl. mit Methylenchloratum
   verdünnen (nach K. MÜNZEL: l.c.)

[nach K. MÜNZEL: Pharm. Acta Helv. *38*, 132 (1963)]

<table>
<tr><td>3. CAP</td><td>20,0</td></tr>
<tr><td>Hydroabietylalk.</td><td>10,0</td></tr>
<tr><td>Aceton</td><td>30,0</td></tr>
<tr><td>Äthanol</td><td>35,0</td></tr>
<tr><td>n-Propanol</td><td>5,0</td></tr>
</table>

(APV Inf.-Dienst *1960*, K. 345).

Die Kerne werden mit 3 Decken Gelatine-Sirup (Gummi arabicum-Einstreupuder) angedeckt, über Nacht bei 50° getrocknet, dann ca. 20 Decken der CAP-Lsg. aufgetragen. Der Überzug besteht aus ca. 40 mg Trockensubstanz, 4 Std. magensaftresistent, 30 Min. löslich im Darmsaft.

4. CAP	150 g	5. CAP	50,0
Triacetin	15 ml	Polyäthylenglykol 4000	150,0
Aceton	1500 ml	Natrium cyclamat	10,0
Karnaubawachs	6 g	Vanillin	2,0
Chloroform	350 ml	Ricinusöl	2,5
Farbe	q.s.	Span 80	3,0
(nach K. MÜNZEL, l.c.)		Farbe	0,5
		Bienenwachs	10,0
		Äthanol	120 ml
		Aceton qu. s. ad	1000 ml
		(APV Inf.-Dienst *1960*, K. 408)	

6. Vernix entersolubilis (Nord. 63)

CAP	100
Oleum ricini	5
Aceton	895

c) Cellulose-acetat-succinat = CAS.

CAS	9,0	15—20 Überzüge, Talcum einstreuen
Dimethylphthalat	3,4	
Essigester	84,4	[ref. in Pharm. Ztg (Frankfurt) *107*, 1354
Aceton	84,4	(1962)].

d) Mischpolymerisate: z. B. Kopolymere aus Styrol + Maleinsäure (+ Dibutylphthalat als Weichmacher und organische Lösungsmittel + Talcum) [nach L. MIDDENDORF: Pharm. Industrie *14*, 187 (1952); APV Inf.-Dienst *1960*, K. 344].

Polymethacrylsäure	4,5 T.	[KLÄUI, H.: ref. in Pharm. Ztg (Frankfurt)
Polyvinylacetat	5,5 T.	*102*, 589 (1957)].
Stearinsäure	0,9 T.	
Tetrahydrofurfuryloleat	0,9 T.	

In Alkohol und Aceton lösen, Talcum und/oder fettsaure Salze einstreuen.

Mehrphasenwirkung der Dragees. Um eine Zwei- oder Mehrphasenwirkung der Arzneimittel zu gewährleisten, werden zwischen Kern und die arzneimittelhaltige Drageehülle, auch evtl. innerhalb dieser, Lacküberzüge aufgetragen, die ein bestimmtes Zeitintervall zwischen den einzelnen Zerfallszeiten ergeben. Für diese Lacküberzüge werden meist die Vorschriften der magensaftresistenten Schutzschichten benutzt.

Nach diesem Prinzip sind manche orale Arzneiformlinge mit verzögerter oder Mehrphasenwirkung hergestellt, wobei der Drageekern zusätzlich weitere Möglichkeiten der verzögerten Abgabe aufweisen kann, wie z. B. Unterschiede in der Partikelgröße, Kombination von Derivaten ein und desselben Arzneimittels (z. B. Barbiturate) mit verschiedener „half-life"-Zeit, durch Veränderung biochemischer und chemischer Faktoren, z. B. Zusatz von Nierenblockern, Veränderung des chemischen Moleküls (z. B. Sulfonamide), durch Beeinflussung des Enzymsystems — das für die Inaktivierung des Arzneimittels verantwortlich ist — durch Herstellung von Arzneikomplexen, z. B. Tannate, Galakturonate, durch Ionenaustauscher, durch galenische Möglichkeiten bei der Kernpressung (z. B. lackierte Granulate mit verschiedenen Lösungszeiten) bis zu den porösen Matrix-Tabletten.

Für die Herstellung dieser Arzneiformen, die eine signifikante Verringerung der sonst notwendigen Arzneimittel-Einzeldosen ergeben sollen, sind vor den galenischen Überlegungen und Ausarbeitung der Vorschriften sehr eingehende pharmakologische Überlegungen notwendig. Die Versuchschargen sind durch pharmakologische und klinische Untersuchungen zu überprüfen, ob die Herstellungsmethode den gewünschten Zweck erfüllt und durch die Mehrphasenabgabe des Arzneistoffes der über Zeit gewünschte Arzneimittel-Blut-Gewebespiegel bewirkt wird und weder zu Über- noch zu Unterdosierungen führt.

K. MÜNZEL [Pharm. Acta Helv. *40*, 72—76 (1965)] unterscheidet Arzneipräparate mit erhaltener Wirkung = sustained release und mit verlängerter Wirkung = prolonged release, wie auch mit verzögerter Wirkung = retard release.

Literatur: LEVY, G.: Criteria for Evaluating oral prolonged-release pharmaceuticals. J. Amer. pharm. Ass., *NS 4*, 16—19 (1964). — FINHOLT, P.: Pharm. Ztg (Frankfurt) *109*, 616—620 (1964). — SPEISER, P.: Pharm. Acta Helv. *38*, 257—274 (1963) u. Pharm. Ztg (Frankfurt) *110*, 323—324 (1965).

Drageeherstellung — Manuelle Kesseldragierung

Der Dragierprozeß erfordert Geschicklichkeit und Einfühlungsvermögen. Das Lernen durch Bücher und Schriften ist möglich. Bei den Versuchen benutzt man harte Placebo-Kerne, die man mit Schellack überzieht, um nach Abwaschen der Dragees diese für erneute Versuche wieder benutzen zu können. Besser aber lernt man auch diesen galenischen Arbeitsvorgang in der Praxis durch eine geübte Fachkraft oder in entsprechenden Einführungskursen.

Bei der Drageeherstellung im rotierenden Kessel werden meist 5 bis 6 verschiedene „Schichten" um die Arzneimittelkerne aufgebaut. Jede dieser Schichten besteht aus einigen bis vielen „Decken".

Man unterscheidet:

1. Schutzschichten (s. S. 773) (Protective Coatings, pellicola di isolamento, Enrobages speciaux),

2. Andeckschichten (Base, undercoating, couches de départ ou „gommage", Copertura di isolamento),

3. Drageepuderschichten (subcoating, opaquezone, montage ou grossissage, ingrossamento),

4. Glättungsschichten (smothing coat, rounding, translucent zone, lissage, lisciatura),

5. Farbschichten (finishing coat, colouring, coloration, colorazione),

6. Glanzschichten (polishing-coat, polissage ou vernissage, lucidatura).

Das Auftragen der Schichten 1 bis 5 wird in unbedeckten Kesseln vorgenommen. Bevor die Dragee-Kerne oder die teilfertigen Dragees in die Dragierkessel kommen, müssen diese im Innern angedeckt, d. h. mit einer dünnen, gleichmäßigen Schicht überzogen werden. Zum Andecken der Kessel benutzt man Gummi-arabicum-Lsg. oder Gummi-arabicum-Zuckerlsg. oder Gelatine-Zuckerlsg. mit Einstreuen von z. B. Talcum. Damit sich die Innenschutzschicht im Kessel möglichst schnell bildet, ist ein vorheriges Anwärmen des Kessels (Warmluft, Heizung) angezeigt. F. GSTIRNER (Einführung in die Arzneibereitung, 2. Aufl., Stuttgart 1963, S. 186ff.) empfiehlt z. B.: 66%iger Sirup + 45%ige Gummilösung mit Einstreuen von Talcum. H. WENDT (pers. Mittlg.) benutzt zum Andecken eines 100-cm-⌀-Kessels ca. 5 kg Placebo-kerne und gibt 2 Decken mit Sirup 104° mit Einstreuen von z. B. Calc. carb. 1, Talcum 1. Nach dem Auftragen von 2 Decken ist der Kessel angedeckt. Die Placebokerne werden aus dem Kessel entfernt und für weitere Kesselandeckungen aufbewahrt.

Die Vorschriften für die einzelnen Schichten müssen verschiedenen Anforderungen angepaßt werden:

1. *nach therapeutischen Gesichtspunkten*, z. B. Zerfallszeit, Lösungszeit, Magensaftresistenz, Mehrphasenwirkung usw.

2. *nach der Anwendungsweise*, z. B. *Kaudragees* [wenn das Dragee zerkaut werden soll, ist es zweckmäßig, sog. halbharte Zuckerdragees herzustellen, wie dieses in der Zuckerwaren-branche unter Zusatz von *Kapillär-Sirup* (WEICHHERZ/SCHRÖDER: Fabrikationsmethoden für galenische Arzneimittel und Arzneiformen, Wien 1930; Konditor-Zeitung Trier: Die gesamte Drageefabrikation, 2. Aufl.) oder *Sorbit* üblich ist], *Lutschdragees* (wenn die Dragees gelutscht werden sollen, empfiehlt es sich, reine Zuckersirup-Puderzucker-Dragee-decken ebenfalls nach den Vorschriften der Zuckerwarenindustrie, evtl. mit Zusatz von ätherischen Ölen oder Aromen herzustellen), *Schluckdragees* (für die normalen pharmazeutischen Dragees, die geschluckt werden, ist es zweckmäßig und üblich, keine reinen Zucker-drageehüllen anzufertigen, sondern die speziellen Herstellungsvorschriften für pharmazeutische Dragees zu benutzen).

3. *nach chemischen Überlegungen*, z. B., daß der Drageekern und die Drageehülle zuein-ander indifferent sind.

4. *nach physikalischen Überlegungen*, z. B., daß speziell die ersten Decken keine physikali-schen Veränderungen des Kernes ergeben (Eindringen von Feuchtigkeit, von organischen Lösungsmitteln mit Erweichung des Kerns etc.).

5. *nach Stabilitätsanforderungen und Anforderungen der Klimafestigkeit.* Dies erweitert die Überlegungen nach Punkt 3 und 4, z. B. Zucker, also auch die Drageeschicht, ist etwas

hygroskopisch, so daß für feuchtwarme Klimaverhältnisse zuckerarme oder zuckerfreie Dragierungen in Vorschlag gebracht worden sind. Für normale Zuckerdragees werden in diesen Fällen auch End-Lackschichten als Feuchteschutz empfohlen.

6. *nach der Chargenmenge*, manche Vorschriften sind für kleine Mengen (ca. bis 5 kg), manche für mittlere Mengen (ca. 40 bis 50 kg) und manche nur für große Mengen geeignet.

7. *nach der Verfahrenstechnik*, z. B. Kesselform, Kesselgröße, Kesselneigungsachse, Umdrehungszahl der Kessel, Auftragen mit Kelle oder Spritzpistole, halbautomatische oder vollautomatische Herstellung. In der Literatur werden meist für die angegebenen Vorschriften keine oder unzureichende Angaben hierüber gemacht, obwohl diese Angaben für die gegebenen Vorschriften des Dragierens oft wesentlich sind für die Reproduzierbarkeit der Verfahren.

Zucker-Sirup. Für das Kochen der Zuckersirupe (wie auch z. T. für die Dragierlösungen) werden in den Vorschriften Angaben gemacht über: Baumé Grade, spezifisches Gewicht, Gewichtsprozente Zucker, Wasser auf 1 kg Zucker wie auch über die Kochtemperatur, in Grad C oder R wie auch in F. Folgende Tabelle wurde von der G. Steinberg KG, Kressbronn/Bodensee, zusammengestellt:

1 Grade Baumé $\frac{15°}{15°}$	2 Spezifisches Gewicht $\frac{15°}{15°}$	3 Gewichtsprozente Zucker Gramm Zucker in 100 g Lösung	4 Liter Wasser auf 1 kg Zucker	5 °C	6 Kochtemperatur[1] °R	7 °F
25,0	1,209 6	45,72	1,188	101,9	81,5	215,4
25,5	1,214 6	46,67	1,143	101,9	81,5	215,4
26,0	1,219 7	47,61	1,100	102,0	81,6	215,6
26,5	1,225 0	48,58	1,058	102,0	81,6	215,6
27,0	1,230 2	49,53	1,019	102,1	81,7	215,8
27,5	1,235 4	50,47	0,981	102,1	81,7	215,8
28,0	1,240 8	51,44	0,944	102,2	81,8	216,0
28,5	1,246 1	52,40	0,908	102,3	81,8	216,1
29,0	1,251 5	53,35	0,874	102,4	81,9	216,3
29,5	1,256 9	54,30	0,842	102,5	82,0	216,5
30,0	1,262 5	55,28	0,809	102,6	82,1	216,7
30,5	1,268 0	56,24	0,778	102,7	82,2	216,9
31,0	1,273 6	57,20	0,748	102,8	82,2	217,0
31,5	1,279 2	58,17	0,719	102,9	82,3	217,2
32,0	1,285 0	59,19	0,690	103,0	82,4	217,4
32,5	1,290 7	60,13	0,663	103,1	82,5	217,6
33,0	1,296 5	61,11	0,636	103,3	82,6	217,9
33,5	1,302 3	62,08	0,611	103,5	82,8	218,3
34,0	1,308 3	63,08	0,585	103,7	82,9	218,7
34,5	1,314 2	64,05	0,561	103,9	83,1	219,0
35,0	1,320 2	65,04	0,538	104,1	83,3	219,4
35,5	1,326 3	66,04	0,514	104,3	83,4	219,7
36,0	1,332 4	67,02	0,492	104,5	83,6	220,1
36,5	1,338 6	68,03	0,470	104,7	83,8	220,5
37,0	1,344 8	69,02	0,449	104,9	83,9	220,8
37,5	1,351 1	70,02	0,428	105,2	84,2	221,2
38,0	1,357 5	71,04	0,408	105,6	84,5	222,1
38,5	1,363 9	72,04	0,388	105,9	84,7	222,6
39,0	1,370 4	73,06	0,369	106,3	85,0	223,3
39,5	1,376 9	74,07	0,350	106,8	85,4	224,2
40,0	1,383 5	75,10	0,332	107,3	85,8	225,1
40,5	1,390 2	76,13	0,314	107,8	86,2	226,0
41,0	1,396 9	77,16	0,296	108,4	86,7	227,1
41,5	1,403 7	78,19	0,279	109,0	87,2	228,2
42,0	1,410 6	79,22	0,262	109,7	87,8	229,5
42,5	1,417 5	80,26	0,246	110,4	88,3	230,7

[1] Zuckerlösungen, die mehr Wasser enthalten, als in Spalte 4 angegeben, müßten bis zu den in Spalten 5, 6 und 7 angegebenen Temperaturen gekocht werden, damit sie die in Spalte 3 angegebenen Prozente Zucker enthalten.

Kapillärsirup = Glucosesirup = Stärkesirup, ein Abbauprodukt der Stärke, wird z. B. evtl. als 20%iger Zusatz zum Dragiersirup benutzt (nach den APV-Richtlinien „Dragees", Juli 1967, S. 10 — 15% Stärkesirup). Es eignet sich für diesen Zweck ein schwach sauer konvertierter Dextrosesirup von 37 DE (Dextrose-Einheiten, dextrose equivalent). Glucosesirup mit 36 bis 38 DE enthält z. B. 14% Dextrose, 12% Maltose, 10% Trisaccharide, 9% Tetrasaccharide, 8% Pentasaccharide, 7% Hexasaccharide, 6% Heptasaccharide und 34% Polysaccharide. Es ist zweckmäßig, bei Verwendung von Glucosesirup in den Vorschriften die DE-Zahl der verwendeten Sirupe anzugeben, was bisher leider nicht oder nur sehr selten in der Literatur der Fall ist. Invertzucker [s. M. TEMPERLI, F. BRINER u. H. SAGER: Pharm. Acta Helv. *39*, 741—751 (1964)] und Glucosesirup besitzen einen hemmenden Effekt auf das „Absterben", d. h. deren Fähigkeit, das Auskristallisieren von Saccharose zu verhindern. (Durch hochviskose Flüssigkeiten werden die Moleküle in ihren Bewegungen eingeschränkt und dadurch das „Absterben" gehemmt. Die hohe Viskosität übt großen Einfluß auf die Wachstumsgeschwindigkeit der Zuckerkristalle aus.) Außerdem spielen die hygroskopischen Eigenschaften der zur Verfügung stehenden, die Kristallisation hemmenden Zucker beim „Absterben" eine Rolle. Glucosesiruptypen werden hergestellt, „zurechtgeschneidert", durch kombinierte Verwendung von Säure und Enzym [MAIDEN, A. M.: Süßwaren *18*, 1068—1072 (1963); VÖLKER, H. H.: APV Inf.-Dienst *1967*, S. 16—19; HASS, S.: Stärke, Ullmanns Encyklopädie der technischen Chemie, Bd. 16, 3. Aufl., München/Berlin: Urban & Schwarzenberg 1965, S. 313—354; SCHIWECK, H.: Zucker, Ullmanns Encyklopädie der technischen Chemie, Bd. 19, 3. Aufl., München/Berlin: Urban & Schwarzenberg 1969, S. 200—251].

Ausführung des Dragierprozesses (für Mengen von ca. 40 bis 60 kg). *Normal-Zuckerdragierung*. Als Beispiel für die nachfolgenden Ausführungen über den Dragierprozeß mögen folgende Angaben dienen:

1. Andeckschicht.

    a) 2 kg Wasser
       5 kg Zucker
       6 Min. kochen bis 107,5°C (400,0 Wasser verdampft) = ca. 86°R

    b) Gummi arab. 100,0
       Wasser   200,0 lösen, kolieren

I	II
zuerst von a 3 T.	später von a 5 T.
von b 1 T.	von b 1 T.

mit der Kelle (bei 25 kg Kernen Kesselinhalt ca. 300,0 mit einer Temperatur von 40° bis 60°) auftragen.

Einstreupuder:

A		B	
Talcum	18 kg	Talcum	17 kg
Weizenmehl	12 kg	Calc. carb.	7 kg
Stärke	12 kg		
C		D	
Puderzucker	9 kg	Puderzucker	
Amyl. tritic.	1 kg		

Mit Lösung I die Kerne befeuchten und mit Pulver A einstreuen, 1 bis 3 Decken geben. Mit Lösung I weiter befeuchten und mit Pulver B einstreuen, wiederum 1 bis 3 Decken geben.

2. Drageepuderschicht. Mit Lösung II die Kerne befeuchten und mit Pulver C einstreuen, 10 bis 15 Decken, hiernach weitere 4 bis 6 Decken geben mit Einstreuen von Pulver D.

3. Glättungsschicht. Glättungssirup mit einer Temperatur von 60° auftragen:

    6 bis 8 Decken mit Sirup von 35°Bé = 83°R
    6 bis 8 Decken mit Sirup von 37°Bé = 84°R
    (wenn nötig, kann bei diesem Vorgang auch die Glättungspaste benutzt werden).

4. Farbschicht. Gefärbter oder ungefärbter Sirup — 86°R (ca. 40°Bé) wird mit einer Temperatur von ca. 40° aufgetragen und hiervon 12 bis 20 Decken gegeben.

5. Glanzschicht. Die fertigen weißen oder farbigen Dragees werden im Wachsglanzkessel geglänzt.

Diese Angaben, Gewichte und Anzahl der Decken sind abhängig von der Kernbeschaffenheit für die Andeckschichten, für alle 4 Schichten abhängig von den angewendeten Vorschriften und der Verfahrenstechnik. Einen geringen Einfluß besitzt auch die Luftfeuchte und Temperatur des Dragierraumes.

Es empfiehlt sich, für jede Charge einen Vordruck-Arbeitszettel am Kessel ausfüllen zu lassen, mit etwa folgenden Daten:

Normal-Zuckerdragierung (Beispiel)

Kern-Gew. g	Dragee-Schichten	Lösung	Puder	Deckenanzahl ca.	Dragee-Gew. ca. g
0,25					0,25
	Andecken	I	A	1— 3	0,28
		I	B	1— 3	0,31
	Puderschicht	II	C	10—15	0,36
		II	D	4— 6	0,41
	Glättung	Sirup 35°Bé	—	6— 8	0,45
		Sirup 37°Bé	—	6— 8	0,48
	Farbschicht	Farbsirup ca. 40°Bé	—	12—20	0,5
	Glanzschicht	Glanzkessel			

Artikel, Chargen-Nummer, Menge, Kerngew./Dragee-Endgew. Kesselnummer und Kesselgröße.

Für jede Dragee-Schicht sind aufzuführen: die Rezepturen und die Anzahl der Decken, ferner das Gewicht für 10 in Arbeit befindliche Dragees nach Beendigung des Auftragens der einzelnen Decken und Schichten und die Zeit, die für das Auftragen und Trockenlaufen jeder Decke benötigt wurden (diese Zeitangaben sollen möglichst getrennt werden nach wirklicher Arbeitszeit und der gesamten Laufzeit). Außerdem müssen Zeit-Angaben über Kesselheizung, Kalt- oder Warmlufteinblasung etc. eingetragen werden. Der Arbeitszettel soll eine Rubrik für besondere Bemerkungen enthalten.

Zur Berechnung der effektiven Arbeitszeit kann man die Arbeitszettel eines Tages nach der Anzahl der beschäftigten Personen und der Herstellungsmengen kalkulatorisch auswerten.

Diese Arbeitszettel sind eine Stütze für gewissenhaftes Arbeiten, eine Dokumentation der Arbeitszeit und können bei Mißlingen einer Charge eine wertvolle Grundlage sein. Bei der Veröffentlichung wissenschaftlicher Arbeiten über das Dragieren muß Wert gelegt werden auf detaillierte Angaben, wie sie sich aus dem Obenausgeführten ergeben.

Prüfungsergebnisse wie auch die Prüfungsergebnisse der Klimateste sollen, besonders in wissenschaftlichen Veröffentlichungen, der Dokumentation der Vorschriften und des Herstellungsverfahrens beigefügt werden.

Die kaufmännische Kalkulation der Drageeherstellung ist genauso wichtig wie die Theorie, die Vorschriften und die Verfahrenstechnik. Da die Vorschriften und die Verfahrenstechnik neben den allgemeinen Investitionen sehr verschieden sind, muß in diesem Beitrag nur darauf hingewiesen werden, daß stets die Kostenfrage bei der Auswahl der Vorschriften und der Verfahrenstechnik sehr eingehend durchkalkuliert werden muß, um die Kosten der Drageeherstellung bestmöglich zu gestalten.

Andeck- und Drageepuderschichten. Die Andeckschicht und die Drageepuderschicht werden nach folgendem Arbeitsschema hergestellt:

1. Die Andeckschicht hat die Aufgabe, den Kern und die Drageehülle miteinander zu verankern, eine gewisse Isolierschicht gegen das Eindringen von Feuchtigkeit in den Kern während des weiteren Dragierprozesses zu bilden, den Kern zu festigen und die Kernkanten abzurunden. Die Vorschriften für die Andeckschicht sollen sich nach den Kerninhaltsbestandteilen, wie auch nach der physikalischen Struktur des Kernes richten. Bei Arzneistoffen, die auf Oxidasen und Peroxidasen empfindlich sind, empfiehlt sich, bei der Verwendung von Gummi-arabicum-Lsg., diese desenzymatisiert zu verwenden.

Die Andeckschichten sind für die Haltbarkeit des Dragees am ausschlaggebendsten. Einerseits darf beim Auftragen dieser Schichten keine Feuchtigkeit in den Kern gelangen — diese Decken sind besonders sorgfältig zu trocknen. Andererseits soll die Andeckschicht verträglich sein mit den Kernbestandteilen — hiernach müssen die Andecklösungen und Andeckstreupuder ausgewählt werden. Die Arbeitsweise für die Andeckschichten ist die gleiche wie bei den Drageepuderschichten. Die Andeckschichten können jede für sich mit verschiedenen Andeckpudern hergestellt werden, z. B. a) Decke mit Talcum, b) Decke mit Magnesia usta + Talcum (2:1), c) Decke mit Talcum + Weizenmehl + Stärke (18:12:12).

2. Das Einstreuen von Drageepuder hat die Aufgabe, einen schnellen Aufbau der Drageehülle zu bewirken und widerstandsfähige Kerne zu schaffen. Auch bei der Drageepuderschicht kann man innerhalb dieser für die einzelnen Decken verschiedene Einstreupuder benutzen, also z. B. für die ersten Decken Talcum, Talcum + Magnesia usta, Talcum + Mehl + Stärke, für die Zwischendecken eine der angegebenen Vorschriften mit z. B. Calc. carb., für die

Enddecken evtl. nur Puderzucker, um schöne, glatte Zwischenprodukte zu erhalten, die dann das „Glätten" vereinfachen oder unnötig machen. Je nach der Zusammensetzung des Puders besitzt die so erhaltene Schicht einen maßgeblichen Einfluß auf die Zerfallbarkeit und Löslichkeit der Drageehülle. Die Drageepuderschicht kann auch als Arzneistoff-Träger benutzt werden, wenn dieses aus chemischen oder therapeutischen Gründen notwendig oder zweckmäßig ist (s. S. 783).

Je nach der Zusammensetzung der für die Drageepuderschicht angewendeten Vorschriften kann diese evtl. auch ohne vorherige Andeckschicht direkt auf die Kerne aufgetragen werden.

Andeckschicht und Drageepuderschicht sollen etwa $^1/_2$ bis $^2/_3$ des Gesamtgewichtes der Drageehülle ausmachen. Die Dragierlösungen werden je nach der Zusammensetzung kalt oder warm auf kalte oder warme Kerne aufgetragen (oft werden die staubfreien Kerne mit Warmluft oder Kesselheizung — auch durch Ultrarotstrahler — im Kessel vorgewärmt). Die Kerne werden in den Dragierkessel gegeben, der vorher mit der Dragierlösung und dem Dragierpuder angedeckt ist.

Arbeitsschema für die Andeckschicht und die Drageepuderschicht. Man läßt den Kessel laufen und die Kerne rollen. Mit dem Schöpflöffel oder der Spritzpistole wird nun die Dragierlösung im dünnen Strahl auf die rollenden Kerne verteilt. Mit der Hand oder der Dragierkelle rührt man die Kerne im Kessel gut um, damit die Dragierlösung sich gleichmäßig auf den Kernen verteilt. Eine Handvoll der Kerne nimmt man aus dem Kessel und prüft visuell sorgfältig, ob alle Oberflächen und besonders die Ränder der Kerne gut mit der Dragierlösung angefeuchtet und bedeckt sind. Ist dies nicht der Fall, gibt man weiteren Dragiersirup in den rotierenden Kessel und prüft erneut. Wenn zuviel Dragiersirup in den Kessel gegeben ist, rollen die Kerne nicht mehr, sondern gleiten und „galoppieren" im Kessel. In diesem Falle muß man so lange rühren, bis die Kerne wieder rollen. Man läßt die richtig befeuchteten Kerne einige Minuten rollen. Durch dieses Trockenlaufen werden die Kerne klebrig und beginnen Ballen zu bilden. Jetzt wird schnell der Dragierpuder mit der Schaufel oder einem Streusieb auf die rollenden, feuchten Kerne verteilt eingestreut und umgerührt. Wieder prüft man visuell, ob alle Oberflächen und Ränder der Kerne gut mit dem Puder bedeckt sind. Wenn noch feuchte Stellen festgestellt werden, gibt man mehr Dragierpuder hinzu, rührt die Kerne ca. 1 Min. und prüft erneut die Oberflächen und Ränder der Kerne. Jetzt läßt man die feuchten Kerne ca. 5 Min. lang rollen, damit sie allen eingestreuten Puder annehmen können, und läßt die aufgetragene Decke trockenlaufen.

Diesen Vorgang des Trockenlaufens der Kerne kann man beschleunigen durch die Beheizung des Kessels, durch Einblasen von Heißluft oder durch Einhängen eines Infrarotstrahlers in den oberen Teil des Kessels. Die Heißluft darf nicht zu früh angestellt werden, um den Dragierpuder nicht aus dem Kessel herauszublasen, bevor er von den Kernen aufgenommen ist. In diesem Fall entstehen rauhe Kerne, weil der Dragierpuder dann nicht genug Zeit hatte zum Glätten der Schicht auf den rollenden, sich schleifenden und bedeckenden Kernen. Bei den ersten Decken ist ein bißchen zu viel an Dragierpuder besser als zu wenig, um möglichst schnell die Feuchtigkeit zu adsorbieren, damit diese keine Zeit hat, in die Kerne einzudringen.

Man prüfe nach jeder aufgetragenen Decke, ob diese trockengelaufen ist. Die trockene Decke ist hart. Diese Härte kann man mit einem Messer oder dem Fingernagel prüfen. Es ist auch zweckmäßig, einige Kerne aufzuschneiden, um festzustellen, ob auch der Kern im Inneren trocken ist. Von den rollenden Kernen reibt sich bei einer trockenen Decke Puder ab, was man feststellen kann, indem man die trockene Hand in die rollenden Kerne hält; diese überzieht sich bei trockenen Decken mit einem feinen Staub. Da die trockenen Kerne hart sind, kann man auch am Ton der rollenden Kerne hören, ob die Decke trockengelaufen ist.

Wenn die Kerne auf Grund der Prüfung nicht trocken sind, muß man weiter trockenlaufen lassen oder auf Trockenhorden im Trockenschrank nachtrocknen. A. SVANVIK [Farm. Rev. (Stockh.) *50*, 617 (1951); ref. in Schweiz. Apoth.-Ztg *91*, 697 (1953), mit Anhang ACO-Vorschriften] empfiehlt zur Trocknung, in den stillstehenden Kessel die Warmluft so einzublasen, daß eine möglichst große Zahl von Kernen bestrichen wird. Im Abstand von 5 bis 10 Min. wird die Masse durch einige Kesselumdrehungen erneut durchgemischt und auf diese Weise in ca. einer halben Std. schnell und genügend getrocknet (bei großen Kesseln ist wohl längere Zeit notwendig).

Wenn nach dem Trockenlaufen der Decke zu viel nicht aufgenommener Puder im Kessel, besonders am Kesselboden vorhanden ist, empfiehlt es sich, diesen vor dem Auftragen neuer Dragierlösungen aus dem Kessel zu entfernen (sonst „nonpareille"-Bildung).

Beim Dragieren ergibt sich meist, daß einige wenige Kerne zusammenkleben — „Zwillinge" bilden. Diese entfernt man aus dem Kessel und verarbeitet sie nicht weiter.

Je gleichmäßiger die Dragierpuderschicht aufgetragen worden ist, umso besser (glatter) werden die Oberflächen der Dragees sein. Hierdurch, d. h. durch sorgfältiges Arbeiten, Auswahl der Technik und der Vorschriften, vermeidet man langwierige Glättungsarbeiten, die besonders beim „Schmierenlassen" (feuchtes Laufenlassen der Kerne im geschlossenen Kessel) immer die Gefahr in sich bergen, daß Feuchtigkeit in den Kern gelangt.

V. N. Bhatia und A. L. Betts [J. pharm. Sci. *53*, 1104—1106 (1964)] untersuchten den Einfluß der physikalischen Faktoren des Dragierprozesses auf die relative Glätte (oder das relative Fehlen von Rauhigkeit der Dragees) nach Auftragen der Dragierpuderschicht, des Dragierprozesses, der stark die Qualität des Gesamtprozesses beeinflußt.

Diese physikalischen Faktoren sind u. a.: Kerngewicht, Kerngröße, Kernform, Kernoberfläche — Kesselgröße, Füllungsgrad, Kernmengenvolumen, Kesselgeschwindigkeit — physikalische Eigenschaften der Auftragslösung, des Einstreupuders (Korngröße!) — Häufigkeit und Menge des Auftragens und Einstreuens — Arbeitstemperaturen.

Die Versuche ergaben: 1. Zu wenig Auftragslösung (so daß die Kernoberfläche nicht gleichmäßig angefeuchtet war) ergab rauhe Kerne. — 2. Zuviel Einstreupuder bewirkte, daß weniger Dragierpuderdecken bis zum gewünschten Endgewicht gegeben zu werden brauchten und hatte kaum Einfluß auf den „Rauhigkeits-Index". Hierbei bildeten sich aber leicht aus dem Puderüberschuß im Kessel kleine Nonpareilles, die dann an den Dragees anhafteten, so daß die Anzahl der zu entfernenden Dragees anstieg. — 3. Die verschiedenen Auftragszeiten hatten kaum Einfluß auf den Rauhigkeitsindex. Es ergab sich aber als Voraussetzung, daß die einzelnen Decken vor einem weiteren Auftrag gut trocken gelaufen sein mußten. Wenn vor guter Zwischentrocknung (also auf noch feuchte Decken) erneut aufgetragen wurde, trockneten die Decken nicht mehr gut durch, konnten leicht abgekratzt werden und verursachten durch zurückgehaltene Feuchtigkeit ein Platzen und Abplatzen der Drageehülle. — 4. Die Kesselgröße mit jeweils entsprechenden Füllungen ergab keine statistisch gesicherten Unterschiede in der Rauhigkeit. Die Dragees aus dem großen Kessel schienen aber etwas glattere Oberflächen zu besitzen. Dies entspricht der Erfahrung und wäre wohl bei größeren Unterschieden in der Kesselgröße (30 und 39 cm) sicher auch signifikant festzustellen gewesen. — 5. Die Kesselumdrehungsgeschwindigkeit hatte einen beachtlichen Einfluß bei kleineren Kernen, wenig Einfluß bei den größeren Kernen. Bei einer Kesselumdrehung von 18 U/Min. waren die Kerne rauher als bei einer Kesselumdrehung von 37 U/Min., hier waren die Oberflächen glatter (infolge der Rollcharakteristik der Kerne). — 6. Im kleinen Kessel (30 cm ∅) wurde beim Arbeiten mit 1 bis 6 kg Kernen Kesselinhalt ein Zunehmen der Rauhigkeit festgestellt, teilweise wurde bei diesen Versuchen auch eine verschiedene Rollcharakteristik der Kerne festgestellt. — 7. Die Kerngröße scheint wenig Einfluß auf die Rauhigkeit zu besitzen, dagegen nimmt diese zu bei Erhöhung des spezifischen Gewichtes gleichförmiger Kerne. Auch hier wurden verschiedene Rollcharakteristiken beobachtet.

Die Prüfung der „Rauhigkeit" wurde mit einem für diesen Zweck konstruierten Rauhigkeitsprüfer (Roughness-Tester, s. Bd. VII B) bestimmt.

H. Schneider und P. Speiser [Pharm. Acta Helv. *43*, 394—410 (1968); s. auch H. Schneider: Beitrag zur Zuckerdragierung mit Pigmentfarbstoffen, Diss. ETH Zürich 1965] weisen auf den Unterschied von kalten (20°) und heißen (70°) Dragiersirupen hin. Grundsätzlich sind kalte Dragiersirupe unter zeitlich richtiger Bemessung von Warmluft zu trocknen, heiße Dragiersirupe können ohne Zufuhr von Warm- oder Kaltluft getrocknet werden. Warme Dragiersirupe nehmen eine Mittelstellung ein und sind mit Kaltluft zu trocknen. Der Temperaturverlauf bei der Heißdragierung kann mit Hilfe mechanisch resistenter Elektrothermometer während des gesamten Dragiervorganges kontinuierlich verfolgt werden. Die Arbeitstemperatur ändert sich beim Auftragen des heißen Dragiersirups nicht. Offensichtlich ist, daß bei der gleichmäßigen Verteilung des heißen Dragiersirups über die Drageeoberflächen die Verdampfung sofort einsetzt. Der Trocknungsverlauf kann durch gravimetrische Prüfung des Feuchtigkeitsgehaltes mit repräsentativen Proben zu je 100 bis 150 Dragees zeitlich gestaffelt festgestellt werden. Die rheologischen Verhältnisse beim Trocknen können durch Temperatur-Viskositäts-Diagramme des Heißdragiersirups geklärt werden. Für eine gute Benetzung und rasche Verteilung der Dragierflüssigkeit auf der Drageeoberfläche sind bekanntlich niedrige Viskositäten, für die anschließende Haftung und Bindung hohe Viskositäten wünschenswert. Beide Anforderungen werden durch heiße Saccharose-Sirupe in hohem Maße erfüllt. Ein heißer Sirup niedriger Viskosität verteilt sich schnell und homogen, kühlt anschließend augenblicklich auf Arbeitstemperatur ab, wobei durch die starke Viskositätszunahme eine gute Haftung und Egalisierung gewährleistet ist. Heiße, nahezu gesättigte Saccharose-Lsg. als Dragierflüssigkeit weisen deshalb große verfahrenstechnische Vorteile auf und sollten in vermehrtem Maße zur Dragierung herangezogen werden.

Diese Angaben mögen auf die Vielschichtigkeit der Faktoren hinweisen, die beim Dragierprozeß zu beobachten und bei den Arbeiten zu beachten sind.

Vorschriftenauswahl — Andecken.

I. Lösungen

1. Gelatine	6 T.	2. Gelatine	10,0
Zucker	70 T.	Sirup (64% Zucker)	990,0
Wasser	60 T.	DAK Praeparater 1950	
ca. 40 bis 60° aufgetragen		(Münzel/Büchi/Schultz:	
(Rotteglia)		Galenisches Praktikum 1959)	

3. Gummi arab.	6 T.
Zucker	70 T.
Wasser	60 T.
(ROTTEGLIA)	

4. Gelatine	3	3
Gummi arab.	3	6
Zucker	70	70
Wasser	60	60
(ROTTEGLIA)		

5. Äthanol 85—90%	250 T.
Sirup (70% Zucker)	500 T.
Muc. Gummi arab. 3%	250 T.
(Dan. IX)	

6. Aq. dest.	440
Tylose KN 600	10
Sacch.	660
Titandioxid	(4)
Aerosil	10

[KÖHLER, H.: Dtsch. Apoth.-Ztg 99, 803 bis 808 (1959)]

7. Gelatine	46,5 g
Wasser	473,0 ml
Zucker	7 460,0 g
Wasser	3785,9 ml

[Pharm. Acta. Helv. 31, 445 (1956)]

8. Muc. Gummi arab.	
oder Muc. Tylosi	40
Sir. simpl.	160
Spir. dil.	200

[NIELSEN, S.: Farm. Tid. (Kbh.) 1943, S. 1107]

9. Fluidum ad obductionem (Nord. 63)

Muc. Gummi arab.	250 g
Sir. sacch.	500 g
Spir. fort.	250 g

Benutzt werden auch Alginat-Schleime, Na-alginat-Schleime [J. Pharm. Pharmacol. 2, 619 (1950); Farm. Rev. (Stockh.) 51, 37 (1952); ref. in Pharm. Acta Helv. 31, 303 (1956)], Methylcellulose, Carboxymethylcellulose [J. Amer. pharm. Ass., sci. Ed. 43, 433 (1954); dto. pract. Pharm. Ed. 16, 302 (1955); Pharm. Industrie 12, 90 (1950) u. 16, 39 (1954)] in Verbindung mit Sir. simpl. und evtl. Gummi arab.

Die Lösungen werden auf warme Kerne warm aufgetragen, bei thermolabilen Kernen kann man die Lösungen 3, 5 und 6 auf kalte Kerne kalt auftragen (Lösungen ohne Gelatine).

Für ca. 100000 Kerne mittlerer Größe werden ca. 200 bis 400 g der Lösungen pro Decke aufgetragen.

II. Einstreupuder (Anlegepuder)

	a	b
1. Maisstärke	25	25
Talcum	25	50
Gummi arab.	25	25

2. Puderzucker	25
Maisstärke	25
Talcum	25
Gummi arab.	25

3. Puderzucker	35	40
Weizenmehl	35	30
Talcum	15	20
Gummi arab.	15	10
(Dan. IX)		

4. Der Puder Pkt. 2 auch mit Zusatz von: Magnes. usta oder Aerosil

5. Gummi arab.	40
Titandioxid	50
Aerosil	160
Sacch. plv.	200
Talcum	250
Calc. carb. praec.	300

[KÖHLER, H.: Dtsch. Apoth.-Ztg 99, 803 (1959)]

6. Pulvis amyli ad obductionem (Dan. IX, Nord. 63)	
Amyl. tritic.	500 g
Talcum	500 g

7. Calc. carb.	
Talcum	ãã
(H. WENDT, unveröffentlicht)	

Als Andeckpuder werden auch einzeln oder in Mischungen folgende Substanzen benutzt:

Weizenmehl

Zucker

Talcum

Talcum/Magnes. ust.	1 + 2
Talcum/Sacch.plv.	1 + 1
Calc. carb./Talcum	8 + 2

(H. WENDT, unveröffentlicht)

Kaolin [Chem. Prod. 18, 374 (1955); ref. in Pharm. Acta Helv. 31, 455 (1965)]

Talcum/Amyl./Zucker 1 + 1 + 8

ANM/Stärke/Aerosil/Talkcum 90 + 10 + 100 [Arznei-mittel-Forsch. 2, 336 (1952)]

[ANM/Stärke = Tetramethylo-Verbindung des Acethylen-di-Harnstoffes mit OH-Gruppen der Stärke (Neckar-Chemie]

Einstreupuder für braune Dragées:

1. Carbo med. plv. 7,5
   Gummi arab. plv. 35,0
   Kakao 112,5
   Aerosil 140,0
   Sacch. plv. 175,0
   Calc. carb. praec. 305,0
   Talcum 425,0
   1 200,0

(Köhler, H.: APV Inf.-Dienst *1963*, S. 22—23)

2. Talcum 150
   Pasta cacao deoleat. plv. 850
   (Dan. IX)
3. Pulvis cacao ad obductionem (Nord. 63)
   Talcum 200 g
   Cacao 300 g
   Sacch. 500 g

Die Andeckschichten sind für die Haltbarkeit der Dragees am ausschlaggebendsten. Einerseits darf beim Auftragen dieser Schichten keine Feuchtigkeit in den Kern gelangen und diese Decken sind besonders sorgfältig zu trocknen. Andererseits soll die Andeckschicht verträglich sein mit den Kernbestandteilen, hiernach müssen die Andecklösungen und Andeckstreupuder ausgewählt werden.

Vorschriftenauswahl — Drageepuderschicht.

I. Auftragslösungen

1. a) Gelatine 0,345
      Wasser 2,865
      1 Tag lösen, dann Zusatz von
   b) Gummi arab. 0,6
      Wasser 2,6
      Zucker 8,58
      a und b im Wasserbad
      kochen, kolieren,
      mit 40 bis 60° auftragen
2. Zucker 2 T.
   Wasser 1 T.
   mit 40 bis 60° auftragen

3. Nord. 63
   a) Fluidum ad obductionem
      Muc. Gummi arab. 250 g
      Sir. sacch. 500 g
      Spir. fort. 250 g
   b) Fluidum fuscum ad obductionem
      I Color fusc. q. s.
      II Aq. purific. q. s.
      III Sacch. 315 g
      IV Muc. Gummi arab. 250 g
      V Spir. fort. 250 g
   c) Fluidum viride ad obductionem
      I Color virid. q. s.
      II Aq. purific. q. s.
      III Sacch. 315 g
      IV Muc. Gummi arab. 250 g
      V Spir. fort. 250 g

4. Weitere Vorschriften in Tabellenform: Dragierlösungen

Lit.:	[1 a]	[1 b]	[2]	[3]	[4]	[5 a]	[5 b]	[6]
Zucker	57,20	44,20	54,10	44,30	58,50	65,25	60,10	66,00
Gummi arab.	2,30	8,33	3,40	8,—	—,—	4,50	6,90	—,—
Gelatine	2,30	3,40	3,40	3,40	5,—	—,—	—,—	—,—
Wasser	38,20	44,20	38,10	44,30	36,50	30,25	33,00	34,00

Lit.:	[7]	[8 a]	[8 b]	[9]	[10]	[11]	[12]	[13]	[14]
Zucker	66,70	31,60	43,00	+	+	59,50	66,00	56,40	57,0
Gummi arab.	—,—	1,95	—,—	+	—	—,—		3,—	2,3
Gelatine	—,—	3,15	—,—	+	—	1,50	1,50	1,50	2,3
Wasser	33,30	63,30	57,00	+	+	39,00	32,50	39,10	38,2
Na-Alginat						0,5%			

Literatur zu den Tabellen Dragierlösungen und Einstreupuder: [1] Clarkson, R.: Tablet Coating, New York 1951. — [2] Koren, J. A., u. B. E. Benton: J. Amer. pharm. Ass., sci. Ed. *38*, 267 (1949). — [3] Rowell, T. H.: The Art of Coating Tablets, Bandette, Minn. 1949. — [4] Goorley, L.: J. Amer. pharm. Ass., sci. Ed. *27*, 379 (1938). — [5] Wendt, H.: Unveröffentlicht. — [6] Kern, W.: Angewandte Pharmazie, 3. Aufl., Stuttgart 1951. — [7] Little, A., u. K. A. Mitchell: Tablet Making, 2. Ed., Liverpool 1963. — [8] Quinke, E.: Stada-Kurse (1952). — [9, 10] Lee, C. O.: The offic. Prep. of Pharm. (1949). — [11] Moe, E.: Overtraekning og Dragering, Kopenhagen: Dansk Farmaceutforenings Forlag 1945. — Källrot, S.: Farm. Rev. (Stockh.) Nr. 10 (1946). — [12] Svannik, A.: Farm. Rev. (Stockh.) *50*, 617 (1951); ref. in Schweiz. Apoth.-Ztg *91*, 697 (1953). — [13] Siehe E. Moe [11]. — [14] Remington's Practice of Pharmacy, 12. Ed., Easton, Penn. 1961.

Der Zusatz von Gelatine und Gummi arab. zum Zuckersirup ergibt Decken größerer Schichtdicke gegenüber reinem Sirup und ermöglicht, mehr Dragierpuder in die einzelnen Decken einzuarbeiten. Es resultiert ein schnellerer Aufbau mit weniger Decken.
Gelatinehaltige Lösungen werden warm auf warme Kerne aufgetragen.

II. Einstreupuder

1. Weizenstärke   50
   Talcum   50
   (Dan. IX)

3. Calc. carb. praec.   25
   Talcum   25
   Stärke   25
   Puderzucker   25

5. Calc. carb. praec.   35
   Kaolin   16
   Talcum   25
   Puderzucker   20
   Gummi arab.   4
   (CLARKSON, 1951)

7. Aerosil   15
   Stärke   20
   Talcum   25
   Puderzucker   40
   (ROTTEGLIA)

9. Talcum   18
   Weizenmehl   12
   Stärke   12
   (H. WENDT, unveröffentlicht)

10. Puderzucker   9
    Stärke   1

2. Stärke   25
   Talcum   25
   Puderzucker   25

4. Kaolin   25
   Talcum   25
   Stärke   25
   Puderzucker   25

6. Weizenmehl   50
   Talcum   10
   Calc. carb. praec.   40

8. für Lutschdragees:
   Saccharin   1,0
   Titandioxid   49,0
   Aerosil   100,0
   Sacch. plv.   850,0
   (KÖHLER, H.: APV Inf.-Dienst *1963*,
   S. 23—24)

11. Pulvis sacchari ad obductionem (Nord. 63)
    Weizenstärke   100 g
    Talcum   100 g
    Puderzucker   800 g

Weitere Vorschriften in Tabellenform: Einstreupuder

Lit.:	[1 a]	[1 b]	[2]	[3 a]	[3 b]	[4 a]	[4 b]	[5 m]	[5 s]	[6 a]
Puderzucker	20		72	25					100	50
Calc. carb.	35	72		48	100	100		100		
Kaolin	16	12								
Talcum	25		4	2				43		
Gummi arab.	4		4							
Dextrin				25						
Stärke		16	20					28,5		50
Tricalciumphosphat							100			
Weizenmehl								28,5		

Lit.:	[6 b]	[7]	[9 a]	[9 b]	[10]	[11 a]	[11 b]	[11 c]	[11 d]	[11 e]
Puderzucker	100		+		80	75	69			
Calc. carb.			+	+				66,50		71,0
Kaolin										
Talcum		14	+		10		4	16,60	9	26,8
Gummi arab.		2	+				4			2,0
Dextrin										
Stärke		84	+	+	10	25	23	16,60	91	
Tricalciumphosphat										
Weizenmehl										

Einstreupuder für braune Dragees:

1. Carbo med. plv. sbt.   7,5
   Gummi arab.   35,0
   Pasta cacao deoleat.   112,5
   Aerosil   140,0
   Sacch. plv.   175,0
   Calc. carb. praec.   305,0
   Talcum   425,0

2. Aerosil   50,0
   Saccharin   1,0
   Cacao plv.   449,0
   Sacch. alb. plv.   500,0
   (KÖHLER, H.: APV Inf.-Dienst *1963*,
   S. 23—24)

3. Pulvis cacao ad obductionem (Nord. 63)

Talcum	200 g
Cacao (Feinstpulver)	300 g
Puderzucker	500 g

Vorschriften in Tabellenform:

	1	2	3	4
Puderzucker	17,5	20,0		
Gummi arab.	4,0	4,0		2,15
Terra Alba	14,0	16,0		
Calc. carb.	30,0	35,0	90	72,0
Talkum	22,5	25,0	10	18,9
entf. Kakao	11,2			
Hohlzohle	0,8	—,—	—	
Umbra		3—4%	3—4%	2,0
(Eisenoxid)	2%	2%		5,0
	(CLARKSON, 1951)		(ROWELL, 1949)	

Für die Herstellung der Drageepudermischungen werden alle Substanzen als pulvis subtilis benutzt, gut gemischt und gesiebt.

III. Drageepuderschicht — Suspensionen

Bei den normalen Kesseldragierverfahren werden z. T. Dragiersuspensionen benutzt. Diese Suspensionen werden kalt, meist aber warm (40 bis 50°) je nach der Zusammensetzung aufgetragen. Für die Sprühdragierverfahren sind bisher noch keine Vorschriften für die Sprühdragiersuspensionen veröffentlicht. Beim Kauf dieser Anlagen wird aber von den Hersteller-Firmen eine entsprechende Beratung durchgeführt (s. auch S. 815).

Die qualitative Zusammensetzung einer Sprüh-Suspension besteht z. B. aus: Polyethylen HM 50, Kapillärsirup, Collidon, Kaliumphosphat, Titandioxyd, Puderzucker. Der Zusatz von Polyaethylen, Collidon und Kapillärsirup soll bei diesen Verfahren notwendig sein, um einwandfreie Dragees im Sprühverfahren herzustellen (s. auch S. 817).

1. Puderzucker	40		2. Stärke	10
Sir. simpl.	60		Talcum	10
(ROTTEGLIA)			Sir. simpl.	80
			(ROTTEGLIA)	

3. Puderzucker	15		4. Puderzucker	10
Calc. carb. praec.	10		Kaolin	10
Stärke	5		Talcum	5
Sir. simpl.	70		Stärke	5
(ROTTEGLIA)			Sir. simpl.	70
			(ROTTEGLIA)	

5. Gelatine	2,5		6. Gelatine		3
Aerosil	7,5		Gummi arab.		3
Calc. carb. praec.	140,0		Zucker	60	
Wasser	307,0		Wasser	40	94	80
Zucker	543,0		Talcum		5
mit 40 bis 50° auftragen			Stärke		15
(GSTIRNER, 1960)			(KOREN/BENTON, l. c.)		

7. Weizenmehl resp.			8. Gelatine	3,5
Weizenstärke	839,0 g		Gummi arab.	3,0
Calc. carb. praec.	466,0 g		Zucker	55,0
Sir. simpl.	3 785,0 ml		Wasser	38,5

Gummi arab. plv.	4,0
Zucker	72,0
Talcum	4,0
Stärke	20,0

f. 100 000 Kerne ca. 500 cm² aufgießen, Heißlufttrocknen [Pharm. Acta Helv. 31, 455 (1956)]

etwa 10 Decken (KOREN/BENTON, l. c.)

Für reine Zuckerdragees (Lutsch-, Kau-Dragees) wird als Auftragslösung Sirupus simplex evtl. mit Zusatz von Cremor tartari, oder Kapillärsirup oder Sorbit benutzt. Zum Einstreuen resp. als Suspension wird Puderzucker evtl. unter Zusatz von etwas Stärke benutzt (s. auch „Die gesamte Drageefabrikation", 2. Aufl., Konditor-Zeitung Trier.

Glättungsschicht. Der weitere Dragierprozeß wird nur mit Dragierlösung, ohne Aufstreuen von Dragierpuder, durchgeführt. Dieser Dragierprozeß dient zum Glätten und Ausgleichen der Drageepuderschichten, die zwar sehr gleichmäßig aufgebaut sein sollen, aber durch den Puder eine etwas rauhe Oberfläche haben. Der sich bei diesem Arbeitsprozeß bildende dünne, harte Zuckerfilm ist eine notwendige Voraussetzung für ein einwandfreies gleichmäßiges und fleckenloses Auftragen der Farbdecken.

Der zum Glätten benutzte Zuckersirup wird meist mit einer Temperatur von 60 bis 65° auf die rollenden — vorher gut getrockneten — warmen Kerne aufgetragen. Eine warme Führung ist empfehlenswert, weil die heiße Zuckerlösung beim warmen Dragieren erst in viel konzentrierterem Zustand mikro-kristallinisch erstarrt und so dichter und weniger durchlässig wird (Beim Auftragen einer kalten Zuckerlösung auf kalte Kerne = kalte Führung, kristallisiert der Zucker mikrokristallin bei einer niedrigeren Konzentration weniger dicht). Man verteilt den Sirup mit der Hand oder der Dragierkelle durch Umrühren im laufenden Kessel und prüft, ob die Oberflächen und Ränder der Kerne gut mit dem Sirup bedeckt sind. Eventuell gibt man etwas Sirup nach, um dieses zu erreichen.

Die erste Glättungsdecke nimmt besonders bei rauhen Zwischenprodukten noch viel Sirup auf, die zweite und die evtl. dritte weniger. Bei den Glättungsdecken läßt man die Dragees, aber erst wenn sie wieder im Kessel laufen, ca. 20 Min. im geschlossenen Kessel, dann ca. 5 Min. bis zum Auftragen der zweiten oder dritten Decke, also wenn sie fast trocken sind, im offenen Kessel laufen und trocknet dann mit Warmluft weiter. Nach jeder Decke ist sorgfältig auf eine gute Trocknung der Dragees zu achten. Bei der letzten Glättungsdecke stäubt man zum Schluß ganz wenig (Teelöffelspitze) Puderzucker ein, wodurch die anschließenden Farbdecken besser angenommen werden. Die Dragees sollen nach dem Glätten ein stumpfes, mattglänzendes, samtartiges Aussehen besitzen. Wenn die Drageepuderschichten nicht sorgfältig aufgetragen waren und sehr rauhe Kerne ergeben haben, kann man dieses ausgleichen durch Vorglätten im geschlossenen Kessel mit einem Sirup-Überschuß oder mit Glättungspasten (= schmieren lassen).

Nach Beendigung der Glättungsschicht müssen die Dragees vollständig glatt und hart sein. Man kann dieses besonders gut feststellen, indem man ein paar Dragees anhaucht, sie erhalten dadurch das Aussehen von geglänzten weißen Dragees, wenn sie richtig und gut hergestellt worden sind.

Vorschriftenauswahl — Glättungsschicht. Bei weißen Dragees benutzt man häufig einen zusammengesetzten Sirup, bei farbigen Dragees wird meist ein leicht angefärbter Sirup verwendet, bei braunen Dragees wird oft ein braun gefärbter Sirup, der gut verteilt z. B. Kakaopulver enthält, aufgetragen.

Für weiße und farbige Dragees wird empfohlen:

A. 1. Zucker 54,5
Wasser 45,5
(CLARKSON, 1951)

2. Zucker 66,0
Wasser 30,0
Stärke 3,0
Talcum 1,0
(ROWELL, 1949)

3. Zucker 49,5
Gelatine 0,25
Calc. carb. praec. 14,50
Wasser 35,75

Vielfach wird den letzten Decken der Glättungsschicht etwas Titandioxid — Anatas bei weißen und farbigen Dragees zugesetzt, um einen rein weißen Untergrund zu erhalten.

4. Zucker 3 175 g
Wasser 1 825 g
aufkochen, mit ca. 70° auftragen

5. Syrupus sacchari 70% ad obductionem (Nord. 63)
Sacch. 700 g
Aq. purific. 300 g

B. 1. Für braune Dragees wird empfohlen:
Zucker 61,5
Wasser 34,0
rotes Eisenoxid 2,6
Umbra 2,0
Amaranth CFC 0,15
(Remington)

2. Für braune Dragees werden auch empfohlen: Bolus rubra, Terra umbrica und Terra di Sienna. Man stellt mit diesen Erden und einer Gelatine-Zuckerlösung einen gut verriebenen Brei her, von dem man 3 bis 4 Decken auf die Dragees aufträgt und anschließend einige Glättungs-Sirup-Decken gibt. (Die benutzten Erden sollen feinstkörnig sein, um glatte Dragees zu ergeben.)

Glättungspaste. Auf 5 l heißen Sirup werden 1,2 kg Puderzucker gegeben und dieses gut zu einer Paste verrührt (CLARKSON). Diese Paste wird mit der Hand unter die Dragees verteilt, bis die Dragees mit einer nicht zu dünnen Schicht bedeckt sind. Man läßt den Kessel dann je nach Notwendigkeit 10 bis 30 Min. lang verschlossen laufen, damit die Kerne sich in dem feuchten Klima des Kessels abreiben und glätten können. Dann läßt man den Kessel offen laufen und trocknet sehr langsam mit abwechselnd Warm- und Kaltluft.

Farbschicht. Das Färben der Dragees kann mit wasserlöslichen Farben und mit Pigmentfarbstoffen vorgenommen werden. K. Münzel [Dtsch. Apoth.-Ztg *103*, 1435—1437 (1963)] klassifiziert die Farbstoffe für galenische Bedürfnisse wie folgt:

1. Hydrophile (wasserlösliche) Farbstoffe
  1.1 Basische (kationische) Farbstoffe
  1.2 Saure (anionische) Farbstoffe
2. Lipophile Farbstoffe
3. „Unlösliche" Farbstoffe
  3.1 Anorganische Pigmente
  3.2. Organische Pigmente
    3.2.1 Pigment auf Grund der chemischen Struktur
    3.2.2 Farblacke
      3.2.2.1 Basische Farblacke (fettsaure Salze basischer Farbstoffe)
      3.2.2.2 Saure Farblacke (unlösliche Ca-, Mg-, Al- und Fe-Salze saurer Farbstoffe)
      3.2.2.3 Unlösliches „Salz" aus einem basischen und sauren Farbstoff.

Das Färben der Dragees hat die Aufgabe einer Verschönerung (psychologische Wirkung), die Dragees zu kennzeichnen, u. U. die Identifizierung zu ermöglichen, einen Schutz vor Verwechslungen (z. B. in Krankenhausapotheken) zu bieten, wie auch dem Patienten das Erkennen der Dragee-Sorte zu erleichtern.

Die für die EWG, BRD und DDR zugelassenen Lebensmittelfarbstoffe sind in der folgenden Aufstellung (S. 796—798) zusammengefaßt (s. auch Bd. II, 28).

Farbschichten mit löslichen Farbstoffen. Das Auftragen der Farbschichten wird mit dem warmen Farbsirup in gleicher Weise durchgeführt wie das Auftragen des Glättungssirups. Um gute und gleichmäßig gefärbte Dragees zu erhalten, wird empfohlen, mit Sirupen niedriger Farbkonzentration zu beginnen und bei den weiteren Decken die Farbkonzentration langsam zum Endwert zu steigern. Ob die Farbschicht die endgültige Farbe besitzt, prüfe man durch Anhauchen einiger trockener Dragees. Hierdurch erhalten diese den Glanz wie nach dem Polieren, und man kann so gut beurteilen, ob der gewünschte Farbton erreicht ist.

Die letzten Decken vor dem Polieren müssen besonders sorgfältig gegeben werden. Es empfiehlt sich, diese Decken mit verzögerter Trocknung — langsamer Kristallisation des Zuckers — durchzuführen. Bei diesem Prozeß arbeitet man mit fast kaltem Farbsirup und gibt für die letzten drei Schlußdecken erst die richtige Menge Sirup und läßt die Kerne laufen, bis sie das samtartige Aussehen bekommen. Dann gibt man $^3/_4$ der bei der ersten Enddecke benutzten Sirupmenge auf die rollenden Kerne. Wenn wieder das samtartige Aussehen erreicht ist, wird $^1/_2$ der ersten Sirupmenge auf die Kerne verteilt und der Kessel offen laufen gelassen, bis die Kerne wieder das samtartige Aussehen (aber nicht staubig-trocken) besitzen. Jetzt verschließt man den Kessel mit einem Holzdeckel, der innen mit Leinen überzogen ist, und dreht bei langsamem Trocknen der Kerne im verschlossenen Kessel ca. alle 5 bis 15 Min. den Kessel um $^1/_4$ Drehung mit der Hand weiter, um eine gleichmäßige verzögerte Trocknung der Kerne zu erreichen.

Die Kerne können dann auf Horden nachgetrocknet werden, sie sollen gleichmäßig fleckenfrei gefärbt und hart sein und eine samtartige Oberfläche besitzen.

Durch Mischung der Grundfarben können die verschiedensten Farbtönungen hergestellt werden. Bei der Auswahl der Farben für die Dragees muß geachtet werden auf: die Farbechtheit gegenüber Licht, Wasserstoffionenkonzentration, reduzierende und oxydierende Substanzen.

Ab 1. 1. 1967 sollten nach dem Ausschuß für Gesundheitsschutz der EWG der rote Farbstoff Erythrosin (E-) und der grüne Farbstoff Brillantsäure BS (E-) gestrichen werden [Pharm. Ztg (Frankfurt) *112*, 201 (1967)].

In der BRD werden zur Färbung von Arzneimitteln zum innerlichen Gebrauch nur die Lebensmittelfarbstoffe der Liste L als annehmbar angesehen (Mitteilung 11, 5. 3. 1962, DFG, Farbstoff-Kommission).

Für die Oberflächenbehandlung von Arzneimitteln (z. B. Überzugsmassen von Dragees und Gelatinekapseln) können auch die in den speziellen Farbstofflisten LB, a—d genannten Substanzen verwendet werden. Zusätzlich zu den Pigmentfarbstoffen der EWG-Liste (E 170 bis E 173) werden Silber und Gold (Blattmetall oder Pulver) (E 174, E 175) zugelassen.

Die in der DDR zugelassenen Lebensmittelfarbstoffe sind ebenfalls fast die gleichen wie in der EWG-Liste. Bei den natürlichen, organischen Lebensmittelfarbstoffen ist unter „gelb" als No. 1 Lactoflavin Riboflavin zusätzlich aufgeführt. In der DDR-Liste fehlen: E 131 Patentblau V, E 152 Schwarz 7984 und E 153 Carbo medicinalis vegetabilis.

Liste der EWG-Lebensmittelfarbstoffe

[Pharm. Industrie 25, 25 (1963); Dtsch. Apoth.-Ztg 106, 135—140 (1966)]

DFG-Bezeichnung	EWG-Nr.	Übliche Bezeichnung[1]	SCHULTZ[2]	C.I.[3]	DFG[3]	Chemische Bezeichnung oder Beschreibung
Gelb						
L-Gelb 7	E 100	Kurkumin	1374	(1238) 75300	139	1,7-Di-(4-hydroxy-3-methoxyphenyl)-1,6-heptadien-3,5-dion
L-Gelb 6	E 101	Lactoflavin (Riboflavin)	—	—	111	6,7-Dimethyl-9-(D'-1'-ribityl)-isoalloxazin; 7,8-Dimethyl-(2,3,4,5-tetrahydroxypentyl)-10-isoalloxazin
L-Gelb 2	E 102	Tartrazin	737	(640) 19140	64	Trinatriumverbindung der 4-(4'-Sulfo-1'-phenylazo)-[1-(4'-sulfophenyl)-5-hydroxypyrazol-3-carbonsäure]
L-Gelb 4	E 103	Chrysoin S	186	(148) 14270	26	Natriumverbindung des 4-Sulfobenzoazoresorcins oder der 2,4-Dihydroxyazobenzol-4'-sulfosäure
L-Gelb 3	E 104	Chinolingelb	918	(801)[3] 47005[3]	97	2-(Chinolyl-2) — Indandion — 1,3-Disulfosäure (Natriumverbindung), enthaltend einen gewissen Prozentsatz an Monosulfoderivat
L-Gelb 1	E 105	Echtgelb	172	(16) 13015	23	Dinatriumverbindung der 1-(4'-Sulfo-1'-phonylazo)-4-aminobenzol-5-sulfosäure
Orange						
L-Orange 2	E 110	Gelborange S	—	15985	29	Dinatriumverbindung der 1-(4'-Sulfo-1'-phenylazo)-2-naphthol-6-sulfosäure
L-Orange 1	E 111	Orange GGN	—	15980	32	Dinatriumverbindung der 1-(3'-Sulfo-1'-phenylazo)-2-naphthol-6-sulfosäure
Rot						
L-Rot 7	E 120	Echtes Karmin, Karminsäure, Cochenille	1381	(1239) 75470	107	Extrakt der Coccus Cacti einschl. der Ammoniakverbindungen
—	E 121	Orseille, Orcein	1386	(1242)	141	In ammoniakalischer Lösung unter Lufteinfluß gewonnene Extrakte der roten Farbstoffe aus Roccella-, Lichanora-, Orchella-Arten
—	E 122	Azorubin	208	(179) 14720	38	Dinatriumverbindung der 2-(4'-Sulfo-1'-naphthylazo)-1-naphthol-4-sulfosäure

L-Rot 3	E 123	Amaranth	212	(184) 16185	40	Trinatriumverbindung der 1-(4'-Sulfo-1-naphthylazo)-2'-naphthol-3,6-disulfonsäure
L-Rot 4	E 124	Cochenillerot A	213	(185) 16255	41	Trinatriumverbindung der 1-(4'-Sulfo-1'-naphthylazo)-2-naphthol-6,8-disulfosäure
L-Rot 6	E 125	Scharlach GN	—	14815	34	Dinatriumverbindung der 2-(6'-Sulfo-1'-m-xylylazo-1-naphthol-5-sulfosäure
L-Rot 5	E 126	Ponceau 6 R	215	(186) 16290	42	Tetranatriumverbindung der 1-(4'-Sulfo-1'-naphthylazo)2-naphthol-3,6,8-trisulfosäure
Blau						
L-Blau 1	E 130	Anthrachinonblau Indanthrenblau RS)	1228	(1106) 69800	104	N,N'-Dihydro-1,2,1',2'-Anthrachinonazin
L-Blau 3	E 131	Patentblau V	826	(712) 42051	85	Calciumverbindung des 2,4-Disulfo-5-hydroxy-4',4''-bis-diäthyl-amino-triphenyl-carbinols
L-Blau 2	E 132	Indigotin 1 (Indigo-Karmin)	1309	(1180) 73015	105	Dinatriumverbindung der Indigotin-5,5'-Disulfosäure
Grün						
L-Grün 1	E 140	Chlorophylle	1403	(1249a) 75810	110	Chlorophyll a: Magnesiumkomplex des 1,3,5,8-Tetramethyl-4-äthyl-2-Vinyl-9-keto-10-carbomethoxy-phorbin-7-phytyl-propionats Chlorophyll b: Magnesiumkomplex des 1,5,8-Trimethyl-3-Formyl-4-äthyl-2-Vinyl-9-keto-10-carbomethoxyphorbin-7-phytyl-propionats
L-Grün 2	E 141	Kupferhaltige Komplexe der Chlorophylle u. Chlorophylline	—	--	110	Chlorophyll-Kupfer-Komplex und Chlorophyllin-Kupfer-Komplex
Braun	E 150	Zuckerkulör[4]	—	—	—	Aus Saccharose oder anderen Zuckerarten ausschließlich durch Erhitzen hergestelltes Erzeugnis
Schwarz						
L-Schwarz 1	E 151	Brillantschwarz BN	—	28440	58	Tetranatriumverbindung der [4'-(4-Sulfo-1-phenylazo)-7'-sulfo-1'-naphthylazo]-1-hydroxy-8-acetylamino-naphthylin-3,5-di-sulfosäure
L-Schwarz 2	E 152	Schwarz 7984	—	—	—	Tetranatriumverbindung der [4'-(Sulfo-1-phenylazo)-7'-sulfo-1'-naphthylazo]-1-hydroxy-7-aminonaphthalin-3,6-disulfosäure
L-Schwarz 3	E 153	Carbo medicinalis vegetabilis	—	—	—	Pflanzenkohle mit Eigenschaften der medizinischen Kohle

Liste der EWG-Lebensmittelfarbstoffe *(Fortsetzung)*

DFG-Bezeichnung	EWG-Nr.	Übliche Bezeichnung[1]	SCHULTZ[2]	C.I.[3]	DFG[2]	Chemische Bezeichnung oder Beschreibung
Verschiedene Farbtöne	E 160	Carotinoide: a) alpha-, beta-, gamma-karotin	—	—	—	Alle Trans-Formen
L-Orange 4		b) Bixin, Norbixin (Annatto, Orlean)	—	—	—	Der Hauptfarbstoff der Annatto-Extrakte in Öl ist das Carotinoid Bixin. Bixin ist der Monomethylester des Norbixins. Norbixin ist eine symmetrische Dicarbonsäure. Der Hauptfarbstoff der wäßrigen Annatto-Extrakte ist das alkalische Salz des Norbixins
L-Orange 5		c) Capsanthin Capsorubin	—	—	—	Extrakt aus Paprika
L-Orange 6		d) Lycopin	—	—	—	Alle Trans-Formen
L-Orange 7	E 161 (a—g)	Xanthophylle	1403	(1249a)	144	Xanthophylle sind Keton- und/oder Hydroxyderivate der Carotine
L-Rot 10	E 162	Rote Beete Beetenrot	—	—	—	Wäßriger Extrakt aus der Wurzel der roten Rübe
L-Rot 9	E 163	Anthocyane	1394 1400	—	112	Anthocyane sind Glykoside aus 2-Phenylbenzo-pyryliumsalzen; sie sind in der Regel hydroxylierte Derivate; an Aglykonen enthalten sie folgende Anthocyanidine: Pelargonidin, Cyanidin, Paeonidin (Peonidin), Delphinidin (Oenantidin), Petunidin, Malvidin. Anthocyane werden ausschließlich aus Erdbeeren, Maulbeeren, Kirschen, Pflaumen, Himbeeren, Brombeeren, schwarzen und roten Johannisbeeren, Rotkohl, roten Zwiebeln, Preiselbeeren, Heidelbeeren, Auberginen, Weintrauben und Holunderbeeren gewonnen.

[1] Diese Bezeichnungen dienen als Hinweis.

[2] Die Abkürzungen bedeuten:

SCHULTZ = SCHULTZ, G.: Farbstofftabellen, 7. Aufl, Leipzig 1931.

C.I. = Nummern in Klammern: Rowe Colour Index 1924, andere Nummern: Rowe Colour Index, 2. Ed., Bradford/England 1956.

DFG = Toxikologische Daten von Farbstoffen und ihre Zulassung für Lebensmittel in verschiedenen Ländern, zusammengestellt im Auftrag der Kommission von Prof. Dr. G. HECHT, Wuppertal-Elberfeld, Mitteilung 6 der Farbstoff-Kommission der Deutschen Forschungsgemeinschaft, 2. Aufl., Wiesbaden 1957, Mitteilung 11, Wiesbaden: Steiner Verlag 1963.

[3] Es handelt sich hier nur um den Farbstoff „early dye", der mit dem unter den Nummern 918 SCHULTZ und 97 DFG aufgeführten identisch ist.

[4] Unter der Bezeichnung „Zuckerkulör" werden dunkel- bis schwarzbraune, durch Erhitzung des Zuckers erhaltene Röstprodukte verstanden. Die „Übersetzung in andere Sprachen der EWG, „Caramel, Caramell", entspricht nicht dem deutschen Wort „Karamel", mit welchem durch Erhitzen von Zucker erhaltene aromatische, schwächer gefärbte Produkte der Süßwarenindustrie und der Feinbäckerei bezeichnet werden.

Pigmentfarbstoffe nur zur Oberflächenbehandlung von Süßwaren

Farbe	EWG-Nr.	Übliche Bezeichnung	SCHULTZ	C. I.	DFG
Weiß	E 170	Calciumcarbonat (LB-Pigment 1)	1405	(1261) 77220	—
	E 171	Titandioxid (LB-Pigment 3)	1418	(1264) 77891	—
Gelb	E 172	Eisenoxide und hydroxide (LB-Pigment 4)	1428	77489	—
Rot			1429	77491	—
Braun			1470	77492	—
Schwarz				77499	—
Silberfarben	E 173	Aluminium (LB-Pigment 5)	—	77000	—

Über die von der Food and Drug Administration (FDA) zugelassenen FD & C-Farbstoffe berichtet Remington's, Pharmaceutical Sciences, RPS XIII, Mack Publ. 1965, S. 1381—1391. In rechtlicher Hinsicht ist die Lage in den Vereinigten Staaten klarer. Die Einteilung der positiven amerikanischen Listen synthetischer Farbstoffe in

Foods, Drugs and Cosmetics (F, D & C)-Farbstoffe,
D & C-Farbstoffe und
External D & C-Farbstoffe

erkennt an, daß für eine besondere Anwendung, wie z. B. die Arzneimittelfärbung, Farben zugelassen werden dürfen, die hinwiederum zur Färbung von Lebensmitteln nicht statthaft sind. Hingegen ist keineswegs von allen Farbstoffen dieser Liste ihre Toxizität abgeklärt.

CF 65 ist das einzige Arzneibuch, das eine Arzneimittelfarbstoffliste führt, die sich allerdings praktisch nur sehr wenig von der Lebensmittelfarbstoffliste der Europäischen Wirtschaftsgemeinschaft (EWG) unterscheidet [MÜNZEL, K.: Dtsch. Apoth.-Ztg 107, 277—282 (1967); 103, 1435—1437 (1963)].

H. HESS und H. J. JANSSEN [Pharm. Acta Helv. 44, 588 (1969)] erwähnen, daß weltweit nur noch insgesamt 5 organische Lebensmittelfarbstoffe verwendet werden können, nämlich zwei rote (Amaranth und Erythrosin) (Erythrosin s. Bemerkung oben) ein gelber (Tartrazin), ein orangefarbener (Gelborange S) und ein blauer (Indigotin). Grün muß durch Mischen von Tartrazin und Indigotin hergestellt werden.

Die Mitteilung 6 (2. Aufl. 1957) der DFG gab eine Übersicht: Toxikologische Daten von Farbstoffen und ihre Zulassung für Lebensmittel in verschiedenen Ländern.

Als Erweiterung des Farbstoffsortiments für galenische Zwecke empfehlen H. KLÄUI, A. CAPEDER und K. MÜNZEL [Pharm. Industrie 25, 173—177 (1963)] wasserlösliche Carotinoidpräparate als Dragierfarbstoffe [s. auch H. KLÄUI u. K. MÜNZEL: Pharm. Acta Helv. 40, 153—167 (1965)].

Carotinoid   Erhältliche Drageefarbe
β-Apo-8′-Carotinal   orange bis rot
β-Carotin   gelb bis orange
Canthaxanthin   rosa bis rot

Die wasserlöslichen Farbstoffe sind meist kolloid gelöst, da sie wie die Tenside (wasserlösliche, grenzflächenaktive Stoffe) amphiphil gebaut sind, d. h. lipophile und hydrophile Gruppen in demselben Molekül enthalten, z. B.

Saurer (anionischer) amphiphiler Lebensmittelfarbstoff
(Tartrazin; hydrophile Gruppen unterstrichen)

Sie bilden deshalb ebenfalls Molekülverbände kolloider Größe, sog. Mizellen. Dieser Umstand vermag manche unangenehme Erscheinung bei der Farbdragierung wie z. B. „Wolkenbildung" zu erklären; beim ungleichmäßigen Trocknen der Zuckerschicht wandern die kapillaraktiven Farbstoffe in die Poren der bereits getrockneten Stellen; ferner sind durch den pH-Wert oder durch inkompatible, z. B. basische Hilfsstoffe bedingte Flockungen und Fällungen möglich.

Farbsirupe mit wasserlöslichen Farbstoffen (Vorschriftenauswahl).

Weiße Dragees dragiert man bis zum Endgewicht mit farblosem Sirup:

1. Zucker 6,4	2. 6,56	3. 10	4. Syrupus sacch. ad. obduct. (Nord. 63)
Wasser 3,6	3,43	4	Sacch. 700 g
(CLARKSON)	(ROWELL)	86° kochen 40° auftragen	Aq. purif. 300 g

Bei weißen Dragees kann man zu den obigen Sirupen Titandioxid zusetzen, um den Weißeffekt zu erhöhen.

Farbige Dragees mit wasserlöslichen Farbstoffen. Bei wasserlöslichen Farbstoffen werden diese Farben in den oben angegebenen Sirupen gelöst oder in konzentrierten wäßrigen Lösungen diesen zugegeben. Die Menge des Farbstoffes richtet sich nach dem verwendeten Farbstoff und dem gewünschtem Endton des Dragees.

Durch Aufstreichen des Farbsirupes auf weißes Papier kann man eine ungefähre Vorbestimmung des Farbtones vornehmen.

Bei den automatischen Sprühverfahren (s. S. 818) wird teilweise für die letzten Farbdecken dem Farbsirup eine Wachsemulsion zugesetzt, wodurch die Dragees einen schönen Glanz bekommen sollen, so daß diese nicht gesondert geglänzt werden müssen.

Für die wasserlöslichen Carotinoid-Farbstoffe wird folgende Vorschrift angegeben:

Lösung a) wäßrige Farbstofflösung ca. 0,1 bis 0,75% 1 bis 5 T. Carotinoid-Präparat werden in siedendem Wasser q.s. gelöst — Gesamtgewicht 100 T.

Lösung b) Der Zuckersirup wird hergestellt:
100 T. Zucker   erhitzen bis
40 T. Wasser   Siedepunkt 108 °C

Lösung c) 10 T. heiße Farblösung a
90 T. heißer Sirup b (= ca. 0,015 bis 0,075)

Farbschichten mit Pigmentfarbstoffen [TUCKER, S. J. et al.: J. Amer. pharm. Ass., sci. Ed. *47*, 849—850 (1958). — LEHMANN, H.: Dtsch. Apoth.-Ztg *101*, 1533—1535 (1961). — KÖHLER, H. et al.: Dtsch. Apoth.-Ztg *102*, 1—8 (1962). — MÜNZEL, K.: Pharm. Acta Helv. *38*, 69—75 (1963)]. Pigmente als Sammelbegriff umfassen alle Farbmittel, die in ungelöster oder nur zum kleinen Teil gelöster, zur Hauptsache suspendierter Form in einem flüssigen Medium vorliegen. Ob also eine farbige Substanz ein Pigment ist oder nicht, hängt von deren Unlöslichkeit im verwendeten Vehikel ab oder von der Konzentration des Farbstoffes, die dessen lösliche Konzentration im betreffenden Vehikel wesentlich überschreiten muß. Die anorganischen Farbmittel (z. B. Titandioxid, Eisenoxide, Aluminium-Pulver) sind von Natur aus Pigmente, denn sie lösen sich in allen für Farbzwecke in Frage kommenden Flüssigkeiten nicht. Organische wasserlösliche Farbstoffe für Lebensmittel sind hingegen nur dann Pigmente, wenn sie als Farblack vorliegen; in diesem Falle werden sie als Aluminium- oder Calciumsalz oft in Gegenwart von Aluminiumhydroxid ausgefällt, das als Substrat für das unlösliche Farbstoffsalz dient.

Zur Herstellung von Lackpigmenten werden drei Bestandteile gebraucht:

ein wasserlöslicher Farbstoff
ein Fällungsmittel
ein wasserunlösliches Substrat (s. Abb. 435).

K. MÜNZEL (l.c.) erläutert in seiner Arbeit am Beispiel des Aluminiumhydroxids als Substrat oder Träger den Werdegang eines Farblackes. Das Aluminiumhydroxid muß ganz bestimmte physikalisch-chemische Eigenschaften besitzen, die es durch Fällung mit Natriumcarbonat erhält. Die chemischen Vorgänge sind nachfolgend dargestellt.

Werdegang des als Substrat für Lackpigmente geeigneten Aluminiumhydroxids.

$$Al_2(SO_4)_3 + Na_2CO_3 + H_2O \rightarrow Al_2(SO_4)_2(OH)_2 + Na_2SO_4 + CO_2$$
$$Al_2(SO_4)_2(OH)_2 + Na_2CO_3 + H_2O \rightarrow \underline{Al_2(SO_4)(OH)_4} + Na_2SO_4 + CO_2$$
$$\downarrow$$
$$Al_2(SO_4)(OH)_4 + Na_2CO_3 + H_2O \rightarrow \underline{Al_2(OH)_6} + Na_2SO_4 + CO_2$$
$$\downarrow$$

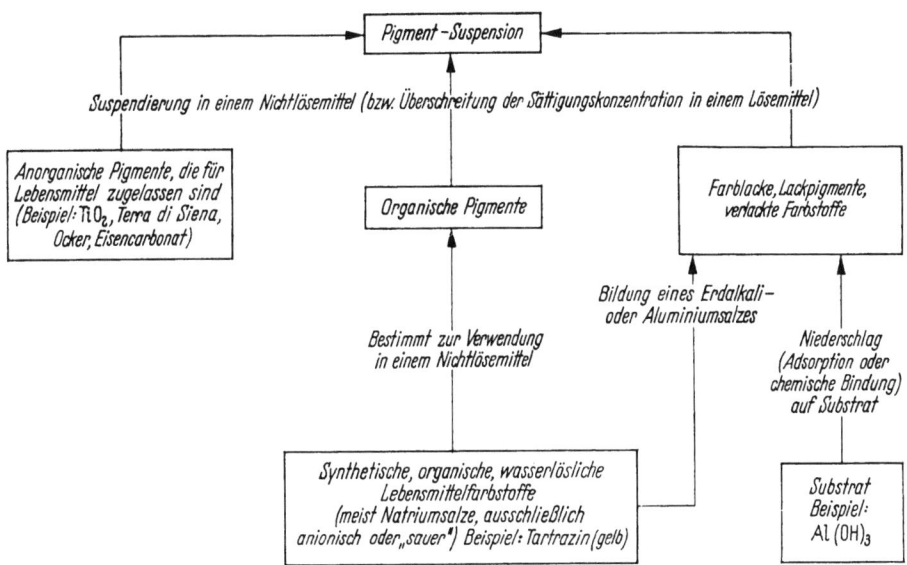

Abb. 435. Herstellungsschema für Pigmentsuspensionen
[nach K. MÜNZEL: Pharm. Acta Helv. *38*, 71 (1963)].

In einer etwa 4% wäßrigen Suspension einer Mischung von $Al_2(SO_4)(OH)_4$ und $Al_2(OH)_6$, aus der Na^+ und SO_4^{2-} ausgewaschen wurden, wird das Natriumsalz eines sauren, das heißt anionischen organischen Farbstoffes gelöst. Nun wird das Fällungsmittel in Form von $AlCl_3$ oder $CaCl_2$ zugesetzt, so daß das Farbstoff-Anion als wasserunlösliches Calcium- oder Aluminiumsalz auf dem Aluminiumhydroxid niedergeschlagen wird. Nach dem Trocknen besteht der Farblack aus:

$$\underbrace{Al_2(SO_4)(OH)_4 + Al_2(OH)_6}_{\text{Substrat}} + \text{Aluminium- oder Calciumsalz der Farbstoffsäure}$$

Die Farbe selbst macht also nur einen bestimmten Anteil des Farblackes aus, der in Prozent angegeben wird. Auch die Aluminium- und Calciumsalze anionischer (saurer) Farbstoffe allein, also ohne Substrat, werden Farblacke genannt. Ihre Eigenschaften und ihre färbetechnische Eignung sind aber ohne Substrat meist ungenügend.

Selbstverständlich kommen auch andere Träger in Frage. Die Dragoco-Lackfarben verwenden beispielsweise Stärke, auf der aber anionische Farbstoffe nicht besonders fest fixiert sind.

Während die Farben von Dragees, die mit wasserlöslichen Farbstoffen dragiert wurden, ein Aussehen haben, das man „glasig" nennen könnte, sehen mit Pigmentfarben hergestellte Dragees „wie gemalt" aus und zeigen im allgemeinen tiefe, kräftige Farbtöne.

Da Pigmente feste Partikel darstellen, decken sie den Untergrund, auf dem sie liegen, d. h. den weißen oder farbigen Drageekern, viel stärker ab, so daß mit weniger Farbdecken auszukommen ist. Eine aus diesem Grunde z. B. nur halb so schwere Farbschicht erfordert selbstverständlich auch nur die Hälfte der sonst üblichen Dragierzeit. Die Farbdragierung mit Pigmenten ist auch einfacher, da die Farbe ohne große Mühe gleichmäßig wird.

Da die Pigmente im Dispersionsmittel nicht oder nur zu einem geringen Teil gelöst sind, sind diese oft schwer benetzbar, so daß oft ein Zusatz eines Tensids und ein intensives mechanisches Verreiben notwendig sind. Ein weiterer Nachteil ist das Sedimentieren der farbigen Pigment-Suspensions-Sirupe oder u. U. das „Flottieren", d. h. sie schwimmen durch anhaftende Luft auf. Außerdem kann es durch das Verschwinden der gleichgesinnten Ladung (Zeta-Potential) der festen Partikel zur Farbklumpenbildung („caking") kommen. Bei teillöslichen Pigmenten kann es durch Erwärmen und Abkühlung zur Bildung einer übersättigten Lösung kommen und damit durch Wiederauskristallisieren der Substanz zu einem gegenseitigen Zusammenbacken der Partikel führen. Die schematische Zusammensetzung eines Pigment-Farb-Sirups ist aus diesen Gründen folgendermaßen:

Bestandteile einer Pigmentsuspension für Dragierzwecke
[(→ ...) gibt Zweckbestimmung an]
[nach K. Münzel: Pharm. Acta Helv. *38*, 75 (1963)]

A. Pigment (anorganisch, organisch, Lackpigment) (→ Farbe)
B. Aufheller, Weißfarbstoff (→ Deckkraft, Aufhellung)
C. Suspensions-Stabilisatoren

   1. viskositätserhöhende Schleimstoffe (→ Viskosität)
   2. Fließpunkterzeuger (→ Fließpunkt)
                  (→ Pastenbildung)
   3. Peptisatoren   (→ Sicherung des Zeta-Potentials)

D. Tensid (→ Benetzung)
E. Poliermittel (→ Glättung der Oberfläche)
F. Flüssiges Vehikel (→ Dispersionsmittel)

Substanz oder Präparat	Menge in g	Gruppe aus Tabelle
Lebensmittelfarblack	0—59	A
Titandioxid „Bayer" Anatas	60—1	B
PVP BASF (Kollidon 25)	3,25	C 1
Tylose C 30	9,75	C 1
Aerosil	2	C 2
Puderzucker	q. s.	C 2
Puffer	q. s.	C 3
Genapol C 180	1	D
Talk	17	E
Zuckersirup etwa 45—50%	q. s.	F
Kapillärsirup 43° Bé	30,0	F

H. Köhler befaßt sich ebenfalls eingehend mit Pigmentfarben und Tablettenüberzügen. Für die Bestimmung des Deckvermögens empfiehlt er das Kryptometer nach Pfund, das die Möglichkeit gibt, vorauszuberechnen, wieviel Auftrags- und zugleich Farbdecken notwendig sind, oder wieviel Pigment in den dafür notwendigen Sirup eingearbeitet werden muß, damit eine vollständige und gleichmäßige Deckung des Dragees erreicht wird.

H. Lehmann weist auf die photosensibilisierende Wirkung von Titandioxid hin:

$$2\,TiO_2 \rightarrow \text{Sonnenlicht} \rightarrow Ti_2O_3 + \text{atomarer } O \rightarrow \text{ab } 500\,nm$$

Durch diese Reaktion wird z. T. das Ausbleichen der Farben, speziell der Blaufarbstoffe und deren Mischungen (Apfelgrün → Gelb, Violett → Rot) hervorgerufen [Dtsch. Apoth.-Ztg *101*, 1533—1535 (1961)]. Nach H. Köhler soll Anatas-Titandioxid die Lichtechtheit nicht beeinflussen.

Den bisherigen Pigment-Dragier-Methoden haften gewisse Nachteile an, wie Sedimentation der Suspensionssirupe, pH-Verschiebung durch die sauren organischen Lack-Pigmente verbunden mit Inversion des Zuckers sowie Unmöglichkeit der Heißdragierung. Die Verwendung von gereinigtem Bentonit (bzw. Montmorillonit) in Kombination mit geeigneten Hilfsstoffen verhindert eine Sedimentation, stabilisiert das pH und gestattet eine Heißdragierung. Zudem wird eine erwünschte Thixotropie erhalten, die unter Einwirkung der Scherkräfte im Dragierkessel eine gute Verteilung des Farbsirups über die rotierenden Dragees gewährleistet. Die Dragierzeit wird bei der Färbung mit dem neuen thixotropen Dragiersirup auf etwa $^1/_4$ der üblichen Dragierzeit mit konventionellen Färbesirupen verkürzt [Schneider, H., K. Münzel u. P. Speiser: Pharm. Acta Helv. *40*, 44 (1965)].

Pigmentsirup oder Dragier-Pigment; Suspension.

  I. 1. PVP BASF (Kollidon 25) 5%ige wäßrige Lösung   65,0
     2. Tylose KN 25, 5%ige wäßrige Lösung   195,0
     3. Destilliertes Wasser (evtl. Pufferlösung)   105,0
 II. 1. Lebensmittelfarblack   0 bis 59,0
     2. Titandioxid „Bayer" Anatas   60 bis 1,0
     3. Talcum, Type APV   17,0
     4. Genapol C 180   1,0
     5. Aerosil   2,0
     6. Puderzucker   525,0
III. 1. Kapillärsirup 43° Bé   30,0

Genapol II (II. 4.) mit der Pulvermischung (II.) sorgfältig anreiben. Die Mischung I. (1. + 2. + 3.) zur Pulvermischung geben und anschließend den Sirup zweimal durch die Farbreibmühle (Trichtermühle) bei feinster Mahleinstellung laufen lassen. Zum Schluß gibt man Kapillärsirup (III. 1.) dazu und rührt gut durch.

Evtl. mit Kaliumsorbat konservieren, wenn längere Lagerzeit vorgesehen [KÖHLER, H. et al.: Dtsch. Apoth.-Ztg *102*, 1—8 (1962)].

H. SCHNEIDER und P. SPEISER [Pharm. Acta Helv. *43*, 394—410 (1968)] geben folgende Vorschrift für die Zusammensetzung einer thixotropen Pigmentdragier-Zuckerlösung (auf 57° thermostatisiert und heiß aufgetragen):

I. Farbstoff-Konzentrat:

20proz. äthanolische Lecithin-Lösung	0,75 g
Titandioxid (Kronos A)	15,0 g
Disp. Blue 11076 Anstead Ltd.	15,0 g
0,234proz. (= 0,01 M) $Ca(H_2PO_4)_2$-Lösung	15,0 g
Sirupus simplex Helv. V	50,0 g

II. Veegum-Sirupsuspension:

Veegum	20,0 g
Sirup 69,4% (Kp. 105°)	500,0 g
5proz. Kollidon 25-Lösung	20,0 g
10proz. Tylose KN 25-Lösung	38,0 g

III. Verdünnen der Mischung von I + II mit Sirup 69,4%   138,0 g

Herstellungshinweis. Die Mischung I dreimal durch die Salbenmühle bei engster Walzenstellung passieren lassen. Mischung II 10 Min. lang mit einem Eintauchrotationshomogenisator dispergieren. Mischung I + II + III mit dem Pistill gut vermengen (s. auch H. SCHNEIDER: Beitrag zur Zuckerdragierung mit Pigmentfarbstoffen, Diss. ETH Zürich 1965).

Die Vorschrift nach K. MÜNZEL s. S. 802.

Beim Färben der Dragees mit wasserlöslichen und Pigmentfarbstoffen können sich als Fehler der Färbung zeigen, daß entweder die Ränder heller sind als das Gesamtdragee, wie auch, daß die Mitte des Dragees heller und die Ränder dunkler sind. Dieser Schönheitsfehler kann mancherlei Ursachen haben, z. B. die Viskosität der Farblösung ist — evtl. durch die Auftragstemperatur — zu niedrig oder zu hoch, so daß die Trocknungszeiten am Rand und in der Mitte der Dragees verschieden sind. Die Trocknungszeiten sind durch Warmluft oder Infrarot-Strahler verschieden; ist die Trocknungszeit verzögert, so haftet der frisch zugegebene Dragier-Farbsirup ungenügend und wird durch die Zentrifugalkräfte an die peripheren Randzonen der Dragees gedrängt (*Mondbildung*). Die Kanten der Dragees werden mehr oder minder abgeschliffen und die weißgedeckte Unterschicht schimmert opak an den Kanten durch, oder die Farbdrageeschicht ist an der Peripherie des Dragees verdickt, die weißgedeckte Unterschicht schimmert opak in der Mitte der Dragees durch. Bei Kleindragierkesseln können diese Erscheinungen auch auf der Tourenzahl oder dem Neigungswinkel des Kessels beruhen.

Craquelée[1]. Gelegentlich können in den Endzuckerschichten feine Haarrisse als Schönheitsfehler auftreten trotz absoluter Lager-Haltbarkeit der Dragees. Nach Angaben erfahrener Drageure sollen diese Haarrisse sich bilden durch das „Absterben" (s. S. 786) des Zuckersirups. Dies kann z. B. hervorgerufen werden durch zuviel oder zu heiße Einblasluft, zu heiße Kesselführung durch Kesselbeheizung, durch zu hohe Zuckerkonzentration des verwandten Sirups etc. *Nicht zu verwechseln* sind die Craquelée-Erscheinungen mit Rissen in der Drageedecke, die durch Kernveränderungen (Lösungsmittel, die in die Kerne eingedrungen sind und hierdurch den Tablettenkern zum Quellen oder Erweichen gebracht haben) hervorgerufen sind. Diese Risse bewirken meist nach gewisser Zeit ein Platzen der Dragees.

Schokoladenüberzüge (ROTHGANG, G.: APV Inf.-Dienst *1967*, S. 126—131; „Kuvertüren", Firmenschrift Kessler & Comp., 5302 Beuel/Rh.). Die Drageekerne werden mit vorsichtig geschmolzener Kuvertüre von 30 bis 35° überzogen. Für das Auflösen, Temperieren und Verarbeiten der Kuvertüre gibt es thermostatisch gesteuerte Kuvertierapparate. Jede Auftragsdecke wird mit reichlich trockener (± 10% relative Luftfeuchte) Kaltluft von 16 bis 18° getrocknet, abgekühlt und erstarren gelassen. Das Glänzen erfolgt mit wäßriger Gummiarabicum-Lsg. oder durch Überziehen mit Schokoladenlack. Für die pharmazeutische Herstellung entfallen einige Einschränkungen des Lebensmittelgesetzes [KERN, E.: Das Lebensmittelrecht der Süßwarenwirtschaft, Zusammenfassung der lebensmittelrechtlichen Bestimmungen oder Industrie-Leitsätze für die Herstellung und Zusammensetzung von Dragees aller Art (BRD), Stand 3. 3. 1966, Liebig, Bundesverband der Deutschen Süßwarenwirtschaft, Bonn]. Schokoladendragees sind abfüllfest.

---

[1] craquelée (franz.) = rissige Glasur.

Schokoladen-Auftrag.
> Einlage: 5,00 kg
> Kern: ∅ 10 mm; Höhe 4,7 mm; Gew. 350 mg
> Auftragsmenge: 150 g Kuvertüre 60/40
> Dragee: ∅ 11 mm; Höhe 5,7 mm; Gew. 470 mg
> Kuvertüren: Fa. Kessler & Comp.

Überzüge mit echter Schokolade werden pharmazeutisch nur wenig verwendet, sind aber z. B. für Kaudragees sehr zu empfehlen. Schokolade wird aus Kakaobutter und Zucker hergestellt. Kuvertüre ist eine Schokolade-Zubereitung, die zu höchstens 50% aus reinem weißen Verbrauchszucker und zu mindestens 33% aus Kakaomasse besteht. Die Masse wird auf Walzenstühlen bis zu einer Feinheit von 20 μm verarbeitet und dann bei etwa 60° konchiert. Das Konchieren ist ein intensiver Knetprozeß. Dabei verliert die Masse Wasser bis zu einer Restfeuchtigkeit von 0,8 bis 1%. Der Arbeitsgang ist für die Güte der Ware sehr wichtig. Wasser dickt geschmolzene Schokolade ein. „Fettglasur" besteht aus 5 bis 25% Kakaopulver, gehärtetem Pflanzenfett und Zucker. Kuvertüre wird geliefert mit verschiedenen %-Gehalten an Kakao und Kakaobutter in 5/10 Tafeln zu 2,5 kg. Zum Dragieren ist am gebräuchlichsten und am besten zu verarbeiten die Kuvertüre 60/40, sehr dünnflüssig, in der 40% Kakaobutter enthalten ist.

Graphitüberzug. Gelegentlich werden Pillen, Tablettenkerne oder Dragees auch mit einer Graphitschicht überzogen. Die Dragees werden mit einer Gummi-arabicum-Lsg. 1:5 angefeuchtet und dann Graphitpulver, das 8 bis 10% Talcum enthält, aufgestreut. Unter Blanklaufen im Kessel werden zwei Decken gegeben. Diese Dragees haben ein sehr schönes mattglänzendes Aussehen.

Kohleüberzug. Für diese Decken wird Carbo medic. plv. sbt. aufgetragen analog den Graphitschichten. Auch dieser Überzug gibt den Formlingen ein gutes Aussehen.

Silber-, Gold, Aluminium-Überzüge. Mit Silber und Gold wurden schon von Avicenna Pillen überzogen.

Silber. 20 g beste Gelatine wird in 75 g 98%iger Essigsäure (Eisessig) kalt gelöst, sie ist in einigen Stunden gebrauchsfertig (man darf die Gelatine-Lsg. nicht mit Wasser und Essigsäure bereiten). Man dragiert in Glaskugeln, die es für 5 kg Inhalt gibt. Man kann für diese Zwecke auch entsprechend große Glasweithalsflaschen oder Erlenmeyer-Kolben benutzen, die man auf ein entsprechendes Drageegestell an die Achse montiert. Die Glasgefäße reibt man mit etwas Eisessig aus und verteilt in diesen Glasgefäßen für 5 kg Dragees 25 g Silberschabin. 5 kg Dragees werden in einer Schale mit 15 g der Gelatine-Essiglösung befeuchtet, so daß die geglätteten Dragees auf ihrer gesamten Oberfläche mit einem dünnen Film versehen sind. Die Blechschale mit den Dragees wird so lange geschüttelt (zum Abdunsten der Lösung), bis die Dragees leicht zu kleben beginnen. Dann werden die Dragees schnell in den Kessel mit Silberschabin geschüttet. Während des Einschüttens muß der Kessel schon laufen. Jetzt wird die Glasgefäßöffnung schnell verschlossen (luftdicht) und ca. 3 Std. rollen gelassen. In dem luftdicht schließenden Deckel ist ein verschlossenes Loch von ca. 1½ cm ∅, welches nach diesen drei Stunden geöffnet wird, damit etwas Luft in den Kessel gelangen kann und eine Abdunstung stattfindet. In dieser schwachgeöffneten Form läßt man weiter die Silberdragees noch ca. 1 Std. laufen und gibt diese dann auf mit weißem Papier ausgelegte Horden zum Abdunsten in einem mäßig warmen Raum (Essiggeruch abdunsten lassen — ca. 2 Tage). Ist die Ware beim Einfüllen in die Glaskugel noch zu feucht, wird das Silber schwarz und man benötigt dann das doppelte Quantum Silber. Für das Versilbern benötigt man etwas Erfahrung und Übung.

Künstliches Gold. Da echtes Gold zum Vergolden von Dragees recht teuer ist, werden häufiger künstliche Goldüberzüge gemacht. Die fertigen Silberdragees werden dünn mit einem farblosen Lack überzogen, dem man etwas Fluorescein Natrium = Uranin zusetzt. Es lassen sich mit diesem Verfahren sehr gute Ergebnisse erreichen.

Gold. Im Glaskessel gibt man auf die Dragees eine kleine Menge Gummi arab.- oder Gelatinelösung, die alle Dragees gut befeuchtet. Wenn die Dragees zu kleben beginnen, gibt man das Blattgold in den Kessel und läßt im Kessel trockenlaufen.

Aluminium. Auf die rollenden blanken Dragees streut man feinstes Aluminiumpulver, deckt den Kessel während des Laufes mit einem passenden Deckel zu, damit kein Aluminiumpulver herausfliegt. Man läßt so lange laufen, bis der Silberhochglanz entstanden ist. Zum Auftragen kann man auch Aluminiumschabin benutzen, die Dragees werden dann schwach mit einer Gelatine-Zuckerlösung warm befeuchtet. Aluminiumdragees können ebenfalls mit Uraninlack künstlich vergoldet werden. Man kann auf diese Weise sehr schöne Altgoldtöne herstellen.

Für das Aluminieren der Dragees werden auch folgende Angaben gemacht: Die Dragees werden im wenig angedeckten, sauber ausgebürsteten Kessel mit 82grädigem Zucker, den man mit Talcum zu einem glatten fließenden Brei vermischt hat, angedeckt und im Kessel laufen gelassen, bis die Feuchtigkeit verschwunden ist. Ein wenig Fettstoff wird auf die rollenden Dragees gegeben, wenig Talcum bis zum Blanklaufen eingestreut. Nach dem Trocknen (ohne Wärme) wird Aluminiumpulver auf die rollenden Dragees aufgestreut, der Kessel mit einem Deckel verschlossen und bis zum Silberhochglanz laufen gelassen (s. auch Konditor-Zeitung, Trier: Die gesamte Drageefabrikation, 2. Aufl.; MÜNCHOW, F.: Bonbon- und Dragee-herstellung, Leipzig 1959).

Talcumüberzüge (Pearl-coating). Bei weißen Dragees kann man einen Perlglanz erzeugen, indem man in die letzten Zuckerdecken wenig feinstes Talcum einstreut.

Glänzen und Lackieren der Dragees

Glanzschichten. Weiße und farbige Dragees werden am Schluß des Dragierprozesses geglänzt oder gelackt. Der Wachsglanz gibt den Dragees ein schöneres Aussehen als Lack. Die Wachsglanzschicht ist verhältnismäßig empfindlich, der Lackglanz normalerweise recht unempfindlich.

Wachsglanz. Das Wachsen kann auf verschiedene Weise vorgenommen werden: Man benutzt Wachs- oder Polierkessel (s. S. 751), bei denen die Innenwand (Leinen- oder Kesselwand) mit einer Wachsschmelze im Inneren versehen ist. Im normalen Dragierkessel kann man auch etwa faustgroße Wachsgemisch-Stücke zu den Dragees geben und diese mit den Dragees laufen lassen, bis der gewünschte Glanz erzeugt ist. Wachspasten trägt man auf, indem man die Wachspaste auf den Händen verreibt und dann durch die Hände auf die laufenden Dragees im angedeckten Kessel verteilt. Wachslösungen in Chloroform oder Tetrachlorkohlenstoff sprüht man auf die laufenden Dragees auf.

Wachsglanzschichten werden unter gleichzeitigem Einstreuen von etwas Talcum hergestellt. Gelegentlich wird vor dem Auftragen der Wachslösungen der mit einem feuchten Tuch verschlossene Kessel mit den Dragees laufen gelassen, um den Dragees eine minimale Feuchtigkeit zu geben. Manchmal wird auch von einigen Drageuren während des Laufen-lassens im Glanzkessel bei 50 kg Dragees ein halbes Reagensglas mit Alkohol den laufenden Kernen zugeführt zur Glanzerhöhung.

Gewachste Dragees vertragen oft Heißeinsiegeln in Zellglasfolie nicht; sie werden matt. Man muß in solchen Fällen darauf achten, daß die Einsiegelwerkzeuge einen genügend großen Spielraum besitzen, damit die Hitze die Wachsglanzschicht nicht beschädigt. Deshalb werden die Dragees häufig für diesen Zweck auch gelackt.

Vorschriftenauswahl — Glanzschichten. *Wachsglanzschichten.* Bei fast allen Wachs-glanzprozessen wird ganz wenig Talcum (bei 50 kg etwa 1 bis $1^1/_2$ Teelöffel voll) eingestreut.

1. Wachsgemische zum Ausschmelzen der Wachskessel oder als mitrotierende Blöcke.

a) Bienenwachs	8 T.	Karnaubawachs	5 T.
b) Bienenwachs	1 T.	Karnaubawachs	2 T.
c) Bienenwachs	2 T.	Karnaubawachs	$^1/_4$ T.
d) Bienenwachs	3 T.	Karnaubawachs	1 T.
e) Cera alba	1 T.	Cetaceum 1 T. (Nord. 63)	

Der blanke Kupferkessel wird mit einer Wachsschmelze, z. B. Cera alba 2,1 kg, Carnauba-Wachs 0,4 kg, mit einem Pinsel im Inneren eingestrichen, dann glatt geschabt (z. B. mit einem Kunststoffschaber), so daß der Kessel (90 bis 100 cm) im Inneren mit einer gleichmäßigen ca. 3 bis 5 mm dicken Wachsschicht versehen ist. Diese Schicht wird dann mit wenig Talcum nachgerieben. Die Dragees läßt man 15 Min. im Wachskessel laufen, dann wird eine Messer-spitze Talcum eingestreut und weitere 15 Min. laufen gelassen. Hiernach wird der Kessel mit einem feuchten Deckel (z. B. Holzdeckel mit feuchtem, stark ausgewrungenem Tuch über-spannt) 30 bis 60 Min. und dann anschließend 15 Min. offen laufen gelassen. Dunkle Dragees brauchen mehr Zeit. Zu langes Polieren bewirkt ein Abreiben der Wachspolitur und ergibt dann wieder eine mattere Oberfläche.

2. Wachslösungen zum Aufsprühen:

a) Bienenwachs gelb oder weiß	9	8	30,0	60,0
Karnaubawachs	1	5	60,0	120,0
Benzin oder Tetrachlorkohlenstoff	98	98	4 Ltr.	4 Ltr.
b) Polyäthylenoxid 4000—6000			10,0 g	
evtl. Zusatz vom Cremophor EL (BASF)				
Chloroform			90,0 g	

[AWE, W.: Arch. Pharm. (Weinheim) *268*, 427 (1955)].

3. Wachsglanzpasten — Wachsglanzemulsionen:

a) Scheibenwachs	500,0	b) Gelatine	20,0
Paraffin solid.	1500,0	Wasser	125,0
Walrat	150,0	Scheibenwachs	10,0
Kokosfett	1500,0	Kakaobutter	10,0
Erdnußöl	1250,0	Margarine	10,0
Glycerin	150,0		
Benzoelack	100,0		
Weingeist	150,0		
c) Walrat	16,0	d) Walrat	80,0
Gummi arab. Lsg. 2:3	38,0	Paraffinöl	80,0
Zuckersirup 102,5°C	39,0	Talcum	30,0
Glucosesirup	7,0		
e) Amyl. tritic.	10,0	f) Cera flava	80,0
Wasser	20,0	Paraffin liq.	160,0
Sirup simpl.	70,0	Talcum	100,0
Cera alb.	10,0		
Cetaceum	10,0		
Paraffin liq.	20,0		
g) Ol. cacao	29,0	h) Ol Arachidis	20,0
Cera alba	20,0	Ad. suillus	20,0
Paraffin solid.	20,0	Cera alb.	60,0
Paraffin liq.	10,0	Äther	100,0
		Talcum	900,0

Gummi arab. plv.	70,0
Aq. fervida	70,0
Aq. dest. ad.	315,0
Spiritus	35,0

Bei den automatischen Dragee-Sprühverfahren (s. S. 818) wird gelegentlich empfohlen, den letzten Sprühdecken Wachsglanz-Emulsionen zuzusetzen, um ein anschließendes Glänzen im Polierkessel einzusparen.

Lackglanzschichten. *Endlackieren.* Um die Dragees zu glänzen, können diese auch mit Lacken überzogen werden. Die Lackschicht gewährt außerdem z. T. einen gewissen Luftfeuchteschutz.

Man benutzt Lösungen von gebleichtem Schellack, Sandarak, Mastix, Benzoelack, Silicone Dragoco-Lack Nr. 1824 usw. in organischen Lösungsmitteln, wie auch Eudragit E-Lack.

Man kann die Lacke auf die mit Wachs geglänzten Dragees auftragen, indem man diese schwach mit dem Lack anfeuchtet. Die Dragees haben dann ein stumpfes Aussehen. Ein großer Kessel wird ringsum mit einem Flanelltuch ausgeschlagen, in dem man die mit Lack versehenen Dragees einfüllt und darin blanklaufen läßt.

Nitroglanzlack:

Cera flava	400 g
Cera japonica	100 g
Paraffin. liq.	200 g

schmelzen und kurz vor dem Erstarren

Nitrolack	50 g

zugeben.

Das Lacken der Dragees wird im Dragierkessel durchgeführt durch Auftragen der Lacklösung, entweder mit dem Schöpflöffel durch gleichmäßiges Aufgießen auf die rotierenden Kerne oder mit einer Spritzpistole. Das Auftragen der Lacklösungen erfordert Übung und Erfahrung. Die Dragees müssen sehr trocken sein, damit nicht durch Feuchtigkeit der Lack blind wird.

Für das Lacken mit Dragoco-Lack Nr. 1824 wird angegeben, diesen Lack mit Chloroform 6:4 zu verdünnen. Wachsgeglänzte Dragees — 10 kg — werden schwach mit der Lacklösung gefeuchtet. Diese Dragees läßt man trocken laufen. Sie haben ein mattes Aussehen. 30 kg dieser Dragees werden in einen mit einem Flanellsack ausgekleideten Kessel zum Blanklaufen begeben (H. WENDT, unveröffentlicht).

Zuckerarme, zuckerfreie Dragierungen

Für Diabetikerpräparate, wie auch für tropische Länder werden weitgehend zuckerfreie Dragierungen empfohlen. Meist erreichen diese Verfahren aber nicht ein so schönes und elegantes Aussehen wie die Zuckerdragees. Bei diesem Verfahren werden statt der Zuckerlösung

Auftragslösungen benutzt, deren Grundlage Gummi arab., Gelatine, Methylcellulose, Carboxymethylcellulose, Polyäthylenglykole und ähnliche Substanzen sind. Als Einstreupuder werden zuckerfreie Puder benutzt, die neben den üblichen Substanzen eine größere Menge Talcum, Aerosil oder Mischungen aus diesen Substanzen enthalten.

Als zuckerarme Dragierung empfiehlt CLARKSON:

Nach Auftragen der Schutzschichten und nach dem Andecken mit einer zuckerfreien Vorschrift wird für die Drageepuderschicht (4 bis 5 Decken) folgende Vorschrift gegeben:

Lösung:		Pulver:	
Gelatine	3,4 kg	Calc. carb. praec.	31,75 kg
Gummi arab.	8,5 kg	Kaolin	5,4 kg
Zucker	45,4 kg	Stärke	7,26 kg
Wasser	45,4 kg		
Für die Glättungsschicht:			
Gelatine	225,0 g	Talcum, evtl. gefärbtes Talcum einstreuen	
Gummi arab.	115,0 g	und mit Warmluft trocknen.	
Wasser	4,5 ltr.		

Anwendungstemperatur 50 bis 60°C.

Evtl. lackieren mit Schellack, Tolubalsam Lsg. oder anderem.

Drageeherstellung in der Rezeptur (*Ex Tempore-Herstellung*)

Für das rezepturmäßige Überziehen von Pillen, runden oder linsenförmigen Tabletten empfiehlt K. MÜNZEL [Schweiz. Apoth.-Ztg *93*, 94—96 (1955) Kakao oder Aluminium-Überzüge im Hand-Dragierverfahren mit 2 Erlenmeyer-Kolben (500 cm³ und 1 Liter). Für die Kakao-Überzüge werden benutzt: Überzugsflüssigkeit: Mucilago Gummi arabici 25 T., Sirupus simplex 50 T., Spiritus 95 Vol.-% 25 T. und als Streupulver: Kakaopulver, fettarm, ohne Zucker 85 T., Talcum 15 T.

Dragierung: Der Dragiervorgang wurde bereits auf S. 779 beschrieben. Die Aluminium-Überzüge werden nach dem gleichen Verfahren mit der gleichen Überzugsflüssigkeit wie bei dem Kakaoüberzug hergestellt, als Streupulver verwendet man Aluminium-Pulver, feinge-siebt.

Kleinmengen-Verfahren. Versuchschargen.

Die Herstellung kleiner Mengen Dragees (500 g zu 5 bis 10 kg) im Apothekenlabor und in den Entwicklungsabteilungen der Industrie ist in mancher Beziehung schwieriger als das Dragieren größerer Mengen, bei denen durch die Menge und das Gewicht der Kerne ein gleichmäßigeres und besseres gegenseitiges Abschleifen der einzelnen Decken erfolgt. Aus diesem Grunde besitzen die Kleindragierkessel die stufen-lose Regulierung der Umdrehungszahl und eine verstellbare Kesselachse. Auch die Herstellungsvorschriften sind aus diesem Grunde den Kleinmengen angepaßt. Als Beispiele mögen folgende Vorschriften und Arbeitsanweisungen dienen:

1. Zuckerdragierung: 1,2 kg Kerne 5 mm ⌀ Wölbungs-Radius 3 mm (Gew. 0,05 g).
   a) Lackschutzschicht (z. B. Eudragit L-Feuchteschutz (3 Decken)
      1. Decke ca. 30 cm³
      2. Decke 20 cm³
      3. Decke 20 cm³.

Das Auftragen der Lackschutzschicht geschieht im schnellrotierenden Kessel, zwischen den einzelnen Decken wird jedesmal einige Stunden getrocknet, nach Abschluß der dritten Decke soll 24 Std. getrocknet werden.

   b) Andecken (2—3 Decken):

Auftragssirup I 50°C		Pulvermischung II	
Gelatine alb.	5,0	Calc. carb. praec.	800 g
Sacch. alb.	25,0	Talcum albis.	200 g
Wasser	126,0		

2 bis 3mal je etwa 20 cm³ I, nach ca. 5 Min. 40 bis 60 g II, Laufzeit pro Decke ca. ¹/₂ Std. mit Infrarotstrahler, nach der dritten Decke: 12 bis 24 Std. Trockenschrank 30°.

   c) Sirupdecken:

Sacch. alb.	760 g
Wasser	240 g

(bei 140° sieden, dann abkühlen lassen)
etwa 20 bis 25 cm³ pro Decke, jede Decke mit Infratostrahler (150 bis 200 Watt)

trocknen, nach 5 bis 6 Decken eine Trockenpause einschalten, dragieren bis Gewicht 0,08 g.

Ab 0,08 bis 0,09 g ohne Infrarotstrahler weiterdragieren und weniger pro Decke auftragen, dann werden die Dragees 24 Std. im Trockenschrank bei 30° getrocknet.

d) Farbsirupdecken:

Sacch. alb.	760 g
Wasser	210 g
Farblösung	30 g

Pro Decke ca. 15 bis 20 cm³ auftragen, zwischen jeder Decke mit Infrarot trocknen. Bei den Enddecken weniger Farbsirup zugeben, bei den letzten Decken den Kessel laufen lassen, 10 Min. mit Deckel verschlossen, 6 bis 10 Min. ohne Deckel. Einschalten einer 48stündigen Trockenperiode, Trockenschrank 30°.

e) Polieren:

Polieremulsion:

I.	20,0	Gummi arab.	I auf 60 bis 70° erhitzen, dann II zusetzen, dann die
	40,0	Wasser	Schmelze III einemulgieren, zum Schluß IV zu-
II.	0,14	Nipagin	setzen.
	0,06	Nipasol	
	2,0	Spiritus	
III.	3,6	Cetaceum	
	3,6	Cera alb.	
	3,6	Paraffin liq.	
IV.	12,0	Talcum	

Etwa 5,0 mit der Hand auf die Kerne einreiben, $^3/_4$ bis 1 Std. lang laufenlassen, auf Horden nachtrocknen.

2. Überzugstabletten „Stada" (DBP—a):

Pernidda flüssig		Pernidda Pulver + Farb-Einstreupulver,
Zein	15,0	gefärbt.
Karion F	3,0	Dieses Zein-Verfahren nach WESTERBURG ist von
Isopropanol	17,7	der Stada zurückgezogen.
Wasserad	100,0	

Es werden 8 Decken insgesamt mit Einstreuen des Farbpulvers nach Vorschrift aufgetragen, dann die Dragees poliert. Beide Vorschriften und Arbeitsgänge sind den „Stada"-Vorschriften und „Stada"-Arbeitsanweisungen entnommen.

Weitere Literatur: KÖHLER, H.: Dtsch. Apoth.-Ztg 98, 197—201 (1958); 99, 803—808 (1959). — WESTERBURG, G.: Pharm. Ztg (Frankfurt) 105, 592—594 (1960). — GUBITZ, K.: Dtsch. Apoth.-Ztg 105, 82—84 (1965).

Bei den APV-Dragierkursen wird z. Z. (1968) nach den APV-Richtlinien (VII, 1967) gearbeitet.

Als Geräte werden benutzt: Kleinkessel mit verstellbarer Kesselachse und variable Kesselumdrehungszahl (z. B. Erweka-Kessel), Gebläse für Warm- und Kaltluft (z. B. Föhn), Infrarotstrahler (z. B. Heizsonne, Rotlichtlampe). Es wird empfohlen, für jede Herstellung Arbeitskarten mit Prüfdaten und genaue Arbeitsgangformulare auszufüllen.

Für das *Andecken* werden vorgeschlagen:

Andecksirupe (Gelatine-Zucker-Gummilösung).

1.	I. Gelatina alb.	25,0
	Aq. dest.	50,0
	II. Sir. Sacch. 70%ig	785,0
	III. Gummi arab. plv. subt.	50,0
	Aq. dest.	80,0
		————
		1000,0

IV. evtl. Zugabe eines Konservierungsmittels z. B. 0,27% Kaliumsorbat Arbeitstemperatur 40 bis 50°C.

2. Statt der Gelatine-Zucker-Gummilsg. kann auch angedeckt werden mit der Spiritus-Zucker-Gummilsg. Fluidum ad obductionem (Nord. 63).

Spiritus 90%ig	1 T.
Sir. Sacch. 70%ig	2 T.
Muc. Gummi arab.	1 T.

Als Andeckpuder werden vorgeschlagen:

Weißer Andeckpuder.

I. Gummi arab. plv. subt. 40,0
TiO$_2$ Kronos RN 56 50,0
Sacch. alb. plv. subt. 200,0
Talcum 250,0
Calc. carb. praec. alb. 300,0
II. Aerosil 160,0

Kakao-Andeckpuder.

I. Talcum 150,0
II. Pasta Cacao deol. plv. (Cacao) 800,0
III. Aerosil 50,0

_____
1 000,0

Ca. 15 bis 20% vom Kerngewicht aufdragieren als Andeckschicht.
Als weiterer Dragiervorgang wird 30 bis 40% vom Kerngewicht bunte oder weiße Binderfarbe aufdragiert, evtl. z. B. bei Lutschdragees mit Geschmackskorrigentien.

Bunte oder weiße Binderfarbe.

I. Bindemittellösung: 5%ige wäßr. (PVP) Kollidon 25 R Lösg. 65,0
5%iger wäßr. (CMC) Tylose C 30 Schleim 195,0
Peptisator oder Aqua dest. oder
Flockungselektrolyt: Pufferlösung 105,0
z. B. pH 9: 0,1 m Citronensäure, 0,2 m Dinatriumphosphat 1,0/104,0
II. Farb- und Hilfsmittelmischung
Farbe: a) Lebensmittelfarblack 0 — 59,0
Aufheller u.
gutes Deckvermögen: b) Titandioxid Kronos RN 56 60 — 1,0
Gleitmittel und Mittel
gegen Rauhlaufen: Talcum 17,0
Tensid: Tensid z. B. Genapol C 180, Tween 80 ect. 1,0
Suspensionsstabilisator: Aerosil 2,0
Geschmackskorrigens und
Bindemittel: Puderzucker (Sieb. 0,15 mm = Sieb 6 DAB 6) 525,0
III. Weichmacher
Weichmacher Stärkesirup 43°Bé 30,0

Durch das Arbeiten mit Binderfarbe ist dieser Arbeitsabschnitt der Drageeherstellung
wesentlich verkürzt und vereinfacht worden. Oft genügen schon 7 bis 10 Schichten, 25% der
Drageedecke, um dem Dragee genügend Form und Farbe zu geben.

Kessel: Neigung 60°, 30 U/Min.
Trocknen: Warmluftgebläse oder Infra-Rot
Trockenzeit: 10 bis 15 Min.

Die letzten zwei oder drei Schichten sollte man ohne Trocknung auftragen. Ist das Dragee
ausreichend glatt, kann man sofort mit dem Polieren beginnen, im anderen Falle muß geglättet
werden. Man kann hier zwei Methoden anwenden:

a) Durch *Glättspachtel.* Das Glätten durch stufenweise reduzierte, wechselweise Zugabe
von mit Sirup. simplex verdünnter Binderfarbe und Auftragpuder, wodurch ein weicher,
plastischer Überzug — vergleichbar mit Spachtel — entsteht. Damit lassen sich unerwünschte
Vertiefungen, besonders rings um den Steg, leicht schließen.

b) Durch *Glättsirup.* Das Glätten durch Zugabe von gerade so viel einer Verdünnung
Pigmentsuspension und Sirup simplex āa, daß die Dragees während der ganzen Glättphase
schwach, aber gleichmäßig feucht sind.
Zur Erzielung eines gleichmäßig ausgetrockneten Überzuges wird bei stillstehendem Kessel
ein Tuch über dessen Öffnung gespannt und der Kessel eine Stunde lang alle 5 bis 10 Min.
von Hand um eine Vierteldrehung weitergedreht, während der Dauer einer weiteren Stunde
alle 15 Min.

Polieren. Die Politur gibt den Dragees den letzten Schliff und ein brillantes Aussehen.
Man kann die Politur auf einem Dragee mit verschiedenen Methoden erhalten, z. B. mit
Poliertalk, mit Polierwachs, mit Polierlösung, mit Polier-Emulsion.

Poliertalk (nach Norges Apotekerforenings formelsamling 1942). Oleum arachidis 20,0,
Adeps Suillus 20,0, Cera alba 60,0, Aether 100,0, Talcum 900,0. Fettstoffe werden geschmolzen,

in Aether gelöst, mit dem Talk gemischt. Nach dem Verdunsten des Aethers wird die trockene Mischung durchgesiebt.

Polieremulsion mit Aerosil. Aerosil 3,0, Talcum 12,0, Mucilago Gummi arabicum 35,0, mischen und sorgfältig anreiben und mit einer Wachsemulsion verrühren und homogenisieren. Wachsemulsion 50,0.

Wachsemulsion. Cera carnauba alba 4,0, Parafin liquid. 10,0, Hartwachs APV 16,0, Paraffin solid. 20,0, Cera alba 20,0, Polyaethylenglykol 1000 35,0 auf dem Wasserbad schmelzen, Aqua dest. bulliens deinde adde 105,0 wird in kleinen Mengen in das noch warme Wachsgemisch eingerührt und mit Wasser auf das Gewicht von 315,0 gebracht, Spiritus 90%ig 35,0 wird nach dem Erkalten eingerührt.

Bei gefärbten Drageehüllen ist es ratsam, mit gefärbter Polieremulsion zu polieren, indem man den gleichen Lebensmittelfarblack sorgfältig in die Polieremulsion einreibt.

Die *Stada* gibt für das Dragieren folgende Vorschriften und Anweisungen:

1. evtl. Feuchtigkeits-Isolierschicht (z. B. bei Stadalax)

Celluloseacetatphthalat	4,5 g
Triacetin dopp. dest.	1,0 g
Methanol	10,0 g
Chloroform	84,5 g
	100,0 g

Es werden 2 Isolierschichten aufgetragen mit guter Kaltluft-Zwischen- und Nachtrocknung.

2 a. *Andecksirup:*

Gelatina alb.	20,0 g
Aq. dest.	55,0 g
Gummi arab. plv. subt.	50,0 g
Aq. dest.	80,0 g
Sacch.	550,0 g
Aq. dest.	235,0 g
Polyaethylenglykol—Sorbitanum oleinicum (Tween 80)	10,0 g
	1 000,0 g

Herstellung des Andecksirups: Nach dem Quellen der Gelatine in der angegebenen Menge Wasser wird sie bis zur Lösung auf dem siedenden Wasserbad erwärmt. Hierbei ist darauf zu achten, daß die Lösung nicht unnötig lang erhitzt wird, da sonst das Gelatinierungsvermögen nachläßt. Das Gummi arab. wird auf die angegebene Menge Wasser aufgestreut, quellen gelassen und die gequollene Masse zweckmäßigerweise mit einem schnellaufenden Rührgerät (Mixer) homogenisiert.

Der Zuckersirup wird durch Aufkochen hergestellt und mit den Lösungen in heißem Zustand vermischt. Nach dem Abkühlen auf etwa 40° wird das verdampfte Wasser ergänzt und Tween 80 hinzugefügt.

Sofern der Andecksirup aufbewahrt werden soll, ist er durch Zugabe von 0,27% Kaliumsorbat zu konservieren.

2 b. *Andeckpuder:*

Gummi arab. plv. subt.	40,0 g
Sacch. plv. subt.	200,0 g
Talcum albiss. (eisenarm)	250,0 g
Calc. carb. praec.	350,0 g
Aerosil	160,0 g
	1 000,0 g

Herstellung des Andeckpuders: Die angegebenen Bestandteile werden in einem genügend großen Porzellanmörser mit dem Pistill feinst zerrieben. Anschließend wird die Pudermischung durch Sieb Nr. 5 geschlagen und nochmals in einem Küchengerät mit Knethaken durchgemischt.

Gut verschlossen aufbewahren!

Kerne durch Föhn oder Infrarot-Strahler handwarm (ca. 35°) vorwärmen und Andecksirup auftragen. Beim Kleben der Kerne am Kesselrand Zusatz von Andeckpuder, nach ca. 10 Min. Kaltluft einblasen; ca. 8 bis 10 Decken auftragen. Kupferkessel sind vorher mit Andecksirup und Einpudern von Aerosil anzudecken. Angedeckte Kerne mindestens 12 Std. auf Horden trocknen.

3. *Farbsuspension:*

Die Farbpulver für die Stada-Dragees bestehen aus Lebensmittelfarblacken, Titandioxid, Aerosil, Talcum albiss., Amylum Tritici, Saccharum pulv. subt., und werden von der Niddapharm, Dortelweil/Wetterau, fertig geliefert.

I.	Stada-Farbpulver	380,0 g
II.	Kalium sorbicum	2,0 g
	Aq. dest.	p. s.
III.	Polyvidonum (INN) (z. B. Kollidon 25)	3,0 g
	Natriumcarboxymethylcellulose (z. B. Tylose C 30)	9,0 g
IV.	Polyäthylenglykol-Sorbitanum oleinicum (z. B. Tween 80)	1,0 g
	Kapillärsirup	10,0 g
	Natrium phosphoricum DAB 6	14,0 g
	Sir. simpl.	395,0 g
		1000,0 g

Herstellung der Farbsuspension: Das Kaliumsorbat wird in ca. 170 g Aqua dest. gelöst, die Lösung auf etwa 65 bis 70° erwärmt und die Mischung III unter Umrühren hinzugegeben. Nach dem freiwilligen Abkühlen auf Zimmertemperatur wird mit Aqua dest. auf 200,0 g ergänzt. Mit dieser so hergestellten Lsg. wird sehr sorgfältig das Stada-Farbpulver angerieben, die Anreibung mit der Mischung IV versetzt und die fertige Farbsuspension durch Sieb Nr. 6 geschlagen. Sie ist bei Bedarf frisch herzustellen und vor dem jeweiligen Gebrauch gut umzurühren bzw. aufzuschütteln. Die Lsg. aus II und III kann etwa 6 Monate vor Licht geschützt und kühl aufbewahrt werden.

Durch Föhn oder Infrarot-Strahler werden die Kerne handwarm (ca. 35°) erwärmt. Farbsuspension auftragen. Beim Kleben der Kerne am Kesselrand wird das Farblackpulver sehr sparsam zugegeben, nach ca. 5 Min. 15 Min. Kaltluft eingeblasen und die Kerne dann wieder auf Handwärme gebracht. Ca. 8 bis 10 Farbdecken werden aufgetragen, die letzten 2 Decken ohne Einstreuen von Farbpulver. Gefärbte Kerne mindestens 24 Std. auf Horden trocknen.

4. *Glättsirup:*

Farbsuspension	1 T.
Sirupus simplex	1 T.
werden homogen gemischt.	

Auf die rollenden Kerne wird der Glättsirup gleichmäßig verteilt, so daß die Kerne mäßig befeuchtet sind. Der Kessel wird sofort mit einer durchsichtigen Kunststoffolie verschlossen und nach einer Laufzeit von ca. 10 Min. wieder geöffnet. Dieser Vorgang wird 4- bis 5mal mit abnehmenden Mengen des Glättsirups durchgeführt; wenn die Kerne glatt sind, werden sie anschließend 24 Std. auf Horden getrocknet.

5. *Polierlösung:*

Hartwachs E (Hoechst AG)	5,0 g
Cera Carnauba alba	5,0 g
Carboneum tetrachloratum	490,0 g
	500,0 g

Herstellung der Polierlösung: Die Wachse werden durch Erwärmen auf dem Wasserbad in Tetrachlorkohlenstoff gelöst. Vor dem Gebrauch ist die Polierlösung zur Beseitigung evtl. Ausscheidungen gelinde anzuwärmen.

Nach gleichmäßiger Verteilung der Polierlsg. auf die Kerne wird der Kessel mit einer Kunststoffolie verschlossen und wieder geöffnet, wenn die Kerne einwandfrei rollen und der Hochglanz erscheint. Man läßt die Kerne ca. 1 Std. lang rotieren (Kupferkessel müssen angedeckt sein).

Die Stada gibt ihren Mitgliedsfirmen genaueste Anweisung für die Herstellung der Dragees und führt auch Lehrgänge zum Erlernen des Dragierens durch.

Kleinmengen-Dragierungen in der Industrie. Für die Herstellung kleiner Mengen Dragees (z. B. für klinische Versuchschargen usw.) in der Industrie werden zweckmäßigerweise folgende Wege beschritten:

1. Zu der kleinen Versuchsmenge der Drageekerne gibt man die für eine normale Kesselführung benötigte Menge kleinerer oder größerer Placebo-Kerne und dragiert in der normalen Weise. Nach Beendigung des Dragierprozesses werden die Versuchsdragees von den Placebo-Dragees durch Aussieben mit Lochsieben getrennt.

2. A. B. Rednick et al. [J. pharm. Sci. *50*, 175 (1961)] empfehlen, die mitlaufenden Placebo-Kerne in gleicher Größe wie die zu dragierenden Versuchskerne herzustellen. Die

Placebo-Kerne sollen pro Kern 5 mg ferrum reductum enthalten. Nach Beendigung des Dragierprozesses werden die Dragees magnetisch aussortiert.

Diese beiden Verfahren ermöglichen, Versuchsmengen Dragees nach den im Betrieb üblichen Dragierverfahren in den normalen Kesseln herzustellen. Die kleinen Mengen besitzen außerdem das gleich gute Aussehen, wie sie später in größeren Chargen hergestellt werden.

Schnelldragier-Kurzverfahren

Neben der Automation des technischen Dragierprozesses sind zahlreiche Versuche unternommen worden, das Dragieren durch neue Vorschriften zu vereinfachen und so materialmäßig und zeitlich günstiger zu gestalten.

Diese Schnelldragierverfahren wurden meist in Kleinkesseln entwickelt und lassen sich oft für normale Industrie-Chargen nicht übernehmen. Trotzdem haben diese Arbeiten von Hochschulinstituten und Defektur-interessierten Apothekern auch der industriellen Fertigung Anregungen und Impulse gegeben, die sich auch auf die Rezepturen für die automatische Dragierung ausgewirkt haben.

Durch theoretische Errechnungen in bezug auf die notwendige Anzahl der Decken der einzelnen Schichten im normalen Zuckerdragierprozeß und eine dann allerdings besonders sorgfältige Arbeit am Dragierkessel lassen sich die normalen Verfahren mit einem Grenzminimum an Zeit und an Material zu Dünnschicht-Kurzzeit-Verfahren theoretisch und praktisch gestalten (ROTHGANG, G.: APV Inf.-Dienst *1963*, S. 78—87).

Ferner wurden die Filmdragierverfahren (S. 764) und die speziellen Dünnschichtverfahren als Schnellmethoden entwickelt.

K. MÜNZEL [Pharm. Acta Helv. *38*, 65—85 (1963)] erwähnt, daß diese Neuerungen der Verfahren der Zuckerdragierung nicht immer Verbesserungen sind und oft gar nicht einfache präparative Probleme stellen. Es muß grundsätzlich festgestellt werden, daß es für die Fabrikation einer Arzneiform kaum so sehr wie beim Dragee darauf ankommt, ob es sich um kleinere oder mittlere Kernmengen in leicht überschaubaren Kesseln oder um mehrere hunderttausende bis eine Million Kerne in Trommeln handelt, die eher einem Zementmischer gleichen als einem Dragierkessel im herkömmlichen Sinne. Die Faktoren: Volumen der Dragees, die Technik des Auftragens der Lösungen, Form, Umfang, Kesselart, Rotationsgeschwindigkeit des Kessels u. a. m. beeinflussen in unverkennbarem Maße den Verlauf und Erfolg einer Dragierung, so daß die Durchführung und Technik von Kleinmengendragieren meist nicht unverändert auf diejenige von Fabrikationsmengen der Industrie zu übertragen sind.

Literatur: AWE, W., u. H. J. FREUDENSTEIN: Arch. Pharm. (Weinheim) *288*, 427 (1955). — FREUDENSTEIN, H. J.: Diss. Braunschweig 1956. — MÜNZEL, K.: Pharm. Acta Helv. *38*, 68—69 (1963). — SAHLESTRÖM, H.: Pharm. Ztg (Frankfurt) *106*, 790—792 (1961); Farm. Rev. (Stockh.) *60*, 468 (1961).

I. Zuckerhaltige Dragierungen

A. H. SAHLESTRÖM empfiehlt eine Schnellmethode, die ein normaler Dragierprozeß ist. Durch die angewendeten Vorschriften und die Verfahrenstechnik entwickelte er diesen Dragierprozeß zu einer Schnellmethode, die für manche Kerngrößen nur wenig die obere Grenze der Dünnschichtverfahren überschreitet.

Dragiert wird in Kesseln von 95 bis 100 cm ⌀ bei 20 U/Min. mit Einblasen von Warm- und Kaltluft und Absaugen von Staub. Zusätzlich werden 2 Infrarotstrahler (Philips) je 1 000 Watt benutzt.

Dragiert werden etwa 50 kg Kerne

6 mm ⌀	60%	Gewichtserhöhung
8 mm ⌀	50%	,,
10 mm ⌀	40%	,,
12 mm ⌀	35%	,,

Vorschriften:

1. Andecklösung		Andeckpuder	
I. Zucker	11 500,0	Pulvermischung	
Wasser	6 500,0	Weizenmehl	1
Na-carboxymethylcell.	375,0	Calc. carb. praec.	2
2%ige Lsg.-Viskosität		(45,0—etwa 225 ml	
n. BROOKFIELD 25° approx. 30 bis 50 cP		Schüttvolumen)	
II. Alkohol	1 000 ml		
III. Wasser zu	18 500 g		

IV. Alkohol   3 750 g
Trockensubstanz etwa 53%
3 bis 6 Andeckungen (je nach Kern), Pulverüberschuß, 15 bis 25 Min. Infrarottrocknung, zwischen den Decken absieben.

2. Überziehen (Suspension)

I. Lebensmittelfarbstoff	q. s.
Wasser	6 000 g
Zucker	10 000 g
II. Natrium-carboxymethyl-cellulose	150—200 g
Alkohol	500 ml
III. Weizenmehl	3 500 g
IV. Calciumcarbonat	1 750 g

(Trockensubstanz etwa 15000 g = 70%)
Auftragstemperatur 45 bis 50° 7 bis 10 Min. teils Warmluft, teils Infrarottrocknung 12 bis 15 Decken.

3. Glätten

a)			oder:		
Lebensmittelfarbstoff	q. s.		Lebensmittel-Farbstoff		q. s.
Wasser	300		Wasser		330
Gelatine	10		Na-carboxymethylcell.		10
Zucker	700		Alkohol		30
			Zucker		660

etwa 5 kg für 300 000 Kerne 8 mm mit 60 bis 70° auf angewärmte Kerne auftragen, vorsichtig Infrarot- und Lufttrocknung.

b) Zuckersirup   67%
    Farbstoff   q. s.
Auftragstemperatur 40 bis 50°, 1 bis 1,5 kg für 300000 Kerne 8 mm, kalte Trocknung, ca. 6 Decken, letzte Decken pro Auftrag 200 ml/100 ml/50 ml/50 ml, langsames gleichförmiges Trockenlaufen, alle 5 Min. $1/_4$ Kesselumdrehung.

4. Polieren

Polierflüssigkeit:

I. Weißes Wachs	35	
Karnaubawachs	70	
Makrogol 6000	85	
Stearinsäure	35	erleichtern die Homogenisierung,
II. Morfolin	35	können aber weggelassen werden
III. Absoluter Alkohol	590	
Talk	150	

B. AWE und H. C. FREUDENSTEIN empfehlen ein Einheitsschichtverfahren mit laufender Infrarotstrahlung (Erweka-Kessel 30 cm ⌀). Die Schichten: Andecken, Drageepuderschicht, Glätten, Farbschicht wird durch eine Einheitsemulsion folgender Vorschrift ersetzt:

Dragee-Emulsion:

Sacch. alb.	600,0
Aqua	400,0
Amyl. tritici	100,0
Natrium-Cellulose-glykolat	6,0
+ Farbstoff q. s. [DPa]	

Das Verfahren soll die Arbeitszeit auf 3 bis 4 Std. bei kontinuierlicher Infrarottrocknung verkürzen. Aufgetragen wird von der Dragee-Emulsion auf 1 kg Kerne in Einzelportionen gesamt 700 bis 800 g. Zum Polieren wird pro kg Dragees etwa 10 bis 20 cm³ einer 10%igen Lösung von Polyäthylenglykol in Chloroform benutzt (wasserlösliche Glanzschicht).

Das Verfahren soll folgende Vorzüge besitzen:

1. kurze Zerfallzeiten — 5 bis 10 Min. in Wasser von 37°
2. physiologische Indifferenz der Dragieremulsions-Bestandteile
3. mechanische Festigkeit, Witterungsbeständigkeit
4. Vereinfachung und Wirtschaftlichkeit.

II. Zuckerfreie Dragierungen

A. D. W. DOERR et al. [J. Amer. pharm. Ass., sci. Ed. *43*, 433—436 (1954)] benutzen eine 5%ige Hydroxymethylcellulose oder Carboxymethylcellulose mit 50% Alkohol zum dünnen Überziehen von Kernen, bei dem die Tablettenform, Prägungen und Buchkerben sichtbar bleiben.

B. Eine Kombination von Carboxymethylcellulose mit Polyäthylenglykol 6000 ist von W. H. GOLOD und CL. HUYK [Ind. Drug Cosmet. *77*, 620 (1955)] vorgeschlagen:

Carboxymethylcellulose medium 70	1,0 g
siedendes Wasser	70,0 g
Polyäthylenglykol 6000	20,0 g
Isopropanol	20,0 ml

Die Kerne werden zuerst mit Schellack-Lösung isoliert. Etwa 25 dünne Decken werden aufdragiert mit Kaltlufttrocknung und evtl. Farbstoffzusatz in steigender Konzentration zu der Auftragslösung. Nach Abschluß wird bei Raumtemperatur getrocknet und damit die Hülle gehärtet (s. auch MÜNZEL/BÜCHI/SCHULTZ: Galenisches Praktikum).

C. Polyäthylenglykole wurden als Drageeüberzüge eingeführt von E. H. GANS und L. SCHAVKIN [J. Amer. pharm. Ass., sci. Ed. *43*, 483 (1954)]. Es wurde erst eine 25%ige alkoholische Lösung PÄG 6000 bei 50° aufgetragen, mit Warmluft die Decken getrocknet, dann wurde mit 50%iger Lösung gearbeitet und schließlich eine 40%ige Lösung mit zugesetztem Farbstoff benutzt (Herstellungszeit 8 bis 10 Std.).

D. G. KEDVESSY und A. SELMECZI [Dtsch. Apoth.-Ztg *102*, 635—636 (1962)] dragieren mit Schellack oder anders angedeckte Kerne mit einer 10%igen PÄG 6000 Lsg. in Tetrachlorkohlenstoff im Erweka-Dragierkessel bei 40° mit Infrarottrocknung oder Einblasen von Warmluft (ca. 20 Decken). Auch Kombinationen von PÄG 6000 mit Methylcellulose und Hydrophobisieren der angedeckten Kerne mit Silicon-Tetrachlorkohlenstoff-Lösungen wurden günstig beurteilt.

E. E. ROTTEGLIA [Boll. chim. farm. *95*, 238 (1956)] wie auch S. S. AHSAN und S. M. BLAUGH [Drug Stand. *26*, 29—33 (1958)] empfehlen: Polyvinylpyrrolidon, letztere mit Zusatz einer äthanolischen Lösung von acetyliertem Monostearin, für Tablettenüberzüge.

F. Zein für Dünnschichtverfahren:

15% Zein
3% Polyoxyäthylen-sorbitan-monolaurat
82—91% Isopropanol

wurde von E. P. WINTERS und E. L. DEARDORFF [J. Amer. pharm. Ass., sci. Ed. *45*, 125 (1956)] eingeführt.

Die Deutschen Maizena-Werke gaben (1956) folgende Rezepturen an:

a) 10,0 g Ölsäure
10,0 g Propylenglykol
200,0 g Äthanol 90%ig
100,0 g Zein G 200.

b) 15,0 g Zein
13,0 g Aqua dest.
2,0 g Sorbo (Maizena)
    als Weichmacher
20,0 g Isopropanol
    auf dem Wasserbad warm lösen unter Umrühren,
    bis der Schaum hochsteigt. Die noch warme
    Lösung dann verdünnen mit
50,0 g Isopropanol.

Siehe auch ehemaliges „Stada"-Zein-Verfahren, S. 808.

K. MÜNZEL schreibt mit Recht: Allgemein durchgesetzt haben sich diese Verfahren jedoch nicht, sondern höchstens für Sonderfälle. Folgende Gründe mögen mitgespielt haben: Das Aussehen dieser Dragees reicht nicht an die Glanzwirkung der Zuckerdragees heran. Die Überzüge werden bei stärkerem Berühren mit den Fingern klebrig-schmierig. Die Autoren haben fast immer nur mit geeigneten Modell-Tabletten im Labormaßstab gearbeitet und deshalb mit den alkoholischen Lösungen keine großen Schwierigkeiten gehabt. Diese dringen aber oftmals, je nach der Zusammensetzung des Kerns wesentlich besser als die viskosen Zuckerlösungen, in die Poren der Tabletten und machen den Kern mürbe. Die alkoholischen, bei weitem nicht gesättigten Dragierlösungen mit Celluloseestern, Polyäthylenglykolen usw. erweichen die bereits aufgetragenen und angetrockneten Schichten, was besonders in größeren Ansätzen sich nachteilig auswirkt. Die Polymerisate sind nicht so billig wie Zucker. Die Empfindlichkeit gegen hohe relative Feuchtigkeiten (mehr als 80%) ist nicht wesentlich besser als bei Zuckerüberzügen.

Über Bandgesteuerte Dragee-Trocknung im Dragierkessel.
Um einerseits die Arbeitszeit für das Ent- und Wiederbeladen der Kesselinhalte in die Trockenschränke einzusparen, andererseits eine gleichmäßige Trocknung der Kesselinhalte über Nacht zu gewährleisten, wurde als erste Teilautomation des Dragierprozesses 1957 von The Stuart Co. Pasadena/California [J. Amer. pharm. Ass., pract. Pharm. Ed. *19*, 367 (1958)] die Kesseltrocknung automatisch über Band gesteuert, so daß die Kessel in bestimmten Zeitintervallen (15 bis 30 Min.) *eine* Umdrehung durchführten bei Einblasen von trockener Warmluft und Absaugen der Feuchtluft aus dem Kesselinnern. Neben der Kosten- und Arbeitseinsparung ergab dieses Verfahren eine besonders fehlerfreie Trocknung der in Arbeit befindlichen Dragees. Es ist notwendig, die

Kessel mit Unterbrechungen über eine Zeit von mehreren Stunden Einzelumdrehungen machen zu lassen, um die Dragees langsam zu trocknen, ohne daß diese aneinander kleben — hierbei bewährte sich die programmgesteuerte Automation (W. C. GAKENHEIMER, Atlas Chemical Industries, Wilmington, pers. Mittlg. 1963).

Halb- und vollautomatische Dragierungen. Bei der Herstellung der Filmdragees (s. S. 765) war schon auf halb- oder vollautomatische Dragierungen (teilweise mit Abbildungen) hingewiesen. Diese haben sich z. T., wie z. B. auch das Wurster-Verfahren, für eine anschließende oder auch nur Normaldragierung bewährt.

Die in diesem Abschnitt erwähnten Apparaturen sind z. T. auch geeignet zur Herstellung von Filmdragees, wie auch zum Überziehen von Kernen mit Schutzschichten (Kernhärtung, Magensaftresistenz etc.).

Für die Automation des Dragierens gelten die gleichen Gesichtspunkte, wie sie ganz allgemein für die Automaten technischer Verfahren gültig sind.

Zunächst wird eine höhere Kapital-Investition gebraucht, um die Anlagen anzuschaffen. Diese Investition amortisiert sich in der Regel sehr schnell, da die Automation eine erhebliche Einsparung an Arbeitskräften mit sich bringt und die Fertigungszeiten ebenfalls erheblich verkürzt. Bei jeder Automation ist zu bedenken, daß die Anlagen nur dann rationell arbeiten können, wenn sie in ihrer Kapazität etwa ausgelastet sind.

Diese allgemeinen Gesichtspunkte gelten, wie bereits gesagt, für das automatische Dragieren in gleicher Weise. Dabei muß man dem Anschaffungspreis der Sprühdragiergeräte die Ersparung aller Trockenschränke gegenübersetzen und gleichfalls in Rechnung stellen, daß man mit sehr viel weniger Dragee-Kesseln auskommt. Insgesamt braucht eine automatische Dragierung viel weniger Raum, so daß mit der Einsparung an dieser Stelle in den meisten Fällen mehr gespart werden kann, als die Anschaffung der Dragiergeräte kostet (Mittlg. der Fa. H. Strunck & Co., 5 Köln-Ehrenfeld 1).

K. A. KUNZE [Pharm. Industrie *28*, 75—77 (1966)] faßt für die automatische Sprühdragierung die Vorteile — nach jahrelanger Praxis — wie folgt zusammen:

1. Die für die laufenden Zwischentrocknungen bei den herkömmlichen Verfahren unbedingt erforderlichen Arbeitsräume entfallen. Es werden erhebliche Platzreserven frei, bzw. es können bei Neubauten kleinere Dragierräume mit entsprechend weniger Drageekesseln geplant werden.

2. Der mit den Zwischentrocknungen verbundene Aufwand an Transportwegen, Arbeitszeit und Energie entfällt.

3. Die bisher erforderlichen Trockenhorden, Hordenwagen usw. werden nicht mehr benötigt.

4. Die Dragierzeit wird von Tagen auf Stunden reduziert. Dadurch steigt die Kapazität der zur Verfügung stehenden Drageekessel um mehrere 100%.

5. Die zur Bildung eines fertigen Dragees erforderliche Drageedecke ist dünner und das Dragee wird dadurch leichter. Die Folge: Einsparung von Rohstoffkosten, Verpackungsmaterial, Frachtkosten usw.

6. Einsparung von Personal: Eine tüchtige Arbeitskraft ist imstande, bis zu 10 Aggregate und somit 10 Kessel mit einer Gesamtfüllung bis ca. 350 kg Drageekerne allein zu bedienen.

7. Die Ausbildung an dem Drageesprühgerät steht in keinem Verhältnis zu der langwierigen Ausbildung in der konventionellen Dragierung.

8. Es ist als ein nicht zu übersehender Sicherheitsfaktor zu werten, daß die Dragees an einem Tage zu fertigen sind, ohne daß sie den Drageekessel verlassen müssen. Wie leicht kann es z. B. bei gleich aussehenden Drageepräparaten zu Verwechslungen infolge des Hin- und Hertransportierens zu den Zwischentrocknungen kommen.

9. Wird am Tage noch eine zweite Charge mit der Dragierung begonnen, so können die „angedeckten" Kerne am Ende der Arbeitszeit ohne weiteres über Nacht im Drageekessel belassen werden. Am nächsten Tag wird ohne Vorarbeiten automatisch weiterdragiert.

10. Die Sprühautomaten können infolge ihrer ausgezeichneten Transportmöglichkeit an jede Wasserleitung zum Säubern gefahren werden. Der Säuberungsprozeß selbst geschieht durch mehrmaliges Durchpumpen von Wasser. Es ist ratsam, die Geräte unter der Wasserfüllung bis zum nächsten Einsatz stehen zu lassen. Man erspart sich dadurch das umständliche Auspumpen von Luftresten. Wird mit Suspension der gleichen Farbe weitergearbeitet, so ist eine Säuberung keinesfalls notwendig. In diesem Falle bleiben die Automaten mit Dragiersuspension gefüllt stehen.

11. Die Arbeitsräume sind während der automatischen Sprühdragierung vollkommen staubfrei.

12. Ausgiebige Untersuchungen in unseren Kontrollaboratorien zeigten, daß die durch Sprühdragierung hergestellten Dragees mindestens genau so haltbar sind wie bei der herkömmlichen Dragierung.

Es ist gewiß, daß sich die Anzahl der Positiva im Laufe der Zeit noch erweitern wird.

Diese Vorteile ergeben sich mit den Strunck-Aggregaten, gelten aber sinngemäß für alle Automatik-Dragierverfahren.

Beispiele für die Material- und Zeiteinsparung gegenüber der Normal-Dragierung gibt folgende Tabelle[1]. Für die Automatik-Sprühdragierungen wurden Steinberg- und Strunck-Apparaturen verwendet.

Kerngewicht %	Dragee-Endgewicht %	Material-Verbrauch 100000 Dragees kg	bei b Material-einsparung ca. kg	Zeit Verfahren a, ca. Std.	Zeit Verfahren b, ca. Std.	Zeitgewinn Verfahren b Std.
1, a 100% 0,265	200% 0,53	26,5		36		
1, b 100% 0,265	ca. 127% 0,34	7,5	19		10	26
2, a 100% 0,55	200% 1,1	55		36		
2, b 100% 0,55	ca. 127% 0,7	15	40		8	28
3, a 100% 0,64	200% 1,28	64		36		
3, b 100% 0,64	ca. 140% 0,9	26	38		13	23
4, a 100% 0,2	200% 0,4	20		34		
4, b 100% 0,2	ca. 142% 0,285	8,5	11,5		15	19
5, a 100% 0,2	200% 0,4	20		40		
5, b 100% 0,2	ca. 180% 0,36	14	6		18	22
6, a 100% 0,32	200% 0,64	32		30		
6, b 100% 0,32	ca. 132% 0,42	10	22		5—6	24—25

a = Normal-Kesseldragierung, manuell; b = Automatik-Dragierung.
Die in den Beispielen angegebenen Werte für die Zeiten und den Materialverbrauch sind ca.-Werte.

Die automatischen Dragierverfahren wurden und werden meist von der pharmazeutischen Großindustrie mit entsprechenden technischen Firmen in Zusammenarbeit entwickelt. Sie werden heute nicht nur in der Großindustrie, sondern zum Teil auch in Kleinbetrieben benutzt.

Die *Steinberg-Anlage* (Abb. 436) die für 2 bis maximal 100 Kessel pro Steuerschaltpult vollautomatisch gesteuert werden kann, wird zuerst im Halbautomatik-Prozeß für jede Dragee-Sorte benutzt, um die Produktionswerte für den Vollautomatik-Dragierprozeß zu ermitteln, wie Sprühzeiten, Pause zum Glätten, wie auch, um exakte Produktionswerte für den Farbprozeß festzustellen. Die ermittelten Werte werden auf die jeweiligen Einheit der Synchron-Dreifach-Zeitschaltuhren übertragen, exakt eingestellt und danach von „Hand" (Halbautomatik) auf „Automatik" zum vollautomatischen Prozeß umgestellt.

Für die *Herstellung der Zuckerlösungen oder der Dragiersuspensionen* entwickelte die Firma Steinberg einen Auflöse- und Mischautomaten. Der Automat zeichnet sich konstruktiv durch eingebautes Heiz- und Kühlschlangensystem aus und ist hermetisch abgeschlossen. Der Spezialantrieb ist so ausgebildet, daß hochflüssige Zuckerlösungen bei 85 Brix kristallfrei und rationell aufgelöst werden, so daß ein Kochprozeß und Nachkaramelisieren entfallen.

Zusätzlich wurde eine *Druckluft-Kompressoranlage* entwickelt, welche eine geruch- und geschmackfreie Preßluft (um 18 bis 22% entfeuchtete Raumluft) erzeugt. Pro Sprühaggregat sind weitere Spezial-Keramikfilter zur Feinstreinigung eingebaut.

---

[1] Pers. Mittlgn. (1965—1966): Fa. Dr. Willmar Schwabe GmbH, Karlsruhe-Durlach; Fa. E. Scheurich, Pharmwerk GmbH, Appenweier/B.; Fa. H. Strunck & Co., Köln-Ehrenfeld 1.

Überdies hat die Firma Steinberg eine Spezial-Trommel entwickelt, die durch ihre besondere Chorbogenform eine Staubbildung weitgehend vermeidet. Die Kessel wurden mit einer großen Öffnung versehen, um sie rationell füllen und entleeren zu können.

Mit Professor Dr. GRÜBLER (Technikum für Chemie und Physik, Lebensmitteltechnologie, Isny/Allgäu) entwickelte Steinberg den *Instant-Steinberg-Prozeß* (*ISP*) zur Verhinderung von Kristallbildung bei gesättigten und übersättigten Zuckerlösungen. So kann z. B. 80%ige Zuckerlösung, d. h. 80% Zuckertrockensubstanz plus 20 Liter Wasser, mit ISP-Zusatz 48 Std. und länger kristallfrei bei einer Temperatur von 30 bis 35° verarbeitet werden, wo durch den Sprühprozeß mit Druckluftgemisch die Zuckerlösung auf 20 bis 25 °C heruntergekühlt wird, was eine wesentliche Kristallnukleusbildung beschleunigt und den Dragierprozeß somit verkürzt. Durch den ISP-Zusatz erfolgt nur eine Kristallisationsverzögerung, es tritt keine Spaltung des Zuckers als Invertzucker ein. Der prozentuale Zusatz von ISP-Material beträgt 0,2 bis 2% max., auf Zuckertrockensubstanz berechnet [STEINBERG, G.: Pharm. Industrie *26*, 91 – 93 (1964), 169 – 171; Kakao u. Zucker *19*, 114 bis 128 (1967); SCHMIDT, W.: APV Inf.-Dienst *1968*, S. 194 – 205].

Zur Rationalisierung des Füll- und Entleerungsprozesses der Kessel (Kerne oder fertige Dragees) stellt die Fa. Steinberg den „*Dragee-Kuli*" her, ein fahrbares Gerät für 50 bis 1 000 kg (50 kg max. 1,5 Min).

Zusätzlich muß erwähnt werden, daß Steinberg auch Sprühaggregate baut für:

feuer- und explosionsgefährliche Lösungsmittel (explosionsgeschützte Ausführung nach Zündgruppe G 3)

neue Überzüge auf Kunststoffbasis

Lacke, dünnflüssig bis stark konzentriert (kalt bis heiß).

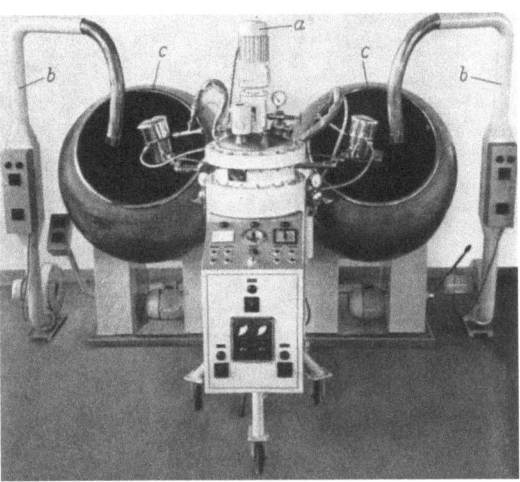

Abb. 436. Vollautomatische Dragieranlage (G. Steinberg, KG, Kreßbronn/Bodensee). Sprühverfahren für Hartzuckerüberzüge, mit 2 Drageekesseln, 2 Spezial-Warmluftgebläsen. Die Vollautomatik wird über eine Elektronik-Dreifachzeitschaltuhr (Sprühen, Pause, Trocknen) gesteuert.

a Sprühaggregat; *b* Kalt- und Warmluftgebläse; *c* Dragierkessel.

Diese Sprühaggregate sind für „Filmdragieren" und „Schutzschichten", z. B. Kernhärtung, Magensaft-Resistenz etc. geeignet.

Steinberg führte als erste vollautomatische Sprühaggregate 1955 in Deutschland ein, die die Versprühung heißer, warmer und kalter dünnflüssiger bis hochviskoser Flüssigkeiten in den Innenraum der Drageekessel gestattet.

In erster Linie wurden diese automatischen Sprühaggregate für die Süßwarenindustrie konstruiert, fanden aber auch schnell Eingang in die pharmazeutische Dragierung [MÜNZEL, K.: Pharm. Acta Helv. *38*, 139 (1963)].

P. RIECKMANN [Pharm. Industrie *25*, 172 – 173 u. 560 (1963)] und K.-H. KUNZE [Pharm. Industrie *28*, 75 – 77 (1966)] berichten über eine *automatische Dragieranlage*, die von der Firma C. F. Boehringer & Söhne GmbH, Mannheim-Waldhof, in Zusammenarbeit mit der Firma H. Strunck & Co., Köln-Ehrenfeld 1, entwickelt wurde (Abb. 437).

Zum Lackieren von Tabletten oder Dragees kann das Gerät auch in ex-geschützter Bauweise hergestellt werden (Mittlg. Strunck, 1965).

Die Patentanmeldungs-Auslegeschrift (D.P.A. Nr. 1184459 — 1962/1964) gibt für die Dragiersuspension als Bestandteile an:

Zucker, Carbowachs 6 000, Carbowachs 20 000, Stärkesirup, Gummi arabicum, Kreide, Kaolin, Talcum, Titandioxyd, Tricalciumphosphat, Farbe und Wasser. Durch den erfindungsgemäß vorzunehmenden Zusatz einer geringen Menge von Polyäthylenglykolen zu einer zuckerhaltigen Dragiersuspension wird das Stadium der Klebrigkeit beim Antrocknen der Suspension überwunden, d. h. die Dragees kleben weder aneinander noch bleiben sie an der Kesselwand haften. Damit ist die Voraussetzung für das vollautomatische Schnell-Dragierverfahren der vorliegenden Erfindung gegeben: Es ist nunmehr möglich, das Auftragen der Dragiersuspension und das Trocknen mit Hilfe einfacher mechanischer Vorrichtungen und elektrischer Steuergeräte in einem Arbeitsgang durchzuführen. Bei dem neuen Verfahren entfällt also jegliche Handarbeit — mit Ausnahme der zu Beginn und zu Ende des Verfahrens erforderlichen Einstellung des Aggregats; es sind auch keine geübten Fachkräfte zur Bedienung notwendig. Die Dragiersuspensionen lassen sich sehr einfach auf kaltem Wege herstellen, indem man die Bestandteile zusammenrührt und die erhaltene Suspension homo-

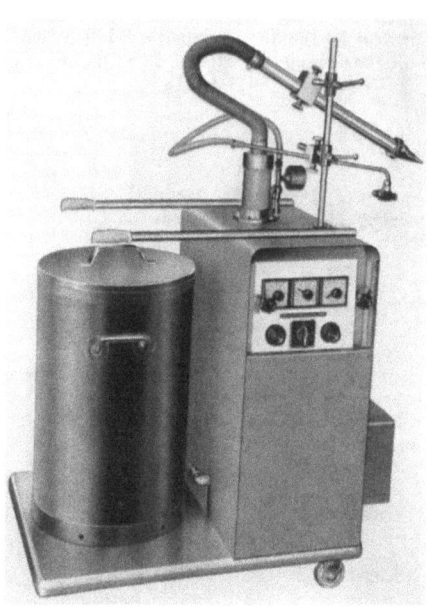

genisiert. Den Dragiersuspensionen kann man Farben zusetzen, wodurch eine gleichmäßige Färbung der Dragees erzielt wird. Es ist auch der Vorschlag gemacht worden, für die letzten Sprühdecken evtl. einen Zusatz von Polier-Emulsionen zu verwenden, um ein anschließendes „Glänzen" der Dragees einzusparen. Die Homogenisierung der Dragiersuspension erfordert Sorgfalt und ist von ausschlaggebender Bedeutung für den späteren einwandfreien Durchlauf durch die Sprühdüse. Als Ansatzgefäße eignen sich besonders gut Druckbehälter mit Rührwerk und Korundscheibenmühlen — die Dragiersuspension wird aus dem Druckkessel unter Rühren mit Hilfe von Luft über den Homogenisator z. B. in die Suspensionsgefäße der Automaten gedrückt. Die Kupferkessel sollten — wegen der durchgefärbten Drageedecke — einbrennlackiert sein (z. B. Vetrodur, Fa. Spiess-Hecker & Co., Köln-Raderthal). Mit steigendem Drageegewicht ist es empfehlenswert, die Sprühzeit und somit das Quantum an Suspension pro Zeiteinheit zu erhöhen. Eine angelernte Arbeitskraft ist im Stande bis zu 10 Aggregate und somit 10 Kessel mit einer Gesamtfüllung bis ca. 350 kg Dragees alleine zu bedienen. Für dieses Verfahren wird stets nur eine Dragieremulsion verwendet, die je nach Bedarf verschieden eingefärbt wird. Es wird also stets mit durchgefärbten Dra-

Abb. 437. Automatisches Dragee-Sprühgerät ZDS 100 (H. Strunck & Co., Köln-Ehrenfeld 1).

gierdecken gearbeitet. Die Firma Strunck gibt bei der Aufstellung neuer Aggregate die genaue Zusammensetzung der Dragieremulsion den Firmen bekannt.

E. NÜRNBERG (E. Merck AG, Darmstadt) [Pharm. Industrie **28**, 291—295 (1966)] entwickelte mit der Firma Brucks, Alfeld/Leine, eine *vollautomatische Dragier-Suspensions-Apparatur*. Im Gegensatz zu den Steinberg- und Strunck-Verfahren wird die Suspension nicht versprüht, sondern durch ein relaisgesteuertes Magnetventil bestimmte Volumina der Suspension in die im Dragierkessel rollenden Dragees aus einem hochgestellten Behälter „hineinlaufen" gelassen.

Mögliche Zusammensetzungen für die Dragee-Suspensionen

	Beispiel									
	1	2	3	4	5	6	7	8	9	10
Zucker	46	45	45	45	46	46	46	45	50	50
Carbowachs 6 000	4	—	—	5	—	4	—	—	4	—
Carbowachs 20 000	—	5	5	—	4	—	4	4,5	—	4
Gummi arabicum	—	2,5	2,5	2	—	2	2	2	—	2
Kreide	—	—	0,5	1	1	—	—	0,5	—	—
Kaolin	15	10	6	8	—	—	—	—	10	6
Talcum	—	—	6	—	10	12	10	6	4	6
Titandioxid	—	—	—	5	—	3	—	6	—	—
Tricalcium-phosphat	5	2,5	—	—	4	3	—	—	2	2
	—	—	—	—	—	—	8	6	—	—
Farbe	q. s.	q. s.	q. s.	q. s.	q. s.	q. s.	q. s.	q. s.	q. s.	q. s.
Wasser ad	100	100	100	100	100	100	100	100	100	100

Beispiele für den automatischen Dragierprozeß

| Durch-messer | Drageekerne | | | Dra-gee-Ge-wicht | 1 Sprühdecke | | Kessel-durch-messer | Zeit pro Sprühdecke (Sek.) | | | | Gesamt-Dragier-zeit |
| | Ge-wicht | Stück-zahl | Gesamt-gewicht | | Suspen-sion | Trocken-gewicht | | Sprü-hen | Pause | Trock-nen | a + b + c | |
mm	mg		kg	mg	ml	g	cm	(a)	(b)	(c)		Std.
6	80	100 000	8	130	80	56	60	25	90	120	235	6,5 − 7
6	80	100 000	8	115	60	42	60	5	55	120	180	6,5 − 7
10	330	120 000	39,6	500	500	350	100	12	90	138	240	4
9	360	120 000	43,2	560	450	315	100	11	90	109	210	4

Die Suspension kann auf Preßlinge aufgetragen werden, deren Oberfläche nicht vorbehandelt ist. Man kann jedoch auch solche Kerne mit der Suspension behandeln, die beispielsweise mit einer magensaftresistenten Lackschicht versehen sind. Die Menge an Suspension richtet sich nach dem Gewicht und der Form der Drageekerne. In der Regel beträgt sie 10 bis 100% des Kerngewichtes. Eine *Rahmenrezeptur für die Suspension*, die durch Zusätze von weiteren Hilfsstoffen, insbesondere solche mit Quellstoffcharakter, beliebig ergänzt bzw. variiert werden kann, lautet: Polyvinylpyrrolidon (als Sedimentationsschutz und um das Kleben der Dragees im Kessel zu verhüten, von der E. Merck AG im In- und Ausland zum Patent angemeldet) 4,0%, Titandioxid 4,5%, Calciumcarbonat 4,5%, Talk 14,5%, Glycerin 2,0%, Saccharose 38,0%, Wasser 32,5%. Polyvinylpyrrolidon wird in Wasser gelöst; dann werden unter dauerndem Rühren die übrigen Komponenten hinzugefügt; anschließend wird durch feines Sieb oder eine Homogenisierungseinrichtung gegeben. Die Gesamtdauer der Dragierung wird mit 16 Stunden (2 Arbeitstage) angegeben. Bei diesem Verfahren kann man entweder mit gefärbten Dragiersuspensionen oder auch zunächst ungefärbten Suspensionen und erst am Ende der Dragierung mit gefärbten Suspensionen arbeiten.

Es sei bemerkt, daß nach dem neuen Suspensions-Dragierverfahren ohne Versprühung bereits mehrere Präparate im Handel sind, wobei auch in Ländern mit subtropischem bis tropischem Klima sowohl fabriziert als auch die nach dem Verfahren hergestellten Produkte verkauft werden, ohne daß Schwierigkeiten während der Fabrikation oder bei anschließender Lagerung festgestellt wurden. Abschließend wird darauf aufmerksam gemacht, daß von der E. Merck AG das neue Dragierverfahren im In- und Ausland zum Patent angemeldet worden ist. Die Firma E. Merck AG ist grundsätzlich bereit, Lizenzen an diesem Verfahren zu vergeben.

F. FRIEF und G. NIEDIEK (Fa. Schaper & Brümmer, Salzgitter-Ringelheim) [Pharm. Industrie *30*, 429 − 431 (1968)] beschreiben einen „*Drageeomat*" (D.P. Auslegeschrift 1 268 950), der die Dragiersuspension aus einem Vorratsbehälter mit Rührwerk durch ein „Zersprengaggregat" über die Drageekerne zersprengt − also nicht versprüht oder im Strahl auf diese laufen läßt. Die aufzutragende Menge wird entsprechend der zunehmenden Größe der Dragees automatisch vermehrt und die Deckenzahl automatisch gezählt. Die einzelnen Arbeitsphasen werden durch Zeituhren geschaltet. Ein Gebläse mit Heizung liefert die Trockenluft, die im Kessel eingebauter Dragierarm mit Umwurfblech sorgt für eine gleichmäßige und intensive Durchmischung (Herstellungsmengen je nach Kesselgröße 30 bis 120 kg). Durch die Vollautomatisierung kann der Drageeomat auch nachts ohne Beaufsichtigung arbeiten. Die Gewichtskonstanz der hergestellten Dragees entspricht den für Tabletten im DAB 7-DDR gegebenen Angaben. Die mit dem Drageeomat hergestellten Dragees erfüllen die für Dragees vorgeschlagene Toleranz ± 15% sicher. Der Drageeomat eignet sich auch zur Wirkstoffdragierung, da die Gewichtsabweichungen vom Mittelwert innerhalb der für Tabletten der entsprechenden Gewichtsklasse liegen. Der Drageeomat führt zu einer wesentlichen Steigerung der Kapazität bei gleichzeitigem Sinken der Lohnkosten pro kg Dragees. Auch können Investionen für weitere Dragierkessel und Trockenschränke vermieden werden.

H. KÖHLER (APV Inf.-Dienst *1968*, S. 11 − 23) berichtet über ein Verfahren zum automatischen Überziehen und Färben von Arzneiformen mit flüssigen und pudrigen Überzugsstoffen, das dadurch gekennzeichnet ist, daß man die Feuchte im Überzugsbehälter während des ganzen Überziehvorganges mittels eines elektrischen Hygrostaten regelt (D.B.P. angemeldet). Für diesen Zweck wird ein mit elektrischen Kontakten ausgestattetes Haarhygrometer als Zweipunktregler benutzt. Der Hygrostat ist mit verstellbaren Minimum- und Maximumkontakten als Stellglieder versehen, so daß der Hygrometerzeiger bei der Berührung des Minimumkontaktes eine Befeuchtungsvorrichtung einschaltet. Dadurch wird das Eintragen eines flüssigen Überzugsmittels auf das im Kessel bewegte Überzugsgut in Gang gesetzt und solange in Gang gehalten, bis als Maß der Befeuchtung die relative Feuchte im Überzugsbehälter so weit angestiegen ist, daß der Hygrometerzeiger den mit dem Stellzeiger eingestellten Feuchtigkeitsmaximumwert überschreitet und damit die Stromzufuhr zur Befeuchtungsvorrichtung an diesem Kontakt unterbricht.

W. Anderson u. A. M. Sakr [J. Pharm. Pharmacol. *18*, 783—794 (1966)] benutzen zum
Auftragen der verschiedenen Suspensionen auf die Dragees im Dragierkessel einen Fliehkraft-
zerstäuber mit guten Ergebnissen in bezug auf das gleichmäßige Auftragen der Suspensionen.
H. Köhler (l.c.) modifizierte für seinen Automatik-Dragierprozeß diesen Fliehkraftzerstäuber.
Die Versuche von Köhler zeigten, daß die Tropfengrößenverteilung einer reinen Fliehkraft-
auflösung wesentlich schmäler ist als bei der üblichen Düsenzerstäubung. Eine Nebelbildung
kommt bei diesem Verfahren nicht zustande. Ein weiterer Vorteil besteht darin, daß mit
Schleuderscheiben auch verhältnismäßig höher viskose Überzugslösungen zerstäubt werden
können.

Die Fa. M. Woelm, Eschwege (Schmidt, W.: APV Inf.-Dienst *1968*, 194—205 — D.B.P.
angemeldet 1 183 626) entwickelte Vorrichtungen, die bei Verwendung normaler Dragierkessel
mittels Lochband eine Automation des
Dragierprozesses bewerkstelligt. Die Vorrichtung besteht aus Leitkörpern aus
Plexiglas zur gleichmäßigen Führung
und Vermischung der Dragees, welche
in den Kessel hineinragen. Ferner aus
Zuführungsbehältern für flüssige und
pulverförmige Zugabestoffe. Die in der
Trockenphase eingeblasene Luft kann
für jede Decke auf eine verschiedene
Temperatur eingestellt werden. Über die
mit diesem Verfahren benötigte Arbeitszeit werden in der Auslegeschrift keine
Angaben gemacht.

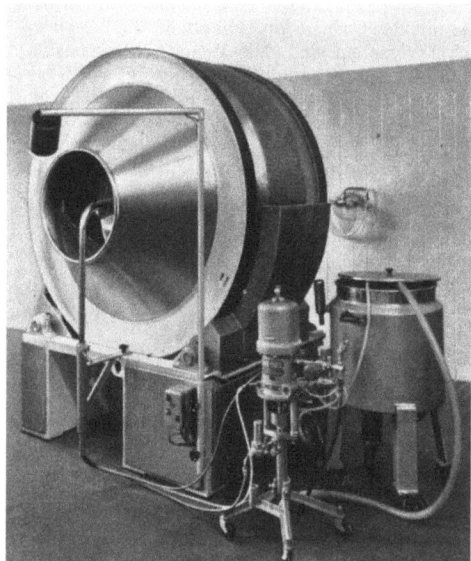

Die *Fa. Ets. F. Dumoulin & Cie. S. A.*,
La Varenne St. Hilaire (Seine) stellt
automatische Dragieranlagen her, die
von Fachdrageeuren mit einer pharmazeutischen Firma entwickelt wurden. Die
Apparate werden hergestellt für 1 oder
2 Dragierkessel, wie auch für Fabrika-
tionsstraßen. Der Arbeitsablauf wird
über Zeit-Uhren gesteuert. Die Dragierlösung oder Suspension wird durch Spe-
zialventile ohne Sprühen (elektromagnetische Absperrschieber), automatisch auf
die Drageekerne verteilt.

Abb. 438. Pellegrini Hochleistungsdragierkessel mit
automatischem Graco-Sprühsystem.

Die *Pellegrini Hochleistungsdragierkessel* (Abb. 438) (Nigris Basel AG, CH —
4058 Basel) werden in zwei Standard-
größen für ein Dragee-Endgewicht von 300 kg und 600 kg hergestellt. Im Inneren der Kessel
sind Leitbleche aufgeschweißt, so daß sich die Dragee-Kerne ständig zwischen dem zylindrischen und konischen Teil des Kessels überrollen. Ein manuelles Durchmischen entfällt auf
diese Weise bei einer beträchtlichen Reduktion der Dragierzeit. Über einen stufenlosen
Variator läßt sich die Geschwindigkeit der Kesselumdrehungen verändern. Die Pellegrini-
Kessel eignen sich sehr gut für die Ausrüstung mit automatischen Sprühanlagen, sowohl
für Filmüberzüge wie auch für normale Zuckerdragees. Die Kessel können geliefert werden
mit Ventilationsanlagen für Abluft und Kalt- oder Warmzuluft (elektrische Beheizung oder
Dampf-Wärmeaustauscher).

Als Sprühgerät verwendet Nigris Basel AG das Sprühgerät der Firma Graco, Minneapolis,
ein „airless" Sprühsystem, durch das eine konzentrierte Sprühung erreicht wird mit Atomi-
sierung der Lösung oder Suspension in kleinste Partikel in ein fächerförmiges Spritzbild
bei einem Sprühwinkel von 40 bis zu 90°. Die Sprühzeit verkürzt sich durch das „airless"-
System auf 30 bis 40%. Auf die Vorteile des „airless"-Systems bei der Versprühung von Lacklösungen (Filmcoating) war auf S. 753 verwiesen. Da der mitgeführte Luftstrom sehr gering
ist, setzen sich die Partikel ohne Rückschlag und Staubbildung auf den Kernen ab. Der
Arbeitsdruck der Pumpe ist 80 atü und ermöglicht die Verwendung von Düsen mit kleinster
Bohrung und das Versprühen hochviskoser Lösungen. Je nach den verwendeten Sprühdüsen
(auswechselbar) ergibt sich ein Durchfluß von 100 bis 2 000 ml/Min. Mit einer Pumpe können
bis zu 6 Kessel bedient werden. Die Steuergeräte werden in Deutschland oder in der Schweiz
hergestellt entweder nach Plänen der Kunden oder nach Plänen der Nigris Basel AG, angepaßt
an die individuellen Bedürfnisse.

Die AUTOCOTA (Abb. 439) der Manesty Machines Ltd., Speke, Liverpool 24, zum automatischen Dragieren benutzt einen zylindrischen Kessel, der sich horizontal dreht, um ein

gleichmäßiges Rollen der Kerne ohne tote Zone oder Zonen zu rascher Bewegung der Kerne zu gewährleisten. Durch diese Kesselform mit der gleichmäßigen Bewegung der Kerne sind gewichts- und volumenmäßig sehr gleiche Dragees zu fertigen. Die Dragierlösung oder -suspension wird mittels Düsen durch eine Pumpe aufgetragen, die Trocknungsluft wird durch Temperatur-Regler geheizt eingeblasen und durch einen Exhaustor abgesogen. Das Schaltpult mit Sicht-Diagramm des Prozesses kann bei den Kesseln oder entfernt von diesen

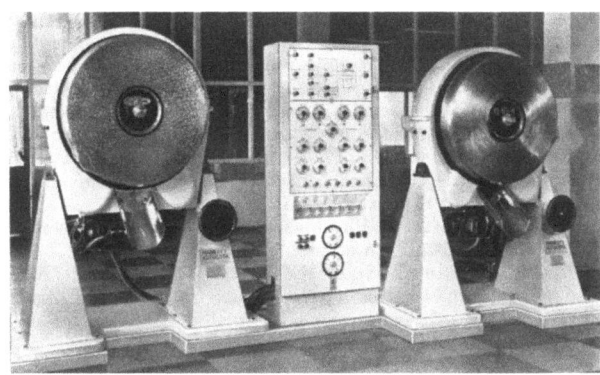

Abb. 439. AUTOCOTA mit Versprühungsaggregat und Schaltpult mit Sichtdiagramm (Manesty Machines Ltd.).

aufgestellt werden. Drei verschiedene Typen von Lösungen oder Suspensionen können nacheinander automatisch mit thermostatisch kontrollierter Temperatur aufgetragen werden. Die Flexibilität der Instrumentation gestattet, zwei verschiedene Mengendosierungen wie auch zwei verschiedene Trockenperioden mit zwei verschiedenen Trockenluft-Temperaturen einzustellen. Da beim automatischen Dragieren eine kontrollierte Trocknung durchzuführen ist, sollte die ungefähre relative Feuchte der Trockenluft um $\pm 10\%$ betragen. Durch die Vielseitigkeit des Schaltpultes ist es möglich — vollautomatisch-verschiedene, neue oder altbewährte, Dragierlösungen oder -suspensionen zu verarbeiten. Die Kessel verarbeiten von 25 kg (Minimum) bis 100 kg (Maximum) fertige Dragees.

Abwaschen der Dragees

Das Abwaschen von Dragees ist stets eine Qualitätsminderung des Drageekernes und ergibt zusätzliche Material- und Arbeitskosten. Stets muß überlegt werden, ob die Qualitätsminderung, die durch das Abwaschen der Dragees eintritt, therapeutisch verantwortet werden kann.

K. MÜNZEL [Pharm. Acta Helv. *38*, 65—85 (1963)] schreibt zu dem Problem des Abwaschens: Selbst dem besten Drageur mißrät von Zeit zu Zeit ein Ansatz, und es entstehen gefleckte Dragees, wenn die Tabletten oder die ersten Überzüge nicht genügend getrocknet wurden, wenn die Deckenschicht nicht ganz glatt war, wenn die Farbe zu konzentriert verwendet wurde und deshalb Ausflockungen auftraten, wenn in den Dragierhilfsstoffen Verunreinigungen vorhanden sind, welche die Farbe reduzieren, wenn zwischen Farbe und Arzneistoff eine chemische Reaktion eintritt usw. Die Folge davon ist, daß die Dragees vorsichtig und mühsam abgewaschen, getrocknet und neu dragiert werden müssen.

Methoden des Abwaschens. 1. In Portionen von etwa 5 bis 10 kg Dragees werden die Dragees in einem Tauchkessel gegeben. Dieser Kessel besteht aus einem Siebboden, die Wände sind ebenfalls als Sieb ausgebildet. Dieser Kessel mit den Dragees wird in einer mit Wasser gefüllten Wanne auf- und abbewegt, bis die Drageehüllen von den Kernen entfernt sind. Jetzt wird der Siebkessel zum Stoppen des Abwaschprozesses in einen Behälter mit Äthanol oder Isopropanol getaucht, und die Dragees werden dann auf Hürden geschüttet, um zu trocknen. Die Trocknung kann auch im Dragierkessel mit Lufteinblasung vorgenommen werden. Trotzdem empfiehlt es sich auch dann, anschließend auf Horden zu trocknen, damit Spuren von Feuchtigkeit und des Abwaschalkohols sicher aus den Kernen entfernt werden.

Oft empfiehlt es sich — um eine Qualitätseinbuße auszuschließen — die abgewaschenen Drageekerne zu mahlen, eine Gehaltsbestimmung des Mahlproduktes vorzunehmen und hiernach neue Kerne zu pressen. Diese Methode gilt natürlich auch für die nachfolgenden Abwaschverfahren.

2. Man kann nach der gleichen Methode wie bei 1. die Dragees zuerst in 45%igem Isopropanol abwaschen und das Stoppen des Abwaschens dann in 90%igem Isopropanol durch-

führen. Für 30 bis 40 kg Dragees benötigt man ca. 90 Min. und etwa je 5 l 45- und 90%iges Isopropanol [CURLIN, L. C.: J. Amer. pharm. Ass., sci. Ed. *39*, 114 (1950)].

3. F. V. HERREYGERS [J. Amer. pharm. Ass., sci. Ed. *40*, 218 (1951)] empfiehlt folgendes Verfahren: Man gibt in einen Dragierkessel etwa die gleiche Menge Placebo-Dragees, wie die, die man abwaschen muß, aber in Größe und Form verschieden von jenen, damit diese später leicht auszusieben sind von den abzuwaschenden Dragees. Diese andersgeformten Placebo-Dragees werden in dem rotierenden Dragierkessel erwärmt. Inzwischen wäscht man die abzuwaschenden Dragees mit Wasser im Siebkessel bis zum gewünschten Grad ab, läßt das Wasser abtropfen und gibt die abgewaschenen Dragees in den laufenden Kessel mit den warmen Dragees, bis die abgewaschenen Dragees trocken sind. Die erwärmten Dragees nehmen hierbei die Feuchtigkeit der abgewaschenen Dragees auf, die gleichzeitig geglättet werden. Dann werden die verschieden großen Dragees durch Absieben sortiert und getrennt.

Die abgewaschenen Dragees kommen dann zum endgültigen Trocknen in den Trockenraum und können erneut dragiert werden. Die Placebo-Dragees, die zum Trocknen der abgewaschenen Dragees benutzt wurden, können für den gleichen Zweck nach gutem Trocknen für weitere Abwaschzwecke erneut benutzt werden.

4. Von der Arbeitsgemeinschaft für Pharmazeutische Verfahrenstechnik e. V., Mainz, wird folgende Methode für das Abwaschen empfohlen:

Dragees aus dem Kessel nehmen und in eine geräumige Schale geben. Kessel vollständig mit heißem Wasser auswaschen und ihn durch Gebläse oder Infra-Rot-Strahlung bei langsamer Umdrehung trocknen. Dragees mit Isopropanol übergießen, daß sie gerade eben bedeckt sind. Die Schicht wird dadurch nicht angegriffen. Jeweils 100 ccm Wasser zugeben und mit den Händen kräftig durchgreifen. Weiteren Wasserzusatz erst dann vornehmen, wenn der vorhergehende seine Wirkung getan hat. So kann man vorsichtig abwaschen, bis die weißen Andeckschichten zum Vorschein kommen. Auf einem weitmaschigen Sieb von der Waschflüssigkeit trennen und kurz durch Schütteln des Siebs von der noch anhaftenden Flüssigkeit befreien. Dragees in eine zweite Schüssel geben und mit mindestens 96%igem Methanol übergießen, daß sie eben bedeckt sind. Leicht durchrühren mit der Hand. Methanol deshalb, weil dieser Alkohol stark hydrophil ist und dadurch das Wasser auf der Drageeoberfläche stark bindet. Auf einem zweiten weitmaschigen Sieb wieder vom Waschalkohol (Methanol) trennen, abschleudern. Kerne in den sorgfältig getrockneten Kessel geben und bei eingeschalteter Warmluft oder Infra-Rot-Strahlung rotieren lassen.

Als Ge- und Verbote sind zu beachten:

Man arbeite mit der Wasser-Alkohol-Mischung so rasch wie möglich, damit die Andeckschichten nicht angegriffen werden und auf keinen Fall Feuchtigkeit in den Kern eindringt.

Man entferne sorgfältig Bruchstücke von Kernen, besonders mit färbenden und bitter schmeckenden Inhaltsstoffen.

Man kontrolliere beim Trocknen die Temperatur, damit die Dragees nicht aufplatzen. Bevor man von neuem mit dem Auftragen und Färben beginnt, überzeuge man sich, daß die Dragees wirklich trocken sind.

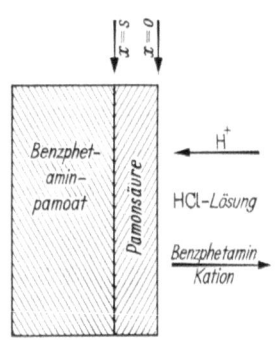

Abb. 440.
Schema Self-Coating.

Self-Coating-Surface

W. I. HIGUCHI und W. E. HAMLIN [J. pharm. Sci. *52*, 575—579 (1963)] beschreiben für Benzphetamine Pamoate Pellets die Bildung eines Films von Pamoic acid in 0,12 n HCl — Medium (s. Abb. 440).

Es wird also ein basischer Wirkstoff (Amin) mit einer schwachen Säure zu einem Salz umgesetzt und in Kügelchen verarbeitet. Im stark sauren Milieu des Magens wird das Salz an der Kugeloberfläche gelöst, wobei die schwache Säure sofort als eine Hülle um das Teilchen ausgefällt wird. Der Wirkstoff muß nun zuerst durch die Hülle diffundieren, bevor er in den Magensaft gelangen kann.

G. LEVY und J. A. PROCKNAL [J. pharm. Sci. *51*, 294 (1962)] beschreiben das Selbstüberziehen von Substanzen auf Grund chemischer Reaktionen für „Aluminiumacetylsalicylsäure Pellets". In einem alkalisch wäßrigen Medium wird ein wasserunlöslicher Film einer Aluminiumverbindung erzeugt. Diese chemischen Verfahren des „self-coatings" können auch für andere Substanzen Bedeutung gewinnen.

Perlpolymerisate als perorale Depot-Arzneiform

Perlpolymerisate als perorale Depot-Arzneiform wurden von TH. JECKLIN [Diss. ETH Zürich Prom. Nr. 3704 (1965)] und P. SPEISER (Pharm. Acta Helv. *41*, 321—342 (1966); Pharm. Ztg. (Frankfurt) *110*, 323 (1965); *111*, 348, 1904 (1966)] eingeführt. Bei einer Perlpolymerisation wird ein Monomeres oder ein Monomerengemisch in einer nicht mischbaren Phase mit Hilfe eines Dispergators (Schutzkolloid) zu der gewünschten Teilchengröße zerteilt und anschließend innerhalb der einzelnen Tröpfchen mit Hilfe eines im Monomeren löslichen Initiators polymerisiert, die Wirkstoffe sind also in Kunststoffperlen (nativ) einpolymerisiert. Eine Beeinflussung der Freigabegeschwindigkeit wird durch die Perlgröße, den Methacrylsäuregehalt des Kunststoffes, den Vernetzungsgrad und den Wirkstoffgehalt ermöglicht. Die Wirkstofffreigabe ist ferner auf zwei Arten vom pH der Prüfflüssigkeit abhängig. Erstens bestimmt das pH die Quellung des Polymerisates und somit die Diffusionsmöglichkeit des Wirkstoffes. Zweitens ist die Löslichkeit vieler Wirkstoffe pH-abhängig, so daß deren Freigabegeschwindigkeit dadurch ebenfalls mit dem pH gekoppelt ist [s. auch S. C. Khanna u. P. Speiser: J. pharm. Sci. 58, 1114—1117 (1969)].

Allgemeine Literatur: Clarkson, R.: Tablet Coating, New York 1951. — Couvreur, A.: Les enrobages modernes des dragées et des pulules, Paris 1954. — Evans, A. J., u. D. Train: A bibliography of the tabletting of medicinal substances, London 1963. — Fincke, A.: Zucker und Zuckerwaren, Grundlagen und Fortschritte der Lebensmitteluntersuchung, Berlin: Hayn's Erben 1957. — Gstirner, F.: Grundstoffe und Verfahren der Arzneibereitung, Stuttgart: Enke 1960. — Gstirner, F.: Einführung in die Arzneibereitung, 3. Aufl., Stuttgart: Wissenschaftl. Verlagsgesellschaft mbH 1968. — Little, A., u. K. A. Mitchell: Tablet Making, 2. Ed., Liverpool 1963. — Moe, E.: Overtraekning og Dragering, Kopenhagen: Dansk Farmaceutforenings Forlag 1945. — Münchow, F.: Bonbon- und Drageeherstellung, Fachbuchverlag Leipzig: 1959. — Münzel, K.: Neuerungen auf dem Gebiete der pharmazeutischen Dragierung. Pharm. Acta Helv. 38, 65—85, 129—146 (1963). — Münzel, K., J. Büchi u. O.-E. Schultz: Galenisches Praktikum, Stuttgart: Wissenschaftl. Verlagsgesellschaft mbH 1959. — Remington's Practice of Pharmacy, 12. Ed., Easton, Pennsylvania 1961. — Remington's Pharmaceutical Sciences, 13. Ed., Easton, Pennsylvania 1965. — Ritschel, W. A.: Die Tablette, Aulendorf: Editio Cantor 1966. — Rotteglia, E.: Le Compresse Farmaceutiche, Milano 1962 (2. Aufl. 1966). — Rowell, T. H.: The Art of Coating Tablets, Baudette, Minn. 1949. — Sandell, E.: Grundriß der galenischen Pharmazie, Frankfurt/M.: Govi-Verlag 1962. — Ullmanns Encyklopädie der technischen Chemie, Bd. 4, 3. Aufl., München/Berlin: Urban & Schwarzenberg 1953. — Konditor-Zeitung, Trier: Die gesamte Drageefabrikation, 2. Aufl.

Prüfungen der Tabletten, Drageekerne und Dragees

Es sei vorausgeschickt, daß die Untersuchungen z. T. in festgelegten Abständen während der Fabrikation und nach der Fertigstellung der Präparate durchgeführt werden müssen. Die Lagerungshaltbarkeit und Klimabeständigkeit sind in bestimmten Abständen mindestens 2 Jahre lang zu prüfen. Es ist zweckmäßig, z. T. die Auswertungsmethoden der Statistik (statistische Qualitätskontrolle) anzuwenden (s. S. 114).

Auch ist es klar, daß neben den technologisch-galenischen Prüfungen die chemisch-analytischen, speziell die quantitativen Untersuchungen durchgeführt werden müssen. Auch bakteriologische Untersuchungen dürfen nicht übersehen werden.

Unter anderen J. Büchi (APV Inf.-Dienst 1963, S. 133—157) erwähnt, daß es notwendig ist, bei einer Arzneispezialität die Verpackung mit in die Untersuchungen einzubeziehen, um z. B. eine evtl. Beeinflussung des Arzneimittels durch das Verpackungsmaterial feststellen zu können.

Bei den galenischen Untersuchungsmethoden ist auch zu berücksichtigen, daß die fertigen Tabletten und Dragees möglichst den gleichen Wirkungsablauf garantieren sollen wie die unverarbeiteten Arzneistoffe als Pulver.

Allgemeine Literatur u. a.: Rotteglia, E.: Le Compresse Farmaceutiche, II. Ed., 1966. — Gstirner, F.: Grundstoffe und Verfahren der Arzneibereitung, Stuttgart 1960. — Gstirner, F.: Einführung in die Arzneibereitung, 3. Aufl., Stuttgart 1968. — Münzel, K., J. Büchi u. O.-E. Schultz: Galenisches Praktikum, Stuttgart 1959. — Sandell, E.: Grundriß der galenischen Pharmazie, Frankfurt/Main 1962. — Pharmazeutische Jahrbücher, Govi-Verlag, Frankfurt/Main. — Evans, A. J., u. D. Train: A Biography of the Tabletting of Medicinal Substances, London 1963. — Franc, M. J.: Journée Pharmaceutiques Françaises, Paris 1952. — Remington's Pharmaceutical Sciences, 13. Ed., Easton/Penn. 1965. — Ritschel, W. A.: Die Tablette, Aulendorf 1966.

Allgemeine Prüfung und Beurteilung. *Geruchs- und evtl. Geschmacksprüfung.* Diese Sinnesprüfungen gehören zur allgemeinen Inspektion und zur Beurteilung.

Äußerer visueller Eindruck. Es ist zu prüfen, ob die Tabletten oder Dragees ein gutes Aussehen, eine gleichmäßige Farbe und Struktur besitzen und frei von Abfall, Staub und Bruchstücken sind. I. Bisgård [Farm. Tid. (Kbh.) 1953] unterscheidet die Blankheit der Tabletten z. B. folgendermaßen: sehr blank, blank, matt, sehr matt.

Prüfung mit der Lupe, evtl. mikroskopische Beurteilung. Die Prüfungsmuster sind zu beurteilen auf eine einwandfreie Ober- und Unterfläche. Bei den Tabletten ist der Tablettenrand (Tablettensteg) genau zu betrachten, speziell in bezug auf Vertikalstriche, die auf eine schlechte Matrize schließen lassen, wie auch auf Verfärbungen, die auf eine Reaktion der Tabletteninhaltsstoffe mit dem Metall der Matrize hinweisen. Es empfiehlt sich, einige Tabletten durchzubrechen oder durchzuschneiden und die Bruchfläche ebenfalls mit der Lupe oder dem Mikroskop zu prüfen. Hierbei ist auf eine gleichmäßige Struktur und evtl. auch auf die Teilchengröße der Wirksubstanzen zu achten. Bei den Dragees soll die äußere Betrachtung mittels Lupe oder Mikroskop z. B. auf eine gleichmäßige Kristallstruktur der Zuckerschicht, auf gleichmäßige Farbschichten und auf evtl. Haarrisse in den Drageeschichten ausgerichtet sein. Eine beginnende Zersetzung, ein Anschwellen des Kernes usw. können mit der Lupe oder mit dem Mikroskop oft frühzeitig erkannt werden. Die Dragees kann man horizontal oder vertikal mit einem Skalpell an- oder durchschneiden, diese Teildragees mit Plastilin auf einem Objektträger fixieren und mit Auflicht mikroskopisch prüfen. Diese Prüfungen ergeben oft wertvolle Hinweise auf die Gleichmäßigkeit der Drageeschichten und darauf, ob beim Dragieren Feuchtigkeit in den Kern oder in den Kernrand eingedrungen ist. Die mikroskopischen Untersuchungen können z. T. auch mit einem Polarisationsmikroskop ausgeführt werden.

Fast alle Arzneibücher fordern eine visuelle Inspektion der Tabletten und Dragees; z. B. fordert das DAB 7-BRD für Tabletten: Aussehen: Tabletten eines Herstellungsganges müssen in Form und Farbe untereinander einheitlich sein und eine unbeschädigte Oberfläche besitzen. Für Dragees: Überzogene Tabletten (oder Pillen) eines Herstellungsganges müssen in Größe, Form und Farbe untereinander einheitlich sein.

Prüfung der Färbungen. Um den Farbton von Tabletten und Dragges festzulegen, empfiehlt H. Köhler [Dtsch. Apoth.-Ztg *102*, 646 (1962)] die Ostwaldsche Farbmeßtafel, die die Farben nach ihrem eigentlichen Farbton und nach ihrem Grauton klassifiziert.

K. Schwandt [Dtsch. Apoth.-Ztg *100*, 331—332 u. *105*, 1290—1291 (1965)] führt die Farbbestimmung durch nach dem Schwaneberger Farbenführer, der auch auf der Ostwaldschen Farbenlehre beruht.

Richtiger dürfte es sein, jede Farbe durch drei zu einem „Farbzeichen" vereinigten Kennzeichen unmißverständlich nach den DIN-Farbkarten (DIN 6164) zu bezeichnen. Die erste Zahl des Farbzeichens enthält die Maßzahl des Farbtons T, als zweite die Sättigungsstufe S, als dritte die Maßzahl der Dunkelstufe. Die DIN-Farbkarten bieten ein wissenschaftlich festgelegtes Farbsystem und eine exakte, unmißverständliche Farbbezeichnung (DIN-Farbenkarte DIN 6164, Beuth-Vertrieb-GmbH, 1 Berlin 30 — 1961).

Die DIN-Farbkarte bezieht sich auf die Normallichtart c (DIN 5033, Blatt 7, Abschnitt 2 — 1954) unter Berücksichtigung der DIN Blätter DIN 5033, Blatt 2, Abschnitt 6 und DIN 5033, Blatt 7, Abschnitt 3.1. Neben der Form und dem Gewicht kann die Farbgebung einer Tablette oder eines Dragees ein gewisses Merkmal zur Identifizierung, z. B. bei „sine confectione"-Abgabe in der Apotheke, bei der Abgabe in Krankenhäusern, wie auch bei forensischen Fällen wichtig sein, z. B. als Hinweis auf den einzuschlagenden Analysengang [Schwandt, K.: Dtsch. Apoth.-Ztg *102*, 646 (1962); Goodhart, F. W., M. A. Kelly u. H. A. Lieberman: J. pharm. Sc. *54*, 1799—1804 (1965)].

In den USA wird zur Farbtonbestimmung „The Munsell Color Solid" mit den verschiedensten um eine Achse schwenkbaren Farbtafeln oder das „Munsell Book of Color" benutzt (Mackinney, G., u. A. C. Little: Color of Foods, Westport, Connecticut 1962).

Bei den Tabletten und Dragees ist auf die Farbkonstanz der hergestellten Präparate von Herstellungscharge zu Herstellungscharge zu achten. Diese Prüfungen sind visuell oder spektrophotometrisch durchzuführen.

Für die visuelle Beurteilung der Farbkonstanz ist eine Standardlichtquelle erforderlich. Die Disco-Colortest-Leuchte ist mit einer Xenon-Hochdrucklampe XBO 162 ausgerüstet, die eine genaue Farbmusterung erlaubt (Dr.-Ing. Schneider & Co., Frankfurt/Main). Eine weitere Standard-Lichtquelle ist die „Xenotest" mit Klimatisierung des Probenraumes [Chemie-Ing.-Techn. *29*, 455 (1957)] (Quarzlampen GmbH, Hanau).

Die Untersuchungen sollen von mindestens zwei Beobachtern durchgeführt werden.

Das „Color Eye" (Instrument Development Labs, Needham, Mass./USA) erwähnen T. Urbany, Ch. J. Swartz und L. Lachman [J. Amer. pharm. Ass., sci. Ed. *59*, 163, 164 (1960)] (Beschreibung des Apparates s. „Color of Foods"). Bei diesem visuellen Prüfgerät werden mit einem photoelektrischen Vergleichsinstrument das Muster und ein Standard (Farbstandardplatte oder Farbstandardtablette oder Dragee) geprüft.

Für genaue Untersuchungen sind diese Farbvergleiche oft nicht ausreichend, weil die Möglichkeit besteht, daß die Standardtabletten oder Dragees oder die Vergleichs-Farbchips farblich nicht konstant bleiben.

URBANY, SWARTZ und LACHMAN empfehlen die spektrophotometrische Untersuchung der Farben mit dem Beckmann-DU-Spektrophotometer mit Reflexionsmesser. Sie konstruierten hierfür einen Tablettenhalter (Abb. 441).

Diese Untersuchungen sind speziell auch für Stabilitätsprüfungen der Farben wichtig. Sie sind objektiv, also unabhängig von den Untersuchungspersonen.

Bestimmung der Weiß-Reflexion. Die Herstellungschargen der Tabletten und Dragees werden (auch in Stabilitätstesten) geprüft, auf gleiche „Weiße". Diese Prüfung ist möglich einerseits mit dem erwähnten „Color Eye" durch eine relative Messung zu einem Weiß-Standard oder genauer durch Reflexionsmessung mit einem Spektro-Photometer.

Glanzmessungen, Reflexionsmessungen. Bei der visuellen Prüfung von Tabletten und Dragees ist darauf hingewiesen worden, daß auf die Blankheit der Präparate zu achten ist. In manchen Fällen (Entwicklung von Herstellungsvorschriften für Tabletten, Prüfung von Wachsen oder Lacken für Tabletten und Dragees) wird es angebracht sein, objektivere Kennzahlen für den Glanz und das Reflexionsvermögen festzulegen. Für diese Messungen wird u. a. das Pulfrich-Photometer mit einer Glanzwippe oder das Leitz-Photometer verwandt (Hadert-Lexikon 1954).

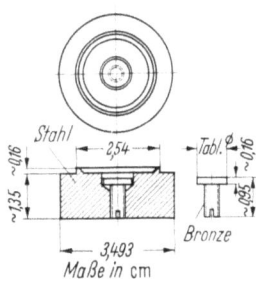

Abb. 441. Tablettenhalter für Reflexionsmessungen mit dem Beckmann-DU-Spektrophotometer [nach T. URBANY et al.: J. Amer. pharm. Ass., sci. Ed. *59*, 163 (1960)].

Die Prüfungen können auch durch Reflexions-Spektroskopie durchgeführt werden[1].

Gelegentlich sind Untersuchungen der Oberfläche durch Fluoreszenz-Spektroskopie vorzunehmen, evtl. auch Untersuchungen mit dem Polarisations-Mikroskop [s. auch J. T. CARSTENSEN: J. Amer. pharm. Ass., sci. Ed. *53*, 1050−1054 (1954)].

Größen- und Formmessungen. Zu messen sind Durchmesser, Höhe (Dicke) und evtl. die Wölbung der Tabletten und Dragees. Besonders notwendig sind diese Messungen bei der Verwendung von automatischen Verpackungsmaschinen und Einsiegelapparaten wie auch für die konstanten oder zu bestimmenden Maße des Verpackungsmaterials.

Über die Berechnung der Oberfläche von kugeligen sowie runden und ovalen bikonvexen Formlingen berichtet u. a. K. MÜNZEL [Pharm. Acta Helv. *38*, 82−84 (1963)] (s. S. 759). Diese Oberflächenberechnungen werden z. B. vorgenommen, um die erforderliche Menge Lacklösung für Lacküberzüge bei der Anfertigung von Tabletten und Dragees zu errechnen (s. S. 758).

Die Höhenmessung ist erforderlich als Maß für die Gleichmäßigkeit von Preßdruck und Tablettengewicht.

Jede Tablette ist stets einige hundertstel (0,025 bis 0,05 mm) Millimeter breiter als die Matrize.

Um gleichmäßige Dragees zu erhalten, ist auf gleiche Abmessungen und Formen der Tablettenkerne zu achten. Die Messungen der Höhe und des Durchmessers der Tabletten und Dragees werden mit den handelsüblichen Schublehren oder Feinmeß-Schraublehren durchgeführt.

Für die Messung des Wölbungsgrades (Bestimmung des Radius der Wölbung) sind ebenfalls Meßlehren konstruiert und DIN-Normen (DIN 250) gegeben (Hadert-Lexikon, Berlin 1954).

Für die „Normung" von Arznei-Tabletten und Dragees in Form und Größenabmessungen machen W. DAUM [Pharm. Industrie *18*, 457−470 (1956)], H. KÖHLER [Dtsch. Apoth.-Ztg *106*, 33−40 (1966)] und C. STROMBERGER [Pharmazie *2*, 312−316 (1947)] Vorschläge. DAUM weist auf die Möglichkeit hin, nach dem Beispiel der schwedischen, dänischen u. a. Pharmakopöen eine Anzahl gängiger Tabletten-Präparate bezüglich Durchmesser und Fertiggewicht zu normen.

Bestimmung der Mischschmelzpunkte. G. SPÖRL [Diss. Innsbruck 1962; ref. in Dtsch. Apoth.-Ztg *104*, 1702 (1964)] untersucht Zwei- und Dreistoffgemische (Tabletten) nach L. u.

---

[1] Vgl. Ullmanns Encyklopädie der technischen Chemie, Bd. II/1, München/Berlin: Urban & Schwarzenberg 1961.

A. Kofler (Thermo-Mikro-Methoden, Innsbruck 1954). Es werden bestimmt: Schmelzpunkt (Fp.), eutektische Temperatur (ET), Temperatur der Lichtbrechungsgleichheit (T_{LBG}) wie auch die Temperatur der primären Kristallisation (T_{PK}). Die Mengenverhältnisse der einzelnen Arzneistoffe werden festgestellt durch die Bestimmung der T_{PK} und T_{LBG}. Die Reinigung der Schmelzen von Tablettenzusatzstoffen wird entweder durch Solventien oder nach einem praktischen Verfahren (Objektträger-Ring-Methode) vorgenommen. Auch H. Köhler [u. a. APV Inf.-Dienst *1*, 2—18 (1965)] empfiehlt die Kofler-Methode [Brandstätter-Kuhnert, M., u. G. Spörl: Öst. Apoth.-Ztg *16*, 532 (1962)] und die Differential-Thermo-Analyse (DTA) (vgl. dazu Bd. I, 66).

Bestimmung der Porosität der Tabletten und Drageekerne. Die Porosität der Tabletten und Drageekerne beeinflußt neben der Härte die Diffusionsgeschwindigkeit von Flüssigkeiten in diesen. Größere Diffusionsgeschwindigkeit ergibt meist eine bessere Zerfallbarkeitszeit oder Lösungszeit. Bei Drageekernen kann die Porosität unerwünscht sein, weil durch sie eine Diffusion der Dragierflüssigkeit in den Kern stattfinden kann, die aber vermieden oder weitgehend ausgeschaltet werden muß.

M. J. Franc (l. c.) bestimmt die Porengröße nach T. Higuchi et al. [J. Amer. pharm. Ass., sci. Ed. *41*, 93—96 (1952)] aus der Differenz des spezifischen Volumens (specific volume) der Tablette zum spezifischen Volumen (specific bulk volume) des Granulates:

$$D = V/k \cdot A.$$

D = mittlerer Porendurchmesser;
A = die spezifische Oberfläche der tablettierten Masse in cm^2 per cm^3;
k = eine geometrische Konstante = 3, wenn die Poren als rund angenommen werden;
V = der Leerraum, ausgedrückt in cm^3/cm^3.

V wird bestimmt an den Tabletten-Granulaten nach der B. E. T.-Gasadsorptionsmethode mit Stickstoff (s. Bd. VII B).

Die spezifische Oberfläche (specific surface area) der Tabletten wird nach B. E. T. (niedrige Temperatur Stickstoffadsorption) in einem Spezial-Probengefäß bestimmt.

Die scheinbare Dichte (apparent density) wird definiert als der Quotient aus Gewicht und dem geometrischen Volumen. Letzteres wird bestimmt durch die Messung der geometrischen Dimensionen der Tablette oder mit dem Tablettenpyknometer (Quecksilber) (s. Bd. VII B).

Die wirkliche Dichte (true density) wird mit dem Helium-Densitometer festgestellt (s. Bd. VII B). Es ergibt sich dann:

$$\% \text{ Porosität} = \left(1 - \frac{\text{scheinbare Dichte}}{\text{wirkliche Dichte}}\right) \cdot 100.$$

[Swintosky, J. V. et al.: J. Amer. pharm. Ass. sci. Ed. *38*, 210, 308, 378 (1949); *41*, 441 (1952). — Higuchi, T. et al.: J. Amer. pharm. Ass., sci. Ed. *41*, 93—96 (1952) u. *42*, 194—200 (1953).]

T. Higuchi et al. bestimmen das Durchschnittsgewicht, die Durchschnittsdichte, das Durchschnittsvolumen der Tabletten, das Volumen der Substanzen und den Prozentgehalt an Leerraum. In einer weiteren Arbeit [J. Amer. pharm. Ass., sci. Ed. *45*, 482—486 (1956)] wird der Wert der scheinbaren Dichte (Pressungsdichte) bestimmt durch die Herstellung stark gepreßter Tabletten (Druck 7000 kg) (Grenzvolumen s. Bd. VII B), wobei die Tablette gewogen und das Volumen bestimmt wird. Aus diesen Werten berechnet sich die scheinbare (angenäherte) Dichte [s. auch P. L. Seth u. K. Münzel: Pharm. Industrie *22*, 392—395 (1960)].

J. Höfer und F. Gstirner [Pharm. Industrie *26*, 21—26, 162—169 (1964)] bestimmen das

$$\text{spezifische Volumen} = \frac{\text{Grenzvolumen}}{\text{Gew. des Formlings}}.$$

Das Grenzvolumen ist das Volumen, das sich bei weiterer Druckerhöhung nicht mehr verringern läßt.

H. Berry und C. W. Ridout [J. Pharm. Pharmacol. *2*, 619—629 (1950)] und Extra P. 58 bestimmen den Dichtigkeitsfaktor als

$$\text{„compression ratio"} = \frac{\text{Gewicht der Tablette}}{\text{Tablettendicke}}.$$

[s. auch R. A. Ramsay: J. Pharm. Pharmacol. *10*, 145 T—147 T (1958)]. Extra P. 58 bestimmte z. B. für ASS-Tabletten:
Gewicht der Tablette, Dicke der Tablette, Härte der Tablette (bestimmt mit dem Monsanto-Pressure-Tester) und den Dichtigkeitsfaktor.

Härte-Bestimmungen bei Tabletten, Mehrschicht-Tabletten, Mantel-Tabletten und Dragees. Härteprüfungen sind bei Tabletten notwendig. Bei den Dragees ist es ebenfalls angezeigt Härteprüfungen durchzuführen, speziell um festzustellen, ob die Drageehülle fest am Kern verankert ist und nicht abplatzt.

Die Härte der Tabletten hängt u. a. ab von dem Preßdruck, der Art des Bindemittels, der Art der Bereitungsweise des Granulates, dem Pulveranteil des Granulates, dem Feuchtigkeitsgehalt des Granulates, den Eigenschaften der verpreßten Substanzen und der Form der Tablette [VAN OOTEGHEM, M.: Pharm. T. Belg. *33*, 237—249 (1956); s. auch u. a. F. JAMINET u. H. HESS: Pharm. Acta Helv. *41*, 39—58 (1966)]. In manchen Arbeiten wird darauf hingewiesen, daß die Härte der Tabletten nur z. T. Einfluß hat auf die Zerfallszeiten der Tablette [GSTIRNER, E., u. J. KNIPP: Pharm. Industrie *24*, 475—481 (1962)]. Für jeden Arzneistoff müssen die günstigsten Bedingungen für die Tablettierung empirisch ermittelt werden [SETH, P. L., u. K. MÜNZEL: Pharm. Industrie *22*, 392, 395 (1960)]. H. BERRY u. C. W. RIDOUT [J. Pharm. Pharmacol. *2*, 619—629 (1950)] wie auch C. L. M. BROWN [Quart. J. Pharm. XII, 489—506 (1939)] machen darauf aufmerksam, daß in bezug auf die Härte und die Zerfallbarkeit der Tabletten ein und derselben Vorschrift ein Kompromiß zu schließen ist, bei dem die Härte und die Zerfallszeit für die Praxis brauchbare Werte ergeben. Den Preßdruck, der diese Werte ergibt, bezeichnet man als „Optimale Kompression". H. MÜHLEMANN [Schweiz. Apoth.-Ztg *94*, 297—301 (1956)] weist auf die Notwendigkeit hin, für die Resistenz der Tabletten gegenüber äußeren mechanischen Einflüssen Prüfungsvorschriften in die Arzneibücher aufzunehmen. Er empfiehlt, die Bestimmung der Bruchfestigkeit und des Abriebs — zwei Methoden, die heute allgemein üblich bei der Prüfung der Tabletten sind. Beide Bestimmungen sind nicht mehr auszuschließen, weil die großen hergestellten Mengen, die Transportwege, der Export der Präparate, die maschinelle Verpackung der Tabletten und Dragees und die erhöhte Bruch- und Abriebmöglichkeit in Groß-Verpackungen (Bulk-Ware) diese Prüfungen notwendig machen.

Ohne eine Bestimmung und Festlegung der Bruch- und speziell der Abrieb-Härte (Roche Friabilität, S. 831) ist die von den Arzneibüchern geforderte Gewichtskonstanz illusorisch und nicht zu garantieren. Aus diesem Grund sind die Härtebestimmungen mindestens ebenso wichtig, wie die Zerfallsteste und die Prüfung der Gewichtskonstanz.

Von den in der Literatur angegebenen und hier z. T. aufgeführten verschiedenen Arten von Härteprüfungen besitzen alle für die theoretische Grundlagenforschung ihre Berechtigung. Um einheitliche Prüfungsverfahren zu gewährleisten, sollten bestimmte Prüfapparate auch in die Arzneibücher eingeführt werden.

Die mechanische Widerstandsfähigkeit der Tabletten kann man begrifflich differenzieren:

1. Fallhärte
2. Zugfestigkeit
3. Eindringungshärte (Oberflächenhärte)
4. Schlagfestigkeit
5. a) Biegefestigkeit
   b) Bruchfestigkeit
6. Spezifische Härte
7. Schüttel- und Rollverschleißhärte (Friabilität).

Fallhärte. Die zu prüfenden Tabletten werden aus einer Höhe von 1 bis 1,5 m (evtl. durch ein Rohr) flach auf eine Holzunterlage fallen gelassen und müssen unversehrt bleiben. Die Prüfungen sind recht ungenau, auch ist zu berücksichtigen, daß die Tabletten meist nicht flach, sondern schräg oder mit dem Tablettenrand auf die Holzunterlage fallen. Diese Fallhärteprobe ist von einigen Arzneibüchern übernommen: Ross. 9, Jug. II, Ned. 6. Ohne Angabe einer Prüfungsmethode verlangt die Nord. 63 eine genügende Resistenz der Tabletten. In den meisten anderen Arzneibüchern wird auf die Resistenz der Tabletten und deren Prüfung nicht eingegangen. Durch die Prüfung der Gewichtskonstanz und die geforderte visuelle Inspektion der Tabletten und Dragees wird aber eine genügende Resistenz indirekt vorausgesetzt.

Zugfestigkeit (Tensile Strength). E. NELSON [Drug Stand. *24*, 1—5 (1956)] konstruierte einen Bestimmungsapparat, um die Zugfestigkeit von Tabletten zu messen und stellte fest, daß die erhaltenen Werte eine lineare Abhängigkeit zum Logarithmus des Preßdruckes besitzen.

Eindringungshärte (Oberflächenhärte). H. SPENGLER u. A. KAELIN [Pharm. Acta Helv. *20*, 263 (1949)] und A. NUTTER-SMITH [Pharm. J. *163*, 477 (1949)] waren die ersten Autoren, die

die Oberflächenhärte von Tabletten bestimmten. P. L. Seth und K. Münzel [Pharm. Industrie *22*, 7–10 (1960)] führten für diese Untersuchungen den CEJ-Mikrohärteprüfer (C. E. Johansson, Eskilstuna, Schweden) ein, der zur Härtemessung sehr weicher Oberflächen besonders geeignet ist. Die Oberflächenhärte wird als Eindringtiefe in μm gemessen und die erhaltenen Werte der Tablettensorten statistisch unter Berücksichtigung der Freiheitsgrade in *t*-Testen ausgewertet. (Gleichzeitig wurden Zerfallszeit, Monsantohärte und Rollverschleiß geprüft bei genauen Angaben über Tablettenform, Tablettenoberfläche und Preßdruck.) Die Auswertungen ergeben u. a. eindeutig, daß flache Tabletten härtere Oberflächen besitzen als die biconvexen Tabletten.

Schlagfestigkeit. H. Kläui und K. Münzel [Pharm. Acta Helv. *40*, 153 (1965)] prüfen die mechanische Festigkeit bei Tabletten und Dragees mit dem Dynstat. Nach entsprechender Umordnung des Pendels und der Meßscheibe läßt sich der Dynstat zu Schlagversuchen mit einem leichteren Pendel verwenden.

Biegefestigkeit. Die Bestimmung der Bruchfestigkeit kann axial d. h. zwischen den Tablettenoberflächen durchgeführt werden. Diese axiale Bruchfestigkeit bezeichnet man als Biegefestigkeit, Biegemoment. Einige Zerfallsprüfungen bestimmen die axiale Bruchfestigkeit in einer Zerfallsflüssigkeit. C. L. M. Brown [Quart. J. Pharm. *12*, 489–506 (1939)] setzt das „dry-breaking weight" in Beziehung zum „wet-breaking weight" unter Berücksichtigung des Preßdrucks, eine Prüfung, die in der Grundlagenforschung wichtig sein kann.

Die alte „Drei-Finger-Probe", das Zerbrechen einer Tablette zwischen drei Fingern wird von K. Münzel und W. Kaegi [Pharm. Acta Helv. *32*, 305–321 (1957)] ersetzt durch den Dynstat Nr. 137, um die Biegefestigkeit der Tabletten zu bestimmen. Das maximale beim Bruch bestehende Biegemoment kann direkt in kg/cm abgelesen werden und die Biegefestigkeit in kg/cm² nach folgender Formel berechnet werden:

$$\text{Biegefestigkeit (kg/cm}^2) = 6 \cdot \frac{\text{Biegemoment}}{\text{Breite} \times \text{Dicke}^2}.$$

Biegemoment in (kg/cm), Breite und Dicke in (cm).

H. Köhler [Dtsch. Apoth.-Ztg *102*, 643 (1962)] bestimmt die axiale Bruchfestigkeit mit dem Bruchfestigkeitsmesser nach Köhler. Zu ihrer Bestimmung legt man eine Tablette auf 2 in bestimmtem Abstand parallele Schneiden und belastet sie in der Mitte mittels eines Drahtes bis zum Bruch der Tablette. Die Kraft wird an einem Feder-Dynamometer abgelesen. Modifiziert von H. Sucker [APV Inf.-Dienst *1968*, S. 62–79].

Die Tevopharm Schiedam N. V., Holland, stellt einen Tabletten-Härte-Tester her, der die Biegefestigkeit mit einem pneumatischen Druckmanometer feststellt.

C. J. Endicott et al. [J. pharm. Sci. *50*, 341–346 (1961)] konstruierten für den „Strong-Cobb Hardness Tester" (s. S. 829) einen Tablettenhalter, um neben der radialen Bruchfestigkeit = Bruchhärte = „Strong-Cobb Härte" auch die axiale Biegefestigkeit (fracture resistance, bending resistance) zu bestimmen und nach Münzel die Biegefestigkeit zu berechnen. Die Autoren werten Dicke der Tabletten, Bruchhärte und Biegehärte statistisch aus (s. Abb. 442 u. 443).

M. Chalabala und J. Maly [APV Inf.-Dienst *3*, 79–93 (1964)] prüfen die Druckfestigkeit in axialer Richtung zwischen den Druckbacken der Schopperschen Zugdruckprüfmaschine [s. auch M. Chalabala u. J. Maly: Pharmazie *16*, 461 (1961)], also nicht in der üblichen Form als Biegemoment, sondern bis zur vollkommenen Destruktion des Untersuchungsmusters.

Druckfestigkeit, Bruchfestigkeit, Härte, Zertrümmerungsfestigkeit, „Crushing-Strength". Die radiale Druck- oder Bruchfestigkeit wird zwischen den Tablettenrändern geprüft.

Für diese Prüfungen sind drei verschiedene Apparatetypen konstruiert, bei denen der Druck in kg oder in Strong-Cobb-Einheiten gemessen wird [s. auch Pharm. Acta Helv. *44*, 547–569 (1969)]:

1. mit verschiebbaren Gewichten,
2. durch Federdruck,
3. durch Luftdruck.

Für die Kontrolle der Bruchfestigkeit wurde der Tabletten-Bruchfestigkeits-Tester Type TBT von der Erweka-Apparatebau GmbH, Frankfurt (Main), entwickelt. Das Gerät arbeitet halbautomatisch. Ein in der Spitze kugelförmiger Kolben drückt auf die hohe Kante einer

Tablette, die in einem Amboß gelagert ist. Der Amboß ist in Breite und Höhe verstellbar, damit die Tablette genau im Nullpunkt von der Spitze des Testbolzens ohne Druck berührt wird. Ein freihängendes Laufgewicht wird mit motorischer Kraft auf einer Schiene bewegt, die den Druck auf den Testkolben langsam und gleichmäßig überträgt. Beim Bruch der Tablette wird durch eine Mikroschaltung der Motor sofort zum Stillstand gebracht und auf der Skala der Druck angezeigt. Die Skala reicht von 0 bis 15 kg mit einer Unterteilung auf 250 g Ablesbarkeit.

D. B. BROOK und K. MARSHALL [J. Pharm. Sci. *57*, 481—484 (1968)] kritisieren beim Erweka-Gerät einen bedeutenden Nullpunktfehler. Diesen Fehler machen RITSCHEL, SKINNER

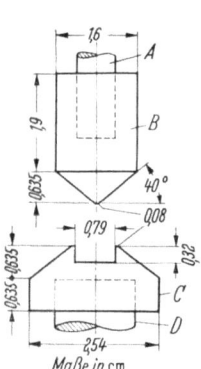

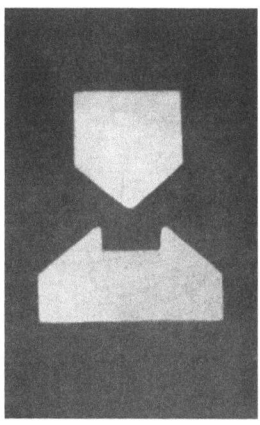

Abb. 442. Zusatzgerät zum „Strong-Cobb"-Apparat zur Bestimmung der Biegefestigkeit [nach C. J. ENDICOTT et al.: J. pharm. Sci. *50*, 343 (1961)].

A Druckbolzen des „Strong-Cobb"-Apparates; *B* oberer Zusatzkeil; *C* zusätzlicher eingekerbter Tablettenhalter; *D* Tablettenhalter des „Strong-Cobb"-Apparates.

Abb. 443. Zusatzgerät zum „Strong-Cobb"-Apparat zur Bestimmung der „Axialen"- Bruchfestigkeit (nach C. J. ENDICOTT et al., l. c.).

und SCHLUMPF [Pharm. Acta Helv. *44*, 547—569 (1969)] für ungünstige Ergebnisse ihrer Vergleichsprüfungen verantwortlich, ebenso wie für die Bestimmungen mit dem Strong-Cobb Tester, den die Autoren allerdings modifizierten.

RITSCHEL und RITSCHEL/BEURLIN [zit. nach Pharm. Acta Helv. *44*, 552 (1969); mit Abb.] konstruierten einen Druck- u. Biegefestigkeitstester (DBT), der mit aufgelegten Gewichten arbeitet und korrelierbare Werte ergeben soll.

Sehr häufig findet man zur Bruchfestigkeitsprüfung Geräte, die zur Druckbestimmung eine Feder benutzen. Es ist bei diesen aber zu berücksichtigen, daß die Federkraft im Laufe der Zeit nachläßt und darum nicht immer reproduzierbare Werte sich auf die Dauer ergeben. Aus diesem Grunde sind solche Apparate für wissenschaftliche Arbeiten nur bedingt einsetzbar.

RITSCHEL, SKINNER und SCHLUMPF (l. c.) glauben, daß auch fabrikatorische Unterschiede der „Federspirale" für diese Fehler verantwortlich sein können.

Diese Härteprüfer werden z. B. konstruiert von F. J. Stokes Corporation in Philadelphia und von Manesty Machines Ltd., Liverpool („Monsanto Tablet Hardness Tester"). Die Firmen machen darauf aufmerksam, daß die Feder des Prüfgerätes nie dauernd gespannt sein darf, da sonst die Ablesewerte nach einer gewissen Zeit infolge Vorspannerlahmung nicht mehr genaue Werte ergeben (Abb. 444) [siehe z. B. P. L. SETH u. K. MÜNZEL: Pharm. Industrie *21*, 9—12 (1959)].

Apparate, die eine pneumatische Druckmessung vornehmen, sind für die Praxis und für wissenschaftliche Arbeiten am meisten zu empfehlen und darum in der maßgeblichen pharmazeutischen Industrie des In- und Auslandes in Gebrauch.

Die Firma Pfizer [Pharm. Industrie *25*, 720 (1963)] konstruierte ein derartiges Tablettenprüfgerät, über das u. a. R. FREUDWEILER [Schweiz. Apoth.-Ztg *100*, 585—590 (1962)] berichtet [s. auch TAISCHILD: J. pharm. Sci. *50*, 966 (1961)].

Den von der pharmazeutischen Industrie für wissenschaftliche Arbeiten und in der Praxis am meisten benutzte Apparat ist der „Strong-Cobb Hardness Tester". Auf die unterschiedlichen Werte zwischen Härtebestimmungen mit dem Strong-Cobb und dem Monsanto-Härte-

Prüfer machen A. M. C. CALLUM et al. [J. Amer. pharm. Ass., sci. Ed. *44*, 83—85 (1955)] aufmerksam. Bei wissenschaftlichen Arbeiten sollten die Härtebestimmungen der Biege- und Bruchfestigkeit stets auch nach „Strong-Cobb" angegeben werden, damit vergleichende Rückschlüsse möglich sind (Abb. 445).

Spezifische Härte. Unter der „Spezifischen Härte" versteht man den Quotienten aus Druckfestigkeit und Durchmesser × Höhe der Tablette:

$$\text{„spez. Härte"} = \frac{\text{Druckfestigkeit in kg}}{\varnothing \times \text{Höhe (in mm)}}.$$

Durch diese Formel ist die Möglichkeit gegeben, die Druckfestigkeit verschieden großer oder verschieden geformter Tabletten miteinander zu vergleichen.

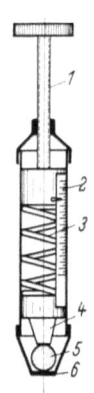

Abb. 444. „Monsanto"-Härteprüfer (nach E. SANDELL: Grundriß der galenischen Pharmazie, Frankfurt/Main 1962).

1 Handschraube; *2* Skala in kg; *3* Feder; *4* Druckbolzen; *5* Tablette; *6* Tablettenhalter.

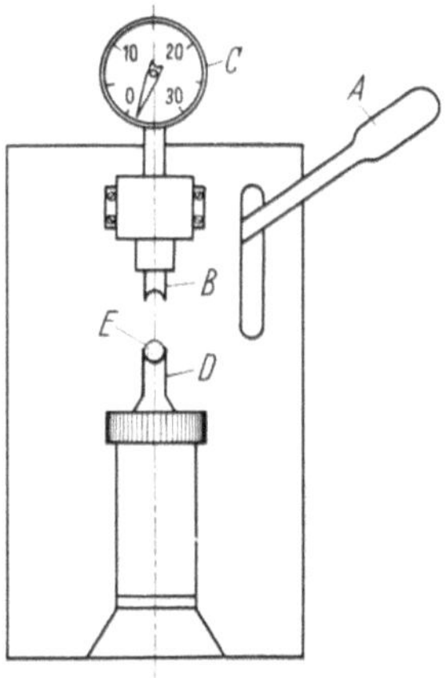

Abb. 445. „Strong-Cobb"-Apparat zur Härteprüfung (Strong, Cobb & Co., Inc. — Cleveland 4, Ohio).

A Handgriff für die pneumatische Druckerzeugung; *B* oberer Tablettenhalter; *C* Manometerskala; *D* unterer Tablettenhalter; *E* Tablette (radial eingebracht).

Abriebhärte, Friabilität. BURLINSON und PICKERING [J. Pharm. Pharmacol. *2*, 63 (1950)] lassen als einziges Kriterium der mechanischen Widerstandsfähigkeit für Tabletten gelten, daß die Tabletten den Verbraucher im gleichen Zustand erreichen, den sie nach der Herstellung aufweisen und diesen behalten bis die letzte Tablette aus der Packung vom Patienten eingenommen ist.

Die Belastungen, denen Tabletten während und nach der Fabrikation ausgesetzt sind, können nur zum Teil durch die Prüfungen der Oberflächenhärte, der Fallhärte und der Biege- und Bruchfestigkeitshärte nachgeahmt werden, darum wurde zusätzlich die Prüfung des Rollverschleißes, des Abriebs von Tabletten eingeführt.

Literatur u. a.: BURLINSON, H., u. C. PICKERING: J. Pharm. Pharmacol. *2*, 63 (1950). — SPENGLER, H., u. A. KAELIN: Pharm. Acta Helv. *20*, 219 (1945). — NUTTER, A.: Pharm. J. *164*, 73 (1950). — WEBSTER, A. R., u. N. J. VAN ABBÉ: J. Pharm. Parmacol. *7*, 882 (1955). — GELBRECHT, H.: Pharm. Industrie *17*, 544 (1955). — SHAFER, E. G. E., E. G. WOLLISH u. C. E. ENGEL: J. Amer. pharm. Ass., sci. Ed. *45*, 114 (1956). — WEIS-FOGH, O.: Dansk T. Farm., Suppl. II, 276 (1956). — KLIE, H.-E.: Pharm. Industrie *20*, 417 (1958). — KAEGI, W.: Prom. Nr. 2238, ETH Zürich 1953. — Handschütteltest der Goldschmidt AG. — MÜNZEL, K., u. W. KAEGI: Pharm. Acta Helv. *32*, 305—321 (1957). — FREUDWEILER, R.: Schweiz. Apoth.-Ztg *100*, 585—590 (1962).

Das Gemeinsame all dieser Testverfahren ist eine fortlaufende mehr oder weniger heftige Bewegung der Tabletten während einer bestimmten Zeit. Die Tabletten schleifen sich hierbei gegenseitig ab, evtl. „deckeln" oder zerbrechen sie. Nach beendeter Beanspruchung wird der Gewichtsverlust der Tabletten festgestellt. Die erhaltenen Werte werden als Rollverschleiß, Abriebhärte oder Friabilität in Prozent ausgedrückt.

Handschütteltest: Man nimmt 10 bis ca. 50 Tabletten (je nach der Tablettengröße) zwischen die Hände, die einen hohlen Innenraum bilden, und schüttelt darin kräftig die Tabletten. Statt der Hände kann man auch eine geeignete kleine Pappdose benutzen. Eine visuelle Inspektion der Tabletten ergibt einen gewissen Anhalt über die Festigkeit der Tabletten

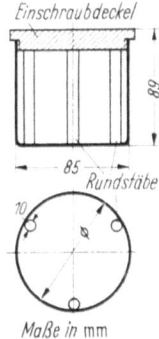

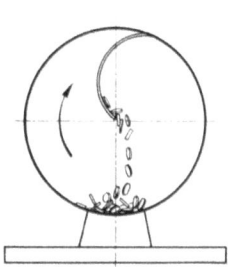

Abb. 446. Prinzipskizze der modifizierten Plexiglastrommel nach WEIS-FOGH.

∅ 85 mm; *h* 89 mm; Rundstäbe: ∅ 10 mm.

Abb. 447. Prinzipskizze des „Roche" Friabilators (nach E. SANDELL, l. c.).

beim Schütteln. Es ist dies ein nicht meßbarer, d. h. nicht in exakten Werten auszudrückender subjektiver Schütteltest.

Erweka-Abrieb-Prüfgerät Type TAP für Tabletten: Der Apparat besteht aus einer Plexiglastrommel von 20 cm ∅, die sich mit einer Geschwindigkeit von 20 U/Min. dreht. In die Trommel sind Schaufeln eingesetzt, die die Tabletten bis zu einer bestimmten Höhe bei der Rotation der Trommel mitnehmen und abgleiten lassen. Dadurch reiben sie sich immer

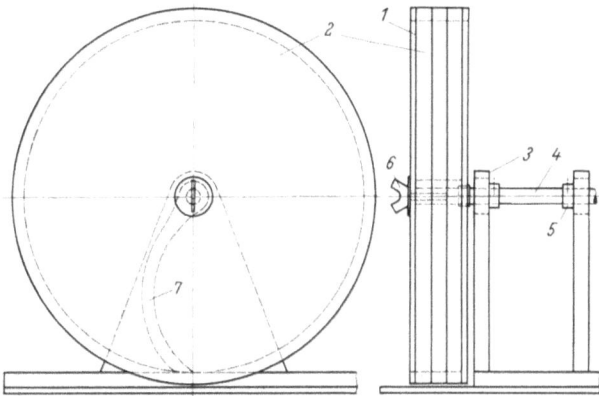

Abb. 448. Konstruktionszeichnung des „Roche" Friabilators (Plexiglas)
[nach E. G. E. SHAFER et al.: J. Amer. pharm. Ass., sci. Ed. *45*, 114 (1956)].
1 Verschluß-Platte; *2* Trommel; *3* Halterung der Achse; *4* Stahlachse; *5* Gegenmuttern;
6 Flügelschraube; *7* Schaufelheber.

mit dem gleichen Druck aneinander, ohne jedoch hart aufzuschlagen. 20 Tabletten werden 5 Min. = 100 Umdrehungen mit dem Apparat geprüft.

Weis-Fogh-Abriebtrommel: Der Abrieb wird bestimmt in einem Glas (∅ 85 mm, *h* 89 mm) mit einer Bakelitverschraubung. Im Innern der Glaskruke sind im gleichen Abstand (Winkel 120°) drei Rundstäbe (∅ 10 mm) aus Holz eingeklebt. Die Trommel dreht sich horizontal mit 40 U/Min. Die Bestimmung wird mit 30 abgestaubten, gewogenen Tabletten 60 Min. lang durchgeführt. Modifiziert (aus Plexiglas) ist diese Trommel am JEL-Tabletten-Prüfgerät u. a. angebracht (Abb. 446).

Roche-Friabilator: Der „Roche-Friabilator" bestimmt den Roll-Abrieb und die Fallhärte (Abb. 447 u. 448). Der Apparat besteht aus einer Plexiglastrommel (∅ 12 in. = 30,5 cm, tief 1,5 in. = 3,56 cm), die sich mit 25 U/Min. dreht. In die Trommel ist eine gebogene Schaufel eingebaut. J. E. TINGSTAD [J. pharm. Sci. *53*, 955—962 (1964)] bezeichnet die Wirkungsweise als einen milden Abrieb mit einem plötzlichen Fall.

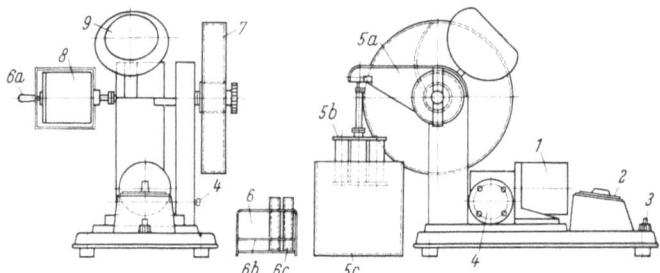

Abb. 449. Schema des JEL-Tablettenprüfer [nach H.-E. KLIE: Pharm. Industrie *20*, 417 (1958)]. *1* Getriebemotor; *2* Zeitschaltuhr; *3* Knopfschalter; *4* Rutschkupplung für 25 und 40 U/ Min.; *5* USP-Zerfalltester; *5a* Galgen; *5b* Tauchkörper; *5c* Tauchgefäß; *6* Halterung für die Röhrchen — MKA — Zerfall- und Löslichkeitsprüfer; *7* „Roche"-Friabilator; *8* Abrieb- trommel modifiziert „Weis-Fogh" mit Halterung, die gleichzeitig Halterung für die MKA- Röhrchen ist; *9* Kleinst-Dragierkessel (∅ ca. 135 mm, U/Min. 20 und 40, Kesselneigungsachse 0 bis 90°).

Die Tabletten werden mit einem weichen Pinsel von anhängendem Staub befreit, genau gewogen und in die Trommel gegeben. Nach Verschluß der Trommel läßt man diese 4 Min. lang = 100 Umdrehungen laufen. Nach dem Versuch werden die Tabletten aus der Trommel genommen, wieder mit dem Pinsel entstaubt und gewogen. Der Gewichtsverlust wird in Prozenten vom Anfangsgewicht errechnet und ist das Maß für den Abrieb (wiederholtes Deckeln oder Zerbrechen von Tabletten gilt als ungenügende „Roche Friabilität"). Beim Vergleich der Prüfungsergebnisse des „Roche-Friabilators" mit den praktischen Erfahrungen der Haltbarkeit von Tabletten in Klein- und Großpackungen inklusive Versand derselben ergaben sich auf Grund vierjähriger Versuche folgende Ergebnisse:

Über 1% Roche-Friabilität ergab eine unerwünschte Menge Bruch, Deckeln oder Pulverabrieb der gepackten und versandten Tabletten.

Bis 0,8% Roche-Friabilität zeigte sich stets eine gute Haltbarkeit der Tabletten.

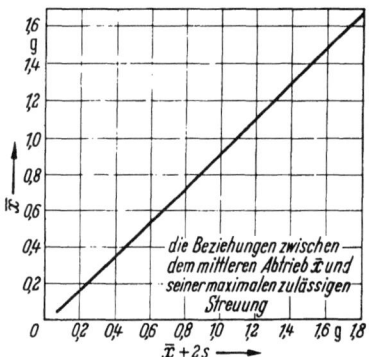

Abb. 450. Nomogramm für die „Roche"-Friabilität [nach K. SCHAUB: Schweiz. Apoth.-Ztg *98*, 950 (1960)].

Aus dem Nomogramm lassen sich die oberen Grenzen der Streuung vom Durchschnitt des Abriebs der verschiedenen Tablettensorten ablesen. Kommt ein Resultat rechts von der Kurve zu liegen, so ist mit 97,5% Wahrscheinlichkeit anzunehmen, daß die Charge, die das Resultat geliefert hat, weicher ist als üblich. Liegt das Resultat links von der Kurve, so ist mit 97,5% Wahrscheinlichkeit anzunehmen, daß die geprüfte Charge der aufgestellten Norm entspricht.

(Der Roche-Friabilator kann von der Firma Hoffmann-La Roche & Co. AG, Basel bezogen werden. Der Roche-Friabilator ist am JEL-Tabletten-Prüfgerät, J. Engelsmann AG, Ludwigshafen/Rhein, u. a. angebracht; Abb. 449. Seit 1967 auch von Erweka-Apparatebau GmbH, Frankfurt/Main).

K. SCHAUB [Kongreßbericht: XIXe Congrès des Sciences Pharmaceutiques, Zürich 1959. Zürich 1960, S. 500—510; Schweiz. Apoth.-Ztg *98*, 943—953 (1960)] prüfte die Beeinflussung der Roche-Friabilität durch die Größe, die Form und die Anzahl der Tabletten, durch die Winkelgeschwindigkeit der Trommel und die zeitliche Dauer der Prüfung. Durch geeignete Wahl der Prüfungsbedingungen kann die Streuung der Versuchsergebnisse niedrig gehalten werden. Es wird empfohlen, für jede Tablettensorte eigene Prüfbedingungen und eigene Normen aufzu-

stellen. Aus einem Nomogramm lassen sich die oberen Grenzen der Streuung vom Durchschnitt des Abriebs der verschiedenen Tablettensorten ablesen (Abb. 450). Es wird empfohlen, die Anzahl der Tabletten auf 10 g Totalgewicht und die Anzahl der Umdrehungen des Friabilators auf 16 Min. Umlaufzeit (etwa 400 Umdrehungen zu erhöhen, um die Zuverlässigkeit der Methode zu verbessern. Bei diesen Bedingungen entspricht eine Roche-Friabilität von 4% dem oben angegebenen Grenzwert von 1%.

J. E. TINGSTAD [J. pharm. Sci. *53*, 955—962 (1964)] empfiehlt die „Roche-Friabilität" auch zu prüfen, nachdem das Präparat die verschiedensten Transportwege durchgemacht hat, um festzustellen, ob der Transport des Präparates gewisse Veränderungen in der Stabilität zur Folge hat.

A. R. WEBSTER u. N. J. VAN ABBÉ [J. Pharm. Pharmacol. 7, 882—890 (1955); ref. in Pharm. Ztg (Frankfurt) *101*, 1316 (1956)] und H.-E. KLIE [Pharm. Industrie *20*, 417—421 (1958)] wiegen die zu prüfenden Tabletten einzeln und bestimmen die relative Standardabweichung vor und nach der Bestimmung der Roche-Friabilität. Die S_{rel}-Werte beider Bestimmungen werden untereinander im t-Vergleich ausgewertet.

Prüfung der Gewichtskonstanz der Tabletten und Dragees[1]. Die Gewichtskonstanz der Tabletten hängt u. a. von folgenden Faktoren ab: dem regelmäßigen Gleiten des Granulates aus dem Trichter, der gleichmäßigen Größe und Form des Granulatkornes, dem Pulveranteil und dem Feuchtigkeitsgehalt des Granulates, evtl. auch daß die Tablettenmasse nicht am Stempel oder der Matrize klebt, wie auch von der Präzision der Tablettenmaschine [VAN OOTEGHEM, M.: Pharm. T. Belg. *33*, 237—249 (1956)] [s. auch H. KÖHLER: Dtsch. Apoth.-Ztg *102*, 637—646 (1962); W. A. RITSCHEL: Pharm. Industrie *26*, 757 (1964)].

M. M. FERRAND und M. J. FRANC (Conf. J. Pharm. Françaises 1952) wie auch P. BOUISSON [Techn. pharm. *3* (1956); ref. in Pharm. Industrie *19*, 24 (1957)] empfehlen u. a. die Gewichtskonstanz der Tabletten während der Fabrikation laufend (alle 15 oder 30 Min.) zu prüfen und die Werte in Tabellen oder Kurven einzutragen. Auf die Gleichheit der Gewichtskonstanz bei den einzelnen Herstellungschargen ist zu achten (Abb. 451, S. 836).

H. KRAUS, L. EHRHARDT und H. SUCKER veröffentlichten einen Beitrag zur Herstellungs- und Endkontrolle von Tabletten und Dragees (APV Inf.-Dienst *1968*, S. 62—79). Es werden während der Fabrikation in regelmäßigen Abständen Tabletten-Proben entnommen und die Werte in Kurven eingetragen: A. Flecken, Deckeln, Kleben, Kanten; B. Abweichungen vom Sollgewicht; C. Gewichtskontrolle (wie bei M. M. FERRAND, l. c.) in dem Kurvenblatt mit Einzeichnung des Sollwertes, der oberen und unteren Regel- bzw. Toleranzgrenzen; D. Härteprüfung mit Sollwert und Regelgrenzen; E. Zerfallsprüfung in Sek. oder Min. Die Herstellungsmengen der Tabletten im Hochschulinstitut sind naturgemäß sehr klein und hierdurch auch die geprüften Tabletten zu gering.

Die gleichen Anforderungen an die Gewichtskonstanz sind auch an die gepreßten Drageekerne zu stellen. Bei den fertigen Dragees kann man nach dem Abwaschen der Drageehülle das Kerngewicht annähernd bestimmen, also nur erhebliche Gewichtsschwankungen feststellen. Bei aufgezogenen Dragees, d. h. wo die therapeutischen Wirkstoffe aufdragiert werden, wie auch bei Dragees, bei denen zusätzlich zu den Wirkstoffen im Kern auch Arzneistoffe in die Drageehülle eingearbeitet worden sind, ist das Gewicht der arzneistofftragenden Drageehülle zu prüfen (z. B. aus der Differenz Drageegewicht minus Kerngewicht = Gewicht der Drageehülle). Da diese Methoden recht ungenau sind, ist es zweckmäßig, nur Inhaltsbestimmungen durchzuführen.

H. WELTI [Pharm. Acta Helv. *39*, 139—149 (1964)] prüfte eingehend analytisch die Verluste an Alkaloid-Salzen etc. beim Aufdragieren dieser Substanzen als Zusatz zum Dragiersirup oder zum Dragier-Einstreupuder. Zusätzlich wurden der Einfluß der Kesselgröße, der Einfluß des Wechselns der Kessel wie auch der Einfluß der Trocknungsart in die Untersuchungen einbezogen. Die Verluste an wirksamer Substanz schwankten zwischen 18 und 40,9% wie auch zwischen 3,8 und 44,8%. Hieraus ergibt sich, daß bei aufdragierten Substanzen speziell die analytischen Gehaltsbestimmungen ausschlaggebend sind.

Die meisten Arzneibücher haben für Arzneibuch-Präparate verbindliche Endgewichte eingeführt. Einige Länder, z. B. England, Schweden, Dänemark setzten ebenfalls verbindliche Tablettengrößen fest. Die Gewichtskonstanz der Tabletten wird geprüft mit 20, 50 oder 100 Tabletten.

Literatur: MÜNZEL, K., J. BÜCHI u. O.-E. SCHULTZ: Galenisches Praktikum, Stuttgart 1959. — SANDELL, E.: Grundriß der galenischen Pharmazie, Frankfurt/Main 1962. — ROTTEGLIA, E.: Le Compresse Farmaceutiche, II. Ed., Milano 1966. — GSTIRNER, F.: Grundstoffe und Verfahren der Arzneizubereitung, Stuttgart 1960. — KASSEBAUM, H.: Dosierungsgenauigkeit — statistische Angaben. Pharm. Ztg (Frankfurt) *108*, 613—618 (1963).

Angaben der Pharmakopöen. DAB 7-DDR bestimmt die Gewichtskonstanz für Tabletten, Drageekerne und gepreßte Implantate wie folgt:

---

[1] Automatische Gewichtskontrolle an Tablettenpressen mit elektronischer Kontrollwaage: Höfliger u. Karg, Waiblingen.

10 Tabletten, Drageekerne oder 5 gepreßte Implantate werden auf 3 Dezimalstellen einzeln gewogen und das Mittelgewicht bestimmt. Nur ein Stück darf mehr als die angegebenen Prozente überschreiten, jedoch höchstens bis zum Doppelten der entsprechenden Prozentangabe von der mittleren Masse.

Mittlere Masse g	Zulässige Abweichung %
bis 0,05	± 15
0,051—0,150	± 10
0,151—0,300	± 7,5
> 0,300	± 5

Für Dragees bestimmt DAB 7-DDR:
10 Dragees werden auf 3 Dezimalen einzeln genau gewogen und das Mittelgewicht bestimmt. Kein Dragee darf mehr als ± 15% vom Mittelgewicht abweichen.

DAB 7-BRD schreibt zur Feststellung der Gewichtskonstanz folgendes vor:
Von 20 gewogenen Tabletten wird das Durchschnittsgewicht ermittelt. Hiernach werden die Tabletten einzeln gewogen. Höchstens 2 Tabletten dürfen um einen größeren Prozentsatz vom Durchschnittsgewicht von den Limits der folgenden Tabelle abweichen. Keine Tablette darf um mehr als das Doppelte dieses Prozentsatzes abweichen. Alle Wägungen müssen mit einer Genauigkeit von ± 1% erfolgen.

Mittlere Masse mg	Zulässige Abweichung %
bis 25	± 15
> 25—150	± 10
> 150—300	± 7,5
> 300	± 5,0

BP 68. Von 20 Tabletten werden die Einzelgewichte genau ermittelt und das mittlere Gewicht hieraus errechnet. Die Einzelgewichte dürfen bei nicht mehr als 2 Tabletten Abweichungen nach A aufweisen, keine Tablette darf eine Abweichung ergeben mehr als B vorschreibt. Wenn nur 10 Tabletten geprüft werden, darf eine Tablette eine Abweichung nach A ergeben, keine Tablette darf eine Abweichung mehr als nach B aufweisen.

	A	B
bis 80 mg	± 10%	± 15%
> 80—250 mg	± 7,5%	± 12,5%
> 250 mg	± 5%	± 10%

USP XVII (Weight Variation Tolerances for Uncoated Tablets) und **NF XIII** schreiben zur Ermittlung der Gewichtskonstanz vor:
20 Tabletten werden auf mg genau gewogen und das Durchschnittsgewicht ermittelt. Nicht mehr als 2 Tabletten dürfen außerhalb der Limit-Tabelle liegen, keine Tablette darf mehr als das Doppelte der erlaubten Prozentabweichung aufweisen.

Mittelgewicht mg	Differenz %
< 130	10
130—324	7,5
> 324	5,0

ÖAB 9 gibt folgende Vorschrift zur Ermittlung der Gewichtskonstanz:
20 Tabletten werden einzeln auf mg genau gewogen und das Durchschnittsgewicht ermittelt. Nicht mehr als 2 Tabletten dürfen den Prozentsatz über — oder unterschreiten, keine Tablette darf mehr als das Eineinhalbfache des Prozentsatzes der Tabelle überschreiten.

Mittelgewicht g	Differenz %
< 0,25	± 10
0,26—0,5	± 8
> 0,5	± 5

Nord. 63 schreibt vor:

Bis 80 mg: Gesamtgewicht von 100 Tabletten (Arbeitstoleranz 0,001 g), hieraus berechnet sich das durchschnittliche Gewicht (Genauigkeit 0,1 mg). Von diesen 100 Tabletten werden 30 einzeln genau gewogen (Arbeitstoleranz 0,000 2 g):

Von sämtlichen Tabletten dürfen 90% vom durchschnittlichen Gewicht höchstens um 10% abweichen, von den restlichen 10% höchstens um 20%.

Ab 80 mg: Gesamtgewicht von 100 Tabletten (Arbeitstoleranz 0,01 g), hieraus errechnet sich das durchschnittliche Gewicht (Genauigkeit 0,001 g). Von diesen 100 Tabletten werden mindestens 30 einzeln genau gewogen (Arbeitstoleranz 0,001 g):

Von diesen Tabletten dürfen bis zu 90% vom durchschnittlichen Gewicht um 4 mg + 5% abweichen, die restlichen 10% um höchstens 8 mg + 10% vom Durchschnittsgewicht.

CF 65. Von 10 Tabletten wird das Einzelgewicht auf 3 Dezimalen genau ermittelt, hieraus das Mittelgewicht errechnet.

Bei Tabletten bis 150 mg sind Abweichungen von $\pm$ 7,5%, bei Tabletten über 150 mg sind Abweichungen von $\pm$ 5% gestattet:

$$\text{bis } 150 \text{ mg} \quad \pm 7,5\%$$
$$> 150 \text{ mg} \quad \pm 5,0\%$$

Helv. VI schreibt für die Gewichtskonstanz bei Tabletten und Dragees vor, daß das Einzelgewicht

bei Tabletten nicht mehr als 10%,

bei Dragees nicht mehr als 15%

vom Durchschnittsgewicht abweichen darf.

Ross. 10 erlaubt für Tabletten (nicht für Dragees gültig) folgende Abweichungen der Einzelgewichte vom Mittelgewicht.

$$< 0,12 \text{ g} \quad \pm 10\%$$
$$> 0,12 \text{ g} \quad \pm 5\%$$

Das Einzelgewicht wird auf 0,01 g genau gewogen, hieraus das Mittelgewicht errechnet. Zur Prüfung werden 10 Tabletten benutzt.

Pl. Ed. II macht folgende Angaben:

20 Tabletten werden einzeln auf 3 Dezimalen genau gewogen, das Mittelgewicht errechnet. Die Einzelgewichte dürfen bei nicht mehr als 2 Tabletten Abweichungen zeigen. Keine Tablette darf den doppelten Prozentsatz der Tabelle überschreiten.

Mittelgewicht mg	Differenz %
< 13	$\pm$ 15
13 – 130	$\pm$ 10
130 – 324	$\pm$ 7,5
> 324	$\pm$ 5,0

Gehalt an wirksamer Substanz. Die Gewichtskonstanz der Tabletten und der Dragees ist Vorbedingung aber kein oder nur ein bedingter Anhaltspunkt für den Gehalt an Arzneistoff oder an Arzneistoffen. Bei einfachen, besonders aber bei zusammengesetzten Präparaten können sich schon beim Mischen der Substanzen unregelmäßige Verteilungen ergeben [siehe z. B. R. Tawashi u. P. Speiser: Pharm. Acta Helv. *38*, 310–317 (1963); L. E. Fryklöf: Svensk farm. T. *61*, 384 (1957)].

Beim Verpressen eines Substanzgemisches können Entmischungen im Fülltrichter auftreten und somit die Gehaltskonstanz der Arzneisubstanzen pro Tablette oder Drageekern verändern [Münzel, K.: Dtsch. Apoth.-Ztg *104*, 655–657 (1964)]. Hierbei spielt u. a. die Teilchengröße der verschiedenen zu mischenden Substanzen wie auch deren wahre Dichte eine erhebliche Rolle, ungleiche Teilchengrößen erschweren die gewünschte Gleichmäßigkeit der Verteilung.

Besonders wichtig sind diese Gehaltsabweichungen bei stark wirkenden Arzneisubstanzen (z. B. Digoxin, bestimmten Hormonen etc.). Auch kann z. B. der Gehalt an Codein in APC-Tabletten wegen der verschieden starken Dosierung der einzelnen Arzneistoffe erhebliche Differenzen zeigen [Stephenson, D.: Pharm. Weekbl. *96*, 689–703 (1961)].

L. LACHMAN und H. D. SYLWESTROWICZ [J. pharm. Sci. *53*, 1234—42 (1964)] prüfen „Einheit zu Einheit" Variationen der Tabletten in bezug auf die Gehaltskonstanz. Um Gehalts- und Gewichtsvariationen bei Tabletten auszuschließen, ist es notwendig, während der einzelnen Herstellungsvorgänge und während der Tablettierung „gezielte" Muster für die Untersuchungen zu entnehmen. Nur ein richtiger Gehalt an Arzneistoff in den einzelnen Phasen der Herstellung garantiert die Gehaltskonstanz der Tabletten. Es sind also z. B. Untersuchungen durchzuführen an der Pulvermischung vor und nach der Granulierung, vor und nach den einzelnen Mischvorgängen und dann laufend während der Tablettenpressung. Die folgenden

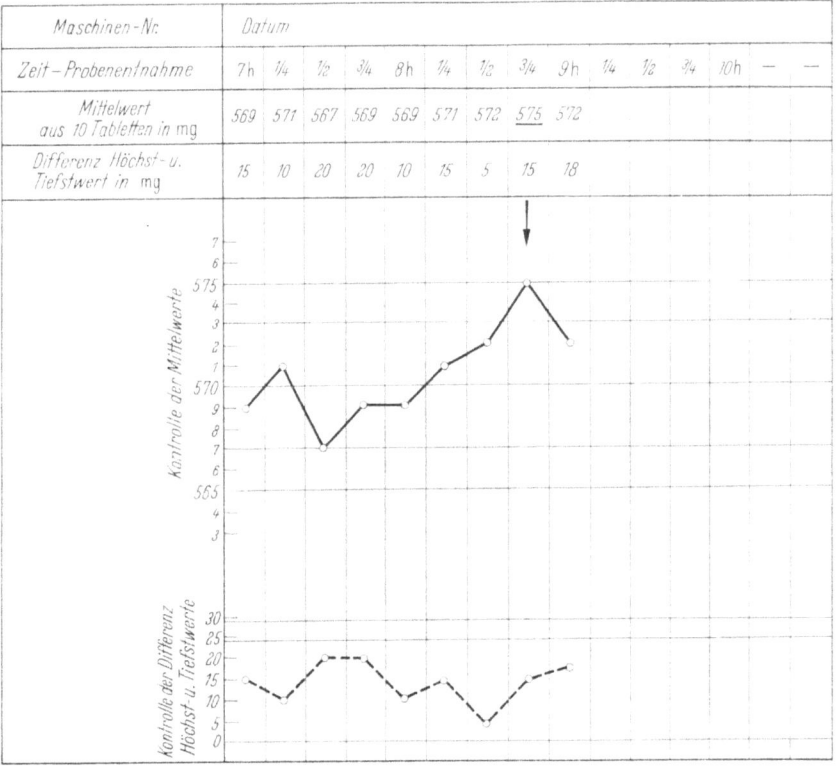

Maschinen-Nr.	Datum													
Zeit – Probenentnahme	7h	¼	½	¾	8h	¼	½	¾	9h	¼	½	¾	10h	—	—
Mittelwert aus 10 Tabletten in mg	569	571	567	569	569	571	572	575	572					
Differenz Höchst- u. Tiefstwert in mg	15	10	20	20	10	15	5	15	18					

Abb. 451. Fabrikationskontrollzettel nach M. M. FERRAND (s. S. 833).

Schemazeichnungen erklären die Vorschläge und Anregungen für den Prüfungsgang. Die Analysenwerte werden statistisch in F.-Testen ausgewertet (s. Abb. 452a—c).

C. D. SMITH et al. [J. pharm. Sci. *52*, 1183—86 (1963)] stellen fest, daß bei den großen Herstellungschargen von Tabletten eine Gehaltsprüfung von nur 100 Tabletten nicht ausreicht. Sie benutzen einen „Auto-Analyzer", der 20 Tabletten einzeln pro Std. automatisch analysiert. Diese Bestimmung ist richtiger, als aus insgesamt 20 Tabletten den Gehalt zu ermitteln. Zusätzlich werden von den analysierten Einzel-Tabletten die Gewichte mit der automatischen Tablettenwaage von Mettler festgestellt. Die Tablettengewichte werden in Beziehung gesetzt zu dem Tabletten-Wirkstoffgehalt als Korrelationskoeffizient und im „Student-*t*-Test" (s. S. 138) statistisch ausgewertet.

R. TAWASHI und P. SPEISER [Pharm. Acta Helv. *39*, 737—740 (1964)] führen Gehaltsbestimmungen (Reserpin 0,1 mg/100 mg) durch: a) nach dem Mischen der Substanzen, b) nach der feuchten Granulierung, c) nach dem Zusatz der Tablettierhilfsstoffe und d) nach dem Tablettieren. Unter Berücksichtigung der Stichprobenfehler und Analysenfehler werden die relativen Standardabweichungen der Durchschnittswerte ($s_{\bar{x}_1}$, $s_{\bar{x}_2}$, $s_{\bar{x}_3}$) berechnet und die End-Standardabweichung:

$$E_m = \sqrt{(s_{\bar{x}_1})^2 + (s_{\bar{x}_2})^2 + (s_{\bar{x}_3})^2}.$$

E_m = endgültige Standard-Abweichung,
$s_{\bar{x}_1}$ = relative Standard-Abweichung aus Mittelwert des Fabrikationsprozesses;
$s_{\bar{x}_2}$ = relative Standard-Abweichung aus Mittelwert der Gewichtsabweichung der Tablette;
$s_{\bar{x}_3}$ = relative Standard-Abweichung aus Mittelwert der Analysen.

E oder $s_{\overline{x}}$ ist also die Standardabweichung des Mittelwertes oder der Standardfehler für jede einzelne Fabrikationsstufe.

s_{rel} oder s ist die relative Standardabweichung innerhalb eines Versuchsansatzes von 10 Einzelversuchen.

N ist die Anzahl der Einzelversuche.

Es besteht nun die Beziehung $s_{\overline{x}}$ oder $E = \dfrac{s_{rel}}{\sqrt{N}}$, d. h. um $s_{\overline{x}}$ zu erhalten muß der s_{rel}-Wert durch $\sqrt{N}, = \sqrt{10} = $ ca. 3,15 dividiert werden.

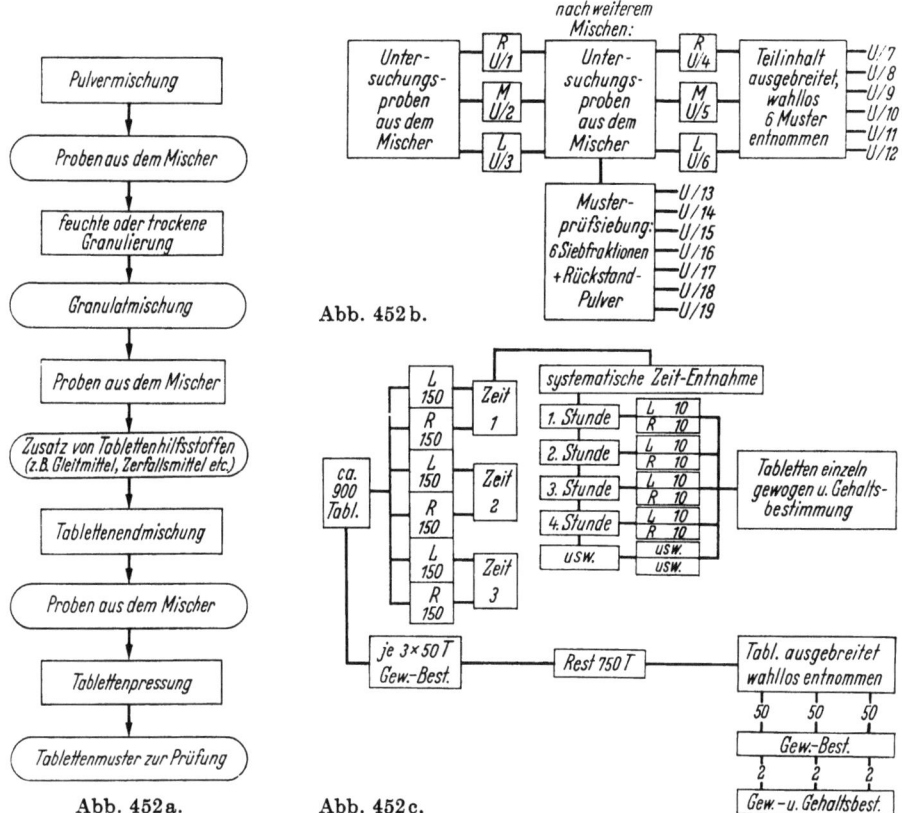

Abb. 452b.

Abb. 452a.   Abb. 452c.

Abb. 452a—c. Verschiedene Schemata der Probeentnahme.

Wenn die aus den einzelnen Fabrikationsstufen herrührende, voneinander unabhängige relative Standardabweichungen bekannt sind, kann der Variationskoeffizient für das gesamte Resultat durch Quadrieren der E-Werte, durch Addieren und Ziehen der Quadratwurzel aus dieser Summe erhalten werden (SAUNDERS, L., u. R. FLEMING: Mathematics and Statistics, London: The Pharmaceutical Press 1957, S. 197/198). Die statistisch sich ergebenden Mischresultate werden mit einer bestimmten Sicherheit innerhalb des Verteilungsmittels aller (symmetrischen, nicht verzerrten) Verteilungen für eine Sicherheit von 95% [P (Probabilität) 0,95 (95%)] aus der Camp-Meidell-Beziehung der betreffende μ-Wert berechnet oder aus Tabellen entnommen.

Camp-Meidell Ausdruck:

$$P \geqq 1 - \frac{1}{2,25\,\mu^2}.$$

μ-Werte für P 0,95: Normal-Verteilung 1,95, Camp-Meidell 2,98;
P 0,99: Normal-Verteilung 2,85, Camp-Meidell 6,67;
(vgl. SAUNDERS/FLEMING l. c., dort S. 144—145, S. 190—191, S. 198).

F. WARTMANN-HAFNER und J. BÜCHI [Pharm. Acta Helv. 40, 592—609 (1965)] gehen ebenfalls ausführlich auf die statistischen Berechnungen der Gehaltsbestimmung in Tabletten ein. Bei der Bestimmung des Wirkstoffes in Tabletten bewirkt die Arzneiform gegenüber der Reinsubstanz eine zusätzliche Abweichung, nämlich die Dosierungsgenauigkeit des Tablettengewichts. Die statistische Auswertung der Analysen-Ergebnisse in bezug auf die „relative Standardabweichung" ist entsprechend folgender Formel vorzunehmen

$$s^2 = \frac{s_x^2}{N} + s_y^2 + s_p^2.$$

s_x = relative Standardabweichung des Gewichtes;
s_y = relative Standardabweichung der Analysenmethode;
s_p = relative Standardabweichung der zugelassenen Verunreinigungen;
N = Anzahl gewogener Tabletten.
(Vgl. SAUNDERS/FLEMING l. c., dort S. 197.)

In manchen Fällen können die Analysenergebnisse durch die zur Herstellung verwandten Hilfsstoffe beeinträchtigt werden [CHATTEN, L. G., u. C. A. MAINVILLE: J. pharm. Sci. *1963*, S. 146—149; ref. in Pharm. Acta Helv. *39*, 581 (1964)]. Die sich ergebenden Schwierigkeiten bei der Analyse müssen überwunden werden [s. F. BIEDEBACH: Pharm. Ztg (Frankfurt) *102*, 1043—49 (1957); *103*, 79—82, 104—107, 129—131 (1958); *104*, 1469—73 (1959); *105*, 215—218, 1270—74 (1960); *106*, 216—220, 875—879 (1961)].

Angaben der Pharmakopöen

DAB 7-BRD macht für die Gehaltskonstanz der Tabletten Angaben in den Einzel-Tabletten-Monographien z. B.

für ASS Tabletten   ± 5%
für Aneurin Tabletten   ± 10%
für Vitamin C-Tabletten mindestens 90% des deklarierten Wertes.

ÖAB 9 verlangt 95 bis 105% Wirkstoffgehalt für Tabletten und Dragees, sofern nicht andere Anforderungen in den Einzelmonographien angegeben sind.

Ross. 10 gibt für die Gehaltskonstanz in den Einzelmonographien Angaben z. B. bei Tabletten

bis 0,1 g ± 10%,
über 0,1 g ± 5%.

Die Werte werden ermittelt aus zweimal je 10 zerriebenen Tabletten. Für die Gehaltskonstanz von Dragees sind Angaben in den Einzelmonographien vorhanden.

BP 68 macht für die Gehaltskonstanz folgende Angaben:
20 Tabletten werden für die Prüfung genommen, falls in der Einzelmonographie nicht andere Anforderungen angegeben sind. Diese werden nach Angaben der entsprechenden Monographie geprüft. Es dürfen nicht weniger als 5 Stück verwandt werden. Bei einer geringeren Anzahl als 20 Tabletten gilt für die Prüfung die Tabelle.

Substanz Gew. pro Tablette	Subtrahieren v. − T-Limit			Addieren v. + T-Limit		
	15	10	5	15	10	5
−0,12 g	0,2	0,7	1,6	0,3	0,8	1,8
> 0,12 g < 0,3 g	0,2	0,5	1,2	0,3	0,6	1,5
ab 0,3 g	0,1	0,2	0,8	0,2	0,4	1,0

Beispiel: 95—105,0% — Aspirin;
92,5—107,5% — Ascorbinsäure.

USP XVII (Content uniformity — Weight variation): 30 Tabletten werden für die Prüfung als Muster genommen. 10 Tabletten werden nach der Einzelmonographie geprüft auf den Gehalt an wirksamer Arznei-Substanz. Alle 10 Tabletten müssen dem geforderten Gehalt mit einem Limit von 85 bis 115% entsprechen. Wenn eine Tablette nicht den Anforderungen genügt, sind alle 30 Tabletten zu prüfen, aber nur eine darf außerhalb des Limits sein.

NF XIII gibt für die Gehaltskonstanz von Tabletten 2 Methoden, die je nach den Einzelmonographien zu benutzen sind. Aus einer Probe von 30 Tabletten werden 10 Tabletten geprüft, die Anforderungen sind erfüllt, wenn alle 10 Resultate innerhalb des Limits von 85 bis 115% liegen vom Mittelwert der Monographie. Wenn ein Ergebnis nicht den Anforderungen entspricht, sind die restlichen 20 Tabletten ebenfalls zu prüfen. In den Einzelmonographien ist der spezielle Analysengang beschrieben.

Zerfallsprüfungen von Tabletten und Dragees. B. N. PALANDE [Pharmaceutist 2, H. 3, 4, 5 (1956)] erwähnt, daß GOLDMANN im Jahre 1891 zuerst über die Zerfallbarkeit von Tabletten berichtet hat. Da die Tabletten in der ersten Zeit der Herstellung ohne Sprengmittel hergestellt wurden, zerfielen diese Tabletten in Wasser absolut nicht. Das Zerfallen von Tabletten wurde anfangs als Werbeargument benutzt.

Die Zerfallszeit der Tabletten ist u. a. abhängig von den Lösungsfaktoren der Arzneistoffe und Hilfsstoffe (s. Bd. VII B), der Granulat-Korngröße (s. Bd. VII B), zum Teil von dem Preßdruck, von der Tablettenform, von den zugesetzten Zerfallhilfsmitteln, von der Porosität der Tabletten usw. [u. a. VAN OOTEGHEM, M.: Pharm. T. Belg. 33, 237—249; (1956); KÖHLER, H.: Dtsch. Apoth.-Ztg 102, 645 (1962)]. P. FINHOLT [Pharm. Ztg (Frankfurt) 109, 616—620 (1964)] weist z. B. auf unterschiedliche Zerfalls- und Lösungszeiten bei Tabletten hin, die mit Methylcellulose oder Gelatine als Granulierungsmittel hergestellt wurden.

Die Zerfallbarkeitsteste sind galenisch-technische Prüfungsmethoden, die an sich nichts aussagen über die Lösungszeit der Arzneimittel oder das Wirksamwerden in therapeutischer Hinsicht [TRUITT, E. B., u. A. M. MORGAN: J. pharm. Sci. 53, 129—134 (1964); LEVY, G.: J. pharm. Sci. 50, 388—392 (1961)].

K. MÜNZEL [Pharm. Acta Helv. 38, 137—138 (1963)] weist z. B. darauf hin, daß magensaftresistente Natrium-Salicylat-Tabletten trotz einer sehr langen (230 Min.) in-vitro-Zerfallszeit in vivo schnell resorbiert wurden, indem trotz äußerlichem Nichtzerfalls das Salicylat durch die Lackschicht diffundierte. J. V. SWINTOWSKY und R. H. BLYTHE [Drug. Stand. 28, 5—8 (1960)] machten ähnliche Feststellungen, aus magensaftresistent überzogenen Tabletten wurde Acetylsalicylsäure ebenso gut resorbiert wie aus rasch zerfallenden Tablette.

Die Zerfallsprüfung in vitro kann nur in beschränktem Maße der Mannigfaltigkeit der wirklichen Verhältnisse im Magen-Darmkanal nachkommen. Die physiologischen Schwankungen in diesem beziehen sich auf: starke Schwankungen der pH-Werte im Magen und Duodenum, unterschiedliche Verweildauer der Arzneiformlinge im Magen, weil die Peristaltik tageszeitlichen Schwankungen unterworfen ist oder evtl. der Formling in einer Schleimhautfalte der Magenwand liegen bleibt. Die enzymatische Tätigkeit der Magen-Darmfermente ist schwankend und abhängig vom pH-Wert. Auch die Zusammensetzung des Speisebreies kann Einfluß besitzen. Eine galenische Untersuchungsmethode muß konstante Versuchsbedingungen gewährleisten. Unter anderem K. MÜNZEL [Pharm. Acta Helv. 38, 129—146 (1963)] weist darauf hin, daß die in vitro-Zerfallsergebnisse keine genauen Rückschlüsse auf die in vivo-Zerfallsergebnisse zulassen.

I. G. WAGNER et al. [J. Amer. pharm. Ass., sci. Ed. 47, 681—685 (1958); 49, 179 (1960)] beobachteten, daß auf Grund von Versuchen am Hund die in Minuten ausgedrückten mittleren in vitro-Zerfallszeiten für enteric-coated Tabletten (T_{vitro}), in künstlichem Darmsaft mit dem USP-Zerfallstester bestimmt, kürzer sind als die in vivo-Werte (T_{vivo}) im Darm des Hundes, röntgenographisch festgestellt mit $BaSO_4$-Lackdragees; die Beziehungen gehorchen folgender Gleichung:

$$\frac{1}{T_{vivo}} = 0{,}294 \left(\frac{1}{T_{vitro}}\right) + 0{,}0118.$$

Wird diese Gleichung nach T_{vivo} als Unbekannte aufgelöst, so entsteht:

$$T_{vivo} = \frac{3\, T_{vitro}}{1 + 0{,}0354 \cdot T_{vitro}} \sim \frac{3\, T_{vitro}}{1 + \left(\dfrac{T_{vitro}}{30}\right)}.$$

Einige Ausrechnungen dieser Funktion ergeben:

T_{vitro}	T_{vivo}
10 Min.	22,5 Min.
20 Min.	36 Min.
30 Min.	45 Min.
60 Min.	60 Min.

Über den Bereich von 60 Min. für T_{vitro} ist diese Gleichung aber nicht mehr gültig, denn beim Überschreiten dieser Zeit nimmt die Zerfallbarkeit im Darm rapid ab.

Die zitierten Arbeiten haben keineswegs Resultate ergeben, die verallgemeinert werden dürfen. Dazu ist einerseits die Auswahl der geprüften Medikamente zu klein, andererseits beschränken sich die in vivo-Versuche auf den Hund.

Um aus den Zerfallsprüfungen bei Tabletten und Dragees gewisse Rückschlüsse auf die in vivo-Lösungsmittel der Arzneistoffe und deren Wirksamwerden ziehen zu können, ver-

suchen manche Prüfungsmethoden möglichst die Verhältnisse im Magen-Darmkanal nachzuahmen [MÜNZEL, K.: Pharm. Acta Helv. *38*, 129—146 (1963). MÜNZEL, K., u. W. KAEGI:
Pharm. Acta Helv. *30*, 408—426 (1955)].
   Diese können durch Einhalten folgender Bedingungen angenähert erreicht werden:
   1. die Temperatur der Prüfflüssigkeit entspricht der Körpertemperatur von 37°,
   2. die Prüfflüssigkeit ahmt in ihrer Zusammensetzung die Verdauungssäfte in bezug auf
den pH-Wert, u. U. auch in bezug auf die Enzyme nach,
   3. die Arzneiform wird während der Zerfallsprüfung bewegt, entsprechend der natürlichen
Peristaltik [s. auch H.-E. KLIE: Dtsch. Apoth.-Ztg *105*, 1648 (1965)].
   Trotz dieser Versuche die Verhältnisse im Magen-Darmkanal nachzuahmen, werden seit
einigen Jahren vor allem biopharmazeutische, pharmakokinetische und pharmakologische
Grundlagenuntersuchungen vor allem bei magensaftresistenten und Retardpräparaten durchgeführt und diese Ergebnisse dann in eine Beziehung gesetzt zu den galenischen Zerfalls- oder
Lösungszeit-Untersuchungen. Selbst diese Relationen und Korrelationen haben noch die
physiologisch bedingte Variationsbreite trotz ihres unbestreibaren Wertes als galenisch-
technologische Prüfungsmethode [siehe u. a. WOOD, J. H.: Pharm. Acta Helv. *42*, 129—151
(1967); GANDERTON, D. et al.: Pharm. Acta Helv. *42*, 152—162 (1967)].
   K. MÜNZEL, J. BÜCHI und O.-E. SCHULTZ (Galenisches Praktikum, Stuttgart 1959) geben
Vorschriften für künstl. Verdauungssäfte:

Künstlicher Speichel

Gelatine	2 g
Glykokoll	1 g
Asparaginsäure	1 g
Phytin liquidum Ciba (Natriumsalz der Inosithexaphosphorsäure)	0,5 g (= 35 Tr.)
Natriumbicarbonat	1 g
Natriumchlorid	0,5 g
Kaliumrhodanid	0,1 g
Destilliertes Wasser	1000 ml

Künstliche Verdauungssäfte des Magendarmkanals

Da meistens nur die pH-Werte wichtig sind, die Enzyme aber nur in Sonderfällen, werden
Vorschriften mit und ohne Enzyme angegeben. Lösungen mit Enzymen, vor allem Pankreatin-
lösungen, sind stets frisch herzustellen.

Bestandteile	Künstlicher Magensaft		Künstlicher Duodenum- bzw. Jejunumsaft		Künstlicher Ileumsaft	
	ohne Enzyme	mit Enzymen	ohne Enzyme	mit Enzymen	ohne Enzyme	mit Enzymen
Natriumchlorid	2 g	2 g	—	—	—	—
n-Salzsäure	80 ml	80 ml	—	—	—	—
Pepsin	—	3,2 g	—	—	—	—
Pankreatin	—	—	—	10 g	—	10 g
Ochsengallenextrakt	—	—	—	4 g	—	4 g
Na$_2$HPO$_4$ siccum	—	—	2,84 g	2,84 g	8,05 g	8,05 g
NaH$_2$PO$_4$ · 2 H$_2$O	—	—	7,28 g	7,28 g	1,56 g	1,56 g
Wasser	ad 1000 ml	ad 1000 ml	ad 1000 ml	ad 1000 ml	ad 1000 ml	ad 1000 ml
pH	ca. 1,2		ca. 6,5		ca. 7,5	

   N. E. BRINDAMOUR und H. G. DEKAY [Drug Stand. *23*, 10—16 (1955)] prüften 11 verschiedene in der Literatur empfohlene künstliche Magensaftvorschriften zur Prüfung von
Zerfallszeiten. Viele Arzneibücher veröffentlichen Vorschriften für künstliche Magen- und
Darmsäfte, sofern diese zur Prüfung von Zerfallszeiten vorgeschrieben werden. TH. KUHN und
K. MÜNZEL [Pharm. Industrie *26*, 86—91 (1964)] prüfen, wie andere Autoren, den Ein-
fluß des Zusatzes von Mucin zum künstlichen Magensaft auf die Zerfallszeiten von Tabletten
und Dragees, weil bei in vivo-Versuchen meist der Tablettenzerfall 2- bis 3mal langsamer
verläuft als bei in vitro-Testen. Die Untersuchungen ergaben bei Tabletten stark erhöhte
Zerfallszeiten, bei Dragees, dünn überzogenen Lacktabletten und Gelatinekapseln wurden die
Zerfallszeiten praktisch nicht verändert.
   F. S. SKINNER und R. SCHLUMPF [Pharm. Acta Helv. *41*, 588—600 (1966)] beschäftigen
sich mit der Haltbarkeit der Enzyme in den künstlichen Verdauungssäften. Für Helv. VI

Ablauf der Zerfallsprüfung von Arzneiformen
(Zerfallsflüssigkeiten, Temperaturen, Reihenfolge der Flüssigkeiten und Verweildauer)

Nr.	Arzneiform	Wasser von 20°	37°,evtl. künstl. Speichel	künstlichem Magensaft von 37° ohne Enzyme(n)	mit Enzyme(n)	künstlichem Jejunumsaft von 37° ohne Enzyme(n)	mit Enzyme(n)	künstlichem Ileumsaft von 37° ohne Enzyme(n)	mit Enzyme(n)
1 a	Granulate	+	−	+	(+)	(+)	(+)	(+)	(+)
1 b	Magensaftresistente Granulate	−	−	+→ 3 h	(+→) 3 h	+→ 1 h	(+→) 1 h	+	(+)
2	Stärkekapseln	−	−	+	−	−	−	−	−
3 a	Gelatinekapseln (Schiebekapseln oder hergestellt nach Eintauch- oder Preßverfahren)	−	−	(+)	+	−	−	−	−
3 b	Magensaftresistente Gelatinekapseln	−	−	+→ 3 h	−	+→ 1 h	−	−	+
4 a	Gummipastillen	−	+	−	−	−	−	−	−
4 b	Pastillen	−	+	−	−	−	−	−	−
4 c	Lutschtabletten	−	+	−	−	−	−	−	−
4 d	Sublingualtabletten	−	+	−	−	−	−	−	−
5 a	Pillen und Lackpillen	−	−	+	(+)	(+)	(+)	(+)	(+)
5 b	Pillendragees	−	−	+	(+)	(+)	(+)	(+)	(+)
5 c	Magensaftresistente Pillen	−	−	+→ 3 h	(+→) 3 h	+→ 1 h	(+→) 1 h	+	(+)
6	Tabletten (inkl. Schichten- u. Manteltabletten)	+	−	+	(+)	−	−	−	−
7 a	Lösungstabletten	+	−	−	−	−	−	−	−
7 b	Injektionstabletten	+	−	−	−	−	−	−	−
8	Vaginaltabletten	−	+	−	−	−	−	−	−
9 a	Lacktabletten	−	−	+	−	(+)	−	(+)	−
9 b	Magensaftresistente Lacktabletten	−	−	+→ 3 h	(+→) 3 h	+→ 1 h	(+→) 1 h	+	(+)
10 a	Tablettendragees	−	−	+	−	(+)	−	(+)	−
10 b	Magensaftresistente Dragees	−	−	+→ 3 h	(+→) 3 h	+→ 1 h	(+→) 1 h	+	(+)
11	Kapseln, Tabletten und Dragees mit verzögerter oder gestufter Wirkstoffabgabe	−	−	+→ 3 h	(+→) 3 h	+→ 1 h	(+→) 1 h	+	(+)

Zeichenerklärung

   − = nicht auszuführende Zerfallsprüfung.

   + = Auszuführende Zerfallsprüfung.

  (+) = Je nach Umständen probeweise mit einem neuen Exemplar auszuführende Zerfallsprüfung (vor allem dann, wenn ein saurer bzw. schwach alkalischer oder ein enzymfreier Verdauungssaft wider Erwarten keinen Zerfall erreichte).

  + → = Das gleiche Exemplar einer Arzneiform muß in der Reihenfolge Magen-, (mit Zeitangabe) Jejunum- und Ileumsaft während der angegebenen Zeit *hintereinander* auf Zerfall geprüft werden.

 (+ →) = Orientierende Zerfallsprüfung, die, falls kein Zerfall eintritt, im folgenden Ver- (mit Zeitangabe) dauungssaft fortgesetzt werden soll (nur probeweise auszuführen, wenn im links danebenstehenden Verdauungssaft wider Erwarten kein Zerfall eintritt).

schlagen sie vor: a) Für den künstlichen Magensaft mit Pepsin eine Frischherstellung, die, bei Zimmertemperatur gelagert, innerhalb 48 Std. zu verbrauchen ist; im Kühlschrank (4°) kann ein Verwendungslimit von 14 Tagen toleriert werden. b) Für den künstlichen Darmsaft (Protease, Amylase, Lipase, Pankreatin-Lösung) sagen die Autoren, daß die Enzyme bei 37° sehr rasch zerstört werden und aus diesem Grunde künstliche Darmsäfte mit Enzym-Lösungen stets frisch zuzubereiten sind. Die Pankreatin-Lsg. soll erst nach Erwärmen des künstlichen Darmsaftes vor dem Gebrauch zugesetzt werden. Bei länger dauernden Zerfallsprüfungen ist Pankreatin in Zeitabständen neu zuzusetzen (Tabellen und Kurven zeigen die Abnahme der Aktivität obiger Enzyme in den künstlichen Verdauungssäften).

MÜNZEL/BÜCHI/SCHULTZ (l. c., S. 465) empfehlen in der Regel künstliche Verdauungssäfte ohne Zusatz der Enzyme. In besonderen Fällen, in denen die Überzüge oder ein Teil derselben im wesentlichen oder nur unter enzymatischer Einwirkung beeinflußt oder gelöst werden, müssen künstliche Verdauungssäfte mit Enzymen benutzt werden.

Vielfach wird empfohlen, die künstlichen Verdauungssäfte mit z. B. Methylenblau (0,1 g/ 1 Ltr.) anzufärben, weil hierdurch z. B. Risse in der Drageehülle durch stärkere Blaufärbung gut zu erkennen sind [PÖHM, M.: Dtsch. Apoth.-Ztg 105, 1155—56 (1965)].

Eine Anleitung zur Zerfallsprüfung, die weniger für Betriebskontrollen, sondern für wissenschaftliche Zwecke gedacht ist und den Schematismus der Arzneibücher vermeiden will, geben MÜNZEL/BÜCHI/SCHULTZ (l. c.) (s. S. 841).

Zu der aufgeführten Tabelle werden nähere Erläuterungen gegeben.

In Europa wird im allgemeinen großes Gewicht gelegt auf kurze Zerfallszeiten (15 bis 60 Sek. in Wasser von ca. 15°), nicht als Forderung nach einer raschen Arzneimittelwirkung, sondern bedingt durch die gewohnte Art des Einnehmens (vorheriges Zerfallenlassen, Anschütteln). In den USA, wo die Tabletten meist als Ganzes geschluckt werden, wird nicht so großer Wert auf die Zerfallbarkeit gelegt, weil sie sich sonst nicht mehr als ganze Arzneiform schlucken lassen; außerdem ist in den USA eine höhere mechanische Widerstandsfähigkeit der Tabletten erwünscht.

Bei der Festlegung des Zerfallszeit-Intervalls soll u. a.:

1. ein Kompromiß bestehen zwischen Zerfallszeit und mechanischer Widerstandsfähigkeit unter Berücksichtigung eventueller Veränderungen dieser Werte bei der Lagerung,

2. die Größe der Tabletten Berücksichtigung finden, d. h. kleinere Tabletten, die normalerweise geschluckt werden, sollen eine längere Zerfallszeit besitzen (wenn kleine Tabletten auch für Säuglinge oder Kleinkinder gebraucht werden, müssen auch diese Tabletten, weil sie dann zerfallen eingenommen werden, möglichst kurze Zerfallszeiten besitzen). Bei größeren Tabletten (evtl. ab 12 mm Durchmesser), die normalerweise „angeschüttelt" eingenommen werden, ist Wert auf kurze Zerfallszeit zu legen,

3. die Anwendungsart (z. B. Lutschtabletten, Kautabletten, Sublingualtabletten, sehr große Tabletten) berücksichtigt werden,

4. eine pharmakologische und therapeutische Überlegung eine erhebliche Rolle spielen,

5. bei besonders schlecht schmeckenden Tabletten evtl. Lacküberzüge in Erwägung gezogen werden, die die Zerfalls- und Lösungszeit verlängern, um eine geschmackfreie Einnahme zu garantieren,

6. bei Tabletten und Dragees mit magensaftresistenten Überzügen oder bei Tabletten und Dragees mit verzögerter Wirkung eine entsprechende Zerfallsverzögerung durch besondere Herstellungsverfahren gewährleistet werden.

Die Aufzählung einiger Punkte, die für die Festlegung der Zerfallszeiten bei Tabletten und Dragees wesentlich sind, zeigt den komplexen individuellen Charakter dieser Frage, der im DAB 7-DDR z. T. sehr gut berücksichtigt wird.

Eine weitere Schwierigkeit der Untersuchungsmethoden ist, daß alle bekannten Zerfallsprüfungen, untereinander verglichen, verschiedene Werte ergeben und damit Vergleiche ausschließen. R. V. EVANSON und H. G. DEKAY [J. Amer. pharm. Ass., sci. Ed. 31, 71 (1948)] prüften 4000 Tabletten von 7 Herstellern nach 7 Methoden auf die Zerfallbarkeitszeiten und kamen zu dem Ergebnis, daß nicht zwei Methoden übereinstimmten.

MÜNZEL/BÜCHI/SCHULTZ (l. c.) empfehlen bei Zerfallsprüfungen von Tabletten und Granulaten bei Veränderung des Lösungsmittels, mit dem diese Prüfungen durchgeführt werden, den sog. t-Test nach STUDENT:

Zur Feststellung, ob die Zerfallszeiten des Granulates einerseits in Wasser von 20° und anderseits in „Magensaft" signifikant oder gesichert voneinander verschieden sind oder nur zufällig, bedient man sich des t-Testes nach STUDENT, der an folgendem Beispiel erklärt werden soll:

Es wird angenommen, daß je 5 Proben zu 1 g Granulat einmal in Wasser von 20° und einmal in „Magensaft" von 37° auf die Sek. genau in der zur Verfügung stehender Zerfallsapparatur auf die Zerfallszeit geprüft worden sind. Die Ergebnisse sind die folgenden:

Versuch	Zerfallszeiten x_i' in $H_2O/20°$ in Sek.	Zerfallszeiten x_i'' in „Magensaft"/37° in Sek.
1	99	101
2	119	83
3	117	94
4	81	93
5	109	109
N' und N'' je $= 5$	$\sum x_i' = 525$ $\bar{x}' = 105$	$\sum x_i'' = 480$ $\bar{x}'' = 96$

Entspricht der Unterschied der Durchschnitte $\bar{x}' - \bar{x}'' = 9$ Sek. wirklich einem besseren Zerfall im „Magensaft" oder handelt es sich um eine rein zufällige, durch die Streuung bedingte Abweichung?

Um dies festzustellen, sind folgende Ausrechnungen nötig.

$$n = N' + N'' - 2;$$

$$s_D^2 = \frac{1}{n} [\sum (x_i' - \bar{x}')^2 + \sum (x_i'' - \bar{x}'')^2];$$

$$s_D = \sqrt{s_D^2};$$

$$t = \frac{\bar{x}' - \bar{x}''}{s_D} \sqrt{\frac{N' \cdot N''}{N' + N''}}.$$

Es bedeuten:

N' = Zahl der Bestimmungen in der Versuchsreihe mit Wasser ($N' = 5$).

N'' = Zahl der Bestimmungen in der Versuchsreihe mit „Magensaft" ($N'' = 5$).

n = Freiheitsgrade; um z. B. in der ersten Versuchsreihe zum Durchschnittswert $\bar{x}' = 105$ zu gelangen, dürfen 4 Einzelwerte *frei* gewählt werden, d. h. es bestehen 4 Freiheitsgrade; der 5. hingegen ist so zu wählen, daß wirklich $\bar{x}' = 105$ entsteht. Da in der 2. Serie die Verhältnisse gleich liegen, ist die Zahl n der Freiheitsgrade in beiden Versuchsreihen: $4 + 4 = 8$.

s_D = Standardabweichung der Mittelwertdifferenz.

x_i' = Einzelwerte der Versuchsserie „Wasser".

x_i'' = Einzelwerte der Versuchsserie „Magensaft".

$\bar{x}'$ = Durchschnitt der Versuchsserie „Wasser".

$\bar{x}''$ = Durchschnitt der Versuchsserie „Magensaft".

t = t-Wert; der für den Vergleich mit der t-Werttabelle umgerechnete Unterschied der beiden Durchschnitte $\bar{x}'$ und $\bar{x}''$.

Die weitere Ausrechnung verläuft wie folgt:

$x_i' - \bar{x}'$	$(x_i' - \bar{x}')^2$	$x_i'' - \bar{x}''$	$(x_i'' - \bar{x}'')^2$
-6	36	$+5$	25
$+14$	196	-13	169
$+12$	144	-2	4
-24	576	-3	9
$+4$	16	$+13$	169
	$\sum 968$		$\sum 376$

$$n = 5 + 5 - 2 = 8;$$

$$s_D^2 = \frac{1}{8} (968 + 376) = \frac{1\,344}{8} = 168;$$

$$s_D = 12{,}96;$$

$$t = \frac{105 - 96}{12\,96} \cdot \sqrt{\frac{5 \cdot 5}{10}} = \frac{9}{12{,}96} \cdot 1{,}58 = 1{,}1.$$

Bei vielen Zerfallsprüfungen ist es häufig schwierig, den Endpunkt des Zerfalls exakt zu bestimmen. So kritisiert z. B. K. MÜNZEL [Schweiz. Apoth.-Ztg *99*, 466 (1961)] die Prüfungs-

methode der Helv. V, bei der die Tablette nach längstens 15 Min. zu Pulver zerfallen oder
in Lösung gegangen sein muß. Er stellt die Frage, was ist überhaupt „Pulver", woran soll
man objektiv erkennen, daß sich die Tablette in „Pulver" umgewandelt hat.

Gelegentlich kann der Zerfall der Tablette mehr oder minder gut sein, die Granulatkörner
aber besitzen eine schlechte Zerfallbarkeit. Es ist also notwendig, auch hierauf zu achten, sei
es durch Okularinspektion (evtl. mit der Lupe oder dem Mikroskop), sei es durch Prüfung der
Löslichkeit.

Da bei den „in vitro"-Prüfungsmethoden die Beziehung zu „in vivo"-Methoden unsicher
ist, müssen die Untersuchungen bei der Ausarbeitung der Vorschriften und Festlegung der
galenischen Prüfungsart mit „in vivo"-Methoden und pharmakologischen und klinischen
Erfahrung in Einklang gebracht werden (COUVREUR, A.: Les Enrobages modernes des Dragées
et des Pilules, Paris 1954. — Remington's Practice of Pharmacy, 12. Ed., Easton/Penn.
1961).

Diese Ausführungen zeigen einen Teil der Problematik der Zerfallbarkeitsteste und deren
Grenzen. Als Prüfungskennzahl sind sie trotzdem notwendig, um Arzneiformlinge gleicher
galenischer Qualität zu gewährleisten, eine Grundbedingung für gleichbleibende therapeutische Wirksamkeit.

Es ist zweckmäßig, die Zerfallbarkeitsbestimmungsmethoden in zwei Ausführungsarten
zu ordnen:

1. für schnell (bis etwa 5 Min.) zerfallende Formlinge, z. B. Anschüttelmethode, KA-
Methode, DAB 7-BRD, Methode nach HEUBNER und HUNDRIESER, Helv. VI, Ph. Europ.
Bd. II u. a.

2. für langsam (mehr als 5 Min.) zerfallende Tabletten und Dragees z. B. automatisch
arbeitende Zerfallteste z. B. MKA-Zerfallbarkeitsprüfung, USP- und BP-Methode.

Die erlaubten Abweichungen vom Mittelwert der Zerfallzeiten kann man (je nach Präparat) etwa festlegen:

bis 1 Min.	$\pm$ 100%
1 Min. bis 5 Min.	$\pm$ 50 bis 100%
5 Min. bis 15 Min.	$\pm$ 25 bis 50%
15 Min. und mehr	$\pm$ 10 bis 25%.

Für wissenschaftliche Arbeiten ist es zweckmäßig, die relative Standardabweichung
anzugeben, besonders bei sehr langsam zerfallenden Tabletten und Dragees.

Bei Tabletten und Dragees mit verzögerter Wirkung (lang wirkende orale Präparate,
Depot-Arzneiformen) gelten die herkömmlichen Zerfallsprüfungen nicht. Entscheidend ist
nicht der Zerfall, sondern der Ablauf der Wirkstoff-Abgabe, d. h. die periodische Feststellung
des an die Prüfflüssigkeit abgegebenen Wirkstoffes an Stelle der Beobachtung des Zerfalls
der Arzneiform in Granulatkörner, Flocken, Pulverpartikel und dergleichen mehr oder ihrer
teilweisen bis völligen Auflösung oder Durchweichung. Man kann statt der Lösungszeit oder
neben der Lösungszeit auch die in der Arzneiform noch zurückgehaltene Arzneistoffmenge
bestimmen (s. Löslichkeitsprüfungen, S. 862) [MÜNZEL, K.: Arch. Pharm. (Weinheim) 293/65,
766 — 785 (1960)].

Angaben der Pharmakopöen zur Zerfallsprüfung

DAB 7-BRD. Zerfallsprüfung für orale Tabletten

a) normale Anwendung,
b) Anwendung in der Mundhöhle (lingual, sublingual, buccal),
c) Lutschtabletten.

Für die Anforderungen an diese Tabletten gelten, sofern nicht eine verlängerte, verzögerte
oder stufenweise Wirkung beabsichtigt ist, folgende Angaben:

1. Vorprüfung: Die Zerfallbarkeit von Tabletten wird in 3 Erlenmyerkolben (100 ml)
mit Wasser (50 ml) von 37° $\pm$ 2° mit je einer Tablette geprüft. Jede Min. werden die Erlenmeyerkolben einmal schwach umgeschwenkt. Alle 3 Tabletten müssen in 15 Min. zerfallen
sein.

2. Hauptprüfung: USP XVII-Methode (s. S. 845). Die Zerfallsprüfungen werden ausgeführt in Wasser 37° $\pm$ 2°. Die geprüften Tabletten müssen alle innerhalb 15 Min. zerfallen
sein.

Für Dragees schreibt DAB 7-BRD vor:

Die Vor- und Hauptprüfung wie bei den Tabletten. Zerfall oder Aufweichung soll bei der
Vorprüfung in 75 Min. geschehen sein, bei der Hauptprüfung in 60 Min. Für magensaftresistent überzogene Tabletten und Dragees wird wie 1. eine Vorprüfung, wie 2. eine Hauptprüfung vorgenommen, die mit Ausnahme der Prüfflüssigkeiten wie bei den Tabletten durchzuführen ist.

1. Für die Vorprüfung werden a) die Prüfmuster in Pepsin-Lsg. bei 37° $\pm$ 2° geprüft. Sie
dürfen in 2 Std. nicht zerfallen. Die Erlenmyerkolben werden alle 15 Min. einmach schwach

umgeschwenkt. b) Nach Abspülen der nichtzerfallenen Prüfmuster werden diese in Erlenmeyerkolben mit Pankreatin-Lsg. von 37° $\pm$ 2° alle 15 Min. einmal schwach umgeschwenkt.
Die Prüfmuster sollen nach spätestens 60 Min. zerfallen oder aufgeweicht sein.

2. Die Hauptprüfung wird mit dem USP XVII-Apparat durchgeführt, a) in der Pepsin-
Lsg. von 37° $\pm$ 2°. Die Prüfmuster dürfen in 2 Std. nicht zerfallen sein. Nach Abspülen mit
Wasser wird b) die Prüfung durchgeführt mit Pankreatin-Lsg. bei 37° $\pm$ 2°. Die Prüfmuster
müssen innerhalb 60 Min. zerfallen oder aufgeweicht sein.

USP XVII. 6 Tabletten werden in dem vorgeschriebenen Zerfallkorb[1] in Zerfallsflüssigkeit
von **35 bis 39°** mit maschinellem Heben und Senken des Zerfallkorbs um 5 bis 6 cm geprüft.
Hierbei soll die untere Siebplatte des Zerfallkorbes im Tiefpunkt 2,5 cm von dem Glasboden

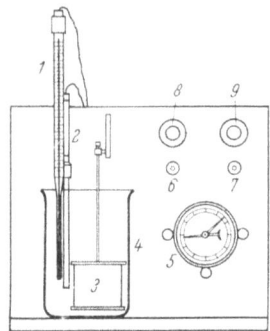

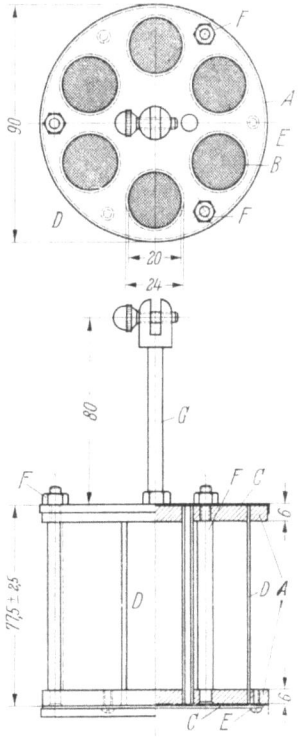

Abb. 453. Schema des USP XVII Zerfall-Testers mit thermostatischer Regulierung und Zeituhr (nach E. Rotteglia:
Le Compresse Farmaceutiche, II. Ed., Milano 1966).

1 Temperaturregelung; *2* Heizstab; *3* Prüfkorbgestell;
4 Prüfgefäß (meist 1 Ltr.-Becherglas); *5* Zeituhr; *6* Schalter für Heizung; *7* Schalter für Prüfkorbbewegung; *8* Kontrollampe für Heizung; *9* Kontrollampe für Prüfkorbbewegung.

Abb. 454. Konstruktionszeichnung des Zerfallprüfkorbes
USP XVII, Jap. 61.

A Plastik-Platte; *B* Siebplatte aus rostfreiem Stahl; *C* Platte
aus rostfreiem Stahl; *D* Prüfröhrchen aus Glas; *E* Nuten;
F Stahlbolzen (rostfrei) mit Schrauben; *G* Zentralschaft
(rostfrei) für die Auf- und Abbewegung.

entfernt sein und muß beim Heben im Höchstpunkt 2,5 cm unter der Wasseroberfläche bleiben (s. Abb. 453 u. 454).

Der Zerfallkorb besteht aus 6 Röhrchen von 7,75 $\pm$ 0,25 cm Länge. Der innere Durchmesser beträgt 21,5 cm. Die Röhrchenwand ist ca. 2 mm dick. Oben und unten werden diese
Röhrchen gehalten durch eine Scheibe mit ca. 9 cm Durchmesser und 6 mm Dicke. Die Löcher
in dieser Scheibe für die Zerfallsröhrchen haben einen Durchmesser von 24 mm. Die unteren
Öffnungen sind durch ein rostfreies Sieb von 2,0 mm Maschenweite verschlossen.

Jedes Röhrchen ist mit einer Plastikscheibe (disk) versehen. Die Scheiben haben einen
Durchmesser von 20,7 $\pm$ 0,15 mm und eine Dicke von 9,5 $\pm$ 0,15 mm. Das Plastikmaterial
hat eine Dichte von 1,18 bis 1,20.

Die Scheiben haben 5 Löcher von 2 mm Durchmesser (1 Loch in der Mitte, 4 Löcher im
6-mm-Radius). Seitlich sind 4 V-förmige Einkerbungen, die unten 1,6 mm und oben 9,5 mm
weit sind. Die Tiefe der Einkerbungen beträgt 2,55 mm (s. Abb. 455).

Die Prüfungsvorschriften für folgende Tabletten sind:

1. Normale Tabletten: 6 Tabletten werden in Wasser (sofern nicht anders in den Monographien angegeben) bei 37° $\pm$ 2° mit Plastikscheiben bedeckt, geprüft. Bei Nichtzerfall in
der angegebenen Zeit von 1 bis 2 Tabletten werden weitere 12 Tabletten geprüft. Von 18 Tabletten müssen mindestens 16 Tabletten den Anforderungen genügen.

---

[1] Der USP-Zerfalltester wird in Deutschland hergestellt von z. B. B. J. Engelsmann AG,
Ludwigshafen/Rhein und Erweka-Apparatebau GmbH, Frankfurt/Main.

2. Dragees werden mit Plastikscheiben bedeckt geprüft. Als Zerfallsflüssigkeit ist vorgeschrieben künstlicher Magensaft von 37° ± 2°. Evtl. läßt man anfangs die Zerfallsprüfung 5 Min. mit Wasser bei Raumtemperatur laufen. Nach 30 Min. wird, falls die Dragees noch nicht zerfallen sind, in künstlichem Darmsaft 37° ± 2° die Gesamtzerfallszeit ermittelt. Die Gesamtzerfallszeit für Dragees soll aus der in den Monographien angegebenen Tabletten-Zerfallszeit + 30 Min. bestehen. Für den Nichtzerfall von 1 bis 2 Dragees werden wie unter 1. 18 Dragees geprüft; mindestens 16 müssen den Anforderungen genügen.

3. Magensaftresistent überzogene Tabletten oder Dragees: Der Zerfallkorb wird mit den eingelegten 6 Prüfmustern 5 Min. in Wasser bei Raumtemperatur laufen gelassen (zum Abwaschen von löslich äußeren Decken), dann wird künstlicher Magensaft von 37° ± 2° weiter ohne Auflegen Plastikscheiben verwandt. Nach einer Std. darf keine Lösung oder kein Zerfall der magensaftresistenten Prüflinge stattfinden. Anschließend wird mit künstlichem Darmsaft von 37° ± 2° unter Bedeckung mit Plastikscheiben weiter geprüft. Die Prüfmuster sollen in einer Zeit zerfallen, die den normalen Tabletten-Monographien + 2 Std. entspricht, oder entsprechend den Angaben der Einzelmonographien. Wenn 1 bis 2 Prüflinge die Zerfallproben nicht bestehen, sind die bei den Tabletten unter 1. angegebenen 18 Prüfmuster zu prüfen.

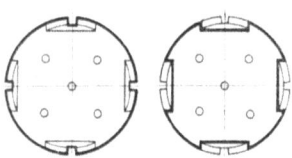

Abb. 455. Plastikscheiben = „disks" USP [nach H.-E. KLIE: Pharm. Industrie *20*, 418 (1958)].

∅ 20,7 ± 0,15 mm, Dicke 9,5 ± 0,15 mm, Dichte des Plastikmaterials 1,18 bis 1,20.

4. Buccal-Tabletten: Diese werden wie Tabletten (s. unter 1.) ohne Plastikscheiben geprüft. Nach 4 Std. sollen alle 6 Buccal-Tabletten zerfallen sein.

5. Sublingual-Tabletten: Wie bei normalen Tabletten (s. unter 1.) ohne Plastikscheiben. Zerfallszeit wie in den Einzelmonographien angegeben. Alle 6 Tabletten müssen in dieser Zeit zerfallen sein.

In dem Suppl. I (65) wird erwähnt, wenn 1 bis 2 Tabletten die Anforderungen für Buccal- bzw. Sublingual-Tabletten nicht erfüllen, müssen weitere 12 Tabletten geprüft werden, insgesamt müssen 16 Tabletten den Zerfallsanforderungen genügen.

DAB 7-DDR. *Tabletten.* 1. Wenn vor der Einnahme ein Tabletten-Zerfall empfohlen wird oder nicht eindeutig eine andere Art der Einnahme, gilt die Prüfung a).

2. Wenn eine besondere Art der Einnahme vorgeschrieben ist, gilt die Prüfung b).

Prüfung a): Es werden Erlenmeyerkolben von 100 ml benutzt, die mit 50 ml Wasser von 20° ± 3° gefüllt werden. Die Prüfmuster müssen in 5 Min. zerfallen sein.

Prüfung b): Die Prüfung wird ebenfalls in 100-ml-Erlenmeyerkolben mit 50 ml Wasser aber bei einer Temperatur von 37° ± 1° durchgeführt. Diese Prüfmuster müssen in 15 Min. zerfallen sein.

Während der Prüfung der Zerfallbarkeit sind die Gefäße in Abständen von 120 Sek., bei Zerfallzeiten über 15 Min. in Abständen von 5 Min. einmal so zu schwenken, daß Flüssigkeit und Probe gerade in kreisende Bewegung geraten.

Für Perlingual-, Sublingual- oder Buccal-Tabletten wird die Zerfallprüfung b) durchgeführt.

Diese Tablettensorten dürfen aber erst zerfallen nach

60 bis 120 Min., wenn in der Gebrauchsanweisung auf die Notwendigkeit eines sehr langsamen Zerfalls bzw. auf sehr langsame Resorption hingewiesen wird,

30 bis 60 Min., bei der Forderung nach langsamem Zerfall bzw. langsamer Resorption,

5 bis 30 Min., wenn keine Hinweise auf Zerfall bzw. Resorption gegeben sind, oder es sich um Zubereitungen auf Zuckerbasis handelt,

innerhalb 5 Min., wenn auf schnelle Resorption bzw. schnellen Wirkungseintritt hingewiesen wird.

Dragees. 1. Für im Magen zerfallende Dragees wird bestimmt: 100-ml-Erlenmeyerkolben mit 50 ml Pepsin-Salzsäure-Lsg. bei einer Temperatur von 37° ± 1°. Die Dragees sollen in 60 Min. zerfallen sein.

2. Für im Darm zerfallende Dragees wird bestimmt: 100-ml-Erlenmeyerkolben mit 50 ml Pepsin-Salzsäure-Lsg. bei 37° ± 1°.

Die Dragees dürfen nach 3 Std. keine Veränderung zeigen. Die Prüfmuster werden aus dem Erlenmeyerkolben herausgenommen, vorsichtig mit Wasser abgespült und dann nochmals im Erlenmeyerkolben mit 50 ml Pankreatin-Natriumhydrogencarbonat-Lsg. bei 37° ± 1° geprüft. Die Prüfmuster müssen in 90 Min. zerfallen sein.

3. Für im Magen und Darm zerfallende Dragees. Der äußere Teil muß den Anforderungen für im Magen zerfallende Dragees, der innere Teil den Anforderungen für im Darm zerfallende Dragees entsprechen.

Vaginal-Tabletten: Die zu prüfende Tablette wird in einen 100-ml-Erlenmeyerkolben, der 50 ml Milchsäure-Lsg. von 37° ± 1° enthält, gegeben. Sie muß innerhalb 10 Min. zerfallen.

Vaginal-Tabletten mit deklarierter Depotwirkung müssen zwischen 3 und 6 Std. zerfallen.

ÖAB 9. Die Zerfallsprüfungen werden in Reagensgläsern mit 50 ml Wasser von 37° durchgeführt.

Tabletten. Die verschlossenen Reagensgläser werden alle 5 Sek. umgedreht bis die Tablette den Stopfen berührt und wieder auf den Boden zurückfällt. Auf diese Weise werden 5 Tabletten geprüft. Die durchschnittliche Zerfallszeit darf nicht mehr als 10 Min. betragen.

Bei Zerfallszeiten unter 5 Min. soll keine Tablette mehr als 50%, bei über 5 Min. keine mehr als 20% Abweichung ergeben.

Die 10 Min. Zerfallszeit gilt nicht für Lutsch-Tabletten, Implantations-Tabletten, Injektions-Tabletten und Augen-Tabletten.

Dragees. Die Zerfallsprüfung wird in Kristallisierschalen (3 cm Höhe mit Sieb von 3 mm Maschenweite) durchgeführt. Die Zerfallszeit für Dragees darf 45 Min. mit einer Abweichung von ±20% betragen.

Magensaftresistente Tabletten oder Dragees. Die Prüfung wird in den Kristallisierschalen wie bei Dragees durchgeführt. Die Prüfmuster sollen in der Pepsin-Salzsäure-Lsg. 3 Std. nicht zerfallen. Nach kurzem Abwaschen der Dragees oder Tabletten wird in einer Pankreatin-Natriumhydrogencarbonat-Lsg. weitergeprüft. Hier soll der Zerfall der Prüfmuster weniger als 45 Min. betragen mit einer Abweichung von ±20%.

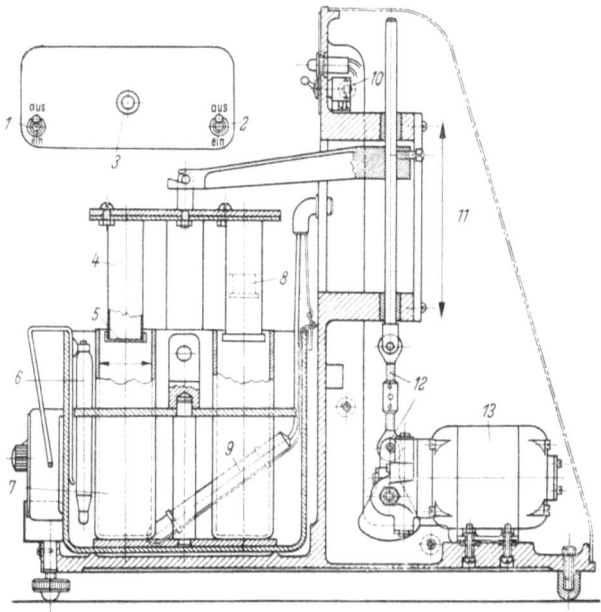

Abb. 456. „Tablet Disintegration Tester Mark II" (automatisch arbeitender Zerfalltester entsprechend den Vorschriften der BP 68).

1 Schalter für die Heizstäbe — ein/aus; *2* Motorschalter — ein/aus; *3* Kontrollampe; *4* 6 Prüfröhrchen mit Halterung (2,8 cm inn. ⌀, 10 cm lang); *5* rostfreie Siebplatte 10 mesh; *6* Thermometer und Thermostat — 36 bis 45°: *7* Behälter für Prüfflüssigkeit (Füllhöhe 15 cm), Außenbehälter Wasserbad 19 × 19,3 × 17 cm; *8* „Guided Disk" = geführte Plastikscheibe, BP; *9* Heizstäbe = 100 Watt; *10* Schalter zum Ein- und Ausschalten des Apparates und der Heizung; *11* Auf- und Abbewegung 30 × 7,5 cm/Min.; *12* Pleuelstange und Exenter; *13* Motor 0,12 Amp.

BP 68; BPC 68. 1. *Tabletten.* Die Zerfallprüfapparatur besteht aus einem Glas- oder Plastikrohr von 80 bis 100 mm Länge; innerer Durchmesser ca. 28 mm, äußerer Durchmesser ca. 30 bis 31 mm. Unten ist das Röhrchen mit einem rostfreien Sieb No. 10 (1,68 mm Maschenweite) versehen. Zum Zerfall wird Wasser mit einer Temperatur von 35 bis 39° als Prüfflüssigkeit in einem Gefäß, das nicht weniger als 15 cm hoch gefüllt wird, benutzt. Für die Auf- und Abwärtsbewegung (30mal pro Min.) wird ein Hub von 75 mm vorgeschrieben (per Hand oder maschinell, s. Abb. 456), wobei die Wasseroberfläche eben berührt werden soll. Bei der Abwärtsbewegung muß das ganze Röhrchen im Wasser sein. Es werden 5 Tabletten in dem Zerfallrohr gemeinsam geprüft. Die Zerfallszeit ist normalerweise 15 Min., falls in den Einzelmonographien keine anderen Angaben gemacht werden. Normalerweise wird für die Zerfallsbestimmung eine geführte Plastikscheibe (Guided Disk) (s. Abb. 457) benutzt. Die Plastikscheibe hat einen inneren Durchmesser von 26 mm und ist 2 mm dick. Der Führungsdrahtring wird in der Plastikscheibe durch 3 Stützdrähte gehalten. Der Ring hat einen Durchmesser von 27 mm und ist von der Plastikscheibe 15 mm entfernt. Das Gewicht der geführten Plastikscheibe beträgt 1,9 bis 2,1 g.

2. *Dragees* (film-, sugar coated). Die Bestimmung wird wie unter 1. durchgeführt. Die Zerfallszeit darf höchstens 1 Std. betragen.

3. *Magensaftresistente Tabletten oder Dragees.* Die Prüfung wird durchgeführt ohne die geführte Plastikscheibe. a) Die Magensaftresistenz wird geprüft mit 200 bis 250 ml 0,6% (v/v) Salzsäure bei 35 bis 39°. Die 5 Prüfmuster dürfen nach 3 Std. (für Erythromycin Tabletten 1 Std.) nicht zerfallen, sofern in den Einzelmonographien nichts anderes angegeben ist. — b) Nach dieser Prüfung werden die Prüfmuster kurz mit Wasser abgespült und dann der Zerfall in künstliche Darmsaft-Standard-Lsg. (pH 6,8 bis 35 bis 39°) geprüft. Hier sollen die Prüfmuster innerhalb 1 Std. zerfallen sein. Wenn kein Zerfall innerhalb 1 Std. stattfindet, müssen weitere 5 Formlinge geprüft werden.

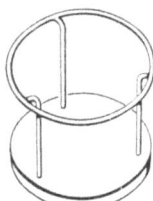

BPC 68 benutzt die gleiche Zerfallprüfung wie BP 68 und gibt in den Einzelmonographien gelegentlich Abweichungen von den normalen Zerfallszeiten an. So wird z. B. für brausende Mundspültabletten eine Zerfallszeit von max. 5 Min. gefordert.

Pl.Ed. II. Zerfallsprüfung s. BP 68.

Ross. 10. *Tabletten.* Zur Tablette, die sich in einem 100-ml-Erlenmeyerkolben befindet, werden 50 ml Wasser mit einer Temperatur von 37° ± 2° hinzugefügt. Der Kolben wird 1- bis 2mal in der Sek. umgeschüttelt.

Abb. 457. „Guided Disk"
(geführte Plastikscheibe) BP 68.

Gew.: 1,9 bis 2,1 g, Plastikscheibe:
⌀ 26 mm, h 2 mm, Führungsring
aus rostfreiem Draht: ⌀ 27 mm,
Abstand des Führungsringes zur
Plastikscheibe 15 mm.

Die Beurteilung der Zerfallbarkeit wird auf der Grundlage von mindestens 3 Bestimmungen durchgeführt.

1a) Normale Tabletten: Diese gelten als zerfallen, wenn alle zur Untersuchung verwendeten Tabletten sich gelöst oder in Pulver verwandelt haben oder in Teile zerfallen sind oder eine mürbe Masse ergeben haben, die bei leichter Berührung mit einem Glasstab zerstört wird.

1b) Sublingual-Tabletten: Zerfallszeiten für diese sind in den Einzelmonographien angegeben.

2a) Normale Dragees: Diese sollen bei gleicher Bestimmungsmethode wie für Tabletten 1a) angegeben innerhalb 30 Min. zerfallen. Die Zerfallzeiten sind jährlich zu überprüfen.

2b) Magensaftresistente Dragees: Bestimmungsmethode wie unter Tabletten 1a) angegeben, statt Wasser wird zuerst Pepsin-Salzsäure-Lsg. verwendet. Die Prüfmuster dürfen im künstlichen Magensaft 2 Std. nicht zerfallen. Hiernach werden die Prüfmuster mit Wasser abgespült und dann im künstlichen Darmsaft (Pankreatin-Lsg.) weitergeprüft. Nach max. 1 Std. müssen die Prüfmuster zerfallen sein.

Helv. VI hat für die Zerfallsprüfung zwei verschiedene Apparate. Der Apparat I entspricht dem USP-Zerfalltester. Die Plastikscheiben (disks) sind nicht erwähnt, statt dessen der Kolben *C*, der den Vanderkampschen Accessory Plungers entspricht, mit einem Gesamtgewicht von ca. 10 g (s. Abb. 458). Der Abstand zwischen der Unterseite der unteren Scheibe und dem Drahtnetz soll dabei ca. 10 mm betragen. Die beiden Scheiben dieses Kolbens besitzen 4 vertikale Bohrungen, aber nicht die am Rande befindlichen Einkerbungen der „disks". Der Kolben wird, wenn nichts anderes vorgeschrieben ist, immer eingesetzt. Im übrigen gelten die gleichen Benutzungsvorschriften wie bei USP XVII.

Tabletten. 2 Serien zu je 6 Tabletten werden mit der Apparatur I wie folgt geprüft: Die erste Serie in Wasser von 20°, die zweite Serie im künstlichen Magensaft bei 37°. Brausetabletten werden nur in Wasser von 20° geprüft. Von den je 6 geprüften Tabletten müssen mindestens 5 nach 15 Min. zerfallen sein, sofern nicht Abweichungen von dieser Bestimmung begründet werden können.

Diese Forderung gilt nicht für Tabletten, die im Munde langsam zergehen müssen (Lutschtabletten, Sublingualtabletten) oder die gekaut werden, sowie für Tabletten, die eine verzögerte Wirkstoffabgabe haben sollen und für welche begründete abweichende Zerfallszeiten angegeben werden können.

Lutsch- bzw. Sublingualtabletten, überzogene Tabletten und Injektionslösungstabletten müssen die in den betreffenden Allgemeinen Monographien angegebenen Anforderungen an den Zerfall erfüllen.

Dragees. Es wird in der Apparatur I wie folgt geprüft:

Nicht magensaftresistent überzogene Tabletten: Als Prüfflüssigkeit dient künstlicher Magensaft von 37°. In jedes Probegefäß (A 1—A 6) wird eine überzogene Tablette eingelegt, der Kolben C eingesetzt und mit der Bewegung des Systems begonnen. Nach 1 Std. müssen mindestens 5 Prüfmuster zerfallen oder gelöst sein. Für überzogene Tabletten, die im Munde langsam zergehen müssen (Lutschdragees), für Tabletten mit verzögerter Wirkstoffabgabe oder wenn ab-
weichende Zerfallszeiten sonstwie begründet werden
können, gilt diese Forderung nicht.

Magensaftresistent überzogene Tabletten: In jedes
Probegefäß wird eine überzogene Tablette eingelegt.
Dann wird das System 2 Std. im künstlichen Magensaft von 37° als Prüfflüssigkeit ohne eingesetzten Kolben C bewegt.

a) Magensaftresistenz: Nach dieser Zeit muß die
magensaftresistente Schicht unverletzt oder darf höchstens leicht angerissen sein. Der zu schützende Arzneistoff darf während der Prüfzeit höchstens 10% seines
deklarierten Gehaltes an die Prüfflüssigkeit abgeben
(z. B. infolge von Diffusion durch den magensaftresistenten Lack), sofern nicht Abweichungen von dieser
Bestimmung begründet werden können.

b) Zerfallbarkeit: Nun erst wird der Kolben C eingesetzt und das System im künstlichen Darmsaft von
37° weiter bewegt. Nach spätestens 1 Std. müssen mindestens 5 Prüfmuster zerfallen sein, sofern nicht Abweichungen von dieser Bestimmung begründet werden
können.

Der Apparat II wird zur Prüfung von Lutschtabletten usw. und gewöhnlichen sowie überzogenen, bzw.
magensaftresistenten Granulaten verwendet. Über eine
Kristallisierschale mit mindestens 30 mm Höhe wird
das Drahtnetz der Apparatur I gelegt. Die Schale wird

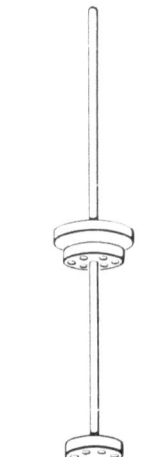

Abb. 458. „Plunger"-Untertaucher (J. Vanderkamp, West Orange, New Yersey; Erweka-Apparatebau GmbH, Frankfurt/Main).

in eine größere Kristallisierschale oder ein Becherglas gestellt, welches mit einem der künstlichen Verdauungssäfte so beschickt ist, daß die Flüssigkeit mindestens 15 mm über dem Netz steht. Diese Apparatur wird in ein Wasserbad von ca. 39° gehängt. Während der Prüfung, die ohne Bewegung des Apparates zu erfolgen hat, muß die Temperatur des künstlichen Verdauungssaftes 37° (±2°) betragen. Die Muster, geprüft in der Apparatur II in Wasser von 37°, dürfen nach frühestens 30 Min. völlig aufgelöst bzw. durch das Netz gefallen sein, sofern nicht Abweichungen von dieser Bestimmung begründet werden können.

Die folgende Übersicht gibt Angaben über Prüfflüssigkeiten und Anwendung der beiden Apparaturen:

Übersicht über die Zerfallbarkeitsprüfungen nach Helv. VI

Prüfflüssigkeit	Apparatur I	Apparatur II
Wasser 20°	Compressi	
Wasser 37°	—	Compressi buccales
Künstl. Magensaft 37°	Compressi	Granulata
	Compressi obducti	Granulata obducta
Künstl. Magensaft mit Pepsin 37°	Capsulae gelatinosae	—
Künstl. Magensaft 37° + künstl. Darmsaft 37°	Compressi obducti enterosolubiles	Granulata obducta entero-solubilia
Künstl. Magensaft mit Pepsin 37° + künstl. Darmsaft 37°	Capsulae gelatinosae enterosolubiles	—

CF 65. Für Tabletten wird eine Zerfallszeit von 45 Min., für Dragees eine Zerfallszeit von 2 Std. gefordert. 5 Tabletten oder Dragees sind zu prüfen. Der Zerfallbarkeits-Apparat besteht aus einem Glasgefäß von 75 mm Durchmesser und 400 ml Inhalt. In diesem Glasgefäß befindet sich ein Rohr mit einem unteren Sieb von 2 mm Maschenweite. Die Bestimmung erfolgt in 350 ml Wasser von 37° ± 2°. Nach 5 Min. wird das Zerfallrohr 5 cm gehoben und gesenkt (30mal alle 2 Sek.). Alle 5 Min. wird dieser Vorgang wiederholt bis ein Zerfall oder eine Erweichung der Tabletten oder Dragees stattgefunden hat. Der Mittelwert der Zerfallszeit wird aus den 5 Einzelwerten bestimmt. Das Heben und Senken des Zerfallrohrs kann maschinell oder mit der Hand durchgeführt werden.

Die geforderten Zerfallszeiten gelten nicht für Lösungs-Tabletten, Buccal-Tabletten, Implantations-Tabletten, wie auch nicht für magensaftresistente, Retard- oder ähnliche Präparate.

Bei magensaftresistenten Tabletten und Dragees wird statt Wasser Salzsäure [0,6% (v/w)] als Zerfallsflüssigkeit benutzt. Nach 1 Std. darf noch kein Zerfall stattgefunden haben.

Über eine anschließende Prüfung in künstlichem Darmsaft sind keine Angaben gemacht.

Nord. 63. In einem Kolben übergießt man 3 Tabletten mit 30 ml Wasser von 36 bis 40° und stellt sie bei einer Temperatur von 36 bis 40° unter häufigem Schütteln beiseite. Nach 10 Min. müssen die Tabletten entweder gelöst oder zerfallen sein — oder aber so weit aufgeweicht sein, daß sie bei einem leichten Druck zerfallen.

Diese Prüfung gilt nicht für überzogene Tabletten und auch nicht für solche, die zum Kauen oder Lutschen bestimmt sind.

Überzogene Tabletten, die nicht dazu bestimmt sind, erst im Dünndarm zu zerfallen, müssen, wenn sie wie die Tabletten geprüft werden, im Laufe einer Std. entweder gelöst oder zerfallen oder aber so weit aufgeweicht sein, daß sie bei einem leichten Druck zerfallen.

Magensaftresistente, dünndarmlösliche Dragees, Prüfung der Zerfallszeit an Hand des Beispieles Hexylresorcintabletten 0,1. a) Säureresistenz: In einem Kolben übergießt man 3 Tabletten mit einem 36 bis 40° heißen Gemisch von 3 ml Phosphorsäure (1 m) und 27 ml Wasser, worauf man den Inhalt bei einer Temperatur von 36 bis 40° unter häufigem Schütteln des Kolbens beiseite stellt. Nach 2 Std. gießt man den Inhalt in einen zweiten Behälter, während der Kolben mit den Tabletten mit einem Gemisch von 1 ml Phosphorsäure (1 m) und 9 ml Wasser gespült wird, das ebenfalls abgegossen und mit dem vorgenannten Kolbeninhalt gemischt wird. — Der Kolben mit den Tabletten kommt im Prüfverfahren b) zur Anwendung. Nach kräftigem Umschütteln verdünnt man 1,0 ml dieser Mischung mit 9 ml Wasser. Zu einer Menge von 0,20 ml dieser Verdünnung setzt man 5 ml Wasser hinzu, ferner 1 Tropfen einer 5% w/v Brenzkatechin-Lsg. und 1 Tropfen Natriumhydroxid-Lsg. (2 m). Nach weiterem kräftigen Schütteln ¹/₂ Min. lang und nachdem man das Gemisch 5 Min. beiseite gestellt hat, muß es der Farbgrenzprobe entsprechen; Vergleichsprobe: 0,15 ml einer 0,02% w/v Hexylresorcinlösung, wie

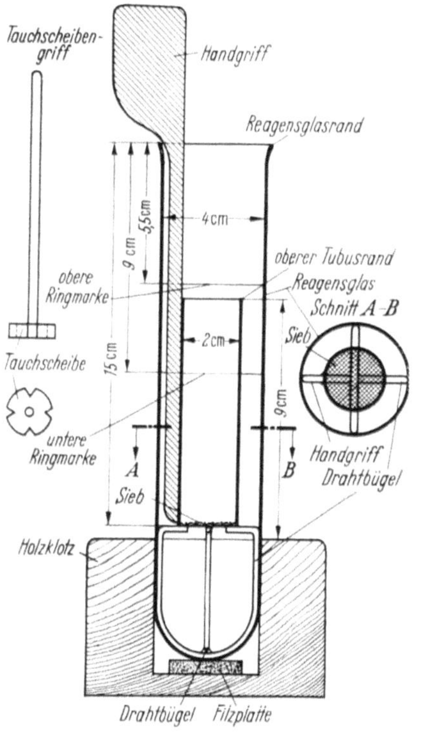

Abb. 459.
Konstruktionszeichnung des Handmodells
des USP-Testers
[nach K. Münzel: Schweiz. Apoth.-Ztg *99*, 465 (1961)].

oben — in bezug auf die 0,20 ml Verdünnung angegeben — behandelt. Der Vergleich wird vorgenommen wie bei den Farbvergleichen der Nord. 63.

b) Zerfallszeit: Die unter a) genannten Tabletten werden im Kolben mit 10 ml Wasser abgespült, worauf man sie mit einer 36 bis 40° heißen Lösung von 0,055 g Monokaliumphosphat-A und 0,285 g Natriumphosphat-A in 30 ml Wasser übergießt. Dieses Gemisch stellt man bei einer Temperatur von 36 bis 40° unter häufigem Schütteln des Kolbens beiseite. Nach Verlauf 1 Std. müssen die Tabletten entweder gelöst oder zerfallen — oder aber so weit aufgeweicht sein, daß sie bei einem leichten Druck zerfallen.

Spezielle Zerfallsproben. Neben den offizinellen Methoden der Arzneibücher sind sehr viele weitere Zerfallbarkeitsteste ausgearbeitet worden.

K. MÜNZEL [Schweiz. Apoth.-Ztg *99*, 465—471 (1961)] konstruierte ein Handmodell des USP-Zerfalltesters zur Kontrolle der Tabletten während der Fabrikation (Abb. 459 u. 460). Der Apparat ist nicht für länger dauernde Zerfalls-prüfungen gedacht, diese lassen sich aber eben-falls durchführen.

Das kleine Gerät ahmt in der Form den Zerfallprüfungsapparat USP XVII nach. Er ist gewissermaßen ein vereinfachter und auf „Hand-betrieb" umgestellter USP-Zerfallstester.

Der Drahtbügel soll so stark spannen, daß er satt an der Glaswandung anliegt und nur mit Hilfe eines Hakens herausgezogen werden kann. Man vermeidet damit, daß beim Ausspülen der Tablet-tenrückstände der Drahtbügel jedesmal herausfällt und erneut eingesetzt werden muß.

Das Gewicht der Tauchscheibe mit dem Griff beträgt etwa 3,1 g, das Volumen 2,8 cm³, so daß sich daraus eine Dichte von rund 1,1 ergibt. Aus diesem Grunde übt die Tauchscheibe einen geringen Druck auf eine Tablette aus, da die Differenz zwi-schen ihrem Gewicht und dem Auftrieb in Wasser nur noch etwa 0,3 g beträgt.

Tubus und Handgriff sind wasserfest anein-andergeklebt; der Handgriff ist so geformt, daß er den Tubus im Reagensglas aufrecht hält.

Die Tauchscheibe trägt 4 Einkerbungen, da-mit bei der Abwärtsbewegung des Tubus der Wider-stand des Wassers vermindert wird und damit abgefallene Partikel, die leichter als Wasser sind, durch die Kerben zur Wasseroberfläche schwimmen können.

Gebrauchsanweisung des Handmodells: a) der Tubus wird am Handgriff aus dem Reagensglas gehoben. Dann wird die zu prüfende Tablette auf das Sieb des Tubus gelegt. Die Tauchscheibe wird nach Bedarf auf die Tablette aufgesetzt (z. B. bei quellenden und klebenden Tabletten; bei Tablet-ten, die schwimmen oder deren Zerfallspartikel flottieren).

b) Die Prüfflüssigkeit (Wasser, künstliche Ver-dauungssäfte) wird bis zur *oberen* Ringmarke ein-gefüllt. Falls bei 37° geprüft werden soll, ist das Reagensglas in ein etwa 40° warmes Wasserbad zu stellen und die Prüfflüssigkeit mit einer Tem-peratur von 37° einzufüllen.

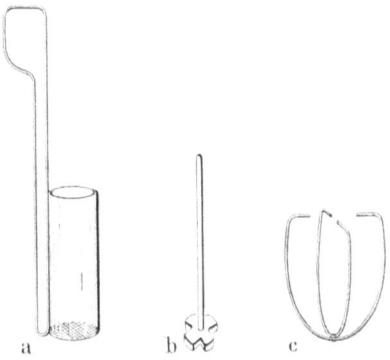

Abb. 460a—c. Perspektivische Darstel-lung einzelner Bestandteile des USP-Tester-Handmodells
(nach K. MÜNZEL, l. c.).

a) Tubus mit Handgriff; b) Tauch-scheibe mit Griff; c) Drahtbügel (zum Einsetzen in den Boden des Reagens-glases und als Träger für den Tubus

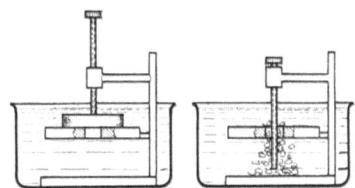

Abb. 461. Methode nach HEUBNER und HUNDRIESER [nach H. BRAUN: Dtsch. Apoth.-Ztg *94*, 150 (1954)].

c) Der Tubus mit der Tablette wird in die Flüssigkeit bis zum Aufschlag auf den Drahtbügel eingetaucht. Gleichzeitig wird eine Stoppuhr in Gang gesetzt und der Tubus am Handgriff *im Verlauf einer Sekunde* (Die Geschwindigkeit der Auf- und Abbewegung ist zuerst anhand einer Stoppuhr einzuüben. Wird die Zahl „einundzwanzig" langsam ausgesprochen, so dauert dies ungefähr 1 Sek.) so weit gehoben, daß das Sieb auf der Höhe der unteren Ringmarke liegt, bzw. der obere Tubusrand auf der Höhe des Reagensglasrandes. Sogleich wird der Tubus wieder im Verlaufe einer Sekunde bis zum Aufschlag auf den Drahtbügel gesenkt, alsdann erneut gehoben, wieder gesenkt usw. Auf diese Weise finden pro Minute etwa 30 Auf- und Abbewegungen statt.

d) Der Zerfall ist eingetreten, wenn alle Partikel durch das Sieb hindurchgefallen sind. In diesem Moment wird die Stoppuhr arretiert und die Zerfallszeit in Sekunden notiert; man wird sich meist nicht mit einer Zerfallszeit begnügen, sondern wird mehrere Tabletten kon-trollieren und den Mittelwert aus den Zerfallszeiten ausrechnen.

e) Die Tablettenrückstände werden durch Ausspülen des Tubus und des Reagensglases entfernt; der Drahtbügel braucht dabei nicht herausgenommen zu werden.

A. RICHTER und K. STEIGER [Pharm. Industrie *24*, 630—635 (1962)] entwickelten einen modifizierten USP-Zerfalltester, bei dem die Hubhöhe statt 50 bis 60 mm 40 mm, die Höhe des Prüfrohres statt 75 mm nur 45 mm und die Maschenzahl des Siebes statt 49 Maschen/cm² 25 Maschen/cm² beträgt. Jedes Prüfrohr bewegt sich in einem separaten Glas von

75 ml gegenüber den 6 USP-Röhrchen, die meist in einem Becherglas von 1000 ml gemeinsam bewegt werden. Diese modifizierte Methode erlaubt gleichzeitig bis zu 24 Tabletten zu prüfen.

Die Methode nach HEUBNER und HUNDRIESER [BRAUN, H.: Dtsch. Apoth.-Ztg *94*, 147 bis 152 (1954); HEUBNER u. HUNDRIESER: Dtsch. Apoth.-Ztg *94*, 1019 (1932)] ist eine einfache zweckmäßige Methode, Zerfallszeiten bis ca. 10 Min. Zerfallszeit zu prüfen. Die Bestimmungen werden vorgenommen in destilliertem Wasser mit einem Thermostaten bei 35°. Die Tablette wird auf die metallene Unterlage gelegt, die einen Spalt von 4 mm aufweist. Auf die Tablette wird ein in einer Führung beweglicher Metallstreifen gesetzt. Wenn die Tablette zerfällt, fällt der Metallstreifen durch den Spalt in der Unterlage (Abb. 461).

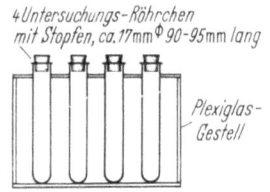

4 *Untersuchungs-Röhrchen mit Stopfen, ca. 17mm* ϕ *90-95mm lang*

Plexiglas-Gestell

Abb. 462. Zerfallsröhrchen im Plexiglasgestell für die MKA-Methode [nach H.-E. KLIE: Pharm. Industrie *20*, 417 (1958)].

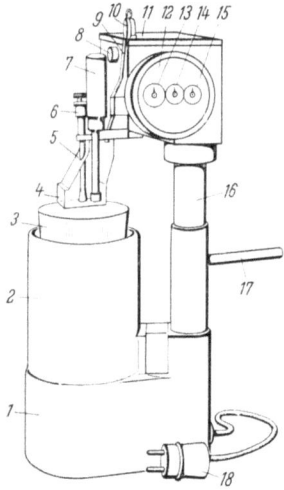

Abb. 463. „Erweka"-Verdaulichkeits- und Zerfallbarkeitsmesser (Erweka-Apparatebau GmbH, Frankfurt/Main).

1 Apparatefluß; *2* Warmwasserbad; *3* Meßbecher 1000 cm³; *4* Meßkörbchen; *5* Kontaktstab mit Platte; *6* Kontaktregulierung; *7* Thermostat; *8* Kontrolllampe; *9* Kabel; *10* Stecker; *11* Gerätekopf; *12* Uhrwerk; *13* Stundenzeiger; *14* Minutenzeiger; *15* Sekundenzeiger; *16* Teleskopständer; *17* Ausheber; *18* Stromkabel mit Stecker.

Die KA-Methode [KÜHNI, E., A. LINDNER u. K. STEIGER: Pharm. Acta Helv. *31*, 31 (1956)]; BIEDEBACH, F.: Pharm. Ztg (Frankfurt) *102*, 1043—1049 (1957)] wird wie folgt ausgeführt: „In einem Reagensglas mit Stopfen (innerer Durchmesser 25 mm, Länge 160 mm), das 50 cm³ destilliertes Wasser von 37° enthält, gibt man eine Tablette. Alle 5 Sek. (Stoppuhr) führt man nun die folgende Doppelbewegung aus: Das Reagensglas wird auf den Kopf gestellt, und sobald die Tablette den Stopfen berührt, wieder in seine ursprüngliche aufrechte Stellung gebracht."

Modifiziert als MKA-Methode werden Prüfröhrchen (Länge 90 bis 95 mm, ϕ ca. 17 mm), die mit einem Stopfen verschlossen sind, in eine Halterung gebracht. Diese Halterung ist am JEL-Tablettenprüfgerät so angebracht, daß die Prüfröhrchen sich um die Mittelachse automatisch mit 25 U/Min. drehen. Diese Methode erlaubt eine recht genaue Beobachtung der Zerfallszeit bzw. der Lösungszeit bei Tabletten und Dragees (s. Abb. 462) [KLIE, H.-E.: Pharm. Industrie *20*, 417—421 (1958)].

Verdaulichkeits- und Zerfallbarkeitsmesser Erweka, Type VZ 4 (Erweka-Apparatebau GmbH, Frankfurt/Main): Das Gerät gibt die Möglichkeit, geformte Arzneimittel in einer Flüssigkeit von 37° (thermostatisch reguliert), die in ihrer Zusammensetzung derjenigen des Magen- und Darmkanals entspricht, in einem Rhythmus, der der natürlichen Peristaltik entsprechen soll, zu bewegen. Der Augenblick des vollkommenen Zerfalls wird von dem Apparat optisch angezeigt und gleichzeitig in Stunden, Minuten und Sekunden die Zerfallszeit registriert (Abb. 463) (u. a. MÜNZEL, K., J. BÜCHI u. O.-E. SCHULTZ: Galenisches Praktikum, Stuttgart 1959; COUVREUR, A.: Les Enrobages modernes, Paris 1954).

Münzel-Kägi-Methode [Pharm. Acta Helv. *30*, 408—426 (1955)]: Der Apparat besteht aus einer schaukelnden Sieb-Zerfallbarkeitstrommel, die nicht ganz bis zur Hälfte in die thermostatisch regulierte Zerfallsflüssigkeit eintaucht. Die Maschenweite des Siebnetzgewebes ist 3 mm. 6 Schaukelbewegungen pro Minute, beidseitig mit einem Winkel von etwa 75° werden ausgeführt. Die Tablette wird in dem Moment in die Trommel fallen gelassen, in dem die Öffnung die größte seitliche Neigung zeigt. Eine Tablette gilt als zerfallen, wenn sie sich entweder völlig aufgelöst hat, oder wenn das letzte Teilchen durch das Gitter gefallen ist. Die Zeiten werden mit der Stoppuhr gemessen (Abb. 464) (s. auch MÜNZEL/BÜCHI/SCHULTZ l.c., dort S. 462).

Löslichkeitsprüfungen. Man muß hier unterscheiden, ob die Löslichkeitsprüfungen ausgeführt werden:

a) um eine Wirkstoffabgabe in einem Lösungs-Medium (Wasser, künstl. Verdauungssäfte) analytisch zu prüfen bzw. den zeitlichen Verlauf dieses Lösungsvorganges festzustellen, oder

b) um überhaupt die Löslichkeit an sich visuell zu prüfen wie z. B. bei Solubletten, Brausetabletten, Injektionstabletten usw.

P. M. WEINSPACH [Chemie-Ing.-Techn. *38*, 347—350 (1966)] berichtet über schlieren-optische Beobachtungen der Lösungsvorgänge in der Grenzschicht bei freier Konvektion. Schon mit bloßem Auge kann man bei günstigen Beleuchtungsverhältnissen Schlieren erkennen, die nach unten abfließen. In der Umgebung der Tabletten (Borsäure) bilden sich Dichtefelder aus, die mit der Töpplerschen Schlierenmethode sichtbar gemacht und photographisch festgehalten werden (Abb. 465). Die Aufnahmen zeigen die freie Konvektion des Stoffpaares Borsäure/Wasser bei Raumtemperatur. Um die Tabletten bildet sich eine Schicht unterschiedlich gesättigter Lösung, die von den Partikeln abströmt, weil ihre Dichte im Vergleich zum reinen Lösungsmittel höher ist. Die Grenzschicht fließt entlang der Tablettenkontur ab. An der Unterseite reißt die Schicht von der Oberfläche ab und läßt sich als Lösungs-schliere noch weit im Lösungsmittel verfolgen. In der Mitte der oberen Tablettenfläche — also im höchsten Punkt — bildet sich eine äußerst dünne Grenzschicht aus. Entlang dem Umriß nach unten nimmt die Dicke der Grenzschicht ständig zu. Die von oben abfließende, gesättigte Lösung verdickt offenbar die Grenzschicht weiter unten durch ihren Zufluß. Von der Unterseite der Tablette löst sich die Grenzschicht ständig ab, wodurch der Stoffübergang verbessert wird. Schlierenaufnahmen zeigen auch, daß die über die gesamte Oberflächenkontur gemittelte Grenzschichtdicke entweder mit fallendem Korndurchmesser, mit abnehmender Viskosität oder bei steigendem Sättigungsgrad des Lösungsmittels geringer wird.

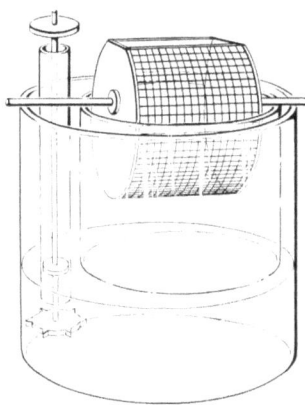

Abb. 464. Apparatur zur Prüfung der Zerfallszeit von Tabletten nach MÜNZEL und KÄGI [Pharm. Acta Helv. *30*, 416 (1955)].

Um die Wirkstoffabgabe — Löslichkeit und Lösungszeit — zu prüfen, werden zum Teil die normalen Zerfallbarkeits-Prüfungsgeräte benutzt, zum Teil besonders für diesen Zweck entwickelte Apparate.

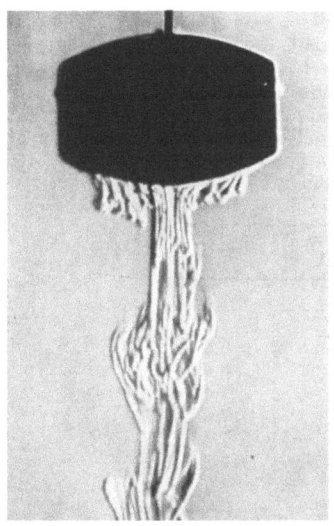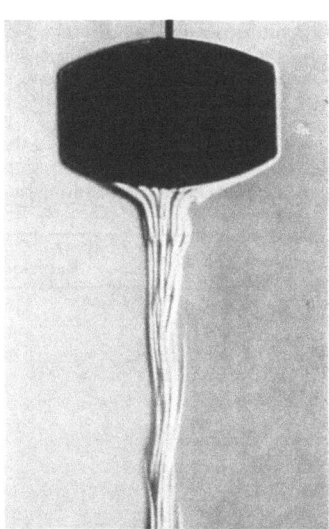

Abb. 465. Schlierenoptische Beobachtung des Lösungsvorganges (nach P. M. WEINSPACH, l. c.).

Auch bei diesen Prüfmethoden muß man sich klar darüber sein, daß die Löslichkeits- und Lösungszeit-Prüfungen nie die eigentlichen Verhältnisse in vivo verwirklichen können und eine Parallelität zwischen der Kurve der Wirkstoffabgabe in vivo und der Resorption oft nicht gegeben ist. Sekundär — nach den in vivo Versuchen etc. — können Parallelen oder Rückschlüsse aus den in vitro-Versuchen, die der Produktionskontrolle dienen, gezogen werden als Beleg für die fabrikatorische Richtigkeit und Gleichmäßigkeit des Produktes und damit auch für dessen ähnliche therapeutische Wirkung [MÜNZEL, K.: Arch. Pharm. (Weinheim) *293/65*, 766—785 (1960)].

Die Diskussionen über den USP-Zerfalltest sind noch nicht abgeschlossen, wie die Berichte der PMA (Minute of the 81ten Meeting, PMA, Okt. 1963) zeigen: „Die Zuverlässigkeit des

Testes als rein technologische Prüfung ist anerkannt. Die Zerfallszeit sollte aber mit Lösungszeit-Testen kombiniert werden, evtl. derart, daß beim Endpunkt des Zerfalltestes (für die 6 geprüften Tabletten) 10 ml des Testmediums und in weiteren 15 Min. Intervallen wiederum je 10 ml des Testmediums (stets mit Ergänzung des Testmediums durch Zusatz von je 10 ml) nach Abkühlung auf Raumtemperatur analytisch geprüft werden bis alle Arzneisubstanz quantitativ gelöst ist. Bei Reihenversuchen mit 43 Tablettensorten der USP und der NF wurden die Arzneimittelsubstanzen in zwei Gruppen unterteilt, solche, deren Wasserlöslichkeit über 0,3% betrug und solche mit einer Wasserlöslichkeit unter 0,3%."

Wie sich aus obigem Beispiel ergibt, ist bei normalen Tabletten eine Prüfung der Löslichkeit und der Lösungszeit neben der Durchführung der Zerfallsteste empfehlenswert. Notwendig sind diese Bestimmungen zur Prüfung der magensaft-resistenten Arzneiformen und speziell bei denen mit verzögerter Wirkstoffabgabe, wo Zerfallsprüfungen naturgemäß keine Bedeutung besitzen.

Die Bestimmungen erfolgen in Wasser oder künstl. Verdauungssäften (37°). Man prüft in bestimmten Zeitintervallen ($^1/_4$ oder $^1/_2$ Std.), die sich nach der Art des Präparates richten: Entweder die Menge des Arzneimittels, die in dem Zeitintervall in Lösung gegangen ist, oder den Arzneimittelgehalt des ungelösten Rückstandes. Manchmal ist es zweckmäßig, beide Gehaltsbestimmungsmethoden miteinander zu kombinieren. Bei diesen Untersuchungen sind die Löslichkeitsangaben der zu bestimmenden Arzneimittel zu berücksichtigen. Bei der Sättigung der Prüfflüssigkeit mit dem Arzneimittel kann naturgemäß keine weitere Lösung eintreten. Auf Grund dieser Tatsache muß die Menge der Prüfflüssigkeit wie auch das Prüfzeitintervall festgelegt werden. Im allgemeinen soll nur die Hälfte der Sättigungsmenge des Arzneimittels in den Prüflösungen vorhanden sein, um gesicherte Lösungszeiten zu erzielen. Die Lösungszeit wird häufig auch als t_{50}, das ist die Zeit, in der die Hälfte des Arzneistoffes aus dem Formling gelöst ist, bestimmt (Halbwert-Lösungszeit) [SCHROETER, L. C. et al.: J. pharm. Sci. *51*, 865—874, 957—962 (1962)].

K. MÜNZEL [Arch. Pharm. (Weinheim) *293/65*, 766—785 (1960)] erklärt die Durchführung der „Half Change-Methode" in nachfolgender Weise (nach Originaltext):

Bei der Durchführung der Half Change-Methode werden eine genügende Anzahl Tabletten, Dragees usw. in die sechs Körbe des USP-Testers verteilt, der sich in einem Gefäß mit einer geeigneten Menge künstlichen Magensaftes (Vorschriften s. S. 840) (meist ohne Enzyme) auf- und abbewegt. Nach 1 Std. wird die Hälfte des Magensaftes entfernt, zur Wertbestimmung verwendet und durch das gleiche Volumen künstlichen Darmsaftes (Vorschriften s. S. 840) (meist ohne Enzyme) ersetzt. Nach einer weiteren Stunde wird wieder die Hälfte der Flüssigkeit entfernt, zur Wertbestimmung gebraucht, mit Darmsaft ersetzt usw., so daß folgende Veränderungen im künstlichen Verdauungssaft eintreten:

Stunden	Prozentuales Verhältnis Magensaft/Darmsaft	pH ca.
0—1	100/0	1,3
1—2	50/50	2,4
2—3	25/75	6,2
3—4	12,5/87,5	6,8
4—5	6,25/93,75	7,1
5—6	ca. 3/97	7,2
6—7	ca. 1/99	7,3
7—8	ca. 0/100	7,3

Infolge der Pufferwirkung des „Darmsaftes", der aus einer Phosphatpufferlösung besteht, schnellt der pH-Wert nach der zweiten Stunde vom stark sauren ins leicht saure Gebiet.

Bei der Wertbestimmung ist dann jeweils die im halben Volumen „Verdauungssaft" gefundene Wirkstoffmenge zu verdoppeln, da die andere Hälfte des Verdauungssaftes im Gefäß zurückbleibt. Will man wissen, wieviel Wirkstoff durchschnittlich pro Arzneiform abgegeben wurde, so ist die Wirkstoffmenge W durch die Anzahl N der geprüften Tabletten usw. zu dividieren:

$$\frac{W \, \text{mg}}{N} = R \, \text{mg}.$$

R ist die pro Tablette zur Zeit der Probeentnahme im Verdauungssaft vorhandene Wirkstoffmenge in mg. Die pro Zeiteinheit (meist 1 Std.) aus einer Tablette abgegebene Wirkstoffmenge Q_i wird dann nach folgendem Schema aus den R-Werten berechnet:

Zeit	R	Q_i
1. Stunde	R_1	$= Q_1$
2. Stunde	$R_2 - R_1/2$	$= Q_2$
3. Stunde	$R_3 - R_2/2$	$= Q_3$
.	.	.
.	.	.
n. Stunde	$R_n - R_{(n-1)}/2$	$= Q_n$

Die gesamte zu einer bestimmten Zeit t aus der Tablette abgegebene Wirkstoffmenge a_t beträgt:

Zeit	gesamte pro Tablette abgegebene Wirkstoffmenge a_t	
1. Stunde	Q_1	$= a_1$
2. Stunde	$Q_1 + Q_2$	$= a_2$
3. Stunde	$Q_1 + Q_2 + Q_3$	$= a_3$
4. Stunde	$Q_1 + Q_2 + Q_3 + Q_4$	$= a_4$
.	.	.
.	.	.
n. Stunde	$Q_1 + Q_2 + \cdots + Q_{(n-1)} + Q_n = \sum\limits_{i=1}^{n} Q_i = a_n$	

Der Verlauf der Wirkstoffabgabe in vitro wird graphisch, mathematisch und statistisch ausgewertet. Bei der fabrikationsmäßigen Herstellung von festen oralen Arzneiformen mit protrahierter Wirkung müssen von jeder Charge die geprüften Werte innerhalb der 95%-Vertrauensgrenzen liegen, damit die Charge entspricht. Die Vertrauensgrenzen werden aus denjenigen Werten dieser Konstanten berechnet, die in Chargen mit erprobter klinischer Wirkung vorlagen. Sobald die Konstanten und ihre 95%-Vertrauensgrenzen festgelegt sind, vereinfachen sich die in vitro-Analysen für spätere Produktionskontrollen. Es genügen alsdann zwei Wertbestimmungen, um den Verlauf der Wirkstoffabgabe graphisch darzustellen und die Konstanten abzulesen oder zu berechnen.

Es lassen sich 2 Arten der Wirkstoffabgabe unterscheiden:

Die Geschwindigkeit der Wirkstoffabgabe ist nullter Ordnung. Die Gleichung, die den Verlauf der Arzneistoffabgabe mathematisch ausdrückt, enthält die Konstante $-k_0$ von der Dimension [Konzentration $\cdot$ Zeit^{-1}] und gibt die Arzneistoffmenge an, die pro Zeiteinheit regelmäßig freigesetzt wird. Die lineare graphische Auftragung der Konzentration gegen die Zeit ergibt eine Gerade.

Die Geschwindigkeit der Wirkstoffabgabe ist erster Ordnung. Die Gleichung enthält die Konstante $-k_h$ mit der Dimension [Zeit^{-1}]. Die Gleichung zeigt, daß die Wirkstoffabgabe mit der Zeit ändert und von der in der Arzneiform noch vorhandenen Wirkstoffkonzentration abhängt. Die Auftragung von log Konzentration gegen die Zeit ergibt eine Gerade.

Die charakteristischen Größen für eine Arzneiform mit verlängerter Wirkung sind:

im Falle einer Wirkstoffabgabe nullter Ordnung:

die gesamte Wirkstoffkonzentration c_0 in mg,
die Initialdosis a_0 des Arzneistoffes in mg,
die Abgabekonstante nullter Ordnung $-k_0$ in [mg $\cdot$ h^{-1}],

im Falle einer Wirkstoffabgabe erster Ordnung:

die gesamte Wirkstoffkonzentration c_0 in mg,
der Bruchteil f_i, der angibt, welcher Anteil von c_0,
als Initialdosis a_0 freigegeben wird ($a_0 = c_0 f_i = a_0/c_0$),
die Abgabekonstante erster Ordnung $-k_1$ in [h^{-1}].

W. A. RITSCHEL und H. ORTH haben die Half Change-Methode modifiziert [Pharm. Industrie *28*, 454—458 (1966)]. Wegen der Empfindlichkeit der Pankreasfermente gegen Magensäure (pH), Pepsin und Temperatur empfehlen sie, zunächst 100 ml künstlichen Magensaft ohne Fermentzusatz auf 37° zu erwärmen, zu Beginn der Prüfung 320 mg Pepsin zuzusetzen, in stündlichen Intervallen 50 ml Prüfflüssigkeit zur analytischen Untersuchung zu entnehmen und durch 50 ml fermentfreien künstlichen Darmsaft (37°) zu ersetzen. Bei allen Darmsaftzusätzen werden 500 mg Pankreatin pro 100 ml Prüfflüssigkeit zugegeben.

Neben dem USP-Zerfalltester zur Ausführung der Lösungs- und Lösungszeitprüfungen (evtl. in modifizierten Ausführungen zur automatischen spektralanalytischen Bestimmung) [s. auch SCHROETER, L. C., u. J. G. WAGNER: J. Pharm. Sci. *51*, 957—962 (1962); WOOD, J. H., u. J. SYARTO: J. pharm. Sci. *53*, 877—881 (1964)] sind von der USP-Kommission zwei Testapparate entwickelt und von maßgeblichen Firmen in den USA geprüft.

Der erste Apparat ist die „Assembly for testing timed-release preparations". Wie die Abb. 466 ergibt, ist die zu prüfende Arznei in einem Gefäß mit Filter (Treatment Vessel). Eine Pumpe bringt die künstl. Verdauungssäfte aus dem Reservoir zum Zirkulieren (20 bis

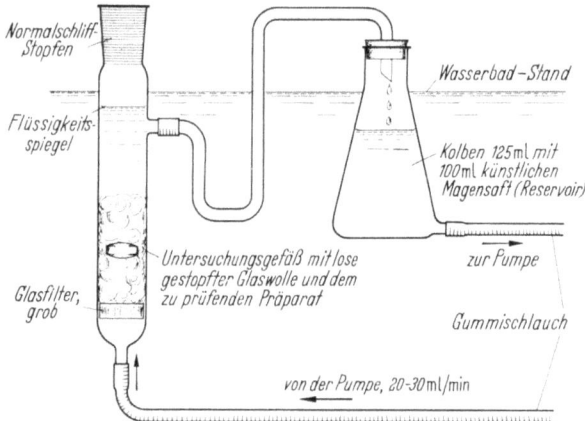

Abb. 466. Apparat zur Prüfung von Arzneimitteln mit verzögerter Wirkung (Timed-Release-Preparations) (Maßstab 1:4).

30 ml/Min.). Nach 1 Std. entnimmt man dem Reservoir 50 ml des künstl. Magensaftes für die Analyse und ergänzt mit 50 ml künstlichem Darmsaft (pH 7,9 ± 0,1). Die Temperatur der Verdauungssäfte beträgt 37° ± 2° thermostatisch reguliert. Diese Entnahmen und Ergänzungen werden alle Stunden wiederholt bis zur Freigabe des Arzneistoffes.

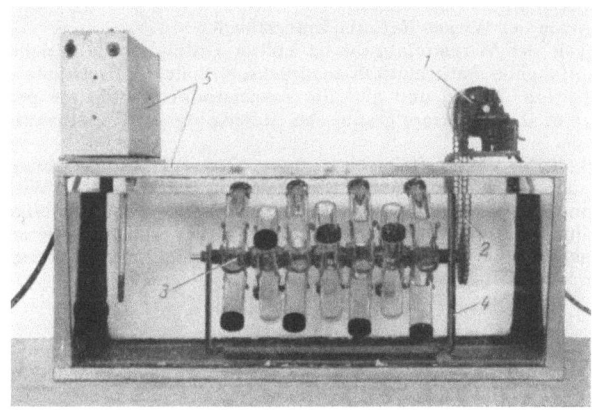

Abb. 467. Das Gestell mit den eingelagerten Prüfflaschen steht in einem thermostatisch-regulierten Wasserbad (37° ± 2°) (E. O. KRUEGER) (= „bottle"-Methode, USP XVII-Suppl. 2 u. NF XIII).

1 Motor; *2* Kettenriemenübertragung vom Motor zur Achse; *3* Achse (rostfreier Stahl) mit Halterungen (Spannfedern) für die Untersuchungsröhrchen (90 cm³ mit 60 cm³ Inhalt), 40 U/Min.; *4* Gestell (rostfreier Stahl) für die Achse, die durch den Motor gedreht wird; *5* Wasserbad aus Glas, gefüllt mit Wasser, 37° ± 2° — thermostatisch reguliert, in welchem das Gestell mit der Achse steht.

Die zweite Prüfapparatur (Abb. 467) ist einfacher und hat sich ebenfalls bei den prüfenden amerikanischen Firmen gut bewährt. In einer Wanne mit thermostatisch auf 37° ± 2° geheiztem Wasser befindet sich ein motorgedrehtes (40 U/Min.) Gestell, in dem Flaschen (90 cm³) gehaltert sind. In diese Flaschen werden die zu prüfenden Formlinge in 60 cm³ künstl. Magensaft (37°) gegeben. Nach ½ Std. und 1 Std. wird je eine Flasche zur Analyse entnommen. Nach 1 Std. wird der künstl. Magensaft aus den restlichen Flaschen entfernt durch Filtration und die Formlingsreste weiter in künstl. Darmsaft (37°) in der angegebenen Weise analytisch geprüft [SOUDER, J. C., u. W. C. ELLENBOGEN: Drug Stand. *26*, 77—83 (1958). — KRUEGER, E. O., u. E. B. VLIET: J. pharm. Sci. *51*, 181—184 (1962)].

Für spezielle Lösungsversuche entwickelten P. SINGH et al. [J. pharm. Sci. *55*, 63—68 (1966)] einen durch eine Metallplatte beschwerten Plexiglas-Tablettenhalter, bei dem nur eine Oberfläche der Tablette dem Lösungsvorgang ausgesetzt ist.

J. R. A. SIMOONS [Pharm. Weekbl. *98*, 225—242 (1963)] entwickelte zur Prüfung von Formlingen mit verzögerter Arzneistoffabgabe den sog. Ring-Apparat, Erweka-Tester Type AT 3 (Abb. 468) in Zusammenarbeit mit dem Research Department of the N. V. Koninklijke Pharmaceutische Fabrieken v/h Brocades-Stheeman & Pharmacia, Amsterdam, die auch die Schutzrechte für diesen Apparat besitzt. In einem Glasbehälter werden 2500 cm³ Testflüssigkeit auf konst. Temperatur erwärmt. Mit einer Pipette kann durch eine Öffnung die jeweils für Kontrollzwecke erforderliche Testflüssigkeitsmenge dem Apparat entnommen werden. Eine Peristaltik-Pumpe fördert die Flüssigkeit durch eine Schlauchleitung in den Peristaltik-

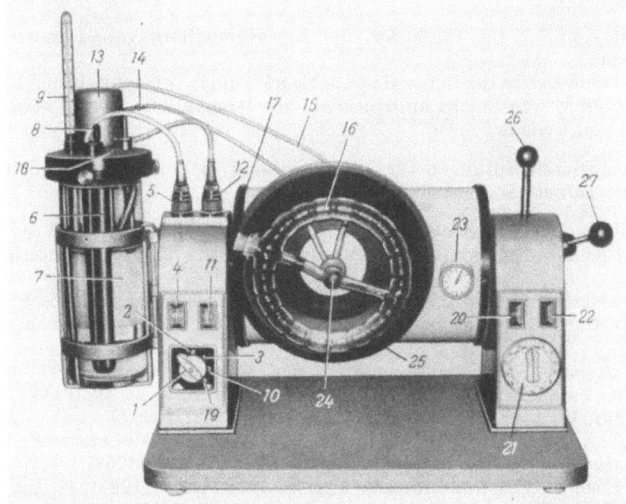

Abb. 468. Erweka-Tester Type AT 3 (Erweka-Apparatebau GmbH, Frankfurt/Main).

1 Hauptsammelschalter; *2* Elektrik ausgeschaltet (0); *3* Heizschaltung (Kontakt: 1); *4* Kontrollampe der Heizschaltung; *5* Kupplungs-Stecker der Heizung; *6* Thermostat-Heizung; *7* Thermostat-Behälter; *8* Heizregulierung; *9* Kontroll-Thermometer; *10* Pumpenschaltung (Kontakt: 2); *11* Kontrollampe der Pumpenschaltung; *12* Kupplungsstecker der Thermostat-Pumpe; *13* Thermostat-Pumpe; *14* Düse; *15* Vor- und Rücklaufrohre; *16* Testring; *17* Testring-Verschluß; *18* Einfüllöffnung; *19* Motor-Vorschaltung (Kontakt: 3); *20* Kontrollampe für Vorschaltung; *21* Zeitschalter (24 Std.); *22* Kontrollampe für Zeitschalter; *23* Tachometer; *24* Testring-Achse; *25* Drehzahlregler (nicht sichtbar); *26* Verstellhebel; *27* Feststellhebel.

Ring, der auf der Antriebsachse des Hauptkörpers befestigt ist. Dieser Glasring hat 24 Einschnürungen von 2 mm Tiefe und dreht sich wahlweise von 3 bis 45 U/Min. Pro Stunde fließen 6000 cm³ durch den Peristaltik-Ring. Durch die Schlifföffnung in diesem Ring werden 25 zu prüfende Formlinge gegeben und stetig umspült. Der stetige Durchfluß der Testflüssigkeit bewirkt, daß der Arzneiwirkstoff in der gesamten Flüssigkeitsmenge gleichmäßig verteilt ist.

J. T. DOLUISIO und J. v. SWINTOSKY [J. pharm. Sci. *53*, 597—601 (1964)] beschreiben ein „in vitro-Modell" für Arzneistoff-Adsorption. Mit einer selektiv durchlässigen Membran wird die passive Diffusion des undissoziierten Moleküls (Salicylsäure, Barbiturate etc.) durch die Lipoid-Barriere entsprechend den Hypothesen zur Magenresorption von Arzneistoffen nach HOGBEN, BRODIE et al. [J. Pharmacol. exp. Ther. *119* (1957); *120* (1957); *123* (1958); *125* (1959)] geprüft.

J. A. HERSEY und R. B. BARZILAY [J. Pharm. Pharmacol. *20* (L), 232—238 (1968) u. *21*, 65—71 (1969)] beschreiben einen automatischen Dialyse-Apparat zur genauen Ermittlung der Lösungsraten von schwer löslichen Tabletten und nicht zerfallenden Tabletten. Die Untersuchungen wurden durchgeführt mit Sulphathiazol.

Der Desaga Resomat (Desaga, Heidelberg) ermöglicht, denjenigen Anteil einer Wirkstoffmenge zu bestimmen, der primär in einer den wäßrigen Verdauungssäften entsprechenden Flüssigkeit gelöst ist und dann von hier aus — auf Grund des Verteilungsverhaltens — in die

Lipoidphase überführt wird. Demnach wird so die Resultante aus Wasserlöslichkeit und Verteilungskoeffizient ermittelt, die im wesentlichen auch die Resorption in vivo steuert („Modellresorption").

In einem inneren Zylinder der Apparatur wird der Wirkstoff — direkt als Substanz oder aus Tabletten, Dragees usw. — mit einer den Verdauungssäften entsprechenden Pufferlösung behandelt. Die gelösten Anteile treten infolge eines peristaltikähnlichen Wechseldrucks durch eine Fritte hindurch und werden dann einer Verteilung mit einem geeigneten Lipoidlösungsmittel, z. B. Chloroform, im äußeren Gefäß zugeführt.

Angaben der Pharmakopöen

DAB 7-BRD. Tabletten, die für Injektionszwecke bestimmt sind, sollen sich vollständig ohne Schwebestoffe klar lösen, sofern in den Einzelmonographien keine anderen Angaben gemacht sind.

DAB 7-DDR schreibt für Tabletten, die zur Herstellung von Lösungen bestimmt sind, folgendes vor:
Eine Tablette muß sich in der in der Gebrauchsanweisung vorgeschriebenen Lösungsmenge innerhalb 5 Min. lösen, wenn nicht ausdrücklich eine längere Zeit hierfür vermerkt ist. Die Lösung muß frei von Bodensatz sein.

Helv. VI. Löslichkeitsprüfungen für Tabletten sind in der Helv. VI nicht enthalten· Injektionslösungs-Tabletten ebenfalls nicht.

USP XVII. Hypodermic Tabletten sollen vollständig löslich sein in Wasser, sind aber in der USP XVII nicht vorhanden. Aus diesem Grunde gibt es für diese auch keine Sterilitätsprüfungen.
Für Buccal-Tabletten wird vorgeschrieben, daß diese sich sehr langsam lösen bzw. langsam erodieren müssen. Für Sublingual-Tabletten wird eine sehr schnelle Löslichkeit verlangt.

Literatur: 1. *J. pharm. Sci.*: DOLUISIO, J. T., u. J. V. SWINTOSKY: *53*, 597−610 (1964). — LEVY, G., u. J. A. PROCKNAL: *53*, 656−658 (1964). — LEVY, G., u. W. TANSKI JR.: *53*, 679 (1964). — HIGUCHI, W. I. et. al.: *54*, 1405−1410 (1965). — LEVY, G. et al.: *54*, 1719−1722 (1965). — GOLDBERG, A. H. et al.: *54*, 1722−1725 (1965). — McCLINTOCK, W. J. et al.: *54*, 1782−1786 (1965). — CASTELLO, R. A. et al.: *57*, 485−488 (1968). — WAGNER, I. G.: *58*, 1253−1257 (1969). — LANGENBUCHER, F.: *58*, 1265−1272 (1969). — BOLTON, S.: *58*, 1287−1288 (1969). — WARD, D. R. et al.: *58*, 1464−1467 (1969). — BATES, T. R. et al.: *58*, 1468−1470 (1969). — CHIOU, W. L., u. S. RIEGELMAN: *58*, 1505−1509 (1969). — CRESSMAN, W. A. et al.: *58*, 1516−1520 (1969). — SOLVANG, S., u. P. FINHOLT: *59*, 49−52 (1970). — PICCOLO, J., u. R. TAWASHI: *59*, 56−59 (1970).

2. *J. Pharm. Pharmacol.*: MITCHELL, A. G., u. D. J. SAVILLE: *21*, 28−34 (1969). — MITCHELL, A. G., u. D. J. SAVILLE: *19*, 729−734 (1967). — HERSEY, J. A., u. R. B. BARZILAY: *21*, 65−71 (1969). — ELWORTHY, P. H., u. F. J. LIPSCOMB: *21*, 273−276 (1969). — RICHTER, A. et al.: *21*, 409−414 (1969). — MARSHALL, K., u. D. B. BROOK: *21*, 790−792 (1969).

3. *J. mond. Pharm. (La Haye)*: BARDET, L.: *3*, 203−236 (1967). — LEVY, G.: *3*, 237−254 (1967).

4. *Pharm. Acta Helv.*: WOOD, J. H.: *42*, 129−151 (1967). — GANDERTON, D. et al.: *42*, 152−162 (1967).

5. *Norsk farm. Selskap*: FINHOLT, P. et al.: *28*, 17−47 (1966). — FINHOLT, P. et al.: *28*, 238−252 (1966).

6. *Pharm. Industrie*: CORDES, G.: *31*, 566−568 (1969). — STRICKER, H.: *31*, 794−799 (1969).

7. *Pharm. Ztg (Frankfurt)*: FRÖMMING, K.-H.: *114*, 1394−1498 (1969).

8. *Arzneimittel-Forsch.*: DIBBERN, H.-W.: *16*, 177−180 (1966). — DIBBERN, H.-W., u. G. H. SCHOLZ: *19*, 1140−1145 (1969).

Keimfreiheits-Prüfungen. Keimfreiheits-Prüfungen für normale Tabletten und Dragees sind in keinem Arzneibuch vorgeschrieben, ergeben sich aber indirekt aus der Forderung nach einwandfreien, nicht verdorbenen Tabletten und Dragees. P. ERNERFELDT (Vortrag Helsinki 1963) wies darauf hin, daß z. B. neben der Stärke und dem Milchzucker oft Gelatine Bakterien und Schimmelpilze enthalten kann. Bei diesen Untersuchungen ist das Verpackungsmaterial mit in die Untersuchungen einzuschließen.

So berichtet C. FÜHRER [Pharm. Ztg (Frankfurt) *111*, 622−623 (1966)], daß in Schweden von 160 Tablettenproben 97 (ca. 60%) bakterienfrei und 63 (ca. 40%) bakterienhaltig waren. Von den 63 Fällen der Kontamination waren 38 (ca. 24%) Coliarten.

X. BÜHLMANN, M. GAY, H. HESS und F. KNÜSEL [Pharm. Acta Helv. *43*, 374−381 (1968)] schreiben:

„Mit Recht wird verlangt, daß in nicht sterilen Arzneimitteln der Gesamtkeimgehalt eine gewisse tolerierbare Grenze nicht überschreitet und daß keine unerwünschten Keime mit den erwähnten Methoden nachweisbar sind. Bezüglich Gesamtkeimzahl scheint uns eine Abstufung der Anforderungen je nach Produktgruppe bzw. je nach Anwendungszweck sinnvoll zu sein. Dadurch läßt sich in gewissen Fällen eine unnötige Erschwerung des Produktionsprozesses und eine Verteuerung der Präparate vermeiden. Eine ähnliche Abstufung ist auch bei Lebensmitteln und Diätetica üblich.

Die Untersuchung der Ausgangsmaterialien ermöglicht oft die Aufdeckung unerwünschter Kontaminationsquellen.

Ebenso wichtig ist aber auch die Einhaltung einer strengen Betriebshygiene. Durch mikrobiologische Kontrollen von Luft, Wasser, Arbeitsgeräten und eventuell durch Personaluntersuchungen lassen sich ebenfalls Kontaminationsquellen aufdecken und weitere Risiken ausschalten.“

[Siehe auch SPEISER, P.: Pharm. Acta Helv. *43*, 193−227 (1968); HESS, H. et al.: Pharm. Acta Helv. *44*, 174−191 (1969)]; WANANDI, B., u. P. SPEISER: Pharm. Acta Helv. *45*, 501 (1970)].

J. DONY („Condition microbiologique du médicament non stérile“, Journées Pharm. Intern. de Paris 1969, S. 25−27) geht ebenfalls auf die mikrobiologische Verunreinigung von Arzneizubereitungen ein. Bei Tabletten und Granulaten verweist sie auf den Einfluß der feuchten Granulierung, die eine Vermehrung der Keime ergeben kann, bei Dragees ist diese Möglichkeit durch den feucht-warmen Dragierprozeß ebenfalls gegeben, zumal die Auftragspuder und Dragierlösungen oft einen idealen Nährboden für Mikroben darstellen. Sie gibt folgende Tabelle aus Resultaten verschiedener Laboratorien:

	Keimzahl pro g					Zahl der Untersuchungen
	< 10	$10-10^2$	10^2-10^3	10^3-10^4	> 10^4	
Tabletten	61%	22%	9%	5%	3%	1 195
Dragees	27%	19%	27%	20%	7%	164
Granulate	7%	40%	40%	−	13%	15

K. H. WALLHÄUSSER [APV Inf.-Dienst *16*, 39−55 (1970)] gibt für feste orale Darreichungsformen (Tabletten, Dragees, Kapseln) als keimarm (begrenzte Keimzahl) ≤ 10 000 Keime/g an.

Für Spezialtabletten, wie z. B. Augentabletten, Implantationstabletten und Injektionstabletten, müssen bakteriologische Untersuchungen (aerob und anaerob) unter Einbeziehung des Verpackungsmaterials in jedem Fall durchgeführt werden (CHERRYMAN, E. W., u. J. A. VICKERS: Pharm. J. *1957*, S. 299).

Für die Untersuchung von *Injektionstabletten* empfehlen A. DAVID und T. PASKY [Pharm. Zentralh. *103*, 565−570 (1964)]:

1. Die Prüfung der Lösungszeit von 3 Tabletten, je 1 in 5 ml Wasser bei Temperaturen von 10°, 20°, 30°, 40° konstant in Erlenmeyerkolben, entweder alle 1 Min. mit kreisender Bewegung oder in einer Schüttelmaschine.

2. Die Bestimmung der Gaspermeabilität zum Zwecke des Studiums der physikalischen Struktur, um die Voraussetzung der Sterilisation der Tabletten mit einem Gas, z. B. Äthylenoxid, zu klären. Diese Untersuchungen wurden mit der in der Abb. 469 skizzierten Apparatur durchgeführt.

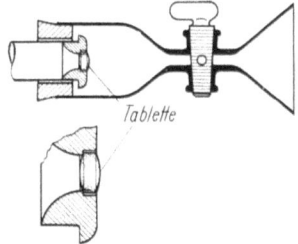

Abb. 469. Apparatur zur Untersuchung der Gaspermeabilität der Tablette.

Zwischen den Behältern A und B, die durch einen drehbaren Hahn miteinander verbunden sind, wird die in einem gelochten Gummistopfen eingesetzte Tablette untergebracht. Beiderseits der Tablette wird ein bestimmter Druckunterschied hergestellt und dessen Ausgleich in Abhängigkeit von der Zeit verfolgt. Die Permeabilität, die mit Luft untersucht wird, wird nach der Formel von D'ARCY errechnet:

$$K = \frac{L \cdot V}{a \cdot \varDelta p},$$

wobei K die Permeabilitätskonstante, L die Dicke der Tablette, V die Menge des in der Zeiteinheit durchströmenden Gases, a die Oberfläche der Tablette und schließlich $\varDelta p$ den Druckunterschied in den Behältern bedeuten.

3. Die Prüfung der Isotonie (Gefrierpunktserniedrigung) und des pH-Wertes.

4. Die bakteriologische Prüfung der Sterilität, evtl. auch die Prüfung auf Pyrogenfreiheit.

5. Die Gewichtskonstanz der Tabletten und deren Standard-Abweichung (s_{rel}).

Angaben der Pharmakopöen

Angaben über Keimfreiheit von Tabletten sind in den Arzneibüchern kaum vorhanden.

DAB 7-BRD. Keimfreiheit wird verlangt für Implantations- und Augen-Tabletten. Die Prüfung soll evtl. wie bei Pulvern durchgeführt werden. Es sind aber keine Angaben für entsprechende Sterilisationsverfahren vorhanden.

DAB 7-DDR hat keine Angaben für keimfreie Tabletten, sondern nur Angaben zur Sterilisation von Pulvern, und zwar
für thermostabile Pulver 180—200° Heißluft
für thermolabile Pulver Tyndallisation.

NF XIII läßt Pulver, Tabletten, Kapseln und Thyroid-Präparate auf Salmonellen prüfen. Zur Prüfung werden 25 g Pulver, Tabletten oder Kapseln mit eingestelltem pH 7 in Lactose-Brühe vorangereichert, weiter angereichert und dann auf 4 Agar-Platten das Wachstum der Kolonien beobachtet.

Nord. 63. Implantationstabletten müssen den Sterilitätsprüfungen der Nord. 63 (s. S. 455) entsprechen.

Bestimmung des Talkgehaltes. Auf die Möglichkeit der Bildung von Talcum-Granulomen im Darmtrakt nach Einnahme von Tabletten und Dragees wird gelegentlich hingewiesen. Exakte Unterlagen, die für diese Hypothese beweiskräftig sein könnten, fehlen. Im allgemeinen wird diese Möglichkeit abgelehnt.

Arzneibuchanforderungen und Prüfungsmethode. Einige Arzneibücher (z. B. CsL 2, Ross. 10) fordern, daß der Gehalt an Talcum in Tabletten nicht mehr als 3% betragen darf. Für Dragees gelten z. B. nach den Arzneibüchern: Ross. 10, CsL 2 die gleichen Forderungen.

Prüfungsmethoden CsL 2: 20 Tabletten werden gepulvert, das Pulver wird gut durchgemischt, auf Zentigramm genau gewogen und Talk auf die gleiche Weise wie die Asche in Drogen bestimmt. Falls die Tabletten andere Mineralstoffe enthalten, so wird die Bestimmung von Talk wie die Bestimmung von in Salzsäure unlöslicher Asche bei Drogen durchgeführt. Die gefundene Menge darf nicht größer als 3,0% der abgewogenen Menge Tablettenmasse sein. Das gleiche gilt für Tablettae obductae.

Ross. 10: Die Tabletten werden zu Pulver verrieben und ca. 1 g Pulver genau abgewogen und in warmem Wasser gelöst. Die Lösung wird durch ein aschefreies Filter filtriert, nachgewaschen, bis eine Verdampfungsprobe des Filtrats auf einem Uhrglas keinen sichtbaren Rückstand hinterläßt. Das Filter mit dem Rückstand wird verbrannt und in einem gewogenen Tiegel verascht. Der Rückstand soll 3% nicht überschreiten. Falls die Tabletten unverbrennbare Substanzen enthalten, die unlöslich in heißem Wasser sind, wird die gewogene Substanz verascht, der Rückstand mit 20 ml verdünnter Salzsäure erhitzt, die Lösung filtriert, deren Rückstand nachgewaschen, bis das Filtrat keine positive Cl-Ionen-Reaktion ergibt. Dann wird das Filter mit dem Rückstand verascht. Der Rückstand darf nicht mehr als 3% betragen, sofern in den Einzelmonographien keine anderen Prozentsätze angegeben sind.

Feuchtigkeitsgehalt- und Wasseraufnahme-Bestimmungen. Der Feuchtigkeitsgehalt der Tablette kann einen erheblichen Einfluß auf die technologischen Eigenschaften der Tabletten, wie z. B. Härte, Zerfallbarkeit usw. wie auch auf die Haltbarkeit ausüben.

Bei den Drageekernen kann ein zu hoher Feuchtigkeitsgehalt Instabilität ergeben und u. a. ein Platzen der Dragehülle, Weichwerden der Dragees und Farbveränderungen bewirken. Aus diesen und anderen Gründen kann es evtl. notwendig sein, den Feuchtegehalt, die Feuchteaufnahme und evtl. auch die durch Wasseraufnahme bewirkte Quellung der Tabletten oder Drageekerne zu prüfen (s. Bd. VII B).

J. KARLSEN, A. BAERHEIM-SVENDSEN und T. WALER [Norsk farm. Selskap *29*, 135—136 (1967)], wie auch N. ICONOMOU, P. L. SETH und J. BÜCHI [Pharm. Acta Helv. *44*, 433—452 (1969)] empfehlen, gaschromatographische Bestimmungen von Wasser in Arzneistoffen, Hilfsstoffen, Arzneipräparaten und Tabletten.

Besondere Prüfungen. Neben den technologischen und chemischen Prüfungen können auch besondere Prüfungen notwendig sein. Solche Überlegungen sind stets anzustellen bei der Ausarbeitung des Prüfungsschemas für das herzustellende Präparat.

Als Beispiele mögen dienen:

Bei Magentabletten sollten neben den üblichen Tabletten-Prüfungsmethoden diese grundsätzlich ausgedehnt werden auf die Säurekapazität und auf eine Feststellung der pH-Wert-Einstellung (Pufferwirkung), auf die pH-Verschiebung im Harn, auf die Quellbarkeit der

Tablettensubstanz im Magen und auf die Adsorptionsfähigkeit [MELSON, F.: Dtsch. Apoth.-
Ztg *101*, 1240—1242 (1961)].

K. SCHAUB [Pharm. Acta Helv. *37*, 669—682 (1962); *38*, 15—25 (1963)] berichtet u. a. über
in vivo-Prüfungen der antaciden Wirksamkeit, entweder durch Einführen eines Elektroden-
Paares des pH-Meters mit der Magensonde oder der Prüfung von jeweils 3 ml Mageninhaltes,
der durch die Magensonde aspiriert wird in Abständen von 15 Min. Außerdem wird eine Messung der antiseptischen Wirkung empfohlen.

Die Prüfung der Drageehülle beschreibt eine Arbeit von D. STEPHENSON und D. S. SMITH
[J. Pharm. Pharmacol. *3*, 547—556 (1951)]. Drei Methoden, die das Trennen der Drageehülle
vom Kern ermöglichen, werden mitgeteilt. Die Zusammensetzung der Drageehülle von je
5 Dragees wird geprüft. 1. auf wasserlösliche Substanzen z. B. Zucker, 2. auf wasserunlösliche
Substanzen z. B. Stärke, Calciumcarbonat usw. 3. durch Veraschung werden die mineralischen
Substanzen z. B. Calciumcarbonat, Talcum usw. festgestellt. Durch Differenzermittlung von
2 und 3 ergibt sich die Bestimmung der unlöslichen organischen Substanzen. Die Zuckerarten
werden qualitativ und quantitativ chemisch bestimmt (für diese Untersuchungen werden
heute zusätzlich chromatographische Analysen empfohlen).

Nach DIN 53197 wird die Bestimmung des Gehaltes an wasserlöslichen Anteilen wie folgt
durchgeführt:

Eine bestimmte Menge Prüfgut (Einwaage) wird mit 250 ml heißem (Warmlöseverfahren A)
oder kaltem Wasser (Kaltlöseverfahren B) nach vorgeschriebenen Bedingungen digeriert und
nach dem Filtrieren von 100 ml des Filtrates, dessen Trockenrückstand (Auswaage) bestimmt.
Der Gehalt an wasserlöslichen Anteilen in Gewichtsprozent ist dann (bezogen auf 250 ml)

$$\text{wasserlösliche Anteile} = 2{,}5 \cdot \frac{\text{Auswaage}}{\text{Einwaage}} \cdot 100$$

(KÖHLER, H.: APV Inf.-Dienst *1964*, S. 150).

Die Bestimmung der Zucker kann nach Z. KLEFLIN et al. [Farm. Glasn. *13*, 95—103 (1957);
übersetzt APV Inf.-Dienst *1963*, S. 103—111] gravimetrisch mit Fehling I u. II oder kom-
plexometrisch nach POTTERAT-ESCHMANN [Mitt. Lebensmitt. Hyg. *45*, 312—329 (1954)] mit
der Komplexon III-Lösung titriert werden.

4. Im Tierversuch: Bestimmung der Metaboliten der Arzneimittel hinsichtlich der Menge
und der Verteilung im Organismus.

5. Bestimmung der Art und Menge der Ausscheidungsprodukte im Speichel, in der Galle,
im Harn und im Kot.

Literatur: GAZAVE, J. M.: Mode d'action des Medicaments, Paris 1955. — NETTER: Ham-
burger Ärzteblatt *16*, 252 (1962). — KURZ, H.: Mitt. dtsch. pharm. Ges. *34*, 73—90 (1964). —
HARRISON, J. W. E. et al.: J. Amer. pharm. Ass., sci. Ed. *48*, 50—56 (1959). — WAGNER,
J. G.: J. pharm. Sci. *50*, 359—398 (1961).

*Blutspiegelbestimmungen des Arzneistoffes oder seiner bekannten und nachweisbaren Meta-
boliten.* Diese in vivo-Versuche werden z. B. ausgeführt, um bei den Tabletten und Dragees
Zeitdifferenzen der Lösungs- oder Resorptionszeit (Invasionskonstante) festzustellen gegenüber den Invasionskonstanten bei oraler Gabe der Arzneisubstanz in Lösung oder in Pulverform, wie auch zur Prüfung der Invasionskonstanten der Arzneistoffe aus magensaftresistenten
Tabletten und Dragees und aus den Präparaten mit verzögerter Wirkung.

Bei den oralen Depotformen ist es wichtig, für das Arzneimittel die biologische Halbwertzeit
(biological half-life) zu kennen und zu bestimmen als Maß für die Ausscheidungszeit (Elimina-
tionskonstante). Die biologische Halbwertszeit $t_{50\%}$ ist die Zeit, in welcher die Plasmakonzen-
tration eines Stoffes durch reine Elimination auf die Hälfte ihres ursprünglichen Wertes absinkt. Die große Mehrzahl der körperfremden und körpereigenen Stoffe zeigt im Organismus
exponentielle zeitliche Konzentrationsverläufe, die formal als Relation I. Ordnung beschreibbar sind. Mit didaktischen Hilfsmitteln können diese Konzentrationsverläufe ohne Verwendung
der höheren Mathematik dargestellt werden. Die Eliminationsvorgänge werden praktisch
durch die inneren Bedingungen des Organismus bestimmt, d. h. sie sind durch äußere Eingriffe
kaum zu beeinflussen, also echte biologische Konstanten. Die Invasion hingegen wird stark
beeinflußt von der galenischen Zubereitung und von der Applikationsart eines Stoffes.

Die individuell verschiedene Verweilzeit des Arzneimittels wie auch die individuell verschiedene Ausscheidungszeit ist bei den Prüfungen zu berücksichtigen. Es empfiehlt sich, die
Arzneimittelblutspiegel bzw. die Urinausscheidungswerte für die normale und verzögerte
Arzneiform graphisch auszuwerten und die physiologische Nutzungsmenge (physiologic
availability) zu bestimmen.

Der Grad der physiologischen Nutzungsmenge eines Arzneistoffes in einer Arzneiform
mit einer verlängerten Wirkstoffabgabe im Vergleich mit der Nutzungsmenge desselben
Arzneistoffes, der in der gewöhnlichen Dosierung der Prüfperson verabreicht wird, kann durch

die Blutspiegelwerte bestimmt werden. Aus einer genügenden Anzahl von „Arzneistoff in Blut"-Konzentrationsbestimmungen in bestimmten Zeitintervallen nach der Einnahme bis zum Verschwinden des Arzneistoffes aus der Zirkulation, kann man sie auf Millimeterpapier eintragen und die Flächen unter den Kurven berechnen. Diese Flächen repräsentieren die Daten der „verlängerten Abgabe" und der „normal"-Dosierungsform. Die relativen Flächen können berechnet werden durch Zählen der ganzen und Teil-Quadrate unter den Kurven bei gleichen linearen Dimensionen pro Einheit der Konzentration und Zeit für die zu vergleichenden graphischen Darstellungen dieser beiden Arzneiformen desselben Arzneistoffes. Die relative physiologische Nutzungsmenge (relative availability) eines Arzneistoffes in diesen beiden Dosierungsformen kann dann nach folgender Formel errechnet werden:

$$\frac{\text{Fläche}_{PR} \cdot \text{Dosis}_{CF} \cdot 100}{\text{Fläche}_{CF} \cdot \text{Dosis}_{PR}} = \% \text{ relative availability.}$$

PR = verlängerte Abgabe, CF = normale Dosierungsform.

Sinngemäß kann man die physiologische Nutzungsmenge auch durch die Urinausscheidung bestimmen. Die Gesamtmenge des Arzneimittels und/oder des Hauptmetaboliten, die nach Verabreichung im Urin wiedererlangt wird, ergibt eine passende Information aus der in Prozent die relative physiologische Nutzungsmenge wie folgt berechnet werden kann:

$$\frac{\text{Menge Ausscheidung}_{PR} \cdot \text{Dosis}_{CF} \cdot 100}{\text{Menge Ausscheidung}_{CF} \cdot \text{Dosis}_{PR}} = \text{relative avalability.}$$

PR = verlängerte Abgabe, CF = normale Dosierungsform.

Diese relativen Nutzungsmengenbestimmungen sollen als Über-Kreuz-Versuche, d. h. jede Versuchsperson erhält einmal den Arzneistoff in der verlängerten Abgabe-Dosierungsform, einmal in der Normal-Dosierungsform, durchgeführt werden.

Als Testsubstanzen werden z. B. empfohlen: Riboflavin, Methylenblau, Natriumsalicylat etc.

Literatur: LEVY, G.: J. Amer. pharm. Ass., N. S. *4*, 17—19 (1964). — HEIMLICH, K. R. et al.: J. pharm. Sci. *50*, 232—237 (1961). — LAZARUS, J., u. J. COOPER: J. pharm. Sci. *50*, 715—732 (1961). — LEVY, G.: J. pharm. Sci. *50*, 388—392 (1961). — WARNER, T.: J. Pharm. Pharmacol. *16*, 220—233 (1964). — SWINTOSKY, J. V.: J. Amer. pharm. Ass., sci. Ed. *45*, 395—400 (1956). — SOLIVA, M.: Arzneimittel-Forsch. *13*, 517—530 (1963).

Pharmakokinetik [DETTLI, L.: Arzneimittel-Forsch. *13*, 151—155, 509—513 (1963)]: Bei den tierexperimentellen pharmakologischen und klinischen Versuchen ist die Fragestellung zu berücksichtigen, ob es sich um die Prüfung neuer Arzneistoffe und deren pharmazeutische Verarbeitung oder um wissenschaftlich theoretische wie praktische Fragen handelt, die den Wirkungs- und Resorptionsablauf aus einer speziellen Arzneiform klären sollen.

Zur Prüfung der Arzneimittelabgabe und Resorption aus einer bestimmten Arzneiform oder zur vergleichenden Untersuchung verschiedener Arzneiformen, um die therapeutisch am günstigsten wirkende zu ermitteln, werden die allgemeinen tierexperimentellen pharmakologischen und klinischen Untersuchungsmethoden angewandt. Sie sind eine wesentliche Grundlage für die Ausarbeitung von in vivo-Testen zur Qualitätskontrolle der Tabletten und Dragees, diese sollen z. T. die galenischen Prüfungsmethoden und Stabilitätsteste ergänzen.

Tierexperimentelle, nuclearmedizinische Prüfung (s. auch Fortschr. Arzneimittel-Forsch. Radioaktive Isotopen d. Pharm. Forschung, Basel: Birkhäuser 1964). Die Anwendung von radioaktiven Isotopen (radioaktive Etikettierung) bei der Prüfung von Arzneimitteln ist ein wichtiger Bestandteil der pharmazeutischen und pharmakologischen Forschung geworden, auch für die Ermittlung des Wirkungsablaufes aus Tabletten und Dragees (COUVREUR, A.: Les Enrobages Modernes, Paris 1954).

Bei der radioaktiven Etikettierung (Markierung) werden im Molekül des Heilmittels bestimmte Atome von Elementen wie Kohlenstoff, Wasserstoff und Schwefel durch radioaktive Atome (Radioisotope, Radionuclide) der gleichen Elemente ersetzt. Dadurch ist das Molekül „radioaktiv" geworden und sendet ionisierende Strahlen aus, die durch entsprechende Strahlungsmeßgeräte (mittels Geiger-Müller-Zähler und Szintillationsapparaturen) registriert werden können. Da sich die radioaktiv markierten Moleküle stoffwechselmäßig im Organismus prinzipiell genauso verhalten wie die Substanz (das Arzneimittel) selbst, kann man das Schicksal des Arzneimittels im Körper verfolgen (Aufnahme, Verteilung und bevorzugte Ablagerung im Organgewebe sowie Ausscheidung über Darm und Niere etc.). Die nuclearmedizinische Prüfung eines Arzneimittels umfaßt ein komplettes Stoffwechselstudium, bei dem die Radioaktivitätsuntersuchungen durch moderne chemische und biochemische Analysen der Substanz und ihrer Stoffwechselprodukte (Metabolite) ergänzt werden. Erst durch Identifizierung der in den verschiedenen Organen und Körperflüssigkeiten gefundenen Radioaktivität mit dem markierten Heilmittel bzw. seinen Umwandlungs- und Abbauprodukten können schlüssige Aussagen über sein metabolisches Verhalten gemacht werden.

E. H. Graul [Pharm. Ztg (Frankfurt) *109*, 838 (1964)] berichtet z. B. über die Radioisotopen — Pharmazie und Pharmakologie des Krebsheilmittels Endoxan (Cyclophosphamid) als umfassende nuclearmedizinische Prüfung. Die Prüfung beginnt mit der radioaktiven Markierung bei der Synthese der Substanz, wobei mit den verschiedensten Radionucliden verschiedene Stellen des Gesamtmoleküls etikettiert werden. Mit diesen verschiedenen radioaktiv markierten Cyclophosphamiden werden zunächst Verweildauer und Organkonzentration des Arzneimittels bestimmt und sein Ausscheidungsmodus untersucht. Detaillierte Studien über die „Biochemie" der markierten Substanz schließen sich an mit vergleichenden Untersuchungen über das metabolische Verhalten in Normaltieren und bei Tieren mit bösartigen Tumoren.

R. L. Bogner und J. M. Walsh [J. pharm. Sci. *53*, 617—620 (1964)] untersuchten an Menschen (6, 29 bis 75 Jahre) die verzögerte Abgabewirkung von Tabletten mit radioaktiven Phenylephrine-^{3}H-hydrochlorid oder -tannat, wie auch an Hunden. Es wurden die Plasmaspiegel und Urinausscheidungen bestimmt und die verzögerte Abgabewirkung des Tannates gegenüber dem Hydrochlorid festgestellt.

M. S. Vora et al. [J. pharm. Sci. *53*, 487—495 (1964)] vergleichen die verzögerte Aspirin-Abgabe aus Matrix-Tabletten in vitro (Souder-Ellenbogen-Methode, s. S. 856) chemisch-analytisch und mit Radioisotopen (S^{35}).

Bei völliger Übereinstimmung der Werte für in vivo-Versuche wurde Aspirin ^{14}C (Carboxylgruppe ^{14}C) — nach Toxizitätsprüfungen an Ratten — an 16 ca. 30jährigen Männern geprüft (Blut- und Urinspiegel). Die Versuche bestätigen, daß je nach den physikalischen und chemischen Eigenschaften der Arzneisubstanz ein spezieller Typ der Matrix (hier Polyvinylchlorid) auszuwählen ist, um die gewünschte Charakteristik der verzögerten Wirkung zu gewährleisten.

Über die Anwendung radioaktiver Substanzen und die radiometrischen Verfahren in Pharmakologie und pharmazeutischer Chemie berichtet H. Götte [Pharm. Ztg (Frankfurt) *110*, 324 (1965)]. Die Anwendung erwähnt auch K. Münzel [Pharm. Acta Helv. *40*, 65—84 (1965)], wobei natürlich die Bestimmungen über die zulässige Strahlendosis und die Vermeidung zu hoher, lokaler Konzentrationen des Radiopharmakons usw. zu beachten sind. Über die gesetzlichen Bestimmungen des Verkehrs mit radioaktiven Stoffen s. z. B. Arzneimittelgesetz (BRD) die §§ 7 und 27. Über Identifizierung und Reinheitsprüfungen wichtiger Radionuclide s. E. Röder [Dtsch. Apoth.-Ztg *105*, 73—76 (1965)]. Vgl. dazu auch Bd. I, 483 ff.

Die Ergebnisse von Tierversuchen sind mit Vorsicht auszuwerten. Keine Tierart verhält sich toxikologisch genau gleich wie der Mensch. Auch die Resorption und Wirkung eines Arzneistoffes kann z. B. auch in der „verzögerten Form" bei Menschen erheblich abweichen.

Zusätzliche Angaben der Pharmakopöen

Die Färbung giftiger Tabletten zum äußerlichen Gebrauch wird von ÖAB 9 und Ross. 10 vorgeschrieben.

Helv. VI gibt folgende Anweisung: Venena enthaltende Tabletten zur Bereitung von Lösungen, die weder oral noch parenteral verwendet werden, müssen mit einem Farbstoff gefärbt sein, der sich beim Auflösen der Tabletten mit blauer Farbe löst. Sie müssen einzeln in schwarzes Papier eingewickelt sein, das in weißer Farbe den Namen der Substanz, deren Gewicht, die Bezeichnung „Gift" und das Bild eines Totenkopfes trägt.

Ross. 10 limitiert außerdem die Hilfsstoffe Stearinsäure, ihre Ca- und Mg-Salze sowie Tween 80 in Tabletten und Dragees mit maximal 1%. Der Gesamtanteil an Hilfsstoffen soll 20% des Arzneistoffes nicht überschreiten. Die Drageehülle darf nicht mehr als 100% des Kerngewichts betragen. Tabletten und Dragees dürfen nicht mehr als 1 g wiegen.

Haltbarkeitsprüfung, Klimabeständigkeit. Auf Grund der industriellen Herstellung der Tabletten und Dragees und der weltweiten Verbreitung durch den Export der Arzneimittel sind die Anforderungen an die Haltbarkeit und Klimafestigkeit der Präparate wesentlich in den Vordergrund der Untersuchung gerückt.

Der Gesundheitsausschuß des Deutschen Bundestages ist davon ausgegangen, daß die Haltbarkeit eines Arzneimittels beschränkt ist, „wenn die Haltbarkeitsdauer der Spezialität erfahrungsgemäß nicht mehr als 2 Jahre beträgt". Bei Spezialitäten mit zeitlich beschränkter Haltbarkeit soll ein Verfallsdatum angegeben werden [v. Blanc, U.: Pharm. Industrie *23*, 565—566 (1961)].

S. A. Shou [Pharm. Acta Helv. *34*, 309—330 (1959)] definiert: Die Stabilität einer pharmazeutischen Zubereitung wird ausgedrückt durch die Zeit, die von ihrer Fertigstellung

bis zu dem Moment dauert, in dem das Präparat die Forderung des zuständigen Arzneibuches nicht mehr erfüllt oder der Wirkstoffgehalt oder die Wirksamkeit um maximal
10% zurückgegangen ist.

K. Münzel [Dtsch. Apoth.-Ztg 101, 29—37, 78—84 (1961)] definiert: Instabilität einer
pharmazeutischen Zubereitung zeigt sich darin, daß eine wichtige Eigenschaft oder ein
wichtiger Zustand des Präparates völlig oder in einem für seine Wirkung, seine Toxizität,
seine Anwendung oder seine Qualität zu weitgehendem Maße innerhalb einer nicht tragbaren
oder nicht zulässigen Zeit sich bleibend verändern, obschon die Aufbewahrung unter den für
das betreffende Präparat vorgesehenen Bedingungen erfolgt ist. Unter pharmazeutischer
Zubereitung ist stets die Zweiheit aus Präparat und Behälter oder Verpackung zu verstehen;
denn zahlreiche pharmazeutische Zubereitungen sind im obigen Sinne nur stabil, wenn sie
geeignet verpackt sind.

Münzel [Pharm. Acta Helv. 40, 65 (1965)] unterscheidet zwischen unzulässiger Instabilität,
bei der sich eine weitgehende Aufspaltung des Pharmakons zu unwirksamen oder gar toxischen
Bruchstücken ergibt, und Instabilitäten, die ohne jeglichen Einfluß auf den Wirkstoff, wissenschaftlich belanglos sind, wie z. B. Vergilbung des Milchzuckers in einer Tablette.

J. Büchi [Pharm. Acta Helv. 39, 1—19, 65—76 (1964)] fordert für Arzneispezialitäten
eine Haltbarkeit von 3 bis 4 Jahren, wobei der Wirkstoffgehalt nicht unter 90% der deklarierten Menge sinken darf, keine toxischen Zersetzungsprodukte entstehen und die physikalisch-
chemischen Eigenschaften sich nicht in unerwünschter Weise verändern dürfen. Falls diese
Forderungen nicht erfüllbar sind, soll eine Verfallsdatierung durchgeführt werden.

Die Arzneimittelveränderungen durch Lagerung oder durch Klimaeinflüsse können betreffen

1. Chemische Veränderungen der Arzneimittel: K. Münzel [Dtsch. Apoth.-Ztg 101, 78—84
(1961)] belegt theoretisch (mit graphischen Darstellungen und mathematischen Formeln) die
Faktoren, die die chemische Stabilität beeinflussen, z. B. die Einfluß der Temperatur, den
Einfluß des pH-Wertes, die allgemeine Säure-Basen-Katalyse, die Katalyse durch Metall-
spuren, Oxydationen, Reduktionen und den Einfluß des Lichtes (s. auch P. Finholt: APV
Inf.-Dienst 1964, S. 68—77).

2. Physikalische Veränderungen der Arzneimittel: Hierunter versteht man Veränderungen
z. B. als Folge der Abgabe von Kristallwasser oder durch Wasseraufnahme, Veränderung der
Festigkeit, des Zerfalls der Lösungszeit etc.,
bei Tabletten und Dragees, Veränderung der
„verlängerten Wirkung" von Arzneiformen
Veränderung der Farbe, des Geruchs, des Geschmacks, Veränderung der Teilchengröße in
Arzneiformlingen, das Hartwerden von Kautabletten usw. [Mirkovic, S.: APV Inf.-Dienst
1962, S. 71—81; Carstensen, S. T. et al.: J.
pharm. Sci. 53, 1050—1054 (1964)].

3. Physiko-chemische Veränderungen der
Arzneimittel: Hierzu gehören z. B. die Razemi-
sierungen (Adrenalin, Hyoscyamin).

4. Biologische Veränderungen der Arzneimittel können auf der Kontamination mit
Mikroorganismen (Bakterien, Hefen, Pilzen,
Algen) beruhen, die zur Veränderung des Aussehens des Präparates führen kann, Veränderungen der physikalischen und chemischen
Eigenschaften u. U. bewirkt und evtl. infolge
der Anwesenheit von Stoffwechselprodukten
der Mikroorganismen (Toxine, Pyrogene) toxische, unerwünschte Nebenwirkungen hervor-

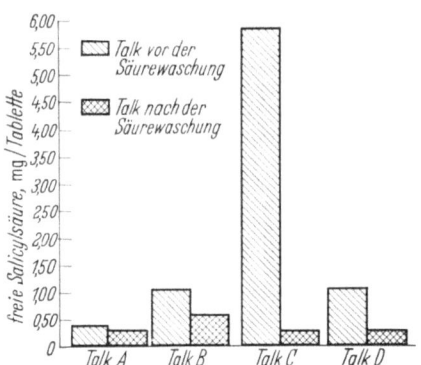

Abb. 470. Einfluß der Salzsäure-Waschung
von Talk auf die ASS-Stabilität nach 4 Wochen bei 40°C und 90% relativer Feuchte.

rufen kann (Kongreßbericht: XIXe Congrès des Sciences Pharmaceutiques, Fédération
Internationale Pharmaceutique, Section Scientifique, Zürich 1959).

5. Veränderungen in der Resorption des Arzneimittels, auf die G. Levy und E. Nelson
[J. Amer. med. Ass. 177, 689 (1961); zit. J. E. Tingstad: J. pharm. Sci. 53, 955—962 (1964)]
hinweisen.

Auf die Einwirkung der Tabletten- und Dragierhilfsstoffe auf die Stabilität machen viele
Autoren aufmerksam, z. B. E. Ullmann [Pharm. Ztg (Frankfurt) 107, 1017 (1962); Dtsch.
Apoth.-Ztg 101, 776—778 (1961)] und H. Nuppura [Arch. Pharm. Chemi 67, 1033, 1091
(1960)].

Auf die Wichtigkeit der Reinheitsprüfungen von Talcum (z. B. als Zusatz bei ASS-Tabletten) in bezug auf die Stabilität der hergestellten Tabletten machen G. Gold und J. A.
Campbell [J. pharm. Sci. 53, 52—54 (1964)] aufmerksam (s. auch Abb. 470).

Stabilität von ASS in Tabletten, die verschiedene Talk-Sorten enthalten

	Talk A	Talk B	Talk C	Talk D
pH des Talks	7,6	7,7	9,6	9,2

freie Salicylsäure in mg/Tablette bei 40° und 90% relativer Feuchte

Zeit/Woche				
Original	0,10	0,10	0,10	0,10
1. Woche	0,13	0,30	0,93	0,28
2. Woche	0,23	0,69	2,61	0,57
4. Woche	0,41	1,07	5,85	1,12
8. Woche	0,52	2,05	13,00	1,46
12. Woche	0,80	3,35	25,80	2,96

Chemische Analysen der verschiedenen Talksorten

	SiO_2 %	MgO %	CaO %	Al_2O_3 %	Fe_2O_3 %	Feuchtigkeit %	Verbrennungsverlust %
Talk A	61,89	30,90	0,36	0,54	0,31	< 0,2	0,53
Talk C	48,20	32,10	4,36	3,71	1,07	< 0,2	6,44
Salzsäure — gewaschener Talk C*	52,63	30,50	0,36	4,00	1,18	< 0,2	1,38

* 50,0 g Talcum werden mit 200 ml 10%iger Salzsäure 10 Min. lang auf 100° erhitzt, das Talcum nachgewaschen, bis es chlorionenfrei ist.

Einen wesentlichen Einfluß auf mögliche Veränderungen üben u. a. die Temperatur, die Feuchtigkeit und das Licht aus. In tropischen Gebieten ist besonders die hohe Luftfeuchte verbunden mit dem Tag-Nacht-Temperaturunterschied von oft 17 bis 19° ein Hauptfaktor für Instabilitäten.

Die besten Formeln und wissenschaftlichen Überlegungen, die bei der Ausarbeitung eines Arzneiformenpräparates angewandt wurden, werden zunichte gemacht, wenn die Verpackung für das Präparat ungeeignet ist. Keinen Schutz bietet ein Material, das z. B. energiereiche Lichtstrahlen nicht abhält oder Feuchtigkeit in Form von Wasserdampf, ferner auch Sauerstoff durchdiffundieren läßt. Direkt schädlich ist es, wenn das Verpackungsmaterial Alkali, Metallspuren, Weichmacher, Oxydationsmittel, Reduktionsmittel usw. an das Präparat abgibt, die die Stabilität im weitesten Sinne ihrer Bedeutung ungünstig beeinflussen. Die Kenntnisse über den Einfluß der Verpackungen und ihres Materials auf die Stabilität des Arzneimittels lassen sich nicht in wenige Regeln fassen, sie müssen für die Präparate in Stabilitätstesten ermittelt und erworben werden [MÜNZEL, K.: Dtsch. Apoth.-Ztg 101, 78—84 (1961)].

Stabilitätsteste sollen durchgeführt werden bei der Entwicklung neuer Präparate und bei Umstellungen der Vorschriften alter Präparate.

Stabilitätsprüfungen sind von jeder Herstellungscharge zu machen und deren Kontrollmuster während einer Dauer von mindestens 2 Jahren nach einem festgelegten Schema zu überwachen. Die Planung dieser Stabilitätsuntersuchungen muß für jedes Präparat individuell festgelegt werden [s. auch J. TH. CARSTENSEN et al.: J. pharm. Sci. 53, 1050—1054 (1964)].

Neben den Haltbarkeitsprüfungen der Präparate, die bei Raumtemperatur aufbewahrt werden, werden beschleunigte Teste durch Erhöhung der Temperatur, evtl. der Luftfeuchte und evtl. der Lichteinwirkung durchgeführt. Die Kontrollmuster sollen 2 Jahre lang im Kühlschrank oder Kühlraum aufbewahrt werden [s. auch R. B. COLE u. L. LEADBEATER: J. Pharm. Pharmacol. 18, 101—111 (1966)]. K. MÜNZEL rät dringend an, Muster aller Arznei- und Hilfsstoffe der einzelnen Chargen, die zur Herstellung des galenischen Präparates gebraucht wurden, ebenfalls im Kühlschrank für diese Zeit sicherzustellen, um später nachkontrollieren zu können, ob die Ursache einer beobachteten Zersetzung schon im Ausgangsmaterial zu suchen ist oder nicht.

L. KENNON [J. pharm. Sci. 53, 815—821 (1964)] empfiehlt kinetische Überlegungen bei den Bestimmungen der Stabilität und gibt ein Prüfschema für die minimale und maximale Prüfzeit bei bestimmten Temperaturen.

Erhöhte Temperaturen in den beschleunigten Testen ergeben nicht immer Ergebnisse, wie sie bei langer Lagerung bei Raumtemperatur auftreten. Es können z. B. Tabletten bei höheren Temperaturen schwellen und zerbrechen, bei Raumtemperatur jedoch haltbar sein, eine Drageehülle kann bei erhöhter Temperatur schmelzen oder erweichen, bei Raumtemperatur jedoch diese Erscheinungen nicht ergeben. Weiter kann es wichtig sein, Tabletten und Dragees bei Gefriertemperaturen ein bis zwei Wochen zu beobachten, um festzustellen, ob z. B. die Drageehülle bei diesen Temperaturen nicht platzt oder die Eigenschaften der Tablette durch tiefe Temperaturen nicht verändert werden [TINGSTAD, J. E.: J. pharm. Sci. *53*, 955—962 (1965)]. J. E. TINGSTAD (l.c.) empfiehlt ferner den sog. „Haus-Versuch" (home trials), bei dem das Produkt mit nach Hause genommen und ebenso behandelt wird, wie ein Patient es tun würde. Diese Versuche offenbaren oft Stabilitätsprobleme, die nie in Laboratoriumsversuchen auftreten.

K. MÜNZEL [Pharm. Acta Helv. *40*, 65—84 (1965)] erwähnt ferner die „Feldversuche". Sie bestehen im Versand sachgemäß verpackter Arzneizubereitung in klimatisch unterschied-

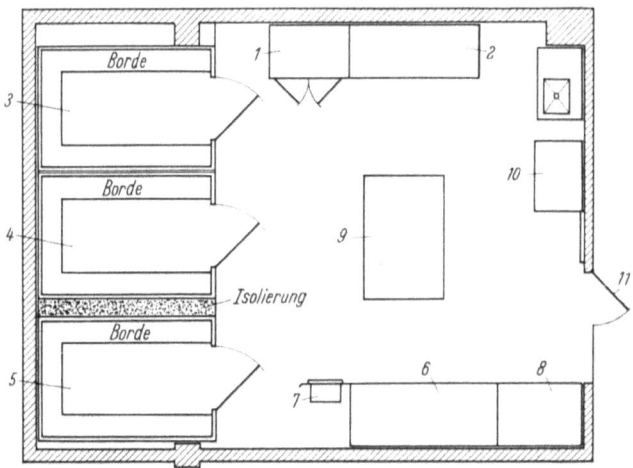

Abb. 471. Schema einer Einrichtung eines Stabilitätskontrollaboratoriums
(nach L. LACHMAN u. J. COOPER, l.c.).

1 Feuchte-Prüfschrank, 80% rel. Feuchte ± 3%; *2* 4 Trockenschränke 60 bis 100° ±1° (auf einem Gestell); *3* Trockenraum 50 °C ± 2°; *4* Trockenraum 40 °C ± 2°; *5* Kühlraum 6 °C ± 2°; *6* 4 bis 6 Schränke mit festgelegter relativer Luftfeuchte 30%, 50%, 70%, 90% ± 3% bei 25°; *7* Registrierapparat für die Feuchtigkeitsschränke in bezug auf Temperatur und relative Feuchte; *8* Licht-Stabilitäts-Prüfschrank; *9* Arbeitstisch; *10* Tiefgefrierschrank — 20 °C; *11* Tür zum angrenzenden Raum zur Aufbewahrung der zu prüfenden Präparate bei Raumtemperaturen.

liche Gebiete und Lagerung an diesen Orten mit periodischen Rücksendungen, so daß nicht nur die Belastung durch das Klima, sondern auch die Tücke der Transporte sich dazu gesellen. Diese Feldversuche sind langwierig und in den Ergebnissen oft schwer durchschaubar.

Im kleineren Rahmen werden Exsikkatoren als Hygrostaten mit verschiedener Luftfeuchte (30 bis 90% relative Feuchte) zur Prüfung verwendet. Diese Hygrostaten werden bei Zimmertemperatur und in Brutschränken bei verschiedenen Temperaturen benutzt. Um Wechseltemperaturen zu erreichen, kann man die Hygrostaten tagsüber im Brutschrank (40°, 50°, 60°, 70°) und nachts bei Raumtemperatur (ca. 15°) aufbewahren. K. MÜNZEL [Dtsch. Apoth.-Ztg *101*, 29—37, 78—84 (1961)] empfiehlt die Durchführung reaktionskinetischer Experimente zur Feststellung der Zersetzungsgeschwindigkeit und zur Bestimmung der Zersetzungs-Halbwertzeit $t_{50\%}$ [s. auch FINHOLT, P.: APV Inf.-Dienst *1964*, S. 68 bis 77; MÜNZEL, K.: Pharm. Acta Helv. *40*, 65—84 (1965)].

Im größeren Rahmen werden statt der Hygrostaten Klimaprüfschränke benutzt, die auf bestimmte Temperaturen und bestimmte relative Luftfeuchten einstellbar sind. Klimaprüfschränke können in Stabilitätsprüfungslaboratorien ersetzt werden durch entsprechende Klimaprüfräume.

L. LACHMAN und J. COOPER [J. Amer. pharm. Ass., sci. Ed *48*, 226—233 (1959)] geben ein Schema für die Einrichtung eines Stabilitätskontrollaboratoriums (Abb. 471).

Literatur: WILKINSON, J. R.: Pharm. Acta Helv. *35*, 327—332 (1960). — ERIKSEN, S. P., J. M. IRWIN u. J. V. SWINTOSKY: J. Amer. pharm. Ass., sci. Ed. *49*, 632—643 (1960). — MISKOVIČ, S.: APV Inf.-Dienst *1962*, S. 71—81. — SETH, P. L., u. K. MÜNZEL: Pharm. Industrie *21*, 417—419 (1959). — VON CZETSCH-LINDENWALD, H.: Pharm. Industrie *22*, 504—507 (1961).

Stabilität der Farben. Diese ist bei verschiedenen Temperaturen, verschiedenen Luftfeuchten und durch Lichtbestrahlungen zu prüfen [SWARTZ, CH. J., u. J. COOPER: J. pharm. Sci. *51*, 89—99 (1962); URBANY, T., CH. J. SWARTZ u. L. LACHMAN: J. Amer. pharm. Ass., sci. Ed. *49*, 163—169, 213—218 (1960)].

H. KLÄUI, A. CAPEDER und K. MÜNZEL [Pharm. Industrie 25, 173—177 (1963)] empfehlen folgende Farbbeständigkeitsteste: Lagerung in braunen Flaschen bei 65°, in einem Trockenschrank während 14 Tagen, bei 43° in einem Trockenschrank während drei Monaten, bei Raumtemperatur in einem Lichtkasten während fünf Monaten, Lagerung am Tageslicht (Laborfenster) während drei Monaten. Als Lichtquelle für den Lichtkasten werden vier parallel im Abstand von 12 cm (von Mittelpunkt zu Mittelpunkt) aufgehängte Philipps-Fluoreszenz-Lampen TL 20 W/33 verwendet. Die Gegenstände liegen unter den Leuchtstoffröhren in einer Entfernung von 12 cm. Die Beleuchtungsstärke in diesem Abstand beträgt 5000 bis 6000 Lux. Da die Fluoreszenz-Lampen Wärme erzeugen, wird automatisch mit dem Einschalten der Lampen ein Ventilator in Betrieb gesetzt, der die Temperatur auf der Höhe der Prüfobjekte konstant bei ca. 30 bis 32° hält. Die Philipps-Fluoreszenz-Lampen ergeben ein Licht folgender relativer spektraler Lichtverteilung:

	nm	%
ultraviolett	380—420	0,01
violett	420—440	0,33
blau	440—460	0,33
blaugrün	460—510	5,10
grün	510—560	35,70
gelb	560—610	49,60
rot	610—660	8,80
infrarot	660—760	0,21

Die physikalischen Gegebenheiten im Lichtkasten mit künstlicher intensiver Beleuchtung sind:

Physikalische Gegebenheiten im Lichtkasten mit künstlicher intensiver Beleuchtung. Lichtstärke: Grundgröße für die Lichtmessung mit Hilfe des Auges ist eine willkürliche geschaffene Einheit für die Lichtstärke J; diese kommt einer „Hefnerkerze" HK zu (eine mit 40 mm Flammenhöhe brennende Amylacetatlampe mit bestimmter Dochtqualität). Die Messung einer unbekannten Lichtquelle auf ihre Lichtstärke besteht darin, daß jene Anzahl HK bestimmt wird, die in ihrer Wirkung auf das Auge der Wirkung der untersuchten Lichtquelle gleichkommt. Die Lichtquellen können punktförmig sein bzw. eine gegen ihre Entfernung vom Auge vernachlässigbare Ausdehnung besitzen oder aus ausgedehnten Leuchtflächen bestehen.

Lichtstrom (Lumen): Bei einer punktförmigen Lichtquelle wird eine gleichartige Ausstrahlung nach allen Richtungen vorausgesetzt. Die Quelle mit der Lichtstärke J strahlt dann in den Raumwinkel ω den Lichtstrom Φ:

$$\Phi = J \cdot \omega \text{ in HK} \cdot \omega \text{ oder in Lumen (Lm)},$$

wenn unter 1 Lumen der von 1 HK in den Raumwinkel 1 entsendete Lichtstrom verstanden wird.

Raumwinkel: Der räumliche Winkel ω ist definiert als Quotient F/r^2. F ist derjenige Teil der Kugeloberfläche (Mantel eines Kugelsegments), der durch einen mit der Spitze im Zentrum der Kugel liegenden Kegel mit dem Öffnungswinkel 2φ aus der Kugelfläche ausgeschnitten wird; r ist der Radius der Kugel (Abb. 472).

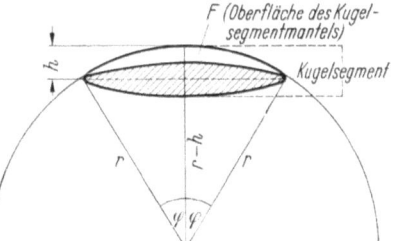

Abb. 472. Der Raumwinkel.

$$\omega = \frac{F}{r^2}. \tag{1}$$

Falls $F = r^2$, so wird $\omega a = 1$ (Raumwinkel 1). Dieser Fall tritt ein, wenn z. B. $r = 1$ m und $F = 1$ m², d. h. wenn auf der Oberfläche einer Kugel mit dem Radius 1 m, die folglich 4π m² groß ist, der 4π-te Teil (= 1 m²) als Kugelsegmentmantel herausgeschnitten wird. Jeder Kugelsegmentmantel, dessen Fläche: Kugeloberfläche/4π beträgt, liegt folglich in einem Kegel mit dem Raumwinkel $\omega = 1$.

Der räumliche Winkel 2φ, der zum Raumwinkel $\omega = 1$ gehört, läßt sich wie folgt berechnen:

$$F = 2r \cdot \pi \cdot h; \qquad (2)$$

$$h = \frac{F}{2r \cdot \pi}. \qquad (3)$$

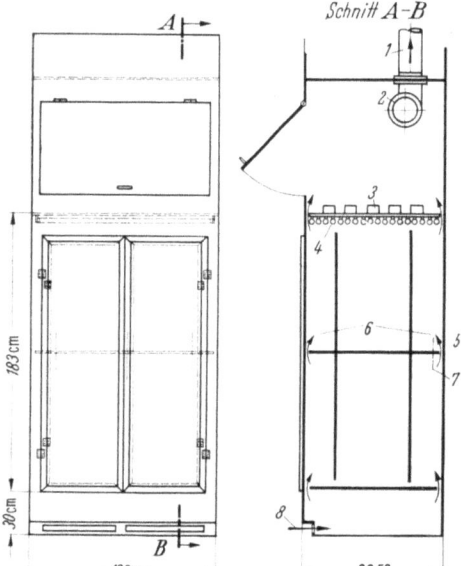

Abb. 473. Schema eines Lichtprüfschrankes (Lichtintensität 20fach gegenüber normal) in Seitenansicht. (nach L. Lachman u. J. Cooper, l. c.).

1 Zum Abzug; *2* Exhaustor; *3* Drosseln und Starter; *4* Leuchtstoffröhren (18 Stück, 48" lg./60 Watt/kalt weiß); *5* Verstellbares Aluminiumbord; *6* Luftdurchlaß; *7* Thermoelemente zur Temperaturmessung des Bordes; *8* Luftzufuhr-Schlitze.

Falls $F = 1 \, m^2$ und $r = 1 \, m$, so wird

$$h = \frac{1}{2\pi}. \qquad (4)$$

Ferner ist:

$$\cos\varphi = \frac{r - h}{r} = \frac{r - \dfrac{1}{2\pi}}{r} = \qquad (5)$$

$$= 1 - \frac{1}{2\pi \cdot r}.$$

Da $r = 1 \, m$, so entsteht:

$$\cos\varphi = 1 - \frac{1}{2\pi} = 1 - 0{,}1592 = 0{,}8408; \qquad (6)$$

$$\varphi \sim 32°45'54''; $$

$$2\varphi \sim 65°31'48''. $$

Zwischen ω und φ besteht folgende allgemeine Beziehung, abgeleitet aus den Formeln (2) und (5):

$$F = 2r \cdot \pi \cdot h; \qquad (2)$$

$$h = r(1 - \cos\varphi) \quad \text{[abgeleitet aus (5)];}$$

$$\omega = \frac{F}{r^2} = \frac{2r \cdot \pi \cdot h}{r^2} =$$

$$= \frac{2r \cdot \pi \cdot r(1 - \cos\varphi)}{r^2} =$$

$$= 2\pi(1 - \cos\varphi). \qquad (7)$$

Beleuchtungsstärke (Lux): Fällt ein Lichtstrom Φ von 1 Lm gleichmäßig verteilt auf eine Fläche von 1 m², so beträgt die Beleuchtungsstärke $E = 1$ Lux (1 Lm/m²). Wenn somit angegeben wird, daß die Beleuchtungsstärke im Lichtkasten im Abstand 12 cm von den Lampen 6000 Lux betrage, so entspricht diese Beleuchtung derjenigen von 6000 in einem Punkt gedachten Hefnerkerzen, die 6000 Lm in den Raumwinkel 1 schicken und die Fläche von 1 m² gleichmäßig beleuchten.

L. Lachman und J. Cooper [J. Amer. pharm. Ass., sci. Ed. *48*, 226—223 (1959)] beschreiben einen Lichtprüfschrank (Abb. 473). J. C. Price und G. E. Osborne [J. pharm. Sci. *53*, 811—815 (1964)] prüfen den qualitativen und quantitativen Einfluß von Licht-Energie auf die Zersetzung von Substanzen und der daraus hergestellten Präparate.

Die Arzneibücher überlassen in fast allen Fällen die Stabilitätsprüfungen den Herstellern, ohne besondere Prüfungsvorschriften für diese zu geben. Sie fordern in den allgemeinen Artikeln einwandfreie Arzneiformlinge in Farbe, Aussehen, Arzneistoffgehalt usw., die den Prüfungsmethoden der Arzneibücher entsprechen und die Gehaltskonstanz gewährleisten. Hieraus ergibt sich die Notwendigkeit, weitgehende Stabilitätsprüfungen durchzuführen.

Das Deutsche Arzneimittelgesetz (BRD) setzt durch den § 8,3 Stabilitätsprüfungen voraus. Die Begründung zu diesen Paragraphen lautet: „Arzneimittel, die nach ihrer Herstellung chemische oder physikalische Veränderungen erlitten haben, sind als verdorben anzusehen. Die durch das Verderben entstehenden chemischen Verbindungen oder physikalischen Veränderungen machen das Arzneimittel unter Umständen gesundheitsschädlich; in jedem Falle machen sie es aber unbrauchbar und führen damit zu einer wirtschaftlichen Schädigung des Erwerbers."

Tinkturen

Tinkturen DAB 7-BRD, DAB 7-DDR. Tincturae Helv. V, ÖAB 9, Ned. 6, Nord. 63 Ross. 9, Jap. 61. Tinctures BP 68, USP XVII, NF XII. Teintures alcooliques CF 65.

Nach DAB 7-BRD sind Tinkturen Auszüge aus Drogen, die mit Aethanol verschiedener Konzentration, Aether oder deren Mischungen, gegebenenfalls mit bestimmten Zusätzen so hergestellt werden, daß 1 T. Droge mit mehr als 2, aber höchstens 10 T. Extraktionsflüssigkeit ausgezogen wird. Tinkturen, deren Ausgangsdrogen „Vorsichtig aufzubewahren" sind, werden im Verhältnis 1:10, die übrigen Tinkturen meistens im Verhältnis 1:5 hergestellt. Art und Konzentration der verwendeten Extraktionsflüssigkeit sind anzugeben.

In den modernen Arzneibüchern wird die Bezeichnung Tinktur streng auf pflanzliche, in seltenen Fällen auch auf tierische (z. B. CF 65) Zubereitungen beschränkt, während früher auch manche einfachen und zusammengesetzten Lösungen als Tinktur bezeichnet wurden, z. B. Jodtinktur.

Herstellung. Die Herstellung von Tinkturen erfolgt meist nach dem Mazerations- oder dem Perkolationsverfahren. Beide sind im Abschnitt „Feststoffextraktion" (S. 25) ausführlich behandelt. Außerdem gelten die bei den Fluidextrakten (S. 308) gemachten Angaben sinngemäß.

Prüfung. Neben der Prüfung auf und Bestimmung von spezifischen Wirkstoffen in Tinkturen werden einige allgemeine Prüfungen durchgeführt, die denen der Fluidextrakte entsprechen (s. S. 310). DAB 7-DDR läßt die Identität der einzelnen Tinkturen dünnschichtchromatographisch prüfen. [Vgl. dazu auch D. ENNET, J. RICHTER u. U. BOGS: Die Pharmazie **24**, 611 (1969)].

Aufbewahrung. Tinkturen sind in gut schließenden Gefäßen, vor Licht geschützt und kühl aufzubewahren. Da sie stets eine Vielzahl von Drogeninhaltsstoffen gelöst enthalten und viele von diesen empfindlich gegen Luftsauerstoff, hydrolysierbar oder sonst relativ leicht veränderlich sind, sollten Tinkturen nie länger als 1 Jahr aufbewahrt werden. Die herzustellenden Mengen sind deshalb dem Verbrauch anzupassen.

Tränke

Tränke. Potiones. Potions CF 65. Breuvages CF 65. Draughts BPC 68.

Tränke sind wss. und gesüßte Zubereitungen, die einen oder mehrere Wirkstoffe gelöst oder suspendiert enthalten, und die i. a. löffelweise eingenommen werden. Als Dispersionsmittel können Infuse und Dekokte (s. S. 204) dienen, denen reine Wirkstoffe zugesetzt werden. Enthalten die Tränke Dickungsmittel, so werden sie nach CF 65 auch als Brustsäfte (loochs) bezeichnet. Andere werden unter der Bezeichnung Erquickungstrank (juleps) geführt.

Von den in der Humanmedizin verwendeten Potiones unterscheidet CF 65 die tierarzneilichen Tränke (breuvages = potiones veterinariae), die den Tieren eingeflößt werden müssen.

Verbandmittel

A. Verbandstoffe

Die industrielle Herstellung von Verbandstoffen begann in den siebziger Jahren des vorigen Jahrhunderts, nachdem VIKTOR VON BRUNS die entfettete Baumwolle anstelle von Scharpie und LISTER die antiseptische Gaze, ein mit Carbolsäure getränktes, grobmaschiges Baumwollgewebe, für die Wundbehandlung eingeführt haben. Bis dahin lag die Verbandstoff-Fertigung in Händen der Ärzte und Kliniken und auch im Apothekenlaboratorium.

Unter Verbandstoffen versteht man Erzeugnisse auf Faserstoffgrundlage mit oder ohne Imprägnierung, die dazu bestimmt sind, Wunden oder Entzündungen zu bedecken, Blutungen zu stillen, Sekrete aufzusaugen, Arzneimittel zu applizieren, Körperteile zu stützen und zu verbinden bzw. zu umhüllen. Im weiteren Sinn stellen sie Verbandmittel dar, die alle den gleichen obengenannten therapeutischen Zwecken dienen und in Watten auf Textilfaserbasis, Verbandzellstoff (Zellstoffwatten,) Verbandgewebe, Spezialverbandstoffe, Verbandpflaster und chirurgisches Nahtmaterial eingeteilt werden.

Nach den Begriffsbestimmungen in § 1 Abs. (2) des Arzneimittelgesetzes vom 16. Mai 1961 gelten Verbandstoffe, die als keimfrei gekennzeichnet sind oder Arzneimittel im Sinne des § 1 Abs. (1) enthalten, und chirurgisches Nahtmaterial als Arzneimittel im Sinne dieses Gesetzes.

BARON spricht bei Verbandmaterialien zur unmittelbaren Wundauflage (Wundbedeckungs-mittel) von echten Heilmitteln und bezeichnet sie als „Wundtextilien" [Über Standardisierung von Wundtextilien, Forschungsbericht Nr. 84 des Wirtschafts- und Verkehrsministeriums Nordrhein-Westfalen, 1954 sowie Das Problem Wundtextil, Ztschr. ges. Textilindustrie *63*, 11 (1961)].

Verbandstoffe müssen ihrem Verwendungszweck entsprechend besondere Güte- und Rein-heitsanforderungen erfüllen.

Die einschlägigen Ausschüsse im Deutschen Normenausschuß (DNA) haben in den letzten Jahren bereits entsprechende Vorschriften hinsichtlich Zusammensetzung und Beschaffenheit der gebräuchlichsten Verbandstoffe in Form der Normblätter[1] aufgestellt, die von Zeit zu Zeit überarbeitet werden. Die Arbeitsgruppe Verbandstoffe und der Pharmazeutische Fachaus-schuß der Kommission zur Vorbereitung eines Deutschen Arzneibuches — 7. Ausgabe — haben sich ebenfalls mit der Neubearbeitung bestimmter Verbandstoffartikel befaßt. Das DAB 7-BRD hat die Verbandstoffmonographien „Verbandmull", „Watte" und „Hoch-gebleichter Verbandzellstoff" aufgenommen.

Zur Aufnahme in das Europäische Arzneibuch sind vorerst Monographien über Verband-watte, Verbandmull, Mull- und Tamponadebinden sowie verschiedene chirurgische Naht-materialien vorgesehen und zum Teil schon vorbereitet.

Für die Herstellung der wichtigsten Verbandstoffe kommen vornehmlich Baumwolle, Zell-wolle und Zellstoff, aber auch Wolle, Leinen, Jute, Hanf und Seide in Frage und in beschränk-tem Umfang einige Kunststoffe, wie z. B. Polyamid (PA), Polyaethylen (PE), Polypropylen (PP), Polyurethan (PU) und Polyvinylchlorid (PVC) und daraus hergestellte vollsynthetische Fasern (Chemiefasern) und Folien. Die vorwiegend verwendeten Grund- und Faserstoffe Baumwolle, Zellwolle und Zellstoff sind dadurch charakterisiert, daß sie in der Hauptsache aus Cellulose bestehen.

Rohstoffe

Cellulose — Zellstoff

Holzcellulose, Holzzellstoff. *Gewinnung.* Der Zellstoff, die gereinigte Form der Holz-cellulose, ist sowohl der Grundstoff für den Verbandzellstoff (Zellstoffwatte) als auch für die Zellwolle. Seine Gewinnung erfolgt in der einschlägigen Celluloseindustrie. Der überwiegende Anteil wandert der Papierindustrie zu. — Ausgangsprodukt ist vorwiegend Fichten- und Buchenholz, daneben Holz von Kiefern und Pappeln sowie Stroh. Im Holz ist die Cellulose mit Lignin und anderen Begleitstoffen, wie Harzen, Fetten, Proteinen, Holzpolyosen (Hemi-cellulosen) und Mineralstoffen, verkrustet. Um die Cellulosefasern freizulegen, haben im wesent-lichen zwei Aufschlußverfahren Eingang gewonnen: Der saure Aufschluß oder das Sulfit-Kochverfahren, das sich einer Calciumbisulfit-Lösung mit wechselndem Gehalt an schwefliger Säure bedient, und der alkalische Aufschluß nach dem Natron- und Sulfatverfahren, von denen das erste mit reiner Natronlauge, das zweite mit Natronlauge, Natriumsulfat und Schwefel-natrium arbeitet. Bei beiden Aufschlußarten wird das entrindete und in Hackspäne zerklei-nerte Holz unter Druck gekocht. Hierbei gehen die Begleitstoffe in Lösung und werden mit den Ablaugen abgelassen. Nach dem Auswaschen des erkochten Zellstoffs wird dieser einer Separation unterworfen, um die noch zusammenhängenden Zellstoffasern zu lockern. Der

---

[1] Die auszugsweise Wiedergabe der Normenblätter im Kapitel „Verbandstoffe" erfolgt mit Genehmigung des Deutschen Normenausschusses. Maßgebend ist die jeweils neueste Ausgabe des Normblattes im Normformat A 4, die bei der Beuth-Vertrieb GmbH., Berlin 30, Burggrafenstraße 4—7, und 5 Köln erhältlich ist.

gewaschene Stoff, der im großen und ganzen noch die Form der Holzspäne hat, wird in sog. Auflösern oder Zerfaserern aufgeschlagen und mit viel Wasser suspendiert. Alsdann passiert er die Astfänger oder Knotenfänger, auf denen gröbere, härtere und nicht ausreichend gekochte Anteile ausgeschieden werden. Die Stoffmasse wird dann über große Sandfänger geleitet, in denen sich mineralische Verunreinigungen absetzen. Anschließend wird die Fasermasse mit Peroxid oder mit Chlor bzw. Hypochlorit gebleicht und neuerdings auch noch mit Chlordioxid nachgebleicht. Nach mehrfachem Waschen werden die Fasern zur Entwässerung über Langsiebmaschinen und geheizte Trockenzylinder geführt. Der so erhaltene, gereinigte und getrocknete Zellstoff stellt den Fasergrundstoff für die Zellwolle und die gebleichten Zellstoffwatten dar.

Eigenschaften. Chemisch stellt der Zellstoff ein Gemisch aus Cellulose und den Resten der Cellulosebegleitstoffe aus den Faserzellen dar, deren Menge vom Ausgangsmaterial und vom

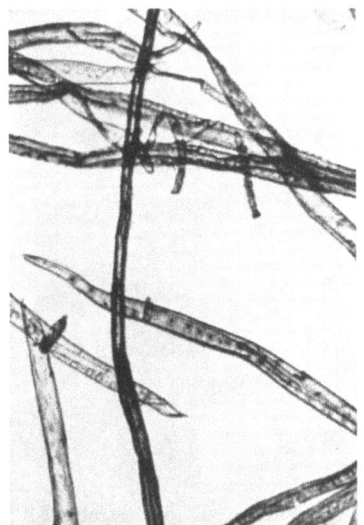 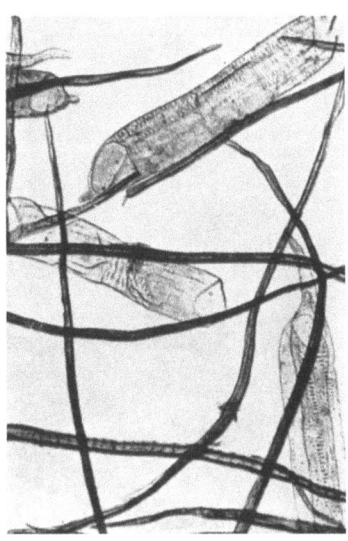

Abb. 474. Faserzellen des Fichtenzellstoffs. Vergr. ca. 82,5fach (aus K. GÖTZE: Chemiefasern nach dem Viskoseverfahren, 3. Aufl., Berlin/Heidelberg/New York: Springer 1967).

Abb. 475. Faserzellen des Buchenzellstoffs. Vergr. ca. 87fach (aus K. GÖTZE, wie Abb. 474).

Aufschlußverfahren bzw. Veredlungsverfahren abhängig ist. So werden für einen veredelten Zellstoff folgende Daten der Zusammensetzung genannt: α-Cellulose 92 bis 96%, Alkalilösliches 4,3 bis 8,3%, Asche unter 0,10%, Harz 0,25 bis 0,35%, Holzgummi (Pentosane) 2,0 bis 3,0% angegeben. Weniger für die Herstellung von Verbandzellstoff als vielmehr für die Erzeugung von Kunstfasern aus Cellulose (z. B. Zellwolle) besonders wichtig ist ein hoher Reinheitsgrad des Zellstoffs. Für die Faserausbeute ist der Gehalt an hochpolymerer Cellulose von einem Polymerisationsgrad über 2 000 entscheidend. Sie ist in Natronlauge von 17,5 Gew.-% der üblichen Tauchlauge für die Viskosezellwolleherstellung (s. S. 873), unlöslich und wird mit α-Cellulose bezeichnet. Der α-Cellulosegehalt ist für die Qualität des Zellstoffs und damit für die Gebrauchsfestigkeit der Kunstfasern maßgeblich. Der Anteil der in dieser Lauge löslichen Cellulose wird mit β- und γ-Cellulose bezeichnet. Sie haben Polymerisationsgrade unter 2 000 und sind für die Verarbeitung zu Zellwolle nicht auszunutzen; sie laufen mit der Tauchlauge ab.

Entsprechend dem anatomischen Bau der Ausgangsmaterialien lassen die Zellstoffe unter dem Mikroskop die verschiedenartigsten Zellelemente erkennen, wofür die Abb. 474 bis 477 einige Beispiele geben.

Im Zellstoff des Fichtenholzes finden wir als charakteristische Elemente hauptsächlich die Tracheïden mit Hoftüpfeln, daneben Markstrahlen in untergeordneter Menge; im Kiefernzellstoff fallen große rechteckige Poren, die sog. „Fenster" auf dem Kreuzungsfeld zwischen Tracheïden und Markstrahlen auf. Die Laubholzzellstoffe sind demgegenüber strukturell differenzierter. Sie geben sich, wie der Zellstoff aus Buchenholz (Abb. 475) zeigt, durch die breiten Tracheen, d. s. große sackartige Gefäße, sog. Sackzellen, zu erkennen. Daneben finden sich die aus Sklerenchymzellen bestehenden Libriformfasern und kurze, aus dem Markstrahlgewebe stammende Parenchymzellen. Die Holzfasern sind bei Buche dickwandig, bei Pappel dünnwandig. Die Gefäße der Buchenholzzellstoffe sind einfach durchbrochen und verhältnismäßig wenig getüpfelt. Pappelgefäße haben offene Gefäßdurchbrechungen und sind vielfach auf der einen Längshälfte dicht mit Tüpfeln besetzt. Birkenzellstoff läßt sich leicht an den leiterförmigen Gefäßdurchbrechungen erkennen. Zellstoffe aus Stroh sind gekennzeichnet durch typische Epidermiszellen mit gezackter Wand. Außerdem finden wir als Sackzellen ausgebildetes Parenchym mit dunklen Kappen und dünner Wand. Langgestreckte, gerade abgeschnitte Gefäße mit Tüpfeln beherrschen weiterhin das Bild.

Die längeren Fasern liefern die Koniferenhölzer mit rd. 2,5 bis 3,8 mm Länge und 20 bis 70 µm Breite (Fichtenholz); Kiefernholzfasern können über 4 mm lang sein. Laubholzfasern

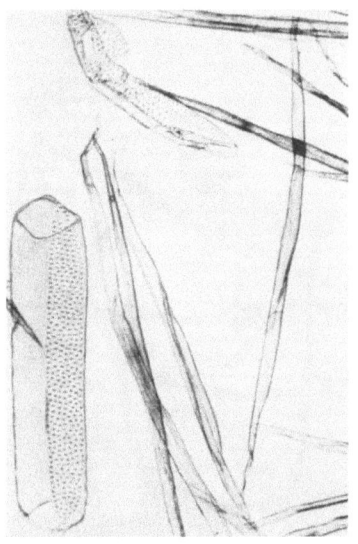

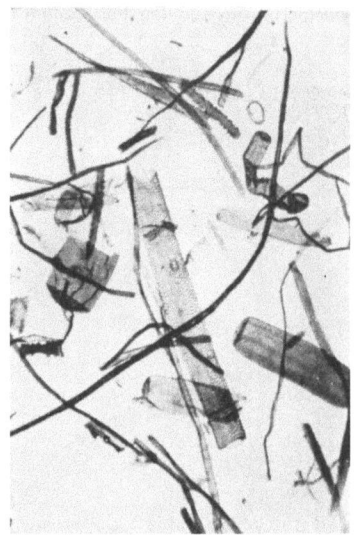

Abb. 476. Pappelsulfatzellstoff. Vergr. ca. 80-fach (aus „Chem.-Techn. Untersuchungsmethoden Zellstoff und Papier" von E. Merck AG, Darmstadt; 2. Aufl., Weinheim/Bergstr.: Verlag Chemie 1957).

Abb. 477. Faserzellen des Strohzellstoffs. Vergr. ca. 82,5fach (aus K. Götze, wie Abb. 474).

sind kürzer und durchschnittlich nur 1 mm lang und 20 bis 40 µm breit. Etwas länger sind wiederum die Fasern des Strohzellstoffs; ihre Länge liegt bei Getreidestroh (Roggen-, Weizen- und Gerstenstroh) zwischen 0,5 und 2,0 mm, ihre Breite zwischen 10 und 20 µm, Maisstroh zwischen ca. 0,4 bis 5,6 mm bzw. 10 bis 80 µm.

Holzschliff. Die entrindeten Stämme von Nadel- und/oder Laubhölzern werden in bestimmten Abmessungen in fließendem Wasser mit Schleifsteinen geschliffen. Aus dem abfließenden Holzbrei werden gröbere Teile durch Siebe entfernt. Der Holzschliff wird dann auf Sieben gesammelt und getrocknet. Er kommt in dünnen Platten in den Handel. Der für bestimmte Verbandzellstoffwatten verwendete Holzschliff wird gebleicht, besonders gewaschen und wieder getrocknet. Er soll möglichst hell, weich und voluminös sein. Die Fasern sollen nicht zu kurz sein. Der Aschegehalt soll bei gebleichtem Holzschliff nicht über 1% und bei ungebleichtem Holzschliff möglichst nicht über 2%, der Feuchtigkeitsgehalt höchstens 10% betragen. Feuchter Holzschliff wird durch Pilzwachstum dunkler gefärbt und nimmt bald einen unangenehmen Geruch an.

Zellwolle. Die für die Verbandstoffherstellung verwendete Chemiefaser Zellwolle ist heute noch vorwiegend die nach dem Viskoseverfahren hergestellte Spinnfaser aus Cellulose, die Viskose-Zellwolle. Ihre Beimischung in Verbandwatten wurde erstmals im Jahre 1937 behördlich angeordnet. Verbandwatten durften damals nur noch mit einem Gewichtsanteil von mindestens 50% Zellwolle hergestellt werden. Während des Krieges bildete die Zellwolle ausschließlich den Rohstoff nicht nur für die Watte, sondern auch für die Verbandgewebe, wie Mull, Cambric und Binden aller Art. Ihre Verwendung vor allem für Verbandwatte ist aus wirtschaftlichen Gründen beibehalten worden, zumal es der Zellwollindustrie gelang, sie in der Nachkriegszeit noch zu verbessern.

Die nach dem Cuprammonverfahren hergestellte Kupferspinnfaser, früher auch Kupferzellwolle genannt (Rohstoff Linters), findet bis jetzt nur selten, die Acetatfaser oder Acetatzellwolle (Rohstoff Linters und Holzcellulose) keine Verwendung; beide sind teurer und letztere saugt nicht genügend. Als Zellwolle bezeichnet man neuerdings nur die nach dem Viskoseverfahren hergestellte Spinnfaser.

Herstellung. Viskoseverfahren: Zellwolle wird in der Zellwolle- und Kunstseiden-(Reyon-)-Industrie erzeugt. Der durch Sulfitaufschluß oder im Natron- und Sulfatverfahren vorwiegend aus Fichten- und Buchenholz, aber auch aus Holz von Kiefern und Pappeln und aus Stroh gewonnene, gereinigte und gebleichte Zellstoff in Tafelform wird kurze Zeit in starke Natronlauge (17- bis 19%ig) getaucht und in Alkalicellulose übergeführt. Die überschüssige Lauge mit den darin gelösten Hemicellulosen trennt man durch Pressen wieder ab. Die feste, zusammenhängende Alkalicellulose wird auf der Zerfaserungsmaschine zerkleinert und aufgelockert, um dem Zutritt von Luftsauerstoff eine möglichst große Oberfläche zu bieten. Die aufgelockerte Masse bleibt in sog. Reifetrommeln längere Zeit sich selbst überlassen, macht dabei einen Vorreifeprozeß durch, wobei zur (zeitlichen) Abkürzung heute verschiedene Verfahren unter Anwendung erhöhter Temperaturen während der Reifezeit oder Zusatz von Oxydationsmitteln in die Tauchlauge üblich geworden sind. Der Vorreifeprozeß bewirkt in der Alkalicellulose eine Verkürzung der Kettenlänge der Cellulosemoleküle, die erforderlich ist, um eine Spinnlösung mit bestimmter Viskosität zu erhalten, d. h. um sie filtrierbar und spinnbar zu machen. Der Vorreife schließt sich die Sulfidierung an. Die aus etwa 30% Cellulose und 17% Ätznatron bestehende Alkalicellulose wird in druck- und vakuumsicheren Apparaturen, den sog. Xanthatknetern, mit Schwefelkohlenstoff umgesetzt. Es entsteht nach der Formel

$$(C_6H_{10}O_5)_n \xrightarrow{\text{NaOH}} [(C_6H_{10}O_5)_2 \cdot \text{NaOH}]_n \xrightarrow{\text{CS}_2} \left[S = C \begin{array}{c} \diagup OCH_2-C_{11}H_{17}O_9 \\ \diagdown SNa \end{array} \right]_n + H_2O$$

Cellulose   Alkalicellulose   Cellulosexanthogenat

eine orangegelbe krümelige Masse, das Cellulosexanthogenat oder Xanthat, das nach beendeter Sulfidierung — diese erfordert ungefähr eine Zeit von 3 Std. bei einer Temperatur von 20 bis 25° — in verdünnter Natronlauge von ca. 7% bei niedriger Temperatur zur dickflüssigen, honigartigen Viskose gelöst wird, die dem Verfahren den Namen gegeben hat. Diese Viskose, die eigentliche Spinnlösung mit einem Gehalt von 7 bis 8% Cellulose, wird sorgfältig filtriert, durch Filterpressen den Spinnkesseln zugeleitet, in denen sie noch eine Nachreife durchmacht, die im allgemeinen 2 bis 3 Tage dauert. Hierbei stellt sich die für das nachfolgende Spinnen gewünschte Viskosität ein, und die Spinnlösung wird gleichzeitig im Vakuum entlüftet. Beim Verspinnen muß die Viskose völlig frei von jeglichen Verunreinigungen und Luftbläschen sein, denn sie würden sonst das Abreißen der Fäden an den Spinndüsen verursachen. Die sorgfältig filtrierte und entlüftete Viskose wird sodann mittels der Spinnpumpe über Filterkerzen der Spinnmaschine (s. Abb. 478) zugeleitet.

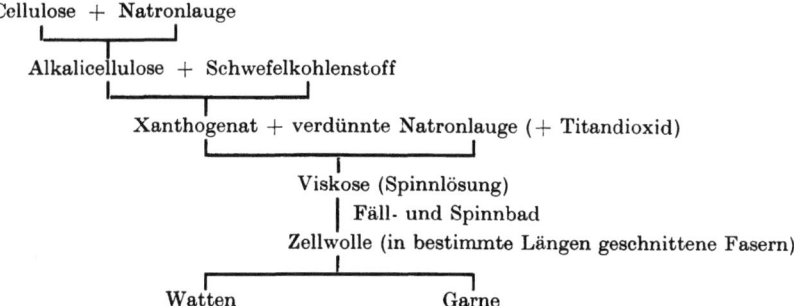

Durch Spinndüsen aus korrosionsfestem Tantal (Abb. 478 u. 479) von 2 bis 5 cm Durchmesser, die mit einem Brausekopf vergleichbar und mit einer Vielzahl allerfeinster Bohrlöcher versehen sind, wird die Viskose in ein warmes schwefelsaures Fällbad gepreßt, wobei das

Cellulosexanthogenat unter dem Einfluß der Säure zersetzt und Fäden aus Cellulose gebildet werden. Das Fällbad enthält üblicherweise verdünnte Schwefelsäure und ein Sulfat oder eine Kombination von Sulfaten, wie Natrium-, Zink-, Magnesium- und Ammoniumsulfat. Die aus dem Fällbad kommenden endlosen Viskosefäden werden in Fadensträngen gesammelt und als Spinnkabel oder Kabelband abgezogen. Um die Festigkeit des späteren Spinnguts zu erhalten,

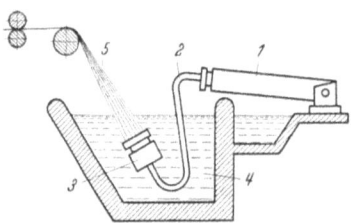

werden die Fäden leicht verstreckt, indem sie z. B. über die sog. Drei-Walzenaggregate geführt werden. In der Spinnlösung sind die Cellulosemoleküle noch vollkommen unorientiert. Das Strecken bewirkt in der koagulierten Faser eine weitgehende Ausrichtung der Cellulosemoleküle in Richtung der Faserachse, wodurch die Trocken- und Naßfestigkeit erhöht wird. Die Kabelbänder laufen dann zu den Schneidemaschinen und werden dort auf bestimmte Längen geschnitten. (Für Verbandwatte und Garne für Verbandgewebe bevorzugt man 30 bis 40 mm lange Fasern.)

Abb. 478. Schematische Darstellung des Spinnvorganges.

1 Kerzenfilter; *2* Spinnpfeife; *3* Düsenverschraubung und Spinndüse; *4* Fällbad; *5* Spinnkabel.

Durch Beeinflussung der Viskoseherstellung und des Spinnvorganges ist man in der Lage, der so erzeugten Zellwolle die gewünschten Eigenschaften zu verleihen; so erfährt sie dabei eine leichte Kräuselung, um sie baumwollähnlich zu machen. Die geschnittenen Fasern werden sodann gewaschen, entsäuert, entschwefelt und gebleicht und noch aviviert, d. h. mit einer hauchdünnen Fettauflage (meist Fettsäurepolyglykoläther oder -anilide) versehen, um sie für den Krempelprozeß geschmeidig zu machen. Schließlich werden die nassen Flocken oder Faserbündel unter ständigem Auflockern getrocknet und in Ballen verpackt. Die so gewonnenen Fasern in Flockenform lassen sich genau so wie die Baumwolle auf der Krempel zu einem Wattevlies und in der mechanischen Spinnerei zu Garn verarbeiten.

Die Mattierung der Zellwolle erfolgt durch den Zuschlag von höchstens 1,5% chemisch reinen Titandioxids von großer Feinheit [Teilchengröße unter 1 μm in die Viskose (andere Mattierungsmittel sind für Verbandstoffe nicht erlaubt)]. Das Titandioxid ist gleichmäßig in der ganzen Faser verteilt und liegt fest verankert in der Zellwollfaser vor. Durch Mattierung wird die Zellwolle im Aussehen der Baumwolle ähnlicher.

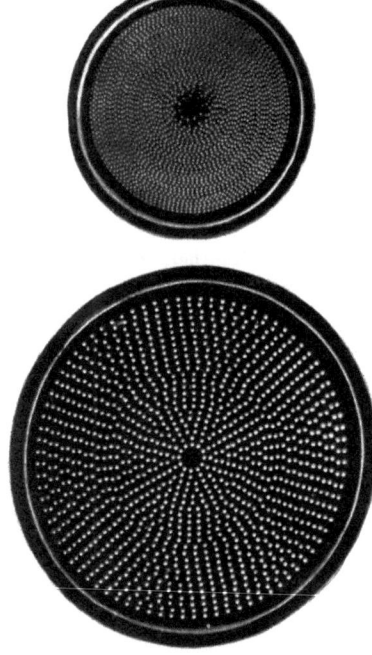

Abb. 479. Spinndüse für Zellwolle (aus Textilfibel der Phrix-Gesellschaft, Hamburg).

Eigenschaften. Im Vergleich zum Ausgangsmaterial Zellstoff besitzt die Zellwolle verhältnismäßig niedere, durch den chemischen Abbau bedingte Polymerisationsgrade. Diese liegen bei den normalen Zellstoffen zwischen 600 und 1 000, bei den normalen Viskosefasern schwanken sie zwischen 260 und 320, d. h. die einzelnen Cellulosemoleküle bestehen bei diesen Produkten aus 600 bis 1 000 bzw. 260 bis 320 Glucosemolekülen, während die native Baumwolle einen weit höheren Durchschnittspolymerisationsgrad (DP) — meist etwa 2 500 — aufweist. Zwischen DP und Festigkeit der Faser besteht ein gewisser Zusammenhang. Die Festigkeitswerte der Zellwolle steigen mit zunehmender Molekülvergrößerung an, doch bewirkt

eine weitere Steigerung des DP über 700 keine wesentliche Festigkeitserhöhung. Mit zunehmendem DP steigt die Viskosität der Spinnlösungen. Sehr hochviskose Spinnlösungen sind aber technisch schwer zu verarbeiten. Gut verspinnbare Viskosen stellt man daher auf einen DP von 250 bis höchstens 400 ein. Die geringere Reißfestigkeit der Zellwolle gegenüber der Baumwolle findet im DP ihre Erklärung.

Auch ist zu berücksichtigen, daß der natürliche Aufbau der nativen Faser durch den Lösungs- und Umfällungsprozeß verlorengegangen ist, d. h. der Ordnungsgrad der Cellulosemoleküle vermindert und die Packungsdichte verringert ist. Die geringere Festigkeit der Zellwolle, besonders im nassen Zustand, die leichtere Anquellbarkeit und Löslichkeit liegen auch darin begründet.

Die Grundstruktur der Cellulose bleibt nach den chemischen Vorgängen, die der Zellstoff auf dem Wege zur künstlichen Textilfaser Zellwolle oder Reyon (= Kunstseide, die endlos lange Fasern darstellt) durchmacht, erhalten, weshalb man von einer regenerierten Cellulose spricht.

Während die Baumwolle als Naturfaser immer gewissen Schwankungen hinsichtlich der Begleitstoffe und besonders hinsichtlich der Faserlänge und Faserfeinheit unterworfen ist, ist die ihr in der äußeren Struktur sehr ähnliche Zellwolle im stofflichen Aufbau sehr einheitlich und regelmäßig; bei ihrer Herstellung kann man je nach Verwendungszweck die Feinheit und Länge der Fasern sehr gleichmäßig gestalten. Die Stärke der Faser, besser die Faserfeinheit, kann wechseln. Sie kann auf die übliche Feinheit der Baumwollfasern eingestellt werden.

Wie bei allen künstlichen Fasern (Chemiefasern) wurde bis vor kurzem auch bei Zellwolle die Faserfeinheit oder der sog. Titer in Denier (den) angegeben. Der Titer in „Denier" ist das Gewicht in Gramm je 9000 m Faser. Der Titer von 2,5 den bedeutet also, daß eine Faser von 9000 m Länge 2,5 g wiegt. Der Empfehlung der Internationalen Normenorganisation (ISO) folgend, soll auf Veranlassung des Deutschen Normenausschusses die Feinheit synthetischer Fasern und Garne zukünftig von der Angabe des Titers in „Denier" auf das „tex"-System umgestellt werden. Die gesetzliche Einheit dieses Systems ist das „tex", nämlich das Gewicht in Gramm von 1000 m Faser bzw. Garn. Bis Ende 1967 wurde die Feinheit der synthetischen Fasern auch in „millitex" angegeben:

$$\text{millitex (mtex)} = \frac{1 \text{ mg}}{1000 \text{ m}}.$$

Das DAB 7-BRD hat in seinen Monographien „Verbandwatte aus Zellwolle" und „Verbandwatte aus Baumwolle und Zellwolle" den internationalen Bestrebungen bereits Rechnung getragen, indem es die Faserfeinheit der Zellwolle in millitex, daneben auch in „den" vorschreibt. Nach einem Merkblatt der Industrievereinigung Chemiefaser (IVC) vom Okt. 1967, betreffend die Einführung des „tex-Systems", wurde von allen internationalen Verbänden aller Fasererzeuger und -Verbrauchergruppen anerkannt, daß für Chemiefaser-Endlosgarne und -Spinnfasern die Bezeichnung der Feinheit mit der Einheit „decitex" (Abkürzung: dtex) die geeignetste ist. Der Titer in „dtex" ist gekennzeichnet durch das Gewicht in Gramm von 10000 m Faser bzw. Garn. Man hat daher in das neu überarbeitete Normblatt DIN 61640 „Watten für medizinische Zwecke" für die Zellwollfeinheit die Einheit „dtex" übernommen. Die zuletzt eingeführte und die ursprüngliche Feinheitsbezeichnung stehen in folgender Beziehung zueinander:

$$\text{Titer in dtex} = \frac{\text{Titer in } den}{0,9}.$$

Für die Zellwolle für Verbandwatte war ursprünglich eine Faserfeinheit von 1,5 bis 2,5 den vorgeschrieben. Dies entspricht den neuen Feinheitsbezeichnungen 170 bis 280 mtex bzw. 1,7 bis 2,8 dtex.

Die Faserlänge (Stapel) kann sehr unterschiedlich gewählt, dabei aber sehr gleichmäßig gestaltet werden. Für Verbandstoffe wird vorzugsweise Zellwolle mit einem Stapel von 30 bis 40 mm verwendet.

Die äußeren Eigenschaften der Fasern sind weiterhin charakterisiert durch eine relativ glatte Struktur und ein meist schwach gelbliches Aussehen. Die Fasern können glänzend oder mattiert sein. Die Mattierung mit Titandioxid bewirkt je nach Menge eine mehr oder weniger starke Abschwächung des Glanzes. Mattierte Fasern zeigen gegenüber titandioxidfreien Fasern eine helleres Weiß. Die vielen Verwindungen und die Gerüstsubstanz, wie man sie bei der Baumwolle kennt, fehlen der Zellwolle. Durch künstliche Kräuselung erscheint sie im lufttrockenen Zustand auch etwas korkenzieherartig verwunden ähnlich der Baumwolle. Sie hat aber nicht die innere Elastizität und die gute Bauschelastizität, wie sie der Baumwolle innewohnen. Ein kardiertes Zellwollvlies hat keinen so guten inneren Zusammenhalt wie ein kardiertes Baumwollvlies, auch fällt die Zellwolle beim Benetzen und Durchtränken mit Wasser stärker zusammen als die Baumwollwatte. Wird Zellwolle aber in nicht zu hohem Prozentsatz mit den rauhen Baumwollfasern der vorgeschriebenen Qualität gemischt, so gewinnt die Watte einen durchaus befriedigenden Zusammenhalt und genügt allen Ansprüchen, wie die Erfahrungen mit der seit langem schon aus gleichen Teilen Baumwolle und Zellwolle hergestellten Verbandwatte gezeigt haben. Neben der Gleichmäßigkeit der Fasern besitzt die Zellwolle noch den Vorteil raschen Aufsaugens. Vorteilhaft ist auch die absolut gleichmäßige Faserlänge gegenüber der Baumwolle.

Im mikroskopischen Bild ist die Struktur der Zellwolle leicht zu erkennen und deutlich von der Struktur der Baumwolle zu unterscheiden. Charakteristisch für die Zellwolle ist die meist gleichmäßige Dicke der Fasern und eine Längsstreifung (Abb. 480). Diese Längsstreifung

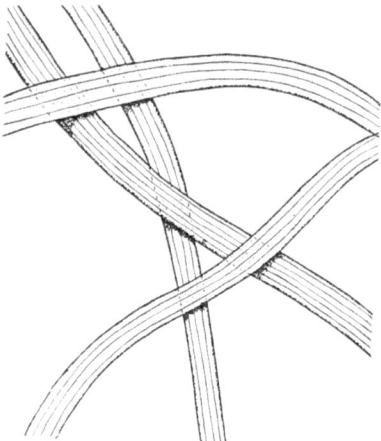

Abb. 480. Zellwolle. Vergr. 250fach (aus Dtsch. Apoth.-Ztg *1951*).

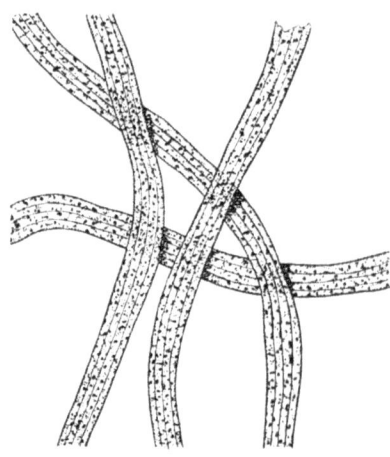

Abb. 481. Mattierte Zellwolle. Vergr. 250fach (aus Dtsch. Apoth.-Ztg *1951*).

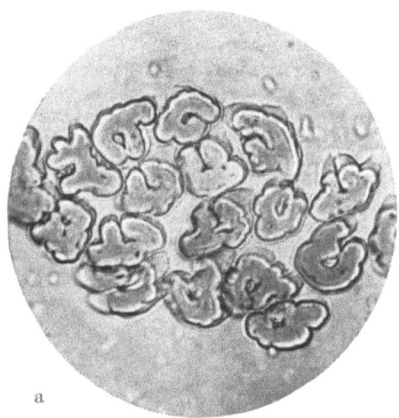

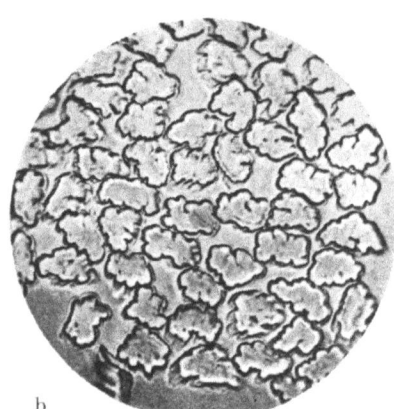

Abb. 482a u. b. Viskosezellwolle, Querschnitt. Vergr. 500fach (aus H. RATH: Lehrb. d. Textilchemie, 2. Aufl., Berlin/Göttingen/Heidelberg: Springer 1963).

hängt mit der unruhigen, mehr oder weniger fein gelappten Querschnittsform (Abb. 482a/b u. 483) zusammen. Je gröber die Faser und je mehr der Querschnitt eingebuchtet ist, desto deutlicher ist die Längsstreifung zu sehen. Mattierte Fasern fallen außerdem noch durch die gleichmäßige Pigmentierung im Längsbild (Abb. 481) und Querschnitt auf.

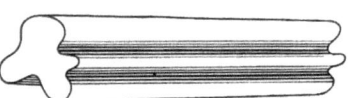

Abb. 483. Schematische Ansicht einer Zellwollfaser (aus H. RATH, wie Abb. 482a/b).

Zellwolle ist wie Baumwolle in Kupferoxidammoniak löslich. In Ameisensäure/Zinkchloridlösung (20 Teile wasserfreies Zinkchlorid und 80 Teile konz. Ameisensäure) zerfallen die Zellwollfasern und gehen in Lösung. Baumwolle wird dabei nicht angegriffen.

Bei 65% relativer Luftfeuchte nimmt die Viskosezellwolle etwa 12% Wasser auf. Ihr Handelsgewicht wird mit 11% Feuchtigkeitszuschlag auf das absolute Trockengewicht angegeben. Das spezifische Gewicht der Zellwolle beträgt 1,52 bis 1,54.

Baumwolle. *Vorkommen und Gewinnung.* Als Baumwolle bezeichnet man die Samenhaare der Baumwollpflanze aus der Familie der Malvaceae. Die Baumwollpflanze ist in Indien schon lange vor der Zeitrechnung bekannt gewesen; bereits in den Sanskritschriften werden Baumwollgewebe erwähnt. Von Indien aus hat sie den Weg dann weiter nach Ostasien und nach den afrikanischen und den amerikanischen Kontinenten genommen. Sie gedeiht als kraut-, strauch- oder baumartige Pflanze, die bis zu 6 m hoch werden kann, in den Tropen und Subtropen und bevorzugt ein feuchtwarmes Klima und besondere Bodenbeschaffenheit. Sie wird heute, um die Frucht leicht zu erreichen, meist in Strauchform von 1,5 bis 2,5 m Höhe je nach Sorte in den *USA, UdSSR, Indien, China, Mandschurei, Brasilien, Ägypten, Pakistan* und *Türkei* kultiviert. Die bekanntesten Arten der kultivierten Baumwollpflanze sind Gossypium barbadense, G. hirsutum, G. herbaceum, G. neglecticum, G. arboreum und G. peruvianum sowie verschiedene Kreuzungen aus diesen Arten.

Die Anlage und Bearbeitung von Baumwollkulturen ist eine mühevolle Arbeit. Der Ertrag hängt nicht allein vom Fleiß ab. Er ist durch ungünstige klimatische Einflüsse, besonders aber durch Insekten, wie den Baumwollkäfer, und durch Bakterien und Pilze gefährdet. Die Baumwolle ist eine langsam wachsende Pflanze. Von der Aussaat bis zur Ernte vergehen 4 bis 5 Monate und mehr. Die Sträucher haben drei- bis fünflappige Blätter und meist gelbe oder weiße, bei einigen Arten auch rosa Blüten, aus denen sich in 6 bis 8 Wochen die apfelgroßen Früchte, braune drei- bis fünffächerige Kapseln mit je 3 bis 5 Samenkörnern am Grund der Fächer, entwickeln. Wenn die Kapseln ihre volle Reife erlangt haben, springen sie auf, und die an der gesamten Oberfläche der ölhaltigen, linsengroßen Samenkörner haftenden Samenhaare quellen infolge ihrer natürlichen Elastizität heraus. Die Haare dienen bei der Wildpflanze zur Samenverbreitung durch den Wind. Die Baumwolle wird entweder von Hand oder maschinell mit mechanischen Baumwollpflückern gesammelt. Das Pflücken von Hand hat den Vorteil, daß eine sorgfältige Auslese hinsichtlich des Reifegrades erfolgen und dann weiterhin eine reine Baumwolle gewonnen werden kann, die weniger Blatt- und Fruchtkapselreste enthält. Entkörnungs- oder Egreniermaschinen, auch Entkerner genannt, trennen die Fasern von den Samenkörnern. Da diese rund $^2/_3$ des Gewichts des Kapselinhalts ausmachen, wird das Egrenieren schon auf den Sammelstellen vorgenommen. Die Körner selbst werden zu Baumwollsaatöl (Cottonöl, Speiseöl), zu Margarine, Futtermitteln und für technische Zwecke verarbeitet. Vom Entkernen gelangen die Fasern zur Baumwollpresse, wo sie zu Ballen zusammengepreßt werden. Bei manchen Baumwolltypen bleiben nach dem Egrenieren an den Samen noch viele kurze, flaumartige Fasern (Grundwolle) hängen, die mittels sog. Sägemaschinen abgetrennt werden. Diese als „Linters" bezeichneten kurzen Fasern sind wegen ihrer Kürze (in der Regel 6 bis 10 mm, selten bis 15 mm) zum Verspinnen nicht geeignet und finden außer als Fasermaterial für geringerwertige Wattesorten vornehmlich in der Kunstseiden- und Papierindustrie sowie für Sprengstoffe Verwendung.

Eigenschaften. Die Qualität der Baumwolle wird nach verschiedenen Gütemerkmalen beurteilt. Hierzu gehören Faserlänge, auch Stapel genannt, Faserfeinheit, Reinheit, Reifegrad, Glanz, Weichheit und Farbe. Für reine textile Zwecke begehrt sind langer Stapel, hoher Reinheitsgrad, Glanz und Geschmeidigkeit. (Für die Verarbeitung zu Watten ist nur bei Augenwatte ein langer Stapel und hoher Reinheitsgrad erwünscht und kostenmäßig tragbar.) Besonders lange — bis zu 50 mm — und weiche Fasern mit seidigem Glanz liefern die ägyptische (Mako) und die Sea-Island-Baumwolle mit einer durchschnittlichen Faserlänge von 30 bis 40 mm und einem Faserdurchmesser von ca. 10 bis 14 μm. Die amerikanische Baumwolle ist durchschnittlich 20 bis 25 mm lang bei einer Breite von ca. 15 bis 23 μm. Kürzere und vor allem derbere, d. h. dickere und auch stärker gekräuselte Fasern sind die ostindische und chinesische Baumwolle von durchschnittlich 10 bis 15 mm Länge und 20 bis 40 μm Breite. Die einzellige Einzelfaser der Baumwolle ist im frischen Zustand etwa röhrenförmig, langsam in eine Spitze auslaufend, und mit Protoplasma ausgefüllt. Im lebenden Zustand besitzt die Faser daher einen rundlichen Querschnitt. Beim Reifen und Trocknen schrumpft die schlauchförmige Faser allmählich und fällt zu einem flachen Band zusammen, wobei gewisse Spannungszustände zu korkenzieherartigen Verdrehungen der Faser mit wechselnder Drehrichtung führen. Die flache und gewundene Form ist bei mikroskopischer Vergrößerung leicht erkennbar. Die Querschnitte (s. Abb. 484 u. 485) sind dann länglich-oval, nieren- oder bohnenförmig geworden. — Das eine Ende des Haares, das am Samen angewachsen war und beim Entkörnern abgerissen wurde, zeigt eine unregelmäßige Rißstelle; das andere langsam spitz zulaufende Ende ist meist abgerundet, die Spitze oft verdickt. Die breiteste Stelle findet sich nicht an der Basis, sondern meist etwas unterhalb der Mitte des Haares. — Die Verdrehung der Fasern verleiht der Baumwolle besondere Eigenschaften; sie garantieren beim Verspinnen eine große Festigkeit der Fäden und in den Watten den guten Zusammenhalt des Fasermaterials.

In bezug auf den Aufbau des Baumwollhaares unterscheidet man die sehr feine Außenschicht oder Cuticula, die Primärwand, die Sekundärwand als die eigentliche Zellwand, den Zellkanal oder das Lumen. Die *Cuticula* bildet die äußerste, chemisch veränderte Zellwandschicht und ist in Kuoxam (Schweizers Reagens) unlöslich; sie enthält Pektin und wachsartige

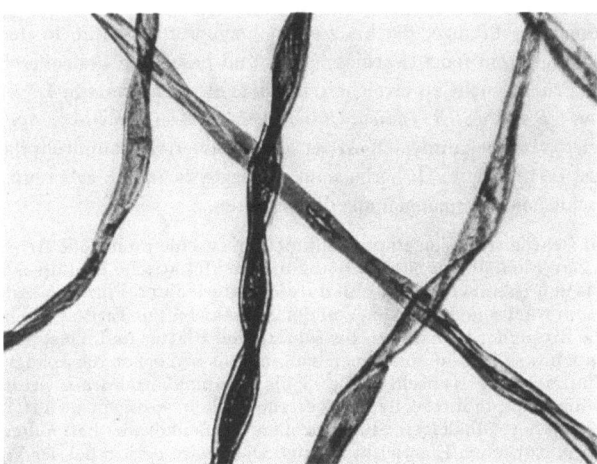

Abb. 484. Baumwollfaser. Vergr. 200fach (aus H. RATH, wie Abb. 482a/b).

Substanzen. Sie bildet eine wasserabweisende Schutzschicht für die Faser, weshalb Rohbaumwolle schwer netzbar ist und auf dem Wasser schwimmt. Aus neueren elektronenmikroskopischen Untersuchungen und Studien von W. KLING und H. MAHL geht hervor, daß die das Haar nach außen abschließende Wachsschicht mit der *Primärwand* organisch zusammenhängt (vgl. Abb. 486) und kein gesondertes Bauelement darstellt. Diese Schicht besteht aus einem Netzwerk sehr dünner Stränge oder Fibrillen von Cellulose, in der äußeren Lage mehr längsgestreckt, immer deutlich querorientiert. — Die eigentliche Zellwand, die *Sekundärwand*, bildet den Hauptanteil des Haares und baut sich aus parallel gelagerten feinen Fibrillen auf, die zu Bündeln und Strängen zusammengefaßt sind. Letztere verlaufen in der Längsrichtung zum Teil als langgestreckte Spiralen. Die Sekundärwand besteht nahezu vollständig aus reiner Cellulose, so daß Baumwolle, in Chlorzinkjodlösung eingebettet, eine klare Cellulosereaktion mit blauer bis violetter Färbung zeigt. Das Lumen enthält eingetrocknete, cellulosefremde Reste vom Protoplasma des lebenden Haares her und zum Teil den natürlichen Farbstoff. Es ist im mikroskopischen Bild des Längs- und Querschnittes leicht zu erkennen (vgl. Abb. 484 u. 485).

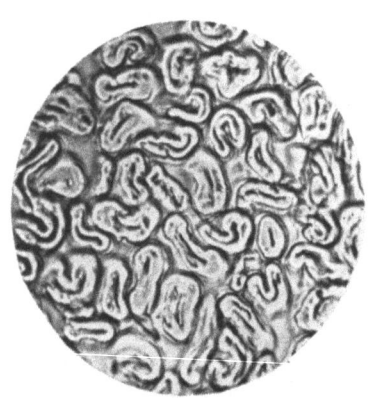

Abb. 485. Baumwollfaser im Querschnitt. Vergr. 500fach (aus H. RATH, wie Abb. 482a/b).

Die native Baumwolle enthält im allgemeinen 90 bis 92% reine Cellulose (α-Cellulose). Der Rest besteht in wechselnden Mengen — das kommt ganz auf die Baumwollsorte, ihren Standort und die Wachstumsbedingungen an — aus Fetten und Wachsen, Hemicellulosen, Pektin, Eiweißstoffen sowie Farbstoffen und mineralischen Bestandteilen. Außerdem enthält die Baumwolle ca. 6 bis 8% Wasser, je nach dem Feuchtigkeitsgehalt der umgebenden Luft. Beim Baumwollhandel wird das Handelsgewicht errechnet durch Zuschlag von 8,5% auf das absolute Trockengewicht. Das spezifische Gewicht der Baumwolle beträgt 1,54 bis 1,55.

Reinigung der Baumwolle für Watte (Watten für medizinische Zwecke). Die natürliche rohe Baumwolle ist neben der Chemiefaser Zellwolle der wichtigste Rohstoff für die Herstellung von Watten für medizinische Zwecke. Als Ausgangsmaterial kommen zum Einsatz:

1. Originalbaumwolle, d. h. von Samenkernen, Blatt- und Kapselresten und Strauchteilen schon im Erzeugerland zum großen Teil befreite Baumwolle. Besonders geeignet ist die kurzstapelige indische Originalbaumwolle.

2. Kämmlinge, die in den Spinnereien anfallen; das sind kurze bis mittlere, vor dem eigentlichen Spinnprozeß von der Kämmaschine ausgekämmte Fasern, die zur Herstellung guter

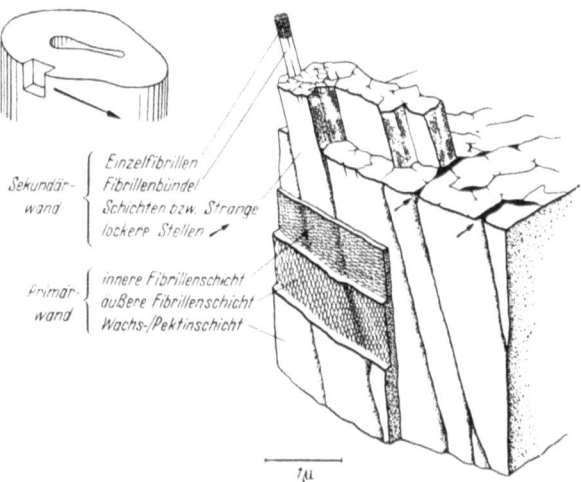

Abb. 486. Neues Modell der Baumwollfaser nach KLING und MAHL.

Garne ungeeignet sind. Den Kämmlingen haften nur noch geringe Mengen natürlicher Verunreinigungen an.

3. Flyerfäden, das sind Vorgarne, ganz lose gesponnene Faserbündel. Sie fallen beim Beginn des Spinnprozesses durch Fadenbruch oder als Restspulen an.

Für geringere Wattequalitäten kommen in Frage:

4. Stripse, die in der Vorspinnerei auf der Karde als sog. Deckelausstoß anfallenden Baumwollfasern.

5. Linters, die nach dem Entkörnen der Baumwolle den Samen noch anhaftenden kurzen Fasern (s. S. 878).

6. Reißbaumwolle: Auf dem Reißwolf geöffnete bzw. gerissene Reinfäden, das sind auf der Spinnmaschine anfallende, für die Weberei nicht mehr brauchbare Garne.

Sowohl die Originalbaumwolle als auch die geringerwertigen Abfälle sind meist mit Samen- und Kapselresten, mit Strauchteilen, Sand und Staub verunreinigt. Die Aufarbeitung beginnt daher mit einer *mechanischen Vorreinigung* durch Auflockerung in besonderen Vorreinigungsmaschinen. Dabei fallen die gröbsten Verunreinigungen aus. Bei Kämmlingen ist eine Vorreinigung meist nicht mehr erforderlich.

Die gepreßten Ballen werden geöffnet, und die Baumwolle den *Ballenbrechern* zugeführt. Dort findet durch Zerzupfen des Materials eine erste Auflockerung der Baumwolle statt, die im *Kastenspeiser* anschließend fortgesetzt wird. Dann gelangt die Baumwolle zum *Stufenreiniger*, in dem die Baumwollflocken weiterhin geöffnet und gut aufgelöst werden. Der Staub wird abgesaugt und die schweren Verunreinigungen werden ausgeworfen.

Um die Baumwolle von den Begleitstoffen (s. S. 878), die sich auf der Oberfläche befinden und in den Wänden des Lumens eingelagert sind, zu reinigen und sie saugfähig zu machen, wird sie einem *Beuch-* und *Bleichprozeß* (Naßbehandlung) unterworfen. Das Beuchen bereitet den eigentlichen Bleichprozeß vor und geschieht durch Kochen in großen Kesseln unter Druck (3 atü) mit verdünnter Natronlauge oder Sodalösung unter Zusatz von Netzmitteln und emulgierenden Stoffen. Die alkalische Lösung oder Flotte (beim Beuchen, Bleichen und Waschen werden die eingesetzten Lösungen in der Textilindustrie als „Flotten" bezeichnet) entfernt weitgehend die lösbaren oder emulgierbaren Verunreinigungen — das sind vor allem die Wachs- und Pektineinlagerungen auf der Oberfläche der Fasern — und zerstört bzw. erweicht die pflanzlichen Verunreinigungen, wie Schalenreste usw. Die alkalische Beuchflotte wird verworfen. Das Bleichen schließt sich nach vorausgegangenem Wässern an. Das *Bleichen* hat den Zweck, den auf der rohen Faser vorhandenen Farbstoff zu zerstören, der Baumwolle also ein weißes Aussehen zu geben; gleichzeitig erfolgt eine weitere (chemische) Reinigung von den übrigen Begleitstoffen, soweit diese durch das Kochen nicht völlig entfernt wurden. Das Bleichen wird mit bekannten Oxydationsmitteln in korrosionsfesten Behältern aus V4A-Stahl oder Steinzeug durchgeführt. Althergebrachte Verfahren arbeiten mit Chlorbleichlauge (Natriumhypochlorit) oder mit Peroxid oder nach einem kombinierten Verfahren mit diesen Bleichmitteln. Dabei ist darauf zu achten, daß keine Faserschädigung eintritt. Zuweilen ist in der Literatur noch die Rede vom Bleichen mit Chlorkalklösung. Von diesem Verfahren dürfte heute aber kaum mehr Gebrauch gemacht werden. Neuere Bleichverfahren arbeiten mit Peroxid (H_2O_2) unter Druck oder mit Natriumchlorit ($NaClO_2$). Sie haben den Vorteil, daß das Beuchen als vorgeschalteter Arbeitsgang in besonderen Kesseln entfallen kann. Beim Bleichen mit Wasserstoffperoxid unter Druck und unter Zusatz von Ätznatron oder mit Natriumperoxid nach dem sog. HT-Verfahren (= Hochtemperatur-Verfahren) wird in geschlossenen Apparaten bei einer Temperatur von 105 bis 120° und unter Einhaltung eines bestimmten pH-Bereichs das Beuchen und Bleichen gewissermaßen in einem Arbeitsgang vorgenommen und der nur wenige Stunden dauernde Arbeitsprozeß automatisch gesteuert. Auch beim Bleichen mit Natriumchlorit ist ein gesonderter Beuchprozeß nicht erforderlich. Letzteres Verfahren, das im schwachsauren Milieu von pH 3,5 bis 4,5 und bei Temperaturen von 60 bis 90° durchgeführt werden kann, ist wohl die schonendste Art der Bleiche von Cellulosefasern. Die Bleichwirkung beruht hier vermutlich auf einer kombinierten Wirkung der chlorigen Säure bzw. des Chloritions und des gasförmigen Chlordioxids. Bei starker Verunreinigung der Baumwolle kann allerdings sowohl beim HT-Verfahren als auch beim Bleichen mit Chlorit auf einen vorgeschalteten Beuchprozeß in der gleichen Apparatur oder in gesonderten Kesseln nicht verzichtet werden.

Nach dem Bleichen wird reichlich gewässert, heiß geseift und gründlich nachgewaschen. Um Ablagerungen auf der Faser zu vermeiden und um eine gute Saugfähigkeit und Reinheit der Baumwolle zu erzielen, ist die Verwendung von enthärtetem Wasser in allen Phasen des Bleichprozesses wichtig.

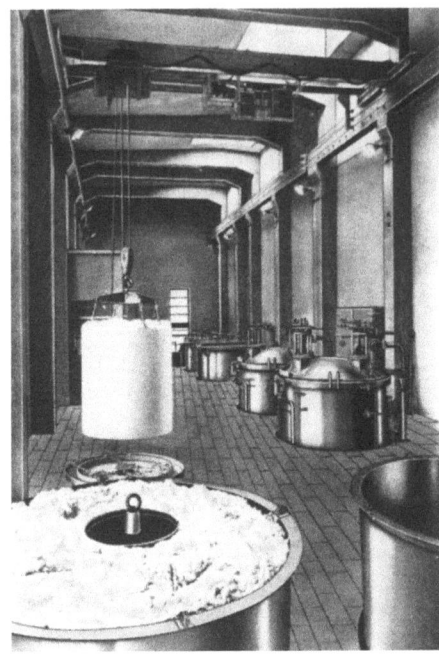

Abb. 487. Bleichanlage für Baumwolle (H. Kranz, Aachen).

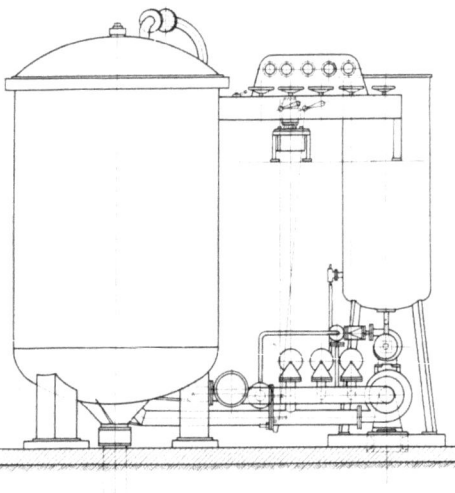

Abb. 488. Schematische Darstellung eines Hochtemperatur(HT)-Bleichapparates (H. Kranz, Aachen).

In einem letzten Bad wird abgeknirscht oder aviviert. Das *Abknirschen* dient dazu, die Watte, die durch das Kochen, Bleichen und viele Waschen sehr rauh, fett- und wachsarm geworden ist, für den Krempelprozeß (s. S. 887) geschmeidig zu machen. Man erreicht dies nach der althergebrachten Methode dadurch, daß aus ganz verdünnten Seifenlösungen durch Zugabe von organischen oder mineralischen Säuren in sehr geringer Konzentration auf der Faser Spuren freier Fettsäure abgeschieden werden, die wie ein hauchdünner Film die Fasern überziehen. Die Fasern erhalten dann nach dem Trocknen den bekannten leicht knirschenden Griff. Ein solcher Knirscheffekt kann auch mit in der Textilindustrie gebräuchlichen Avivagemitteln, wie z. B. Setilon KN (Fettalkoholkombination), Soromin KG (Fettsäurepolyglykolester), Viskosil KG (Alkylpolyglykolaether), durch geringe Zusätze ins letzte Waschbad erzielt werden. — Über das Abknirschen der Verbandwatte ist schon viel gestritten worden. Mit Recht hat man sich von mancher Seite gegen einen zu hohen Mineralsäuregehalt gewisser Wattefabrikate gewandt, der die Wattefaser bei längerer Lagerung und bei der Sterilisation schädigt, d. h. die Fasern brüchig macht. Ein sachgemäßes Abknirschen jedoch liefert eine einwandfreie Ware, deren Säuregehalt die vom DAB 6 noch zugelassene Menge bei weitem nicht erreicht. — Um der gebleichten Baumwolle bzw. der daraus hergestellten Watte ein helleres Weiß zu verleihen, wird von manchen Herstellern die Baumwolle durch Zusatz eines blauen oder violetten Farbstoffes oder durch Zusatz von optischen Aufhellern oder sog. Weißtönern (s. unten) zum letzten Spülbad künstlich geschönt.

Nach gründlichem Auswaschen im Anschluß an das Abknirschen ist die chemische Reinigung beendet. Die gebleichte und gewaschene Baumwolle wird nun durch Schleudern in Zentrifugen vom größten Teil ihres Wassers befreit. Die geschleuderte Ware, die immerhin noch 70 bis 80% Wasser, berechnet auf Trockengut, enthält, wird nun in einem besonderen Kastenspeiser aufgelockert und gleichmäßig verteilt den *Trockenöfen* (Siebtrommeltrockner und Dreibandtrockner) zugeführt. Die *getrocknete* Baumwollflocke bläst man dann mit Hilfe eines Ventilators in geräumige Silos. Hier lagert das Material und wird zur weiteren Verwendung (s. S. 887) auf einen bestimmten Feuchtigkeitsgehalt eingestellt.

Schönung mit Farbstoffen und optischen Aufhellern. Schon vor vielen Jahren war es üblich, Textilien aus Baumwolle im Anschluß an den Bleichprozeß mit einem blauen oder violetten Farbstoff zu behandeln. Dem letzten Spülbad nach der Bleiche wurden geringe Mengen von wasserlöslichem Methylenblau und Methylviolett oder von feinstdispersem Ultramarin (Waschblau) zugesetzt. Ähnliche Effekte erzielte man auch mit blauen oder violetten Säurefarbstoffen und unverküpten Indanthrenblaumarken. Es sollte dadurch der Textilware ein schöneres Weiß verliehen werden. Auch war das Bläuen von Watte aus Baumwolle keine seltene Gepflogenheit.

In der Nachkriegszeit haben zur Verbesserung des Weißgrades von Textilien die sog. optischen Aufheller, auch Weißtöner genannt, in der Textilindustrie Eingang gefunden. Bedauerlicherweise machen einige Watte-Hersteller von dieser optischen Aufhellung Gebrauch, indem sie die gebleichte Baumwolle mit optischen Aufhellern behandeln oder eine optisch aufgehellte Zellwolle für die Watte-Herstellung verwenden. Dies trifft in erster Linie für nicht genormte Watten zu.

Die Schönung bzw. Aufhellung mit Bläufarbstoffen und optischen Aufhellern beruht auf rein physikalischen Vorgängen. Den Bläueffekt kann man auf folgende Weise erklären: Bei der Behandlung von gelbstichigem Fasermaterial mit geringen Mengen eines blauen oder violetten Farbstoffs verschwindet der Gelbton der Watte, indem nach den Gesetzen der subtraktiven Farbenmischung aus dem Gelb der Faser und dem Blau oder Violett des Farbstoffs ein Grau entsteht. Nun wird aber in der Regel der Bläufarbstoff im Überschuß verwendet, so daß die Watte einen blauen Schimmer erhält. Für das menschliche Auge wirkt eine blaustichige Watte stets „heller" oder „weißer" als eine gelbstichige von gleichem Graugehalt. Die gebläute Watte wird daher immer als reiner empfunden als die nicht gebläute, obgleich der an und für sich sehr geringe Grau- bzw. Schwarzgehalt der Watte durch das Bläuen zugenommen hat, wovon man sich durch physikalische Messungen überzeugen kann. Das physiologische Weißempfinden stimmt mit dem physikalischen Weißgehalt nicht überein.

Die optische Aufhellung mit Weißtönern beruht darauf, daß auf die Faser Substanzen in sehr geringer Menge gebracht werden, die die Fähigkeit besitzen, im Tageslicht vorhandene, vom menschlichen Auge nicht wahrnehmbare kurzwellige, ultraviolette Strahlen zu absorbieren, die hierbei aufgenommene Energie umzuwandeln und in Form von längerwelligem, nun für das Auge sichtbarem Licht auszustrahlen. Das ursprünglich gelbstichige Fasermaterial sendet nach dem Behandeln mit optischen Aufhellern, die selbst farblos oder schwach gelblich aussehen, wasserlöslich sind und wie substantive Farbstoffe auf die Faser aufziehen, zwei verschiedenartige Strahlen aus, einmal die gelben Lichtstrahlen des gelbstichigen Fasermaterials, zum anderen die violetten Lichtstrahlen des optischen Aufhellers. Wenn beide Strahlen in gleicher Menge ins menschliche Auge gelangen, so entsteht entsprechend den Gesetzen der additiven Farbenmischung ein Weiß. Sind die durch den optischen Aufheller ausgesandten Lichtstrahlen im Überschuß vorhanden, dann erhält das Fasermaterial je nach dem chemischen Aufbau des Weißtöners eine bläulich- oder rötlich-violette Fluoreszenz. Bei dieser Art der Aufhellung bzw. Schönung kann zum Unterschied gegenüber der Bläuung mit Farbstoffen keine Trübung durch Bildung von Grau eintreten. Daher erscheint das mit optischen Aufhellern erzielte Weiß besonders leuchtend. Die beste Wirkung zeigen die Weißtöner im Sonnenlicht; bei künstlichem Licht mit geringem Anteil von kurzwelligen Strahlen tritt der Aufhellungseffekt naturgemäß weniger in Erscheinung.

Die mit Weißtönern geschönte Watte gibt sich gegenüber der unbehandelten, gut gebleichten Watte meist durch ein auffallendes Weiß mit einem Stich ins Bläuliche oder Rötlichblaue zu erkennen. Besonders deutlich tritt der Fluoreszenzeffekt in Erscheinung, wenn man die mit optischen Aufhellern geschönte Watte im filtrierten UV-Licht betrachtet. Unter der UV-Lampe leuchtet eine solche Watte stark auf und ist so eindeutig von normal gebleichter Ware zu unterscheiden (s. auch S. 892). Im UV-Licht nur ganz schwach aufleuchtende Watten sollten nicht beanstandet werden. Es kann sich hier um eine geringfügige Fluoreszenz handeln, die manchen Baumwollsorten von Natur aus eigen ist. Auch können Spuren von Waschmitteln oder gewisse Avivagemittel dieses schwache Aufleuchten bewirken. Durch Reflexion kann sich diese schwache Fluoreszenz so sehr verstärken, daß sie zu Zweifeln Anlaß geben kann. Nach den bisherigen Erfahrungen ist es daher zweckmäßig, die Watte unter der UV-Lampe in einer dünnen Schicht von nicht mehr als 5 mm Vliesdicke zu betrachten. Ähnlich ist auch bei Verbandmull und Hochgebleichtem Verbandzellstoff zu verfahren, indem man diese Verbandstoffe in höchstens 2 Lagen übereinander im UV-Licht beobachtet. Einzelne stark aufleuchtende Fasern sind ebenfalls kein Grund zur Beanstandung, weil es sich technisch nicht immer vermeiden läßt, daß z. B. durch Flug von benachbarten Krempeln optisch aufgehellte Fasern in die Watte gelangen. Zum anderen kann es hin und wieder vorkommen, daß im Wattevlies noch vereinzelte Teilchen von Frucht- und Samenschalen enthalten sind, die im UV-Licht gelblich aufleuchten.

Es ist unwiderleglich, daß die Schönung einer Watte mit Bläufarbstoffen oder optischen Aufhellern nur den Weißgrad verbessert und in keiner Weise ihren Gebrauchswert fördert. Diese Schönungsmittel dienen einzig und allein dem Zwecke, dem gebleichten Fasermaterial den leichten Gelb- oder Graustich zu nehmen und dem Auge ein besonders schönes Weiß darzubieten. Es handelt sich also um eine rein optische Verbesserung, die bei Verbandstoffen in physiologischer Hinsicht nicht ohne Bedenken hingenommen werden kann, da es unter der Vielzahl der optischen Aufheller keinen und unter den Bläufarbstoffen nur zwei oder drei gibt, deren physiologische Unbedenklichkeit mit Sicherheit erwiesen ist. Vor allem sollten Verbandstoffe, die mit der Wunde in Berührung kommen oder kommen können, nicht gebläut oder optisch aufgehellt werden.

Diese Forderung wurde zuerst im Normblatt „Watten für medizinische Zwecke" erhoben. So dürfen z. B. die Verbandwatten und die Augenwatten, die das DIN-Zeichen tragen, weder mit Bläufarbstoffen noch mit optischen Aufhellern behandelt sein.

Würde man die bis jetzt als physiologisch unbedenklich erkannten Bläufarbstoffe zulassen, so wäre eine Prüfung, ob in einem gebläuten Verbandstoff nur diese und keine anderen Farbstoffe enthalten sind, unumgänglich. Ein solches Prüfverfahren wäre aber ziemlich umständlich. Sollte sich unter den optischen Aufhellern der eine oder andere als physiologisch unbedenklich herausstellen, so würde ein eindeutiger Nachweis desselben ebenfalls einen nicht unerheblichen Aufwand erfordern, der in keinem Verhältnis zu dem erzielten Effekt steht.

Bekannte Handelsprodukte der optischen Aufheller, die in der Textilindustrie und auch in der Papierindustrie weite Verbreitung gefunden haben, sind die Blankophor-, Leukophor-, Ultraphor-, Tinopal- und Uvitex-Marken u. a. Es sind im allgemeinen Derivate von Diaminostilbensulfonsäure, Benzimidazol, Diphenylimidazol usw. Diese optischen Aufheller sind auch in den üblichen Waschmitteln anzutreffen.

Aus den gleichen Günden, die zu einem Verbot der Schönung der genormten Watten für medizinische Zwecke geführt haben, ist auch eine Behandlung von Verbandmull, Mullbinden und Verbandzellstoff in den genormten Qualitäten mit Schönungsmitteln unzulässig. Verschiedene ausländische Arzneibücher untersagen eine Bläuung der wichtigsten Verbandstoffe mit Farbstoffen und auch eine optische Aufhellung mit Weißtönern. Das DAB 7-BRD läßt eine Schönung der Verbandstoffe Watte, Verbandmull und Verbandzellstoff nicht zu.

Polyamide. Nylon und Perlon. Unter den vollsynthetischen Fasern sind es besonders die Polyamidfasern Nylon und Perlon, die im Verbandstoffsektor Eingang und Verbreitung gefunden haben.

Herstellung. Nylon wird durch Polykondensation von Adipinsäure (Dicarbonsäure) und Hexamethylendiamin (Diamin), *Perlon* durch Polymerisation von ε-Caprolactam gewonnen. Hierbei entstehen lineare Makromoleküle, in denen CONH-Gruppen mit Paraffingruppen bestimmter Länge abwechseln. Die Polyamide sind, da sie Säureamidbindungen besitzen, ähnlich wie die Proteinfasern, z. B. Seide und Wolle, mit dem Unterschied, daß sie im Gegensatz zu den Proteinfasern aus gleichartigen Bausteinen bestehen.

Die wichtigsten Grundstoffe für die Nylon- und Perlonfasern sind Phenol und Furfurol. Aus diesen werden in mehrstufigen Prozessen Adipinsäure und Hexamethylendiamin als Ausgangsstoffe für die Herstellung von Nylon und ε-Caprolactam, das Monomere des Polyamids Perlon, gewonnen (s. Abb. 489).

Es gibt verschiedene Wege, um zu den Ausgangsstoffen für Nylon zu kommen, von denen zwei Wege der günstigen Rohstofflage und der vorteilhaften technischen Durchführung des Verfahrens wegen besondere Bedeutung erlangt haben:

1. Durch katalytische Hydrierung von Phenol zu Cyclohexanol und dessen Oxydation erhält man Cyclohexanon; durch weitere Oxydation kann aus dem Cyclohexanon durch Ringspaltung Adipinsäure gewonnen werden. Der Weg zum Hexamethylendiamin führt dann über das Diamid und Dinitril der Adipinsäure, das katalytisch hydriert wird.

2. Furfurol wird zum Furan decarboxyliert, dann zum Tetrahydrofuran reduziert. Durch Einlagerung von Chlorwasserstoff gewinnt man 1,4-Dichlorbutan, aus dem sich mittels Cyan-

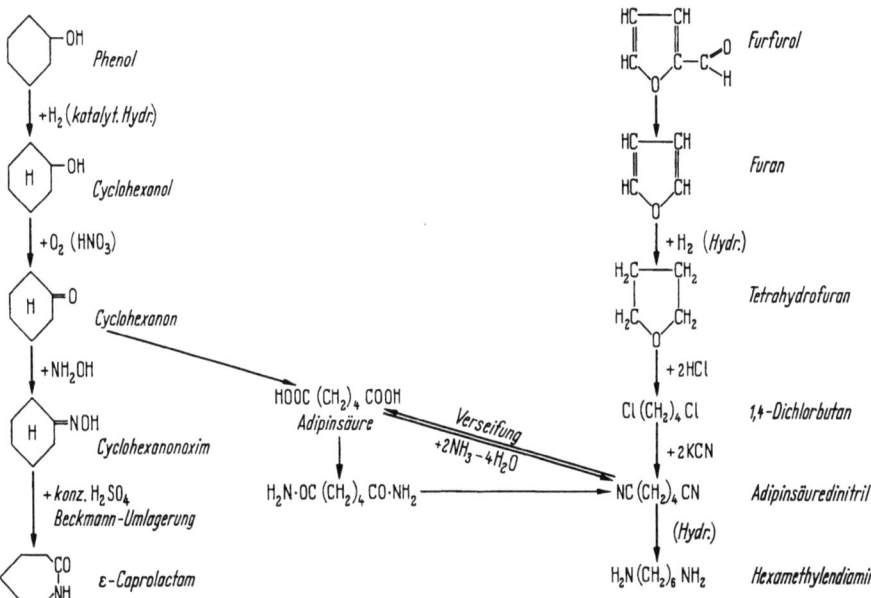

Abb. 489. Synthese von Perlon und Nylon.

kalium das Adipinsäurenitril herstellen läßt. Durch Verseifung des Adipinsäurenitrils kann Adipinsäure, durch katalytische Hydrierung Hexamethylendiamin gewonnen werden.

Den Ausgangsstoff für Perlon, das ε-Caprolactam, das ringförmige innere Amid der ε-Aminocapronsäure erhält man aus Phenol über Cyclohexanol und Cyclohexanon und dessen Überführung in das Cyclohexanonoxim. Durch Beckmannsche Umlagerung wird dieses Oxim unter Ringerweiterung zum isomeren ε-Caprolactam umgewandelt.

Zur *Herstellung des Polyamids Nylon* werden Adipinsäure und Hexamethylendiamin in molarem Verhältnis zur Kondensation gebracht. Dies erfolgt in zwei Verfahrensschritten. Zuerst wird das polymere Ammoniumsalz als Hexamethylendiamin und Adipinsäure (AH-Salz, Nylonsalz) hergestellt. Im zweiten Verfahrensschritt wird eine 50- bis 60%ige Lösung des mit 5 bis 6% Methanol angefeuchteten Salzes in reinem destilliertem Wasser hergestellt und mit einer dem gewünschten Molekulargewicht entsprechenden Menge eines Kettenabbrechers (0,2 bis 0,3% Essigsäure oder Adipinsäure) versetzt. Die Lösung wird in einen bis 280°C beheizbaren Kondensationsautoklaven überführt und aufgeheizt, bis sich ein Druck von etwa 15 atü eingestellt hat. Nun wird über einen Kühler entspannt und weiter aufgeheizt, bis die gesamte Wassermenge abdestilliert ist. Die Kondensation wird nun zur Erreichung des hochmolekularen Zustandes bei Temperaturen bis etwa 270°C bei sinkendem Druck und zuletzt im Hochvakuum zu Ende geführt.

$$H_2N \cdot CH_2 \cdot CH_2 \cdot CH_2 \cdot CH_2 \cdot CH_2 \cdot CH_2 \cdot NH_2 + HOOC \cdot CH_2 \cdot CH_2 \cdot CH_2 \cdot CH_2 \cdot COOH$$

Hexamethylendiamin   Adipinsäure

$$\rightarrow \ldots HN \cdot CH_2 \cdot CH_2 \cdot CH_2 \cdot CH_2 \cdot CH_2 \cdot CH_2 \cdot NH \cdot OC \cdot CH_2 \cdot CH_2 \cdot CH_2 \cdot CH_2 \cdot CO \ldots$$

Nylon

Vor und während der Kondensation muß für vollständigen Ausschluß des Luftsauerstoffs Sorge getragen werden. Die durch die Polykondensation entstandene Schmelze wird dann gewöhnlich mittels Stickstoffdruck an der unteren Öffnung des Kondensationsautoklaven in

Form eines Bandes oder einer Borste ausgepreßt, das Polymerisat durch Abschrecken mit Wasser zum Erstarren gebracht und zur weiteren Verarbeitung in Granulate übergeführt.

Zur *Herstellung von Perlon* wird eine etwa 80%ige Lösung von Caprolactam in Wasser, die ca. 0,5% Essigsäure als Katalysator und Kettenabbrecher enthält, in einem Autoklaven unter Ausschluß von Luftsauerstoff auf 260 bis 270°C erhitzt. Nach Erreichen dieser Temperatur wird das Wasser abdestilliert. Es bildet sich eine klare farblose Schmelze, die, ähnlich wie bei Nylon beschrieben, abgezogen und in ein Granulat übergeführt wird.

$$\begin{array}{c}CH_2-CH_2\\CH_2\qquad\qquad C=O\\\qquad\qquad NH\\CH_2-CH_2\end{array} \rightarrow \ldots HN\cdot(CH_2)_5\cdot CO\cdot HN\cdot(CH_2)_5\cdot CO\ldots$$

ε-Caprolactam   Perlon

Da das für die thermoplastische Verarbeitung bestimmte Granulat in den meisten Fällen kein freies Lactam enthalten darf, wird dieses mit heißem destilliertem Wasser extrahiert. Das weitgehend lactamfreie Granulat wird schonend bei niedrigen Temperaturen im Vakuum getrocknet.

Die Polyamide stellen ziemlich harte, hornartige, opake, mikrokristalline Massen mit Molekulargewichten zwischen 10 000 und 20 000 dar. Sie besitzen einen relativ scharfen Schmelzpunkt, der sehr stark von der Zusammensetzung der Polyamide abhängig ist. Er ist um so höher, je kleiner die Paraffinkette zwischen den polaren CONH-Gruppen ist. Die Hauptmenge der Polyamide wird zur Herstellung von Fasern und Folien verwendet. Daneben haben die Polyamide in neuerer Zeit steigende Bedeutung als thermoplastische Kunststoffe im Maschinen- und Apparatebau, im Fahrzeugbau, in der Elektrotechnik und im Haushalt erlangt.

Herstellung der Polyamidfasern. Die Herstellung erfolgt im sog. Schmelzspinnverfahren. Gemäß Abb. 490 geht das bei der Perlon- und Nylonerzeugung ziemlich gleichartige Verspinnen der entsprechenden Polyamide im einzelnen folgendermaßen vor sich:

Das feste Polyamidharz wird unter Luftabschluß geschmolzen und nach Filtration über ein Sandfilter durch eine Spinndüse, eine Platte aus korrosionsfestem Stahl mit ca. 50 bis 100 mm Durchmesser, mit vielen haarfeinen Löchern, gepreßt. Im Luftstrom werden die Fäden abgeschreckt und zum Erstarren gebracht. Die endlosen Fäden (Polyamidseiden) werden aufgespult, anschließend gedreht oder vorgezwirnt, gereckt oder verstreckt, nachgezwirnt, ausgewaschen und getrocknet. Die durch die Düse gesponnenen Fäden besitzen noch nicht die erforder-

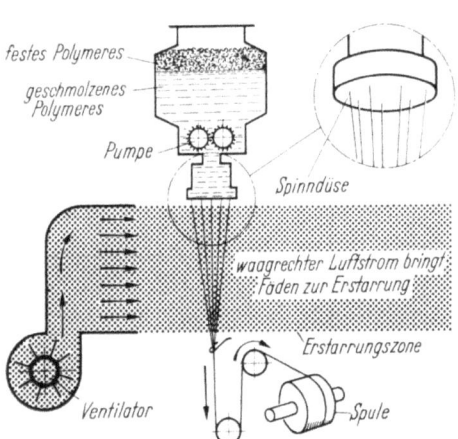

festes Polymeres
geschmolzenes Polymeres
Pumpe
Spinndüse
waagrechter Luftstrom bringt Fäden zur Erstarrung
Erstarrungszone
Ventilator
Spule

Abb. 490. Schematische Darstellung des Spinnvorgangs der Nylonfaser (aus H. RÖMPP: Chemie-Lexikon, 5. Aufl., Stuttgart: Franckh'sche Verlagshandlung 1962; 6. Aufl. 1966).

liche Festigkeit. Die kalten Fäden werden daher nach dem Vorzwirnen um das 4- bis 6fache der ursprünglichen Länge gereckt, wodurch die Fäden eine sehr hohe Festigkeit erhalten. Bei dieser Verstreckung erfährt der Faden eine parallele Orientierung der vorher ungeordneten Moleküle. Da der beim Vorzwirnen aufgetretene Drall beim Strecken zurückgeht, muß nach dem Strecken noch nachgezwirnt werden. Nach dem Auswaschen und Trocknen verarbeitet man die Polyamidfäden entweder zu monofilen oder multifilen Polyamidseiden oder schneidet wie bei der Zellwollherstellung die Fäden zu Fasern von gewünschtem Stapel (Spinnfaser). Eine sich anschließende, auf verschiedene Weise erzielbare Kräuselung und Perforation oder Avivage machen die völlig glatte und sonst schwer verspinnbare Faser für Spinnzwecke geeignet. Die elastischen Eigenschaften und die Formhaltung, wie Schrumpf-, Knitter- und Kräuselungsbeständigkeit sind Voraussetzung für die textile Verarbeitung.

Sie lassen sich durch besondere Maßnahmen erzielen, indem die Fäden und geschnittenen Fasern einem Fixierungsprozeß unterworfen werden, sei es durch längere Einwirkung von Wärme, tieferer Temperatur in Gegenwart von Quellmitteln (z. B. Wasserdampf von 100 bis 130°C) oder durch ganz kurze Einwirkung von trockener Hitze, die in oder nahe an dem Erweichungsbereich der Faserstoffe liegt. Durch Zusätze von Weiß- oder Farbpigmenten zu den monomeren Ausgangsstoffen oder den geschmolzenen Polymeren lassen sich mattierte oder spinngefärbte Fasern und Fäden gewinnen.

Eigenschaften und Mikroskopie der Polyamidfasern. Die Feinheit der Perlon- und Nylonfasern und der Endlosfäden (Perlon- oder Nylonseide) wird in der Regel in Denier, neuerdings auch in decitex ausgedrückt. So ist beispielsweise die Feinheit der wie Baumwolle und Zellwolle verspinnbaren Stapelfasern, glänzend oder matt, meist 1,4 2,0, und 2,7 *den* bzw. 1,6, 2,2 und 3,0 *dtex* mit Schnittlängen von 30 bis 60 mm. In der Flamme schmelzen die Polyamidfasern bräunlich zusammen, ohne zu entflammen, mit einem schwachen, an verbranntes Horn erinnernden Geruch. Perlon schmilzt bei 215°C, Nylon bei 245°C; die Erweichungspunkte liegen bei etwa 170°C bzw. 210°C; $d = 1,14$.

Die Fasern zeigen gute Laugenbeständigkeit. In organischen Lösungsmitteln sind sie im allgemeinen unlöslich. Verdünnte Säuren greifen die Polyamidfasern (auch Folien) nicht an; in konz. Salzsäure, Schwefelsäure und Salpetersäure dagegen sind sie löslich, ebenso in konz. Ameisensäure und 90%iger Phenollösung und in Eisessig beim Kochen. Polyamidfasern sind auch gegen die meisten Chemikalien als gut beständig zu bezeichnen. Sie sind alterungs- und fäulnisbeständig, verrottungsfest, mottensicher und insektenfeindlich. Gegenüber Baumwolle und Zellwolle besitzen sie eine höhere Zugfestigkeit in trockenem und in nassem Zustand sowie eine weit höhere Elastizität und Dehnbarkeit. Der Feuchtigkeitsgehalt bei 65% rel. Luftfeuchte und bei 20°C beträgt bei beiden ca. 4%. Die Fasern zeigen weitgehende hydrophobe Eigenschaften, haben also eine geringe oder gar keine Saugfähigkeit, daher trocknen Gewebe aus Polyamiden sehr rasch. Auf Grund ihrer Neigung zur Autoxydation, die mit

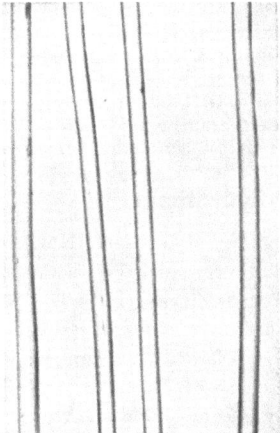

Abb. 491. Perlon glänzend. Vergr. 100fach (aus „Handbuch für Textilingenieure und Textilpraktiker", Teil 13: P.-A. Koch, Mikroskopie der Faserstoffe, 7. Aufl., Wuppertal-Elberfeld: Dr. Spohr-Verlag 1964).

wachsender Temperatur zunimmt, sind sie nicht absolut licht- und luftbeständig. Gegen gewisse Oxydationsmittel, namentlich Peroxide, sind sie empfindlich. Als Bleichmittel finden

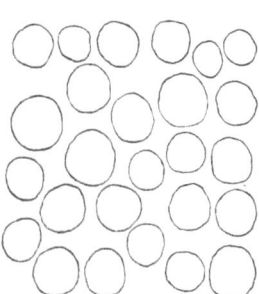

Abb. 492. Perlon glänzend, Querschnitt. Vergr. 300fach (aus P.-A. Koch, wie Abb. 491).

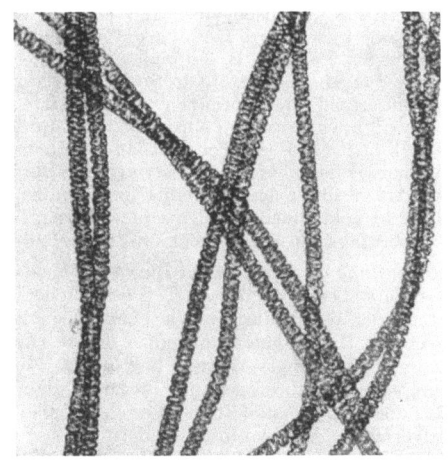

Abb. 493. Nylon. Chlorzinkjod-Präparat mit charakteristischer „Frotté-Bildung". Vergr. 100fach (aus P.-A. Koch, wie Abb. 491).

daher Natriumchlorit bzw. Chlordioxid Verwendung. Die Polyamidfaserstoffe sind physiologisch unbedenklich (Verwendung als Verbandgewebe und chir. Nahtmaterial).

Im mikroskopischen Bild sind die verschiedenen Fabrikate der Polyamidfasern nicht voneinander unterscheidbar. Die glatten und strukturlosen Fasern zeigen gleiche Längsansicht und den gleichen runden Querschnitt (s. Abb. 491 u. 492).

In 18%iger H$_2$SO$_4$ quillt Perlon deutlich, Nylon hingegen bleibt unverändert. Mit Neo-karmin W färben sich die Polyamidfasern gelbgrünlich und lassen sich so eindeutig von Baum-wolle und Zellwolle unterscheiden. Eine charakteristische Reaktion auf beide Polyamid-faserstoffe tritt nach Einwirkung von Chlorzinkjodlösung ein, die creme bis gelborange färbt. Nach längerem Liegen entstehen Deformationen, auffällige Einschnürungen (sog. Frotté-Bildung, s. Abb. 493) an den Fasern. Zur Beschleunigung der Frotté-Bildung nimmt man eine Mischung von 5 Raumteilen Chlorzinkjodlösung DAB 6 mit 1 Teil abs. A. Schon innerhalb 2 bis 5 Min. tritt dann bei Raumtemperatur die Frotté-Bildung ein. Die Unterscheidung von Nylon und Perlon gelingt durch Kochen in Dimethylformamid: Perlon wird gelöst, Nylon nicht. Auch löst sich Perlon bei kurzem Aufkochen in 60%iger Essigsäure auf, Nylon hingegen nicht.

Polyurethane

Die Polyurethane (Kurzzeichen: PU), unter den Kunststoffen eine Gruppe von Thermo-plasten — auch Polyisocyanate genannt — haben in der Nachkriegszeit für verschiedene Zwecke Eingang gefunden. So findet in der Verbandtechnik und Krankenpflege schon seit langem der Moltoprenschaumstoff Verwendung. Die seit einigen Jahren von verschiedenen Chemiefaser-Herstellern auf dem Markt angebotenen Polyurethan-Elastomerfäden (Kurz-zeichen: PUE) finden in stetig wachsendem Maße Verwendung in der Textilindustrie, z. B. für Mieder und Korsette, für Badebekleidung und Gesundheitsstrümpfe (am bekanntesten sind Dorlastan und Lycra) im besonderen zur Herstellung von dauerhaft elastischen Binden.

Herstellung. Die Polyurethane (−O−R′−O−OC−NH−R″−NH−CO−)$_n$ entstehen durch Polyaddition von Diisocyanaten (OCN−R″−NCO) mit Glykolen (OH−R′−OH) oder anderen hydroxylgruppenhaltigen Verbindungen, z. B. das Polyurethan Perlon U aus 1,6-Hexamethylendiisocyanat und 1,4-Butandiol. Durch Reaktion mit geeigneten Poly-estern, Diaminen und Diolen können die Polyurethane vernetzt werden (segmentierte PU). Je nach der Anzahl der funktionellen Gruppen −OH und −NCO der Reaktionspartner ent-stehen lineare oder vernetzte Makromoleküle. Durch die Peptidbindung −CO−NH− ähneln die PU in ihrem chemischen Aufbau den Polyamiden. Je nach den eingesetzten Ausgangs-produkten und den angewandten Reaktionsbedingungen (verschiedene Temperaturen, Drücke und Reaktionszeiten) erhält man Faserstoffe, Festkörper, kautschukähnliche Stoffe, Schaumstoffe (s. S. 964), Lacke und Metallkleber.

Wählt man als Diisocyanat die isomeren Toluylendiisocyanate und besonders das Di-phenylmethan-4,4′-diisocyanat und ersetzt man einen Teil des kurzkettigen Butandiols durch höhermolekulare Polyhydroxylverbindungen (Desmophen-Typen), unter denen sich besonders Polyester (z. B. Adipinsäure-äthylenglykol-polyester = „Desmophen 2000") und Polyäther (z. B. Polytetrahydrofuran = „Teracole") eignen, so kommt man zu den sog. „segmentierten" Polyurethanen (= vernetzte Polyurethanelastomere), aus denen gummi-ähnlich hochdehnbare und superelastische Endlosfäden oder -garne erzeugt werden können, die nach DIN 61001 als Polyurethan-Elastomerfäden („PUE") bezeichnet werden, an deren Weiterentwicklung und Verbesserung die Hersteller ständig arbeiten. Das erste Erzeugnis dieser Art ist unter dem Namen Lycra von der Du Pont de Nemours & Co. in den USA auf den Markt gekommen, gefolgt von weiteren Fabrikaten, unter denen die Dorlastan-Fäden der Farbenfabriken Bayer mehr und mehr Bedeutung gewinnen.

Herstellung der Polyurethan-Elastomerfäden. Die Eigenschaften der PUE-Fäden verschie-dener Hersteller können zum Teil erhebliche Unterschiede besitzen, und zwar sowohl hin-sichtlich der physikalischen wie chemischen Eigenschaften als auch bezüglich des Faden-aufbaues, z. B. der Querschnittsform. Diese Unterschiede liegen teils im chemischen Aufbau, teils im Herstellungsverfahren begründet. Von den verschiedenen Verfahren sei nur das Lösungsspinnverfahren genannt, bei dem die Verformung von Polyurethan-Elastomeren zu Fäden über den gelösten Zustand erfolgt. Dabei sind zwei Verfahren anwendbar: a) das Naß-spinnverfahren, bei dem in Fällbädern das Lsgm. (hochpolare Lsgm. wie Dimethylformamid, Hexamethylphosphoramid oder Dimethylsulfoxid) extrahiert wird, wobei die Koagulation zu Fäden eintritt, und b) das Trockenspinnverfahren, nach dem z. B. Dorlastan und Lycra hergestellt werden. Bei diesem Verfahren entsteht der Faden durch Verdampfen des Lsgm. Hierbei werden hochviskose Elastomer-Lösungen durch Einspinnen über Mehrlochdüsen in senkrecht stehende, beheizte Spinnschächte unter Ausdampfen des Lsgm. in die Fadenform übergeführt. Alle Polyurethan-Fäden werden z. Z. als Chemie-Endlosgarne hergestellt. Polyurethan-Spinnfasern gelangten bisher nicht über ein Entwicklungsstadium hinaus.

Eigenschaften. Die Polyurethan-Elastomerfäden sind monofil oder multifil gebaut, wobei die multifilen Fäden eine mehr oder weniger starke Verklebung der Einzelkapillaren besitzen, so daß zunächst der Eindruck eines monofilen Fadens entsteht. Auf Grund der besonderen physikalischen und chemischen Eigenschaften werden die Gummifäden, die zur Herst. elastischer Textilien, bevorzugt für den Miedersektor, orthopädischer Stützstrümpfe, elastischer Binden und Bandagen aller Art Verwendung finden, langsam durch die Polyurethan-Elastomerfäden verdrängt. Die Fadenfeinheit kann auf die textilen Belange abgestimmt werden. Die PUE-Fäden sind ab 40 bis 2200 *den* lieferbar und nehmen bei Verdehnung gegenüber Gummi wesentlich höhere Kräfte auf, d. h. bei gleichem Effekt können feinere Fäden eingesetzt werden.

Die Dichte von Kautschuk und Elastomer ist nahezu gleich ($1{,}0 - 1{,}2$ g/cm³). Die Elastomerfäden gestatten folglich feinere und leichtere Gewebe, auch Gewirke herzustellen als Kautschukfäden, die aber trotzdem genügend Festigkeit besitzen, da eben die spezifische Reißkraft und der elastische Modul mehr als doppelt so hoch sind bei Elastomerfäden wie bei Gummifäden. Die folgenden Gebrauchseigenschaften lassen die Vorzüge der elastomeren Polyurethanfäden gegenüber Naturgummifäden erkennen: Die Fäden sind weiß und leicht zu färben, sie sind alterungs- und lichtbeständig, temperaturbeständig bis 150° (Erweichungspunkt $175 - 210°$, Fp. $240 - 260°$), unempfindlich gegen Fette und Öle, Körperschweiß, Chemischreinigungsmittel sowie gegenüber den Gummigiften Kupfer und Mangan.

Weitere Eigenschaften: Feuchtigkeitsaufnahme bei 65% rel. Luftfeuchte 0,3 bis 3%. Gute Beständigkeit gegenüber den meisten verdünnten und kalten Säuren, Vergilbung in verdünnter Salz- und Schwefelsäure sowie gegenüber den meisten Laugen. Lösl. in kochendem Cyclohexanon, Dimethylformamid, unlösl. in Aceton, Benzin, Tetrachlorkohlenstoff und anderen chlorierten Kohlenwasserstoffen, konz. Salzsäure, konz. Ameisensäure, teilweise lösl. in kochender Natronlauge (40%ig), Metakresol und bei 24° in Salpetersäure (60%ig) und Schwefelsäure (69%ig).

Literatur: MÜLLER, E.: Über Urethan-Elastomere-Entwicklung und derzeitiger Stand. Kautschuk und Gummi, Kunststoffe *18*, H. 2 (1965). — OERTEL, H.: Elastomere Fäden auf Polyurethanbasis, ihr Aufbau, ihre Eigenschaften, ihre Verwendung. Melliand Textilber. *1965*, H. 1, S. 51—59. — WEISS, M.: Eigenschaften der Elastomerfasern und Gebrauchswert der daraus hergestellten Textilien. Melliand Textilber. *1966*, H. 1, S. 15—22. — RÖHRIG, W.: Eigenschaften, Verarbeitung und Anwendungsgebiete von Elastomerfäden. Melliand Textilber. *1968*, H. 3, S. 254—259. — SCHELL, K.: Dorlastan-Fäden in der Textilindustrie. Chemiefasern, Ztschr. moderne Textilverarbeitung *1966*, H. 8. — RÖHRIG, W.: Prüfung von Dorlastan-Fäden und textilen Flächengebinden aus Dorlastan. Chemiefasern, Ztschr. moderne Textilverarbeitung *1966*, H. 9. — DU PONT: Techn. Informationen Lycra Bulletin L-2, 6 u. 8 (1963).

Watten

Als Watten bezeichnet man im rein textilen Sinne (nach DIN 60000) lockere, meist in Schichten (aus Floren) aufgebaute und verdichtete Fasermassen aus bis zur einzelnen Faser aufgeschlossenen Faserstoffen, wobei die Fasern nur durch ihre natürliche Haftung zusammengehalten werden. Watten, die Verbandzwecken dienen, haben in der Regel einen Krempelprozeß durchgemacht; die Fasern sind vorzugsweise längs orientiert. Ihre Rohstoffe sind Baumwolle und Zellwolle, roh oder gebleicht.

Watten für medizinische Zwecke — früher Verbandwatten. Das Ausgangsmaterial für diese Watten ist gereinigte Baumwolle oder/und Zellwolle.

Fertigung des Wattevlieses. 1. Mechanische Vorreinigung auf Schlagmaschinen: Die durch Bleichen und Trocknen erhaltene gereinigte Baumwollflocke besitzt zwar die erforderliche Saugfähigkeit und chemische Reinheit, enthält aber noch Fasertrümmer, unter Umständen auch noch mürbe gewordene Samen-, Kapsel- und Laubreste, die netzartig von den durcheinanderliegenden Fasern umschlossen sind und erst nach Lösen des Fasernetzes teils von selbst herausfallen können, teils herausgeworfen werden müssen. Dies bewirkt man zunächst durch ein Auflockern auf Schlagmaschinen. Zur letzten mechanischen Reinigung wandert die in kleinere Flocken aufgelöste Baumwolle zu den Wattekrempeln. Die von der einschlägigen Zellwollindustrie hergestellte Zellwolle wird in Form von gebleichten Zellwollflocken in Ballen für die Wattefertigung geliefert. Obwohl die Zellwolle im Reinheitsgrad und in der Saugfähigkeit der gereinigten und gebleichten Baumwolle entspricht, wird sie wie die gebleichte Baumwolle in der Schlagmaschine aufgelockert, um dann den Wattekrempeln zugeführt zu werden.

2. Vliesbildung auf den Krempeln: Die Krempeln (s. Abb. 494) bestehen aus Einzugswalzen, einer Haupttrommel oder dem sog. Tambour mit großem Durchmesser und einem System von verschiedenen kleineren Walzen (Arbeiter, Wender, Volant). Tambour und die kleineren Walzen sind mit unzähligen feinen, abgewinkelten Stahlnadeln (Stahlhäkchen) bürstenartig bedeckt. Die Stahlhäkchen sind in eine Unterlage aus Kautschuk, Filz und Leinen eingebettet (Kratzenbeschläge), die die erforderliche Elastizität der Nadeln gewähr-

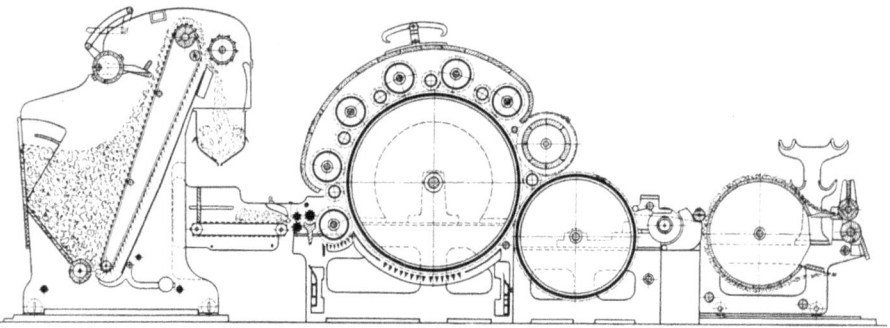

Abb. 494. Wattekrempel mit automatischer Materialzufuhr
(Sächsische Textilmaschinenfabrik vorm. Richard Hartmann, Chemnitz).

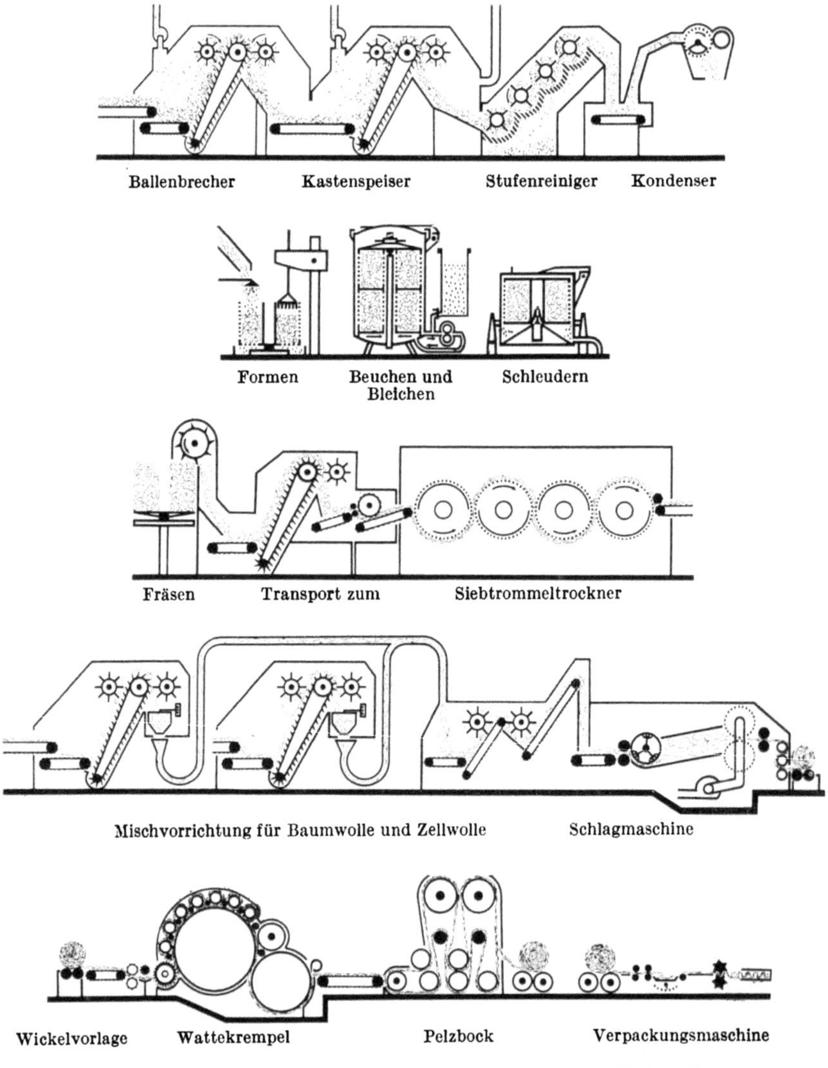

Ballenbrecher   Kastenspeiser   Stufenreiniger   Kondenser

Formen   Beuchen und   Schleudern
Bleichen

Fräsen   Transport zum   Siebtrommeltrockner

Mischvorrichtung für Baumwolle und Zellwolle   Schlagmaschine

Wickelvorlage   Wattekrempel   Pelzbock   Verpackungsmaschine

Abb. 495. Schematische Darstellung des Werdegangs der Verbandwatte.

leistet. Bei der Rotation des Walzensystems werden die wirr durcheinanderliegenden Fasern regelrecht ausgekämmt. Den Krempeln fällt somit die Aufgabe zu, die *Baumwollflocken und Zellwollflocken bis zur Einzelfaser aufzulösen, wobei die letzten Verunreinigungen* — vor allem Staub- und Fasertrümmer — *ausfallen können.* Gleichzeitig werden die *kurzen und langen Fasern gemischt, weitgehend parallelisiert und zu einem gleichmäßigen Flor gestaltet.*

Der Flor wird daraufhin auf den sog. Abnehmer (eine große, ebenfalls mit Stahlhäkchen besetzte Walze) übertragen und von diesem durch den Hacker abgenommen. Durch Übereinanderlegen einer größeren Zahl der hauchdünnen Flore erhält man das eigentliche Wattevlies, das in verschiedenen Stärken hergestellt werden kann. Dafür sind verschiedene Wege möglich. Läßt man die Flore auf Vorrichtungen, wie die Pelztrommel oder den Pelzbock mit endlosem

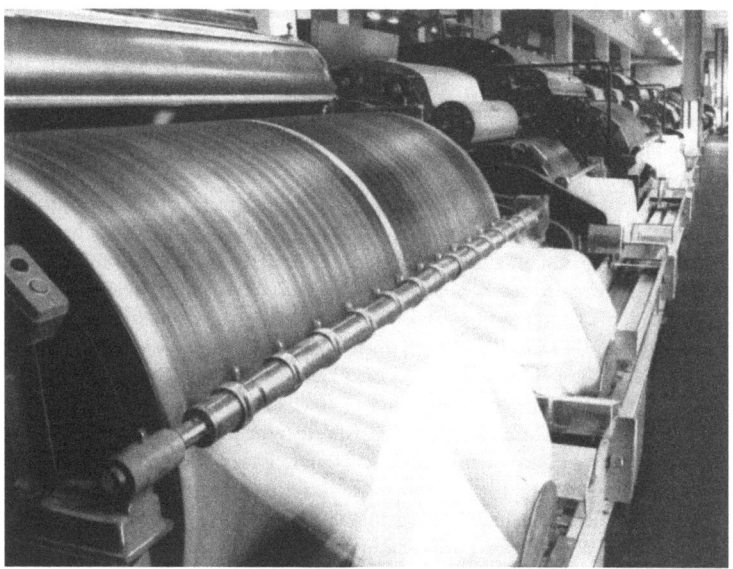

Abb. 496. Watteanlage, Vliesfertigung mit Förderband zur Verpackungsmaschine
(Horymir Bouda, Schönau a. d. Triesting, Österreich).

Band, bis zur gewünschten Stärke des Wattevlieses auflaufen, so kann das Wattevlies nach der Abnahme von diesen Vorrichtungen in verschiedene Breiten geschnitten und anschließend in Zickzack-Form oder in Form von Watterollen abgepackt werden. Auf modernen Maschinen ist es möglich, die Einzelflore durch entsprechende Führung zickzackförmig so übereinanderzulegen, daß ein fortlaufendes Wattevlies in Bandform von 10 oder 20 cm Breite entsteht. Dieses Watteband kann dann kontinuierlich in besonderen Verpackungsmaschinen automatisch in Zickzack-Form abgepackt werden. Für Krankenhäuser wird die Watte meist zu Ballen von 50 kg gepreßt und verpackt.

Herstellung der Mischwatten. Für Mischwatten, wie z. B. die meist gebräuchliche Verbandwatte aus gleichen Teilen Baumwolle (Bw) und Zellwolle (ZW) nach DIN 61 640 werden die Bw- und ZW-Flocken vor ihrer Verarbeitung zum Wattevlies gemischt. In Ballenöffnern mit automatischer Wägevorrichtung werden die gebleichten Bw- und ZW-Flocken getrennt voneinander aufgelockert und im vorgeschriebenen Gewichtsverhältnis über eine Mischvorrichtung zur Schlagmaschine befördert. Von hier aus nimmt die noch relativ grobe Mischung den gleichen Weg über die Krempel, wie er im Vorhergehenden schon geschildert wurde. Die Krempel bewirkt außer der letzten mechanischen Reinigung und weitgehenden Parallelisierung der Fasern bei der Herstellung von Mischwatten auch eine weitere Vermischung der Bw- und ZW-Fasern.

Das DAB 7-BRD führt unter der Zusammenfassung „Watte" vier verschiedene Wattesorten:

1. Verbandwatte aus Baumwolle
2. Verbandwatte aus Zellwolle
3. Verbandwatte aus Baumwolle und Zellwolle
4. Watte für besondere medizinische Zwecke (Augenwatte).

1. Verbandwatte aus Baumwolle DAB 7-BRD. Gossypium depuratum — Gereinigte Baumwolle DAB 6, DAB 7-DDR, CsL 2, Belg. V. Verbandwatte aus Baumwolle ÖAB 9. Gossypium depuratum — Coton hydrophile — Absorbent Cotton Wool Ph. Europ. Gossypium depuratum — Verbandwatte Helv. VI. Absorbent Cotton Wool — Absorbent Cotton BPC 68. Purified Cotton USP XVII. Coton Hydrophile — Lanugo gossypii hydrophila CF 65. Cotone Idrofilo Ital. VII. Ouate Depurée — Ouate Hydrophile Belg. V. Gossypium hygroscopicum — Hygroskopische Watte — Medizinische Watte Ross. 9. Lana Gossypii — Lana chirurgica Hung. V. Gossypium Absorbens und Gossypium Purificatum Jap. 61. Gossypium depuratum — Vata hidrofila Ph. Romînă 56. Gossypium — Bomull Svec. 46.

Beschreibung und Eigenschaften. Rein weiße Vliese mit gut und gleichmäßig gekämmten Fasern, die aus den von den ursprünglich anhaftenden Verunreinigungen befreiten, weitgehend entfetteten und gebleichten weichen Haaren der Samenschale verschiedener Gossypiumarten (Malvaceae) bestehen. Je gleichmäßiger und länger die Baumwollfasern sind, desto besser die Wattequalität. Die *Faserlänge* ist selten über 30 mm, schwankt aber gewöhnlich zwischen 5 und 25 mm.

DAB 7-BRD: Verbandwatte aus Baumwolle ist weiß, geruch- und geschmacklos und besteht aus vorwiegend 10 bis 35 mm langen, bandartig flachen, an den Rändern verdickten und abgerundeten, häufig um ihre Achse gedrehten, einzelligen und bis zu 40 μm breiten, gekräuselten, faserähnlichen Haaren mit weitem Lumen. Sterilisierte Watte kann schwach vergilbt sein. — Belg. V: Um 18 mm. — BPC 68: Durchschnittlich nicht weniger als 12 mm. Nicht mehr als 20% vom Gewicht der Fasern dürfen kürzer als 6 mm sein. — CF 65: Originalbaumwolle (Coton neuf) 13 bis 18 mm lang. — CsL 2: Mindestens 15 mm lang. — DAB 7-DDR: Weiße 1 bis 3 cm lange Haare der Samenschalen von Gossypiumarten. — Dan. IX: Meist länger als 15 mm. — Ph. Europ.: Sorgfältig kardierte Watte aus Originalbaumwolle oder Kämmlingen von guten Qualitäten mit einer mittleren Faserlänge nicht unter 10 mm. — Helv. VI: Mittlere Faserlänge mind. 12 mm, Kurzfasern unter 6 mm höchstens 15%. Die Faserlänge wird mit einem geeigneten Stapeldiagrammgerät (z. B. von Baer, Zweigle-Johannsen oder von Suter-Webb) oder durch manuelles Messen (eine Methode der Helv. VI. — s. unten) bestimmt. — Hung. V: Durchschnittlich mindestens 11 mm, unter 4 mm höchstens 20% Anteil, mit geeignetem Apparat gemessen. — ÖAB 9: Faserlänge 1,5 bis 5 cm, meistens 2 bis 3 cm. — Ph. Romînă 56: Durchschnittlich 14 mm, höchstens 0,35% Fasern unter 5 mm. Die Bestimmung des Kurzfaseranteils geschieht wie folgt: Ungefähr 5 g Watte werden 5fach auseinandergefaltet und auf einem Blatt Glanzpapier ausgebreitet. Die kurzen Fasern, die dabei ausfallen, werden auf einem Uhrglas gesammelt und gewogen und dieses Gewicht in Relation zur Einwaage gebracht. — Ross. 9: 1,5 bis 5 cm. — Svec. 46: 1,5 bis 4 cm. — USP XVII, Ital. VII und Jap. 61 lassen die Faserlänge mittels eines Stapelsortierapparates bestimmen; nach USP XVII sollen nicht weniger als 60 Gew.-% der Fasern 12,5 mm oder länger und nicht mehr als 10 Gew.-% der Fasern dürfen 6,25 mm oder kürzer sein; nach Ital. VII müssen ca. 60 Gew.-% der Fasern eine Länge von nicht weniger als 12,5 mm haben und nicht mehr als ca. 10 Gew.-% dürfen eine Länge von weniger als 6,5 mm aufweisen; Jap. 61 erlaubt bei Gossyp. Purificat. nicht mehr als 10 Gew.-% Fasern von nicht mehr als 6 mm Länge.

Die gereinigte Baumwolle besteht aus fast reiner Cellulose (α-Cellulose). Sie enthält außer Wasser (im Mittel 6 bis 8%) noch geringe, beim Bleichen verbliebene Restmengen von Fett und Wachs sowie Spuren anderer Stoffe. Asche selten über 0,2%. Auf Wasser geworfen, saugt sie sich rasch voll und sinkt dann unter. Durch längere Lagerung und Sterilisation läßt die Saugfähigkeit meist nach. — BPC 68: Die Saugfähigkeit der Absorbent Cotton Wool kann nach Imprägnierung beträchtlich zurückgehen; sie kann auch bei längerer Lagerung und Hitzeeinwirkung nachlassen. Die Watte kann bei Lagerung unter Bedingungen, bei denen ihr Feuchtigkeitsgehalt 9% überschreitet, von Schimmelpilzen angegriffen werden.

Bestimmung der mittleren Faserlänge und der Kurzfasern in Verbandwatten nach Helv. VI [unter mittl. Faserlänge (= L) versteht die Helv. VI den Quot. aus der Länge aller Fasern von 4 zu untersuchenden Proben und der Anzahl aller Fasern (= n). Kurzfasern sind Fasern

$\leqq$ 6 mm lang]. Ausführung: Von 4 verschiedenen noppenfreien Stellen werden mit einer Pinzette Proben entnommen, die mindestens 100 Fasern enthalten müssen. Jede Faser wird auf einem mit Glycerin befeuchteten Objektträger mit 2 spitzen Pinzetten an den Enden gefaßt, leicht gestreckt und die Länge, wenn nötig mittels einer Lupe, über einem in Millimeter geteilten Maßstab mit weißen Strichen auf schwarzem Grund gemessen. Die Länge aller Fasern wird addiert ($= L_{tot}$.). Die mittlere Faserlänge ist

$$L = \frac{L_{tot.}}{n}.$$

Zur Bestimmung des Anteils an Kurzfasern werden die Längen aller bis und mit 6 mm langen Fasern addiert ($= L \leqq 6$); der Anteil wird nach folgender Formel berechnet:

$$\% \text{ Kurzfasern} = \frac{L \leqq 6 \cdot 100}{L_{tot.}}.$$

Allgemeine Prüfung. 1. Das Vlies soll von „gleichmäßiger" Faserzusammensetzung sein. Man zerlegt ein Vliesstück in mehrere dünne Schichten und hält sie gegen das Licht. Dabei erkennt man, ob äußere und innere Schichten aus verschiedenartigem Fasermaterial hergestellt wurden (sog. Deckelware, bei der die obere und untere Decke des gesamten Vlieses aus gutem, die dazwischenliegende Schicht aus schlechterem Fasermaterial hergestellt wurden). Auch geben sich hierbei nicht zulässige Verunreinigungen, wie Blattreste, Samen-, Fruchtschalen- und Strauchteilchen sowie auch andere fremde Verunreinigungen, leicht zu erkennen. Weiche Knötchen, sog. Noppen, die in geringer Anzahl im Wattevlies enthalten sein können, haben keinen qualitätsmindernden Einfluß. Sie sind meist schon im Rohstoff vorhanden oder bilden sich während der Herstellung durch Zusammenballen kürzerer Fasern und sind ebensogut gereinigt wie die anderen Fasern. Beim Auseinanderziehen des Vlieses und Schütteln zeigt sich eine Beimischung von sehr kurzen Fasern oder Wattestaub. Bei Vliesen mit Schnittkanten sind infolge des Schnittes Fasertrümmer unvermeidlich. Reste von gesponnenen Baumwollfäden dürfen in Verbandwatte aus Baumwolle nicht enthalten sein. Sie sind in geringer Zahl nur in der Saugwatte-Qualität zulässig.

BPC 68 und Ph. Europ. lassen Watte in dünner Schicht auf eine zulässige Menge von Noppen durch Vergleich mit einem Standardmuster prüfen. — Nach CF 65 soll die nicht knirschende, sorgfältig kardierte Watte aus Originalbaumwolle (Coton neuf) bestehen; das Vlies soll beim Auseinanderziehen einen deutlichen Widerstand bieten und keine nennenswerte Menge Staub bilden. — CsL 2: Watte nicht knirschend; frei von Textilabfällen (Reißbaumwolle) und von Fasern, die kürzer als 15 mm sind. — Belg. V: Watte darf eine nur geringe Menge Noppen enthalten und muß frei von gefärbten oder ungefärbten Fremdkörpern sein. — Helv. VI: Bei Beobachtung in dünner Schicht zwischen zwei Glasplatten dürfen Noppen nur vereinzelt zu sehen sein. Höchstens einige davon dürfen sich hart anfühlen. — Hung. V: Watte darf nicht stauben, nur wenig Noppen und keine Reißfäden enthalten. — Höchstens 1% aus Samenschalen bzw. verholzten Teilen der Baumwollpflanze stammende fremde Substanzen erlaubt. — Jap. 61: Gossyp. Purific. darf wenig oder gar keine Noppen, Gossyp. Absorb. keine größere Anzahl Noppen enthalten. — ÖAB 9: Verbandwatte aus Baumwolle darf beim Drücken in der Hand nicht knirschen. — Ph. Romînâ 56: Reste von Kapseln, Blättern und anderen Teilen der Baumwollpflanze dürfen höchstens zu 0,05% vorhanden sein; Noppen nicht mehr als 2%.

2. Verbandwatte aus Baumwolle kann als nahezu geruch- und geschmacklos angesprochen werden. Bei feuchter Lagerung nimmt sie häufig einen dumpfigen Geruch an; sie darf nicht seifig oder nach ranzigem Fett riechen.

3. Die einzelnen bis 35 mm langen und 12 bis 40 μm, gewöhnlich 15 bis 30 μm breiten Haare erweisen sich im mikroskopischen Bild als bandartige, flache Fasern mit korkzieherartigen Windungen (ca. 50 bis 120 per cm), die nicht immer im gleichen Drehungssinn verlaufen. Der Querschnitt ist bei sehr feinen Fasern oval, bei dickeren ohr- oder nierenförmig (s. Abb. 484 u. 485).

Prüfung auf Identität. DAB 7-BRD. Verbandwatte quillt in Schweizers Reagens, nimmt dabei teilweise ein perlschnurartiges Aussehen an und löst sich allmählich auf. — Nach DAB 7-DDR zeigt gereinigte Baumwolle beim Betupfen mit Chlorzinkjod-Lsg. eine rosaviolette Färbung. — BPC 68: Löslich in 66 vol.%iger H_2SO_4. — Dan. IX: Anfärben mit 0,1 n Jodlsg., die Wandung nimmt eine schwach violette Farbe an. — Ph. Europ.: Mit Chlorzinkjodlsg. färben sich die Fasern violett. — Hung V.: Mit Chlorzinkjodlsg. veilchenfarbig. — Ital. VII: Lösl. in Kupferoxidammoniak-Lsg. und in einer Mischung von 38 T. H_2SO_4 und 17 T. W.

Prüflösung, DAB 7-BRD. Für die nachfolgenden Reinheitsprüfungen wird folgende Prüflösung hergestellt: 15,0 g Verbandwatte werden mit 150 ml siedendem Wasser übergossen, im Wasserbad wird 15 Min. lang erhitzt und die Lösung abgesaugt.

CsL 2, CF 65, Ph. Europ., Helv. VI und Hung. V lassen als Prüflösung einen kalten, wss. Auszug (1+10) herstellen: 1 T. Verbandwatte wird mit 10 T. frisch ausgekochtem und abgekühltem W. (nach CsL 2 für die Prüf. auf freies Chlor, Säure und Alkali nur im Scheidetrichter durchtränkt und ausgeschüttelt und für die Prüf. auf Calcium-, Chlorid- oder Sulfat-Ionen 1 T. Watte mit 12 T. W. im Becherglas kurz gekocht) — nach Hung. V 15 Min. lang, nach CF 65, Helv. VI und Ph. Europ. 2 Std. lang mazeriert und dann die wss. Fl. mit einem Glasstab ausgedrückt. — Ph. Romînà 56: 10 g Watte werden mit 100 ml W. versetzt; es wird mit einem Glasstab umgerührt und der Auszug filtriert.

Prüfung auf Reinheit. DAB 7-BRD: 1. Aussehen: Verbandwatte darf keine Blattreste, Frucht- und Samenschalen oder andere Verunreinigungen enthalten. 2. Verhalten der Prüflösung: a) Bei kräftigem Schütteln der Prüflsg. darf kein bleibender Schaum entstehen. — Ph. Europ.: Bei kräftigem Schütteln von 10 ml des 2std. kalten wss. Auszugs 1 + 10 darf nach 10 Min. langem Stehen mit Ausnahme eines Schaumrings an der Wandung des Glases kein bleibender Schaum entstehen. — Belg. V: Der 2std. heiße wss. Auszug 10 + 200 soll nach dem Erkalten klar und farblos sein und beim Schütteln nicht schäumen. — Helv. VI: Das unter Prüflösung erhaltene kalte Mazerat wird wie folgt auf Tenside geprüft: 10 ml werden im 25-ml-Meßzylinder mit äußerem Durchmesser von ca. 18 mm mit eingeschliffenem Stopfen und einer Skalenlänge von ca. 125 mm mit 0,20 ml Unterteilung innerhalb 10 Sek. mit 30 kräftigen Stößen geschüttelt und 1 Min. stehengelassen. Dann wird nochmals in gleicher Weise geschüttelt. Nach 5 Min. darf die Höhe des Schaumrings höchstens 1 Teilstrich (= 0,2 ml) betragen. — b) Die Verdünnung von 5,0 ml Prüflösung zu 10,0 ml darf nicht stärker getrübt sein als eine nach Ziffer 56 hergestellte Vergleichslösung. — CsL 2: Das Filtrat des heißen wss. Auszugs muß farblos sein. — Hung. V: Auszug soll farblos sein, im Falle von steriler Watte höchstens schwach gelblich gefärbt und höchstens schwach getrübt sein. — ÖAB 9: Zulässige Trbg. des heißen wss. Auszugs 1 + 10 gegen Standardlösung. 3. Schönungsmittel: a) Im UV-Licht vom Wellenbereich um 366 nm darf Verbandwatte mit Ausnahme vereinzelter Fasern nicht stark aufleuchten. Im filtrierten UV-Licht nur ganz schwach aufleuchtende Watten (das gleiche gilt für die Gewebe wie Mull und Mullbinden) sollten nicht beanstandet werden. Es kann sich hier um eine geringfügige Fluoreszenz handeln, die manchen Baumwollsorten von Natur eigen ist. Auch können Spuren von Waschmitteln oder gewisse Avivagemittel dieses schwache Aufleuchten bewirken. Bei besonders kräftig aufgehellten Watten fluoresziert der wss. Auszug. — Die Ausnahme, wonach einzelne Fasern stark aufleuchten dürfen, ist zulässig. Es ist technisch unvermeidbar, daß z. B. durch Flug von benachbarten Krempeln oder, mit aufhellerhaltigen Waschmitteln gewaschener Bekleidung herrührend, optisch aufgehellte Fasern in die Watte gelangen. Auch kann es hin und wieder vorkommen, daß ein Wattevlies noch vereinzelte Teilchen von Frucht- und Samenschalen enthält; sie leuchten im filtrierten UV-Licht gelblich auf. Diese Spuren natürlicher Verunreinigungen sollten nicht beanstandet werden. — b) Bei der Herstellung der Prüflösung darf sich die Verbandwatte nicht verfärben. Die Prüflösung muß farblos sein: bei der Prüfung sterilisierter Verbandwatte dürfen 10,0 ml Prüflösung nicht stärker gefärbt sein als eine Mischung von 0,20 ml Eisen(III)-chlorid-Lsg. III, 0,10 ml Kobalt(II)-chlorid-Lsg. und 9,7 ml 1%ige Salzsäure.

Verschiedene Pharmakopöen lassen die Verbandwatte aus Baumwolle auf Farbstoffe und optische Aufheller prüfen. a) Farbstoffe. DAB 7-DDR schreibt vor, daß der durch Absaugen erhaltene filtrierte Auszug (1+10) keine Fbg. zeigen darf. — CF 65: In kleinem Perkolator werden 5 g Watte mit 100 ml 95%igem A. extrahiert. Der Auszug darf keine blaue oder grünliche Farbe zeigen. Eine schwach gelbliche Färbung ist zugelassen. — CsL 2, Ph. Romînà 56, Ross. 9 und USP XVII führen den Nachweis durch Ausziehen der Watte mit A., erstere mit 10 T. A. während 10 Min., letztere im Perkolator, bis 50 ml abgetropft sind. Der in einen Zylinder gefüllte Auszug darf in einer Schichtdicke von 20 cm über weißem Papier außer einer ganz schwachen Gelbfärbung weder eine bläuliche noch grünliche Fbg. aufweisen. — Ph. Europ. läßt ähnlich wie USP XVII prüfen. — ÖAB 9: Der Auszug von 10 g Watte mit 50 ml A. während 15 Min. bei Zimmertemperatur darf nur gelblich sein, aber keine grüne oder blaue Fbg. aufweisen. — Belg. V: Aus 5 g Watte werden mit A. in einer geeigneten Extraktionsröhre 20 ml Perkolat gewonnen, in 20 cm hoher Schicht geprüft, muß dieses farblos sein. — Hung. V: 10 g Watte werden in einem kleinen Becherglas mit 50 ml A. 10 Min. lang mazeriert. Auszug darf in einer 20 cm dicken Schicht, auf weißem Hintergrund geprüft, höchstens schwach gelblich, aber nicht gräulich oder bläulich gefärbt sein. — Helv. VI: Aus 10,0 g Watte werden in einem engen Perkolator langsam mit A. 94% 50 ml Perkolat gewonnen; in 20 cm hoher Schicht im Glaszylinder gegen weiße Unterlage höchstens leicht gelblich, jedoch nicht bläulich oder grünlich gefärbt. Ital. VII: 20 g Watte werden mit A. getränkt. 200 ml der alkohol. Lsg. muß absolut frei von einer Fbg. ins Blaue oder Grüne sein. — Jap. 61: 10 g Watte werden mit 100 ml A. mazeriert, 50 ml des ausgepreßten Auszugs dürfen in einer Nessler-Röhre von oben betrachtet eine gelbliche, aber keine blaue oder grüne Farbe zeigen. — Ph. Romînà 56: Ungefähr 10 g Watte werden mit 10 ml A. übergossen. Nach 10 Min. wird der alkoholische Auszug in einer Schichtdicke von 20 cm von oben nach unten auf weißem Grund betrachtet. Zulässig ist höchstens eine leicht gelbliche Fbg.

b) Optische Aufheller. DAB 7-DDR: Gereinigte Baumwolle darf im ultravioletten Licht der Wellenlänge von 360 nm (Filter UG 2) höchstens eine schwach hellblaue oder schwach rötlichblaue, aber keine starke Fluoreszenz zeigen. — Nach ÖAB 9, CF 65, Belg. V, Hung. V und Ned. 6 darf Verbandwatte im gefilterten ultravioletten Licht keine Fluoreszenz zeigen. — BPC 68 und Jap. 61: Im filtrierten UV-Licht dürfen nicht mehr als gelegentlich aufleuchtende Stellen sichtbar sein. — Ph. Europ.: Im UV-Licht um 365 nm darf die Watte in einer Schicht von etwa 5 mm keine kräftige Fluoreszenz aufweisen, ausgenommen vereinzelte Fasern mit blauer und vereinzelte Teilchen mit gelber Fluoreszenz. — Helv. VI: Verbandwatte zeigt in einem verdunkelten Raum im UV 365 eine schwache, bräunlich-violette Fluoreszenz, darf jedoch nicht intensiv fluoreszieren. Intensiv lichtblau fluoreszierende Fasern (Flugfasern von anderen Textilien) und kleine, hell weißlichgelb fluoreszierende Teile (verholzte Gewebe, besonders von Frucht- und Samenschalen) dürfen höchstens vereinzelt vorkommen.

4. Alkalisch oder sauer reagierende Verunreinigungen: 50 ml Prüflsg. müssen auf Zusatz von 0,15 ml Phenolphthaleinlsg. farblos bleiben und sich nach darauffolgendem Zusatz von 0,15 ml 0,1 n Natronlauge rot färben. Die Grenze des zulässigen Säuregehalts nach DAB 6 war zu tolerant. Bei 0,25 ml 0,1 n KOH für 50 ml Auszug besteht Gefahr der Faserschädigung beim Lagern oder Sterilisieren. Sie ist nicht zu befürchten bei Reduktion des zulässigen Wertes von 0,25 ml auf 0,15 ml 0,1 n KOH. — DAB 7-DDR: 50,0 ml Prüflsg. müssen nach Zusatz von 3 Tr. Phenolphthaleinlsg. farblos und nach darauffolgendem Zusatz von 0,15 ml 0,1 n KOH rot gefärbt sein. — BPC 68 schreibt vor, daß einige Tropfen Bromkresolgrün, auf Watte getropft, sich nicht deutlich gelb färben dürfen. — CsL 2: kalter wss. Auszug 1 + 10; 50 ml und 3 Tr. Phenolphth.-Lsg. keine (auch nicht blasse) Rotfärbung; nach Zugabe von 0,25 ml 0,1 n NaOH darf innerhalb 30 Min. die Rotfärbung nicht verschwinden. — ÖAB 9: ist sehr tolerant: 10 ml des wss. Auszugs müssen auf Zusatz von 2 Tr. Phenolphth.-Lsg. farblos bleiben und sich bei darauffolgendem Zusatz von 1 Tr. 0,1 n NaOH rot färben. — CF 65, Ph. Europ., Ital. VII und USP XVII lassen einen kalten wss., Ross. 9 einen heißen wss. Auszug 1 + 10 bereiten; je 25 ml des Auszugs, mit 3 bis 5 Tr. Phenolphth.-Lsg. und 1 bis 2 Tr. Methylorange-Lsg. versetzt, dürfen keine Rosa- oder Rotfärbung annehmen (CF 65: Der Auszug soll farblos und gegen Phenolphthalein und Methylorange völlig neutral sein). — Belg. V: 1 T. Watte wird mit 10 T. W. während 5 Min. durchgeknetet. 25 ml des Auszugs dürfen sich auf Zusatz von 2 Tr. Methylorange-Bromkresolgrün-Lsg. nicht orange und weitere 25 ml auf Zusatz von 3 Tr. Phenolphth.-Lsg. nicht rosa färben. — Nach Dan. IX wird Watte mit 10 T. W. übergossen und bis zum Sieden erhitzt. 20 ml Filtrat des erkalteten Auszugs müssen auf Zusatz von 5 Tr. Bromthymolblau I eine gelbliche oder grünliche Farbe annehmen, die sich bei Zusatz von 0,05 ml 0,1 n NaOH ins Blaue oder Blaugrünliche verändert. — Helv. VI: pH des unter Prüflösung erhaltenen, dann frisch ausgekochten und unter Luftabschluß erkalteten Mazerats: 6,0 bis 7,4. — Hung. V: 20 ml des filtrierten Auszugs dürfen von 3 Tr. Phenolphthalein-Lsg. nicht gefärbt und weitere 20 ml von 1 Tr. Methylorange-Lsg. mit frisch ausgekochtem und abgekühltem W. darf das aufgelegte rote oder blaue Lackmuspapier sich nicht verändern.

5. Calcium-Ionen: 10,0 ml der filtrierten Prüflsg. werden nach Ziffer 53 geprüft. — DAB 7-DDR: Höchstens 0,025% Ca^{2+} (Vergleich mit Standardlsg.). — CF 65: Wss. Auszug darf sich nach Zugabe von Ammoniumoxalatlsg. nicht deutlich trüben. — CsL 2: Wss. Auszug darf mit Ammoniumoxalatlsg. innerhalb 5 Min. nicht getrübt werden. — BPC 68, Ph. Europ., Helv. VI und USP XVII kennen keine Prüfung auf Calcium. — ÖAB 9: 10 ml des wss. Auszugs dürfen auf Zusatz von 1 ml Ammoniumoxalatlsg. nicht getrübt werden. — Ross. 9: Nicht über 0,015% Ca.

6. Chlorid-Ionen: 3,00 ml der filtrierten Prüflösung werden nach Ziff. 56 geprüft. — DAB 7-DDR: Höchstens 0,01% Cl^- (Vergleich mit Standardlsg.).

7. Sulfat-Ionen: 3,00 ml der filtrierten Prüflösung werden nach Ziff. 57 geprüft. — DAB 7-DDR: Höchstens 0,05% SO_4^{2-} (Vergleich mit Standardlsg.).

Die nach DAB 7-BRD zugelassenen Spuren von Chlorid- und Sulfat-Ionen sind fabrikatorisch nicht zu vermeiden.

CF 65: Wss. Auszug darf durch $AgNO_3$-Lsg. und $BaCl_2$-Lsg. nicht deutlich getrübt werden. — CsL 2: Wss. Auszug 1 + 10 darf sich mit Silbernitratlsg. nur schwach opalisieren und auf Zugabe von Bariumnitratlsg. innerhalb 5 Min. nicht trüben. — BPC 68, Ph. Europ., Helv. VI und USP XVII kennen keine diesbezüglichen Vorschriften. — Hung. V läßt wss. Auszug gegen Standardlsg. prüfen: Zulässig sind je 0,02% Calcium und Sulfate und 0,0125% Chloride. — Ross. 9 läßt (Vergleich mit Standardlsg.) folgende Grenzen zu: Chloride nicht über 0,002%, Sulfate nicht über 0,01%. — Ph. Romînà 56: Vergleich mit Standardlsg.: Höchstens 0,002% Chloride und höchstens 0,01% Sulfate.

8. Wasserlösliche Substanzen: Höchstens 0,5%. 5,00 g Verbandwatte werden mit 500 g Wasser 30 Min. lang unter öfterem Umrühren und Ersatz des verdampfenden Wassers gekocht. Der heiße Auszug wird durch einen Trichter in ein Becherglas gegossen, die auf dem Trichter verbleibende Watte mit einem Glasstab gut ausgedrückt und der Auszug heiß filtriert. 400 g des Auszuges werden zur Trockne eingedampft. Der Rückstand wird bei 105° getrocknet. BPC 68 läßt 5 g bei 100° getrocknete Watte 12mal mit je 1000 ml heißen Wassers waschen. Watte und alle Fasern in den Waschwässern werden auf einem feinen Sieb gesammelt und bei 100° getrocknet. Der Gewichtsverlust der Watte entspricht dem wasserlöslichen Extrakt, der nicht mehr als 0,5% betragen darf. — CF 65: 2stündiger kalter wss. Auszug 1 + 10 wird filtriert, höchstens 0,15% wasserlösliche Stoffe. — ÖAB 9, Helv. VI und Ph. Europ. lassen analog dem DAB 7-BRD prüfen: Höchstens 0,5% wasserlösliche Stoffe. — Belg. V läßt einen heißen wss. Auszug 10 + 200 2 Std. lang im Wasserbad bereiten. 50 ml hiervon dürfen nicht mehr als 6 mg = 0,24% Rückstand hinterlassen. — Nach Ital. VII werden 20 g Watte mit soviel heißem Wasser von 80 bis 90° getränkt, daß beim leichten Ausdrücken 200 ml Auszug gewonnen werden. Nach dem Abdampfen und Trocknen des Rückstands bei 105° nicht mehr als 0,2% Rückstand. — Folgende langwierige Methode wendet USP XVII an: 10 g gereinigte Baumwolle werden im Becherglas mit 1000 ml Wasser unter Ersatz des verdampfenden Wassers 30 Min. gelinde gekocht. Das Wasser wird durch einen Trichter in ein anderes Gefäß gegossen und die Watte im Trichter mit einem Glasstab ausgedrückt. Die Watte wird dann im Trichter 2mal mit je 250 ml kochenden Wassers ausgewaschen und jeweils nach dem Waschen ausgepreßt. Der mit den Waschwässern vereinigte Auszug wird filtriert und das Filter mit heißem Wasser ausgewaschen. Auszug und Waschwässer werden eingedampft. Trockenrückstand bei 105° darf nicht mehr als 0,25% betragen. — Ähnliche Verfahren nach Hung. V: Höchstens 0,25%, sowie nach Jap. 61: bei Gossyp. Absorb. höchstens 0,28%, bei Gossyp. Purific. höchstens 0,25%.

9. Ätherlösliche Substanzen: Höchstens 0,5%. 5,00 g Verbandwatte werden im Soxhlet-Apparat 5 Std. lang bei mindestens 4 Überläufen in der Stunde mit Äther extrahiert. Der Ätherauszug wird eingedampft und der Rückstand bei 105° getrocknet. (Bei der Extraktion empfiehlt es sich, den Äther zu prüfen, ob er beim Verdunsten einen Rückstand hinterläßt; gegebenenfalls ist er vorher durch Destillation zu reinigen.) — BPC 68 und DAB 6 verzichten auf eine Bestimmung der ätherlöslichen Substanzen oder Fettstoffe.

DAB 7-DDR: Werden 10 g gereinigte Baumwolle 4 Std. lang mit Ae. im Soxhlet-Apparat extrahiert, so dürfen nach dem Verdunsten des Ae. nicht mehr als 0,03 g Rückstand (= 0,3%) bleiben. — CF 65 läßt 10 g Watte im kleinen Perkolator mit 100 ml Ae. oder Chlf. auf folgende Weise extrahieren: Man gebe in einem Guß 50 ml Ae. oder Chlf. auf die Watte, um sie ganz zu durchfeuchten. Den Rest des Lösungsmittels gebe man in Anteilen von 10 ml alle 15 Min. zu. Der Auszug wird in einer tarierten Schale gesammelt und das Lösungsmittel verdampft. Der bei 105° während 30 Min. im Trockenschrank getrocknete Rückstand darf nicht mehr als 0,3% der geprüften Watte betragen. — CsL 2: Petrolätherlösliche Stoffe 0,25%. — ÖAB 9 und Belg. V lassen unter ähnlichen Extraktionsbedingungen wie DAB 7-DDR 0,4% ätherlösliche Stoffe zu. — Belg. V verlangt außerdem, daß zur Sterilisation oder für die Herstellung steriler Verbandstoffe bestimmte Watte nur max. 0,25% ätherlösl. Stoffe enthält. — Nach Dan. IX werden 2,0 g Watte mit 50 ml Ae. 5 Min. durch Kneten kalt extrahiert. 25 ml des filtrierten Ae.-Extrakts dürfen nach Abdampfen und 1stündigem Trocknen bei 105° nicht mehr als 0,5 mg = 0,35% Rückstand hinterlassen. — Ph. Europ.: Im Soxhlet-Apparat werden 5,0 g Watte 4 Std. lang bei mind. 4 Überläufen in der Std. mit Äther extrahiert. Abdampfen des Äthers und Verdunsten des Rückstandes bei 100 bis 105°: Höchstens 0,5%. — Helv. VI: Unter gleichen Bedingungen wie Ph. Europ. höchstens 0,5%. — Hung. V: 2 g Watte werden im Perforator mit Ae. 3 Std. extrahiert. Abdampfen des Auszugs auf dem Wasserbad. Trocknen des Rückstandes bei max. 80° bis zur Gewichtskonstanz: Höchstens 0,5%. — Nach Ned. 6 darf der Ae.-Auszug nach dem Trocknen nicht mehr als 0,6% Rückstand und nach Norv. V nicht mehr als 0,25% Rückstand hinterlassen. — Nach Ross. 9 darf der Rückstand des Ae.-Extraktes im Soxhlet bei gewöhnlicher Watte höchstens 0,5%, bei chirurgischer Watte höchstens 0,25% und bei Augenwatte höchstens 0,15% betragen. — Ph. Romînă 56: Extraktion von 10 g Watte im Soxhlet mit Ae. Nach dem Verdampfen des Ae. und Trocknen des Rückstandes bei 100 bis 105° dürfen nicht mehr als 0,60% Rückstand verbleiben. — Svec. 46 fordert bei alkohol. Kaltauszug nicht mehr als 0,4% Rückstand. — USP XVII und Ital. VII lassen im Soxhlet-Apparat während 5 Std. bei mind. 4 Überläufen pro Std. mit Ae. extrahieren: Abdampfrückstand nicht mehr als 0,7%.

10. Asche: Höchstens 0,2%. 5,00 g Watte werden verascht; der Rückstand wird bei 850° ± 25° geglüht. — Nach DAB 7-DDR, CF 65 (Sulfatasche), Hung. V, Ph. Romînă 56, Ross. 9 und Svec. 46 sind höchstens 0,3%, nach Ital. VII nicht mehr als 0,4%, nach BPC 68 0,5%, nach Ned. 6 (mit beliebiger Zellwolle-Beimischung) 0,9% zulässig. — CsL 2 und Helv. VI lassen 0,4% Asche zu. ÖAB 9, Norv. V und USP XVII gestatten nicht mehr als 0,2%, Belg. V nicht mehr als 0,25%. — Jap. 61 verlangt bei Gossyp. Absorb. nicht mehr als 0,3%, bei Gossyp. Purif. nicht mehr als 0,25%. — Dan. IX schreibt eine Mikro-Bestimmung vor:

0,25 g Watte dürfen keinen größeren Veraschungsrückstand als 0,5 mg (= 0,2%) hinterlassen. — CsL 2 läßt 0,4% Asche zu. — Ph. Europ. erlaubt 0,4% Sulfatasche.

11. Saugfähigkeit. a) Absinkdauer: Höchstens 10 Sek. Von 5 verschiedenen Stellen der
Verbandwatte werden etwa gleiche Mengen von zusammen 5,00 g lose in ein 2,7 g (± 0,3 g)
schweres, trockenes, zylindrisches Körbchen aus 0,4 mm dickem Kupferdraht von 80 mm Höhe,
50 mm Durchmesser und einer Maschenweite von 15 bis 20 mm gegeben. Das gefüllte Körbchen
wird aus 1,0 cm Höhe auf Wasser fallen gelassen. Die Zeitspanne bis zum Untersinken des
Körbchens wird mit der Stoppuhr gemessen. Die Absinkdauer wird als Mittelwert aus 3
Messungen errechnet. — b) Wasserhaltevermögen: Mindestens 22,0 g/1 g Verbandwatte.
Nach Prüfung der Absinkdauer wird das Körbchen aus dem Wasser gehoben, zum Abtropfen
30 Sek. lang in waagerechter Lage gehalten, in ein Becherglas gegeben und gewogen. Das
Wasserhaltevermögen wird als Mittelwert aus 3 Messungen errechnet.

Die oben beschriebene Methode zur Bestimmung der Saugfähigkeit von Verbandwatten
— wegen des dazu benötigten Drahtkörbchens auch kurz „Drahtkörbchenmethode" genannt —
ist im Vergleich zu anderen schon vorgeschlagenen Methoden schnell und einfach durchführbar
und gestattet auch, graduelle Unterschiede der Saugfähigkeit in einer für die Praxis vollkommen ausreichenden Art zu beurteilen. Sie weicht von der Originalvorschrift der USP XVII
nur geringfügig ab. Mit ihr wird die Sauggeschwindigkeit der Watte durch Messen der Absinkdauer und ihre Wasserhalte- bzw. Wasseraufnahmevermögen jeweils unter genau definierten
Bedingungen gemessen. Nach den in der Verbandstoffindustrie gemachten Erfahrungen ist die
Methode für Watte aus reiner Baumwolle oder reiner Zellwolle oder einem Gemisch aus beiden
Faserstoffen und ebensogut auch für Verbandzellstoff geeignet. Da für die Beschaffenheit
des für die Bestimmung verwendeten Wassers keine besonderen Angaben gemacht sind, so
ist nach den Allgemeinen Bestimmungen zum DAB 7-BRD frisch destilliertes Wasser
von 20°C ± 3° zu nehmen. — Die Originalvorschrift der USP XVII läßt Wasser von 25°C
verwenden und fordert bei einer Abtropfzeit von nur 10 Sek., daß die Baumwollwatte mindestens das 24fache ihres Eigengewichts zurückhält. Vor Ausführung der Bestimmung muß
die Watteprobe wenigstens 4 Std. lang bei 65% rel. Luftfeuchte ± 2% und 21°C ± 1,1° gelagert werden. — Die Jap. 61 fordert nach der Drahtkörbchenmethode bei einer Wassertemp.
von 24 bis 26°C eine Absinkdauer von höchstens 5 Sek. bei Gossyp. Purif. und von höchstens
8 Sek. bei Gossyp. Absorb.; Wasserhaltevermögen bei beiden Qualitäten: Nach 3 Min. langem
Verweilen in W. und einer Abtropfzeit von 1 Min. mind. das 20fache des Eigengewichts. —
Ph. Romînă 56: Auf frisch ausgekochtes und auf 15° abgekühltes W. aufgelegte Watte (0,5 g)
muß sich sofort voll W. saugen und innerhalb 10 Sek. untersinken. — DAB 7-DDR läßt
nach der Drahtkörbchenmethode mindestens 5 Einzelbestimmungen der Absinkdauer durchführen, die durchschnittlich nicht mehr als 10 Sek. betragen darf. Bestimmung des Wasser-
haltevermögens ist nicht vorgeschrieben. — Das ÖAB 9 bedient sich ebenfalls der Drahtkörbchenmethode: Untersinkdauer von 5 g Verbandwatte aus Baumwolle höchstens 10 Sek.,
Wasserhaltevermögen bei nur 10 Sek. Abtropfzeit mindestens 24 g pro 1 g Watte. — BPC 68
hat folgende einfache Methode: 1 g zu einem Volumen von ca. 20 ml zusammengepreßte
Watte auf Wasser von 20° mittels Pinzette leicht gelegt, soll sich innerhalb von 10 Sek. vollsaugen. — Ross. 9 hat eine ganz ähnliche Methode wie BPC 68: 0,5 g zu einem Bällchen
zusammengedrückte oder zusammengedrehte Watte muß sich, auf Wasser von ca. 25° gelegt, innerhalb höchstens 10 Sek. mit Wasser vollsaugen und untersinken. — CF 65. a) Absinkdauer: Ein aus einem Vlies ausgeschnittenes quadratisches Wattestück von 2 cm Seitenlänge und ca. 0,25 g Gewicht wird mittels Pinzette auf dest. W. von 20° vorsichtig aufgelegt.
Die Zeit, in der die Watte vollkommen benetzt wird und unter die Wasseroberfläche sinkt,
darf bei mindestens 3 Prüfungen nicht mehr als 10 Sek. betragen (Geschwindigkeit der Wasseraufnahme = Absinkdauer). — b) Wasserhaltevermögen: Genau 10 g
an mehreren Stellen des Musters entnommene Watte werden in einem tarierten Spezialgerät
mit vorgeschriebenen Abmessungen mit 500 ml W. von 20°C übergossen. Das Gefäß hat
in der Mitte seines flachen Bodens einen konischen Auslaufstutzen mit eingepaßtem korrosionsbeständigem Sieb und Absperrhahn. Nach 10 Min. läßt man genau 3 Min. lang das überschüssige W. ablaufen. Es wird wieder gewogen. Die Gewichtszunahme, dividiert durch 10, ergibt den Wasserabsorptionskoeffizienten (= Wasserhaltevermögen), der nicht kleiner als 18 sein
darf. — CsL 2 läßt zur Bestimmung der Saugfähigkeit (Hydrophilie) auch ein mit Aufhängevorrichtung versehenes Drahtkörbchen von 10 cm Durchmesser und 13 cm Höhe verwenden. Einwaage ungefähr 10 g Verbandstoff (auf 0,01 g genau). Körbchen mit Inhalt wird senkrecht in ein
Glas mit W. von gewöhnlicher Temperatur getaucht. Das Glas wird sodann samt Inhalt in ein
Absauggefäß gestellt, das evakuiert wird. Anschließend wieder Luft einströmen lassen, das Körbchen herausnehmen und 15 Min. an der Aufhängevorrichtung abtropfen lassen. Wasserhaltevermögen: mindestens das 16fache. — Nach Belg. V muß sich die Watte rasch mit Wasser
vollsaugen und sofort untersinken. Unter den vorgeschriebenen Bedingungen muß die Watte
mind. die 17fache Menge Wasser ihres Gewichts zurückhalten (Adsorptionskoeffizient =
17). — Dan. IX: 1 g leicht zusammengedrückte Watte, auf Wasser gelegt, muß sich im Laufe
von höchstens 15 Sek. voll Wasser saugen und absinken. — Ph. Europ. und Helv. VI: Nach

Drahtkörbchenmethode wie in DAB 7-BRD: a) Untersinkzeit (Absinkdauer) höchstens 10 Sek., b) Wasseraufnahmefähigkeit (Wasserhaltevermögen) mindestens 23 g/1 g Gossyp. dep. — Nach Hung. V soll 1 g eines Wattevlieses von 5 × 5 cm Größe, das zwischen Glasplatten 5 Min. mit 1 kg Gewicht beschwert wurde, in höchstens 10 Sek. untersinken. Das Wasserhaltevermögen wird anschließend mittels eines Körbchens aus rostfreiem Metall ermittelt: mind. das 25fache. — Ital. VII: Auf Wasser gelegt, muß sich die Watte sofort benetzen und untersinken. — Ned. 6: 2,0 g Watte werden mit der Hand zusammengedrückt und auf Wasser, das sich in einem tarierten, unten geschlossenen Trichter von etwa 12 cm Durchmesser befindet, gelegt. Der Wattebausch muß innerhalb 10 Sek. untergesunken sein. Läßt man das Wasser aus dem Trichter abfließen, so darf das Gewicht der nassen Verbandwatte nach 3 Min. nicht weniger als 35 g betragen.

Weitere Prüfungen anderer Arzneibücher. Prüfung auf Fremdfasern: CF 65, Ph. Europ., Helv. VI und Ital. VII lassen mikroskopisch auf fremde Fasern (Zellwolle) prüfen. — Belg. V läßt mikroskopisch auf Zellstoffwatte und Zellwolle prüfen; unzulässige Mengen von Zellwolle werden auch durch eine chemische Prüf. nachgewiesen. — Nettogewicht: Nach ÖAB 9 und Hung. V darf das Nettogewicht einer Packung von VW aus Bw und auch von VW aus ZW bei einem Gewicht derselben bis 25 g um höchstens 10%, bei einem Gewicht bis 250 g um höchstens 5% und bei schwereren Packungen um höchstens 3% von dem angegebenen Wert abweichen.

Oxydierende Stoffe: Nach BPC 68 taucht man 1 g Watte in 100 ml Stärkelösung, enthaltend 0,5 g Cadmiumjodid und 0,5 ml Eisessig. Weder die Fasern noch die Lösung dürfen sich nach 10 Min. Stehenlassen blau färben (freies Chlor). — CsL 2: Beim Versetzen von 25 ml wss. Auszug 1 + 10 mit Kaliumjodidstärkelsg. darf keine Blaufärbung auftreten (freies Chlor). — CF 65: Der mit Eisessig angesäuerte Auszug 1 + 10 darf Kaliumjodidstärkepapier nicht bläuen (Hypochlorite). — Belg. V: 25 ml des kalten Mazerats 1 + 10 dürfen sich auf Zusatz von 1 ml Cadmiumjodid-Stärkelsg. nicht bläuen (Bleichmittel).

Reduzierende Stoffe: a) Permanganatprobe: Die von verschiedenen Arzneibüchern, wie DAB 6, ÖAB 9, Hung. V, Ph. Romînă 56 und Ross. 9, bei gereinigter Baumwolle vorgeschriebene Kaliumpermanganatprobe (10 ml wss. Auszug + 3 Tr. bis ca. 1 ml verd. H_2SO_4 + 3 Tr. $KMnO_4$-Lsg. 0,1 n oder 1%) zeigt reduzierende Stoffe an. Diese können Cuticulasubstanzen oder auch Seifenrückstände, die infolge unzureichenden Kochens und Bleichens noch auf den Fasern verblieben sind, vor allem aber Celluloseabbauprodukte wie Oxy- und Hydrocellulose sein, die auf unsachgemäßes oder übermäßiges Bleichen zurückzuführen sind. Die Permanganatprobe nach DAB 6 ist sehr empfindlich. ÖAB 9, Hung. V und Ross. 9 lassen bei gleicher Tropfenzahl (3) oder ml (0,15) statt 0,1%iger $KMnO_4$-Lsg. eine 0,1 n $KMnO_4$-Lsg., die ca. dreimal stärker ist, verwenden und verlangen, daß die Reaktionsflüssigkeit mind. 5 Min. rot gefärbt bleiben muß. — b) Anstelle der Permanganatprobe hat EICHLER (Melliand Textilber. *1939*, H. 7, S. 503/4) für die Baumwolle und auch für die Zellwolle das *Bestimmung der Kupferzahl* nach einem modifizierten Verfahren von SCHWALBE/HÄGGLUND vorgeschlagen. Die Kupferzahl ist eine rein empirische Zahl für das Reaktionsvermögen der Aldehydgruppen, die beim Abbau der Cellulose entstehen. Die Methode ist umstritten. In einer Arbeit über „Vergleichende Untersuchungen der Beziehungen des Durchschnittspolymerisationsgrades zur Kupferzahl bei Baumwoll- und Zellwollwatte"[1] ist jedoch gezeigt worden, daß das konventionelle Verfahren zur Bestimmung der Kupferzahl einen guten Anhalt für die Praxis zur Bestimmung der Faserschädigung bei Bw und ZW gibt. DAB 7-DDR und ÖAB 9 haben ähnlich laufende Verfahren zur Bestimmung der Kupferzahl aufgenommen, die für Watten und Verbandmull aus Baumwolle und aus Zellwolle vorgeschrieben sind.

Bestimmung der Kupferzahl nach ÖAB 9: Als Kupferzahl wird die von 100 g bei 103 bis 105° getrocknetem Untersuchungsmaterial unter den bezeichneten Bedingungen als Kupfer(I)-oxid abgeschiedene Menge Kupfer in g bezeichnet. Zur Bestimmung werden bei Baumwollprodukten 60 ml Fehlingscher Lösung (Mischung gleicher Volumteile Fehlingscher Lösung I und II) bzw. bei Zellwollprodukten 80 ml Fehlingsche Lösung in einem 200 ml fassenden Becherglas zum Sieden erhitzt. In die siedende Lösung trägt man 1,00 g bei 103 bis 105° getrocknetes Untersuchungsmaterial mittels einer Pinzette ein und erhitzt genau 3 Min. lang zum lebhaften Sieden. Dabei wird mit einem Glasstab ständig umgerührt, so daß das Untersuchungsmaterial in der Lösung völlig untertaucht. Hierauf wird die mit Kupfer(I)-oxid beladene Probe auf einem feinporigen Filtertiegel von der Lösung getrennt und zuerst mit etwa 500 ml heißem und hernach mit etwa 500 ml kaltem Wasser erschöpfend ausgewaschen. Das gut abgesaugte Untersuchungsmaterial wird in das Becherglas zurückgegeben, mit 30 ml Eisen(III)-Ammoniumsulfat-Schwefelsäure (10 g Eisen(III)-Ammoniumsulfat p.a. werden unter Zusatz von 14 ml konz. H_2SO_4 p.a. zu 100 ml gelöst. Die Lösung ist vor Gebrauch tropfenweise so lange mit 0,1 n $KMnO_4$-Lsg. zu versetzen, bis die Rosafärbung bestehen bleibt) übergossen und bis zur völligen Lösung des Kupfer(I)-oxids 30 Min. lang unter häufigem Umrühren stehengelassen. Dann wird die Probe auf dem Filtertiegel portionsweise mit etwa

---

[1] HEYROTH-STRAUBE-KÖGLER, H., u. W. PAAPE: Pharm. Zentralh. *104*, 305 (1965).

500 ml kaltem Wasser ausgewaschen. Das hellgrün gefärbte Filtrat wird unverzüglich mit 0,1 n Kaliumpermanganatlösung titriert, bis die Rosafärbung 15 Sek. lang bestehenbleibt (Chem. Umsetzung, s. Bd. I, 297). 1 ml 0,1 n Kaliumpermanganatlösung entspricht 6,35 mg Cu.

ÖAB 9 läßt bei nicht sterilisierter Verbandwatte aus Baumwolle eine Kupferzahl von höchstens 0,5, bei sterilisierter Verbandwatte aus Baumwolle eine Kupferzahl von höchstens 0,6 zu. Bei dem im DAB 7-DDR vorgeschriebenen Verfahren zur Bestimmung der Kupferzahl (CuZ) ist ein Blindversuch durchzuführen und der dabei ermittelte Wert abzuziehen. Die CuZ darf nicht über 0,5, bei sterilisierter Baumwollwatte nicht über 0,65 liegen.

Feuchtigkeitsgehalt: Beim Trocknen bei 100 bis 105° schreiben Belg. V. und Svec. 46 nicht über 7% Gewichtsverlust, DAB 7-DDR, CF 65, CsL 2, Helv. VI, Hung V, Ital. VII, Ph. Europ. und Ross. 9 nicht mehr als 8%, ÖAB 9 und Ph. Romînà höchstens 8,5% Trocknungsverlust vor.

2. Verbandwatte aus Zellwolle DAB 7-BRD. Cellulosum Ligni regeneratum — Zellwolle DAB 7-DDR. Cellulosum depuratum ÖAB 9. Cellulosum regeneratum absorbens — Ouate de viscose — Absorbent viscose wadding Ph. Europ. Cellulosum regeneratum — Zellwollwatte Helv. VI (Darf nur zur Herstellung von Gossypium depuratum mixtum verwendet werden.). Ouate viscose hydrophile chirurgicale — Lanugo cellulosi viscosae chirurgica CF 65. Regenerated Cellulose (Zellwolle). Delustred Regenerated Cellulose (mattierte Zellwolle) BPC 68.

Beschreibung und Eigenschaften. DAB 7-BRD: Gebleichte Fasern aus regenerierter Cellulose, die nach dem Viskose-Verfahren oder dem Kupferspinn-Verfahren hergestellt werden. Beide Faserarten können mit Titandioxid mattiert sein. Verbandwatte aus Zellwolle ist geruch- und geschmacklos und besteht aus 30 bis 40 mm langen, leicht gekräuselten Fasern von 170 bis 280 mtex (1,5 bis 2,5 den). Verbandwatte aus glänzender Zellwolle hat ein gelbliches, schwach glänzendes, Verbandwatte aus mit Titandioxid mattierter Zellwolle ein weißes bis schwach gelbliches und mattes Aussehen. — Der seit Jahren schon zur Herstellung einwandfreier Qualitäten einer Verbandwatte aus Zellwolle, glänzend oder mattiert, sowie auch einer Mischwatte fast ausschließlich verwendete Faserstoff ist die Viskose-Zellwolle (ZW), und zwar sog. Markenzellwolle, die in der Faserfeinheit (1,5 bis 2,5 den) und im Stapel völlig einheitlich (30 oder 40 mm) ist. Die Zellwollwatte enthält außer Wasser (im Mittel 10 bis 12%) und Restmengen von Mineralsalzen, wenn mattiert, einen Zuschlag von max. 1,2 bis 1,3% Titandioxid und ist mit einer geringen Fettauflage oder Avivage, meist Fettsäurepolyglykolester und -anilide, versehen. Durch längere Lagerung und Sterilisation läßt die Saugfähigkeit etwas nach, im Vergleich zur Baumwolle graduell meist in geringerem Maße.

Sterilisierte Verbandwatte aus Zellwolle ist in der Regel schwach vergilbt.

DAB 7-DDR erlaubt nur Watte aus glänzender Zellwolle, die nach dem Viskose-Verfahren hergestellt ist; Faserlänge 3 bis 4 cm. — CF 65: Leicht griffiges, weißes bis schwach cremfarbenes, matt aussehendes Wattevlies aus Originalzellwolle (Viskose-ZW) mit 1% TiO$_2$-Gehalt. Nachweis des TiO$_2$ als Pertitansäure in der Pottasche-Schmelze der Asche. Länge der Fasern ungefähr 42 mm mit einheitlichem Titer von 4 den bzw. einem mittleren Faserdurchmesser von 19 bis 20 μm. Faserquerschnitt rundlich, mehr oder weniger gelappt. — Ph.Europ.: Zugelassen sind glänzende und mattierte Zellwolle vom Titer 1,7 bis 3,3 dtex, 25 bis 50 mm lang, Durchmesser ca. 10 bis 20 μm. Die mattierten Fasern enthalten zahlreiche Körnchen im Durchmesser von ungefähr 0,25 μm bis 1,0 μm. — Helv. VI: Glänzende und mattierte Viskose-Zellwolle, Fasern größtenteils 3 bis 4 cm lang und in der Feinheit von 170 bis 340 mtex sind zugelassen. In Längsansicht gleichmäßig 10—15—25 μm breit; die nicht mattierten Fasern sind optisch homogen, die mattierten Fasern enthalten zahlreiche, ziemlich gleichmäßig verteilte, ca. 0,3 μm große, teilweise zu kleinen Klümpchen agglomerierte Körnchen. Querschnitt rund bis elliptisch mit mehreren, verschieden tiefen Einbuchtungen. Mittlere Faserlänge mind. 28 mm, Kurzfasern unter 6 mm höchstens 1%. — ÖAB 9: Meist 3,5 bis 4 cm lange Fasern etwa 40 μm (!) breit, glänzend oder mattiert. Die Watte darf beim Drücken in der Hand nicht knirschen. — BPC 68 macht keine Angaben über die Faserfeinheit und Faserlänge. Verlangt wird hingegen eine Reißfestigkeit der Faser von mindestens 1,5 g pro 1 den.

Prüfung auf Identität. DAB 7-BRD: a) Meist gleichmäßig dicke Fasern mit deutlichen, parallel zu den Rändern verlaufenden Linien. Die Fasern aus mattierter Zellwolle weisen unter dem Mikroskop erkennbare feine Einlagerungen auf. — b) Verbandwatte löst sich allmählich in Schweizers Reagens, ohne dabei die bei „Verbandwatte aus Baumwolle" angegebenen Formen anzunehmen. — c) Die Asche nach 10. (S. 899) wird durch schwaches Erwärmen in 1,0 ml konzentrierter Schwefelsäure gelöst. Nach dem Abkühlen färbt sich die Lösung auf Zusatz von 0,10 ml verdünnter Wasserstoffperoxidlösung (3%) orangegelb, wenn mattierte Verbandwatte vorliegt.

Für Regenerated Cellulose (= glänzende ZW) und Delustred Regenerated Cellulose (= mattierte ZW) schreibt BPC 68 folgende Identitätsteste vor: Die Fasern haben einen Durchmesser von durchschnittlich 15 bis 20 µm und sind im mikroskopischen Bild durch Längsstreifung, abgerundeten Querschnitt mit unregelmäßigem gekerbtem Rand gekennzeichnet, klar sichtbar in Chloralhydratlsg. und in Laktophenol und löslich in Schwefelsäure 66 Vol.-%; unlöslich in Ameisensäure und Aceton (worin sich Acetat-ZW löst), fast unlöslich in verd. NaOH. — Legt man die ZW-Fasern auf einem Objektträger einige Minuten in 0,02 n Jodlsg. und gibt nach dem Absaugen des Überschusses mit Filterpapier 1 oder 2 Tr. 66 Vol.-%ige H_2SO_4 hinzu, so werden sie einheitlich dunkelviolett gefärbt. — Beim Behandeln der ZW mit Phloroglucin-Salzsäure darf keine Rotfärbung auftreten. Bei Vorliegen einer mattierten ZW wird der Titandioxid-Nachweis wie folgt geführt: Die von 1 g Fasermaterial stammende Asche wird in 1 ml konz. H_2SO_4 gelöst und nach dem Erkalten in 4 ml Wasser gegossen. Nach Zugabe von 0,2 ml 7%ige H_2O_2 ca. 5- bis 7%ig tritt eine gelbliche Farbe auf. — Nach DAB 7-DDR nehmen ZW-Fasern, mit 1 Tr. Chlorzinkjod-Lsg. versetzt, eine blau-violette Fbg. an, die sofort an Intensität zunimmt. — Ph. Europ.: Mit Chlorzinkjod-Lsg. violette Fbg. Die Sulfatasche wird in 5 ml Schwefelsäure unter leichtem Erwärmen gelöst. Bei Vorliegen mattierter ZW-Fasern nimmt die erkaltete Lsg. nach Zugabe von 0,2 ml verd. H_2O_2-Lsg. eine mehr oder weniger orangegelbe Fbg. an.

Prüflösung I: 15,0 g Verbandwatte werden mit 150 ml siedendem Wasser übergossen; im Wasserbad wird 15 Min. lang erhitzt und die Lösung abgesaugt.

Prüflösung II: 25,0 ml Prüflösung I werden mit 0,50 ml konz. Salpetersäure angesäuert und dann 2mal mit je 20 ml Äther ausgeschüttelt. Die wss. Lösung wird filtriert und als Prüflösung II verwendet.

Bemerkung: Bei der Prüfung der Auszüge von Watten aus 100% ZW und bei zellwollhaltigen Watten auf Chloride, Sulfate und Calciumsalze können schon beim Ansäuern der Prüflösung oder nach Zugabe der Reagentien unerwünschte Trübungen oder Niederschläge auftreten, die durch eine Ausflockung der in Lösung gegangenen Avivagemittel mitunter verursacht werden. Aus diesem Grund lassen DAB 7-DDR und -BRD vorsorglich eine Prüflösung II herstellen, die durch Ausäthern in saurer Lösung von Avivagemitteln befreit ist.

CF 65 läßt wie bei Coton hydrophile für die Prüf. auf wasserlösl. Stoffe, Neutralität, Chloride, Sulfate und Calcium und auch Hypochlorite einen kalten wss. Auszug 1 + 10 in 2std. Mazeration herstellen.

Prüfung auf Reinheit. 1. Verhalten der Prüflsg.: DAB 7-BRD: Siehe A. Verbandwatte aus Baumwolle Prüf. 2. — Ph. Europ.: Beim kräftigen Schütteln von 10 ml des 2std. kalten wss. Auszugs 1 + 10 darf nach 10 Min. langem Stehen mit Ausnahme eines Schaumrings an der Wandung des Glases kein bleibender Schaum entstehen. — Helv. VI: Prüf. auf Tenside wie bei Gossyp. dep. (s. S. 892). — DAB 7-DDR: Der durch Absaugen erhaltene heiße wss. Auszug 1 + 10 wird gegebenenfalls filtriert und als Prüflösung I verwendet. — ÖAB 9: Eine zulässige Trbg. des heißen wss. Auszugs 1 + 10 wird nach dem Erkalten gegen Standardlsg. gemessen.

2. Schönungsmittel: a) Siehe A. Verbandwatte aus Baumwolle, Pkt. 3. — b) Bei der Herstellung der Prüflösung I darf sich die Verbandwatte nicht verfärben. Die Prüflösung I muß farblos sein; bei der Prüfung sterilisierter Verbandwatte dürfen 10,0 ml Prüflösung I nicht stärker gefärbt sein als eine Mischung von 0,40 ml Eisen(III)-chlorid-Lsg. III, 0,20 ml Kobalt(II)-chlorid-Lsg. und 9,4 ml 1%iger Salzsäure. — DAB 7-DDR: Prüfung auf Schönungsmittel (Farbstoffe) durch Vergleich der Prüflösung I mit einer Farbvergleichslsg.; Prüfung auf fluoreszierende Schönungsmittel wie bei Gereinigte Baumwolle unter b) Opt. Aufheller, S. 893. — CF 65 läßt auf Farbstoffe und opt. Aufheller in gleicher Weise prüfen wie bei Coton hydrophile. — Ph. Europ.: Prüf. wie bei Gossyp. absorb. — Helv. VI: a) Farbstoffe wie bei Gossyp. dep.; b) opt. Aufheller: Das einzelne Vlies zeigt im UV 365 eine schwache, bräunlich-violette Fluoreszenz, darf jedoch nicht intensiv lichtblau fluoreszieren; intensiv lichtblau fluoreszierende Fasern (Flugfasern von anderen Textilien) dürfen höchstens ganz vereinzelt vorkommen. — ÖAB 9: Verbandwatte aus Zellwolle darf im gefilterten ultravioletten Licht keine Fluoreszenz zeigen. — BPC 68: Glänzende und mattierte ZW dürfen im filtrierten UV-Licht nur gelegentlich aufleuchtende Stellen aufweisen.

3. Alkalisch oder sauer reagierende Verunreinigungen: Siehe A. Verbandwatte aus Baumwolle, Pkt. 4. — DAB 7-DDR: 50,0 ml Prüflösung I müssen nach Zusatz von 3 Tr. Phenolphthaleinlsg. farblos und nach darauffolgendem Zusatz von 0,15 ml 0,1 n KOH rot gefärbt sein. — ÖAB 9 ist wie bei der Verbandwatte aus Baumwolle sehr tolerant: 10 ml des wss.

Auszugs müssen auf Zusatz von 2 Tr. Phenolphthaleinlsg. unverändert bleiben und sich bei darauffolgendem Zusatz von 1 Tr. 0,1 n NaOH rot färben. — BPC 68 verzichtet auf diese Prüf. — CF 65 und Ph. Europ.: Wie bei Coton hydrophile bzw. Gossyp. absorb. — Helv. VI: Das filtrierte 2std. kalte Mazerat mit ausgekochtem W. 1 + 10 soll nach dem Aufkochen und Erkalten unter Luftabschluß einen pH-Wert von 5,8 bis 7,2 aufweisen.

4. Calcium-Ionen: Die Mischung von 9,0 ml Prüflösung II mit 1,0 ml 6 n Ammoniak wird nach Ziff. 53 geprüft (DAB 7-BDR). — DAB 7-DDR und ÖAB 9 prüfen in gleicher Weise wie bei Baumwollwatte.

5. Chlorid-Ionen: 6,0 ml Prüflösung II wurden nach Ziff. 56 geprüft. Tritt bei dieser Prüfung eine gelbe bis braune Verfärbung auf, so ist sie nur dann zu beanstanden, wenn unzulässige Mengen von Sulfid-Ionen nachweisbar sind (DAB 7-BRD).

6. Sulfat-Ionen: 3,00 ml Prüflösung II werden nach Ziff. 57 geprüft. — Die nach DAB 7-BRD zugelassenen Spuren von Chlorid- und Sulfat-Ionen sind fabrikatorisch nicht zu vermeiden. — DAB 7-DDR und ÖAB 9 lassen in gleicher Weise prüfen wie bei Baumwollwatte.

7. Sulfid-Ionen: 10,0 ml der filtrierten Prüflösung I werden mit 1,9 ml Wasser, 0,10 ml 3 n Essigsäure und 1,0 ml Blei(II)-acetatlösung II versetzt. Die Lsg. darf nach 2 Min. nicht stärker gefärbt sein als eine zur gleichen Zeit angesetzte Vergleichlösung aus 1,70 ml Blei(II)-nitratlösung II, 10,0 ml der filtrierten Prüflösung I, 0,10 ml 3 n Essigsäure und 1,20 ml Thioacetamid-Reagens (DAB 7 — BRD). — BPC 68 und CF 65 verzichten auf diese Prüf. — Ph. Europ. und Helv. VI lassen in gleicher Weise auf unzulässige Mengen von SH′-Ionen prüfen.

8. Wasserlösliche Substanzen: Höchstens 0,7%. Prüfung nach der unter „Verbandwatte aus Baumwolle" angegebenen Vorschrift. — BPC 68 läßt keine wasserlösl. Stoffe bestimmen. — CF 65: 2std. kalter wss. Auszug 1 + 10: Höchstens 0,15% wasserlösl. Stoffe. — ÖAB 9, Ph. Europ. und Helv. VI lassen in gleicher Weise wie DAB 7-BRD prüfen: Höchstens 0,7%.

9. Ätherlösliche Substanzen: Höchstens 0,2%. Prüfung nach der unter „Verbandwatte aus Baumwolle" angegebenen Vorschrift: Einwaage 10,00 statt 5,00 g (DAB 7-BRD). — BPC 63 läßt keine ätherlöslichen Stoffe bestimmen. — ÖAB 9: Höchstens 0,15% ätherlösliche Stoffe. — DAB 7-DDR: Extraktionsmittel ist ein Gemisch gleicher Volumenteile Methylenchlorid und Ae., 4stdg. Extraktion, höchstens 0,3% Rückstand. — CF 65: Wie bei Coton hydrophile nicht mehr als 0,3%. — Ph. Europ. höchstens 0,3%. — Helv. VI höchstens 0,2%.

10. Asche: Bei Verbandwatte aus glänzender ZW höchstens 0,25%, bei Verbandwatte aus mattierter ZW höchstens 1,5%. 5,00 g Verbandwatte werden verascht; der Rückstand wird bei 850° ± 25° geglüht (DAB 7-BRD). — DAB 7-DDR läßt höchstens 0,3%, ÖAB 9 bei glänzender ZW 0,2%, bei mattierter ZW 1,3% zu. — BPC 68: Aschegehalt von glänzender ZW nicht mehr als 0,5%, von mattierter ZW nicht mehr als 1,5%. — CF 65: Höchstens 1,3% Veraschungsrückstand. — Ph. Europ.: Für glänzende ZW höchstens 0,45% Sulfatasche, für mattierte ZW höchstens 1,7% Sulfatasche. — Helv. VI: Für nicht mattierte ZW-Watte höchstens 0,25%, für mattierte ZW-Watte höchstens 1,5%.

11. Saugfähigkeit. a) Absinkdauer: Höchstens 10 Sek. Prüfung nach der unter „Verbandwatte aus Baumwolle" angegebenen Vorschrift (DAB 7-BRD). — b) Wasserhaltevermögen: Mindestens 18,0 g/1 g Verbandwatte. Prüfung nach der unter „Verbandwatte aus Baumwolle" angegebenen Vorschrift. — Nach der Drahtkörbchenmethode prüfen DAB 7-DDR: Untersinkdauer höchstens 10 Sek. — ÖAB 9: Untersinkdauer höchstens 10 Sek. und Wasserhaltevermögen mindestens 18 g/1 g Watte. — Nach BPC 68 soll die Saugfähigkeit der glänzenden und mattierten ZW mit der für Absorbent Cotton Wool vorgeschriebenen übereinstimmen. — CF 65: Absinkdauer und Wasserhaltevermögen (= Wasseradsorptionskoeffizient) werden nach den auf S. 895 beschriebenen Methoden zur Prüf. der Saugfähigkeit von Watte nach CF 65 bestimmt. a) Absinkdauer höchstens 10 Sek., b) Wasseradsorptionskoeffizient nicht unter 14. — Helv. VI: Nach Drahtkörbchenmethode wie in DAB 7-BRD. a) Untersinkzeit höchstens 10 Sek., b) Wasseraufnahmefähigkeit: Mindestens 18 g/1 g Watte.

Weitere Prüfungen anderer Arzneibücher. Prüfung auf Fremdfasern: CF 65 läßt mikroskop. auf Baumwollfasern prüfen, die unzulässig sind. — Ph. Europ.: Cell. reg. absorb. soll mit Ausnahme vereinzelter Baumwollfasern ausschließlich aus Zellwolle bestehen. — Feuchtigkeitsgehalt: Beim Trocknen von Verbandwatte aus ZW bei 100 bis 105° sind nach DAB 7-DDR höchstens 11%, ÖAB 9 und CF 65 höchstens 11,5% und Ph. Europ. 13%, nach Helv. VI 12,0% Trocknungsverlust zulässig. — Kupferzahl: Die Kaliumpermanganatprobe (s. S. 896) ist bei ZW nicht anwendbar, da die ZW noch ganz geringe Mengen von Hemicellulosen bzw. niederpolymeren Cellulosemolekülen von zuckerähnlichem Charakter enthält, die beim heißen wss. Ausziehen in Lösung gehen und infolgedessen Reduktionsvermögen zeigen. Die von EICHLER vorgeschlagene Methode zur Bestimmung der Kupferzahl (s. S. 896) zur Prüfung evtl. beim Bleichen geschädigter ZW bzw. unzulässiger Mengen reduzierender Stoffe ist im DAB 7-DDR und ÖAB 9 aufgenommen worden. Auch läßt sich an der Höhe der vor und nach dem Sterilisieren bestimmten Kupferzahl die Güte und Lagerfähigkeit einer Watte gut beurteilen. Diese sind um so besser, je geringer der Anstieg der Kupferzahl nach dem Sterilisieren ist. DAB 7-DDR und ÖAB 9 schreiben die folgenden Kupferzahlen vor: Bei nicht entkeimter ZW höchstens 1,2, bei entkeimter ZW höchstens 1,65 bzw. 1,60.

3. Verbandwatte aus Baumwolle und Zellwolle DAB 7-BRD. Cotone idrofilo e fiocco di viscosa Ital. VII. Gossypium depuratum mixtum — Misch-Verbandwatte Helv. VI. Lana mixta Hung. V. Verbandwatten Ned. 6.

Beschreibung und Eigenschaften. DAB 7-BRD: Diese Verbandwatte besteht aus einer Mischung gleicher Teile Baumwolle und Zellwolle und zeigt die Merkmale der Verbandwatte aus Baumwolle bzw. aus Zellwolle. Sterilisierte Verbandwatte ist schwach vergilbt.

In der aus gleichen Teilen Bw und ZW hergestellten Mischwatte sind die Vorteile beider Faserarten am günstigsten vereinigt: Das bessere Wasseraufnahme- bzw. Wasserhaltevermögen sowie die Polsterwirkung der Baumwolle und die gleichmäßig lange Faser der ZW mit ihrem rascheren Aufsaugvermögen. — Hung. V mit den zusätzlichen Verordnungen des Ungar. Staatl. Instituts für Hygiene kennt eine Mischwatte aus gleichen Teilen Bw und ZW, glänzend oder mit TiO_2 mattiert; die gemischte Watte muß rot etikettiert werden. — Helv. VI: Der Anteil an ZW einer Misch-Verbandwatte, bezogen auf getrocknete Substanz, darf höchstens 50% betragen. Mittlere Faserlänge mindestens 20 mm, Kurzfasern unter 6 mm höchstens 10%. — Nach Ital. VII können der Baumwollwatte nicht mehr als 20% ZW beigemischt werden. Deklarationspflicht der Beimischung und des prozentualen Anteils. — Ned. 6 läßt Mischungen beliebiger Zusammensetzungen zu, wobei die Mattierung der ZW mit Titandioxid unzulässig ist. Eigenartigerweise wird in der holländischen Pharmakopöe die als „Gossypium depuratum" bezeichnete Watte wie folgt beschrieben: Die sauberen, entfetteten Haare der Samen von verschiedenen Gossypiumarten oder Mischungen hiervon mit Viskosezellwollfasern.

Prüfung auf Reinheit. DAB 7-BRD: Aussehen: Verbandwatte darf keine Blattreste, Frucht- und Samenschalen oder andere Verunreinigungen enthalten. Wie bei Verbandwatte aus ZW sind Prüflösungen I und II erforderlich, und es werden durchweg die gleichen Reinheitsprüfungen vorgeschrieben. — Wasserlösliche Substanzen: Höchstens 0,6%. — Ätherlösliche Substanzen: Höchstens 0,4%. — Asche: Höchstens 1,0%. — Saugfähigkeit. a) Absinkdauer: Höchstens 10 Sek.; b) Wasserhaltevermögen: Mind. 20,0/1 g Verbandwatte nach Ziff. 86 der Allgemeinen Bestimmungen.

Bestimmung des Mischungsverhältnisses Baumwolle/Zellwolle: Aus dem Wattevlies wird in ganzer Stärke ein ungefähr quadratisches Stück von 0,5 bis 0,7 g ausgeschnitten und in einem Wägeglas bei 105 bis 110° getrocknet. Diese getrocknete Probe, genau gewogen, wird in eine weithalsige Glasstopfenflasche übergeführt und mit 50 ml auf 40° erwärmter Zinkchlorid-Ameisensäure[1] übergossen, kräftig durchgeschüttelt und $2^1/_2$ Std. lang unter 2maligem Umschütteln bei 40° stehen gelassen. Der Flascheninhalt wird durch einen Glasintertiegel (G 1) abgesaugt, der Rückstand auf dem Filter zuerst mit Zinkchlorid-Ameisensäure und dann mit Wasser bis zu dessen neutraler Reaktion nachgewaschen. Der aus Baumwolle bestehende Filterrückstand wird mit einer Pinzette quantitativ in ein Wägeglas übergeführt und bei 105 bis 110° getrocknet. Der Baumwollanteil, der als Mittelwert aus drei Bestimmungen errechnet wird, muß mind. 40% und darf höchstens 60% betragen.

Die obige Methode zur quantitativen Bestimmung von ZW und Bw, ein modifiziertes Ameisensäure-Zinkchlorid-Verfahren nach MARSCHALL [Kunstseide und Zellwolle 22, 215 (1940)] ist ebensogut für Mischwatten als auch für Mischgespinste bzw. -gewebe geeignet und beruht auf der Löslichkeit von Kunstspinnfasern auf pflanzlicher Grundlage einschließlich Acetatspinnfasern in Ameisensäure/Zinkchlorid. — Probeentnahme: Es ist auf gleichmäßige Verteilung des Fasermaterials in der Probe zu achten. Bei Watte Probestücke möglichst in ganzer Vliesstärke quadratisch oder zylindrisch ausschneiden bzw. ausstechen. Bei Mischgespinst zerlegt man die Gewebeprobe zuvor in Kette und Schuß und zerschneidet die Garnfäden in etwa $^1/_2$ cm große Teile. — *Anmerkung:* Zur schnelleren Entwässerung des mit reichlich Wasser gespülten Filterrückstands kann man denselben noch mit 96 Vol.-% A. behandeln.

In der in Ungarn mit Konzession des Staatl. Instituts für Hygiene zugelassenen „Gemischten Watte" (Lana mixta) wird die quant. Best. der Bw/ZW-Fasern durch Mazeration mit 10%iger NaOH bei 12 bis 16° durchgeführt, wobei die ZW in Lsg. geht. Weitere Anforderungen: Alkalität und Acidität: Wie bei Lana Gossypii (S. 893) — zulässig sind 0,02%

---

[1] 27,0 g wasserfreies Zinkchlorid werden in einer Mischung von 75,0 ml Ameisensäure wasserfrei und 15,0 ml Wasser zu 100 ml gelöst. Bei Bedarf herzustellen.

Calcium, 0,04% Sulfate und 0,125% Chloride. — Ätherextrakt: Höchstens 0,75%. — Wasserlösliche Stoffe: Höchstens 0,5% — Asche: Höchstens 0,5% — Trocknungsverlust: Höchstens
9%; Farbstoffe und opt. Aufheller nicht zulässig.

Helv. VI führt eine ähnliche Vorschrift für die Gehaltsbestimmung der ZW bzw. der Bw
mit dem Ameisensäure-Zinkchlorid-Verfahren nach MARSCHALL (modifizierte Methode):
Ca. 1,0 g getrocknete Substanz (genau gewogen) wird in einem Erlenmeyerkolben 100 ml
mit Glasstopfen mit 50 ml einer Lsg. von 3 T. Zinkchlorid (wasserfrei) in 7 T. Ameisensäure
98% + 1 T. W. bei 40° unter häufigem Umschütteln $2^1/_2$ Std. stehengelassen. Dann wird
durch ein tariertes Glasfilter 1 G 3 (Schott & Gen. oder ein entspr. anderes Fabrikat) abgenutscht. Der Rückstand wird 2mal mit je 10 ml der Zinkchlorid-Ameisensäure-Lsg., dann
mit 25 ml heißem und anschließend mit kaltem W. ausgewaschen, bis das Waschwasser
gegen Lackmus neutral reagiert. Trocknen bei 105° und wägen.

$$\% \text{ ZW} = \frac{(p - a) \cdot 100}{p},$$

wobei a = Rückstand in g und p = Einwaage in g sind. — *Prüfungen:* Geruch- und geschmacklos, darf beim Drücken nur sehr wenig knirschen und stäuben. — Die Watte zeigt
die gleichen mikroskop. Merkmale wie Gossyp. dep. und Cellulosum regeneratum. — Farbstoffe und opt. Aufheller wie bei Gossyp. dep. und Cellulosum regeneratum. — Noppen:
Wie bei Gossyp. dep. — Reaktion: Das wie bei Gossyp. beschriebene kalte Mazerat soll nach
dem Aufkochen und Erkalten unter Luftabschluß ein pH von 5,0 bis 7,4 aufweisen. — Sulfid-
Ionen: Wie bei „Cellulosum regeneratum"; statt 1,70 ml Blei-Vergleichslsg. sind nur 0,85 ml
zu verwenden (s. auch DAB 7-BRD, S. 899). — Tenside: Wie bei „Cellulosum regeneratum"
(s. S. 898). — Wasserlösl. Substanzen: Höchstens 0,6% — Verbrennungsrückstand: Für
Misch-Verbandwatten mit glänzender ZW höchstens 0,30%, mit mattierter ZW höchstens
0,8%, mit 1 g bestimmt. — Trocknungsverlust: Höchstens 10%. — Saugfähigkeit: Nach
Drahtkörbchenmethode. a) Untersinkzeit: Höchstens 10 Sek. b) Wasseraufnahmefähigkeit
(s. S. 895): Mindestens 20 g/1 g Watte. — Abgabe: Darf nur abgegeben werden, wenn ausdrücklich Misch-Verbandwatte verlangt wird.

Ital. VII: Die an Baumwollwatte gestellten Anforderungen müssen in gleicher Weise
auch für die Mischwatte erfüllt werden, abgesehen von den mikroskopischen Eigenschaften. —
Quant. Bestimmung der ZW: a) Reagens: 2 000 g wasserfreies Zinkchlorid werden in 1 050 ml
W. gelöst. In die klare Lsg. trägt man im heißen Wasserbad in kleinen Portionen und unter
ständigem Umrühren 80 g Zinkoxid ein. Man erhitzt 4 Std. und läßt die Lsg. 2 Tage stehen.
Die klare überstehende Fl. wird dekantiert und über Glaswolle filtriert. Die Dichte der
Lsg. soll 1,835 bei 15° betragen. Korrektur evtl. durch Verdünnung oder Abdampfen. Die
Lsg. siedet bei 135°. — b) Ausführung der Bestimmung: Im 200-ml-Glaskolben von 8 cm Durchmesser mit eingeschliffenem Hals von 32 mm, der mit einem eingeschliffenen Rückflußkühler
verbunden ist, bringt man 100 ml des Reagenses zum Sieden. Dabei wird im Kühlmantel ein
Thermometer so befestigt, daß er gerade in das Reagens eintaucht, ohne den Kolbenboden
zu berühren. Bei Erreichen der Temp. von ca. 135° werden in zusammengepreßtem Zustand
rasch 2 bis 2,5 g des genau gewogenen lufttrockenen Materials vorsichtig und unter Vermeidung des Spritzens in die kochende Fl. gebracht. Nach gründlichem Umrühren und Erhitzen auf 132° wird am Rückflußkühler genau 90 Sek. (mit Stoppuhr) bei großer Flamme
gekocht. Danach unterbricht man das Kochen und gießt den Inhalt des Kolbens rasch in
einen 1-l-Becher, der mit Salzsäure angesäuertes W. enthält. Gut umrühren und durch Sieb VIII
filtrieren. Der Rückstand wird im Sieb mit W. gut ausgewaschen, dabei wiederholt ausgepreßt. Der sorgfältig gesammelte Rückstand wird mit W. 5 bis 10 Min. gekocht, auf einem
Filter gesammelt, mit fließendem W. gespült und dann im Trockenofen getrocknet. Zwecks
Aufnahme von Feuchtigkeit läßt man den getrockneten Rückstand 24 Std. an der Luft
stehen, ehe man ihn zur Wägung bringt. Der prozentuale Anteil der ZW errechnet sich nach
der Formel:

$$\frac{(P - P') \cdot 100}{P},$$

wobei P das Gewicht der Einwaage und P' das Gewicht des Rückstands bedeutet. Von dem
erhaltenen Wert sind 2% der Einwaage zu subtrahieren, die dem Höchstverlust entsprechen,
dem die Bw unter diesen Bedingungen unterliegt. — Ned. 6: Die ZW-Fasern der Verbandwatte sollen mind. 2 cm lang sein. Prüfung auf Bleichmittel mittels Kaliumjodidstärke-Lsg.,
auf Farbstoffe durch Extraktion mit A. im Perkolator, auf optische Weißtöner im filtrierten
UV-Licht. Ätherextrakt 0,6%, Asche 0,9%, Feuchtigkeitsgeh. höchstens 9%. Die Saugfähigkeit wird folgendermaßen ermittelt: Werden 2 g, mit der Hand gepreßt, auf Wasser gelegt,
das sich in einem geschlossenen Trichter von etwa 12 cm Durchmesser und von bekanntem
Gewicht befindet, so muß die Watte nach höchstens 10 Sek. gesunken sein. Läßt man das

Wasser aus dem Trichter ablaufen, so muß die nasse Watte nach 30 Min. ein Gewicht von mind. 35 g haben.

4. Watte für besondere medizinische Zwecke (Augenwatte) DAB 7-BRD. Die Watte besteht aus Baumwollfasern von vorwiegend 15 mm Länge und längeren Fasern. Prüfung auf Identität und Reinheit nach den unter „Verbandwatte aus Baumwolle" angegebenen Vorschriften.

Lana ophthalmica — Augenwatte Hung. V: Durchschnittl. Faserlänge mindestens 14 mm, unter 4 mm höchstens 10%. Höchstens 0,2% aus Teilen der Baumwollpflanze stammende fremde Substanzen. Chloride max. 0,005%. Alle sonstigen Anforderungen an Lana Gossypii müssen erfüllt werden.

Watten für medizinische Zwecke nach DIN 61640

Zur Charakterisierung der unterschiedlichen Qualitäten von Watte im Handel, die vor 1937 nur aus Baumwolle bestanden, hat schon im Jahre 1931 der Fachnormenausschuß Krankenhaus (FANOK) im Normblatt DIN FANOK 15 drei verschiedene Güteklassen festgelegt und dafür die Rohstoffqualitäten vorgeschrieben. Die einzelnen Sorten Augenwatte — Wundwatte — Saugwatte wurden unter dem Sammelbegriff „Verbandwatten" zusammengefaßt. Im Jahre 1959 hat dann der Fachnormenausschuß Textil- und Textilmaschinen-Industrie im Deutschen Normenausschuß (DNA), kurz „Textilnorm" genannt, in Zusammenarbeit mit dem Arbeitsausschuß Krankenhauswesen im DNA ein neues Normblatt mit der Sammelbezeichnung „Watten für medizinische Zwecke" DIN 61640 herausgegeben, dem weitere Normblätter für die wichtigsten Verbandstoffe folgten. In der Ausgabe des Normblatts vom Jan. 1959 ist anstelle der bis dahin üblichen Bezeichnung „Wundwatte" die Bezeichnung „Verbandwatte" gewählt worden. Außer der Baumwolle hat auch die Zellwolle, und zwar sowohl die glänzende als auch die seit etwa 15 Jahren in zunehmendem Maße verwendete mattierte Zellwolle als Grund- oder Werkstoff Aufnahme gefunden. In Anpassung an das DAB 7-BRD sind in die Ausgabe 1968 des Normblattes DIN 61640 die vier Arzneibuchwatten mit den entsprechenden Vorschriften für die Prüfungen übernommen worden. Die Qualität „Saugwatte" wurde aufgelassen. Die jetzt genormten Watten stimmen hinsichtlich der Qualität des Fasermaterials — die Güte einer Wattesorte ist in erster Linie von der Art und Länge des verwendeten Fasermaterials abhängig —, ihres Reinheitsgrades und der Saugfähigkeit mit den Arzneibuchwatten überein.

Während das DAB 7-BRD unter dem Oberbegriff „Watte" die vier Sorten A. Verbandwatte aus Baumwolle, B. Verbandwatte aus Zellwolle, C. Verbandwatte aus Baumwolle und Zellwolle und D. Watte für besondere medizinische Zwecke (Augenwatte) kennt, führt das Normblatt DIN 61640 von 1968 die Sorte „Augenwatte" und 3 Sorten „Verbandwatte".

α. **Augenwatte.** Ausschließlicher Rohstoff sind gereinigte, entfettete und gebleichte Baumwollfasern von überwiegend 15 mm Länge und längere Fasern. (Als Rohstoff oder Werkstoff finden Flyerfäden aus reiner Bw, beste Baumwollkämmlinge, gute Originalbaumwolle Verwendung.) Die Kurzbezeichnung lautet: A DIN 61640.

β. **Verbandwatte.** Je nach Wahl des Rohstoffes werden drei verschiedene Qualitäten unterschieden: a) V DIN 61640 — Bw zu 100% aus gereinigten, entfetteten und gebleichten Baumwollfasern, vorwiegend 10 mm bis 35 mm lang. (Verwendet werden gute Baumwollkämmlinge oder gleichwertige Originalbaumwolle.) — b) V DIN 61640 — ZW zu 100% aus gebleichten, leicht gekräuselten Viskose- oder Cupro-Fasern, 30 mm bis 40 mm lang, Feinheit zwischen 1,7 dtex (1,5 den) und 2,8 dtex (2,5 den). — c) V DIN 61640 — Bw/ZW, Mischungen aus gleichen T. Baumwolle und Viskose bzw. Cupro wie unter a) und b).

Kennzeichnung. Es besteht kein Kennzeichnungszwang für genormte Wattequalitäten und andere genormte Verbandstoffqualitäten. Wird aber eine den Normvorschriften in jeder Hinsicht entsprechende Verbandstoffqualität als genormte Qualität auf der Packung gekennzeichnet, so ist folgendes zu beachten: Zur Kennzeichnung genormter Qualitäten von „Watten für medizinische Zwecke" — das gleiche gilt für alle nach DIN[1] genormten Verbandstoffe, wie z. B. Verbandmull, Mullbinden, Idealbinden und Trikotschlauchbinden — dürfen auf der Verpackung, in Rechnungen, Preislisten und im sonstigen Geschäftsverkehr nur dann mit den im Normblatt festgelegten Bezeichnungen oder Kurzbezeichnungen (z. B. Verbandwatte V DIN 61640-Bw/ZW) gekennzeichnet werden, wenn sie in allen Einzelheiten den Bedingungen dieser Norm entsprechen. Die Bezeichnungen bzw. Kurzbezeichnungen müssen vollständig sein und auf der jeweils kleinsten Packungseinheit angebracht werden. In Verbindung damit muß eine Firmenbezeichnung, ein eingetragenes Schutzzeichen oder eine andere Angabe, die die Herkunft des Erzeugnisses eindeutig erkennen läßt, angegeben werden.

Allgemeine Anforderungen. Watten für medizinische Zwecke müssen geruch- und geschmacklos sein. — Watten aus Bw sind weiß, aus glänzender Viskose bzw. Cupro gelblich und schwach glänzend, aus mattierter Viskose bzw. Cupro weiß bis gelblich und matt. Sterilisierte Watten können schwach vergilbt sein. — Die Watten dürfen keine Blattreste, Fruchtoder Samenschalen oder andere Verunreinigungen enthalten. — Eine Schönung von Watten für medizinische Zwecke mit optischen Aufhellern oder Farbstoffen ist unzulässig. (Anmerkung: Die Cupro-Faser oder Kupferspinnfaser hat wegen ihres höheren Preises bis heute kaum einmal Verwendung gefunden. Ihr Einsatz wird von der Preisentwicklung abhängig sein.)

Das Normblatt „Watten für medizinische Zwecke" DIN 61640 hat folgende Prüfvorschriften:

Prüfungen. 1. Mechanisch-technologische Prüfungen. Alle Prüfungen sind im Normalklima 20/65 DIN 50014 nach DIN 53802 durchzuführen. — Bestimmung der Faserlänge von Baumwolle nach DIN 53806. — Bestimmung der mittleren Längen von Chemiespinnfasern nach DIN 53808. — Bestimmung der mittleren Feinheit von Chemiespinnfasern nach DIN 53812. — Bestimmung der Saugfähigkeit nach dem im DAB 7-BRD festgelegten Verfahren.

2. Prüfung auf optische Aufheller. Im filtrierten UV-Licht mit Schwerpunktswellenlänge von 366 $\pm$ 5 nm darf die Watte mit Ausnahme einzelner Fasern nicht stark aufleuchten.

3. Chemische Reinheitsprüfungen. Die Herstellung der Prüflösung sowie die Prüf. auf Verhalten der Prüflösung a) Tenside, b) Trübungsgrad, auf alkalisch oder sauer reagierende Verunreinigungen, Calcium-, Chlorid-, Sulfat-Ionen, Sulfid-Ionen (nur bei Watte aus oder mit Viskose bzw. Cupro) wasserlösl. Substanzen, ätherlösl. Substanzen, Farbstoffe, Asche werden nach den im DAB 7-BRD festgelegten Verfahren durchgeführt.

4. Bestimmung des Mischungsverhältnisses Baumwolle/Viskose bzw. Cupro. Das Mischungsverhältnis wird an 3 Proben von je 0,5 g bis 0,7 g nach dem im DAB 7-BRD festgelegten Verfahren bestimmt. Der als Mittelwert der drei Versuche berechnete Baumwollanteil muß zwischen 40 Gew.-% und 60 Gew.-% liegen.

Nachweis von Zellwolle (Viskose-Zellwolle) und Kupferspinnfaser (auch Kupferzellwolle genannt) neben Baumwolle (s. auch mikroskopische Prüfung von Zellwolle, S. 876). Zur besseren Unterscheidung von Bw- und ZW-Fasern empfiehlt sich für die mikroskopische Untersuchung ein vorheriges Anfärben mit

a) Neocarmin W (Hersteller: Chem. Fabrik Dr. Gossler GmbH, Heidelberg), wobei *Viskose*-Zellwolle rot bis violett, *Kupfer*-Zellwolle tiefblau und Baumwolle blau gefärbt wird. Die Kupferzellwolle färbt sich meist tiefer blau als Baumwolle. In Watten und anderen Verbandstoffen wird Kupfer-Zellwolle nur selten angetroffen. Ihre strukturlose Faser mit rundem bis ovalem Querschnitt ist mikroskopisch so gut von Baumwolle zu unterscheiden, daß keine Verwechslung mit dieser möglich ist. Im Zweifelsfall — auch bei den nachfolgenden Anfärbungen — ist es angezeigt, das Fasermaterial vor der Färbung mit gleichen Raumteilen Petroläther vom Kp. 50 bis 70° und A. 96% quantitativ zu extrahieren.

b) Chlorzinkjodlösung (Reagens DAB 6), die Baumwolle weinrot und Zellwolle (Viskoseund Kupferzellwolle) blau und violett anfärbt.

c) Jod-Jodkali nach LIESCHE (Nachweis von Zellwolle in Verbandstoffen. Dtsch. Apoth.-Ztg *1937*, Nr. 29). Man bringt einen Tropfen Jod-Jodkaliumlsg. (Jod. pur. 1,5 g, Kal. jod. 3,0 g, Aqua dest. ad 50,0 g) auf den Objektträger und läßt die Flüssigkeit von einer kleinen, mit der Pinzette aus dem Untersuchungsmaterial herausgezogenen Probe aufsaugen. Nach einer Minute legt man das Deckgläschen auf und sieht die Baumwolle als hell- oder dunkelbraune, meist deutlich gedrehte Fasern; die Zellwolle erscheint in massiven schwarzbraunen Strängen mit Längslinierung, pigmentiert oder nicht pigmentiert. Zur Verdeutlichung gibt man nacheinander je einen Tropfen verdünnte HCl (12,5%ig) und Wasser auf den einen Rand des Deckgläschens/Objektträgers und saugt die Tropfen durch ein am entgegengesetzten Rand des Deckgläschens angelegtes Filterpapier nacheinander durch das Gesichtsfeld. Baumwollfasern sind dann nur noch schwach braun oder völlig entfärbt, während die Zellwolle

---

[1] Abkürzung für Deutsche Industrie-Normen. Das Wort DIN gilt als Name und Kennzeichen für die Gemeinschaftsarbeit des Deutschen Normenausschusses.

violett, veilchenblau oder blau geworden ist. Jedenfalls ist normalgebleichte und entfettete Baumwolle nach dieser Methode nie blau. — Die Färbung mit Neocarmin W oder Jod-Jod-kali ermöglicht auch auf eine einfache und rasche Weise eine annähernd genaue Ermittlung der prozentualen Zusammensetzung des Baumwoll-Zellwoll-Gemisches durch Auszählen der Fasern unter dem Mikroskop; man muß allerdings wenigstens 10 bis 20 Präparate prüfen.

Augenwatte nach Normblatt und DAB 7-BRD. Als Rohstoff oder Werkstoff finden langfaserige Baumwollkämmlinge oder Flyers, das sind Vorgarne, ganz lose gesponnen Faserbündel, die nach dem Auflösen in der Krempel eine langfaserige, gute und weiche Ware ergeben, oder gute Originalbaumwolle Verwendung. Der ausschließliche Rohstoff Baumwolle mit einer durchschnittlichen Faserlänge von 15 bis 25 mm, mitunter bis 35 mm, gewähr-leistet einen besonders guten Zusammenhalt. Die Augenwatte soll möglichst noppenfrei sein und ist überall da angebracht, wo man beste Watte braucht: in der Augenheilkunde, bei Operationen und in der Chirurgie. Mit Vorliebe verwendet man sie auch zur Beschickung von Watteträgern in der Hals-, Nasen- und Ohrenheilkunde, ferner auch in der Frauenheil-kunde.

Verbandwatte ist die vom Arzt am häufigsten gebrauchte Watte. Die bevorzugte Qualität ist heute die aus gleichen Teilen Baumwolle und Zellwolle, glänzend oder mattiert, bestehende Verbandwatte des DAB 7-BRD bzw. die Normblattqualität V DIN 61640 Bw/ZW. Die „Verbandwatte aus Baumwolle" ist kaum gefragt, wohingegen die „Verbandwatte aus Zell-wolle" da und dort Eingang gefunden hat. Die Faserlänge der für die Verbandwatten ein-gesetzten Baumwolle (verwendet werden als Rohstoff gute Baumwollkämmlinge oder gleich-wertige Originalbaumwolle) kann zwischen 10 und 35 mm schwanken und beträgt in der Regel durchschnittlich 10 bis 20 mm. Die ZW ist 30 bis 40 mm lang. In Verbandwatte können Noppen in geringen Mengen enthalten sein, vorausgesetzt, daß sie sich nicht hart anfühlen und in der Wundbehandlung nicht störend wirken. Die frühere Bezeichnung „Wundwatte" wurde, da irreführend, vom Normenausschuß und auch von der DAB-Kommission aufgegeben, weil Watte nicht unmittelbar auf die Wunde gebracht werden soll. In der Wundversorgung wird die Verbandwatte dem Verbandmull hinterlegt und dient zur Aufnahme des Wundsekrets und zur Polsterung des Verbandes.

Außer den genormten Verbandwatten sind auch als Verbandwatte deklarierte Watten mit beliebigem Mischungsverhältnis, wie z. B. 30/70 und 20/80 Baumwolle/Zellwolle auf dem Markt. In ihrer Beschaffenheit, im Reinheitsgrad und in der Saugfähigkeit entsprechen die Faserstoffe Bw und ZW oftmals nicht den Anforderungen nach DIN 61640.

Saugwatte, auch Tupf- oder tierärztliche Watte genannt, in der Ausgabe 1959, nicht mehr in der von 1968, des Normblattes DIN 61640 als 3. Qualität geführt, wird nur noch selten herge-stellt; nach dem früheren Normblatt soll sie aus guten Linters, geringwertigen Spinnereiabgängen und mitunter auch aus Reinfäden, die zu Einzelfasern gut aufgelöst sind, sowie aus Zellwolle, matt oder glänzend, die in wechselnden Anteilen beigemischt ist, bestehen. Der Baumwollanteil ist ca. 10 bis 20 mm, die Zellwolle 30 bis 40 mm lang. Die Saugwatte soll weniger zum Ver-band als zum Säubern und Aufsaugen von Blut, Wundsekreten usw. verwendet werden.

Aufbewahrung. In staubgeschützter Verpackung getrennt von Watten, die mit flüchtigen und stark riechenden Stoffen — wie Phenol, Jodoform u. a. — imprägniert sind. Bei längerer feuchter Lagerung mit einem 9% überschreitenden Wassergehalt der Baumwollwatte und einem 14% überschreitenden Wassergehalt der Zellwollwatte können durch Pilzbefall die Fasern stark angegriffen und brüchig werden. Watten sind daher an trockenem Ort zu lagern.

Watte für Kosmetik und Hygiene. Watten mit dieser und ähnlicher Bezeichnung sind heute weit verbreitet und werden vorzugsweise für kosmetische Zwecke, für Babypflege und Frauenhygiene verwendet. Es handelt sich meist um Watten, die entweder aus 100% ZW oder aus Bw und ZW in beliebigem Mischungsverhältnis, oftmals 20/80 Bw/ZW bestehen und in der Mehrzahl den an die genormten Verbandwatten gestellten Anforderungen nicht stand-halten. Neben relativ kurzstapeliger Bw wird in diesen Watten sehr oft eine billige und nicht normgerechte ZW verwendet. Die Fasern sind ungleichmäßig und zum Teil sehr lang. Auch läßt der Reinheitsgrad nicht selten zu wünschen übrig. Eine Schönung der ZW und auch der Bw mit optischen Aufhellern ist dabei weit verbreitet. — Eine beliebte Anwendungsform sind die runden weißen und gefärbten Wattebällchen mit 0,5 bis etwa 1 g Gewicht.

Watten für Polsterzwecke

Polsterwatte, Spitalwatte, Hydrophobe Watte. Im Handel sind verschiedene Qualitäten. Die besten bestehen aus roher, nicht entfetteter Baumwolle aus Spinnereiabgängen, die lediglich einem mechanischen Reinigungsprozeß unterworfen und auf der Krempel gekämmt wurde. Geringere Qualitäten enthalten neben der Rohbaumwolle auch Zellwolle sowie gefärbte und ungefärbte Reißbaumwolle und Reißzellwolle. Je mehr Rohbaumwolle in der Polsterwatte enthalten ist, um so elastischer und um so geeigneter ist sie zum Polstern von Gips- und Schienenverbänden und für ähnliche Zwecke. Feste Klumpen dürfen nicht enthalten sein. Die handelsüblichen Formen sind Tafelvliese oder Rollen mit und ohne Papierzwischenlage.

Coton cardé écru — Lanugo gossypi cardata cruda — *Kardierte Rohbaumwolle* CF 65. Eigenschaften: Kardiertes rohes Baumwoll-Vlies aus Fasern von durchschnittlich 13 bis 18 mm Länge, geruchlos, nicht gebleicht, etwas gelblich, bauschelastisch. Die Rohbaumwolle muß sorgfältig kardiert sein, damit sie eine hohe Elastizität besitzt; sie darf nicht zu viele Noppen und tote Baumwollfasern enthalten.
Prüfungen: 1. auf Fremdfasern (nicht zulässig); 2. auf Fremdkörper, wie Schalenreste und dgl. durch sorgfältiges Auslesen mit einer Pinzette aus Vliesstücken von ca. 20 g Gewicht höchstens 0,5%; 3. Feuchtigkeitsgehalt höchstens 8%; 4. Aschegehalt nicht höher als 1% (Sulfatasche).

Gossypium crudum — *Rohe Watte* — *Pili seminis Gossypiorum. Lana Gossypii* CsL 2. Eigenschaften: Wattevlies aus vielen übereinanderliegenden schleierartigen Schichten mit locker und parallel angeordneten Fasern aus mechanisch gereinigter Baumwolle, mindestens 15 mm, meist aber 20 bis 30 mm lang und etwa 40 µm breit oder etwas breiter (!), gelb bis bräunlich, ohne Geruch und Geschmack. — Prüfungen: 1. Auf Fremdkörper wie restliche Teile und Teile fremder Pflanzen; 2. auf unzulässige Beimischung von Baumwollfaserbündeln und Reißbaumwolle; 3. auf kürzere Fasern als 15 mm, Staub und andere mechan. Unreinheiten.

Gossypium crudum — *Ouate non hydrophile* — *Niet hydrofiele Watten* Belg. V. Die „gewöhnliche" Watte besteht aus den Samenhaaren verschiedener Gossypium-Arten; in der Hauptsache 18 mm lange Fasern. Sie soll sich in Berührung mit Wasserdampf nicht benetzen, nur wenig Noppen enthalten und frei von fremden Stoffen sein.

Vat. hydrofobt — *hydrophobe Watte* Dan. IX. Eigenschaften: Die rohe Baumwollwatte ist schwach bräunlich und soll geruch- und geschmacklos sein. Beim Auseinanderziehen des Vlieses in dünner Schicht sollen keine festen Klumpen zu sehen sein. Beim vorsichtigen Abtrennen von Wattestücken darf die Watte nicht stauben. — Faserlänge: Häufig größer als 15 mm; Fasern mit einer Wandstärke unter 2 µm dürfen nur in geringer Menge vorkommen.

Geleimte Watten. Durch ein- oder beidseitiges Leimen des Polsterwattevlieses wird **Tafelwatte,** durch beidseitiges Leimen von gebleichter Watte wird **Wiener Watte** hergestellt. Dadurch wird ein Ausfasern der Watte verhindert. Beide Sorten sind wie die Polsterwatte elastisch und eignen sich wegen ihrer bequemen Handhabung besonders gut zur Polsterung von Stützverbänden.

Polsterwatten aus Kunstfasern. In jüngster Zeit sind auf dem Markt Polsterwatten mit kardierten Polypropylenfasern erschienen, die sich wegen ihrer geringen Wasseraufnahme und guten Bauschelastizität für Polsterzwecke gut eignen sollen.

Spezialerzeugnisse aus Watte

Gehirnwatte ist geprägte Watte aus guter, langfasriger Baumwolle (Augenwatte) mit gutem Saugvermögen, ca. 1 mm stark in Rollen zu 3 und 7 cm, 12 m lang. Neuerdings wird Gehirnwatte auch aus geprägtem, nichtfaserndem Vliesstoff gefertigt (Gehirnwatte aus Viscotex).

Pellets sind aus reiner Watte maschinell gefertigte Wattekügelchen in verschiedenen Größen für die zahnärztliche Praxis.

Zahnwatterollen, Speichelrollen bestehen aus reiner Watte oder aus Watte mit Zellstoffeinlage (hochgebleichter Verbandzellstoff). Das Saugmaterial wird in dünner Schicht und unter leichtem Druck eingerollt und die äußere Schicht mit einem indifferenten Klebstoff verfestigt. Bei einer neueren Art einer entweder aus Verbandzellstoff oder aus Watte oder aus einer Kombination dieser beiden Materialien bestehenden Speichelrolle werden das Wattevlies bzw. die Zellstofflagen gefaltet und dann mit gekreuzten Fäden umflochten. Gebräuchlich sind bei allen Zahnwatterollen vier Stärken von je 40 mm Länge.

Auch **Damenbinden** können in gewissem Sinne als Watteerzeugnisse angesprochen werden, sofern sie als Füllung Watte enthalten, wie z. B. die frühere, aus Watte und Netzschlauch bestehende, auf ein kleines Format gepreßte „Liliput" für Reise und Sport. Erwähnt seien hier auch die gepreßten, aus Watte bestehenden intravaginalen Tampons für die Frauenhygiene, wie z. B. o. b., Amira und Tampax.

Holzwollwatte (Lignocottin). Sie ist eine Mischung von entfetteter und gebleichter Baumwolle mit bis zu 50% Holzschliff, zeichnet sich durch gute Saugfähigkeit und Weichheit aus und dient gelegentlich noch als Füllmaterial von Unterlagen für Wöchnerinnen und Schwerkranke und zur Herstellung von Damenbinden.

Vliesstoffe, Faserverbundstoffe, Nichtgewebte Textilien oder Stoffe, non wovens, non woven fabrics, bonded fibre fabrics, bonded webbs, tissus non tissés

Unter diesen Bezeichnungen sind in den letzten Jahren besondere textile Flächengebilde bekannt geworden, die nicht nach den sog. „klassischen" Methoden des Spinnens und Webens oder Wirkens hergestellt werden. Es sind vielmehr Flächengebilde, die durch mechanische oder chemische Verfestigung von aus Einzelfasern bestehenden Vliesen erhalten werden und „Stoff"-ähnlichen Charakter aufweisen. Da das Spinnen und Weben bzw. Wirken viel Zeit und hohe Kosten verursachen, war man bemüht, dieses Verfahren abzukürzen oder zu umgehen. Dieses Bestreben führte in den letzten zwei bis drei Jahrzehnten zur Entwicklung neuer Techniken zur Herstellung von textilen Flächengebilden, für die man den Oberbegriff „*Textilverbundstoffe*" vorgeschlagen hat. Bei der Herstellung der Textilverbundstoffe geht man von Faservliesen oder von Fäden bzw. Fadenlagen oder von Faservliesen in Verbindung mit Fäden bzw. Fadenlagen aus. Sie werden auf mechanischem Wege oder durch Verkleben verfestigt. Je nach dem Ausgangsmaterial kann man die Textilverbundstoffe unterteilen in *Faserverbundstoffe oder Vliesstoffe* (aus Faservlies), *Fadenverbundstoffe* (aus Fäden oder Fadenlagen) und *kombinierte Textilverbundstoffe* (aus Faservlies in Verbindung mit Fäden oder Fadenlagen). Von den erwähnten Textilverbundstoffen, die heute einen weiten Absatzmarkt auf den Gebieten der Bekleidungs- und Haushaltwarenbranche, der Filterstoffe, der Einlagestoffe und der Schuhindustrie haben, kommt den *Vliesstoffen* die größte Bedeutung zu. Bestimmte Vliesstoffe finden heute als Verbandstoff und als sanitäre Artikel Verwendung. Für die Vliesstoffe ist die folgende Begriffsbestimmung (DIN 60000 vom Jan. 1969) vorgeschlagen worden: „Vliesstoffe sind flexible, poröse Flächengebilde aus Textilfasern, die gegebenenfalls nach Vorverfestigung auf mechanischem Wege (z. B. durch Nadeln), durch Verkleben mit Hilfe eines Bindemittels, durch Anlösen, durch Verschweißen oder durch eine Kombination dieser Verfahren untereinander verbunden sind.

Vorschläge vom Mai 1968 bezüglich der Nomenklatur und Einteilung von Vliesstoffen sehen folgende Definitionen vor:

Vliesstoffe sind flexible Flächengebilde, die durch Verfestigung von Faservliesen hergestellt sind. Vliesstoffe, die durch Verfestigung von Spinnvliesen (d. s. Faservliese, die durch Erspinnen der Fasern aus Schmelze oder Lösung und anschließendes Ablegen auf einem Transportband hergestellt sind) gefertigt sind, werden *Spinnvliesstoffe* genannt. Diese Vliesstoffe werden unterteilt in 1. *mechanisch verfestigte Vliesstoffe*, d. s. Vliesstoffe, die ohne Verwendung eines Binde- oder Lösungsmittels und ohne Verschweißen nur durch einen mechanischen Vorgang verfestigt sind, 2. *adhäsiv verfestigte Vliesstoffe*, d. s. Vliesstoffe, die mit Hilfe eines Bindemittels durch Anlösen oder Verschweißen der Fasern verfestigt sind, und 3. *verstärkte Vliesstoffe* = Vliesstoffe, die zur Verstärkung Fäden oder Flächengebilde (z. B. Fadengelege, Gewebe, Gewirke, Netztuche, Folien) enthalten. Zur Gruppe 1. gehören *Quell-Vliesstoffe* = Vliesstoffe, die nach Einwirkung von quellend wirkenden Mitteln z. B. durch Pressen oder Schrumpfen verfestigt sind, und *Nadelvliesstoffe* = Vliesstoffe, die durch wechselndes Einziehen und Ausziehen einer Vielzahl von Nadeln mit Widerhaken verfestigt sind. Die Gruppe 2. umfaßt *binderhaltige adhäsiv verfestigte Vliesstoffe* = Vliesstoffe, die durch Anlösen oder Verschweißen der Fasern verfestigt sind. Eine Kombination der Herstellverfahren der Gruppe 1. und 2. sowie eine Strukturierung der Vliesstoffe ist unmöglich.

Zu den Vliesstoffen gehören nicht die Watten und die Filze.

Herstellung der Vliesstoffe. Sie erfolgt in zwei Arbeitsvorgängen, der Herstellung des Faservlieses und der anschließenden Verfestigung des Faservlieses.

Herstellung des Faservlieses. Rohstoffe für gut saugfähige Vliesstoffe, besonders solche, die als Verbandstoffe und sanitäre Artikel Verwendung finden, sind gebleichte Baumwolle und Zellwolle, jeder Faserstoff für sich oder in beliebiger Mischung. Aber auch die vollsynthetischen Fasern, wie z. B. Polyamide, Polyester- und Polyvinylchlorid- und Celluloseacetat-Fasern als Beimischung zu Baumwolle oder Zellwolle spielen eine Rolle in der Vliesstoff-Erzeugung, wobei ihre thermoplastische Natur einerseits und ihre leichte Anlösbarkeit mit organischen Lösungsmitteln andererseits sehr zustatten kommt. Die Wahl der Fasern richtet sich nach den Erfordernissen des Verwendungszweckes. Dabei ist auch die Faserlänge und vor allem die Faserfeinheit, der Titer, von Bedeutung. Grobtitrige Fasern ergeben poröse Vliesstoffe (Einsatz z. B. für Luftfilter), während feintitrige Fasern sich bei jenen Vliesstoffen bewähren, die durch Faserverschweißung oder Anlösen hergestellt werden. — Die *Vliesbildung* kann nach verschiedenen Methoden, und zwar auf dem trockenen Wege nach dem üblichen Krempelverfahren (s. Watten-Herstellung, S. 887) und nach dem aerodynamischen Verfahren, z. B. dem Rando-Webber-Verfahren, oder auf nassem Wege nach dem in der Papierindustrie üblichen Schwemmverfahren, erreicht werden. Das älteste und allgemein bekannte *Krempelverfahren* besteht im Übereinanderlegen mehrerer Krempelflore, bis die gewünschte Dicke des Vlieses erreicht ist. Die Fasern der Einzelflore sind weitgehend parallelisiert, d. h. in der Längsrichtung orientiert. Wenn man die Flore in der gleichen Richtung übereinanderschichtet, zeigt auch das Faservlies die gleiche Orientierung. Werden die Flore unter einem Winkel verkreuzt übereinandergelegt, so erhält man ein Vlies, bei dem die Fasern mehr oder weniger ungerichtet sind. Letzteres Vlies weist gegenüber dem vorwiegend in der Längsrichtung orientierten Vlies nach seiner Verfestigung eine größere Festigkeit auf, die noch erhöht wird, wenn man ein sog. *Wirrfaservlies*, d. h. ein Vlies herstellt, bei dem die Fasern keinerlei Orientierung mehr aufweisen und das Vlies demzufolge auch nach allen Richtungen die gleichen Eigenschaften besitzt. Wirrfaservliese werden nach dem *aerodynamischen* Verfahren erzeugt. So werden z. B. beim Rando-Webber-Verfahren die Fasern durch einen Luftstrom aufgewirbelt und auf einer Siebtrommel durch Ansaugen niedergeschlagen. Die dritte Methode der Vliesbildung sei noch erwähnt, die sich in lebhafter Entwicklung befindet, aber in Deutschland vorläufig noch keine große technische Bedeutung erlangt hat: *die Vliesbildung auf nassem Wege*. Hierbei wird nach dem für die Papierherstellung charakteristischen Schwemmverfahren ein Faserbrei auf ein Transportband aufflotiert, verdichtet, verfestigt und getrocknet. Für diesen Vorgang sind vorläufig nur Kurzfasern geeignet, da Fasern, deren Länge 6 mm übersteigt, in der Suspension leicht Flocken und Klumpen bilden. Es wird angestrebt, das Verfahren auch für einen Einsatz von längeren Fasern brauchbar zu gestalten. Die Endprodukte des auf nassem Weg erzeugten Verbundstoffes haben jedoch mehr Papier- als Textilcharakter und eignen sich deshalb kaum zur Verwendung als Verbandstoff. Von Interesse sind hier nur die auf trockenem Wege erhaltenen Faservliese. Zu ihrer *Verfestigung* dienen verschiedene Verfahren, von denen die folgenden genannt seien:

Mechanische Verfestigung. Für die Herstellung von Textilverbundstoffen durch mechanische Verfestigung gibt es verschiedene Verfahren, von denen für die Erzeugung von „Vliesstoffen" nur das altbekannte sog. Nadelfilzverfahren von Bedeutung ist. Bei diesem Verfahren wird eine große Zahl von Nadeln mit Widerhaken in das Vlies eingestochen und anschließend wieder herausgezogen. Dadurch verwirren sich die einzelnen Fasern miteinander, was zu einer Verfestigung des Vlieses führt.

Verfestigung durch Klebebindung. 1. Verklebung mit Hilfe einer Dispersion oder Lösung eines Bindemittels. Das Faservlies wird mit der Lösung oder Dispersion durch Tauchen oder Sprühen imprägniert. Auch kann die Lösung oder Dispersion in Schaumform auf das Faservlies gebracht werden. Durch anschließende Wärmebehandlung wird das Lösungs- bzw. Dispergiermittel entfernt, wobei das verbleibende Bindemittel die Fasern des Vlieses verklebt.

Bevorzugte Bindemittel sind z. B. Naturlatex (Naturkautschukdispersion), Dispersionen von Butadien-Acrylnitril-Mischpolymerisaten, Butadien-Styrol-Mischpolymerisaten, Acrylharzen (Polyacrylate), Polyvinylchlorid, Polyvinylacetat, wasserlösliche Bindemittel wie Polyvinylalkohol, Stärke, Cellulose-Derivate u. a. Die Wahl der Bindemittel richtet sich ganz nach dem Verwendungszweck. Für sanitäre Produkte, wie Umhüllungen von Damenbinden, Windeln u. a. und auch zur Verfestigung von Vliesstoffen, die als Verbandmaterial dienen, sind Acrylharze und vor allem Polyvinylacetate und Cellulose-Derivate besonders geeignet. Der größte Teil der in der Bundesrepublik gefertigten Vliesstoffe wird heute durch Verklebung verfestigt.

2. Verklebung durch Einwirkung eines Lösungs- oder Quellmittels (Verfestigung durch Anlösen). Die Fasern des Vlieses werden durch ein Lösungsmittel bzw. Quellmittel oberflächlich angelöst bzw. angequollen, so daß sie an den Berührungs- und Kreuzungsstellen miteinander verkleben. Beispielsweise erhält man eine solche Verklebung durch kurzzeitige (10 bis 60 Sek.) Einwirkung einer wss. Lsg. von Alkali mit ca. 5 bis 15% NaOH bei Temperaturen möglichst unter 20° auf ein Krempelvlies[1] aus Viskosezellwolle und darauffolgendes Absäuern, Nachwaschen und Trocknen oder durch Einwirkung geeigneter Lösungsmittel auf ein Vlies aus Celluloseacetatfasern oder durch Einwirkung von Wasser auf einen Watteflor, der einen Anteil von Polyvinylalkoholfasern enthält. Bei der oben beschriebenen Verfestigung durch Einwirkung von verdünnter Natronlauge auf ein Viskose-Zellwollvlies, dem auch Baumwolle beigemischt sein kann, und anschließender Neutralisation und Spülung entsteht ein klebemittelfreier Vliesstoff, der unter dem Namen „Viscotex" (s. Verbandstoffspezialitäten, S. 987) bekannt geworden ist.

3. Verklebung mit Hilfe von Thermoplasten. Dem Vlies werden niedrig schmelzende Thermoplaste, wie Polyvinylchlorid, Polyäthylen, entweder als feine Fasern oder als Pulver zugesetzt. Die Verfestigung erfolgt dann durch Erwärmung bis zum Erweichungspunkt dieser Thermoplaste, die unter Druckeinwirkung die Fasern miteinander verbinden. Auch kann das Vlies mit Hilfe von dünnen thermoplastischen Folien, Fäden oder Gittern auf die gleiche Weise verfestigt werden. Derart hergestellte Vliesstoffe weisen papierähnlichen Charakter auf und werden vorzugsweise für technische Zwecke, z. B. für Filter, Isolationsmaterial und hochwertige Papiere, verwendet.

Verbandzellstoff. Zellstoffwatten

Der Verbandzellstoff oder die Zellstoffwatte, vom Verbraucher allgemein „Zellstoff" genannt, hat in den letzten Jahrzehnten eine zunehmende Bedeutung als Verbandstoff erlangt. Der Ausdruck „Verbandzellstoff" anstelle von „Zellstoffwatte" wird heute in Angleichung an die Bezeichnungen „Verbandwatte" und „Verbandmull" als unmißverständliche Bezeichnung gewählt; gleichzeitig wird damit auch der immer wieder beobachteten Verwechslung mit Zellwolle begegnet.

Der FANOK hatte bereits 1931 im Normblatt DIN FANOK 15 neben den Verbandwatten zwei Arten von Zellstoffwatte für Verbandzwecke genormt und Qualitätsforderungen dafür festgelegt: Eine gebleichte Z. für allgemeine Chirurgie und eine ungebleichte Z. für Polsterzwecke. In beiden Sorten war ein Holzschliffzusatz von höchstens 30% erlaubt. In der Zwischenzeit sind fünf bis sechs Qualitäten in verschiedenen Abstufungen je nach Weißgrad und Rohstoffzusammensetzung handelsüblich geworden; sie enthalten zum Teil einen noch höheren Holzschliffzusatz. Wie die Erfahrungen zeigen, nimmt im allgemeinen die Saugfähigkeit mit zunehmendem Holzschliffgehalt besonders nach dem Sterilisieren und nach längerer Lagerung ab. Auch entwickeln stark holzschliffhaltige Zellstoffwatten mehr Staub als holzschlifffreie Ware. Nachdem vor dem Kriege schon für gewisse Zwecke eine hochgebleichte Qualität ohne jede Beimischung von Holzschliff vorgeschrieben war (z. B. für Wochenbettpackungen), und eine Sortenbeschränkung als notwendig erschien, wurde das alte Normblatt überarbeitet. Das neue Normblatt „Verbandzellstoffwatten" DIN 19310 wurde vom Fachnormenausschuß Papier und Pappe im DNA in Zusammenarbeit mit dem Arbeitsausschuß Krankenhauswesen im DNA entwickelt und im Dezember 1962 veröffentlicht. Das Normblatt hat die 3 verschiedenen Qualitäten aufgenommen (s. S. 914): „Verbandzellstoff hochgebleicht", „Verbandzellstoff gebleicht" und „Verbandzellstoff ungebleicht". Von diesen 3 Qualitäten hat die 1. Qualität unter der Bezeichnung „Hochgebleichter Verbandzellstoff" Aufnahme in das DAB 7-BRD gefunden.

---

[1] Deutsche Patentschriften von Dr. O. Eisenhut, Nr. 902427 und 921826. US Patentschriften Nr. 2528793 und 2625733.

Herstellung. Verbandzellstoff ist ein Erzeugnis besonderer Fabrikationszweige der Papier-industrie und auf Grund seiner Herstellungsart auch als ein Spezialpapier anzusehen. Das Ausgangsmaterial für Verbandzellstoff sind Sulfitcellulose und Sulfatcellulose (vgl. Zellstoff-gewinnung, S. 870) in gebleichtem oder ungebleichtem Zustand. Zusätze für gebleichte und ungebleichte Qualitäten von Verbandzellstoff sind gebleichter oder ungebleichter Holzschliff, den man durch Schleifen des entrindeten Holzes in fließendem Wasser und sorgfältiges Sieben gewinnt. Die aus dem In- und Ausland angelieferten, in Preßballen verpackten, getrockneten Zellstofftafeln werden in sog. Stoffauflösern oder Holländern in viel Wasser aufgeschlagen und suspendiert, so daß ein Zellstoffbrei mit etwa 4 bis 6% Trockengehalt entsteht. Die so er-haltene Faserstoffaufschlämmung, kurz „Stoff" genannt, die mittels Rührwerken ständig in Bewegung gehalten wird, damit sich die Fasern nicht absetzen, gelangt zur Vorratsbütte und wird von hier aus mit Dosierpumpen unter 400- bis 500facher Verdünnung in den über dem Stoffauflauf befindlichen Stoffkasten gepumpt, von wo der maschinenfertige Stoff der Spezial-papiermaschine, einer sog. Selbstabnahme- oder Yankeemaschine, zugeführt wird, auf der das Faservlies in Flächengewichten von 18 bis 20 g/m^2 mit Geschwindigkeiten bis zu 1 000 m/ Min. (bei älteren Maschinen mit 250 bis 400 m/Min.) hergestellt wird. Dies geschieht auf folgende Art und Weise: Der Stoffauflauf ist regulierbar und der Stoffbrei läuft von Stoffkasten auf ein ständig rotierendes Langsieb, ein horizontal laufendes, breites, feinmaschiges Bronzesieb von ca. 20 m Länge. Das Langsieb liegt auf Registerwalzen auf, die das umlaufende Sieb unter-stützen. Das überschüssige Wasser würde auf dem Sieb ohne Zutun wohl auch ablaufen, jedoch eine relativ lange Zeit dafür benötigen. Die Registerwalzen, die eine Sogwirkung ausüben, beschleunigen die Entwässerung der Stoffaufschlämmung. Die auf dem Sieb haftende noch nasse Bahn läuft am Ende des Langsiebs durch die Gautsche. Durch diese walzenförmige Presse werden dem bisher schon stark entwässerten dünnen Faservlies noch weitere Mengen Wasser entzogen. Nunmehr nimmt die sog. Obertuch, ein Wollfilz, die Stoffbahn, die einen Trockengehalt bis zu etwa 15% aufweist, vom Langsieb selbsttätig ab (daher „Selbstabnahme-maschine"). Die Stoffbahn läuft, am Obertuch haftend, noch durch eine oder mehrere Saug-walzen, die wiederum Wasser entziehen, so daß jetzt ein Trockengehalt von etwa 30% er-reicht wird. Es schließt sich die thermische Trocknung mit einem oder mehreren auf ca. 120°C mit Dampf beheizten Trockenzylindern an, die einen Durchmesser bis zu 5 m haben können. Der Durchmesser des Trockenzylinders wird so gewählt, daß bei nur einer Umdrehung die Zellstoffbahn trocken ist. Die vom Wollfilz gehaltene Zellstoffbahn wird an den Trocken-zylinder gedrückt, läuft über die Trommeloberfläche und verliert dabei ihre Feuchtigkeit. Das Wasser verdampft bis auf wenige Prozente Restfeuchte, die Fasern haften fest auf der Zylinder-wand und verfilzen untereinander. Je niedriger die Temperatur des Trockenzylinders gehalten werden kann, um so schonender ist die Trocknung. Man vermeidet daher Temperaturen, die 120°C wesentlich übersteigen. Überhitzungen und zu rasches Trocknen in der Endphase führen gern zu Verhornungen der Faseroberfläche und verringern die Saugfähigkeit. Die Abnahme des zarten Vlieses von der Trockentrommel erfolgt mit Hilfe eines Bronzeschabers, der an der Trommeloberfläche anliegt. Dabei wird die Faserschicht etwas zusammengeschoben. Es ent-stehen die für den Verbandzellstoff charakteristischen Kreppfalten. Die entstandene leichte Kreppung gibt sich an einer Dehnbarkeit der getrockneten Lagen zu erkennen. Die dünne Zellstoffwattebahn wird schließlich auf Rollen gewickelt, von diesen wieder gleichmäßig ab-gezogen und zu mehrfachen Lagen dupliert. Besondere Konfektionierungsmaschinen schneiden die Ware auf die handelsüblichen Formate — Rollen oder Tafeln — zu.

Eigenschaften. Verbandzellstoffe sind die aus mehreren bis vielen gekreppten seiden-papierähnlichen Einzellagen bestehenden Tafeln aus gereinigten, d. h. von den Begleitstoffen des Holzes und evtl. auch Strohes befreiten, gebleichten oder ungebleichten, miteinander ver-filzten Cellulosefasern (Nadel- und/oder Laubholzfasern, Strohfasern) mit oder ohne Zusatz von Holzschliff, der seinerseits gebleicht oder ungebleicht sein kann. Die längeren Fasern liefern die Koniferenhölzer mit rd. 2,5 bis 3,8 mm Länge und 20 bis 70 µm Breite; Laubholzfasern sind kürzer und durchschnittlich nur 1 mm lang und 20 bis 40 µm breit. Charakteristische Elemente sind bei den Nadelholzzellstoffen Tracheïden (Abb. 497 u. 498), daneben finden sich noch Markstrahlen; Laubholzzellstoffe geben sich durch die typischen großen sackartigen Gefäße, die sog. Sackzellen (Abb. 499), zu erkennen. Strohfasern sind gekennzeichnet durch die Ober-hautzellen (Zackenzellen) (s. auch Eigenschaften des Zellstoffs, S. 871). Holzschliff läßt sich makroskopisch und auch mikroskopisch (Abb. 500) am besten durch frisch bereitete Phloro-glucinsalzsäure nachweisen. Je höher der Anteil an Nadelholzfasern ist, desto besser ist der Verbandzellstoff; das gilt im besonderen für den Zusammenhalt des Fasermaterials. Die Zell-stofflagen brechen beim Abteilen oder Abreißen kurz ab, dabei neigen gebrungene Qualitäten mit zunehmendem Holzschliffzusatz oder mit höherem Laubholzfaseranteil stärker zum Stäuben. In Wasser gebracht, zerfällt Verbandzellstoff wegen der kurzen Fasern relativ leicht, wenn die Proben wieder herausgenommen werden. Bei sehr hohem Holzschliffanteil erhält der sonst einwandfrei gearbeitete Verbandzellstoff einen sehr rauhen Griff. Eine gute Kreppung läßt sich daran erkennen, daß beim leichten Dehnen des Zellstoffs in der Quer-richtung zu den Kreppfalten dieser etwas nachgibt und beim sofortigen Nachlassen des

Dehnens sich freiwillig wieder zusammenschiebt. Verklebte Kreppfalten sollen nicht vorhanden sein. Die Einzellagen sind meist etwas durchlöchert. Häufig auftretende größere Löcher sind nachteilig. Durch Sterilisation findet eine leichte Vergilbung statt.

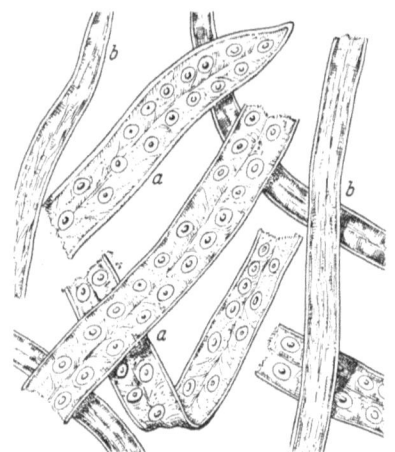

Abb. 497. Fichtenzellstoff (Picea)
[aus Pharmazie *3* (1948)].

a Tracheïden mit Hoftüpfel; *b* Fasern ohne
Tüpfel.

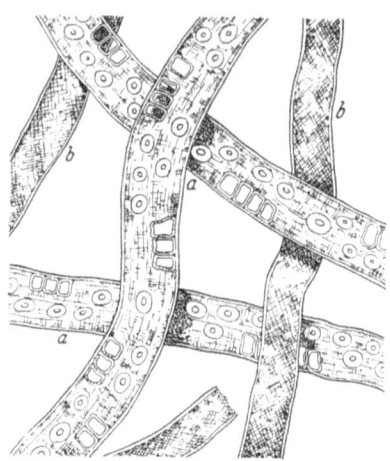

Abb. 498. Kiefernzellstoff (Pinus)
[aus Pharmazie *3* (1948)].

a Tracheïden mit Hoftüpfel und fensterartigen
Durchbrüchen; *b* Fasern ohne Tüpfel.

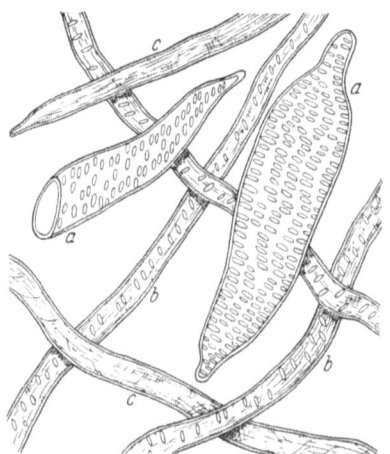

Abb. 499. Laubzellstoff (Fagus)
[aus Pharmazie *3* (1948)].

a Gefäße (sog. Sackzellen); *b* Bastfasern, einfach getüpfelt; *c* ungetüpfelte Fasern.

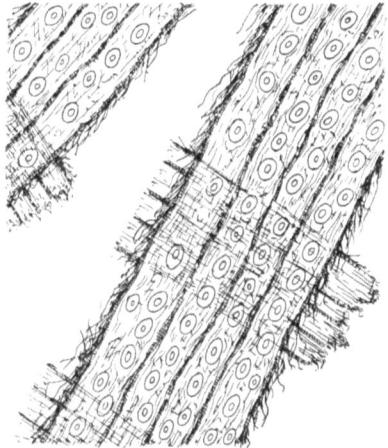

Abb. 500. Holzschliff (Picea). Tracheïdenbündel, Einzelfaser noch nicht freigelegt. Ränder durch stark mechanische Beanspruchung ausgefranst [aus Pharmazie *3* (1948)].

Hochgebleichter Verbandzellstoff DAB 7-BRD. Cellulosum Ligni depuratum — Verbandzellstoff DAB 7-DDR. Cellulosum ÖAB 9. Cellulosum foliatum — Zellstoffverbandwatte Helv. VI. Cellulosum Ligni CsL 2. Cellulose Wadding BPC 68. Aligninum, Zellstoff (Alignin) Ross. 9. Lana Ligni Hung. V mit zusätzlichen Verordnungen des Ungar. Staatl. Instituts für Hygiene. Ouate de cellulose chirurgicale — Lanugo cellulosi chirurgicale CF 65.

Eigenschaften und Beschreibung. DAB 7-BRD: Von Lignin und anderen Begleitstoffen befreite, hochgebleichte, miteinander verfilzte Zellulosefasern in Form mehrerer übereinanderliegender gekreppter Einzellagen. Verbandzellstoff ist weiß, weich, geruch- und geschmacklos. Sterilisierter Verbandzellstoff ist deutlich vergilbt. — DAB 7-DDR: Verbandzellstoff besteht in der Regel aus den aus Fichten- und Buchenholz gewonnenen Cellulosefasern. — BPC 68: Zellstoffwatte wird aus hochgebleichtem Holzzellstoff hergestellt, der aus zerkleinertem, von Lignin befreitem Holz besteht. Sie besteht fast vollständig aus reiner Cellulose und ist frei von verholzten Fasern. — CF 65 führt chirurgische Zellstoffwatte, hergestellt aus freigelegten Zellstoffasern, die von gewissen Bäumen, insbesondere von Koniferen stammen. Die in Bändern oder Vliesen vorwiegende Zellstoffwatte ist wenig reißfest, aber fasert nicht aus. Die Einzelfasern sind sehr brüchig und eignen sich nicht zum Kardieren (für textile Zwecke). Zellstoffwatte soll frei sein von nicht abgetrennten pflanzlichen Fragmenten.— CsL 2: Gebleichte Nadelholzcellulose mit höchstens 20% Laubholzcellulose. — ÖAB 9: Die aus verholzten Materialien (Nadelhölzern, Laubhölzern oder Gräsern) nach bestimmten Verfahren gewonnenen gebleichten Cellulosefasern, die zu einem porösen Vlies vereinigt und zu mehreren Lagen zusammengefaßt sind. Verbandzellstoff ist faserig, weiß, geruch- und geschmacklos und darf sich nicht rauh anfühlen. — Helv. VI: Die Schicht besteht aus mehreren Vliesen. Das Vlies bildet eine poröse, weiße, nach antimikrobieller Behandlung leicht gelbliche, etwas inhomogene Membran, die meist gekreppt ist, in einer Richtung leicht, in der anderen bedeutend schwerer aufgerissen werden kann und faserige Rißstellen bildet. Cellul. fol. darf beim Drücken und Zerreißen nur sehr wenig stäuben. Ross. 9: Weiße, wellige Blätter dünnsten Papiers, die in mehreren Stücken übereinandergelegt sind und weiße, weiche Schichten (Lagen) darstellen. Die einzelne Zellstofflage besteht aus weißen, aneinanderhaftenden Fasern aus Holz und weist häufig Stellen auf, durch die mit bloßem Auge hindurchgesehen werden kann. Sie ist soweit durchsichtig, daß dabei leicht Umrisse von Gegenständen erkennbar sind.

Flächengewicht. DAB 7-BRD: Höchstens 25,0 g pro 1 m². Vor der Bestimmung des Flächengewichts wird der Verbandzellstoff etwa 12 Std. lang bei 63 bis 67% rel. Luftfeuchtigkeit und 18 bis 22° gelagert. In Ermangelung eines Klimaschrankes, in dem die Verbandzellstoffprobe am besten zum Angleichen an das Normalklima ausgelegt wird, kann die Probe auch etwa 24 Std. bei 18 bis 22° in einem Exsikkator gebracht werden, in dem sich eine 35,9%ige Schwefelsäurelsg. befindet. Eine Probe von insgesamt 1 m² Fläche, bestehend aus mindestens 16 verschiedenen Lagen, wird gewogen. Die Gesamtfläche von 1 m² ergibt sich bei 16 Lagen aus einem Format 25 × 25 cm; sind die Einzellagen von kleinerem Format, so müssen entsprechend mehr genommen werden. Bei einem 25 g/m² übersteigenden Flächengewicht ist die gewünschte Weichheit des VZ nicht immer gewährleistet. Die Einzellagen können im Charakter zu kreppapierähnlich werden, so daß sich der VZ verhältnismäßig hart anfühlt. — BPC 68: 1 g Zellstoffwatte nimmt eine Fläche von 18 bis 24 cm² ein (= ca. 42 bis 55 g/m²). — m²-Gewicht nach DAB 7-DDR höchstens 24 g, nach ÖAB 9 höchstens 25 g. — CsL 2: Gewicht der Einzellagen 20 bis 40 g/m². — Helv. VI: Höchstens 25 g. Von 10 übereinanderliegenden Vliesen wird eine Probe von 10,0 × 10,0 cm Kantenlänge herausgeschnitten. Nach 12std. Lagerung in einer Atmosphäre von 65% (± 2%) rel. Feuchtigkeit wird das Gewicht bestimmt und mit 10 multipliziert. — Hung. V: Lagengewicht 30 bis 40 g/m².

Prüflösung. DAB 7-BRD: 15,0 g Verbandzellstoff werden mit 150 ml siedendem Wasser übergossen; im Wasserbad wird 15 Min. lang erhitzt und die Lösung abgesaugt. — Der in gleicher Weise hergestellte wss. Auszug muß nach dem Abfiltrieren nach ÖAB 9 klar und farblos sein. — Nach DAB 7-DDR wird die durch Absaugen erhaltene Fl. ggf. filtriert und als Prüflsg. verwendet. — CF 65: Kalter, 2std. wss. Auszug 1 + 10 wird filtriert. — Helv. VI: 20,0 g Cellul. fol. werden in einem tarierten 500-ml-Becherglas mit 200 ml ausgekochtem W., unter Kneten mit einem Glasstab, 10 Min. im Sieden gehalten. Nach dem Erkalten wird das verdampfte W. ergänzt, die Substanz noch einmal geknetet und das W. unter Quetschen der Substanz in einen Kolben abgegossen. Auszug — mindestens 130 ml —darf höchstens opalisierend sein. Zur Prüf. auf Tenside nicht filtrierten Auszug verwenden. Für die Prüf. auf Reaktion, Calcium, Chlorid und Sulfat werden 80 ml des Auszugs 2mal durch ein aschefreies Filtrierpapier filtriert. — Ross. 9: 10 g Zellstoff werden mit 200 ml siedendem W. übergossen und 10 Min. lang auf ein siedendes Wasserbad gestellt.

Prüfung auf Reinheit. DAB 7-BRD: 1. Schönungsmittel: a) Im UV-Licht darf Verbandzellstoff nicht stark aufleuchten. b) Bei der Herstellung der Prüflösung darf sich Verbandzellstoff nicht verfärben. Die Prüflösung muß farblos sein; bei der Prüfung sterilisierten Verbandzellstoffs dürfen 10,0 ml Prüflösung nicht stärker gefärbt sein als eine Mischung von 0,60 ml Eisen(III)-chlorid-Lsg. III, 0,20 ml Kobalt(II)-chlorid-Lsg. und 9,2 ml Salzsäure 1%. — DAB 7-DDR: Der wss. Auszug darf keine Färbung zeigen. — BPC 68: Im filtrierten ultravioletten Licht zeigt das Material keine allgemeine Fluoreszenz; es ist frei von fluoreszierenden Fasern. — Sämtliche Prüf. sind mit nicht sterilisierter Zellstoffwatte vorzunehmen. Der kalte wss. Auszug 1 + 10 soll farblos sein. — Helv. VI: Das einzelne Vlies zeigt in einem verdunkelten Raum im UV 365 eine schwache, bräunlich-violette Fluoreszenz, darf jedoch nicht intensiv lichtblau fluoreszieren (optischer Aufheller). Intensiv lichtblau fluoreszierende Fasern (Flugfasern von anderen Textilien) dürfen höchstens ganz vereinzelt vorkommen. — Hung. V: Im UV-Licht keine Fluoreszenz zulässig.

2. Alkalisch oder sauer reagierende Verunreinigungen: 50,0 ml der Prüflsg. müssen auf Zusatz von 0,15 ml Phenolphthaleïnlsg. farblos bleiben und sich nach darauffolgendem Zusatz von 0,10 ml 0,1 n Natronlauge rot färben. — DAB 7-DDR: 50 ml Prüflsg. müssen nach Zusatz von 3 Tr. Phenolphthalein-Lsg. farblos und nach darauffolgendem Zusatz von 0,150 ml 0,1 n KOH rot gefärbt sein. — CF 65: Der Auszug soll völlig neutral gegen Phenolphthalein und Methylorange sein. — CsL 2: 10 ml des heißen wss. Auszugs 1 + 10 dürfen sich mit 1 Tr. Methylrotlsg. nicht rot färben. — ÖAB 9: ist sehr tolerant: 10 ml des wss. Auszugs müssen auf Zusatz von 2 Tr. Phenolphthaleïnlsg. farblos bleiben und sich bei darauffolgendem Zusatz von 1 Tr. 0,1 n NaOH rot färben. — Helv. VI: pH des Auszugs 1 + 10, frisch aufgekocht und unter Luftabschluß erkaltet, 5,0 bis 7,4. — Ross. 9: Je 50 ml des filtrierten wss. Auszugs mit einigen Tr. Phenolphthaleïnlsg. bzw. 1 Tr. Methylorangelsg. versetzt, müssen sich auf Zusatz von höchstens 0,1 ml 0,1 n NaOH bzw. höchstens 0,1 ml 0,1 n HCl rosa färben.

3. Lignin: Auf eine Probe Verbandzellstoff werden 0,10 ml Phloroglucinlösung und nach 1 Min. 0,20 ml 6 n Salzsäure gegeben. Die Probe darf sich nicht oder höchstens schwach rosa färben. DAB 7-DDR: Beim Betupfen von VZ mit Phloroglucin-Salzsäure darf keine Rot- oder höchstens eine schwache Rosafärbung auftreten. — ÖAB 9: VZ darf sich beim Betupfen mit alkohol. Phloroglucin-Lsg. und konz. Salzsäure nur schwach rosa färben. — BPC 68: Man bringt ein Stück VZ auf eine weiße Porzellanplatte, gibt nacheinander je 0,05 ml Phloroglucin-Lsg. und Salzsäure hinzu, läßt 2 Min. lang stehen und betrachtet mit einer Vergrößerungslinse den VZ. Die Anzahl tief rot gefärbter Fasern darf nicht größer sein als beim Standardmuster, das unter den gleichen Bedingungen behandelt wurde und bei der Manchester Chamber of Commerce Testing House bereitgehalten wird. — CF 65: Eine Prüf. auf Lignin ist nicht vorgeschrieben. — CsL 2: Mit Phloroglucin-Salzsäure keine (auch nicht blasse) Rotfärbung. — Helv. VI: Verholzte Elemente dürfen nicht nachweisbar sein. Auch das ganze Stück darf mit Phloroglucin-Salzsäure keine rötliche Fbg. annehmen. — Hung. V: Mit Phloroglucin-Salzsäure darf kein Lignin nachweisbar sein. — Ross. 9: Mit Phloroglucin-Salzsäure keine Rotfärbung.

Anmerkung: Die Phloroglucin-Probe ist außerordentlich empfindlich. Geringe Verunreinigungen mit Holzschliff und ein geringer Lignin-Restgehalt sind fabrikationstechnisch nicht immer ganz vermeidbar und spielen für die Saugfähigkeit und Verwendung des VZ auch gar keine Rolle. Beim Auftreten einer schwachen rosa- bis hellroten Färbung liegt ein geringer Gehalt an Restlignin oder eine geringe Verunreinigung mit Holzschliff von nicht mehr als 1 bis 2% vor. Bei einem Holzschliffgehalt von 10% und mehr wird die Farbe kirschrot bis bordeauxrot und verstärkt sich mit zunehmendem Gehalt an Holzschliff. Die Phloroglucinprobe läßt aber eindeutige Angaben über den quantitativen Holzschliffgehalt eines holzschliffhaltigen Verbandzellstoffs nicht zu.

4. Asche: Höchstens 0,6%. 5,00 g Verbandzellstoff werden verascht; der Rückstand wird bei 850° ± 25° geglüht. — Nach DAB 7-DDR, ÖAB 9, BPC 68 und Helv. VI höchstens 0,5%, nach CsL 2, Hung. V und Ross. 9 höchstens 0,4%. — CF 65 läßt 1% Veraschungsrückstand zu.

5. Saugfähigkeit: Absinkdauer höchstens 10 Sek. nach Ziff. 86 der Allg. Bestimmungen. Eine Probe von 5,00 g Verbandzellstoff aus 10 bis 20 Einzellagen wird in das unter „Verbandwatte aus Baumwolle" beschriebene Körbchen gleichmäßig eingefüllt. Um ein Dehnen möglichst zu vermeiden, werden die Einzellagen in der Querrichtung zur Kreppung vorsichtig abgehoben und leicht geknüllt in das Körbchen gegeben. Mit den letzten 1 bis 2 Einzellagen wird die im Körbchen gleichmäßig verteilte Probe an der offenen Seite abgedeckt, damit sie bei waagerechter Lage des Körbchens nicht herausfällt. Das gefüllte Körbchen wird aus 1 cm Höhe mit seiner Breitseite von 80 mm auf Wasser fallen gelassen. Die Zeitspanne bis zum Untersinken des Körbchens wird mit der Stoppuhr gemessen. Die Absinkdauer wird als Mittelwert aus 3 Messungen errechnet. Diese Prüfungsvorschrift gilt nicht für sterilisierten Verbandzellstoff. — DAB 7-DDR und ÖAB 9 bedienen sich ebenfalls der Drahtkörbchenmethode: Absinkdauer höchstens 10 Sek. — ÖAB 9 läßt noch das Wasserhaltevermögen bestimmen: Mindestens 15 g/1 g VZ. — BPC 68: 1 g, zu einem Volumen von etwa 20 ml zusammengepreßt und mittels einer Pinzette leicht auf Wasser von 20° gelegt, soll sich innerhalb 10 Sek. vollsaugen. — CF 65 läßt die Saugfähigkeit nach der auf S. 895 (Coton hydrophile) beschriebenen Methode bestimmen. Die Absinkdauer eines 4 cm² großen, aus 12 Einzellagen bestehenden Zellstoffwattestücks soll höchstens 5 Sek. betragen; der Wasseradsorptionskoeffizient, bestimmt wie bei Coton hydrophile S. 895 b) Wasserhaltevermögen,

soll nicht kleiner als 10 sein. — CsL 2: Nach besonderem Verfahren wie S. 895 unter Saugfähigkeit beschrieben. Wasserhaltevermögen: mindestens das 12fache. — Helv. VI: Nach
der Drahtkörbchenmethode darf die Untersinkzeit höchstens 6 Sek. und muß die Wasseraufnahmefähigkeit mindestens 16 g/1 g Cellul. fol. betragen. — Ross. 9: Auf Wasser geworfener
Zellstoff muß sofort untersinken. Läßt man 1 g in Wasser gebrachten Zellstoff 5 Min.
lang ablaufen, so muß er mindestens 14 g wiegen. Bestimmung der Steighöhe: Ein 4,4 cm
breiter in Längsrichtung geschnittener Zellstoffstreifen wird in einen mit 0,1%iger Eosin-
natriumlsg. gefüllten Zylinder eingetaucht und mit einem Becherglas überdeckt. Nach
1stdg. Stehen muß sich der Zellstoffstreifen bis zu einer Steighöhe von mindestens 8 cm rot
gefärbt haben.

Fremde Arzneibücher lassen noch folgende Prüfungen durchführen: Unzulässige Mengen
kurzer Fasern: ÖAB 9 schreibt vor: Hält man mehrere Lagen VZ gegen das Licht und zerreißt
sie, so darf sich keine größere Menge Staub entwickeln. — Mikroskopische Merkmale und
Identitätsprüfung: BPC 68: Beim Behandeln mit Kupferoxidammoniak-Lsg. quellen die
Fasern auf, wobei einige von ihnen ähnlich wie bei Rohbaumwolle ein perlschnurartiges Aussehen annehmen, und lösen sich schließlich auf. Auf dem Objektträger für einige Minuten in
Jodwasser (1 Vol.-T. 0,1 n Jod-Lsg. und 4 Vol.-T. W.) gelegt, nehmen die Fasern nach Absaugen des überschüssigen Reagenses mit Filtrierpapier und Zugabe von 1 oder 2 Tr. Schwefelsäure (66% v/v) eine blaue Farbe an. — CsL 2: Zellstoffwatte wird durch 0,02 n Jod-Lsg.
nach dem Ansäuern mit 80%iger Schwefelsäure violettblau gefärbt. — Helv. VI: In Flächen-
ansicht besteht das Vlies aus 5 bis 40 µm breiten, an manchen Stellen geknickten, gequetschten
oder in Längsrichtung gestauchten Fasern mit dünner bis sehr dicker Wand. Die Wand ist
entweder glatt oder führt Spalttüpfel, Rundtüpfel, Hoftüpfel oder netzleistenartige Ver-
dickungen. Die Fasern laufen bei den meisten Vliesen mehr oder weniger parallel. Gefäß-
fragmente und kurze Parenchymzellen dürfen vereinzelt vorkommen. Alle Fasern eines
Vliesstücks geben die Identitätsreaktion auf Cellulose. — Chloride, Sulfate und Calciumsalze: DAB 7-DDR (höchstens 0,02% Cl⁻, 0,05% SO₄²⁻ und 0,05% Ca²⁺) und ÖAB 9
lassen darauf wie Gossypium depuratum prüfen. Ross. 9: Der heiße wss. Auszug 1 + 20 wird
ebenfalls mittels Standardvergleichslösung auf Chloride (max. 0,004%), Sulfate (max. 0,02%)
und Calcium (max. 0,06%) geprüft. CsL 2: Das farblose Filtrat eines etwa 8%igen wss.
Auszugs (5 g Verbandzellstoff + 60 ml W.) darf mit Ammoniumoxalatlsg. und mit Bariumnitratlsg. innerhalb 5 Min. keine Trübg. zeigen und mit Silbernitratlsg. nur schwach opalisieren. — Oxydierende Stoffe: CF 65: Mit Eisessig leicht angesäuert darf der Auszug Kaliumjodidstärkepapier nicht bläuen (Hypochlorite). — Reduzierende Stoffe: Hung. V und Ross. 9
kennen folgende Prüfung: 20 ml Filtrat des 5%igen wss. Auszugs werden mit 5 Tr. bzw. 1 ml
verd. H₂SO₄ angesäuert und mit 10 Tr. 0,1% bzw. 5% KMnO₄-Lsg. (Ross. 9) versetzt. Rotfärbung muß mindestens 1 Min. bestehen bleiben. — Wasserlösliche Stoffe: ÖAB 9 läßt nach
der Methode wie bei Gossypium depuratum prüfen: Höchstens 1,2%. CF 65 und CsL 2: 2stdl.
wss. Auszug 1 + 10 bei 20°, nach dem Verdampfen höchstens 0,50%. — Ätherlösliche Stoffe:
CF 65: 10 g Zellstoffwatte werden, wie unter „Watte-Fettstoffe" (S. 894) beschrieben, mit
100 ml Ae. oder Chlf. extrahiert: Nicht mehr als 1% fett- und harzartige Stoffe. Helv. VI:
Extraktion im Soxhlet-Apparat: Höchstens 0,3%. Nach ÖAB 9 höchstens 0,4%. — Chloro-
formlösliche Stoffe: Gemäß BPC 68 nach 6std. Extraktion nicht mehr als 1,0% im Verbandzellstoff, der bei 105°C getrocknet wurde. — Suberin (Kork): CsL 2: Mit 20% NaOH nur
schwache Gelbfärbung von Cellulosum Ligni. — Feuchtigkeitsgehalte bzw. Trocknungsverlust: DAB 7-DDR: 1,000 g Verbandzellstoff darf nach dem Trocknen bei 105°C innerhalb 2 Std. nicht mehr als 0,08 g (= 8%) an Gewicht verlieren. Nach ÖAB 9 Trocknungsverlust (bei 103 bis 105° bis zur Gewichtskonstanz getrocknet) höchstens 6%. BPC 68: Nicht
mehr als 10% Feuchtigkeit, bestimmt durch Trocknen bei 105°C bis zur Gewichtskonstanz.
CF 65 und Hung. V höchstens 8%, Helv. VI höchstens 7%, CsL 2 höchstens 10% und Ross. 9
8% Trocknungsverlust.

Aufbewahrung. ÖAB 9: An einem trockenen, möglichst staubfreien Ort. (Anmerkung:
Der Verbandzellstoff kann aus noch ungeklärten Gründen nach längerer Lagerung an Saugfähigkeit empfindlich einbüßen.) — Nettogewicht: Nach ÖAB 9 darf bei einem Gewicht bis
250 g das Nettogewicht um höchstens 5% und bei schwereren Packungen um höchstens 3%
von dem angegebenen Wert abweichen.

Anwendung. Wegen der großen Saugfähigkeit, der praktischen Handhabung und des
verhältnismäßig niedrigen Preises ist Verbandzellstoff heute ein unentbehrlicher Verbandstoff
geworden, der die Saugwatte weitgehend verdrängt hat. Da er aus kurzen Fasern von durchschnittlich 1 bis 3,5 mm besteht, fusselt und ribbelt er und hält beim Feuchtwerden schlecht
zusammen; diese Eigenschaft erleichtert andererseits das Beseitigen des Verbandstoffes.
Unmittelbar auf der Wunde kann er nicht verwendet werden. — Zur Herstellung von *Mull-
Zellstoffkompressen* und *Zellstofftupfern.*

BPC 68: Cellulose Wadding wird als saugende und schützende Kompresse verwendet; sie wird zur Herst. von Mull-Zellstoffkompressen und Zellstofftupfern gebraucht.

Sterilisation. Um die Saugfähigkeit des Verbandzellstoffs durch die Sterilisation nicht zu sehr zu beeinträchtigen, empfiehlt es sich, die Sterilisation nicht bei 134°, sondern bei 120° durchzuführen. Ross. 9 läßt Verbandzellstoff im Dampfautoklaven bei 110 bis 120°C während 15 bis 20 Min. sterilisieren.

Verbandzellstoffwatten nach DIN 19310 (vom Dezember 1962). Das Normblatt trägt als Sammelbegriff die Bezeichnung „Verbandzellstoffwatten". Im Gesundheitswesen und in der Verbandstoffindustrie hat sich die Bezeichnung „Verbandzellstoff" eingebürgert, während die herstellende Industrie, die Papierindustrie, die alte Bezeichnung „Zellstoffwatte" führt. Das Normblatt beschränkt sich auf drei Qualitäten, die nach ihrer Zusammensetzung und ihren Eigenschaften allen Anforderungen auf den verschiedenen Anwendungsgebieten gerecht werden. Im medizinischen und pharmazeutischen Sektor führen sie die unten aufgeführten Bezeichnungen. Daneben sind gegenwärtig auch nicht genormte Qualitäten, wie z. B. halbgebleichter Verbandzellstoff, im Handel.

1. Verbandzellstoff hochgebleicht: Rohstoff ist 100% gebleichter Zellstoff — ohne Holzschliff. Er ist stark saugend; nach dem Sterilisieren geminderte Saugfähigkeit und Weiße (Vergilbung); frei von Farbstoffzusätzen und optischen Aufhellern, Flächengewicht höchstens 25 g/m². Die Prüfvorschriften erstrecken sich auf die Prüfung der Saugfähigkeit, des Flächengewichts, auf Säuren und Alkalien, Holzschliff, Aschegehalt, Farbstoffe und optische Aufheller. Die Kurzbezeichnung ist „A DIN 19310".

2. Verbandzellstoff gebleicht. Rohstoff: Mindestens 60% gebleichter Zellstoff, höchstens 40% gebleichter Holzschliff. Er ist gut saugend; nach dem Sterilisieren stark geminderte Saugfähigkeit und Weiße (Vergilbung), Flächengewicht höchstens 25 g/m², frei von Farbstoffzusätzen und optischen Aufhellern. Prüfvorschriften wie bei „Verbandzellstoff hochgebleicht", jedoch entfällt Prüfung auf Holzschliff. Kurzbezeichnung: B DIN 19310.

3. Verbandzellstoff ungebleicht für Polsterzwecke. Rohstoff: Mindestens 30% gebleichter Zellstoff, höchstens 70% ungebleichter Holzschliff. Er ist saugfähig. Nach dem Sterilisieren geringe Saugfähigkeit und deutliche Farbänderung. Flächengewicht höchstens 28 g/m². Die Prüfvorschriften erstrecken sich nur auf Prüfung der Saugfähigkeit und des Flächengewichts und auf optische Aufheller (Bläufarbstoffe sind bei dieser Qualität zugelassen). Kurzbezeichnung: C DIN 19310.

Kennzeichnung. Verbandzellstoff, der den Anforderungen der Norm entspricht, ist auf der Verpackung als solcher in Verbindung mit dem Herkunftszeichen und dem Verbandszeichen *DIN* zu kennzeichnen.

Das Normblatt „Verbandzellstoffwatten" DIN 19310 hat folgende *Prüfvorschriften:*

Vorbehandlung der Proben: Die Prüfungen der Saugfähigkeit, des Flächengewichts und die Prüfung auf Asche sind nach mindestens 12stdg. Lagerung der Proben im Normalklima nach DIN 50014 (20°C ± 2° und 65% ± 3% rel. Luftfeuchte) durchzuführen.

Prüfung der Saugfähigkeit: Sie wird geprüft nach DIN 53148. Diese Methode ist aber sehr umständlich, langwierig und kostspielig, weshalb hier auf ihre Beschreibung verzichtet wird. Zur einfacheren und schnelleren Prüfung kann gemäß Normblatt auch die Prüfung mit dem Drahtkörbchen genommen werden (s. S. 912), die nur das Ansaugvermögen erfaßt. Die Absinkdauer soll bei nicht sterilisierten Proben nicht mehr betragen als

10 Sek. bei hochgebleichtem Verbandzellstoff,
20 Sek. bei gebleichtem Verbandzellstoff,
30 Sek. bei ungebleichtem Verbandzellstoff für Polsterzwecke.

Bei Streitfällen ist stets die Methode nach DIN 53148 maßgebend. Nach den Erfahrungen erlaubt das Resultat mit der Drahtkörbchenmethode eine hinreichend genaue Beurteilung der Saugfähigkeit des Verbandzellstoffs.

Prüfung des Flächengewichts: Eine Probe von insgesamt 1 m² Größe, bestehend aus mindestens 16 verschiedenen Lagen, wird gewogen. Folgende Flächengewichte dürfen nicht überschritten werden: 25 g/m² bei Verbandzellstoff hochgebleicht und gebleicht, 28 g/m² bei Verbandzellstoff ungebleicht (bei kleineren Formaten der Proben müssen entsprechend mehr Lagen genommen werden, so entsprechen z. B. beim Format 10 × 10 cm 100 Lagen genau 1 m²).

Reinheitsprüfungen. Prüfung auf Säuren und Alkalien: Eine Probe von 15 g wird in einem geräumigen Becherglas mit 150 ml siedendem, destilliertem Wasser übergossen und 15 Min. lang auf dem Wasserbad erhitzt. Werden zu 50 ml des durch Abpressen oder Absaugen er-

haltenen filtrierten Auszuges 3 Tr. Phenolphthaleinlsg. gegeben, so darf keine Rosa- oder Rotfärbung auftreten (Alkalien). Nach weiterem Zusatz von 3 Tr. Methylrotlsg. darf nur eine Gelbbis höchstens Rosagelbfärbung auftreten (Säuren). — Werden zu 50 ml des filtrierten Auszuges
3 Tr. Phenolphthaleinlsg. und 0,10 ml 0,1 n Kalilauge gegeben, so muß nach dem Umschwenken eine Rosa- bzw. Rotfärbung auftreten, die mindestens eine halbe Minute bestehenbleibt
(zulässiger Säuregehalt).

Prüfung auf Vorhandensein von Holzschliff: Auf eine Probe gibt man 1 bis 2 Tr. einer
frisch bereiteten salzsäurehaltigen alkoholischen Phloroglucinlsg. (1g Phloroglucin gelöst in
50 ml Alkohol, 96 Vol.-%, und 25 ml konzentrierter Salzsäure). Danach darf sich die Probe
nicht oder nur schwach rosa verfärben.

Prüfung auf Asche: Eine im Normklima gelagerte Probe (s. Abschnitt „Vorbehandlung
der Proben", S. 914) von 5 g darf nach dem Veraschen und Glühen bei 850°C ± 25° bis zur
Gewichtskonstanz höchstens folgende Rückstände hinterlassen:

$$30 \text{ mg} = 0,6\% \text{ bei hochgebleichter Verbandzellstoffwatte (A),}$$
$$50 \text{ mg} = 1 \quad \% \text{ bei gebleichter Verbandzellstoffwatte (B).}$$

Farbstoffe und optische Aufheller: Der für die Prüfung auf Säuren und Alkalien erhaltene
wss. Auszug darf nicht gefärbt sein. Die Verbandzellstoffwatte darf sich auch beim Übergießen
mit siedendem Wasser weder bläulich noch rötlich verfärben. — Bei der Prüfung von sterilisierter Verbandzellstoffwatte darf der Auszug gelblich gefärbt sein. — Im filtrierten UV-Licht
darf die Verbandzellstoffwatte nicht stark aufleuchten. — Es sei besonders darauf hingewiesen,
daß nur die Qualitäten VZ hochgebleicht und gebleicht als Saugmaterial in Betracht kommen
und die ungebleichte Qualität ausschließlich für Polsterzwecke vorgesehen ist.

Handelsformen. Hochgebleichter Verbandzellstoff in Rollenform zu 6, 8, 10, 12 und 15 cm
sowie zu 50, 100, 250, 500 und 1000 g. Diese Qualität und Aufmachung wird vorwiegend für
die ärztliche Praxis und für den Verkauf in Apotheken geliefert. Im Krankenhaus sind alle
drei Qualitäten gängig, die in Lagen zu 40 × 60 cm als Ballenware mit 33 kg Bruttogewicht,
unterteilt in 6 Packungen zu 5 kg, geliefert werden. Lagen zu 30 × 40 cm hochgebleichter
und gebleichter Verbandzellstoff, flach verpackt, dienen hauptsächlich als Windeleinlagen.

Verbandgewebe und -gewirke

Gewebe sind textile Flächengebilde, die in ihrer einfachsten Ausführungsform (z. B. Lein-
wand- und Köperbindung) aus zwei sich rechtwinklig kreuzenden Gruppen von Fäden (Kette
= Längsfäden und Schuß = Querfäden) oder gleichwertigen fadenartigen Elementen bestehen. Gewirke, wie z. B. Trikot, sind Maschengebilde, bei deren Herstellung die Fäden nicht
wie bei der Herstellung der Gewebe in gestrecktem Zustand zur Kreuzung (Abbindung) gebracht, sondern durch wellenförmiges Biegen zunächst zu Schleifen oder Henkeln umgeformt
werden. Diese werden dann durch vorhandene Maschen hindurchgezogen oder durch Über-
streifen der Maschen über die aus dem Faden gebildeten Henkel wieder mit Maschen verarbeitet. Während bei den Webwaren oder Geweben mit wenigen Ausnahmen die Elastizität
infolge der gestreckten Verarbeitung der Fäden ziemlich gering ist, ist sie bei den Wirkwaren
infolge der Umformung der Fäden zu Maschen sehr ausgeprägt. Verbandgewebe und -gewirke
werden auf Web- und Wirkmaschinen gewonnen.

Verbandmull und Cambric. Sie dienen der direkten Wundbehandlung. Nach dem DAB 6
bzw. DIN FANOK 16 ist Baumwolle der alleinige Rohstoff, und aus reiner Baumwolle hergestellter Mull und auch Cambric werden nach wie vor bevorzugt. Durch die Gleichstellung
der Zellwolle mit der Baumwolle im Jahre 1937 wird seit dieser Zeit, heute allerdings nur noch
in ganz geringem Maße, auch Zellwolle für diese Verbandgewebe verwendet. — Der Einsatz
der Zellwolle, glänzend oder mattiert, ist in verschiedener Weise möglich: 1. Kett- und Schußgarn aus 100% Zellwolle, 2. Kettgarn aus Zellwolle und Schußgarn aus Baumwolle oder umgekehrt, 3. mit Baumwolle gemischte Garne in Kette und/oder Schuß (Mischgarne), 4. Kombinationen von 2. und 3.

Das Normblatt „Verbandmull" DIN 61630 (Ausgabe Dez. 1968) und das DAB 7-BRD
kennen jedoch nur Verbandmull aus 100% Baumwolle oder aus 100% Zellwolle, glänzend
oder mattiert.

Als nachteilig für den Verbandmull aus Zellwolle hat sich die geringere Reißfestigkeit, die
besonders in nassem Zustand zutage tritt, und die geringere Verschiebefestigkeit der Gewebefäden und damit auch die geringere Widerstandsfähigkeit beim Waschen herausgestellt, so daß

der Wunsch des Verbrauchers, heute Verbandmull und Cambric möglichst nur aus Baumwolle
bestehend zu verwenden, verständlich ist. Andererseits gibt BARON [„Über Standardisierung von Wundtextilien", Forschungsbericht Nr. 84 des Wirtschafts- und Verkehrsministeriums Nordrhein-Westfalen, 1954; „Der Einfluß des physikalisch und chemisch bedingten
Milieus auf die Wundheilung", Arzneimittel-Forsch. *2*, 78 (1954) und *3*, 127 (1954)] auf Grund
seiner in jahrelanger Grundlagenforschung auf dem Gebiet der Wundbehandlung mit Wund-
bedeckungsmitteln (Wundtextilien) gewonnenen Erkenntnisse Mull und Cambric, die aus
reiner glänzender Zellwolle hergestellt sind, den Vorzug, da sie eine geringere Reizung auf das
Wundgewebe ausüben als reine gebleichte Baumwollverbandgewebe. Trotz der guten Saugfähigkeit läßt sich nach BARON bei gebrauchten Wundkompressen aus Zellwolle weniger
Sekret nachweisen als bei solchen aus Baumwolle. — Werdegang des Verbandmulls s. Abb. 501.

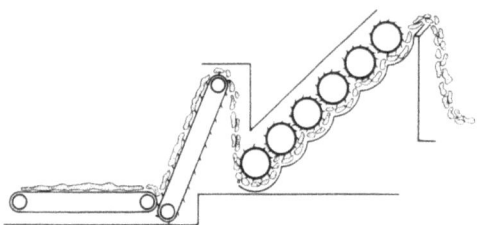

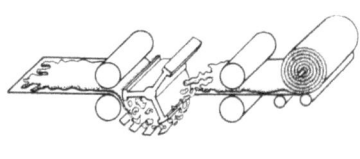

Vorreinigen.
Die in Ballen vorgelegte Rohbaumwolle wird durch Ballen-
öffner und Stufenreiniger vorgeöffnet und von groben Verunreinigungen befreit.

Auflockern.
Schienenschläger lösen die vorgereinigte Flocke
weiter auf und entfernen die noch verbleibenden
Schalenreste.

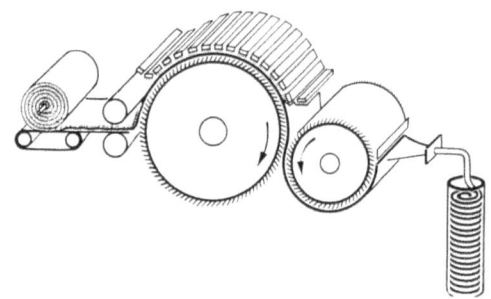

Kardieren.
Die letzte mechanische Reinigung sowie das Parallelisieren der Fasern erfolgt auf der Deckelkarde. Das entstandene
hauchdünne Vlies wird unter leichtem Druck zu einem 2 cm starken, runden „Kardenband" zusammengeführt.

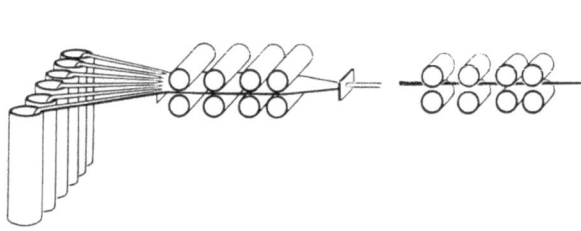

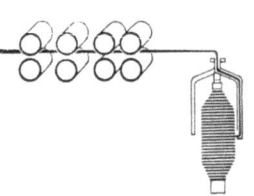

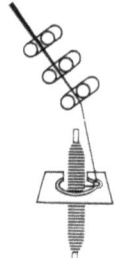

Strecken.
Um Ungleichheiten im Kardenband auszugleichen, werden mehrere Kardenbänder
zusammengefügt und durch Strecken auf
die gleiche Stärke der vorherigen Bänder
gebracht.

Flyern.
Das egalisierte Faserband wird
auf dem Flyer zu einem 5- bis
10mal dünneren Vorgarn verzogen
(gestreckt) und erstmals leicht
gedreht. Es entsteht hier das auf
eine gewünschte Stärke gebrachte
Vorgarn.

Feinspinnen.
Das Vorgarn wird auf
Hochleistungsstreckwerken in
einem Arbeitsgang bis zu
20mal verzogen; gleichzeitig
erhält das Garn durch die
rotierenden Spindeln die
nötige Drehung und damit
seine Festigkeit.

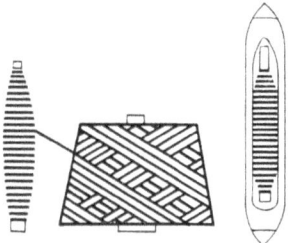

Spulen.

Das Garn für Kette und Schuß wird unter Spannung auf Kreuzspulen umgespult. Dies ist zugleich ein Kontrollvorgang, um spätere Fadenbrüche und damit teure Maschinenstillstand zu vermeiden. – Das Schußgarn wird anschließend auf Schußspulen umgespult.

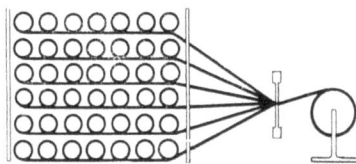

Zetteln.

Das Garn für die Kette wird im Zettelgatter von den Kreuzspulen auf Zettelbäume gewickelt.

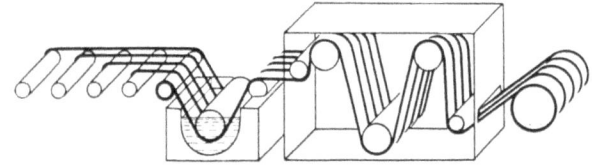

Schlichten.

Die Fäden mehrerer Zettelbäume werden auf den Kettbaum zusammengeführt (Kette). Hierbei durchläuft das Garn zur Erhöhung der Festigkeit ein Stärke-(Schlichte-)Bad und wird anschließend getrocknet.

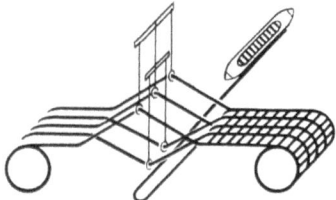

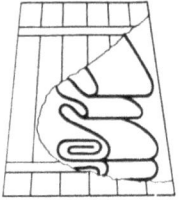

Weben.

Durch abwechselndes Heben und Senken der nebeneinanderliegen Kettfäden und Durchschießen der Schußspule (Schiffchen) entsteht der Rohmull.

Bleichen.

Entschlichten und Bleichen bestimmen in hohem Maße die Qualität des Verbandmulls.

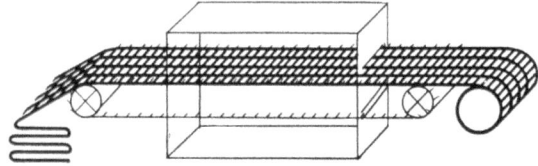

Rahmen und Trocknen.

Der nun reine Verbandmull wird in heißer Luft getrocknet und auf dem sog. Spannrahmen geglättet, um schließlich für die verschiedensten Aufmachungen konfektioniert zu werden.

Abb. 501. Werdegang des Verbandmulls, schematische Darstellung.

Reinigung und Verarbeitung der Verbandgewebe Mull und Cambric. Die chemische Reinigung von Mull und auch von Cambric erfolgt in ähnlicher Weise wie unter „Reinigung der Baumwolle für Watte" (S. 878) beschrieben. Das gebräuchlichste Verfahren ist das stationäre Bleichen mit vorausgehendem Beuchen (Kochen unter Druck) und anschließender Hypochloritbleiche, Absäuern und Peroxidnachbehandlung oder ausschließlicher Peroxidbleiche nach dem Beuchen. Die besonders schonende Chloritbleiche und die Peroxidbleiche unter Druck (HT-Peroxidbleiche, s. S. 880) haben auch hier Eingang gefunden.

Vor dem Kochen und Bleichen muß jedoch das Gewebe entschlichtet werden. Da die Kettfäden beim Weben besonderen mechanischen Beanspruchungen durch Reibung und Zug ausgesetzt sind, werden sie „geschlichtet", indem man sie in der Regel durch eine Dispersion von gequollener Stärke oder auch sonstigen Klebmitteln, wie Leim, Celluloseäther (Schlichten auf Eiweiß- bzw. Cellulosegrundlage), Polyvinylalkohole u. a., hindurchlaufen läßt, so daß die den Faden zusammensetzenden Einzelfasern innig miteinander verklebt und namentlich die von der Garnoberfläche abstehenden Faserenden an den Fadenkern angeklebt werden. Die Kettfäden erhalten eine größere Reiß- und Scheuerfestigkeit und eine gewisse Oberflächenglätte, was im Webprozeß dann weniger oft zu Unterbrechungen durch Kettfädenbrüche führt. Das Entschlichten erfolgt dadurch, daß man die Stärke durch enzymatischen Abbau mit technischen Amylaseprodukten (Malz-, Pankreas-, Bakterienamylasen) in eine lösliche Form (Maltose) überführt, die leicht ausgewaschen werden kann; leicht lösliche Schlichten auf Eiweiß- und Cellulosegrundlage u. a. lassen sich direkt mit Wasser auswaschen.

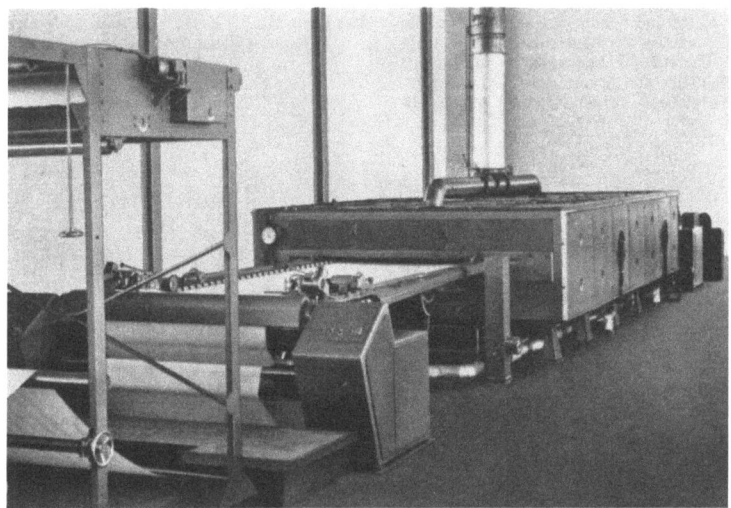

Abb. 502. Artos-Spannrahmen (Artos-Maschinenbau, Hamburg).

Nach dem Bleichprozeß wäscht man die Gewebe auf Waschmaschinen in ganzer Breite oder im Strang mit heißem, reinem Wasser nochmals gründlich aus und entwässert größtenteils ähnlich wie bei der Watte durch Pressen oder Schleudern in Zentrifugen. Dann wird das beim Waschen meist etwas geschrumpfte Gewebe auf Spannrahmmaschinen (s. Abb. 502) auf seine ursprüngliche Breite und Länge gespannt und gleichzeitig im Heißluftstrom getrocknet, anschließend aufgerollt, auf Legemaschinen unterteilt und auf Spezialmaschinen zu den handelsüblichen Formaten oder zu Mullbinden mit Schnittkanten, zu Kompressen, Tupfern und anderen Spezialerzeugnissen verarbeitet. Bei zellwollhaltigen Verbandgeweben oder solchen aus reiner Zellwolle ist die Bleiche besonders vorsichtig zu handhaben (Peroxid- oder Chloritbleiche); die Zellwollfasern haben eine starke Tendenz zur Quellung sind auf Grund ihrer chemischen Konstitution als Hydratcellulose gegen Alkali und die oxydierenden Einflüsse der Bleichmittel empfindlicher bzw. anfälliger als die Baumwollfasern.

Verbandmull. Verbandgaze. Tela depurata. Verbandmull, vom Verbraucher meist nur „Mull" genannt, ist ein leichtes, lockeres, weiches und einfaches Breitgewebe in Leinwandbindung von verschiedener Fadendichte, hergestellt aus Baumwoll- oder Zellwollgarnen bestimmter Garnfeinheit in Kette und Schuß. Das DAB 6 kannte nur 24fdg. Mull aus 100% Baumwolle. Um allen Erfordernissen der Verbraucher und Kostenträger gerecht zu werden und den Herstellern eine rationelle Fertigung zu ermöglichen, hat schon der FANOK in DIN FANOK 16 im Jahr 1931 (Umstellnorm DIN 13016) vier Sorten Verbandmull von verschiedener Fadendichte genormt: 17fdg. mit 10 Fäden Kette und 7 Fäden Schuß je cm (= Fadenstellung 10 + 7), 20fdg. (12 + 8), 24fdg. (14 + 10) und 28fdg. (16 + 12) (s. Abb. 503). Dieses Normblatt wurde neu bearbeitet. In das im Jahre 1959 erschienene und zuletzt im Jahre 1968 überarbeitete Normblatt „Verbandmull" DIN 61630 wurden nur noch die drei gängigen Sorten 17-, 20- und 24fdg. Verbandmull übernommen und auch die Zellwolle als Werkstoff berücksichtigt. Die gleichen Verbandmullsorten aus Baumwolle oder aus

Zellwolle hat das DAB 7-BRD. Seit einigen Jahren ist in verschiedenen Pharmakopöen neben Verbandmull aus 100% Baumwolle auch Verbandmull aus 100% Zellwolle aufgenommen worden. Vereinzelte Pharmakopöen (Hung. V mit den zusätzlichen Verordnungen des Ungar. Staatl. Instituts für Hygiene und Ned. 6) führen Verbandmull aus Mischgarnen gefertigt. Nach Ital. VII kann Verbandmull aus Mischgarnen mit bis zu max. 20% Zellwolle bestehen.

Verbandmull DAB 7-BRD. Verbandmull ist ein aus Baumwolle oder Zellwolle hergestelltes, gereinigtes und gebleichtes Breitgewebe in Leinwandbindung. — Entsprechend der Fadendichte je cm in Kette und Schuß oder der Fadenzahl je cm² werden drei Sorten unterschieden:

Verbandmull 17fädig, mit 10 Fäden Kette und 7 Fäden Schuß je cm (= Fadenstellung 10 + 7), *Verbandmull 20fädig* (12 + 8) und *Verbandmull 24fädig* (14 + 10). Diese Fadendichten ergeben sich, wenn dem in der Verbandstoffindustrie üblichen Zählverfahren der Fadenzähler so aufgelegt wird, daß jeweils ein Kettfaden und ein Schußfaden an den Rändern des Fadenzählers liegen. Die handelsüblichen Bezeichnungen 17fdg., 20fdg. oder 24fdg. usw. für alle Arten von Verbandgewebe sind aus der Summe der so ermittelten Kett- und Schußfadendichte je cm abgeleitet.

Garnnummer oder Garnfeinheit. Kettfäden 17 tex (= Nm 60), Schußfäden 14 tex (= Nm 70). Für die gebleichte Fertigware sind beim 17- bzw. 20- bzw. 24fdg. Mull *Flächengewichte von mindestens* 23,0 g bzw. 27,0 g bzw. 32,0 g pro m² vorgeschrieben.

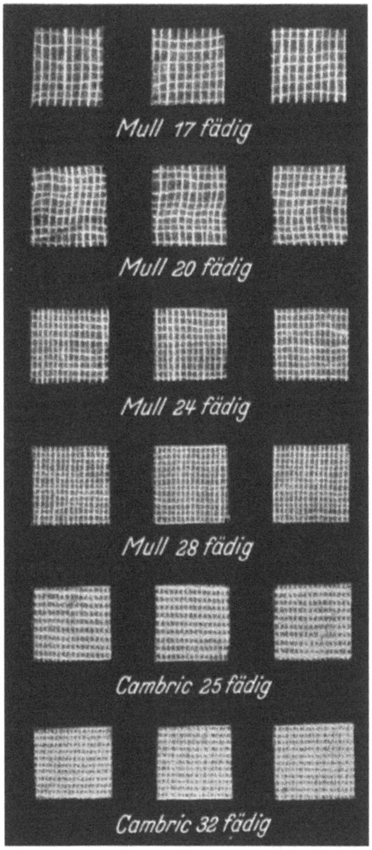

Bestimmung der Fadendichte. An drei verschiedenen Stellen des Verbandmulls wird die Anzahl der Fäden in Kette und Schuß auf jeweils 10 cm Meßlänge bestimmt, wobei die Messungen der Kettfäden über die ganze Gewebebreite verteilt und mindestens 5 cm von der Webkante entfernt, die Messungen der Schußfäden in möglichst

Abb. 503. Vergleich der Fadendichte und Fadenstellung der wichtigsten Verbandgewebe — etwa natürliche Größe (aus A. LOHMANN: Technik der Verbandstoffherstellung, 1939).

großem Abstand voneinander, und zwar längs eines Kettfadens, durchzuführen sind. Dabei müssen im Durchschnitt

bei Verbandmull 17fdg. mindestens 95 Kettfäden und 66 Schußfäden,
„ „ 20fdg. „ 115 Kettfäden und 75 Schußfäden,
„ „ 24fdg. „ 135 Kettfäden und 94 Schußfäden

vorhanden sein.

Flächengewicht. Vor der Bestimmung des Flächengewichts wird der Verbandmull etwa 12 Std. lang bei 63 bis 67% rel. Luftfeuchtigkeit und 18 bis 22° gelagert. (In Ermangelung eines Klimaschranks, in dem die Verbandmullprobe am besten zum Angleichen an das Normalklima ausgelegt wird, kann die Probe auch etwa 24 Std. bei 18 bis 22° in einen Exsikkator gebracht werden, in dem sich eine 35,9%ige Schwefelsäurelsg. befindet.) Ein Stück von genau 1 m Länge in der deklarierten Breite, bei kleineren Abmessungen in Länge und Breite das ganze Stück, wird gewogen. Das gefundene Gewicht wird auf 1 m² umgerechnet.

Breite. Die gebräuchlichen Breiten von Verbandmull sind 80 cm, 100 cm und 120 cm.

Anmerkung. 1. Die vorgeschriebene *Garnnummer* oder Garnfeinheit bezieht sich auf die rohen Garne.

2. Für die *Bezeichnung der Feinheit* der Garne wurde in den Ländern des metrischen Maßsystems bisher die metrische Feinheitsnummer Nm als Verhältnis

$$\frac{\text{Länge in km}}{\text{Gewicht in kg}} \quad \text{oder} \quad \frac{\text{Länge in m}}{\text{Gewicht in g}}.$$

benutzt. „Nm" ist die Abkürzung für *metrische Längennumerierung* und besagt, wieviel km Garn auf 1 kg oder wieviel m auf 1 g gehen. Je höher die Garnnummer Nm, desto feiner ist das Garn. Neben diesem Garnnumerierungssystem sind im In- und Ausland mehr als 30 verschiedene Garnnumerierungssysteme (z. B. Ne = englische Garnnumerierung) im Gebrauch gewesen, deren Vereinheitlichung international zur Zeit im Gange ist. In Zukunft soll und wird das von der internationalen Normenorganisation (ISO) empfohlene „tex"-System benutzt werden. „tex" ist die Bezeichnung für *metrische Gewichtsnumerierung.* Im „tex"-System wird die Feinheit eines Garnes mit dem Gewicht einer bestimmten Länge bezeichnet, und zwar mit dem Gewicht in g von 1000 m Garn. Je höher die Garnnummer, desto gröber das Garn. Das DAB 7-BRD führt die Bezeichnungen beider Numerierungssysteme; vorangestellt wird das in naher Zukunft ausschließlich verwendete „tex"-System und die bisherige Numerierung „Nm" in Klammern gesetzt, z. B. für die Kettfäden des Verbandmulls: 17 tex (Nm 60). Die metrischen Längen- und Gewichtsnumerierungen stehen in folgender Beziehung zueinander:

$$Nm = \frac{1000}{tex} \quad \text{bzw.} \quad tex = \frac{1000}{Nm}.$$

Bestimmung der Garnnummer. Eine exakte Ermittlung ist nur am Rohgarn unter den Normbedingungen (65% rel. Luftfeuchtigkeit und 20°) und bei Garnlängen von 100 bis 500 m mittels eines Garnsortiergerätes (Garnweife + Quadrantenwaage) möglich. Sie wird nach einer genormten Vorschrift (DIN 53830) durchgeführt. Bei kleineren Gewebestücken Mull in Meterware oder Kompressen können nur annähernd genaue Werte ermittelt werden. Sie lassen aber Rückschlüsse bei Abweichungen des gefundenen m²-Gewichtes von den im Normblatt angegebenen Toleranzgewichten, vor allem bei zu niedrig gefundenem m²-Gewicht, zu. Man zieht aus den unter Normbedingungen während mind. 12 Std. gelagerten Gewebestücken eine größere Anzahl von Fäden, getrennt nach Kette und Schuß, mißt ihre gesamte Länge, nachdem die einzelnen Fäden ohne zu dehnen auf einer glatten Unterlage leicht gestreckt wurden, wiegt sie auf der analytischen Waage und errechnet daraus die Garnnummer. Da Baumwollgarn durch Bleichen 5 bis 8% an Gewicht verliert, erhöht sich die Garnnummer des ursprünglich zur Herstellung des Gewebes eingesetzten Rohgarns um den Betrag des durch Bleichen entstandenen Gewichtsverlustes, was zu berücksichtigen ist. Bei angenommenem Gewichtsverlust von 7% entspricht z. B. die mit Nm 64 gefundene Garnnummer des Kettgarns im gebleichten Gewebe einem Rohgarn von Nm 59,5. Durchführung von drei Messungen an Garnproben, aus verschiedenen Stellen des Mulls gezogen, ist erforderlich.

Bestimmung der Fadenzahl und Fadenstellung. In der Verbandstoffindustrie ist folgende Methode üblich: An fünf verschiedenen Stellen des Verbandmulls werden mittels eines käuflichen Fadenzählers von 1 cm² die Fäden in beiden Richtungen (Kette und Schuß) gezählt. Der Fadenzähler wird auf den auf dunkler Unterlage ruhenden, glattgestrichenen, nicht gespannten Mull so aufgelegt, daß jeweils ein Kett- und Schußfaden an die Ränder des Zählgeviertes zu liegen kommt. Bleibt hinter dem letzten Faden im Zählviereck noch freier Raum, der beinahe dem Abstand zwischen den einzelnen Fäden entspricht, so kann noch ¹/₂ Faden hinzugerechnet werden. Die auf S. 919 erwähnte Methode zur genauen Bestimmung der Fadendichte ist das Zählverfahren nach DIN 53853.

Verbandmull wird meist in Breiten von 80, 100 und 120 cm hergestellt und in Stücken zu 40 m und Rollen zu 240 m Länge verarbeitet. Krankenhäuser bevorzugen die Stückware von 40 m, meterweise in Lagen gefaltet, und fertigen daraus Kompressen, Tupfer oder das sonst zu Verbänden nötige Material. In den Verbandstoff-Fabriken wird die Stückware oder die Rollenware maschinell zu Meterware, Kompressen, Binden mit Schnittkanten usw. konfektioniert. Die Meterware ist in einer Breite von 80 cm handelsüblich.

1. Verbandmull aus Baumwolle DAB 7-BRD. Tela depurata — Verbandmull DAB 6 und DAB 7-DDR. Tela Gossypii — Verbandmull aus Baumwolle ÖAB 9. Tela depurata — Verbandgaze, Verbandstoff Helv. VI. Tela depurata — Gaze depurée — Gaze hydrophile Belg.

V. Tela hygroskopica — Tela depurata Ross. 9. Tela hydrophila CsL 2, Hung. V und Jug. II. Gaze hydrophile — Tela hydrophila CF 65. Garza idrofila Ital. VII. Carbasus Absorbens Jap. 61. Tela-Verbandgaas Ned. 6. Absorbent Gauze BPC 68 und USP XVII.

Beschreibung. Verbandmull aus Baumwolle ist weiß, geruch- und geschmacklos. Sterilisierter Verbandmull kann schwach vergilbt sein.

Prüflösung. 15,0 g Verbandmull werden mit 150 ml siedendem Wasser übergossen; im Wasserbad wird 15 Min. lang erhitzt und die Lösung abgesaugt (DAB 7-BRD).

Prüfung auf Identität. Durch Aufdrehen der Fäden in Kette und Schuß werden die Fasern des Garnes freigelegt. Die Fasern zeigen die Merkmale der „Verbandwatte aus Baumwolle". Sie quellen in Schweizers Reagens, nehmen dabei teilweise ein perlschnurartiges Aussehen an und lösen sich allmählich auf (DAB 7-BRD).

Prüfung auf Reinheit (DAB 7-BRD). 1. Aussehen: Verbandmull darf keine Blatt- und Schalenreste enthalten. — 2. Verhalten der Prüflösung: a) bei kräftigem Schütteln der Prüflösung darf kein bleibender Schaum entstehen. — b) Die Verdünnung von 5,0 ml Prüflösung zu 10,0 ml darf nicht stärker getrübt sein als die Vergleichslösung nach Ziff. 56 (Cl⁻-Ionen). — 3. Schönungsmittel: a) Im UV-Licht vom Wellenbereich um 366 nm darf Verbandmull mit Ausnahme einzelner Fasern nicht stark aufleuchten. — b) Bei der Herstellung der Prüflösung darf sich der Verbandmull nicht verfärben. Die Prüflösung muß farblos sein; bei der Prüfung sterilisierten Verbandmulls dürfen 10,0 ml Prüflösung nicht stärker gefärbt sein als eine Mischung von 0,20 ml Eisen(III)-chlorid-Lsg. III, 0,10 ml Kobalt(II)-chlorid-Lsg. und 9,7 ml 1%ige Salzsäure. — 4. Alkalisch oder sauer reagierende Verunreinigungen: 50,0 ml Prüflösung müssen auf Zusatz von 0,15 ml Phenolphthaleinlsg. farblos bleiben und sich nach darauffolgendem Zusatz von 0,10 ml 0,1 n Natronlauge rot färben. — 5. Calcium-Ionen: 10,0 ml der filtrierten Prüflösung werden nach Bd. I, 255 geprüft. — 6. Chlorid-Ionen: 6,0 ml der filtrierten Prüflösung werden nach Bd. I, 257 geprüft. — 7. Sulfat-Ionen: 3,0 ml der filtrierten Prüflösung werden nach Bd. I, 263 geprüft. — 8. Wasserlösliche Substanzen: Höchstens 0,5%. Prüfung nach der unter „Verbandwatte aus Baumwolle" angegebenen Vorschrift (S. 894). — 9. Ätherlösliche Substanzen: Höchstens 0,5%. Prüfung nach der unter „Verbandwatte aus Baumwolle" angegebenen Vorschrift (S. 894). — 10. Stärke, Dextrine: Die Verdünnung von 4,0 ml Prüflösung mit 16,0 ml Wasser darf sich nach Zusatz von 0,05 ml 0,01 n Jod-Lsg. weder bläulich noch rötlich färben. — 11. Asche: Höchstens 0,2%. 5,00 g Verbandmull werden verascht; der Rückstand wird bei 850° ($\pm$ 25°) geglüht. — 12. Saugfähigkeit. Absinkdauer: Höchstens 10 Sek. 1,0 g Verbandmull im quadratischen Format wird mit einer Pinzette viermal, d. h. auf 16 Lagen, gefaltet, glattgestrichen und auf Wasser leicht aufgelegt. Die Zeitspanne bis zum Untersinken des Verbandmulls wird mit der Stoppuhr gemessen. Die Absinkdauer wird als Mittelwert aus 3 Messungen errechnet.

2. Verbandmull aus Zellwolle DAB 7-BRD. Tela depurata — Verbandmull DAB 7-DDR. Tela Cellulosi — Verbandmull aus Zellwolle ÖAB 9. Absorbent Rayon Gauze BPC 63. Garza idrofila con fiocco di viscosa Ital. VII.

Beschreibung. Verbandmull aus Zellwolle ist weiß bis gelblich und geruch- und geschmacklos. Sterilisierter Verbandmull ist schwach vergilbt.

Prüfung auf Identität (DAB 7-BRD). Durch Aufdrehen der Fäden in Kette und Schuß werden die Fasern des Garnes freigelegt. Die Fasern zeigen die Merkmale der „Verbandwatte aus Zellwolle". Sie lösen sich allmählich in Schweizers Reagens, ohne dabei die bei „Verbandmull aus Baumwolle" angegebenen Formen anzunehmen.

Anmerkung. Die Zellwolle läßt sich von der Baumwolle gut unterscheiden a) durch Blaufärbung mit Jod-Jodkalilsg. oder Chlorzinkjodlsg.; b) durch Anfärbung mit Neocarmin W (Hersteller: Firma Fesago, Chem. Fabrik, Dr. Gossler GmbH, Heidelberg). Ein kleines Gewebestück wird in einem Porzellanschälchen etwa 3 bis 5 Min. in die kalte Neokarminlsg. eingelegt, dann herausgenommen und 2 Min. in fließendem Wasser gespült. Zellwolle färbt sich rot bis rotviolett an, während Baumwolle ein rotstichiges, sattes Blau annimmt. Wenn die Garne nicht aus einheitlichem Fasermaterial bestehen, d. h. also ein Mischgespinst aus Baumwolle und Zellwolle vorliegt, verwischen sich die Farbunterschiede. Man zupft dann die angefärbten Fasern auseinander und betrachtet sie bei schwacher Vergrößerung unter dem Mikroskop. c) Durch quantitative Bestimmung der Zellwolle in den Mischgeweben. Man verfährt, wie unter „Verbandwatte aus Baumwolle und Zellwolle" S. 900 beschrieben. Die Gewebeprobe wird dabei zuvor in Kette und Schuß zerlegt. Man zerschneidet die Garnfäden in etwa $^1/_2$ cm große Teile.

Prüflösung I (DAB 7 — BRD). 15,0 g Verbandmull werden mit 150 ml siedendem Wasser übergossen; im Wasserbad wird 15 Min. lang erhitzt und die Lösung abgesaugt.

Prüflösung II (DAB 7-BRD). 25,0 ml Prüflösung I werden mit 0,50 ml konzentrierter Salpetersäure angesäuert und dann zweimal mit je 20 ml Äther ausgeschüttelt. Die wss. Lösung wird filtriert und als Prüflösung II verwendet.

Prüfung auf Reinheit (DAB 7-BRD). 1. Verhalten der Prüflösung: a) Bei kräftigem Schütteln der Prüflösung I darf kein bleibender Schaum entstehen. — b) Die Verdünnung von 5,0 ml Prüflösung I zu 10,0 ml darf nicht stärker getrübt sein als die Vergleichslösung nach Ziff. 56, Prüf. auf Chloride (Bd. I, 257). — 2. Schönungsmittel: a) Im UV-Licht vom Wellenbereich um 366 nm darf Verbandmull mit Ausnahme einzelner Fasern nicht stark aufleuchten. — b) Bei der Herstellung der Prüflösung I darf sich Verbandmull nicht verfärben. Die Prüflösung I muß farblos sein; bei der Prüfung sterilisierten Verbandmulls dürfen 10,0 ml Prüflösung I nicht stärker gefärbt sein als eine Mischung von 0,40 ml Eisen(III)-chlorid-Lsg. III, 0,20 ml Kobalt(II)-chlorid-Lsg. und 9,4 ml 1%ige Salzsäure. — 3. Alkalisch oder sauer reagierende Verunreinigungen: 50,0 ml Prüflösung I müssen auf Zusatz von 0,15 ml Phenolphthaleinlsg. farblos bleiben und sich nach darauffolgendem Zusatz von 0,10 ml 0,1 n Natronlauge rot färben. — 4. Calcium-Ionen: Die Mischung von 9,0 ml Prüflösung II mit 1,0 ml 6 n Ammoniak wird nach Bd. I, 255 geprüft. — 5. Chlorid-Ionen: 6,0 ml Prüflösung II werden nach Bd. I, 257 geprüft. Tritt bei dieser Prüfung eine gelbe bis braune Verfärbung ein, so ist sie nur dann zu beanstanden, wenn unzulässige Mengen von Sulfid-Ionen nachweisbar sind. — 6. Sulfat-Ionen: 3,0 ml Prüflösung II werden nach Bd. I, 263 geprüft. — 7. Sulfid-Ionen: Prüfung nach der unter „Verbandwatte aus Zellwolle" angegebenen Vorschrift. — 8. Wasserlösliche Substanzen: Höchstens 0,7%. Prüfung nach der unter „Verbandwatte aus Baumwolle" angegebenen Vorschrift (S. 894). — 9. Ätherlösliche Substanzen: Höchstens 0,2%, Prüfung nach der unter „Verbandwatte aus Baumwolle" angegebenen Vorschrift (S. 894). — 10. Stärke, Dextrine: Die Mischung von 4,0 ml Prüflösung I mit 16,0 ml Wasser darf sich auf Zusatz von 0,05 ml 0,01 n Jod-Lsg. weder bläulich noch rötlich färben. — 11. Asche: Bei Verbandmull aus glänzender Zellwolle höchstens 0,20%, bei Verbandmull aus mattierter Zellwolle höchstens 1,50%. 5,00 g Verbandmull werden verascht; der Rückstand wird bei 850° (± 25°) geglüht. — 12. Saugfähigkeit. Absinkdauer: Höchstens 10 Sek. Prüfung nach der unter „Verbandmull aus Baumwolle" angegebenen Vorschrift.

DAB 7-DDR führt 20fdg. Verbandmull (VM) aus Baumwolle oder aus Zellwolle (glänzende Zellwolle) — Tela depurata — mit einem Gewicht von mindestens 30 g/m². Weißes oder gelbliches Gewebe, Geruch und Geschmack nicht wahrnehmbar.

Prüflösung I. 15,00 g VM werden in einem Becherglas mit 150 ml siedendem W. versetzt und auf dem Wasserbad 15 Min. erhitzt. Die durch Absaugen erhaltene Fl. wird gegebenenfalls filtriert und als Prüflsg. I verwendet.

Prüflösung II. Diese Lsg. wird nur bereitet, wenn VM aus Zellwolle geprüft wird und die Prüflsg. I nicht klar ist. Andernfalls wird anstelle der Prüflsg. II für die Prüf. aus Calcium-Ionen, Chlorid und Sulfat Prüflsg. I verwendet. 25,0 ml Prüflsg. I werden mit 10 Tr. konz. Salpetersäure versetzt und zweimal mit je 20 ml Ae. ausgeschüttelt. Die wss. Lsg. wird filtriert und als Prüflsg. II verwendet.

Physikalische Prüfung. a) Fadenzahl: mind. 20 Fäden/cm² in Kette und Schuß zusammen. Zur Bestimmung wird der VM glattgestrichen. Die Fäden werden an einer Fläche von 10 × 10 cm gezählt. — b) Flächenmasse: mind. 30,0 g/m². Zur Bestimmung wird eine Fläche von 50 × × 50 cm VM herausgeschnitten. Die Masse darf nicht weniger als 7,50 g betragen.

Reinheitsprüfung. 1. Ätherlösliche Verunreinigungen: 10,0 g VM werden in einem Soxhlet-apparat 4 Std. extrahiert. Als Extraktionsmittel wird bei VM aus gereinigter Baumwolle Ae. und bei VM aus Zellwolle die Mischung gleicher Volumen Ae. und Methylenchlorid verwendet. Verdampfungsrückstand höchstens 0,30%. — 2. Alkalisch oder sauer reagierende Verunreinigungen: 50,0 ml Prüflsg. I müssen nach Zusatz von 3 Tr. Phenolphthalein-Lsg. farblos und nach darauffolgendem Zusatz von 0,150 ml 0,1 n KOH rot gefärbt sein. — 3. Calcium-Ionen: Höchstens 0,025% Ca²⁺ (Vergleich mit Standardlsg.). — 4. Chlorid: Höchstens 0,02% Cl⁻ (Vergleich mit Standardlsg.). — 5. Sulfat: Höchstens 0,025% SO₄²⁻ (Vergleich mit Standardlsg.). — 6. Stärke: VM darf beim Betupfen mit 1 Tr. 0,01 n Jodlsg. keine blaue Färbung zeigen. — 7. Schönungsmittel (Farbstoffe): 5,0 ml Prüflsg. I müssen farblos bzw. dürfen bei sterilisiertem VM nicht stärker gefärbt sein als eine Standard-Farblösung (aus 0,100 ml Eisen-FL, 0,050 ml Kobalt-FL und 9,9 ml 0,5 n HCl). — 8. Fluoreszierende Schönungsmittel (opt. Aufheller): VM darf im UV-Licht der Wellenlänge von 360 nm (Filter UG 2) höchstens eine schwach hell- oder schwach rötlich-blaue, aber keine starke Fluoreszenz zeigen. — 9. Asche höchstens 0,3%. — 10. Trocknungsverlust nach 2std. Trocknen bei 105° höchstens 11%. — 11. Saugfähigkeitsbestimmung wie bei Verbandmull aus Baumwolle DAB 7-BRD (S. 921) beschrieben: Mittlere Untersinkdauer bei 5 Bestimmungen höchstens 10 Sek. — 12. Kupferzahl bei VM aus Baumwolle nicht über 0,5, nach der Sterilisation nicht über 0,65, bei VM aus Zellwolle nicht über 1,2, nach der Sterilisation nicht über 1,65.

ÖAB 9 führt 17fdg., 20fdg. und 24fdg. Verbandmull sowohl aus Baumwolle — Tela Gossypii — als auch aus Zellwolle — Tela Cellulosi. Nm 60er Garn in Kette und Schuß mit einer Mindestreißfestigkeit von 160 g. m²-Gewicht mindestens 27 g bzw. 31 g bzw. 38 g. Länge und Breite des glattgestrichenen, aber nicht gespannten Verbandmulls dürfen von den auf der Packung angegebenen Maßen höchstens um 3% abweichen.

Reinheitsprüfung. Wie unter „Verbandwatte aus Baumwolle und Verbandwatte aus Zellwolle" beschrieben. — 1. Stärke und Dextrin: 10 ml des heißen wss. Auszugs 1 + 10 dürfen (nach dem Erkalten) durch Zusatz von 1 Tr. 0,1 n Jodlsg. nicht blau oder rotviolett gefärbt werden. — 2. Wasserlösliche Stoffe. Höchstens 1% bei VM aus Zellwolle und 0,5% bei VM aus Baumwolle. — 3. Ätherlösliche Stoffe. Nicht mehr als 0,2% bei VM aus Zellwolle und 0,5% bei VM aus Baumwolle. — 4. Der kalte alkohol. Auszug (5 g + 50 ml) darf nur gelblich sein, aber keine grüne oder blaue Färbung aufweisen (Farbstoffe). — 5. Optische Aufheller unzulässig. — 6. Trocknungsverlust höchstens 11,5% bei Verbandmull aus Zellwolle und höchstens 8,5% bei VM aus Baumwolle. — 7. Asche höchstens 1,3% bzw. 0,25%. — 9. Die Saugfähigkeit wird nach der Drahtkörbchenmethode bestimmt: Untersinkdauer von 5 g höchstens 5 Sek. bei VM aus Zellwolle und höchstens 10 Sek. bei VM aus Baumwolle. — 10. Kupferzahl bei VM aus Baumwolle nicht über 0,5, nach der Sterilisation nicht über 0,6, bei VM aus Zellwolle nicht über 1,2, nach der Sterilisation nicht über 1,6.

Entkeimung. Durch Erhitzen im gesättigten Wasserdampf im Autoklaven während 120 Min. bei 20°.

Abgabe und Signierung. Verbandmull aus Baumwolle oder aus Zellwolle, der einem Entkeimungsverfahren unterzogen wurde, ist in doppelten, staubsicher verklebten Umhüllungen zu verpacken. Der Inhalt einer Packung darf 4 m² nicht übersteigen. Die äußere Umhüllung muß neben der Angabe der Verbandstoffmenge in m² bzw. in cm² und des Namens der Erzeugerfirma auch einen Vermerk über den Zeitpunkt der Durchführung und die Art des Entkeimungsverfahrens tragen.

BPC 63: Absorbent Gauze (I) und Absorbent Rayon Gauze (II). I (Verbandmull aus Baumwolle) und II (Verbandmull aus glänzender oder mattierter Zellwolle), in der Regel 90 cm breit, sind mindestens 13fdg. mit nicht weniger als 7 Kettfäden und 6 Schußfäden je cm. Durch Imprägnieren mit medikamentösen Stoffen kann die Saugfähigkeit von I und II erheblich zurückgehen; durch längere Lagerung oder Hitzeeinwirkung kann die Saugfähigkeit von I gemindert werden. Eine durch die Sterilisation möglicherweise hervorgerufene Schrumpfung und leichte Vergilbung ist erlaubt.

Beide Mullsorten I und II haben die gleichen Anforderungen zu erfüllen: Flächengewicht mindestens 14 g/m². — Saugfähigkeit: 1 g zu einem Volumen von ca. 20 ml zusammengedrückter Verbandmull soll sich nach Auflegen auf Wasser von 20° innerhalb 10 Sek. vollsaugen. — Wasserlösliche Stoffe (ihre Bestimmung s. Reinheitsprüfungen von A. Verbandwatte aus Baumwolle, S. 894) nicht über 0,5%. — Fremde Stoffe, d. s. in Chlf. und heißem W. lösliche Stoffe (meist natürliche Verunreinigungen), nicht mehr als 1,0%. — Zusätze von fremden Stoffen auf dem Mull sind nicht erlaubt. — Optische Aufheller unzulässig.

BPC 68 hat die Monographien „Absorbent Gauze" mit unveränderten Prüfungsvorschriften, „Absorbent Rayon Gauze" aber nicht wieder übernommen.

Belg. V: Tela depurata, Gaze hydrophile pour Pansements, Hydrofiel Verbandgaas. 18fdg. (10 + 8), m²-Gewicht mind. 24 g. Mindestreißfestigkeit, gemessen an 5 cm breiten und 30 cm langen Abschnitten, soll in der Kette 6 kg, im Schuß 4 kg betragen.

Prüfung. Stärke und Dextrine im heißen wss. Auszug 2 + 100 mit jodiertem Cadmiumjodid-Reagens unter bestimmten Bedingungen. — Prüf. auf unzulässige Mengen von Säure und Alkali durch Betupfen des mit W. angefeuchteten Mulls mit Phenolphthalein-Lsg. und mit Methylorange-Bromkresolgrün-Lsg.: keine Rosa- bzw. Orange-Fbg. — Wasserlösl. Stoffe höchstens 0,24%. — Ätherlösl. Stoffe höchstens 0,4%. — Wasseraufnahmevermögen: das mindestens 5fache nach der unter Gossyp. dep. erwähnten Methode. — Breiten- und Längentoleranz: ± 2,5% bis 40 cm und ± 1,5% bei größeren Abmessungen. — Für Binden bestimmter Mull (Gaze hydrophile pour bandes-Hydrofiele Zwachtelgaas) ist 24fdg. (14 + 10). m²-Gewicht mindestens 31 g. Mindestreißfestigkeit, wie bei Mull gemessen, mindestens 8 kg in der Kette und mindestens 6 kg im Schuß. — Gaze hydrofile pour bandes muß sonst allen Anforderungen, die an Tela dep. gestellt werden, genügen. — Längentoleranz: ± 1%(!): Breitentoleranz: 4% bei Binden bis 5 cm Breite und 2% bei Binden über 5 cm breit.

CF 65: Gaze hydrophile — Tela hydrophila, ausschließlich aus Baumwolle bestehendes weitmaschiges, gebleichtes Gewebe verschiedener Breiten, hergestellt aus Kettgarn Nm 56 und Schußgarn Nm 74. Drei Typen von Verbandmull werden zur Verbandstoffherstellung gebraucht: 1. eine als „*Gaze légère aérée*" bezeichnete Type, in erster Linie für die Wundbehandlung oder für Notverbände vorgesehen, *13*fädig (7 + 6); m²-Gewicht 18 g ± 5%, 2. eine im allgemeinen für Kompressen bestimmte Type, *18*fädig (10 + 8); übliche Breite 65 cm; m²-Gewicht 25 g ± 5% und eine 3. vor allem der Bindenherstellung dienende Type, *22*fädig (12 + 10); m²-Gewicht 30 g ± 5%. Der 13fdg. Mull muß auf 10 cm mind. 68 Kettfäden und 58 Schußfäden, der 18fdg. Mull mind. 95 Kettfäden und 78 Schußfäden und der 22fdg. Mull mind. 115 Kettfäden und 95 Schußfäden aufweisen.

Mikroskop. Prüfg. auf Fremdfasern: Die Garne sollen einheitlich aus Baumwolle bestehen. — Bläufarbstoffe und optische Aufheller nicht zulässig. — Kalter 2std. wss. Auszug 1 + 10; das Filtrat soll farblos und völlig neutral gegen Phenolphthalein und Methylorange sein. Es darf keine deutliche Trübung bei Zugabe von BaCl₂-Lsg., AgNO₃-Lsg. und Ammoniumoxalatlsg. auftreten. — Mit Eisessig schwach angesäuerter Auszug darf Kaliumjodid-Stärkepapier nicht bläuen (Hypochlorite). — Wasserlösliche Stoffe: Höchstens 0,15% bei kaltem wss. Auszug. — Fettstoffe: 10 g Mull werden wie unter Watte, Fettstoffe, S. 894 beschrieben, mit 100 ml Ac. oder Chlf. extrahiert: Nicht mehr als 0,3% fett- und harzartige Stoffe. — Feuchtigkeitsgehalt nicht über 8%. — Asche höchstens 0,3%. — Saugfähigkeit: Die Absinkdauer eines quadratischen Stückes Mull von 40 cm Seitenlänge, auf 16 Lagen gefaltet, das mittels einer Pinzette vorsichtig auf Wasser gelegt wird, soll im Durchschnitt von 3 Prüfungen höchstens 10 Sek. betragen. Eine bestimmte *Mindestreißfestigkeit* des Mulls in Kette und Schuß wird verlangt. Sie wird nach der französischen Normvorschrift NF G 07-001 ermittelt.

CsL 2: Tela hydrophila ist mindestens 24fdg. (14 + 10), Baumwollgarn Nm 60 in Kette und Schuß, m²-Gewicht mindestens 36 g, Reinheitsgrad wie bei Gossypium depur.

Besondere Methode der Saugfähigkeitsbestimmung; Wasserhaltevermögen: mindestens das 10fache. — Mindestreißfestigkeit für 50 mm breite Streifen von 200 mm Länge: in der Kette 8,3 kg, im Schuß 5,2 kg.

Helv. VI: Tela depurata-Verbandgaze. Entfettetes, gebleichtes oder hautfarbenes, von Webfehlern freies Baumwollgewebe in Leinwandbindung mit *13* (73 ± 2 Kettfäden und 57 ± 2 Schußfäden pro 10 cm), *18* (100 ± 5 Kettf. und 80 ± 4 Schußf.), *20* (120 ± 5 Kettf. und 80 ± 5 Schußf.), *24* (140 ± 5 Kettf. und 100 ± 6 Schußf.), *28* (160 ± 5 Kettf. und 120 ± 6 Schußf.) Fäden pro cm². Die Mindestgewichte pro m² sollen bei den verschiedenen Typen 14,0 bzw. 24,0 bzw. 27,0 bzw. 32,0 bzw. 38,0 g betragen.

Geruch- und geschmacklos. — Antimikrobiell behandelte (= sterilisierte) weiße Verbandgaze kann ganz schwach gelblich sein. — Zellwolle darf nicht beigemischt sein. — Bestimmung der Fadenzahl: In ähnlicher Weise wie bei VM DAB 7-BRD. Bei Verbandgaze von weniger als 3 cm in einer Dimension (z. B. Binden) sind alle Fäden in dieser Dimension, und zwar mindestens 10 cm², auszuzählen; bei Binden mit gewebter Kante werden die in der Kante enthaltenen Fäden nicht berücksichtigt. — Bestimmung des Flächengewichts: Eine Probe von 10 dm² oder, bei Binden von kleinerer Gesamtfläche das ganze Stück wird in einem weiten, tarierten Wägeglas lose zusammengefaltet, 12 Std. im Normalklima gehalten und gewogen. Prüfg. auf Bläufarbstoffe wie bei „Cellul. regen." (S. 898). — Prüfg. auf opt. Aufheller wie bei „Gossyp. dep." (S. 893). — Reaktion des 2std. kalten wss. Mazerats nach dem Aufkochen und Erkalten unter Luftabschluß: pH 5,0 bis 6,8. — Tenside wie bei Cellul. reg. (S. 898). — Ätherlösl. Substanzen höchstens 0,5%, bestimmt wie bei Cellul. fol. — Wasserlösl. Substanzen höchstens 0,5%, bestimmt wie bei Cellul. regen. — Stärke, Dextrine: 200 ml des heißen wss. Auszugs (1 + 20) + 1 Tr. 0,1 n Jodlsg. dürfen sich nicht blau oder violett (Stärke) bzw. rötlich bis rötlichbraun (Dextrine) färben. — Saugfähigkeit nach Drahtkörbchenmethode mit 15 g Verbandmull bestimmt: a) Untersinkzeit höchstens 6 Sek. b) Wasseraufnahmefähigkeit mindestens 7,5 g. — Trocknungsverlust höchstens 8%. Verbrennungsrückstand höchstens 0,4%.

Aufbewahrung. In gut verschlossenem Behälter, sterilisierter Verbandmull in dicht verschlossenem Behälter.

Anwendung. 24fdg. Typus für Gaze am Stück, 28fdg. Typus für Mullbinden mit oder ohne Webkanten und mindestens der 18fdg. Typus für Gipsbinden.

Hung. V: Tela aus Baumwolle, 80 cm breit ± 3% Abweichung, 21fdg. (10,5 + 10,5), m²-Gewicht mind. 28 g.

Reinheitsprüfung wie bei Lana Gossypii (s. S. 892 bis 897). Der heiße wss. Auszug 1 + 10 (10 Min. im Wasserbad) darf nur ganz schwach getrübt, das Filtrat muß farblos sein; bei sterilis. Mull kann der Auszug schwach gelblich gefärbt sein. — Reduzierende Stoffe wie unter Lana Gossypii; bei sterilis. Mull ist die Prüfung statt mit 3 Tr. $KMnO_4$-Lsg. mit 5 Tr. 0,1 n $KMnO_4$-Lsg. vorzunehmen. — Farbstoffe und opt. Aufheller unzulässig. — Wasserlösl. Stoffe höchstens 0,25%. — Ätherlösl. Stoffe max. 0,5%. — Asche 0,3%. — Feuchtigkeitsgeh. höchstens 8%. — Saugfähigkeit: Absinkdauer von 1 g Mull höchstens 10 Sek. — Wasserhaltevermögen nach besonderer Methode mindestens das 10fache. — Hung. V mit den zusätzlichen Verordnungen des Ungar. Staatl. Instituts für Hygiene läßt auch Tela aus Mischgarnen mit 84% Baumwolle und 16% Zellwolle zu. 17fdg. Mull (9 + 8). — Reinheitsprüfungen ähnlich wie bei Lana mixta (S. 900). — Asche höchstens 0,3%. — Wasserhaltevermögen nach besonderer Methode mind. das 9fache.

Ital. VII: 20fdg. (12 + 8) oder 25fdg. (13 + 12) Baumwollgewebe aus Fäden Ne 32 oder 36 in Kette, Ne 40 im Schuß, mit einem m^2-Gewicht nicht unter 28 g. Wenn die Fadendichte per cm^2 33 (18 + 15) erreicht oder übersteigt, spricht man von saugfähigem Musselin oder Calicot.

Sämtliche für Cotone idrofilo vorgeschriebenen *Reinheitsprüfungen* müssen erfüllt werden. — Saugfähigkeit: Ein zu 6 Lagen gefaltetes Stück 10 × 10 cm auf Wasser gebracht, muß mindestens innerhalb von 10 Sek. untersinken.

Garza idrofila con fiocco di viscosa — Verbandmull mit Zellwolle: Bei Herstellung des Mulls können der Baumwolle nicht mehr als 20% Zellwolle unter Deklarationspflicht der Zellwolle-Beimischung und des prozentualen Anteils beigemischt werden.

Quantitative Bestimmung der Zellwolle: Kette und Schuß werden getrennt und in 2,0 bis 2,5 g des Materials die Zellwolle nach der in Cotone idrofilo con fiocco di viscosa beschriebenen Vorschrift ermittelt.

Jap. 61: Carbasus Absorbens aus Baumwolle in 30 cm Breite (+0,5 cm oder −1 cm Toleranz), 24fdg. (12 + 12); pro 9 cm ist eine Abweichung von ± 2 Fäden erlaubt. 0,3 m^2 des bei 105° getrockneten Mulls soll 9,8 g ± 8% betragen.

Reinheitsprüfung. Die Bestimmung der wasserlösl. Stoffe, die Prüf. auf Säure oder Alkali, auf Dextrin oder Stärke erfolgen in gleicher Weise wie bei Absorbent Gauze USP XVII (s. S. 926). — Prüfung auf Farbstoffe: 50 ml des durch Perkolation gewonnenen Auszugs von 10 g Mull in 80 ml A. dürfen bei Betrachtung in der Nessler-Röhre von obenher eine gelbliche, aber weder eine blaue noch grüne Fbg. zeigen. — Opt. Aufheller sind unzulässig. — Asche: Nicht mehr als 0,30%. — Prüfung auf Fremdfasern. Wird 1 g Mull 1 Min. lang in 1 n Jodlsg. gelegt und dann gut mit W. gewaschen, so darf sich keine Faser anfärben. — Saugfähigkeit: Ein Stück Mull von 100 cm Länge (30 cm breit), auf etwa 1 dm gefaltet, dessen lose Enden mit einem Baumwollfaden (Nr. 60) zusammengehalten werden, darf bei leichtem Auffallenlassen in horizontaler Lage auf W. bei 24 bis 26° nicht länger als 10 Sek. bis zum vollständigen Untersinken benötigen. — Aufbewahrung in gut verschlossenen Behältern.

Jug. II bezeichnet Verbandmull mit Tela hydrophila. Das gereinigte und gebleichte Gewebe aus Baumwolle ist 20/21fdg. und muß mindestens 10 Fäden in Kette und 10 bis 11 Fäden im Schuß enthalten. Die Breite des Gewebes muß 80 bis 82 cm, das Gewicht von 1 m 24 bis 26 g betragen. Verbandmull darf nur sterilisiert abgegeben werden.

Ned. 6: Tela ist ein aus Baumwolle oder einer Mischung von Baumwolle mit Zellwolle oder aus reiner Zellwolle gefertigtes Gewebe. Es muß die an Gossyp. dep. gestellten Anforderungen hinsichtlich Reinheit und Wasseraufnahmevermögen erfüllen. Tela für Wundbehandlung nicht weniger als 18fdg. mit Mindest-m^2-Gewicht von 24 g; Tela für Binden nicht weniger als 21fdg. mit Mindest-m^2-Gewicht von 33 g. — Vor Licht geschützt aufbewahren.

Ross. 9: Tela hygroscopica — Tela depurata soll mind. 22fdg. sein. (12 + 20), 68 cm breit; m^2-Gewicht 28 g.

Reinheitsprüfung ähnlich wie bei „Gossypium hygroscopium" (s. S. 892 bis 897). — Chlorid höchstens 0,04%, Sulfat höchstens 0,02%, Calcium höchstens 0,06%. — Nach Versetzen von 10 ml des heißen wss. Auszugs 1 + 20 mit einigen Tr. verd. H_2SO_4 und 3 Tr. 0,1 n $KMnO_4$-Lsg. darf die Rotfärbung während 1 Min. nicht verschwinden. — Prüf. auf Säuren und Alkalien: Wie bei Aligninum, S. 912. — Stärke darf nicht vorhanden sein. — Ätherlösl. Bestandteile nicht über 0,3%. — Feuchtigkeitsgeh. höchstens 8,5%, Asche höchstens 0,3%.

USP XVII führt 8 Typen von Absorbent Gauze — Gauze or Gauze Bandage mit den Fadendichten 80 (44 + 36), 60 (32 + 28), 52 (28 + 24), 44 (24 + 20), 40 (22 + 18), 36 (20 + 16), 32 (20 + 12) und 24 (14 + 10) per sq. inch und mit bestimmten *Flächengewichten* pro lfd.

yard (die Standard-Gewichte seien hier nicht aufgeführt) bei den Typen I bis VII. Die Sollbreite bei Type I ist 97,8 cm, bei allen anderen Typen 91,4 cm. Abweichung in der Breite von
nicht mehr als 1,27 cm ist erlaubt. Längenabweichung von nicht mehr als 2% von der deklarierten Menge zulässig. — [Bemerkung: Die Monographie gibt Vorschriften für die Artikel,
die in USP XVI als Gauze-Bandage (Gaze- oder Mullbinde), Verbandmull und steriler Verbandmull bezeichnet sind.] Aus Verbandmull vom Typ 1 wird die Gazebinde hergestellt;
sie soll frei von losen Fäden und Fasern sein und ist in sterilen Rollen verpackt. Vor Bestimmung der Fadenzahl, der Flächengewichte und der Saugfähigkeit soll Verbandmull
mindestens 4 Std. lang den Normbedingungen (65% rel. Luftfeuchte, $\pm 2\%$ bei 21°, $\pm 1,1°$)
ausgesetzt werden. Die Fadenzahl aller Typen wird nach einer bestimmten Vorschrift gemessen. Abweichungen von der Sollfadenzahl können bei Type I 4 Fäden, bei allen anderen
Typen 3 Fäden per sq. inch betragen.

Prüfung. Bestimmung des Flächengewichts: Gewogen wird ein bei Normalbedingungen
gelagertes Mullstück von 1 yard Länge und Sollbreite oder bei Stücken mit kleineren Maßen
das gesamte vorliegende Stück. Das gefundene Gewicht, umgerechnet in g pro lfd. yard, darf
von dem für die einzelnen Typen jeweils vorgeschriebenen Gewicht für den lfd. yard bei den
in ganzer Breite vorliegenden Mullsorten der Typen I bis VII $\pm 8\%$, bei dem in ganzer Breite
vorliegenden Mull der Type VIII und bei kleineren Stücken aller anderen Typen $\pm 12\%$
abweichen. — Saugfähigkeit: Ein Stück VM von etwa 90 cm Länge, auf 1 dm gefaltet, dessen
lose Enden mit einem Baumwollfaden (Nr. 60) zusammengehalten werden, darf beim leichten
Auffallenlassen in horizontaler Lage auf Wasser von 25° nicht länger als 30 Sek. bis zum
vollständigen Untersinken benötigen. Bei Verbandmull in Rollenform wird die ganze Rolle
oder ein Abschnitt mit 0,84 m², wenn nicht auch kleiner, verwendet. — Wasserlösliche Stoffe:
20 g $\pm$ 1 g VM werden in 500 ml Wasser gebracht; das Ganze 15 Min. unter Einsatz des verdampfenden Wassers gekocht. Der Auszug wird durch einen Trichter in einen 1-1-Meßkolben
gegossen. Der VM in den Trichter gebracht; das Wasser wird mit einem Glasstab ausgepreßt.
Der Mull wird zweimal mit je 250 ml kochendem Wasser ausgewaschen, wobei er jedesmal
wieder ausgepreßt wird. Den mit dem Waschwasser vereinigten Auszug ergänzt man mit
Wasser zu 1 l, läßt erkalten und stellt dann folgende Prüfungen an: 400 ml des Auszugs
werden — wenn erforderlich — filtriert und auf dem Dampfbad eingedampft; der bei 105°
getrocknete Rückstand soll 20 mg nicht überschreiten, entsprechend 0,25% Trockenrückstand bzw. wasserlösliche Stoffe. Der bei schwacher Rotglut bis zur Gewichtskonstanz erhitzte
Trockenrückstand soll höchstens 6 mg entsprechend 0,075% Asche hinterlassen. — Säure
oder Alkali: Je 200 ml des Auszugs werden mit 3 Tr. Phenolphthaleinlsg. bzw. 1 Tr. Methylorangelsg. versetzt. Es darf keine Rosafärbung auftreten. — Dextrin oder Stärke: Werden
200 ml des Auszugs mit 1 Tr. 0,1 n Jodlsg. versetzt, so darf weder eine rote, violette oder
blaue Farbe auftreten. — Asche nicht mehr als 0,15%. — Fettstoffe: Der im Soxhletapparat
unter den bei Watte (s. S. 894) beschriebenen Bedingungen erhaltene Ae.-Auszug darf nach
dem Verdampfen nicht über 0,7% Rückstand hinterlassen. — Prüfung auf unzulässige alkohollösliche Farbstoffe wie unter Watte (S. 892) beschrieben.

Verpackung und Aufbewahrung. In gut verschlossenen Behältern. Steriler Verbandmull ist so
zu verpacken, daß die Sterilität bis zur Öffnung der Packung für den Gebrauch erhalten bleibt.

Ph. Europ. bezeichnet Verbandmull aus Baumwolle mit „*Tela chirurgico ex Gossypio —
Gaze de Coton pour pansements — Absorbent cotton gauze for dressings.*" Weißes und geruchloses,
gebleichtes Baumwollgewebe in Leinwandbindung, das nahezu frei von Webfehlern sein
muß und nur Spuren von Blatt- und Schalenresten oder anderen Verunreinigungen enthalten darf. Für die 8 Sorten von Verbandmull, eine leichte und eine schwere Type 13fdg.,
17-, 18-, 20-, 22fdg. Mull und 2 Typen eines 24fdg. Mulls (24a und 24b) mit den Fadenstellun-
gen 73 ± 4 + 57 ± 4 bzw. 70 ± 4 + 60 ± 4, 100 ± 5 + 70 ± 4, 100 ÷ 5 + 80 ± 5,
120 ± 6 + 80 ± 5, 120 ± 6 + 100 ± 5, 120 ± 6 + 120 ± 6 bzw. 140 ± 6 + 100 ÷ 5
per 10 cm werden die Mindestflächengewichte von 14,0, 17,0, 23,0, 24,0, 27,0, 30,0 und jeweils
32,0 g/m² und bestimmte Mindestreißfestigkeiten vorgeschrieben.

Prüfungen. Bestimmung der Fadenzahl: Vor der Bestimmung der Fadenzahl und des
Flächengewichts sowie der Absinkdauer ist der Verbandmull im Normalklima bei 65 $\pm$ 2%
rel. Luftfeuchte und bei 20 $\pm$ 2° während wenigstens 12 Std. zu lagern. Die Anzahl Fäden in
Kette und Schuß wird in gutem Abstand von den Kanten in einem Quadrat von 10 cm Seitenlänge bestimmt. Die Prüfung ist zweimal zu wiederholen, wobei bereits gezählte Fäden auszuschließen sind. Das Mittel der 3 Messungen ergibt die Anzahl der Fäden. — Bestimmung
des Flächengewichts: Von dem im Normalklima gelagerten Verbandmull wird ein Stück von

genau 1 m in Länge und Breite oder bei kleineren Stücken mind. 50 dm² gewogen und darnach das m²-Gewicht errechnet. — Absinkdauer: Ein Stück von 1,0 g Verbandmull wird mittels einer Pinzette 4mal, d. h. auf 16 Lagen, gefaltet, glattgestrichen und auf Wasser von 20°, das sich in einem 10 cm hoch gefüllten Becherglas von 12 bis 13 cm Durchmesser befindet, leicht aufgelegt. Mit einer Stoppuhr wird die Zeitspanne bis zum Untersinken des Verbandmulls gemessen. Das Mittel von wenigstens 3 Messungen soll 10 Sek. nicht überschreiten. — Zugfestigkeit: Von 10 Probestücken Verbandmull werden 5 in Kett- und 5 in Schußrichtung geschnitten. Die Stücke sollen nicht mehr als 15 cm von den Kanten entfernt genommen und zerknitterte oder faltige Stellen vermieden werden. Man nehme die Stücke genügend lang, so daß der Abstand zwischen den Einspannbacken des Zugfestigkeitsmeßgeräts 200 mm beträgt, wobei 50 mm breite Bindenstücke durch vorheriges Abschneiden oder Ausfransen erreicht werden. Man hänge sie 24 Std. lang in diesem Zustand auf, und zwar so, daß auf beiden Seiten bei einer Luftfeuchte von 65 ± 2% und einer Temp. von 20 ± 2° ungehindert Luft zutreten kann. Die Geschwindigkeit der beweglichen Einspannbacken ist konstant und beträgt 100 ± 10 mm pro Min. Die Werte sollen im Durchschnitt nicht unter den in der Tabelle für die entsprechende Verbandmulltype angegebenen liegen. — Herstellung der Prüflösung S: 10,0 g Verbandmull aus Baumwolle werden mit 100 ml Wasser übergossen und 2 Std. lang in einem geschlossenen Gefäß mazeriert. 10 ml der Prüflsg. werden für die Prüf. auf Tenside bereitgestellt. Der Rest wird nach sorgfältigem Ausdrücken mit Hilfe eines Glasstabes filtriert. — Acidität oder Alkalinität: Je 25 ml der Prüflsg. S dürfen sich auf Zusatz von 3 Tr. Phenolphthaleinlsg. und 1 Tr. Methylorangelsg. nicht rosa färben. — Prüf. auf Tenside: Beim kräftigen Schütteln von 10 ml der nicht filtrierten Prüflsg. S darf nach Ablauf von 10 Min. mit Ausnahme eines Schaumringes an der Wandung des Glases kein bleibender Schaum entstehen. Wasserlösl. Stoffe: 7,0 g Verbandmull aus Baumwolle werden mit 700 ml Wasser während 30 Min. unter öfterem Umrühren gekocht; das verdampfte Wasser ist zu ersetzen. Für die Prüf. auf Stärke und Dextrine werden 200 ml von diesem Auszug entnommen. Der Rest des Auszugs wird durch einen Trichter in ein Becherglas gegossen, der Verbandmull sorgfältig mit einem Glasstab ausgedrückt und der Auszug heiß filtriert. 400 g des Auszugs (entspr. 4,0 g Verbandmull) werden zur Trockne eingedampft, der Rückstand bei 100 bis 105° getrocknet und alsdann gewogen. Der Gehalt an wasserlösl. Stoffen soll nicht mehr als 0,5% betragen. — Stärke und Dextrine: Zu 200 ml des bei der Bestimmung der wasserlösl. Stoffe entnommenen nicht filtrierten, erkalteten Auszugs werden 5 ml Essigsäure und 3 Tr. 0,1 n Jodlsg. gegeben. Es darf weder eine blaue oder violette noch eine rötliche oder bräunliche Färbung eintreten. — Ätherlösl. Stoffe: Höchstens 0,5%. Prüf. nach der unter Verbandwatte aus Baumwolle DAB 7 (s. S. 894) angegebenen Vorschrift. — Farbstoffe: Aus 10,0 g Verbandmull werden in einem engen Perkolator mit Alkohol (= 95,1 bis 96,9 Vol.-%) langsam 50 ml Auszug gewonnen. In einem farblosen Reagensglas in 20 cm hoher Schicht gegen eine weiße Unterlage geprüft, darf der Auszug bis auf eine ganz leichte gelbliche Verfärbung weder bläulich noch grünlich gefärbt sein. — Opt. Aufheller: Der Verbandmull kann im UV 365 nm, in zwei Lagen übereinander geprüft, eine schwache bräunlich-violette Fluoreszenz zeigen, darf aber mit Ausnahme vereinzelter Fasern nicht intensiv blau fluoreszieren. — Trocknungsverlust: Im Trockenofen bis 100 bis 105° mit 5,0 g Verbandmull bestimmt darf der Trocknungsverlust nicht höher als 8% sein. — Sulfatasche: Der Gehalt an Sulfatasche, mit 5,0 g Verbandmull nach den allgemeinen Grenzprüfungen der Ph. Europ. bestimmt, sollen bei der leichten Type 13fdg. nicht mehr als 0,75% und bei den anderen nicht mehr als 0,40% betragen. — Verpackung und Aufbewahrung: An trockenem Ort in staubgeschützten Verpackungen. Wachspapier sollte als Umhüllung nicht verwendet werden, da es die Absinkdauer (Saugfähigkeit) mindert.

Tela chirurgico ex Gossypio sterilisata — Gaze de coton sterilisée pour pansements — Sterile absorbent gauze — Steriler Verbandmull aus Baumwolle Ph. Europ. Der sterile Verbandmull soll der Beschreibung und den Prüfvorschriften der Tela chirurgico ex Gossypio entsprechen. Er kann leicht vergilbt sein.

Sterilitätsprüfung. Man öffne das Paket mit sterilem Verbandmull in einem sterilen Behälter oder einem aseptischen Raum, wobei dem Zustand der Verpackung Rechnung getragen werden soll. Danach ziehe man aus jedem Paket mit sterilen Pinzetten 3 Kompressen oder 3 verschiedene Lagen heraus. Wenn es sich nicht schon um geschnittene Kompressen handelt, schneide man unter aseptischen Kautelen 3 Stücke Verbandmull mit einer Seitenlänge von etwa 10 cm ab. Jedes einzelne der Stücke wird unter aseptischen Kautelen in ein Prüfglas mit 100 ml steriler Nährlösung eingetragen und 10 Tage lang bei 32 °C bebrütet. Keimfreiheit gilt als erwiesen, wenn in keinem der Prüfgläser ein Bakterienwachstum auftritt. Wenn auch nur in einem einzigen Fall Wachstum auftritt, ist der Versuch mit 6 Verbandmullproben zu wiederholen. Die Sterilität gilt als erwiesen, wenn bei allen 6 Prüfungen kein Bakterienwachstum zu beobachten ist. Die Sterilitätsprüfung ist ein drittes Mal mit 12 Proben Verbandmull zu wiederholen, wenn von den 6 Ansätzen in einem einzigen Fall Bakterienwachstum auftritt. Die Sterilität gilt dann erst als erwiesen, wenn bei allen 12 Proben kein Wachstum auftritt.

Verbandmull nach DIN 61630. Das Normblatt „Verbandmull", das dem DAB 7-BRD angeglichen wurde, führt die gleichen Sorten wie DAB 7-BRD. Fadendichte und Fadenstellung, Garnnummern in Kette und Schuß und m²-Gewicht sind unverändert (s. S. 919). Werkstoff in Kette und Schuß ist entweder 100% Baumwollgarn oder Garn aus 100% Markenzellwolle, wobei unter Markenzellwolle nur reguläre Ware von Zellwolle zu verstehen ist, d. h. es dürfen keine Mindersorten wie Anlaufzellwolle und Zellwollabgänge zur Garnherstellung verwendet werden. VM, der Bw und ZW nebeneinander enthält (Mischgewebe) ist also als Normqualität nicht zugelassen. Zur Bezeichnung von VM nach obiger Norm sind Angaben über die Warenart (Benennung der Fadenzahl) mit Kurzzeichen, Breite des VM in cm, die DIN-Nummer und der Werkstoff (Baumwolle oder Zellwolle) erforderlich. — Bezeichnungsbeispiel für 17fädigen Verbandmull von 80 cm Breite aus Bw: „VM 17-80 DIN 61630-Bw". Die handelsüblichen Breiten sind 80, 100 und 120 cm; in der Breite sind Abweichungen von ± 2% zulässig.

Kennzeichnung s. Watten für medizinische Zwecke nach DIN 61640, S. 902.

Allgemeine Anforderungen. Verbandmull muß geruch- und geschmacklos sein. VM aus Baumwolle ist weiß, aus Zellwolle weiß bis gelblich. Sterilisierter VM kann schwach vergilbt sein. VM aus Baumwolle darf keine Blatt- oder Schalenreste oder andere Verunreinigungen enthalten.

Das Normblatt *Verbandmull* DIN 61630 hat folgende Prüfvorschriften:

Mechanisch-technologische Prüfungen. Alle Prüfungen sind im Normalklima 20/65 DIN 50014 (d. h. bei 20° und 65% rel. Luftfeuchte) nach DIN 53802 durchzuführen. — Bestimmung der Reinheit des Rohgarnes nach DIN 53830 Blatt 1. — Bestimmung der Fadendichte nach DIN 53853. — Bestimmung der Gewebebreite nach DIN 53851. — Bestimmung des Flächengewichts nach DIN 53854, jedoch auf 0,1 g/m² genau. — Bestimmung der Saugfähigkeit s. S. 921.

Prüfung auf opt. Aufheller: Im filtrierten UV-Licht mit Schwerpunktswellenlängen von 366 ± 5 nm darf der VM mit Ausnahme einzelner Fasern nicht stark aufleuchten.

Chemische Reinheitsprüfungen. Die Herstellung der Prüflsg. sowie die Prüf. auf Verhalten der Prüflsg. a) Tenside, b) Trübungsgrad, alkalisch oder sauer reagierende Verunreinigungen, Calcium-, Chlorid-, Sulfat-Ionen, Sulfid-Ionen (nur bei VM aus Zellwolle), wasserlösl. und ätherlösl. Substanzen, Farbstoffe, Stärke und Dextrine und Asche werden nach den im DAB 7-BRD festgelegten Verfahren durchgeführt.

Außer diesen Normqualitäten wird in geringem Umfang auch noch 28fdg. und 32fdg. Mull hergestellt. Alle Mullsorten werden heute fast ausschließlich aus 100% Baumwolle gefertigt.

Lieferart und Handelsformen. Für Krankenhäuser wird VM vorwiegend in Stücken von 40 m Länge von besonderer Faltung nach DIN 61711 zickzackförmig in 1-m-Lagen gelegt. 5 solcher Stücke mit insgesamt 200 m VM werden übereinandergelegt, in Papier eingeschlagen und an den Stirnseiten verklebt. Daneben wird VM auch auf Rollen von etwa 240 m Länge verpackt gehandelt.

Die übliche Aufmachung für Patienten und für die ärztliche Praxis ist Verbandmull von 80 cm Breite in Querrichtung zickzackförmig gefaltet und meist 8fach gelegt zu $\frac{1}{4}$, $\frac{1}{2}$, 1, 5 und 10 m Länge unterteilt, eingelegt in Einsteckfaltschachteln, die kleineren Abmessungen auch sterilisiert. Für Sprechstundenbedarf: Stabilkartons oder Standkartons mit Rollen zu 5 m Länge, in Breiten von 6, 8 und 10 cm jeweils 4fach gelegt, auch sterilisiert.

Anwendung. Für Wundverbände als direkte Auflage (trocken und feucht), als Medikamententräger (Salben) sowie zur Herstellung von Kompressen und Tupfern.

Röntgenkontrastmull. Verbandmull wird mit einem stark bariumsulfathaltigen, kräftigen Faden entweder aus Reyon bzw. Zellwolle oder aus Kunststoff versehen. Dieser Faden wird zur leichteren Unterscheidung des Röntgenkontrastmulls vom gewöhnlichen Mull gefärbt. Seit mehreren Jahren schon wird in der Bundesrepublik der Röntgenkontrastmull *Telatrast* hergestellt, bei dem ein oder mehrere bariumsulfathaltige gezwirnte Garne aus ZW in den Verbandmull in ganzer Breite eingewebt werden. Aus diesem Röntgenkontrastmull werden industriell oder im Krankenhaus Kompressen — *Telatrast-Kompressen* — gefertigt. Der blau gefärbte bariumsulfathaltige Faden ermöglicht die röntgenologische Erkennung einer Kompresse, die bei der Operation versehentlich im Körper zurückgeblieben ist. Neben dem mit blau gefärbten bariumsulfathaltigen Zellwollgarnen versehenen Röntgenkontrastmull und den daraus hergestellten Kompressen sind auch mit einem monofilen, stark bariumsulfathaltigen, schwarz oder grün gefärbten Plastikfaden aus Polyvinylchlorid versehene Kompressen im Gebrauch.

X-Ray Detectable Absorbent Gauze und X-Ray Detectable Rayon Gauze BPC 63. Ein aus Baumwolle (Absorbent Gauze) oder aus Zellwolle (Rayon Gauze) bestehender 13fdg. Verbandmull ist mit einem ungiftigen, durch Röntgenstrahlen erkennbaren Gegenstand, in der Regel ein Faden aus textilem Garn oder thermoplastischem Kunststoff, versehen. Dieser Faden soll nicht weniger als 55% $BaSO_4$ oder einen anderen Stoff in so ausreichender Menge enthalten, daß eine vergleichbare Röntgenkontrastierung garantiert ist. Er ist deutlich gefärbt und soll möglichst frei von losen Faserbestandteilen oder -partikelchen sein. Der Faden muß zuverlässig mit dem Verbandmull verbunden sein, so z. B. durch Heißsiegelung (Aufbügeln), Nähen oder Einweben. Fadenstärke nicht weniger als 2500 *den* (280 tex), wenn es sich um ein aus vielen Einzelfasern oder -fäden bestehendes Garn handelt, oder mind. 0,50 g/m, wenn ein monofiler Faden vorliegt.

BPC 68 führt nur noch den Röntgenkontrastmull aus 13fdg. Baumwollmull *X-Ray Detectable Absorbent Gauze*; die Anforderungen sind die gleichen wie in BPC 63.

Cambric. Kambrik (s. S. 915/917). Ein Breitgewebe in Leinwandbindung, dessen Schußfäden von mehrfacher Stärke der bei Verbandmull verwendeten Schußfäden sind (sein Name kommt von der Stadt Cambrai in der Pikardie). Nach DIN FANOK 16 gab es 25- und 32fdg. Cambric mit der Fadenstellung 15 + 10 bzw. 20 + 12. Beide Qualitäten werden heute in der Kette mit Nm 60er (= Ne 36er), im Schuß mit Nm 20er (früher Nm 17 bzw. Ne 10) Garn gefertigt. 25fdg. Cambric ist die bevorzugte Qualität. Ihr m²-Gewicht soll nicht unter 64,0 g liegen. Der Werkstoff für Cambric ist vorzugsweise Baumwolle. Daneben kann auch Zellwolle Verwendung finden (s. Verbandmull und Cambric, S. 915/918).

An einen guten und einwandfreien Cambric (Breite meist 80 oder 100 cm) kann heute bezüglich Reinheit und Saugfähigkeit der gleiche Maßstab angelegt werden wie an den genormten Verbandmull oder die DAB 7-Qualität. Wegen des geringen Bedarfs wurde von einer erneuten Normung abgesehen. — Nach BARON ist diesem dickeren und dichteren Verbandgewebe besonders dann, wenn es aus 100% ZW besteht, als Wundbedeckungsmittel gegenüber dem meist gebrauchten 20fdg. Mull der Vorzug zu geben.

Belg. V kennt zwei Sorten (aus Baumwolle): Cambric Leger — Cambric Licht und Cambric Lourd — Cambric Zwaar. — Cambric Leger ist 21fdg. (13 + 8), mindestens 47 g/m². Reißfestigkeit, gemessen wie bei Tela dep., 11,5 kg in der Kette, 7 kg im Schuß. — Cambric Lourd ist 26fdg. (16 + 10), mindestens 66 g/m². Reißfestigkeit 16 kg in der Kette, 12 kg im Schuß —. Beide Sorten müssen alle Anforderungen, die an Tela dep. gestellt werden, erfüllen; Wasseraufnahmevermögen: Nach der unter Tela dep. erwähnten Methode mindestens das 4fache.

Ital. VII führt Cambric idrofilo, Ligamentum hydrophilum aus Bw in 2 Sorten, 25fdg. (15 + 10) und 30fdg. (18 + 12) mit Nm 32-Garn in der Kette und Nm 12-Garn im Schuß. Das Flächengewicht des 25fdg. Cambrics soll ca. 69 g/m² betragen. Reinheitsgrad, Saugfähigkeit, Trocknungsverlust wie bei Cotone idrofilo. Reißfestigkeit von 50 cm langen Streifen (Längs- und Querstreifen) mit einer Breite enthaltend 25 Kettfäden bzw. 10 Schußfäden: Bei Längsstreifen 3 bis 3,5 kg, bei Querstreifen 5 bis 6 kg Zerreißkraft.

Weitere Verbandgewebe

Flanell, ein gebleichtes oder ungebleichtes, aufgerauhtes, kurzfloriges, geschorenes, dichtes, sehr weiches, leinwand- oder auch köperbindiges Gewebe aus Baumwolle, Wolle oder Zellwolle. Kräftige Baumwollflanelle werden auch „Barchent" genannt.

Kaliko (nach der ostind. Hafenstadt Calicut), in Leinwandbindung hergestelltes mittelstarkfädiges Baumwollgewebe für besondere Zwecke auch in Leinen oder Halbleinen (für Schürzen) meist nur mit Laugen entfettet und ungebleicht. Die Garn- und Fadeneinstellung sind mit den Nesselgeweben zu vergleichen (s. S. 930).

BPC 68 führt *Unbleached Calico*, ungebleichter Kaliko:

Unbleached Calico. ca. 50fdg. ungebleichtes Baumwollgewebe einfacher Webart mit mindestens 26 Kettfäden und 24 Schußfäden je cm. Flächengewicht mindestens 87 g/m². Fremdstoffe nicht mehr als 10%. — Zur Herstellung von Kaliko-Dreiecktüchern, für T-Binden (zum Verbinden der Dammgegend) und Spezialverbände für Stümpfe und Kopfwunden.

Triangular Calico Bandage BPC 68 ist ein aus *Unbleached Calico* (s. oben) hergestelltes Dreiecktuch. Verwendung als Armschlinge.

Lint (ursprünglich in England entstanden). Ein gebleichtes, locker gewebtes, einfaches, weiches Verbandgewebe aus Baumwolle mit oder ohne Zellwolle, das einseitig gerauht ist und weitgehend knotenfrei sein soll. Lint hat im Vergleich zu jedem anderen gewebten Verbandstoff eine größere Saugkapazität und wird ebenso wie der mit 10% Borsäure imprägnierte „Borlint" in handelsüblicher Breite von 40 cm und Abmessungen von ¹/₂, 1, 2 und 5 m abgepackt vornehmlich in der Augenheilkunde verwendet und soll daher in der Reinheit weitgehend den Anforderungen der übrigen gereinigten und gebleichten Verbandstoffe entsprechen.

BPC 63 führt *Absorbent Lint* (Synonyms: Lint; Cotton Lint; Plain Lint; White Lint; Absorbent Cotton Lint) und *Rayon Lint* oder *Absorbent Rayon Lint*. Lint aus 100% Baumwolle oder aus 100% glänzender oder mattierter Zellwolle. Einfaches, gebleichtes, aus groben Garnen gefertigtes Gewebe, auf dessen einer Seite die Kettgarne aufgerauht worden sind, etwa 25fdg. mit durchschnittlich nicht weniger als 15 Kettfäden und 9 Schußfäden je cm. Flächengewicht von 175 bis 192 g/m². Lint muß gut saugen und darf nicht mehr als 1% wasserlösliche Stoffe enthalten: optische Aufheller nicht erlaubt. Verwendung als gut saugender und schützender Verbandstoff und bei der Auflage von Salben und Lotionen. Da er sich leicht (in beiden Richtungen) zerreißen läßt, ist er in der Ersten Hilfe und im Hausgebrauch weit verbreitet.

BPC 68 kennt nur Absorbent Lint aus 100% Baumwolle, ca. 25fdg. mit durchschnittlich 15,5 Kettfäden und 9,6 Schußfäden pro cm. Flächengew. 178 bis 192 g/m².

Molton (Name franz. mollet = weich, zart, sanft). Ein- oder zweiseitig gerauhtes, dickes und weiches Gewebe aus Baumwolle oder Zellwolle in Leinwand- oder Köperbindung. Durch den warmen Flor eignet sich Molton besonders für Unterwäsche, Nachtwäsche und Babyzwecke.

Musselin, franz. Mousseline, engl. Muslin (nach der irakischen Stadt Mosul). Fein- bis mittelfädiges, wenig dichtes leinwandbindiges Gewebe aus Wolle, Baumwolle oder Zellwolle mit je 20 bis 30 Kett- und Schußfäden pro cm. Für Brandwunden-Verbandtücher (s. dort) ist Musselin aus Zellwolle vorgeschrieben.

BPC 68: *Absorbent Muslin — Bleached Muslin*. Ein gebleichtes, einfaches 31/32fdg. Baumwollgewebe aus feinem Garn mit mindestens 19 Kettfäden und 12 Schußfäden per cm und einem Flächengewicht von nicht weniger als 35 g/m². Prüfung auf Fremdstoffe (nicht mehr als 1,0%); optische Aufheller unzulässig. Prüfung der Saugfähigkeit wie bei Absorbent Gauze (s. S. 923). Verwendung: für feuchte und trockene Verbände, auch bei ausgedehnten Verbrennungen; zur Herstellung von „Musselin-Binden" (Muslin Bandage).

Die *Muslin Bandage* ist eine aus Adsorbent Muslin hergestellte, schnittkantige Binde. Verwendung: Wie bei Cambricbinden, besonders in Fällen, wo eine leichtere, flexiblere Binde erforderlich ist.

Nessel, Nesseltuch. Ein ungebleichtes, kräftiges Gewebe in Leinwandbindung aus mittelstarken Baumwollgarnen, neuerdings auch aus Zellwolle oder Mischgarnen (Baumwolle mit Zellwolle). Nessel ist nicht zu verwechseln mit Brennesselstoff aus Nesselfaser, die vor der Einführung der Baumwolle zur Erzeugung von Geweben (Nesseltuch) diente und dieser Tuchart den Namen gab. Nessel wird gelegentlich noch in Form von *Übungsbinden* mit festen Kanten und roten Randstreifen verwendet, ähnlich wie Leinenbinden aus gebleichtem Leinen.

Renforcé ist entweder ein ziemlich feinfädiges oder ein mittelkräftiges, gebleichtes, leinwandbindiges, glattes Gewebe aus Baumwolle oder Zellwolle. Als Pflasterstoff für Rollenpflaster und Schnellverbände werden vorzugsweise 56 bis 62fdg. Gewebe aus Baumwolle oder Zellwolle oder Mischgarnen Nm 50 verwendet. Auch den sogenannten Dreiecktüchern liegt meist mittelkräftiges Renforcé 50 bis 55fdg. zugrunde. Genormt wurde das Dreiecktuch aus Zellwoll-Renforcé.

Dreiecktuch DIN 13168 rohweiß (Ausgabe Juli 1969), auch Armtragetuch (Mitella) genannt, mit gesäumten (doppelter Umschlag) Schnittkanten, wird aus 53fdg. (je 26,5 Fäden/cm in Kette und Schuß — mind. 26 Fäden/cm) Zellwoll-Renforcé mit 20 tex (Nm 50) Garn hergestellt. Maße im rohweißen (ungewaschenen) Zustand 96 × 96 × 136 cm; Flächengewicht mind. 106 g/m². Bei gewaschenen oder gefärbten Tüchern ergeben sich durch die Schrumpfung entsprechend kürzere Kanten und infolge dichterer Fadenstellung ein höheres Flächengewicht.

Die Farbe ist rohweiß. Wird eine andere Farbe gewünscht, so ist diese bei Bestellung anzugeben, z. B. Dreiecktuch D DIN 13168 — schwarz. In diesem Fall sind die erforderlichen Farbechtheiten zu vereinbaren. Die zu vereinbarenden Mindestfarbechtheiten bei gefärbten Dreiecktüchern beziehen sich auf die Reibechtheit nach DIN 54021, die Wasserechtheit nach DIN 54006 und die Waschechtheit nach DIN 54010.

Das Dreiecktuch dient zum Ruhigstellen des Armes und wird in der Ersten Hilfe anstelle von Binden zur Befestigung von Verbänden und zum Abbinden und Schienen der Extremitäten verwendet.

Kompressen, Tupfer und Tampons

Kompressen bestehen entweder aus reinen Verbandgeweben wie Mull, Cambric, aus Vliesstoffen, Spezialwundtextilien oder aus Kombinationen von Mull mit anderen saugfähigen Verbandstoffen wie Watte, Verbandzellstoff und Vliesstoffen; sie werden vom Verbraucher selbst oder auf maschinellem Wege auf bestimmte Formate zugeschnitten. Reinheit und Saugfähigkeit der Kompressen, ebenso der Tupfer und Tampons müssen den Arzneibuchanforderungen an die verwendete Verbandstoffart bzw. den Normvorschriften entsprechen. Man kann die Kompressen nach der Verbandstoffart, d. h. nach Art des verwendeten Materials (Mullkompressen, Mull-Wattekompressen, Mull-Zellstoffkompressen, Vliesstoffkompressen), oder nach ihrem Verwendungszweck (Augenkompressen, Nabelkompressen) einteilen.

Mullkompressen. Sie sind aus Verbandmull — in der Regel 20fdg., aber auch 17- oder 24fdg. — gefertigt, einfach oder mehrfach gelegt bzw. gefaltet, in den verschiedensten Größen und Verpackungsformen — die Kleinpackungen auch mit sterilisiertem Inhalt — im Handel erhältlich. Die üblichen Formate in einfacher Lage sind 10 × 10, 15 × 15, 20 × 20 und 20 × 40 cm in Packungen zu 10, 25 und 100 Stück, in Großpackungen zu 1000 Stück für Krankenhäuser.

Die mehrfach gelegten bzw. gefalteten Kompressen wurden bis vor wenigen Jahren noch im Krankenhaus und in der Industrie von Hand gefertigt. Die Industrie stellt diese Kompressen nun maschinell in mehreren Formaten und in mehrfachen Lagen her, z. B. 6 × 6 cm, 8 × 8 cm, 10 × 10 cm oder 9 × 10 cm, 8fach und 16fach, sowie 10 × 13 cm, 12fach. Bei diesen in der Regel 20fdg. Standardkompressen sind alle Schnittkanten nach innen gelegt. Die 16-fach gelegten Kompressen können aufgeklappt auch im nächstgrößeren Format verwendet werden, ohne daß lose Fäden der Schnittkanten stören. Weitere Größen sind 4 × 5 und 5 × 7 cm, 12fach, und 7 × 8 cm, 15fach in Dosen zu 25 Stück. Die für Krankenhäuser bestimmten Kompressen sind meist in Lager- und Entnahmekartons zu 1000 bis 2000 Stück (mit Stapeln zu jeweils 10 Stück verpackt und nicht sterilisiert). — Um bei der Operation den starken Lichtreflex der weißen Kompressen zu vermeiden, ist man in vielen Kliniken und Krankenhäusern dazu übergegangen, in gleicher Weise wie die Operationswäsche und -kleidung auch intensiv gefärbte Kompressen, Abstopftücher und Bauchtücher zu verwenden. Die Einfärbung erfolgt mit wasch- und lichtechten Indanthrenfarben, vorzugsweise in Blau und Dunkelgrün.

ES-Kompressen und **OP-Kompressen** sind aus 17fdg. Mull 8-, 12- und 16fach maschinell (s. Abb. 504) gelegte Mullkompressen, mit eingeschlagenen Schnittkanten, die auch bei 2-maligem Aufklappen (zwecks Verwendung als Streifen) verdeckt bleiben. Damit soll verhindert werden, daß lose Fäden in die Wunde bzw. in das Operationsfeld gelangen. Bevorzugte Formate sind 15 × 5 cm, 7,5 × 7,5 cm und 10 × 10 cm, neuerdings auch 10 × 12 cm 12- und

16fach, 10×20 cm 12fach. Für ambulante Zwecke wurde die Peha-Aufreißpackung mit 2 Stck. ES-Kompressen 8fach gelegt, 5×5 cm, 7,5×7,5 cm, 10×10 cm und 10×20 cm geschaffen: für die Rezeptur in Packungen mit 10 Kompressen = 5 Aufreißpackungen und für die Sprechstunde in Entnahmekartons mit 50 Kompressen = 25 Aufreißpackungen.

Bauchtücher (Operations-Kompressen) und **Abstopftücher (Operationtücher)** werden ebenfalls aus Verbandmull mit und ohne Röntgenkontrastfäden (Telatrast) in 2- und mehrfachen Lagen gefertigt und zur Verfestigung am Rand und doppelt gesteppt. Bekannte Formate sind a) bei den Bauchtüchern aus 24fdg. VM, 6fach gelegt, mit einer 30 cm langen Schlaufe versehen: 20×30 cm, 40×40 cm und 50×60 cm; b) bei den Abstopftüchern ebenfalls aus 24fdg. VM, 4fach gelegt: 90 × 8 cm, jeweils 10stückweise verpackt.

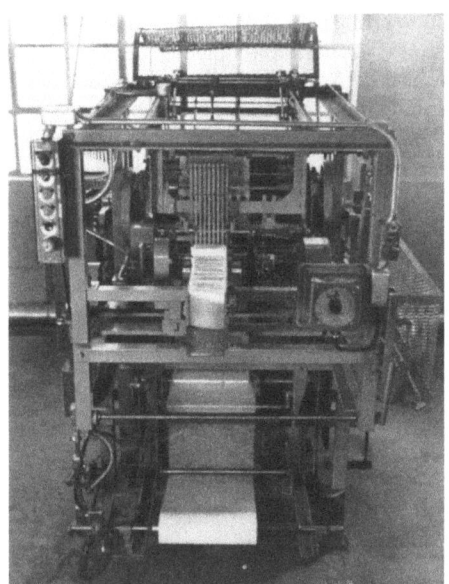

Abb. 504. ES-Kompressen-Legmaschine
(Archiv Paul Hartmann AG, Heidenheim/Brenz).

Nabelkompressen sind sterilisierte Mullkompressen 20fdg. im Format 8 × 8 cm, 10fach, oder 8,5 × 8,5 cm und 10 × 10 cm, einfach. Die Nabelkompressen nach Vorschrift für die Wochenhilfepackungen bestehen aus 24fdg. Mull und haben das Format 6 × 6 cm, 4fach gelegt, und sind einzeln verpackt und sterilisiert.

Röntgenkontrastkompressen, aus Röntgenkontrastmull gefertigt, nach Art und in Größe der Standard- und ES-Kompressen finden eine zunehmende Verbreitung. Die Abstopftücher aus Telatrastmull sind 1mal am Rand gesteppt und mit einem 20 cm langen Band versehen. Die Telatrast-Bauchtücher sind auch blau und grün eingefärbt erhältlich.

BPC 68 führt nachstehende Kompressen oder Tupfer: *Gauze Pad*, Mullkompresse (Synonyms: Gauze Sponge, Gauze Swab, Mulltupfer, Gazetupfer). Die Kompressen bestehen aus Absorbent Gauze Verbandmull (13fdg.) und müssen den Anforderungen desselben entsprechen. Die üblichen Größen sind 5 × 5, 7,5 × 7,5 und 10 × 10 cm jeweils 8-, 12 oder 16fach. Größere und andersartige Formate werden auch hergestellt. Die quadratisch gelegten Kompressen müssen derart gefaltet werden, daß keine Schnittkanten zu sehen sind; die Kanten können gesteppt (oder geheftet) werden (um das Ausfransen zu verhindern). Anwendung: Für die Reinigungsvorgänge während der chirurgischen Eingriffe, als Verbandstoff für die Wundversorgung. Verpackung in gut verschlossenen Paketen. Wachspapier soll nicht zum Einschlagen benutzt werden, da es die Saugfähigkeit der Kompressen mindert. Wenn Mullkompressen sterilisiert werden, sollen sie doppelt mit Papier umhüllt oder mit einer anderen passenden Umhüllung versehen werden, die den Sterilisationsprozeß verträgt und das Eindringen von Mikroorganismen verhindert. Die innere Umhüllung ist vor der Sterilisation zu versiegeln.

X-Ray-Detectable Gauze Pad und *X-Ray-Detectable Rayon Gauze Pad.* Röntgenkontrastmull-Kompressen oder -Tupfer, die aus Röntgenkontrastmull aus Baumwolle oder aus Zellwolle (s. S. 929) in den üblichen Größen 5 × 5, 7,5 × 7,5 und 10 × 10 cm jeweils 8-, 12-, 16- oder 32fach, daneben auch in größeren und andersartigen Formaten hergestellt werden.

Mull-Watte-Kompressen (Watte-Mull-Kompressen) sind ein- oder beidseitig mit 17fdg. und 20fdg. Mull bedeckte oder darin eingeschlagene Watte-Vliese. Handelsübliche Aufmachungen: „Kompressenstoff" 40 cm breit mit zweiseitigem Mullbelag zu 1-, 2- und 5-m-Stücken gefaltet und „Rollen" zu ca. 12 m × 6 cm; Kompressenstoff mit allseitiger Mullumhüllung (Mullschlauch) 6 cm × 10 m, gerollt. In ovaler Form dienen die aus Augenwatte mit zweiseitiger 24- oder 28fdg. Verbandmullauflage bestehenden Mull-Watte-Kompressen als „Augenkompressen", die in verschiedenen Größen (z. B. 56 × 72, 50 × 75, 72 × 49 und 90 × 65 mm) und Packungseinheiten im Handel sind. Zur Selbstherstellung von Augenkompressen dienen Streifen von Watte in Mullschlauch gehüllt zu 1 m × 6 cm (Draco-Augenstreifen).

BPC 68 bezeichnet als *Gauze and Cotton Tissue* bzw. *Adsorbent Gauze Tissue* eine dicke Lage von Watte (aus Baumwolle), die von ca. 12fdg. Mull schlauchförmig umhüllt ist. Das Flächengewicht dieser Kompresse soll mindestens 400 g/m² betragen. Optische Aufhellung unzulässig. Anwendung: Als saugfähige und schützende Kompresse mit oder ohne zusätzlichen Verbandstoff, auch für Umschläge bei Lungenentzündungen und für Betteinlagen bei Blasenleiden.

Mull-Zellstoff-Kompressen (Zellstoff-Mull-Kompressen). Bei diesen kombinierten Kompressen ist hochgebleichter Verbandzellstoff in Band- oder Streifenform in bestimmten Abmessungen und Stärken (meist 14 bis 18 Einzellagen VZ) ein- oder beidseitig mit Verbandmull oder Mullbinden bedeckt oder auch mit Verbandmull umhüllt. Bekannt sind folgende Ausführungen:

1. Verbandzellstoff mit einseitiger Auflage aus 17- oder 20fdg. Verbandmull aus Bw oder aus 20fdg. webkantigen Mullbinden in den beiden möglichen Normqualitäten (s. Mullbinden), z. B. als Dracozell, Fil-Zellin (mit mehrfachen Steppnähten), Zellin, Zemuko, Zemuko gesteppt, Fixofertig, Hagezell-, Zello-Mull-Kompressen bekannt.

2. Verbandzellstoff mit doppelseitiger Auflage aus dem gleichen Verbandgewebe, wie z. B. Zellin D. In beiden Fällen werden VZ und die Mullauflagen entweder an den Seiten durch Randnähte oder über die ganze Breite durch Mehrfach-Steppnähte mit Hilfe von Spezialmaschinen miteinander verbunden. So sind bei den locker gesteppten Kompressen Fil-Zellin und Zemuko die in regelmäßigen Abständen vertieft liegenden Nähte so gesteppt, daß Mull und Zellstoff eine Einheit bilden. Aus einem großen Stück kann jedes kleinere Format herausgeschnitten werden, ohne daß die Kompresse ihren Zusammenhalt verliert.

3. VZ mit allseitiger Mullumhüllung: a) In Mull eingeschlagen, z. B. die ZM-Universal-Kompresse; b) mit Mullschlauch umhüllt, wie z. B. Zellin D in Verbandkästen und Zemuko nahtlos. Diese Kompressenart fertigt man durch Aufziehen eines gerollten Mullschlauchs auf den band- oder streifenförmigen Verbandzellstoff.

Die üblichen Aufmachungen für Krankenhäuser und Sprechstundenbedarf sind Rollen von 10 m Länge und Breiten von 6, 8, 10, 15 und 30 cm in Zellglas, Papier oder Standkartons verpackt, für kleineren Bedarf Zick-Zack-Packungen von 1 m und 2 m Länge und Breiten von 6, 8 und 10 cm. Sterilisierte Zellstoff-Mull-Kompressen, meist einzeln verpackt, 5- oder 10stückweise in Kartons, stehen in mehreren Formaten z. B. 4 × 6, 6 × 6, 6 × 9, 8 × 8 und 10 × 10 cm zur Verfügung.

Die gebrauchsfertigen Zellstoff-Mull-Kompressen sind billiger als die Mull-Watte-Kompressen und gewinnen mehr und mehr an Bedeutung. Verwendung für Operations- und stark sezernierende Wunden, für Salbenverbände und auch für feuchte Verbände. Für Brand- und Schürfwunden oder für Transplantationen ungeeignet, da diese Kompressen an der Wunde stark haften. Aus den Kompressen mit mehrfachen Steppnähten können für die Wundversorgung alle möglichen Formate selbst zurechtgeschnitten werden. Vorteilhaft bewähren sich die letzteren Kompressen auch zum Auslegen von Instrumentenschalen und Spritzenbehältern.

Nach BPC 68 bestehen die als *Gauze and Cellulose Wadding Tissue* oder kurz als *Cellulose Tissue* bezeichneten Mull-Zellstoff-Kompressen aus einer dicken Lage von gebleichter Zellstoffwatte, die von ca. 12fdg. Mull schlauchförmig umhüllt ist. Flächengewicht nicht unter 526 g/m². Der verwendete Mull muß allen Anforderungen hinsichtlich Reinheit und Saugfähigkeit für Absorbent Gauze (s. S. 920) gerecht werden. Optische Aufheller nicht erlaubt. Verwendung wie Gauze and Cotton Tissue.

Vliesstoff-Kompressen. Anstelle von reinen Mullkompressen finden auch ausschließlich aus Vliesstoffen, so z. B. die aus klebemittelfreiem Vliesstoff gefertigten Viscotex-Kompressen in den Größen 25 × 25 cm und 50 × 50 cm Verwendung.

Kombinierte Vliesstoff-Kompressen. Für Wundverband und Operation zugleich und für Einmalgebrauch eignen sich neuartige Kompressen aus Vliesstoffen, bei denen kaum eine Gefahr des Ausfaserns oder Ausfransens besteht: a) Vliesstoffe mit netzartiger Struktur, die ein einseitig aufgearbeitetes dünnes Wattevlies tragen und mehrfach gefaltet sind („Regal-Einmalkompressen und -Tupfer", Hersteller Johnson & Johnson). Bei der Verwendung als Wundkompresse in den Formaten 5 × 5 cm, 7,5 × 7,5 cm und 10 × 10 cm, 8fach gelegt, vermindert die besondere Struktur des Vliesstoffs die Gefahr des Verklebens. — Ähnliche Kombinationen stellen die PAD-Kompressen (Hersteller Lohmann KG), Wundkompressen aus Verbandmull aus ZW mit Vliesstoff-Umhüllung 10 × 20 cm, und die *Johnson's Verband*-Kompresse in den Größen 10 × 10 cm und 10 × 23 cm dar, bei der ein ca. 1 cm dickes Wattevlies von einem Vliesstoffschlauch mit netzartiger Struktur umhüllt ist. — b) *Still-Zellin* (Paul Hartmann AG), aus mit ribbelfestem Vliesstoff aus Zellwolle umhülltem hochgebleichtem Verbandzellstoff bestehende Kompressen 10 × 12 cm, die als Einlagen für Still-Büstenhalter neuerdings in Peha-Aufreißpackung mit je 2 Kompressen (20 Stck. pro Karton) dienen. — Von gleicher Beschaffenheit ist „*De-Zellin*" (Paul Hartmann AG) in Rollen zu 10 m, 10 cm breit. — Bei den sterilen „*Duka*"-Still-Büstenhalter-Einlagen (Dr. Degen & Kuth) sind ein gut saugendes Wattekissen und eine darüber liegende nicht saugende Watteauflage aus roher Baumwolle von einem weichen Vliesstoff umhüllt, bei Dr. Helbigs Anita-Sterilstill 3 saugende Vliesstofflagen mit einer wasserabstoßend imprägnierten und gefärbten Vliesstoff-Decklage an den Rändern miteinander verprägt. — c) Mull-Vliesstoff-Kompressen, bei denen 20fdg. Mull mit einem Vliesstoff von hoher Reinheit kombiniert ist. Format 10 × 12 cm, 4fach gelegt; 100 Stück in sterilisierfesten Papierbeuteln [ES-Kompressen mit Vliesstoffeinlage von Paul Hartmann AG und MV-Kompressen (Mull-Viscotex) von Lohmann KG].

Mulltupfer. Sie sind reine Verbandmull-Erzeugnisse. Man unterscheidet im wesentlichen zwei Arten von Mulltupfern: a) „Krüllgazetupfer", für gewöhnlich aus 20fdg. VM bestehend, vom Format 20 × 20 cm, auf Pflaumengröße gefaltet bzw. vom Format 5,5 × 6,5 cm auf Haselnußgröße gefaltet und locker zusammengeballt. b) „Schlinggazetupfer" oder „Dento-tupfer" aus 20fdg. oder 24fdg. VM gefaltet und die Zipfel verschlungen. Die in den 5 Größen, erbs-, haselnuß-, walnuß-, pflaumen-, ei- und extra-große, handelsüblichen Schlinggazetupfer sind fester als Krüllgazetupfer. Die Schnittkanten beider Tupferarten sind nach innen eingeschlagen, so daß ein Ausfransen unmöglich ist. Die über die Apotheke zum Verkauf gelangenden Tupfer in Dosen mit einer bestimmten Anzahl sind sterilisiert. Sie werden auch mit bestimmten Arzneimitteln imprägniert, so z. B. mit Clauden oder Stryphnon zur Blutstillung. Für Operationszwecke werden die beiden Arten von Mulltupfern auch aus 20fdg. Röntgenkontrastmull gefertigt.

Anwendung. In der Kleinchirurgie und Zahnheilkunde.

Tamponadestreifen. Für besondere chirurgische Zwecke werden 4fach gelegte sog. Tamponadestreifen aus 24fdg. Mull, 2,5 cm oder 4 cm breit, in Rollen zu 5 m hergestellt.

Präpariertupfer. Aus 24- und 32fdg. Mull von 6 × 6 cm, 8 × 8 cm und 12 × 12 cm Größe hergestellte, sehr fest verschlungene kleine Tupfer mit nach innen gelegten Schnittkanten; zum Präparieren in der Chirurgie. Auf Wunsch sind diese Tupfer auch mit Röntgenkontrastfäden versehen erhältlich.

Zellstofftupfer werden maschinell aus hochgebleichtem Verbandzellstoff 12- bis 14fach entweder zugeschnitten oder gestanzt im Format 5 × 5 cm, 4 × 5 cm und 8 × 10 cm. Die Zuschnitte sind zur Verfestigung der Einzellagen meist diagonal geprägt. Bei den „Pur-Zellin"-Zellstofftupfern (s. Verbandstoffspezialitäten, S. 984) werden die Ränder durch das Stanzen verfestigt. Packungen zu 200, 500 und 1 000 Stück.

Anwendung. Zur Hautreinigung vor Injektionen, zur Entfernung von Pflasterresten, zur Desinfektion der Haut vor kleinen chirurgischen Eingriffen.

Damenbinden können, wenn das saugfähige Fasermaterial Watte oder Zellstoff mit Mull umhüllt ist, auch als Kompressen angesprochen werden. Mit Mull umhüllte Damenbinden trifft man jedoch nur noch selten an. Die gebräuchlichste Ausführung enthält gebleichte Zellstoffwatte als Füllung, mit oder ohne Watteauflage, umhüllt mit einem locker gestrickten Netzschlauch oder mit Vliesstoff. Zum Schutz der Wäsche besitzen solche Damenbinden einige wasserabstoßende, rosa- oder gelbgefärbte Zellstoffauflagen. *Wöchnerinnen-Vorlagen* bestehen wie Damenbinden aus Zellstoffwatte mit rosagefärbter, wasserabweisender Unterlage in Netzschlauchumhüllung.

Tampons (aus dem französischen „tampon" = Stöpsel oder Stopfen abgeleitet). Es sind kugel- oder kegelförmige Wattebäusche (Wattetampons), die aus Verbandwatte mit und ohne Mull- oder Netzschlauchumhüllung hergestellt werden. Alle Tampons sind entweder mit einem zugkräftigen, den Bausch umschlingenden Faden oder mit einem verlängerten Netzschlauch versehen (zur leichten und sicheren Entfernung der Tampons aus der Körperhöhle). Die kugelförmigen Tampons, die auch antiseptisch oder bakteriostatisch imprägniert sein können, werden in verschiedenen Größen mit einem Wattegewicht von ca. 0,5, 1, 2, 4 und 6 g mit und ohne Mull- oder Netzschlauchumhüllung, die kegelförmigen, auch als Universaltampon bezeichneten, ohne Mullhülle hergestellt. In Paketen und Dosen, sterilisiert, 10stückweise verpackt. Sie dienen vorwiegend gynäkologischen Zwecken.

Binden

Cambric-Binden. Meist 25fdg., mitunter auch 32fdg. in verschiedenen Breiten und meist 4 m lang aus Cambric (mit Schnittkanten) hergestellt oder einzeln gewebt (mit festen Kanten). Sie vertragen häufiges Waschen und finden vor allem zur Abdeckung und Fixierung von Dauerverbänden Verwendung. Sie werden in Leinwandbindung entweder als Bänder in der gewünschten Breite gewebt oder aus Cambricbreitgeweben in Kettrichtung geschnitten, wobei in den der Bindenbreite entsprechenden Abständen Schlingkanten (Dreherkanten) eingewebt sind. Die Kettgarne bestehen heute für gewöhnlich aus 100% Zellwolle, die Schußgarne aus 100% gebleichter Baumwolle. Die Garnstärken sind die gleichen wie bei Cambric, also Nm 60 in der Kette und Nm 20 im Schuß. Daneben können die Cambricbinden auch aus 100% Zellwolle in Kette und Schuß gefertigt sein. Bevorzugt werden jedoch die 25fdg. Cambricbinden mit Zellwolle in der Kette und Baumwolle im Schuß. Die bevorzugte Fadenstellung ist: 15 Kettfäden und 10 Schußfäden pro cm. Es sind aber auch Cambricbinden mit der Fadenstellung 12 + 13 per cm im Handel. Die technischen Prüfungen erstrecken sich auf ähnliche Bestimmungen wie bei Verbandmull. Hinsichtlich Reinheit und Saugfähigkeit sind die gleichen Anforderungen wie an Mullbinden zu stellen (s. S. 936).

BPC 68 führt Cambric-Binden mit Schnittkanten unter der Bezeichnung *Open-wove-Bandage* oder *Cambric-Bandage*, ein 28fdg. Baumwollgewebe mit durchschn. 17,1 Kettfäden und 10,7 Schußfäden je cm. Die Kettgarne sollen im gebleichten Zustand nicht feiner als 14,8 tex und nicht gröber als 17,8 tex sein. m²-Gewicht durchschn. 71 g. Erlaubte Abweichung ± 2,5 g/m². Fremdstoffe nicht mehr als 1,5%. Optische Aufheller unzulässig (s. S. 921).

Flanellbinden. Für Verbandzwecke werden heute noch in Deutschland — wenn auch selten — vorwiegend Flanellbinden aus Baumwolle hergestellt, 4 m lang und 6 bis 15 cm breit, mit Schnittkanten verwendet.

BPC 63: *Flannel Bandage* ist eine aus gerauhtem, einfachem Gewebe aus reiner Wolle gefertigte, 21/22fdg. schnittkantige Flanellbinde mit mind. 10 Kettfäden und 11 Schußfäden je cm und einem Flächengewicht von mind. 210 g/m²; die Binde, die auch bläulichgrün gefärbt sein kann, darf nicht mehr als 3,0% Fremdstoffe enthalten. Das nach Ablösung der Fremdstoffe verbleibende Gewebe muß sich beim Kochen in verd. Natronlauge vollständig lösen. Eine Flanellbinde, die in Kette aus Baumwolle und im Schuß aus Wolle besteht, bezeichnet BPC 68 als *Domette Bandage*. Das Mischgewebe soll wenigstens 66,6% Wolle enthalten. Fadenzahl: mind. 15 Kettfäden und 8,6 Schußfäden je cm. Flächengewicht nicht unter 100 g/m². Fremdstoffe höchstens 2,0%. Die beiden Flanellbindenarten werden vorzugsweise in der Orthopädie zur Erzielung eines großen Wärmeeffekts, als Schutz- und Stützmaterial verwendet. Die aus reiner Wolle bestehende, schwere „Flanell Bandage" wird der „Domette Bandage" vorgezogen, wenn ein besonders hoher Wärmeeffekt erreicht werden soll.

Mullbinden. Man unterscheidet Schnittkant- und Webkantbinden. Letztere, auch Mull-binden mit festen Kanten genannt, genießen heute den Vorzug. Die *Schnittkantbinden* oder schnittkantigen Binden, die für Verbände nur noch selten oder als Trägermaterial für Gips-binden benutzt werden, werden aus 100 oder 120 cm breitem 17-, 20- oder 24fdg., für be-sondere Zwecke auch aus 28fdg. VM geschnitten. Da die Randfäden der geschnittenen Binden leicht ausfransen, müssen diese Binden geputzt werden, d. h. die randnahen Kettfäden werden nach dem Schneiden gelöst und abgetrennt. *Webkantbinden* zeigen diesen Nachteil nicht; sie

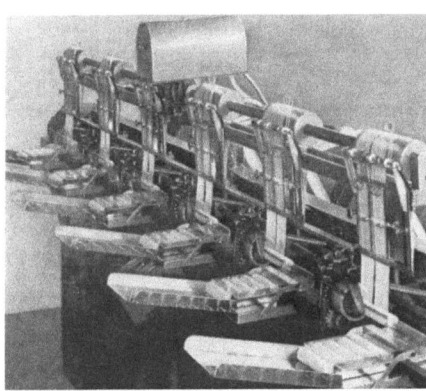

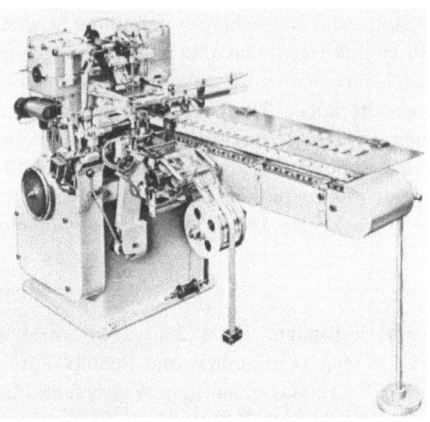

Abb. 505. Mullbinden-Wickelautomat
(Oskar Schaake, Opladen).

Abb. 506. Mullbinden-Einwickelmaschine
Typ E 31
(W. Siebler, Nöttingen über Pforzheim).

sind haltbarer, waschbar und können wiederholt verwendet werden. Für gewöhnlich 20fdg., aber auch 17- und 24fdg. werden die webkantigen Binden aus gereinigten und gebleichten Baumwollgarnen und/oder Zellwollgarnen (meist mattierte ZW) auf Bandwebstühlen einzeln gewebt. Die Kettgarne werden nicht geschlichtet; eine Nachbehandlung entfällt daher. Die üblichen Breiten betragen 4, 6, 8, 10, 12, 15 und 20 cm bei einer Länge von 4 m. Mull-binden dienen allgemeinen Verbandzwecken, zum Befestigen von Wundauflagen, zum Ver-binden und zur Ruhigstellung verletzter oder erkrankter Glieder, daneben finden sie in Form der schnitt- und webkantigen Binden vielfach als Träger für Gips und Zinkleim und gelegent-lich auch für Medikamente Verwendung.

Mullbinden nach DIN 61631. Genormt wurden die heute gebräuchlichsten Mullbinden mit gewebten Kanten 20fdg. und 24fdg. erstmals im Jahre 1959. Das Normblatt wurde zuletzt im Jahre 1968 geringfügig geändert. Nach der Begriffsbestimmung des Normblatts sind Mull-binden „Bandgewebe in Leinwandbindung".

20fädige Mullbinde mit 12 Kettfäden aus 100% Zellwolle und 8 Schußfäden entweder aus 100% gebleichter Baumwolle oder aus 100% Zellwolle je cm.

24fädige Mullbinde mit 12 Kettfäden aus 100% Zellwolle und 12 Schußfäden entweder aus 100% gebleichter Baumwolle oder aus 100% Zellwolle je cm.

Für die Kette ist also bei beiden Bindensorten ein Garn aus 100% Markenzellwolle (nicht zulässig sind Mindersorten, wie Anlaufzellwolle oder Zellwollabgänge), für den Schuß entweder ein Garn aus 100% Baumwolle, gebleicht, oder aus 100% Marken-Zellwolle vorgeschrieben. Kettgarn *und* Schußgarn in der *Garnfeinheit* Nm 60 (= 17 tex). Die Garnnummer (Garn-feinheit) bezieht sich bei Zellwollgarn und Garnen aus vor dem Verspinnen gebleichter Baum-wolle auf das Fertiggarn, bei Baumwollgarnen, die nach dem Spinnen gebleicht wurden, auf das Rohgarn. Die genormten Mullbinden sind 4 m lang mit einer zulässigen Abweichung von ± 8 cm. Werden in Ausnahmefällen Mullbinden in anderen Längen als 4 m gewünscht, so gelten hierfür die Normvorschriften sinngemäß. Die *Breiten* der Binden sind 4 cm mit einer zulässigen Toleranz von +0,2 und −0,1 cm, ferner 6, 8, 10 und 12 cm mit einer zulässigen Toleranz von +0,4 und −0,2 cm, 15 cm (+0,5 und −0,3 cm) und 20 cm (+0,6 und −0,4 cm). Das *Gewicht der Binde* je cm Binden-Sollbreite soll bei ganzer Bindenlänge mind. 1,26 g bei der 20fdg. Mullbinde und mind. 1,46 g bei der 24fdg. Mullbinde betragen. — Zur Bezeichnung von Mullbinden nach obiger Norm sind außer Benennung (Warenart) und Kurzzeichen (MB 20 und MB 24) noch Angaben über die Bindenbreite in cm, die DIN Nummer und den Werkstoff, getrennt für Kette und Schuß, erforderlich. — Bezeichnungsbeispiel für eine 20fdg. Mullbinde von 10 cm Breite mit Baumwollschuß (Bw): „Mullbinde 20fädig MB 20·10 DIN 61631-ZW/Bw".

Kennzeichnung s. Watten für medizinische Zwecke nach DIN 61640, S. 902.

Das Normblatt „Mullbinden" DIN 61631 hat folgende Prüfvorschriften:

1. Mechanisch-technologische Prüfungen. Alle Prüfungen sind im Normalklima 20/65 DIN 50014 nach DIN 53802 durchzuführen. — *Bestimmung der Garnfeinheit* nach DIN 53830 Blatt 1. — Bestimmung der *Fadendichte* nach DIN 53853 (s. S. 919); es müssen folgende Mindestfadenzahlen auf 10 cm festgestellt werden: 20fdg. Mullbinde: Kette 117, Schuß 74; 24fdg. Mullbinde: Kette 117, Schuß 112; die Kettfäden werden stets über die ganze Breite gezählt. — Bestimmung der *Bindenlänge* und *-breite* nach DIN 53581. — Bestimmung des *Bindengewichts* je cm Binden-Sollbreite: Das durch Wägen der ganzen Binde festgestellte Gewicht wird durch die Binden-Sollbreite geteilt.

Bestimmung der Saugfähigkeit: Von 10 Binden bis zu 10 cm Breite wird je ein Stück von 20 cm Länge, von 10 Binden über 10 cm Breite wird je ein Stück von 10 cm Länge abgeschnitten, mittels einer Pinzette zweimal, d. h. auf 4 Lagen gefaltet, glattgestrichen und auf die Oberfläche destillierten Wassers von 20° ± 2° leicht aufgelegt. Die Zeitspanne bis zum Untersinken der Probe wird mit der Stoppuhr gemessen. Die Absinkdauer von mind. 8 dieser 10 Proben darf höchstens 10 Sek. betragen.

2. Prüfung auf optische Aufheller. Im filtrierten UV-Licht mit Schwerpunktswellenlänge von 366 ± 5 nm darf die Mullbinde mit Ausnahme einzelner Fasern nicht stark aufleuchten.

3. Chemische Reinheitsprüfungen. a) Trübungsgrad des wäßrigen Auszugs: 10 g einer Mullbinde (Abkürzung: MB) werden in einem Becherglas mit 100 ml siedendem dest. W. übergossen und $\frac{1}{4}$ Std. lang im siedenden Wasserbad erhitzt. 5 ml des durch Abpressen oder Absaugen erhaltenen wss. Auszugs dürfen nicht stärker getrübt sein als folgende Vergleichslösung: 5 ml einer Mischung von 2 ml 0,01 n Salzsäure und 98 ml dest. W. werden mit 0,5 ml 0,1 n Silbernitratlösung versetzt. Der Vergleich ist 5 Min. nach dem Zusatz der Silbernitratlösung gegen eine dunkle Unterlage bei auffallendem Licht vorzunehmen. — b) Alkalien: Der nach a) erhaltene wss. Auszug darf nach dem Erkalten rotes Lackmuspapier nicht verändern. — c) Säuren: 50 ml des nach a) erhaltenen wss. Auszugs müssen nach Zusatz von 3 Tr. Phenolphthalein-Lsg. (1:100) 0,10 ml 0,1 n KOH nach dem Umschwenken eine Rosa- oder Rotfärbung aufweisen, die mind. $\frac{1}{2}$ Min. bestehen bleibt. — d) Chloride, Sulfate und Calciumsalze: Der nach a) erhaltene, klar filtrierte wss. Auszug darf nach Ansäuern mit verd. Salpetersäure durch Silbernitratlsg. (1:20) nicht stärker getrübt sein als die im Abschnitt a) erwähnte Vergleichslsg. Der klar filtrierte Auszug darf durch Bariumnitratlsg. (1:20) innerhalb von 5 Sek. nicht getrübt werden. Der klar filtrierte Auszug darf durch Ammoniumoxalatlsg. (1:25) nicht sofort verändert werden. — e) Farbstoffe: Der nach a) erhaltene wss. Auszug darf nicht gefärbt sein. Auch beim Übergießen mit siedendem W. dürfen sich die MB weder bläulich noch rötlich verfärben (Bläufarbstoffe). Bei Prüf. von sterilisierten MB darf der Auszug schwach gelblich gefärbt sein. — f) Asche: 5 g einer MB dürfen beim Veraschen und Glühen bei 850 ± 25° bis zur Gewichtskonstanz höchstens folgende Rückstände hinterlassen:

15 mg = 0,30% bei MB aus 100% glänzender Zellwolle oder aus glänzender Zellwolle in der Kette und aus Baumwolle im Schuß, 85 mg = 1,70% bei MB aus 100% mattierter Zellwolle, 57 mg = 1,14% bei MB aus mattierter Zellwolle in der Kette und aus Baumwolle im Schuß.

Den Mullbinden mit Schußgarn aus Baumwolle wird wegen der besseren Schiebefestigkeit des Gewebes gegenüber den Mullbinden aus 100% Zellwolle der Vorzug gegeben. Neben den genormten Mullbinden werden gelegentlich auch noch 24fdg. webkantige Mullbinden aus 100% Baumwolle gebraucht.

Verpackung. Einzeln in Zellglas, das zur leichteren Entfernung mit einem Aufreißfaden versehen ist, oder in Papierbanderole gehüllt und 20stückweise in Karton verpackt; für Krankenhäuser sind Mullbinden ohne Einzelumhüllung in Packungen meist zu 20 Stück im Gebrauch.

CsL 2, Hung. V und Jug. II bezeichnen Mullbinden mit „*Fasciae*". CsL. 2.: „Fascia hydrophila", saugfähige Mullbinde mit Schnittkanten 24fdg., aus Tela hydrophila mit mind. 14 Kettfäden und 10 Schußfäden per cm, jeweils Nm 60, geschnitten. Breiten 1 bis 20 cm; bei Breiten von 1 bis 3 cm höchstens −0,25 cm, von 5 bis 12 cm höchstens −0,5 cm und von 14 bis 20 cm höchstens −1,0 cm Abweichung; Länge 5 bis 10 m bei höchstens −3% Abweichung.

Jug. II: „Fasciae" 20/21fdg. mit 10 Kettfäden und 10/11 Schußfäden per cm, mit oder ohne Webkanten, 4 bis 20 cm breit und 5 bis 10 m lang.

Elastische Mullbinden. Durch Verwendung von stark überdrehten Kettfäden aus reiner Bw in einfachem Mullgewebe oder in Mullbinden mit gewebten Kanten erhält man elastische Mullbinden:

a) Kling Bandage (Johnson & Johnson), aus elastischem Mullgewebe geschnittene Binden, die in Längsrichtung von beiden Seiten her bis zur Mitte eingeschlagen sind; das Gewebe liegt also in doppelter Lage vor. Im gedehnten Zustand 12/13fdg.; Dehnbarkeit in der Längsrichtung ca. 45%, in der Querrichtung ca. 5 bis 7%. Verschiedene Breiten, 4,5 m lang (gedehnt); sterilisiert.

b) Pehalast (Paul Hartmann AG) aus Baumwolle mit gewebten Kanten, im gedehnten Zustand 20fdg.; Dehnbarkeit in der Längsrichtung ca. 60 bis 70%; gedehnte Länge 4 m, 6, 8, 10 cm und 12 cm breit. Für die Praxis einzeln staubdicht, für das Krankenhaus lose verpackt, jeweils in Faltschachteln zu 20 Stück.

Die elastischen Mullbinden schmiegen sich den Unebenheiten aller Körperteile gut an. Durch die kreppartige Struktur der Binden haften die einzelnen Touren fest aufeinander. Das ergibt einen vorzüglichen Sitz der Verbände, auch an sich verjüngenden Körperteilen. Besonders vorteilhaft wirkt sich die Elastizität der Binden bei Gelenkverbänden aus. Die Bewegungsfreiheit bleibt erhalten. Einschnürungen werden vermieden. Die elastischen Mullbinden mit gewebten Kanten haben noch den Vorteil, nicht auszufransen und im Verband auch nicht aufzutragen. Diese Binden können gewaschen und sterilisiert werden. Zu beachten ist, die Binden nach dem Waschen auszulegen, sie ohne Spannung zu trocknen und locker aufzurollen.

Tamponadebinden. Mullbinden zur Tamponade. Einfache Gazestreifen, Tamponade-Streifen, sind sterilisierte oder nicht sterilisierte, 1, 2, 3 und 5 cm breite, 5 m lange, 24fdg. Binden mit gewebten Kanten, die dem besonderen Zweck zufolge aus reiner Baumwolle bestehen und daher in ihren chemischen und physikalischen Eigenschaften den Anforderungen des Normblatts DIN 61631 (s. S. 936) entsprechen müssen. Sie dienen zum Tamponieren, d. h. zum Ausstopfen von Wundhöhlen und zum Einlegen in offene Wunden und werden auch imprägniert und sterilisiert geliefert. Zur antiseptischen Wundbehandlung werden solche Binden in der Hauptsache mit Jodoform (5%), Rivanol (2%) und Vioform (5%), noch gelegentlich auch mit Dermatol (5%), Xeroform (5%) und Trypaflavin (2%), zur Blutstillung mit Clauden und Stryphnon imprägniert. Zur Tamponade kleinerer Operationshöhlen vornehmlich in der Nasen-, Ohren- und Kieferchirurgie werden mit fetthaltiger Paste oder Salbe durchtränkte Tamponadebinden, so z. B. die Vaselin-Tamponadestreifen (Lohmann KG und Paul Hartmann AG), 2 cm × 1 m, einzeln verpackt, sterilisiert, und 2 cm × 10 m, in Kunststoffdose, oder Dukatampon (Dr. Degen & Kuth) 2 cm und 4 cm × 5 m, sterilisiert, verwendet, die ein Ankleben der Tamponade und das Zusammenkleben von Wundflächen verhindern sollen.

Verpackung. Für die ärztliche Praxis in kleinen, mit Spalt versehenen Kartons (Liliput-Kartons und Schlitzkartons), die eine Teilentnahme erlauben, ohne daß der im angebrochenen Karton verbleibende Rest einer Verstaubung und damit Infektion ausgesetzt ist. Für Krankenhäuser in Papier 10stückweise verpackt, darunter auch 5 cm breite Tamponadebinden, sterilisiert und nicht sterilisiert. Auch in Rollen zu 50 m erhältlich.

24fädige Mullbinde zur Tamponade. Im *Normblatt Mullbinden DIN 61631* ist außer der 20- und 24fdg. Mullbinde auch eine *24fädige Mullbinde zur Tamponade* (Fadenstellung 12 + 12) in den Breiten 1, 2 und 3 cm aufgenommen worden, die sowohl „in Kette als auch im Schuß aus 100% Baumwollgarn, gebleicht, jeweils Nm 60 (= 17 tex)" besteht. Die genormten Tamponadebinden müssen 5 m ± 10 cm lang und 1, 2 und 3 cm breit mit einer zulässigen Abweichung von +0,2 cm und −0,1 cm sein. Das Gewicht der Tamponadebinden je cm Sollbreite soll mindestens 1,82 g betragen. Die Mullbinde zur Tamponade mit dem Kurzzeichen MT muß die Anforderungen des Normblatts Mullbinden hinsichtlich der mechanisch-technologischen Prüfungen und Reinheitsprüfungen der 24fdg. Mullbinde (s. S. 937) und die zusätzliche Prüf. auf reduzierende Stoffe erfüllen: Die in 10 ml des wss. Auszugs (1 + 10) nach Zusatz von einigen Tr. verd. Schwefelsäure (15,6 bis 16,3% H_2SO_4, d = 1,110 bis 1,115 g/ml) und 3 Tr. Kaliumpermanganatlösung (1:1000) entstehende Rotfärbung darf innerhalb 5 Min. nicht verschwinden. Asche höchstens 0,3%.

Bezeichnungsbeispiel für eine Mullbinde zur Tamponade von 1 cm Breite: MT-1 DIN 61631-Bw/Bw. — Für die Kennzeichnung der genormten Tamponadebinden gilt das gleiche wie für die genormten Mullbinden.

BPC 68: *Absorbent Ribbon Gauze — Unmedicated Ribbon Gauze:* Einfaches Baumwollgewebe (Leinwandbindung) 22fdg. in Bandform mit festen Kanten von verschiedenen Breiten und Längen, rasch saugend. Durch Imprägnierung kann die Saugfähigkeit stark nachlassen. Ein Rückgang der Saugfähigkeit kann auch bei längerer Lagerung und Hitzeeinwirkung auftreten. Schwache Schrumpfung und Vergilbung bei der Sterilisation ist möglich. Fadenzahl: Durchschn. nicht weniger als 12 Kettfäden und 10 Schußfäden pro cm. m²-Gewicht nicht unter 44 g. Wasserlösl. Stoffe, Fremdstoffe und Saugfähigkeit wie bei Absorbent Gauze. Optische Aufheller unzulässig (s. Absorbent Gauze, S. 923). Sterile Verpackung wie bei Absorbent Gauze.

CsL 2: *Fascia hydrophila ad tamponationem:* Saugfähige Tamponadebinde; 1 bis 12 cm breite, aufgerollte oder 2,5 bis 15 cm breite, faltig zusammengelegte, jeweils 5 bis 10 m lange, festkantige Binden (in Leinwandbindung), die in Beschaffenheit und Reinheit der Tela hydrophila und den Mullbinden entsprechen müssen. Abgabe nur in sterilisiertem Zustand, mit fester Papierumhüllung versehen, in Kartons, Blech- oder Kunststoffdosen mit einem Spalt zum Herausziehen der Binde.

USP XVII: *Gauze Bandage:* eine schnittkantige Binde, wird aus Absorbent Gauze Type I, ca. 32fdg., in verschiedenen Breiten und Längen hergestellt und nur in steriler Packung in den Handel gebracht. Prüf. ähnlich wie bei Absorbent Gauze (s. S. 926).

Schlauchgaze. Mullschlauch. Schlauchmull. Schlauchförmige, mit gebleichtem Baumwollgarn Nm 60 gewebte Gaze (Mull); in Fadendichte, Reinheit und Saugfähigkeit entsprechend den Anforderungen an Mullbinden. Die Schlauchgaze, 5 m lang bei einer Breite von 5 und 8 cm, sterilisiert und auch mit antiseptischen Zusätzen, wie z. B. Jodoform und Vioform, oder mit blutstillenden Wirkstoffen, wie Clauden und Stryphnon, imprägniert, dient zur Tamponade mit dem Vorzug gegenüber Mull, daß sie nicht ausfransen kann.

Steifgazebinden. Sie werden aus stark appretiertem, meist 20fdg. Verbandmull durch Schneiden in verschiedenen Breiten gefertigt. Beim Appretieren wird gut gebleichter Verbandmull mit einem nur teilweise abgebauten Stärkekleister (aus Kartoffel- oder Reisstärke) im sog. Foulard durchtränkt und getrocknet, wobei die Maschen zum großen Teil durch den Stärkefilm verschlossen werden. Oft geschönt. Diese gesteiften Binden sind für leichtere Stützverbände bestimmt. Bei Anwendung taucht man diese üblicherweise 6 bis 15 cm breiten und 4 m langen Binden in lauwarmes Wasser, worin sie erweichen; sie passen sich dann der Gliederform gut an und erhärten beim Trocknen langsam wieder. Der Verband ist von geringer Festigkeit, aber leicht luftdurchlässig und erlaubt eine ungehinderte Hautatmung. Früher verwendete man zu Kleisterverbänden (anstelle von Gipsverbänden) sog. Kleistergaze oder Organdy-Gaze aus dichtem Mullgewebe.

CsL 2: *Fascia amylata,* Stärke-Binde. 4 bis 20 cm breit und 5 bis 10 m lang, schnittkantig; durch Zerschneiden von aufgerollter „Tela amylata" [mit Stärke imprägnierter, gereinigter Kaliko, mind. 31fdg. (17 + 14), auch Stärke-Organdy genannt] erhalten.

Trikotschlauchbinden (der Name kommt vom Ort Tricot in Nordfrankreich) sind auf der Rundstrickmaschine (s. Abb. 507 u. 508) in Rechts/Links-Bindung aus rohem Baumwollgarn Nm 34 (mit Trikotdrehung) hergestellte schlauchartige Binden mit der rechten Maschenseite nach außen. Sie weisen in der Länge und Breite eine gewisse trikotbedingte Elastizität auf und lassen sich besonders in der Querrichtung (Breite) gut dehnen. Gute Qualitäten haben pro cm² etwa 9 bis 10 Maschen in der Breite nebeneinanderliegend (Maschenstäbchen) und 8 bis 9 Maschen in der Länge untereinander (Maschenreihe). Handelsüblich sind 4 m lange Binden zu 6, 8, 10, 12, 15, 20, 25, 30 und 40 cm Breite. Lieferart: Trikotschlauchbinden einzeln banderoliert oder lose als Rollenware nach Gewicht oder in Längen zu ca. 50 m.

Anwendung. Für leichte Kompressionsverbände und Stützverbände, als Unterzüge bei Gipsverbänden oder als Überzüge bei Amputationsstümpfen.

Trikotschlauchbinden aus Baumwolle nach DIN 61633. Das im Januar 1959 erstmals herausgegebene und 1968 geringfügig geänderte Normblatt DIN 61633 schreibt vor: *Maschendichte* je cm²: In der Breite je cm 8 bis 10 Maschenstäbchen, in der Länge je cm 8 bis 10 Maschenreihen; zusammen mindestens 17. Garn aus 100% Baumwolle, roh, Nm 34 (= 30 tex) mit Trikotdrehung. — *Länge:* 4 m ± 20 cm. Werden in Ausnahmefällen Trikotschlauchbinden in anderen Längen als 4 m geliefert, so gelten hierfür die Normvorschriften sinngemäß; desgl. für Rollenware. In den oben erwähnten *Breiten* sind ± 5% Abweichung zulässig. Das *Gewicht* der Binde je cm Sollbreite muß mindestens 8,0 g betragen. — Zur Bezeichnung von Trikotschlauchbinden nach dieser Norm sind außer Benennung und Kennzeichen (TB) noch Angaben über die Bindenbreite in cm und die DIN-Nummer erforderlich. — *Bezeichnungsbeispiel* für eine Trikotschlauchbinde aus Baumwolle von 8 cm Breite: „Trikotschlauchbinde TB 8 DIN 61 633".

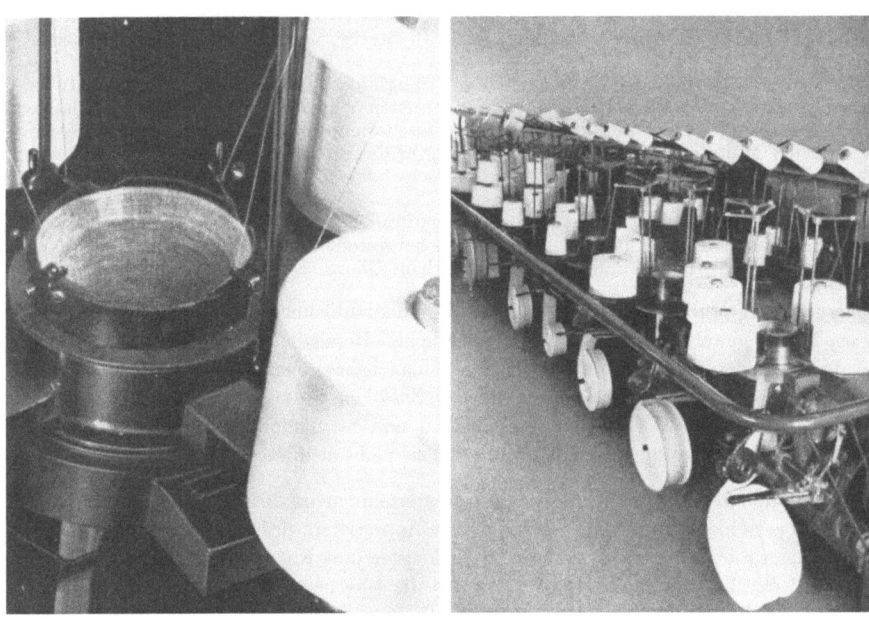

Abb. 507.   Abb. 508.

Abb. 507 u. 508. Rundstrickmaschine für Trikotschlauchbinden
(Archiv Paul Hartmann AG, Heidenheim/Brenz).

Kennzeichnung s. Watten für medizinische Zwecke DIN 61 640, S. 902.

Prüfung. Alle Prüfungen sind im Normalklima 20/65 DIN 50015 nach DIN 53802 durchzuführen. — Bestimmung der *Garnfeinheit* nach DIN 53830 Blatt 1. — Bestimmung der *Maschendichte:* Ein Fadenzähler von 1 cm² wird auf die glattgestrichene, nicht gespannte Trikotschlauchbinde so aufgelegt, daß am oberen Rand des Fadenzählers eine waagerechte Maschenreihe und am linken Rand ein senkrechtes Maschenstäbchen voll sichtbar wird. Die im Fadenzähler erscheinenden Maschenreihen und Maschenstäbchen sind voll zu zählen, soweit sie im Fadenzähler voll sichtbar sind. Das am rechten Rand des Fadenzählers liegende Maschenstäbchen und die am unteren Rand liegende Maschenreihe sind nur mit dem Bruchteil zu zählen, mit dem sie sichtbar sind.

Bestimmung der *Bindenlänge* und -*breite* nach DIN 53881. — Bestimmung des *Bindengewichts* je cm Binden-Sollbreite: Das durch Wägen der ganzen Binde festgestellte Gewicht wird durch die Binden-Sollbreite geteilt.

Schlauchverbände — Stülpverbände

Eine besondere Art von Trikotschlauchbinden sind die aus gebleichten oder halbgebleichten Baumwoll- und Mischgarnen (Bw + ZW) Nm 34 gewirkten Schlauch- und Stülpverbände „Stülpa" (Hersteller Paul Hartmann AG) und „tg (tubegauze) Schlauchverband" (Hersteller Lohmann KG). Diese Verbandstoffart, die nach dem letzten Krieg in England und USA bekannt wurde und 1955/56 dann auch in Deutschland sich einführte, wird mit besonderer Maschendichte in verschiedenen Breiten gewirkt. Während bei den üblichen Trikotschlauchbinden die Anzahl der Maschenreihen in der Regel nur wenig geringer ist als die Anzahl der Maschenstäbchen, ist bei diesen besonderen, in Quer- und Längsrichtung dehnbaren Trikotschlauchbinden die Anzahl der Maschenreihen deutlich geringer als die Anzahl der Maschenstäbchen, wodurch eine besonders hohe Dehnbarkeit in der Breite erzielt wird. Sie dienen zum raschen Anlegen gut sitzender Stülpverbände mannigfaltiger Art, zum Fixieren der Wundauflage, zur Polsterung und als Unterzug für Gipsverbände, als Kopfhauben, für Glieder- und für Rumpfverbände, für Schienenbezüge. Die Verbände schmiegen sich vollständig den Körperformen an, sie zerren und spannen nicht. Sie können gewaschen und ohne Schwierigkeiten wieder verwendet werden. Die herkömmlichen Mullbindenverbände werden heute sehr oft schon durch diese weit sitzfesteren und auch billigeren Verbände ersetzt.

Stülpa. Allseits dehnbarer und weicher Trikotschlauch, gebrauchsfertige Stülpverbände, weiß, in verschiedenen Breiten und Abmessungen für Finger-, Hand-, Kopf-, Fußverbände, Achselhöhle und Gesichtsmasken. Zum Selbstanfertigen von Verbänden auch für die Extremitäten und für den Körper dienen Stülpa-Rollen 0 R bis 5 R zu ca. 1,5, 2,5, 6, 8, 10 und 12 cm jeweils 15 m, weiß, in Entnahmekartons, und Rollen 7 R und 8 R zu ca. 21 und 24 cm jeweils 5 oder 6 m lang, sowie Papierpackungen ca. 17 cm (6 R), 21 und 24 cm, 6 m lang.

tg-Schlauchverband. Mit dem auch als nahtloser Schlauchmull bezeichneten Trikotschlauch werden unter Verwendung von Applikatoren nach einer besonderen Technik „tg"-Verbände angelegt. Die zylindrischen Applikatoren bestehen aus zwei Ringen, die durch Längsstäbe miteinander verbunden sind. Rolle zu 20 cm in weiß oder hautfarben in den Größen 1, 2, 3, 5, 7 und 9 und zu 5 m für die Größen 1 bis 7 in weiß, in Kartons mit Entnahmeschlitz für Finger-, Zehen-, Kopf-, Hand-, Arm-, Beinverbände, Rollen zu 10 m, in weiß in zwei Breiten für die Körperverbände, die ohne Applikatoren angelegt werden. Daneben sind gebrauchsfertige Verbände in verschiedenen Größen für Finger, Hand, Kopf, Fuß und Achselhöhle im Handel.

Elastische Binden

Der therapeutische Wert und die Brauchbarkeit einer elastischen Binde aus Baumwolle oder aus Baumwolle mit Gummifäden in der Kette — das gilt gleichermaßen auch für Kreppbinden aus Baumwolle mit Wolle- (Crêpe-Bandage BPC) und Zellwollbeimischung, sowie für die elastischen Binden mit elastischen Polyurethan-Elastomerfäden oder Polyamidkräuselgarnen — hängt von verschiedenen Faktoren (MOSER, H. u. C.: Die Verbandmittel, ihre therapeutisch wichtigsten Eigenschaften und deren Beurteilung, in Festschrift Lohmann KG 1951 „Berichte — Erkenntnisse — Anregungen") ab, die in gemeinsamer Betrachtung Aufschluß über ihre Eignung geben, so ihre allgemeine Elastizität (Dehnbarkeit und die für die Dehnung aufzuwendende Spann- oder Zugkraft), ihre besondere Elastizität im Bereich der üblichen Anlegespannung (Gebrauchselastizität), eine zweckentsprechende Ausdehnungslänge, das Anhalten der Anlegespannung und das Erholungsvermögen der Binde.

Prüfung. Die Feststellung der Garnzusammensetzung hinsichtlich des Fasermaterials kann bei den elastischen Binden aller Art nach den unter Baumwolle, Zellwolle und Polyamidfasern beschriebenen Nachweis- und Bestimmungsmethoden erfolgen. Zur Beurteilung der Qualität einer Idealbinde werden die Methoden zur mech.-technolog. Prüfung nach dem Normblatt für Idealbinden DIN 61 632 (s. S. 942) herangezogen. Diese Methoden lassen sich auch bei anderen elastischen Binden anwenden, sofern sie in Herstellung und Webart den Idealbinden ähnlich sind und aus rein textilen Garnen bestehen. Von besonderer Bedeutung sind die elastischen Eigenschaften, von denen das Normblatt DIN 61 632 lediglich die Dehnungslänge erfaßt. Dies reicht natürlich nicht aus, die für den Gebrauchswert einer elastischen Binde ausschlaggebenden verschiedenen Faktoren, die ihr elastisches Verhalten bedingen, richtig zu beurteilen. Zur Bestimmung dieses elastischen Verhaltens werden heute die folgenden Eigenschaften geprüft (für die Prüfungen sind eine Festigkeitsprüfmaschine mit Einspannvorrichtung für bandartige Gewebe und Folien und mit regelbarer Geschwindigkeit, bei der die Belastung und Dehnung angezeigt und gleichzeitig von einem Diagrammschreiber aufgezeichnet wird, sowie eine Vorrichtung, die eine vielfach wiederholte Dehnung von Bindenabschnitten ermöglicht, erforderlich):

1. Elastischer Wirkungsgrad, d. h. das Verhältnis der beim Entspannen zurückgewonnenen zu der beim Dehnen aufgewendeten Arbeit. Für seine Ermittlung wird ein Bindenstück mit 10 cm (bei dauerelastischen Binden) oder 20 cm (bei Idealbinden) Einspannlänge in den Spannkopf der Festigkeitsprüfmaschine eingespannt und mit gleichbleibender Geschwindigkeit bis zu einer Belastung von 0,3 kg/cm Breite gedehnt. Diese Belastung ist höher als die höchstmögliche Spannung im angelegten Verband. Bei der Dehnung wird also eine bestimmte Arbeit aufgewendet, die im Diagramm (s. Abb. 509) durch die Fläche unter der Dehnungskurve dargestellt ist, denn die Arbeit ist Kraft × Weg, der durch die Dehnung gegeben ist. Bei der Entlastung kann immer nur ein Teil der Arbeit wiedergewonnen werden. Je höher dieser Anteil ist, desto besser das elastische Verhalten der Binde. Dies gilt vor allem für die dauerhaft elastischen Gummi- und PUE-fadenbinden. Er wird im Diagramm dargestellt durch die Fläche unter der Entlastungskurve. Der elastische Wirkungsgrad soll möglichst hoch sein.

2. *Kompression*, d. h. die Spannung, die von der Binde bei einer bestimmten Dehnung ausgeübt wird. Sie kann aus der Dehnungskurve an allen Punkten, z. B. bei 10, 20, 30% usw. Dehnung abgelesen werden und erlaubt, die Kompression verschiedener Bindenqualitäten zu vergleichen.

3. *Anzug*, d. h. die Dehnung, bei der die Binde auf brauchbare Spannungswerte kommt. Kommt die Binde nur sehr langsam auf Spannung, d. h. verläuft die Dehnungskurve sehr

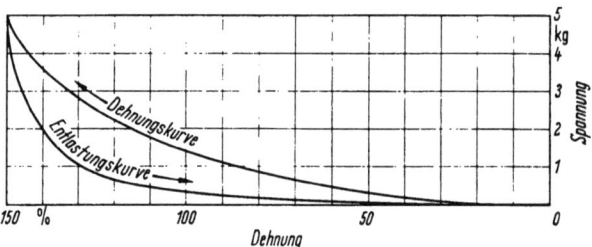

Abb. 509. Spannungs-Dehnungs-Diagramm von elastischen Binden.

flach, so ist die Binde weich und der Anzug lang. Verläuft die Kurve dagegen steiler, ist der Anzug kurz.

4. *Halten der Spannung beim Tragen des Verbands*. Die einmalige Dehnung sagt noch nichts Exaktes über das Verhalten der Binde bei einer Dauerbelastung, der sie im Verband ausgesetzt ist, aus. Um das Verhalten bei der ständigen Beanspruchung zu prüfen, werden Bindenabschnitte in einer besonders hierfür konstruierten Maschine mindestens 1000mal gedehnt und entspannt. Die Dehnung erfolgt so weit, wie es bei der betreffenden Bindenart in der Praxis noch vorkommen kann (ca. 60 bis 100%). Bei dieser Dauerbelastung können Ermüdungserscheinungen auftreten, die sich durch geringere Spannungswerte in der anschließend aufgenommenen Dehnungskurve (nach 1.) bemerkbar machen. Durch Vergleich der beiden Kurven an entsprechenden Meßpunkten kann der „Spannungsabfall" durch die Dauerbelastung rechnerisch ermittelt werden. Je geringer er ist, desto besser ist das Verhalten der Binde im Gebrauch.

5. *Gedehnte Länge* (max. Dehnungslänge): Sie wird bei 1 kg Belastung je cm Breite während 1 Min. gemäß DIN 61632 (Idealbinden) in einer gesonderten Messung bestimmt. Die maximale Dehnungslänge kann im Verband nie ausgenützt werden, da bei den hier vorhandenen hohen Spannungswerten die Kompression viel zu groß wäre.

Entsprechend dem Werkstoff der elastischen Kette und dem Elastizitätsgrad kann man 4 Arten von elastischen Binden unterscheiden: Binden a) mit Baumwollkette, b) mit Kräuselperlon- oder Kräuselnylonkette, c) mit Gummifadenkette, d) mit Polyurethan-Elastomer-Kette. Die unter b), c) und d) genannten Arten sind sog. „dauerelastische Binden".

Idealbinden. Elastikbinden. Elastische Binden mit Baumwollkette. Bei der Herstellung dieser Bindengewebe werden Kettfäden aus besonders gewaschenen und mit Lauge nachbehandelten, überdrehten, d. h. besonders stark gezwirnten Garnen, sog. Kreppgarnen, verwendet, die im gespannten Zustand mit den Schußfäden verwebt werden. Nach Entlastung und Waschen zieht sich dann das Gewebe zusammen (das Gewebe schrumpft). Die Elastizität wird auch noch durch eine Nachbehandlung im sog. Krumpfbad erhöht. Wohl geht der durch diese Schrumpfung gewonnene Elastizitätszuwachs beim Gebrauch der Binde verhältnismäßig bald wieder verloren, durch einfaches Waschen kann er aber wieder zurückgewonnen werden. Die Dehnbarkeit des elastischen Gewebes hängt ab von der Zwirnart, von der Zahl der Zwirndrehungen, von der Schußfadenzahl und vom richtig geführten Ausrüstungsprozeß (Laugieren, Waschen und Trocknen). Je mehr Schußfäden eingewoben werden, desto weniger kann das Gewebe bei der anschließenden Ausrüstung schrumpfen und desto geringer ist die Dehnfähigkeit. Wird die Schußfadenzahl vermindert, erhöht sich die Dehnbarkeit, was für die Anwendung einer Idealbinde nicht immer erwünscht ist. Die Bindenlängen werden immer im Zustand der maximalen Dehnung der Binde gemessen und die Binden danach geschnitten.

Im ungedehnten Zustand beträgt die Länge 2,40 bis 2,62 m, gedehnt ca. 5 m (während des letzten Krieges und bis zum Jahre 1959 betrug die ungedehnte und gedehnte Länge 2,20 bis 2,37 m bzw. 4,50 m); die ungedehnte Länge richtet sich nach der Dehnbarkeit der Binde, gemessen bei einer Zugbelastung von 1 kg je cm Bindenbreite. Die Dehnbarkeit soll zwischen 90 und 110% liegen. Die Breite dieser Binden bewegt sich zwischen 4 und 30 cm in etwa gleichartigen Abmessungen wie bei den Trikotschlauchbinden.

Man unterscheidet je nach Herstellungsweise Idealbinden mit Schlingkanten und solche mit Webkanten oder gewebten Kanten. Beide Arten fransen nicht aus. Während die Binden mit gewebten Kanten auf einem Bandwebstuhl einzeln gewebt werden, erfolgt die Herstellung der Schlingkantbinden auf einem Breitwebstuhl unter Verwendung einer Spezial-Dreher-vorrichtung, die zwischen den einzelnen Bindenbreiten eingebaut ist und die die am Rand der Binden liegenden Kettfäden mit dem Schußfaden derart verschlingt, daß kein Ausfransen mehr möglich ist, wenn dann die Binden zwischen den Schlingkanten geschnitten werden. Bei der schlingkantigen Binde enden die Schußfäden am Rand der Binde und liegen gewisser-maßen frei; hingegen sind bei der einzeln gewebten Binde, die etwas teurer in der Herstellung kommt, die Schußfäden am Rand umgebogen, laufen wieder zurück und bilden so immer wieder umgeknickt mit den endständigen Kettfäden eine festgewebte Kante. Beide Arten von Binden geben durch ihre Dehnbarkeit einen schmiegsamen, aber festen Verband und üben eine Druck- und Massagewirkung aus. Haben sie durch öfteren Gebrauch ihre Elastizität ein-gebüßt, so werden sie durch Waschen in warmem Wasser wieder dehnbar. Die den Binden beigegebene Waschvorschrift ist zu beachten. Für gewisse Verbände wird die Idealbinde mit gewebten Kanten (z. B. Elasticon) bevorzugt, da ihre Ränder beim Anlegen der Binde weniger auftragen sollen. — Für wenig auffallende und nicht auftragende Verbände eignen sich haut-farbene Idealbinden, wie z. B. „Roselastic"- und „Rosidalbinden kräftig" in den Breiten von 6, 8, 10 und 12 cm.

Verwendung. Mit elastischen Binden verbundene Glieder erhalten ohne völlige Bewegungs-einschränkung einen festen Halt. Man verwendet Idealbinden bei Verstauchungen, Verren-kungen, Zerrungen und Sehnenscheidenentzündungen sowie zur Nachbehandlung von Brüchen. Als Kompressionsverband dienen Idealbinden therapeutisch zur Behandlung des varicösen Symptomkomplexes und prophylaktisch zur Verhinderung der Bildung von Venenentzün-dungen und Thrombosen vor und nach Geburten und Operationen. Bei Sport und Unfall bewähren sie sich als Stütz- und Entlastungsverband.

Lieferart. Einzeln banderoliert und in Zellglasumhüllung; für Krankenhäuser auch lose verpackt.

Elastische Binden (Idealbinden) mit Baumwollkette nach DIN 61632. Diese Binden sind erstmals 1959 genormt worden. Das Normblatt wurde zuletzt 1968 geringfügig geändert. Nach seiner Begriffsbestimmung sind Idealbinden Binden, die durch ihre poröse Webart und die Verwendung von Kreppzwirnen in der Kette der Länge nach elastisch sind; sie werden entweder mit Webkanten (webkantig) oder mit nicht ausfransenden Dreherleisten (schling-kantig) hergestellt. Vorgeschrieben sind *Fadendichte je cm:* Mindestens 16 Kett- und 15 Schuß-fäden, Bestimmung an der ungedehnten, flach auf den Tisch ausgelegten Binde. *Garnnummer und -drehung:* Kette, abwechselnd je 2 Fäden Nm 50 Z/2S (= 20 tex Z × 2S) und Nm 50 S/2Z (= 20 tex S × 2Z) bei jeweils mind. 1800 Zwirndrehungen je m gezwirnten Faden: Schuß nicht feiner als Nm 14 (= 72 tex) bzw. Zwirn Nm 28/2 (= 36 tex × 2) oder 2 × Nm 28 (gefacht). [Die Drehungsrichtung der Garne (Gespinstdrehung) und Zwirne (Zwirndrehung) wird durch die großen Buchstaben Z (= Rechtsdrehung) und S (= Linksdrehung) bezeichnet. Z-gedreht sind alle Garne und Zwirne, deren Drehung bei senkrecht gehaltenem Faden dem Schrägstrich des Buchstabens Z parallel ist, S-gedreht alle Garne und Zwirne, deren Drehung bei senkrecht gehaltenem Faden dem Schrägstrich des Buchstabens S parallel ist. Durch die Bezeichnung Nm 50 Z/2S wird also ausgedrückt, daß der betreffende Faden aus zwei einzelnen Garnen von der jeweiligen Feinheit Nm 50 besteht, mit Rechtsdrehung gesponnen und mit Linksdrehung gezwirnt.] *Werkstoff* in der *Kette* ist Zwirn aus 100% Baumwolle, roh, gebleicht oder gefärbt, jedoch nicht optisch aufgehellt, im *Schuß* Garn bzw. Zwirn aus mind. 67% Baum-wolle und bis zu 33% Zellwolle, roh, gebleicht oder gefärbt, jedoch nicht optisch aufgehellt. *Länge:* ungedehnt 2,5 m mit einer zulässigen Abweichung von ± 12,5 cm; gedehnt 5 m

± 15 cm Toleranz. Die *Dehnbarkeit* wird gemessen an der Binde bei einer Zugkraft von 1 kp je cm Bindenbreite während 1 Min.; sie muß mind. 90% der ursprünglichen Meßlänge betragen. Die *Breiten* der Binden sind 4 cm mit einer zulässigen Toleranz von +0,2 und −0,1 cm, ferner 6, 8, 10 und 12 cm mit einer zulässigen Toleranz von +0,4 und −0,2 cm, 15 cm (+0,6 und −0,3 cm), 20 cm (+0,8 und −0,4 cm), 25 cm (+1,0 und −0,5 cm) und 30 cm (+1,2 und −0,6 cm). Das *Gewicht* der Binde je cm Binden-Sollbreite soll mind. 6,8 g betragen. — Zur Bezeichnung von Idealbinden mit Baumwollkette nach obiger Norm sind außer Benennung und Kennzeichen (E) noch Angaben über die Bindenbreite in cm, die DIN-Nummer und die Ausführung (webkantig oder schlingkantig) erforderlich. Bezeichnungsbeispiel für eine schlingkantige elastische Binde (Idealbinde) mit Baumwollkette (E) von 8 cm Breite: „Elastische Binde E 8 DIN 61632 − schlingkantig".

Kennzeichnung s. Watten für medizinische Zwecke nach DIN 61640, S. 902.

Prüfung. Alle Prüfungen sind im Normalklima 20/65 DIN 50014 nach DIN 53802 durchzuführen. — Bestimmung der Feinheit des Rohgarnes nach DIN 53830 Blatt 1. — Bestimmung der Zwirndrehung nach DIN 53832 Blatt 1. — Bestimmung der Fadendichte nach DIN 53853 an der ungedehnten, flach auf den Tisch aufgelegten Binde. — Bestimmung der Bindenlänge und -Breite nach DIN 53851. — Bestimmung des Bindengewichts je cm Binden-Sollbreite: das durch Wägen der ganzen Binde festgestellte Gewicht wird durch die Binden-Sollbreite geteilt.

Prüfung auf optische Aufheller. Im filtrierten UV-Licht mit Schwerpunktswellenlänge von 366 ± 5 nm darf die Elastische Binde (Idealbinde) mit Ausnahme einzelner Fasern nicht stark aufleuchten.

Cotton Crêpe Bandage und Crêpe Bandage BPC 68. Beide Bindenarten stellen ein ähnliches Gewebe dar wie das der Idealbinden. Die erstere, mit der deutschen Idealbinde vergleichbar, besteht entweder in Kette und Schuß aus reiner Baumwolle oder in der Kette aus reiner Baumwolle und im Schuß aus Baumwolle mit Zellwolle oder aus reiner Zellwolle. Bei der leichteren Crêpe Bandage sollen die Kettgarne teils aus Baumwolle, teils aus Wolle bestehen, die Schußgarne nur Baumwolle enthalten. Die Binden können auch gefärbt sein.

Cotton Crêpe Bandage soll mindestens 17 Kettfäden und 7,8 Schußfäden je cm aufweisen, letztere an der völlig gedehnten Binde gemessen (im ungedehnten Zustand somit 16 Schußfäden je cm). Flächengewicht mind. 140 g/m², bezogen auf die Breite im ungedehnten Zustand und auf die völlig gedehnte Länge (dies entspricht ca. 7,0 g pro cm Bindenbreite bei 5 m gedehnter Länge und ca. 100%iger Dehnbarkeit der Binde).

Crêpe Bandage, eine Binde von 3 inch. = 7,6 cm Breite, soll in der Kette, im ungedehnten Zustand gemessen, mindestens 47 Baumwollfäden (= 6,2 Fäden je cm) und 94 Wollfäden (ca. 12,3 Fäden je cm) − zusammen ca. 18,5 Fäden je cm − sowie mindestens 10 Schußfäden aus Baumwolle je cm, bezogen auf die völlig gestreckte Binde, im ungedehnten Zustand somit ca. 20 Fäden, aufweisen. Bestimmte Garnstärken und Drehungen für die Kett- und Schußgarne sind vorgeschrieben. Flächengewicht mindestens 115 g/m², bezogen auf die Breite im ungedehnten Zustand und die völlig gedehnte Länge, was ca. 5,75 g per cm Bindenbreite bei 5 m gedehnter Länge und der geforderten mindestens 100%igen Dehnbarkeit der Binde gleichkommt. Die Binde muß mindestens $33^1/_3\%$ Wolle enthalten. Nach der genau beschriebenen Gehaltsbestimmung der Wolle wird diese aus dem Mischgewebe mit kochender verdünnter NaOH (5%) herausgelöst.

Für beide Arten ist die *Bestimmung der Elastizität* vorgeschrieben: Vor Durchführung der Prüfung muß das Material wenigstens 6 Std. lang einer Atmosphäre von 63 bis 67% rel. Luftfeuchtigkeit und 18 bis 22° ausgesetzt werden. Auf einem Dehnungs- und Zugkraftprüfgerät (Dynamometer) wird das eine Ende des Bindenstückes in einem festen Griff und das andere Ende in einem beweglichen Griff derart befestigt, daß sich die Binde in der elastischen Richtung (Kreppgarnrichtung) ausdehnen kann. Nach Messung der ungedehnten Länge zwischen den Griffen wird dann an den beweglichen Griff des Prüfgerätes eine Spannung von 6 lbs. per inch Breite angelegt (entspr. 1,072 kp pro 1 cm) und auf diese Weise die gedehnte Länge bestimmt. Sie darf bei Crêpe Bandage nicht weniger als das 2fache der ungedehnten Länge sein. Nach einer Spannungsdauer von 1 Min. wird das Bindenstück sogleich freigelassen und das Erholungsvermögen gemessen. Man bestimmt die Länge, auf die die Binde nach 5 Min. der Entspannung zurückgegangen ist. Das Längenmaß nach der Entspannung soll bei Crêpe Bandage nicht mehr als $^2/_3$ der gedehnten Länge betragen, bei Cotton Crêpe Bandage nicht mehr als $^4/_5$. Das Erholungsvermögen ist somit bei Crêpe Bandage ein besseres als bei Cotton Crêpe Bandage. Gute Qualitäten der deutschen Idealbinden erfüllen hinsichtlich Dehnbarkeit und des Erholungsvermögens die Anforderungen des BPC in ähnlicher Weise.

„Nabelbinden, elastisch" sind in gedehntem Zustand ca. 2 m lange, 5 bis 6 cm breite Idealbinden, jedoch nicht genormt.

Elastische Binden mit Kräuselperlon- oder -nylonkette. Sie werden wie Idealbinden hergestellt. Kettgarne sind Kräuselnylon- oder Kräuselperlonfäden, Schußgarne bestehen aus Baumwolle oder Zellwolle. Die Dehnbarkeit dieser Binden ist sehr unterschiedlich und beträgt je nach Verwendungszweck 60 bis 150%. Die Binden sind gedehnt meist 5 m lang und 6, 8, 10 und 12 cm breit, weiß oder hautfarben. Bekannt sind: *Perlon-Elastic-Binden* (Hersteller Braun, Wolfstein), die in der Kette aus Perlongarnen (Helanca-Kräuselperlon) und im Schuß aus Baumwollgarnen 2 × tex 14 oder Nm 70 (gefacht) bestehen; von ähnlicher Beschaffenheit ist die *Rosidalbinde „fein"* (Lohmann KG). *Suprabinden* (Hersteller Bender, Kaiserslautern), ebenfalls mit Perlonkette und Schuß aus hautfarbenen Baumwollzwirnen. *Nylabinden* (Hersteller Hartung, Hannover) aus Kräuselnylon in der Kette. — Diese Binden haben gegenüber den Idealbinden mit Bw-Kette den Vorteil, daß sie ein größeres Erholungsvermögen besitzen, auch nach dem Waschen, d. h. die Elastizität erlahmt nicht so schnell im täglichen Gebrauch. Als nachteilig wird mitunter empfunden, daß Patienten diese Binden nicht immer so gut vertragen (wahrscheinlich wegen der sehr geringen Feuchtigkeitsaufnahme der Synthesefasern) wie die Idealbinden, die dem Verband eine bessere Stützkraft zu verleihen vermögen.

Die Durelastbinde (Lohmann KG) und die Lastobind (Paul Hartmann AG) sind mit stark gekräuselten Synthesekettgarnen (aus Polyamid) und gezwirnten Baumwollfäden gewebte Binden. Sie sind wie die Rhena-Varidress, hautfarben, „Normal" und „Spezial" (Hersteller: Internationale Verbandstoff-Fabrik, Schaffhausen), einer Kombination von gekräuselten Nylongarnen und Baumwollzwirnen, dauerhaft elastisch und vor allem spannkräftiger als die gewöhnlichen Idealbinden und die eingangs erwähnten Perlon- und Nylon-Elastikbinden. Die Dehnbarkeit dieser Binden liegt zwischen ca. 60 und 70%. Die gedehnte Länge beträgt ca. 5 m. Es handelt sich bei diesen Binden um „dauerelastische Binden mit kurzem Zug". Sie ermöglichen eine sehr straffe Kompression und sind besonders bei der Varicenverödung angezeigt. Sie sind alterungsbeständig und kochfest, unempfindlich gegen Fette, Salben und Schweiß.

Als elastische Binde zum Fixieren von Verbänden und für sehr leichte Kompressionsverbände haben in letzter Zeit die nachstehenden Binden Eingang gefunden. Sie sind ca. 100 bis 150% dehnbar, im gedehnten Zustand ca. 4 m lang und 20/21fdg. Breiten: 6, 8 und 10 cm. a) Elastextrem der Fa. Wüsthoff & Co., Wermelskirchen, b) Lastotel der Fa. Paul Hartmann AG und c) Transelast der Fa. Lohmann KG.

Elastische Binden mit Gummifadenkette. Binden mit Gummifadenkette. Gummikettfadenbinden. Dauerelastische Gummifadenbinden. Diese durch besondere Elastizität und Spannkraft sich auszeichnenden, elastischen, meist rosa oder hautfarben getönten Binden enthalten in der Kette mit Baumwollgarnen umwundene Gummifäden.

Die umwundenen Gummifäden wechseln in bestimmter Reihenfolge ab mit stark gezwirnten, in der Regel dünnen Baumwoll- oder Zellwollfäden. Im Schuß werden Baumwollgarne verwendet. Beim Weben werden die Gummifäden so stark vorgedehnt, daß sie sich nach dem Entspannen der Binde auf etwa $^1/_3$ der gedehnten Länge zusammenziehen. Die Gummifäden verleihen daher den Binden eine hohe Dehnbarkeit (bis etwa 200%), eine dauernde Elastizität und ein sehr gutes Erholungsvermögen nach der Entspannung. Gummifadenbinden lassen sich auch netzartig wirken, wobei sehr feine, mit Baumwollgarnen oder Nylonfäden umwundene Gummifäden und merzerisierte Baumwollgarne (zwecks Steigerung der Schrumpfung mit starker Lauge kurz behandelt) verwendet werden. Wie bei der Fertigung der Idealbinden werden auch die elastischen Binden mit Gummifäden maximal gedehnt und dann geschnitten. Um das beim Gebrauch der Binde mögliche Einziehen oder Zurückrutschen der Gummifäden an den Schnittenden zu vermeiden, werden die Bindenenden durch Steppnähte oder durch Verklebung fixiert.

Die meisten dauerhaft elastischen Gummifadenbinden können gewaschen und gekocht werden. Die Waschanleitungen müssen sorgfältig beachtet werden; nicht unter Zug trocknen.

Anwendung. Derartige dauerhaft elastische Gummifadenbinden wie z. B. die *Dauerbinde* der Lohmann KG, in den Ausführungen „kräftig" und „fein" (seit 1968 werden diese Binden mit Polyurethan-Elastomerfäden hergestellt), ca. 7 m maximal gedehnt, die *Dauerelastische Gummiwickelbinde Diakon „Teufel"* in den Ausführungen „*kräftig*" und „*fein*" (gedehnt ca. 7 m lang), die *Eloflex* (neuerdings unter Verwendung von Lycrafäden anstelle von Gummifäden) der Fa. Beiersdorf & Co. AG, die *Lastodur* der Paul Hartmann AG (seit 1966 mit Polyurethan-Elastomerfäden in zwei Ausführungen, s. Abschnitt „Elastische Binden mit Polyurethan-Elastomer-(PUE)-Kette", jeweils ca. 7 m maximaler Dehnungslänge finden in den Breiten von 6, 8, 10 und 12 cm Anwendung als Stütz- und Entlastungsverbände, zu Kompressionsverbänden beim varicösen Symptomenkomplex, bei allen Stauungen und Schwellungen. In kürzeren Abmessungen, meist 3,5 m, aber auch 3 m und 2,5 m gedehnt, dienen diese dauerelastischen Binden für Gelenkverbände. Eine Sonderausführung der Dauerbinde „fein" 8 und 10 cm ist mit dem selbsthaftenden Verschluß (Velcro-Klettenband) ausgerüstet, der die Verwendung von Verbandklammern überflüssig macht. Die Normalausführungen der Dauerbinde, kräftig und fein, sowie die Gelenkverbände sind am Anfang und Ende breit mit Samt beflockt, wodurch unangenehme Druckstellen vermieden werden können.

BPC 68 führt elastische Gummifadenbinden mit Baumwolle und auch mit Zellwolle, die von ähnlicher Beschaffenheit und Zusammensetzung wie die oben beschriebenen Gummifadenbinden sind, unter der Bezeichnung *Cotton and Rubber Elastic Bandage* (Synonym: „Cotton Elastic Bandage") mit mindestens 70 g/m², bezogen auf die völlig gedehnte Binde, und *Rayon and Rubber Elastic Bandage* (Synonym: „Rayon Elastic Bandage") in naturfarbener und gefärbter Ausführung. In der kräftigeren Rayon Elastic Bandage mit mindestens 105 g/m², bezogen auf die völlig gedehnte Binde, besteht die Kette aus in bestimmter Reihenfolge wechselnden Zellwollgarnen und kombinierten Baumwoll-Gummifäden, das Schußgarn aus Zellwolle. Bezüglich der Dehnbarkeit wird gefordert, daß beide Bindensorten in gedehntem Zustand mindestens das Doppelte der ungedehnten Länge erreichen müssen und nach der Entspannung die Bindenlänge nicht mehr als ³/₅ der gedehnten Länge betragen darf. BPC 68 führt weiterhin unter der Bezeichnung *Cotton and Rubber Elastic Net Bandage* eine elastische Baumwollgummibinde aus einem charakteristischen, bandartigen Netzgewebe, bestehend aus Kettfäden aus Baumwollgummifäden und Klöppelfäden aus merzerisierten Baumwollzwirnen. Diese Binde ist auch querelastisch und muß hinsichtlich Spannkraft, Dehnbarkeit und Erholungsvermögen besonderen Anforderungen genügen. m²-Gewicht bezogen auf die ungedehnte Binde mindestens 140 g/m². Sie ist dünn und sehr porös, längs- und querelastisch und deshalb besonders angenehm zu tragen, eignet sich vor allem zum Vorbeugen und zum Nachbehandeln, wenn über längere Zeit ein elastischer Druck ausgeübt werden soll. — Ein ähnliches Produkt war in Deutschland unter dem Namen „Lastonet" (Vertrieb: Paul Hartmann AG) auf dem Markt.

Elastische Binden mit Polyurethan-Elastomer (PUE)-Kette. Die ausgezeichneten Erfahrungen, die beim Gebrauch elastischer Textilien mit PUE-Fäden (s. auch S. 886 in den letzten Jahren gemacht wurden, gaben Veranlassung, in einigen dauerelastischen Binden die Gummifäden durch mit Baumwollgarn umwundene PUE-Fäden in der Kette zu ersetzen, die in bestimmter Reihenfolge mit stark gezwirnten Baumwoll- oder Zellwollfäden wechseln. Die Gewebekonstruktion der mit PUE-Fäden hergestellten Binden mußte nicht unwesentlich geändert werden. Infolge der höheren Spannkraft der PUE-Fäden gegenüber gleichstarken Gummifäden können dünnere PUE-Fäden eingesetzt werden. Die elastischen Binden werden leichter; die Eigenschaften dieser Binden wurden in mehrfacher Hinsicht verbessert.

Die ersten auf dem deutschen Markt erschienenen dauerelastischen Binden mit PUE-Fäden sind Lastodur „straff" und „weich", mit langem Zug (Paul Hartmann AG), ca. 180 bis 200% dehnbar, mit max. Dehnungslänge 7 m, in Breiten von 6, 8, 10, 12 und 20 cm. Ihnen folgte „Eloflex mit Lycra", mit kurzem Zug, ca. 125% dehnbar, 8, 10 und 12 cm, jeweils gedehnt 6 m lang, und weiterhin die Dauerbinden „kräftig" und „fein", ebenfalls mit langem Zug (Lohmann KG), ca. 7 m gedehnt, in den Breiten 6, 8, 10 und 12 cm bei der Ausführung „fein" und mit der zusätzlichen Breite von 20 cm in der Ausführung „kräftig". Diese Binden dienen zur Behandlung des varicösen Symptomenkomplexes.

In der gleichen Qualität finden kürzere Binden, gedehnt ca. 3,5 m lang, so der „Lastodur-Gelenkverband" „straff" in den Breiten 6, 8 und 10 cm und die Lohmann-Gelenkverbände „kräftig" und „fein" in Breiten von 6 bis 12 cm, wie der Name sagt, als Gelenkverband Verwendung für Stützverbände bei Distorsionen und zu Sportbandagen.

Die elastischen Binden mit PUE-Kette sind hautverträglich, koch- und sterilisierfest, alterungsbeständig und unempfindlich gegen Fette, Salben und Schweiß, auch gegen Benzin und andere Chemischreinigungsmittel. Sie zeichnen sich durch lange Lebensdauer und volle Spannkraft auch nach häufigem Waschen oder Kochen aus. Um evtl. Farbänderungen beim Kochen der Binde in sodahaltigen Waschmitteln zu vermeiden, sollten diese Binden nur mit Feinwaschmitteln gewaschen werden.

Kreppapierbinden. Die leicht und irreversibel dehnbaren (110 bis 130%) Binden aus gebleichtem Kreppapier dienen einfachen und billigen Verbänden; Qualitäten: Fein gekreppt und stark gekreppt, in verschiedenen Breiten mit je ca. 4 m Länge. Sie werden mit Vorliebe für die Fixierung von Polsterstoffen (Polster- und Zellstoffwatten) bei Gips- und anderen Stützverbänden genommen.

Arzneimittel enthaltende Verbandstoffe

Verbandstoffe, die Arzneimittel im Sinne des § 1 Abs. 1 des Arzneimittelgesetzes enthalten, gelten als Arzneimittel im Sinne des § 1 Abs. 2 des Gesetzes. Beispiele hierfür sind Salicylwatte, Jodoform-, Vioformmull, Clauden-, Stryphnontamponadebinden, Gipsbinden, Salbenkompressen, Zinkleimbinden. Für Brandbinden, die ebenfalls als Arzneimittel enthaltende Verbandstoffe anzusehen sind, gilt hinsichtlich der Abgabe eine Sonderregelung nach § 29 Nr. 4 des AMG, wo sie den Arzneimitteln im Sinne des § 1 Ab. 1 zugeordnet werden. Die Herstellung solcher imprägnierter Verbandstoffe kann erfolgen durch gleichmäßiges Einstreuen und Einstreichen des Arzneistoffs oder der daraus hergestellten Zubereitung in Pulver- oder Pastenform in oder auf den Verbandstoff, sowie durch Tränken des Verbandstoffs mit den in indifferenten Flüssigkeiten gelösten oder feinst suspendierten Chemikalien oder Arzneistoffen mit nachfolgendem Trocknen oder durch Tränken des Verbandstoffs mit geschmolzenen Salbenmassen, die evtl. auch arzneilich wirksame Zusätze enthalten.

Imprägnierte Verbandstoffe. Die Herstellung der imprägnierten Verbandstoffe geschieht heute mit geringen Ausnahmen in den Verbandstofffabriken, wofür besondere maschinelle Einrichtungen erforderlich sind. Die Verwendung von imprägnierten Verbandstoffen ist in den letzten beiden Jahrzehnten sehr stark zurückgegangen, doch werden kleinere Mengen, besonders mit Antiseptica, Bakteriostatica und Haemostyptica imprägnierte Watten und Verbandgewebe sowie Rheumawatten und Mentholwatten immer noch hergestellt. Die Imprägnierung erfolgt heute im wesentlichen im Naßverfahren. Nach den folgenden Ausführungen und Vorschriften kann man auch im Apothekenlaboratorium mit einfachen Hilfsmitteln kleinere Mengen herstellen.

Bei *Imprägnierung von Wattevliesen* sollten der gleichmäßigen Verteilung wegen die Arzneimittel nur in gelöstem Zustand vorliegen. *Verbandgewebe* können auch mit Arzneistoffen imprägniert werden, die in der Imprägnierflüssigkeit fein suspendiert sind, sofern die Arzneistoffe in keinem Lösungsmittel löslich sind oder diese zu kostspielig sind. Nach Möglichkeit verwende man als *Imprägnierflüssigkeit* frisch destilliertes Wasser oder Äthylalkohol (für Imprägnierung von Verbandstoffen ist ein mit Äther vergällter Spiritus amtlich zugelassen); organische Lösungsmittel müssen nach dem Verdunsten rückstandsfrei sein. Zur Aufnahme der Imprägnierflüssigkeiten dienen als *Imprägniergefäß* Schalen oder Wannen aus Glas, Porzellan, Steinzeug oder V4A-Stahl. Für das Auspressen der überschüssigen, vom Verbandstoff aufgenommenen Flüssigkeit ist eine *Wringmaschine* erforderlich, deren Quetschwalzen auf verschiedenen Druck einstellbar sind. Wenn verschiedene Imprägnierungen gängig sind, sollten unbedingt auch verschiedene Wringmaschinen aufgestellt werden, wenigstens eine für indifferente und eine für nicht indifferente Substanzen. Verbandgewebe halten durchschnittlich auf 1 kg ca. $1^1/_2$ l, Watten auf 1 kg ca. 2 l Flüssigkeit nach dem Passieren der Wringmaschine zurück. Danach ist leicht die Menge der Lösungen abzumessen oder der Druck der Walzen zu regulieren. Anstelle des Auspressens kann die Abtrennung überschüssiger Imprägnierflüssigkeit auch durch Zentrifugieren des getränkten Verbandstoffs in einer einfachen, aber korrosionsbeständigen Trommelschleuder erfolgen, mit der je nach Schleudereffekt die Flüssigkeit bis auf 60 bis 80%, bezogen auf Trockenware, entfernt werden kann. Bei den meisten

Imprägnierungen sind *Fixierungsmittel* notwendig, so verwendet man vorzugsweise bei löslichen Arzneistoffen Glycerin und flüssiges Paraffin. Zur besseren Fixierung von an Geweben
schlecht haftenden wasserunlöslichen Arzneistoffen, besonders in höherer Konzentration (z. B.
Dermatol- und Vioformgaze 10%, s. dort) hat sich neben Glycerin auch Methylcellulose
(Tylose, Adulsion) bewährt.

1. Lösliche Arzneimittel werden in Wasser, Alkohol, Äther, einem sonstigen Lösungsmittel
oder Lösungsmittelgemisch gelöst. Die Lösung wird, soweit erforderlich, noch mit einem
Fixierungsmittel versetzt und so weit verdünnt, daß beim Auspressen mit der Wringmaschine
so viel von der Lsg. im Verbandstoff zurückbleibt, wie dem verlangten Prozentgehalt entspricht.
Watten werden je nach Dicke des Vlieses in zwei- bis vierfachen, Verbandgewebe in acht- bis
zehnfachen Lagen zusammengefaltet und in die Imprägnierflüssigkeit getaucht und sogleich
ausgepreßt. Es ist empfehlenswert, stets mit einem nur geringen Überschuß an Flüssigkeit
zu arbeiten und von letzterer in dem Maße, wie sie verbraucht wird, nachzufüllen.

2. Unlösliche Arzneimittel werden in feinst gepulvertem Zustand unter Zusatz eines
Fixierungsmittels in die Imprägnierflüssigkeit, meist Wasser, dem wegen der gewünschten
rascheren Trocknung des imprägnierten Verbandstoffs oft noch Äthylalkohol zugesetzt wird,
aufgeschlämmt. In das Imprägniergefäß gibt man etwas mehr von dieser Suspension als zur
gleichmäßigen Durchtränkung einer gegebenen Menge Verbandstoff veraussichtlich erforderlich ist, arbeitet diesen gut durch und läßt ihn durch die Wringmaschine laufen. Die Quetschwalzen sind so einzustellen, daß mit der Flüssigkeit die verlangte Menge Arzneimittel im
Verbandstoff zurückbleibt. Man verrührt die beim Auspressen zurücklaufende und in der
Imprägnierwanne verbliebene mit einer neuen, so großen Menge der Suspension, wie die nach-
kommende Verbandstoffmenge aufsaugt, preßt aus und verarbeitet in gleicher Weise die
ganze Imprägnierflüssigkeit. Nach diesem Verfahren erzielt man eine befriedigende Verteilung. Es lassen sich auf diese Art nur lockere Gewebe, wie Mull usw., imprägnieren, nicht aber
Watte mit ihrem dichten Faservlies, auf deren Oberfläche sich der größte Teil der pulverförmigen Substanzen niederschlagen würde, ohne in wesentlicher Menge in das Innere des
Vlieses einzudringen. Wenn Watten mit unlöslichen Arzneimitteln imprägniert werden sollen,
so bleibt nur der Weg des Einstreuens. In die auf einer Tafel ausgebreitete Watte wird mittels
eines Siebes der feinstgepulverte Arzneistoff eingestreut; eine möglichst gleichmäßige Verteilung nach dem Innern wird durch gelindes Klopfen mit einem Stab unterstützt.

3. Bei sparsamem Einsatz kostspieliger Lösungsmittel, wie z. B. Weingeist, für die Imprägnierung von Watten bringt man die Arzneimittel oder Chemikalien in Lösung, verdünnt
mit dem Lösungsmittel oder einer geeigneten indifferenten Flüssigkeit auf eine gewisse Menge.
In abdeckbaren oder geschlossenen Behältern aus Steinzeug, V4A- oder Silimanit-Stahl legt
man ein Wattevlies aus und verteilt gleichmäßig mit einem Sprayer ca. 150 bis 250, maximal
350 ml der klar filtrierten Imprägnierflüssigkeit auf ein Vlies von etwa 250 g. So werden nacheinander mehrere Vliese mit der Imprägnierflüssigkeit eingespritzt. Die angegebene Flüssigkeitsmenge genügt bei dem nachfolgenden Pressen, um eine gleichmäßige Durchfeuchtung zu
bewerkstelligen. Die imprägnierten Vliese werden dann zwei- bis vierfach zusammengelegt
und in den Behältern mit einer Holz- oder Metallplatte, die mit einer Kunststoffolie umhüllt
ist, abgedeckt, mit Gewichten stark beschwert und so mehrere Stunden einem kräftigen Druck
ausgesetzt. Dadurch wird eine gleichmäßige Verteilung der Lösung erreicht.

Die imprägnierten und abgepreßten Verbandstoffe sind ohne Verzug zu trocknen. Auf das
Trocknen ist besondere Sorgfalt zu verwenden. Mit riechenden Chemikalien oder Arzneistoffen imprägnierte Verbandstoffe müssen von anderen getrennt getrocknet werden. Die
Trocknung ist in staubfreien, lichtgeschützten, gutbelüfteten und verschließbaren Räumen
vorzunehmen. Die Absaugkanäle der mit Dampf- oder Heißwasserheizung oder mit Infrarotstrahlen (nur bei rein wässerigen Imprägnierflüssigkeiten) erwärmten Trockenräume sollen
möglichst nahe dem Fußboden angebracht sein, damit schwere Dämpfe (Äther) sicher aus dem
Raum entfernt werden.

Die Verbandstoffe müssen in möglichst dünnen Schichten in den Trockenräumen aufgehängt
oder ausgebreitet werden. Beim Trocknen in dickeren Lagen kann sich der imprägnierte Stoff
infolge der Kapillarität der Faserstoffe an der Oberfläche des Verbandstoffs anreichern, so daß
die Imprägnierung ungleichmäßig wird. Gewebe werden am besten aufgehängt, Watten auf
Horden gelegt oder über glatte, vierkantige, gut gereinigte Holzstäbe gehängt. Im Großbetrieb
trocknet man die im Foulard imprägnierten Gewebe auf dem Spann- und Trockenrahmen.

Berechnung des Prozentgehalts. Der Gehalt eines imprägnierten Verbandstoffs wurde
früher meist „auf Hundert" angegeben, d. h. es wurde angegeben, wieviel Teile des imprägnierten Mittels auf 100 Teile des reinen Verbandstoffs verwendet worden sind. Danach wurde z. B.

10%iger Jodoformmull aus 100 Gew.-T. Mull und 10 Gew.-T. Jodoform hergestellt, wozu meist noch ein Fixierungsmittel in Höhe von 2 bis 5% kam. Ein so hergestellter „10%iger" Jodoformmull enthielt demnach in 100 T. des Erzeugnisses höchstens 9 T. Jodoform. 50%iger Jodoformmull (s. S. 950) wird heute noch aus 100 T. Mull, 50 T. Jodoform und 5 bis 10 T. Fixierungsmittel hergestellt und enthält demnach in 100 T. höchstens 33¹/₃ T. Jodoform. — Das Erg. B. 6 und andere Pharmakopöen schreiben die Berechnung „vom Hundert" oder „in Hundert" vor, d. h. wieviel Teile des Imprägniermittels *in* 100 T. des imprägnierten Verbandstoffs enthalten sein sollen. Die für die Imprägnierung verwendeten Verbandstoffe müssen selbstverständlich den Anforderungen des Arzneibuchs oder der Normblätter entsprechen. Zulässige Abweichungen vom deklarierten Gehalt des Arzneimittels im Verbandstoff von ± 10 bis 20% sind gestattet.

Mit Antiseptica imprägnierte Verbandstoffe haben in der letzten Zeit in Deutschland an Bedeutung sichtlich verloren. So sind die vor dem letzten Krieg gelegentlich noch vorgenommenen Imprägnierungen mit den folgenden antiseptisch und hämostatisch wirksamen Stoffen völlig aus dem Gebrauch gekommen: Airol (Bism. oxyjodogallic.) und andere organische Jodverbindungen wie Aristol, Europhen, Jodol, Loretin (-Calcium), Nosophen, Sanoform, Sozojodolnatrium, Sozojodolkalium und Thiophenjodid, Arnicatinktur, Benzoesäure, Chinin, Chinosol, Cotargit (eine Verbindung von Cotarninhydrochlorid mit Eisenchlorid), Eukalyptol, Eugenol, Euguform, Europhen, Ferridyrin, Formaldehyd, Hamamelistinktur, Isoform, Quecksilberoxycyanid, Salol, Stypticin, Styptol, Silbersalze und kolloidales Silber, Tannin, Thigenol, Thymol u. a. Noch gängig sind antiseptisch imprägnierte Verbandgewebe wie Mull und Tamponadebinden mit Dermatol (Hoechst) oder Bismutum subgallicum 5% und 10%, Jodoform 5%, 10% und 50%, Pyoctanin (coeruleum, Merck) 0,5% und 2% (s. S. 951), Rivanol (Hoechst) 2%, Trypaflavin (Hoechst) 2% und 3%, Vioform (Ciba) oder Jodchloroxychinolin 2%, 5% und 10%, Xeroform (Heyden) oder Bismut. tribromphenylic. (Bitribrom) 5% und 10%, Yatren (Bayer) 5% und 10%. Von den mannigfachen früheren antiseptisch imprägnierten Watten sind praktisch nur noch Phenol- und Salicylwatte in Verwendung.

Borsäurewatte und -mull 10%ig werden in Deutschland und auch in den meisten anderen Ländern kaum noch gebraucht. — Borlint, Borsäurelint (s. S. 930). Sterilisation: Wegen der Flüchtigkeit der Borsäure mit Wasserdämpfen empfiehlt es sich, die mit Borsäure imprägnierten Verbandstoffe nur 10 bis 20 Min. bei 110 bis 115° im Autoklaven zu behandeln.

Boric Acid Lint (Synonyms: Boric Lint; Boracic Lint) BPC 63 ist mit rund 5% Borsäure imprägniert. Der Gehalt an Borsäure kann zwischen 3 und 7% schwanken. Zur Unterscheidung von Absorbent Lint wird Boric Acid Lint rosa gefärbt.

Gehaltsbestimmung. In einer Stöpselflasche werden genau 5,00 g mit 50 ml heißem Wasser übergossen, 40 ml Glycerin zugegeben und kräftig geschüttelt. Nach dem Erkalten wird mit 0,2 n NaOH und Phenol Violett-Lsg. als Indikator (schwach alkoholische Lsg. (20%) von 0,15 g Thymolblau und 0,025 g Phenolphthalein sowie 3,25 ml 0,1 n NaOH in 250 ml) titriert. 1 ml 0,2 n NaOH entspricht 0,012 37 g H_3BO_3.

Gossypium cum Acido borico Helv. V, Borwatte, Coton boriqué, Cotone Borico. Ein bestimmter Gehalt ist nicht vorgeschrieben. Zur Herstellung muß, ebenso auch bei Phenol- und Salicylwatte des Helv. V, Gossypium depuratum verwendet werden. Die Imprägnierung (mit heißer Borsäure-Lsg.) ist so vorzunehmen, daß der auf der Packung angegebene Prozentsatz an Borsäure in 100 Gew.-T. der imprägnierten Watte vorhanden ist. Abweichungen von ± 20% sind zulässig. Vor Licht geschützt in doppelter Umhüllung an kühlem, trockenem Ort aufbewahren. Acidimetr. Gehaltsbestimmung wie üblich unter Glycerinzusatz.

Dermatolmull 5%: 70 g Dermatol werden mit 120 g Glycerin und 1650 g Wasser fein angerieben und damit 1200 g Verbandmull durchgearbeitet.

Dermatolmull 10%: 150 g Dermatol, 200 g Glycerin und 1500 g Wasser auf die gleiche Menge Mull. Ebenso wird Verbandmull mit Bismut. subgallic. imprägniert.

Tela cum Bismutylo gallico ÖAB 9, Wismutgallatmull ist mit basischem Wismutgallat imprägnierter Verbandmull aus Baumwolle oder Zellwolle mit 9,0 bis 11% bzw. 18,0 bis 22% Gehalt. Auf die sehr ausführlich beschriebene Gehaltsbestimmung wird hier verzichtet.

Tela cum bismutho gallico basico CsL 2 ist mit 10% Wismutgallat (Toleranz ± 10%) imprägnierte hydrophile Gaze und darf nur sterilisiert abgegeben werden.

Jodoformwatte und -mull

Wegen der trocknenden und sekretionsbeschränkenden, desodorisierenden und granulationsfördernden Eigenschaften sind mit Jodoform imprägnierter Mull und Tamponadestreifen heute immer noch besonders für Tamponadezwecke geschätzt. Die üblichen Konzentrationen bei Mull sind 5% und 10%; daneben sind gelegentlich Mull und Tamponadestreifen mit 50% Jodoform im Gebrauch. Jodoformwatte findet kaum mehr Anwendung. Sie kann durch Einstreuen in das ausgebreitete, möglichst dünne Wattevlies oder durch Tränken der Watte mit in heißem A. gelösten Jodoform hergestellt werden. Es ist zweckmäßig, während der Imprägnierung einige Tropfen Ammoniakflüssigkeit zuzusetzen, um eine Zersetzung des Jodoforms zu verhindern.

Tela Jodoformii Erg.B. 6: 1000 T. Verbandmull werden mit einer Lsg. von 110 T. Jodoform in 5 T. Paraffin. liqu., 800 T. Ae. und 200 T. A. (90 Vol.-%) getränkt. Gehaltsbestimmung nach Erg. B. 6. — 50%ige Imprägnierung: Man tränkt zweimal hintereinander 1000 T. Mull mit einer Lsg. von 250 g Jodoform in 1700 ml Benzol, 650 ml Ae. sowie 40 ml flüssigem Paraffin und trocknet jeweils nach der Imprägnierung im Luftstrom von Zimmertemperatur. — Gehaltsbestimmung nach Erg. B. 6.

Sterilisation. Die zur Herstellung und Abgabe nötigen Geräte werden für sich sterilisiert, während das Jodoform unter Beachtung aseptischer Kautelen abgewogen, aufgelöst und das zuvor im Autoklaven sterilisierte Gewebe mit der Lsg. imprägniert wird.

Aufbewahrung und Verpackung. Vor Licht und Feuchtigkeit geschützt. Zum Schutz gegen zu rasches Verflüchtigen des Jodoforms und gegen Lichteinwirkung haben sich transparente Cellulosefolien, schwarzes Papier, stabile Kartons, braune Glasflaschen in geeigneter Kombination bewährt. Jodoform-Verbandstoffe, die nicht in Glasflaschen verpackt sind, sollten nicht länger als sechs Monate vor dem Gebrauch gelagert werden.

Jodoformii Gossypium und Tela Belg. IV. Mit 10% Jodoformgehalt: 880 T. Watte oder Mull werden mit einer Lsg. von 100 T. CHJ_2 und 20 T. flüssigem Paraffin in ca. 1500 T. Ae. getränkt.

Tela cum Iodoformio, Jodoformgaze, Gaze iodoformeé, Garza con iodoformio, Helv. V. Gehalt an Jodoform ist freigestellt, handelsüblich meist 5% und 10%. Abweichungen vom deklarierten CHJ_3-Gehalt max. ± 20% sind erlaubt. Sterilisation durch Tyndallisation: In verschlossenen Gefäßen (Blechbüchsen) an drei aufeinanderfolgenden Tagen bei 60 bis 65° während 1 Std. erhitzen. Aufbewahrung in der Zwischenzeit nicht unter 15°. Gehaltsbestimmung: 2,0 g Jodoformgaze extrahiert man während 5 bis 6 Std. in einem Soxhlet-Apparat (ohne Extraktionshülse). Das Kölbchen wird beschickt mit 40 ml 0,1 n $AgNO_3$ (genau gemessen), 40 ml W., 10 ml konz. HNO_3 und einer Methylalkoholmenge, entsprechend den Dimensionen des Extraktionsaufsatzes. Der Kolben muß während der Extraktion bis an den Hals in das Wasserbad eintauchen. Nach beendeter Extraktion läßt man den Extraktionsaufsatz sich noch einmal mit M. anfüllen und entfernt ihn dann vom Kolben, bevor der Alkohol zurückfließt. Nach dem Erkalten versetzt man den Kolbeninhalt mit 5 ml Eisenammoniumalaun (30 g in 100 ml W. Diese Lsg. mit soviel ca. 0,1 n HNO_3 versetzen, bis die braune Farbe in Grünlichgelb übergegangen ist) und mit 2 n NH_4SCN zurücktitrieren Die Anzahl ml verbrauchtes 0,1 n $AgNO_3$ (1 ml 0,1 n $AgNO_3$ = 0,01313 g CHJ_3) ergibt, mit 0,656 multipliziert, die in 100 g Gaze enthaltene Menge Jodoform. — Aufbewahrung in gut verschlossenen Blechbüchsen an kühlem, trockenem Ort.

Tela cum jodoformo 10% CsL 2. Mit 10% Jodoform (Toleranz ± 20%) imprägnierte hydrophile Gaze (s. dort) darf nur sterilisiert abgegeben werden.

Tela cum Jodoformio ÖAB 9, ein mit Jodoform imprägnierter Verbandmull aus Bw oder ZW mit 8 bis 12% Gehalt. — Gehaltsbestimmung ähnlich wie in Helv. V. — Aufbewahrung: Vor Licht geschützt, in doppelter, staubsicher verklebter Umhüllung an kühlem, trockenem Ort.

Tela cum Iodoformio Jug. II. Gehalt 8 bis 10,5% Jodoform. Herstellung: 10 g Jodoform werden in einer Mischung von 70 g Ae., 70 g A. (90 Vol.-%) und 0,5 g flüssig. Paraffin gelöst. Mit dieser Lsg. werden 90 g Verbandmull gleichmäßig durchtränkt.

Phenolwatte, Gossypium phenolatum Erg.B. 6 ca. 5%: 60 T. Phenol. liquef., 1300 T. Spiritus 90 Vol.-%; mit dieser Lsg. tränkt man gleichmäßig unter Druck 1000 T. Gossyp. dep. (oder Verbandwatte, wie heute üblich), läßt diese 24 Std. in bedecktem Gefäß stehen und trocknet bei Zimmertemperatur. Gehaltsbestimmung s. Erg. B. 6.

Benzophenoli Gossypium und -Tela Belg. IV. Mit einer Lsg. von 50 T. krist. Phenol in etwa 1500 T. Ae. tränkt man 950 T. Watte oder Mull. Phenolgehalt 5%.

Gossypium cum Phenolo, Karbolwatte, Phenolwatte, Coton phéniqué, Cotone con fenolo Helv. V. Phenolgehalt ist freigestellt. $\pm$ 20% Abweichungen vom deklarierten Gehalt zulässig. Aufbewahrung in gut verschlossenen Blechbüchsen.

Pyoctaningaze und -Tamponadebinden (-streifen) 0,5% und 2% (Blaugaze). Vorschrift für ex-tempore-Herstellung: 100 T. Verbandgewebe werden mit einer Mischung von 0,5 (2,0) T. Pyoctanin, gelöst in 25 T. A., und 125 T. W. (nach BAUMANN zusätzlich noch 1 T. Borsäure) unter Druck gleichmäßig getränkt und möglichst rasch bei mäßiger Wärme getrocknet.

Rivanolgaze und -tamponadebinden 2%. Ex-tempore-Herstellung: 100 T. Verbandgewebe werden mit einer Lsg. von 2 g Rivanol in 130 T. ca. 50° warmem W. unter Druck gleichmäßig getränkt und vor Licht geschützt bei Zimmertemperatur oder mäßiger Wärme getrocknet. Rivanolverbandstoffe sind lichtgeschützt aufzubewahren und zu verpacken (schwarzes Papier).

Salicylmull und -watte. — Gossypium salicylatum Erg.B. 6 ca. 5%: Mit einer Lsg. von 55 T. Salicylsäure in je 700 T. A. und W. und 100 T. Glycerin werden 1000 T. gereinigte Baumwolle (oder auch Verbandwatte, wie heute üblich) unter Druck gleichmäßig getränkt und diese bei mäßiger Wärme getrocknet. Gehalt etwa 5% Salicylsäure.

Gehaltsbestimmung. 5 g Salicylwatte werden mit 100 ml Isopropylalkohol extrahiert. 50 ml des filtrierten und mit W. verdünnten Auszugs werden mit 0,1 n KOH (Indik. Phenolphthalein) titriert. Es müssen annähernd 9 ml 0,1 n KOH verbraucht werden (1 ml 0,1 n KOH = 0,01381 g Salicylsäure).

Sterilisation. Wenn solche erforderlich, empfiehlt sich die unter Borsäurewatte und -mull aus gleichem Grund angegebene Verfahrensweise.

Acidi Salicylici Gossypium und -Tela Belg. IV mit 5% Salicylsäuregehalt.

Gossypium cum Acido salicylico, Salicylwatte, Coton salicylé, Cotone salicilato Helv. V. Salicylsäuregehalt ist freigestellt. $\pm$ 20% Abweichungen vom deklarierten Gehalt zulässig. Gehaltsbestimmung ähnlich wie nach Erg. B. 6, statt Isopropylalkohol wird hier Weingeist verwendet. — Vor Licht geschützt, in doppelter Umhüllung kühl und trocken aufbewahren.

Sublimatwatte und -mull. — Gossypium Hydrargyri bichlorati Erg.B. 6. Sublimatwatte ca. 0,3%: 1000 T. gereinigte Baumwolle (oder Verbandwatte, wie heute üblich) werden mit einer — zweckmäßig mit Säurefuchsin rot gefärbten — Lsg. von 3 T. $HgCl_2$, 3 T. NaCl und 1500 T. W. unter Druck gleichmäßig getränkt und bei mäßiger Wärme getrocknet.

Gehaltsbestimmung. 20 g Sublimat-Verbandwatte werden mit 500 ml 1%iger NaCl-Lsg. übergossen und durch längeres Kneten mit einem Glasstab vollkommen ausgezogen. In 250 ml dieser mit HCl angesäuerten Lsg. leitet man H_2S bis zur Sättigung ein. Das nach längerem Absetzen ausgeschiedene HgS sammelt man auf einem Glasfrittetiegel, wäscht gut aus, trocknet es, wäscht es mit CS_2 und trocknet bei 100°. Das Gewicht des getrockneten HgS muß annähernd 0,025 g betragen (1 T. HgS = 1,1669 T. $HgCl_2$).

Tela Hydrargyri bichlorati: Imprägnierung wie bei Sublimatwatte, statt 1500 T. nur 1300 T. W.: Sublimatmull und -watte mit jeweils 0,3% $HgCl_2$ sind rot (Säurefuchsin) zu färben.

Hydrargyri Chloridi Corrosivi Gossypium und -Tela Belg. IV. Gehalt 0,5% HgCl₂. Gefärbt mit Indigokarmin.

Tela cum Hydrargyro bichlorato, Sublimatgaze, Gaze au sublimé, Garza con sublimato corrosivo Helv. V. Ohne vorgeschriebenen Gehalt an HgCl₂. Gehaltsbestimmung: Das aus saurer Lsg. des ausgezogenen Sublimats gefällte HgS wird jodometrisch bestimmt. ± 20% Abweichungen vom deklarierten Sublimatgehalt zulässig. Sublimatgaze muß weiß sein.

Trypaflavingaze und -Tamponadebinden 2% und 3%. Ex-tempore-Herstellung: 100 T. Verbandgewebe werden mit einer Lsg. von 2 (3) T. Trypaflavin in 130 T. W. unter Druck gleichmäßig getränkt und vor Licht geschützt getrocknet. Aufbewahrung und Verpackung wie Rivanolgaze.

Euflavine Lint BPC 68 ist ein mit Euflavin (s. Bd. II, 17) imprägnierter Lint (Absorbent Lint, s. S. 930). Zur Imprägnierung wird der Lint in eine wss. Lsg. von Euflavin getaucht und nach dem Auspressen getrocknet. Vorgeschriebener Gehalt an Euflavin: 0,08 bis 0,20%, berechnet als $C_{14}H_{14}ClN_3$. Kein zusätzlicher Farbstoff. Saugfähigkeit: Ein quadratisches Stück von 7,5 cm Seitenlänge, im schiefen Winkel vorsichtig mit einer Pinzette auf W. von 20° gelegt, soll sich innerhalb 12 Sek. vollsaugen.

Gehaltsbestimmung. Etwa 20 g des imprägnierten, in kleine Stücke zerschnittenen Verbandstoffs werden genau gewogen und bei 105° bis zur Gewichtskonstanz getrocknet. Das getrocknete Material wird mit 95 Vol.-%igem A., der in 250 ml 2 ml verd. HCl (10%ig) enthält, während 3 Std. oder so lange im Soxhlet-Apparat extrahiert, bis das Euflavin vollständig herausgelöst ist. Der mit 50 ml W. versetzte Extrakt wird zu einem kleinen Vol. eingedampft, weitere 50 ml hinzugefügt und wieder vereinigt, wobei das Vol. 100 ml nicht übersteigen darf. Nach Zugabe einer gesätt. Lsg. von Pikrinsäure in W. im Überschuß (etwa 10 ml) stellt man das Ganze mind. 1 Std. in Eis. Sodann wird durch einen Glasfiltertiegel filtriert. Der Rückstand wird zuerst mit 15 ml eiskalt. verd. Pikrinsäurelsg. gewaschen. Anschließend wird er bei 105° bis zur Gewichtskonstanz getrocknet. 1 g des Rückstandes entspr. 0,573 g Euflavin ($C_{14}H_{14}ClN_3$).

Anwendung. Als antiseptischer, saugender und schützender Verbandstoff, für die Erste Hilfe bei leichten Verbrennungen. Euflavin-Lint ist ein Bestandteil verschiedener sterilisierter Standard-Verbände oder Fertig-Verbände des BPC 68, wie Fingerverband für Brandwunden (Nr. 10), mittlere Brandwunden-Verbandpäckchen für Hände und Füße (Nr. 11) und große Brandwunden-Verbandpäckchen für größere Flächen (Nr. 12).

Vioformgaze, 5-Chlor-7-jod-8-hydroxy-chinolin-Gaze und -Tamponadebinden (-streifen) 2%, 5% und 10%. Für Vioformgaze oder -mull 5%: 65 g Vioform, 100 g Glycerin, 400 g A. und 1200 g W. Während des letzten Krieges wurden die Kompressen des Heeresverbandpäckchens in Ermangelung von Jodchloroxychinolin mit *Bromchloroxychinolin* (5%) imprägniert. Mit 5% Bromchloroxychinolin imprägnierte Tamponadestreifen (24fdg.) werden heute gelegentlich noch verwendet. — Folgende Vorschrift hat sich bewährt: 100 T. Mull werden mit dest. W. durchfeuchtet und auf das doppelte Gewicht abgepreßt. Dann wird mit einer Mischung aus 6 T. Jodchloroxychinolin bzw. Bromchloroxychinolin, 6 T. A. und 88 T. 0,3%iger Adulsionlsg. verknetet. Vioformgaze ist geruchlos und von hellbrauner Farbe.

Tela cum Iodochloroxychinolino, Jodchloroxychinolingaze. Gaze à l'iodochloroxyquinoléine, Garza con iodochlorossichinolina Helv. V. Es ist kein bestimmter Gehalt vorgeschrieben. Gehaltsbestimmung: 2 bis 3 g Jodochloroxychinolingaze (genau gewogen) werden in einem Soxhlet-Apparat ohne Extraktionshülse mit weingeistiger 0,5 n Kalilauge völlig bedeckt und während 3 Std. stehengelassen. Durch Zugießen von absol. A. hebert man die Lsg. aus dem Extraktionsgefäß in das Kölbchen und extrahiert auf dem Wasserbad, bis der im Extraktionsgefäß sich abscheidende A. farblos erscheint. Verdünnen mit 4facher Menge W. und neutralisieren mit verd. HNO₃ (Phenolphthalein als Indikator). Der entstehende Niederschlag von Jodchloroxychinolin wird auf einem gewogenen Filter gesammelt, mit W. gewaschen, bei einer 100° nicht übersteigenden Temp. getrocknet und nach dem Erkalten im Exsikkator gewogen. Das Neutralisieren und Ausfällen kann auch bloß mit einem aliquoten Teil der in oben angegebener Weise mit W. verdünnten Extraktionsflüssigkeit vorgenommen werden; die Umrechnung ist dann entsprechend zu modifizieren. ± 10% Abweichungen vom deklarierten Gehalt zulässig. Vor Licht geschützt, in doppelter Umhüllung, kühl und trocken aufbewahren.

Sterilisation: im Dampfautoklaven während 15 Min. bei 120°.

Xeroform-, Bismut. tribromphenylic.-, Bitribrom-Mull und -Tamponadestreifen. 5% und 10%ige Imprägnierung. Xeroform- und Bitribrom-Mull werden wie Dermatol-Mull hergestellt. Er ist gelb und darf nur schwach nach Tribromphenol riechen.

Tela cum Bismuto tribromophenylico, Tribromphenolwismutgaze, Gaze au tribromophénate de bismuth, Garza al tribromofenato di bismuto Helv. V. Es ist kein bestimmter Gehalt an Tribromphenolwismut vorgeschrieben. ± 10% Toleranz gegenüber dem deklarierten Gehalt zulässig. Geprüft wird auf Verfälschung oder Verwechslung mit basischem Wismutgallat und unzulässiges Vorhandensein von freiem Tribromphenol.

Gehaltsbestimmung. Etwa 4 g Tribromphenolwismutgaze (genau gewogen) werden in einem Becherglas mit einer Mischung von 65 ml Wasser + 15 ml konz. HCl während $^1/_4$ Std. auf dem Wasserbad erwärmt. Dann wird die Fl. möglichst vollständig in ein Erlenmeyerkölbchen von 200 ml Inhalt abgegossen, wobei die Gaze durch Pressen und Kneten mit einem Glasstab von der Fl. möglichst befreit wird. Die abgegossene Fl. wird nach dem Erkalten quant. durch ein glattes Filter in einen Erlenmeyerkolben von 400 ml Inhalt abfiltriert. Die Gaze wird noch fünfmal mit je 30 ml heißem W. + 2 ml verd. HCl nachgewaschen. Die Auszüge werden jeweils wie oben beschrieben abgegossen und nach dem Erkalten nacheinander durch das gleiche Filter zum ersten Auszug filtriert. Im letzten Auszug dürfen Schwermetalle nicht mehr nachweisbar sein; andernfalls ist das Auswaschen noch weiter fortzusetzen. Aus den vereinigten salzsauren Filtraten wird das Wismut durch Sättigen mit H_2S gefällt. Das ausgefällte Wismutsulfid wird in einem gewogenen Porzellan- oder Glasfiltertiegel abgenutscht, zweimal mit je 10 ml abs. A. und hierauf so oft mit je 10 ml CS_2 nachgewaschen, bis einige Tr. der Waschfl. auf einem Uhrglas auf dem Wasserbad verdampft keinen Rückstand hinterlassen. Dann wird nochmals mit 10 ml abs. A. und zuletzt 10 ml Ae. nachgewaschen, bei 103 bis 105° getrocknet und nach dem Erkalten im Exsikkator gewogen. Das gefundene Gew. ergibt, multipliziert mit 1,727, den Geh. der Gaze an Tribromphenolwismut.

Sterilisation: Durch Erhitzen im freiströmenden Wasserdampf von ca. 100° während 35 Min. — Vor Licht geschützt, in doppelter Umhüllung, kühl und trocken aufbewahren.

Tela cum bismutho tribromophenolato basico 10% CsL 2 ist mit 19% basischem Wismuttribromphenol ($C_5H_4O_3Br_3Bi$ — M.G. 572,84) imprägnierte hydrophile Gaze und darf nur sterilisiert abgegeben werden. Abweichungen von ± 10% erlaubt. Gehaltsbestimmung ähnlich wie nach Helv. V (s. oben).

Yatrengaze und -tamponadebinden 5% und 10%. Ex-tempore-Herstellung: 100 T. Verbandgewebe werden mit einer Lsg. von 5,5 (11,0) T. Yatren (mit Zusatz von Natriumhydrogencarbonat wasserlöslich gemacht) in 1300 T. ca. 60° warmem W. unter Druck gleichmäßig getränkt und vor Licht geschützt bei Zimmertemperatur oder mäßiger Wärme getrocknet. Aufbewahrung und Verpackung wie Rivanolgaze.

Mit Sulfonamiden imprägnierte Verbandstoffe. Die mit Badional, Marbadal und Marfanil-Prontalbin u. a. imprägnierten Verbandgewebe Mull und Binden dienen zur Behandlung infizierter und infektionsgefährdeter Wunden. Wie die antiseptisch oder bakterizid imprägnierten Verbandstoffe verlieren die bakteriostatisch wirksamen Sulfonamidverbandstoffe mehr und mehr an Bedeutung. Siehe auch Sulfonamid-Verbandstoffe unter „Verbandstoffspezialitäten", S. 986.

Mit Haemostyptica imprägnierte Verbandstoffe. Von den bekannt gewordenen haemostatisch oder haemostyptisch wirksamen Stoffen erfreuen sich heute *Clauden* und *Stryphnon* einer ständigen Verwendung. Imprägniert werden mit diesen blutstillenden Substanzen Watte, Wattekügelchen, Mull, Tamponadebinden und auch Lint und Kompressen für Pflasterverbände.

Clauden wird aus tierischem Lungengewebe extrahiert. Es ist ein Aktivator der Blutgerinnung, der in der ersten Phase die Verwandlung von Prothrombin zu Thrombin beschleunigt. Clauden-Verbandstoffe führen zu keinen Nebenerscheinungen. Bei der Imprägnierung werden antiseptisch wirksame Stoffe zugesetzt.

Stryphnon, Methylaminoacetobrenzkatechinchlorhydrat, ist ein Derivat des Adrenalins (s. Bd. II, 615). Es wirkt gefäßkontrahierend und eignet sich gut zur Stillung flächenhafter, parenchymatöser Blutungen.

Clauden- und Stryphnon-Verbandstoffe s. auch Verbandstoffspezialitäten.

Eisenchloridwatte, blutstillende Watte. „Gossypium haemostaticum" Erg. B. 6 mit annähernd 20% krist. Eisenchlorid: 500 T. Eisenchloridlsg., 1100 T. W.; mit dieser Lsg. tränkt man 1000 T. gereinigte Baumwolle (oder Verbandwatte, wie heute üblich) gleichmäßig unter Druck, trocknet diese vor Licht geschützt bei mäßiger Wärme.

Gehaltsbestimmung: 5 g Eisenchloridwatte werden mit 100 ml verdünnter HCl und 100 ml W. übergossen und durch längeres Kneten mit einem Glasstab vollkommen ausgezogen. 100 ml dieser Lsg. werden mit 2 g KJ versetzt und in einem verschlossenen Glas 1 Std. lang stehengelassen. Zur Bindung des ausgeschiedenen Jods müssen annähernd 18,5 ml 0,1 n $Na_2S_2O_3$-Lsg. verbraucht werden, entspr. einem Gehalt von etwa 20% krist. Eisenchlorid (1 ml 0,1 n Thiosulfatlsg. = 0,02703 g krist. Eisenchlorid, Stärkelsg. als Indikator).

Verwendung. Die Verwendung ist heute erheblich eingeschränkt. Eisenchloridwatte sollte möglichst nur für kleinere Wunden gebraucht werden; es ätzt infolge seiner stark sauren Reaktion, vor allem im frischen Zustand; bei größeren, blutenden Wunden besteht die Gefahr, daß Blutgerinnsel eine Thrombose verursachen. Besser geeignet für kleine Schnittwunden und Nasenbluten sind Clauden- und Stryphnonwatte (s. S. 953).

Cataplasma artificiale. „Künstlicher Breiumschlag". Ein ca. 10 mm dickes Wattevlies wird zwischen zwei engmaschige Bronzedrahtsiebe gelegt und in eine bereits etwas abgekühlte konzentrierte Carrageen- oder Leinsamenabkochung (evtl. unter Zusatz von Kartoffelstärke), der nach Belieben andere Stoffe, wie Borsäure, usw. zugesetzt werden können, getaucht. Das gut getränkte Vlies wird mit den Sieben auf einer Wringmaschine abgequetscht, so daß das ausgepreßte Vlies noch ca. 2 bis 2¹/₂ mm dick ist. Das feuchte Vlies wird dann an einem ca. 50 bis 60° warmen Ort in bewegter Luft getrocknet und die Tafel auf die gewünschten Formate zugeschnitten.

Gichtwatte, Rheumawatte. Enthält heute meist 2 bis 4% Capsicin (Extr. Capsici aether.) als wirksamen Bestandteil.

Anwendung. Zur lokalen Behandlung rheumatischer Erkrankungen, Neuralgien, Hexenschuß, Gicht und Ischias. Die imprägnierte Watte wird trocken oder zur Verstärkung der hyperaemisierenden Wirkung mit Wasser besprengt auf die schmerzenden Stellen aufgelegt. Spezialerzeugnisse s. Verbandstoffspezialitäten.

Capsicum Cotton Wool BPC 68 (Synonym: Capsicum Cotton). Diese Capsicumwatte ist eine mit Extr. Caps. aeth. (= Capsicum oleoresin) und Methylsalicylat in alkohol. Lsg. getränkte, orangebraun gefärbte Baumwollwatte (Cotton Wool BPC). Zur Imprägnierung kann anstelle von Äthylalkohol ein mit Methylalkohol vergällter Spiritus (Industrial Methylated Spirit) unter Einhaltung der gesetzl. Vorschriften verwendet werden. Im frischen Zustand soll die Capsicumwatte etwa 1% Methylsalicylat enthalten. Geh. an Capsaicin: 0,030 bis 0,070%. Er wird nach besonderer Methode ermittelt. Anwendung: Zur Behandlung von rheumatischen Erkrankungen. Der Wärmeeffekt kann durch mäßiges Anfeuchten verstärkt werden. Verpackung: In doppelter Umhüllung und in verschlossenen Packungen. — *Gauze and Capsicum Cotton Tissue* (Synonym: Capsicum Tissue), *Mull-Capsicumwatte-Kompresse.* Sie besteht aus einer dicken Lage von Capsicumwatte, die in einen braungefärbten schlauchförmigen ca. 12fdg. Mull von durchschn. 13 g/m² eingehüllt ist. Flächengewicht ca. 400 g/m².

Brandbinden. Die altbekannten, heute fast nur noch bei der Ersten Hilfe im Haushalt zur Versorgung kleiner Brandwunden gebräuchlichen Wismutbrandbinden in der Zusammensetzung nach Art der „Wisbola"- und „Bardella"-Brandbinden und andere eingestreute Brandbinden werden durch maschinelles Einstreuen von Puder bzw. Pulvermischungen in 20- bis 24fdg. Mullbinden (10 cm breit und 1 oder 2 m, selten 4 m lang) und anschließendes Aufrollen gefertigt. Die wirksamen Bestandteile sind im wesentlichen Bismut. subnitric. und Zinc. oxydat. in Mengen von 5 bis 10% oder hochadsorptionsfähige Kieselsäure. Pudergrundlage und Füllkörper sind Bolus alba und Talcum. Die eingestreuten Brandbinden werden vom Arzt mehr und mehr abgelehnt, da die Wunde schlecht zu reinigen ist; verhärtete Puderteilchen können in der Wunde verbleiben und dort Reizerscheinungen auslösen, die zu Fremdkörpergranulomen führen.

Einen Fortschritt bedeuteten die mit Puderpasten präparierten oder gestrichenen Brandbinden. So wird bei der Al-Branolind- und Branolind-Binde eine emulgierte Puderpaste, die
Aluminium bzw. schmerzlindernde und granulationsfördernde Stoffe enthält (s. Verbandstoffspezialitäten), auf eine Mullbinde aufgetragen oder in die Binde eingestrichen und dann
die Binde getrocknet. Bei der Aluminium-Binde scheidet sich das Metall bei der Wund-
berührung als feiner Film ab, paßt sich dem Wundprofil an und begünstigt den Heilverlauf. Die Branolindbinde wird porös gestrichen; die Binde, meist doppelschichtig auf die
Wunde gelegt und die Auflage mit Mull gepolstert und mit einer Mullbinde festgehalten,
saugt die Wundsekrete gut auf. Die Badional-Brandbinde (s. Verbandstoffspezialitäten)
ist mit einer 3% Badional enthaltenden Pastengrundlage präpariert. Die gestrichenen
Brandbinden verkleben nicht mit der Wunde und werden daher den eingestreuten vorgezogen.

Salbenkompressen, Salbenmull. Verbandgewebe in bestimmten Abmessungen oder
Formaten werden mit flüssigem Vaselin oder mit einer geschmolzenen, indifferenten Salben-
mischung mit oder ohne Arzneimittelzusätze getränkt. Die in England und in den USA seit
langem bekannten, fast gleichartigen offizinellen Artikel „Paraffin Gauze Dressing" (Vaselin-
mullkompresse) und „Petrolatum Gauze" (Vaselinmull) sowie die vor dem letzten Kriege
schon in Frankreich hergestellten „Tulle Gras"-Kompressen aus einem mit einer Mischung
aus 99 T. Vasel. flav. und 1 T. Bals. peruv. imprägnierten weitmaschigen Spezialgewebe,
Tüll genannt, finden ausgedehnte Verwendung zur Behandlung großflächiger Wunden bei
Verbrennungen und Verbrühungen und vor allem bei Hauttransplantationen. In der Nachkriegszeit haben auch in Deutschland „sterilisierte Salbenkompressen", wie die Branolind-
Salbenkompressen, Branolind-Salbenkompressen „Spezial" und die Tulle Gras/Lumière,
Kompressen, neuerdings die Vaselin-Kompressen „Grassolind", für den genannten Zweck
eine weite Verbreitung gefunden. Seit einiger Zeit sind auch Salbenkompressen mit einer
wasserlösl. Salbengrundlage unter den Namen „Cura-Tuell" und „Sofra-Tuell" bekannt
geworden (s. Verbandstoffspezialitäten). Sehr bewährt haben sich während des letzten Krieges
die „Prontosil-Brandkompressen".

Prontosil-Brandkompressen. Brandkompressen 20×100 cm mit Prontosil nach der alten
Vorschrift: 0,5 T. Prontosil rubr., 5 T. Anaesthesin, 5 T. Zinc. oxyd. crud., 3 T. Ol.
Eucalypti, Vasel. et Cera flav. (im Verhältnis 4:1) ad 100 T. — Vaselin und Wachs werden
im vorstehenden Verhältnis auf dem Dampfbad geschmolzen. Dieser Mischung werden die
festen Bestandteile Prontosil, Anaesthesin und Zinkoxid nach vorherigem Anreiben zugefügt. Man läßt unter Umrühren auf ca. 70° abkühlen und setzt darauf das Eukalyptusöl
hinzu. — Imprägnierung: Ein Mullstreifen 20×100 cm (28fdg.) wird in die noch flüssige, etwa
60 bis 70° warme Salbe eingetaucht und durch Abstreifen zwischen zwei flachen Spateln von
dem Salbenüberschuß befreit. Bis zur Erstarrung der Imprägnierung wird der Mullstreifen
einige Minuten auf einem Gerüst befestigt und darauf beidseitig mit einem Mullstreifen
abgedeckt. Die ganze Kompresse mit ca. 70 bis 80 g aufgetragener Brandsalbe besteht demnach aus drei Mullstreifen 20×100 cm, wobei die äußeren als Schutz des mittleren Streifens
dienen. Die Kompresse wird der Länge nach einmal gefaltet und eingerollt. — Verpackung:
Umhüllung mit Pergamentpapier und in Blechbüchsen verpackt.

Paraffin Gauze Dressing BPC 68 [Synonym: Tulle Gras Dressing (franz. Ursprungs)].
Gebleichtes Bw- oder ZW- oder Mischgewebe, ca. 16fdg. (7,5 + 8,2 je cm) aus groben oder
kräftigen Garnen mit gefachtem (doppelreihigem Schuß) und mit einem Flächengew. von
mind. 42 g/m² wird auf die benötigten Formate zugeschnitten, in geeignete Behälter mit oder
ohne Papierzwischenlage verpackt und mit einer genügenden Menge gelbem Vaselin, das kurz
zuvor auf ca. 70° erhitzt wurde, vollständig durchtränkt. Die verschlossenen Behälter werden
dann 1 Std. lang bei 150° oder nach einer anderen geeigneten Methode sterilisiert. Für den Einsatz dieses Verbandstoffs in tropischen oder subtropischen Ländern ist das gelbe Vaselin durch
eine Mischung von gelbem Vaselin mit festem Paraffin zu ersetzen. Die mit Ae. im Soxhlet
extrahierbare Menge Vaselin bzw. Vaselin-Paraffingemisch soll mind. 200 g/m² betragen.
Papierzwischenlage: Flächengew. mind. 70 g/m²; Berstwiderstand in 6 Versuchen mind. 20 lbs
per sq. inch. (104 kp per m²), bestimmt mit dem Mullen-type Bursting Tester. — *Anmerkung*:
Zur Herstellung des Paraffin Gauze Dressing der Ausgabe 1959 des BPC wurde das weitmaschige Gewebe mit einer Mischung von 12,5 g Perubalsam und 1000 g gelbem Vaselin
imprägniert.

Petrolatum Gauze USP XVII. **Steriler Vaselinmull.** Trockener, auf bestimmte Formate zugeschnittener, steriler Verbandmull beliebiger Fadendichte, aber den Typen der USP XVII entsprechend, wird mit geschmolzenem, sterilem, weißem Vaselin im Verhältnis 20 g Mull zu 85 g Vaselin durchtränkt. Die Vaselinmenge muß mind. das 4fache des Mullgewichts betragen.

Zinkleimbinden. Sie werden durch gleichmäßiges Tränken von 20- bis 24fdg. web- oder schnittkantigen Mullbinden oder Mullstreifen mit durch Erwärmen verflüssigtem Zinkleim von bestimmter Zusammensetzung mit oder ohne Zusatz eines Konservierungsmittels hergestellt. In den von der Verbandstoffindustrie gefertigten Zinkleimbinden, für gewöhnlich 10 cm breit und 5, 7 oder 10 m lang, wie z. B. Helios, Lyssia, Varicex, Varix, Ulcovarin, Varicosan u. a., nach firmeneigenen Rezepturen hergestellt, sind meist die gleichen Bestandteile der Gelatina Zinci (DAB) enthalten, jedoch in einem geänderten, der Verwendungstechnik der gebrauchsfertigen Zinkleimbinden angepaßten Mischungsverhältnis. Die Gelatine des Zinkleims kann auch durch Alginat, das Glycerin teilweise oder ganz durch Karion flüssig (Sorbit) ersetzt werden. Als weiterer Zusatz kann Calciumchlorid und als Konservierungsmittel gegen Verschimmelung ca. 2% Borsäure oder ein Gemisch von $^2/_3$ Nipagin M mit $^1/_3$ Nipasol M (ca. 0,1 bis 0,15%) enthalten sein. Gewisse Zinkleimbinden (z. B. Varicex und „Ruhrstern"-Zinkleimverband) werden in „trockener" und „feuchter" Form hergestellt, die eine verschieden rasche Trocknung des Verbandes ermöglichen. Die beiden Ausführungen tragen den klimatischen Verhältnissen — je nach Luftfeuchtigkeitsgehalt gewisser Gebiete und nach Jahreszeiten trocknet der Verband rascher oder langsamer — und auch besonderen Wünschen des Arztes beim Anlegen eines Verbandes Rechnung. Der Arzt kann die eine oder andere Ausführung wählen. Für elastische Zinkleimbinden werden als Gewebegrundlage Idealbinden oder Kreppbinden (8 cm breit, 5 m lang gedehnt) verwendet (z. B. Ideal-Varix und Varicex elastisch).

Die Imprägnierung erfolgt maschinell. Die Mull- oder Idealbinden werden im temperierten Zinkleimbad getränkt, durch Quetschwalzen mit schwachem Druck geführt, so daß auf der Binde etwa 200 g/m² Zinkleimmasse verbleiben, und mit Hilfe einer Transport- und Wickelvorrichtung aufgerollt. Um eine gleichbleibende Qualität einer gebrauchsfertigen Zinkleimbinde zu gewährleisten, ist eine auch nur geringfügige Eintrocknung bei der Lagerung zu vermeiden. Die Binden werden zweckmäßigerweise zuerst in Pergamin- oder Wachspapier einschlagen, dann noch mit einer mit Wachspapier kaschierten Aluminiumfolie umhüllt und in einer Faltschachtel verpackt.

Die gebrauchsfertigen Zinkleimbinden sind zur Vereinfachung des von UNNA eingeführten elastischen Zinkleim-Stützverbandes zur Behandlung von Beinleiden entwickelt worden, bei dem der bei Zimmertemperatur erstarrte Zinkleim vor der Verwendung zuerst erwärmt und verflüssigt werden muß und die Technik des warm gepinselten Verbandes zeitraubend ist.

Anwendung. Als Stützverband bei kleineren Verletzungen sowie zur Verhinderung des Schwellens gebrochener Gliedmaßen nach Entfernung des Gipsverbandes; als halbstarrer Kompressionsverband bei Varicosis, Ulcera, Phlebitis und Beinödemen.

Zinc Paste Bandage BPC 68: Eine 20fdg. schnittkantige Mullbinde (mind. 42 g/cm²) mit vorgeschriebener Garnstärke in Kette und Schuß (im Schuß wesentlich stärker als in der Kette) wird mit einem Zinkleim folgender Zusammens. imprägniert: Zinkoxid 180 g, Gelatine 160 g, Glycerin 255 g, Calciumchlorid 172 g, Borsäure 20 g und W. ad 1 000 g. Die Binde soll mind. 175 g/m² Zinkleimmasse enthalten. Geh. der pastösen Masse an ZnO mind. 6%. — In der *Zinc Paste and Ichthammol Bandage* des BPC 68 besteht der Zinkleim aus 62,5 T. Zinkoxid, 20 T. Ichthyol, 94 T. Gelatine, 374 T. Glycerin, 0,6 T. lösl. Propylhydroxybenzoat (= Nipasol) ad 1 000 T. W. — Anwendung: Zur Behandlung von Beingeschwüren, varicösen Ekzemen und chronischer Dermatitis. Geh. der Masse an ZnO mind. 6%.

Wundfreundliche Verbandstoffe

Unter wundfreundlichen Verbandstoffen versteht man Spezialverbandstoffe, die hinsichtlich der verwendeten Materialien oder Werkstoffe und ihres Wirkungsmechanismus sehr verschieden sind. Sie alle haben die Eigenschaft, wenig oder gar nicht mit der Wunde zu verkleben, und durch Erhaltung der Wundruhe die Wundheilung zu fördern. Der Sammelbegriff „wundfreundliche Verbandstoffe" ist dem chirurgischen Sprachgebrauch entnommen und dürfte dem Begriff „atraumatische (gleichbedeutend mit nicht verklebende) Verbandstoffe" vorzuziehen sein. Der Verbandwechsel stellte schon immer ein besonderes Problem dar, weil beim Ablösen des verklebten Verbands die Wundheilung erheblich gestört wird. Um das Verkleben zu verhindern, werden die Wunden mit verschiedenen Verbandstoffarten abgedeckt.

1. Metall-Folien: Zu dünnen Folien ausgewalztes „Aluminium" (Alu-Folien) und durch Walzen und Hämmern zu dünnen Blättchen geformtes „Silber" (Argentum foliatum, s. Bd. III) dienen seit langem wegen ihrer die Epithelisierung und Granulation fördernden Wirkung als Wundbedeckungsmittel, die zu einer guten Vernarbung führen. Silberfolien zeigen außerdem eine bakterizide Wirkung. Die glatten, sehr dünnen (wenige μm dicken) nicht saugenden Folien (übliche Formate ca. 5 × 5 und 10 × 10 cm) werden zwischen Wunde und den abdeckenden Verbandstoff (Mull) gelegt. Nachteilig ist die Bildung einer feuchten Kammer und Heilungsverzögerung. Diese Metallfolien finden heute noch in besonderen Fällen, wie z. B. zum Abdecken von Hauttransplantaten Verwendung. Um Sekretstauungen zu vermeiden, perforiert man die Metallfolien. — „Sterifol" ist eine mit Ventilen versehene, 5 μm dicke Reinaluminiumfolie (Lezinwerk Dr. E. Laves, Hannover). Packung mit 10 und 50 Folien im Format 11 × 17 cm.

2. Perforierte Kunststoff-Folien: Vor über 20 Jahren schon wurde der Filmverbandstoff nach GELINSKY bekannt. Es handelte sich um perforierte Zellglasfolien, die auf Verbandzellstoffkompressen aufgenäht wurden (Imbal-Verbandstoff). Diese Folien quellen aber durch die Einwirkung des Wundsekrets. Dadurch wird die Durchlässigkeit für Sekrete und die Luftzirkulation beeinträchtigt. Besser geeignet erwiesen sich dünne, in sehr kleinen Abständen perforierte Kunststoff-Folien aus Nylon und Terylen u. a. Diese durchsichtigen Folien werden in den angloamerikanischen Ländern gerne verwendet. In Deutschland ist das Produkt „Telfa" (perforierte Folie aus Terephthalsäure-Äthylenglykol-Polyester), auch mit dem Vliesstoff „Webril" kombiniert, bekannt geworden. Trotz der geringen Quellung bieten diese Kunststoff-Folien keine Gewähr für eine genügende Ventilation, so daß eine Sekretstauung möglich ist.

3. Gewebe aus Zellglasbändchen: Schmale Folien-Streifen aus Cellulosehydrat sind leinwandbindig verwebt, wobei zur Erhaltung der Porosität bestimmte Zwischenräume gelassen werden, und dieses Gewebe mit einer gut saugenden Schicht (Gewebe oder Verbandzellstoff) kombiniert. Kompressen, Rollen und Einzelabschnitte, auch in Sterilpackungen. Im Handel sind: „Curotect" (Curotect KG Schwabe & Co., Berlin 37), ein aus einem doppelschichtigen Gewebe bestehender Verbandstoff, dessen glänzende Seite aus Cellulosehydratbändchen und dessen zweite Schicht aus stark saugfähigen Zellwollfäden bestehen. Nachteilig ist, daß die Zellglasbändchen bei Zutritt des Wundsekrets quellen und sich beim Trocknen korkzieherartig drehen. Dadurch besteht die Gefahr der Wundirritation, weil die ursprünglich glatte Verbandfläche rauh wird. Zur Vermeidung solcher Nachteile ging man später zu sehr feinfädigen und engmaschigen Geweben mit geringer oder keiner Quellfähigkeit über zu

4. Reyon- und Polyamidgewebe: In Amerika und England sind unter der Bezeichnung „Reyon-Verbandstoffe" schleierartige Gewebe aus Rohseide und Kunstseide gebräuchlich, die meist mit Antiseptica und auch Antibiotica imprägniert sind: „MY-SAN", mit Zinkstearat, Actamer und Neomycin imprägnierte, „NU-SAN B", mit Aminacrinhydrochlorid und Tribromphenol imprägnierte Kompressen verschiedener Formate, beide Produkte von der NU-SAN Ltd., Nottingham, hergestellt.

„Owens", sterile Kompressen aus einem ca. 88- bis 89fädigen Kunstseidengewebe mit ca. 30 g/m² Gewicht der American Cyanamid-Comp., Danbury/Conn., USA.

Diese feinen Gewebe werden für Wundauflagen mit Mull oder Verbandzellstoff kombiniert in gleicher Weise wie die schleierartigen Polyamidgewebe aus sehr feinen, monofilen, nicht quellfähigen Nylonfäden verwendet. Bei dem von der Fa. Lohmann KG vertriebenen, nicht wundhaftenden Verbandschleier Solvaline sind Fadenzahl und -stärke so abgestimmt, daß sich ein optimal poröses Gewebe ergibt. Diese Polyamidschleier, die selbst nicht saugen, sind durchsichtig, glatt und beständig gegen Einwirkung von Wundsekret und Eiter. Sie bieten eine vorzügliche Ventilation. Der Verbandwechsel verläuft völlig schmerzlos, wenn es nicht — was wohl unvermeidbar ist — hin und wieder zu Durchwachsungen des Sekrets bzw. Fibringerüsts durch das feine Gewebe und damit zu einer Verletzung der Wundfläche beim Verbandwechsel kommt. Solvaline im Format 20 × 40 cm (Packung zu 10 und 25 Stück) wird bei Wunden und Ulcera in Verbindung mit Watte, dem Vliesstoff Viscotex, Mull und Verbandzellstoff oder als gebrauchsfertige Solvaline-Kompresse (Schleier + Viscotex) angelegt. — Handelsformen: Rollen von 10 m × 6, 8, 10 und 15 cm, nicht sterilisiert, sowie sterilisierte Kompressen einzeln in Pergaminbeutel, je 10 Stck. 6 × 6, 8 × 8 und 10 × 10 cm im Karton.

5. Metallisierte Vliesstoffe. Vliesstoffe (s. S. 906), die trotz ihrer verhältnismäßig glatten Oberfläche noch leicht mit der Wunde verkleben können, werden mit Metallen, wie Silber, Zink und Aluminium bedampft. Eine besondere Form ist der metallisierte Vliesstoff „Metalline" (Lohmann KG). Der in dünner Schicht hergestellte, klebemittelfreie Vliesstoff Viscotex wird im Hochvakuum mit reinem Aluminium einseitig bedampft. Durch das Aufdampfen von Aluminium werden die einzelnen Fasern des Vliesstoffs mit dem Metall umhüllt, die Oberfläche wird relativ sehr glatt, der metallisierte Vliesstoff aber bleibt im Gegensatz zu einer Aluminiumfolie porös, saugt selbst ist aber durchlässig für Wasser, Blut und Sekrete. Mit saugenden Verbandstoffen, wie Verbandzellstoff, Watte und Viscotex kombiniert, vereinigt dieser metallisierte Vliesstoff die Eigenschaften großer Wundfreundlichkeit durch Nichtverkleben und einer guten Saugfähigkeit. Das aufgedampfte Aluminium reinigt infizierte Wunden und fördert die Granulationsbildung und Epithelisierung. Der metallisierte Vliesstoff gewährleistet völlige Wundruhe und läßt die Sekrete in die saugende Auflage ungehindert abfließen.

Metalline-Verbandstoffe: Das „Fertig-Bettuch" 2,5 m × 73 cm ist mit Viscotex unterlegt, sterilisiert und in Polyäthylenhülle verpackt. Ohne Saugmaterial wird das „Tuch" im Format 10 m × 73 cm, nicht sterilisiert, geliefert. Die „Kompresse" ist mit Verbandzellstoff gebrauchsfertig kombinierte Metalline, wobei das Metalline-Vlies mit geprägtem Verbandzellstoff durch punktförmige Kunststoff-Verschweißung verfestigt ist. Rollen zu 10 m × 10 cm, und sterilisierte Kompressen 10 × 10 cm einzeln in Pergaminbeutel. „Verbandpäckchen" 40 × 50 cm und „Verbandtücher" 60 × 80 cm sowie 80 × 120 cm aus mit Viscotex kombinierter Metalline; das Verbandpäckchen ist mit zwei Mullbinden ausgestattet, die Verbandtücher sind mit angenähten Bindebändern in Leinwandbindung versehen, auf die Größe 16 × 10 cm gefaltet, sterilisiert und wie die genormten Verbandpäckchen bzw. Verbandtücher verpackt. Eine Sonderausführung in der Größe 60 × 80 cm, ähnlich wie das Verbandpäckchen, jedoch mit olivgrüner und wasserabweisend gestalteter Rückseite sowie angenähten Bändern, steht der Bundeswehr sowie anderen Institutionen der öffentlichen Hand zur Verfügung.

6. Spezialgewebe, das ein Verkleben durch mechanische Bewegung des Fadensystems bei Wasser- oder Sekretaufnahme verhindert. Der von BARON erfundene, als atraumatisches Wundtextil bezeichnete Verbandstoff Novalind ist ein gut saugendes doppelschichtiges Gewebe aus reiner Zellwolle, das nach den Erkenntnissen BARONS wundfreundlicher als Baumwolle ist. Es hat ein Flächengewicht von ca. 250 g/m². Infolge einer besonderen Gewebestruktur mit unterschiedlich dicken und unterschiedlich stark gedrehten Garnen (darunter überdrehte Kreppgarne) hebt sich das Novalindgewebe nach Berührung mit Blut oder Wundsekret von der Wunde ab. Es entsteht ein flacher, aber wirksamer Ventilationstunnel, der freien Luftzutritt zur Wunde ermöglicht und einen Wärmestau vermeidet. Der sog. „Tunneleffekt" verhindert das Verkleben mit der Wunde. „Texatraum", der Vorgänger dieses Spezialgewebes, mit höherem Flächengewicht, wird nicht mehr hergestellt. Verbandwechsel, in normalen, gewohnten Abständen durchgeführt, ist notwendig, da sonst die Gefahr einer Wundverklebung nach völliger Durchtränkung mit Blut und Wundsekret und anschließender Austrocknung besteht. Das Novalind-Gewebe wurde ergänzt durch zwei neue Lieferformen: „Novalind gewirkt" (bekannt als Wundkompresse bei Pflasterschnellverbänden) und „Novalind gewirkt mit zusätzlicher Zellwollvlies-Verstärkung" (für besonders stark blutende oder sezernierende Wunden). — *Handelsformen:* „Novalind" (Hersteller: Novalind GmbH, Nordhorn) 5 und 10 Einzelkompressen, sterilisiert, zu 8 × 8, 10 × 10, 10 × 12 und 12 × 24 cm, Rollen zu 8, 10 und 12 cm × 10 m, Stücke zu 50 cm × 10 m. Gerollte Stücke 1 und 2 m × 10 cm, steril und nicht sterilisiert, Novalind-Verbandpäckchen Größe M und G mit Novalind-Kompressen 8 × 12 cm bzw. 10 × 12 cm.

7. Salbenmull und Salbentüll. Gut eingeführt haben sich in Deutschland in den letzten Jahren die in England, Frankreich und USA schon hinreichend bekannten und sehr bewährten sterilisierten Salbenkompressen (s. S. 955) als direkte Wundauflage, die mit gut saugenden Verbandmullkompressen abgedeckt werden. Sie sind in den verschiedensten Formen anzutreffen: Weitmaschiger, gebleichter Gittertüll (Drehergewebe) wie bei den ursprünglichen französischen „Tulle Gras"-Kompressen, den „Branolind-Salbenkompressen", einfach und „Spezial" sowie den Grassolind-Vaselin-Kompressen und weitmaschiger Verbandmull wie bei den „Paraffin Gauze Dressings" des BPC und der „Petrolatum Gauze" der USP aus Baumwoll- und auch aus Zellwollgarn, wie relativ engmaschiges Spezialgewebe aus Kunstseide sind mit Vaselin oder mit indifferenten Salben, mit und ohne Arzneimittelzusätzen, wie Perubalsam, Anaesthetica und Antibiotica (z. B. Cura-Tuell, Fucidine-Gaze und Sofra-Tuell — s. Verbandstoffspezialitäten) imprägniert. Durch Anwendung der Salbenkompressen können Verklebungen mit den Wundsekreten und Granulationen sicher vermieden werden. Die Benetzung frischer Wunden mit Vaselin und die mögliche Gefahr einer Sekretverhaltung im Verband kann sich manchmal nachteilig auswirken. Wenn bei den weitmaschigen Salbenkompressen die Maschen weitgehend salbenfrei bleiben, ist das sichere Nichtverkleben und gleichzeitig eine vorzügliche Ventilation gewährleistet. Derartige Salbenkompressen eignen sich ganz besonders für die Abdeckung von Hauttransplantaten, und zwar sowohl für die Transplantationsfläche als auch für die Entnahmestelle.

„Adaptic", Non-Adhering (Hersteller: Johnson & Johnson) ist ein relativ engmaschiges Spezialgewebe aus Reyon (Viskose-Kunstseide), mit einer milden (d. h. nicht reizenden) W/Ö-Emulsion getränkt. Handelsformen: Packungen mit 3 sterilen Verbänden 8 × 20 cm oder mit 1 sterilen Verband 8 × 40 cm in Aluminiumfolien, sterilisiert mit ionisierenden Strahlen. Anstaltspackungen mit je 36 Folien mit Kompressen zu 8 × 20 und 8 × 40 cm.

„Carbonet", Non-Adhering Dressing (Hersteller: Smith & Nephew, England) ist ein weitmaschiger Tüll, mit „wasserlöslichen" Polyäthylenglykolen (Karbowachsen) imprägniert. Paraffin Gauze Dressing: „Jelonet" (Hersteller: Smith & Nephew) und „Nonad Tulle" (Hersteller: Allen & Hanburys Ltd., London); „Penicillin Nonad Tulle" ist ein mit Benzylpenicillin in wasserfreier Salbengrundlage getränkter Tüll.

Anwendung der wundfreundlichen Verbandstoffe. Für Wunden, die zur Verklebung mit Verbandstoffen neigen, im besonderen für Brandwunden, Schürf- und Ätzwunden, für Transplantationen; im übrigen für Wunden und Geschwüre jeder Art, sowie auch für nässende Hauterkrankungen.

Starrverbände

Gipsbinden. Man hat heute zwischen den beiden grundsätzlich verschiedenen Arten von Gipsbinden, den eingestreuten und den gestrichenen, zu unterscheiden.

Herstellung und Eigenschaften des Gipses. Zur Herstellung von Gipsbinden findet neben dem normal gebrannten Alabastergips auch Hartgips Verwendung. Ausgangsmaterial für die Gewinnung von Verbandgipsen ist ein besonders ausgelesenes, vorwiegend aus $CaSO_4 + 2 H_2O$ bestehendes Gipsgestein. Zur Herstellung des Alabastergipses werden dem gemahlenen Rohgips durch Kochen oder Brennen in besonderen Behältern (sog. Kochern) bei Temperaturen bis ungefähr 170° etwa $1^1/_2$ Moleküle Kristallwasser entzogen. Der Hartgips wird im nassen Verfahren, dem Autoklavenverfahren [KRUIS, A., u. H. SPÄTH: Forschungen und Fortschritte auf dem Gipsgebiet seit 1939. Tonindustrie-Ztg und Keramische Rundschau, Sonderdruck Nr. 56. — SPÄTH, H.: Die neuesten Erkenntnisse in der Gipsforschung und die Prüfung von Formengipsen. Sprechsaal für Keramik – Glas – Email, Fach- und Wirtschaftsblatt *84*, Nr. 11 (1950)] hergestellt, indem die vorgebrochene Gipsstein (10- bis 80-mm-Stücke) einige Stunden bei 110 bis 150° in einem Druckbehälter der Einwirkung von Sattdampf ausgesetzt wird. Nach dem Abblasen des Dampfes wird das in Halbhydrat umgewandelte Gut in der Wärme getrocknet und gemahlen.

Beide Arten von Gips enthalten in der Hauptsache Gipshalbhydrat, $2 CaSO_4 + H_2O$ mit theoretisch 6,21% Kristallwassergehalt, jedoch in den beiden verschiedenen Kristallmodifikationen α- und β-Halbhydrat (KRUIS, A.: Die physikalischen Eigenschaften von gebranntem Gips. Zement – Kalk – Gips *1950*, H. 11). Der normale Alabastergips enthält vorwiegend die β-Form des Halbhydrates (90 bis 95%) neben wenig Anhydrit ($CaSO_4$). Selbst bei sehr starker Vergrößerung lassen sich am β-Halbhydrat deutliche Kristallumrisse kaum erkennen, β-Halbhydrat erscheint amorph, flockig, schuppenförmig. Hartgips besteht fast ausschließlich aus der α-Form des Halbhydrates, das bei guten Sorten auf mindestens 98% angereichert ist. Bei mikroskopischer Betrachtung, besonders im polarisierten Licht, sind schöne eckige Kristalle erkennbar. — α-Halbhydrat bindet im allgemeinen rascher ab als β-Halbhydrat; es ist energieärmer und deshalb stabiler.

Obwohl die beiden Modifikationen chemisch identisch sind, ist die Einstreumenge des α-Halbhydrates eine größere (165 bis 250 T. Gips für Hartgipszwecke auf 100 T. Wasser gegenüber 150 bis 200 T. Alabastergips auf 100 T. Wasser). α-Halbhydrat benötigt also zu gleicher Konsistenz des Breis weniger Wasser als Alabastergips. Die aus α-Halbhydrat hergestellten Gipskörper haben ein dichteres Gefüge mit einer höheren Festigkeit, deshalb wird es auch als „Hartgips" bezeichnet. Die überlegenen Eigenschaften einer mit reinem α-Halbhydrat eingestreuten Gipsbinde, wie z. B. der „Plastra-Rekord"-Binde, zeigen sich im Gipsverband, der rascher trocknet, früher belastbar, härter und sowohl in der ersten Zeit nach Anlegen eines Verbandes ($^1/_2$ bis 2 Std.) als auch besonders nach völligem Austrocknen von größerer Festigkeit ist als ein mit Alabastergipsbinden hergestellter Verband.

Eigenschaften der Gipsbinden. In der Anwendung von Gipsbinden spielen verschiedene Faktoren eine Rolle:

Die gute Durchfeuchtung einer Gipsbinde beim Einlegen ins Wasser hängt von der gleichmäßigen Verteilung des Gipses, seiner Reinheit und guten Saugfähigkeit ab. Für die gute Modellierbarkeit ist der Feinheitsgrad ausschlaggebend. Je mehr sehr feine Gipsteilchen (eine Mahlfeinheit von 3 bis 5% Rückstand auf DIN-Sieb Nr. 70, mit 4900 Maschen je $cm^2 = 0,088$ mm lichte Maschenweite ist für Verbandgips als gut anzusprechen) vorhanden sind, desto sämiger ist der Gips, vorausgesetzt, daß er nicht zu viel Wasser aufgenommen hat, weshalb ein leichtes Ausdrücken der durchfeuchteten Binde vor dem Anlegen oftmals angezeigt ist. Das Einlegen oder Eintauchen in Wasser sollte nur so lange dauern, als für die gute Durchfeuchtung notwendig ist, um ein vorzeitiges Abbinden zu vermeiden. Befindet sich der Gips während des Anlegens schon im Abbindestadium, indem der Gipsbrei zusehends erstarrt, ist er weniger gut modellierbar, und der Kristallisationsprozeß, das Abbinden, wird gestört und damit die Festigkeit des Verbandes gemindert. Das Abbinden des Gipses ist der Vorgang der Wiederaufnahme des durch das Brennen ausgetriebenen Wassers. Der abgebundene Gips stellt sich also wieder als Doppelhydrat dar. Der Gipsbrei beginnt wenige Minuten nach dem Anlegen zu erstarren und abzubinden. Die Dauer der Abbindezeit wird gerechnet vom Zeitpunkt des Befeuchtens des Gipses oder des Einlegens der Binde in Wasser. Das Ende des Abbindens und Erstarrens des Gipsverbandes ist dann eingetreten, wenn beim kräftigen Aufdrücken mit der Fingerkuppe auf den Verband kein Wasser mehr austritt. Mit dem Abbinden bekommt der Gipsverband zwar seine Formbeständigkeit, hart ist er aber noch nicht. Das kurze Zeit von schwacher Wärmeentwicklung begleitete Erhärten setzt jetzt erst ein. Das Kristallgefüge festigt sich ganz allmählich und erreicht seine größte Härte und Festigkeit erst nach völligem Austrocknen. Bei kurz abbindenden Gipsbinden ist also auf möglichst kurze Zeit des Eintauchens oder Einlegens in Wasser und auf rasches Anlegen oder Modellieren der Gipsbinde zu achten. Die Abbindezeit der Verbandgipse kann durch gewisse chemische Zusätze beliebig eingestellt werden. Die bei den handelsüblichen Gipsbinden festliegende Abbindezeit läßt sich z. B. durch Zugabe von alkalischen Sulfaten, Alaun und weinsauren Salzen ins Eintauchwasser beschleunigen, durch Borat und andere Stoffe verzögern. Auch wird mit erhöhter Wasseraufnahme in der Gipsbinde die Abbindezeit etwas länger, dafür aber nimmt die Festigkeit etwas ab. Warmes Wasser verkürzt die Abbindezeit.

Wegen der hygroskopischen Eigenschaft des Gipses ist die Lagerung der Gipsbinden in Kartonpackungen begrenzt. Die Lagerung erfolgt am besten in trockenen Räumen bei gleichmäßiger Temperatur im Bereich von 15 bis 25°. Den besten Schutz gegen Feuchtigkeitseinfluß bieten verlötete Weißblechdosen. — Das Entfernen des Gipsverbandes wird durch Aufschneiden mit der Gipsschere oder mit der Gipssäge, von der mehrere Modelle im Gebrauch sind, vorgenommen. Bei dicken Verbänden kann man dadurch helfen, daß man sie mit dem Gipsmesser einritzt und den Ritz mit Wasser, Kochsalzlösung oder verdünnter Essigsäure „Doppelessig" 7%ig einige Zeit befeuchtet.

Eingestreute Gipsbinden. Die 2, 3 und 4 m langen, in den verschiedensten Breiten gefertigten Gipsbinden werden durch maschinelles oder manuelles Einstreuen des gebrannten Gipses (ca. 400 bis 500 g/m²) in 17- bis 20fdg. Mullbinden, mitunter mit Stärke leicht appretiert, hergestellt. Die von Filtrierpapier umhüllten Gipsbinden — die Filtrierpapierumhüllung dient zum Schutz gegen das Ausschwemmen des Gipses beim Einlegen der Binde in Wasser — werden entweder in Kartons, Blechdosen oder paraffinierte Pappdosen verpackt. Die Eintauchdauer beträgt je nach Breite und Länge der Binde ½ bis 2 Min. Die Abbindezeiten schwanken zwischen 6 und 12 Min. Eingestreute Gipsbinden in Kartonpackung sollen möglichst nicht länger als 6 Monate gelagert werden.

Gestrichene Gipsbinden, fixierte Gipsbinden. Ihre Herstellung kann nach verschiedenen Verfahren erfolgen, wonach der Gips durch Aufstreichen und mittels Klebstoff auf einem meist mit Stärke leicht appretierten 17- bis 24fdg. Mullgewebe oder Drehergewebe, wie es zum Teil in England und USA üblich ist, oder auf 17- bis 24fdg. Mullbinden fixiert wird: Der gebrannte Gips wird mit Lösungen von in Wasser löslichen bzw. quellbaren Bindemitteln oder Klebstoffen, wie z. B. Celluloseäther, in wasserfreien organischen Lösungsmitteln vermengt und der entstandene Brei auf Mullbinden oder Mull aufgestrichen. Die gestrichene Binde wird dann bei mäßiger Wärme im Luftstrom in einem Trockenkasten getrocknet. Nach dem Verdunsten der Lösungsmittel fixiert das Bindemittel den Gips auf der Gewebeunterlage. Ein großer Teil der verwendeten Lösungsmittel wird aus der mit ihnen angereicherten Luft durch Adsorption an Aktivkohle zurückgewonnen. — Auch kann der Gips in ungebranntem Zustand mit Wasser, unter Zusatz eines Klebemittels angeteigt, auf die Trägerschicht aus Gewebe aufgetragen und dann erst auf der Binde unter Einhaltung bestimmter Temperaturen gebrannt werden. Als Klebemittel können hierbei Gelatine, Dextrin, Stärke, Tragant, wasserlösl. Celluloseäther, Carboxymethylcellulose, Polyvinylalkohol u. a. dienen. — Nach einem anderen patentierten Verfahren wird die Gewebeträgerschicht mit dem das Klebemittel enthaltenden wäßrigen Brei des gebrannten Gipses bestrichen; dabei wird das Wasser auf eine das Abbinden des Gipses verhindernde Temperatur von 90 bis 100° gebracht und die gestrichene Binde bis zum endgültigen Trocknen auf dieser Temperatur gehalten.

Die gestrichenen Gipsbinden mit ca. 400 bis 500 g/m² Gipsauflage, wie z. B. Cellona Plastrona, Stucca und Suprema, seit kurzem Biplatrix (blau gefärbt) und Platrix (rosa gefärbt) haben gegenüber den gestreuten einige Vorzüge: Der Gips fällt nicht aus, eine Eintauchzeit von 4 bis 6 Sek. genügt zum völligen Durchtränken der porös gestrichenen Binden, und die Abbindezeiten sind kürzer. Sie bewegen sich meist zwischen 4 und 6 Min. Diese Binden erlauben ohne nennenswerten Gipsverlust ein schnelles und sauberes Arbeiten. Sie zeichnen sich durch eine vorzügliche Modellierbarkeit der Verbände aus, die eine größere Widerstandsfähigkeit gegen dauernde Erschütterungen besitzen und ihrer überlegenen Festigkeit zufolge dünner angelegt werden können. Die Verbände sind dadurch leichter und ergeben klarere Röntgenbilder, der Materialverbrauch ist außerdem geringer. In der Lagerung sind gestrichene Binden weit weniger empfindlich als eingestreute. Infolge des Aufstreichens des Gipses auf die Binde verringert sich nämlich die Oberfläche der Gipsteilchen ganz erheblich, und das Fixiermittel selbst trägt dazu bei, die Binde vor einer Feuchtigkeitsaufnahme aus der Luft besser zu schützen. Die fixierten Gipsbinden sind 2, 3 oder 4 m lang, in Breiten von 6, 8, 10, 12, 15 und 20 cm. Für Körperverbände gibt es besondere Ausführungen, die sog. Breitlongetten, in den Formaten 5 m × 40, 60 und 80 cm.

BPC 68 führt unter der Bezeichnung „Plaster of Paris Bandage" (Synonym: Plaster of Paris Dressing) gestrichene Gipsbinden, bei denen ein etwa 23fdg. Baumwollmull (Mindestgew. 26 g/m²) mit gebranntem Gips und geeigneten Klebstoffen imprägniert ist. Die Gipsauflage muß mindestens 340 g/m² betragen. Gehalt an $CaCO_4 \cdot \frac{1}{2} H_2O$ nicht weniger als 85%. Vorgeschrieben sind Gehaltsbestimmungen von Ca und Sulfat. Die daraus berechneten Halbhydratmengen sollen auf $4^0/_{00}$ übereinstimmen. Bestimmung der Abbindezeit: Ein Streifen der Gipsbinde von ungefähr 5 cm Breite und 20 g Gewicht wird lose aufgerollt und 15 Sek. in ein rundes, mit 100 ml Wasser von 40° gefülltes Gefäß von etwa 5 cm Durchmesser eingetaucht. Man holt dann das durchfeuchtete Stück aus dem Wasser, läßt es 10 Sek. abtropfen und wickelt es ohne auszudrücken nach 10 Sek. auf einen Glasstab oder weichen, nicht saugenden Dorn von 1 cm Durchmesser. Das Bindenstück muß in spätestens 10 Min. nach dem Herausnehmen aus dem Wasser abbinden. Nachdem der Glasstab oder Dorn nach dem Abbinden entfernt wurde, darf das Probestück beim Drücken mit den Fingern nicht zerbröckeln. — Die Verpackung ist in luftdichten, metallischen oder in anderen druck- und feuchtigkeitsgeschützten Behältern vorzunehmen.

Hung. 54 führt „Fascia cum Calcio sulfurico usto", eingestreute Gipsbinden in Breiten von 6, 10 und 15 cm, 5 m lang, verpackt in Filtrierpapier und zusätzlich in luftdichter Kunststoffolie und Karton. Mullbinden und gebrannter Gips müssen der Pharmakopöe entsprechen. Abbindezeit 8 bis 10 Min. Gewichte der Gipsbinden: mind. 110 bzw. 170 bzw. 250 g bei den 6 bzw. 10 bzw. 15 cm breiten Gipsbinden.

Prüfung der Festigkeit. Der Gipsverband ist beim Tragen einer verschiedenartigen Belastung durch Druck, Stoß, Zug und Erschütterung ausgesetzt. Die Qualität einer Gipsbinde zeigt sich daher ganz besonders in den Festigkeitseigenschaften des daraus hergestellten Verbandes und seiner Beanspruchbarkeit. Zur Beurteilung derselben kann die Prüfung der Biegezugfestigkeit an tafelförmigen Probekörpern oder Prüflingen in Longettenform als ausreichend angesehen werden. Diese Prüflinge lassen sich wie folgt herstellen: Man formt eine 6 cm breite Gipsbinde durch Übereinanderlegen in 18 bis 20 Schichten von 15 cm (bei 3-m-Binden) oder von 20 cm (bei 4-m-Binden) Länge zu einer Longette, taucht diese bis zur genügenden Befeuchtung in Wasser und bringt die nasse Longette in eine nasse Kastenform von 15 bzw. 20 cm Länge, 6 cm Breite und 1 cm Höhe und streicht sie glatt. Nach dem Abbinden und Trocknen, das am zweckmäßigsten bei Zimmertemperatur erfolgt, legt man die Prüflinge in eine Biegezugfestigkeitsmaschine. Die Prüflinge ruhen auf zwei 10 cm voneinander entfernten Auflagestellen und werden in der freien Mitte belastet. Durch statische Berechnung läßt sich dann aus der bis zum erfolgten Bruch gemessenen Belastung die Biegezugfestigkeit in kg/cm² ermitteln. Geeigneter noch sind für die Prüfung und Beurteilung der Festigkeit Hohlkörper als Prüfobjekt, die den meisten Gipsverbänden zugrunde liegen. Man wähle am zweckmäßigsten zylindrische Hohlkörper. Die Prüfung wird wie folgt beschrieben[1]: Um eine Metallform von 7 cm Durchmesser und 6 cm Breite wird eine getauchte Gipsbinde 2 m × 12 cm (0,24 m²) oder eine entsprechende Länge einer anderen Breite gewickelt und gut modelliert, damit sich die einzelnen Lagen gut verbinden, und nach dem Abbinden abgezogen. Diese

---

[1] Jancke-Stowasser: Leitfaden der Verbandstoffkunde, Hattingen/Ruhr: Hundt-Verlag 1962, S. 167.

Hohlkörper werden 1 Std. nach dem Abbinden und vollständiger Trocknung (Gewichtskontrolle) geprüft. Für beide Prüfungen werden mindestens je 3 Prüfkörper angefertigt.

Die Hohlkörper werden mit einer Geschwindigkeit von 30 mm pro Min. zwischen den
Platten einer Prüfmaschine belastet, die neben dem Kraftanzeiger einen Diagrammschreiber
zur Aufzeichnung der Belastung und Verformung hat.

Nach 1 Std. ist der Prüfkörper durch den hohen Feuchtigkeitsgeh. noch verhältnismäßig
biegsam. Er gibt der Belastung nach einem geradlinig ansteigenden Druckverlauf nach und
bricht erst unter starker Verformung. Wichtig und ein Maß für die Anfangsfestigkeit ist der
Punkt, an dem der Prüfkörper der Belastung nachgibt. Dieser Wert ist aus dem mitgeschrie-
benen Diagramm zu entnehmen; es ist der Punkt, an dem die Kurve einen scharfen Knick
hat. Je höher der Wert, gemessen in kg, liegt, desto mehr kann man dem noch feuchten
Gipsverband aus diesem Material zumuten. Die Belastungskurve der Trockenprüfkörper soll
fast geradlinig bis zum Bruch verlaufen. Zwischen dem Beginn der Verformung und der Bruch-
last ist dann nur eine kleine Differenz. Eine geringe Elastizität des Gipsverbandes ist zwar
erwünscht, aber er darf der Belastung nicht so nachgeben, daß sein Zweck in Frage gestellt
wird. Der Kurvenverlauf ist darum neben dem Wert für die Biegezugfestigkeit für die Beurteilung der Gipsbindenqualität wichtig.

Gips-Kunstharzbinden. Sie werden wie die gestrichenen Gipsbinden in den üblichen
Breiten, jedoch nur 2 m lang, aus gebranntem Gips mit *Zusatz* eines in Wasser löslichen oder
quellbaren *Kunstharzes* in monomerer Form und unter Verwendung von organischen Lösungsmitteln und Klebstoffen nach dem in Abschnitt „Gestrichene Gipsbinden" eingangs erwähnten
Verfahren gefertigt. Das monomere Kunstharz wird durch *Zusatz eines Katalysators kondensiert und ausgehärtet*, wobei das im Laufe der Zeit entstehende polymere Kunstharz wasserunlöslich geworden ist. Es eignen sich für diese Binden bestimmte Typen von Melaminharz.
Bei der Aushärtung dieses Kunstharzes bildet sich in geringer Menge Formaldehyd. Längeres
Arbeiten mit Gips-Kunstharzbinden auf Melaminharzbasis kann daher bei sehr empfindlicher
Haut zu Reizungen führen, die durch Verwendung von Hautschutzsalben gegen Formaldehyd-
schäden oder durch Tragen von Gummihandschuhen vermieden werden können. Haut-
empfindliche Patienten werden durch Fissan-Puder geschützt.

Mit den Gips-Kunstharzbinden, wie z. B. „Cellamin" der Lohmann KG (Kombination
aus Spezialgips und Kunstharz), „Optima" (F. & W. Schumacher), bis Anfang 1969 auch
„Plastramin" der Paul Hartmann AG (Kombination aus Hartgips und Kunstharz) oder ausländischen Erzeugnissen wie z. B. „Zoroc Resin" (Johnson & Johnson), lassen sich Verbände
anlegen, die zwei Vorteile in sich vereinigen: sie sind wasserfest oder wasserbeständig und
doch luftdurchlässig und besitzen eine Biegezugfestigkeit, die etwa 30 bis 40% höher als bei
den einfachen fixierten Gipsbinden ist. Die Endfestigkeit der Verbände ist etwa zur gleichen
Zeit wie bei den reinen Gipsverbänden, also nach endgültiger Austrocknung des Verbandes
erreicht. Von Cellamin sind auch Breitlongetten im Format 5 m × 60 cm erhältlich. Die Tauch-
zeit beträgt 2 bis 3 Sek., die Abbindezeit je nach Erzeugnis 4 bis 8 Min. Wegen ihres Kunst-
harzanteils sind diese Binden auffallend feuchtigkeitsempfindlicher als die einfachen fixierten
Gipsbinden. Sie sind deshalb in besonderen luft- und feuchtigkeitsdichten Umhüllungen verpackt.

Kunstharzbinden. Es sind schon viele Versuche unternommen worden, den von dem
holländischen Militärarzt MATHIJSEN im Jahre 1852 eingeführten zirkulären Gipsverband
durch moderne Kunststoffe abzulösen, die es in erster Linie ermöglichen sollen, leichtere und
gut röntgendurchlässige Verbände anzulegen. Die Bemühungen, eine reine Kunststoff- oder
Kunstharzbinde zu schaffen oder Schienen aus thermoplastischen, gut modellierfähigen Kunststoffen, wie z. B. aus Polyvinylchlorid, zu finden, führten jedoch bis heute noch zu keiner
befriedigenden Lösung. Nachstehend seien einige der *ruhigstellenden Kunststoff-(Plastik-) Verbände* genannt, die in der Nachkriegszeit entwickelt wurden.

Die in Schweden entwickelte *Bofors-Binde* (Ruhrtaler Verbandstoffabrik) ist ein mit
endpolymerisierten Methacrylaten imprägniertes, grobmaschiges, elastisches textiles Gewebe.
Die Binde ist mit einem acetonähnlichen Lösungsmittel weich und feucht gehalten und in
einer luftdichten Dose in gebrauchsfertigen Zustand verpackt. Die Erhärtung erfolgt durch
Verdunsten des Lösungsmittels nach Anlegen des Verbands. Der gut röntgendurchlässige,

leichte und abwaschbare Verband wird erst nach 12 bis 24 Std. voll belastungsfähig. Als nachteilig gegenüber Gipsverbänden werden geringe Modellierbarkeit, starker Geruch beim Anlegen des Verbands, Feuergefährlichkeit und die lange Erhärtungszeit angesehen.

Plexidon (Röhm & Haas, Darmstadt), eine mit dem monomeren Methylacrylatester imprägnierte Binde. Sie wird kurz vor ihrer Verwendung mit zwei Polymerisationsflüssigkeiten behandelt und durchgeknetet (die kunstharzimprägnierte Binde und die beiden Flüssigkeiten werden getrennt in Polyäthylenbeuteln geliefert). In wenigen Minuten ist die Binde zum Anlegen bereit. Unter Schaumbildung und Wärmeentwicklung bis 40° beginnt die Polymerisation und damit das Festwerden des Verbands, der innerhalb 10 Min. erhärtet und auch bereits belastungsfähig ist. Das Verfahren ist etwas umständlich und der Verband wesentlich teurer als der Gipsverband.

Tränkharzverband (Braun, Melsungen). Im Gegensatz zum Plexidon-Verband beruht das Festwerden dieses Verbandes auf einem Kondensationsvorgang. Mit einem Härter imprägnierte Mullbinden oder Mullgewebe werden in eine bemessene Menge des Tränkharzes auf Harnstoffharzbasis getaucht und eingeweicht und dann sogleich der Verband angelegt. Keinerlei Wärmeentwicklung und kein störender Geruch. Wenn das Kunstharz auf 35 bis 40° vorgewärmt wird, so erhärtet der Verband nach 12 bis 15 Min. Nach 12 Std. etwa sind dann Gehverbände belastungsfähig. Die beim Aushärten des Kunstharzes auftretende Entwicklung geringer Mengen Formaldehyd wird durch gewisse Zusätze gebremst. Wegen der geringen Schichtdicke sind die Kanten des Verbands, ebenso wie beim Plexidon-Verband, schärfer als bei einem Gipsverband. Durch Einlegen von Randstreifen aus Filz oder Umschlagen des untergelegten Trikotschlauches wird einem Druck auf die benachbarte Haut vorgebeugt. Der Verband ist wie der Plexidon-Verband völlig durchlässig für Röntgenstrahlen und abwaschbar.

Resorbierbare blutstillende Verbandstoffe

Oxydierte Cellulose. Oxidised Cellulose BP 68 und BPC 68 (Synonym: Cellulosum Oxidatum). Oxidized Cellulose USP XVII. Cellulosum Oxydatum Jap. 61. Die Oxidierte Cellulose wird durch Oxydation von Baumwolle, gewöhnlich in Form von Mull oder Lint (nach BPC 68 auch in Form eines Gewirkes) mit Stickstoffdioxid gewonnen. Durch die Oxydation entstehen aus der Cellulose Polyglucuronsäuren. Die im Vakuum während 18 Std. über Phosphorpentoxid getrocknete Oxydierte Cellulose soll nach BP 68 16 bis 22% Carboxylgruppen ($-COOH$) und nach USP XVI und XVII 16 bis 24% Carboxylgruppen enthalten. Sie ist sterilisiert.

Eigenschaften. Sie ist cremefarbig oder schwach vergilbt, schmeckt sauer (pH = ca. 3) und hat einen schwachen Geruch nach Karamel. Unlöslich in W. und Säuren; lösl. in verdünnten Alkalien. Sie ist sehr wärme- und feuchtigkeitsempfindlich und soll daher kühl, vor Licht geschützt und trocken in gut verschlossenen Behältern, am besten im Kühlschrank, aufbewahrt werden.

Sterilisation und Aufbewahrung. Die Sterilisation erfolgt mit Formaldehyddämpfen oder nach einem anderen geeigneten Verfahren. Oxydierte Cellulose kann nicht nachsterilisiert werden, ohne im Aussehen und in der Festigkeit des Fasermaterials zu leiden. Um bei Wiederverwendung einer angebrochenen Packung eine Infektion zu vermeiden, sollten bei der Entnahme streng aseptische Vorsichtsmaßnahmen eingehalten werden.

Prüfung. Die wichtigsten Prüfungsvorschriften in BPC 68 und USP XVII sind: 0,2 g Oxydierte Cellulose werden mit 10 ml Natronlauge (1%) übergossen und unter Umschütteln innerhalb 1 Min. gelöst. Nach Zugabe von 10 ml W. und Umschütteln darf die Lsg. nur schwach opalisierend getrübt sein. Die Lsg. muß frei von Fasern und Fremdstoffen sein. Beim Ansäuern mit verd. HCl fällt ein weißer, flockiger Nd. aus. — Der Stickstoffgehalt, der als Nitrat oder Nitrit vorliegen kann, darf 0,5%, bezogen auf abs. trockene Ware, nicht überschreiten. Die Stickstoffverbindungen werden mit Devardascher Legierung zum Ammonium reduziert, das in vorgelegte 4%ige Borsäurelsg. mit Wasserdampf überdestilliert wird. Die Borsäurelsg. mit dem Ammoniumborat und als Indikator 1 Tr. Methylrot + 4 Tr. Bromkresolgrün wird mit 0,02 n H_2SO_4 bis zur schwachen Rosafbg. titriert. Im Blindversuch wird der Korrekturfaktor ermittelt (0,02 n H_2SO_4 entspr. 0,2802 g N). — Formaldehyd wird kolorimetrisch bestimmt: 500 mg Oxydierte Cellulose werden mit 250 ml kaltem W. während mind. 2 Std. und unter öfterem Umschütteln ausgezogen. 0,5 ml des Auszugs werden mit 10 ml Chromotropsäure-Rg. (50 mg Chromotropsäure in 100 ml H_2SO_4 75%ig gelöst) in lose verschlossenem Reagensglas im kochenden Wasserbad 30 Min. lang erhitzt. Nach dem Erkalten wird die violettfarbene Lsg. mit einem Kompensationsphotometer mit Spektralfilter 570 mμ (= 570 nm) gegen eine Standardlsg. (eine im Verhältnis 1:40000 verd. Formaldehyd-Lsg.) verglichen. Zulässig höchst. 0,5% CH_2O. — Bestimmung der freien Carboxylgruppen: Zu 0,5 g abs. trockener Oxydierter Cellulose werden 50 ml einer 2%igen Calciumacetatlsg. gegeben und unter öfterem Umschütteln 30 Min. stehengelassen. Sodann wird die Mischung mit 0,1 n NaOH titriert (Phenolphth. als Indikator). Blindversuch ohne Oxydierte Cellulose zur Ermittlung einer evtl. notwendigen Korrektur (1 ml 0,1 n NaOH entspr. 0,4502 mg Carboxylgruppen).

Jap. 61 stellt die gleichen Anforderungen an die Oxydierte Cellulose wie USP XVI bzw. XVII. — Formaldehyd wird jodometrisch bestimmt und darf nicht mehr als 0,5% betragen. Aufbewahrung in lichtgeschütztem, dichtem Behälter, vorzugsweise bei einer Temp. unter 25°.

Wirkung und Anwendung. Oxydierte Cellulose ist ein resorbierbares Hämostaticum, dessen Wirkung von der Bildung eines aus Salzen der Polyglucuronsäure und Hämoglobin bestehenden Coagulums abhängt. Auf das blutende Gewebe gelegt, quillt die Oxydierte Cellulose und geht in eine braune gelatinöse Masse über, die allmählich im Laufe von 2 bis 7 Tagen resorbiert wird. Die Resorptionsgeschwindigkeit hängt ganz von der angewendeten Menge und von der Durchblutung des Gewebes ab. Bei starker Durchtränkung großer Mengen mit Blut kann die Resorption sechs Wochen und länger dauern. Die blutstillende Wrkg. ist besser, wenn trockenes Material genommen wird; das Material anzufeuchten, ist daher nicht ratsam. Bei gleichzeitiger Verabreichung von Thrombin sollte die Oxydierte Cellulose durch Befeuchten mit einer Natriumbicarbonatlsg. neutralisiert werden, um eine Inaktivierung des Thrombins zu verhüten. — Oxydierte Cellulose findet vielfache Anwendung bei schwer stillbaren Blutungen in der Chirurgie einschließlich der Gehirnchirurgie. In der Zahnheilkunde wird sie zur Tamponade blutender Zahnalveolen gebraucht. In nicht infizierten Wundgebieten kann die Wunde primär geschlossen werden. Sofern die Oxydierte Cellulose nicht zur ausschließlichen Blutstillung eingesetzt wird, bietet sie bei offenen Wunden keinen Vorteil als Wundbedeckungsmittel, es sei denn, wenn baldiger Verbandwechsel erfolgt, der verhältnismäßig leicht und schmerzlos geschieht. Da die saure Oxydierte Cellulose die Callusbildung verzögert, ist sie in der reinen Knochenchirurgie kontraindiziert. Penicillin wird durch die Oxydierte Cellulose inaktiviert [Die in Deutschland erhältlichen Präparate von Oxydierter Cellulose wie „Sorbacel" und „Tabotamp" (s. unter Verbandstoffspezialitäten, S. 985 u. 986) früher auch „Oxycel".]

Flüssiges Verbandmaterial, wie Collodium und Collodium elasticum, Mastisol, Traumaticin dient zum Verkleben kleiner Wunden und zum Fixieren von Mull an den Wundrändern. Sie sollen möglichst reizlos, gut haltbar sein und eine gute und lang anhaltende Klebkraft besitzen. Die verwendeten Lösungsmittel müssen rasch verdunsten, und der hinterbleibende Schutzfilm soll elastisch, gut haftend und von der Wunde leicht ablösbar sein. — *Neuere flüssige Verbandmittel* werden aus Kunststoff wie Polyvinylacetat, Polyvinyläther, Polyvinylester, Mischpolymerisaten von Acryl- oder Methacrylsäure mit Acryl- und Methacrylsäureestern und anderen alkohollöslichen Harzen oder Polymerisaten hergestellt. Vorteilhafte Lösungsmittel sind Äthanol, Aceton und Essigester.

Zum Wundverschluß sind solche flüssige Verbandmittel auf dem Markt, z. B. Liquidoplast der Firma Dr. Hammer & Co., Hamburg, Nobecutan der Firma A. B. Bofors, Nobelkrut, Schweden, bzw. Bastian-Werk, München-Pasing, und der Scan-Spray der Firma Ethicon GmbH, Glashütte (Holst.) (s. Verbandstoffspezialitäten).

Schaumgummi und Schaumstoff

Schaumgummi und Schaumstoffe (Schaumkunststoffe) sind geformte Gebilde, die aus vielen kleinen, geschlossenen gas- oder lufterfüllten Zellen bestehen. Ihre Herstellung ist verfahrenstechnisch ähnlich.

Rohstoff für *Schaumgummi* ist Latex mit etwa 60% Kautschukgehalt. Dieser Latex wird mit Schwefel, Füllstoffen, Seife und Vulkanisationsbeschleunigern gemischt. Nach Zusatz von Stoffen, die sich in der Wärme in Gase verwandeln oder Gase abspalten (durch sog. Blähmittel, wie z. B. Ammoniak, Bicarbonate, Peroxide), oder durch mechanisches Einarbeiten von Gasen — vornehmlich Luft — wird die Mischung in Rührwerken schaumig geschlagen, wobei sich unzählige Seifenbläschen — in sich geschlossene Hohlräume — bilden, die an ihrer Oberfläche eine dünne Gummischicht tragen. Der Schaum wird in Formen gegossen und durch Vulkanisation gehärtet. Die Seife wird sodann ausgewaschen und der Schaumgummi nach dem Zentrifugieren in Spezialöfen getrocknet. — Schaumgummi ist nicht zu verwechseln mit Schwammgummi, einem lockeren und sehr porösen Gummierzeugnis, bei dem die Hohlräume offen sind, d. h. die Wände der Hohlräume sind durchbrochen und stehen untereinander in Verbindung.

Von den auf Basis verschiedener Kunststoffe erzeugten elastischen Schaumstoffen für die Verbandtechnik, zur Polsterung und für therapeutische Zwecke hat der *Moltopren-Schaumstoff* auf Basis Polyurethan (Desmodur/Desmophen) besondere Bedeutung erlangt. Die Grundstoffe sind sog. Desmodure, ihrer chemischen Struktur nach Diisocyanate, die durch Reaktion mit den im Desmorphen vorhandenen freien Hydroxylgruppen Moltopren ergeben. Zum Einsatz können verschiedene Desmophene kommen: Polyester aus Dicarbonsäuren mit einem 3wertigen Alkohol, die noch freie OH- und COOH-Gruppen haben, sowie Polyäther mit freien OH-Gruppen. Als Treibmittel bei der Herstellung wirkt das aus der Reaktion zwischen den Isocyanaten und dem zugesetzten Wasser entstehende Kohlendioxid. Die Umsetzung der Isocyanate mit den Hydroxylgruppen des Polyester führt zur Verknüpfung der Ketten und gleichzeitigen Vernetzung unter Bildung eines Stoffes von feinschaumiger, schwammähnlicher Struktur. Es können je nach Verwendungszweck Aktivatoren, Farb- und Füllstoffe zugesetzt werden. Durch Regulierung der Gasabspaltung entsprechend der Menge des zugesetzten Wassers wird das Raumgewicht der Schäume variiert. Die Poren sind im allgemeinen zu etwa 20%, bei besonderer Durchführung des Prozesses auch zu erheblich höherem Bruchteil offen.

Eigenschaften. Moltoprenschaumstoff und Schaumgummi sind sehr leicht; ihr spez. Gewicht schwankt im allgemeinen zwischen 0,03 und 0,2 g/cm³. Schaumgummi, rötlich oder hautfarben, und Moltoprenschaumstoff, weiß bis schwach gelblich, sind dreidimensional elastisch, von dauerhafter Elastizität und samtweicher Oberfläche. Sie sind porös und luftdurchlässig und gewährleisten ungehinderte Hautatmung und Transpiration. Schaumgummi altert wie jeder Gummi und muß daher vor Licht, besonders Sonnenlicht, geschützt aufbewahrt werden. Er kann mit Seifenwasser und mit sauerstoff- und alkalifreien Feinwaschmitteln gewaschen werden. Gelegentliche Sterilisation in strömenden Wasserdampf, nicht aber im Trockensterilisator, ist möglich. Moltoprenschaumstoff kann wiederholt im Autoklaven und in Heißluft bis 150° sterilisiert und auch gewaschen werden. Auf die Dauer greifen aber heißes Wasser und Wasserdampf an. Dieser Schaumstoff hat eine hohe Alterungs- und Lichtbeständigkeit. Im Gegensatz zu Schaumgummi ist er nur schwer entflammbar und gegen Benzin, Öle und Fette beständig. Starke Säuren und Laugen wirken zersetzend, ebenso chlorierte Kohlenwasserstoffe. Moltoprenschaumstoff ist physiologisch indifferent, röntgenstrahlendurchlässig und gut wärme- und kälteisolierend. — Die Handelsformen von Schaumgummi und Schaumstoff sind Binden, Kompressen und Platten, bei Schaumgummi meist in Dicken von 3 bis 20 mm, bei Schaumstoff in mannigfachen Dicken von 2 bis 50 mm.

Anwendung. Neben der vielseitigen Verwendung zur Polsterung von Matratzen, Sitzmöbeln, Kissen und als Körperpflegeartikel finden die feinporige, weichelastische Schaumgummi und Schaumstoff heute Einsatz nicht nur in der Verbandtechnik und Krankenpflege als Polstermaterial, Unterlagenstoff und orthopädische Artikel, sondern auch für rein therapeutische Zwecke (s. Autosana, Komprex, Lastocomp und Lohmann-Schaumgummibinde usw. unter Verbandstoffspezialitäten).

Literatur: Bayer-Kunststoffe, 2. Aufl., Farbenfabriken Bayer, Leverkusen 1959. — Salzmann, G.: Schaumkunststoffe und ihre Entwicklung. Gummi und Asbest *8*, H. 10 (1955). — Overbeck, W.: Die Verfahren zum Herstellen von porösen Kautschukwaren. Gummi und Asbest *8*, H. 10 (1955). — Brochhagen, F. K.: Neue Erfahrungen bei der Herstellung von Schaumstoffen auf Polyurethanbasis. Kunststoffe *44*, H. 12 (1954). — Osken, H.: Beitrag zur Physik der Naturschwämme. Kunststoffe *44*, H. 12 (1954). — Römpp, H.: Chemie-Lexikon, 6. Aufl., Stuttgart: Franckh'sche Verlagshandlung 1966. — Kunststoff-Taschenbuch, 16. Ausgabe, München: Hanser 1965.

Wasserdichte Verbandstoffe

Sie dienen allgemein zur Feuchthaltung von feuchten Verbänden.

Batiste, wasserdicht: Billroth-Batist (Theodor Billroth, Chirurg, 1829—1894, Wien; der Name „Batist" stammt vom ersten Hersteller, dem Franzosen Jean Baptiste) ist ein feinfädiges dichtes Baumwollgewebe in Leinwandbindung, das mit Öl präpariert oder mit fettsaurem Blei getränkt und gefirnißt worden ist. Billroth-Batist dient zum Abdecken feuchter Verbände und Umschläge. Seine Haltbarkeit ist nicht unbegrenzt. Es empfiehlt sich kühle, trockene und vor Licht geschützte Aufbewahrung. Lieferart: In Breiten zu 80 cm auf Rollen mit 10 m Länge oder als lfd. m im Stück oder abgepackt zu $^1/_4$, $^1/_2$ und 1 m.

Mosetigbatist oder Verbandbatist (ALBERT VON MOSETIG-MOORHOF, Chirurg. 1838 bis 1907, Wien) besteht aus einem beiderseits mit einer nachträglich vulkanisierten Kautschukschicht versehenen wasserdichten, gelblich bis braunen, feinfädigen Baumwollstoff. Um den Stoff lange gebrauchsfähig zu erhalten, reibt man ihn mit Talkum ein und bewahrt ihn aufgerollt und stehend in einem kühlen, trockenen und dunklen Raum oder Schrank auf, wie es für den Schutz von Gummigegenständen angezeigt ist. Die Nachfrage ist wegen des hohen Preises stark zurückgegangen. Einsatzgebiete und Lieferart wie Billroth-Batist. Die frühere Heeresvorschrift stellte folgende Anforderungen an die Beschaffenheit: Gewicht pro m² 110 g, Kautschukgehalt 45%, Gewicht des Gewebes 43%, Mineralbestandteile 12%, Fadenzahl des Gewebes 64. Niedriger Vulkanisationsgrad. Mosetigbatist muß mehrmaliges Keimfreimachen im Dampf bei 120° sowie das Abwaschen mit keimwidrigen Flüssigkeiten vertragen.

Guttaperchapapier (Guttapercha lamellata), (malaiisch: getah = Gummi, Pertja = Sumatra). Papierdünne, durchscheinende Folien, die aus dem bräunlichen, kautschukähnlichen, gereinigten Rohguttapercha aus dem Milchsaft von Palaquiumarten ausgewalzt sind und sich durch besondere Weichheit und Schmiegsamkeit auszeichnen. Die Bezeichnung Guttaperchapapier ist eigentlich fehl am Platze.

Guttasyn. Kunststoffolien aus Polyvinylchlorid (PVC), die anstelle von Guttaperchafolien heute mehr und mehr Eingang finden, da sie viel weniger altern und daher lagerbeständiger sind.

Für Polyäthylen- und **Polyamidfolien** gilt das gleiche. Sowohl Guttapercha- als auch die Kunststoff-Verbandfolien sind in Breiten zu 45 cm auf Rollen zu $^1/_2$ kg oder gefaltet in Abpackungen zu $^1/_4$, $^1/_2$ und 1 m handelsüblich.

Wasserdichter Unterlagenstoff (Bettstoff) ist ein schweres, heiß vulkanisiertes, doppelseitig gummiertes Gewebe, das nach früherer Heeresvorschrift ein m²-Gewicht von 430 bis 455 g aufweisen sollte. Fadenzahl des Gewebes 28 bis 36/cm²; m²-Gewicht des nicht gummierten Gewebes 85 bis 130 g.

BPC 63 führt verschiedenartige *Protectives*, Schutzverbände, wie „Battiste", „Jaconet", „Oiled Rayon" und „Oiled Silk": Wasserdichte Materialien in Lagenform. Sie bestehen aus biegsamen Plastikfilmen oder gewobenen Stoffen, die mit natürlichem oder synthetischem Gummi, mit trocknenden Ölen oder ölartigen, synthetischen Kunstharzen wasserdicht gemacht wurden. — Anwendung: Die Schutzverbände werden dazu verwendet, um feuchte Verbände vor zu raschem Austrocknen und auch die Kleidung zu schützen. — Lagerung: Battiste und Jaconet sind in Rollen kühl und vor Licht geschützt aufzubewahren.

Battiste, ein Baumwollgewebe von ähnlicher Beschaffenheit wie bei Batist, das durch Tränken mit einer Kautschukslg. auf beiden Seiten wasserdicht gemacht wird. Die Oberfläche ist gewöhnlich mit reinem Talk oder Stärke bepudert. Fadenzahl mind. 79 pro cm². Flächengew. mind. 195 g/cm². Gummibeschichtung mind. 125 g/m². Reißfestigkeit an 2,5 cm breiten Streifen gemessen: In Kettrichtung mind. 18 kg, in Schußrichtung mind. 11 kg. Asche höchst. 26%. Nur Spuren von Säure zulässig. Harze dürfen nicht vorhanden sein. — *Jaconet*, ein Baumwollgewebe wie bei Battiste, das jedoch nur einseitig mit einer Kautschukslg. wasserdicht gemacht ist und einen Gehalt an Asche von höchst. 50,0% aufweisen darf. Es müssen sonst die gleichen Anforderungen wie an Battiste gestellt werden. — *Oiled Rayon*, Synonym: „Waterproof Rayon". Sehr feines Zellwoll- oder Kunstseidengewebe, mind. 80fdg. (40 + 40 je cm) mit mind. 23 g/m² wird gleichmäßig mit trockenen Ölen oder ölartigen Kunstharzen wasserdicht imprägniert. Oiled Rayon kann grün gefärbt sein und soll ein Flächengew. von mind. 75 g/m² haben. — *Oiled Silk*, eine auf gleiche Weise wie Oiled Rayon wasserdicht imprägnierte Seide, mind. 80fdg. (47 + 33 je cm) mit mind. 11,3 g/m² Flächengew. der Rohseide. Die wasserdicht imprägnierte Seide, die auch grün gefärbt sein kann, soll mind. 84 g/m² wiegen.

Von den 4 wasserdichten Verbandstoffen des BPC 63 hat der BPC 68 nur noch „Oiled Silk" übernommen. — Die Wasserdichtheit von Oiled Silk wird nach einer Standard-Methode geprüft.

Einzelverbände für Geburtshilfe und Gynäkologie. Die nach Bestimmungszweck geordneten Einzelverbände „zur Uterus-Tamponade nach rechtzeitiger Geburt" (Nr. 1 u. 1a), „nach Fehlgeburt" (Nr. 2) und „zur Scheidentamponade" (Nr. 3 u. 3a) enthalten imprägnierte, 10 cm breite, vorzugsweise 5 m lange Mull- oder Gazestreifen, mehrfach gelegt, und einfache Tamponadestreifen sowie imprägnierte Wattetampons mit reißfesten Fäden. Das Tamponadematerial der im Handel befindlichen, nicht einheitlichen Ausführungen ist antiseptisch oder bakteriostatisch imprägniert. So sind z. B. die Verbandstoffe in den von Dr. Degen & Kuth hergestellten Einzelverbänden mit den „Sulfonamiden" (s. auch Verbandstoffspezialitäten, S. 986) Badional 5% oder Marbadal 10% oder Marfanil-Prontalbin je 2,5%, in den Hartmann-Büchsen und Verfa-Dosen mit 2% Rivanol, in den Lohmann-Dosen mit 5% Jodoform (Gaze) und 4% Salicylsäure (Wattetampons), in den Dührssen-Verbänden der Firmen Dr. Ausbüttel & Co., Hageda und Ruhrtaler Verbandstoff-Fabrik mit 5% Jodoform (Gaze) und 4% Salicylsäure (Wattetampons) oder mit 5% Yatren imprägniert.

Die Uterus-Tamponade nach Dr. BARFURTH besteht aus einem mit nicht saugender Watte gefüllten, abgesteppten Mullschlauch, zickzackgelegt. Für Normalgeburt 10 cm × 3½ m, für Fehlgeburt 3 cm × 5 m.

Wochenbettpackungen, Wochenhilfepackungen

Von den für das Gesundheitswesen zuständigen Ministerien der einzelnen Bundesländer sind in den letzten Jahren neue Vorschriften über die Verwendung und Zusammensetzung der Hebammen-Wochenbettpackungen erlassen worden. Die von den Hebammen zu verwendenden Wochenbettpackungen müssen folgende Bestandteile enthalten:

a. *Wochenbettpackung für Normalgeburt:* 1. Zwei Pakete zu je 100 g Verbandwatte (50% Baumwolle, 50% Zellwolle) nach DIN 61640 steril in Rollenform mit Papierzwischenlage. Das Sollgewicht soll 100 g ohne Außenverpackung ergeben. Die Papierzwischenlage darf nicht über einen Anteil von 10% des Gesamtgewichtes hinausgehen. — 2. Zwei Pakete zu je 100 g Verbandzellstoff, hochgebleicht, steril, in Rollenform mit Papierzwischenlage (Verpackung und Gewicht wie Nr. 1). — 3. Ein Paket mit 15 Mulltupfern, aus 24fdg. Mull, nach DIN 61630, 12 × 12 cm, steril, einzeln 4fach gefaltet und einzeln verpackt. — 4. ½ m Nabelschnurband aus Baumwolle, steril, 0,5 cm breit. — 5. Drei elastische Nabelbinden, 5 cm breit, gedehnt 2 m lang, mit 80 cm langem, in der Mitte angenähtem Befestigungsband, steril, einzeln verpackt. — 6. Eine Flasche Äthylalkohol 70 Vol.-%, vollständig vergällt (= Brennspiritus oder denaturierter Äthylalkohol) oder unvergällt, 100 oder 200 cm³, mit festem Verschluß. *Anmerkung:* In den meisten Ländern wird des Preises wegen vollständig vergällter, auf 70 Vol.-% herabgesetzter Äthylalkohol vorgezogen. Als Vergällungsmittel dient neuerdings das geruchsschwache Methylaethylketon. — 7. Eine Flasche zu 100 g eines flüssigen, verdünnbaren Feindesinfektionsmittels, das als hygienisches Händedesinfektionsmittel und als Scheuerdesinfektionsmittel in die Liste der nach den Richtlinien für die Prüfung chemischer Desinfektionsmittel geprüften und von der Deutschen Gesellschaft für Hygiene und Mikrobiologie empfohlenen Desinfektionsmittel aufgenommen ist. Die Erfüllung dieser Voraussetzung muß durch einen entsprechenden Aufdruck auf das Etikett der Flasche erkennbar sein. — 8. Eine Ampulle mit 1%iger Silbernitratlösung. — 9. 20 g eines für die Brustwarzen- und Nabelschnurversorgung geeigneten, austrocknenden antiseptischen Puders, der keine Antibiotica, Sulfonamide oder Kresolverbindungen enthält. Die Eignung ist durch zwei Hebammenlehranstalten zu bescheinigen. Die beiden Hebammenlehranstalten müssen auf der Packung angegeben werden.

b. *Wochenbettpackung für Fehlgeburt:* 1. Zwei Pakete zu je 100 g Verbandwatte wie a. 1. — 2. Zwei Pakete zu je 100 g Verbandzellstoff wie a. 2. — 3. Eine Flasche Äthylalkohol (Brennspiritus) wie a. 6. — 4. Eine Flasche Feindesinfektionsmittel wie a. 7.

Verbandstoffe für die erste Hilfe

Verbandpäckchen. Die Industrie bringt Verbandpäckchen der verschiedensten Formate in den Handel. Dies trifft sowohl für die Fertigmaße als auch für die Kompressenmaße und Bindenabmessungen zu. Erschwerend wirkt sich dieser Umstand bei der Unterbringung in

Sanitätsbehältnissen aus, so daß das Bedürfnis nach einer Normung der Verbandpäckchen besonders dringend war. Mit dieser Normung ist auch die Verwendung geeigneter, zweckentsprechender Materialien gewährleistet. Durch den Erste-Hilfe-Ausschuß des Arbeitsausschusses Krankenhauswesen im Deutschen Normenausschuß wurde deswegen die Normung der Verbandpäckchen und auch der nachstehenden Brandwunden-Verbandpäckchen und Verbandtücher betrieben.

Genormt sind nach DIN 13151 (Ausg. Dez. 1965) *Verbandpäckchen, keimfrei* in den drei Größen *K* (klein), *M* (mittelgroß) und *G* (groß) mit folgenden Maßen und Daten:

	K	M	G
Außenmaße der fertigen Verbandpäckchen	ca. 32 × 62 × 20 mm	40 × 82 × 20 mm	45 × 102 × 25 mm
Watte-Mull-Kompresse a) Verbandwattevlies V DIN 61640	6 × 8 cm	8 × 10 cm	10 × 12 cm
b) Umhüllung aus Verbandmull VM 20-DIN 61630	13 × 15 cm	15 × 17 cm	17 × 19 cm
Gewicht der Kompressen	ca. 1,8 g	3 g	4,5 g
Mullbinden MB 20 — DIN 61631- ZW/Bw oder ZW/ZW	6 cm × 3 m	8 cm × 4 m	10 cm × 4 m
Entfernung der Kompresse vom kürzeren Ende der Mullbinde	ca. 7,5 cm	ca. 10 cm	ca. 10 cm

Die Kompresse besteht aus einem allseitig mit 20fdg. rotgefärbtem Mull umhüllten Verbandwattevlies und ist in dem vorgeschriebenen Abstand vom kürzeren Ende der Mullbinde aufgenäht. In entsprechendem Abstand von der Kompresse sind auf den Mullbinden blaue Punkte anzubringen. Diese Markierung dient als Hinweis für die vorschriftsmäßige Entfaltung des Verbandpäckchens, um die Kompresse richtig auflegen zu können. Die Färbung erfolgt mit einem unschädlichen roten Farbstoff gemäß der Liste der Farbstoffkommission der Deutschen Forschungsgemeinschaft.

Als Innenverpackung ist ein weißes, sterilisiertes, satiniertes oder einseitig glattes Cellulose- oder Tauenpapier von mind. 60 g/m² zu verwenden, das so groß zu wählen ist, daß die Verbandstoffe an allen Seiten doppelt umhüllt sind. An den Schmalseiten ist ein reichlicher Einschlag, der zu verkleben ist, vorzusehen.

Vor Anbringen der Außenverpackung ist das Verbandpäckchen mit der Innenverpackung 20 Min. lang in gespanntem Wasserdampf von 120° zu sterilisieren. Die Außenumhüllung muß staub-, luft- und wasserdicht sein und aus geeignetem knitterfestem Material bestehen, das verklebbar oder verschweißbar ist, so daß Gewähr für Keimfreiheit auch nach monatelanger Aufbewahrung und unter Einwirkung von Wärme und Feuchtigkeit gegeben ist. Sie ist mit einem Einschnitt versehen, der das leichtere Öffnen der Packung ermöglicht. Als Außenverpackung haben sich neben dem wasserdichten, gummibeschichteten Renforcé aus Zellwolle heute hauptsächlich Polyäthylenfolien oder andere thermoplastische Verbundfolien aus Kunststoff gut bewährt.

Auf der Rückseite ist, von außen lesbar, folgende *Gebrauchsanweisung* anzubringen: „Umhüllung entfernen! Gefärbten Verbandstoff und Wunde nicht berühren. Mit beiden Händen die Mullbinde an den mit blauen Punkten gekennzeichneten Stellen anfassen und auseinanderziehen. Gefärbten Verbandstoff auf die Wunde legen, Binde herumwickeln und knoten."

Die *Bezeichnung* z. B. für ein keimfreies Verbandpäckchen, klein, lautet: Verbandpäckchen K DIN 13151. *Kennzeichnung:* Keimfreie Verbandpäckchen, die der Norm entsprechen, sind als solche in Verbindung mit dem Herstellerzeichen, dem Verbandzeichen DIN, dem Kennbuchstaben für die Größe und der DIN-Nummer gut lesbar zu kennzeichnen. Gesamter Aufdruck: schwarz.

Brandwunden-Verbandpäckchen. Es dient ebenso wie die Brandwunden-Verbandtücher der sterilen Versorgung von Brandwunden in der Ersten Hilfe. Das Normblatt DIN 13153 (Ausg. Dez. 1965) schreibt mit der Bezeichnung *„Brandwunden-Verbandpäckchen BR DIN 13153"* eine Ausführung vor, bei der die Kompresse in zwei verschiedenen Größen benutzt werden kann. Die Kompresse ist 60fdg. Zellwollgewebe in Leinwandbindung (Fadenstellung 30/30 je cm; Nm 50er Garn in Kette und Schuß) von der Größe 35 × 45 cm, vollkommen entschlichtet, doppelseitig gesengt, gebleicht und scharf kalandert (geglättet).

Das Gewebe muß stärkefrei und darf nicht mit Schönungsmitteln behandelt sein. Zum Fixieren der Kompresse ist an einer Breitseite der Kompresse eine 6 cm breite und 3 m lange 20fdg. Mullbinde nach DIN 61631 durch zwei Nähte befestigt. An der entgegengesetzten Breitseite der Kompresse ist ein 6 cm breites Mullbindenstück aufgesteppt, das die Kompresse an jeder Seite um 10 cm überragt. Das Mullbindenstück ist mit einem unschädlichen blauen Farbstoff gemäß der Liste der Farbstoffkommission der Deutschen Forschungsgemeinschaft gefärbt. Die Kompresse ist in der Mitte der Längsseite so gefaltet, daß die aufgesteppte Mullbinde und das aufgesteppte Mullbindenstück aufeinanderliegen. Die beiden überstehenden Enden des Mullbindenstücks werden mit in das Bindenende und den Bindenkopf der Mullbinde eingeschlagen und die Verbandstoffkombination lagerfertig verpackt. Beim Gebrauch des Brandwunden-Verbandpäckchens zieht man die Mullbinde beidseitig auseinander, wobei sich die Kompresse bis zum halben Format 17,5 × 45 cm entfaltet. Rollt man die Mullbinde beidseitig 10 cm ab, so entfaltet sich die Kompresse ganz. Innenverpackung, Sterilisation und Außenumhüllung sowie Kennzeichnung (gesamter Aufdruck: rot) wie bei Verbandpäckchen.

Gebrauchsanweisung. Umhüllung entfernen! Mullbinde mit beiden Händen nur an den mit blauen Punkten gekennzeichneten Stellen anfassen, Fäden durchreißen und Mullbinde auseinanderziehen; Kompresse nicht weiter entfalten als zur Abdeckung der Wunde erforderlich.

Brandwunden-Verbandtücher. Nach DIN 13152 (Ausg. Dez. 1965) gibt es keimfreie Brandwunden-Verbandtücher in den beiden Größen: Größe A (klein) im Format 60 × 80 cm mit der Bezeichnung: Brandwunden-Verbandtuch A DIN 13152, und Größe B (groß) im Format 80 × 120 cm (die angegebenen Maße gelten für die Verbandtücher vor der Sterilisation) mit der Bezeichnung: Brandwunden-Verbandtuch B DIN 13152. Die Verbandtücher sind Zellwollgewebe in Leinwandbindung von der gleichen Beschaffenheit wie bei Brandwunden-Verbandpäckchen. Die Schnittkanten der Tücher sind gesäumt; als Angriffspunkte zum Entfalten des Tuches sind an zwei Enden einer Breitseite gefärbte Schlaufen angenäht. Durch Falten der Verbandtücher in Längs- und Querrichtung wird sowohl für das kleine (5fach gefaltet) als auch für das große (6fach gefaltet) Brandwunden-Verbandtuch ein Format von ca. 10 × 15 cm bei einer Höhe von ca. 1,5 bzw. 1,8 cm erhalten. — Innenverpackung, Sterilisation und Außenumhüllung sowie Kennzeichnung (gesamter Aufdruck: rot) wie bei Verbandpäckchen.

Gebrauchsanweisung. Umhüllung entfernen! Mit beiden Händen nur an den beiden Schlaufen anfassen, Hände hochhalten und auseinanderziehen, damit sich das Tuch entfaltet. Brandwunde bedecken.

Verbandpäckchen Bundeswehr. Sie sind für Erste-Hilfe-Leistungen bei Verletzungen und Verwundungen bestimmt, gehören zur Ausrüstung jedes Soldaten und sind Bestandteile verschiedener Verbandkästen und Sanitätsbehältnisse[1].

Das Verbandpäckchen Bundeswehr muß bestehen aus: Zwei Watte-Mull-Kompressen 10 × 12 cm (eine feste und eine verschiebbare Kompresse), 1 Mullbinde 20fdg. gemäß MB 61631 ZW/Bw 10 cm × 6 m (Toleranzen nach der Sterilisation: Länge: — 300 mm, Breite: — 3 mm), olivgrün gefärbt, dem Aufreißfaden, 2 Sicherheitsnadeln B 50 DIN 7404, vernickelt, der Innen- und der Außenumhüllung. Die beiden Watte-Mull-Kompressen bestehen jeweils

---

[1] Die einschlägigen Vorschriften sind in den Technischen Lieferbedingungen des Bundesamts für Wehrtechnik und Beschaffung TL 6510-002 (hier die Fassung vom Sept. 1967) niedergelegt.

aus einem Wattevlies (V DIN 61 640 Bw/ZW) im Format 10 × 12 cm, das mit 20 fdg. Mull (VM 20 — DIN 61 630-Bw), ca. 19 × 21 cm groß, allseits umgeben ist. Das Gewicht des Wattevlieses beträgt 4,5 g ± 0,5 g. Die *feste* Kompresse ist im Abstand von ca. 15 cm von einem Ende der Mullbinde an beiden Schmalseiten aufgenäht. Die *verschiebbare* Kompresse ist mit zwei aufgenähten Nesselbändern von etwa 15 mm Breite als Schlaufen verschiebbar auf den längeren Teil der Mullbinde aufgezogen. Nähmaterial und Nesselband müssen frei von optischen Aufhellern sein. Als Handhabe zum Verschieben dieser Kompresse auf der Binde ist an die Mitte der beiden Schmalseiten je eine ca. 5 mm breite und ca. 15 mm lange Schlaufe aus Nesselband angenäht. Das Garn der olivgrünen (Farbton nach RAL 6014) Mullbinde soll mit einem die gesunde Haut nicht reizenden Farbstoff mit vorgeschriebenen Farbechtheiten eingefärbt sein. An den beiden Angriffsstellen für die Entfaltung des Verbandpäckchens ist die Mullbinde mit je einem Punkt aus indifferenter, nicht auslaufender, sterilisierfester schwarzer Farbe versehen.

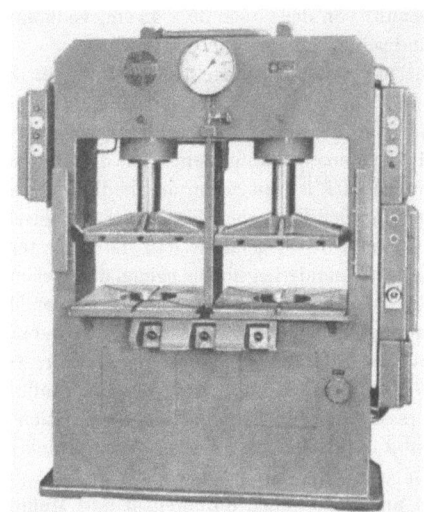

Abb. 510. Hydraulische Verbandstoffpressen (Schön & Cie. GmbH, Pirmasens).

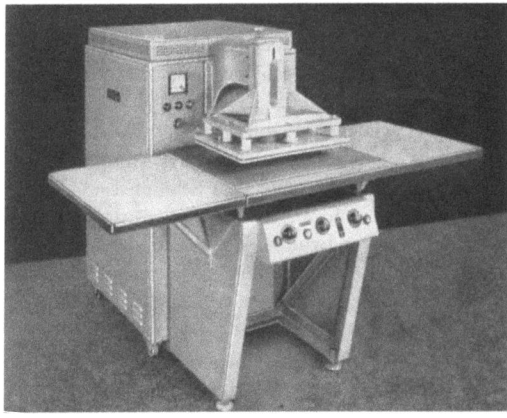

Abb. 511. Hochfrequenz-Schweißgerät für Verbandstoffe (A. Schwalbach KG, Hamburg-Altona).

Vor dem Einpacken in die Innenumhüllung wird die Mullbinde mit den beiden Kompressen in die endgültige Form gepreßt (s. Abb. 510) — das fertige Verbandpäckchen hat die Abmessungen 105 × 55 × 15 mm —, wobei die Fasern durch den Preßdruck nicht beschädigt werden dürfen; die beiden in Filterpapier eingeschlagenen Sicherheitsnadeln werden in die Brechfalte zwischen Kompresse und gerollte Binde eingelegt. Dann wird das gepreßte Päckchen mit einem leicht zerreißbaren Faden umbunden und mit der Innenumhüllung versehen, die die gleichen Anforderungen zu erfüllen hat wie die Innenverpackung des genormten Verbandpäckchens. Das Papier der Innenumhüllung ist mit einer Gebrauchsanweisung in deutscher, englischer und französischer Sprache bedruckt. Nach der Sterilisation im Dampfautoklaven wird die Außenumhüllung angebracht. Diese besteht aus einem nach RAL 6003 oliv eingefärbten 53 fdg. Baumwollgewebe mit ca. 110 g/m², das außenseitig mit ca. 30 g/m² (± 5 g) Polyurethan und innenseitig mit ca. 300 g/m² (± 25 g) PVC beschichtet ist. Die im Hochfrequenzfeld verschweißbare Außenumhüllung hat ein Gewicht von ca. 450 g/m². Sie ist staub-, luft-, wasserdicht (Prüf. nach DIN 53 886; Mindestwassersäule 1 500 mm), bis −40° kältebeständig, kurzfristig bis +70° wärmebeständig und abriebfest.

Durch das Verschweißen (s. Abb. 511) wird der Verschluß der Außenumhüllung sehr fest, so daß er auch bei starkem Unterdruck nicht aufplatzt. Zum Aufreißen der Außenumhüllung wird diese mit einer Einreißkerbe versehen.

Verbandkompresse Bundeswehr. Sie ist in der Ausrüstung der Sanitätseinheiten zur Versorgung großflächiger Wunden bestimmt und soll nur von einem Arzt oder entsprechend ausgebildetem Personal angelegt werden.

Diese Verbandkompresse besteht aus: 1 Watte-Mull-Kompresse 25 × 30 cm, 2 Mullbinden 20fdg. gemäß MB DIN 61631 ZW/Bw 10 cm × 6 m (Toleranzen nach der Sterilisation in der Länge — 300 mm, in der Breite — 3 mm), 2 Sicherheitsnadeln B 40 DIN 7404, vernickelt, dem Aufreißfaden, der Innen- und der Außenumhüllung. Die Kompresse besteht aus einem Wattevlies (V DIN 61640 Bw/ZW) mit einer Abmessung von 25 × 30 cm nach der Sterilisation, das von 20fdg. Verbandmull (VM 20-DIN 61630-Bw) im Format 60 × 50 cm umhüllt ist. Das Gewicht des Wattevlieses muß mind. 33 g betragen. Die Kompresse ist in einer Entfernung von 20 cm von einem Ende der Mullbinde an den beiden Schmalseiten auf die Binde aufgenäht. Das Nähmaterial muß frei von optischen Aufhellern sein. Eine zweite Mullbinde ist einzeln verpackt und in das kürzere Bindenende eingerollt. Die beiden Mullbinden sind nicht gefärbt. Ein dünner Faden muß die Verbandkompresse zusammenhalten, die vor dem Einpacken in die Innenumhüllung in die endgültige Form gepreßt wird (Abmessungen der fertigen Verbandkompresse: 160 × 100 × 20 mm). Die Innenumhüllung aus Papier in den Abmessungen 34 × 48 cm hat die gleichen Anforderungen zu erfüllen, die an die Innenverpackung der genormten Verbandpäckchen gestellt werden. Als Außenumhüllung dient ein einseitig mit Gummi beschichtetes Baumwollgewebe von der gleichen Beschaffenheit wie die Außenumhüllung der „Verbandpäckchen Bundeswehr". Die Sterilisation mit der Innenverpackung, auf der eine dem Verwendungszweck entsprechende Gebrauchsanweisung in drei Sprachen (deutsch, englisch, französisch) aufgedruckt ist, erfolgt wie bei „Verbandpäckchen Bundeswehr". Weitere Einzelheiten sind in den einschlägigen Vorschriften der TL 6510-003 (hier die Ausgabe vom August 1967) niedergelegt.

Verbandtaschen — Verbandkästen — Verbandschränke

Die Industrie stellt heute für die mannigfaltigen Einsatzbereiche Einheits-Verbandkästen und Sanitätstaschen her, die in Ausführung der Behältnisse und im Inhalt zum Teil vom Arbeitsausschuß Krankenhauswesen im Deutschen Normenausschuß genormt wurden oder zum Teil den Vorschriften des Hauptverbandes der gewerblichen Berufsgenossenschaften entsprechen. Diese diversen Sanitätsbehältnisse sind nachstehend aufgeführt: je ein Beispiel mit Angabe der Füllung der Behältnisse wird wiedergegeben.

a. Genormte Verbandkästen, zugleich Einheitsverbandkästen der Berufsgenossenschaften, und Sanitätstaschen: „Kleinstverbandkasten (K) (Kraftrad-Verbandkasten) DIN 13166 vom Okt. 1959", Größe des staubdichten Behälters ca. 12,5 × 8,5 × 3,5 cm. — „Verbandkästen, klein für Kraftwagen, Betriebe (C) und Schutzräume (D). DIN 13164 vom Jan. 1964, überarbeitet im Nov. 1964", Größe des Behälters ca. 26,5 × 17,5 × 8 cm, Deckel mit Gummidichtung, staubdicht. Dieser Verbandkasten ist für Kraftwagen, Betriebe und Schutzräume entwickelt worden und dient für Erste-Hilfe-Leistungen. Der jeweilige Verwendungszweck der Verbandkästen ist durch entspr. Aufschriften auf dem Deckel erkennbar. Inzwischen ist das Normblatt DIN 13164 neu aufgestellt worden; im Hinblick auf die StVZO, nach der diese Verbandkästen für Kraftwagen vorgeschrieben werden, wurde die Norm für den Verbandkasten, klein für Kraftwagen überarbeitet im Normblatt „Kraftwagen-Verbandkästen B (leicht) DIN 13164 Blatt 1 vom April 1968". Die Normvorschriften für Verbandkästen, klein für Betriebe (C) und Schutzräume (D) bestehen noch; es wird noch geprüft, ob die geringen Abweichungen im Inhalt der Kästen für Betriebe und Schutzräume in einem gemeinsamen Folgeblatt zu dieser Norm veröffentlicht werden können. — „Kraftwagen-Verbandkasten schwer (A) DIN 13163 vom Nov. 1957", Größe des Blechbehälters ca. 26 × 17 × 7,5 cm, für Omnibusse lt. § 35 h der StVZO vorgeschrieben, auch für LKW geeignet. — „Verbandkasten, groß für Betriebe und Schutzräume (E/F) DIN 13169 vom April 1970". Größe des staubdichten Behälters aus Stahl ca. 35 × 25,5 × 10 cm.

Kraftwagen-Verbandkästen B (leicht) DIN 13164 Bl. 1. Nach § 35 h (3) der Verordnung zur Änderung der StVZO ist von allen Personenkraftwagen Erste-Hilfe-Material mitzuführen, das nach Art, Menge und Beschaffenheit mindestens dem Normblatt DIN 13164 Blatt 1, Ausgabe April 1968, entspricht. Die zusätzliche Verordnung tritt stufenweise in Kraft: ab 1. Jan. 1970 für alle neu zugelassenen Personenkraftwagen, ab 1. Jan 1971 für alle PKWs, die dem TÜV zur Untersuchung vorgeführt werden müssen, und ab 1. Jan. 1972 für alle im Verkehr befindlichen PKWs.

Inhalt:

1 Heftpflaster, starr, 2,5 cm × 5 m, Spule mit Außenschutz nach DIN 13019.
1 Wundschnellverband, elastisch, 6 × 50 cm nach DIN 13019.
3 Wundschnellverbände, elastisch, 6 × 10 cm nach DIN 13019.
1 Verbandpäckchen G DIN 13151[2].
3 Verbandpäckchen M DIN 13151[2].
1 Brandwundenverbandtuch A DIN 13152[2].
3 Brandwunden-Verbandpäckchen BR DIN 13153[2].
6 Mullbinden 20fdg. mit gewebten Kanten, 8 cm × 4 m, MB 20-8 DIN 61631-ZW/Bw, einzeln staubgeschützt verpackt.
3 Mullbinden 20fdg. mit gewebten Kanten, 6 cm × 4 m, MB 20-6 DIN 61631-ZW/Bw.

1 Packung zu je 5 Zellstoff-Mull-Kompressen mit beidseitigem Mullbelag, 10 × 10 cm, einzeln steril verpackt[3].
5 Dreiecktücher 96 × 96 × 136 cm, DIN 13168 — rohweiß, einzeln verpackt.
1 Verbandschere 14 cm lang DIN 13111-A oder
1 Verbandschere, abgenickt mit Knopf, 14 cm lang, unzerbrechlich, Korrosionsschutz durch Vernickelung und/oder Verchromung.
12 Sicherheitsnadeln B 50 DIN 7404 — vernickelt, in Faltschachtel.
1 Unfallfibel oder Anleitung zur Ersten Hilfe bei Unfällen[4].
1 Inhaltsverzeichnis.
1 Stück weiße Kreide.

Das Erste-Hilfe-Material ist in einem Behältnis verpackt zu halten, das so beschaffen sein muß, daß es den Inhalt vor Staub und Feuchtigkeit sowie vor Kraft- und Schmierstoffen ausreichend schützt.

Diese Bedingungen für das Behältnis werden am besten erfüllt durch den Kraftwagen-Verbandkasten B (leicht), wie er mit dem oben erwähnten Normblatt (April 68) genormt wurde. Behälter ca. 26,5 × 17,5 × 8 cm aus Stahl oder Kunststoff. Der eingesetzte Werkstoff von max. 3 mm Dicke darf den Verwendungszweck des Inhalts nicht beeinflussen. Er muß so beschaffen sein, daß der fertige Kasten auch im Dauergebrauch formbeständig bleibt. Der Kasten muß beständig gegen Kraftstoffe und Temperaturwechsel zwischen −25° und +80° sowie staubdicht sein und gegen Spritzwasser schützen.

Kennzeichnung. Auf der Außenseite des Deckels ist die Aufschrift: „Kraftwagen-Verbandkasten B (leicht)" und ein weißes Kreuz (Symbol: nach DIN 4819) auf grünem Grund (die Farbe des Verbandkastens ist grün RAL 6010 nach Farbregister RAL 840 HR[1]) anzubringen[5].

Auf der Innenseite des Oberteils muß ein Inhaltsverzeichnis mit einem Feld „Polizeiliches Kennzeichen" und „Fahrzeughalter" dauerhaft angebracht sein.

Besondere Vorzüge bieten drei- oder vierteilige Plastikfalttaschen in den Auto-Verbandkästen, die mit einem Griff dem stabilen Behälter entnommen werden können; alle Verbandstoffe liegen übersichtlich auf und bleiben auch im Einsatz bei Regen und Schnee zuverlässig geschützt.

Verbandkästen, klein für Betriebe (C) und Schutzräume (D) DIN 13164. Der Behälter ist der gleiche wie beim Kraftwagen-Verbandkasten B (leicht) DIN 13164. Der Inhalt unterscheidet sich vom Kraftwagen-Verbandkasten B (leicht) im wesentlichen a) beim Verbandkasten für Betriebe (C) durch zusätzliche 6 Wundschnellverbände, elastisch, mit zentralem

---

[1] Wird vom Bedarfsträger eine andere Farbe für den Deckanstrich gewünscht, so ist dies bei Bestellung besonders zu vereinbaren.

[2] Oder ein bislang noch nicht genormtes, neuartiges Gewebe oder Vlies, metallisiert, physiologisch unbedenklich, porös, nicht mit der Wunde verklebend, in Verbindung mit einer saugfähigen Wundauflage, sterilisiert.

[3] Qualität des Verbandzellstoffs wie A DIN 19310. Qualität der aufgesteppten Mullbinde wie MB 20 nach DIN 61631, Werkstoff ZW/Bw.

[4] Muß mindestens der „Anleitung zur Ersten Hilfe" der Zentralstelle für Unfallverhütung in Bonn oder den Angaben in der Broschüre „Sofortmaßnahmen am Unfallort" entsprechen. Zu beziehen durch alle an der Aufstellung der Broschüre beteiligten Hilfsorganisationen.

[5] Für die Zwecke des Roten Kreuzes kann anstelle des weißen Kreuzes auf grünem Grund ein rotes Kreuz auf weißem Grund angebracht werden.

Wundkissen, 6 × 6 cm, nach DIN 13019, verpackt in Beutel à 3 Stück und 6 Pflasterfingerverbände, elastisch, 2 × 18 cm, einzeln verpackt, 1 Schlagaderabbinder K DIN 13165 und
1 Augenklappe, kein Brandwundenverbandtuch, nur 2 Dreiecktücher, b) beim Verbandkasten für Schutzräume (D) (für ca. 5 Personen) durch die folgenden Zusätze: 4 Drahtleiterschienen, zusammensteckbar, ca. 8 × 25 cm, mit Schaumstoff gepolstert, 1 Augenklappe,
1 Fieberthermometer Uv DIN 13100, amtlich geeicht, in Metallhülse, 1 Hautdesinfektions-
mittel in Streichfläschchen, 1 baldrianhaltiges Beruhigungsmittel, Kleinpackung, 1 schmerz-
linderndes Mittel (die beiden Arzneimittel sind aus der Apotheke zu beziehen). Nur 2 Dreiecktücher, je 2 Verbandpäckchen K DIN 13151 und M DIN 13151, kein Brandwunden-Verbandtuch.

Verbandkästen, groß für Betriebe und Schutzräume (E/F) DIN 13169 (April 70). Behälter
ca. 35 × 25,5 × 10 cm. Der Verbandkasten aus Stahl muß staubdicht sein. Unterteil und Deckel
der Verbandkästen können je aus einem Stück gezogen oder aus einem oder mehreren Teilen
geschweißt werden. Die Innenseite des Deckels ist so zu gestalten, daß ein Inhaltsverzeichnis
anzubringen ist. Gegen Rost sind die Verbandkästen durch einen Grundanstrich und einen
grünen Deckanstrich zu schützen. Der Anstrich sowie die Aufschrift (einschließlich des Sym-
bols) müssen abriebfest sein. Gewicht leer: 3 000 g $\pm$ 300 g.

Inhalt der Verbandkästen für Betriebe und Schutzräume (E/F):

2 Heftpflaster, starr, 2,5 cm × 5 m DIN 13019, Spule mit Außenschutz
2 Wundschnellverbände, elastisch, 6 cm × 50 cm nach DIN 13019
4 Wundschnellverbände, elastisch, 6 cm × 10 cm nach DIN 13019
9 Wundschnellverbände, elastisch, mit zentralem Wundkissen, 6 × 6 cm, nach DIN 13019, verpackt in Beuteln à 3 Stück
12 Pflasterfingerverbände, elastisch, 2 × 18 cm, einzeln staubgeschützt verpackt
6 Verbandpäckchen K DIN 13151
6 Verbandpäckchen G DIN 13151
2 Packungen zu je 5 Zellstoff-Mull-Kompressen mit beidseitigem Mullbelag 10 × 10 cm, einzeln steril verpackt[1]
3 Brandwunden-Verbandpäckchen DIN 13153[2]
2 Brandwunden-Verbandtücher A DIN 13152[2]
1 Brandwunden-Verbandtuch B DIN 13152[2]
5 Lederfingerlinge mit Bindeband, sortiert
6 Mullbinden 20fdg. mit gewebten Kanten, 8 cm × 4 m, MB 20-8 DIN 61631-ZW/Bw, einzeln staubgeschützt verpackt

6 Dreiecktücher 96 × 96 × 136 cm, DIN 13168, einzeln staubgeschützt verpackt
6 Drahtleiterschienen ca. 8 × 25 cm, zusammensteckbar für beliebige Längen, im Vollbad verzinnt, Leitersprossen um die Längsdrähte gelegt (nicht punktgeschweißt), bereits fertig mit Schaumstoff gepolstert
1 Verbandschere 140 DIN 13111 oder korrosionsgeschützte, kräftige Verbandschere mit Knopf und gezahnter Schneide
12 Sicherheitsnadeln B 50 DIN 13100, vernickelt, in Schachtel
1 Fieberthermometer, Ov DIN 13100, amtlich geeicht, in Hülse
1 Mundtubus, nachgiebig, kurz, für Mund-zu-Mund-Beatmung
1 Anleitung zur Ersten Hilfe bei Unfällen[3] einschließlich Merkblatt „Erste Hilfe bei Verbrennungen"[3] und Merkblatt „Erste Hilfe bei Unfällen durch elektrischen Strom"[3]
1 Inhaltsverzeichnis im Deckel dauerhaft befestigt
1 Stück weiße Kreide

Kennzeichnung. Auf der Außenseite des Deckels ist die Aufschrift: „Verbandkasten groß
E/F für Betriebe und Schutzräume" und ein weißes Kreuz (Symbol: DIN 4819) auf grünem
Grund[4] anzubringen. Schrift nach DIN 1451.

Sanitätstaschen. A DIN 13160 Kleine Sanitätstasche mit Einsatz mit 2 Fächern,
Außenmaße etwa 22,5 × 8,5 × 7,5 cm, und B DIN 13160 Große Sanitätstasche mit Einsatz
mit drei Fächern, Außenmaße etwa 26 × 22 × 10 cm. Beide Größen gibt es mit Riemen-
verschluß oder mit Steckverschluß; Riemen zum Umhängen; Ausführung in Vollrindkern-
leder, Einsatz aus Vulkanfiber. Die Große Sanitätstasche findet so auch als Luftschutz(LS)-
Sanitäts-Umhängetasche Verwendung.

BLSV-Verbandmitteltasche nach vorläufigen Richtlinien des Bundesluftschutzverbandes
(BLSV) aus wasserdichtem, olivgrünem Baumwollsegeltuch, fäulnishemmend und schwer
entflammbar imprägniert. Größe ca. 27,5 × 25 × 10 cm.

---

[1] Siehe Fußnote 3 bei Inhaltsangabe für Verbandkästen nach DIN 13164.
[2] Siehe Fußnote 2 bei Inhaltsangabe für Verbandkästen nach DIN 13164.
[3] Zu beziehen unter den Bestellnummern ZH1/328, ZH 1/403 durch die Zentralstelle für Unfallverhütung im Hauptverband der gewerblichen Berufsgenossenschaften e. V., 53 Bonn, Langwartweg 103.
[4] Siehe Fußnote 5 bei Inhaltsangabe für Verbandkästen nach DIN 13164.

b. Außer diesen Sanitätsbehältnissen, die bestimmten Vorschriften entsprechen müssen, liefert die Industrie für Haushalt und Betriebe in Industrie und Gewerbe, für Kraftfahrzeuge, für Reise und Sport hinsichtlich der Zusammenstellung des Verbandmaterials für die Erste Hilfe und der Beschaffenheit der Behältnisse verschiedenartige Modelle von Auto-, Reise- und Taschenapotheken, Verbandkästen und Verbandschränke, die den verschiedenen Verbraucherwünschen gerecht werden.

Sterilisation von Verbandstoffen und Verpackung sterilisierter Verbandstoffe

Die langjährigen Untersuchungen von KONRICH[1] haben zu der Erkenntnis geführt, daß die Behandlung der Verbandstoffe mit strömendem Wasserdampf auch bei mehrstündiger Dauer, ebenso mit gespanntem Wasserdampf von etwa 115° während einer Viertelstunde nicht zur sicheren Keimtötung führt. KONRICH hat daher im Jahre 1932 schon die Forderung erhoben, die Sterilisation von Verbandstoffen einheitlich durch gespannten Wasserdampf von 120° = 1 atü im Autoklaven auszuführen, wobei derart zu verfahren ist, daß jedes Verbandstoffteilchen dieser Temperatur 15 Min. ausgesetzt ist.

DAB 7-BRD schreibt für die Sterilisation von Verbandstoffen eine *Dampfsterilisation im Autoklaven mit gespanntem Wasserdampf von mindestens 120° während mind. 20 Min.* vor; die gleichen Bedingungen sehen auch die meisten ausländischen Arzneibücher für die Verbandstoff-Sterilisation vor. Nach den erwähnten Richtlinien sind solchermaßen behandelte Arzneimittel und Gegenstände, somit auch Verbandstoffe als „sterilisiert" zu kennzeichnen. Die sterilisierten Verbandstoffe müssen sich bei Durchführung einer bestimmten Sterilitätsprüfung (s. S. 455) als steril erweisen.

Das Behandeln von Gegenständen mit gespanntem gesättigtem Wasserdampf von 120° oder 1 atü während 15 bis 20 Min. galt bislang als klassische einwandfreie Sterilisation oder Entkeimung bis KURZWEIL[2] 1957 über höchstthermoresistente Erdsporen, die „Hochthermophilen" berichtete, die sich gegenüber gespanntem Wasserdampf von 120°C während 20 Min. sehr resistent erwiesen und bei einer Autoklavenbehandlung bei 120° erst nach 30 bis 40 Min., bei 134° erst nach 2 bis 3 Min. abgetötet wurden. (1961 wurde sogar von Aktinomyceten berichtet, deren Vernichtung erst nach 15 bis 20 Min. langem Einwirken von gespanntem und gesättigtem Dampf von 140°C möglich sei[3]). Die sog. Hochthermophilen sind apathogen. Sie keimen erst unter besonderen Kulturbedingungen und bei Brutschranktemperaturen über 45°C aus und haben ein Wachstumsoptimum bei 55°C. Von den im DAB 7-BRD angegebenen Methoden zur Sterilitätsprüfung werden sie nicht erfaßt. Ein Arzneimittel oder Gegenstand bzw. Verbandstoff kann sich also wohl nach der vorgeschriebenen Sterilitätsprüfung als steril erweisen, ohne es im strengen Sinn zu sein. Deshalb werden auch neuerdings die einer Dampfsterilisation unterworfenen Verbandstoffe — das gleiche gilt sinngemäß für Arzneimittel und Gegenstände — nur als „sterilisiert" bezeichnet. Die übliche Dampfsterilisation kann u. U. zu einer sicheren Sterilität geführt haben; wenn jedoch das zur üblichen Dampfsterilisation eingesetzte Material mit den obengenannten Hochthermophilen behaftet war, besteht keine Gewähr, daß die Abtötung derselben mit absoluter Sicherheit erreicht wurde.

Die in Krankenhäusern und in der Verbandstoffindustrie gebräuchlichen großen Sterilisierapparate, von denen es heute verschiedene Modelle mit gesteuerter Dampfführung gibt, arbeiten mit gespanntem Wasserdampf von mindestens 120°; seit mehreren Jahren werden auch Sterilisierapparate verwendet, die eine Sterilisation bei 134° = 2 atü erlauben. Daneben sind besonders in kleinen Betrieben, wie z. B. Apotheken, auch kleinere Sterilisierapparate oder Kleinautoklaven im Gebrauch, die eine Sterilisation bei 120° und auch bei 134° ermöglichen. Eine grundsätzliche Forderung bei jeder Verbandstoffsterilisation ist eine ausreichende Luftentfernung in der Sterilisationskammer, sei es im Strömungsverfahren, sei es durch zwangsgeführten Dampf oder durch Vorvakuum, während des Sterilisationsprozesses.

---

[1] KONRICH, F.: Die bakterielle Keimtötung durch Wärme, 2. Aufl. von L. STUTZ, Stuttgart: Enke 1963.
[2] KURZWEIL, H.: Schweiz. Z. allg. Path. *20*, 505 (1957).
[3] DOSCH, F.: Vortrag Deutsche Therapiewoche 1961, Karlsruhe.

Bilden sich Luftpolster im Sterilisiergut, so verhindern diese den Zutritt des keimtötenden Dampfes, und die zuverlässige Keimtötung des gesamten Verbandmaterials ist gefährdet. Die Hersteller der verschiedenartig konstruierten Sterilisierapparate haben diesem Umstand Rechnung getragen, so daß bei richtiger Bedienung der Sterilisatoren, die voll- und halbautomatisch vor sich geht, und bei gewissenhafter Einhaltung der Sterilisierzeit eine einwandfreie Sterilisation gewährleistet ist. In Krankenhäusern und in der Verbandstoffindustrie läßt man, um eine absolute Sicherheit für eine zuverlässige Keimtötung zu haben, im allgemeinen den gespannten Wasserdampf von 120° eine halbe Stunde lang auf die Verbandstoffe einwirken. Bei einer Temperatur von 134° genügt die Einwirkung des Dampfes schon während 3 bis 5 Min., max. 10 Min. Von einer Sterilisation der Verbandstoffe im Heißluftsterilisator mit und ohne Luftumlauf ist abzuraten, da bei der hohen Temperatur von wenigstens 170 bis 180° während mindestens 1 Std. — diese Bedingungen sind notwendig, wenn zuverlässige Keimtötung erzielt werden soll — der Verbandstoff stark vergilbt, sich bräunt und zu verkohlen beginnt (Bildung von „Pyrocellulose") und somit die Faserfestigkeit stark leidet, und die Saugfähigkeit empfindlich einbüßt, was besonders für Verbandzellstoff zutrifft. Es liegt in der Natur der Cellulosefasern, daß Verbandstoffe nach Hitzeeinwirkung (Sterilisation) und auch bei längerer Lagerung in ihrer Saugfähigkeit nachlassen. Erfahrungsgemäß kann eine Dampfsterilisation bei 134° gegenüber einer solchen bei 120° besonders im Wiederholungsfalle bei Watten, Verbandmull und Mullbinden zu einer, wenn auch nicht erheblichen, Saugfähigkeitsminderung führen. Besonders deutlich tritt bei den verschiedenen Sterilisationstemperaturen eine unterschiedliche Saugfähigkeitsminderung bei Verbandzellstoff zutage, wobei unterschiedliche Qualitäten verschiedene Saugfähigkeitsminderungen erwarten lassen. Eine Dampfsterilisation bei 134° sollte bei Verbandzellstoff wenn irgend möglich vermieden und die Sterilisation bei 120° durchgeführt werden.

Preßpakete oder Preßpackungen mit den verschiedensten Verbandstoffen, wie sie in erster Linie für militärische Zwecke hergestellt werden (s. S. 970), unterzieht man zur sicheren Keimtötung einer mindestens einstündigen Einwirkungsdauer des gespannten Wasserdampfes von 120°.

Es ist angezeigt, die Sterilisation von Zeit zu Zeit zu überprüfen, damit das Sterilgut zuverlässig keimfrei erhalten wird. Ein sicherer Test hierfür ist folgende Verfahrensweise: Man legt vor Beginn der Sterilisation in die Sterilisationskammer an verschiedenen Stellen sog. Sporenpäckchen mit hochresistenten, nativen Erdsporen. Etwa 0,3 bis 1,0 g trockene, feingesiebte Gartenerde wird in 2- bis 3faches Filtrierpapier eingehüllt. Es können nur Erdsorten verwendet werden, deren Sporen eine Resistenz gegen strömenden Wasserdampf unter normalem Druck von etwa 20 Std. oder gegen Dampf von 120° von mind. 5 Min. haben, was durch eine vorausgehende Prüfung festgestellt werden muß. Zweckmäßigerweise werden die Sporenpäckchen im Format von etwa 2 × 3 cm noch vom Sterilisiergut umhüllt.

Außer der klassischen Dampfsterilisation im Autoklaven sind für die Entkeimung von Verbandstoffen in jüngerer Zeit zwei Verfahrensarten bekannt geworden, die besonders in England und in den USA Eingang fanden und vorzugsweise zur Sterilisation hitzeempfindlicher Verbandstoffe, Pflaster und chir. Nahtmaterial angewandt werden. Es sind dies die *Gas-Sterilisation mit Äthylenoxid* (kurz Äto genannt) und die *Sterilisation mit ionisierenden Strahlen*. Die entscheidenden Vorteile der Sterilisation oder antimikrobiellen Behandlung mittels Äto und ionisierenden Strahlen liegen dort, wo trockene und feuchte Hitze aus irgendeinem Grund sich von selbst verbieten.

a. Gas-Sterilisation mit Äthylenoxid. Die Grundlagen und Anwendungsmöglichkeiten von Äthylenoxid wurden von den Bakteriologen der J. R. Geigy AG, Basel, BRUHIN, BÜHLMANN, W. A. VISCHER mit TH. LAMMERS, Mainz [Schweiz. med. Wschr. *91*, 607 (1961)] ausführlich dargestellt. Nachdem COTTON und ROARK 1928 die insektizide Wirkung des Äto erkannt und SCHRADER und BOSSERT 1929 seine bakterizide Wirkung gefunden hatten, wurden 1949 von PHILLIPS und KAYE die theoretischen Grundlagen der Sterilisation mit Äthylenoxidgas geschaffen. Die Anwendung des gasförmigen Äto (Kp. 10,7° bei 760 Torr) erfolgt in autoklavenähnlichen Apparaturen, in denen Vakuum und/oder Überdruck erzeugt werden kann. So sind in den letzten Jahren in Deutschland die Degesch-Apparatur, das

Sterivitgerät und neuerdings der Amsco-Sterilisator bekannt geworden. Die Sterilisation mit Äto ist im wesentlichen eine Funktion der Gaskonzentration, der Einwirkungsdauer des Gases und der Temperatur. Ein wichtiger Faktor dabei ist die Feuchtigkeit des Sterilguts und die relative Luftfeuchte im Autoklaven. Es sei daran erinnert, daß feuchte Bakterien leichter abzutöten sind als trockene. Da Gemische mit Luft, die nur 3 Vol.-% Äto enthalten, heftig explodieren können, wird das Äto-Gas mit Kohlensäure oder Freon (halogenierte Kohlenwasserstoffe) gemischt angewandt. So liegt im Cartoxgas und im amerikanischen Carboxide-Gas ein Gemisch von 10% Äto + 90% CO_2, im Sterivitgas ein Gemisch von 10 bis 12% Äto + 90 bis 88% CO_2, im T-Gas ein Gemisch von 90% Äto + 10% CO_2, im Amsco-,,Cry-Oxide"-Gas ein Gemisch von 11% Äto + 89% Freon. Die Mischung mit dem jeweiligen Inertgas wird in Stahlzylindern bereitgestellt. Es gibt zwei grundsätzlich verschiedene Verfahren der Sterilisation mit Äto (vgl. dazu S. 449):

1. Das zuerst entwickelte *Vakuumverfahren* in variabler Form. Vor Einleitung des Gases wird die Luft aus der Kammer evakuiert. Die Entkeimung erfolgt dann bei Unterdruck, bei Normaldruck oder bei leichtem Überdruck. Zur Sterilisation werden entweder reines Äto oder Äto-Inertgas-Gemische in die Vakuumkammern eingelassen. So wird in den Degesch-Apparaturen nach vorheriger Evakuierung der Sterilisationskammern das Sterilisiergut mit T-Gas im Unterdruck bei Raumtemperatur zwischen 20° bis max. 32° mehrere Stunden behandelt. Beim Amsco-Gassterilisator wird das Sterilisiergut ebenfalls erst nach vorherigem Evakuieren mit einem Äto-Inertgas-Gemisch, jedoch mit Überdruck begast. Bei Verwendung von Carboxidegas soll die Sterilisationsdauer bei einem Gasdruck von ca. 1,4 atü 6 Std. und bei ca. 2,2 atü 4 Std. betragen, wenn die Temp. ca. 55° und die rel. Luftfeuchte in der Kammer ca. 40 bis 50% beträgt. Das teurere Amsco-,,Cry-Oxide"-Gas führt schon bei geringerem Überdruck, aber unter sonst gleichen Bedingungen zum gewünschten Sterilisationserfolg.

2. Das *Verfahren mit stark gespanntem Äthylenoxid* (Sterivitverfahren), bei dem das Sterilisiergut bei einem Druck von bis zu 5,5 atü begast wird. Die Temp. soll zweckmäßigerweise 50 bis 60° betragen, die rel. Luftfeuchte, die mittels eingelegtem Befeuchter erzielt wird, bei 70 bis 80% liegen und die Sterilisationsdauer 1 bis max. 2 Std. betragen.

Bei beiden Verfahrensarten wird je nach Dauer und Temperatur eine sichere Abtötung von Bazillensporen erzielt, wenn die Gaskonzentration ca. 1200 mg/l beträgt. Der Wirkungsmechanismus von Äto ist noch nicht völlig geklärt. Wahrscheinlich beruht die keimtötende Wirkung auf dem direkten Angriff des Äto auf das Bakterien- bzw. Sporenprotein, indem eine Alkylierung bzw. Veresterung von Säuren und eine Äther- bzw. Thioätherbildung mit funktionellen Gruppen an den Proteinen stattfindet. Wegen seiner Toxizität sind beim Arbeiten mit Äto bestimmte Vorsichtsmaßnahmen einzuhalten.

b. Sterilisation mit ionisierenden Strahlen. Zwei Arten von ionisierenden Strahlen finden Verwendung: 1. Elektromagnetische Wellenstrahlen oder Schwingungen: γ-Strahlen. 2. Stark beschleunigte Elektronen: β-Strahlen.

Zur Anwendung im technischen Maßstab für Sterilisationszwecke kommen heute und in nächster Zukunft nur Großanlagen mit dem radioaktiven Kobaltisotop Co 60 und vielleicht noch einigen anderen Nucliden oder Elektronenbeschleunigungsmaschinen (Van-de-Graaff-Beschleuniger) als Quellen von ionisierenden Strahlen in Betracht. Ionisierende Strahlen geben nach den bisherigen Erkenntnissen eine sichere Abtötung von Keimen und Sporen, wenn die im Sterilisationsgut absorbierte Strahlendosis 2,5 bis 3 Mrad (1 Megarad = 1×10^6 rad) beträgt. In den USA und in England ist die Strahlensterilisation schon einige Jahre erlaubt. Mit strahlensterilisierten Schnellverbänden hat man gute Erfahrungen gemacht. Ein großes Unternehmen in England sterilisiert seine Verbandstoffe mit β-Strahlen mittels eines 4-McV-Van-de-Graaff-Beschleunigers mit 4 kW Elektronenstrahlleistung. Ein anderes englisches Unternehmen bedient sich zur Sterilisation von Verbandstoffen der Gamma-Strahlen. Die Bestrahlungsanlage besteht aus einer großen Kobalt-60-Strahlenquelle und einem automatischen Transportsystem, das standardisierte, mit dem Sterilisiergut bestückte Holzkisten oder Pappkartons auf einem vorgeschriebenen Weg um die Strahlenquelle herumbewegt.

In der BRD durften Verbandstoffe auf Grund des § 7 AMG zunächst nicht mit ionisierenden Strahlen sterilisiert werden. Die Strahlensterilisation wurde erst durch die am 8. Aug. 1967 erfolgte Bekanntmachung der Neufassung der Verordnung über die Zulassung von Arzneimitteln, die mit ionisierenden Strahlen behandelt worden sind oder die radioaktive Stoffe enthalten, freigegeben. Danach dürfen Verbandstoffe in den Verkehr gebracht werden, wenn 1. die Behandlung der Verbandstoffe mit Elektronen-, Gamma- oder Röntgenstrahlen zum Zwecke der Sterilisation vorgenommen worden ist und 2. die Strahlenenergie nicht mehr als 3 Megaelektronenvolt (3 MeV) betragen hat. Ob der hohe Kostenaufwand für die Einrichtung von Bestrahlungsanlagen und für die Strahlenschutzmaßnahmen wirtschaftliche Vorteile bei der Verbandstoffsterilisation bringt, erscheint fraglich.

Verpackung sterilisierter Verbandstoffe

Verbandstoffe, die für den sofortigen Gebrauch, z. B. im Krankenhaus, vorgesehen sind, hüllt man vor Einbringen in den Sterilisator in Gaze oder Tücher. Zur Lagerung und zum Transport bestimmte Sterilverbandstoffe müssen aber in einer allseitig geschlossenen, gegen Luft- und Staubzutritt geschützten Umhüllung verpackt sein und werden am besten in dieser Verpackung auch sterilisiert. Filtrierpapier eignet sich dafür schlecht, da dieses Papier bei Druck und Stoß zu leicht beschädigt werden kann. Es ist stets die Forderung zu erfüllen, daß sich die Verbandstoffe bei ihrer Sterilisation in einer Umhüllung befinden, die dem Dampf das Eindringen gestattet und andererseits eine nachträgliche Verunreinigung mit Keimen oder sonstigen Mikroorganismen verhindert.

Nach den Erfahrungen der Verbandstoffindustrie haben sich zur Sterilhaltung besonders bei starker Beanspruchung während des Transportes Behältnisse oder Dosen aus Pappe und Metall am besten geeignet. Sie werden mit dem Inhalt sterilisiert, wobei Deckel und Boden der Dosen perforiert sein müssen, um dem Dampf während der Sterilisation ungehinderten Durchgang zu ermöglichen. Stabile Kartons als äußere Umhüllung, in die die Verbandstoffe nach erfolgter Sterilisation in allseitig umschlossener Umhüllung aus keimdichtem Papier eingebracht werden, haben sich ebenfalls bewährt. Ausreichenden Schutz gegen das Eindringen von Staub und Keimen gewährt auch eine allseitig mindestens doppelte Umhüllung der Verbandstoffe aus keimdichten, sterilisierten Papieren, wie Cellulosepapier satiniert, ein- oder beidseitig glatt, von mindestens 60 g/m², Pergamin, Pergamentersatz, Tauenpapier, besonders dann, wenn als äußere Umhüllung noch Zellophan wetterfest oder andere Kunststoffolien, wie PVC-, Polyäthylen- und Supronylfolien verwendet werden, die gleichzeitig auch gegen Nässe schützen.

Die zur Umhüllung sterilisierter Verbandstoffe dienenden Papiere müssen gegen Dampfeinwirkung genügend widerstandsfest, d. h. sterilisierfest sein und sollten vor ihrer Verwendung auf Keimdichtigkeit geprüft werden. Die Prüfung erfolgt mittels Prodigiosusbakterien: Sterilisierte Weckgläser werden mit soviel Nähragar beschickt, daß der Boden reichlich damit bedeckt ist. Der Rand der Gläser wird mit einem Strang Glaserkitt belegt, und dann das zu prüfende Papier (auch Folien, von denen in erster Linie nur Keimdichtigkeit verlangt wird) darauf gleichmäßig angedrückt, so daß ein zuverlässig keimdichter Abschluß zwischen Glas und Papier gewährleistet ist. Mittels eines einfachen Zerstäubers versprüht man die Prodigiosusaufschwemmung in einem Abstand von etwa $^{1}/_{2}$ m über dem Papier. Wenn das Prüfgut keimdicht war, so bleibt die Nährbodenfläche unbewachsen, andernfalls entwickeln sich darauf bei Zimmertemperatur die bekannten roten Kolonien.

Die Papierhüllen sind gut zu verkleben, wobei die Klebung der Dampfeinwirkung standhalten muß. Die äußeren Folienumhüllungen sind dicht zu verkleben, zu verschweißen oder zu versiegeln (s. auch Verbandpäckchen). Bestimmte Verbandstoffe, wie z. B. Verbandpäckchen, die gegen Wassereinwirkung zu schützen sind oder einer ständigen mechanischen Beanspruchung ausgesetzt werden, umhüllt man mit einem Gummituch. Der gummierte Stoff ist zwar auch dampfdurchlässig, jedoch würde die Sterilisation ungewöhnlich lange Zeiten benötigen, so daß in der Praxis nur der eine Weg gangbar ist, den Verbandstoff in der doppelten Papierumhüllung zu sterilisieren und die Umhüllung aus gummiertem Stoff —

gleichermaßen wird auch bei Folienumhüllungen verfahren, die eine Dampfsterilisation nicht vertragen — nachher erst anzubringen.

Nach englischem und amerikanischem Vorbild beginnt man im Kampf gegen den Hospitalismus und aus Rationalisierungsgründen auch in den deutschen Krankenhäusern zur Einrichtung der zentralen Sterilisation von Medikamenten, Verbandstoffen, Operationshandschuhen, Operationswäsche, chirurgischen Instrumenten, Spritzen, Kanülen etc. überzugehen. So werden beispielsweise gewisse Verbandstoffe (Kompressen, Tupfer, Tampons) vom Hersteller fertig konfektioniert bezogen und in Einwegverpackungen zu sog. „Sets" zusammengestellt, die für größere und kleinere Verbandwechsel auf den einzelnen Stationen dienen. Für die Verpackung solcher Sets eignen sich wasserabstoßend präparierte, weiche und schmiegsame Spezialpapiere[1], deren Format so groß gewählt wird, daß der Papierbogen eine allseitige Umhüllung der Verbandstoffzusammenstellung ermöglicht und nach dem Öffnen des Päckchens zugleich als sterile Unterlage dient. Das so erhaltene Päckchen wird zum Schutz gegen Verstaubung und Verschmutzung in eine Spezialtüte geschoben, die zugeschweißt oder versiegelt wird. Mehrere solcher Tüten können in einem Pappkarton oder nach Aufnahme in ein zweites, etwas kräftigeres Spezialpapier in der letzteren Umhüllung sterilisiert werden.

Die verschiedenartigen Hüllen üben verständlicherweise einen mehr oder weniger starken Einfluß auf die Sterilisierzeit aus. Es muß daher je nach der Materialbeschaffenheit und Stärke der Verpackungshülle, aber auch je nach der Art des Sterilisierguts, seiner Menge und Packungsdichte pro Verpackungseinheit die Sterilisierzeit gesondert experimentell ermittelt werden, wobei Art der verwendeten Sterilisiereinrichtung und Sterilisationstemperatur (beispielsweise ob 120 oder 134°) auch noch zu berücksichtigen sind.

Besondere Sicherheit in der Sterilhaltung von Verbandstoffen in reiner Papierverpackung wird erzielt, wenn die doppelte Umhüllung aus zwei Einzelhüllen mit reichlich bemessenem Format besteht, die so zu falten sind, daß die Falten der äußeren und inneren Hülle an entgegengesetzten Seiten der Pakete liegen. An den Stirnseiten der Pakete sollte der Inhalt vollkommen abgedeckt sein und die Papiereinschläge bei der äußeren Umhüllung in entgegengesetzter Richtung wie bei der inneren Umhüllung vorgenommen werden.

Bezüglich der Lagerhaltung von sterilisierten Verbandstoffen mit *ausschließlicher* Umhüllung aus keimdichten und sterilisationsfesten Papieren ist es wichtig zu beachten, daß bei einer Durchfeuchtung und auch bei Lagerung in einem extrem feuchten Milieu bis auf Pergament die meisten an sich keimdichten Papiere keimdurchlässig werden.

DAB 7-DDR: Verbandstoffe sind durch Behandlung mit gespanntem, gesättigtem Wasserdampf im Dampfsterilisator bei 121 bis 124°C zu sterilisieren.

BPC 63 und BPC 68: Verbandstoffe können nach einer der folgenden Methoden sterilisiert werden: 1. Im Autoklaven bei 121 oder 134°. 2. Mit Heißluft. 3. Durch Behandlung mit Äthylenoxid. 4. Durch Behandlung mit ionisierenden Strahlen. Die Sterilisation nach irgendeiner der Methoden kann Qualitätseinbußen verursachen; ein Verbandstoff, der vor der Sterilisation den entsprechenden Vorschriften genügt, kann möglicherweise nach der Sterilisation diese Bedingungen nicht mehr erfüllen.

Die Wirksamkeit des Sterilisationsprozesses kann durch Einpacken kleiner Päckchen mit hitzebeständigen Sporen in die Verbandstoffeinheiten geprüft werden. Die Testsporen werden nach der Sterilisation in Nährbouillon eingebracht und 5 Tage bei 37° bebrütet, wobei kein Bakterienwachstum auftreten darf. Zur Kontrolle der Temperatur im Innern der Verbandstoffe können Indikatoren in dieselben eingelegt werden. Solche Indikatoren bestehen aus einer in eine Glasröhre eingeschlossenen Mischung einer Substanz von entsprechendem Schmelzpunkt, wie z. B. Schwefel (115°) oder Benzoesäure (121°) mit einem Farbstoff wie Methylenblau. Da diese Indikatoren nur die Temperatur, aber nicht die Wärmemenge anzeigen, bedeuten sie wohl keine Garantie für Sterilität, doch können sie immerhin eine Hilfe sein, sofern sie mit Verständnis gebraucht werden. Browne's-Röhren, die bei einer bestimmten Temperatur während einer gegebenen Zeit die Farbe ändern, können zur Anzeige einer ausreichenden Hitzebehandlung dienen.

In Papier verpackte Verbandstoffe müssen vor der Sterilisierung verklebt und nach der Sterilisation in ein zweites Papier eingeschlagen werden. Sterilisierte Verbandstoffe sind als

---

[1] ADAM, W.: Papierverpackung von Sterilisiergut in Sterilisationszentralen. Arch. Hyg. (Berl.) *151*, H. 8, 762—768 (1967).

solche auf dem Etikett der äußeren Verpackung zu kennzeichnen mit dem Hinweis, daß die Packung nicht abgegeben werden darf, wenn sie beschädigt ist.

1. Erhitzen im Autoklaven: Vorwiegend aus Baumwolle oder Zellwolle oder anderem cellulosehaltigem Material bestehende Verbandstoffe können im Dampfautoklaven sterilisiert werden. Der Apparat besitzt eine Sterilisierkammer, die den erforderlichen Druckänderungen widersteht und entweder isoliert oder von einem Dampfmantel umgeben ist, in dem der Dampfdruck durch die gleichen Ventile kontrolliert wird wie die Sterilisierkammer. Diese wird mit einer entsprechenden Menge trockenen, aber nicht überhitzten Dampfes unter Druck beschickt. Sie ist mit einer Kondenswasserablaufröhre mit Dampfverschlußvorrichtung, mit einem Thermometer, das die niedrigste Temperatur während des Sterilisationsprozesses in den Kammern (gewöhnlich an der Ablaufröhre) anzeigt, mit einem Druckmeßgerät und mit einer Pumpe versehen, die es erlaubt, rasch den Druck auf 15 Torr oder tiefer vor Einlassen des Dampfes zu reduzieren. Ein Filter ist vorgeschaltet, um nach Schluß der Sterilisation sterile Luft einzuführen. Um die tatsächlichen Temperaturen an den verschiedenen Stellen der Füllung zu prüfen, können Thermoelemente eingelegt werden. — Der Sterilisiervorgang läuft etwa folgendermaßen ab: Zuerst wird der Dampfmantel mit Dampf beschickt. Die Verbandstoffe werden inzwischen in die Sterilisierkammer eingebracht und dort in entsprechender Umhüllung, durch Einpacken in perforierte Behälter oder auf andere Weise so angeordnet, daß sie vom Dampf gleichmäßig durchdrungen werden können. Die Kammer wird dann geschlossen und bis 15 Torr oder tiefer evakuiert. Das Vakuum wird 5 bis 7 Min. gehalten und dann der Dampf bis zu einem Druck von 15 lbs. je square inch eingelassen. Nach Erreichen einer Temperatur von 121° wird 15 Min. bei dieser Temperatur sterilisiert; danach wird der Dampf abgelassen und unter Vakuum bei 50 Torr oder tiefer getrocknet. Anschließend wird sterile Luft eingelassen, und nach Öffnen der Kammer werden die Verbandstoffe herausgenommen.

Dieser Prozeß ist für die meisten Verbandstoffe geeignet. In gewissen Fällen können jedoch Änderungen notwendig sein. So werden z. B. mit Borsäure imprägnierte Verbandstoffe bei 115° während 30 Min. sterilisiert, da bei dieser Temperatur Schädigungen weitgehend vermieden werden. Andererseits können viele Materialien höheren Temperaturen widerstehen. Kurze Sterilisationszeiten von beispielsweise 3 Min. bei einer Temperatur von 134° können bei Einsatz geeigneter Apparate unter sorgfältiger Kontrolle Vorteile bringen.

Die Sterilisation kann auch ohne Verwendung eines hohen Vakuums durch die einfache Verdrängungsmethode erreicht werden, die jedoch besondere Sorgfalt und Geschicklichkeit beim Packen des Sterilisierguts und Durchführen des Sterilisationsprozesses erfordert. Die Luft muß dabei unbedingt aus allen Teilen des Sterilisierguts entfernt werden und eine gleichmäßige Dampfdurchdringung gewährleistet sein.

2. Heißluftsterilisation: Mit Vaseline imprägnierte Verbandstoffe können durch 1stündiges Erhitzen auf 150° sterilisiert werden. Wahlweise können diese Verbandstoffe auf aseptischem Wege aus vorsterilisierten Materialien präpariert werden.

3. Behandlung mit Äthylenoxid: Einige Verbandstoffe, die im Dampfautoklaven oder mit Heißluft nicht sterilisiert werden können (hitzeempfindliche Verbandstoffe), werden der Äthylenoxid-Sterilisation unterworfen. Diese Methode kann bei niederen Temperaturen und geringer Feuchtigkeit ausgeführt werden und verursacht bei verhältnismäßig wenig Materialien Schädigungen. Die für eine Sterilisation ohne Schädigung der Verbandstoffe notwendigen Bedingungen müssen zuerst bestimmt werden. Die für eine Sterilisation erforderliche Zeit der Einwirkung hängt vom Druck des Äthylenoxidgases in der Sterilisierkammer, von der Temperatur und auch vom der relativen Feuchtigkeit in der Kammer ab; letztere sollte zur Erzielung einer wirksamen Sterilisation zwischen 35 und 70% liegen.

Äthylenoxid ist leicht entzündlich und bildet mit Luft explosive Gemische. Dieser Nachteil wird überwunden, wenn man Mischungen von 10% Äthylenoxid mit Kohlensäure oder halogenierten Kohlenwasserstoffen verwendet oder die Luft zu wenigstens 95% aus der Anlage entfernt, ehe man dann eine Gasmischung aus 90% Äto und 10% CO_2 zuführt. Die Anlage besteht aus einer Sterilisierkammer, die den notwendigen Druckänderungen standhält und mit einer leistungsfähigen Vakuumpumpe ausgestattet ist, die eine Druckverminderung auf ca. 30 Torr innerhalb weniger Minuten ermöglicht. Ein Kontrollsystem mit eingebautem Heizaggregat erlaubt die Überwachung der Temperatur, der Ventile für den Gaseinlaß und für die Druckregulierung sowie der Vorrichtung, die die Feuchtigkeit in der Kammer in den gewünschten Grenzen halten soll.

Das zu sterilisierende Material wird in eine verschlossene Innenhülse in die Kammer eingebracht, diese verschlossen, evakuiert und dann die notwendige Menge des Gasgemisches eingeleitet. Die verschlossene Innenhülse muß für Äthylenoxid, Wasserdampf und Luft durchlässig, für Mikroorganismen hingegen undurchlässig sein, und den Druckunterschieden während der Sterilisation standhalten. Nach Abschluß der Äthylenoxidbehandlung wird mehrere Male evakuiert und sterile Luft zugeführt, um die Verbandstoffe weitgehend von Äthylenoxid zu befreien. Für eine vollständige Entfernung des Äthylenoxidgases aus den Verbandstoffen durch Belüftung vor der endgültigen Verpackung muß Sorge getragen werden, da längerer Kontakt mit der Haut selbst in sehr niedriger Konzentration zu Hautentzündungen und Blasenbildung führen kann.

4. Behandlung mit ionisierenden Strahlen: Die Sterilisation kann durch Behandlung mit energiereichen (stark beschleunigten) Elektronen eines Teilchenbeschleunigers (Elektronenbeschleunigers) oder mit γ-Strahlen (z. B. aus Kobalt 60) erfolgen. Diese Bestrahlungsarten haben sich bei einer Dosierung von annähernd 2,5 Megarad als ausreichend für die Sterilisation gewisser Verbandstoffe erwiesen.

Helv. VI schreibt zur „antimikrobiellen Behandlung" der Verbandstoffe ein Erhitzen im gesättigten Wasserdampf unter Druck vor, und zwar 3 Min. bei 135°/2 atü (Autoklav 135°) oder 20 Min. bei 120°/1 atü (Autoklav 120°). — Nach Hung. V sind Watte, Mull und Verbandzellstoff zwecks Sterilisation mit doppeltem, nicht geleimtem, wassersaugendem, weißem Papier mit reichlich Einschlag zu umhüllen. Der so verpackte Verbandstoff wird im Autoklaven bei 120° 30 Min. lang sterilisiert, wobei die Zeitdauer von dem Zeitpunkt an gerechnet wird, in dem das Innere der Packung 120° angenommen hat. Nach dem Sterilisieren wird der einfach verpackte Verbandstoff mit pergamentähnlichem, die Sterilität sichernden Papier und zusätzlich noch mit einer Umhüllung aus weißem Papier versehen. Blaue Etikettierung. — ÖAB 9: Verbandstoffe werden durch Erhitzen im gesättigen Wasserdampf im Autoklaven während 20 Min. bei 120° entkeimt. — USP XVI und XVII schreiben vor, daß Verbandwatte, gereinigte Baumwolle, Verbandmull und andere Verbandstoffe gewöhnlich im Autoklaven in gesättigtem Wasserdampf sterilisiert werden. In kleinen Paketen locker verpackt und in Mull oder Papier eingeschlagen, können die Verbandstoffe in 30 Min. bei 121° sterilisiert werden, unter der Voraussetzung, daß die Luft von den Verbandstoffen und aus der Sterilisationskammer entfernt worden ist, durch Schaffung eines Vakuums innerhalb der Kammer, bevor das Füllgut auf die Sterilisationstemperatur gebracht wird. In der gewerblichen Sterilisation großer Verbandstoffmengen haben die Hersteller sorgfältige Verfahren entwickelt, bei denen wiederholte Einwirkung von Vakuum und gesättigtem Wasserdampf verlangt werden, um alle Luft absaugen zu können und eine vollständige Durchdringung des Füllmaterials mit Dampf zu erreichen. Bei dieser gewerblichen Sterilisation werden auf die gesamte Sterilisationskammer verteilte Thermoelemente verwendet, die mit geeigneten Überwachungsgeräten verbunden sind. Bei der Sterilisation in kleinem Rahmen, wie in den Krankenhäusern, werden Kontrollstreifen in die Verbandstoffpackungen eingelegt. Solche Kontrollstreifen haben den Zweck, nicht nur das Erreichen einer wirksamen Sterilisationstemperatur, sondern auch die Dauer dieser Temperatur anzuzeigen. — Gasförmiges Formaldehyd und Äthylenoxid werden ebenfalls für die Sterilisation der Verbandstoffe gebraucht.

USP XVII: Watte (Purified Cotton) wird grundsätzlich sterilisiert in den Handel gebracht und in Rollen von nicht mehr als 454 g Gewicht (1 pound) aus *einem* Vliesstück in dünnes Papier verpackt; das Papier muß so breit sein, daß es an den Rändern des Vlieses mindestens 25 mm übersteht und an den Kanten eingeschlagen werden kann. Je 2 Stücke werden fest und gleichmäßig mit dem jeweils untergelegten Papier gerollt, eingewickelt und in einem gut verschlossenen Behälter versiegelt. Die Watte wird in dem versiegelten Behälter sterilisiert. Mullbinden werden ebenfalls sterilisiert. Sie sollen in gleicher Weise wie sterile Mull einzeln so verpackt werden, daß die Sterilität bis zum Öffnen für den Gebrauch gewahrt bleibt. Mullbinden und steriler Mull sind in der Verpackung zu sterilisieren. — Besondere Kennzeichnung der sterilen Verbandstoffe: Die Verpackung soll den Vermerk tragen, daß die Sterilität nicht gewahrt werden kann, wenn die Verpackung Anzeichen einer Beschädigung aufweist oder vorher geöffnet wurde.

Literatur: Rodenbeck: Über die Keimdichtigkeit papierner Verbandstoffhüllen und die zweckmäßige Gestaltung solcher Hüllen. Zbl. Bakt., I. Abt. Orig. *123*, 241—250 (1932). Wallhäusser, K. H., u. H. Schmidt: Sterilisation. Desinfektion, Konservierung, Chemotherapie. Stuttgart: Thieme 1967.

Verbandstoffspezialitäten

Hier sind nachstehend besondere Verbandstoffe genannt, soweit sie bisher in den einzelnen Abschnitten noch nicht oder nur ganz kurz beschrieben wurden.

Absorpal — früher Absorpta-Tupfer genannt — sind Tupfer-Schwämme aus Cellulose für den Operationssaal, mit sehr hohem Flüssigkeitsaufnahmevermögen. Absorpal-Schwämme werden in trockenem, gepreßtem Zustand in Form von flachen, biegsamen Stücken verschiedener Größe geliefert. Vor dem Gebrauch als Tupfermaterial sind sie in Wasser oder physiologische Kochsalzlösung einzutauchen. Dabei saugen sie sich sofort mit der Flüssigkeit voll und quellen auf das Mehrfache ihres ursprünglichen Volumens an. Aus den nunmehr weichen und geschmeidigen Tupfern wird möglichst viel Flüssigkeit wieder ausgepreßt, dann können sie unter denselben Bedingungen wie Baumwolltupfer in den üblichen Autoklaven sterilisiert werden. Da sie sich nach Gebrauch waschen, auskochen und wieder sterilisieren lassen, sind sie mehrmals zu verwenden. *Handelsformen:* Auf etwa 1 cm Dicke zusammengepreßte Schwämme vom Format 1,5 × 1,5 cm, 3,5 × 4,5 cm und 15 × 7 cm. (*Hersteller:* Absorpal, Düsseldorf.)

Aktivkohlemull und -watte. Feinstgepulverte Aktivkohle wird nach patentiertem Verfahren der Viskose vor dem Verspinnen zugesetzt und ist dann, gleichmäßig verteilt und fest verankert, in den Zellwollfasern eingelagert. Aus den schwarzen Zellwollefasern lassen sich Watte und Garn bzw. Gewebe herstellen, die auch für Verbände verwendet werden können und gute Absorptionseigenschaften besitzen. Aktivkohlehaltige Watte war früher unter dem Namen „Nerolan" erhältlich. Später wurde sie unter der Bezeichnung „Wiesbasanwatte" von der Fa. W. Söhngen GmbH, Wiesbaden, in den Handel gebracht. Heute hat sie kaum noch Bedeutung.

Al-Branolind-Binde ist eine mit einer weichen, gut adsorbierenden Paste aus 60% Reinaluminium, 13% Glycerin in vaselinhaltiger Salbengrundlage mit Zusatz von 0,1% des Antisepticums Alkyldimethylbenzylammoniumchlorid präparierte Binde, 10 cm × 1 m. *Indikationen.* Verbrennungen, Verbrühungen, Verätzungen, Ulcus cruris, juckende und schmerzende Ekzeme. (*Hersteller:* Paul Hartmann AG, Heidenheim/Brenz.) (Siehe auch S. 955.)

Alkoholtupfer. Mit 70-Vol.-%igem Alkohol getränkte, mehrfach gefaltete Tüchlein aus schwach gekrepptem Papier oder Vliesstoff. Zur Hautreinigung vor Injektionen, zur Desinfektion vor kleinen chirurgischen Eingriffen, als Erfrischungstüchlein.

Andantol-Neomycin-Trockenspray ist ein filmbildender Puder mit antibakterieller, lokalanaesthesierender und antiallergischer Wirkung. 1 g Trockenspray enthält 10 g Andantol, 4,7 mg Neomycinsulfat sowie 20 mg Oxypolyaethoxydodecan. *Indikationen.* Verbrennungen 2. und 3. Grades, Verätzungen, Schürf- und Rißwunden; zur Verhütung von Wundinfektionen an Hautentnahmestellen. *Handelsformen:* Zerstäuberflaschen zu 40 g (O.P.) und 400 g (A.P.). (*Hersteller:* Chemiewerk Homburg, Zweigniederlassung der Degussa, Frankfurt/Main.)

Arasol. Ein reizloses Verbandfixierungsmittel für Wund-, Zug- und Streckverbände, bestehend aus einem physiologisch indifferenten Kunstharz auf Acrylatbasis in alkoholischer Lösung. Die Lösung kann mit Alkohol in jedem Verhältnis verdünnt werden. Mit Arasol fixierte Verbände können mit 50%igem Waschalkohol oder mit einer wäßrigen Natriumbicarbonatlösung abgelöst werden. (*Hersteller:* Röhm & Haas GmbH, Darmstadt.)

Autosana „Kreussler" sind dreidimensional-elastische Binden und Kompressen aus synthetischem Schaumstoff von hochgradiger Porosität. Sie sind gut saugfähig, luftdurchlässig, widerstandsfähig gegen verdünnte Säuren und Alkalien, waschbar und im Autoklaven oder mit Heißluft (bis 180°) wiederholt sterilisierbar. Die Autosana-Binden besitzen eine hohe Druck- und Zugfestigkeit. Die Kompressen sind, da sie kaum eine Zugbelastung erfahren, weniger reißfest, verfügen dafür aber über eine ausgeprägte Sprungelastizität. Die Binden werden als Kompressionsbandagen und vermöge weitgehender Wärme- und Kälteisolierfähigkeit und Feuchtigkeitssättigung der Porenluft bei unbehinderter Perspiration auch bei rheumatischen Erkrankungen angewendet. Sie sind ungedehnt 250 cm lang; 3 mm stark sind sie 10 cm breit, 4 mm stark 8, 10 und 12 cm breit erhältlich. Autosana-Kompressen, 4 mm stark, in 5 verschiedenen Größen, finden Anwendung in Kombination mit Mull- oder Idealbinden und mit der Autosana-Binde für Druckverbände beim varicösen Symptomenkomplex und zur Polsterung in Verbänden. (*Hersteller:* Kreussler & Co., Wiesbaden.) (Siehe auch S. 965.)

Autosana-Optimal „Kreussler". Sie stellt eine Weiterentwicklung der Autosana-Binde dar. Sie besteht aus verschäumtem Moltopren, das unter Wahrung von Elastizität und Porosität auf ein kleineres Volumen komprimiert wurde. Auch diese Binde ist dreidimensionalelastisch und wird für elastische Kompressionsverbände verwendet. Sie ist 1 mm stark, 8 und 10 cm breit und ungedehnt 300 cm lang. (*Hersteller:* Kreussler & Co., Wiesbaden.)

Boroplasma. Das antiseptische Kataplasma ist eine mit Carrageenschleim, Kamillenauszug und Borsäure imprägnierte Watte in Form von 10,5 × 17,5 großen Platten. Zur Behandlung von Wunden, Geschwüren, Furunkeln und Entzündungszuständen an den Augen. (*Hersteller:* Dr. Degen & Kuth, Düren.)

Branolind-Binde. Eine mit einer weichen, gut adsorbierenden Paste präparierte schmerzstillende Brandbinde, 10 cm × 1 m. Die Paste enthält in vaselinhaltiger Salbengrundlage 0,18% Pellidol (= Diacetylaminoazotoluol; fördert die Ephitelisierung), 1% Stadacain (= p-Butoxybenzoesäurediäthylaminoäthylester·HCl; wirkt anästhesierend und bakterizid), 5% Zinc. oxid. und 9% Glycerin. *Indikationen.* Verbrennungen, Verbrühungen, Verätzungen, Ulcus cruris, juckende und schmerzende Ekzeme. (*Hersteller:* Paul Hartmann AG, Heidenheim.) (Siehe auch S. 955.)

Branolind-Salbenkompresse. Sie besteht aus einem weitmaschigen Baumwollgewebe (Gittertüll), das mit einer wasserfreien Salbenmasse aus Adeps Lanae anhydr. 21 g, Vasel. flav. 72 g, Cetiol V (Ölsäure-Ester flüssiger Fettalkohole) 6 g und Bals. peruv. 1 g imprägniert ist. Das Gewebe ist so weitmaschig, daß die Wundsekrete ungehindert abfließen können. Die Kompressen kommen sterilisiert in den Handel. Die ebenfalls sterilisierte „Branolind-Salben-kompresse Spezial" enthält in der Salbenmasse noch einen Zusatz von 2% der lipoidlöslichen Form des Stadacains (= p-Butoxybenzoesäurediäthylaminoäthylester). Das Stadacain verleiht den Kompressen eine anästhesierende Wirkung und bakteriostatische Eigenschaft. *Indikationen.* Verbrennungen, schwerheilende und tiefe Defekte, Strahlenschäden, Transplantationen. *Handelsformen:* Metalldose mit 12 Kompressen 7,5 × 10 cm bzw. mit 4 Kompressen 21 × 23 cm und Anstaltspackung mit 30 Kompressen 17 × 24 cm. (*Hersteller:* Paul Hartmann AG, Heidenheim.) (Siehe auch S. 955.)

Clauden-Verbandstoffe. Sie sind mit dem aus tierischem Organgewebe gewonnenen Haemostypticum Clauden imprägniert, das eine Erhöhung der Gerinnungsbereitschaft des Blutes bewirkt. Steril, bakterizid. Clauden-Gazebinden, -gaze, Haemostypticum Clauden imprägniert, das eine Erhöhung der Gerinnungsbereitschaft des Blutes bewirkt. Steril, bakterizid. Clauden-Gazebinden, -gaze, -nasentamponade (auf Salbengrundlage), -pellets, schlauchgaze, -tupfer, -watte. Zur Blutstillung. (*Hersteller:* Lohmann KG, Feldkirchen/Rh.) (Siehe auch S. 953.)

Cura-Tuell besteht aus einem mit einer hydrophilen, lokalanaesthesierenden, antibakteriellen Salbe imprägnierten Gittertüll. Die Salbe hat folgende Zusammensetzung: 1,0 g Isothiopendyl·HCl (N-Dimethylaminoisopropyl-thiophenylpyridylamin·HCl, Andantol), 0,445 g Neomycin·HCl, 3,0 g Oxypolyaethoxydodecan, schwach gepufferte wasserlösliche Salbengrundlage ad 100,0 g. Der nichthaftende, gebrauchsfertige Verbandstoff ist sterilisiert. *Handelsform:* Kunststoffpackung mit 10 Abschnitten zu 8 × 10 cm. Verhütet bakterielle Wundinfektionen. *Indikationen.* Bei Verbrennungen, Verätzungen und Hauttransplantationen, vor allem im Gesicht, an Händen und Füßen, bei Hautabschürfungen, Geschwüren und Furunkeln. (*Hersteller:* Lohmann KG, Feldkirchen/Rh.)

Elko 2 Rosidal-Binden „kräftig" für elastische Kompressionsverbände in Doppelbindentechnik. (*Hersteller:* Lohmann KG, Feldkirchen/Rh.) (Siehe auch Pütterverband, S. 984.)

Fangotherm ist eine gebrauchsfertige Eifelfango-Kompresse. In einen Beutel aus dichtem Gewebe in Leinwandbindung (Nessel) ist der natürliche Heilschlamm (Eifelfango-Neuenahr) eingenäht. Zur Wärmebehandlung von neuralgischen und rheumatischen Beschwerden, Gallenleiden, Koliken, Nachbehandlung von Operationswunden und Verletzungen. (*Hersteller:* Eifelfango, Bad Neuenahr.)

Fapack. In einem Beutel aus weitmaschigem Gewebe, das den ungehinderten Kontakt zwischen Fango und Haut gestattet, ist zwischen Wattevliese Jura-Fango eingebettet. Die verschieden großen Kompressen dienen, mit 50 bis 60° warmem Wasser durchfeuchtet, als Reiz- und Wärmetherapeutikum bei neuralgisch-rheumatischen Beschwerden, Gallenleiden, Koliken, Verstauchungen und Verrenkungen. (*Hersteller:* Paul Hartmann AG, Heidenheim/Brenz.)

Fibrospum ist ein resorbierbarer steriler Fibrinschaum mit Zusatz von 0,05% Pyridin-quecksilberchlorid. Fibrospum wird aus dem Fibrin von Tierblut hergestellt und stellt ein laminardisperses System dar, das auf physikochemischem Wege parenchymatöse Blutungen stillt. Fibrospum wird in Platten geliefert, aus denen Stücke in der gewünschten Form und Größe herausgeschnitten werden können. (*Hersteller:* Promonta GmbH, Hamburg.)

Fucidine-Gaze. Grobmaschiger Gittertüll, präpariert mit neutraler, wasserfreier Salbengrundlage, der 2% des Antibioticums „Fucidinsaures Natrium" zugesetzt sind. 100 cm² Gaze (= 1 Stück) enthalten ca. 1,5 g der Fucidine-Salbe bzw. 6,7 mg fucidinsaures Natrium. Spezifisch wirksam bei Staphylokokken-Infektionen. Packung zu 10 Stück à 10 × 10 cm, steril. *Indikationen.* Nässende infizierte Wunden, chron. Ulcera, Verbrennungen 2. und 3. Grades, Verätzungen, Abdeckung von Hautdefekten, Fixierung von Transplantaten. (*Hersteller:* Löwens Pharma, Düsseldorf GmbH & Co. KG.)

Gelatine-Tampon Behringwerke. Ein weichelastischer, resorbierbarer Tampon aus Gelatineschwamm von sehr feinporiger Beschaffenheit und hoher Saugfähigkeit. In den Abmessungen 4 × 2, 10 × 4, 1 × 1 und 8,5 × 5 cm in sterilen Packungen erhältlich. Zur Stillung parenchymatöser und venöser Blutungen, evtl. in Kombination mit Thrombin-Präparaten.

Gelita-Tampon. Unter diesem Namen hat in Deutschland erstmalig die Fa. Braun, Melsungen, in Zusammenarbeit mit den Deutschen Gelatine-Fabriken, Göppingen, einen sterilen, resorbierbaren, gehärteten Gelatineschwamm herausgebracht. Der elastische, sehr saugfähige Schwamm dient zur Blutstillung bei Operationen. Er wird in vivo in etwa 4 bis 5 Wochen vollkommen resorbiert. Gelita-Tampons werden in der fertigen Verpackung durch trockene Hitze sterilisiert. Ein Nachsterilisieren einer angebrochenen Packung ist nicht möglich, da der Tampon dadurch in seiner Resorbierbarkeit verändert wird. Gelita-Tampons kommen in drei verschiedenen Größen, $8 \times 2 \times 1$ cm, $1 \times 1 \times 1$ cm und $1,5 \times 1,5 \times 1$ cm in Glasröhren oder Aluminiumdosen in den Handel.

Gelita-Silber-Tampon (Braun, Melsungen). Gehärteter Gelatineschwamm mit 5% Argentum colloidale. Zur Tamponierung insbes. nach Zahnextraktionen. Es gibt 2 Größen ($1 \times 1 \times 1$ cm und $1,5 \times 1,5 \times 1$ cm) in Glasröhren oder Aluminiumdosen.

Grassolind. Nicht sensibilisierende Vaselinkompressen, sterilisiert. Weitmaschiger Gittertüll, imprägniert mit einer Mischung aus 96 g weißem Vaselin und 4 g Paraffin. subliquid. *Handelsformen:* Metalldosen mit a) 12 Kompressen $7,5 \times 10$ cm, b) 2 Kompressen 10 cm $\times$ 1 m gerollt, c) Anstaltspackung mit 30 Kompressen 17×24 cm. *Indikationen:* Transplantationen zur Abdeckung der Spender- und Empfängerstellen; nässende Wunden, Hautabschürfungen und Ulcera cruris, Verbrennungen, Verbrühungen, Verätzungen und Strahlenschäden, besonders im Gesicht, an Händen und Füßen. (*Hersteller:* Paul Hartmann AG, Heidenheim/Brenz.)

Jet-Bandage ist ein steriler Schnellverband für die Erste Hilfe bei Knochenbrüchen und Wunden. Die aufblasbare, mit einem Reißverschluß versehene Bandage aus transparenter Kunststoff-Folie kann sowohl als Stützverband als auch zum sterilen Verschließen von Wunden eingesetzt werden. Durch den gleichmäßigen pneumatischen Druck werden Blutungen rasch zum Stillstand gebracht, und es entstehen keine Blutstauungen. Der Verband ist röntgenstrahlendurchlässig. (*Hersteller:* Jobst Institute, Inc., Toledo, Ohio; Alleinvertrieb in Deutschland: Auergesellschaft GmbH, Berlin 65.)

Komprex Schaumgummi. Poröse, luftdurchlässige, vertikalelastische Schaumgummierzeugnisse, die in verschiedenen Ausführungen zur Verfügung stehen: Als gebrauchsfertige Lohmann-Komprex-Kompresse (nach SIGG) in mehreren Größen und Formen (oval, nierenförmig, rechteckig, trapezförmig), 0,5 cm, 1 cm und 1,5 cm stark, nach der Auflageseite hin gewölbt; als Schaumgummibinde (8 cm breit, 1 und 2 m lang, $^1/_2$ und 1 cm stark sowie 10 cm breit, 1 m lang und 1 cm stark) sowie als Schaumgummi-Platte vom Format 100×50 cm, 1 cm stark. Diese Schaumgummierzeugnisse werden für Druckverbände bei varicösem Symptomenkomplex, bei traumatischer und entzündlicher Erkrankung der Extremitäten sowie zur Polsterung von Verbänden verwendet (s. auch S. 964/965).

Komprex II-Schaumstofferzeugnisse sind poröse, luftdurchlässige, kompressionskräftige, hautfreundliche Schaumstoff-Kompressen, -Binden und -Platten. Sie können einer Dampfsterilisation bei 120° im Autoklaven unterworfen werden. *Indikationen.* Kompressionsbehandlung bei varicösem Symptomenkomplex und traumatischen sowie entzündlichen Erkrankungen der Extremitäten und des Rumpfes, Polsterung unter Stütz- und Starrverbänden. Komprex II-Schaumstoff-Kompressen gibt es in verschiedenen Größen und Formen (oval, nierenförmig, rechteckig, trapezförmig), 5 und 10 mm stark. Komprex II-Schaumstoffbinden 3 und 5 mm stark, 2 m lang und 6 und 10 cm breit. Komprex II-Schaumstoff-Platten sind 10 mm stark und 100×50 cm groß (s. auch S. 964/965).

Lastocomp. Eine 3 mm starke, hautfarbene, einseitig mit Idealbindengewebe kaschierte, feinporige Schaumgummibinde der Paul Hartmann AG. Die Binden sind ungedehnt $2^1/_2$ m lang sowie 8 und 15 cm breit. Zur Behandlung des varicösen Symptomenkomplexes s. auch S. 965.

Liquidoplast, ein sprühbarer Wundverband, stellt eine Lösung von physiologisch einwandfreien Polyvinylderivaten in Aceton-Äthylacetat dar. Der nach dem Verdunsten des leicht flüchtigen Lösungsmittels entstehende wasserlösliche, flexible, sterile Liquidoplastfilm ist atmungsaktiv, jedoch für Bakterien unpassierbar. Der Film ist transparent, so daß die Wundbeobachtung jederzeit ohne seine Entfernung erfolgen kann. *Indikationen.* Nach Blutstillung zur postoperativen Wundversorgung, als Verbandfixierungsmittel, zum Besprühen des Operationsfeldes vor der Operation zur Erzielung eines sterilen Feldes, zur Versorgung von Brandwunden (s. auch S. 964.)

Lohmann-Klapp-Fingerverband. Ein schützender und ruhigstellender Fingerverband, bestehend aus einer der Mittelstellung des Fingers angepaßten, gekrümmten, zweiteiligen Kunststoffhülse mit Bindeband und einer lose eingelegten, auswechselbaren, sterilen Wundkompresse aus Verbandwatte mit Mullumhüllung.

Lomatuell, sterilisierter, gebrauchsfertiger, nicht wundhaftender Gittertüll, imprägniert mit wasserlöslicher Salbe, frei von Wirkstoffen. — Kunststoffdosen mit 10 Abschnitten 8 × 10 cm und 15 × 24 cm (Hersteller: Lohmann KG).

Nobecutan, flüssiges Verbandmittel in Sprühdosen und Flaschen, besteht aus einem Methacrylsäureester, gelöst in Äthylacetat, mit Tetramethylthiuramdisulfidzusatz als Antisepticum. Der hochelastische, nach dem Aufsprühen oder Aufstreichen entstehende transparente Film dient als Wundverband nach aseptischen Operationen, als Schutz der Haut vor Maceration und Ekzembildung bei sezernierenden Wunden und Fisteln und zur präoperativen Sterilisation des Operationsgebietes (s. auch S. 964). (*Hersteller:* Bastian-Werk GmbH, München-Pasing.)

Oclufol-Binde (Oclusiv-Folie) ist eine sehr dünne, schmiegsame und durchsichtige Kunststoff-Folienbinde. Sie besteht aus einem Mischpolymerisat mit Polyvinylidenchlorid als Hauptbestandteil. Die nicht quellende Kunststoffolie ist luft- und flüssigkeitsdicht und ermöglicht deshalb das Anlegen von Okklusionsverbänden. Da die Folie bei höheren Temperaturen schmilzt, kann sie nicht im Dampfautoklaven sterilisiert werden. *Indikationen.* Zur Behandlung chronischer Hauterkrankungen mit Salben-Okklusionsverbänden unter Anwendung einer Corticosteroidsalbe mit Zusatz eines Bakteriostaticums, für Okklusionsverbände bzw. feuchte Kammern bei der Behandlung des Ulcus cruris, für Dunstverbände bei inneren und chirugischen Erkrankungen. Die Lohmann-Oclufol-Binde ist in Kartons mit Abreißschiene in Rollen zu 4 m Länge, 15 und 30 cm breit, erhältlich.

PEHA-SET-System. Gebrauchsfertige, auf den speziellen Verwendungszweck in Chirurgie, Gynäkologie, Urologie sowie für die Ambulanz ausgerichtete Verbandstoffzusammenstellung in besonderer Verpackung, bestehend aus Spezialinnenpapier und Spezial-Einwegtüten (s. S. 978). Die Außenpackung (Spezialtüten) ist mit einem Sterilisationsindikator versehen, der beim Sterilisieren von rosa nach dunkelbraun umschlägt. Sie kommt sterilisiert und sterilisierbereit in den Handel. Bekannt geworden sind:

1. *PEHA-Sets für Wundversorgung und Verbandwechsel:* PEHA-SET 1 für kleine Verbände (1 Fil-Zellin-Kompresse 15 × 35 cm, 2 Standard-Kompressen 10 × 13 cm, 12fach), PEHA-SET 2 für mittlere Verbände (2 Fil-Zellin-Zuschnitte 10 × 20 cm, 4 Schlinggaze-Tupfer pflaumengroß, 4 ES-Kompressen 10 × 10 cm, 12fach, 1 Holzmundspatel, 1 Wattestäbchen), PEHA-SET 3 für große Verbände (1 Fil-Zellin-Kompresse 30 × 34 cm, 1 Fil-Zellin-Kompresse 20 × 30 cm, 6 ES-Kompressen 7,5 × 7,5 cm, 12fach, 6 ES-Kompressen 5 × 5 cm, 16fach, 6 Schlinggaze-Tupfer pflaumengroß, 1 Holzmundspatel, 1 Watteträger). — 2. *PEHA-SET Ergänzungsbedarf* wie PEHA-SET 31 — Tupferergänzung (15 Schlinggaze-Tupfer, extra groß), PEHA-SET 32 — Mullkompressenergänzung (4 ES-Kompressen 10 × 20 cm, 12fach), PEHA-SET 33 — Kompressenstreifenergänzung (8 Telatrast-Kompressenstreifen 20fdg., 10 × 10 cm, 32fach), PEHA-SET 34 — Präpariertupferergänzung (15 Telatrast-Präpariertupfer 8 × 8 cm, 24fdg.), PEHA-SET 21 — Wöchnerinnen-Set (10 Wöchnerinnenvorlagen). — 3. *Sterilisierte Verbandstoffe in Aufreißpackungen* wie ES-Kompressen (s. S. 931) und Still-Zellin (s. S. 934).

Pütter-Verband. Originalpackung mit zwei hautfarbenen Idealbinden mit *Webkanten* (kräftiger als die genormten Idealbinden) 10 cm × 5 m, 4 hautfarbenen Verbandklammern in PE-Beutel mit Kordelzug, der gleichzeitig zur Aufbewahrung der getragenen Binden dient. Für Spezialkompressionsverbände bei Beinleiden (Unterschenkelgeschwüren) nach PÜTTER; besondere Anlegetechnik. (*Hersteller:* Paul Hartmann AG, Heidenheim/Brenz.)

Pur-Zellin (Paul Hartmann AG, Heidenheim/Brenz) sind gebrauchsfertige, weiche Zellstofftupfer vom Format 4 × 5 cm und 8 × 10 cm. Sie sind aus hochgebleichtem Verbandzellstoff ausgestanzt, wodurch die Ränder verfestigt werden, die Tupfer eine polsterartige Form und die Zellstofflagen einen guten Zusammenhalt bekommen. Die einzelnen Tupfer sind durch kleine Stege miteinander verbunden, die bei der Entnahme mit der Hand leicht durchgetrennt werden können. *Handelsformen:* Rollen zu 500 Stück, bestehend aus zwei nebeneinanderliegenden Bahnen mit je 250 Tupfern der Größe 4 × 5 cm und Rollen zu 125 Stück der Größe 8 × 10 cm, in stabilen Entnahmebehältern (s. auch S. 934). *Indikationen.* Hautreinigung vor Injektionen, Entfernung von Pflasterresten, als Saugpolster bei kleineren Verletzungen, zur ,,kleinen" Desinfektion vor kleinen Eingriffen.

Redi Splint ist eine aufblasbare Unfallschiene mit Reißverschluß. Sie besteht aus starkem doppelwandigem Kunststoffmaterial, das röntgenstrahlendurchlässig ist. Sie dient in der Ersten Hilfe bei Knochenbrüchen, Verstauchungen u. a. Arm- und Beinverletzungen zur Schienung, Ruhigstellung sowie als Druckverband. Redi-Splint wird in 7 verschiedenen Typen geliefert, die einzeln in bedruckten Plastikhüllen steril verpackt sind. Außerdem ist eine Unfall-Ausrüstung in Form eines festen Kartons mit Kunststofftragegriff beziehbar, der die Redi-Splint-Typen 1 bis 6 enthält. (*Vertrieb:* Parke-Davis, München.)

Retelast der Firma Netelast AG, Mailand (Alleinvertrieb für die BRD und West-Berlin: Beiersdorf AG, Hamburg), ein elastischer Netzverband, auf dem Raschel-Webstuhl hergestellt, ist eine Kombination von Baumwollgarnen und mit Perlon umwundenen Gummifäden. Sehr weitmaschiger Verband mit hoher Dehnbarkeit. Zur raschen Fixierung von Wundauflagen. Größen 0 bis 6 in Sammelpackung mit je 25 m (gedehnt), Einzelpackungen in Blechdosen zu je 50 m (gedehnt).

Ruhrstern-Elastik, eine elastische Gipsbinde nach Dr. med. KUHN der Ruhrtaler Verbandstoff-Fabrik Paul Danz & Co. Die Binde, deren Gipsträger aus einem frottéeartigen Gewebe besteht, weist eine Dehnbarkeit von ca. 100% auf. Da sich die elastische Gipsbinde überall gut anschmiegt, ermöglicht sie ein faltenfreies Anlegen von Gipsverbänden. Verwendung vorzugsweise in der Orthopädie.

Sana-Folie. Ein Folienverband in Rollenform mit Papierzwischenlage, ca. 4 cm lang, 15 cm breit. Die Sana-Folie besteht aus einer reizlosen plastischen Kunststoff-Folie und dient für Folienverbände mit Sanatison-Salbe $1/3$%. Für die Therapie chronischer Dermatosen und schlecht heilender Ulcerationen, vor allem Ulcus cruris. (*Hersteller:* Dr. F. Sasse, Berlin 10.)

Scan-Spray, ein aufsprühbarer, steriler Wundverband, besteht hauptsächlich aus 2 Celluloseestern und 1 Phosphatester als Weichmacher. Lsgm. ist Aceton, Treibmittel das Dichlorodifluoro- und das Trichloromonofluoro-methan. Der Scan-Spray-Film, in W. und A. unlösl., ist wie die meisten flüssigen Verbandmittel für Flüssigkeiten und Gase in molekularer Form durchlässig, nicht aber für Bakterien. Aerosoldose mit 170 g. [*Hersteller:* Ethicon GmbH, Glashütte (Holst.).]

Seidal ist eine seidendurchwirkte Idealbinde, rosafarbig.

Sofra-Tüll. Mit Paraffin und 1% Framycetinsulfat imprägnierte Gaze. Sterilisierte Gaze wird in den Blechdosen unter aseptischen Kautelen mit sterilisiertem Paraffin, dem das sterile Antibioticum beigefügt wurde, getränkt. *Indikationen.* Wunden, Verbrennungen, Ulcus cruris. — Zur Prophylaxe infektionsgefährdeter Verletzungen. Packungen a) mit 10 Abschnitten 10 × 10 cm, b) mit 1 Streifen 10 × 100 cm. (*Hersteller:* Roussel Pharma GmbH, Koblenz.)

Sorbacel (Paul Hartmann AG, Heidenheim/Brenz, und Dr. Wander AG, Bern) ist ein resorbierbarer, blutstillender, indifferent blau gefärbter Mull aus mit Calcium weitgehend neutralisierter Oxycellulose (s. auch Oxydierte Cellulose, S. 963) in Form von Kompressen (7 × 7,5 cm, 8fach), Tamponadestreifen (2 cm × 50 cm, Tamponaden 4fach 3 und 5 cm × 50 cm) und Tupfern (10 Dentotupfer). In der Cellulose wird das primäre Hydroxyl eines Teils der Glucoseeinheiten zu Carboxyl oxydiert, wobei Polyuronsäuren entstehen, die im Gegensatz zur oxydierten Cellulose mit Calcium neutralisiert werden. Infolge dieser Neutralisation wird Sorbacel (mit pH = ca. 5) vom Gewebe besser vertragen als die saure Oxycellulose. Penicillin wird nicht oder kaum inaktiviert.
Auch findet keine zu starke Thrombininaktivierung in der ersten Viertelstunde der Anwendung statt. Im Körper wird Sorbacel in 3 bis 4 Tagen aufgelöst und völlig resorbiert. Es ist licht-, wärme- und feuchtigkeitsempfindlich. Die Lagerung erfolgt zweckmäßig bei 3 bis 6°, wobei die Festigkeit des Gewebes bis zu zwei Jahren keine empfindliche Einbuße erleidet.

Steriler Absorbierender Verband der Firma Mölnlycke (Düsseldorf), bestehend aus einer Lage ungebleichten Mulls, der das Sekret ohne Ausbreitung passieren läßt und das Wundgebiet trocken erhält, einer dicken Schicht aus stark zerkleinerter, gut absorptionsfähiger Cellulose (pulp) und einer Rückseite aus wasserabweisender, rosa gefärbter Zellstoffwatte. Der Aufbau des Verbands soll eine völlige Isolierung des Sekrets bewirken. Die Zellstoffmasse im Inneren absorbiert das Sekret, während die Rückseite ein Durchnässen des Verbands und somit eine Verschmutzung und Infektion der Wäsche verhindert. Der Verband wird in vier Größen hergestellt, die jeweils mit besonderer Farbe auf der Verpackung gekennzeichnet sind.

Stryphnon-Verbandstoff. Mit Methylaminoacetobrenzkatechinchlorhydrat (Stryphnon, Adrenalon) imprägnierte Watte (15%), Pellets (25%), Gaze und Binden (8%), Tupfer (10%). Stryphnon wirkt adrenalinähnlich, ist haltbarer und von andauernderer Wirkung als Adrenalin. Zur Stillung flächenhafter, parenchymatöser Blutungen.

Sugi-Saugrollen. Tampons aus gepreßtem, porösem Viskoseschaum. Im trockenen Zustand stellen sie flache, biegsame Plättchen von rechteckigem Querschnitt und drei- oder viereckiger Form dar. Wenn sie mit einer Flüssigkeit in Berührung kommen, saugen sie sich mit dieser rasch voll und quellen auf das Mehrfache ihres ursprünglichen Volumens an. Vor Gebrauch müssen sie mit Wasser durchtränkt und wieder ausgepreßt werden. Sterilisierbar sind sie nur in Heißluft bei 180°, nicht bei höheren Temperaturen. Sie finden in der zahnärztlichen Praxis und in der Frauenhygiene Verwendung. (*Hersteller:* A. Kettenbach, Wissenbach.)

Sulfonamid-Verbandstoffe, ,,Badional-, Marbadal- und Marfanil-Prontalbin-Verbandstoffe", hergestellt von Dr. Degen & Kuth in Alleinlizenz mit den ,,Bayer"-Sulfonamid-Präparaten. Die Badional-Verbandstoffe sind mit 5% Badional = 4-Aminobenzolsulfothiocarbamid imprägniert. Zur Behandlung infizierter und infektionsgefährdeter Wunden. *Handelsformen:* Badional-Verbandmull, 4fach gelegt, 1 m × 6 und 8 cm sowie 5 m × 6, 8 und 10 cm. Badional-Mullstreifen zur Tamponade 5 m × 1, 2, 5 und 10 cm. Außerdem gibt es Badional-Verbandpäckchen mit Badional-Mullkompresse für die Erste Hilfe bei Unfällen in 3 verschiedenen Größen. Badional-Brandbinde, eine gebrauchsfertige Brandbinde auf Pastengrundlage mit 3% Badional, 1 m × 10 cm.

Marbadal-Verbandstoffe, mit 10% Marbadal = 4-Aminobenzolsulfothiocarbamidsalz des 4-Aminomethylbenzolsulfonamids imprägniert. Bei mit aeroben und anaeroben Erregern infizierten Wunden. *Handelsformen:* Marbadal-Verbandmull, Marbadal-Mullstreifen zur Tamponade und Marbadal-Verbandpäckchen mit Marbadal-Wundkompresse in denselben Abmessungen wie die entsprechenden Badional-Verbandstoffe. Außerdem gibt es noch Marbadal-Einzelverbände für Geburtshilfe und Gynäkologie in Form von Tamponadestreifen und Wattetampons verschiedener Größen.

Marbadal-Streifen zur Nasen- und Ohrentamponade sind Tamponadestreifen auf Salbengrundlage mit 5% Marbadal.

Marfanil-Prontalbin-Verbandstoffe (MP-Verbandstoffe) sind mit 2,5% Marfanil = salzsaures Salz des 4-Aminomethylbenzolsulfonamids und 2,5% Prontalbin = 4-Aminobenzolsulfonamid imprägnierter Verbandmull, Mullstreifen zur Tamponade und Einzelverbände für Geburtshilfe und Gynäkologie in denselben Abmessungen und Größen wie die entsprechenden Marbadal-Verbandstoffe. *Indikationen.* Mit aeroben und anaeroben Erregern infizierte Wunden (s. auch S. 953 u. Bd. II, 519 ff.).

Surgicel. Ein steriler, resorbierbarer, blutstillender Verbandstoff der Fa. Johnson & Johnson, USA. Er besteht aus oxydierter regenerierter Cellulose und ist in Form gestrickter, gelblich aussehender ungefärbter Gazestreifen verschiedener Abmessungen und in Form von Tampons aus kardiertem Fasermaterial erhältlich. Zur lokalen Stillung kapillarer, venöser, kleiner arterieller und diffus sickernder Blutungen. Im Bundesgebiet wird Surgicel unter dem Namen Tabotamp von der Ethicon GmbH, Hamburg, vertrieben.

Tabotamp s. unter Surgicel.

Thermazet ist eine mit je 2% Extract. Hamamelidis und Extract. Capsici getränkte Watte. Als hyperämisierende Auflage bei Rheuma, Neuralgiespasmen. Watte wird vor der Auflage befeuchtet. (*Hersteller:* Alfred Zwintscher, Heidelberg.)

Le Thermogène-Watte. Eine mit 4% Extract. Capsici imprägnierte schmerzstillende Watte gegen rheumatische oder neuralgische Erkrankungen. (*Hersteller:* Hirtz & Co. KG, Köln.)

Tulle Gras/Lumière. Kompressen aus trockensterilisiertem, breitmaschigem Baumwollgewebe, imprägniert mit einer Salbe aus 1 g Bals. peruv., 1 g Ol. Jecoris (enthaltend 35 000 I.E. Vitamin A und 2 500 I.E. Vitamin D) und Vaselin. flav. ad 100 g. Die Kompressen mit Papierzwischenlage gibt es in Packungen zu 10 Stück vom Format 7 × 9 cm, sowie als Anstaltspackungen mit 30 Stück vom Format 22 × 22 cm. *Indikationen.* Wundverband für Wunden aller Art, in der Unfall- und Kosmetik-Chirurgie; bei Verbrennungen, Hautentzündungen, Strahlenhautschäden. (*Vertrieb:* Hefa GmbH, Werne a. d. Lippe.)

Vasenol-Tamponade-Streifen mit ANM-Puder. Mit Vasenol Salbengrundlage (aliphatische und zyklische Alkohole, Fettsäureester, Phosphatide und Vaselinum album) und dem resorbierbaren ANM-Puder (Amylum non mucilaginosum) imprägniertes Spezialgewebe. Zur Tamponade von mit Schleimhaut ausgekleideten Körperhöhlen und post operationem. Wird nicht mehr hergestellt.

Vasenol-Tampthion-Streifen. Tamponadestreifen aus Spezialgewebe, imprägniert mit 10 g Ölsäureoleylester, 20 g Polyvinylpyrrolidon, 1,5 g Calciumglutaminat und Vasenol-Salbengrundlage (s. oben). Wirkt hämostyptisch, verklebt nicht. Verwendung wie Vasenol-Tamponadestreifen (s. dort). Wird nicht mehr hergestellt.

Vasenol-Wund- und -Brandbinde. Mit einer Paste aus 20 g Zinc. oxid. in Vasenol-Salbengrundlage und mit Vasenol-Kinder-Puder imprägniertes Spezialgewebe mit Phenol-Campher 2 g und organ. gebundenem Jod 0,1 g. Zur Ersten Hilfe bei Verbrennungen und Verbrühungen (nicht für P-Verbrennungen). (*Hersteller:* Chesebrough-Pond's GmbH, München.)

Vasogen-Thrombo-Verband ist ein mit Jod-Vasogen 3% hergestellter, die zu behandelnden Flächen dicht abschließender Verband. *Indikationen:* Akute und chronische Phlebitiden und Periphlebitiden, Thrombosen. (*Hersteller:* Pearson & Co. AG, Uetersen.)

Vindex. Mit einer antiseptisch wirkenden, hydrophilen, fettfreien Carbowax-Salbe imprägnierte Verbandstoffe der Fa. Flawa, Schweizer Verbandstoff- und Wattefabriken AG, Flawil. Sie eignen sich besonders zur Behandlung von Brand-, Schnitt-, Schürf- und Quetschwunden. Vindex-Verbandstoffe sind im Handel als Vindex-Kompressen in Form gebrauchsfertig zugeschnittener Salbenkompressen, 4×6 und $7^1/_2 \times 12$ cm, als Vindex-Binden, 6 cm breit, auf Spulen gerollt, zum Abschneiden beliebig großer Kompressen, sowie als Vindex-Gaze, mit Vindex-Salbe imprägnierter festkantiger Verbandstoff, 5 m lang, 8 cm breit.

Viscotex, ein ohne Bindemittelzusatz verfestigter Vliesstoff. Er wird aus einem Zellwollwattevlies mit Baumwollbeimischung durch alkalisches Anlösen der Fasern und anschließendes Neutralisieren auf physikalisch-chemischem Wege hergestellt. Das Verfahren ist durch in- und ausländische Patente geschützt. Viscotex findet Verwendung als saugendes Material bei infektionsgefährdeten Wunden, bei denen schnelle Trockenlegung geboten ist. Insbesondere in Kombination mit Metalline und Solvaline für die Behandlung von Brandwunden. Als Abdecktücher zum Wegwerfen. In Spezialausführung als Ersatz für Steck- und Bettlaken. Viscotex läßt sich wiederholt bei 120° und auch bei 134° im Autoklaven sterilisieren. *Handelsformen:* für Ärzte: Packungen mit 250 Kompressen 25×25 cm oder 50×50 cm; für Kliniken in 3 Paketen zu 250 Lagen, zickzackgelegt auf 100×73 cm = 750 m im Karton; als Rollen zu 1500 m, 73 und 146 cm breit. (*Hersteller:* Lohmann KG, Feldkirchen/Rh.)

Wattestäbchen. Biegsame Stäbchen aus Papier oder Holz, die an beiden Enden kleine, längliche, kompakt gedrehte, fest haftende Wattebäuschchen aus Baumwolle und/oder Zellwolle tragen. Die Wattestäbchen sind zum Teil sterilisiert. Verwendung für Babypflege, Hygiene, Körper- und Schönheitspflege, Erste Hilfe. Ohne Anspruch auf Vollständigkeit erheben zu wollen, seien nachfolgende Produkte genannt:

belli-Wattestäbchen: Biegsame Wattestäbchen in Schiebekarton mit 80 Stück (*Hersteller:* Paul Hartmann AG, Heidenheim/Brenz).

Bibo-W.: Wattestäbchen nicht splitternd; die Watteenden sind sterilisiert. Faltschachteln mit 30 und 100 Stück, je 10 Stück in Pergaminbeutel (*Hersteller:* Dr. Carl Hahn, Düsseldorf).

Johnsons Holz-Wattestäbchen: Außerordentlich biegsam, bruchfest, langfaserige fusselfreie Watteköpfchen (*Hersteller:* Johnson & Johnson).

Moltex-W.: Biegsame, splitterfreie Wattestäbchen mit Watteenden für Babypflege und Kosmetik. Schiebeschachteln mit 30 und 88 Stück (*Hersteller:* Vereinigte Papierwerke, Nürnberg).

Nivea-W. babyfein: Nicht splitternde Papierstäbchen mit faserfesten Watteenden, für Säuglingspflege und Kosmetik. Schiebeschachteln mit 40 und 80 Stück (*Hersteller:* P. Beiersdorf & Co. AG, Hamburg).

Pelz-W., früher Pelina (*Hersteller:* W. Pelz & Co. KG, Wahlstedt).

Q-tips: keimfreie W., bestehend aus rundgeschliffenen Birkenholzstäbchen, die an beiden Enden mit Wattebäuschchen versehen sind. Eine zweite Sorte sind die „biegsamen" sterilisierten Sicherheits-Wattestäbchen. Schiebeschachteln mit 54, 88 und 170 Stück (*Hersteller:* Chesebrough-Pond's GmbH, München).

Wirko-Gaze und Wirko-Mullbinden. Querelastische, weitmaschige, luftdurchlässige und verschiebefeste Gaze und Binden, die auf hochwertigen Präzisionsmaschinen, sog. Raschelmaschinen, geknüpft werden. Sie besitzen beiderseits feste, doch weiche Kanten. Wirko-Gaze kann wie normaler Verbandmull, die Wirko-Mullbinden können wie die in Leinwandbindung gewebten Mullbinden verwendet werden. *Handelsformen:* Wirko-Gaze 80 cm breit, 1 m lang (bzw. 40 cm breit, 2 m lang) in Faltschachteln; sowie 4fach auf 10 cm Breite gelegt in Zickzack-Lagen, zu $1/_2$, 1 und 2 m; außerdem in Stücken zu 40 m $\times$ 80 cm (bzw. 80 m $\times$ 40 cm). Wirko-Mullbinden sind 4 m lang, 4, 6, 8, 10 und 12 cm breit. (*Hersteller:* W. Söhngen GmbH, Wiesbaden-Schierstein.)

Zelletten sind gebrauchsfertige, weiche Zellstofftupfer aus hochgebleichtem Verbandzellstoff. Rollen mit 500 Tupfern vom Format 5×4 cm. (*Hersteller:* Lohmann KG, Feldkirchen/Rh.)

Zevelko, eine wundfreundliche Kompresse aus Verbandzellstoff mit einer aufgenähten Wundauflage aus thermoplastisch gebundenem Synthesefaser-Vliesstoff (PP). Nicht mit der

Wunde verklebend, gebrauchsfertig und sterilisierbar, in Rollen zu 10 cm × 10 m sowie in Zick-Zack-Packungen zu 10 cm × 1 m. *Indikationen.* Wunden aller Art, vor allem solche, die zur Verklebung neigen. (*Hersteller:* Lohmann KG, Feldkirchen/Rh.)

Literatur

Außer den verschiedenen Pharmakopöen und den im Text schon angezogenen Literaturstellen ist die folgende Literatur benutzt worden:

ABC chemie, verantwortliche Redakteure: CHRISTA-MARIA EULITZ, SIGRID SCHEUERMANN, HANS-JOACHIM THIER, Frankfurt/M. u. Zürich: Verlag Harri Deutsch 1965. — Bayer-Kunststoffe, 2. Aufl., Farbenfabriken Bayer AG, Leverkusen 1959. — BODENBENDER, G.: Zellwolle, Kunstspinnfasern — ihre Zerstellung, Verarbeitung, Verwendung und Wirtschaft, 1944/1945. — v. CZETSCH-LINDENWALD, H., u. F. SCHMIDT-LA BAUME: Die äußeren Heilmittel, 1950/1955. Ergänzungen zur 3. Aufl. von „Salben, Puder, Externa", Berlin/Göttingen/Heidelberg: Springer 1956. — EICHLER, O.: Knirschende oder nicht knirschende Verbandwatte? Veröffentlichungen a. d. Gebiete des Heeressanitätswesens *1938*, H. 105, S. 288 bis 316. — FRANK, K.: Taschenbuch der Papierprüfung, 1952. — FRANK, P.: Neue Richtlinien über die Sterilisation von Arzneistoffen nach dem ÖAB 9. Pharm. Ztg (Frankfurt) *108*, 99 ff. (1963). — *Gehes Codex*, IX. Aufl., Stuttgart: Wissenschaftl. Verlagsges. 1960[1]. — GÖTZE, K.: Chemiefasern nach dem Viskoseverfahren, 3. Aufl., Berlin/Heidelberg/New York: Springer 1967. — H. Dv. 5.: Vorschrift für die Behandlung der Sanitätsausrüstung und für die Herstellung von Verband- und Arzneimitteln, 1935. — HAMANN, H., u. P. HOFF: Musterhandbuch der Warenkunde, 1952. — HEERMANN/AGSTER: Färberei- und textilchemische Untersuchungen, 9. Aufl., Berlin/Göttingen//Heidelberg: Springer 1956. — HEICKEN, K.: Über die Äthylenoxid-Sterilisation. Bundesgesundheitsblatt *5*, 106ff. (1962). — HERZOG, W.: Textile Vliesstoffe. Melliand Textilber. *11*, 1295—1297 (1967). — JANCKE-STOWASSER: Leitfaden der Verbandstoffkunde, Hattingen/Ruhr: Hundt-Verlag 1962. — JÖRDER, H.: Textilverbundstoffe. Textilpraxis *17*, 568—574 (1962). — JÖRDER, H.: Stand und Entwicklungsmöglichkeiten für die Produktion von Textilverbundstoffen, insbesondere von Vliesstoffen in der Bundesrepublik Deutschland. Melliand Textilber. *7*, 702—706 (1963). — KIND, V.: Das Bleichen der Pflanzenfasern, 1932. — KLOESEL-CYRAN: Arzneimittelgesetz, Kommentar, 2. Aufl., Stuttgart: Deutscher Apotheker-Verlag 1962. — KOCH, P.-A.: Textilchemische Prüfungen, Teildruck T 15 aus Handbuch für Textilingenieure und Textilpraktiker, Wuppertal-Elberfeld: Dr. Spohr-Verlag 1952. — KOCH, P.-A., u. G. SATLOW: Großes Textil-Lexikon, Stuttgart: Deutsche Verlags-Anstalt 1966. — Kunststoff-Taschenbuch, 16. Ausgabe, München: Hanser 1965. — LOHMANN, A.: Technik der Verbandstoffherstellung, 1939. — MECHEELS, O.: Praktikum der Textilveredlung, 1949. — MERCK, E.: Chemisch-technische Untersuchungsmethoden. Zellstoff und Papier, 2. Aufl. 1957. — MERCK, E.: Chemisch-technische Untersuchungsmethoden für die Textilindustrie, Auflage 1961. — NOPITSCH, M.: Textiluntersuchungen, 1951. — PAAPE, W.: Die Verbandmittel, Dresden u. Leipzig: Steinkopf 1962. — PETER, K.-H.: Kontinuierliche Sterilisation von Einweg-Geräten mit Schnellen Elektronen. Med. Markt/Acta Medicotechnica *10*, H. 10, 462—463 u. H. 11, 512—514 (1962). — *Phrix GmbH*, Hamburg: Textilfibel 1964. — PUMMERER, R.: Chemische Textilfasern, Filme und Folien, 1953. — RATH, H.: Lehrbuch der Textilchemie einschl. textiltechnischer Technologie, 2. Aufl., Berlin/Göttingen/Heidelberg: Springer 1963. — RIEDEL, E.: Zellstoff und Zellwolle. Südd. Apoth.-Ztg *90*, 493—484 (1950). — RIEDEL, E.: Herstellung und Zusammensetzung der wichtigsten Verbandstoffe und deren Prüfung. Dtsch. Apoth.-Ztg *94*, 861—866 (1954). — RIEDEL, E.: Zeitgemäße Verbandstoffe unter besonderer Berücksichtigung des Entwurfs zum DAB 7. Pharm. Ztg (Frankfurt) *109*, 1667—1673 (1964). — RIEK, G.: Die Anwendung von Titandioxid-Pigmenten zur Mattierung von Chemiefasern. Chemiker-Ztg *90*, 475—489 (1966). — RÖMPP, H.: Chemie-Lexikon, 6. Aufl., Stuttgart: Franckh'sche Verlagshandlung 1966. — *Rote Liste*, Verzeichnis der Pharm. Spezialpräparate der Mitglieder des Bundesverbandes der Pharm. Industrie e. V., 1967 u. 1969. — SCHAEFFER, A.: Handbuch der Färberei, Bd. I u. II, 1949. — SCHNEIDER, E.: Zusammensetzung, chemische Reinigung und Prüfung von Wundwatte. Dtsch. Apoth.-Ztg. *91*, 292—294 (1951). — SCHULTZE, W.: Ruhigstellende Kunststoff-(Plastik-)Verbände. Fortschr. Med. *78*, S. 175—177 (1960). — SOOS, E., A. KASTEL u. I. KOBINGER: Zur Frage der Normierung der Verbandstoffe im Hinblick auf das Österreichische Arzneibuch. I. Teil: Baumwollwatte und Zellwollwatte. Sci. pharm. (Wien) *25*, 25—36 (1957) und Fortsetzung. — SPENGLER, H.: Festschrift Paul Casparis, 1949: Prüfung von Verbandwatte, S. 184—197. — STEIGER-TRIPPI, K.: Die antimikrobielle Behandlung nach klassischen und neueren Methoden. Pharm. Ztg (Frankfurt) *108*, 649ff. (1963). — STEINEGGER, E., H. SPENGLER u. U. W. ACKERMANN: Prüfung von Verbandwatte aus reiner Baumwolle mit Kunstfaserbeimischung. Pharm. Acta Helv. *35*, 459—481 (1960). — STEUDEL, J.: Der Verbandstoff in der Geschichte der Medizin, ein kulturhistorischer Überblick. Jubi-

---

[1] Mit Nachtrags- und Ergänzungsband 1964 u. 1969.

läumsschrift der Firma Dr. Degen & Kuth, Düren/Rhld. — STUKENBROCK, K. H.: Nicht-gewebte Textilien — Entwicklung, Herstellung, Eigenschaften und Anwendung. Melliand Textilber. *7*, 705—710 (1962) u. *8*, 831—833 (1962). — Ullmanns Encyklopädie der tech-nischen Chemie, 3. Aufl., München/Berlin: Urban & Schwarzenberg 1962. — WALLAND, H.: Einführung in die quantitativen textilchemischen Untersuchungen, 1953. — WOYDICH, J.: Beitrag zur Klassifizierung nichtgewebter Stoffe (Vliesstoffe). Textilpraxis *17*, 571—574 (1962). — Vorläufige technische Lieferbedingungen des Bundesamtes für Wehrtechnik und Beschaffung für die Bundeswehr. Beuth-Vertrieb GmbH, Köln. — *Nachtrag:* KRČMA, R.: Hand-buch der Textilverbandstoffe (non wovens), Frankfurt/M.: Dtsch. Fachverlag GmbH 1970.

B. Pflaster

Pflaster, Emplastra, sind nach heutiger Anschauung äußerlich anzuwendende, min-destens einseitig selbstklebende Zubereitungen, die i. a. am menschlichen oder tierischen Körper angewendet und, abhängig von der Zusammensetzung und der rechtlichen Situation, in verschiedenen Ländern zu den Arzneimitteln gerechnet werden.

Der Begriff „Emplastrum" hat sich im Laufe der Jahrzehnte grundlegend geändert. In der Vergangenheit hatten die Pflaster ausschließlich dermatologische Bedeutung, so daß ihre Definition als Arzneizubereitung gerechtfertigt war. Sie bestanden vorwiegend aus Bleisalzen der in Ölen und Fetten vorhandenen Säuren, aus Fett, Öl, Wachs, Harz, Terpentin oder Mischungen dieser Stoffe, denen medikamentöse Substanzen beigemischt waren. Die Pflaster wurden zu Stangen gerollt, aber auch in Tafeln oder Stücke von verschiedener Form gegossen. Bei gewöhnlicher Temperatur waren sie fest und in der Hand knetbar. Vor ihrer Verwendung mußten sie erwärmt werden; hierbei wurden sie so geschmeidig, daß ein Stück abgeschnitten und auf eine geeignete Unterlage gestrichen werden konnte.

Die Bedeutung dieser Emplastra ist stark zurückgegangen, und im Gegensatz zu älteren Arzneibüchern sind sie in den neuen Pharmakopöen nur noch vereinzelt aufgeführt.

Aufbewahrung. Pflaster in Stangen, Blöcken oder Tafeln sind locker geschichtet, zwischen Pergament- oder Wachspapier kühl, trocken und vor Licht geschützt aufzubewahren.

Collemplastra, Kautschukpflaster. Aus den früheren medikamentösen Pflastern in Stangen- oder Blockform entwickelten sich durch Zugabe von reinem, nicht vulkanisiertem Kautschuk die Collemplastra, die sich dann im Laufe der Zeit nach ihrem Aufbau bzw. ihren Indikationen in Verband- oder Heftpflaster, Wundschnellverbände und medikamentöse Kautschukpflaster unterteilten. Die Collemplastra hafteten bereits bei Zimmertemperatur auf der Haut, und die Klebemasse war wie bei den heutigen Pflastern auf eine geeignete Unterlage gestrichen.

Im DAB 6 waren folgende Vorschriften für gut auf der Haut haftende Verbandpflaster aufgeführt:

Collemplastrum adhaesivum DAB 6. Kautschuk-Heftpflaster.

Herstellung. 20 Teile fein geschnittener Kautschuk, 11 Teile Dammar, 8 Teile Colophonium, 10 Teile rohes Zinkoxid, 20 Teile fein gepulverte Veilchenwurzel, 30 Teile Wollfett, 148 Teile Wundbenzin.

Kautschuk in trockene Glasflasche geben, mit 120 Teilen Benzin übergießen und unter wiederholtem Wenden des Gefäßes ca. 3 Wochen stehenlassen, bis eine gleichmäßige kolloide Lösung entstanden ist. Dammar und Colophonium in 20 Teilen Benzin lösen, Lösung vom Bodensatz abgießen und durchseihen. Zinkoxid und Veilchenwurzel mischen, bei 100° trocknen, durch Sieb 6 schlagen, mit 8 Teilen Benzin zu gleichmäßiger Paste und dann mit Wollfett zu fein verteilter Salbenmasse verreiben. Die Masse mit Harzlösung und darauf mit Kautschuk-lösung durch Rollen in einer Flasche gründlich mischen. Mischung einige Stunden ruhig stehen-lassen und dann mit einer Pflasterstreichmaschine auf ungesteiftes Baumwollgewebe karten-blattdick auftragen. Das beschichtete Gewebe 6 Std. trocknen.

Collemplastrum Zinci DAB 6. Zinkkautschukpflaster.

Herstellung. Wie Collemplastrum adhaesivum, jedoch anstelle von 10% Zinkoxid 30% und keine Veilchenwurzel.

Anstelle von Baumwolle, die im DAB 6 vorgesehen war, kann ebenfalls Zellwollgewebe verwendet werden.

Eigenschaften und Erkennung. Kautschuk-Heftpflaster ist auf der Klebeseite gelbbraun, Zinkkautschukpflaster gelblichweiß. Beide Pflaster kleben stark; sie müssen ihre Klebkraft längere Zeit bewahren und dürfen nach dem Aufrollen nicht mit der Geweberückseite verkleben.

Strichstärke. Wenn bei der Verordnung eines gestrichenen Pflasters keine Angabe über die zu verwendende Pflastermenge enthalten ist, soll nach den Arzneibüchern der DDR und der Schweiz die Pflasterschicht nicht mehr als 1 mm betragen.

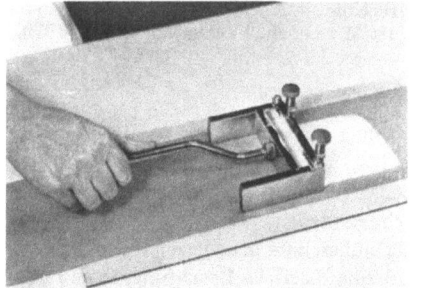

Abb. 512. Pflaster-Handstreichmaschine.

Größe. Bei nicht vermerkter Größe sind die Pflaster in folgenden Abmessungen abzugeben: 10 cm:5 cm oder 20 cm:5 cm (Helv. V).

Aufbewahrung. Bei Zimmertemperatur, vor Licht, Feuchtigkeit und Druck geschützt.

Die „Kautschukpflaster" sind heute Markenerzeugnisse und werden fast ausschließlich großtechnisch hergestellt. Die Rohstoffe, die für die Klebemasse verwendet werden, lassen sich nach ihrer Funktion in verschiedene Stoffgruppen unterteilen:

Elastische Gerüstsubstanzen. Geräucherter („smoked") oder an der Luft getrockneter („air dried, crepe") Naturkautschuk; Kunstkautschukarten, wie Polyisobutylen, Polyvinylisobutyläther, Polybutadienmischpolymerisate.

Kleber. Natürliche und synthetische Harze wie Colophonium und dessen hydrierte wie dehydrierte Form, Sandarak, Dammar, Olibanum; Harzester ein- und mehrwertiger Alkohole, Terpene und Terpenphenolharze, niedrigmolekulare Polyvinyläther und Polyisobutylene. Die Auswahl und Mengenverhältnisse erfolgen nicht nur nach ihren physikalischen Eigenschaften in der fertigen Klebemasse (Adhäsions- und Kohäsionskräfte), sondern auch nach ihrer Verträglichkeit auf der menschlichen Haut. Da normalerweise mit steigender Klebkraft die Hautunverträglichkeit wächst [1], wird die Zusammensetzung der Harzkomponente in der Klebemasse von den Pflasterherstellern sorgsam gehütet.

Weichmacher. Im allgemeinen werden Wollfette verwendet, aber auch andere Substanzen, wie Rüböl, Ricinusöl, Leinöl, Vaseline, Paraffinöl u. ä. sind geeignet.

Füllmittel. In den Verbandpflastern und Wundschnellverbänden vom Typ Leukoplast/ Hansaplast wird als Füllmittel größtenteils Zinkoxid verwendet. Sein Anteil an der Gesamtpflastermasse beträgt zwischen 10 und 30%. Die Verwendung von Zinkoxid ist auf den Hamburger Apotheker P. BEIERSDORF zurückzuführen, dem es Ende des vergangenen Jahrhunderts gelang, durch diesen Zusatz die Haltbarkeit der Pflastermasse heraufzusetzen und gleichzeitig die Hautverträglichkeit zu verbessern. Als weitere Füllmittel kommen Kreide, Kaolin, Titandioxid sowie Pflanzen- und Stärkepulver in Betracht.

Alterungsschutzmittel. Hierbei handelt es sich um nicht näher definierte Antioxydantien, die eine vorzeitige Depolymerisation und Zersetzung der Masse verhindern.

Arzneistoffe. Die modernen medikamentösen Pflaster (s. S. 998) enthalten in ihrer Klebemasse je nach ihrer Indikation unterschiedliche Arzneistoffe. Sie wirken deshalb am menschlichen Körper schmerzstillend bzw. heilend.

Herstellung. Die einzelnen Bestandteile der Klebemasse können auf verschiedene Arten weiterverarbeitet werden. Die bekannteste Methode ist das Lösen bzw. Suspendieren der Inhaltsstoffe in einem organischen Lösungsmittel, z. B. Benzin, Aufbringen der viskösen Flüssigkeit auf die Unterlage mit einer Rakel und anschließendes Trocknen der Pflasterbahnen auf Haspeln oder in beheizten Trockenkammern (s. Abb. 513). Die Lösungsmitteldämpfe können beim Trocknen der Klebemasse abgesaugt, kondensiert und gereinigt werden, so daß sie wiederverwendet werden können.

Die Bestandteile lassen sich auch in beheizten Knetern mischen, und auch der Masseauftrag kann durch eine beheizte Rakel erfolgen (s. Abb. 514).

Ein anderes Verfahren zur Herstellung von Pflastern ohne Lösungsmittel besteht in der Kalanderung (s. Abb. 515). Hierbei wird die elastische Gerüstsubstanz (Kautschuk, Kunst-

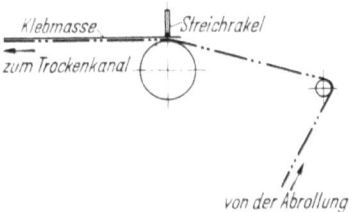

Abb. 513. Maschinelles Streichen
von Pflastern.

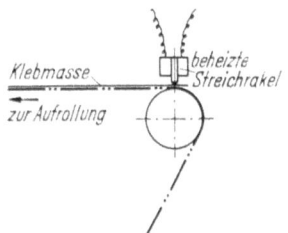

Abb. 514. Maschinelles Streichen von
Pflastern mit beheizter Rakel.

Kautschuk) so lange geknetet, bis sie ihre elastische Eigenschaft weitgehend verloren und sich eine glattverlaufende, plastisch-teigige Masse ergeben hat. Dann wird das geschmolzene Harz eingearbeitet, der Füllstoff hinzugesetzt und die Klebemasse anschließend mit einem Kalander auf die Unterlage friktioniert oder plattiert.

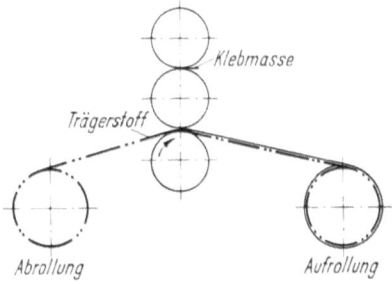

Die beschichten Pflasterbahnen werden i. a. durch den Scheren- (s. Abb. 516) oder Quetschmesserschnitt (s. Abb. 517) in der Breite geschnitten: Das beliebig lange Pflaster wird zwischen rotierenden Messern, deren Abstand voneinander von der gewünschten Breite abhängt, hindurchgeführt. Dehnbare Träger, z. B. elastische Gewebe oder Folien, werden dagegen abgestochen, d. h. erst nach dem Aufwickeln zu der gewünschten Länge durch bewegliche Messer in der Breite geschnitten. Die Weiterverarbeitung richtet sich nach der jeweiligen Indikation des Pflasters:

Abb. 515. Kalander.

Verbandpflaster werden auf Blech-, Plastik- bzw. Pappkerne oder -spulen gewickelt, die durch Ringe oder Dosen geschützt werden; die Wundschnellverbände werden

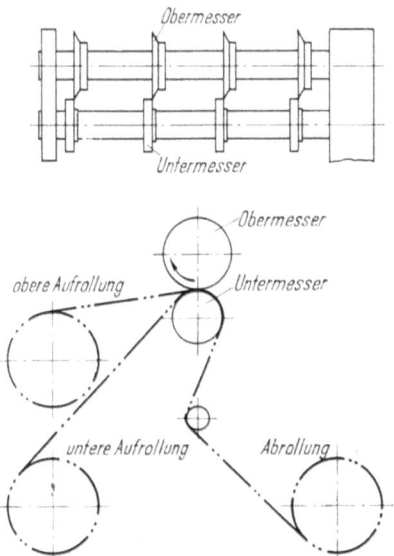

Abb. 516. Pflasterschneidemaschine
mit Scherenmessern.

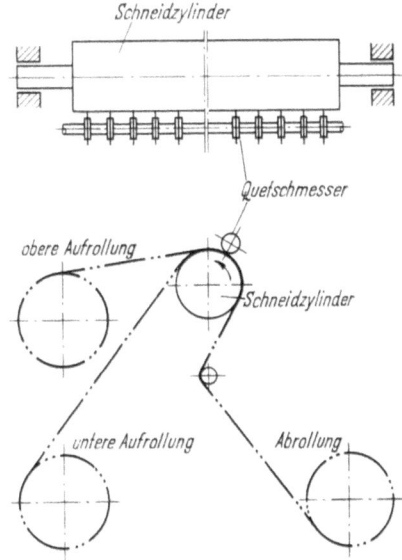

Abb. 517. Pflasterschneidemaschine
mit Quetschmessern.

dagegen mit einer Wundauflage versehen, mit einer Abdeckung aus Folie oder besonders behandeltem Papier bedeckt, nach dem Abschneiden gewickelt und verpackt.

Luftdurchlässigkeit. Klebemassen sind, sofern sie direkt auf die Trägermaterialien gestrichen werden, normalerweise luft- und wasserdampfundurchlässig. Dies kann während der Anwendung eines Pflasters dazu führen, daß die oberen Hautschichten unter weißlicher Verfärbung verquellen („mazerieren"). Mazerationen sind zwar optisch unschön, ihre Entstehung ist aber auf die physikalischen Eigenschaften der Masse zurückzuführen und kein Zeichen für eine Unverträglichkeit im Sinne einer Allergie oder einer Sensibilisierung. Im Normalfall verschwinden die Verquellungen einige Stunden nach der Abnahme des Pflasters. In selteneren Fällen entwickelt sich eine Dyshidrosis, eine Entgleisung der Schweißdrüsen; hierbei kann sich die Normalisierung einige Tage hinziehen.

Sofern Pflaster mit undurchlässiger Klebemasse in Verbindung mit einer Wundauflage als Schnellverbände verwendet werden und nicht für genügenden Luftzutritt gesorgt ist, neigt die Wunde zum Nässen, und die Heilung wird verzögert.

Es sind deshalb verschiedene Verfahren im Gebrauch bzw. in der Patentliteratur beschrieben worden, wie Pflaster luftdurchlässig gemacht werden können.

Perforation des Trägermaterials und der Klebemasse direkt über der Wundauflage bei Schnellverbänden.

Perforation über die gesamte Fläche des Pflasters durch Träger und Masse.

Führung des vollgestrichenen Pflasters über eine mit Erhebungen versehene Walze, wobei durch Anwendung von Wärme rasterförmig angeordnete klebemassefreie Stellen entstehen (DBP 974 178).

Pressen der Klebemasse in einen rotierenden, mit Durchbrechungen versehenen Auftragszylinder, wobei beim Vorbeilaufen des Trägerstoffes die Masse punktförmig auf den Stoff gebracht wird (DBP 1 047 968).

Die Fördervorrichtung für den Träger besitzt gegenüber der Abstreichkante voneinander getrennte punkt- oder strichförmige Erhöhungen, die sich durch den Trägerstoff hindurchdrücken, so daß die Klebemasse an diesen Stellen abgestrichen wird (DBP 748 608).

Parallele, sich kreuzende oder wellenförmige Massebeschichtung.

Aufreißen der noch viskösen Klebemasse durch Luftdruck oder Vakuum, wobei Poren entstehen (Brit. Pat. 713 838).

Auftragen der erwärmten Masse auf einen Trägerstoff mit rauher Oberfläche; bei der Oberflächenberührung wird die Klebemasse zu einem auf den erhöhten Gewebepunkten zusammenhängenden porösen Haftfilm verfestigt (DBP 749 089).

Plastikfolie, in der sich parallel gelagerte Schlitze befinden, die sich durch Ziehen oder Spannen während der Anwendung öffnen (Brit. Pat. 821 959).

Beschichtung des Trägers mit einer schaumigen Masse, wobei die zusammenhängende wäßrige Phase während der Trocknung entfernt wird und der Schaum schrumpft, so daß eine nicht zusammenhängende Schicht auf dem Träger entsteht (Brit. Pat. 799 424).

Versetzen des Folienträgers mit einem Salz (Natriumchlorid); Entfernen des Salzes nach dem Erstarren durch Auslaugen oder Verdunsten (Brit. Pat. 833 587).

Verbandpflaster, Heftpflaster, sind einseitig mit einer hautverträglichen Klebemasse versehene Streifen aus Zellwolle (Leukoplast, Beiersdorf AG; Blankoplast, Blank KG), Baumwolle, Kunststoffvlies, Kunstseide oder durchsichtiger PVC- bzw. Polyäthylenfolie (s. Pflaster mit Polyacrylat-Klebemassen, S. 1003), die auch hautfarben eingefärbt sein kann. Durch besondere Imprägnierung und Lackierung kann das Zellwollgewebe wasserfeste Eigenschaften erhalten (Leukoplast wasserfest, Beiersdorf AG).

Die Verbandpflaster sind entweder durch Vollstrich der Masse luft- und wasserdampfundurchlässig (Leukoplast, Blankoplast) oder durch besondere Herstellungsmethoden luftdurchlässig (Leukoplast L luftdurchlässig, Beiersdorf AG; Porofix, Lohmann KG).

Anwendung. Zur Fixierung von Verbandstoffen, Bindenenden, medizinischen Instrumenten (Tuben, Sonden, Kathetern, Meßelementen, Kanülen u. dergl.) sowie in Sonderfällen zur Unterstützung von Operationsnähten der Haut.

Prüfung. Verbindliche Vorschriften für Anforderungen, die an Verbandpflaster gestellt werden bzw. offizielle Prüfmethoden existieren z. Z. in der BRD nicht. Von den Pflasterherstellern werden deshalb weitgehend die Vorschriften und Methoden des British Pharmaceutical Codex (BPC) sowie der United States Pharmacopoe (USP) für die Qualitäten der verschiedenen Pflasterprodukte und ihre Kontrollprüfungen zugrunde gelegt.

Nach dem BPC 68 werden für alle Verbandpflaster gemeinsam folgende Anforderungen gestellt:

Die Klebemasse soll nicht beim Abrollen auf der Pflasteroberseite kleben bleiben; sie muß gleichmäßig aufgetragen sein, es sei denn, sie ist luftdurchlässig gestrichen. Das Gewebe ist in Leinenbindung gefertigt, in einem Stück und enthält keine Ansatzstellen; es muß völlig frei von Webfehlern, Baumwollblättern und -schalen sein. Das Pflaster kann mit einer geeigneten Farbe hautfarben eingefärbt sein.

Im einzelnen sind im BPC 68 folgende Verbandpflaster aufgeführt:

Perforated Plastic Self-adhesive Plaster BPC 68. Porous Plastic Plaster.

Perforiertes, dehnbares Folienpflaster, das luft- und wasserdampfdurchlässig ist. Gewicht der Folie mind. 60 g/qm, Gewicht der Klebemasse mind. 25 g/qm, beide bezogen auf das ungedehnte Pflaster. Perforationslöcher nicht größer als 1 mm im Durchmesser, gleichmäßig verteilt; sie nehmen nicht mehr als 20% der gesamten ungedehnten Fläche ein. Wasserdampfdurchlässigkeit: Mind. 2 kg/qm in 24 Std. bei 37 °C. Dehnbarkeit (gemessen mit einem Dynamometer mit konstanter Abzugsgeschwindigkeit): Die erforderliche Kraft, die benötigt wird, um eine 20%ige Dehnung des Materials bei einer Abzugsgeschwindigkeit von 30 cm pro Minute zu erreichen, beträgt nicht mehr als 1,4 kg pro cm Breite. Die zurückbleibende Dehnung nach der einminütigen Streckung des Materials um 20% und einer Entspannungszeit von 5 Min. ist nicht größer als 5% der ursprünglichen ungedehnten Länge. Diese Prüfung wird an 6 Mustern durchgeführt und dann der Mittelwert errechnet.

Waterproof Plastic Self-adhesive Plaster BPC 68. Waterproof Strapping. Plastic Adhesive Strapping.

Wasserfestes Folienpflaster aus wasserundurchlässiger, dehnbarer Plastikfolie. Gewicht der Folie mind. 65 g/qm, Gewicht der Klebemasse mind. 42 g/qm, beide bezogen auf das ungedehnte Pflaster.

Wasserfestigkeit: Apparat und Methoden sind im Hydrostatic Head Test im British Standards Handbook Nr. 11, 1963, S. 324, beschrieben. Der Versuch wird folgendermaßen abgeändert: Muster von der Seite her auf den völlig gefüllten Zylinder schieben, so daß keine Luft zwischen Muster und Wasseroberfläche in den Zylinder gelangt. Der hydrostatische Druck, der bei Durchtreten des ersten Wassertropfens gemessen wird, beträgt nicht weniger als 50 cm. Bei der Prüfung von dehnbaren Folienpflastern wird das Muster mit trockenem Filterpapier von 7 cm Durchmesser bedeckt, um ein Zerreißen durch den Druck zu verhindern.

Waterproof Microporous Plastic Self-adhesive Plaster BPC 68. Semipermeable Waterproof Plaster.

Wasserfestes, luft- und wasserdampfdurchlässiges, dehnbares Folienpflaster. Gewicht der Folie mind. 65 g/qm, Gewicht der Klebemasse mind. 25 g/qm, beide bezogen auf das ungedehnte Pflaster. Wasserdampfdurchlässigkeit: Mind. 1 kg in 24 Std. bei 37 °C. Wasserfestigkeit: Siehe Waterproof Plastic Self-adhesive Plaster.

Zinc Oxide Elastic Self-adhesive Plaster BPC 68. Elastic Adhesive Plaster, Zinc Oxide Elastic Plaster.

Elastisches Gewebepflaster, dehnbar in Längsrichtung. Die Kettfäden bestehen aus zwei-, drei- oder vierfach-Baumwollgarn mit einer Endnummer nach der Kreppzwirnung von nicht feiner als 2fach 42 Ne (28,2 tex). Bei drei- oder vierfach-Garn werden die dem zweifach-Garn entsprechenden Endnummern verwendet. Die Kettfäden enthalten mind. 19 Drehungen pro cm; sie werden gewebt mit zwei Fäden S- und zwei Fäden Z-Drehung. Die Schußfäden bestehen aus Baumwoll- oder Zellwoll-Stapelfasergarnen oder Baumwoll- und Zellwoll-Stapelfasermischungen mit einer Garnnummer, die nicht feiner als 10 Ne (59,0 tex) ist. In der Kette werden mind. 19 Fäden pro cm und im Schuß, bei völlig gedehntem Pflaster, durchschnittlich nicht weniger als 82 Fäden pro 10 cm verlangt. Gewicht des Gewebes mind. 110 g/qm, Gewicht der Klebemasse mind. 120 g/qm, beide bezogen auf die ungedehnte Breite und völlig gedehnte Länge. Elastizität: Das Maß nach der Entspannung beträgt nicht mehr als $^4/_5$ der völlig gedehnten Länge. Zinkoxidgehalt der Pflastermasse: Nicht weniger als 10%, berechnet als ZnO.

Zinc Oxide Self-adhesive Plaster BPC 68. Zinc Oxide Plaster. Adhesive Plaster.

Gewebe aus Baumwolle oder Zellwolle oder aus Baumwoll-Zellwoll-Gemisch. Das Gewebe kann weiß bzw. hautfarben eingefärbt sein; das Pflaster darf perforiert sein. Gewicht der Klebemasse: nicht weniger als 115 g/qm. Garn, Fäden pro cm, Gewicht des Gewebes, Reißfestigkeit, Perforation wie unter Belladonna Self-adhesive Plaster, S. 999.

Klebkraft: 2,5 cm breiten Pflasterstreifen auf die gesäuberte Oberfläche einer Stahlplatte (Ausführung s. British Standard 2 J 10) kleben, wobei der Streifen einseitig überhängen und parallel zu den Kanten der Platte verlaufen muß. Luftblasen sollen vermieden werden. Mit einer Walze (Ausführung s. British Standard 2 J 10) gradlinig 3mal über den Pflasterstreifen rollen, dann Streifenende markieren. Am überhängenden Ende des Pflasters ein Gewicht befestigen, das pro 2,5 cm Breite 200 g schwer sein muß. Das Gewicht wird durch einen Bügel an dem Pflaster befestigt, damit die Last gleichmäßig verteilt ist. Platte 30 Min. in einen Ofen mit Luftumwälzung bringen. Die Temperatur soll 36 bis 38° betragen und die Platte in der Vertikalen um 2° geneigt sein, damit das Gewicht frei hängt und sich das Pflaster nicht löst. Während der 30 Min. darf das Pflaster nicht mehr als 2,5 mm verrutschen.

Zinkoxidgehalt mind. 10%, berechnet als ZnO. Bestimmung des Zinkoxidgehalts: Ungefähr 1 g Pflaster nach genauer Wägung mit 10 ml Salpetersäure in langhalsigem Rundkolben von 30 ml erhitzen, bis sich das Pflaster aufgelöst hat. Abkühlen, mit 10 ml Wasser verdünnen, Flüssigkeit in einen Büchner-Trichter dekantieren, Rückstand im Kolben und auf dem Filter mit warmem Wasser auswaschen, bis das Filtrat frei von Salpetersäure ist. Vereinigte Filtrate mit verdünnter Ammoniaklösung gegen Lackmuspapier neutralisieren und auf 140 ml mit Wasser verdünnen. 10 ml 2 n Natriumacetatlösung und 5 g Ammoniumchlorid hinzufügen, auf dem Wasserbad erwärmen und tropfenweise unter fortwährendem Umrühren 10 ml Ammoniumphosphatlösung hinzugeben. 2 Std. auf dem Wasserbad erhitzen, Niederschlag auf Glassintertiegel bringen, mit 150 ml Wasser und anschließend mit 5 ml 95%igem Alkohol nachwaschen und bei 105° bis zur Gewichtskonstanten trocknen. 1 g des Rückstandes entspricht 0,4561 g Zinkoxid.

In der USP XVII **(Adhesive Tape)** wird verlangt, daß die Länge des Pflasters nicht 98% und nach einer Messung an 5 Stellen die durchschnittliche Breite nicht 1,6 mm der auf der Verpackung angegebenen Abmessungen unterschreiten dürfen. Falls das Pflaster sterilisiert wurde, muß es durch Einzelverpackung vor Bakterien geschützt werden.

Reißfestigkeit. Das Pflaster wird entrollt und mindestens 4 Std. lang bei $65 \pm 2\%$ relativer Luftfeuchtigkeit und bei $21 \pm 1,1°$ gelagert. Dann wird das Pflaster in eine Zerreißmaschine gespannt, deren Backen folgende Breite haben müssen: Mindestens 25 mm bei Pflasterstreifen unter 19 mm; 50 mm bei Streifen zwischen 19 und 44 mm; bei Pflastern über 44 mm muß ein 25 mm breiter Streifen herausgeschnitten werden, und die Breite der Backen beträgt mindestens 50 mm. Bei Versuchsbeginn stehen die Backen 76,2 mm auseinander und entfernen sich mit einer Geschwindigkeit von $30,5 \text{ cm} \pm 13$ mm pro Minute voneinander. Die Reißfestigkeit beträgt bei Gewebepflastern mindestens 20,41 kg pro 2,54 cm Breite, bei Folienpflastern mindestens 3 kg pro 2,54 cm Breite.

Klebkraft. Sie wird an einem 2,54 cm breiten und 15 cm langen Pflasterstreifen gemessen. 12,9 qcm eines Pflasterstreifens (2,54 × 5,08 cm) werden auf eine saubere Plastik- oder Glasfläche geklebt. Dann wird der Streifen mit einer Walze mit einem Druck von 850 g zweimal mit einer Geschwindigkeit von 30 cm pro Min. auf die Unterlage gedrückt. Temperatur des Pflasters und der Plastik- bzw. Glasplatte = 37°. Der Test wird mit der Zerreißmaschine (s. Reißfestigkeit) ausgeführt. Die Klebkraft beträgt im Mittel nach Durchführung von 10 Tests nicht weniger als 18 kg.

Sterilisation. Gegebenenfalls mit Äthylenoxid oder energiereichen Strahlen.

Aufbewahrung. Bei einer Temperatur, die 30° nicht überschreitet, und vor Sonnenlicht geschützt.

Beschriftung. Die Verpackung eines sterilen Pflasters trägt den Vermerk, daß für die Sterilität nicht garantiert werden kann, wenn die Verpackung beschädigt oder geöffnet ist. Die Verpackungsaufschrift gibt die Länge und die Breite des Pflasters, den Namen des Herstellers, des Konfektionärs oder des Großhändlers an.

In der DDR werden nach dem Fachbereich-Standard für Zinkkautschuk-Rollenpflaster folgende technischen Forderungen erhoben: Fadendichte: 54/cm²; Gewicht des Gewebes mind. 110 (BW) oder 125 (VIF-bt) g/m²; Pflastermasse mind. 100 g/m²; Pflastermasse mind. 100 g/m²; Verbrennungsrückstände mind. 25%; Zinkoxidgehalt mind. 25%; Säurezahl höchstens 45; Reißlast mind. 21 kg; Klebkraft mind. 400 p; Eisengehalt höchstens 0,02%. Längenabweichungen höchstens $\pm 2\%$, Breitenabweichungen höchstens ± 2 mm.

Wundschnellverbände sind eine Weiterentwicklung der Verbandpflaster. Ausgangsmaterial sind einseitig mit einer Klebemasse versehene Pflasterstreifen aus Gewebe (Baumwolle, Zellwolle oder Baumwoll-Zellwoll-Mischgewebe, Polyamid, Kunstseide), Folie oder Kunstfaservlies. Um die Abtrocknung, Verschorfung und Heilung zu beschleunigen bzw.

Mazeration zu vermeiden, können die Schnellverbände sowohl über der Auflage als auch über die gesamte Fläche des Pflasters luftdurchlässig sein (s. Luftdurchlässigkeit, S. 992).

Auf der Klebeseite des Pflasterstreifens befindet sich in der Mitte eine Wundauflage. Die Auflage besteht aus mehreren Lagen Mull, aus einer Zellstofflage, die mit Mull umhüllt ist, umstrickter Watteeinlage oder dem Salz der Oxycelluronsäure (Fachbereich-Standard der DDR), aus mehreren Lagen Vlies (Poroplast, Lohmann KG) oder nach speziellen Verfahren hergestellten Geweben (Hansaplast, Beiersdorf AG) oder Gewirken (Hansaplast elastisch, Beiersdorf AG). Die Wundauflage ist in den meisten Fällen mit einem geeigneten Desinfektionsmittel imprägniert und ggf. einem Farbstoff eingefärbt. Als Desinfektionsmittel u. a. verwendet: Dermatol, Hexachlorophen, quaternäre Ammoniumbasen; metallbedampfte Auflagen wirken oligodynamisch. (Weitere im BPC 68 enthaltene Antiseptica s. u.). Sofern die Wundschnellverbände bereits gebrauchsfertig zugeschnitten und einzeln versiegelt sind, kann die antiseptische Imprägnierung dann unterbleiben, wenn die Einzelpflaster sterilisiert sind.

Die klebende Seite eines Wundschnellverbandes ist mit leicht entfernbaren, häufig in der Mitte überlappenden Abdeckstreifen versehen, die ein Verkleben des Pflaster mit sich selbst sowie eine Verschmutzung der Wundauflage verhindern.

Nach den Eigenschaften des Trägers unterscheidet man starre, elastische und wasserfeste Wundschnellverbände. Während das starre Gewebe des Pflasters fast ausschließlich aus Zellwollfäden besteht, besitzen die querelastischen Wundschnellverbände zumindest in der Schußrichtung Baumwollfäden. Wasserfeste Pflaster bestehen dagegen entweder aus Folien oder aus wasserfest imprägnierten und lackierten Geweben.

Anwendung. Zur Versorgung kleinerer Wunden, als Druck- und Narbenschutz.

Abweichend von der üblichen Art der Wundschnellverbände, die aus fortlaufenden Streifen mit durchlaufender Wundauflage bestehen, bietet die Industrie fertig geschnittene, einzeln hygienisch versiegelte Pflasterstreifen aus Folie, luftdurchlässig perforiert, mit zentraler Wundauflage in verschiedenen paßgerechten Größen an (Hansaplast Strips, Beiersdorf AG). Weitere Spezialformen sind Fingerkuppenverbände zur Versorgung von Verletzungen an Fingerkuppen, Fingerverbände, die aus länglichen Gewebe- oder Folienstreifen mit asymmetrisch angeordneter Wundauflage bestehen und bei Verletzungen an Fingergelenken verwendet werden, sowie quadratische, elastische Pflasterstücke mit zentraler Wundauflage in unterschiedlichen Abmessungen, die einen allseitigen Schutz vor Verschmutzung bieten.

Wundentklebung. Da die früher fast ausschließlich verwendete Mullauflage häufig mit der Wunde verklebte und beim Wechseln des Verbandes dadurch die Wundruhe, z. T. unter Wiederaufreißen des Schorfes, gestört wurde, wurden verschiedene Methoden entwickelt, um ein Verkleben zu vermeiden. Es sind u. a. folgende Verfahren beschrieben worden:

Poröse Wundauflage aus schaumförmigem Kunstharz (Harnstoff-Formaldehyd u. ä.) (DBP 1 247 553).

Auflage aus genadeltem Faservlies; die Fasern der obersten Schicht sind mit einem Kleber aus Siliconkautschuk, Celluloseacetat, Polyisobutylen oder Polyamid verbunden (Öst. Patentanmeldung 592/67).

Verbandmaterial aus dünner Folie, die aus regenerierter Cellulose besteht (Deutsche Patentanmeldung K 5252).

Auflage aus Polypropylengaze mit isotaktischer Struktur (Schweiz. Pat. 426 097).

Oberfläche der Wundauflage besteht aus breitmaschigem Gewebe (Polyamid, Polyacrylnitril, Polyester), in dem Schuß und Kette aus fortlaufenden Fäden zusammengesetzt und untereinander an den Knotenpunkten befestigt sind (Fr. Pat. 1 319 260).

Gewebe der Wundauflage nicht aus Garnen, sondern aus direkt aus einer Spinnlösung gesponnenen Bändchen (Kunstseide, Zellstoff, Nylon). Dieses Gewebe weist keine Kapillaren auf, sondern besitzt eine plane Oberfläche (Schweiz. Pat. 242 953).

Wundauflage mit Fäden, die zumindest in einer Richtung aus Kräuselgarn bestehen. (Beim Wechsel des Verbandes werden die Fasern gestreckt; dadurch wird das eingetrocknete Blut in den Maschen der Auflage durchschnitten, und die Auflage läßt sich von der Wunde abheben.) (Schweiz. Pat. 396 308).

Über dem saugenden Material befindet sich ein dünnes Schaumstoffkissen, das dehnbar ist und Poren enthält. Nach dem Gerinnen wird der Schorf beim Verbandwechsel durch Dehnen der Schaumstoffauflage in dünner Schicht gebrochen (US-Pat. 3 113 568).

Imprägnierung des Verbandstoffes mit mindestens einem Anticoagulans (Hirudin, Heparin usw.) (DBP 963 271).

Die der Wunde zugekehrte Seite besteht aus einer porösen Schicht eines Textilmaterials. Es ist aus Fasern (Celluloseester) zusammengesetzt, deren Zugfestigkeit so gering ist, daß beim Lösen des Verbandes der auf der Wunde nicht haftende Teil von dem klebenden Streifen leicht weggerissen werden kann (Öst. Pat. 223 319).

Überzug der Fäden einer weitmaschigen Auflage mit einer Metallschicht, wobei die Zwischenräume selbst offenbleiben (DRP 532 261).

Auflage aus schwammartigem, elastischen Kunststoff (z. B. Polyvinylchlorid), der einen Metallauftrag (Aluminium) besitzt (DBP 1 004 773).

Saugfähige Wundauflage, die auf der Wundseite mit einem Gitter aus Metallfäden oder -drähten (evtl. aus verschiedenen Metallen) bedeckt ist (DBGM 1 712 629).

Bedampfung von thermisch verfestigten Vliesstoffbahnen mit Metallen (Aluminium) im Hochvakuum (DBGM 1 954 121).

Auflage, auf die ein netzmittelhaltiges Imprägnierungsmittel, bestehend aus einem Gemisch emulgierbarer Öle oder Fette mit einem Netz- bzw. Emulgiermittel, aufgebracht ist (DBP 1 198 013).

Wundkissen, durch eine Kunststofffolie abgedeckt. Die Folie besteht aus zwei Schichten: die der Wunde zugekehrte ist ein Polymerisatgemisch aus Vinylverbindungen (Acrylsäureverbindungen), die andere aus Polyamiden, Polyurethanen usw. (DBP 1 228 030).

Saugfähige Rückenschicht aus Baumwollfilz oder Cellulosewatte, bedeckt auf der Wunde zugekehrten Seite mit einer Folie auf Polyäthylenterephthalatbasis, die zahlreiche Einzelöffnungen aufweist (DBP 1 254 295).

Wundauflage aus absorbierender Unterlage und darüber befindlicher dünner, hoch poröser, thermoplastischer Deckschicht aus organischen Polymeren (Polypropylen, Nylon, Polyäthylen), die Wundausflüsse nicht absorbiert und die aus einem Film mit 10 bis 40 Poren/mm² besteht (Schweiz. Pat. 432 723).

Nicht mit der Wunde verklebender Film aus Polyvinylalkohol (76% hydrolysiert), plastischem Material (Propylenglykol, Polyäthylenglykol, M.G. zwischen 200 und 400) und Wasser (US-Pat. 2 693 438).

Wundauflage aus Saugschicht und darüberliegendem Film (Cellulose und -derivate, Kunststoffe, wie Polyvinyl- und Polystyrolverbindungen), der über die gesamte Ausdehnung mit Durchlässen versehen ist, die den Zutritt des Sekrets zu der Saugschicht gestatten (Schweiz. Pat. 193 469).

Die der Wunde zugekehrte Seite besteht aus zwei Folienschichten. Jede Schicht weist eine Anzahl Öffnungen auf, die nach dem Aufeinanderbringen der Folien gegeneinander verschoben sind (Brit. Pat. 810 483).

Wundauflage aus saugendem Material und einem dünnen Kunststofffilm (Polyäthylen), in dem sich eine Anzahl von verlängerten, gebogenen Schlitzen befinden, durch die das Exsudat abfließen kann (Brit. Pat. 815 121).

Wundauflage, deren Gewebefäden gegen Wundfeuchtigkeit abwechselnd schrumpfend und nicht schrumpfend ausgebildet sind. Diese Eigenschaften können sich auch ausschließlich auf die Schußfäden beziehen, während die Kettfäden des entsprechenden Gewebes abwechselnd dicker und dünner sind, wobei die dickeren Kettfäden einen ovalen Querschnitt aufweisen. (Nach dem Aufsaugen des Blutes hebt sich diese Auflage auf physikalischem Wege von der Wunde ab. Durch Luftzutritt wird eine Verringerung der Wundtemperatur und schnelle Wundheilung erreicht) (DBP 977 543).

Zum gegenwärtigen Zeitpunkt werden von deutschen Pflasterherstellern folgende Schnellverbände mit Wundauflagen, die nicht mit der Wunde verkleben, hergestellt und in den Handel gebracht:

Sämtliche Sorten Hansaplast und Hansavlies (s. Pflaster mit Polyacrylat-Klebemassen, S. 1003) (Beiersdorf AG). Die Wundauflage hebt sich auf physikalischem Wege nach dem Aufsaugen des Blutes von der Wunde ab (Abb. 518).

Sämtliche Sorten Poroplast und Curaplast (s. Pflaster mit Polyacrylat-Klebemassen) (Lohmann KG). Die Auflage ist aluminiumbedampft.

Prüfung. Auch für Wundschnellverbände existieren in der BRD keine verbindlichen Qualitätsnormen, so daß, wie für die Verbandpflaster, teilweise auf die Vorschriften des BPC und der USP zurückgegriffen wird.

In dem BPC 68 sind für alle Wundschnellverbände gemeinsam folgende Anforderungen gestellt:

Das Pflaster ist rund, quadratisch oder rechteckig. Das Saugkissen hat die gleiche Form wie das Pflaster und ist darauf so zentral wie möglich befestigt, wird also allseitig von der Klebemasse umgeben (Ausnahme: Elastic Adhesive Dressing, Dressing strip). Es wird mit einem Antisepticum (0,1% Aminacrin hydrochlorid oder Chlorhexidin hydrochlorid bzw. dem entsprechenden Gluconat, 0,15% Domiphenbromid oder Euflavin) und, wenn es nötig ist, mit einer geeigneten Farbe gelb imprägniert. Kissen und Klebefläche sind mit einer Schutzabdeckung versehen. Das Saugkissen darf sich nicht lösen, wenn die Abdeckung entfernt wird.

Das Pflaster kann sterilisiert sein; in diesem Falle dürfen Antisepticum und Farbe fehlen. Die Sterilisation wird mit Äthylenoxid, ionisierenden Strahlen oder auf andere geeignete Art durchgeführt. Wenn das Pflaster steril ist, muß es sich in einer Einzelverpackung befinden, die dem Sterilisationsprozeß, der normalen Handhabung und dem Wiederbefall von Mikroorganismen widersteht. Die Einzelverpackung muß vor der Sterilisation mit dem Pflaster gefüllt und versiegelt werden.

Beschriftung: Auf dem Etikett stehen folgende Hinweise: *Auf die trockene und saubere Haut kleben, an kühlem Platz aufbewahren* sowie gegebenenfalls Namen und Gehalt des Antisepticums sowie die verwendete Farbe. Falls das Pflaster steril ist, steht auf der Einzelverpackung der Hinweis, daß das Pflaster dann steril ist, wenn die Verpackung nicht geöffnet ist, und daß es nicht verwendet werden soll, wenn die Verpackung beschädigt ist.

Aufbewahrung. Das Pflaster soll an einem trockenen Platz zwischen 15 und 20°, vor Licht, Feuchtigkeit und Wiederbefall mit Mikroorganismen geschützt aufbewahrt werden.

Folgende Wundschnellverbände sind im BPC 68 aufgenommen:

Elastic Adhesive Dressing BPC 68.

Dieses Pflaster wird in zwei Sorten unterteilt:

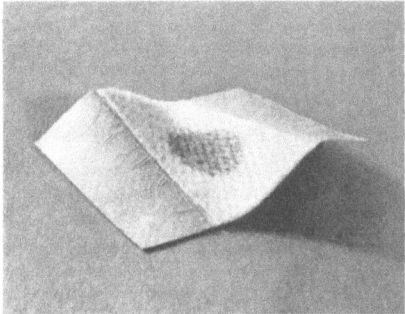

Abb. 518.

a) Wound Dressing, fertiggeschnittene Wundschnellverbände (strips). Die Kettfäden bestehen aus 2fach- oder Einfach-Garn mit einer Endnummer nicht feiner als 2fach 20 Ne (59,0 tex) oder einfach 10 Ne (59,0 tex) und enthalten 4 bis 8 Drehungen pro cm. Sie bestehen aus Baumwolle oder Zellwolle oder Baumwoll-Zellwoll-Gemisch. Die Schußfäden bestehen aus 2fach- oder Einfach-Garn mit einer Endnummer nach der Kreppzwirnung nicht feiner als 2fach 42 Ne (28,2 tex) oder einfach 21 Ne (28,2 tex). Die 2fach-Garne enthalten mindestens 16 Drehungen pro cm, die Einfach-Garne mindestens 12 Drehungen. Sie werden mit zwei Fäden S- und zwei Fäden Z-Drehung gewebt.

Fäden: In der Kette mindestens 82 pro 10 cm, bezogen auf die voll gedehnte Breite. Schuß: Mindestens 19 pro cm, bezogen auf das ungedehnte Gewebe.

Gewicht des Gewebes: Mindestens 200 g/qm in ungedehntem Zustand. Gewicht der Klebemasse: Mindestens 220 g/qm, bezogen auf das ungedehnte Pflaster.

Elastizität: Das Maß nach der Entspannung beträgt mindestens $^4/_5$ der völlig gedehnten Abmessung.

Zinkoxidgehalt: Mindestens 10%, berechnet als ZnO.

Kleberand: Siehe Perforated Plastic Wound Dressing.

b) Dressing Strip, Wundschnellverband.

Anforderungen: Wie oben unter Wound Dressing, jedoch befindet sich der Klebestreifen nicht auf allen vier Seiten um das Wundkissen, sondern nur auf zwei Seiten und läuft parallel zu den Kettfäden (Pflaster mit durchlaufender Wundauflage). Breite jedes Kleberandes mindestens 8 mm bzw. 20% der Gesamtabmessung des Pflasters; die Randbreite darf auf einer Seite nicht geringer als die halbe Breite auf der anderen Seite sein. Bei Pflastern, die für Spezialanwendungen bestimmt sind, kann die Wundauflage asymmetrisch befestigt sein; der kürzere Kleberand beträgt in diesem Fall zwischen 12 und 28 mm und nicht mehr als die Hälfte des längeren.

Perforation: Falls vorhanden, nicht mehr als 3 mm ⌀ pro Perforationsloch, gleichmäßig verteilt; die Löcher nehmen nicht mehr als 10% der Gesamtabmessung des Pflasters ein.

Beschichtungsfläche: Bei luftdurchlässigem Pflaster beträgt die nicht bestrichene Fläche nicht mehr als 50% der Gesamtfläche.

Wundauflage: Mindestens 33% der Gesamt-Pflasterabmessung, außer bei Spezialpflastern, wenn die Breite der Auflage 12 mm nicht überschreitet.

Gewicht pro Einheitsfläche: Mindestens 34 g/qm.

Zusätzliche Beschriftung: Angabe, wenn das Pflaster porös, perforiert oder luftdurchlässig ist.

Perforated Plastic Wound Dressing BPC 68. Porous Plastic Dressing.

Wundschnellverband aus perforierter Plastikfolie. Die Breite des Kleberandes um das Saugkissen beträgt nicht weniger als 5 mm bzw. nicht weniger als 15% der Gesamtabmessung des Verbandes. Die Breite des Kleberandes auf der einen Seite darf nicht geringer sein als die halbe Breite des Randes auf der entgegengesetzten Seite. Rechteckige Pflaster dürfen einen Kleberand von mindestens 1,5 mm auf jedem der zwei gegenüberliegenden Ränder haben, vorausgesetzt, daß die Kleberänder an den anderen beiden gegenüberliegenden Seiten mindestens 25% der Gesamtabmessung in dieser Richtung betragen. Abgerundete Ecken werden bei dieser Bemessung nicht beachtet.

Dehnbarkeit: Siehe unter Perforated Plastic Self-adhesive Plaster, S. 993.

Wundauflage: Die Abmessung beträgt nicht weniger als 33% der Gesamtabmessung des Wundschnellverbandes. Gewicht pro Einheitsfläche: Nicht unter 34 g/qm.

Waterproof Microporous Plastic Wound Dressing BPC 68. Microporous Plastic Dressing. Semipermeable Plastic Dressing.

Wasserfester Wundschnellverband aus mikroporöser Plastikfolie. Die Breite des Kleberandes um das Saugkissen beträgt mindestens 3 mm bzw. nicht weniger als 10% der Gesamtabmessung des Pflasters. Die Breite des Kleberandes auf der einen Seite darf nicht geringer als die halbe Breite des Randes auf der entgegengesetzten sein.

Dehnbarkeit und Beschreibung der Wundauflage s. Perforated Plastic Wound Dressing.

Waterproof Plastic Wound Dressing BPC 68. Occlusive Plastic Dressing.

Wasserfester Wundschnellverband aus undurchlässiger Plastikfolie. Klebebreite s. Waterproof Microporous Plastic Wound Dressing.

Dehnbarkeit und Beschreibung der Wundauflage s. Perforated Plastic Wound Dressing.

In der USP XVII **(Adhesive Bandage)** sind nur sterile Einzelpflaster aufgeführt; bestimmte Antiseptica sind nicht vorgeschrieben. Voraussetzung für die Verwendung eines oder mehrerer Desinfektionsmittel ist aber, daß sie in der verwendeten Konzentration ungiftig sind. Darüber hinaus sind folgende zusätzliche Vorschriften in der USP enthalten:

Absorption der Wundauflage: Sie entspricht einer gleich großen Abmessung eines vierlagigen Mulls, der in der Kette 44 und im Schuß 36 Fäden pro inch (= 2,54 cm) besitzt. Das Muster wird dicht über eine Wasseroberfläche gehalten und dann auf die Wasserfläche fallengelassen. Die Zeit bis zum vollständigen Versinken beträgt höchstens 30 Sekunden. Das Wasser hat eine Temperatur von 25°.

Wundauflage: Sie muß frei von losen Fäden und Fasern sein.

Sterilität: Siehe Verbandpflaster, S. 994.

Verpackung und Aufbewahrung: Das Pflaster darf nicht breiter als 15 cm sein.

Etikettierung: Während die Einzelverpackung den Namen des Herstellers, Konfektionärs oder Großhändlers trägt, muß auf dem Umkarton auch die entsprechende Anschrift vermerkt sein.

In der DDR gelten für starre Wundschnellverbände die gleichen technischen Forderungen wie im Fachbereich-Standard für Zinkkautschuk-Rollenpflaster (s. S. 994). Lediglich die Längenabweichungen bei Wundschnellverbänden bis 10 cm dürfen höchstens ±5%, über 10 cm höchstens ±2% betragen. Bei elastischen Wundschnellverbänden beträgt dagegen das Gewicht des Gewebes mindestens 180 g/m² und das der Pflastermasse mindestens 150 g/m².

Pflaster mit medikamentösen Inhaltsstoffen.
Der Pflasterklebemasse können Arzneistoffe zugesetzt sein, so daß diese Pflaster zur Linderung oder Heilung verschiedener Krankheiten verwendet werden können. Die Zahl der verschiedenartigen medikamentösen Pflastersorten ist im Laufe der Jahrzehnte zurückgegangen, und z. Z. werden nur noch für folgende Indikationsgebiete Pflaster mit Arzneistoffen in der Masse hergestellt:

Rheumatische Erkrankungen (Ischias, Hexenschuß, Muskel- und Gelenkrheumatismus, Neuralgie usw.). Die Klebemasse der „Rheumapflaster" enthält als hyperämisierende Wirkstoffe entweder Auszüge oder die gepulverte Ganzdroge von Capsicum annuum (wirksamer Bestandteil: Capsaicin) (Capsiplast, Beiersdorf AG; Capsicum Pflaster, Vorwerk & Sohn), das gleich wirkende, dem Capsaicin chemisch sehr ähnliche Nonylsäurevanillylamid (Rheumaplast, Blank KG) oder Nicotinsäurebenzylester (Sindolor, Lohmann KG) bzw. -propylester (Anker-Capsicum-Pflaster, VEB Ankerwerk).

Zur Wirkungsverstärkung können der Pflastermasse außerdem Extrakte aus Arnica montana und Atropa belladonna (ABC Pflaster, Beiersdorf AG) oder Salicylsäureverbindungen (Sindolor) beigefügt sein. Pflaster aus Filz oder Flanell speichern die gebildete Wärme intensiver und länger als Pflaster aus Stoff.

Die Wirksamkeit von Rheumapflastern mit Burgunderpech (Resina Pini) entspricht nicht der der vorgenannten Pflaster.

Capsaicin	$HO-$⟨⟩$-CH_2-NH-CO(CH_2)_4-CH=CH-CH(CH_3)_2$, OCH_3
Nonylsäurevanillylamid	$HO-$⟨⟩$-CH_2-NH-CO(CH_2)_7-CH_3$, OCH_3
Nicotinsäurebenzylester	⟨N⟩$-COO-CH_2-$⟨⟩
Nicotinsäurepropylester	⟨N⟩$-COO-CH_2-CH_2-CH_3$

Im BPC 68 ist als Rheumapflaster nur noch ein Belladonnapflaster aufgeführt:

Belladonna Self-adhesive Plaster BPC 68. Belladonna Plaster.

Die Masse soll ca. 0,25% der Gesamtalkaloide von Belladonna, berechnet als Hyoscyamin, enthalten. Fäden pro cm: in der Kette nicht unter 28, im Schuß nicht unter 27. Gewicht der Klebemasse mindestens 135 g/m², Gewicht des Gewebes nicht unter 125 g/qm. Reißfestigkeit des unperforierten Gewebes nicht unter 20,4 kg in der Kette (bei 2,5 cm breiten Streifen). Perforationslöcher haben einen Durchmesser von 0,3 bis 0,5 cm und nehmen nicht mehr als insgesamt 14% der Gewebefläche ein.

Verhornungen (Hühneraugen, Ballen), *Warzen*. Die Pflastermasse der „Hühneraugenpflaster" enthält als Keratolyticum bis zu 40% Salicylsäure. Je nach Ort der Anwendung bzw. Größe der Fläche gibt es die Hühneraugenpflaster entweder in Bindenform, wobei der Salicylsäurekern häufig von einem den Druck auffangenden Filzring umgeben ist (Elastocorn, Beiersdorf AG), oder aber in zusammenhängenden größeren Stücken, von denen die erforderliche Größe vor dem Gebrauch abgeschnitten wird (Cornina, Beiersdorf AG; Hühneraugenpflaster, Blank KG). Die größeren Pflaster werden häufig in zwei Sorten geliefert: aus Stoff und aus dickerem, den Druck auffangendem und damit den Schmerz linderndem Filz.

Für die Warzenbehandlung oder bei extrastarken Hyperkeratosen reicht die Wirkung eines 40%igen Salicylsäurepflasters manchmal nicht aus. Für diese Fälle ist ein Pflaster mit 60% Salicylsäure im Handel (Guttaplast, Beiersdorf AG).

Salicylic Acid Self-adhesive Plaster BPC 68. Salicylic Acid Plaster.

Der Salicylsäuregehalt beträgt bis 40%; er muß 90 bis 110% des angegebenen Wertes betragen. Das Gewicht der Klebemasse darf 100 g/qm nicht unterschreiten. Fäden pro cm, Gewicht des Gewebes und Reißfestigkeit entsprechen den Anforderungen an das Belladonna-Pflaster (s. o.).

Salicylic Acid Plaster USP XVII.

Eine Höchstmenge für Salicylsäure ist nicht vorgesehen.

Follikulitiden (Furunkel, Karbunkel). In der Masse der Furunkelpflaster ist metallisches Quecksilber enthalten, das eine verstärkte Leukozyteneinwanderung hervorruft und zum Aufbrechen des Furunkels oder Karbunkels führt. Der Zusatz von Phenol verhindert die Bildung von Tochterfurunkeln (Eufurun, Beiersdorf AG).

Spezialpflaster ohne medikamentöse Inhaltsstoffe

Augenverbände. Gebrauchsfertige, besonders ausgestanzte Pflasterstreifen.

Anwendung. Für gedeckte Occlusionsverbände (Poroplast Augenverband „D" nach Dr. Klemm, Lohmann KG),

mit Watte-Mull-Kompresse zur Wundversorgung bei Schielpatienten (Poroplast Augenverband „K", Lohmann KG),

mit durchsichtiger Scheibe als Schutzverband bei Augenlidverletzungen (Poroplast Augenverband „S", Lohmann KG).

Hühneraugen- und Ballenringe. Runde oder ovale Ringe verschiedener Größe aus Filz oder Schaumstoff, einseitig mit Klebemasse versehen. Zentral sind Löcher von durchschnittlicher Hühneraugen- bzw. Ballengröße ausgestanzt (Hühneraugen- und Ballenringe, Beiersdorf AG).

Anwendung. Als schmerzstillender Druckschutz bei vorhandenen Hühneraugen und Ballen sowie zur Vorbeugung bei drückenden Schuhen.

Kanülenpflaster. Verbandpflasterstreifen mit seitlichen, zur Längskante parallelen Einschnitten (Porofix Kanülenpflaster, Lohmann KG).

Anwendung. Fixation von Infusionskanülen und -schläuchen.

Nabelpflaster. Breite Verbandpflaster in einzelnen Stücken, z. T. mit Perforationslöchern und wasserfest imprägniert (Nabiline, Beiersdorf AG). Über dem Zentrum des Pflasters, das den Nabel bedeckt, kann eine Pelotte auf dem Pflaster befestigt sein (Blanks Nabelpflaster, Blank KG).

Anwendung. Nabelbrüche bei Säuglingen.

Occlusivverbände. Transparente Folienpflaster, einseitig klebend, mit Polyacrylat-Klebemasse (s. S. 1003) beschichtet, in größeren Abmessungen (Leukoflex occlusiv, Beiersdorf AG).

Anwendung. In der Dermatologie zur Ekzembehandlung, in der Chirurgie zur vorübergehenden Abdeckung pathologischer Körperöffnungen (Anus praeternaturalis, offene Cavernen und Empyeme, Bronchusfisteln), um dem Patienten das Baden zu ermöglichen.

Operationsfolien. Transparente, einseitig klebende, mit Polyacrylat-Klebemasse versehene, sterilisierte und einzeln versiegelte Folienpflaster unterschiedlicher Abmessungen, z. T. mit klebfreiem Rand oder Öffnungen in der Folie (Oprafol, Lohmann KG).

Anwendung. Zur Abdeckung des Operationsgebietes. Der Schnitt erfolgt durch die aufgeklebte Folie, und bei der Desinfektion eventuell nicht abgetötete Bakterien in den Haarbälgen in der Wundumgebung werden durch die Folie fixiert, so daß ihr Eindringen in die Operationswunde vermieden wird.

Streckverbände. Nicht elastische Verbandpflaster aus extra breitem, sehr starkem Gewebe mit besonders fest haftender Klebemasse (Leukoplast für Streckverbände, Beiersdorf AG; Polyplast für Streckverbände, Vorwerk & Sohn).

Anwendung. Streckverbände nach Frakturen, besonders in der konservativen Kinderchirurgie. Sonst teilweise überholt durch Osteosynthese, Drahtextension usw.

Testpflaster für die epicutane Läppchenprobe. Pflasterstreifen mit Baumwolläppchen, die in bestimmtem Abstand auf dem Pflaster aufgebracht sind (Blankoplast, Blank KG). Spezialausführung mit Folienabdeckung zwischen Kleber und Läppchen sowie Zellglasring über dem Baumwolläppchen, so daß ein Ineinanderlaufen der allergischen Rötung mit einer eventuellen Reaktion der Haut auf die Klebemasse vermieden und eine exakte Ablesung ermöglicht wird (Testpflaster, Beiersdorf AG).

Da Allergiker auf die konventionelle Zinkoxid-Kautschuk-Klebemasse häufiger mit einer Unverträglichkeit reagieren, sind Testpflaster mit besonders hautverträglicher Polyacrylat-Masse (s. S. 1003) im Handel (Curatest, Lohmann KG; Testpflaster aus Leukosilk, mit Folienabdeckung und Zellglasring, Beiersdorf AG).

Anwendung. Die Läppchen werden mit Lösungen oder Verreibungen der möglichen Allergene versehen und die Pflaster auf den Rücken oder den Arm des Patienten geklebt. Nach frühestens 24 Std. ist die positive Reaktion an der Rötung der Haut und Quaddelbildung erkennbar.

Wundnahtpflaster. Pflasterstreifen aus Gewebe mit eingestanzten Öffnungen (Porofix Klammerpflaster, Lohmann KG); besonders schmale sterilisierte Vliesstreifen (Curapont, Lohmann KG; steri strips, Minnesota Mining & Manufacturing Company; beide Pflaster mit Polyacrylat-Klebemasse, s. S. 1003); sterilisierte Folienpflaster mit zwei breiteren seitlichen Schenkeln und einem schmaleren mittleren Steg, Klebemasse aus Polyacrylaten (s. S. 1003) (Leukoclip, Beiersdorf AG).

Anwendung. Fixierung der einander genäherten Wundränder nach eventueller subcutaner Naht, auch zur Unterstützung der Hautnaht.

Druckschutzpflaster. Dampfsterilisierbare selbstklebende Druckschutz-Polster aus Polyurethan-Schaumstoff (Reston, Minnesota Mining & Manufacturing Company).

Anwendung. Zur Behandlung und Vorbeugung von Dekubitalgeschwüren, zur Polsterung von Schienen und Verbänden.

Pflasterbinden.

Bei den Pflasterbinden handelt es sich um einseitig mit Klebemasse bestrichene Gewebe, die zumindest in Dehnungsrichtung aus Baumwollfäden bestehen. Die Elastizität, die auf der Verwendung hochgedrehter Fäden in der dehnbaren Richtung beruht, erstreckt sich in Längsrichtung (Elastoplast, Beiersdorf AG; Porelast, Lohmann KG), aber auch in Quer- (Porodress, Lohmann KG) oder in Längs- und Querrichtung (Panelast, Lohmann KG).

Die *Herstellung* der Pflasterbinden ähnelt weitgehend der der Verbandpflaster. Die Beschichtung des Gewebes erfolgt entweder mit konventioneller Zinkoxid-Harz-Masse (Präparate s. o.) oder mit Polyacrylat-Klebemesse (Elastoplast L luftdurchlässig). Bei Binden mit verwebten seitlichen Kanten wird jede Binde einzeln mit der Klebemasse beschichtet: der Masseauftrag wird, um ein seitliches Verlaufen zu verhindern, so durchgeführt, daß auf jeder Seite einige Millimeter massefreier Raum verbleibt. Binden, die nach dem Streichen des Breitgewebes geschnitten werden, sind dagegen bis an den Rand beschichtet und kleben über die gesamte Breite. Der Masseaufstrich selbst erfolgt entweder im Vollstrich (Elastoplast) oder luftdurchlässig (Elastoplast L luftdurchlässig, Porelas.

Anwendung. Die Indikation der Pflasterbinden ergibt sich aus ihrer Kompressionswirkung. Verletzte Körperpartien (Prellung, Verrenkung, Verstauchung) werden gestützt, geschient und entlastet; dabei tritt gleichzeitig Schmerzlinderung ein. Zur Behandlung des varicös-atonischen Symptomenkomplexes werden erweiterte Venen verengt (Krampfadern), es wird eine verbesserte Venendurchblutung mit erhöhter Heilungstendenz erzielt (Ulcus cruris), und Thromben werden an der an den Kristallisationspunkten gegenüberliegenden Venenwänden verklebt (Thrombose, Thrombophlebitis).

Im BPC 68 sind folgende Sorten bei normaler Zimmertemperatur haftender Pflasterbinden aufgeführt:

Zinc Oxide Elastic Self-adhesive Bandage BPC 68. Elastic Adhesive Bandage.

Das Gewebe darf keine Ansatzstücke, keine Webfehler, Baumwollblätter und -schalen enthalten. Die Kettfäden bestehen aus 2fach-Baumwollgarn mit einer Endnummer nach der Kreppzwirnung von nicht feiner als 2fach Ne 26 (45,4 tex), und jeder enthält nicht weniger als 17 Drehungen pro cm. Die Kettfäden werden mit 2 Fäden S-Drehung und 2 Fäden Z-Drehung gewebt. Die Schußfäden bestehen aus Baumwoll- oder Zellwoll-Stapelfasergarn oder aus zusammen versponnenen Baumwoll-Zellwoll-Stapelfasern. Sie besitzen eine Garnnummer, die nicht feiner als Ne 8,5 (69,4 tex) ist.

Fadenzahl: In der Kette durchschnittlich nicht weniger als 17 pro cm, im Schuß nicht weniger als 78 Fäden pro 10 cm, bei voll gedehnter Binde gemessen.

Elastizität: Das Maß nach der Entspannung (Länge nach dem Rückzug) beträgt nicht mehr als $^4/_5$ der voll gedehnten Länge. Gewicht des Gewebes: Nicht weniger als 140 g/qm, berechnet von der ungedehnten Breite und der voll gedehnten Länge.

Gewicht der Klebemasse: Nicht weniger als 120 g/qm, wie zuvor berechnet.

Gehalt an Zinkoxid: Nicht weniger als 10%, berechnet als ZnO.

Half-spread Zinc Oxide Elastic Self-adhesive Bandage BPC 68. Semispread Elastic Adhesive Bandage. Half-spread Elastic Adhesive Bandage.

Die Gewebebreite dieser Binden ist nur zur Hälfte mit einer Zinkoxid-Klebemasse bestrichen. Sonstige Anforderungen wie unter Zinc Oxide Elastic Self-adhesive Bandage.

Ventilated Zinc Oxide Elastic Self-adhesive Bandage BPC 68. Ventilated Elastic Adhesive Bandage.

Die Pflastermasse ist in Parallelstreifen über die ganze Länge aufgetragen. Zwischen den Streifen ist das Bindengewebe unbestrichen. Sonstige Anforderungen wie unter Zinc Oxide Elastic Self-adhesive Bandage.

Auf sich selbst haftende Binden.
Physikalisch gesehen nehmen die auf sich selbst, aber nicht auf der Haut und den Haaren haftenden Binden eine Mittelstellung zwischen den mit einer Klebemasse bestrichenen und den unbestrichenen Binden ein: Die Masse besitzt ausschließlich Kohäsions- und keine Adhäsionskräfte.

Zu ihrer *Herstellung* werden als Träger entweder Baumwollgaze (Elasto Snögg bind, Snögg A/S; Ventilosan, Ventilosan AG) oder längselastische Gewebe aus Kräuselkreppgarn (Gazofix, Beiersdorf AG) bzw. eingewebten Gummifäden (Dukahaft, Fa. Duka) benutzt. Die Binden werden entweder durch ein Bad mit nicht koaguliertem Kautschuk-Latex gezogen oder mit Latex besprüht. Das Gerinnen kann durch Zusatz bestimmter, nicht näher definierter Stoffe verhindert werden (DBP 581 676). Die an sich unbefriedigende Lagerbeständigkeit wird durch einen Entzug der Proteine heraufgesetzt (DBP 688 430), indem die Binden zunächst mit der Kautschukmilch imprägniert, dann der Einwirkung einer koagulierenden Säure (0,01%ige Essigsäure) ausgesetzt und diese dann zusammen mit dem Protein mit Wasser ausgewaschen werden. Auch Hitzeeinwirkung bei gleichzeitiger Feuchtigkeitszufuhr ist zur Erzielung einer teilweisen Depolymerisation des Kautschuks und damit zur Erreichung einer auf sich selbst haftenden Eigenschaft beschrieben worden (US-Pat. 1 885 008). An Stelle des Latex kann Rohkautschuklösung (in Benzin, Benzol, Tetrachlorkohlenstoff) oder synthetischer Kautschuk verwendet werden (Deutsches Gebrauchsmuster 1 477 219). Eine Emulsion von Styrol-Latex und einem flüssigen Weichmacher soll sich ebenfalls zur Imprägnierung eignen (US-Pat. 2 703 573).

Anwendung. Zur Fixation von Verbandstoffen, besonders an den Extremitäten und am Kopf; als Kompressionsverband (Dukahaft) bei Verletzungen und Beinleiden.

Durch einfaches Andrücken des Bindenendes auf die darunterliegende Bindenlage wird eine Verknotung oder Pflasterfixierung überflüssig. Da die auf sich selbst haftenden Binden nicht mit einer zusammenhängenden Klebemasse beschichtet sind, bleibt der Vorteil der unbestrichenen Binden, die gute Porosität, erhalten.

Aufbewahrung von Pflastern.
Sämtliche Kautschukpflaster haben die Eigenschaft, mehr oder weniger schnell zu altern. Diese Alterung wird hauptsächlich auf den Luftsauerstoff zurückgeführt, der die Kohlenstoff-Doppelbindungen des Kautschuks zerstören soll [2].

Die Alterung äußert sich in einem Rückgang der Klebkraft unter teilweiser Verfärbung und Austrocknung der Masse. Je nach Zusammensetzung und Lagerungsbedingungen kann die Klebemasse aber auch schmierig werden und Fäden ziehen.

Das Altern wird wesentlich beschleunigt, wenn die Pflaster starker Wärme, UV-Strahlen oder erhöhter Luftfeuchtigkeit ausgesetzt werden. Aus diesem Grunde sollten Pflaster mit Kautschukmassen vor Hitze, Licht und Feuchtigkeit geschützt aufbewahrt werden. Bei der Lagerung in der Kälte geht die Klebkraft zwar auch zurück; sie kehrt aber wieder, wenn das Pflaster einige Zeit in einem normal temperierten Raum gelagert oder gegen die warme Haut gepreßt wurde.

Vorsorglich sollte bei der Aufbewahrung auch darauf geachtet werden, daß die Pflaster keinem zu starken Druck ausgesetzt sind. Hierdurch wird die Klebemasse zwar nicht zerstört; sie kann jedoch so fest auf die darunterliegende Windung oder gegen die Abdeckung gepreßt werden, daß das Abziehen schwierig ist und Reste der Masse auf der nicht beschichteten Stoffseite oder der Abdeckung hängenbleiben.

Nach den Fachbereich-Standards der DDR sind Pflaster innerhalb von zwei Jahren zu verwenden.

Nicht in allen Fällen ist eine angeblich schlechte Klebkraft auf die nicht einwandfreie Lagerung zurückzuführen. Häufig hat der Patient vor der Anwendung des Pflasters die Haut bewußt oder unbewußt gepudert bzw. mit einer fetthaltigen Creme oder Salbe eingerieben, so daß sich, genau wie bei ungenügendem Abtrocknen nach einem Bade, ein Puder-, Fett- oder Wasserfilm zwischen Klebemasse und Haut befindet und damit das Pflaster nicht haften kann. Die Haut muß deshalb vor dem Anlegen eines Pflasters völlig sauber (mit Benzin entfettet) und trocken sein.

Pflaster mit Polyacrylat-Klebemassen. Obwohl die Zusammensetzungen der Pflastermassen nicht nur nach den physikalischen Eigenschaften der fertigen Massen, sondern auch nach physiologischen Gesichtspunkten erfolgt, ist „jede ... Pflasteranwendung eine Belastung" für die Haut des Patienten, und sogar gesunde Haut kann bei längerer Anwendung dadurch geschädigt werden [3]. Gelegentliche Unverträglichkeiten werden sich also niemals völlig vermeiden lassen.

Von den verschiedenen Ursachen (Menschentyp, Lebensalter, Jahreszeit, Ort der Anwendung am Körper, gleichzeitige Stoffwechselerkrankungen oder Infektionen) spielen mechanische Reizungen eine größere Rolle. Sie sind von der Hafteigenschaft der Masse und der begrenzten Dehnbarkeit des Pflasters [4] abhängig und daran erkenntlich, daß sie am Rande des Pflasters beginnen.

Wichtiger sind die Unverträglichkeiten, die auf einen oder mehrere Inhaltsstoffe der Masse im Sinne einer Allergie oder einer Sensibilisierung zurückzuführen sind. Während der Pflasterallergiker in jedem Fall auf die Pflasteranwendung mit Rötung, Schwellung, Schmerz und Temperaturerhöhung der bedeckten Hautstelle reagiert, wird die primäre Schädigung der Haut bei der latenten Überempfindlichkeit durch andere Stoffe hervorgerufen; sie ist nicht sichtbar, der Patient ist sich ihrer nicht bewußt, die Exantheme treten erst bei der Benutzung des Pflasters auf und werden deshalb verständlicherweise häufig als reine Pflasterreizung aufgefaßt [5]. Diese Art der Unverträglichkeit hat in den vergangenen Jahren durch die Entwicklung moderner chemischer Stoffe ständig an Bedeutung gewonnen.

Es sind deshalb in den letzten Jahren Pflaster entwickelt worden, die sich durch eine ausgezeichnete Hautverträglichkeit, auch bei Pflasterallergikern oder sensibilisierten Patienten, auszeichnen. Diese Pflaster sind mit Klebemassen aus Mischpolymerisaten der Acrylsäure und -ester (z. B. Deutsche Auslegeschrift 1 263 989: Polymerisat aus Acrylsäure und Isooctylacrylat im Molverhältnis von etwa 6:94) beschichtet. Weitere Angaben auch in der Deutschen Auslegeschrift 1 078 264.

Verbandpflaster, die mit Polyacrylat-Klebemassen beschichtet sind, bestehen aus Kunstseide (Leukosilk, Beiersdorf AG; Dermicel, Johnson & Johnson), Folie (Leukoflex, Beiersdorf AG; Band Aid Clear Tape, Johnson & Johnson) oder nicht gewebtem Kunstfaservlies aus Viskose (Leukovlies, Beiersdorf AG; Micropore, Minnesota Mining & Manufacturing Company).

Für Wundschnellverbände mit dieser synthetischen Masse wird dehnbares Polyamidvlies (mit ebenfalls elastischer, sich nach dem Aufsaugen des Blutes von der Wunde abhebender Wundauflage: Hansavlies, Beiersdorf AG) oder nicht dehnbares Viskosevlies (mit aluminiumbedampfter, nicht mit der Wunde verklebender Auflage: Curaplast, Lohmann KG) verwendet.

Weitere Pflaster mit Polyacrylatmasse s. u. Spezialpflaster, S. 1000.

Pflaster mit diesen Massen besitzen einige weitere Vorzüge gegenüber den Zinkoxid-Harz-Kautschukpflastern: Ihre Haltbarkeit ist von der Temperatur, UV-Bestrahlung und Feuchtigkeit weitestgehend unabhängig; sie lassen sich deshalb, sofern der Träger hierbei nicht zerstört wird, in gespanntem Wasserdampf im Autoklaven bei 120 bis 134° sterilisieren, ohne daß ihre Klebkraft nachläßt. Sie sind völlig röntgenstrahlendurchlässig, hinterlassen auf der Haut und den Instrumenten keine Rückstände und lassen sich auch von behaarter Haut für den Patienten schmerzlos abnehmen. Die Klebkraft entspricht jedoch nicht völlig der der „konventionellen" Pflaster: Sie müssen fest auf die Haut gepreßt werden, und besonders an stark transpirierenden Hautstellen reicht ihre Haftfestigkeit bei starker Beanspruchung unter Umständen manchmal nicht ganz aus, da die Polyacrylatmasse nur sehr geringe Mengen Hautfeuchtigkeit aufnehmen kann. Aus diesem Grunde sind diese Pflaster zum gegenwärtigen

Zeitpunkt nicht als Ersatz, sondern als wertvolle Ergänzung zu den Zinkoxid-Harz-Kautschuk-pflastern anzusehen.

Normung[1]. Die Verbandpflaster, elastischen Pflasterbinden und Wundschnellverbände sind in der Bundesrepublik Deutschland von dem Arbeitsausschuß Krankenhauswesen im Deutschen Normenausschuß genormt. In dem entsprechenden DIN-Blatt Nr. 13019, das im Oktober 1964 erschienen ist, sind außer den Abmessungen auch Kurzzeichen sowie die Lieferart angegeben. Alle Maße beziehen sich auf die ungedehnten Pflaster.

Folgende Abmessungen sind in dem Blatt aufgeführt:

Verbandpflaster: 1 m lang, 1,25 und 2,5 cm breit; 5 m lang, 1,25, 2,5 und 5 cm breit.

Elastische Pflasterbinden: 1 m und 2,5 m lang sowie je 6,8 und 10 cm breit.

Wundschnellverbände starr: 10 cm, 25 cm, 50 cm, 1 m und 5 m lang sowie je 4, 6 und 8 cm breit.

Wundschnellverbände elastisch: gleiche Maße wie Wundschnellverbände starr, zusätzlich 2 cm breite Streifen in 12 und 18 cm Länge („Fingerverbände").

Wundschnellverbände elastisch mit zentraler Wundauflage: 4 × 4 cm, 6 × 6 cm, 8 × 8 cm.

Literatur: [1] MAGNUSSON, B., and L. HELLGRAN: Skin irritating and adhesive characteristics of some different adhesive tapes. Acta derm.-venereol. (Stockh.) *42*, 463—472 (1962). [2] BUDIG, K. H.: Über die Alterung von Pflasterklebemassen und ihre Ursachen. Pharmazie *5*, 229—231 (1949). [3] IPPEN, H.: Stellungnahme zu einer Anfrage. Berufsdermatosen *2*, 116—117 (1963). [4] EICHLER, J.: Reizerscheinungen bei Heftpflastern und elastischen Pflasterbinden. Zbl. Chir. *8*, 744—749 (1961). [5] ROGGE, R., u. W. KRUEGER: Pflaster in der Therapie. Ärztl. Sammelblätter *7*, 249—252 (1960).

C. Chirurgisches Nahtmaterial

Unter chirurgischem Nahtmaterial versteht man sterile Fäden, die sich zum Nähen von Wunden und zum Unterbinden von Gefäßen eignen. Chirurgische Nähfäden werden vorzugsweise aus Naturstoffen wie tierischem Darm, Leinen- und Seidenfasern hergestellt. In den letzten Jahre gewinnen synthetische Fasern zur Herstellung von chirurgischem Nahtmaterial zunehmend an Bedeutung. Man unterscheidet resorbierbares und nichtresorbierbares Nahtmaterial.

Packungen mit resorbierbarem chirurgischem Nahtmaterial enthalten meistens eine alkoholische Aufbewahrungsflüssigkeit, die u. a. den Zweck hat, den Faden durch Quellung weich und geschmeidig zu machen.

Bei den nachfolgenden Besprechungen der einzelnen Prüfungsmethoden sind folgende Pharmakopöen berücksichtigt worden: DAB 7-BRD, Ph. Europ., DAB 7-DDR, USP XVII, BP 68, BPC 68, ÖAB 9, Ital. VII, CF 65.

Resorbierbares Nahtmaterial

Unter resorbierbarem Nahtmaterial versteht man Nähfäden, die aus tierischem kollagenem Eiweiß bestehen und die durch Abbau mittels proteolytischer Fermente des menschlichen Körpers in einer bestimmten Zeit löslich gemacht werden. Das gebräuchlichste resorbierbare Nahtmaterial ist das Katgut. Es wird nicht, wie man aus dem Namen ableiten könnte, aus Katzendarm, sondern aus dem Dünndarm des Hammels hergestellt, indem man den Darm nach gründlicher Entfernung des Inhaltes auf geeigneten Maschinen putzt und schleimt, wobei die Mucosa-, Muscularis- und Serosa-Schicht des Darmes von der Submucosa-Schicht entfernt werden. Nur die Submucosa eignet sich für die Herstellung von Katgut.

Der nach dem Schleimen resultierende Submucosa-Darmschlauch wird der Länge nach in Bändchen aufgeschnitten, die dann feucht zu Fäden zusammengedreht, getrocknet und

---

[1] Die Normblatt-Angaben werden mit Genehmigung des Deutschen Normenausschusses wiedergegeben.

schließlich rund und glatt geschliffen werden. Es werden im allgemeinen Fäden von 0,1 bis 0,8 mm Durchmesser hergestellt. Die Fäden werden zu gebrauchsfertigen, im Sinne des DAB 7-BRD sterilen Packungen konfektioniert. Seit einigen Jahren wird vorzugsweise die Serosa-Schicht des Rindsdarmes zur Katgutherstellung verwendet.

Die Resorption beginnt einige Stunden nach der Implantation des Fadenmaterials. Im normalen Heilverlauf zeigt Katgut eine Resorptionsdauer von 8 bis 15 Tagen. Katgut mit verlängerter Resorptionszeit, sog. Chromkatgut, wird durch Gerben der Darmbändchen mit Chromsalzen vor dem Verdrehen zu Fäden hergestellt. Die Resorptionsdauer von Chromkatgut beträgt 15 bis 20 Tage. Die Resorptionsdauer von Katgut ist vom Ort des chirurgischen Eingriffes, vom Alter der Patienten, von evtl. Begleitkrankheiten usw. abhängig.

Resorbierbares chirurgisches Nahtmaterial wird in der Hauptsache auf Durchmesser, Reißkraft und Sterilität geprüft, Chromkatgut zusätzlich auf lösliche Chrombestandteile.

Die im DAB 6 aufgeführten physikalischen Normen und Prüfungsmethoden für Katgut sind zum größten Teil außer Kraft gesetzt worden. Im DAB 7-BRD ist außer der Beschreibung nur noch die Prüfung auf lösliche Chrombestandteile und die Prüfung auf Sterilität enthalten. Da keine Ergänzungen mehr zu erwarten sind, weil die Monographie „Chirurgisches Nahtmaterial" der Europäischen Pharmakopöe in den nächsten Jahren die entsprechende Monographie im DAB 7-BRD ersetzen soll, werden bei der Besprechung der einzelnen Prüfungsmethoden neben denen ausländischer Pharmakopöen auch die voraussichtlichen Normen und Prüfungsmethoden der Europäischen Pharmakopöe angegeben.

Bestimmung des Fadendurchmessers. Die Anzahl der zu prüfenden Fäden, sowie ihre Kondition während des Meßvorganges ist bei den einzelnen Pharmakopöen unterschiedlich. Eine Übersicht gibt Tab. 1.

Tabelle 1. Anzahl und Kondition der auf Durchmesser zu prüfenden Fäden

Pharmakopöe	Anzahl der zu prüfenden Fäden	Trocknungszeit vor der Messung			
		Keine Trocknung, Prüfung sofort nach der Entnahme	10–15 Min.	je nach Dmr. 30–60 Min.	12 Std.
Ph. Europ.	1%/Charge min. 5 max. 10	–	–	+	–
DAB 7-DDR	3–10 je nach Größe d. Packung u. Stärke	+	–	–	–
USP XVII	10	+	–	–	–
BP 68, BPC 68	12	–	+	–	–
ÖAB 9	10	+	–	–	–
CF 65	keine Angaben	–	–	–	+
Ital. VII	10	–	–	–	–

DAB 7-DDR schreibt ein Meßgerät vor, welches mit schmalen, 1 mm breiten Stempeln ausgerüstet ist, zwischen denen der Faden gemessen wird. Der bewegliche Stempel drückt mit einer Kraft von 0,1 kp auf den Faden.

Bei dieser Methode besteht die Gefahr, daß die schmalen Stempel den weichen gequollenen Faden eindrücken und die Meßwerte zu niedrig ausfallen. Eine gewisse Meßunsicherheit ergibt sich durch die stetige Entquellung des Fadens durch Verdunsten der alkoholischen Aufbewahrungsflüssigkeit während des Meßvorganges.

USP XVII schreibt zur Durchmesserbestimmung des Fadens ein mechanisches Abtastgerät vor, bei welchem zwischen einem Tisch und einem mit einem Gewicht belasteten runden Andrückfuß von 12,7 mm Durchmesser die Fadenstärke gemessen wird.

Bei diesem Verfahren wird nur der max. Durchmesser auf einer Fadenstrecke von 12,7 mm erfaßt.

Durch stetige Verdunstung des Alkohols der Aufbewahrungsflüssigkeit während des Meßvorganges wird die Meßgenauigkeit beeinträchtigt.

BP 68 benutzt ein ähnliches Meßinstrument wie die USP XVII.

Die übrigen Pharmakopöen verlangen nur ein geeignetes Meßinstrument. Die Europäische Pharmakopöe läßt mechanische und optische (s. Bestimmung des Durchmessers, S. 1010) Meßmethoden zu. Die Fäden werden im allgemeinen an mehreren, auf der Fadenlänge gleichmäßig verteilten Punkten gemessen.

Die Toleranzen sind bei den einzelnen Pharmakopöen sehr ähnlich. Meistens wird verlangt, daß der Mittelwert sämtlicher Einzelmessungen im Intervall der deklarierten Nummer liegt, während $1/3$ aller Einzelmessungen in das Intervall der darüber oder darunterliegenden Nummer fallen darf. $2/3$ aller Einzelmessungen müssen im vorgeschriebenen Intervall liegen. Im allgemeinen wird eine Konditionierung des Raumes, in welchem gemessen wird, vorgeschrieben (60 bis 80% rel. Feuchte, Temperatur etwa 20°). Die zu den einzelnen Fadenstärken gehörenden Durchmesserintervalle ergeben sich aus den Tab. 2 und 3.

Tabelle 2.
Konventionelle Numerierung und Durchmessertabelle der einzelnen Pharmakopöen

Nr.	DAB 7-DDR 1/100 mm	USP XVII 1/100 mm	BP 68, BPC 68 1/100 mm	ÖAB 9 1/100 mm	Ital.VII 1/100 mm	CF 65 1/100 mm
9/0	—	1,8 — 3,8	—	—	—	—
8/0	—	3,8 — 6,4	—	—	—	—
7/0	—	6,4 — 8,9	2,5 — 6,4	—	—	—
6/0	—	8,9 — 12,7	6,4 — 11,3	6 — 11	—	—
5/0	8 — 14	12,7 — 17,9	11,3 — 17,9	11 — 18	—	—
4/0	15 — 21	17,9 — 24,1	17,9 — 24,1	18 — 24	—	10 — 19
3/0	22 — 28	24,1 — 31,8	24,1 — 31,8	24 — 32	0,2	20 — 29
2/0	29 — 35	31,8 — 40,6	31,8 — 40,6	32 — 40	0,3	30 — 39
0	36 — 42	40,6 — 49,5	40,6 — 49,5	40 — 49	0,35	40 — 49
1	43 — 49	49,5 — 58,4	49,5 — 58,4	49 — 58	0,4	50 — 59
2	50 — 56	58,4 — 67,3	58,4 — 67,3	58 — 67	0,5	60 — 69
3	57 — 65	67,3 — 76,2	67,3 — 76,2	67 — 76	0,6	70 — 79
4	66 — 74	76,2 — 86,4	76,2 — 86,4	76 — 86	0,7	80 — 89
5	75 — 83	86,4 — 97,8	86,4 — 97,8	86 — 98	0,8	90 — 99
6	84 — 92	—	97,8 — 110,5	98 — 110	0,9	100 — 109
7	93 — 102	—	—	110 — 122	1,0	—
8	103 — 111	—	—	—	—	—
9	112 — 121	—	—	—	—	—
10	122 — 133	—	—	—	—	—
11	134 — 144	—	—	—	—	—
12	145 — 157	—	—	—	—	—

DAB 7-BRD enthält keine Sortierungstabelle für Katgutfäden.

Die Europäische Pharmakopöe schreibt eine dezimale Sortierungstabelle vor, ähnlich wie der CF 65. Das Prinzip dieser Tabelle ist, daß die Fadenstärken in Zahlen ausgedrückt werden, die jeweils einem Intervall von $1/10$ mm entsprechen. Hieraus ergibt sich die Möglichkeit aus der Nummer des Fadens den zu erwartenden Durchmesser zu erkennen, was bei den konventionellen Tabellen nicht möglich ist: Tab. 3.

Falls kleinere Intervalle notwendig sind, können Zwischennummern eingeschaltet werden, ohne das Prinzip zu durchbrechen: Tab. 3a.

Tabelle 3. Dezimale Sortierungstabelle und Durchmesserintervalle der Europäischen Pharmakopöe und des CF 65

Nr. (dez.)	Dmr.-Intervalle (1/100 mm)
1	10 — 19
2	20 — 29
3	30 — 39
4	40 — 49
5	50 — 59
6	60 — 69
7	70 — 79
8	80 — 89

Tabelle 3a

Nr. (dez.)	Durchmesser (1/100 mm)	
	min.	max.
1,5	15	19
2,5	25	29
3,5	35	39
4,5	45	49
5,5	55	59
6,5	65	69
7,5	75	79

Bestimmung der Reißkraft. Die Bedingungen, unter denen in den einzelnen Pharmakopöen die Reißkraft bestimmt wird, sowie die Anzahl der zu prüfenden Fäden und die Toleranzen sind in den Tab. 4 und 4a zusammengefaßt.

Tabelle 4

Pharma-kopöe	Reißkraftbestimmung			Apparat beschrieben	Einspannlänge cm	Anfangs-belastung des Fadens	Reißgeschw. cm/Min.
	i. einf. Knoten	i. dopp. od. chir. Knoten	lin.				
Ph.Europ.	+	−	−	+	12,5−20	1/4 Soll-Reißkraft	30
DAB 7 − DDR	−·	+ über Gummi-schlauch geknüpft	−	−	20	−	30
USP XVII	−	+ über Gummi-schlauch geknüpft	−	+	12,5 −	ausreichende	Ablenkung aus der Horizontalen um 30° nach 20 Sek.
BP 68, BPC 68	−	+	−	+*	12,5	1/4 Soll-Reißkraft	30
ÖAB 9	+	−	−	−	−	−	−
Ital. VII	−	+	+	−	−	−	−
CF 65	+	−	+	−	mind. 10	−	−

* BP 68 und BPC 68 beschreiben ein Meßgerät, das dem sog. Schopper-Apparat sehr ähnlich ist.

Tabelle 4a

Pharmakopöe	Anzahl der zu prüfenden Fäden	Messungen pro Faden	Mittelwert muß Soll entsprechen	Anzahl Einzelwerte müssen Soll entsprechen	Anzahl Einzelwerte dürfen Reißkraft der darunterliegenden Nummer haben
Ph. Europ.	1% pro Charge, min. 5, max. 10	1−2 je nach Fadenlänge	−	80%	20%
DAB 7-DDR	5	2	+	−	−
USP XVII	10	−	÷	−	--
BP 68, BPC 68	12	1−2 je nach Länge	+ Bei 2 Bestimmungen pro Faden wird nur der gering. Wert berücksichtigt.	10	2, davon einer noch eine Nr. tiefer
ÖAB 9	−	−	−	−	−
Ital. VII	10	2	+ Wie BPC 68.	8	2 1 noch eine Nr. tiefer
CF 65	5	−	+	−	−

Im allgemeinen wird von den Pharmakopöen ein klimatisierter Raum für die Messungen verlangt (s. Bestimmung des Durchmessers, S. 1006). Die Messungen werden entweder sofort oder bis 15 Min. nach der Entnahme der Fäden aus der Packung vorgenommen.

Die Reißkraftforderungen der einzelnen Pharmakopöen sind in Tab. 5 zusammengefaßt. Die Reißkraftforderungen der Europäischen Pharmakopöe werden etwa denen des CF 65 entsprechen.

Tabelle 5. Reißkraftsollwerte der einzelnen Pharmakopöen

Nr.	DAB 7-DDR* kp	USP XVII* kp	BP 68, pounds	ÖAB 9* kp	Ital VII** linear kp	CF 65 Nr. (dez.)	CF 65 linear** kp
9/0		0,023	—	—	—	—	—
8/0		0,045	—	—	—	—	—
7/0		0,06	0,125	—	—	—	—
6/0		0,16	0,25	—	—	—	—
5/0	0,35	0,32	0,5	—	—	—	—
4,0	0,60	0,68	1	0,4	—	1	0,50
3/0	0,95	1,13	1,5	0,6	1,5	2	1,30
2/0	1,40	1,81	2,5	1,0	2,2	3	2,40
0	1,95	2,50	3,5	1,5	3,5	4	4,3
1	2,60	3,40	5	2,2	4,5	5	6
2	3,25	4,08	6,5	2,9	6	6	8
3	4,10	5,22	8	3,6	7,5	7	10
4	5,10	5,90	10	4,5	8,5	8	12,5
5	6,30	7,26	12,5	5,6	9,5	9	14
6	7,55	—	15	—	11,5	10	16
7	9,00	—	—	—	13,0		
8—12	>10,00	—	—	—	—		

* Im Knoten.   ** Die Reißkraft im Knoten beträgt 50% der Spaltenwerte.

Bestimmung löslicher Chrombestandteile. Im BP 68 und im DAB 7-BRD wird der wäßrige Fadenextrakt eingedampft und der Rückstand einer Oxydationsschmelze unterzogen. Die in Wasser gelöste Schmelze darf keine gelb gefärbte Lösung ergeben.

Die Europäische Pharmakopöe gibt eine kolorimetrische Methode mit Hilfe von Diphenylcarbazid als Farbreagens an. Das DAB 7-DDR prüft nur auf freies Chromat. Der wäßrige Fadenextrakt darf keine Gelbfärbung zeigen. USP XVII bedient sich der gleichen Methode unter Fortlassung der Oxydationsstufe zum Chromat wie die Europäische Pharmakopöe. Die anderen Pharmakopöen enthalten keine Vorschriften zur Bestimmung löslicher Chrombestandteile.

Prüfung auf Sterilität. Die Untersuchungsvorschriften auf Sterilität sind in den einzelnen Pharmakopöen ziemlich ähnlich. Im allgemeinen wird die Anzahl der zu untersuchenden Proben festgelegt, Nährböden und Prüfung auf Hemmstoffe werden beschrieben, und Bebrütungstemperatur und Bebrütungsdauer angegeben.

Die Vorbedingungen für eine Wiederholung der bakteriologischen Untersuchungen, die Unsterilität ergeben haben, werden beschrieben, wobei grundsätzlich dann eine Charge als unsteril zu bezeichnen ist, wenn bei zwei Untersuchungen der gleiche Keim festgestellt wird. Eine Übersicht der Bestimmungen der einzelnen Pharmakopöen ergibt sich aus Tab. 6.

Auch die Untersuchung auf Schimmelpilze bei Temperaturen von 20 bis 24° in Spezial-Bouillon (Sabouraud-Bouillon) wird allgemein vorgeschrieben.

USP XVII gibt eine zusätzliche Vorschrift an, die in keiner anderen Pharmakopöe enthalten ist. Vor der bakteriologischen Kontrolle sollen die Packungen zur äußerlichen Desinfektion mit einer geeigneten bakteriziden Lösung, die mit Kristallviolett gefärbt ist, 3 Std. lang behandelt werden. Undichte Packungen färben sich im Innern blau und werden zur bakteriologischen Prüfung nicht herangezogen. In Österreich, Italien und der DDR besteht die sog. Staatskontrolle der Sterilität, was bedeutet, daß Chargen erst dann in den Verkehr gebracht werden dürfen, wenn ein staatliches Institut die Sterilität dieser Chargen festgestellt hat.

Eine entsprechende Kennzeichnung ist Vorschrift.

Verpackung und Kennzeichnung. Resorbierbares chirurgisches Nahtmaterial wird entweder als Großpackung zur mehrmaligen Fadenentnahme, oder als Kleinpackung zum Einmalgebrauch konfektioniert.

Die Großpackung enthält eine größere Zahl aneinandergeknüpfter Einzelfäden mit einer Gesamtlänge bis zu 100 m als Knäuel oder auf eine Spule gewickelt, in Glas oder Plastikgefäßen. Die Packungen enthalten fast immer eine alkoholische Aufbewahrungsflüssigkeit. Die Packungen müssen so eingerichtet sein, daß ohne Infektionsmöglichkeit des Inhaltes beliebig oft Nahtmaterial entnommen werden kann.

Tabelle 6

Pharmakopöe	Anzahl der Proben	Prüfung auf Hemmstoffe resp. Entgiftung	Nährböden beschrieben	Bebr. Temp.	Bebr. Dauer (Tage)	Beimpfung steril gebl. Kulturen mit Testkeimen	Eine Wiederholung möglich	Zwei Wiederholungen möglich
DAB 7-BRD	Nicht angegeben	÷	+	37°	–	÷	+ mit doppelter Menge	–
Ph. Europ.	2% der Charge min. 5 max. 40	+	+	30–35°	14–21	–	+ wenn nur eine Probe unsteril	+ wenn nur eine Probe unsteril
DAB 7-DDR	0,4/Charge min. 3 max. 30	+	+	30–32	10	–	+	÷
USP XVII	–	+	÷	30–32°	14	÷	+ mit doppelter Menge	–
BP 68, BPC 68	2% der Charge max. 20	+	+	30–32°	14	–	+	+
ÖAB 9	1% der Fadenlänge jeder Charge	+	÷	37°	10	–	+ falls nur eine Probe unsteril	–
CF 65	3–10	+	+	37°	min. 7	–	+ mit doppelter Menge	+ mit doppelter Menge
Ital. VII	5% jeder Nummer jeder Charge min. 20	+	+	35°	15	+	+ mit doppelter Menge	–

Die Kleinpackung enthält im allgemeinen nur einen Katgutfaden von ca. 1 m Länge in Aufbewahrungslösung und ist meistens gebrauchsfertig mit einer öhrlosen (atraumatischen) Nadel armiert. Kleinpackungen werden vorzugsweise als Plastiktäschchen hergestellt, die sich entweder steril in einem zweiten Täschchen befinden, oder in einem größeren Gefäß mit Aufbewahrungslösung, die eine sterile Entnahme einzelner Packungen zuläßt. Die Klein-packung dient zum einmaligen Gebrauch und läßt sich nach der Fadenentnahme nicht wieder verschließen. Eine Ausnahme macht eine in Deutschland hauptsächlich in der Zahnmedizin verwendete Kleinpackung, die aus einem verschraubbaren Glasröhrchen besteht mit einem etwa 3 m langen zu einer Bobine aufgewickelten Faden in Aufbewahrungslösung.

DAB 7-BRD, CF 65, ÖAB 9 und USP XVII enthalten keine Vorschriften über Packungs-größen. Die Europäische Pharmakopöe läßt nur Kleinpackungen mit einem Faden bis 3,50 m Länge zu, während DAB 7-DDR sowohl Groß- und Kleinpackungen behandelt. BP 68 und BPC 68 lassen nur Einzelfadenpackungen ohne Längenbegrenzung zu. In Ital. VII wird die Länge der allein zugelassenen Einzelfadenpackung auf mind. 1,25 m und max. 2,50 m beschränkt.

Die Vorschriften der Kennzeichnung von resorbierbaren chirurgischem Nahtmaterial sind in allen Pharmakopöen mit Ausnahme des DAB 7-BRD, die keine Vorschriften gibt, ziemlich gleichartig. Die Packungen sollten folgende Bezeichnungen tragen:

1. Die Kennzeichnung als steriles resorbierbares Nahtmaterial und den Handelsnamen.
2. Der Name des Herstellers und Sitz der Firma.
3. Die Stärkebezeichnung (Nummer) und Länge des Inhaltes.
4. Die Chargennummer und Herstellungsdatum.
5. Die deutliche Kennzeichnung von Chromkatgut.
6. Zusammensetzung der Aufbewahrungsflüssigkeit.
7. Lagerbedingungen.
8. Verfallsdatum (nur in BP68, BPC 68 und DAB 7-DDR).

Die Pharmakopöen der Länder, die eine Staatskontrolle der Sterilität vorschreiben, ver-langen entsprechende Kennzeichnung und Freigabevermerke.

Nichtresorbierbares Nahtmaterial

Nichtresorbierbares chirurgisches Nahtmaterial wird von den Fermenten des Körpers nicht abgebaut. Die Fäden verbleiben im menschlichen Körper oder werden gezogen. Nicht-resorbierbares Nahtmaterial besteht aus anorganischen oder organischen Stoffen wie Metall, Naturseide und Leinenfasern. In zunehmendem Maße werden synthetische Fasern aus Poly-amid und Polyester (Nylon, Dacron usw.) verwendet. Die Fäden sind entweder monofil oder bestehen aus einzelnen Fasern, die auf Textilmaschinen entweder verzwirnt oder ver-flochten werden. Die gezwirnten synthetischen Fäden können mit einem geschlossenen Mantel aus dem gleichen Material umgeben sein (Supramid). Die Färbung mit einem unschädlichen Farbstoff ist statthaft. Einige Pharmakopöen beschreiben auch nicht sterilisiertes nicht-resorbierbares Nahtmaterial, welches vom Verbraucher sterilisiert werden muß, und geben Identitätsreaktionen für die einzelnen Sorten an.

Bestimmung des Durchmessers. Im allgemeinen sollen die Räume, in denen die Messungen durchgeführt werden, bis 80% rel. Feuchte und eine Temperatur von ca. 23° haben. Die Fäden werden ohne Vortrocknung auf Durchmesser geprüft. Eine Ausnahme macht CF 65, der eine Vortrocknung von 12 Std. vorschreibt. Während DAB 7-BRD keine Vorschriften über die Durchmesserbestimmung nichtresorbierbarer Fäden enthält, läßt EP nur optische Methoden zu. Das Prinzip der optischen Durchmesserbestimmung ist folgendes:

Der zu messende Faden wird unter leichter Belastung in den Lichtkegel eines Projektions-apparates gebracht und die Schattenbreite ausgemessen, aus der unter Berücksichtigung des Vergrößerungsverhältnisses der Fadendurchmesser errechnet werden kann.

Wegen des nicht kreisförmigen Querschnittes der nichtresorbierbaren Fäden wird die Messung nach Drehung des Fadens um 90° wiederholt und beide Werte ausgemittelt.

DAB 7-DDR mißt die Fäden unter einem Zug, der $^1/_3$ der geforderten Reißkraft ent-spricht mit einem Okular- und einem Objektmikrometer. USP XVII, BP 68 und BPC 68 schreiben das gleiche mechanische Meßinstrument wie beim Katgut vor. Die übrigen Pharma-kopöen sprechen nur von einem geeigneten Meßinstrument. Die Meßpunkte sollen auf der Fadenlänge gleichmäßig verteilt sein. Eine Übersicht über Meßumfang, Meßinstrument, Forderungen und Toleranzen der einzelnen Pharmakopöen gibt Tab. 7.

Tabelle 7

Pharmakopöe	Länge od. Anzahl der zu prüf. Fäden	Meßpunkte pro Faden	Mech. Meßinstrument	Opt. Meßinstrument	Mit Drehung um 90° bei gefl. Material	Belastung des Fadens während d. Messung	Mittelwert muß im Intervall der Nr. liegen	Toleranzen der Einzelwerte
Ph. Europ.	wie bei Katgut	wie bei Katgut	—	+	+ alle Sorten	+ 50% der geforderten Reißkraft	—	wie bei Katgut
DAB 7-DDR	10—20 m	5—10 je nach Länge des Fadens	—	+	—	$1/3$ der geforderten Reißkraft	+	Abweichungen bis Mitte der Nachbarintervalle
USP XVII	5	3	+**	—	+ bei Stärken > 3/0	mit 50% der Soll-Reißkraft	+	nur bei geflochtenen Füden 20% Abweichung
BP 68, BPC 68	5	3—12 je nach Länge	+**	—	+	mit 25% der Soll-Reißkraft	+	+*
ÖAB 9	—	—	—	—	—	—	—	—
CF 65	—	—	—	—	—	—	+	—

* Die Toleranzen der Einzelmessungen sind in Tab. 9 festgelegt (Spalte 4 und 5).

Die Sortierungstabelle des DAB 7-DDR ist die gleiche wie bei resorbierbarem Naht-material (s. Tab. 12). ÖAB 9 gibt keine Tabelle für nichtresorbierbares Nahtmaterial an, son-dern läßt die handelsüblichen Bezeichnungen und Normen zu. Besondere Tabellen für die Durchmesser und Reißkraftwerte von nichtresorbierbaren Fäden geben USP XVII, BP 68, BPC 68 und CF 65.

Tabelle 8. Durchmesser- und Reißkrafttabelle der USP XVII

Nr.	Dmr.-Intervalle (1/1000 mm)		Knotenreißkraft (kp)		
	min.	max.	Kl. I	Kl. II	Kl. III
10/1	13	25	0,04	—	0,05
9/0	25	38	0,05	—	0,06
8/0	38	51	0,09	—	0,11
7/0	51	76	0,14	0,07	0,16
6/0	76	102	0,23	0,14	0,27
5/0	102	152	0,45	0,29	0,54
4/0	152	203	0,68	0,57	0,82
3/0	203	254	1,13	0,82	1,36
2/0	254	330	1,59	1,27	1,80
1/0	330	406	2,27	1,81	3,40
1	406	483	3,17	2,26	4,76
2	483	559	3,85	3,17	5,90
3	559	635	4,54	3,85	7,26
4	635	711	5,67	—	9,11
5	711	813	7,26	—	11,4
6	813	914	9,1	—	13,6
7	914	1016	11,3	—	15,9

Die Reißkraft monofiler Metalldrähte, stärker als Nr. 2/0 wird linear gemessen (Klasse III).

Tabelle 9. Durchmesser- und Reißkrafttabelle des BPC 68 außer Metalldraht

Nr. (dez.)	Nr. (konvent.)	Dmr.-Intervalle mm	Mittelwert der min. Einzelwerte aller Fäden ≧ mm	Mittelwert der max. Einzelwerte aller Fäden ≦ mm	Mindestreißkraft (linear) kp**		
					A	B	C
0,1	—	0,010−0,020*	0,005	0,033	0,03	0,04	0,06
0,25	—	0,025−0,040*	0,015	0,060	0,04	0,06	0,08
0,5	—	0,050−0,070*	0,033	0,083	0,10	0,14	0,20
0,75	—	0,075−0,90*	0,060	0,12	0,20	0,25	0,30
1	5/0	0,10 −0,14	0,083	0,17	0,40	0,50	0,60
1,5	4/0	0,15 −0,19	0,12	0,22	0,75	1,0	1,25
2	3/0	0,20 −0,24	0,17	0,27	1,3	1,6	1,9
2,5	2/0	0,25 −0,29	0,22	0,35	2,0	2,7	3,0
3	0	0,30 −0,39	0,27	0,45	3,0	3,5	4,0
4	1	0,40 −0,49	0,35	0,52	4,5	5,5	6,3
5	2	0,50 −0,54	0,45	0,57	6,0	7,0	8,2
5,5	3	0,55 −0,59	0,52	0,65	7,0	8,0	9,0
6	4	0,60 −0,69	0,57	0,75	8,0	10,5	12,2
7	5	0,70 −0,79	0,65	0,85	10,9	13,6	16,0
8	6	0,80 −0,89	0,75	0,95	13,1	16,3	19.0
9	7	0,90 −0,99	0,85	1,05	15,2	19,0	25,0

    * Die Endwerte dieser Intervalle entsprechen nicht genau dem Dezimalsystem.
  ** Die Reißkraft im Knoten beträgt 50% der Spaltenwerte.

Im CF 65 ist für Leinenzwirn neben der dezimalen Tabelle noch eine konventionelle und eine sog. metrische Industrietabelle zugelassen:

Tabelle 10. Durchmesser- und Reißkrafttabelle für Leinenzwirn nach CF 65

Nr. (konvent.)	Nr. (dez.)*	Nr. (metr.)	Reißkraft (lin.) kp
3/0	1,5	16	1,5
2/0	2	14	1,8
0	2,5	12	2,1
1	3	9	2,6
2	3,5	7	3
3	4,5	5	4,5
4	5	4	5,4
5	6	3	7,5
6	7	2	8

Tabelle 11. Durchmesser- und Reißkrafttabelle für geflochtene Seide nach CF 65

Nr. (konvent.)	Nr. (dez.)*	Reißkraft (lin.) kp
4/0	1	0,35
3/0	1,5	0,6
2/0	2	1
0	3	2
0 bis	3,5	3
1	4	4
1 bis	5	4,5
2	6	5
3	7	8
4	8	10
5	9	12
6	10	14

* Die dazugehörigen Durchmesserintervalle s. Tab. 3 u. 3a, S. 1006.

Für geflochtene Seide läßt CF 65 neben der dezimalen Sortierungstabelle noch eine konventionelle zu.

Die übrigen nichtresorbierbaren Nahtmaterialien werden ausschließlich nach der dezimalen Tabelle sortiert.

Bestimmung der Reißkraft. Allgemein werden die Reißkraftbestimmungen in einem klimatisierten Raum wie bei Katgut unmittelbar nach der Entnahme des Fadenmaterials aus der Packung durchgeführt.

In der Europäischen Pharmakopöe sollen Umfang, Durchführung und Auswertung der Messungen den Vorschriften für resorbierbares Nahtmaterial entsprechen. Die Sollwerte für die Reißkraft in der EP werden sich zwischen den analogen Werten der USP XVII und der BP 68 bewegen. Im DAB 7 — DDR wird die Reißkraftbestimmung wie beim resorbierbaren Nahtmaterial durchgeführt. Bei Großpackungen sind 10 Messungen pro Faden vorgeschrieben. Bei Kleinpackungen sollen mehrere Fäden gemessen werden. Die Sollwerte für die einzelnen Nahtmaterialien sind in Tab. 12 zusammengestellt.

Tabelle 12. Durchmesser- und Reißkrafttabellen für Nahtmaterialien nach DAB 7-DDR

Bezeichnung d. Fadendicke	Durchmesser (1/100 mm)	Mindestreißkraft im Knoten		
		Leinenfäden kp	Synthet. Fäden kp	Naturseide kp
6/0	5— 7	0,12	0,10	0,08
5/0	8— 14	0,25	0,20	0,15
4/0	15— 21	0,65	0,55	0,45
3/0	22— 28	1,05	0,90	0,75
2/0	29— 35	1,90	1,60	1,30
0	36— 42	2,60	2,20	1,80
1	43— 49	3,40	2,90	2,40
2	50— 56	4,20	3,60	3,00
3	57— 65	5,10	4,50	3,90
4	66— 74	6,70	5,70	4,70
5	75— 83	8,30	7,00	5,70
6	84— 92	> 10,0	8,30	7,00
7	93—102	> 10,0	> 10,0	8,30
8	103—111	> 10,0	> 10,0	> 10,0
9	112—121	> 10,0	> 10,0	> 10,0
10	122—133	> 10,0	> 10,0	> 10,0
11	134—144	> 10,0	> 10,0	> 10,0
12	145—157	> 10,0	> 10,0	> 10,0

USP XVII verlangt die Prüfung von 5 Fäden mit min. je 2 Meßpunkten. Die Prüfung wird im chirurgischen Knoten, wie beim Katgut beschrieben, durchgeführt. Die USP bildet aus dem Gesamtprogramm der nicht sterilen nichtresorbierbaren Fäden drei Klassen:

Klasse 1: Monofile Fäden, gezwirnte und geflochtene Seide, Fäden aus synthetischen Fasern.

Klasse 2: Baumwoll- und Leinenfäden, Natur- und synthetische Fäden mit Ummantelung.

Klasse 3: Metalldrähte, monofil und polyfil.

Die Reißkraftsollwerte sind in Tab. 8 (S. 1012) zusammengestellt.

Für sterile Fäden der Klasse 1 und 2 muß vom Sollwert 20% abgezogen werden.

In BP 68 und BPC 68 sind die Vorschriften für die Reißkraftbestimmungen die gleichen wie bei Katgut. Die Reißkraft wird zusätzlich linear bestimmt. 5 Fäden sollen geprüft werden mit 2 Bestimmungen pro Faden, von denen der niedrigere gewertet wird. Bei Fäden die länger als 25 m sind, werden 2 m geprüft. Der Mittelwert aller Fäden muß dem Sollwert entsprechen. Zwirn, ob trocken oder mit Aufbewahrungsflüssigkeit verpackt, wird vor der Messung 10 Min. in Wasser von Zimmertemperatur eingeweicht.

Auch BP/BPC 8 unterscheiden 3 Klassen, in die sterile sowie unsterile Fäden eingeordnet sind:

Klasse A: Sterile und unsterile monofile Polyamidfäden. Sterile geflochtene Seide.

Klasse B: Steriler Leinenzwirn, geflochtene sterile und unsterile Polyamidfäden, unsterile geflochtene Seide.

Klasse C: Sterile und nicht sterile Polyesterfäden, unsteriler Leinenzwirn.

Die geforderten Reißkraftsollwerte sind in Tab. 9 zusammengestellt. Für Metalldrähte gelten besondere Reißkraftnormen und Durchmesser-Intervalle.

ÖAB 9 enthält keine Vorschriften über die Reißkraft und deren Bestimmung. Es gelten die Handelsnormen.

CF 65 schreibt für die Reißkraftbestimmung der nichtresorbierbaren Fäden die gleichen Methoden wie für Katgut vor. In Tab. 13 sind für die einzelnen Nahtmaterialien, geordnet nach dem dezimalen System, die Sollwerte der Reißkraft für die lineare Messung angegeben. Die Reißkraftwerte für Messungen im Knoten entsprechen 50% der linearen.

Tabelle 13. Lineare Reißkrafttabelle für nichtresorbierbare Fäden nach CF 65 Sollwerte

Nr.	Silkworm-gut kp	Monofil synth. Fäden kp	Zwirn kp	Synth. Fäden geflochten kp	Seide geflochten kp
1	0,8	0,25	—	—	0,35
1,5	—	—	1,5	0,6	0,6
2	1,3	1,10	1,8	1	1
2,5	—	—	2,1	—	—
3	2,1	2,50	2,6	1,5	2
3,5	—	—	3	—	3
4	2,7	4	—	2	4
4,5	3	—	4,5	—	—
5	4	6	5,4	—	4,5
6	—	8	7,5	3,5	5
7	—	9	8	4,5	8
8	—	—	—	7	10
9	—	—	—	8	12
10	—	—	—	10	14

Im allgemeinen verlangen die einzelnen Pharmakopöen, daß der Mittelwert aller Einzelmessungen mind. dem geforderten Sollwert entspricht.

Prüfung auf Sterilität. Die europäische Pharmakopöe wird die gleichen Methoden wie für Katgut unter Verwendung von 50 ml Nährmedium pro Einheit bei 12 Tagen Bebrütungszeit anwenden.

Im DAB 7-DDR sind keine besonderen Vorschriften für die bakteriologische Untersuchung von nichtresorbierbarem Nahtmaterial enthalten. Die Prüfungen werden nach den allgemeinen Methoden durchgeführt. USP XVII macht keinen Unterschied bei der Untersuchung auf Sterilität bei resorbierbarem und nichtresorbierbarem Nahtmaterial. BP 68 und BPC 68 schreiben vor, daß für die Sterilitätsuntersuchungen von nicht resorbierbarem Nahtmaterial die allgemeinen Vorschriften der Pharmakopöe gelten, indem man den Inhalt der

Packung ohne Aufbewahrungsflüssigkeit untersucht und bei Zwirn und geflochtener Seide 12 Tage bebrütet.

ÖAB schreibt die allgemeinen Prüfungsmethoden auf Sterilität vor. Auch für die nicht-resorbierbaren Fäden besteht die Staatskontrolle (s. Resorbierbares Nahtmaterial, S. 1008).

CF 65 verfährt bei der Untersuchung auf Sterilität wie bei Katgut beschrieben.

Verpackung und Kennzeichnung. Die Vorschriften über Verpackungsgrößen und Etikettierung der Packungen mit nichtresorbierbarem Nahtmaterial entsprechen den Vorschriften für resorbierbares Nahtmaterial.

Einige Pharmakopöen fordern zusätzlich Angaben über evtl. zugesetzte Stoffe zur Verminderung der Kapillarität und verwendete Farbstoffe auf dem Etikett.

Zigaretten

Zigaretten. Cigaretae. Arzneizigarren und -zigaretten.

Arzneizigaretten sind eine heute nur noch selten gebrauchte Arzneiform, die, wenn überhaupt, nur zur Behandlung von Asthma bronchiale verwendet wird. Gelegentlich findet man noch Menthol- oder Campherzigaretten, die jedoch nicht angesteckt werden, sondern durch die nur Luft eingesaugt wird.

Zigarren zum arzneilichen Gebrauch werden hergestellt, indem man schwach mit Salpeter getränkte Blätter von Arzneipflanzen (z. B. von Belladonna, Stramonium) in die Form einer Zigarre bringt bzw. von einem Zigarrenmacher bringen läßt und diese mit einem Deckblatt von Tabak umwickelt. Auf eine Zigarre rechnet man 6,0 g trockener Blätter.

Zigaretten zum arzneilichen Gebrauch. Von den in Frage kommenden entsprechend zerkleinerten Drogen (Folia Belladonnae, Digitalis, Hyoscyami, Stramonii, Lobeliae, Salviae) werden 100,0 g mit einer Lösung von 2,0 g Kaliumnitrat in 15,0 g Wasser und 10,0 g Weingeist besprengt und getrocknet. Diese präparierten Arzneidrogen, die je nach Vorschrift noch mit Extraktlösungen u. dgl. getränkt und wieder getrocknet sind, werden alsdann am besten mit einer Zigarettenmaschine in Zigarettenhülsen mit Mundstück gestopft und die fertigen Zigaretten wie üblich geraucht.

Hin und wieder werden auch Zigaretten aus Arzneipapieren verlangt. Man tränkt dann das anzufertigende Arzneipapier vorher mit Salpeterlösung wie oben, trocknet und tränkt dann erst mit der vorgeschriebenen Arzneimittellösung. Die so vorbereiteten Papierrechtecke werden nach dem Trocknen zu je einer Zigarette locker zusammengerollt und mit Stärkekleister (nicht Gummiarabicumschleim) geschlossen.

Asthmazigaretten. Stramoniumzigaretten. Cigarettes antiasthmatiques. Man bereite eine Abkochung aus Fol. Belladonnae, Stramonii, Digitalis, Salviae $\overline{a}\overline{a}$ 5,0 mit 1000,0 Wasser. In der Kolatur löst man 75,0 Kalisalpeter und fügt 40,0 Benzoetinktur zu. In diese Flüssigkeit legt man für 24 Std. (Blatt für Blatt) Filtrierpapier ein. Man trocknet es alsdann und schneidet es in Rechtecke von 10 × 7 cm, die dann zu Zigaretten geformt werden.

Campherzigaretten. Cigaretae camphoratae. Linsengroße Campherstückchen werden in Gaze gehüllt und in ein papierenes Rohr eingeschoben. Durch dieses Rohr atmet der Patient die Luft ein.

Mentholzigaretten. Rechteckige Stücke von Filtrierpapier werden einzeln mit einer alkoholischen Menthol\"osung getränkt und getrocknet. Die Rechtecke werden gerollt und in eine Papierhülse geschoben. Durch die so hergestellten „Zigaretten" saugt der Patient die Luft ein.

Handelsformen:
Asthmazigaretten „Braun" (Braun, Melsungen) enthalten Folia Stramonii.
Asthmazigaretten „Brosig" (O. Brosig, München) enthalten Folia Stramonii mit oder ohne Menthol.
Asthma-Rauchtabak „Brosig" enthält Folia Stramonii mit oder ohne Tabak.
Asthma-Zigarren „Brosig".

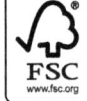

MIX
Papier aus verantwortungsvollen Quellen
Paper from responsible sources
FSC® C105338

If you have any concerns about our products,
you can contact us on
ProductSafety@springernature.com

In case Publisher is established outside the EU,
the EU authorized representative is:
Springer Nature Customer Service Center GmbH
Europaplatz 3, 69115 Heidelberg, Germany

Printed by Libri Plureos GmbH
in Hamburg, Germany